OPERATIVE CHIRURGIE

VON

OTTO KLEINSCHMIDT

A. O. PROFESSOR UND CHEFARZT DER CHIRURGISCHEN KLINIK
DER STÄDTISCHEN KRANKENANSTALTEN IN WIESBADEN

DRITTE AUFLAGE

MIT 966 ZUM TEIL FARBIGEN ABBILDUNGEN

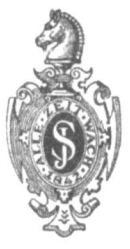

SPRINGER-VERLAG
BERLIN HEIDELBERG GMBH
1948

OTTO KLEINSCHMIDT
DARMSTADT, 31.7.1880

ISBN 978-3-642-52930-6 ISBN 978-3-642-52929-0 (eBook)
DOI 10.1007/ 978-3-642-52929-0

ALLE RECHTE, INSBESONDERE DAS DER ÜBERSETZUNG
IN FREMDE SPRACHEN, VORBEHALTEN

COPYRIGHT 1927, 1943 AND 1948 BY SPRINGER-VERLAG BERLIN HEIDELBERG
URSPRÜNGLICH ERSCHIENEN BEI SPRINGER-VERLAG OHG. IN BERLIN AND HEIDELBERG 1948
SOFTCOVER REPRINT OF THE HARDCOVER 3RD EDITION 1948

VERÖFFENTLICHT UNTER ZULASSUNG NR. US-W-1093
DER NACHRICHTENKONTROLLE DER MILITÄRREGIERUNG
DRUCK DER UNIVERSITÄTSDRUCKEREI H. STÜRTZ AG., WÜRZBURG
(UNTER VERWALTUNG DER AMERIKANISCHEN MILITÄRREGIERUNG)
5000 EXEMPLARE

DEM ANDENKEN
SEINES HOCHVEREHRTEN LEHRERS

ERWIN PAYR

IN STETER DANKBARKEIT GEWIDMET

Vorwort zur dritten Auflage.

Seit dem Erscheinen der zweiten Auflage dieses Buches sind 4 Jahre vergangen. Neben der Durchsicht des ganzen Werkes war manche Neu- und Umarbeitung nötig. Neubearbeitet wurden die Abschnitte Narkosezwischenfälle, Coxa vara, Arthrodese und die gewohnheitsmäßige Schulter- und Kniescheibenluxation. Einer ergänzenden Umarbeitung mußten die Abschnitte Aneurysma- und Hämangiombehandlung, Gefäßunterbindungen, Bluttransfusion, Sacralanästhesie, Encephalo- und Ventrikulographie, Marknagelung und Pseudarthrosenbehandlung unterzogen werden. Trotz der zum Teil starken Inhaltsvermehrung einzelner Abschnitte konnte durch Streichen weniger wichtig erscheinender Teile eine wesentliche Steigerung der Seitenzahl (23 Seiten) vermieden werden, so daß das Buch auch in der dritten Auflage in einem Band erscheinen kann. Die Zahl der Abbildungen ist um 18 erhöht worden. Auch hier wurde der notwendige Platz durch Auswechseln oder Verzicht auf weniger gute Bilder gewonnen. Außer einigen Umstellungen von Abschnitten, die aus Gründen der besseren Übersicht vorgenommen wurden, ist die Einteilung des Stoffes dieselbe geblieben. Auch die eigentliche Operationslehre, die fest auf den Säulen der von PAYR ausgearbeiteten Vorschriften ruht, brauchte nicht geändert zu werden. Manche auf Grund eigener 35jähriger Tätigkeit am Operationstisch gewonnenen Erfahrungen wurden ohne besonderen Vermerk eingefügt. Die geschichtlichen Vorbemerkungen und die Hinweise auf Vorbereitung, Diagnose und Nachbehandlung sind beibehalten worden. Einzelne Sondergebiete der operativen Chirurgie, die auch heute noch nicht als abgeschlossen gelten können, wie die Chirurgie der Lungentuberkulose, des Sympathicus und der Knochenbrüche wurden unter Anführung der verschiedenen Operationsvorschriften und der Namen der Schöpfer nach deren Angaben übersichtlich dargestellt. Das Schrifttumverzeichnis ist neu bearbeitet und durch einige hundert Nummern vervollständigt worden. Die Umarbeitung des Sachverzeichnisses hat mein Oberarzt Dr. KEUTNER in vorbildlicher und dankenswerter Weise vorgenommen. Dem Springer-Verlag bin ich für die ausgezeichnete Herstellung des Buches zu großem Dank verpflichtet. Die Auflage war schon 1944 fertiggestellt, wurde aber während der Drucklegung durch Kriegseinwirkung zerstört.

Wiesbaden, im Dezember 1947.

O. KLEINSCHMIDT.

Inhaltsverzeichnis.

Allgemeiner Teil.

	Seite
1. Der Operationsraum und seine Ausstattung	1
2. Die Vorbereitungen zu einem chirurgischen Eingriff	9
3. Der allgemeine Verlauf einer Operation	14
4. Die Nachbehandlung	18
5. Die Wundbehandlung	23
a) Die Behandlung von Gelegenheitswunden	23
b) Die Blutstillung	25
c) Die Behandlung der Wundinfektion	30
6. Die Schmerzbetäubung	42
a) Die Allgemeinnarkosen	42
α) Geschichte	42
β) Vorbereitende Untersuchungen	44
γ) Ausführung und Verlauf	47
δ) Narkosezwischenfälle	49
b) Andere Narkoseformen	52
α) Die Avertinnarkose	52
β) Die Kurznarkosen	53
1. Die Rauschnarkosen	53
2. Die intravenösen Kurznarkosen	54
c) Die Teilschmerzbetäubungen	56
α) Die Schmerzbetäubungen durch Einspritzung in Nerven, um Nerven, in das Gewebe und die Oberflächenbetäubung	56
β) Die Spinalanästhesie	57
1. Die Lumbalanästhesie nach BIER	57
2. Die einstellbaren Spinalanästhesien	60
γ) Die Sacralanästhesie	61
δ) Die Parasacralanästhesie nach BRAUN	61
ε) Die Plexusanästhesie	62
ζ) Die Venenanästhesie	63
7. Die Bluttransfusion	63
a) Die Ausführung der Bluttransfusion	69
b) Zusammenfassung über die Technik der Bluttransfusionen	74
8. Die Infusion	75
a) Die intravenöse Infusion	76
b) Die subcutane Infusion	77
c) Der Tröpfcheneinlauf	77
9. Die Plastik	78
10. Die Transplantation	106
a) Die Epidermistransplantation	109
b) Die Transplantation der ganzen Haut	112
c) Die Schleimhauttransplantation. Die Cutistransplantation	113
d) Die Fetttransplantation	113
e) Die Fascientransplantation	114
f) Die Transplantation von Muskeln	116
g) Die Gefäßtransplantation	116
h) Die Sehnentransplantation	116
i) Die Gelenktransplantation	116
k) Die Nerventransplantation	116
l) Die Knochentransplantation (s. a. S. 347)	116
m) Die Organtransplantation	119

Besonderer Teil.

1. Die Eingriffe an den Blutgefäßen 121
    A. Die Freilegung der Blutgefäße 122
        a) Die allgemeine operative Technik im Operationskurs 123
        b) Die Freilegung der Arterien der oberen Extremität 130
            α) Die Freilegung der A. brachialis 130
            β) Die Freilegung der A. cubitalis 132
            γ) Die Freilegung der Aa. radialis und ulnaris 133
                1. Die Freilegung der A. radialis am Unterarm 134
                2. Die Freilegung der A. radialis oberhalb des Handgelenkes 135
                3. Die Freilegung der A. ulnaris am Unterarm 135
                4. Die Freilegung der A. ulnaris oberhalb des Handgelenkes 137
                5. Die Freilegung des oberflächlichen Hohlhandbogens 137
        c) Die Freilegung der A. axillaris 138
        d) Die Freilegung der A. iliaca comm. 139
        e) Die Freilegung der A. iliaca externa 140
        f) Die Freilegung der A. hypogastrica 142
        g) Die Freilegung der Arterien der unteren Extremität 142
            α) Die Freilegung der A. femoralis 142
                1. Die Freilegung der A. femoralis unterhalb des Lig. inguinale 142
                2. Die Freilegung der A. femoralis zwischen dem oberen und mittleren Drittel des Femur 143
                3. Die Freilegung der A. femoralis zwischen dem mittleren und unteren Drittel des Femur 145
            β) Die Freilegung der A. tibialis ant. 147
                1. Die Freilegung der A. tib. ant. am Unterschenkel 147
                2. Die Freilegung der A. tib. ant. oberhalb des Sprunggelenkes 149
                3. Die Freilegung der A. dorsalis pedis 150
            γ) Die Freilegung der A. tib. post. 150
                1. Die Freilegung am Unterschenkel 150
                2. Die Freilegung der A. tib. post. hinter dem inneren Knöchel 153
        f) Die Freilegung der A. poplitea 155
        g) Die Freilegung der A. glutaea sup. und inf. 155
            α) Die Freilegung der A. glutaea sup. 155
            β) Die Freilegung der A. glutaea inf. 157
        h) Die Freilegung der Gefäße am Halse 157
            α) Die Freilegung der A. carotis 158
                1. Die Freilegung der A. carotis comm. 158
                2. Die Freilegung der A. carotis comm. unterhalb des M. omohyoid. . . 159
                3. Die Freilegung der A. carotis ext. 160
                4. Die Freilegung der A. carotis int. 160
            β) Die Freilegung der A. thyreoidea sup. 161
            γ) Die Freilegung der A. thyreoidea inf. 162
            δ) Die Freilegung der A. lingualis 163
            ε) Die Freilegung der A. subclavia oberhalb des Schlüsselbeines 165
            ζ) Die Freilegung der A. vertebralis im 1. Abschnitt 167
            η) Die Freilegung der A. vertebralis im 3. Abschnitt zwischen den Querfortsätzen des I. und II. Halswirbels und zwischen Atlasbogen und Schädelbasis nach DRÜNER 170
            ϑ) Die Freilegung der A. subclavia ober- und unterhalb des Schlüsselbeines 170
            ι) Die Freilegung der A. anonyma 172
        i) Die Freilegung der Gefäße im Brustbereich 172
            α) Die Freilegung der A. subclavia unterhalb des Schlüsselbeines 172
            β) Die Freilegung der A. mammaria int. 174
            γ) Die Freilegung der Zwischenrippenarterien 175

	Seite
k) Die Freilegung der Gefäße am Kopf	175
α) Die Freilegung der A. occipitalis nach KOCHER	175
β) Die Freilegung der A. meningea media	175
B. Die Gefäßnaht	177
C. Die Gefäßtransplantation	180
D. Die Eingriffe bei den Aneurysmen	180
E. Die Embolektomie	189
F. Die Eingriffe bei den Krampfadern der Vena saphena	191
G. Die Eingriffe bei den Phlebektasien	199
H. Die Eingriffe bei den Angiomen	200
2. Die Eingriffe an Lymphgefäßen und Lymphknoten	203
a) Die Eingriffe bei der Lymphangitis und der Lymphadenitis	203
b) Die Eingriffe bei der Tuberkulose der Lymphknoten	205
Die Ausschneidung tuberkulöser Lymphome am Hals	205
c) Die Eingriffe bei den Geschwülsten der Lymphknoten	207
3. Die Eingriffe an den peripheren Nerven	208
a) Die zeitweilige Unterbrechung sensibler Nerven zum Zwecke der örtlichen Schmerzbetäubung	208
b) Die zeitweilige oder dauernde Unterbrechung sensibler Nerven bei Neuralgien	208
α) Die Spritzbehandlung	208
β) Die Vereisung	209
γ) Die Durchschneidung und Teilentfernung der Nerven	210
δ) Die Nervenausreißung	211
c) Die teilweise oder vollständige Unterbrechung der Leitung der motorischen Nerven bei spastischen Kontrakturen	211
d) Die Eingriffe bei den Nervenverletzungen	215
α) Die Anzeigestellung zur Nervennaht	217
β) Die Eingriffe	219
γ) Die Neurolyse und die Leitungswiederherstellung	221
δ) Die Freilegung der einzelnen Nerven	224
4. Die Eingriffe am N. sympathicus	232
a) Die verschiedenen Eingriffe zur Leitungsunterbrechung der sympathischen Nerven	237
b) Die technische Ausführung der einzelnen Eingriffe am N. sympathicus	238
α) Der Weg zum Hals- und oberen Bruchgrenzstrang	240
β) Der Weg zum Grenzstrang und seinen Ganglien in der Lendengegend	242
5. Die Eingriffe an den Sehnen	244
a) Die Tenotomie	244
b) Die Tenodese	245
c) Die Sehnenverlängerung und Sehnenverkürzung	245
d) Die Sehnenauswechslung	247
e) Die Sehnennaht	256
f) Die Sehnentransplantation (s. S. 116)	262
6. Die Eingriffe an den Sehnenscheiden, Schleimbeuteln und Fascien	262
a) Die Eingriffe an den Sehnenscheiden	262
α) Die Eingriffe bei der Sehnenscheidenphlegmone	262
β) Die Eingriffe bei der Tuberkulose der Sehnenscheiden	268
b) Die Eingriffe an den Schleimbeuteln	269
c) Die Eingriffe an den Fascien	271
α) Die Eingriffe bei der Elefantiasis	271
β) Die Fascientransplantation	272
γ) Die Eingriffe bei der DUPUYTRENschen Fingerkontraktur	272
7. Die Eingriffe an der Haut und am Subcutangewebe	274
a) Die Fingerkuppendeckung	274
b) Die Eingriffe beim Panaritium und bei der Paronychie	276
c) Die Behandlung des Erysipels und Erysipeloids	279
α) Das Erysipel	279
β) Das Erysipeloid	281
d) Die Eingriffe bei den Hautkontrakturen	281

Inhaltsverzeichnis. VII

Seite

8. Die Eingriffe an den Knochen 282
 a) Die Eingriffe zur Behandlung von Knochenbrüchen 282
  α) Die Nagel- und Drahtextension 282
  β) Die Knochennaht 286
   1. Die allgemeine Technik 286
   2. Die besondere Technik an verschiedenen Knochen 291
    I. Die Patellarnaht nach PAYR 291
    II. Die Naht des Olecranonbruches 295
    III. Die blutige Behandlung von Gelenkbrüchen 295
    IV. Naht bei Unterarmknochenbrüchen 296
  γ) Die Verschraubung, die Bolzung und die Nagelung 299
   1. Die Verschraubung 299
   2. Die Bolzung 300
   3. Die Nagelung des Schenkelhalses 302
   4. Die Marknagelung bei Brüchen der langen Röhrenknochen nach KÜNTSCHER 310
    I. Die Marknagelung bei Oberschenkelbrüchen 314
    II. Die Marknagelung bei Oberarmbrüchen 316
    III. Die Marknagelung am Unterschenkel 316
    IV. Die Marknagelung am Unterarm 317
    V. Die Entfernung von funktionsstörenden Bruchstücken 317
 b) Die Eingriffe bei den Knochenverkrümmungen 318
  α) Die allgemeine Technik 318
  β) Die Eingriffe bei den postrachitischen Verkrümmungen 322
  γ) Die Eingriffe bei schlecht geheilten Knochenbrüchen 324
 c) Die Eingriffe bei Skeletveränderungen, die ihre Ursache in konstitutionellen Einflüssen haben 325
  α) Die Eingriffe bei der Coxa vara 325
  β) Die Eingriffe beim Genu valgum 329
  γ) Die Eingriffe beim Hallux valgus 333
  δ) Die Eingriffe bei der Hammerzehe und Hallux rigidus oder flexus ... 337
 d) Die Eingriffe bei den Pseudarthrosen 339
 e) Die Knochentransplantation (s. S. 116) 347
 f) Die Amputationen 347
  α) Die allgemeine Technik 347
  β) Die besondere Technik an einzelnen Gliedabschnitten 364
  γ) Die Eingriffe an fehlerhaften Amputationsstümpfen 374
  δ) Die Differenzierungs- und kineplastischen Verfahren an Amputationsstümpfen 377
 g) Die Eingriffe bei der akuten und chronischen Osteomyelitis 382
  α) Die akute Osteomyelitis 382
  β) Die chronische Osteomyelitis 384
  γ) Die Sequestrotomie 384
9. Die Eingriffe an den Gelenken 387
 a) Die Eingriffe bei den Gelenkergüssen 387
 b) Die Eingriffe bei den Verletzungen der Gelenke 389
 c) Die Eingriffe bei den Gelenkeiterungen 393
 d) Die Eingriffe bei den Gelenkfremdkörpern 406
 e) Die Eingriffe an den Ganglien der Gelenkkapseln 406
 f) Die Eingriffe bei den Meniscusverletzungen im Kniegelenk 408
 g) Die Arthrodese der Gelenke 410
 h) Die Exartikulation der Gelenke und ihre Ersatzverfahren 415
  α) Die allgemeine Technik 415
  β) Die Technik der Exartikulation der einzelnen Gelenke 416
   1. Die Exartikulation der Finger und Zehen 416
   2. Die Exartikulation im Schultergelenk 419
   3. Die Exartikulation im Ellbogengelenk 422
   4. Die Exartikulation des Handgelenkes 422
   5. Die Exartikulation im Hüftgelenk 423
   6. Die Exartikulation im Kniegelenk 423

Inhaltsverzeichnis.

		Seite
7. Die Exartikulation im Fußgelenk		427
8. Die SYMEsche Operation		427
9. Die PIROGOFFsche Operation. Der hohe Pirogoff		427
10. Die CHOPARTsche Operation der Exarticulatio intertarsea		431
11. Die Resectio tarsea partialis		431
12. Die LISFRANCsche Operation		432
13. Die Amputatio metatarsea		434
14. Die Exartikulation sämtlicher Zehen		436

i) Die Resektionen 436
  α) Die allgemeine Technik 436
  β) Der Verband und die Nachbehandlung 439
  γ) Die Resektion der Gelenke an den oberen Gliedmaßen 440
    1. Die Schultergelenkresektion 440
       I. Die Resektion des Schultergelenkes von vorne 440
       II. Die Resektion des Schultergelenkes von hinten 446
    2. Die Resektion des Ellenbogengelenkes 451
       I. Der v. LANGENBECKsche hintere Längsschnitt 452
       II. Der Haken- oder Angelschnitt von KOCHER 455
    3. Die Resektion des Handgelenkes 458
       I. Die dorsoradiale Methode nach v. LANGENBECK 459
       II. Die dorsoulnare Methode von KOCHER 461
  δ) Die Resektion der Gelenke an der unteren Extremität 463
    1. Die Hüftgelenkresektion 463
       I. Der Winkel- oder Bogenschnitt nach KOCHER 466
       II. Der OLLIERsche Schnitt 466
       III. Der Längsschnitt nach LÜCKE-ROSER-SCHEDE-HUETER 469
    2. Die Kniegelenkresektion 471
       I. Verfahren, die den Streckapparat dauernd zerstören . . . 472
       II. Verfahren, die den Streckapparat zeitweilig durchtrennen 475
       III. Verfahren, die den Streckapparat schonen 478
    3. Die Resektion des Fußgelenkes 480
       I. Das KOCHERsche Resektionsverfahren 480
       II. Die Resektion nach HUSSEY-HUETER, HELFERICH (HEIDENHAIN) 482
k) Die Eingriffe bei den Luxationen 484
  α) Die Eingriffe bei der habituellen Schulterluxation 484
  β) Die Eingriffe bei der habituellen Luxation der Kniescheibe . . 489
  γ) Die Eingriffe bei der angeborenen Hüftgelenksverrenkung . . . 492
l) Die Arthroplastik 496
  α) Die allgemeine Operationstechnik 500
  β) Die Störungen der Heilung 502
  γ) Die Technik der Plastik einzelner Gelenke 503
    1. Die Mobilisierung des Schultergelenkes 503
    2. Die Mobilisierung des Ellenbogengelenkes 505
    3. Die Mobilisierung des Handgelenkes 508
    4. Die Mobilisierung der Fingergelenke 508
    5. Die Mobilisierung des Hüftgelenkes 510
    6. Die Mobilisierung des Kniegelenkes 513
    7. Die Mobilisierung des Fußgelenkes 521
    8. Die Mobilisierung des Kiefergelenkes 522
    Anhang: Die Eingriffe bei der Syndaktylie 523

10. Die Eingriffe an den Muskeln 525
11. Die Eingriffe am Kopfe 525
  a) Die Trepanation bei Verletzungen und Erkrankungen 525
  b) Die Diagnose der Hirntumoren 531
  c) Besondere Untersuchungsmethoden 536
    α) Die Lumbalpunktion 536
    β) Der Suboccipitalstich 537

		Seite
γ) Die Untersuchung des Liquors		538
δ) Die Hirnpunktion		540
1. Die Wahl der Punktionsstellen		541
2. Die Ausführung der Hirnpunktion		541
ε) Der Balkenstich		542
ζ) Die Encephalo- und Ventrikulographie		544
η) Die Arteriographie		546
d) Die Trepanation über dem Großhirn		546
e) Die osteoplastische Trepanation		547
f) Die Eingriffe bei den Geschwülsten der Dura		552
g) Die Eingriffe bei den Geschwülsten des Gehirns		554
α) Die Trepanation der hinteren Schädelgrube		556
1. Die Vorbereitung und Lagerung des Kranken		556
2. Die Ausführung der Trepanation		558
β) Die Entlastungstrepanationen		564
γ) Die Falcitomie nach PAYR		565
h) Die Eingriffe bei den Hypophysengeschwülsten		566
Die Operationsverfahren		567
i) Die Deckung von Schädelknochenlücken		573
k) Die Eingriffe bei der Trigeminusneuralgie		579
α) Die Einspritzungsbehandlung der Trigeminusneuralgie		582
1. Die Einspritzung am Foramen rotundum		582
2. Die Einspritzung am Foramen ovale		583
3. Die Einspritzung in das Ganglion Gasseri		584
β) Die Ausreißung der peripheren Trigeminusäste		585
γ) Die Durchtrennung der Trigeminusäste zwischen Basis und Peripherie		586
δ) Die Resektion oder Exairese der Trigeminusäste an der Schädelbasis		588
1. Das Verfahren von KRAUSE		588
2. Das Vorgehen von LEXER		589
ε) Die Eingriffe am Ganglion Gasseri und am Trigeminusstamm		590
1. Die Zerstörung des Ganglion Gasseri durch Elektrokoagulation nach KIRSCHNER		591
2. Die Entfernung des Ganglion nach KRAUSE		591
3. Die Entfernung des Ganglion nach LEXER		592
4. Die Durchtrennung des Trigeminusstammes (FRAZIER)		596
5. Die Durchtrennung des sensiblen Trigeminusstammes von der hinteren Schädelgrube aus (DANDY)		599
l) Die Eingriffe bei der Facialislähmung		601
m) Die Eröffnung des retrobulbären Raumes		602
Die Ausführung der KRÖNLEINschen Operation		602
Anhang: α) Die Eingriffe bei der Stirnhöhleneiterung		606
β) Die Entfernung des Augapfels und die Ausräumung der Orbita		609
γ) Die Paracentese des Trommelfells		610
γ) Die Aufmeißelung des Warzenfortsatzes		612
12. Die Eingriffe am Gesichtsteil des Kopfes		616
a) Die Eingriffe an den Augenlidern		616
α) Die Deckung von Liddefekten		616
β) Der Ersatz des ganzen Lides		618
γ) Die Eingriffe bei der Ptosis der Augenlider		622
b) Die plastischen Eingriffe an der Nase		622
α) Der Ersatz von Teilen der Nase		622
β) Der vollständige Nasenersatz		627
γ) Die Eingriffe bei der Sattelnase		631
δ) Die Eingriffe beim Rhinophym		633
c) Die plastischen Eingriffe an Wange und Kinn		633
d) Die plastischen Eingriffe bei abstehenden Ohrmuscheln		637

Seite

  e) Die Eingriffe an den Lippen 639
    α) Die Eingriffe bei den Lippenspalten 639
      1. Die Vorbereitung zur Lippenspaltenoperation 642
      2. Die Schmerzbetäubung zur Lippenspaltenoperation 642
      3. Der Verschluß der einfachen Lippenspalte 643
      4. Der Verschluß der durchgehenden einseitigen Lippenspalte 649
      5. Der Verschluß der doppelseitigen Lippenspalten 657
      6. Die Nachbehandlung nach Lippenspaltenoperationen 658
      7. Nachoperationen nach Lippenspaltenoperationen 659
    β) Die Eingriffe beim Lippenkrebs 659
    γ) Die Behandlung der Lippen- und Gesichtsfurunkel 666
13. Die Eingriffe an der Zunge und am Mundboden 670
  a) Die Eingriffe beim Zungenabsceß und bei den Geschwülsten der Zunge . . . 670
  b) Die Eingriffe bei der Parulis und bei der Mundbodenphlegmone 675
  c) Die Eingriffe bei der Ranula 676
14. Die Eingriffe am Gaumen und an den Kiefern 677
  a) Die Eingriffe bei der Gaumenspalte 677
    α) Geschichtliches 677
    β) Der Verschluß der Gaumenspalte nach v. LANGENBECK 679
    γ) Die Ursache der Mißerfolge des Verschlusses nach v. LANGENBECK und
       einige Verbesserungsvorschläge 683
      1. Die Gedanken VEAUS 684
      2. Das Vorgehen ERNSTS 686
      3. Das Vorgehen HALLES 686
      4. Das Vorgehen LIMBERGS 686
      5. Das Vorgehen VAN DER HOFFS 687
    δ) Die Vorschrift VEAUS beim Verschluß der einfachen Spalte des weichen
       Gaumens 687
    ε) Die Vorschrift VEAUS beim Verschluß der durchgehenden Gaumenspalte . 691
    ζ) Das Vorgehen KIRSCHNERS 693
    η) Das Verfahren nach AXHAUSEN 695
    ϑ) Die Wahl des Operationsverfahrens 700
  b) Die Eingriffe an den Kiefern 702
    α) Die Eingriffe am Oberkiefer 702
      1. Die Oberkieferresektion (DIEFFENBACH) 702
      2. Die zeitweilige doppelseitige Oberkieferresektion 708
      3. Die Entfernung der Oberkieferzahncyste 709
      4. Die Eröffnung der Kieferhöhle bei chronischer Kieferhöhleneiterung nach
         CALDWELL-LUC 711
    β) Die Eingriffe am Unterkiefer 713
      1. Allgemeine Grundsätze für die Exartikulation und Resektion des Unter-
         kiefers und Methoden zum zeitweiligen und dauernden Ersatz 713
      2. Die Exartikulation oder die ausgedehnte Resektion 720
      3. Die Resektion von Teilen der seitlichen Abschnitte 725
      4. Die Resektion des Mittelstückes des Unterkiefers 726
      5. Die Resektion des Alveolarfortsatzes 727
      6. Die Eingriffe bei der Progenie und Opisthogenie 727
15. Die Eingriffe an den Speicheldrüsen 729
  a) Die Eingriffe wegen Speichelsteinen 729
  b) Die Eingriffe bei der akuten postoperativen Parotitis 730
  c) Die Eingriffe bei den Parotisfisteln 732
    1. Die Eingriffe bei den masseteralen Gangfisteln im Bereich der Drüse . 733
    2. Die Verödung der Drüse oder der Fistel 735
    3. Die zeitweilige Aufhebung der Sekretion 736
  d) Die Eingriffe bei den Mischgeschwülsten der Speicheldrüsen 736
16. Die Eingriffe an der Tonsille 739
  a) Die Tonsillektomie 739
  b) Die Spaltung des peritonsillären Abscesses 742

Inhaltsverzeichnis.

	Seite
17. Die Eingriffe am Hals	743
a) Die Eingriffe beim Furunkel und Karbunkel	743
b) Die Eingriffe bei den Halsphlegmonen	745
c) Die Eingriffe bei den Tumoren des Halses	745
d) Die Eingriffe bei der medianen Halscyste und Halsfistel	747
e) Die Eingriffe bei der seitlichen Halsfistel und Halscyste	748
f) Die Eingriffe beim Caput obstipum musculare	750
g) Die Eingriffe bei den Halsrippen	753
h) Die Eingriffe an der Schilddrüse	756
α) Die Eingriffe beim Kropf	756
1. Zur Geschichte der Operation	756
2. Die Vorbereitung zur Operation	757
3. Die doppelseitige Resektion nach v. Mikulicz-Payr	759
4. Andere Operationsmethoden	771
5. Die Heilungsstörungen	773
β) Die Eingriffe bei den entzündlichen Erkrankungen der Schilddrüse	774
γ) Die Eingriffe bei den Geschwülsten der Schilddrüse	776
δ) Die Eingriffe bei den Hyperthyreosen	777
i) Die Eingriffe am Pharynx	778
α) Die Pharyngotomia subhyoidea media nach v. Langenbeck	778
β) Die Pharyngotomia lateralis nach Krönlein und v. Mikulicz-Obaliński	781
γ) Die Eingriffe beim Retropharyngealabsceß	783
k) Die Eingriffe am Larynx	785
α) Die Hemilaryngektomie nach Gluck	785
β) Die vollständige Kehlkopfentfernung nach Gluck-Soerensen	792
Das Abänderungsverfahren nach Réthi	798
γ) Die vollständige Entfernung des Kehlkopfes mit dem unteren Rachen- und oberen Speiseröhrenabschnitt	800
δ) Die Laryngofissur	803
l) Die Eingriffe an der Trachea	804
Die Tracheotomien	804
m) Die Eingriffe am Halsteil der Speiseröhre	811
α) Die Ösophagotomie am Hals und die Entfernung von Fremdkörpern aus der Speiseröhre	811
β) Die Eingriffe bei den Grenzdivertikeln der Speiseröhre	812
γ) Die Eingriffe beim Speiseröhrenkrebs am Hals	817
18. Die Eingriffe an der Brustwand und in der Brusthöhle	818
a) Zur Geschichte der Brustchirurgie	818
b) Die Eingriffe bei den Verletzungen und Erkrankungen der Brustwand und Brusthöhle	820
α) Die Eingriffe bei den Achselhöhleneiterungen und der Subpectoralphlegmone	821
β) Die Eingriffe bei der Tuberkulose der Rippen und des Brustbeines	822
γ) Die Eingriffe bei der Rippenknorpelnekrose	824
δ) Die Eingriffe bei den Tumoren der Brustwand	825
c) Die Eingriffe an der Mamma	827
α) Die plastischen Eingriffe an der Mamma	827
1. Die Eingriffe bei den höchsten Graden der hypertrophischen Hängebrust	828
2. Die Eingriffe bei den mittleren Graden der hypertrophischen Hängebrust	828
I. Die einzeitigen Verfahren	829
II. Die zweizeitigen Verfahren	832
β) Die Eingriffe bei der akuten Brustdrüsenentzündung	837
γ) Die Eingriffe bei den gutartigen Mammageschwülsten	840
δ) Die Eingriffe bei den bösartigen Mammageschwülsten	842
1. Geschichtliche und anatomische Vorbemerkungen	842
2. Die Mammaamputation	846
3. Der plastische Verschluß einer großen Wunde	852

Inhaltsverzeichnis.

	Seite
d) Die Eingriffe am Brustfell	857
α) Die Eingriffe bei den Pleuraergüssen	857
β) Die Eingriffe bei den verschiedenen Empyemarten	858
1. Die Ausführung der Rippenresektion	860
2. Die Eingriffe beim tuberkulösen Empyem	868
3. Die Eingriffe bei den Empyemresthöhlen	872
e) Die Eingriffe bei den Bronchialfisteln mit und ohne Empyem	878
f) Die Eingriffe an den Lungen	881
α) Die Eingriffe beim Lungenabsceß, der Lungengangrän und den Bronchiektasien	881
1. Die Eingriffe beim Lungenabsceß	881
2. Die Eingriffe bei der Lungengangrän	882
3. Die Eingriffe bei den Bronchiektasien	888
I. Die Ausführung der einzeitigen Lungenlappenentfernung	891
II. Die Ausführung der zwei- oder mehrzeitigen Entfernung eines Lungenlappens	893
β) Die Eingriffe bei der Lungentuberkulose	894
1. Geschichte der Chirurgie der Lungentuberkulose	894
2. Die für die chirurgische Behandlung in Betracht kommenden Formen der Lungentuberkulose und die entsprechenden, günstige Heilungsbedingungen schaffenden Eingriffe	900
I. Die ausgedehnten Thorakoplastiken nach BRAUER und SAUERBRUCH	904
1. Die subscapulare paravertebrale Thorakoplastik nach BRAUER	905
2. Die extrapleurale paravertebrale Thorakoplastik nach SAUERBRUCH	906
II. Die oberen Teilplastiken (Resektion der 1.—7.—8. Rippe)	911
1. Der einzeitige Eingriff nach SAUERBRUCH-KREMER, HELLER	911
2. Die ungefährlichere Gestaltung des Eingriffes	912
a) Der Eingriff wird zeitlich unterteilt	912
b) Der Eingriff wird räumlich begrenzt	922
c) Der Eingriff wird zeitlich unterteilt und räumlich begrenzt	923
III. Der extrapleurale Selektivpneumothorax und Oleothorax nach GRAF	928
IV. Die Eingriffe bei den Spitzenkavernen	931
1. Die Apikolyse mit Plombe	931
2. Die Kavernensaugdränage nach MONALDI	934
V. Die Phrenicusunterbrechung nach STUERTZ-SAUERBRUCH	936
VI. Die Eingriffe zur Behandlung der doppelseitigen aktiven Lungentuberkulose	938
VII. Die Eingriffe, die nach Plastiken und Plombierungen beim Bestehenbleiben von Restkavernen zu deren Beseitigung notwendig werden	940
γ) Die Eingriffe bei den Echinokokken der Lunge	940
1. Der einzeitige Eingriff bei bestehenden Brustfellverwachsungen	941
2. Der einzeitige Eingriff bei vorher nicht feststellbaren Pleuraverwachsungen	942
3. Der zweizeitige Eingriff nach SAUERBRUCH bei nicht vorhandenen Verwachsungen	942
δ) Die Eingriffe bei der Aktinomykose der Lunge	942
ε) Die Eingriffe bei den Geschwülsten der Lunge	943
g) Die Eingriffe im Mittelfellraum	944
α) Die Eingriffe bei den Verletzungen des Mittelfellraumes	944
β) Die Eingriffe beim Mediastinalemphysem	944
γ) Die Eingriffe bei der Mediastinitis	945
δ) Die Eingriffe bei den Geschwülsten des Mittelfellraumes	947
ε) Die Eingriffe am Thymus	949
ζ) Die Verfahren zur Eröffnung des vorderen und des hinteren Mittelfellraumes	950
1. Die einfache Eröffnung des vorderen Mittelfellraumes vom Jugulum aus	950
2. Die breite Eröffnung des vorderen Mittelfellraumes	951
3. Das Verfahren nach SAUERBRUCH	952
4. Das Verfahren nach KÜTTNER	953

Inhaltsverzeichnis. XIII

	Seite
5. Das Verfahren nach LEXER	954
6. Die Mediastinotomia longitudinalis ant. sup. nach SAUERBRUCH	955
7. Die vollständige Brustbeinspaltung nach MILTON	956
8. Die Eingriffe zur Eröffnung des hinteren Mittelfellraumes	956
9. Die Mediastinotomia post. nach ENDERLEN und das Abänderungsverfahren von SAUERBRUCH	957
η) Die Eingriffe am Herzen und am Herzbeutel	959
1. Die Eingriffe bei den Herz- und Herzbeutelverletzungen	959
2. Die Eingriffe bei entzündlichen Herzbeutelerkrankungen	966
3. Die Eingriffe bei der Pericarditis adhaesiva	966
ϑ) Die Eingriffe an den großen Gefäßen des Mittelfellraumes	970
ι) Die Eingriffe am Brustteil der Speiseröhre	977
1. Die Fremdkörper in der Speiseröhre und die Ösophagoskopie	977
2. Die Freilegung des obersten Brustabschnittes der Speiseröhre	980
3. Rie Eingriffe zum plastischen Ersatz der Speiseröhre	981
4. Die Eingriffe beim Carcinom der Speiseröhre im Brustabschnitt	988
19. Die Eingriffe am Zwerchfell und in der Brust- und der Bauchhöhle zugleich	994
a) Die Eingriffe bei den Verletzungen des Zwerchfells	994
b) Die Eingriffe bei den Zwerchfellhernien	995
c) Die Eingriffe beim subphrenischen Absceß	997
Die Eröffnung des subphrenischen Abscesses	1000
20. Die Eingriffe in der Bauchhöhle	1000
a) Allgemeines über Vorbereitung, Operation, Nachbehandlung und Störungen nach Operationen in der Bauchhöhle	1001
α) Die Schmerzbetäubung bei Eingriffen im Bauch	1003
β) Die Bauchschnitte	1004
γ) Die allgemeine Operationstechnik bei Eingriffen im Bauch	1005
δ) Die Nachbehandlung nach Laparotomien und die postoperativen Störungen	1008
1. Die Eröffnung des DOUGLAS-Abscesses	1010
2. Die entlastende Enterostomie nach HEIDENHAIN	1011
3. Der operative Verschluß einer Darmfistel	1012
4. Die postoperativen Lungen-, Magen- und Darmstörungen. Die Thrombose und die Embolie	1013
5. Die Eingriffe beim Bauchdeckenabsceß, bei den Fadenfisteln und nach dem Aufplatzen der Bauchwunde	1017
b) Die Eingriffe am Magen und Duodenum	1019
1. Die Geschichte der Magenchirurgie	1019
2. Die Gastrotomie	1020
3. Die Eingriffe beim Kardiospasmus	1021
4. Die Gastrostomien	1024
α) Der WITZELsche Schrägkanal	1027
β) Die KADER-LUCKEsche Kanalbildung	1029
γ) Die MARWEDELsche Kanalbildung	1030
5. Die Gastroenterostomien	1031
α) Die Gastroenterostomia retrocolica posterior	1031
β) Die Gastroenterostomia antecolica anterior	1041
6. Die Eingriffe beim Ulcus pepticum jejuni	1044
7. Die Magenresektionen	1047
α) Vorbereitende, für alle Resektionsformen geltende Maßnahmen	1047
β) Die Querresektion des Magens	1050
γ) Die Magenresektion nach BILLROTH II	1052
δ) Die Resektion des Magens nach BILLROTH I	1061
ε) Die vollständige und fast vollständige Resektion des Magens	1063
ζ) Die Eingriffe beim kardianahen Magengeschwür	1064
η) Die Nachbehandlung nach Magenresektionen	1068
8. Die Eingriffe beim blutenden Magengeschwür	1070
9. Die Eingriffe beim durchgebrochenen Magengeschwür	1071

	Seite
10. Die Eingriffe bei unklaren Magenulcusfällen	1074
11. Die Eingriffe beim Pylorospasmus der Säuglinge	1076
12. Die Eingriffe beim Kardiacarcinom	1078
13. Die Eingriffe bei der Gastroptose	1083
14. Die Eingriffe beim Ulcus duodeni	1085
c) Die Eingriffe am Dünndarm	1088
α) Die Jejunostomie	1088
β) Die Resektion des Dünndarmes	1090
γ) Die Resektion des MECKELschen Divertikels	1097
δ) Die Darmnaht	1097
1. Die Geschichte der Darmnaht	1097
2. Die ringförmige End-zu-End-Darmnaht	1099
3. Die Seit-zu-Seit-Naht des Darmes	1104
4. Die End-zu-Seit-Darmnaht	1108
d) Die Eingriffe am Dickdarm	1109
α) Die Resektion des Dickdarmes	1109
β) Die Ileocoecalresektion	1113
γ) Die Anlegung des Anus praeternaturalis	1117
δ) Der Verschluß des Anus praeternaturalis	1118
e) Die Eingriffe bei den Unterleibsbrüchen	1121
α) Die Eingriffe bei den Leistenbrüchen	1121
β) Die Eingriffe bei den Schenkelbrüchen	1135
γ) Die Eingriffe bei Hernia epigastrica	1140
δ) Die Eingriffe bei den Nabelbrüchen	1142
ε) Die Eingriffe bei den Bauchbrüchen	1148
ζ) Die Eingriffe bei der Hernia obturatoria	1150
η) Die Operation des eingeklemmten Bruches	1152
f) Die Eingriffe am Wurmfortsatz	1154
α) Die Eingriffe bei der akuten Appendicitis	1154
β) Die Eingriffe bei der chronischen Appendicitis	1163
γ) Die Eingriffe beim postappendicitischen Absceß	1164
g) Die Eingriffe am Mastdarm	1165
α) Die Eingriffe beim angeborenen Mastdarmverschluß	1165
β) Die Eingriffe beim Mastdarmverschluß mit Verbindung nach Blase und Harnröhre	1166
γ) Die Eingriffe beim Mastdarmvorfall	1167
δ) Die Eingriffe bei den Hämorrhoiden	1174
1. Der Eingriff nach v. LANGENBECK	1177
2. Der Eingriff nach WHITEHEAD	1178
ε) Die Eingriffe beim periproktitischen Absceß	1180
ζ) Die Eingriffe bei den Mastdarmfisteln	1181
η) Der Eingriff bei der Fissura ani	1186
ϑ) Die Eingriffe beim Mastdarmkrebs	1186
1. Geschichtliches	1186
2. Die gebräuchlichen Eingriffe	1190
3. Die Diagnose	1191
4. Die Technik der sacralen Mastdarmoperation (KRASKE), Anus praeternaturalis sacralis, Resektion, Durchzug. Das Verfahren nach GOETZE	1192
5. Die Technik der abdomino-sacralen Mastdarmentfernung	1210
I. Das einzeitige Verfahren	1210
II. Das zweizeitige Verfahren	1220
6. Das perineo-sacro-abdominale Verfahren nach SAEGESSER	1221
7. Anlegen des verschlußfähigen Anus praternaturalis nach KURTZAHN-HAECKER	1222
h) Allgemeines über eine Behandlung des mechanischen Darmverschlusses	1224
i) Die Eingriffe an der Leber und den Gallenwegen	1228
α) Die Eingriffe bei den Verletzungen, Entzündungen und der Cirrhose der Leber	1228

Inhaltsverzeichnis.

	Seite
β) Die Eingriffe beim Leberechinococcus	1233
γ) Die Eingriffe an der Gallenblase und den Gallenwegen	1234
1. Geschichtliches	1234
2. Die Anzeigestellung und Vorbereitung	1235
3. Die Schmerzbetäubung	1237
4. Die Cholecystektomie	1237
5. Die Eingriffe bei Beteiligung des Ductus choledochus	1245
6. Die Cholecystotomie und die Cholecystostomie	1252
7. Die Eingriffe beim Carcinom der Gallenblase	1253
k) Die Eingriffe am Pankreas	1254
α) Die Eingriffe bei den Verletzungen	1254
β) Die Eingriffe bei der akuten Pankreasnekrose	1254
γ) Die Eingriffe bei der chronischen Pankreatitis	1257
δ) Die Eingriffe bei der Pankreascyste	1257
ε) Die Eingriffe bei den Geschwülsten des Pankreas	1259
ζ) Die Eingriffe bei den Fisteln des Pankreas und des Ductus pancreaticus	1259
l) Die Eingriffe an der Milz	1261
α) Die Eingriffe bei den Verletzungen	1261
β) Die Entfernung der Milz	1263
γ) Die Eingriffe bei den Milzcysten	1265
δ) Die Eingriffe beim Milzabsceß	1266
ε) Die Eingriffe bei den Milztumoren	1266
ζ) Die Splenopexie	1267
η) Die Eingriffe bei anderen Erkrankungen der Milz	1267
21. Die Eingriffe an den Harn- und Geschlechtsorganen	1268
a) Die Eingriffe an den Nieren und Harnleitern	1268
α) Geschichtliches	1268
β) Die Voruntersuchungen vor Eingriffen an den Nieren	1269
γ) Die Eingriffe bei den Verletzungen, der Hydro- und Pyonephrose, den paranephritischen Eiterungen und der chronischen Nephritis	1272
δ) Die Freilegung, Entfernung und Spaltung der Niere	1276
ε) Die Eröffnung des Nierenbeckens und des Ureters. Die Aufsuchung und Entfernung von Steinen aus dem Nierenbecken und der Niere	1283
ζ) Die Nephrotomie	1285
η) Die Entfernung von Uretersteinen	1286
1. Die Freilegung der oberen Ureterabschnitte	1286
2. Die Freilegung des distalen Ureterabschnittes	1289
I. Das Vorgehen nach SELIG-PAYR	1289
II. Der parasacrale Zugang nach GOETZE	1290
3. Die Eingriffe bei den Verletzungen des Ureters	1292
4. Die Nephropexie	1294
b) Die Eingriffe an der Harnblase, der Harnröhre und am Penis	1296
α) Die Geschichte der Blasenoperationen	1296
β) Die Eingriffe bei den Verletzungen und Erkrankungen der Harnblase	1297
1. Die Eingriffe bei den Verletzungen	1297
2. Die Eingriffe bei den Fistelbildungen zwischen Blase und Mastdarm	1297
3. Die Eingriffe bei den Erkrankungen der Blase	1298
I. Die Eingriffe bei der Schrumpfblase	1299
II. Die Eingriffe bei den Blasensteinen	1300
III. Die Eingriffe bei den Blasengeschwülsten	1300
IV. Die Eingriffe bei den Blasendivertikeln	1302
V. Die Eingriffe bei der Blasenspalte	1304
4. Die Sectio alta	1308
5. Die vollständige Entfernung der Harnblase	1312
c) Die Eingriffe an der Prostata	1316
α) Die Eingriffe beim Prostataabsceß	1316

		Seite
β) Die Eingriffe bei der Prostatahypertrophie		1317
1. Geschichtliches		1317
2. Die Vorbereitung zur Prostatektomie		1319
3. Die transurethrale Prostataresektion		1322
4. Die suprapubische Prostatatektomie		1325
5. Die perineale Prostatektomie nach ZUCKERKANDL		1330
6. Die ischio-rectale Prostatektomie nach VOELCKER		1336
d) Die Eingriffe an der Urethra und am Penis		1345
α) Die Urethrotomia externa und der Ersatz der Harnröhre		1345
β) Die Eingriffe bei der Epispadie		1353
γ) Die Eingriffe bei der Hypospadie		1354
δ) Die Eingriffe am Penis		1363
1. Der Ersatz der Penishaut		1363
2. Die Eingriffe bei der Phimose		1364
3. Die Eingriffe bei der Paraphimose		1368
4. Die Amputatio penis		1369
e) Die Eingriffe am Hoden, am Nebenhoden, am Samenstrang und an den Samenblasen		1373
α) Die Eingriffe beim Monorchismus und Kryptorchismus		1373
β) Die Eingriffe bei der Hydrocele testis		1378
γ) Die Eingriffe bei der Varicocele		1383
δ) Die Nebenhodenresektion		1388
ε) Die Kastration		1389
ζ) Die Vasotomie und Vasektomie		1391
η) Die Eingriffe an den Samenblasen		1392
22. Die Eingriffe an der Wirbelsäule und am Rückenmark		1393
a) Die Eingriffe bei den Verletzungen der Wirbel und bei der Wirbeltuberkulose		1393
b) Die HENLE-ALBEEsche Operation		1394
c) Die Eingriffe bei den Wirbel- und Rückenmarkstumoren		1396
d) Die Eingriffe bei der Spina bifida		1399
e) Die Laminektomie		1400
1. Die FOERSTERsche Operation		1408
2. Die Chordotomie		1413
Schriftenverzeichnis		1417
Sachverzeichnis		1481

Allgemeiner Teil.

> Gar sehr wünsche ich, daß kein Blatt in meinem Buche ist, auf welchem der praktische Wundarzt nicht etwas lernen kann, das beim Krankenbette zu gebrauchen ist.
>
> AUGUST GOTTLIEB RICHTER (1742—1812).

1. Der Operationsraum und seine Ausstattung.
(G. FISCHER, BRAUN, KIRSCHNER, KAPPIS.)

Die Notwendigkeit, neben rein theoretischen Belehrungen auch Anschauungsunterricht für die Medizinstudierenden und Ärzte abzuhalten, veranlaßte die Schaffung von größeren Räumen auf Universitäten und in großen Krankenhäusern, in denen zuerst anatomische und später auch klinische Vorweisungen stattfinden konnten. Anatomische Vorweisungen waren schon im 14. Jahrhundert in Italien und Anfang des 15. in Wien öffentlich abgehalten worden.

Es war aber anscheinend außerordentlich schwierig, menschliche Leichen zu diesem Zwecke zu erhalten, so daß sich viele Professoren mit den Sektionen von Tieren begnügen mußten Dieser Zustand dauerte bis in das 18. Jahrhundert hinein, und A. VON HALLER z. B. hatte darunter zu leiden. Das erste anatomische Theater in Deutschland war in Halle, das nächste in Berlin. Klinischer Unterricht in der Chirurgie fand in größeren Krankenhäusern in besonders dazu geschaffenen Räumen schon lange in Paris und London statt, als in Deutschland noch keine derartigen Möglichkeiten bestanden. In Deutschland waren zu Beginn des 18. Jahrhunderts auch noch verhältnismäßig wenige öffentliche Krankenanstalten vorhanden. Die Charité in Berlin ist 1710 gegründet worden. Seit 1724 bestand eine militärärztliche Akademie in Berlin. In Göttingen wurde 1780, zur Universität gehörig, ein Hospital für innere und chirurgische Krankheiten mit 15 Betten eingerichtet. In der zweiten Hälfte des 18. Jahrhunderts wurden außerdem Krankenanstalten in Dresden, Frankfurt a. M., Braunschweig, Heidelberg und anderen Städten gebaut und dann nach 1800 chirurgische Lehranstalten in Münster, Breslau, Magdeburg und Greifswald geschaffen. In RUSTS Handbuch der Chirurgie, Berlin-Wien 1833, findet sich eine sehr lesenswerte Darstellung über den Bau und die Einrichtung von Krankenanstalten auf Grund der damaligen Anschauungen von KÖHLER. Die meisten der dort niedergelegten Ansichten gelten auch heute noch. 1849 mußten diese Unterrichtsbetriebe geschlossen werden, da die Chirurgie nur noch auf den Universitäten, die zwar fast alle noch keine Krankenhäuser besaßen, gelehrt werden durfte. Der Unterricht war fast ausschließlich theoretisch. So hören wir z. B., daß A. VON HALLER in Göttingen, der zu Ende des 18. Jahrhunderts 17 Jahre lang Chirurgie lehrte und Operationen an der Leiche ausführte, in dieser ganzen Zeit niemals am Lebenden operiert hat. Die Chirurgie wurde aus den Büchern von HEISTER und anderen Chirurgen vorgetragen. Die praktische Ausbildung war im wesentlichen eine poliklinische. So waren die Polikliniken in Göttingen und Halle bekannt. Chirurgische Kliniken gab es, mit ganz wenigen Ausnahmen, z. B. in Padua, die auf Wunsch deutscher Studenten im Jahre 1578 gegründet wurde, keine. Anfang des 17. Jahrhunderts wurden Kliniken in Utrecht und Leyden eingerichtet. In diesen fanden schon Vorträge am Krankenbett statt. In Deutschland wurde die erste 1754 von VAN SWIETEN nach holländischem Muster gegründet. Wie schon erwähnt, folgte Göttingen 1780, dann wurden die Kliniken in Prag 1781, Kiel 1788 und Leipzig 1798 gegründet. In den Kliniken wurde kaum praktische Chirurgie gelehrt. Die deutschen Chirurgen mußten zu ihrer praktisch-chirurgischen Ausbildung im 18. Jahrhundert noch zu den bekannten ausländischen Chirurgen in Paris (PETIT, DESAULT) oder

nach London zu J. HUNTER, nach Utrecht oder Leyden gehen. Dort hatte auch z. B.
G. A. RICHTER 1742—1812 seine chirurgischen Kenntnisse erworben, der als einer der
ersten deutschen Kliniker Vorlesungen über Chirurgie mit Krankenvorweisungen in Göttingen hielt. Trotzdem die Chirurgie unter DIEFFENBACH, C. A. LANGENBECK u. v. a.
einen raschen Aufschwung nahm, war die operative Tätigkeit in den Krankenhäusern
außerordentlich gering. Nach G. FISCHER, dessen Buch wir einen großen Teil der hier
gemachten Angaben entnommen haben, sind im Jahre 1803 in der Charité in Berlin
798 chirurgische Kranke behandelt worden. Von diesen wurden nur 23 operiert. Der größte
Teil der Kranken verdankte seine Aufnahme Verletzungen und Entzündungen. Die chirurgische Behandlung von Erkrankungen war außerordentlich beschränkt und bewegte sich
eigentlich nur an der Körperoberfläche, abgesehen von Eingriffen an den Extremitäten,
wie Amputationen, Exartikulationen und ähnlichem. Ganz in den Hintergrund traten
z. B. die Baucherkrankungen. Außer den Verletzungen und Entzündungen wurden Brüche,
besonders die eingeklemmten Brüche, Hämorrhoiden, Mastdarmfisteln, oberflächliche
Geschwülste wenn nötig operiert. Die Leistenbrüche wurden z. B. in der BILLROTHschen
Klinik in Zürich zwischen 1860 und 1867 alle mit Bruchband behandelt. In einem einzelnen
Falle wurde ein Eingriff zur Verkleinerung eines großen Leistenbruches gemacht und
dadurch erst die Anlage eines Bruchbandes ermöglicht. Von den eingeklemmten Leistenbrüchen, die größtenteils durch Taxis behandelt wurden, wurden 16 nach nicht gelungener
Taxis operiert, von denen 13 starben. Ähnliche Zahlen liegen auch von anderen Krankenhäusern vor. Besondere Operationsräume waren nicht vorhanden. Die vereinzelten Eingriffe
wurden oft in denselben Hörsälen gemacht, in denen klinische Vorlesungen abgehalten
und Leichenöffnungen ausgeführt wurden. Die operierenden Ärzte waren meist selbst auch
an den Leichenöffnungen beteiligt. Man wußte ja noch nichts von *Aseptik*. Daher spielten
Infektionen, besonders der gefürchtete Hospitalbrand, eine verheerende Rolle. Wir erfahren,
daß die Sterblichkeit auf den chirurgischen Stationen eine ganz ungeheure war. Ähnlich
war es bekanntlich in den Gebäranstalten. Die notwendigen operativen Eingriffe wurden
daher fast ausschließlich in der Privatwohnung gemacht. Dazu wurde dort ein besonders
geeigneter Raum vorher ausgesucht und Operateur und Assistenten, Schwestern usw.
brachten alle zur Operation notwendigen Gegenstände mit. Diese Art der operativen
Tätigkeit spielte noch bis in das letzte Drittel des 19. Jahrhunderts eine große Rolle, und
man ist erstaunt, daß BILLROTH noch 1878 schreibt: „So wird man ein Spital nur dann
wählen, wenn die Verhältnisse es durchaus nicht anders gestatten, wie dies leider bei den
meisten armen Patienten der Fall ist. Selbst ein abgesondertes einzelnes Zimmer im Spital
ist nicht so gut wie ein Zimmer in einem beliebigen Privathause. Wenn man von diesem
Prinzip aus äußerlichen praktischen Gründen oft abweichen muß, so ist das ein Übel."
Die grundsätzliche Änderung dieser Anschauung vollzog sich rasch nach der Einführung
der Anti- und Aseptik. Heute gehört es wohl zu den größten Seltenheiten, daß ein größerer
operativer Eingriff in einem Privathause vorgenommen wird. Die uns heute als selbstverständlich erscheinenden Einrichtungen der Anti- und Aseptik brachten die größte Umwälzung für die gesamte operative ärztliche Tätigkeit und die Geburtshilfe. Man muß
die Schriften der zeitgenössischen Chirurgen lesen, um begreifen zu können, was es für sie
bedeutete, nun ohne die Gefahr des gefürchteten Hospitalbrandes oder der allgemeinen
Sepsis das Messer führen zu können. Eine der aufschlußreichsten Schilderungen findet
sich bei N. NUSSBAUM 1875. Zum selben Thema haben sich THIERSCH, BARDELEBEN,
v. VOLKMANN, v. LANGENBECK auf dem Chirurgenkongreß 1875 über ihre Erfahrungen
geäußert. Tiefe Befriedigung über die glänzenden Erfolge der LISTERSCHEN Methode kommen
zum Ausdruck, so daß man zunächst die Schäden, die die Carbolsäure hervorrief, zu gering bewertete. Wegen dieser Schäden hat THIERSCH die Salicylsäure gebraucht. Wenn
auch die Schaffung der *Antiseptik* durch LISTER (1867) nur gewissermaßen eine Vorstufe
der viel wertvolleren Aseptik war, so brachte sie doch eigentlich die größte Umwälzung
aller operativen Maßnahmen und wunderbare Fortschritte. LISTERS Forderungen beruhten
dazu noch auf falschen Voraussetzungen insofern, als er die Luftkeime mit seinem Carbolspray vernichten wollte. Tatsächlich vernichtete er aber die viel wesentlicheren Keime
im Operationsgebiet, an den Händen der an der Operation Beteiligten und an den Instrumenten. Es war ein tragisches Geschick, daß die viel richtigeren und schon früher
geäußerten Ansichten SEMMELWEIS' (1861), der bekanntlich die Übertragung der Infektionen
durch die Arzthand als die Quelle des Kindbettfiebers richtig erkannt hatte, ungehört
verklangen. Erst die großen Entdeckungen der Bakteriologie, HENLE, PASTEUR, ROBERT

Koch, Buchner, Neuber, v. Bergmann u. a., brachten die unbedingt notwendigen theoretischen Grundlagen für die Zusammenhänge zwischen der Einwirkung von tierischen Krankheitserregern, Entzündungen und schweren Wundinfektionen. Besonders wichtig waren die Arbeiten Buchners (1878) über die Einwirkung der antiseptischen Stoffe auf Bakterien, und Robert Kochs (1881 und folgende Jahre) über die genaue Prüfung der Desinfektionsmittel. Erst auf Grund dieser Arbeiten konnten die vorbereitenden Maßnahmen, die sich auf das Keimfreimachen von Instrumenten, Verbandstoffen, Operationsfeld und Hände des Operateurs erstreckten, mit der Sicherheit durchgeführt werden, die den aseptischen Operationsgang ermöglichten.

Nachdem die Ursache für die Wundinfektion endgültig bekanntgeworden war, galt es in möglichster Keimfreiheit zu operieren. Das konnte aber nur in besonders dazu hergerichteten Räumen gelingen. Diesen Grundsätzen hat die Entwicklung der Operationsräume in den Krankenhäusern ihre Entstehung zu verdanken. Da die Aseptik sich auch auf die Operationen vor Zuschauern erstrecken mußte, und da die immer größere Zahl der Medizinstudierenden große Räume verlangten, so mußten in den chirurgischen Universitätskliniken, die seit 1850 allein für den Lehrbetrieb zur Verfügung standen, große Operationssäle, die gleichzeitig als Hörsäle dienen konnten, gebaut werden. Die Hörsäle der medizinischen oder gar anatomischen Abteilungen durften selbstverständlich nicht mehr benutzt werden. So entstanden die großen Operationssäle, die mit allen Mitteln ausgestattet werden konnten, und die lange Zeit das Muster für Operationsanlagen überhaupt abgaben. Diese Entwicklung ging besonders in Deutschland vor sich, während man im Auslande die Verwendung kleinerer Operationsräume beibehielt.

Abgesehen von den Universitätskliniken, die oft chirurgische Hörsäle für mehrere hundert Hörer benötigten, hatten auch große städtische und andere Krankenhäuser einen großen Operationsbetrieb. Um die nach der Einführung der Aseptik rasch anwachsende jährliche Operationszahl der einzelnen Krankenhäuser bewältigen zu können, mußte an mehreren Tischen zu gleicher Zeit operiert werden. Es schien daher notwendig, große Operationsräume zu schaffen, um mehrere Tische aufstellen zu können. Diese Einrichtung hatte den Vorteil, daß der Chefarzt, während er selbst operierte, mit Rat und Tat den an den Nachbartischen operierenden Assistenten beistehen konnte, wenn es nötig war. Die großen Operationsräume mit großem Oberlicht und ausgedehnten Glasfensterwänden boten gutes Licht, und der Luftwechsel fand verhältnismäßig rasch und ohne künstliche Ventilation statt.

Bei allen diesen Vorteilen hatte die Einrichtung der großen Operationssäle doch aber auch erhebliche Nachteile. Da nicht alle Eingriffe gleich lange dauern, und infolgedessen der notwendige Wechsel der Kranken während der Dauer eines anderen Eingriffes stattfinden mußte, so wurde nicht nur eine unvermeidliche Unruhe in den Saal gebracht, sondern auch die Asepsis gefährdet. Da nur narkotisierte Kranke in den Saal und auf den Operationstisch gebracht werden konnten, war die Störung unter Umständen sehr erheblich. Ebenso störend mußte der Wechsel der Instrumente, Verbandstoffe, Schmerzbetäubungsmittel usw. wirken. Bei Untersuchungen über die Keimzahlen in solchen Operationsräumen hat sich denn auch gezeigt, daß sie nach der Ausführung mehrerer Operationen sehr wesentlich höher waren als zu Beginn des Operationstages.

In den früheren großen Operationsanlagen waren außerdem häufig Instrumentenkocher und die Waschgelegenheiten untergebracht. Abgesehen von dem unausbleiblichen Lärm wurde durch diese Einrichtung auch noch eine erhebliche Luftfeuchtigkeit verursacht. Daher hat man schon etwa um die Jahrhundertwende die Waschräume und die Instrumentenkocher aus dem Operationssaal verbannt.

Damit war ein Grundsatz zum Durchbruch gekommen, der in der neuesten Zeit eine wesentliche Umgestaltung der ganzen Operationseinrichtungen hervorgerufen hat.

Der erste, der sich in Deutschland planmäßig von dem Gedanken des großen Operationssaales abwandte, war HEINRICH BRAUN (Zwickau). Er ist von dem Gedanken ausgegangen, daß der eigentliche Operationsraum nicht groß zu sein braucht, daß dagegen für die Vorräume mehr Raum beansprucht werden muß. Wird die Bettenzahl des Krankenhauses vermehrt, so ist es nicht zweckmäßig, die Operationsräume zu vergrößern, sondern zu vermehren. Die sog. Nebenräume sind ebenso wichtig wie der eigentliche Operationssaal. BRAUN ist im Verfolg seiner Gedankengänge zur Empfehlung nebenstehenden Schemas gekommen (Abb. 1). Für ein kleines chirurgisches Krankenhaus mit etwa 100 Betten genügen zwei Operationsräume mit etwa 5,00 m im Quadrat. Die Fenster sollen nach Norden gerichtet sein. Zwischen den beiden Operationsräumen, von denen der eine aseptischen, der andere septischen Eingriffen dient, befindet sich der Sterilisationsraum für die Instrumente, die unter Umständen durch ein Fenster in der Wand in den Operationsraum hineingereicht werden können. Zu jedem Operationsraum gehört ein Vorbereitungsraum mit Waschgelegenheiten für Ärzte und Schwestern. In diesem Vorbereitungsraum befinden sich die eingebauten Instrumentenschränke und der Operationstisch vor dem Eingriff. Hier wird der Kranke vorbereitet und auch narkotisiert, so daß auch alle Narkoseinstrumente auf einem besonderen Tische hier zu finden sind. Der Tisch muß selbstverständlich fahrbar sein. Zu gleicher Zeit betreten nach genügender Vorbereitung alle zur Operation gebrauchten Personen den Operationssaal, und zur selben Zeit wird der Operationstisch in den Raum hineingefahren. Zwischen den beiden Operations- und Vorbereitungsräumen ist ein langer Mittelgang, dem sich hinter den Vorbereitungsräumen ein Quergang anschließt. Zu beiden Seiten des Mittelganges sind noch weitere Nebenräume angeordnet. Ein etwas größerer Gipsraum mit etwa 30 qm Bodenfläche, ein Verdunkelungsraum für die endoskopischen Untersuchungen, schließlich ein oder zwei Warteräume, ein Raum für gebrauchte Wäsche, Geräte, Verbandstoffe, der auch als Kleiderablage für die Assistenten dient. Die letzten Räume sind gegen die Krankenräume durch Türen abgeschlossen, während alle übrigen Räume zwar durch Türöffnungen miteinander in Verbindung stehen, nicht aber durch Türen abgeschlossen werden können. Nur die Türöffnung des Verdunkelungsraumes kann durch einen dunklen Vorhang abgeschlossen werden. Zweckmäßig ist es in

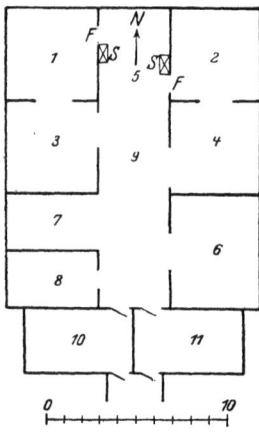

Abb. 1. Lageplan eines *Operationshauses* für ein kleineres Krankenhaus. *1* und *2* Operationsräume, *3* und *4* Vorbereitungsräume, *5* Sterilisierraum für Instrumente mit Fenster für das Durchreichen der Instrumente, *6* Gipsraum, *7* Quergang, *8* Endoskopierraum, *9* Langer Mittelgang, der die beiden Anlagen vollkommen trennt. *10* Warteraum, *11* Nebenraum für Geräte, Kleiderablage, gebrauchte Wäsche und ähnliches.

vielen Fällen, zu beiden Seiten des Verbindungsganges, der von den Operationsräumen nach den Krankenräumen führt, eine Röntgenabteilung, und bei größeren Betrieben einen oder zwei Räume für poliklinische Behandlung anzuschließen. Auf weitere Einzelheiten kann hier nicht eingegangen werden.

Wie schon gesagt, ist das Schema dieser Operationsanlage auch erweiterungsfähig, wenn es sich um größere Krankenanstalten handelt. Nach BRAUN genügt das jetzige Schema für Krankenhäuser mit etwa 1500 Operationen im Jahre. Steigt die Zahl der Eingriffe auf ungefähr 2000 Operationen im Jahre, so sind drei Operationsräume notwendig, davon einer für die aseptischen, einer für die septischen und einer für die große Zahl der Eingriffe, die zwar nicht aseptisch sind, bei denen aber auch keine akute Wundinfektion zu befürchten ist. Steigt die Zahl der Operationen weit über 2000, so müssen vier Operationssäle angebracht werden. Wir geben als Beispiel den Anlageplan der von KIRSCHNER in Tübingen errichteten Operationsanlage (Abb. 2).

Es scheint, daß in neuester Zeit bei Operationssaalanlagen die Grundsätze BRAUNs im wesentlichen durchgeführt werden. Die *Inneneinrichtung* und die *Belichtung* der Operationsräume hat im Laufe der letzten 20 Jahre auch mancherlei Wandlungen durchgemacht. Die großen Räume, die vollständig mit weißen Kacheln ausgestattet waren, und die oft mehrere Meter hohen Tageslichtfenster, die weit vor die Front des Operationssaales gebaut waren und die oben unmittelbar in das große Oberlicht übergingen, haben sich als unpraktisch erwiesen. Durch die übertriebene Einsetzung von Glaswänden in den Operationssaal kam es zu allen möglichen Unannehmlichkeiten. An Sonnentagen wurde das einfallende Licht durch die weißen Wände in unangenehmer Weise zurückgestrahlt. Aber auch bei bedecktem Himmel war das Licht oft so stark, daß es den Operateur blendete. Es scheint, daß in dieser Beziehung sehr große persönliche Verschiedenheiten bestehen. Aber unangenehm

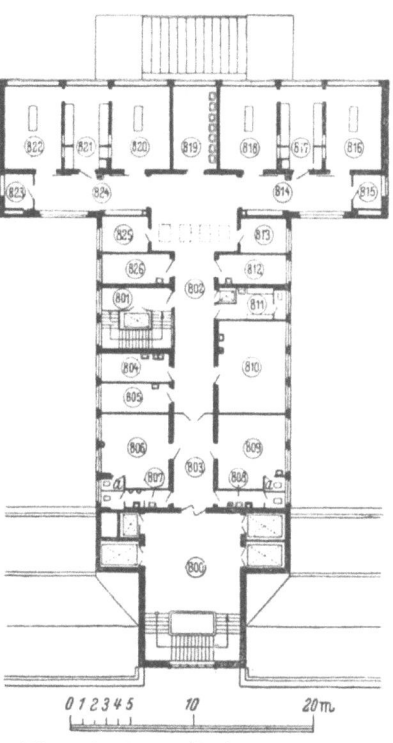

Abb. 2. Geschoß VIII. *Operationsabteilung.* (Nach KIRSCHNER.)

800 Haupttreppenhaus mit 4 Personenaufzügen, *801* Nebentreppe mit Personenaufzug, *802—803* Längsgang, *804* Instrumentenraum, *805* Zimmer des diensthabenden Heilgehilfen, *806* Warteraum für Männer, *807—808* Aborte, *809* Warteraum für Frauen, *810* Gipsraum, *811* Umkleideraum für Ärzte, *812* Narkoseraum, *813* Apparateraum, *814* Quergang, *815* Apparateraum, *816* Septischer Operationsraum 4, *817* Instrumentensterilisierraum, *818* Operationsraum 3, *819* Waschraum, *820* Operationsraum 2, *821* Instrumentensterilisierraum, *822* Operationsraum 1, *823* Apparateraum, *824* Quergang, *825* Apparateraum, *826* Narkoseraum.

wird die übermäßige Helle von jedem empfunden, der seine Augen aus der Tiefe eines dunklen Operationsfeldes erhebt, um ihnen einen Augenblick Ruhe zu gönnen. Durch die übertriebene Helligkeit wird das Auge geblendet, und wenn der Blick zum Operationsgebiet gesenkt wird, so ist es zunächst nicht imstande, deutlich zu sehen. An Sommertagen herrschte in den hellen Räumen eine unerträgliche Hitze. Daher mußten Verdunkelungseinrichtungen zur Abhaltung von Licht und Sonne angelegt werden. Ohne künstliche

Beschränkung des Tageslichtes war ein solcher Saal nur an trüben Wintertagen zu gebrauchen. Aber dann reichten selbst die gebotenen Lichtmengen für Eingriffe in der Tiefe nicht aus und es mußten künstliche Beleuchtungsmittel zur Anwendung kommen. Es ist merkwürdig, daß erst verhältnismäßig spät auf diesem Gebiet Verbesserungsvorschläge gemacht wurden. HELLER ist es gewesen, der durch planmäßige wissenschaftliche Bearbeitung aller in Betracht kommenden Fragen einen durchgreifenden Wandel der Anschauungen veranlaßt hat. Er hatte zwar einige Vorläufer, deren Gedankengänge jedoch keine allgemeine Berücksichtigung fanden. Ihre Vorschläge wurden mehr als persönliche Liebhaberei betrachtet.

Durch die Untersuchungen HELLERs wurde klargestellt, daß es gar nicht auf die absolute Beleuchtungsstärke ankommt. Das Auge nimmt im wesentlichen die Unterschiede in der Helligkeit wahr, und wenn ein tiefes, dunkles Operationsfeld hell beleuchtet ist, die Umgebung dieses Operationsfeldes aber mit weißen Tüchern abgedeckt, so erscheint es uns dunkler als das vielleicht weniger hell beleuchtete Operationsfeld, dessen Umgebung von dunklen Abdeckungstüchern umgeben ist. Das Bestreben muß also dahin gehen, das Operationsfeld zum hellsten Teil des ganzen Gesichtsfeldes zu machen. Auf die beleuchtungstechnischen Fragen, die in der Arbeit von HELLER-SCHNEIDER eingehend besprochen sind, kann hier nicht weiter eingegangen werden. Diese Feststellungen haben bewiesen, daß die bisherigen Operationssaal-Einrichtungen mit ihren weißen Wänden, der weißen Arztbekleidung, den weißen Abdecktüchern große Mängel zeigten, da sie in gröbster Weise gegen die beleuchtungstechnischen Forderungen verstießen. Ungeheure Lichtquellen waren nötig, um die Tiefe des Operationsfeldes zu beleuchten. Dadurch wurde aber die Blendungsgefahr noch wesentlich erhöht.

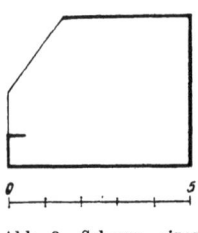

Abb. 3. Schema eines Operationsraumes mit abgeschrägtem Frontfenster nach BRAUN.

Die *Beleuchtungsfrage* ist heute in folgender Weise zu lösen. Das Tageslicht soll nur als Seiten- und Oberlicht verwendet werden. Dabei darf die seitliche Beleuchtung nur aus einer Himmelsrichtung, d. h. am besten von Norden, kommen. Das Oberlicht kann durch vollständige Verglasung des Daches des Operationsraumes eingerichtet werden, stellt aber eine ziemlich kostspielige Anlage dar und muß bei Besonnung durch Vorhänge geschützt werden können. Es ist daher besser, nach dem Vorschlage von BRAUN den oberen Teil des Fensters, etwa von 2 m Höhe ab, schräg in den Raum zu verlegen, so daß es die Operationssaaldecke etwa in der Entfernung von 1,50 m vor der senkrechten Fensterwand trifft (s. Abb. 3). Im übrigen scheint der Zug der Zeit dahin zu gehen, das Tageslicht immer mehr auszuschalten. Dazu hat die lichtstarke und schattenlose Lampe, ursprünglich französischer Konstruktion, sehr wesentlich beigetragen. Heute wird wohl in der Mehrzahl der Fälle die schattenlose Lampe *Pantophos von Zeiß*, die nach denselben Grundsätzen gebaut, aber sehr viel wirksamer ist, verwendet. Es gibt aber auch andere Konstruktionen, die zum Teil wesentlich billiger sind und sich auch als brauchbar erwiesen haben. Die modernen schattenlosen Lampen haben den Vorteil, daß sie das Licht in Kegelform liefern, und daß dieser Kegel den Wundverhältnissen entsprechend auch in tiefe Wundhöhlen hineingeleitet werden kann, ohne daß durch die Köpfe des Operateurs und seiner Assistenten eine wesentliche Schattenwirkung und damit Beeinträchtigung der Sicht bedingt ist. Diese Lampen haben noch den großen Vorzug, daß sie wenig Wärme entwickeln. Ist es notwendig, waagerechte oder schräge Lichtkegel in waagerechte oder schräggestellte Wundhöhlen zu leiten, so verwendet man am besten Scheinwerferlampen, die, nach allen Richtungen beweglich, auf Ständern befestigt sind und deren Strahlen zwischen den Köpfen des Operateurs und der Assistenten durchgeleitet werden. Da nun die Stärke der Lichtquelle nicht allein imstande ist, dem Auge des Operateurs ein tiefgelegenes Operationsfeld in bester Weise zugänglich zu machen, sondern da nach dem oben Gesagten das Operationsfeld nur dann der hellste Punkt ist, wenn die Umgebung mit dunklen Tüchern abgedeckt und die weitere Umgebung, d. h. Gehilfen, Operationssaalwände, ebenfalls dunkler sind als das Operationsfeld, so muß die weitere Folgerung gezogen werden, daß dunkle Abdecktücher benutzt werden, die Gehilfen dunkle Mäntel tragen und die Operationssaalwände von dunklen Farbtönen bedeckt sind. Auch hier hat HELLER versucht, das Beste herauszufinden. Der Operationssaal ist mit graugrünen Kacheln bedeckt, und zwar mindestens bis zu 2—3 m Höhe über dem Boden. Die Abdecktücher und die Wäsche für die Gehilfen sind dunkelblau gefärbt. Da auch das Seitenlicht unter Umständen das sich von dem Operationsfeld erhebende Auge des Operateurs treffen kann, so soll es mit einem Rollvorhang, der die Belichtung von unten nach oben abdecken kann, versehen werden.

Heute sind Neueinrichtungen von Operationsanlagen nach den von BRAUN und HELLER aufgestellten Forderungen vorzunehmen. Alles übrige im Operationsraumbetrieb ist wohl dasselbe geblieben wie früher. Die Temperatur des Operationsraumes soll 22—25° C betragen. Die Heizung muß zentral bedient werden, die Heizkörper sollen ohne Verkleidung unter den Fenstern stehen. Die Be- und Entlüftung wird bei kleinen Räumen am besten durch Ventilatoren erfolgen, die die verbrauchte Luft nach außen abführen und von der anderen Seite frische Luft einsaugen. Die Lufterneuerung darf natürlich nicht so vor sich gehen, daß eine stärkere Zugluft verspürt wird. Da alles, was nicht unmittelbar zur Operation gehört, aus dem Operationssaal verbannt ist, so sind auch die Waschgelegenheiten, die Sterilisatoren für die Instrumente in besondere Räume zu verlegen. Die Händedesinfektion findet in den Vorbereitungsräumen statt. Zum Waschen wird nur fließendes, am besten vom Maschinenhaus eingestelltes, etwa 40° heißes Wasser benutzt. Es kann aber auch durch Mischen von dem Waschenden selbst auf die nötige Wärme gebracht werden. Die Waschbecken dienen nur zum Auffangen des abfließenden Wassers. Die Wasserhähne sind mit dem Oberarm, mit dem Knie oder dem Fuß zu bedienen. Der Sterilisierraum für die Instrumente liegt zweckmäßigerweise zwischen den beiden Operationssälen (s. Schema). Die Sterilisatoren für die Instrumente werden mit Dampf, Gas oder Elektrizität geheizt. Es ist immer gut, mehrere Einrichtungen verschiedener Konstruktion zu haben, um beim Versagen des einen sich mit dem anderen helfen zu können. Die Sterilisation der Operationswäsche findet am besten in einem weiter entfernt gelegenen besonderen Raume statt. In diesem Raume kann gleichzeitig die Wäsche geflickt, gelegt und in die Kessel gepackt werden.

Die *Sterilisation von Wäsche, Nähfäden und Instrumenten* hat in den letzten Jahren insofern einen Wandel durchgemacht (KNORR, WEICHARDT), als durch die Untersuchungen von KONRICH und seinen Mitarbeitern HEUSE, GINS und KUNERT und HANNE festgestellt wurde, daß die Sterilisation bei den üblichen 110° bei $^1/_2$ atü nicht genügt, um sämtliche Keime abzutöten, und daß auch das längere Kochen der Metallinstrumente in Wasser nicht eine volle Sterilität gewährleistet. Abgesehen von verhältnismäßig harmlosen Keimen widerstehen auch die Tetanus- und Gasbrandsporen diesen Sterilisationsverfahren. Es gehört zu den Selbstverständlichkeiten des chirurgischen Betriebes, daß die Aseptik so streng wie irgend möglich durchgeführt wird. Trotzdem hat sich immer wieder gezeigt, daß auch die sog. aseptischen Operationen nicht restlos, wenn auch meist mit geringfügiger Infektion ablaufen (BRUNNER und RIGGENBACH).

KIRSCHNER hat systematische Untersuchungen in seiner Königsberger und Tübinger Klinik anstellen lassen. Dabei wurde festgestellt, daß in den Jahren 1922 und 1923 durchschnittlich 2,23% der aseptischen Fälle durch Wundinfektion gestört wurden (TEICHERT, s. auch OLLINGER).

Selbstverständlich muß eine solche Feststellung dazu führen, noch einmal alle Gefahren, die der Asepsis drohen können, zu beachten. Die unbedingte Asepsis ist leider nicht in jeder Beziehung durchführbar, aber da, wo sie durchgeführt werden kann, muß sie auch eingehalten werden. Die Möglichkeit der unbedingten Asepsis besteht überall da, wo es gelingt, völlige Keimfreiheit zu erzielen. Die Grundlage unseres operativen Eingreifens muß auf der Verwendung unbdingt steriler Wäsche, Instrumente und Nähfäden beruhen. Es ist daher dringend notwendig, daß die Einrichtungen zur Sterilisation auf den Standpunkt gebracht werden, der dieses Ziel erreicht. Nach KONRICH genügt die Sterilisation durch luftfreien, gesättigten Wasserdampf von 120°, also bei 1 at Druck. Betriebszeit 45 Min. Es muß gefordert werden, daß überall solche Sterilisatoren an Stelle der nur bedingt wirkenden eingerichtet werden.

Dazu muß nach ZEISSLER gefordert werden, „daß das sog. Hinken der Temperatur im Inneren der Wäsche gegenüber der Temperatur im Innenraum des Sterilisationskessels und am Abdampfrohr beseitigt ist", da sonst die Sterilisation zu lange dauert und der Wäscheverschleiß stark erhöht wird. Als neuester Apparat wird der Blitzsterilisator von LAUTENSCHLÄGER empfohlen, der mit Dampfspannung von 2 atü = 134° in 5 Minuten Wäsche und Instrumente nach den Grundsätzen von KONRICH absolut sicher sterilisiert.

Auch die Instrumente sollen möglichst bei 120° mit Luftabscheider unter 1 atü Druck gekocht werden (KIRSCHNER, ZOPFF). Selbstverständlich müssen auch die bei der Operation gebrauchten *Gummihandschuhe* einer solchen wirksamen Sterilisation unterzogen werden. Dasselbe gilt auch für das Nahtmaterial.

Leider ist es bisher nicht gelungen, *unbedingt steriles, resorbierbares Nahtmaterial* zu schaffen. Die Folge davon müßte eigentlich sein, daß man auf das Catgut verzichtete. Die neueste deutsche fabrikmäßige Herstellung hat es aber ermöglicht, einen Faden zu liefern, der praktisch keimfrei zu sein scheint. Leider ist es noch nicht gelungen, das *Synthofil* (BRAUN, Melsungen), das unbedingt steril erzeugt wird, resorbierbar zu machen.

Neben den eben genannten, unbedingt sterilisierbaren Gegenständen bleiben leider noch eine Reihe von Infektionsquellen, die jeden Eingriff bedrohen. Die *Hände des Operateurs* sind ebensowenig unbedingt keimfrei zu machen wie das Operationsgebiet. Die Hände des Operateurs können aber durch sterile Gummihandschuhe praktisch steril gemacht werden.

Bei der BRAUNschen Operationseinrichtung ist der eigentliche Operationsraum bis zum Beginn der Operation vollkommen leer. Zugleich mit den auf dem Operationstisch befestigten narkotisierten Kranken betreten Ärzte, Narkotiseur und Pflegepersonal den Raum. Hat man überhaupt mehrere Räume zur Verfügung, so erscheint es uns zweckmäßiger, die Narkose nicht im Vorbereitungsraum, der zugleich als Waschraum benutzt wird, vorzunehmen, sondern den Kranken entweder schon voraus in den Operationsraum zu bringen und dort die Narkose einzuleiten oder die Narkose in einem besonderen Raum ungestört vornehmen zu lassen. Wird der Eingriff in örtlicher Betäubung ausgeführt, so kann der Kranke auf den Operationstisch zugleich mit den Ärzten in den Raum gebracht werden. Sind mehrere Operationen hintereinander in Aussicht genommen, die in örtlicher Betäubung ausgeführt werden sollen, so ist es zweckmäßig, daß der Operateur nicht selbst die Betäubung vornimmt, sondern sie durch den Assistenten ausführen zu lassen, der bei dem betreffenden Eingriff als erster assistiert. Die örtliche Betäubung muß dann so zeitig vorgenommen werden, daß sie ein ausreichendes Maß erreicht hat, wenn der bisher noch bei einem anderen Eingriff beschäftigte Operateur die Operation beginnen will. Dasselbe gilt für Eingriffe, die in Darm- oder intravenöser Narkose, oder in gürtelförmiger Spinalanästhesie operiert werden sollen. In allen Fällen muß selbstverständlich eine dauernde Überwachung des Kranken bis zum Beginn der Operation durch den Narkotiseur oder eine Pflegeperson durchgeführt werden. Besteht eine Operationseinrichtung noch nach altem Muster, d. h. sind keine großen Vorbereitungsräume vorhanden, so muß der Kranke auf dem Operationstisch im Operationssaal für den Eingriff vorbereitet und narkotisiert werden. Von den Kranken wird aber immer häufiger der Wunsch geäußert, von diesem Verfahren abzugehen und die Vorbereitung und den Beginn der Narkose in einem besonderen Raume vorzunehmen. Diesem Wunsche muß man nach unserer Überzeugung möglichst nachkommen. Es wird sich wohl meist in der Umgebung des Operationsraumes ein kleiner Raum finden lassen, in dem die Vorbereitung und die Narkose durchgeführt werden können. Der Operationsraum soll, auch wenn die Einrichtung nicht nach den BRAUNschen Grundsätzen angelegt ist, möglichst leer sein, d. h. er darf außer dem Operationstisch, und einigen kleinen Tischen, nichts enthalten. Vor allen Dingen muß darauf gesehen werden, daß die Instrumentensterilisation außerhalb des Operationsraumes vor sich geht, da sonst leicht der Raum mit kondensiertem Wasserdampf erfüllt ist. Auch die Instrumentenschränke haben im Operationssaal keinen Platz.

Der *Operationstisch* muß eine möglichst bewegliche Tischplatte haben, d. h. er muß nicht nur in möglichst ausgedehnter Weise Beckenhoch- und -tieflagerung gestatten, sondern auch seitlich gekippt werden können. Alle vierbeinigen Operationstische wie der sonst gute alte STELZNERsche sind daher unzweckmäßig. Der höhere Preis findet seinen Ausgleich durch die Erleichterung der Arbeit und durch die zahlreichen Möglichkeiten, sich ein Operationsfeld sicherer zugänglich machen zu können.

Die neueren Tische haben einen schweren, fahrbaren Fuß und eine Teleskop-Ölpumpe trägt die Tischplatte. Die niedrigste Stellung der Tischplatte muß etwa 60 cm betragen, so daß man gut im Sitzen operieren kann. Andererseits muß durch die Ölpumpe mit Hilfe des Fußbetriebes die Tischplatte so weit erhöht werden können, daß auch in steilster Beckenhochlagerung im Stehen operiert werden kann. Das Rumpfstück muß gegen das Beinstück und gegen das Kopfstück beweglich sein, so daß der Patient sitzend oder auch mit hängendem Kopf operiert werden kann. Die für die Beine bestimmten Abschnitte müssen entfernt und durch Beinstützen ersetzt werden können, so daß Eingriffe in Steinschnittlage ohne weiteres durchzuführen sind. Zur Befestigung der Hände müssen verschiebbare Halter angebracht sein. Zur sicheren Vermeidung von *Narkoselähmungen* durch Druck am Operationstisch empfiehlt es sich, die Oberarme bis über die Ellenbogen mit einem Watte- oder Zellstoffverband zu versehen oder in einem gepolsterten Stulpen einzuführen. Es ist Wert darauf zu legen, daß die Maßnahmen zur Verstellung der Tischplatte nach den verschiedensten Richtungen hin von einer Stelle aus, am besten vom Kopfende, durchgeführt werden können. Das sind nur die Hauptgrundsätze. Die neuesten Tischarten haben noch eine ganze Reihe von besonderen Einrichtungen, z. B. für Eingriffe am Kopf, an der Gallenblase, an den Nieren usw. Diese besonderen Lagerungsmöglichkeiten haben sich oft nur beim Erfinder des Tisches bewährt. Man darf von einem Tisch nicht zu viel verlangen, muß vielmehr auf dem Grundsatz bestehen, daß die Einrichtung auch möglichst einfach zu bedienen ist. Daher ist es vielfach zweckmäßiger, für die besonderen Lagerungserfordernisse behelfsmäßige Einrichtungen beizubehalten, wie z. B. das aufblasbare Nieren- und das Gallenblasenkissen.

2. Die Vorbereitungen zu einem chirurgischen Eingriff.
(A. W. FISCHER, SEYDERHELM, VOLKMANN, REHN, RESCHKE, KAPPIS, ZENKER und ZOPFF.)

Die Zeit, die der Vornahme eines Eingriffes vorausgeht, muß zu einer allgemeinen körperlichen Untersuchung des Kranken benutzt werden. Die Zeitspanne ist nun leider nicht immer zu einer eingehenden Untersuchung ausreichend, da ja viele chirurgische Kranke sofort oder doch wenigstens nach Ablauf einer verhältnismäßig kurzen Zeit operiert werden müssen. Aber auch vor den sog. dringlichen Eingriffen müssen doch wenigstens die Tatsachen aus der *Vorgeschichte*, insbesondere frühere Erkrankungen, bestehende Leiden und ähnliches festgestellt werden. Ebenso muß unter allen Umständen ein, wenn auch kurzer, *Organbefund* erhoben werden, um nicht aus Unkenntnis eines bestehenden Organfehlers während oder nach dem Eingriff dem Kranken einen Schaden zuzufügen.

Da die Vorgeschichte auch wegen der bestehenden chirurgischen Erkrankung erhoben werden muß, so wird man das Wichtigste bereits erfahren haben und es kommt im besonderen darauf an, sich über die geistige, seelische und körperliche Leistungsfähigkeit zu unterrichten. Auf diese Weise erfährt man bereits manches über den geistigen Zustand, über bestehende oder früher vorausgegangene Herz-, Kreislauf- und Atmungsstörungen, über Nierenschädigungen, Stoffwechselstörungen und ähnliches. Durch solche Angaben in der

Vorgeschichte wird man unter Umständen veranlaßt, eine genauere Untersuchung durchzuführen, wie z. B. wenn die Angaben auf einen *Herzmuskelschaden, Blutgerinnungsstörungen, auf eine Thyreotoxikose,* auf eine *Nieren- oder Leberschädigung* oder einen *Diabetes* hinweisen. Auch überstandene *Thrombosen* und *Embolien* sind in der Vorgeschichte bemerkenswert. Hat man die notwendige Zeit, so wird man sie dazu benutzen, die Richtigkeit der Angaben auf das genaueste nachzuprüfen. Darüber vergehen dann meist mehrere Tage, insbesondere wenn es sich darum handelt, einen bestehenden Schaden durch die notwendig gewordene Vorbereitung so weit auszugleichen, daß er während und nach dem Eingriff nicht mehr gefährlich werden kann. Es kommt selbstverständlich sehr darauf an, welcher *Art der Eingriff* ist, der jetzt vorgenommen werden soll. Handelt es sich um einen schweren, erfahrungsgemäß für den Körper des Erkrankten gefährlichen, der noch dazu in allgemeiner Schmerzbetäubung ausgeführt werden muß, so muß sich die Vorbereitung unter Umständen auf mehrere Wochen erstrecken, während bei leichten, in örtlicher Betäubung ausführbaren Eingriffen unter Umständen 1—2 Tage genügen. Alle diese Fragen müssen gründlich gegeneinander abgewogen werden. Einer längeren Vorbereitungszeit bedürfen meist die Schädigungen des Herzmuskels, der Nieren und der Leber, die Thyreotoxikosen und der Diabetes. Wenn es die Zeit erlaubt, so ist es sogar zweckmäßig, diese Vorbereitung außerhalb oder innerhalb des Krankenhauses durch einen inneren Arzt vornehmen zu lassen.

Handelt es sich aber um einen dringlichen Eingriff, der so schnell wie möglich ausgeführt werden muß, so steht eine längere Vorbereitungszeit nicht zur Verfügung. Auch dann muß der Chirurg sehr ernstlich erwägen, wie er den Kranken am besten über die bestehende Gefahr hinwegbringt. Er wird unter den zur Verfügung stehenden Eingriffsmöglichkeiten die heraussuchen, die die geringste Gefahr für den Kranken bedeuten, ebenso die Art der Schmerzbetäubung dementsprechend wählen. Er wird außerdem alle die Maßnahmen, die man sonst in der Vorbereitungszeit zur Beseitigung von Störungen der Organfunktionen zur Anwendung gebracht hätte, in die Nachbehandlungszeit verlegen. Die Hauptsache ist, daß der Chirurg über bestehende Schäden eines Kranken unterrichtet ist, so daß er nicht plötzlich nach dem Eingriff durch den Eintritt einer unerwarteten Störung überrascht wird, zu deren Beseitigung dann häufig nur noch geringe Möglichkeiten bestehen.

Bei den Kranken, die nicht dringend operiert werden müssen, besteht auch die Möglichkeit, die *Organbefunde* zu erheben und die *Funktionsprüfungen* der wichtigsten Organe in aller Ruhe und nach den bewährten Regeln der Diagnostik durchzuführen. Auch für die Behebung etwa festgestellter Schäden kann dann gesorgt werden.

Muß aber ein Kranker so bald wie möglich operiert werden, so können nur die einfachsten Untersuchungsmethoden und Funktionsprüfungen in Frage kommen. Man kann aber auch damit in Erfahrung bringen, was man dem Kranken zumuten darf und welche Mittel zur Vermeidung des drohenden Versagens des einen oder anderen lebenswichtigen Organs verabreicht werden müssen. Wird eine *Herzmuskelerkrankung* festgestellt, oder handelt es sich um ältere Kranke, so ist eine Vorbereitung des Herzens mit Digitalispräparaten wünschenswert. In dringenden Fällen bei schwer Herzkranken steht an erster Stelle das intravenös meist mit Traubenzucker gegebene Strophanthin. Die von manchem Chirurgen empfohlene regelmäßige Digitalisvorbereitung auch *gesunder Herzen* ist abzulehnen, da sie einerseits unnötig, andererseits gerade bei Eingriffen an den Bauchorganen schädlich wirken kann. Durch Digitalis wird auch das Vagussystem erregt und peritoneale Reizungen können schwere Rhythmusstörungen des Herzens hervorrufen. Auf Einzelheiten kann hier nicht eingegangen werden. Ein ausgezeichnetes Referat über diese Frage findet sich bei SEYDERHELM 1930. Eine bekannte Tatsache ist daß Kranke mit *kompensierten Herzfehlern* keine Digitalisverabreichung brauchen und Allgemeinnarkose gut vertragen. Bei sehr *hohem Blutdruck* soll Äthernarkose vermieden werden. Bei

Thrombosegefahr ist für regelmäßige, frühzeitige postoperative Bewegung der Extremitäten zu sorgen. Außerdem empfehlen sich tägliche subcutane Infusionen größerer *Tutofusinmengen*. Bestehen *Krampfadern*, so sollen die Beine gewickelt werden. Bei *Blutungsneigung* und nach stärkerem Blutverlust muß eine Bluttransfusion in Aussicht genommen werden, die auch sonst nach Eingriffen bei stark entkräfteten Menschen oft Wunder wirkt. Daher soll schon in der Vorbereitungszeit eine *Blutgruppenbestimmung* gemacht und rechtzeitig für einen *Spender* gesorgt werden. Bei *Lungen- und Lebererkrankungen* sind die Inhalationsnarkose und das Avertin zu vermeiden. Die Eingriffe sind möglichst in örtlicher Betäubung auszuführen. Dasselbe gilt für schwere *Nierenschädigungen*. Auch bei der kürzesten Vorbereitung ist eine *Harnuntersuchung* möglich, wenigstens auf Eiweiß und Zucker.

Besteht auch nur der Verdacht auf *Diabetes*, so muß auch nach Aceton und Acetessigsäure gefahndet werden. Die Feststellung eines Diabetes ist deshalb so wichtig, weil jeder Eingriff, wie ja bekanntlich auch jedes Trauma, eine unmittelbar postnarkotische und postoperative Lebensgefahr durch das Auftreten eines *Koma* bedingen kann. Zwar sind die Gefahren seit Einführung der Insulinbehandlung solcher Kranker wesentlich geringer geworden, und man kann, wenn der Eingriff noch etwas hinausgeschoben werden kann, *Blutzuckerbestimmungen* und daran anschließend eine längere vorbereitende Diabeteskur durchführen (A. W. FISCHER, ZENKER und ZOPFF). Selbst nach längerer Vorbereitung soll man aber unter den möglichen Eingriffen und Betäubungsmitteln die harmlosesten und einfachsten wählen. Muß aber ein Eingriff *dringend* ausgeführt werden, so kann die augenblickliche Gefahr des Komaeintritts durch eine intravenöse Verabreichung von 50 ccm 20%igen Traubenzuckers mit 30 E Insulin beseitigt werden. Einige Stunden später kann dann der Eingriff ausgeführt werden. Selbstverständlich muß die Traubenzucker-Insulinbehandlung in der Nachbehandlungszeit in Abhängigkeit von den in regelmäßigen Zeitabständen festgestellten Blutzuckerwerten fortgesetzt werden. Bei *chirurgischen Infektionen*, die ja bekanntlich bei Diabetikern durch rasche Ausbreitung oft sehr gefährlich werden, sind große Insulinmengen notwendig. Der fortschreitende Infektionsherd wird durch die Insulingaben aber nicht beeinflußt. Er ist daher so schnell wie möglich restlos aus dem Körper zu beseitigen, was besonders bei fortschreitender Gangrän notwendig werden kann, oder durch weitgehende Spaltung unschädlich zu machen, wie bei den *Karbunkeln*.

In dem heutigen Operationsbetrieb haben kurz vor der Operation sämtliche beteiligten Personen frisch gewaschene Kleidung anzulegen, am besten auch Schuhe, um den Schmutz der Außenwelt nicht in die Operationssäle hineinzutragen. Die Kleidung besteht aus dem üblichen weißen Mantel, aus weißem Hemd und weißer Hose. Zu Beginn des Eingriffes wird der Tagesmantel abgelegt, eine bis zum Boden reichende Gummischürze umgebunden und mit Gummischuhen der Waschraum betreten. Der *Kopf* wird mit einer frisch gewaschenen, gut passenden Mütze, die eine stark luftdurchlässige Decke (Mull, Tüll) hat, bekleidet. Schwestern tragen am besten über die Haube gebundene Gazeschleier. Die Arme sämtlicher an der Operation beteiligten Personen müssen bis zur Mitte des Oberarmes frei sein. Selbstverständlich muß die Waschung ebenso gründlich sein für einen aseptischen wie für einen septischen Eingriff, gleichgültig, ob Gummihandschuhe getragen werden oder mit freien Händen operiert wird. Die Hände aller dieser Personen müssen absolut frei von infektiösem Material gehalten werden, auch außerhalb der Operationszeiten.

Dies ist in erster Linie auch von den Operationsschwestern zu verlangen, die oft geneigt sind, durchtränkte Verbände eitriger Wunden und anderes infektiöses Material mit bloßen Händen anzufassen. Auch zu groben Putzarbeiten dürfen sie nicht herangezogen werden. Das Anfassen von septischem Material hat möglichst mit langen Zangen oder Pinzetten zu geschehen. Die Hand muß nicht nur vor ausgesprochen infektiösen Stoffen geschützt werden, sondern vor jeder Unreinlichkeit.

PAYR hat mit Recht auf die sogenannten wenig beachteten Fehler in der Aseptik hingewiesen. Er versteht darunter hauptsächlich die Infektionsquellen für die Chirurgenhände, die gefahrdrohend in der Umwelt lauern.

Es handelt sich hauptsächlich um die Berührung der Hand mit Gegenständen, die allein durch ihre Anwesenheit im Krankenhaus, weniger im Operationssaal als in der weiteren Umgebung als keimbeladen gelten müssen. Solche Gefahren lauern besonders am Krankenbett. Die weitere Umgebung eiternder Wunden ist bis zu 30 cm Entfernung vom Wundrand infiziert. Sie darf daher nur mit Gummihandschuhen oder mit Instrumenten berührt werden. Da die Haut der zu Operierenden nicht absolut keimfrei zu machen ist, so wird nach der Reinigung am Tage vor der Operation für die Nacht ein steriler Verband angelegt. Wasser darf am Operationstage mit der Haut nicht mehr in Berührung kommen, die Waschung geschieht nur mit Alkohol und Äther. Als keimbeladen müssen Meßband, Tasterzirkel, Winkelmesser, Lineale, Hör- und Klopfinstrumente, das Hautthermometer, die elektrische Taschenlampe, der Hautstift gelten, da sie meist unbedenklich bei aseptischen und septischen Fällen verwendet werden. Noch größer sind die Gefahren der Keimübertragung durch Schienen, besonders Holzschienen, Filz, Gurtenstoff und ähnliches. Selbst Röntgenplatten, die am Krankenbett benutzt werden, sind Keimträger. Im Operationsbetrieb sind noch besonders zu nennen die ESMARCHsche Binde oder der Schlauch, die verschiedenen Narkosemasken, die Riemen zum Anschnallen der Kranken und vieles andere. Da die Asepsis gar nicht streng genug gehandhabt werden kann, so ist es Pflicht des Operateurs und seiner Assistenten, auch dieser oft unbeachteten Infektionsquellen zu gedenken und sie soweit wie möglich einer häufigen Entkeimung zu unterziehen. KIRSCHNER hat auf den ihm sehr bedeutsam erscheinenden Fehler aufmerksam gemacht, daß die Gummihandschuhe bei septischen und aseptischen Operationen verwendet und daß sie häufig gewendet gebraucht werden. Er stellt die Forderung auf, daß für aseptische und septische Eingriffe kenntlich gemachte Handschuhe verwendet werden und daß bei jedem einzelnen Handschuh die Außenseite als solche gekennzeichnet werden muß.

Die *Hände* der Ärzte und Schwestern werden durch eine der bekannten *Desinfektionsmaßnahmen* so keimfrei wie möglich gemacht. Dazu empfiehlt es sich, die Hände mit fließendem warmem Wasser und Seife mit einer guten Bürste 5—10 Min. lang zu reinigen. Nach den ersten 3—4 Min. wird eine Nagelreinigung mit einem stumpfen Nagelreiniger vorgenommen. Am besten werden die Hände dazu vorher abgetrocknet. Nach der Waschung mit Wasser folgt die Desinfektion mit 70%igem Alkohol. Sie dauert etwa 5 Min. Man kann dem Alkohol eine kleine Menge Jodtinktur zusetzen, so daß er eben bräunlich gefärbt ist (PAYR). Die bei der FÜRBRINGERschen Methode folgende Waschung mit Sublimatlösung 1:1000 ist fast überall aufgegeben worden, da sie leicht Ekzeme hervorruft. Stattdessen wird nach Abtrocknen der Hände das Einfetten mit einer leicht desinfizierenden Salbe empfohlen. Wir benutzen Byrolinsalbe, die einige Minuten zwischen den Händen verrieben wird. Schließlich wird die Hand mit sterilem Puder (auch hier kann man einen leicht desinfizierenden Puder nehmen, z. B. Vasoformpuder) vollständig trocken gemacht und dadurch das Anziehen der Gummihandschuhe wesentlich erleichtert.

Nachdem die Desinfektion der Hände nach der Uhr durchgeführt ist, wird einer Wäschetrommel der *sterile Mantel* entnommen. Die weit vom Körper entfernt gehaltenen Hände breiten den Operationsmantel so aus, daß er mit keinem Gegenstande in Berührung kommt und fahren zu gleicher Zeit in die Ärmellöcher des Mantels. Am besten haben sich hinten offene, hemdartige Operationsmäntel mit langen Ärmeln bewährt, die von einem Gehilfen oder einer Schwester hinten geschlossen werden. Dabei darf der Betreffende nur die nächste Umgebung der Bänder oder der Knöpfe berühren. Aus der Tasche des sterilen Mantels entnimmt der Operateur das Mundtuch, das von ihm ausgebreitet und an den äußersten Enden der Bänder gehalten wird, so daß der Gehilfe die Bänder fassen und binden kann. Das Mundtuch besteht aus 4—5 Lagen dichter Verbandgaze. Es wird unter der Nase angelegt und über den Ohrmuscheln und am Halse gebunden. Nur bei Schnupfen wird das Tuch über die Nasenöffnungen hinaufgezogen und die Bänder unterhalb der Ohrmuschel gebunden. Eine Einlage in das Mundtuch aus völlig undurchlässigem Stoff, z. B. Zellophan, ist nur dann nötig, wenn bei der Operation viel gesprochen werden muß, also z. B. im Hörsaal. Große Kopfschleier, die Kopf und Gesicht mit Ausnahme der Augen bedecken, sind überflüssig und verursachen bei längerer Operation beträchtliche Hitze.

Sind die für die Operation bestimmten Personen desinfiziert und angezogen, so übernimmt eine davon die *Desinfektion des Operationsgebietes*. Da der Kranke am Abend vor der Operation ein Vollbad genommen hat oder, wenn das nicht angeht, das Operationsgebiet mit warmem Wasser und Seife gewaschen wurde, so ist eine Berührung des Operationsgebietes mit Wasser nicht mehr nötig. Sie ist wegen der Quellung der Haut zu vermeiden. Am Abend vorher ist der Kranke auch in der Umgebung des Operationsfeldes *rasiert* worden. Bei dringlichen Fällen, die sofort operiert werden müssen, hat das Rasieren aus den genannten Gründen trocken stattzufinden. Die erste Waschung, die am besten mit Äther oder Benzin vorgenommen wird, entfettet die Haut etwas und dient bei nicht vorbereiteten Patienten auch zur Beseitigung von Hautunreinlichkeiten. Nach dreimaliger Ätherwaschung folgt ein zweimaliger *Jodtinkturanstrich* (5%). An Stelle des Jodes muß heute eines der neueren Ersatzmittel (Sepso, Dibromol oder Jodana) treten.

Da nach dem Jodtinkturanstrich bei manchen Menschen ein Jodekzem entsteht, so muß, falls man von dem Kranken darauf aufmerksam gemacht wird, an Stelle der Jodtinktur *Thymolspiritus* verwendet werden. Ist das Operationsfeld in weiter Umgebung desinfiziert, so wird es abgedeckt. KIRSCHNER hat empfohlen, die Richtung für den Operationsschnitt vor der Waschung anzuzeichnen, um nach der Reinigung das Operationsfeld zur Bestimmung der Schnittrichtung nicht mehr berühren zu müssen.

Es folgt nun das *Abdecken des Operationsfeldes*, das nach der Aufzeichnung des Schnittes sehr knapp abgedeckt werden kann. Wie schon erwähnt, ist es zweckmäßig, die bisher gebräuchlichen weißen Tücher am besten durch dunkelblaue zu ersetzen, da hierdurch die Blendung des Auges in Wegfall kommt. Es ist nicht zweckmäßig, sog. *Schlitztücher* zu benutzen, da der Schlitz auf eine bestimmte Schnittlänge eingestellt ist und bei der Notwendigkeit, den Schnitt zu erweitern, Hindernisse entstehen. Die Abdecktücher haben den ganzen Menschen zu bedecken. Das Operationsgebiet wird durch *Tuchklammern*, die die Haut breit fassen, abgegrenzt. In besonders gefährdeten Körpergegenden können die Tücher durch Mastisol angeklebt oder auch durch einige Seidennähte an der Haut unverschieblich festgenäht werden.

Das den Oberkörper und Kopf bedeckende Abdecktuch wird zweckmäßigerweise über einen am Operationstisch befestigten sog. *Narkosebügel* geleitet und hier befestigt, so daß der Narkotiseur gewissermaßen hinter einer Schutzwand sitzt und das Gesicht des Kranken gut beobachten kann. Noch zweckmäßiger erscheint ein besonderes, am Kopfende des Tisches stehendes Gestell, an dessen in der Höhe verstellbaren Querbalken das obere Abdecktuch befestigt werden kann. Ein solcher verstellbarer Tuchhalter ermöglicht leichter einen etwa notwendigen Lagewechsel des Kranken, ohne daß dadurch das Operationsfeld gefährdet wird.

Während der Abdeckung haben sich der Operateur und die übrigen beteiligten Personen zum Eingriff fertiggemacht, d. h. sie haben auch die Gummihandschuhe angezogen. Das geschieht am schonendsten unter Mithilfe der Operationsschwester. Sie zieht mit Zeige- und Mittelfinger beider Hände den Gummihandschuh so weit auseinander, daß der Operateur, ohne die Finger der Schwester zu berühren, in den Handschuh hineinfahren kann. Der Handschuh muß so weit das Handgelenk überschreiten, daß keine freie Hautstelle zwischen dem Operationsmantel und dem Handschuh mehr sichtbar ist. Bei nicht ausreichender Ärmellänge muß der Zwischenraum zwischen Handschuh und Mantelärmel am besten durch eine *Trikotschlauchmuffe* überbrückt werden.

Die *Operationsschwester* hat mittlerweile ihre Instrumente auf mehrere Tische ausgebreitet. Sie muß selbstverständlich über den genauen Verlauf des Eingriffes unterrichtet sein, damit, falls besondere Instrumente gebraucht werden, diese auch sofort zur Hand sind. Es hat sich als zweckmäßig gezeigt, für alle typischen Operationen einen bestimmten Instrumentenkorb vorrätig zu halten, auf dem alle die Instrumente sind, die zur Anlegung einer Weichteilwunde, zur Blutstillung, zur Naht usw. notwendig sind.

Daneben sind besonders Operationskörbe vorzubereiten, z. B. für Knochenoperationen oder Bauchoperationen. Hier sind alle die Instrumente vorhanden, die unter den besonderen Verhältnissen verlangt werden können, also z. B. Sägen, Hammer und Meißel, Knochenfaßzangen, Hohlmeißelzangen, Handbohrer, Ahlen, Draht, Schrauben usw. Nur die großen Bohrinstrumente, der Bohrschlauch usw. werden am besten wieder auf einem besonderen Korbe vorbereitet, nachdem sie vor der Sterilisierung auf ihre sofortige Brauchbarkeit noch einmal geprüft worden waren. Durch Zusammensetzen der einzelnen Körbe kann nun für jeden Eingriff rasch die notwendige Zusammenstellung der gebräuchlichsten Instrumente erfolgen. Sie werden von der Schwester, die den Operationsverlauf kennt, auf besonderen Tischen so geordnet, daß sie sofort greifbar sind. Die Instrumente, die nicht sofort gebraucht werden, werden zunächst mit sterilen Tüchern bedeckt.

Die Operationsschwester hat einen Tisch, der möglichst nahe an den Kranken bzw. über den Kranken geschoben werden kann, und der es auch dem Operateur ermöglicht, Instrumente darauf abzulegen. Dieser Tisch muß selbstverständlich, wie alle übrigen, mit sterilen Tüchern bedeckt sein, muß aber auch auf der Unterfläche eine sterile Abdeckung aufweisen, da sie mit der sterilen Abdeckung des Operationsfeldes in Berührung kommen kann. Ist die Operationsschwester mit der vorbereitenden Ordnung ihrer Instrumente fertig und sind die Lichtverhältnisse so gerichtet daß das Operationsfeld das beste Licht erhält, so kann der Eingriff beginnen, wozu der Operateur das Zeichen gibt.

3. Der allgemeine Verlauf einer Operation.

Schon vorher hat bei der Anwendung von Allgemeinnarkose die *Schmerzbetäubung* begonnen und ist so weit gebracht worden, daß der erste Schnitt unter allen Umständen bei völliger Schmerzlosigkeit vorgenommen werden kann. Werden noch Abwehrbewegungen gemacht, so darf der Operateur nicht drängen, um den Narkotiseur nicht etwa zu einer Überdosierung zu veranlassen. Wird der Eingriff in *örtlicher Betäubung* ausgeführt so beginnt er mit der Einspritzung durch den Operateur, falls nicht, wie das an großen Kliniken geübt wird, ein Assistent bereits vorher die örtliche Betäubung in einer ihrer vielgestaltigen Formen vorgenommen hat (s. S. 56f.). Alle schmerzhaften, auch die unblutigen Eingriffe, die für die Operation benötigt werden, wie z. B. das Einführen des Tubus in die Glottis bei der Insufflationsnarkose oder das Anlegen des ESMARCHschen Schlauches vor der Amputation, werden erst durchgeführt, wenn der Kranke bereits unempfindlich ist. Dazu gehört unter Umständen auch das desinfizierende Waschen mit Äther und Alkohol an empfindlichen Körperstellen.

Zu jedem Eingriff sind außer dem Operateur wenigstens ein Assistent, der Narkotiseur und die Operationsschwester oder ein Operationswärter, zu jeder größeren Operation zwei oder gar drei Assistenten notwendig. Je weniger Personen aber mit der Operation unmittelbar in Berührung kommen, desto leichter kann die Asepsis gewahrt werden. Sehr empfehlenswert ist die Verwendung von selbsthaltenden Haken, die entweder in Form der mit Gewichten belasteten Automatenhaken (PAYR) (Abb. 701) oder auch als Sperrahmen mit verstellbaren Haken gebraucht werden. Dadurch werden unter Umständen eine oder zwei Assistentenhände ersetzt.

Es ist selbstverständlich, daß der Operateur einen genauen *Operationsplan* ausgearbeitet hat und daß er zu dem betreffenden Operationsgebiet alle Zugangswege kennt. Da besonders bei Anwendung von Allgemeinnarkose die Operationsdauer eine wichtige Rolle spielt, so muß der Eingriff zeitlich so kurz wie möglich gestaltet werden. Das heißt aber nicht, daß *Schnelligkeit* der oberste Grundsatz des Operierens sein soll und daß keinesfalls unter der Schnelligkeit die Gewebeschonung, die Sicherheit und die Wiederherstellung des Operationsfeldes nach dem Eingriff leiden darf. Alle Maßnahmen nebensächlicher, rein technischer Art, wie die Blutstillung, insbesondere das Unterbinden der Gefäße, das Knoten überhaupt, können sehr rasch ausgeführt werden, wenn die Operationsschwester rasch und unaufgefordert zureicht, und wenn der Operateur im Knüpfen der Fäden die notwendige Übung besitzt. Daher soll jeder junge Assistent sich im Fadenknüpfen außerhalb der Operationszeit üben, und es ist sehr wünschenswert, einen der Knoten zu erlernen, die sich mit einer Hand knüpfen lassen (s. S. 130). Wird bei Ausführung der technischen Nebensächlichkeiten Zeit gewonnen, so ist für bedeutungsvollere Handlungen in der Nähe von lebenswichtigen Organen, z. B. an Gefäßen und Nerven, für das Auslösen von Geschwülsten, für schwierige Knochenoperationen, plastische Deckungen usw. mehr Zeit übrig. Ganz besonders muß der Operateur sich die Zeit nehmen, wenn *Gefahr* droht. Der gute Operateur zeichnet sich bei drohender Gefahr dadurch aus, daß er vollkommene Ruhe bewahrt, bis die Gefahr gebannt ist. Das gilt besonders bei unvorhergesehenen Blutungen. Oft genügt dazu ein Handgriff, mit dem zum mindesten vorläufige Blutstillung sofort bewerkstelligt ist, wie der Druck auf den zentralen Gefäßabschnitt oder die Unterfahrung des vom Herzen kommenden Hauptstranges. Dieselbe Ruhe muß bei einem Narkosezwischenfall bewahrt werden. Die meisten Operateure bemerken, ohne besonders darauf zu achten, den Eintritt eines Narkosezwischenfalles selbst und geben wenn der Narkotiseur den Eintritt des Zwischenfalles bestätigt hat, das Zeichen für die anzuwendenden Maßnahmen. Unter Umständen muß der Eingriff, unter Abdeckung des Operationsfeldes mit Tüchern, unterbrochen werden.

Der erste Assistent befindet sich dem Operateur am Tisch meist gegenüber, der zweite hat seinen Platz meist zur Linken des Operateurs.

Viele Eingriffe lassen sich im *Sitzen* durchführen. Das ist insofern von Bedeutung, als das dauernde Stehen am Operationstisch schließlich stark ermüdet. Junge Assistenten, die nach längerem Stehen Beschwerden in den Füßen bekommen, sollen sich rechtzeitig feste Operationsschuhe mit Einlagen machen lassen. Sehr angenehm ist das Tragen von weiten Gummischuhen, nicht nur wegen des Schutzes des Fußes vor Nässe, sondern auch wegen der Entlastung gegenüber dem Steinboden.

Die Art der Betätigung der Assistenten, die selbstverständlich über den Gang des Eingriffes theoretisch unterrichtet sein müssen, ist außerordentlich verschieden, je nach der Ausbildung und den Wünschen des Operateurs. Während manche Operateure alles selbst machen, z. B. die vorläufige und endgültige Blutstillung, das Einsetzen der Haken usw., lassen andere zum mindesten dem ersten Assistenten in der Beziehung viel Freiheit. Letztere Betätigung halten wir für besser, da bei etwas größerer Freiheit die Aufmerksamkeit der Assistenten besser angeregt wird. Wenn auch selbstverständlich der Operateur die Leitung des Eingriffes in der Hand hat, soll doch ein solches Vertrauensverhältnis zwischen Operateur und Assistent bestehen, daß der Assistent den Operateur auf das und jenes aufmerksam machen kann, denn er sieht als Unbeteiligter manchmal kleinere oder größere Fehler, die dem Operateur entgehen können. Selbstverständlich muß die Äußerung des Assistenten taktvoll sein und darf nicht in irgendwelche Kritik ausarten.

Auch die Tätigkeit der *Operationsschwester* bzw. des Operationswärters wird an verschiedenen Kliniken verschieden gehandhabt. Während der eine Operateur auch hier alles ziemlich selbständig macht (manche fädeln sogar die Nadeln selbst ein) und sich die Instrumente selbst auswählt und vom Tisch nimmt, überlassen andere alles der Operationsschwester, d. h. sie erhalten auf Wunsch das oder jenes Instrument in die ausgestreckte Hand gelegt. Gut eingearbeitete Operationsschwestern verstehen häufig, ohne daß ein Wort fällt, den Wunsch des Operateurs und legen ihm, ohne daß er auch nur aufsieht, das richtige Instrument in die Hand. Der Operationsschwester muß eine Hilfskraft zur Seite stehen, die ihr die notwendigen Ersatzinstrumente in aseptischem Zustande zuträgt. Zu Boden gefallene Instrumente müssen sofort aufgehoben, gewaschen und zur erneuten Sterilisierung gebracht werden. Werden, ohne daß der Operationsplan vorher darauf hingedeutet hat, Sonderinstrumente für Knochen usw. gebraucht, so müssen sie die vorschriftsmäßige Sterilisierung vorher durchmachen.

Der Operateur einer größeren Klinik, insbesondere einer *Lehrklinik*, sollte sich befleißigen, jeden typischen Eingriff nach einem bestimmten Schema durchzuführen. Diesem Schema müssen die topographisch-anatomischen Verhältnisse der betreffenden Körpergegend zugrunde liegen, d. h. mit anderen Worten, es muß anatomisch operiert werden. Das betrifft nicht nur die Freilegung des Operationsgebietes, sondern auch den weiteren Verlauf, der in einer sich möglichst immer wiederholenden Reihenfolge der einzelnen Maßnahmen ablaufen sollte. In jedem Augenblick des Eingriffes, ob es sich um die Entfernung einer Geschwulst oder eines Bruchsackes oder um eine entzündliche

Erkrankung handelt, muß der Operateur Herr der Lage bleiben. Nur so ist auch die Wiederherstellung der anatomischen Verhältnisse nach Schluß des Eingriffes und die Erhaltung der Funktion des betreffenden Organes möglich. Es ist daher nicht als Pedanterie zu betrachten, wenn der Operateur von seinen Schülern verlangt, daß sie dieses gewisse Schema einhalten. Die Tatsache kann nicht bestritten werden, daß die Operateure, die an dem Schema, das sie einmal ausgearbeitet oder als zweckentsprechend übernommen haben, festhalten und dementsprechend Wert darauf legen, daß die Assistenten denselben Weg beschreiten, die *beste operative Schule* machen. An solchen Kliniken wird zweifellos besser operiert und es kommen weniger Unglücksfälle vor als da, wo sog. geniale Operateure den Eingriff heute so und morgen anders durchführen. Die *vorläufige Blutstillung* in Haut und Unterhautzellgewebe, an der sich, wie gesagt, die Assistenten beteiligen können, wird durch Gefäßklemmen besorgt. Ob man die Blutstillung sofort zur endgültigen macht durch Unterbindung oder Diathermie, oder die Klemmen, soweit sie nicht im Wege sind, zunächst hängen läßt, ist von untergeordneter Bedeutung. Sind größere Gefäße im Operationsgebiet zu durchtrennen, so ist es wesentlich zweckmäßiger, sie mit der Rinnensonde zu unterfahren und vor der Durchschneidung doppelt zu unterbinden. Ist das Operationsgebiet freigelegt, so ist, wie gesagt, auch ein weiteres schematisches Vorgehen bei typischen Eingriffen wünschenswert. Das Sinnfällige dieses Vorschlages soll an einigen praktischen Beispielen erläutert werden.

So einfach die Entfernung des Wurmfortsatzes nach der Eröffnung der Bauchhöhle sein kann, so schwierig kann sie werden, wenn durch ältere und frischere Entzündungserscheinungen die Lage des Wurmes nicht erkennbar ist. Daher ist unbedingt nach Eröffnung der Bauchhöhle und Abstopfung gegen die freie Bauchhöhle das Coecum bzw. das Colon ascendens festzustellen. Die zuerst vorliegende Dickdarmschlinge ist manchmal das Colon transversum, das, am daranhängenden Netz erkannt, sofort zurückgestopft wird. Das Coecum bzw. Colon ascendens liegt am weitesten lateral. Hat man es festgestellt, so wird es so weit vorgezogen, daß man die sog. *freie Tänie* erkennt. Die Lage des Wurmes ist selbst dann, wenn Netzdeckel und Verwachsungen vorhanden sind, sehr einfach dadurch festzustellen, daß man diese Tänie bis an das Coecumende verfolgt. In ihrem Endverlauf ist der Abgang der Wurmbasis. Geht man auf diese Weise schematisch vor, so erspart man sich langes Suchen und behütet den Kranken gleichzeitig vor den Gefahren einer Infektionsausbreitung.

Bei der Leistenbruchoperation wird der Bruchsack streng anatomisch und scharf von den Samenstranggebilden abgelöst. Kein stumpfes Abschieben und Auseinanderreißen darf zur Ausführung kommen. Die Grenze zwischen den beiden Gebilden findet man am leichtesten in der Gegend der äußeren Bruchpforte und von hier aus beginnt man die Abtrennung.

Auch bei der *Leistenbruchoperation* ist ein streng schematisches Vorgehen von großer Bedeutung. Hat man den Samenstrang und den damit im Zusammenhang stehenden Bruchsack freigelegt, so ist nichts häßlicher als das stumpfe Auseinanderreißen, wie man es gelegentlich zu sehen bekommt. Spaltet man aber in der Nähe der äußeren Bruchpforte in größerer Ausdehnung den Cremastermantel und die oberflächliche Bindegewebsschicht, so kann man nun ohne Mühe Samenstrang und Bruchsack gemeinsam herausheben. Die so freigelegten Gebilde lassen sich nun ebenfalls am Bruchsackhalse ohne jede Mühe scharf trennen, nachdem ein kleiner Einschnitt in die gemeinsame Bindegewebshülle gemacht ist. Hat man erst die Grenze festgestellt, so läßt sie sich ohne Schwierigkeit bis zum Ende des Bruchsackes mit feinen Präparierschnitten halb stumpf, halb scharf bis zur völligen Trennung beider Gebilde und ohne Verletzung der Samenstrangvenen verfolgen.

Es ist selbstverständlich, daß man z. B. bei der *Kropfoperation* die Vv. cervicales ant. nicht durchschneidet, bevor man sie nicht mit der Rinnensonde unterfahren und doppelt unterbunden hat. Dasselbe gilt für die Aa. thyreoideae sup., die nach Ablösen der quer durchtrennten geraden Halsmuskeln sofort freigelegt, unterfahren und unterbunden werden.

Auch die seitliche Freilegung des Kropfes, die bei unvorsichtigem Vorgehen leicht zu Verletzungen der in die V. jugularis int. führenden Venen Veranlassung gibt, soll nach vorläufiger Blutstillung und Durchtrennung der Venen in anatomischen Bahnen vor sich gehen. Hier tritt sonst am häufigsten die gefürchtete *Luftembolie* ein.

So gibt es wohl bei allen typischen Eingriffen zahlreiche, an sich zunächst bedeutungslos erscheinende Handgriffe, die aber in Wirklichkeit recht bedeutungsvoll sind und auf deren richtige Durchführung der Operateur seine Assistenten immer wieder aufmerksam machen sollte, um sie vor Schaden zu bewahren. Sitzt erst das Schema der typischen Eingriffe fest, so ist der Assistent auch imstande, Abweichungen zu erkennen und dadurch gegebene Schwierigkeiten zu meistern. So erreicht er schließlich die Fähigkeit, auch die größten Eingriffe, auch wenn sie nicht mehr so typisch verlaufen, glücklich zu beenden. Unter allen Umständen muß daran festgehalten werden, daß das Vorgehen immer in streng anatomischen Bahnen zu geschehen hat und daß die *Blutstillung* so vorzunehmen ist, daß sie für das weitere Vordringen in die Tiefe kein Hindernis bildet. Dabei ist von Einzel- und Massenunterbindungen vor dem Durchschneiden der Gefäße reichlich Gebrauch zu machen, im Gegensatz zu dem bei manchen Chirurgen beliebten Vorgehen, Gefäßklemmen in großer Zahl im Operationsgebiet zunächst hängen zu lassen. Operiert man anatomisch, so operiert man gleichzeitig schonend und blutsparend. Leider sind auch dem anatomischen Operieren gelegentlich gewisse Grenzen gesetzt, z. B. wenn es sich um das Entfernen infiltrierender Geschwülste handelt. Auch da müssen aber die anatomischen Verhältnisse soweit wie möglich berücksichtigt und für möglichste Wiederherstellung nach Abschluß des Eingriffes gesorgt werden. Nur in solchen Fällen kann unter Umständen die Blutstillung durch Tamponade gestattet werden, wenn wir nicht in der Lage sind, einzelne zuführende Gefäße zu versorgen.

Ganz besonders schonend muß in der *Bauchhöhle* operiert werden (s. dort). Wie schon gesagt, ist das Tamponieren zur endgültigen Blutstillung nur dann erlaubt, wenn keine Möglichkeit besteht, einzelne Gefäße zu versorgen. Das *Abstopfen* während eines Eingriffes zur zeitweiligen Blutstillung und zur Zurückhaltung von Organen ist bei vielen Eingriffen notwendig. Sehr häufig ist es in der Bauchhöhle notwendig zum Zurückhalten von Darmschlingen oder anderem Bauchhöhleninhalt. Da erfahrungsgemäß nicht allzu selten unangenehme postoperative Störungen dadurch entstehen, daß Teile dieser Abstopfung in der Bauchhöhle zurückbleiben und ihre Fremdkörperwirkung ausüben, eine Tatsache, die häufig zu Haftpflichtprozessen Veranlassung gibt, so muß größte Sorgfalt darauf gerichtet werden, daß dieses unangenehme Ereignis nicht eintritt. Zu seiner Verhütung sind zahlreiche Versuche und Vorschläge gemacht worden (GULEKE). Ein unbedingt sicheres Vorgehen gibt es aber bis heute nicht. Am besten erscheint noch immer die Verwendung großer Gazestücke, die nur zum kleinen Teil in die Bauchhöhle eingeführt werden und noch dazu mit einer röntgenstrahlenundurchlässigen Kugel versehen sind. Tupfer dürfen in der Bauchhöhle nur in Gestalt von einzeln eingestellten Stieltupfern verwendet werden.

4. Die Nachbehandlung.
(REICHEL, LAPP und NEUFFER, KAPPIS, W. KÖNIG.)

Jeder aseptische Eingriff mit Wiederherstellung des Wundgebietes wird durch eine genaue Naht, meist in einzelnen Schichten, abgeschlossen.

Nur selten wird nach Abschluß eines unter aseptischen Verhältnissen verlaufenen Eingriffes drainiert. Die Drainage verfolgt dann den Zweck, bei nicht ganz sicher möglicher Blutstillung ausgedehnter Wunden nach Entfernung großer Geschwülste oder Cysten die Ansammlung von Blut zu verhüten. Ein Glasrohr oder ein dünnes Gummirohr, falls die Ableitung in der Nähe größerer Gefäße nötig ist, wird eingelegt und nach 1—2 Tagen entfernt. Die Wunde wird bis auf die Durchtrittsstelle des Rohres verschlossen.

Der *Wundverband* besteht im Auflegen aseptischer Verbandstoffe. Das erste Gazestück wird zweckmäßigerweise entweder mit Mastisol oder mit Heftpflaster *unverschieblich* festgelegt. Darüber kommt Watte oder Zellstoff, die dann ebenfalls mit Pflaster oder mit Binden oder Tüchern befestigt werden. Die Nahtfäden bleiben bei aseptischen Wunden meist 7 Tage liegen und während dieser Zeit braucht, wenn nicht dräniert wurde, auch kein Verbandwechsel stattzufinden. Nur dann, wenn der Verband stark durchblutet ist und der blutgetränkte Verbandstoff hart geworden ist und auf das Gewebe drückt, kann ein Verbandwechsel notwendig werden. Bei Nähten an sehr sichtbaren Stellen, z. B. im Gesicht, können die feinen, die Wundränder aneinanderlagernden Fäden bereits nach 2—3—4×24 Stunden teilweise entfernt werden.

Selbstverständlich muß bereits in den ersten Tagen eine *gewissenhafte Beobachtung des Heilungsverlaufes* stattfinden, damit unter keinen Umständen der Ausbruch einer Nachblutung oder Wundinfektion übersehen wird. Das heißt aber nicht, daß sofort bei geringem Temperaturanstieg oder stärkeren Wundschmerzen der Verband entfernt und dadurch die Wundheilung gestört werden darf. In den ersten zwei Tagen tritt neben dem mehr oder weniger starken Wundschmerz auch sonst immer eine gewisse Gewebereizung auf, die sich durch geringe Temperatursteigerung und leichtes Unbehagen im Gesamtbefinden bemerkbar machen kann, Erscheinungen, die dann aber meist im Laufe eines weiteren Tages abklingen.

Bei der Lagerung des Kranken ist darauf zu achten, daß die nicht selten eintretenden *Störungen* vermieden werden. Unter diesen ist, abgesehen von der in einem besonderen Abschnitt abgehandelten Infektion, an die Regelung des Kreislaufes, der Atmung und der Stuhlentleerung zu denken. Der Kreislauf wird am leichtesten beeinträchtigt im Anschluß an Operationen, die mit starkem Blutverlust einhergegangen sind, insbesondere dann, wenn im Kreislaufsystem irgendwelche krankhaften Verhältnisse bestanden haben. Störungen der Atmung stellen sich am häufigsten bei älteren Menschen nach Brust- und Bauchoperationen ein. Schon bestehende chronische Katarrhe, Bronchialasthma gefährden natürlich die Erkrankten besonders stark. Bei ihnen wird man, wenn möglich, eine längere vorbereitende Behandlung der Lungenerkrankung einleiten und möglichst eine Inhalationsnarkose zu vermeiden streben. Postoperative und postnarkotische Lungenerkrankungen kommen aber auch bei jungen Menschen vor, selbst wenn sie keinerlei besondere Veranlassung im obigen Sinne in sich tragen. Die Ursachen für diese postoperativen Lungenerkrankungen sind zweifellos verschiedener Art.

Starke Abkühlung im nicht genügend geheizten Operationssaal, unvorsichtiger Transport nach dem Eingriff können zweifellos zu Lungenkomplikationen führen, zumal SPASSOKUKOTZKY wohl mit Recht annimmt, daß in älteren Krankenhäusern oft, was die Lüftung betrifft, mangelhafte Einrichtungen bestehen. Man hat lange Zeit für die postoperativen Lungenentzündungen die *Narkose* selbst verantwortlich gemacht und hier wieder an erster Stelle den Äther, dessen Verdunstungskälte einen starken Schleimhautreiz und eine Sekretanregung in den Luftwegen hervorruft. Als weitere unmittelbar drohende Gefahr durch die Inhalationsnarkose wird die *Aspiration* angeführt. Sie besteht zweifellos auch, aber im wesentlichen nur bei tiefer Narkose, wenn alle Reflexe geschwunden sind, während das Erbrechen zu Beginn der Narkose und im Stadium des Erwachens infolge des Vorhandenseins der Reflexe ungefährlich ist. Die Aspiration von Schleim usw. ist im Stadium des tiefen Narkose allerdings außerordentlich gefährlich, da sich häufig zuerst ein zentraler Infektionsherd entwickelt, der nicht selten in *Absceß* oder *Gangrän* übergeht.

Daß aber die Narkose nicht allein die Ursache für die postoperative Pneumonie ist, geht daraus hervor, daß sie sich auch an Eingriffe anschließt, die in örtlicher Betäubung ausgeführt wurden. *Es kommt also hier zur Narkose der Eingriff selbst.* Es hat sich herausgestellt, daß nach Bauchoperationen, und zwar besonders solchen im Oberbauch, am häufigsten postoperative Pneumonien eintreten. Die Ursache für diese postoperativen Pneumonien ist zweifellos beim großen Teil der Fälle die *mangelhafte Lüftung* der Lunge *infolge des Wundschmerzes*. Jeder Chirurg muß darauf achten, diese Gefahr auszuschalten. Wie oft stößt man in den ersten Tagen nach dem Eingriff beim Versuch, die Kranken zur systematischen Lüftung ihrer Lungen zu veranlassen, auf Schwierigkeiten, und man kann meist bei solchen Menschen das Entstehen der postoperativen Erkrankung voraussehen und beobachten. Je näher der Eingriff am Zwerchfell ist, desto größer ist die Gefahr. Darauf hat SAEGESSER neuerdings hingewiesen. Nach Milzverletzungen und -zerreißungen kommt es auch noch zu Zwerchfellähmung und zur Atelektase der untersten Lungenabschnitte, die ihrerseits, wie wir noch sehen werden, zur Haftung von Infektionen beiträgt. Als weitere Ursache wurde in der früheren Literatur (v. LICHTENBERG) häufig die *Embolie* als Entstehungsursache für die postoperative Pneumonie angegeben. Wenn sie aus dem Operationsgebiet im Bauch stammt, so müßten die keimbeladenen Emboli die Lebercapillaren durchschreiten. Es kann aber auch zu *retrograden Embolien* im Pfortadergebiet kommen, besonders nach Bauchoperationen. Im großen ganzen ist die embolische Entstehung von postoperativen Pneumonien verhältnismäßig selten, wenn man absieht von den aus Thrombosen und septischen Quellherden stammenden Infarkten. Diese Quellen liegen aber außerhalb des Pfortadergebietes meist in den Extremitäten und im kleinen Becken.

Daß durch eine Verletzung oder durch eine Operation zerstörtes und außer Ernährung gesetztes Gewebe zerfällt und dabei Gifte entstehen, ist schon lange bekannt. EDEN hat schon darauf hingewiesen, daß die in den Kreislauf aufgenommenen zahlreichen *Zerfallsteile wie Gifte* wirken, entzündliche Ausschwitzungen in den feineren Luftwegen verursachen, die dann ihrerseits Atmungsstörungen hervorrufen und die Niederlassung von Keimen begünstigen.

Neuerdings wird die Störung des *Säurebasengleichgewichtes* vielfach für die Entstehung von postoperativen Lungenentzündungen verantwortlich gemacht (PRIMA, s. a. SAEGESSER). Die postnarkotischen und postoperativen Stoffwechselstörungen betreffen hauptsächlich den Kochsalz- und den Kohlehydratstoffwechsel. Dazu kommen die Gifte des Kernzerfalles aus dem Operationsgebiet. Als Zeichen der Störung lassen sich eine Hypochlorämie und eine Rest-N-Steigerung nachweisen. Nach Bauchoperationen sind diese Erscheinungen am stärksten und werden noch weiter verstärkt durch Gifte, die sich im Darm und in anderen Organen bilden. Nach PRIMA werden durch die im Blut kreisenden Giftstoffe die Lungennerven gereizt und dadurch eine Ausschüttung weiterer Gifte veranlaßt, die das Lungengewebe schädigen (Desquamation, Imbibition). Zur Bekämpfung hat PRIMA Kochsalzinsulintherapie empfohlen (s. u.).

Zu den bisher genannten Ursachen kommt in neuester Zeit, besonders von amerikanischer Seite stark in den Vordergrund gerückt, die postoperative *Atelektase*.

Die Lungenatelektase ist lange bekannt (LOUIS 1829, LICHTHEIM 1878, W. PASTEUR 1890). In neuerer Zeit haben sich besonders E. HELLER 1911, CHURCHILL 1925, DIEZ 1927 u. v. a. um die Erkenntnis dieser Erscheinung verdient gemacht. Die Ursache besteht in einem mechanischen Verschluß eines größeren Bronchus. Durch die Capillaren wird die Luft in kurzer Zeit aus dem aus der Atmung ausgeschalteten Lungenbezirk resorbiert. Die Ursache für die postoperative Atelektase muß, abgesehen von in die Lungen eingedrungenen Fremdkörpern, in dem Verschluß von Bronchusästen durch Blut, Wundsekret, Schleim gesucht werden. Dabei kann unter Umständen die qualitative Änderung des Bronchialschleimes eine Rolle spielen (ZUCKSCHWERDT und LEZIUS). Außer dieser rein mechanischen, wahrscheinlich häufigsten Veranlassung kommen auch noch Störungen der respiratorischen Kräfte durch Lähmung oder Versagen des Herzens oder vasomotorisch-reflektorische Verengerungen, Schwellungen und Schleimproduktion in Frage.

Der *Eintritt der Atelektase* erfolgt immer erst 24—48 Stunden nach dem Eingriff. Auch hier stehen die Bauchoperationen im Vordergrund. Sie kann mehr oder weniger ausgedehnt sein und sich schließlich über eine ganze Lunge erstrecken. Die hauptsächlichsten klinischen Zeichen sind die durch Schrumpfung bedingte Dämpfung, die aus demselben Grunde eintretende Verlagerung des Herzens und des Mittelfelles nach der befallenen Seite und der Zwerchfellhochstand. Physikalische und Röntgenuntersuchung klären das Bild sofort auf. Man muß beim plötzlichen Auftreten von Lungenerscheinungen nach gutem Befinden bis zu 24 oder 48 Stunden immer an die Ausbildung einer postoperativen Atelektase denken (z. Behandlung s. u.).

Bei kritischer Würdigung der aufgezählten Ursachen kommt man zu dem Schluß, daß wohl alle bei der Entstehung der postoperativen Pneumonie mitspielen können, daß aber sicher selten nur eine für sich allein in Frage kommt. Zur Verhütung von Narkosefolgen dienen die unten beschriebenen Vorbereitungen. Die Inhalationsnarkose, besonders die Äthernarkose wird am besten durch Chloräthyl eingeleitet. Die Einleitung muß schonend erfolgen wie die Durchführung.

Insbesondere bei Kindern, die man nicht aufklären kann, empfiehlt es sich, wenn sie den Atem anhalten, die Maske einen Augenblick wegzunehmen, bis sie wieder den ersten Atemzug getan haben. Diese Maßnahme muß oft einige Male wiederholt werden.

Die Äthernarkose wird am besten durch Chloräthyl oder Eunarkon eingeleitet, das Ätherluftgemisch in Apparaten vorgewärmt (TIEGEL-HENLE, HAERTEL). Es ist außerdem sehr zweckmäßig, dem Pränarkoticum Atropin zuzusetzen.

Bei der Auswahl der Narkoseart ist Rücksicht zu nehmen auf den Allgemeinzustand, das Alter, etwa bestehende Krankheiten und die Körpergegend, in der operiert wird. Bei durch die Inhalationsnarkose gefährdeten Kranken ist es am besten, sie, wenn möglich, durch örtliche Betäubung zu ersetzen. Muß sie aber durchgeführt werden, so ist eine besonders gründliche Vorbereitung nötig (s. oben).

Um die Gefahren der *Thrombose und Embolie* und der *Störung des Säurebasengleichgewichtes* (E. REHN) zu vermindern, ist unter größter Gewebsschonung zu operieren. Alle aus der Ernährung ausgeschlossenen Gewebsteile (durch Unterbindung, Umstechung, Koagulation) müssen möglichst beseitigt oder verkleinert werden, um die Giftwirkungen möglichst gering zu halten. Zur Verhütung des Wassermangels, der Hypochlorämie (Klagen über Durst), der Acidose und Hyperglykämie soll der Kreislauf schon innerhalb der ersten 12 Stunden durch subcutan verabreichte Normosal-, Tutofusin- oder Kochsalz-Insulin-Infusionen (600,0—1000,0 Kochsalzlösung, dann 1—10 Insulineinheiten) besonders bei Leber- und Pankreasbeteiligung aufgefüllt werden, wenn der Eingriff eine längerdauernde Narkose nötig gemacht hatte. Gleichzeitig müssen oft Herz- und Gefäßmittel, Strophanthin, Cardiazol, Campher, Sympatol, gegeben werden. Die Infusion größerer Mengen von *Traubenzuckerlösungen* ist in solchen Fällen zu vermeiden, da infolge der Schädigung des Inselapparates nach Inhalationsnarkose und Störungen des Kochsalzumsatzes (besonders nach Eingriffen am Magendarmkanal) das Zucker-Chlor-Insulingleichgewicht schon in Unordnung gekommen ist und die Störung durch Traubenzuckergaben noch verhängnisvoll gesteigert werden kann.

Die postoperative Atelektase wird, wie die übrigen Atmungsstörungen, am besten durch gute Atmungstechnik unter Leitung einer Schwester oder eines Wärters verhütet. Halbsitzende Lagerung, Anregung des Kreislaufes, zeitweise gesteigerte Atmungsanregung durch Kohlensäure- oder den Wechsel von Kohlensäure- und Sauerstoffatmung tragen ebenfalls zur Verhütung dieser Störungen bei. Der postoperative Schmerz, der die mangelhafte Lüftung der Lunge verursacht, wird am besten mit schmerzstillenden Mitteln bekämpft. Schlafmittel in den üblichen Dosen beseitigen den Schmerz nicht. Werden sie aber in großen Dosen verabreicht, so schaden sie mehr als sie nützen.

Es muß immer daran gedacht werden, daß auch schlechte Lagerung, drückende, besonders schnürende Verbände die Schmerzen steigern und die Atmungstätigkeit vermindern können. Macht sich eine postoperative Bronchitis bemerkbar, so ist die Verabreichung von Expektorantien (nach Bauchoperationen am besten durch Einspritzung von Transpulmin, Anastil und ähnlichen Präparaten) notwendig. Die postoperative Atelektase muß, soweit sie durch Verstopfung eines Bronchus durch zähen Schleim bedingt ist, ebenfalls durch große Gaben von Expektorantien bekämpft werden. Auch mechanische Reize durch Schlagen auf den Brustkorb oder durch Pressen sind empfohlen worden. Besteht der Verdacht, daß ein Fremdkörper die Ursache ist, so muß er entfernt werden. Auch das Absaugen des Schleimes ist empfohlen worden. Große Sorgfalt muß nach Abschluß des Eingriffes der Nachbehandlung gelten.

Atmungsübungen müssen schon vor dem Eingriff mit dem Kranken durchgeführt werden, da sie nach dem Eingriff oft sehr unbeholfen sind und auch bei gutem Willen die Wünsche von Schwestern oder Pflegern nicht verstehen und erfüllen können. Besonders nach Brust- und Bauchoperationen ist auf die *Nachbehandlung* größter Wert zu legen. Mit Schmerzstillungsmitteln soll nach schmerzhaften Eingriffen in den ersten Tagen nicht gespart werden. Das zweifellos beste Mittel ist das Morphium. Es empfiehlt sich aber an seiner Stelle das Dilaudid zu verabreichen, da es eine weniger starke Wirkung auf Kreislauf und Atmung ausübt. Noch besser ist, die Schmerzstillung durch Einspritzung von großen Dosen *Novalgin* zu versuchen. Auch das *Dolantin* hat sich gut bewährt. Sind die Schmerzen nicht mehr so groß, so versucht man mit Cibalgin, Gelonida antineuralgica, Treupeltabletten oder mit Schlafmitteln auszukommen.

Das *postoperative Aufstoßen und Erbrechen* kann verschiedene Ursachen haben: 1. Es kann eine Nachwirkung der Narkose bzw. die Folge von Morphiumgaben sein und 2. kann es eine beginnende Infektion anzeigen. Letzteres kommt hauptsächlich in Frage nach Bauchoperationen. 3. Die Ansammlung von Blut und Magensaft im Magen nach Magenoperationen. 4. Es kann durch teilweisen oder vollständigen Verschluß des Magen-Darmkanals bedingt sein. Unser Verhalten muß je nachdem ein verschiedenes sein. Durch Narkose bzw. Morphium verursachtes postoperatives Erbrechen läßt gewöhnlich nach einigen Stunden nach, wenn wir den Patienten auffordern tief zu atmen und den Gasaustausch durch zeitweise Sauerstoffinhalation verbessern. Ist Morphium als Ursache für das Erbrechen anzusehen, so hat sich das schon gewöhnlich nach der Morphiumeinspritzung vor der Operation gezeigt und man wird selbstverständlich keine Morphiumpräparate zur Herabsetzung der Schmerzen nach der Operation geben. Sehr gut bewährt hat sich gegenüber dem postoperativen Erbrechen eine intravenöse Tutofusininfusion von $1/2$—1 Liter; besteht der Verdacht auf Ausbruch einer Infektion, so muß nach der Quelle gesucht werden. Über das Erbrechen nach Bauchoperationen s. in dem entsprechenden Abschnitt.

Die *Stuhlentleerung* muß unter allen Umständen geregelt werden. Viele Kranke können infolge der plötzlichen Bettruhe und besonders dann, wenn

Reinigungsklistiere der Operation vorausgegangen sind, in der ersten Zeit keinen Stuhl von selbst entleeren. Nach Operationen am Magendarmkanal wird Stuhlverhaltung häufig beobachtet, weil hier zu den übrigen Gründen auch noch die regelmäßig eintretende 12—24stündige postoperative Darmlähmung hinzukommt. Die Stuhlregelung nach Bauchoperationen ist in der Einleitung zu diesem Abschnitt ausführlich behandelt.

5. Die Wundbehandlung.
(BRUNNER, FRIEDRICH, LEXER.)
a) Die Behandlung von Gelegenheitswunden.

Jede Gelegenheitswunde hat als infiziert zu gelten. In der Behandlung solcher Wunden ist seit den grundlegenden Untersuchungen FRIEDRICHS eine grundsätzliche Änderung insofern eingetreten, als die sog. physikalische oder besser operative Wundbehandlung in den Vordergrund getreten ist. FRIEDRICHS Grundsätze bezwecken in erster Linie die *Verhütung des Ausbruchs einer Infektion und zweitens die Bekämpfung der eingetretenen Infektion*. Sie kommt nur innerhalb der ersten 6—8 Stunden in Betracht. Zu diesen Grundsätzen der rein operativen Wundversorgung ist, angeregt durch die Untersuchungen BRUNNERs, v. GONZENBACHs u. a., in neuerer Zeit auch wieder (s. S. 33ff.) die chemische Antisepsis, von der FRIEDRICH nicht viel hielt, getreten. Die physikalische Wundbehandlung bei kleinen oberflächlichen Wunden besteht in der Wundausschneidung, d. h. es werden die Wundränder, nicht nur die seitlichen, sondern auch die tiefer gelegenen auf einige Millimeter im Zusammenhang mit dem Messer entfernt. Damit werden die mehr oder weniger geschädigten, einen guten Nährboden für eingedrungene Keime bietenden Gewebsteile, die sowieso größtenteils der Nekrose verfallen, mit den Keimen beseitigt. Es kann daher bei kleinen, nicht durch groben Schmutz verunreinigten Wunden sogar ein Wundverschluß durch einige Nähte angeschlossen werden, was zur rascheren Heilung wesentlich beiträgt. Leider hat diese operative Wundbehandlung in vielen Fällen enge Grenzen und ist vielfach mißverstanden und daher falsch angewendet worden (NOETZEL, HELLER, OEHLECKER, HELLNER). Bei allen tiefgehenden Wunden, bei Freilegung von tiefer gelegenen Geweben, die eine Ausschneidung nicht vertragen, kann sie oft nur unvollkommen ausgeführt werden. In solchen Fällen muß als oberstes Gesetz gelten, den Eingriff soweit wie möglich durchzuführen, alle tiefgelegenen Wundtaschen und Gänge freizulegen und zerstörtes Gewebe zu entfernen. Nähte werden am besten nicht gelegt. Eine Ausnahme bilden die Wunden am *Schädel* mit Freilegung von Dura und Gehirn, die Wunden, die *größere Gelenke* eröffnet haben, und die *Brustwunden* mit *Pneumothorax*. Diese Wunden müssen unter Einlegen eines Gummirohres verschlossen werden. Bei den Brustwunden muß eine Saugvorrichtung am Gummirohr angebracht oder ein völliger luftdichter Nahtverschluß zur Beseitigung des Pneumothorax durchgeführt werden. Bei Bauchwunden ist unter allen Umständen festzustellen, ob der Magendarmkanal eröffnet ist oder nicht. Sind Gebilde freigelegt, die eine längere Berührung mit der atmosphärischen Luft nicht vertragen, wie Gefäße, Nerven, Sehnen, so müssen sie möglichst durch Heranziehung von gut ernährten Gewebsteilen aus der Umgebung bedeckt werden. Hier tritt außerdem die chemische Antisepsis in ihre Rechte. Von diesen chemischen Antisepticis wirken einige wie das Wasserstoffsuperoxyd (Perhydrol, Perhydrit) und die Kochsalz- und die Dakinlösung (s. S. 38) in Form der Dauerirrigation mehr physikalisch. Schmutz, Gewebsnekrosen und Bakterien werden aus den Wundtiefen herausgetrieben. Andere wirken gleichzeitig keimtötend, leukocytenanziehend, den Gewebsstrom anregend wie das Jod in Form von Jodtinktur, Jodoform und andere antiseptische Pulver (s. S. 34). Auch der Perubalsam hat sich hierbei gut bewährt. Solche Wunden, die einer eingehenden physikalischen Wundbehandlung im Sinne FRIEDRICHs nicht zugänglich sind, dürfen höchstens durch Anlegen einiger Situationsnähte verschlossen werden. Aber selbst, wenn die Wunden nicht besonders groß, tief oder unregelmäßig sind, kommt die Wundausschneidung nur noch in abgeschwächter Form in Frage, sobald mehr als 6—8 Stunden seit der Verwundung vergangen sind. Zwar kann man auch in den folgenden Stunden bis etwa zur 20. noch damit rechnen, daß die Eingewöhnung der Keime im Gewebe vielleicht erst angefangen hat, und daß infolgedessen vielleicht nur leichte Entzündungsvorgänge in Erscheinung treten (s. S. 36).

Hat man Bedenken, daß eine Infektion bereits im Gang sein könnte, so kann man die „*vorsorglich gelegte Silberdrahtnaht*" nach PAYR zur Anwendung bringen.

Man benutzt dazu ausgeglühten, etwa 0,5—1 mm starken Silberdraht. Man umsticht mit einer großen Nadel das ganze Wundgebiet, auch den Grund der Wunde, so daß beim Zusammendrehen der Drahtenden kein toter Raum in der Wundtiefe entsteht. Ist man nicht ganz sicher, daß die Infektionsgefahr gebannt ist, so läßt man die Drähte erst im Verband liegen, ohne sie zusammenzudrehen, und macht das erst nach einigen Tagen, wenn man die Sicherheit hat, daß eine ernstliche Infektion keine Rolle mehr spielt. Die einzelnen Drähte werden im Abstand von 3—4 cm durch die Wunde gelegt, und wenn wider Erwarten einmal eine ernstlichere Infektion sich einstellen sollte, so werden die Drahtenden wieder aufgedreht, um dem Wundsekret Abfluß zu verschaffen.

Bleiben tiefe Buchten bestehen, so ist für einen möglichst guten Abfluß des Wundsekretes zu sorgen. Am sichersten geschieht das durch Anlegen eines Wundkanals, der von der Wundtiefe ein Gefälle nach außen hat, oder wenn sich das nicht durchführen läßt, so hat wenigstens eine zuverlässige, durch ein starkes Glas- oder Gummirohr bewerkstelligte Drainage nach außen zu erfolgen. Dabei ist darauf zu achten, daß Drainröhren niemals in Berührung mit Sehnen, Nerven und besonders größeren Gefäßen kommen dürfen, um Druckschädigungen, im letzteren Falle Arrosionsblutungen zu verhüten. Bei ausgedehnten Wunden hat sich die sog. *offene Wundbehandlung* nach BUROW, von BRAUN und HELLER neuerdings wieder warm empfohlen, sehr gut bewährt. Auf Einzelheiten dieser Behandlungsart kann hier nicht eingegangen werden. Auch die halboffene Wundbehandlung (CETTO), die gewisse Nachteile, d. h. Austrocknung, starke Borkenbildung, Sekretverhaltung vermeidet, ist bei derartigen Wunden angebracht. Daneben ist noch die *Sonnenbehandlung* von verschiedenen Seiten sehr warm empfohlen worden (ROLLIER, BERNHARD).

Bei allen nicht durch Naht versorgten, besonders bei den breit offen behandelten Wunden kommt es zur *Heilung unter Granulationsgewebebildung*. Überläßt man derartige Wunden ihrem Schicksal, so bilden sich meist, und zwar je tiefer die Wunde in das Gewebe, insbesondere in die Muskulatur hineindringt, häßlich eingezogene, starre Narben, die noch dazu zu ihrer Heilung oft Wochen und Monate gebrauchen. Ganz besonders unangenehm ist das am Gesicht, am

Hals und im Bereich der Hände und Arme. Daher muß diese Behandlungsart als fehlerhaft gelten, denn auch die spätere Verbesserung solcher stark eingezogener, tiefer Narben stößt auf Schwierigkeiten, worauf FRANZ mit Recht von neuem wieder hingewiesen hat. Beim Versuch, solche Narben zu verbessern, stößt man auf das derbe, unnachgiebige Gewebe, das in der Tiefe oft auch am Knochen verankert ist und das erst nachgibt, wenn man die Narben vollständig aus der Umgebung herausgeschnitten hat. Dadurch entstehen aber neue große Lücken und oft macht der Verschluß nicht nur an der Oberfläche, sondern auch in der Tiefe große Schwierigkeiten und der Erfolg ist oft nicht dem Wunsche entsprechend. Jedenfalls wird immer ein verhältnismäßig großer Eingriff notwendig. Es ist schon oben darauf hingewiesen worden, daß durch die sog. „vorsorglich" gelegte Naht mit Silberdraht nach PAYR die Wundheilung wesentlich abgekürzt werden kann. Aber auch, wenn dieses Verfahren nicht zur Anwendung kam, so darf der Heilungsvorgang sich nicht selbst überlassen werden, sondern es muß rechtzeitig eingegriffen werden.

FRANZ macht auf die sog. verzögerte Naht der Franzosen aufmerksam, bei der innerhalb der ersten 3—5 Tage, ohne daß die Wunde wieder angefrischt wird, eine Wundnaht ausgeführt wird. Bestehen Zweifel an einer aufkeimenden Infektion, so soll man nach LERICHE zunächst einige tiefe Situationsnähte durch das Gewebe legen und so in 2 oder 3 Schichten, immer mit 24 Stunden Pause, die Naht vollenden. Die Nähte dürfen nicht eng gelegt werden und auch nicht unter Spannung.

Diese verzögerte Naht ist gewissermaßen eine Vorstufe der sog. *Sekundärnaht*. Sie kann jederzeit zur Ausführung kommen, wenn die Wunde mit frischen Granulationen bedeckt ist. Im Gegensatz zur verzögerten Naht muß bei der Sekundärnaht zum wenigsten der Hautrand durch Umschneiden von der Unterlage gelöst werden. Das Granulationsgewebe soll jedoch nicht in größerem Maßstabe abgetragen werden, da es trotz seines Bakterienreichtums doch gleichzeitig ein Schutzwall gegen das Fortschreiten der Infektion ist (FRANZ).

Leider haben die neueren Behandlungsarten, die hauptsächlich den Ausbruch der Wundinfektion verhüten sollten, wie die *Tiefenantisepsis* (MORGENROTH, KLAPP, ROSENSTEIN) fast vollkommen versagt. Weder das Vuzin, noch das Rivanol haben sich als geeignet gezeigt, in den erlaubten Konzentrationen in der Umgebung der Wunde eingespritzt, den Ausbruch einer Wundinfektion sicher zu verhüten. Ebensowenig haben die immer wieder unternommenen Versuche der Sterilisatio magna, d. h. der Desinfektion von der Blutbahn aus, zu brauchbaren Resultaten geführt; KEPPLER Antitrypsin, Vuzin; KLAPP, BRESLAUER, MANNINGER Vuzin; NYSTROEM Protargol, Formalin, Farbstoffe usw.

Fortschritte in der Wundbehandlung sind dagegen in der Bekämpfung ausgebrochener Wundinfektionen durch chemische Mittel zu verzeichnen (s. S. 33).

b) Die Blutstillung.

(ESMARCH, MOMBURG, LEXER, v. SAAR, v. GAZA.)

Die Blutstillung nach Verletzungen erfolgt als vorläufige und endgültige. Es ist manchmal nicht ganz leicht, festzustellen, ob das aus einer tiefen Wunde hervordringende Blut arteriell oder venös ist oder beiden Gefäßarten entstammt. Noch schwieriger wird diese Frage zu entscheiden sein bei subcutanen Verletzungen oder bei solchen Verletzungen, die bei kleiner äußerer Öffnung weit in die Tiefe reichen. Kann die Frage nicht eindeutig entschieden werden, so hat, wie bei allen stärkeren Blutungen, zunächst die vorläufige Blutstillung Platz zu greifen. Das einfachste Mittel ist die Blutstillung durch Druck. Die *Wundkompression* darf nur mit aseptischen Verbandstoffen oder im äußersten

Notfall durch ein frisch gewaschenes Wäschestück erfolgen. Die *digitale Kompression* findet in der Weise statt, daß möglichst das zuführende Gefäß am Orte der Wahl komprimiert wird.

Diese Art der Kompression läßt sich nur an den Extremitäten, am Halse, in der Oberschlüsselbeingrube und an anderen oberflächlich verlaufenden Gefäßen des Kopfes und Rumpfes ausführen. Die Kompression am Hals wird dadurch ausgeführt, daß die *A. carotis communis* am inneren Rand des Kopfnickers gegen den Querfortsatz des sechsten Halswirbels gedrückt wird. Dabei ist eine Druckwirkung der Luft- und Speisewege zu vermeiden. Die *A. subclavia* wird etwas medial und oberhalb der Mitte der Clavicula gegen die erste Rippe gepreßt, während der Arm- und der Schultergürtel nach abwärts gezogen werden. Der Blutstrom in der *A. brachialis* kann gut durch Andrücken des Gefäßes gegen den Humerusschaft im Sulcus bicipitalis unterbrochen werden. Die *A. femoralis* wird in der Mitte des Lig. inguinale gegen den horizontalen Schambeinast angedrückt. In ihrem weiteren Verlauf kann sie durch digitale Kompression gegen den Femurschaft komprimiert werden.

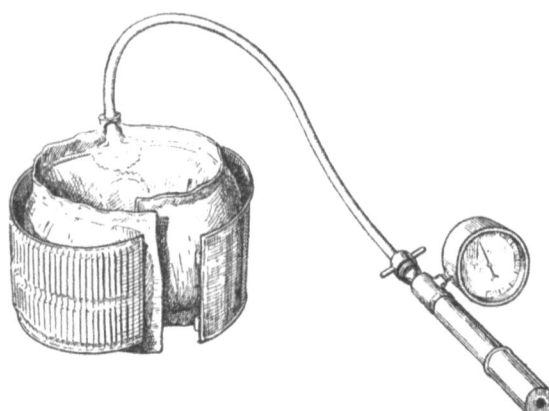

Abb. 4. Apparat von PERTHES zur vorläufigen Blutstillung. Aufblasbare Gummimanschette in Metallband, das durch Hakenverschluß enger und weiter geschlossen werden kann. Durch die Luftpumpe wird nach dem Anlegen um die Extremität die Manschette aufgeblasen und der Druck an dem beigefügten Manometer abgelesen. ($^1/_4$ nat. Größe.)

Muß der Druck *längere Zeit* durchgeführt werden, so wird die *elastische Abschnürung* nach ESMARCH zur Anwendung gebracht. Dieses Verfahren hat alle früheren zur vorläufigen Blutstillung verdrängt. Am Oberschenkel benützt man den mit Kette und Haken versehenen, etwa 1 m langen und daumendicken *Schlauch*. Zu ihrer Ausführung wird die Extremität senkrecht erhoben (das Einwickeln mit Gummibinden nach ESMARCH hat sich als überflüssig erwiesen), das venöse Blut durch zentralwärts gerichtetes Streichen ausgetrieben und gleich *mit der ersten Umschnürung die arterielle Blutzufuhr sofort unterbrochen*. Bei der Anlegung der ersten Umschnürung nimmt man am besten sofort eine Überkreuzung des Schlauches vor, da sich dadurch die erste Schlinge selbst hält und beim weiteren Anziehen des Schlauches beide Hände zum genügend starken Anziehen und Führen benutzt werden können. Die einzelnen Umschnürungen müssen dicht nebeneinander liegen, ohne daß Hautfalten dazwischen aufgehoben werden, da diese sonst gequetscht und in ihrer Ernährung geschädigt werden könnten. Der Schlauch darf nicht länger als $1^1/_2$—2 Stunden liegenbleiben (s. S. 350). Bei peripherer Arteriosklerose ist die Anlegung des Schlauches verboten und durch eine starke Gummibinde oder den PERTHESschen Apparat (Abb. 4) zu ersetzen, da ein Einbruch der verkalkten Gefäßwand mit bleibendem Verschluß der Gefäßlichtung und folgender Nekrose erfolgen kann.

Gummibinde und PERTHESscher Apparat werden auch an der oberen Extremität dem Schlauch vorgezogen. Hier liegt die Gefahr der Anwendung des Schlauches in der Gefahr der Nervenschädigung. Statt des Schlauches kann das SEHRTsche Kompressorium angewandt werden (Abb. 5). Zur provisorischen Blutstillung im Genitalbereich und im Bereich der großen Beckengefäße dient die Anlegung des MOMBURGschen Schlauches oder des SEHRTschen Kompressoriums. Auch ESMARCH hat bereits ein Kompressorium zu diesem Zweck angegeben. Der MOMBURGsche Schlauch muß über daumendick und länger als der ESMARCHsche sein. Die Anlegung erfolgt in der Nabelgegend, unter allen Umständen unterhalb des Abganges der Nierenarterien. Die MOMBURGsche Blutleere bietet insofern Gefahren, als gelegentlich Schädigungen des Darmes durch die starke Umschnürung des Abdomens verursacht werden. Die Kompressorien komprimieren nur die großen Gefäße gegen die Wirbelsäule, doch kann es dabei auch zu Darm- und Mesenterialschädigungen kommen (s. S. 350). Eine vorläufige Blutstillung wird noch dadurch ausgeführt, daß das Gefäß am Orte der Wahl zwischen Verletzungsstelle und Zentrum freigelegt und durch Anlegung von weich fassenden, mit Gummirohr überzogenen Gefäßklemmen (HÖPFNER-Klemmen) gefaßt wird. Auch das Anschlingen der freigelegten Gefäße mit starkem, lose darumgelegtem Seidenfaden dient gelegentlich zur vorläufigen Blutstillung.

Die vorläufige Blutstillung an den Extremitäten durch starke Flexion (besonders Ellenbogen- und Kniegelenk), wie sie ADELMANN einst empfohlen hat, ist unsicher und wohl kaum noch geübt.

Auf jede länger als 5 Min. fortgesetzte vorläufige Blutleere folgt nach Freigabe des Kreislaufes die sog. reaktive Hyperämie. Sie ist nach BIERs grundlegenden, experimentellen Arbeiten ein Ausdruck des Bluthungers der Gewebe und unabhängig vom Einfluß der Nerven.

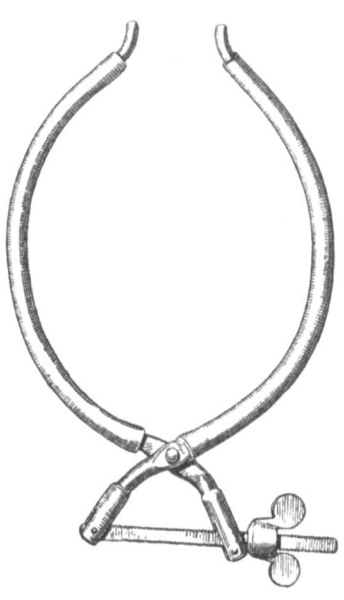

Abb. 5. Kompressorium von SEHRT. Durch Schraube verschließbarer Stahlbügel mit Gummischlauch überzogen. (¹/₂ nat. Größe.)

Sie erstreckt sich hauptsächlich auf die kleinen Gefäße und Capillaren. Nach sicherer, definitiver Blutstillung der großen und größeren Gefäße spielt diese reaktive Hyperämie keine wesentliche Rolle mehr, da nach Abnahme des Schlauches die kleinsten Gefäße und Capillaren das Blut des wiedergekehrten Kreislaufes an sich reißen und während dieser Zeit den mittleren Gefäßen die Möglichkeit gegeben ist, sich genügend zusammenzuziehen.

Zur *endgültigen Blutstillung* kann bei oberflächlichen, venös blutenden Wunden ein Kompressionsverband genügen, am besten unter Hochhebung der verletzten Stelle über die Herzhöhe. Die endgültige Blutstillung wird hauptsächlich durch *Unterbindung* der Gefäße ausgeführt. Mit Schieberpinzetten (heute seltener gebraucht) oder Gefäßklemmen wird entweder das blutende Gefäß selbst oder der Gefäßquerschnitt mit dem umgebenden Gewebe gefaßt und meist nach Anlegung mehrerer derartiger Klemmen die Unterbindung vorgenommen. Die Klemmen sind in verschiedener Größe vorrätig zu halten. Die größten sind die BILLROTH-, die mittleren die KOCHER- und die kleinsten die HALSTED-Klemmen. Sie werden mit und ohne Haken am Ende verwendet

(Abb. 6, 7, 8). Zur Unterbindung dient Seide, Zwirn oder Catgut. Größere Gefäße werden mit der Rinnensonde unterfahren und dann mit der DESCHAMPS-Nadel meist doppelt unterbunden.

Die *Gefäßunterbindung* war schon im Altertum bekannt, sie wurde dann später nur seltener geübt und besonders bei der Ausführung von Amputationen als unzuverlässig verlassen. AMBROISE PARÉ ist auch bei der Amputation wieder energisch für die Gefäßligatur eingetreten. Er benutzte zum Fassen der Gefäße ziemlich grobe, kornzangenähnliche Instrumente. Aber auch seinem sonst gewaltigen Einfluß konnte es nicht gelingen, der Gefäßligatur viele Anhänger zu verschaffen. Das Glüheisen herrschte noch lange Zeit neben der Verätzung in der Blutstillung bei der Amputation.

Neben der Gefäßunterbindung wird auch die *Umstechung* geübt. Mit Nadel und Faden wird die nächste Umgebung des Gefäßstumpfes,

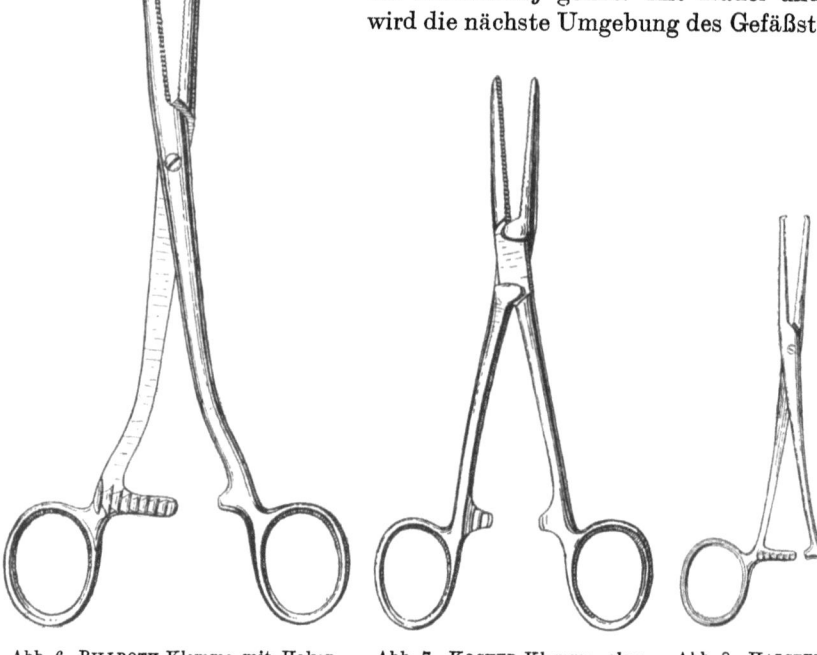

Abb. 6. BILLROTH-Klemme mit Haken. (¹/₂ nat. Größe.)   Abb. 7. KOCHER-Klemme ohne Haken. (¹/₂ nat. Größe.)   Abb. 8. HALSTED-Klemme mit Haken. (¹/₂ nat.Größe.)

am besten kreuzweise, umstochen und der Faden geknüpft. Die Umstechung ist besonders da der Unterbindung vorzuziehen, wo die Gefäßstümpfe schwer zugänglich sind und das Schürzen des Knotens über der Arterienklemme Schwierigkeiten macht. Abgesehen davon ist sie noch zu empfehlen bei der Stillung von Blutungen aus Muskeln, Fettgewebe und aus parenchymatösen Organen (s. S. 1230). Versagt sie bei letzteren, so ist oft das Einlegen oder Aufnähen von aus der Umgebung entnommenem Gewebe (besonders Muskelstückchen) erfolgreich (s. S. 189 und 1230).

Neben Unterbindung und Umstechung kommt noch die sog. *Massenunterbindung* zur endgültigen Blutstillung vielfach zur Anwendung, z. B. zur Unterbindung der Magen-, der Netz-, der Mesenterialgefäße. Die Massenunterbindung wird am besten so ausgeführt, daß zunächst ein etwa 1—2 cm breites Gewebsstück auf eine Rinnensonde aufgelagert wird, ohne Rücksicht auf Sichtbarmachung der darin verlaufenden Gefäße. Ist das Gewebe sehr fett oder wasserreich, so wird dieses Gewebsstück mit einer Quetsche zunächst gequetscht. Dadurch wird der Stiel dünner, ohne daß dabei die Gefäße geschädigt würden. In der Quetschungsfurche erfolgt dann die doppelte Unterbindung durch Unterführung des Fadens mit der DESCHAMPSschen Nadel durch die Rinne. Zwischen den beiden Ligaturen wird das Gewebe durchschnitten. Der Grundsatz der Gefäßunterbindung *am Orte der Verletzung* muß heute allgemein durchgeführt werden. Die Blutstillung am Orte der Wahl ist unsicher, wie die *Torsion*, bei der das Gefäß mit der Klemme bis zum Abreißen gedreht wird.

Handelt es sich um die Verletzung eines Gefäßes, das als *funktionelle Endarterie* zu gelten hat, so darf die Gefäßunterbindung nur dann ausgeführt werden,

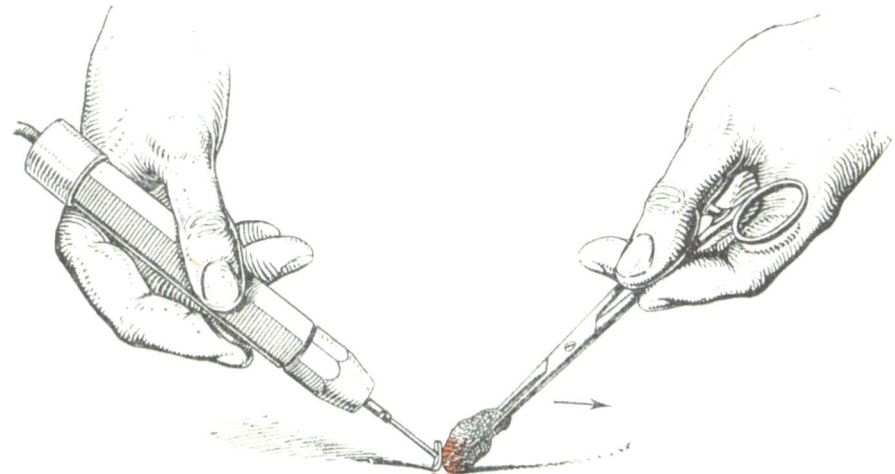

Abb. 9. Blutstillung unter dem Tupfer nach v. SEEMEN. (Elektrochirurgie, Berlin 1932.)

wenn das von dem betreffenden Gefäß versorgte Gebiet geopfert werden kann. Auch dann sollte aber der Versuch gemacht werden, durch Gefäßnaht den Blutstrom wieder herzustellen. Insofern gehört auch *die Gefäßnaht* zu den Methoden der endgültigen Blutstillung. Erst dann, wenn auch die Gefäßnaht in solchen Fällen unmöglich ist, darf die Unterbindung unter genauer Kontrolle des Versorgungsgebietes erfolgen. Handelt es sich um wirkliche Endarterien wie bei den Hauptstämmen der Niere und der Milz und des Mesenteriums, so hat der Unterbindung sofort die Exstirpation des außer Ernährung gesetzten Organes oder Organabschnittes zu folgen. Nach unumgänglich notwendig gewordener Unterbindung der großen Extremitätenschlagadern kann die Demarkation des außer Ernährung gesetzten Abschnittes, wenn nicht gerade infolge einer Wundinfektion eine Gangrän eintritt, abgewartet werden.

Im Jahre 1911 hat M. HOFMANN die *Blutstillung durch Hochfrequenzströme* empfohlen. Da er die blutstillende Wirkung bei der Durchtrennung und beim Verschorfen mit der DE FORESTSchen Nadel erkannt hatte, ließ er eine besondere Elektrode bauen, mit der die angehobenen, zur vorläufigen Blutstillung angelegten Gefäßklemmen berührt wurden. Er stellte fest, daß die Blutstillung durch Einrollung der Intima und Media und einen sich sofort bildenden Gerinnungspfropf zustande kam. Von größerer praktischer Bedeutung wurde das Verfahren erst, nachdem die Elektrochirurgie durch die Konstruktion immer besserer Apparate eine weitere Verbreitung gewonnen hatte. Das geschah, nachdem im letzten Jahrzehnt des

19. Jahrhunderts viele mehr oder weniger vergebliche Versuche gemacht worden waren, erst in neuester Zeit in Deutschland etwa um das Jahr 1925.

Nach den Erfahrungen, die mit der *Blutstillung* durch *Elektrochirurgie* gemacht wurden, kommt sie im wesentlichen bei Blutungen aus kleineren Gefäßen in Frage. Größere und mittlere Gefäße müssen, wie früher, unterbunden werden, da die einfache Koagulation eine Nachblutung nicht sicher verhüten kann. Die elektrische Blutstillung wird verschieden gehandhabt. Da die Koagulation nur dann wirksam ist, wenn die Wunde bluttrocken ist, so wird entweder ein Tupfer auf die Gefäßwunde gedrückt und in dem Augenblick, in dem er weggenommen wird, eine kleine Elektrode auf das blutende Gefäß aufgesetzt und der Strom eingeschaltet (Blutstillung „unter dem Tupfer", v. SEEMEN, Abb. 9) oder es wird eine Klemme angesetzt, mit Gummihandschuhen angehoben und mit der Elektrode berührt.

c) Die Behandlung der Wundinfektion.
(v. BERGMANN, LEXER, SCHIMMELBUSCH, FRIEDRICH, v. BRUNNER, BUZELLO.)

Das Wichtigste, was über die Verhütung der Wundinfektion zu sagen ist ist in dem Abschnitt „Wundbehandlung" erwähnt. Die Verhütung ist und bleibt auch heute noch die wesentlichste Voraussetzung einer guten Wundbehandlung. Bei aseptischen Operationswunden gehört es zu den größten Seltenheiten, daß eine Wundinfektion eintritt, falls keine Fehler in der Asepsis gemacht wurden und falls die zur Operation verwendeten Instrumente und besonders das in der Wunde zurückbleibende Nahtmaterial den Ansprüchen, die an eine moderne Sterilisation gestellt werden müssen, genügt hatten (s. S. 7). Nach der Naht der aseptischen Wunde ist auch mit einer nachträglichen, von außen kommenden Infektion cht mehr zu rechnen. Die Ausscheidung von Fibrin schließt den Wundspltso dicht ab, daß das Eindringen von Keimen nur dann noch möglich ist, wenn die Wundränder schlecht aneinander gelagert sind. Bei Gelegenheitswunden kann nur die oben geschilderte physikalische und chemische Wundbehandlung mit einiger Sicherheit den Eintritt der Infektion verhüten, aber eben auch nur mit *einiger* Sicherheit (s. S. 23 und 33). Je verschmutzter und größer die Wunde, je tiefer reichend, je mehr Nebenverletzungen im Sinne der Quetschung, der Gefäßverletzung, der Nervenverletzung usw. eingetreten sind, desto größer die Gefahr. Desto größer muß aber auch meist die Aktivität bei der Wundversorgung und die Gewissenhaftigkeit in der Beobachtung während der Nachbehandlungszeit sein. Die erste Vorbedingung nach der Wundversorgung ist zunächst Ruhigstellung des Wundgebietes. Bei ausgedehnten Wunden am besten durch Bettruhe. Bei weniger ausgedehnten zunächst Bettruhe, dann örtliche Ruhigstellung des Wundgebietes durch einen feststellenden Verband (Schienenverband, Gipsverband). Letzterer ist an der oberen Extremität nur mit großer Vorsicht als zirkulärer Verband zur Anwendung zu bringen. Bei Kindern soll er niemals angewendet werden wegen der Gefahr der ischämischen Muskelkontraktur, die am leichtesten bei nicht gut gelungener Reposition von Knochenbrüchen eintritt.

In allen Fällen hat in den ersten Tagen 1—2mal täglich eine Kontrolle des Verbandes stattzufinden. Nicht, daß er jedesmal abzunehmen wäre, das geschieht nur, wenn er durch eingetrocknetes Blut hart geworden ist, oder wenn sich die Zeichen einer auf Infektion hindeutenden Wundsekretion zu erkennen geben.

Die *Beobachtung des Verletzten* hat sich auf den Allgemeinzustand und auf die örtlichen Verhältnisse zu erstrecken. Die ersten Symptome der Wundinfektion bestehen in Temperatursteigerung und Schmerzen. Wenn auch bei jeder Verletzung von einiger Ausdehnung Temperatursteigerung zu Beginn beobachtet wird, so deutet Fieber über 38,5 und 39,0° gewöhnlich auf den Eintritt einer Infektion hin. In solchen Fällen wird am besten sofort ein Verbandwechsel vorgenommen. Oft genügt es, einige Nähte zu entfernen und mit dem Abfluß des verhaltenen Wundsekretes fällt auch die Temperatur zur Norm ab. Neben der Temperatur ist besonders auf den Wundschmerz zu achten. Dieser verschwindet in der Regel bei aseptischem Verlauf oder beim Eintritt einer milden Infektion in 1—2 Tagen. Bleibt der Schmerz über diese Zeit hinaus bestehen oder wird er sogar heftiger, macht sich Spannung, Klopfen in der Wunde, Brennen und Hitzegefühl bemerkbar, so sind auch das Zeichen für die beginnende Infektion. Der Verbandwechsel darf dann nicht hinausgeschoben werden. Die rechtzeitige Entfernung von Nähten, einer etwa eingefügten Tamponade genügt auch hier in vielen Fällen, um den Lymphstrom im Wundgebiet zu beleben und mit dem Abfluß des Sekretes auch die Wirkung der eingedrungenen Keime einzuschränken bzw. aufzuheben. Machen sich in der Wundumgebung durch die klassischen Symptome die Anzeichen der eingetretenen Infektion bemerkbar, so wäre es fehlerhaft, nun nicht auch die weitere Umgebung der Wunde zu untersuchen. Die Hauptlymphabflußbahnen müssen untersucht werden und besondere Beobachtung verdienen die regionären Lymphknoten. Sind Anzeichen einer Lymphangitis und Lymphadenitis vorhanden, so besteht die Gefahr der allgemeinen Infektion und unsere Sorgfalt muß sich verdoppeln. Eine erweiterte Wunduntersuchung, die tiefgelegene Infektionsherde, Sekretretentionen, Gewebsnekrosen usw. aufsuchen und beseitigen muß, kann unter Umständen schnell den Rückgang der bedrohlichen Erscheinungen herbeiführen. Findet sich derartiges nicht in der Wunde, so ist die Anwendung ruhigstellender Verbände doch unbedingt zu fordern. Sie haben sich auf die ganze Extremität zu erstrecken. Bei frischen Infektionen leisten Alkoholumschläge (50%, an den Fingern 30%ig) weit über das Wundgebiet hinaus ausgezeichnete Dienste. Auch Verbände mit essigsaurer Tonerde sind zu empfehlen.

Ruhigstellung und Hochlagerung zur Hebung des Kreislaufes, an der oberen Extremität Suspension, werden häufig subjektiv sehr angenehm empfunden und leisten auch objektiv Gutes. In chronisch verlaufenden Fällen wirkt die BIERsche Stauung für 6—8 Stunden mit folgender Pause schmerzlindernd und durch die passive Hyperämie den Infektionsherd günstig beeinflussend. Ergibt sich aus der Fieberkurve und aus der Beobachtung der Wunde, der näheren und weiteren Umgebung, daß der Prozeß örtlich fortschreitet, so ist die Umgebung auf das genaueste zu prüfen; der spontane Schmerz, die Schmerzhaftigkeit bei Bewegungen gewisser Muskelgruppen usw. und schließlich der Druckschmerz bei der Palpation deutet fast immer genau den Weg und die Ausdehnung der Infektion an. Dabei brauchen nachweisbare Zusammenhänge zwischen dem Herd in der Wundumgebung und entfernter gelegenen Herden nicht zu bestehen. Die Verschleppung der Infektion kann ja per continuitatem, auf dem Lymph- und auf dem Blutwege erfolgen. Man soll sich davor hüten, einen solchen Herd sofort mit dem Messer anzugreifen. Die *Abwehrmaßnahmen des Körpers* gegen eingedrungene Keime brauchen eine gewisse Zeit, um voll wirksam zu werden, und diesen wichtigsten Bundesgenossen im Kampf gegen die Wundinfektion darf man nicht stören. Wird ein Einschnitt gemacht, so muß das unter dem Schutz der Asepsis erfolgen. Nichts ist fehlerhafter, als in akut entzündliche Gewebe einen kleinen unzureichenden Einschnitt zu machen. Der Einschnitt muß vielmehr so groß angelegt werden, daß die Grenzen des Herdes damit erreicht werden und daß für die Wundsekrete eine gesicherte Abflußmöglichkeit vorhanden ist (Dränage oder lockere Tamponade). Jede festere Tamponade ist zur Verhütung von Sekretverhaltung zu vermeiden. Der Sekretstrom wird am besten durch einen feuchtwarmen großen Verband *ohne* Einlage wasserdichten Stoffes gewährleistet. Saugwirkung durch Verdunstung. Bei Austrocknung anfeuchten!

Leider tritt häufig, unter Umständen von ganz kleinen Verletzungen ausgehend, von vornherein eine *Allgemeininfektion* des Organismus ein. Die Anzeichen der allgemeinen Blutvergiftung, die sich durch stärkere Beeinflussung des Allgemeinzustandes, durch hohe Temperatur, Schüttelfröste, durch Appetitlosigkeit, trockene Zunge, Leber- und Milzschwellung, Schmerzempfindlichkeit der gesamten Körpermuskulatur auf Druck, hämolytische Erscheinungen, Ikterus usw. bemerkbar machen, weisen häufig darauf hin, daß eine Infektion mit sehr virulenten Keimen stattgefunden hat. Der Nachweis der Bakterien im Blute gelingt fast immer, wenn auch nicht bei jedem Versuch, durch Gießen von *Blutplatten*. Sehr häufig treten solche schwersten Infektionen im Anschluß an Verletzungen bei der Ausführung septischer Operationen oder Obduktion septischer Leichen ein. Hier macht sich deutlich die besondere Gefahr der im menschlichen Körper bereits gezüchteten, nicht mehr der Eingewöhnung bedürfenden Mikroorganismen geltend. Ist eine Allgemeininfektion eingetreten, so kann es unter Umständen gelingen, einen Herd ausfindig zu machen, aus dem der Nachschub der Keime in die Blutbahn erfolgt. Deutet die Art des Verlaufs, d. h. das mit einer gewissen Regelmäßigkeit sich einstellende Auftreten von Schüttelfrösten darauf hin, daß ein solcher Herd besteht, so dürfen wir uns nicht eher beruhigen, bis der Herd gefunden ist. Selbst wenn es dann nicht gelingt, den Herd restlos zu beseitigen, so bringt doch gelegentlich die Unterbrechung der Abflußbahn durch Unterbindung der Venen die Heilung (Jugularisunterbindung bei Sinusthrombose [ZAUFAL], Unterbindung der Vena ileocolica bei Appendicitis [BRAUN], Unterbindung der Vena iliaca oder spermatica bei schweren Genitalinfektionen). Wird ein Herd nicht gefunden, so ist das kein Beweis dafür, daß er nicht vorhanden ist. Die Ansiedlung der Bakterien kann auch in der Blutbahn an irgendeiner Stelle stattgefunden haben, ohne daß örtliche Erscheinungen beobachtet werden. Hier sind wir auf die Maßnahmen angewiesen, die imstande sind, die natürlichen Abwehrkräfte des Körpers zu unterstützen. Dazu gehört in erster Linie die Sorge für gute Ernährung, Verdauung, Stuhl- und Harnentleerung, Kräftigung des Herzens, Hebung des Kreislaufes, des Blutdruckes und der Atmung. In solchen Fällen soll auch das Fieber als solches bekämpft werden durch Herabsetzung der Temperatur zur Hebung des Allgemeinbefindens und des Appetites. Versuche zur Beeinflussung der Blutinfektion mit Hilfe von Desinfektionsmitteln, die direkt in die Blutbahn eingespritzt werden, sind ebenfalls zu machen. Alle früher empfohlenen Präparate, das Kollargol, das Dispargen, das Elektrargol, das Fulmargin, das Jodkollargol, die PREGLsche Lösung usw. sind zwar verschieden beurteilt worden, doch lautet das Urteil im allgemeinen ungünstig. Auch das Trypaflavin, das Rivanol, das

Argochrom und das Argoflavin (Trypaflavinsilber) haben in dieser Beziehung versagt.

Wesentlich bessere Erfolge brachten die Sulfonamide, von denen besonders das vor einigen Jahren von DOMAGK hergestellte und geprüfte Prontosil bei Streptokokkeninfektionen eine große Verbreitung fand.

Das Prontosil war das erste Glied in der Kette der zahlreichen *Sulfonamidpräparate*, deren Hauptvertreter die typische para-amino-Sulfonamid-Gruppe im Molekül enthalten. Die Substanz wirkt in vitro nur bakteriostatisch, kaum bactericid, führt aber dazu, daß sowohl im Tierversuch wie bei therapeutischer Anwendung die so geschädigten Erreger den Abwehrkräften des Wirtsorganismus zum Opfer fallen.

Diese chemotherapeutische Wirkung beruht nach R. KUHN darauf, daß die Sulfonamide einen entscheidenden Wuchsstoff, die para-Aminobenzoesäure im Bakterienkörper verdrängen und so die Lebensfähigkeit und das Wachstum der Keime hemmen, die dadurch vernichtet werden können.

Die Indikation für die Anwendung kann mit zwei Hauptsätzen umrissen werden:

1. Sulfonamide haben nur bei ortsgebundenen, histologisch unspezifischen, akuten Entzündungen von vorwiegend leukocytärem Charakter Aussicht auf Erfolg. Hierunter fallen die lokalen Infektionen im weiteren Sinne an Gewebe, Haut und Schleimhäuten, besonders auch der Körperhöhlen. Von den sog. zyklischen Infektionskrankheiten sind nur Pneumonie, Erysipel und Meningokokken-Meningitis im Stadium der Organmanifestation beeinflußbar (F. O. HÖRING).

2. Sulfonamide können nur da angreifen, wo Blutversorgung und Lymphstrom des Entzündungsgebietes intakt sind. Bei nekrobiotischen und gangränösen Prozessen und in demarkierten Bereichen jenseits des Leukocytenwalles ist keinerlei Wirkung zu erwarten, da das Medikament hierher gar nicht gelangen kann und auch eine körpereigene Infektabwehr örtlich nicht mehr zustande kommt.

Die skeptische oder ablehnende Stellung zahlreicher Chirurgen gegenüber den Sulfonamiden beruht auf derartigen Beobachtungen.

Vom Erreger aus betrachtet sind besonders die Pneumo-, Gono-, Meningo- und Streptokokken, weiter aber auch Staphylokokken, Colibacillen, ebenso die Ruhr und Enteritis-Gruppe, ja auch einzelne Virusarten für Sulfonamide angreifbar. Doch ist damit nur über die Beeinflußbarkeit der einen Komponente des Entzündungsvorganges etwas ausgesagt. Die Sulfonamidwirkung geht aber zum anderen Teil wesentlich über die Reaktion des befallenen Organismus.

Die in Deutschland hauptsächlich angewendeten Sulfonamide sind neben den durch wirkungsvollere bereits ersetzten Prontosil, Albucid und anderen Sulfapyridin (Eubasin), Sulfathiazol (Eleudron, Cibazol), Sulfapyrimidin (Pyrimal, Debenal), Globucid und (nur parenteral) Tibatin.

Eine hohe stoßartige Dosierung über 3—4 Tage ist die Medikation der Wahl, um einerseits rasch eine hohe Konzentration im Blut zu erreichen, toxische Schädigung (Cyanose, Methämoglobin-, Verdochromogenbildung, hämolytische Anämie und Leberschäden) aber zu vermeiden. (Fieber, Exanthem, Purpura und Agranulocytose sind demgegenüber als Arzneiallergie aufzufassen.)

Man gibt insgesamt 20—35 Gramm in 3—4 Tagen, also z. B.:

1. Tag 8 g,   2. Tag 7 g,
3. Tag 6 g,   4. Tag 6 g.

Die *Tabletten* enthalten durchweg 0,5 Sulfonamid. Die Gaben werden möglichst gleichmäßig über Tag (und Nacht!) verteilt. Zu Beginn, besonders bei unmittelbarer Gefahr und bei Unverträglichkeit, erscheinen intravenöse Gaben angezeigt, wobei zu beachten ist, daß in 5 ccm- (oder 3,3 ccm-) Ampullen jeweils nur 1,0 der wirksamen Substanz enthalten ist, so daß entweder größere Mengen injiziert werden müssen (Dauertropfinfusion) oder entsprechende zusätzliche perorale Gaben notwendig sind, um den wirksamen Blutspiegel zu erreichen. Übelkeit und Brechneigung tritt zum Teil durch die Magenreizung, zum Teil aber auch durch zentrale Wirkung und auch bei parenteraler Anwendung auf und ist bei Sulfapyridin besonders störend. Verabreichung der aufgelösten Tabletten mit Brei oder Schleim vermindert die lokale Reizwirkung. Rectal ist die Resorption unzuverlässig. Wegen der schlechten Wasserlöslichkeit der Ausscheidungsprodukte und der Gefahr des Krystallisierens in den Harnwegen (Koliken, Hämaturie) soll stets reichlich Flüssigkeit getrunken oder zugeführt werden, besonders bei bestehendem Fieber.

Erforderlichenfalls kann ein solcher Stoß nach einigen Tagen wiederholt werden. Längere niedrig dosierte oder verzettelte Sulfonamidbehandlung ist abzulehnen, da neben dem Auftreten toxischer Erscheinungen auf diese Weise sulfonamidresistente Bakterienstämme geradezu gezüchtet werden.

Spezifische Indikationen der verschiedenen Präparate sind bisher nicht eindeutig erkannt und haben sich nicht gehalten.

Als klinischer Eindruck wurde vielfach eine besonders günstige Wirkung des Prontosils auf Erysipel (angeblich durch spezifische Hautwirkung) beschrieben. Doch ist zu bemerken, daß gerade das Erysipel einen besonders wechselnden Verlauf zeigen kann und hier therapeutische Maßnahmen besonders schwer beurteilbar sind.

Umfangreiche Erfahrungen liegen mit Sulfathiazol (Eleudron, Cibazol) vor, das bei intensiver chemotherapeutischer Wirkung auch in hohen Dosen gut vertragen wird und in der erwähnten Dosierung kaum toxische Nebenerscheinungen zeigt.

Bosse hat das Prontosil auch äußerlich in der Wundbehandlung empfohlen und es innerlich nur bei allgemeinen Infektionen gegeben. Es wird in Form von Streupulver (Prontosil rubr. mit Milchzucker) oder auch als alkoholische Lösung [Prontosil rubr. 4,0 Alk. (90%ig), Aceton aa 100,0] angewendet. Als antiseptische Gaze verwendet Bosse eine mit Uliron imprägnierte Gaze und außerdem eine 5—10%ige Ulironlebertransalbe. Eyer und Rohrmann finden eine ölige Lösung besser als die alkoholische. Domagk empfahl als Wundpuder eine viel angewendete Mischung von Prontalbin oder Debenal und Marfanilpuder (9:1). Es wird messerrückendick in infektionsverdächtige und infizierte Wunden gestreut (5—25 g nach Wundgröße), bei Gefahr der Allgemeininfektion noch 6—10 g Marfanil-Prontalbin oder besser Debenal-Marfaniltabletten oral für längstens 6—8 Tage (bei Gasinfektion s. S. 40). Auch andere haben mit Sulfonamidstreupulver bei der *Wundbehandlung* gute Erfolge erzielt (Jensen, Brunner und Schläpfer, Konjetzny, v. Haberer). Andere sind mehr oder weniger ablehnend (Kirschner, Nordmann) oder zweifelnd wie Jörns.

Die chemotherapeutische Wirkung der *Penicillin*-Substanzen, die aus Pilzkulturen gewonnen werden, erstreckt sich gleichfalls auf bakterielle Infektionen. Die toxischen Nebenwirkungen treten hier völlig zurück. Wegen der raschen Ausscheidung durch den Harn werden die Substanzen mehrfach täglich hoch dosiert, parenteral und gleichfalls stoßartig angewendet. Doch stehen diese Präparate zur Zeit in Deutschland nur sehr beschränkt zur Verfügung.

Die *Serum- und Vaccinebehandlung* haben leider bei der Behandlung der allgemeinen Blutvergiftung bisher vollkommen versagt, so günstig die Erfolge unter Umständen bei chronisch verlaufenden Infektionen sind.

Geht unter chirurgischer Behandlung die Infektion zurück und beschränkt sie sich auf ihren lokalen Herd, so zeigt sich das durch Temperaturabfall und allmähliches Schwinden der Schmerzhaftigkeit an. Sobald die Sekretion aus der Wunde nachläßt, ist die Dränage baldigst zu entfernen, am besten nicht auf einmal, sondern unter allmählichem Kürzen des Dränrohres. Dabei darf aber die Wunde und ihre Umgebung nicht außer acht gelassen werden, da es nachträglich noch zu Eiteransammlungen in der Tiefe kommen kann. Es entstehen auf diese Weise unter Umständen tiefgelegene, röhrenartige Gänge, durch Senkung zwischen den Muskeln, die keine direkte Verbindung mehr mit dem ursprünglichen Infektionsherd zu haben brauchen, aber doch häufig durch einen engen Fistelgang mit diesem zusammenhängen. Auf solche *Röhrenabscesse* weisen die Beschwerden des Kranken, aus den Wundverhältnissen nicht erklärbares Fieber und die übrigen Erscheinungen des Weiterbestehens der Infektion hin. Besonders an den Extremitäten und da wieder besonders bei solchen, die unter Suspension behandelt worden sind, ist an derartige Komplikationen zu denken. Ist der Verdacht auf eine Röhrenfistel begründet, so ist der Fistelkanal aufzusuchen und möglichst am tiefsten Punkt, den besonderen Lageverhältnissen entsprechend, zu spalten. Solche Fisteln pflegen dann schnell auszuheilen. Heilt eine Wunde trotz breiter Spaltung, trotz Zurückgehens der allgemeinen Entzündungserscheinungen nicht aus, so sind die Ursachen dafür mannigfacher Art. Nicht selten beruht die Ursache auf der Anwesenheit unbemerkter *Fremdkörper*. Sie sind im allgemeinen leicht aufzufinden, besonders wenn eine Röntgenaufnahme den Fremdkörper darstellt. Schwierig kann das Auffinden dann sein, wenn es sich um Fremdkörper handelt, die tief in das Wundgewebe eingedrungen sind und die dabei keinen Schatten auf der Röntgenplatte geben. Sind das besonders Holz- und Glassplitter, so führt hier oft die genaue Wundrevision, die jeden Winkel berücksichtigt, und die Palpation auf die richtige Spur. Da auch tiefer eingedrungene Fremdkörper Eiteransammlung erregen, so kann die Beobachtung des auf Druck in der Wundspalte austretenden Sekretes auf den Fremdkörper hinweisen. Die Entfernung solcher Fremdkörper ist selbstverständlich Voraussetzung für die Beseitigung der Störung der Wundheilung. Zu den Fremdkörpern kann man mit einem gewissen Recht auch die Sequester und die Gewebsnekrosen von Knochen, Muskeln, Fett und Fascien rechnen. Besonders die Fasciennekrose kann unter Umständen trotz oberflächlicher Wundheilung in ausgedehnter und fortschreitender Weise die Wundheilung stören. Auch dann kann nur die Entfernung des toten Gewebes die Eiterung zum Schwinden bringen. Störungen und Verzögerungen der Wundheilung werden auch beobachtet bei Kranken, deren Allgemeinzustand durch erschöpfende Krankheiten, besonders schwere Infektionen oder Blutungen herabgesetzt ist. Häufig ist auch der Morphinismus die Ursache, da dadurch besonders die Ernährung sehr stark leidet. Gelingt es, das Morphium zu entziehen und den Ernährungs- und Allgemeinzustand zu heben, so geht oft überraschend schnell die Wundheilung vorwärts. Die zunächst schlaffen, blassen Granulationen zeigen sich frisch und gut durchblutet und die Epithelisierung macht rasche Fortschritte. Außer den genannten Erkrankungen sind es Gefäß- und Nervenerkrankungen (Arteriosklerose, Tabes und der Diabetes), die am häufigsten die gesunde Reaktion der Wunde stören. Hier ist auch noch mit einem Worte der Wunddiphtherie zu gedenken, die sich schon frühzeitig dem aufmerksamen Beobachter durch festsitzenden Belag zu erkennen gibt. In späteren Stadien sind solche Beläge graugrünlich und überdecken unter Umständen eine ganze granulierende Fläche. Auch zu tiefer greifenden Nekrosen kann es gelegentlich kommen. Solche

Kranken sind möglichst zu isolieren, da es nicht selten zur raschen Verbreitung dieser Infektion über ein großes Krankenmaterial kommen kann. Handelt es sich um oberflächliche Wunden, so macht die Therapie im allgemeinen keine sehr großen Schwierigkeiten, wenn es auch Fälle gibt, bei denen durch die lokale Behandlung auch in Wochen die Infektion nicht zu beseitigen ist. Am hartnäckigsten sind allerdings tiefgehende Wunden und Fistelgänge. Die Behandlung erfolgt am besten durch die Anwendung der gewöhnlichen Antiseptica, wobei sich das Jodoformpulver, der Alkoholverband, der Verband mit $1^0/_{00}$iger Sublimatlösung bewährt haben. Serumanwendung hat im allgemeinen versagt, am ehesten scheint noch aufgestreutes Trockenserum die Infektion zu beeinflussen.

Zur Behandlung mehr *chronisch* verlaufender Mykosen, im Anschluß an Wundinfektionen, hat sich die Injektionsbehandlung mit *Autovaccine* ausgezeichnet bewährt. Einige Tropfen Eiter genügen, um in den zur Herstellung von Vaccine eingerichteten Instituten den Impfstoff herzustellen. Die Injektion erfolgt gewöhnlich subcutan und unter Steigerung der Keimzahl der injizierten Vaccine, wie sie von den genannten Instituten geliefert wird.

Bei der Besprechung der Wundinfektionsbehandlung bedürfen die besonders gefährlichen Anaerobierinfektionen *Tetanus* und *Gasbrand* einer besonderen Berücksichtigung. Für beide gilt in ganz besonderem Maße die Wichtigkeit der chirurgischen Wundversorgung, wie sie oben geschildert ist (s. S. 23). Die Untersuchungen FRIEDRICHs waren ja auch hauptsächlich gegen die Infektion mit anaeroben Keimen gerichtet.

Wenn sich auch im Laufe der Zeit die Sechsstundengrenze, die FRIEDRICH feststellte, und die zur Auskeimung der genannten Außenwelt keime im menschlichen Körper benötigt wird, sich nicht als sicherer Anhaltspunkt erwiesen hat, insofern als einerseits auch schon nach 2—3 Stunden eine schwere Gasinfektion eintreten kann, anderseits die schweren Krankheitserscheinungen erst 12 und mehr Stunden nach der Verletzung in Erscheinung zu treten brauchen, so ist die Aufmerksamkeit der Chirurgen durch die Untersuchungen FRIEDRICHs doch darauf gerichtet worden, die chirurgische Wundbehandlung so früh wie möglich durchzuführen. Die Ursache für die so früh auftretende Infektion liegt darin begründet, daß bereits im menschlichen oder tierischen Körper vorgezüchtete Keime eingedrungen sind, wie wir das auch bei Infektionen mit den gewöhnlichen Eitererregern aus der sog. ,,kleinen Arztinfektion" bei Verletzungen an septischen Kranken und Leichen beobachten, HELLER gibt in seiner Arbeit die Ansicht ZEISSLERs wieder. Daraus geht hervor, daß es bei den Anaerobierinfektionen im wesentlichen auf folgende zwei Punkte ankommt: 1. Art, Beschaffenheit und Menge der Infektionserreger. 2. Beschaffenheit der Impfstelle, namentlich ob die Infektionserreger in gut durchblutetes, lebensfähiges oder in nekrotisches Gewebe gelangen. Die Infektionserreger unterscheiden sich, je nachdem es sich um toxinfreie Sporen, toxinbeladene Sporen oder um toxinbeladene vegetative Bacillen handelt. Gelangen toxinfreie Sporen in eine Wunde, die weder nekrotisches noch schlecht ernährtes Gewebe enthält, so geht die Infektion nicht an, oder erst allmählich durch Sekretstauung um kleine Fremdkörper. Dringen toxinbeladene Sporen ein (das ist der Fall bei Ackererde und Straßenschmutz), so treten allmählich auch in gut ernährten Wundgeweben innerhalb von 6 bis 20 Stunden Anaerobierinfektionen auf. Sind aber toxinbeladene vegetative Bacillenformen in die Wunde gelangt, so kann schon nach 2 Stunden die Infektion festgestellt werden. Schließlich ist es auch möglich, daß sich toxinfreie Keime in schlecht ernährtem und nekrotischem Gewebe (Schußverletzungen, schwere Verkehrsverletzungen) sofort vermehren.

Die Erfahrungen, die bei der Entstehung und beim Ablauf der Anaerobierinfektion gesammelt wurden, haben dazu beigetragen, die *chirurgische Wundbehandlung* zur Verhütung dieser Infektionen den übrigen Versuchen der Wundinfektionsverhütung zum wenigsten gleichzustellen oder sogar in den Vordergrund zu rücken.

Unter den Versuchen zur Verhütung des *Tetanus* ist besonders die rechtzeitige Verabreichung von Tetanusantitoxin zu erwähnen.

Die Akten über den Wert dieses Verfahrens, das von BEHRING ausgearbeitet wurde, sind auch heute noch nicht geschlossen. Bei der großen Seltenheit der Tetanusinfektion in Friedenszeiten und der Schwierigkeit der Beurteilung dessen, was man unter einer tetanusverdächtigen Wunde versteht, nimmt es nicht wunder, daß viele Ärzte in der allgemeinen Praxis die Antitoxinbehandlung abgelehnt haben. Dazu kommt, daß die Serumbehandlung nicht ganz ungefährlich ist (Serumkrankheit, selten anaphylaktischer Schock) und daß gelegentlich Tetanus doch zum Ausbruch kommt bei Verletzten, die mit Antitoxin vorbehandelt waren. Daher sind gerade in den letzten Jahren Einwände gegen die Antitoxinbehandlung gemacht worden (HÜBNER). Über diese Fragen hat neuerdings eine Reihe von größeren Aussprachen stattgefunden, aus denen hervorgeht, daß doch die Mehrzahl der Chirurgen die *Antitoxinprophylaxe* beizubehalten wünscht, wenn auch das Unterlassen derselben nicht als Kunstfehler aufgefaßt werden darf, da ja nicht jede Verletzung von einer Tetanusinfektion gefolgt sein und andererseits nicht jede Verletzung mit Antitoxin behandelt werden kann. Ebensowenig ist es möglich, jede Wunde im strengen Sinne FRIEDRICHs unter Wundausschneidung zu versorgen.

Da erfahrungsgemäß Wunden, die mit gedüngter Erde und mit Straßen- oder Hausschmutz verunreinigt sind, die Fremdkörper enthalten, insbesondere Holzsplitter, zur Anaerobierinfektion neigen, so wird man hier, trotz ausgiebiger chirurgischer Wundversorgung das Antitoxin zur Verhütung geben. Aber auch Wunden, die nicht im eben genannten Sinne verschmutzt sind, die aber tiefe, unregelmäßige Buchten und Kanäle aufweisen, wie z. B. Granatsplitter- und andere Schußverletzungen, bei denen auch nicht mit Sicherheit alles schlecht ernährte Gewebe entfernt werden kann, müssen ebenfalls der Antitoxinprophylaxe unterzogen werden. Selbstverständlich ist es, daß alle derartigen Wunden weitgehend offengehalten, d. h. nicht genäht werden. Wenn irgend möglich, ist der Zutritt von frischer Luft, auch in die Tiefe der Wunde, zu gewährleisten.

Die *Tetanusantitoxinprophylaxe* besteht darin, daß gleichzeitig mit der Wundversorgung, je eher desto besser, die sog. Schutzdosis von 3000 AE subcutan oder intramuskulär verabreicht wird. Die Einspritzung soll möglichst in der Nähe der Verletzungsstelle erfolgen, und bei stark verschmutzten Wunden *nach einer Woche wiederholt werden*. Auch vor *Nachoperationen* ist sie zu wiederholen.

Da auch die Antitoxinbehandlung keinen unbedingt sicheren Schutz gegenüber der Tetanusinfektion verleiht, ist man schon seit Jahren, und zwar zuerst in Frankreich, dazu übergegangen, Versuche mit einer aktiven Immunisierungsbehandlung zu machen. Diese Versuche gehen auf BAZY und VALLÉE zurück und haben durch RAMON praktische Bedeutung gewonnen. Durch die mehrfachen Injektionen vorbehandelter, abgetöteter Keime gelingt es angeblich, einen Dauerschutz bei Tier und Mensch zu erzielen. Diese Schutzbehandlung ist in der französischen Armee bereits in großem Maßstabe durchgeführt worden.

Für den ausgebrochenen Wundstarrkrampf gibt es leider bis heute noch kein unbedingt sicheres Behandlungsverfahren. Auch hier steht nach Ansicht der Chirurgen die operative Wundbehandlung zunächst im Vordergrund. Das breite Eröffnen verschmutzter Wunden, die Beseitigung nekrotischen Gewebes, die Entfernung von Fremdkörpern sind unbedingt erforderlich, da sie mit Sicherheit oft noch Keime und Toxine enthalten, die ihren Weg nach dem Zentralnervensystem antreten können. Die Wundbehandlung muß selbstverständlich in *Narkose* vorgenommen werden. Es ist zweckmäßig, auch die chemische Antisepsis, soweit sie sich gerade gegenüber den Anaerobiern als zweckmäßig erwiesen hat (BRUNNER, v. GONZENBACH), zur Anwendung zu bringen. Wasserstoffsuperoxydlösung zur Ausspülung, zur Beseitigung des Schmutzes, Jodtinkturanstrich der ganzen Wunde, Spülung mit DAKINscher Lösung (s. S. 24) und das Einbringen von geringen Mengen Jodoformpulvers, mit dem man eine gewisse Dauerwirkung erzielen kann.

Am zweckmäßigsten ist es, noch während der Narkose auch die *Antitoxinbehandlung* einzuleiten. Bei großen verschmutzten Wunden umspritzt man das Operationsgebiet mit größeren Mengen von Antitoxin und spritzt das Serum zentralwärts in den ganzen Querschnitt der Extremität (BUZELLO). Gleichzeitig wird das Antitoxin auch intravenös gegeben und zwar im ganzen nach den Vorschriften des Behring-Werkes wenigstens 60 000 (bis 100 000 CSIKY) AE. tägl. Intravenöse Verabreichung gilt nach BUZELLO, KREUTER, WIEDHOPF, SAEGESSER als die wichtigste, da es nur mit dieser gelingt, das im Körper kreisende Gift zu erreichen. Wenn aber dem Verletzten eine subcutane Schutzdosis im Laufe der letzten 7—14 Tage verabreicht worden ist, so soll man wegen der Gefahr des anaphylaktischen Schocks auf die intravenöse Gabe verzichten.

Man kann allerdings den Versuch machen, durch eine Vorinjektion von 0,1 ccm Serum subcutan den Kranken zu *desensibilisieren*, um dann später die Injektion vorzunehmen (BESREDKA). Nach BUZELLO ist es besser, 1—2 ccm intramuskulär zu spritzen und dann nach 3—4 Stunden die intravenöse Injektion durchzuführen oder das Serum auf 1:10 Kochsalz zu verdünnen und dann alle 10 Min. intramuskulär zuerst 1, dann 3, dann 10 ccm, zuletzt 25 ccm einzuspritzen. Erfolgen dann keine anaphylaktischen Erscheinungen, so wird 1 ccm unverdünnt intravenös gegeben. Treten auch dann noch keine Störungen ein, so kann man nach 15 Min. den Rest langsam intravenös einspritzen.

Außer der intravenösen Verabreichung wird von manchen als wichtig noch die *intralumbale* Einspritzung angesehen, in der Absicht, die aus den perineuralen Lymphbahnen in die Spinalflüssigkeit ausgeschiedene Toxinmenge abzufangen. Mit die besten Erfolge sind mit gemeinsamer intravenöser und intralumbaler Einspritzung gemacht worden (SAEGESSER). Die intrakraniellen Einspritzungen haben sich nicht bewährt.

Da die Behandlung mit Serumantitoxin keine unbedingt sichere ist und die schweren Erscheinungen des furchtbaren Leidens dadurch oft nicht oder nur unwesentlich beeinflußt werden, so muß zunächst ein ewirksame *Allgemeinbehandlung* durchgeführt werden. Sie hat darin zu bestehen, daß von dem Kranken alle Reize, die Anfälle auslösen könnten, ferngehalten werden. Er wird daher am besten in ein verdunkeltes Einzelzimmer gelegt und besonders sorgsam und schonend behandelt. Das gilt für die Nahrungsaufnahme, die Untersuchung, die Stuhl- und Harnentleerung usw. Für ausreichende Nahrungsaufnahme muß, unter Umständen durch Magenschlauch oder Nährklysmen, gesorgt werden.

Aber auch damit ist nicht alles geschehen, da bei Schwerkranken die Anfälle auf jeden äußeren Reiz auftreten. Es muß daher dafür gesorgt werden, daß die Krampfanfälle abgeschwächt oder verhindert werden, und es steht fest, daß die schmerzbetäubende *Behandlung* ebenso wichtig ist wie die Antitoxinbehandlung, zumal sich vermuten läßt, daß durch Narkotica (Chloroform, DUFOUR) selbst in den Nervenzellen verankerte Gifte frei werden und der Entgiftung durch das Serum zugänglich gemacht werden können. Auch soll dem Antitoxin die Möglichkeit gegeben werden, die Blut-Liquorschranke zu überschreiten. Als bestes Mittel scheint sich das Magnesiumsulfat, das von MELTZER und AUER eingeführt und von KOCHER besonders gepriesen wurde, bewährt zu haben. Es hat nur Wert, wenn es in jedem Augenblick im Blut in der Konzentration vorhanden ist, die die Krampfanfälle verhütet (s. unten). Dagegen haben sich das rectal verabreichte *Avertin* und andere *Dauerschlafmittel* nicht so gut bewährt, da die Gefahr der Lungenkomplikation nicht von der Hand zu weisen ist. Als Schlafmittel ist das *Chloralhydrat* empfohlen worden, dessen Verwendung aber beim Gebrauch von Magnesiumsulfat vermieden werden soll. Örtliche Betäubung (WIEDHOPF) mit Novocain hat keine Wirkung. Das *Magnesiumsulfat* soll nach STRAUB *intravenös* gegeben werden, um in der obenerwähnten Weise wirksam zu sein. Diese Form der Verabreichung ist auch mit verhältnismäßig wenig Gefahren verknüpft, unter denen die Atemlähmung im Vordergrund steht. Das Magnesiumsulfat wird mit Unterbrechung verabreicht. Mengen zwischen 50—150 ccm einer 2,5—3,0%igen Lösung werden innerhalb 2 Min. eingespritzt. Die Hohlnadel bleibt liegen und die Infusion wird immer nach etwa einer Stunde wiederholt. Ebenso zum Verbandwechsel und anderen reizauslösenden Gelegenheiten. BUZELLO gibt von einer 2,5%igen Lösung bei Erwachsenen 2mal täglich 10—15 ccm, bei Jugendlichen von 10—18 Jahren 2mal 5 ccm täglich *intravenös*.

SAEGESSER steht auf dem Standpunkt, daß die beste Verabreichung des Magnesiumsulfats die *intralumbale* ist, während BUZELLO 1mal täglich 9—10 ccm einer 15%igen Lösung intralumbal und in Narkose nur dann verabreichen will, wenn die intravenöse nicht gelingt.

Nach SAEGESSER spritzt man 3 ccm einer 2,5%igen Magnesiumsulfatlösung intralumbal mit allmählicher Steigerung auf 6—7 ccm in 24 Stunden ein. Kinder unter 10 Jahren werden von Lumbalbehandlung ausgeschlossen. Zwischen 10 und 20 Jahren gibt man als Anfangsdosis 2 ccm. Als Gefahr besteht nur die Atemlähmung. Sie ist aber nach SAEGESSER nicht bedrohlich, wenn künstliche Atmung genügend lange fortgesetzt wird.

Nach BUZELLO wirkt als Gegengift fast schlagartig eine intravenöse Einspritzung von 5 ccm einer 5%igen Chlorcalciumlösung. Im höchsten Notfall muß tracheotomiert werden und Sauerstoff durch einen eingeführten Gummikatheter eingeblasen werden.

Nach SAEGESSER hilft die Einspritzung von Chlorcalcium nach intralumbaler Verabreichung von Magnesiumsulfat nicht viel. Besser ist die intravenöse Einspritzung von 1 ccm Lobelin.

Die zweite sehr gefährliche Wundinfektionskrankheit durch anaerobe Keime ist, wie schon erwähnt, der *Gasbrand*. Für den Infektionsvorgang gelten besonders die obenerwähnten Angaben ZEISSLERs (s. S. 36). Da in der großen Mehrzahl der Fälle die Auskeimung der in die Wunde gelangten Außenweltkeime eine längere ist (6—20 Stunden), während ein rascher Verlauf (bis zu 2 Stunden) seltener beobachtet wird, so ist die chirurgische Wundbehandlung in vielen Fällen imstande, rein mechanisch die Wunde keimfrei oder wenigstens keimarm zu machen. Man muß also sobald als möglich bei allen durch Schmutz und Erde verunreinigten Wunden, insbesondere, wenn sie buchtenreich und tief oder wenn die Wundränder zerfetzt sind, ausgiebig ausschneiden, bis möglichst überall gesundes, frisch blutendes Gewebe die Begrenzung bildet. Das gilt in noch höherem Maße für solche Wunden, bei denen durch die Verletzung größerer Gefäße Weichteilgebiete außer Ernährung gesetzt sind. Bezieht sich die Ernährungsstörung z. B. auf größere Teile eines Extremitätenquerschnittes, so sollte man, besonders wenn es sich um Kriegsverhältnisse handelt, besser sofort im Gesunden amputieren. Dabei spielt eine *Knochenverletzung* keine ausschlaggebende Rolle, da die Gasbrandinfektion ja im wesentlichen eine Muskelerkrankung ist. Sind nur einzelne Muskelgruppen vollständig zerfetzt und in ihrer Ernährung gestört, so kann man insbesondere in Friedenszeiten damit auskommen, sie so weit zu entfernen, als die Gewebszerstörung reicht, d. h. bis man im gut ernährten Gewebe angekommen ist. Selbstverständlich müssen alle derartigen Wunden weitgehend offenbleiben. Man kann sie zunächst antiseptisch behandeln (s. oben) und dann unter Sicherung guten Wundabflusses ganz locker mit Verbandgaze ausfüllen und für unbedingte Ruhe sorgen (Gipsschale, BRAUNsche Schiene, VOLKMANNsche Schiene an der unteren Extremität, Abduktionsschiene am Arm u. ä.). Will man die Wunde ganz offen behandeln, so wird der verletzte Abschnitt ebenfalls möglichst ruhiggestellt und nur ein Verbandschleier zur Fernhaltung von Ungeziefer darübergedeckt.

In den angelsächsischen Ländern ist vielfach die Dauerspülung mit DAKINscher Lösung angewendet worden (Chlorkalk 200,0, Soda 140,0 in 10 Liter Wasser gelöst und filtriert. Die Lösung wird dann mit Borsäure neutralisiert). Auch in Frankreich und Deutschland hat das Verfahren zeitweise Anhänger gefunden. Aus einem über dem Bett aufgehängten Irrigator wird die Lösung mit Hilfe eines Gummischlauches mit Glasspitzenansatz entweder unmittelbar über die Wunde geleitet und das Ausfließen mit Hilfe eines Quetschhahnes bis zum Tropfen herabgesetzt, oder bei tiefen Wunden wird die Lösung durch einen dünnen Katheter oder Gummischlauch tief in die Wunde hineingeleitet. Nach guter chirurgischer Wundbehandlung sind solche Spülungen nicht notwendig.

Leider ist die *Serumprophylaxe* gegenüber den Gasbranderregern, von denen hauptsächlich der WELCH-FRÄNKELsche Bacillus und der NOVYsche Bacillus des malignen Ödems, der Pararauschbrandbacillus, daneben der ASCHOFFsche Gasödembacillus, der Uhrzeigerbacillus von PFEIFFER und BESSAU u. a. in Frage kommen, nicht annähernd so wirksam, wie sie gegenüber der Tetanusinfektion angenommen werden darf. Trotzdem wird man nach allen Verletzungen, denen eine Infektion mit anaeroben Keimen droht, dem Verletzten den Schutz durch intramuskuläre Einspritzung von 20 ccm *polyvalentem Gasbrandserum*, das jetzt in seinen Hauptbestandteilen staatlich geprüft wird und daher als das beste gelten muß, verabreichen. Das von den Behring-Werken hergestellte, jetzt gelieferte verstärkte polyvalente Gasbrandserum wird intravenös (50 ccm) gegeben. Als Vorprobe wird vor der Infusion 1 ccm Serum subcutan (1—2 Stunden vorher) zu geben gefordert. Man kann es auch in Narkose geben oder in 500 bis 1000 ccm Infusionslösung gelöst mit Suprareninzusatz als langsam durchgeführte Infusion.

LÖHR u. a. raten bei Verletzungen, die gasbrandverdächtig sind, sofort so große Dosen zu geben, wie sie beim ausgebrochenen Gasbrand verabreicht werden, und zwar intravenös am besten aufgelöst in Kochsalzlösung als Dauertropfinfusion.

Ist eine *Gasbrandinfektion ausgebrochen,* so kann neben der Serumgabe nur rasche chirurgische Hilfe Rettung bringen. Mit Sulfonamidgaben kann die Bekämpfung weiter unterstützt werden. DOMAGK gibt bei begründetem Verdacht oder ausgebrochener Infektion 6—8 g Debenal-Marfanil oral (sofort 2 g) im Abstand von 2—4 Stunden, auch nachts je ein 1 g, dazu sobald als möglich Marfanil-Debenalpuder papier- bis messerrückendick auf die Wunde, je nach Größe 5—25 g und intravenös Serum in den großen Dosen (s. S. 34).

Die *Diagnose* ist meist einfach, da der Zustand oft außerordentlich rasch und bestimmt gekennzeichnet verläuft. Es kommt daher darauf an, *die ersten Zeichen des Gasbrandes* nicht zu übersehen. Hat man die Wundversorgung selbst gemacht und handelt es sich um eine ausgedehnte, verschmutzte, buchtenreiche Wunde, oder um eine zerfetzte Schußwunde, so wird man von vornherein mit besonderer Aufmerksamkeit den weiteren Verlauf beachten. Diese Fälle sind weniger gefährdet als die anderen, bei denen verhältnismäßig kleine, aber tiefgehende Verletzungen durch verschmutzte Fremdkörper (Pfählung) oder durch schwere Quetschungen und Prellungen, durch Gefäßverletzungen usw., ohne vorausgegangene ausgiebige Wundversorgung in unsere Behandlung kommen. Man sollte in allen diesen Fällen, falls sie in den ersten 24 Stunden kommen und es sich nicht gerade um glatte Gewehrschüsse und ähnliches handelt, immer noch einmal eine gewissenhafte chirurgische Wundversorgung vornehmen, um nicht plötzlich durch das Auftreten einer Gasbrandinfektion überrascht zu werden.

Die ersten klinischen Zeichen sind: auffallend starker Wundschmerz, starke Schwellung der Wundumgebung häufig mit glänzender, blasser Haut, die oft durch unregelmäßige bräunliche oder bläuliche, mißfarbene Flecken gekennzeichnet ist, ansteigendes Fieber bei auffallend schnellem, kleinem Puls. Bei der Untersuchung der Wundumgebung läßt sich nun in vielen Fällen auch das Gas unmittelbar nachweisen. Bei Druck kann es in Blasen aus dem Wundkanal kommen. Klopft man mit einer Pinzette, die wie eine Stimmgabel gehalten wird, oder mit einem langen Bleistift auf die Wundumgebung, so hört man den bekannten *Schachtelton*. Dieses absolut sichere Zeichen des Vorhandenseins von Gas, das sich auch beim Betasten durch Knistern bemerkbar macht, ist allerdings nicht immer nachweisbar, insbesondere dann nicht, wenn die Gasödembacillen vorherrschen. Bei größeren Wunden kommt noch ein unangenehmer fader oder übler Wundgeruch hinzu, und der Ausfluß einer trüben, manchmal mit Gasblasen untermischten, blutig-bräunlichen Flüssigkeit.

Wie gesagt, kommt es nun für die *Behandlung* auf das sofortige chirurgische Eingreifen an. Hier kann nur breiteste Spaltung und Freilegung des ganzen Wundgebietes und seiner Umgebung den nötigen Überblick erbringen, der zum Entschluß des weiteren Handelns notwendig ist. Die Erscheinungen, die zunächst ins Auge fallen, sind die, die sich im *Unterhautzellgewebe* abspielen.

Sie haben PAYR dazu veranlaßt, eine *epifasciale* von einer *subfascialen* Form des Gasbrandes zu unterscheiden. Es hat sich wohl später ergeben, daß die epifasciale Form gewissermaßen ein Ausläufer der eigentlichen von der Muskulatur ausgehenden Gasbrandinfektion ist und daß es sich dabei meist um einen glücklicherweise noch verhältnismäßig begrenzten Muskelherd handelt.

Wird der Muskelherd eröffnet und die zerfetzten Muskeln entfernt, so muß man aber in solchen Fällen auch die epifascialen Abschnitte durch weitgehende Spaltung von ihrem infektiösen Inhalt befreien. Viele kleine Schnitte, die bis in das gesunde Gewebe hineinreichen, ermöglichen die Entlastung. Würde man in einem solchen Falle den Muskelherd nicht eröffnen, so bestünde die Gefahr des Fortschreitens trotz weitgehender Spaltung der epifascialen Abschnitte. Bei ausgedehntem Befallensein ganzer Muskelgruppen hilft die Spaltung nicht mehr. Hier kann nur eine *möglichst hohe Amputation* als letzter Rettungsversuch gelten. Sind erst einmal die auf den Stamm übergehenden Muskeln beteiligt, so nützt selbst die *Exartikulation* nichts mehr. Trotzdem wird man im gegebenen Falle diesen Versuch unter keinen Umständen unterlassen dürfen.

Gleichzeitig mit dieser chirurgischen Behandlung muß die *Serumbehandlung* versucht werden. Große Mengen polyvalenten Serums werden nach der ausgiebigen chirurgischen Wundversorgung, auch nach Amputation, verabreicht, und zwar tagelang.

So wurden in einem Falle bis zu 70 ccm des Serums zum Teil intravenös, zum Teil intramuskulär 10 Tage lang gegeben, und man gewinnt die Überzeugung, daß diese Injektionen auch eine günstige Wirkung hatten (JENCKEL). Über ähnliches berichten viele andere Chirurgen.

Dagegen wird die auch neuerdings (HUGEL) wieder empfohlene *Sauerstoffbehandlung* des Gewebes durch Einblasen von Sauerstoff wegen der Luftemboliegefahr wie schon früher abgelehnt, zumal man sich keine Vorstellung machen kann, wie der Sauerstoff, der sich in Blasen in den Gewebsspalten bewegt, die in das Gewebe eingedrungenen Keime, besonders auch Toxine, vernichten oder schädigen könnte. Auch die Ausfüllung der nach der Wundbehandlung zurückbleibenden *frischen Wunde* mit durch Wasserstoffsuperoxyd getränkte Verbandgaze scheint gefährlich, da auch dadurch Gasembolien beobachtet worden sind.

6. Die Schmerzbetäubung.
(WINTERSTEIN, V. BRUNN, HESSE, LENDLE und SCHOEN, KILLIAN, BRAUN, HAERTEL und JENICO.)

a) Die Allgemeinnarkosen.

α) Geschichte.

Versuche, eine *Allgemeinnarkose* herbeizuführen, gehen schon bis in das Altertum zurück. Die Mittel, die dazu verwendet wurden, waren hauptsächlich Mohnsaft, Alraune, Alkohol-Schierling u. a., die besonders als Tränke gegeben wurden. Sie wirkten mehr als Schlafmittel und reichten zur Schmerzbetäubung bei Operationen kaum aus. Aber auch zur Inhalation wurden diese Mittel verwendet, und zwar wurden sog. Schlafschwämme, d. h. Schwämm, hergestellt, die mit Opium, Bilsenkraut, Mandragora und anderen schlafbringenden Mitteln wie Efeu und Schierling, getränkt waren. Die Schwämme wurden vor dem Gebrauch mit warmem Wasser angefeuchtet und vor die Nase gehalten. HUSEMANN hat in einer ausführlichen Arbeit alles, was über den Gebrauch der Schlafschwämme im Mittelalter bekannt ist, zusammengestellt. Im späteren Mittelalter wurden die Betäubungsversuche durch Schlafschwämme und Tränke wieder aufgegeben. Ihre Wirkung war vermutlich, soweit Schlafschwämme in Betracht kamen, kaum mehr als suggestiver Natur. Soweit aber Schlaftränke verwendet wurden, war die Vergiftungsgefahr eine zu große, wenn die schmerzstillende Wirkung so weit getrieben wurde, daß eine schmerzhafte Operation schmerzfrei ausgeführt werden konnte. Wirklich brauchbare Versuche, durch *Inhalation von gasförmigen Stoffen* eine Allgemeinnarkose herbeizuführen, fallen erst in das Jahr 1844, nachdem schon vorher DAVY, FARADAY u. a. den Gedanken auf Grund von Betäubungsversuchen erwogen hatten. Von WELLS (1844) wurden die ersten schmerzlosen Zahnextraktionen unter dem Einfluß von Lachgasinhalation ausgeführt. Eine allgemeine Verbreitung dieser Inhalationsmethode konnte er trotz vieler Mühe nicht erzielen. Das gelang erst den beiden Amerikanern JACKSON und MORTON (1846). Sie verwendeten Äther, dessen Wirkung der Chemiker JACKSON an sich selbst ausprobiert hatte. Die ersten Versuche wurden ebenfalls bei Zahnextraktionen gemacht. JACKSON ließ dann auch bei kleineren Operationen und schließlich während der ganzen Dauer von größeren Operationen die Inhalation mit Erfolg fortsetzen. Nach einigem Zögern gaben sie ihre Methode der Allgemeinheit bekannt und sie verbreitete sich in kürzester Frist über die ganze Welt. Noch im Jahre 1846 wurde in England, zu Beginn des Jahres 1847 in Deutschland unter Ätherinhalation operiert. Ein Jahr später wurde durch SIMPSON in Edinburg 1847 das Chloroform eingeführt. Beide Mittel traten in einen ernsten Konkurrenzkampf, der bald zugunsten des einen, bald des anderen entschieden wurde. Dieser Kampf dauerte bis in die neueste Zeit, ist aber heute insofern entschieden, als wir jedem der beiden Mittel seinen Platz anweisen können.

An der Spitze der Inhalationsnarkotica stehen auch heute noch Äther und Chloroform für Vollnarkosen. Das *Stickoxydul* (Lachgas), das in Amerika und England, aber auch in Holland und Skandinavien eine wesentliche Rolle spielt, hat trotz vielfacher Versuche einzelner Kliniken sich keinen sicheren Platz in Deutschland erwerben können. Trotz gewisser Vorteile (rasche Wirkung, große Narkosenbreite, gute Steuerbarkeit, geringe Organgefährdung) hat es den Hauptfehler, daß es allein angewendet nur unter Überdruck genügend wirkt. Daher muß es mit Äther als Mischnarkose verabreicht werden. Dazu sind umständlich zu handhabende Apparate nötig. Hier macht sich der Vorteil des *Berufsnarkotiseurs* in England und Amerika bemerkbar. Sie haben oft von ihnen selbst zusammengestellte und nur ihnen verständliche Apparate. Alle Ersatzmittel, auch das in neuerer Zeit von GAUSS und aus der KIRSCHNERschen Klinik empfohlene *Narcylen* haben es nicht vermocht, sie zu verdrängen. Die Narcylennarkose (gereinigtes Acetylen) hat gegenüber der Chloroform- und Äthernarkose geringe Vorteile, dafür haften ihr aber drei Nachteile an, erstens ist eine ziemlich große Apparatur notwendig, zweitens ist das Gasgemisch sehr feuergefährlich, was schon zu unangenehmen Komplikationen geführt hat, und drittens ist nach den Erfahrungen der KIRSCHNERschen Klinik die Bauchdeckenspannung bei Laparotomien schwer vollkommen auszuschalten.

Zu kurz dauernden Narkosen, z. B. *Rauschnarkosen* (s. S. 53), werden *Äther* und *Chloräthyl* verwendet, das letztere ist mehr und mehr an die Stelle des ersteren getreten. Die *intravenöse Äthernarkose*, die durch die energische Empfehlung von BURKHARDT eine Zeitlang an verschiedenen Kliniken, besonders der KÜMMELLschen und KÖNIGschen Klinik, geübt wurde, ist im Laufe der Zeit wieder mehr in den Hintergrund getreten. Die Dosierung und die Gefahren (Hämolyse, Gerinnselbildung) haben dazu beigetragen, der Methode nicht zu allgemeiner Verbreitung zu verhelfen. Ebensowenig ist es durch den Ersatz des Äthers durch Hedonal und Isopral gelungen, die Inhalationsnarkose zu verdrängen. Dagegen werden die *Kurznarkotica* aus der *Barbitursäurereihe* und das *Avertin* zur intravenösen Verabreichung erfolgreich angewendet (s. S. 54). Die Vorteile der Inhalationsnarkose, die hauptsächlich in der guten Dosierbarkeit und in der verhältnismäßig weiten Narkosenbreite und der relativen Ungefährlichkeit bestehen, haben immer wieder dazu geführt, alle anderen Methoden zu verdrängen. Der jahrzehntelange Streit über die Vorzüge des Äthers bzw. des Chloroforms ist heute wohl zugunsten des Äthers entschieden worden. Das Ideal der Narkose ist tatsächlich eine reine Äthernarkose, doch läßt sie sich leider nicht in allen Fällen durchführen. Am schwierigsten ist die Durchführung bei kräftigen Männern, besonders bei Alkoholikern. Die Vorzüge des Äthers vor dem Chloroform beruhen darauf, daß er auf die Kreislauforgane weniger giftig wirkt, nicht nur auf den Herzmuskel, sondern auch auf die Gefäße. Außerdem ist auch die Gefahr der Schädigung der parenchymatösen Organe eine geringere. Die infolge von Ätherinhalation verursachten Schädigungen der Atmungsorgane und die Reizung der Schleimhäute, der Speichel- und Schleimsekretion lassen sich durch Arzneimittel (Atropin oder Scopolamin), vor der Narkose gegeben, so wesentlich einschränken, daß sie keine Rolle spielen.

Eine große Zukunft als Mittel zur Allgemeinnarkose schien dem *Avertin* (EICHHOLTZ 1926) vorausgesagt werden zu können. Es hatte bedeutende Vorzüge aufzuweisen. Keine besondere Vorbereitung der Kranken durch Hungern. Einfache Verabreichung durch Darmeinlauf. Einschlafen ohne unangenehme Nebenerscheinungen, große Narkosenbreite, langer Nachschlaf, angenehmes Erwachen ohne Übelkeit oder Erbrechen, retrograde Amnesie. Man hat das Avertin daher als das humanste Narkosemittel bezeichnet. Leider hat es sich in der Praxis nicht so bewährt. Zur Erzielung einer Vollnarkose ist eine solche Dosis Avertin nötig, daß Vergiftungsgefahr besteht, zumal auch starke Verschiedenheit der Wirkung derselben Dosis bei verschiedenen Menschen besteht. Die Gefahr wächst dadurch, daß die Avertinnarkose nicht steuerbar ist und daher das einmal resorbierte Gift nicht unschädlich gemacht werden kann. Daher ist es nur als sog. Basisnarkoticum zu verwenden, d. h. mit Zusatz eines anderen Mittels, das meist in Gestalt von Äther oder Stickoxydul verabreicht wird. In dieser Form hat das Avertin noch große Bedeutung (s. S. 52).

Die Allgemeinnarkose ist im Laufe der Jahre immer mehr und mehr zugunsten der Leitungs- und örtlichen Betäubung eingeschränkt worden. Ganze Körpergebiete werden heute fast ausschließlich in Lokal- bzw. Leitungsanästhesie operiert. Die ursprünglich der örtlichen Betäubung im Wege stehenden Gefahren sind durch die Einführung der Ersatzmittel des Cocains so weit beseitigt worden, daß von seiten des Betäubungsmittels, bei einigermaßen vorsichtiger Anwendung, kaum noch eine Gefahr droht. Trotzdem kann auf die Allgemeinnarkose nicht verzichtet werden. Sie ist ebenfalls im Laufe der Jahre einer großen Reihe von Gefahren entkleidet worden, so daß unter gewissen Voraussetzungen die Allgemeinnarkose als ungefährlich gelten kann. Ihr Hauptanwendungsgebiet betrifft die kindlichen Kranken bis etwa zum 14. Lebensjahre. Allerdings werden auch von dieser Regel insofern gewisse Ausnahmen gemacht, als selbst größere Operationen auch bei Kindern in örtlicher Betäubung ausgeführt werden können. Die Auswahl dieser Kinder ist nicht ganz leicht, es gehört dazu ein gewisses Verständnis, das nur durch längere Beobachtung auf einer Kinderstation gewonnen werden kann. Für ängstliche und nervöse Kinder ist in allen Fällen die Allgemeinnarkose vorzuziehen. Was die Körpergegenden betrifft, so sind bisher die Operationen der Bauchhöhle das Hauptanwendungsgebiet der Allgemeinnarkose gewesen. Vor der Einführung der *Splanchnicusanästhesie* von KAPPIS und der Verbesserung der Methode durch BRAUN sind nur ausnahmsweise Bauchhöhlenoperationen in Leitungs- oder Lokalanästhesie ausgeführt worden. Die paravertebrale Anästhesie, mit der auch ausgedehntere Laparotomien vorgenommen werden konnten, hat sich als zu umständlich, in vielen Fällen als nicht ausreichend und gefährlich erwiesen. Das bezieht sich besonders auf den oberen Teil der Bauchhöhle, während Operationen im kleinen Becken schon lange in Lumbalanästhesie unter Mitherziehung von örtlicher Bauchdeckeneinspritzung ausgeführt wurden. Herniotomien sind fast ausschließlich in örtlicher und Leitungsschmerzbetäubung operiert worden, wenigstens bei Erwachsenen.

Die *Spinalanästhesie,* die früher besonders den Eingriffen an den Organen des kleinen Beckens und der unteren Extremität vorbehalten blieb, wurde zwar schon von rumänischen Chirurgen (JONNESCU und JIANU, 1908) in der alten Form für Eingriffe in der *Bauch-* und *Brusthöhle* verwendet, hat aber erst durch die Abänderungen der Technik (PITKIN, JONES, KIRSCHNER) weitere Verbreitung als Ersatz für die Inhalationsnarkose, besonders für Eingriffe in der Bauchhöhle, gefunden (s. S. 57).

Zur Verhütung von Störungen, die immerhin beim Eindringen in den liquorgefüllten Kanal eintreten können, ist die *Periduralanästhesie* geeignet, bei der etwa dasselbe erreicht wird wie bei der einstellbaren gürtelförmigen Spinalanästhesie. Die Ausführung ist aber nicht ganz einfach und ungefährlich (DOGLIOTTI, KRAAS, GOEPEL). Letzterer hat über die Überwindung mancher Nachteile ausführlich berichtet.

Neben der Lumbalanästhesie haben die Sacralanästhesie und Parasacralanästhesie für die Operationen an den Genitalien und am After viele Anhänger gefunden (s. dort).

Ein *ausgedehntes Anwendungsgebiet* besitzt die Allgemeinnarkose noch bei der chirurgischen Behandlung entzündlicher und eitriger Prozesse. Wenn auch hier eine Leitungsschmerzbetäubung entfernt vom Orte des entzündlichen Prozesses (Phlegmonen, Panaritien, Abscesse) mit Erfolg angewendet werden kann, so betrifft das doch nur vereinzelte Fälle. Schließlich ist von Einfluß auf die Entscheidung, örtliche Betäubung oder Narkose auch der Wunsch des Kranken. Wir stehen nicht auf dem Standpunkt, einen Menschen gewissermaßen zur Lokalanästhesie zu zwingen, wenn er eine begründete Abneigung dagegen hat. Hält man die örtliche Betäubung für besser, so kann man häufig durch gutes Zureden die Kranken überzeugen. Bei ängstlichen Kranken können durch eine Hilfsperson während der Ausführung der Anästhesie und der folgenden Operation die Gedanken von dem Eingriff abgelenkt werden. Selbstverständlich gehört dazu, daß die Anästhesie eine vollkommene ist und das Vertrauen der Kranken nicht durch auftretende Schmerzen getäuscht wird.

β) Vorbereitende Untersuchungen.

Jeder Inhalationsnarkose müssen *vorbereitende Untersuchungen* und Feststellungen vorausgehen, um die drohenden Gefahren zu verhüten oder wenigstens zu vermindern. Vertrauen erweckende, beruhigende Aufklärung des Kranken über die ersten, bei der Einatmung des Narkoticums auftretenden Erscheinungen ist notwendig. Zur Vorbereitung gehört: Mundpflege, Beseitigung krankhafter Prozesse der Nasen- und Rachenorgane und Heilung entzündlicher Prozesse der oberen und tieferen Luftwege. Von den Erkrankungen des Herzens sind besonders gefährlich die Erkrankung des Herzmuskels, während die Mehrzahl der Klappenfehler keine Gegenanzeige gegen Inhalationsnarkose darstellt, wenn eine Kompensation eingetreten ist. Selbstverständlich hat der Vornahme einer jeden Narkose eine gewissenhafte Untersuchung der Kreislauf- und Atmungsorgane vorauszugehen. Von den übrigen Organen sind es hauptsächlich die großen parenchymatösen, Leber und Nieren, die schon normalerweise durch die Narkose geschädigt werden, was unter Umständen als ernst zu nehmende Gegenanzeige aufzufassen ist. Schlecht werden außerdem Narkosen vertragen von *Diabetikern,* von *Anämischen,* bei *Blutkrankheiten,* bei *septischen Prozessen,* von Kranken mit *schweren Blutverlusten* und solchen, die einen *Verletzungsschock* erlitten haben. Ganz von der Narkose auszuschließen sind am besten die Angehörigen dreier *Konstitutionstypen.* Sie sind bezeichnet als: 1. Status thymico-lymphaticus, 2. Habitus asthenicus, 3. Habitus apoplecticus.

Das hauptsächlichste Kennzeichen des ersten Tpyus besteht in folgenden Merkmalen: Meist gut genährt, blaß, pastös, mit Hyperplasie des lymphatischen Systems und erhaltenem oder vergrößertem Thymus und Vergrößerung der Milz. Die Hyperplasie des Lymphapparates wird deutlich erkannt im Rachenring und am Zungengrund. Auch fühlbare Mesenterialdrüsen sind oft festzustellen. Daneben findet sich meist ein kleines Herz und eine enge Aorta. Eine herabgesetzte Widerstandskraft gegenüber der Narkose weist auch der Kranke mit *asthenischem Habitus* auf. Es sind das lang und rasch aufgeschossene Menschen mit langem Hals, langen Extremitäten, mit langem, flachem, schmalen Brustkorb, spitzem epigastrischem Winkel und schwach entwickelter Muskulatur, kleinem Herz und enger Aorta. Sehr häufig findet man dabei ausgesprochene Enteroptose und Übererregbarkeit des vegetativen Nervensystems. Der Gesichtsausdruck ist meist schlapp und müde, die Körperhaltung schlecht, die Schultern stark abfallend und der Rücken gekrümmt. Der Habitus asthenicus verbirgt sich bei älteren Menschen oft unter reichlich entwickeltem Fettpolster. Schließlich ist auch noch ein dritter Konstitutionstyp, der als *Habitus apoplecticus* bezeichnet wird, durch die Narkose gefährdet. Es handelt sich dabei meist um kräftige, mit reichlichem Fettpolster versehene Menschen mit roter Gesichtsfarbe, starkem, kurzem Hals, schnaufender Atmung, Neigung zum Schwitzen, Neigung zu Gelenkerkrankung, zu Gicht, zu Gallensteinen, Diabetes, Atherosklerose, Asthma bronchiale und Ekzem. Für den letzteren Konstitutionstyp ist besonders die Äthernarkose gefährlich wegen ihrer gelegentlichen Blutdrucksteigerung, die unter Umständen zu einer Apoplexie Veranlassung geben kann.

Eine Narkose ist auch zu vermeiden bei Operationen, die leicht durch den Eintritt einer Aspirationspneumonie gefährdet werden. Es gehören dazu hauptsächlich Operationen in der Nase, dem Mund und Rachen. Gefährlich sind in der Beziehung auch die Ileusoperationen im weitesten Sinne, da infolge der Darmlähmung leicht, selbst nach Entleerung des Magens, Darminhalt rückläufig in den Ösophagus und Rachen gelangen und aspiriert werden kann. Ist es nicht möglich, derartige Fälle in örtlicher Betäubung zu operieren, so müssen besondere Vorsichtsmaßregeln ergriffen werden. Zu diesen gehören Tamponade des Nasen- und Rachenraums bei Nasen- und Epipharynxoperationen, die *Tracheotomie* unter Einsetzen einer TRENDELENBURGschen Tamponkanüle und mit folgender Tamponade des Hypopharynx bei Nasen-, Mund- und Rachenoperationen.

Schließlich die KUHNsche *Intubationsnarkose*, die sich besonders bei den Halsspezialisten sehr großer Beliebtheit erfreut. Schwierig ist dabei nur die Einführung des Tubus. Er wird zweckmäßigerweise in Narkose eingeführt. Man kann das Intubationsrohr auch mit dem ROTH-DRÄGER-*Apparat* in Verbindung setzen. Das Instrumentarium besteht aus einem Mundsperrer, aus einem Satz verschieden starker, biegsamer Intubationsrohre, die mit einem gebogenen Stachel versehen sind. An dem Intubationsrohr kann ein Trichter, der mit Gaze überzogen wird und zur Aufnahme des aufgetropften Narkoticums dient, oder der Zuleitungsschlauch des ROTH-DRÄGER-Apparates befestigt werden. Die Einführung erfolgt, wie gesagt, am besten in Narkose. Der Handgriff des Mandrins, der in den Tubus eingeführt ist, wird in die rechte Hand genommen und während der Zeigefinger der linken Hand bis an die Epiglottis durch den aufgesperrten Mund gleitet, führt man den Tubus über die Epiglottis in die Tiefe. Zwei in der Nähe des Tubusendes angebrachte Vorsprünge halten den eingeführten Tubus im Kehlkopfeingang fest. Das Rohr darf nicht zu weit in die Trachea hineinreichen, da sonst Hustenreiz entsteht.

Um die *Aspiration* bei Bauchoperationen durch Rückfluß aus dem Magen zu verhüten, kann man entweder einen dünnen Magenschlauch durch die Nase einführen und während der Operation liegenlassen oder besser, man bedient sich der von KAUSCH angegebenen, nach dem Prinzip der GOTTSTEINschen Sonde gebauten Magensonde. Sie ist in der Nähe ihres in den Magen eingeführten Endes mit einem aufblasbaren Gummisäckchen umgeben. Nach der Einführung in den Magen wird das Gummisäckchen aufgeblasen und in diesem Zustand während der Operation erhalten. Sie verhütet dadurch sicher den Rückfluß von Mageninhalt neben der Sonde.

Da die *Aspirationsgefahr* mit der Dauer und Tiefe der Narkose wächst, so gehört die Feststellung, daß der Magen leer ist, zu den Vorbereitungen einer solchen Narkose.

Diese Forderung ist am leichtesten zu erfülllen, wenn man den Kranken vormittags und nüchtern zur Operation bekommt, d. h. im gewöhnlichen Operationsbetrieb macht diese Forderung keine Schwierigkeiten. Dagegen treten solche auf, wenn Kranke untertags zur Ausführung eines operativen Eingriffes aufgenommen werden. Geht aus der Vorgeschichte hervor, daß der Kranke innerhalb der letzten 3 Stunden eine größere Mahlzeit zu sich genommen hat, so muß der Arzt entscheiden, ob der Kranke, je nachdem, 1—2—3 Stunden warten kann, oder ob die Art der Erkrankung oder Verletzung einen sofortigen Eingriff notwendig macht. In der Mehrzahl der Fälle wird der erste Ausweg möglich sein. Muß aber ein sofortiger Eingriff stattfinden infolge von drohender Lebensgefahr (z. B. schwere Blutung,

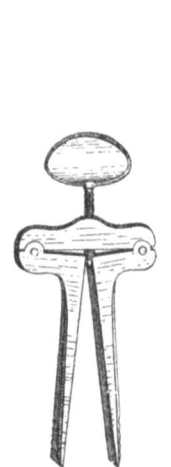
Abb. 10.
Kiefersperrer nach HEISTER.
($^1/_2$ nat. Größe.)

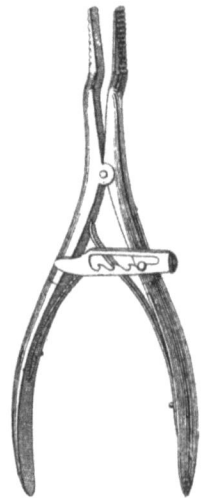
Abb. 11.
Kiefersperrer nach ROSER-KÖNIG.
($^1/_2$ nat. Größe.)

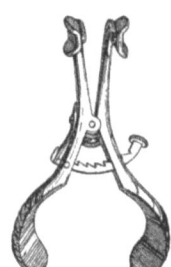
Abb. 12.
Kiefersperrer nach O'DWYER.
($^1/_2$ nat. Größe.)

Durchbruch eines Abscesses in der Bauchhöhle), so muß die weitere Entscheidung getroffen werden, ob der Eingriff etwa in örtlicher Betäubung oder vielleicht mit Hilfe einer Kurznarkose, bei der nicht alle Reflexe aufgehoben sind, ausgeführt werden kann. In solchen Fällen bedeutet ein etwa eintretendes Erbrechen kaum eine ernstliche Aspirationsgefahr, sofern der betreffende Narkotiseur aufpaßt. Ist auch dieser Ausweg nicht gangbar, d. h. muß eine länger dauernde tiefe Narkose eingeleitet werden, was glücklicherweise selten geschehen muß, so bleibt nichts anderes übrig, als den Magen künstlich zu entleeren. Unbedingt erforderlich ist die Entleerung des Magens bei schweren Stauungszuständen und Lähmungen des Magen-Darmkanals infolge von Darmverschluß, da auch kleine, in die Luftwege geratene Teile des gestauten Darminhaltes schwerste Störungen infektiöser Natur hervorrufen müssen. Oft tritt schon als Folgeerscheinung des verabreichten Pränarkoticums (Morphium) die Entleerung des gefüllten Magens ein. Ist das nicht der Fall, so muß der Magenschlauch eingeführt werden. War die Nahrungsaufnahme erst kurz vorher erfolgt und die Speisen nicht genügend zerkleinert und verflüssigt, so können sie durch die Schlauchsonde nicht entleert werden. Es erfolgt vielmehr durch den Reiz des eingeführten Schlauches Erbrechen, das als Zeichen dafür zu gelten hat, den Schlauch sofort zu entfernen. Man hat damit aber doch den gewünschten Erfolg erzielt. Unter Umständen muß das Einführen des Schlauches noch einmal wiederholt werden. Auf eine Magenspülung wird man in solchen Fällen verzichten.

Des weiteren muß geprüft werden, ob die Mundhöhle frei ist von allen fremden Bestandteilen und ob die Harnblase entleert ist. Außerdem müssen die Narkosehilfswerkzeuge, Kiefersperrer, Zungenzange, Tupferzange bereitgestellt werden. Die Prüfung des *Narkoticums auf Reinheit* ist für den in der Klinik narkotisierenden Arzt nicht erforderlich, sie kommt dagegen für den praktischen Arzt, dem ein frisch aus der Apotheke bezogenes Narkoticum (pro narcosi) nicht zur Verfügung steht, der vielmehr auf ein länger stehendes Präparat angewiesen ist, gelegentlich in Frage.

γ) Ausführung und Verlauf.

Die Narkose sollte, wenn möglich, immer von einem Arzt ausgeführt werden, da sonst der Operateur die Verantwortung auch für die Narkose mit übernehmen muß. Der Narkotiseur muß selbstverständlich nicht nur über Art, über die Wirkungsweise der einzelnen Narkotica unterrichtet sein, sondern er muß auch genau den Ablauf der Erscheinungen in den einzelnen Stadien der Narkose kennen, um sich über den Stand der Narkose ein richtiges Bild machen zu können. Er muß des weiteren über alle möglichen Störungen und über die zu ergreifenden Gegenmaßnahmen unterrichtet sein. Er soll sich in seinem Handeln von dem Operateur nur in gewissen Grenzen beeinflussen, sich namentlich nie zur Vertiefung der Narkose drängen lassen. Er muß aber auch den Gang der Operation verstehen, ihm folgen und jederzeit über den augenblicklichen Stand der Operation unterrichtet sein, um selbständig die Narkose gegebenenfalls vertiefen bzw. abzuschwächen. Ist er durch die besonderen Verhältnisse der gerade ausgeführten Operation nicht in der Lage, die Operation mit den Augen zu verfolgen, so muß er vom Operateur unterrichtet werden. Auf Einzelheiten, über den Verlauf, die Symptome der einzelnen Stadien, über Komplikationen und deren Beseitigung kann hier nicht eingegangen werden. Es gehört viel Verständnis, gute Beobachtungsgabe, Übung und Erfahrung dazu, eine gute Narkose durchzuführen. Es sollte daher jeder junge Arzt bei der Wichtigkeit der Narkose eine möglichst große Zahl von Narkosen ausführen, um die nötige Sicherheit zu erlangen. *Selbstverständliche Pflicht des Narkotiseurs* ist es auch, nach Schluß der Narkose den Kranken so lange zu beobachten oder der Beobachtung einer erfahrenen Pflegeperson zu überweisen, bis er vollständig erwacht ist.

Die Möglichkeiten der Verabreichung eines Narkoticums zur Einatmung sind zahlreich. Als wichtigste, weil überall durchzuführen, hat die *Tropfnarkose* zu gelten. Die Anwendung von Narkoseapparaten, sowohl die einfachen Gebläseapparate (JUNKER, BRAUN), als auch der komplizierte, mit Luft- oder Sauerstoffstrom arbeitende ROTH-DRÄGER-Apparat, ist hauptsächlich besonderen Fällen und größeren Betrieben vorbehalten. Die Verwendung des ROTH-DRÄGER-Apparates, der zweifellos, da mit ihm eine reine Gasgemischnarkose ausgeführt wird und da er eine genauere Dosierung als die Tropfnarkose erlaubt, bringt gewisse Vorteile. Er setzt die Narkosegefahren wesentlich herab, verleitet andererseits leicht zu geringerer Aufmerksamkeit des Narkotiseurs.

Viel Verwendung hat in Frankreich, aber auch in Deutschland, zeitweise die OMBRÉDANNEsche Maske gefunden. Durch Rückatmung des Narkosegemisches in den Mischbeutel wird dem Narkosegemisch Kohlensäure beigemengt, wodurch die Atmung durch den Reiz des Atmungszentrums vertieft wird.

Bei kräftigen Männern und Alkoholikern kommt man, wie gesagt, mit reiner Äthernarkose nicht immer aus, es ist daher zweckmäßig, *Kombinationsnarkosen* auszuführen. Man kann Äther und Chloroform einzeln oder auch gemischt geben, z. B. BILLROTH-Mischung. Zur *Einleitung der Narkose* ist der Äther nicht zu empfehlen, da er durch die stärkeren Reizerscheinungen nicht nur unangenehme subjektive Empfindungen, sondern auch vermehrte Schleim- und Speichelsekretion und auch gelegentlich reflektorisch ausgelöste Störungen von Atmung und Herztätigkeit verursachen kann. Seit Jahren hat sich zur Einleitung der Narkose als bestes Mittel das *Chloräthyl* erwiesen. Ob die Narkose als Tropfnarkose oder als Apparatnarkose durchgeführt werden soll, ist dabei einerlei. Es wird zunächst eine einfache Gazemaske aufgelegt und durch Auftropfen von Chloräthyl das Stadium des Beginns bzw. der Analgesie erreicht. Erst wenn das Bewußtsein geschwunden ist, wird die Äthernarkose oder Mischnarkose eingeleitet. Eine längere Narkose darf dagegen mit Chloräthyl nicht durchgeführt werden, da es sich, ähnlich wie das Chloroform, als ein schweres Herzgift erwiesen hat. Eher läßt sich noch ein sog. prolongierter Chloräthylrausch (v. BRAUN, LÄWEN) rechtfertigen.

Bei allen Eingriffen, bei denen die Brusthöhle eröffnet werden muß, abgesehen von denen mit erstarrter Pleura pulmonalis, wie z. B. nach länger bestehendem postpneumonischem Empyem, muß die Brusthöhle unter *Druckdifferenz* eröffnet werden. Von den beiden ursprünglichen Verfahren, dem Unterdruck- und dem Überdruckverfahren (SAUERBRUCH 1904, BRAUER 1904) ist heute fast ausschließlich das letztere für die praktische Chirurgie bedeutsam. Aus der großen Zahl der Überdruckapparate hat sich als praktischster der von TIEGEL-HENLE-HAERTEL herausgeschält. Der Überdruck wird aus einer Sauerstoffbombe gewonnen. Die Regulierung erfolgt durch ein Wassermanometer. Das Narkoticum kann vorgewärmt und in Form von Gasgemischen gegeben werden. Das unter Überdruck stehende Narkosegasgemisch wird durch eine dem Gesicht fest anliegende *Maske* dem Kranken übermittelt. Die Überdruckatmung kann auch ohne Beimengung von Narkosemitteln durchgeführt werden.

Der Verlauf einer ungestörten Narkose ist etwa folgender. Man unterscheidet 5 Stadien:
1. Das Stadium des Einschlafens,
2. ,, ,, der Analgesie,
3. ,, ,, ,, Excitation,
4. ,, ,, ,, Toleranz
und 5. ,, ,, des Erwachens.

Das 1. Stadium, das meist nur kurz dauert, bietet die Zeichen lokaler Reizerscheinungen auf die oberen Luftwege (Schlucken, Würgen, Angst, Erstickungsgefühl, eventuell Glottis- und Zwerchfellkrampf). Daher soll die Konzentration des Gasgemisches zuerst gering sein, etwa 20—30 Tropfen in der Minute. Am besten vermeidet man den Äther zuerst ganz, da er die stärksten Reizerscheinungen hervorruft. An seiner Stelle *tropft* man *Chloräthyl* auf die Maske und läßt den Kranken laut zählen. Schwindet das Bewußtsein, d. h. verwechselt er die Zahlen, oder hört er ganz auf und versagt auch bei Nachhilfe, so ist das 2. Stadium erreicht, und es muß Äther gegeben werden. An Stelle von Chloräthyl kann auch *Solästhin* gegeben werden. Ebenso kann man die Äthernarkose durch eine *intravenöse* (s. S. 54) oder rectale Narkose einleiten. Ehe das Bewußtsein vollständig schwindet, tritt das *Stadium analgeticum* ein, in dem kleinere, kurz dauernde Eingriffe schmerzlos ausgeführt werden können (s. später Kurznarkose). Schon im 1. und 2. Stadium können Störungen durch Glottiskrampf, durch Kieferklemme und reflektorisch bedingten Atmungsstillstand eintreten. Diese Störungen verschwinden, wenn die Narkose weiter verabreicht wird, meist von selbst. Tritt Erbrechen ein, so muß die Maske entfernt werden, bis es vorbei ist. Bei weiterer Verabreichung tritt der Kranke in das 3. oder Exzitationsstadium ein. Auch dies ist meist, wie die beiden ersten, von kurzer Dauer, nur bei kräftigen Männern, besonders Alkoholikern, unter Umständen stark verlängert. Puls und Atmung sind beschleunigt. Die Arterie ist gut gefüllt. Der Blutdruck ist angestiegen. Der Zustand ist der eines schwer Betrunkenen. Es ist daher dafür zu sorgen, daß der Kranke kein Unheil anrichtet. Das wird am besten dadurch erreicht, daß er am Operationstisch festgebunden wird. Das Excitationsstadium geht dann allmählich, während nach dem Bewußtsein auch die Sensibilität und Motilität vollständig erlischt, in das Stadium der Toleranz über. Atmung und Puls werden bei gut gefüllten Gefäßen regelmäßig und langsam und das Stadium der tiefen Narkose wird allmählich erreicht. Wird der Kiefer und dann die Zunge nicht mit dem ESMARCHschen Handgriff vorgezogen, so sinken sie in diesem Stadium leicht zurück, und es kommt zur Behinderung der Atmung, die nicht übersehen werden darf. Meist merkt es der Operateur, wie der Müller es im Schlaf merkt, wenn die Mühle in ihrem regelmäßigen Gange stört wird. Die Zunge kann auch mit Tupfer oder durch die Spitze gelegtem Seidenfaden vorgezogen werden. Das Einlegen des Drahtgestelles nach MAYO, das die Zunge selbständig hält, ist nicht zuverlässig. Im Toleranzstadium erlöschen auch die Reflexe, als letzter der Cornealreflex und der Pupillenreflex auf Lichteinfall. Zur Feststellung des Standes der Narkose ist es besonders für den Ungeübten zweckmäßig, Corneal- und Pupillenreflex von Zeit zu Zeit zu prüfen. Zur Prüfung des Cornealreflexes wird ein Oberlid mit Hilfe eines Fingers geöffnet und mit einem Tupfer eine Berührung der Cornea oder Sklera vorgenommen. Ist der Reflex erhalten, so äußert er sich in Form einer raschen Lidschlußbewegung. Ist der Cornealreflex geschwunden, so muß immer der Reflex auf Lichteinfall noch vorhanden sein. Da bei den meisten Kranken der Eintritt der Narkose durch vorherige Morphiumgabe erleichtert worden ist, so ist die Pupillenreaktion infolge der Morphium-Miosis schwer nachweisbar. Am ehesten gelingt die Prüfung auf Lichteinfall noch unter Zuhilfenahme einer elektrischen Taschenlampe oder durch gleichzeitiges rasches Öffnen beider Oberlider. Ist das Stadium der tiefen Narkose erreicht, so ist Vorsicht geboten. Die Tropfenzahl muß allmählich eingeschränkt werden. Wird sie weiter fortgeführt wie bisher, so beginnt die Gefahr der Überdosierung, die besonders beim Chloroform durch eine Lähmung der Vasomotoren oder auch durch unmittelbare Vergiftung des Herzens eintritt. Die Pupille wird immer enger, auch ohne vorausgegangene Morphiuminjektion. Ist die Pupille maximal verengt, so ist der sog. *Normalpunkt* tiefster Narkose erreicht. Der Puls geht in die Höhe, die Atmung wird verlangsamt. Gleichzeitig ist daher der Normalpunkt ein Warnungszeichen, die Narkose weiter zu vertiefen, da Gefahr der Vergiftung der Medulla oblongata droht. Nur selten ist es notwendig, tiefe Narkose während der ganzen Dauer der Operation durchzuführen. Es genügt, den Zustand zu erhalten, bei dem die Reflexe teilweise erloschen sind. Bei länger dauernden Eingriffen kann sogar die Narkosentiefe so weit abgeschwächt werden, daß der Cornealreflex nachweisbar ist. Das gilt besonders für länger dauernde Bauchoperationen. Nur dann, wenn die Bauchhöhle geschlossen werden soll, ist fast immer eine Vertiefung bis zum Verschwinden des Cornealreflexes notwendig. Die Kunst des Narkotiseurs besteht eben darin, für den betreffenden Stand des Eingriffes die richtige Narkosentiefe festzuhalten und Einflüsse, die durch den Eingriff selbst sich im Sinne einer Depression des Kreislaufes (Operationsschock) bemerkbar machen, nicht zu übersehen, sondern mit Einschränkung der Narkosedosis zu beantworten (KILLIAN). Andernfalls darf niemals so weit zurückgegangen werden, daß es zu Würgbewegungen kommt, da infolgedessen die Gefahr der Aspiration heraufbeschworen wird.

Erst wenn die Operation abgeschlossen ist, darf das 5. Stadium der Narkose eintreten. Das Wiederauftreten der Lebenserscheinungen erfolgt in umgekehrter Reihenfolge wie beim Eintreten der Narkose, d. h. zuerst stellen sich die Reflexe, dann die Motilität, Sensibilität, Schmerzempfindung und schließlich das Bewußtsein wieder ein. Selbstverständlich muß der Narkotiseur das vollständige Erwachen des Kranken abwarten, ehe er den Kranken dem Pflegepersonal übergibt.

δ) Narkosezwischenfälle.

Die Grundbedingung für einen ungestörten Narkoseverlauf ist die Beachtung der obenerwähnten Vorbereitungsmaßnahmen (s. S. 44). Der Narkotiseur, der den Verlauf der Narkose in der Theorie genau kennen muß, hat sein ganzes Augenmerk auf den ihm anvertrauten Kranken zu richten, und zwar während der ganzen Dauer der Narkose, d. h. bis zum völligen Wiedererwachen. Befolgt er diese Regel, so wird ihm jede Abweichung vom regelrechten Verlauf sofort auffallen. Dann kann er meist, ohne den Operateur zu stören, selbst Abhilfe schaffen.

Schon im ersten Beginn einer Inhalationsnarkose kommt es infolge von chemischen Reizen zu einem gelegentlichen Atmungsstillstand. Dieser Zustand ist keineswegs bedrohlich, da es sich um einen Reflexvorgang handelt, der ebenso schnell, wie er eintrat vorübergeht, wenn ruhig weiternarkotisiert wird. Freilich muß der Narkotiseur darauf achten daß keine *mechanische Behinderung* die Ursache der Atmungsstörung ist. Eine solche müßte natürlich sofort beseitigt werden. Sind die Atmungswege frei, so beginnt beim ruhigen Weiternarkotisieren meist mit einem tiefen Atemzug die Atmung wieder, um dann ruhig weiterzugehen.

Eine mechanische Behinderung kann infolge schlechter Lagerung des Kopfes zustande kommen. Die Atmungswege sind am leichtesten freizuhalten, wenn der Kopf leicht seitlich gedreht, aber weder vor noch stärker zurückgebeugt liegt. Genügt die Umlagerung des Kopfes nicht, um die Atmungswege frei zu bekommen, so ist es am besten und schonendsten, den ESMARCHschen Handgriff (s. oben) zur Anwendung zu bringen. Man kann auch schon zu Beginn der Narkose das MAYOsche Drahtgestell anlegen. Es muß aber gut passen und die Zähne müssen auf dem Gummiwulst ruhen, damit das Gestell auch den richtigen Sitz behält. Es verleitet, wie alle mechanischen Hilfsmittel, den Narkotiseur leicht zur Unaufmerksamkeit.

Ist im weiteren Verlauf der Narkose eine *Kiefersperre* eingetreten, so daß sich der ESMARCHsche Handgriff nicht anwenden läßt, so kann man zunächst ruhig weiternarkotisieren, solange die Zunge kein Atmungshindernis bildet. Ist die Zunge aber zurückgesunken und wird der Patient cyanotisch, so darf die Narkose nicht mehr länger fortgesetzt werden. Das erste und beste ist es, den Kranken, wenn es sich nicht gerade um alte und sehr fette Kranke handelt, jetzt in *Beckenhochlagerung* zu bringen, da hierdurch das Atmungszentrum erregt wird. Außerdem ermöglicht die Beckenhochlagerung das Abfließen von Schleim, Speichel und Erbrochenem und setzt damit die Aspirationsgefahr herab. Wird der Kranke stärker cyanotisch, so muß nun der Kiefer gewaltsam geöffnet werden, wozu am besten die ROSER-KÖNIGsche Zange (s. S. 46) geeignet ist. Sie läßt sich am leichtesten zwischen zwei möglichst gesunde Zähne oder in eine Zahnlücke einführen und man kann mit geringem Druck den Kiefer öffnen. Man darf natürlich keine große Gewalt anwenden, vor allen Dingen darf man keinen Zahnersatz damit ausbrechen. Ist der Kiefer geöffnet, so faßt man die Zunge am besten mit der *Kugelzange* nicht etwa an der Spitze, sondern einige Zentimeter rückwärts in ganzer Breite und zieht sie vor. Der Kiefersperrer und die Zungenzange müssen so lange liegenbleiben, bis der Kranke in das Toleranzstadium eingetreten ist. Ist das geschehen, so muß der ESMARCHsche Handgriff oder das MAYOsche Drahtgestell für dauerndes Offenbleiben des Kiefers sorgen.

Ist erst das *Toleranzstadium* erreicht, so muß der Narkotiseur hauptsächlich darauf achten, daß nun keine *Überdosierung* eintritt, denn die Narkosezwischenfälle, die im weiteren Verlauf der Narkose eintreten, sind meist durch Überdosierung bedingt. Das gilt sowohl für die Störungen der Atmung, als auch des Kreislaufes. Da heute das *Chloroform* als starkes Herzgift als alleiniges Narkotisierungsmittel kaum noch zur Anwendung kommt, so ist die Gefahr der Überdosierung nicht mehr so groß.

Als Überdosierung muß wohl auch der schon oft zu Beginn der Narkose einsetzende plötzliche Herzstillstand aufgefaßt werden, der allerdings auch nur bei der Chloroformnarkose beobachtet wird, und auf eine akute Vergiftung des Herzmuskels zurückgeführt wird. Meist werden kranke Herzen betroffen, und häufig versagen alle Versuche, die Herztätigkeit wieder in Gang zu bringen. Das gilt nicht nur für die künstliche Atmung und die sonstigen üblichen Maßnahmen, sondern auch für die i trakardialen Einspritzungen von *Adrenalin* in das Herz selbst (KILLIAN). Glücklicherweise tritt dieser Fall nur äußerst selten ein. Außer dem Chloroform kann eine Überdosierung auch unter Umständen mit Chloräthyl, das ja heute nur zur *Einleitung der Allgemeinnarkose* oder zur Bewirkung eines *Rausches* (s. S. 53) verwendet werden sollte, ähnlichen Schaden anrichten.

Eine Überdosierung kommt bei der Inhalationsnarkose mit Äther aber auch mit anderen Mitteln nur dann vor, wenn der Narkotiseur nicht aufpaßt, oder wenn er durch den Gang eines schweren Eingriffes, insbesondere bei Bauchoperationen, gezwungen ist, den Kranken immer in tiefer Narkose zu halten, so daß er sich immer nahe am *Normalpunkt* befindet. Tritt Überdosierung ein, so wird die Atmung schnell, oberflächlich und unregelmäßig. Dabei wird der Patient trotz der beschleunigten Atmung zunehmend blau im Gesicht und die Reflexe erlöschen vollständig. Ist erst die Pupille groß und reflexlos, so besteht höchste Gefahr. Der Narkotiseur hat zunächst sofort die Maske zu entfernen und sich davon zu überzeugen, daß die Atmungswege frei sind. Bessert sich die Atmung nicht sofort, so ist es am besten, wenn er den Operateur von dem bedrohlichen Zustand verständigt. Oft genügt *Beckenhochlagerung*, um die Atmung zu vertiefen und wieder in Gang zu bringen. Wird der Zustand aber nicht umgehend besser, so muß mit *künstlicher Atmung* begonnen werden. Bei offener Bauchhöhle muß diese mit sterilen Tüchern bedeckt, die Brust freigemacht und zunächst durch rhythmische, langsame Kompression der unteren Brustkorbabschnitte (16—20mal in der Minute) die Atmung wieder in Gang zu bringen versucht werden. Ist auch diese Maßnahme nicht erfolgreich, so hat eine richtige künstliche Atmung nach SILVESTER zu beginnen.

Die Atmung nach SILVESTER kann im Notfalle von einem Gehilfen ausgeführt werden. Nachdem die Arme freigemacht sind, werden sie am Oberarm unmittelbar oberhalb der Ellenbogen gefaßt, in langsamer Bewegung nach außen oben gezogen, bis sie zu Seiten des Kopfes liegen, und dann schnell gegen die untere Seitenfläche des Thorax angedrängt, so daß die Unterarme über der Brust gekreuzt liegen. Besser ist es, wenn die SILVESTER-Atmung von zwei Gehilfen ausgeführt wird. Sie stehen zu beiden Seiten des Kranken, jeder faßt mit beiden Händen Ober- und Unterarm, und zwar der auf der linken Seite stehende mit der Rechten den Oberarm, mit der Linken den Unterarm. Der auf der rechten Seite stehende mit der Linken den Oberarm, und mit der Rechten den Unterarm. Dann wird am besten nach Zählen zunächst die langsame Einatmungsbewegung im Sinne der Elevation mit leichter Abduktion, und dann die Ausatmungsbewegung durch Andrücken der Oberarme und Ellenbogengegend gegen die seitliche und vordere Thoraxwand kräftig durchgeführt. Es sollen ungefähr 16—20 künstliche Atemzüge in der Minute gemacht werden (s a H. HANS).

Gleichzeitig wird man auch eines oder mehrere der bekannten *Weck-, Atmungs-* und *Kreislaufmittel* einspritzen. Als das beste Mittel gilt heute das *Coramin* in großen Dosen intravenös, d. h. 5—10 ccm, das in größeren Zeitabständen von etwa 20 Min. wiederholt gegeben werden kann. Außerdem kommen in Frage *Lobelin* und *Cardiazol*. Ist der Zustand nicht so bedrohlich, so kann das Coramin auch intramuskulär gegeben werden. Erst wenn die Atmung wieder vollkommen ungestört ist und auch an den peripheren Gefäßen der Puls wieder in regelrechter Form festgestellt werden kann, darf die künstliche Atmung aufhören und der Operateur seinen Eingriff fortsetzen. Der Narkotiseur läßt den Kranken am besten annähernd aufwachen, um dann vorsichtig weiter zu narkotisieren.

Kranke mit Herzklappenfehlern dürfen einer Allgemeinnarkose nur dann unterzogen werden, wenn der Herzfehler kompensiert ist. Solche Kranke vertragen die Inhalationsnarkose meist gut. Kranke mit ausgesprochener *Herzmuskelschwäche* dürfen nur im äußersten Notfalle narkotisiert werden. Wenn auch für den Narkotiseur oft, besonders bei Noteingriffen, bei denen eine genauere Untersuchung von Lunge und Kreislauf nicht mehr stattfinden konnte, die Feststellung schwer ist, ob eine eintretende Cyanose durch Überdosierung bedingt oder die Folge einer bestehenden Herzschädigung ist, so ist er doch in der Lage, den bedrohlichen Zustand sofort festzustellen, und alle Gegenmittel, die ja im Grunde genommen für alle Fälle dieselben sind, zu ergreifen.

Sehr unangenehm sind Störungen des *vasomotorischen Zentrums*, die sich in Form einer plötzlichen schweren Kreislaufstörung äußern. Der Kranke wird ausgesprochen blaß und der periphere Kreislauf ist nicht mehr oder nur in geringem Grade nachweisbar. Auch dieser Zwischenfall ist glücklicherweise verhältnismäßig selten. Eine *Auffüllung des Gefäßsystems* mit Tutofusin beseitigt den Zustand meist rasch. Ist die augenblickliche Störung vorüber, so ist das Verabreichen von peripheren Kreislaufmitteln erwünscht, auch Herzmittel wird man dann zweckmäßigerweise geben. Da die Wirkung der Infusion meist nicht lange dauert, so müssen solche Kranke auch noch nach Ablauf der Narkose weiter beobachtet werden. Oft hilft eine *Bluttransfusion* dann endgültig. Es ist selbstverständlich, daß die Sorge um den Kranken auch nach der Narkose nicht unterbleibt. Sie wird dann aber vom Pflegepersonal, dem der Narkotiseur den Kranken mit guter Atmung und Kreislauf zu übergeben hat, übernommen.

Die der Narkose ganz oder teilweise zur Last zu legenden, später auftretenden Störungen, wie die *postoperativen Atmungs-, Kreislauf-, Magen-Darm-, Stoffwechselstörungen*, und die *Lähmungserscheinungen peripherer Nerven*, haben in anderen Abschnitten dieses Buches Erwähnung gefunden.

b) Andere Narkoseformen.

α) Die Avertinnarkose.

(ANSCHÜTZ, SPECHT und TIEMANN.)

Das Avertin (s. S. 43) hat, trotzdem es insbesondere für den Kranken große Vorzüge vor den Inhalationsmitteln aufweisen kann (angenehme Verabreichung durch Darmeinlauf, ungestörtes Einschlafen, angenehmes Erwachen, keine Übelkeit, langer Nachschlaf), so daß die Avertinnarkose auch als die humanste bezeichnet wurde, seine Rolle als Mittel zur Vollnarkose rasch ausgespielt. Zur Erreichung einer Vollnarkose ist eine solche Dosis notwendig, daß Vergiftungsgefahr besteht, die dadurch um so bedenklicher wird, als es nicht möglich ist, das einmal vom Darm resorbierte Mittel wieder aus dem Körper zu entfernen oder in seiner verderblichen Wirkung einzuschränken. Es ist also nicht *steuerbar*. Um aber die zweifellosen Vorzüge des Avertins zu genießen, ist es als sog. *Basisnarkoticum* in Gebrauch gekommen. In dieser Form hat es sich auch viele Freunde erworben.

Die Verabreichung geschieht auf folgende Weise. Eine weitgehende Vorbereitung ist nicht nötig. Der Kranke erhält am Abend vor dem Eingriff meist einen Einlauf; manche verzichten auch darauf. Ein Pränarkoticum wird in der Mehrzahl der Fälle nicht verabreicht. Etwa $1/2$—$3/4$ Stunde vor Beginn des Eingriffes wird der Avertineinlauf gemacht. Zur psychologischen Schonung kann bei Kindern und aufgeregten Kranken ein derartiger Einlauf schon unter der Bezeichnung Reinigungseinlauf mehrere Tage vorher gemacht werden. Die zum Einlauf bestimmte Avertinmischung wird *jedesmal frisch bereitet*. Nach der von der I.G. Farbenindustrie herausgegebenen Tabelle wird die Mischung zusammengesetzt. Die Avertinmenge und die Menge des Lösungsmittels (destilliertes Wasser) werden nach dem Gewicht des Kranken in Kilogramm bestimmt. Wenn auch diese Mengenbestimmung keine sichere ist, so hat sie sich doch praktisch als die beste erwiesen. Ein gewisses Abweichen von den festen Zahlen ist gestattet, da durch die Körpergewichtsbestimmung sehr wohlbeleibte Menschen verhältnismäßig viel Avertin erhalten im Vergleich zu den Mageren. Man soll daher bei fetten Menschen die niedrigste Dosis, d. h. 0,06—0,08 g je Kilogramm Körpergewicht geben, während man bei Mageren die Dosis bis auf 0,1 g je Kilogramm Körpergewicht steigern kann. Ist die Magerkeit durch Krankheit bedingt, so wird man selbstverständlich auch eine geringere Dosis wählen. Kinder brauchen meist eine etwas höhere Dosis als alte Leute und Frauen weniger als Männer.

Die $2^1/_2$%ige Lösung wird auf ihre Brauchbarkeit durch Zusatz von 1—2 Tropfen Kongorotlösung (1:1000) zu 5 ccm des Gemisches in einem sauberen Reagensglas geprüft. Schlägt die Orangefarbe in Blau um, so darf die Lösung, da zersetzt, nicht verwendet werden.

Das Gemisch soll langsam einlaufen und der Kranke nun für die nächste halbe Stunde unter dauernder Aufsicht, wobei hauptsächlich die Atmung und der Puls zu berücksichtigen sind, in größter Ruhe gehalten werden, damit er beim Einschlafen nicht gestört wird. Unter den gewöhnlichen Zeichen zunehmender Müdigkeit tritt der Schlaf ein. In diesem Zustande kommt der Kranke in den Operationssaal und auf den Operationstisch. Damit sind die wesentlichen Vorzüge für den Kranken erschöpft insofern, als zum eigentlichen Eingriff meist eine Äther- oder Lachgasnarkose hinzugefügt werden muß. Weitere subjektive Vorzüge machen sich aber dann doch noch bemerkbar durch das angenehme Erwachen meist ohne Übelkeit und Erbrechen, durch einen sich anschließenden längeren *Nachschlaf* und durch eine fast vollkommene *Amnesie* für den ganzen Operationsverlauf. Der für den Kranken angenehme lange Nachschlaf ist für Schwestern und Pfleger häufig recht belastend insofern, als der Kranke dauernd bewacht werden und oft die Atmung unterstützt werden muß. Daher hat es sich als zweckmäßig empfohlen, den Avertinnachschlaf, wenn er zu lange dauert oder zu tief ist, durch intravenöse Verabreichung von Coramin (KILLIAN) abzukürzen.

Postnarkotische Störungen durch Darmreizungen sind nach Verabreichung der heute üblichen geringen Dosen selten. Tritt wider Erwarten nach der Verabreichung des Mittels eine Atmungsstörung auf und ist sie nicht mechanisch durch Zurücksinken der Zunge bedingt, so muß sofort eine Entleerung des Darmes mit anschließender Darmspülung vorgenommen werden. Ebenso muß sofort Coramin intravenös gegeben werden.

β) Die Kurznarkosen.
1. Die Rauschnarkosen.

Wie schon gesagt, ist an die Stelle des SUDECKschen Ätherrausches heute fast ausschließlich der Chloräthyl-, seltener der Vinethenrausch getreten. Das Chloräthyl ist übrigens schon 1848 von HEYFELDER zur Narkose verwendet worden. Zur Rauschnarkose ist es besonders von KULENKAMPFF und HERRENKNECHT empfohlen worden, nachdem es in der zahnärztlichen Praxis, wie das Bromäthyl, schon früher verwendet worden war.

Bei den Rauschnarkosen wird nur das Stadium analgeticum erstrebt, d. h. es soll zwar das Bewußtsein für die Schmerzempfindung geschwunden sein, doch die Reflexe sollen noch alle erhalten bleiben. Dieses Stadium wird vor Eintritt des Excitationsstadiums erreicht und ist geeignet, kurze, schmerzhafte Eingriffe, wie Zahnziehen, Absceßspaltung usw. zu gestatten. Die Gefahren für den Kranken sind außerordentlich gering.. Trotzdem müssen vor der Einleitung Herz, Blutdruck und Lungen untersucht werden. Auch bei ambulant durchgeführtem Rausch muß auf vorherige Entleerung der Harnblase geachtet werden. Es genügt zur Ausführung der Rauschnarkose das Auftropfen (60 bis 80 Tropfen in der Minute) von Chloräthyl auf eine Maske. Um den Zeitpunkt des geschwundenen Bewußtseins feststellen zu können, ist es zweckmäßig, die Kranken laut zählen zu lassen. In der Umgebung der Kranken soll möglichste Ruhe herrschen. Die Nachwirkungen des Chloräthylrausches sind verhältnismäßig gering. Erbrechen nach dem Chloräthylrausch ist selten. Wie schon oben bemerkt, ist die Chloräthyldarreichung zur Einleitung von Äther- und Chloroformnarkosen sehr zweckmäßig. Mit dem Moment, in dem das Bewußtsein zu schwinden beginnt, ist das Chloräthyl durch Äther zu ersetzen.

Die früher viel geübte örtliche Betäubung durch *Aufsprayen von Chloräthyl* auf die Haut sollte nur noch bei ganz kleinen entzündlichen Eingriffen geübt werden, da sie zu große Nachteile hat. Abgesehen davon, daß nur ganz umschriebene Bezirke gefühllos werden, die Gefrierung der Haut Schmerzen verursacht und meist einen heftigen, der Verbrennung ähnlichen Nachschmerz hinterläßt, wird die Oberfläche auch in bezug auf Farbe und Konsistenz verändert, so daß das Messer einen erheblichen Widerstand findet. An Stelle dieser Kälteanästhesie sollte, wenn möglich, immer eine Leitungs- oder Infiltrationsanästhesie oder die Rauschnarkose treten.

2. Die intravenösen Kurznarkosen.

(R. Bumm.)

Die subcutane Einverleibung von Schmerzbetäubungs- und Schlafmitteln *(Veronal, Somnifen)* reicht zur Erzielung der für einen operativen Eingriff notwendigen Schmerzausschaltung nicht aus. Dagegen hat sich gezeigt, daß die *intravenöse Einspritzung von Barbitursäurepräparaten* zum mindesten für kurze Narkosen sehr gut verwendbar ist.

R. Bumm hat 1927 zuerst das *Pernocton*, Kirschner 1929 das *Avertin* zur intravenösen Einspritzung empfohlen. Er sah bei Verwendung dieses Mittels gegenüber dem Pernocton den Vorteil einer gewissen Steuerbarkeit, da nur so viel eingespritzt wurde, als zum Eintritt der Schlafwirkung nötig war, während das Pernocton oft stundenlangen Schlaf herbeiführte, dadurch gefährlich wurde und noch dazu oft starke Erregungszustände nach dem Erwachen hinterließ. Aber auch das Avertin hat keine allgemeine Verbreitung gefunden. Die Wirkung war oft zu kurzdauernd und unzureichend.

Infolgedessen hat man nach neuen Mitteln gesucht, die zur Kurz-, Basis- und Einleitungsnarkose in Frage kommen. Neben einer Reihe von anderen Barbitursäurepräparaten, die sich weniger bewährt haben, von denen aber das *Nembutal* in Amerika in der Lungenchirurgie viel Verwendung findet, haben sich das *Evipannatrium* (Weese) und das *Eunarcon* (Heim) als den an sie gestellten Anforderungen gewachsen gezeigt. Auch das *Pernocton* hat später wieder stärkere Anerkennung gefunden. Es ist aber mehr geeignet für längere Narkosen, während Evipan und Eunarcon ausgesprochene Kurznarkotica sind, sich also auch zur Einleitung einer Inhalationsnarkose eignen, die allerdings auch bei mehrfach unterbrochenen Einspritzungen zu länger dauernden Schmerzbetäubungen herangezogen werden können. Die *Gefahr* der intravenösen Narkotica beruht in ihrer sehr *fraglichen Steuerbarkeit*.

Bei *Überdosierung* tritt der Tod durch Atmungslähmung ein. Die Atmung bleibt auch bei größeren Dosen, die sich der letalen nähern, zunächst fast unverändert, geht dann aber plötzlich bei Erreichung der letalen Dosis in Atmungslähmung über. Bei rascher, ununterbrochener Einspritzung ist die Gefahr der Atmungslähmung bei allen diesen Mitteln wesentlich größer als bei langsamer und unterbrochener. Die *Narkosenbreite* ist ausreichend. Die Schädigung der übrigen meist durch narkotisierende Mittel gefährdeten Organe ist verhältnismäßig gering.

Erscheint der Schlaf zu tief oder die Schlafdauer zu lang (bei Evipan etwa 15—30 Min., bei Eunarcon etwa 15 Min.), so soll als Weckmittel das von KILLIAN empfohlene *Coramin* intravenös (bis 5—6 ccm) eingespritzt werden.

Die Form der intravenösen Einspritzung ist für Evipan und Eunarcon etwa dieselbe. Ein Pränarkoticum soll nicht angewendet werden. Das Evipannatrium, das in sterilen Ampullen zu 5 und 10 ccm geliefert wird, wird in der entsprechenden ebenfalls steril gelieferten Menge Aqua dest. aufgelöst. Nach Waschung der entsprechenden Stelle und Stauung der Vene wird die Lösung mit der Spritze aufgesogen und nach dem Einstich der Nadel in die Vene und Beseitigung der Staubinde langsam eingespritzt. So sollen für die Einspritzung jedes Kubikzentimeters etwa $1/2$—$3/4$ Min. verwendet werden. Schläft der Kranke, meist nach öfterem Gähnen, ein, so hat er das Stadium analgeticum erreicht. Größere Eingriffe können aber erst dann ausgeführt werden, wenn eine völlige Muskelentspannung (der Kiefer sinkt zurück) und damit das Toleranzstadium erreicht ist. Die Dosis, die zum Einschlafen führte, muß zur Erreichung des Toleranzstadiums etwa noch einmal zur Hälfte gegeben werden. Bei jungen kräftigen Männern reicht diese Dosis öfters nicht aus, es muß dann die doppelte Einschlafdosis gegeben werden. Mehr wie 10 ccm dürfen zunächst nicht eingespritzt werden. Dagegen kann, wenn die durchschnittliche Narkosezeit von etwa 30 Min. abgelaufen ist und das Aufwachen sich ankündigt, noch einmal bis etwa 5 ccm Evipan langsam nachgespritzt werden.

Die *Eunarconeinspritzung* erfolgt in derselben Weise. Das Präparat hat den Vorteil, daß es steril und fertig in Ampullen geliefert wird, so daß keine Mischung zuvor stattzufinden braucht. Das Eunarcon ist das ausgesprochenste *Kurznarkoticum*.

Narkosestörungen sind bei richtiger Anwendung der beiden Mittel außerordentlich selten. Der Kiefer muß selbstverständlich dauernd gehalten werden. Tritt eine Atmungsstörung ein, so muß sofort Coramin intravenös gespritzt werden, und zwar gleich in großen Dosen. Ebenso müssen selbstverständlich Herzmittel bereitstehen und rechtzeitig zur Anwendung kommen. Die *Erregungszustände* nach dem Erwachen sind auch bei beiden Präparaten verhältnismäßig selten, wohl etwas häufiger beim Epivan als beim Eunarcon. Da ihr Eintreten aber nicht ausgeschlossen ist, so ist eine genaue Beobachtung bis zum Erwachen des Kranken notwendig. Dauert der Nachschlaf ungebührlich lange, so wird er auch durch Coramingaben abgekürzt.

Als *Gegenanzeigen* gegen die intravenöse Narkose gelten etwa dieselben wie gegen die Inhalationsnarkosen, d. h. Herzmuskelerkrankungen, Vergiftungszustände, Leber-, Nieren-, Darmerkrankungen (Ileus) sollen ausgeschlossen werden. Vor der Anwendung dieser Schmerzbetäubung wird besonders gewarnt bei septischen Zuständen, bei Eiterungen im Hals und Rachen und bei eitriger Bronchitis.

c) Die Teilschmerzbetäubungen.

α) Die Schmerzbetäubungen durch Einspritzung in Nerven, um Nerven, in das Gewebe und die Oberflächenbetäubung.

(BRAUN, HÄRTEL.)

Wie schon in der Einleitung bemerkt, ist die örtliche Betäubung in weitestem Maße allmählich in das Anwendungsgebiet der Allgemeinnarkose eingerückt. Wir halten es für falsch, sie zu erzwingen. Ist eine vollkommene Schmerzausschaltung trotz richtiger technischer Ausführung nicht erreicht worden oder ist der Kranke sehr aufgeregt, so ist es viel besser, die örtliche Betäubung während des Verlaufs der Operation durch Inhalationsnarkose, wie das LAEWEN schon vor langer Zeit empfohlen hat, zu unterstützen. Das gilt besonders für Laparotomien und da wieder speziell für den Schluß der Bauchhöhle, bei dem gelegentlich das Aneinanderbringen der Fascien bei bestehender starker Spannung, die trotz guten Willens des Kranken nicht zu beseitigen ist, auf die größten Schwierigkeiten stößt. Ein erheblicher Schaden durch die kurz dauernde Inhalationsnarkose, die unter Umständen sogar mehrere Male im Verlauf einer länger dauernden Operation eingeleitet werden kann, ist kaum zu befürchten. Nur da sollte man auf die örtliche Betäubung bestehen, wo die Inhalationsnarkose Gefahren bringt. Das sind an sich hauptsächlich Eingriffe bei alten Menschen mit Störungen im kleinen Kreislauf, mit Neigung zu Katarrhen, bei Nierenleiden, Leberleiden, Diabetes, bei Blutkrankheiten, schweren Anämien und septischen Erkrankungen. Eingriffe, bei denen erfahrungsgemäß leicht Aspirationen vorkommen, sollten ebenfalls möglichst in örtlicher Schmerzbetäubung ausgeführt werden. Dazu gehören Nasen-, Mund- und Rachenoperationen und die Ileusoperationen im weitesten Sinne.

Die *Lokalanästhesie* wird als Leitungs-, Infiltrations- und Oberflächen-Schmerzbetäubung verwendet. Während zur letzteren noch heute vielfach Cocain verwendet wird, und zwar 1—5—20%ige Lösung, sind für die Leitungs- und Infiltrationsanästhesie an Stelle des Cocains die Ersatzmittel getreten. In erster Linie wird das *Novocain* verwendet. Das *Tutocain*, das weniger giftig ist, das *Pantocain* und *Percain*, die gewisse Vorteile vor dem *Novocain* haben, unter anderem eine größere Wirkungsdauer, konnten trotzdem das Novocain nicht verdrängen, haben aber zum Teil besondere Anwendungsgebiete. Außer diesen beiden Mitteln wird das *Tropacocain* für die *Lumbalanästhesie* und das *Alypin* an Stelle des Cocain bei der Oberflächenbetäubung der Harnwege viel verwendet. Die weitgehendste Schmerzausschaltung infolge von Nervenleitungsunterbrechung wird bei der Spinalanästhesie erreicht, der ein besonderes Kapitel gewidmet ist. Wichtige Leitungsschmerzbetäubungen sind die Plexusanästhesie (KULENKAMPFF) (s. S. 62), die Sacralanästhesie (LAEWEN) (s. S. 61), die Parasacralanästhesie (BRAUN) (s. S. 61), die Splanchnicusanästhesie (KAPPIS, BRAUN) (s. S. 1003) und die Unterbrechung der Trigeminusäste (MATAS, BRAUN, PAYR, HÄRTEL, OFFERHAUS, S. 582 und N. alveol. inf. S. 714), schließlich ist hier noch die Anästhesie des Ganglion Gasseri (HÄRTEL) (s. S. 584) zu nennen. Auf die einzelnen Methoden der Leitungsanästhesie kann hier nicht näher eingegangen werden, da sie im speziellen Teil ausführlich erwähnt sind. Die Ausführung einer guten Lokalanästhesie erfordert für den einzelnen Fall die Kenntnis der Einstichpunkte und die meist durch Knochenvorsprünge oder andere feststehende Anhaltspunkte vorgeschriebenen Wege. Wichtig ist ferner, daß nach der Injektion so lange mit dem Beginn der Operation abgewartet wird, bis die Anästhesie eine völlige ist. Die Einspritzung kann daher in größeren Betrieben, wenn mehrere Operationen nacheinander in Leitungsanästhesie ausgeführt werden sollen, von einem Assistenten vorgenommen werden, bevor der Operateur mit der vorhergehenden Operation fertig ist. Dadurch wird unnötiger Zeitverlust vermieden. Bei perineuraler Leitungsanästhesie tritt die Schmerzlosigkeit nach 10—30 Min. ein. Bei endoneuraler sofort, dauert aber meist nicht länger als $5/4$—$1^1/_2$ Stunden. Sie kann eventuell erneuert werden.

β) Die Spinalanästhesie.
1. Die Lumbalanästhesie nach BIER.
(MICHELSSON, V. BRUNN.)

Die Lumbalanästhesie hat sich als eines der besten Schmerzausschaltungsverfahren bewährt, nachdem man gelernt hatte, die anfänglich bestehenden Gefahren zu vermeiden. Die beobachteten Störungen mußten hauptsächlich auf Liquorverlust und auf die Verwendung von Cocain zurückgeführt werden. Gelegentliche Störungen wurden auch in neuerer Zeit wahrscheinlich bei Verwendung von mangelhaften Präparaten oder zu hohen Dosen beobachtet.

Die Technik der Lumbalanästhesie ist seit den ersten Empfehlungen dieser Methode durch BIER etwa dieselbe geblieben. Er ist als Erfinder des Verfahrens zu bezeichnen, und ihm gebührt das Verdienst des weiteren Ausbaues. Da BIER nach seinen ersten Versuchen die Gefahren der Methode erkannt hatte, hat er rechtzeitig vor der allgemeinen Anwendung gewarnt. Trotzdem ist sie von verschiedenen, besonders französischen Forschern, aufgenommen worden und, da diese Erfolge damit erzielten, hat man das Verdienst BIERS zu kürzen versucht. Es ist außerdem von seiten einiger deutscher Chirurgen der Versuch gemacht worden, die Prioritätsrechte BIERS zu bestreiten, und zwar zugunsten des Amerikaners CORNING, der tatsächlich schon einige Jahre vor der ersten Veröffentlichung BIERS, die in das Jahr 1899 fällt, experimentelle Untersuchungen über die Anästhesierung des Rückenmarks gemacht hat. Da BIER ebensowenig wie andere Forscher von diesen Versuchen etwas wußte, diese Versuche vielmehr keinerlei praktische Folgerungen nach sich gezogen hatten, so gebührt BIER allein das Prioritätsrecht. Erst nach der Erprobung am Menschen ist die Brauchbarkeit der Methode erwiesen worden. Für die Allgemeinheit wurde das Verfahren erst dann brauchbar, als das Cocain durch Stovain, Tropacocain und Novocain ersetzt wurde. Seitdem hat sich die Methode in kürzester Zeit über die ganze chirurgische Welt verbreitet.

Das Vorgehen bei der einfachen Lumbalanästhesie nach BIER zur Schmerzbetäubung der Unterbauchgegend, von Blase, Mastdarm und unteren Extremitäten ist folgendes: Die Einspritzung wird im allgemeinen im Sitzen ausgeführt, nur bei schwachen, elenden Menschen ist Seitenlage zu bevorzugen. Der Kranke wird so auf den Tisch gesetzt, daß er mit dem Gesäß an den Tischrand rückt und daß die Lendenwirbelsäule möglichst stark nach vorn gekrümmt wird. Der Kranke wird durch eine vor ihm stehende Hilfsperson gehalten. Der Kopf wird zur Brust geneigt und die Arme des Kranken ruhen auf den Schultern der Hilfsperson. Dabei ist darauf zu achten, daß die Kyphose hauptsächlich in der Lendenwirbelsäule erreicht wird, ohne daß der Kranke sich dabei im ganzen nach vorwärts beugt. Die Desinfektion der Haut der Gegend der Lendenwirbelsäule wird nach den üblichen Grundsätzen durchgeführt. Hat man eine Hautquaddel an der Einstichstelle angelegt, so wird, ehe man den Lumbaltrokar einsticht, in eine 10 ccm-Rekordspritze, die auf den Lumbaltrokar paßt, das Betäubungsmittel aus der steril aufbewahrten Ampulle aufgesogen und etwa eingedrungene Luft aus der Spritze beseitigt. Die so vorbereitete Spritze wird zunächst beiseite gelegt. Wir verwenden ausschließlich Tropacocain mit Suprareninzusatz (den man heute in Form eines Tropfens der Lösung 1:1000 mit einer Spritze dem Ampulleninhalt jedesmal zusetzen muß, da das Tropacocain nur noch rein geliefert wird) und haben niemals eine ernstliche Störung durch dieses Mittel gesehen. Leichtere Unannehmlichkeiten, in Gestalt von länger dauernden Kopfschmerzen, sind nur dann beobachtet worden, wenn bei unvorsichtigem Vorgehen Liquor verlorenging.

Um die Einstichstelle zu kennzeichnen, wird ein steriles Handtuch so über die immer deutlich fühlbaren, oberen Ränder der Cristae iliacae gelegt, daß der Handtuchrand mit den Rändern der Cristae abschneidet. Die so hergestellte Verbindungslinie schneidet den Dornfortsatz des vierten Lendenwirbels. Von diesem Punkt aus werden nun die höheren Lendenwirbeldornfortsätze durch Abtasten festgestellt und je nach Wunsch zwischen dem dritten und vierten, zweiten und dritten, oder auch schließlich, wenn die Schmerzausschaltung möglichst hoch getrieben werden soll, zwischen dem ersten und zweiten Dornfortsatz eine Hautquaddel mit 1%iger Novocain-Suprareninlösung angelegt. Führt man den Trokar zwischen dem ersten und zweiten Lendenwirbeldorn ein, so muß man besonders vorsichtig vorgehen, um das Rückenmark nicht zu verletzen. Von dieser Hautquaddel aus werden auch die Weichteile in etwa 4—5 cm infiltriert. Diese von PAYR empfohlene örtliche Betäubung hat den großen Vorteil, den Kranken sicher zu machen, und plötzliches Zucken und damit die Gefahr des Abbrechens der Nadel zu verhüten.

Erst nach Anlegung der Hautquaddel wird der mit dem Stachel verschlossene Lumbaltrokar aufgesetzt und langsam und vorsichtig, genau in der Mittellinie, nicht ganz senkrecht zur Oberfläche, sondern etwas schräg nach oben eingestochen. Am besten wird der Trokar an seinem Handgriff mit dem Daumen und Zeigefinger beider Hände gefaßt, während die übrigen Finger der Hände zu beiden Seiten des Trokars sich auf die Rückenhaut stützen. Es ist darauf zu achten, daß die Nadel auch bei weiterem Vorrücken nicht aus der durch die Mittellinie gelegten Ebene heraustritt. *Hat man die verschiedenen Ligamente, zuletzt das Ligamentum flavum durchbohrt, so wird der Stachel aus der Nadel herausgezogen und die offene Nadel nun durch die Dura geführt. Dieses Vorgehen hat den Vorteil, daß einerseits selbst kleine Blutbeimengungen sofort an dem Austritt aus der Nadel beobachtet werden, andererseits nach dem Durchbohren der Dura auch das Austreten des Liquors augenblicklich erkannt wird.* Tritt Blut aus, so ist die Nadel weit zurückzuziehen und von neuem einzuführen, oder, wenn sich das Austreten von Blut wiederholen sollte, ist ein anderer Interspinalraum zu wählen. Sind die ersten Tropfen Liquor blutig, die nächsten wasserklar, so kann die Anästhesierung vorgenommen werden. Bleibt der Liquor blutig, auch an mehreren Einstichstellen, so ist es besser, auf die Ausführung des Verfahrens zu verzichten. Tritt klarer Liquor aus, oder ist er nach einigen Tropfen klar geworden, so wird die mit dem Tropacocain gefüllte Spritze, ohne daß inzwischen ein Liquorverlust eintreten darf, auf den Trokar aufgesetzt und unter langsamem Zurückziehen des Spritzenstempels die Spritze mit Liquor gefüllt. Es tritt dann in der Spritze eine Mischung ein. Fließt der Liquor gar nicht oder sehr spärlich ab, so muß damit gerechnet werden, daß die Spitze entweder noch nicht im Duralsack liegt, oder daß Weichteile die Kanülenspitze verstopfen oder verlegen. Im ersteren Falle muß durch Vorschieben der Nadelspitze das Innere des Lumbalsackes erreicht werden. Ist das der Fall, was man an dem Überwinden des Durawiderstandes erkennt, und bleibt doch das Austreten des Liquors aus, so müssen die beiden anderen genannten Ursachen in Rechnung gezogen werden. Man führt zur Beseitigung eines in der Kanüle befindlichen Hindernisses den Stachel in die Kanüle ein. Treten dann einige Tropfen aus, hört der Liquorfluß aber wieder auf, so ist es wahrscheinlich, daß sich eine Nervenfaser der Cauda vor die Öffnung gelegt hat. Ein geringes Vor- oder Zurückziehen oder Drehen um die Längsachse der Kanüle beseitigt meist auch dieses Hindernis.

Bei unserem Vorgehen wird die 10-ccm-Spritze immer vollständig mit Liquor gefüllt. Es ist das zwar nicht unbedingt nötig und nach BIERS Vorschrift genügt die Injektion des Anaestheticums ohne Liquorbeimengung zur Anästhesie der unteren Extremitäten. Man sollte aber auch in einem solchen Falle nur dann das Anaestheticum einspritzen, wenn man absolute Sicherheit hat, daß die Kanülenspitze im Lumbalsack liegt. Wir füllen die Spritze jedesmal vollständig mit Liquor, weil die Gefahr der Giftwirkung bei der größeren Verdünnung geringer und die Verteilung im Lumbalsack eine gleichmäßigere ist. Nur dann, wenn der Liquor spärlich abfließt, begnügen wir uns auch mit 4—6 ccm.

Das Einspritzen des mit Anaestheticum vermischten Liquors hat langsam zu erfolgen. Es soll etwa *eine Minute* Zeit in Anspruch nehmen. Ist die Spritze ganz entleert, so wird die Nadel rasch entfernt und die kleine Wunde mit einem Tupfer-Heftpflasterverband versorgt. Der Patient wird in Rückenlage gebracht, der Kopf etwas erhöht. Wenn die Schmerzausschaltung höher getrieben werden soll, wird nach kurzer Zeit leichte Beckenhochlagerung durchgeführt.

Auch dann, wenn die Einspritzung in Seitenlage ausgeführt wurde, soll der Kranke sofort in Rückenlage gebracht werden, da wir schon beobachtet haben, daß bei bestehenbleibender Seitenlage eine hauptsächlich einseitige Schmerzausschaltung auftritt. Die Schmerzbetäubung tritt sofort ein und hält etwa $1^1/_4$—$1^1/_2$ Stunden an. Vom Eintritt der Betäubung, die sich zunächst auf die Schmerz- und Temperaturempfindung, dann auf die übrigen Sensibilitätsqualitäten und schließlich auch auf die Motilität erstreckt, überzeugt man sich am einfachsten dadurch, daß man den Kranken fragt, ob seine Beine einschlafen. Eine genaue Prüfung wird, wenn nötig, mit der Nadel vorgenommen. Das Verfahren ist im allgemeinen sehr zuverlässig, Versager sind selten, sie kommen am häufigsten vor, wenn nicht genügend Liquor vorhanden ist. Üble Nebenerscheinungen werden sehr selten beobachtet, wenn das Präparat einwandfrei ist, und keine technischen Fehler gemacht werden. Leichtere Nebenerscheinungen in Gestalt von Übelkeit, Gefühl der Ohnmacht kommen vor, aber ebenfalls selten. Sie verschwinden in den meisten Fällen, wenn man die Kranken auffordert tief zu atmen. Als Folge der Schmerzbetäubung und als Ursache der genannten Nebenerscheinungen ist eine mäßige Blutdrucksenkung zu betrachten, die jedoch nur dann eine ernstliche Rolle spielt, wenn größere Dosen des Mittels, und zwar besonders von Novocain angewandt, und wenn die Anästhesie zu hoch getrieben wurde (SCHILF und ZIEGNER). Dann kommt es zu den ernsteren Nebenerscheinungen, die sich zu Übelkeit mit Erbrechen, Atmungsstörung, Bewußtseinsverlust, Störungen an den Hirnnerven steigern können. Wir haben solche schwere Störungen niemals beobachtet, trotz vieler hundert Einspritzungen. Nur fast immer rasch vorübergehende Störungen bzw. Paresen einzelner Hirnnerven (besonders N. abducens) sind, wie von vielen anderen, auch bei uns einmal beobachtet worden. Schließlich gibt es noch unangenehme Nacherscheinungen, die sich besonders in längere Zeit dauernden Kopfschmerzen (bis zu mehreren Wochen) äußern. Diese Nacherscheinungen werden bei einwandfreiem Präparat auf zu starken Liquorverlust zurückgeführt. Dieser ist deshalb zu vermeiden. Ist aber Liquorverlust eingetreten, so ist er entweder sofort oder bei eintretenden Beschwerden durch Nachfüllen von physiologischer Kochsalzlösung in den Lumbalsack auszugleichen. Nach jeder Lumbalanästhesie soll, wie nach jeder Lumbalpunktion, eine wenigstens 24stündige Bettruhe eingehalten werden. *Infektionen* des Lumbalkanals kommen bei einwandfreier Asepsis nicht vor.

Ist bei der Ausführung der Schmerzbetäubung eine *Lumbalnadel abgebrochen*, was bei vorausgeschickter örtlicher Betäubung der Haut wohl kaum vorkommt, so muß die Nadel baldigst operativ entfernt werden, besonders dann, wenn die Spitze im Lumbalsack liegt, da die Gefahr der Infektion recht erheblich ist. Die Entfernung der Nadel geschieht auf folgende Weise: In örtlicher Betäubung, die deshalb vorteilhaft ist, weil sie gleichzeitig blutleeres Operieren erlaubt, oder bei unruhigen Patienten in Narkose wird ein Längsschnitt in der Mittellinie angelegt, und zwar bis auf die Dornfortsätze. Auch wenn man in Narkose operiert, empfiehlt es sich, das Wundgebiet mit Novocain-Suprarenin oder Suprareninlösung zu infiltrieren. Während die Weichteile scharf auseinandergezogen werden, schneidet man nun mit dem Messer, am besten etwas seitlich der Mittellinie beginnend, schräg nach der Tiefe vorgehend, ein. Nach jedem Schnitt werden die Haken von neuem und etwas tiefer eingesetzt, um einen guten Überblick über die Wundverhältnisse zu haben. Ist das im Körper steckende Stück lang, was man aus dem fehlenden Teil des herausgezogenen Trokars erkennen kann, so wird man in der Mehrzahl der Fälle bei dem schrägen Einschneiden mit dem Messer auf die Nadel stoßen. Ist das Nadelende kurz und steckt es sehr tief, so bleibt häufig nichts anderes übrig, als ein oder zwei benachbarte Dornfortsätze nach Freilegung abzukneifen, weil die Weichteilwunde sonst unübersichtlich wird. Oft erkennt man das Nadelende an einem Tropfen Liquor, der sich in der Weichteilwunde findet. Es ist bei dem Suchen mit großer Vorsicht vorzugehen, um das abgebrochene Ende nicht weiter in die Tiefe zu stoßen. Hat man das abgebrochene Ende, meist in Gestalt eines schwarzen Punktes erkannt, so ist es vorsichtig so weit freizulegen, daß man es sicher mit einer Klemmpinzette oder mit einer Gefäßklemme ohne Haken fassen und herausziehen kann.

2. Die einstellbaren Spinalanästhesien.
(PITKIN, JONES, KIRSCHNER.)

Da der Lumbalanästhesie nach BIER doch recht enge Grenzen, und zwar räumlich und zeitlich gesetzt sind, und da andererseits durch die Einspritzung in den Liquor unnötige Bezirke ausgeschaltet werden, und bei Versuch der Erweiterung größere Gefahren entstanden, so ist, nachdem KLAPP bereits 1904 experimentell vorgearbeitet hatte, in neuester Zeit die *Rückenmarksbetäubung* durch Verminderung einiger damit verbundener Gefahren und unangenehmer Nebenerscheinungen (Aufsteigen des Mittels im Rückenmarkskanal, vollständige Lähmung der unterhalb der Einspritzungsstelle gelegenen Körperabschnitte, oft bedrohliche Blutdrucksenkung, Erbrechen, lange anhaltende Kopfschmerzen) weiter ausgebaut und auch für die Zwecke der Bauchchirurgie gebrauchsfähig gemacht worden.

So hat zuerst PITKIN ein besonderes Präparat, und dieses fraktioniert, verabreicht. Ein anderes Verfahren, das die Schädigung hauptsächlich durch starke Verdünnung des schmerzstillenden Mittels vermeiden sollte, ist von HOWARD JONES ausgearbeitet worden. Dieses hat in Amerika eine weitere Verbreitung gefunden. Zur Vermeidung der Blutdrucksenkung wurde von verschiedenen Seiten die Verabreichung von Ephetonin empfohlen.

Eine wirkungsvolle hohe Spinalanästhesie, die dabei gleichzeitig gefahrlos war, konnte mit beiden Verfahren nicht erreicht werden. Ein solches hat erst KIRSCHNER durch die von ihm angegebene gürtelförmige, einstellbare Spinalanästhesie erzielt. Das zunächst etwas umständliche Verfahren ist durch KIRSCHNERs Schüler PHILIPPIDES vereinfacht worden. Man erzielt mit einer einfachen Spritze und der von KIRSCHNER vorgeschriebenen $1/4$%igen Percainplombe je nach Höhe der Einspritzung eine Anästhesie, die auf den betroffenen Wirbelsäulenabschnitt beschränkt bleibt, also einstellbar und gürtelförmig ist. Man gebraucht nach PHILIPPIDES eine 10 und eine 2 ccm fassende dichte Glasspritze und die KIRSCHNERsche Nadel mit seitlicher Öffnung in der Nähe der Spitze. An die Nadel wird ein 15 cm langer Gummischlauch mit einem Glaszwischenstück aufgesetzt. Er dient dazu, die Verbindung mit der Spritze und der Nadel herzustellen. Zur Abdichtung des Schlauches muß nach Entfernen der Spritze noch ein Metallstöpsel vorhanden sein. Die Ausführung geschieht nach folgender Weise. Der Kranke befindet sich in Seitenlage. Dann wird in der gewünschten Höhe der Rückenmarkskanal punktiert und erst dann eine Beckenhochlagerung von 25—30° eingestellt. Jetzt wird der Schlauch angesetzt und mit Hilfe der 10 ccm-Spritze der Liquor abgesaugt, bis er nicht mehr abtropft. Das geschieht bei hoher Anästhesie nach der Absaugung von etwa 20—25 ccm Liquor. Dann wird noch weiter abgesaugt, bis durch das Aufsteigen einer im Glasstück des Gummischlauches sichtbaren Luftblase das Vorhandensein eines negativen Druckes im Rückenmarkskanal sich ergibt. Das ist ein Zeichen dafür, daß der distale Teil des Kanals luftleer ist und es werden sofort $1^1/_2$—2 ccm der Plombe eingesetzt. Beim Einspritzen wird zur Erzielung einer Schmerzausschaltung des Ober- und Unterbauches die Öffnung in der Nadel so gedreht, daß sie kopfwärts sieht. Zur Erzielung einer Reithosen- oder Extremitätenanästhesie sieht die Nadelöffnung caudalwärts. Zur Verhütung einer Rückenmarksverletzung beim Einführen der Nadel wird die Nadel zunächst in das Lig. interspinosum eingeführt. Dann wird mit dem Verbindungsschlauch die 2 ccm-Spritze angebracht und damit angesaugt. Wenn die Nadel so unter Einziehen des Stempels Millimeter für Millimeter in die Tiefe geschoben wird, gibt der Spritzenstempel im Augenblick des Durchdringens der Dura nach und die Spritze füllt sich mit Liquor. Reicht bei einer hohen Anästhesie nach der ersten Einspritzung die Anästhesie nur bis zur Höhe des Schwertfortsatzes, so werden weitere 0,5—1 ccm der Plombe mit 2 ccm Luft in die liegende Nadel nachgespritzt, bis die oberste Grenze der Schmerzbetäubung die Brustwarzengegend erreicht hat. Über *Periduralanästhesie* s. S 44.

γ) Die Sacralanästhesie.

(LÄWEN.)

Die Sacralanästhesie, zur Beseitigung von Coccygodynie von CHATELIN 1901 ausgeführt, wurde zuerst von STÖCKEL 1909 zur Minderung des Wehenschmerzes angewendet. In die chirurgische Praxis eingeführt und für die Praxis ausgebaut ist die Methode von LÄWEN 1910. Später haben sich dann besonders die Gynäkologen (SCHLIMPERT) für gynäkologische Eingriffe der Methode bedient. In unserer Klinik wird die Methode nach LÄWENs Vorschrift zur Operation am Genitale und am After und auch gelegentlich zu Prostatektomien verwendet. Sie ist zweifellos ungefährlicher als die Lumbalanästhesie, da sie außerhalb des Duralsackes an die Sacralnerven herangebracht wird, hat aber auch ein wesentlich kleineres Anwendungsgebiet. Wir verwenden 20 ccm einer 2%igen Novocainlösung. Die Anästhesie wird im Sitzen ausgeführt. Der Kranke wendet dem Arzt den Rücken zu, das Gesäß muß möglichst weit über den Tisch hervorragen. Der Eingang in den Kanal liegt etwas oberhalb der Verbindungslinie, die durch die leicht fühlbaren Cornua sacralia g legt wird. Hier wird zunächst eine Hautquaddel angelegt, dann die Nadel senkrecht in die Tiefe geführt unter den mit dem Finger gehaltenen Sacralrand. Die Nadel dringt so durch den Hiatus sacralis in den Epiduralraum ein und wird nun der Richtung desselben entsprechend, d. h. bei der sitzenden Lage des Kranken, senkrecht bzw. etwas schräg nach hinten oben, bis zu höchstens 6 cm Tiefe eingeführt. Hier werden die 20 ccm der Lösung langsam im Verlauf von etwa 2 Min. deponiert. Die Anästhesie tritt nach etwa 15 Min. ein, der anästhetische Bezirk entspricht der Gegend von Damm, Genitalien, Anus, Innenseite der Oberschenkel. Versager sind bei richtiger Technik verhältnismäßig selten. Die Ausführung scheitert gelegentlich an der Unmöglichkeit des Eindringens in den Sacralkanal. Übelkeit, leichte Kollapse werden nicht selten beobachtet.

δ) Die Parasacralanästhesie nach BRAUN.

Die Parasacralanästhesie kann die Sacralanästhesie vielfach ersetzen. Sie hat dieselbe Anzeigestellung und die Anästhesie dieselbe Ausdehnung. Sie kann auch dann angewendet werden, wenn die Sacralanästhesie versagt. Von zwei Einstichpunkten seitlich des Kreuzsteißbeingelenkes wird bei dem auf der Seite liegenden Kranken eine lange Injektionsnadel in die Kreuzbeinhöhlung eingeführt. Nach einigem Tasten gelangt man gewöhnlich zunächst in das zweite Sacralloch. Dieses wird in etwa 7—9 cm Tiefe erreicht. Man spritzt hier etwa 5 ccm $^1/_2$%ige Novocainlösung ein, zieht dann die Spritze zurück und infiltriert in die Gegend der übrigen Sacrallöcher, im ganzen etwa 30 ccm. Um auch das erste Sacralloch zu erreichen, muß die Nadel etwas mehr bauchwärts vorgeschoben werden, bis man am Dach des Sacralloches anstößt, auch hier werden etwa 5 ccm Lösung eingespritzt. Zum Schluß wird die Umgebung des Steißbeins infiltriert. Reicht die Oberflächenanästhesie nicht aus, so kann das jeweilige Operationsgebiet noch durch Umspritzung vollkommen anästhetisch gemacht werden. FINSTERER vervollständigt die Schmerzlosigkeit durch folgende Ergänzungen. In den Sacralkanal werden 3—5 ccm $^1/_2$%ige Novocain-Suprareninlösung eingebracht. Dann umspritzt er das Steißbein dorsal und ventral und führt eine lange Nadel zwischen dem V. Lendenwirbel und dem Darmbeinkamm ein, bis er in 5—7 cm Tiefe den Proc. transv. erreicht. Unter leichter Senkung des äußeren Nadelendes führt er sie am oberen Rand des Fortsatzes vorbei und leicht medial etwa 1—1$^1/_2$ cm tiefer. Während jetzt Beckentieflagerung eingestellt wird, um die prävertebralen Venen stark zu füllen, wird zunächst angesaugt und, wenn kein Blut kommt, 10—15 ccm $^1/_2$%iges Novocain-Suprarenin eingespritzt. Die ausgedehnte sacrale Mastdarmentfernung kann auf diese Weise vollkommen schmerzfrei durchgeführt werden.

ε) Die Plexusanästhesie.

Nach den Versuchen von HIRSCHEL u. a. hat KULENKAMPFF (1911) die erste erfolgreiche Methode zur Schmerzausschaltung an der oberen Extremität durch Leitungsunterbrechung des Plexus brachialis angegeben.

Sie hat sich in zahlreichen Fällen bewährt, nur verhältnismäßig geringe Versager aufgewiesen und nur selten zu unangenehmen Störungen geführt. Leichtere Störungen, wie länger bestehende Schmerzen, Störungen im Bereich des N. phrenicus (SIEWERS, KEPPLER) sind fast alle rasch wieder verschwunden. Dagegen sind zunächst gelegentlich falsch gedeutete Störungen aufgetreten, die auch auf Phrenicusschädigungen zurückgeführt wurden, die sich dann aber als Pleuraverletzungen herausgestellt haben. Starke Schmerzen im Bereich des Brustkorbes und manchmal beträchtliche Atemnot waren die Krankheitszeichen, die dann allerdings in der Mehrzahl der Fälle nach verhältnismäßig kurzer Zeit wieder verschwanden. Auf diese Störungen haben zuerst CAPELLE und dann MULLEY aufmerksam gemacht. Man hat daher schon verhältnismäßig frühzeitig den Versuch gemacht, die Pleuraverletzung durch Abänderung des Verfahrens unmöglich zu machen, da sie bei der ursprünglichen KULENKAMPFFschen Methode nicht mit Sicherheit ausgeschlossen werden kann.

Die ursprüngliche Methode von KULENKAMPFF wird in folgender Weise ausgeführt. Man verwendet eine isotonische, 2%ige Novocain-Suprareninlösung, und zwar werden meist 20 ccm gebraucht. Am sitzenden Kranken tastet man sich zunächst etwa in der Mitte des Schlüsselbeines den Puls der A. subclavia. Unmittelbar außerhalb davon wird eine Hautquaddel angelegt. Ist die V. jugul. ext. sichtbar, so hält man sich etwas lateral davon. Durch die Quaddel wird nun die etwa 6 cm lange, 0,7 mm dicke Nadel eingeführt, und zwar gegen die 1. Rippe zu. Man findet die Richtung, indem man etwa auf die Gegend des 2.—4. Brustwirbeldornes zielt, je nachdem die 1. Rippe steiler oder weniger steil verläuft. Man braucht die 1. Rippe nicht zu erreichen. Häufig trifft man schon vorher auf einen der Plexusstämme. Es ist *unbedingt notwendig*, den Kranken vorher darüber aufzuklären, daß der Stich ein elektrisierendes Gefühl in der Hand oder in den Fingern, oder ein Kribbeln oder leichtes Zucken hervorruft, nachdem man die oberflächliche und tiefe Fascie durchbohrt hat und in einen Plexusstamm eingedrungen ist. Ist dieser Erfolg nicht eingetreten, so muß man die Nadel vorsichtig tastend seitlicher oder etwas tiefer einstechen. Man stößt auf die 1. Rippe meist in 1—3 cm Tiefe. Hat man keine Nervenreizung erzielt, so darf man nicht einspritzen. Oft befindet sich die Nadelspitze dann zu weit lateral und man muß sie von neuem etwas mehr medial einführen oder die Nerven sind ausgewichen. Hat man die 1. Rippe getroffen, ohne eine Nervenreizung zu erzielen, so wird die Nadel etwas zurückgezogen und unter vorsichtigem Tasten mit der Nadelspitze einer der Stämme aufgesucht. Da der N. ulnaris hinter der Arterie liegt, so wird er nicht getroffen (s. unten), dagegen finden sich leicht Reizungen im Medianus- und Radialisgebiet. Sind die gewünschten Parästhesien eingetreten, so spritzt man nun zunächst etwa 10 ccm ein. Ist die Nadelspitze in einen Stamm eingedrungen, so tritt schlagartig die Anästhesie in seinem Gebiet auf. Wenn nicht, so tritt nach Einspritzung von 2mal 10 ccm zwischen die Nervenstämme nach 2—3—8—10, manchmal auch erst nach 30 Min. völlige Schmerzlosigkeit ein. Die Anästhesie dauert etwa $1^{1}/_{2}$—2, selten 3 Stunden. Zuerst verschwindet die Druckempfindlichkeit, dann die übrige Sensibilität, zuletzt wird die Beweglichkeit der Finger aufgehoben.

Die *Abänderungsverfahren*, die dann zur Anwendung kommen, wenn aus äußeren Gründen das KULENKAMPFFsche Verfahren nicht sicher durchgeführt werden kann, z. B. wenn die Pulsation der Arterie nicht tastbar ist, oder Narben oder Geschwülste die Punktion oberhalb des Schlüsselbeines unmöglich machen, verwenden andere Einstichpunkte. Der erste Vorschlag wurde von BABITZKI (1918) gemacht. Da die Stelle des Einstiches und das Aufsuchen der 2. Rippe, wie es BABITZKI fordert, nicht ganz sicher sind, hat BALOG das Verfahren (1920, 1924) dadurch verbessert, daß er die Haut über einem festen Knochenpunkt, dem Proc. coracoideus, für den Einstich bestimmt hat. Die Nadel wird über diesem Punkt nach medial, parallel zum Schlüsselbein, und in 45° zur Tischplatte geneigt, bei dem in Rückenlage befindlichen Kranken eingestochen. Die Nadel stößt auf die 2. Rippe und den Plexus. Hier werden 10 ccm der 2%igen Novocain-Suprareninlösung eingespritzt. KIM hat 1928 dieses Verfahren nachgeprüft, hält es aber für besser, 15—20 ccm der Lösung an dieser Stelle einzuspritzen, dann die Nadelspitze in die Mitte der Infraclaviculargrube vorzuführen und hier noch einmal dieselbe Menge der Lösung niederzulegen.

Während diese Abänderungsverfahren hauptsächlich dann zur Anwendung kommen, wenn die Einspritzung supraclavicular nicht möglich ist, wobei sich außerdem noch der Vorteil ergibt, daß der N. phrenicus nicht getroffen werden kann, hat MULLEY (1919) sein Verfahren deshalb ausgearbeitet, um auf alle Fälle die Verletzung der Pleurakuppe zu verhüten. Er spritzt ebenfalls supraclavicular ein und versucht den Isthmus des Plexus brachialis zu erreichen, der etwa 3 Finger oberhalb der Mitte des Schlüsselbeines in der Nähe der Spitze eines Dreiecks zu finden ist, dessen Basis vom Schlüsselbein, dessen beide übrigen Seiten medial vom Hinterrand des Kopfnickers, lateral vom vorderen Rande der Nackenmuskulatur gebildet werden. Er spritzt ebenfalls eine 2%ige Novocain-Suprareninlösung ein, und zwar zunächst 20 ccm, nachdem die ersten Parästhesien eingetreten sind, und dann noch 10 ccm in die nächste Umgebung, wobei eine schnellere Schmerzbetäubung eintritt.

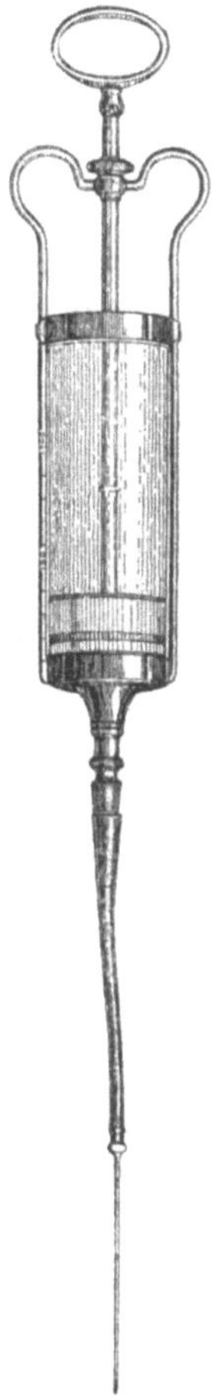

ζ) Die Venenanästhesie.

Für die Extremitäten, besonders für die untere Extremität, empfiehlt sich auch noch die Beherrschung der Venenanästhesie (BIER). In einem etwa 20—25 cm breiten, durch zwei ESMARCH-Binden abgegrenzten Gliedabschnitt wird die Vena saphena freigelegt, zentralwärts unterbunden und in dem distalen Abschnitt eine Kanüle eingebunden. Durch diese Kanüle werden mit Hilfe einer 100-ccm-Spritze etwa 100 ccm $^{1}/_{2}$%ige Novocainlösung ohne Suprareninzusatz eingespritzt (Abb. 13). Dann wird die Vene auch distal unterbunden, die Kanüle entfernt und die Wunde verschlossen. Die Anästhesie tritt in dem abgesperrten Bezirk sofort ein, in dem übrigen distalen Teil der Extremität nach 5—10 Min. Ist die Anästhesie eingetreten, so kann der distale Schlauch entfernt werden. Der proximale muß so lange liegen bleiben, wie die Anästhesie benötigt wird.

Abb. 13.
JEANNETsche Spritze zur Venenanästhesie. ($^{1}/_{2}$ nat. Größe.)

7. Die Bluttransfusion.
(OEHLECKER, BECK, HESSE, SCHILLING, WILDEGANS.)

Die Bluttransfusion hat in der Geschichte der Medizin eine sehr wechselvolle Rolle gespielt. Geschichtlich beglaubigt ist sie zuerst 1667 von DENIS in die Tat umgesetzt worden. DENIS transfundierte Lammblut, später auch Kalbblut. Die ersten Erfahrungen waren gut. Viele Erfahrungen wurden durch experimentelle Arbeiten etwa zu derselben Zeit in England gemacht und dabei die abenteuerlichsten Fragen erörtert. Man hatte scheinbar geglaubt, ganze Wesensumstimmungen herbeiführen zu können. Die Mißerfolge bei der praktischen Anwendung ließen nicht lange auf sich warten. Die Bluttransfusion geriet daher allmählich in Vergessenheit und wurde erst Anfang des 19. Jahrhunderts besonders in England wieder experimentell geprüft. In Deutschland hat sich besonders DIEFFENBACH, dem wir auch einen ausführlichen Beitrag zu der Geschichte der In- und Transfusion verdanken, mit der experimentellen Erprobung der Bluttransfusion beschäftigt. Er hat schon die Gefahren der Transfusion artfremden Blutes gekannt, fordert das Vermeiden der Einspritzung von Koagula und Luft und unterschied eine direkte und indirekte Transfusion. Auch die Verwendung von defibriniertem Blut (MAGENDIE), die später (PANUM, MARTIN) vielfach als ungefährlich empfohlen wurde, hat auch DIEFFENBACH schon erwähnt. BILLROTH hatte der Bluttransfusion eine große Zukunft prophezeit. Später (1883) ist über die Bluttransfusion der Stab vollkommen gebrochen worden, und zwar hauptsächlich unter dem Gewicht des abfälligen Urteils von v. BERGMANN, der die Gefahren kennengelernt hatte.

Erst in neuester Zeit hat die Bluttransfusion wieder ganz erheblich an Bedeutung gewonnen. Unter dem Einfluß verbesserter Technik und der Möglichkeit der Ausschaltung von Hämolyse und Agglutination sind heute auch die letzten Schranken gefallen, die ein für die Erhaltung des Lebens so bedeutungsvolles Verfahren in seiner praktischen Anwendung begrenzten. Während die Bluttransfusion bis 1907 nur noch selten ausgeführt und nur defibriniertes Blut benutzt wurde (MORAWITZ), beginnt 1908 der Zeitpunkt der Vollbluttransfusion auf Grund der Möglichkeit der unmittelbaren Gefäßnaht (CARREL, OTTENBERG). Die Methode der Transfusion durch Gefäßnaht zwischen Arterie des Spenders und Vene des Empfängers wurde auch in Deutschland geübt (ENDERLEN u. a.). Von SAUERBRUCH wurde die Methode insofern umgeändert, als er die Spenderarterie in die Empfängervene einstülpte. Schließlich wurden mehrere Verfahren der unmittelbaren Überleitung mit Hilfe von Glas-, Gummi- oder Metallröhren oder gehärteten Kalbsarterien (PAYR) empfohlen. Alle diese Verfahren der unmittelbaren Überleitung kranken insofern an einem Fehler, als die sichere Überleitung und vor allem die Bestimmung der Quantität nicht möglich ist. Die praktische Durchführung der Bluttransfusion blieb daher in engen Grenzen, bis die technische Frage der mittelbaren Bluttransfusion gelöst wurde. Auch diese Lösung nahm ihren Ausgangspunkt von Amerika. Die Entnahme von Blut in einem paraffinierten, zugespitzten Glaszylinder und die Verhütung der Gerinnung durch Zusatz von Natriumcitrat brachten die Möglichkeiten der gefahrlosen mittelbaren Transfusion. In dieselbe Zeit etwa fällt die Empfehlung der *Retransfusion* des in die Bauchhöhle ergossenen Blutes bei der Tubargravidität durch JOHANN THIESS (1914). Das Blut wurde aus der Bauchhöhle ausgeschöpft, durch mehrfache sterile Gazeschleier geseiht, in einem Irrigator aufgefangen, je 100 ccm Blut mit 1 ccm 0,2%igem Natriumcitrat versetzt und in die Armvene retransfundiert.

Heute spielt die Bluttransfusion nicht nur in der Chirurgie, sondern fast noch mehr in der inneren Medizin eine außerordentlich große Rolle. In der Chirurgie ist es in erster Linie der Blutersatz nach schweren Blutverlusten, nach Verletzungen und Erkrankungen. Die Todesursache nach schwersten Massenblutungen ist sicher das Versagen des Kreislaufes durch den plötzlich aufgetretenen Flüssigkeitsmangel. Füllt man den Kreislauf durch Infusion einer Blutsalzlösung, Normosal, Tutofusin oder Sterofundin sofort auf, so kann man selbst bei versagendem Kreislauf augenblicklich lebensrettend wirken. Diese Tatsache haben wir nach schwersten Blutungen während des Weltkrieges häufig beobachtet. Leider bleibt der Zustand nicht lange bestehen, denn es fehlt in der Blutflüssigkeit der Sauerstoffträger und dadurch kommt es nach verhältnismäßig kurzer Zeit zu einem Erlahmen der inneren Atmung und des Herzens und zum Eintritt des Todes. Diesen Standpunkt vertritt auch OEHLECKER. Es gibt aber auch spätere Todesfälle, die wahrscheinlich auf das schon von den

Physiologen beobachtete Verschwinden der Blutersatzlösungen aus dem Kreislauf zurückgeführt werden müssen (s. LENGGENHAGER).

Neuerdings ist SCHÖRCHER auf Grund seiner Untersuchungen zu der Ansicht gelangt, daß auch die Infusion von Serum und Plasma fast so gut wie die des gesamten Blutes wirkt, so daß die Möglichkeit besteht, es an seines Stelle zu verwenden. Diese Feststellung wäre von großer Bedeutung für eine lebensrettende Transfusion, falls ein Spender, aus räumlichen Verhältnissen etwa, nicht zur Verfügung steht, oder auch z. B. im Kriege, d. h. wenn kein frisches Blut in genügender Menge zur Verfügung steht. Es müßte dann konserviertes Blut verwendet werden. *Blutkonserven* sind schon während des spanischen Bürgerkrieges verwendet worden. Proben mit Blutkonserven sind jetzt auch in Deutschland verschiedentlich erfolgreich gemacht worden (SCHILLING, DOMANIG). SCHILLING hat in neuerer Zeit über die Herstellung und Verwendung von Blutkonserven ausführlich berichtet. Die Gewinnung der Blutkonserven wird heute mit den modernsten Hilfsmitteln durchgeführt, was zur guten Erhaltung des Blutes und zur sicheren Konservierung beiträgt. Auch die Art der Aufbewahrung und Verwendung ist auf größtmögliche Sicherheit eingerichtet. Trotzdem die Frage der Blutkonservierung und die Möglichkeit ihrer Anwendung heute im wesentlichen geklärt ist, und sich auch praktisch bei zahlreichen Versuchen am Tier und Mensch bewährt hat, so kann der Wert des Verfahrens sich erst nach längerer Versuchszeit endgültig feststellen lassen. Die größte Schwierigkeit besteht wohl heute immer noch in der Möglichkeit einer längeren Erhaltung, die im allgemeinen auf höchstens 4 Wochen berechnet werden kann. Daher wäre es zweifellos wünschenswert, an Stelle der Blutkonserven mit allen Bestandteilen (Trockenblut, KIGUCHI) Serumkonserven, und zwar in Gestalt von Trockenserum, zu verwenden. SCHÖRCHER hat bereits darauf hingewiesen, und LENGGENHAGER (Schweiz) hat ausgedehnte Versuche über die Herstellung und praktische Anwendung von Trockenserum angestellt, die durchaus vielversprechend erscheinen. LANG und SCHWIEGK haben ein gebrauchsfähiges Trockenserum hergestellt, das durch Beseitigung der Blutgruppeneigenschaften durch ein besonderes Verfahren eine unbegrenzte Verwendungsmöglichkeit besitzt. Auch in England und Amerika wurden bereits Plasma- und Serumkonserven vielseitig verwandt (Lit. bei LANG und SCHWIEGK).

Solange die zuletzt besprochenen Erwägungen noch nicht genügend praktisch durchgeprüft sind, besteht auch heute noch der berechtigte Schluß, daß bei den schwersten Blutverlusten die unmittelbare Transfusion von Blut mit allen seinen Bestandteilen nicht zu entbehren ist. Im allgemeinen macht es in der Friedenspraxis, wohl selbst auf dem Lande, keine Schwierigkeiten einen Blutspender zu finden, falls nur ein Arzt zur Verfügung steht, der die technische Ausführung in irgendeiner Form beherrscht. Da es eine große Reihe von Möglichkeiten der technischen Ausführung gibt, und da einige sehr einfach durchzuführen sind, so muß die Durchführung von jedem Arzt verlangt werden können.

Während in Amerika schon vor etwa 20 Jahren *Berufsblutspender* existierten, setzte sich diese Einrichtung in Deutschland zunächst nicht durch. In einzelnen Städten Deutschlands, z. B. Hamburg, bestanden aber auch schon vor über 10 Jahren sog. *Blutspenderorganisationen*, die heute in fast allen großen und mittleren Städten vorhanden sind und in Beziehung zu ärztlichen Laboratorien stehen. Diese machen die notwendige Voruntersuchung (Wassermann, Lungenuntersuchung) und führen Listen, in denen die Blutgruppen der Spender und die Zeiten ihres Blutspendens angegeben sind. Wird ein Spender gebraucht, so braucht man dort die Blutgruppe des Empfängers anzugeben und der Spender wird zur Verfügung gestellt.

Seitdem wir die Gefahren der Bluttransfusion auf Grund der Arbeiten, insbesondere von LANDSTEINER, kennen und wissen, daß das Blut einzelner Menschen mit dem anderer zusammenpaßt oder nicht zusammenpaßt und daß alle Menschen sich in Gruppen einreihen lassen, deren Blut besondere Eigenschaften besitzt, so muß jeder Blutübertragung eine Blutgruppenbestimmung von Empfänger und Spender vorausgehen. Jedes Glied einer bestimmten Blutgruppe kann ohne weiteres Blut für einen Angehörigen derselben Blutgruppe spenden. Da aber nicht immer und ohne weiteres ein Spender derselben Gruppe zur

Verfügung steht, so müssen auch andere Spender, deren Blut erfahrungsgemäß zu dem des Empfängers paßt, ausgesucht werden. Da auch diese Möglichkeit ohne weiteres gegeben ist, so ist heute die Ausführung einer Bluttransfusion im wesentlichen eine Frage der besten Übertragsmöglichkeit, d. h. der Technik der Übertragung. Sie muß folgende Bedingungen erfüllen: Das Verfahren muß technisch einfach und sicher in bezug auf Menge, Luftembolie und Ausschluß einer Infektion des Spenders sein. Das Blut darf nicht geschädigt werden und nicht gerinnen. Die Überleitung muß verhältnismäßig rasch vor sich gehen, also auf kurzen Wegen, besonders, wenn es sich um Notfälle handelt. Die Freilegung der Spendervenen darf nur im Notfalle geschehen.

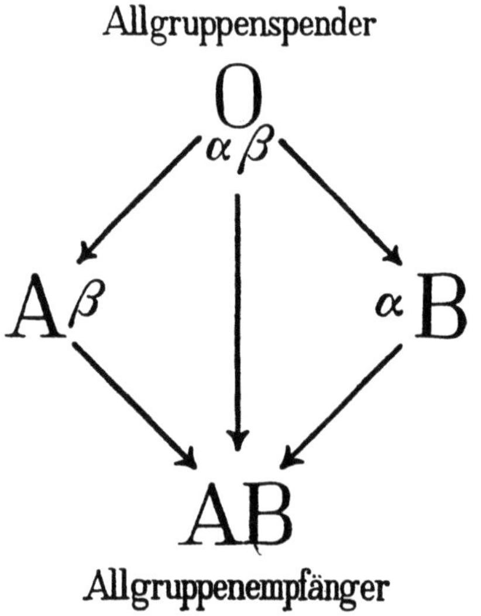

Abb. 14. Schema der Serumwirkung der verschiedenen Blutgruppen auf die roten Blutkörperchen der einzelnen Blutgruppen. Spendemöglichkeiten.

Nach den Untersuchungen von LANDSTEINER, MOSS u. a. gibt es beim Menschen 4 Blutgruppen, deren Blut sich gegenseitig beeinflußt oder nicht beeinflußt. Die schädlichen Einflüsse bestehen in Agglutination und Hämolyse. Störungen nach der Bluttransfusion sind in der Praxis im wesentlichen dadurch bedingt, daß das Serum des Empfängers die Blutkörperchen des Spenders agglutiniert und Hämolyse verursacht. Das im Plasma gelöste *Hämoglobin* wirkt beim Empfänger giftig.

Die roten Blutkörperchen des Menschen enthalten Stoffe, die in Agglutinationsbereitschaft sind (Agglutinogene). Diese Stoffe werden mit A und B bezeichnet. Es bestehen je nach dem Gehalt dieses Agglutinationsbereitschaftsstoffes in den Erythrocyten folgende Gruppenbildungen. Eine Gruppe A, die den Stoff A enthält, eine Gruppe B, die den Stoff B enthält, eine Gruppe AB, die sowohl A als B enthält und eine Gruppe 0, die weder A noch B enthält. Es hat sich nun gezeigt, daß das Serum dieser verschiedenen Gruppen Stoffe enthält, die die zur Agglutination bereiten roten Blutkörperchen agglutinieren (Agglutinine), und zwar enthält Gruppe A das Agglutinin β, die Gruppe B das Agglutinin α. Die Gruppe AB ist frei von Agglutininen, während die Gruppe 0 die Agglutinine α und β enthält. Diese gegenseitige Einwirkung läßt sich in das folgende einfache Schema zusammenstellen, aus dem die Beeinflussung und die Nichtbeeinflussung der roten Blutkörperchen durch das Serum in den verschiedenen Gruppen mit einem Blick zu übersehen ist (Abb. 14).

Zur praktischen Blutgruppenbestimmung (Mosssche Probe) sind daher nur die Seren der Blutgruppen A und B notwendig. Diese Seren werden in verschiedenfarbigen Capillaren eingeschlossen von verschiedenen Serumwerken zur Verfügung gestellt. Die Gruppenbestimmung geschieht auf folgende Weise: Auf einen Objektträger bringt man getrennt und weit auseinander je einen Tropfen des Serums A und B. Nun setzt man einen kleinen Tropfen Blut des Empfängers in 0,5 ccm physiologischer Kochsalzlösung aufgeschwemmt dazu (etwa 3%ige Aufschwemmung).

Manche halten eine 1%ige für besser. SEIFERT empfiehlt zu ihrer Herstellung das Aufziehen des Blutes in einer Erythrocytenzählpipette bis zur Marke 1, dann Zusatz von physiologischer Kochsalzlösung bis zur Marke 101.

Setzt man je einen Tropfen der Aufschwemmung zu den Serumtropfen und verteilt sie unter leichtem Schwenken mit einem Glasstäbchen darin, so werden die Erythrocyten agglutiniert oder nicht. Diesen Vorgang kann man ohne weiteres makroskopisch erkennen. Bestehen Zweifel (durch Geldrollenbildung), so muß das Mikroskop zu Rate gezogen werden.

Folgende Beobachtungen und Schlüsse sind möglich:

1. Werden im Serumtropfen A, der das Agglutinin β enthält, die roten Blutkörperchen des zu Untersuchenden agglutiniert, so gehört sein Blut der

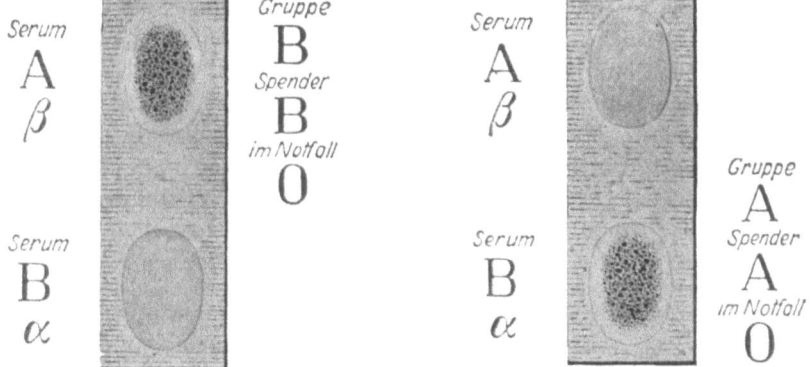

Abb. 15. Zu den Serumtropfen A und B ist ein Tropfen Empfängerblut zugesetzt. Im Tropfen A ist eine Agglutination eingetreten. Also gehört der Empfänger der Blutgruppe B an.

Abb. 16. Zu den Serumtropfen A und B ist ein Tropfen Empfängerblut zugesetzt. Im Tropfen B ist Agglutination eingetreten. Also gehört der Empfänger der Blutgruppe A an.

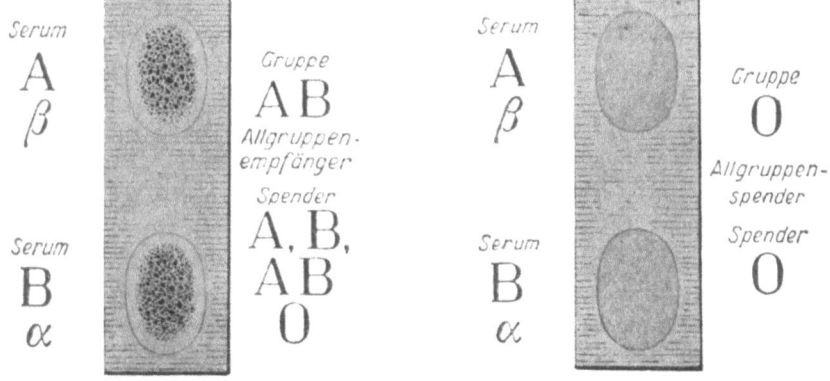

Abb. 17. Zu den Serumtropfen A und B ist ein Tropfen Empfängerblut zugesetzt. In beiden Tropfen ist Agglutination eingetreten. Also gehört der Empfänger der Blutgruppe AB an (Allgruppenempfänger).

Abb. 18. Zu den Serumtropfen A und B ist ein Tropfen Empfängerblut zugesetzt. In beiden Tropfen ist keine Agglutination eingetreten. Also gehört der Empfänger der Blutgruppe 0 an (Allgruppenspender).

Blutgruppe B an (Abb. 15). Als Spender kann daher nur Blut von einem Angehörigen der Blutgruppe B verwendet werden, und im Notfalle das Blut eines Allgruppenspenders, d. h. der Blutgruppe 0.

2. Werden die roten Blutkörperchen des zu Untersuchenden im Serumtropfen B, das das Agglutinin α enthält, agglutiniert, so gehört sein Blut, bzw. er, der Blutgruppe A an (Abb. 16). Er kann nach dem Schema daher nur Blut eines Spenders A oder im Notfalle vom Allgruppenspender 0 erhalten.

Die Gruppe A wird in 2—(3) Untergruppen eingeteilt, die insofern von praktischer Bedeutung sind, als die Blutkörperchen von A stark, die von A_2 und (3) nur schwach vom Serum Bα agglutiniert werden; daher kann die Agglutination bei A_2 (und A_3) so schwach ausfallen, daß sie vom Beobachter übersehen und das zu untersuchende Blut als zur Gruppe 0 gehörig betrachtet wird.

3. Werden die Blutkörperchen des zu Untersuchenden in den Tropfen A und B, die das Agglutinin β bzw. α enthalten, agglutiniert, so gehört das Blut bzw. er der Blutgruppe AB an (Abb. 17). Als Spender kommen daher Angehörige der Blutgruppen AB und A, B und der Allgruppenspender 0 in Frage.

4. Werden die roten Blutkörperchen des zu Untersuchenden in den beiden Tropfen A und B nicht agglutiniert, trotz der Anwesenheit der Agglutinine β und α im Serum A und B, so ist das ein Beweis dafür, daß diese roten Blutkörperchen keinen Bereitschaftsstoff (Agglutinogen) enthalten und infolgedessen nicht agglutiniert werden können (Abb. 18). Diese Eigenschaft entspricht der Blutgruppe 0, deren Angehörige nur von einer eigenen Blutgruppe Blut gespendet bekommen können. Die Angehörigen der Gruppe 0 werden als *Allgruppenspender*, die der Gruppe AB als *Allgruppenempfänger* bezeichnet.

Zwar kommen auch noch außer den genannten Vier gewisse andere Blutgruppeneigenschaften in Frage (s. PIETRUSKY). Sie haben aber mehr wissenschaftliche Bedeutung und spielen für die Ausführung der Bluttransfusion praktisch keine wesentliche Rolle.

Da aber trotz gewissenhafter Blutgruppenbestimmung bei der Durchführung der Transfusion im Einzelfalle Störungen im Sinne der Agglutination und Hämolyse, wenn auch selten, beobachtet werden, so ist es in jedem Falle besser, nach Bestimmung der Blutgruppe des Empfängers und nach Auswahl eines entsprechenden Spenders eine Probe auf das Zusammenpassen des Empfängerserums mit den roten Blutkörperchen des ausgesuchten Spenders zu machen, da sich, wie schon oben erwähnt, hier eine Agglutination unter keinen Umständen ereignen darf. Zu diesem Zweck werden der Armvene des Empfängers einige Kubikzentimeter Blut entnommen und zentrifugiert. Von dem sich absetzenden Serum wird ein Tropfen mit der Pipette abgehoben und auf einen Objektträger gebracht. Zu diesem Serumtropfen fügt man einen kleinen Tropfen Blutes, der aus dem Ohrläppchen des Spenders entnommen ist und verteilt diesen mit einer Glasspitze oder mit der Ecke eines Objektträgers in dem Serumtropfen. Tritt wider Erwarten eine Agglutination ein, so darf die Ausführung der Transfusion mit diesem Spenderblut nicht stattfinden.

Diese Probe, die wohl als die zuverlässigste zu gelten hat, kann auch im Laboratorium vorbereitet werden. Hier müßten dazu die roten Blutkörperchen der Blutgruppen A und B zur Verfügung stehen. Das Blut des Empfängers wird zentrifugiert, das Serum abgehoben und 2 Tropfen dieses Serums auf einen Objektträger, entfernt voneinander, aufgebracht. Setzt man nun die meist in 3%iger Aufschwemmung (in physiologischer Kochsalzlösung) vorhandenen Blutkörperchen der Blutgruppe A und B hinzu, so dürfen die Blutkörperchen, deren Gruppe der Spender angehört, nicht agglutiniert werden, wenn das Spenderblut zur Transfusion brauchbar sein soll.

Zur absolut sicheren Durchführung einer Blutgruppenbestimmung ist noch der sog. direkte Kreuzversuch zwischen Spender- und Empfängerblut durchzuführen. Die Anweisung für die Ausführung des sog. *direkten Kreuzversuches* lautet folgendermaßen (Minist.bl. Minist. Inn. A. 1940, 450):

1. Eine etwa 2%ige Aufschwemmung der Blutkörperchen in physiologischer Kochsalzlösung, sowohl des Spenders wie des Empfängers, ist herzustellen (etwa 1 kleiner Tropfen Blut auf 0,5 ccm physiologischer Kochsalzlösung).

2. Serum des Blutes des Spenders wie des Empfängers sind durch Zentrifugieren je einer kleinen etwa 0,5 ccm großen Blutmenge zu gewinnen.

3. In ein kleines Reagensglas kommt etwa 0,1—0,2 ccm Serum des Empfängers, in ein anderes die gleiche Menge des Spenders. Dem ersten Reagensgläschen wird ein Tropfen der Blutkörperchenaufschwemmung (s. Nr. 1) des Spenders, dem zweiten ein Tropfen Blutkörperchenaufschwemmung des Empfängers zugefügt, so daß also das Serum der einen Person mit den Blutkörperchen der anderen vermischt ist.

4. *Hämolyse* tritt gegebenenfalls bei Zimmertemperatur oder nach Stehen der Gläschen im Brutschrank bei 37° nach 10—15 Min. auf. Werden in solchen Fällen die Gläschen zentrifugiert, dann haben sich am Grunde die Blutkörperchen, die aufgelöst sind, natürlich nicht abgesetzt. Hat Hämolyse dagegen nicht stattgefunden, dann sind die Blutkörperchen am Boden des Glases nach Zentrifugieren abgesetzt und verteilen sich bei leichtem Beklopfen des Gläschens wieder vollkommen in der Flüssigkeit. Tritt eine solche Verteilung der Blutkörperchen aber nicht ein, sondern schwimmen sie zu einem feinen Häufchen zusammengebacken oder in einzelnen Klümpchen in der Flüssigkeit, dann ist Agglutination erfolgt. Die beiden Blutarten passen nicht zueinander. Die Gruppe ist falsch bestimmt. Der Spender ist zur Transfusion für diesen Patienten ungeeignet. Sehr empfehlenswert ist es auch noch, die sog. *biologische Probe* nach OEHLECKER (s. S. 72) der Transfusion vorauszuschicken, um auch noch diese letzte Sicherheit zur Ausschließung der Hämolysengefahr zu haben.

a) Die Ausführung der Bluttransfusion.

Die *einfachsten Verfahren* der heute wohl allgemein geübten mittelbaren Blutübertragung sind die folgenden: Man entnimmt das Spenderblut mit Hilfe einer einfachen, kurzgeschliffenen, dicken Nadel aus der gestauten Ellenbogenvene und fängt es in einem mit Natrium-citricum-Lösung durchgespülten, in Grade eingeteilten Meßzylinder auf. Zu je 100 ccm Blut werden 10 ccm einer 3,5%igen Natrium-citricum-Lösung zugesetzt. Ist die genügende Menge Blut entnommen, so wird es in einem ebenfalls mit Graden versehenen und mit der Natrium-citricum-Lösung ausgespülten Irrigator gegossen, und zwar, um jede Beimischung gröberer Bestandteile zu verhüten, wird es durch eine 4—5fache Lage steriler Verbandgaze durchgeseiht. Der Irrigator läuft am unteren Ende in einen Gummischlauch aus, der ebenfalls durchgespült ist und eine Infusionsnadel trägt, mit deren Hilfe die Übertragung in die Empfängervene stattfindet.

Dieses Verfahren ist außerordentlich einfach und läßt sich wohl überall anwenden. Außer diesem Vorteil hat es den weiteren, daß Spender und Empfänger zwar in nächster Nähe, aber nicht im selben Raum zu sein brauchen, was unter Umständen von Bedeutung ist. Es hat aber den Nachteil, daß Natrium citricum gebraucht wird, und daß es in seinem Verlaufe nicht ganz sicher gegenüber Infektionsmöglichkeiten ist.

Ein weiterer Nachteil besteht darin, daß die biologische Probe nach OEHLECKER nur dann ausgeführt werden kann, wenn bereits größere Mengen von Blut entnommen sind, und daß infolgedessen, wenn das Blut des Spenders zu dem des Empfängers nicht paßt, das bereits gesammelte Blut weggegossen werden müßte. Man kann freilich die biologische Probe mit einer einfachen Spritze vor der Entnahme größerer Mengen durchführen und erst, wenn sie keine Störungen erkennen läßt, das Blut entnehmen.

Dieses einfache Verfahren ist in der Folgezeit in vieler Beziehung verbessert worden, um dadurch die einzelnen Nachteile zu beseitigen. So kann man das Blut in einem verschließbaren Irrigator sammeln. NEUBAUER und LAMPERT (1930) haben ein irrigatorähnliches Gefäß aus *Athrombit*, einem Kunstharz, herstellen lassen. Diese schlecht benetzbare Masse bietet den Vorteil der starken Gerinnungsverzögerung, so daß ein Zusatz von Natrium citricum nicht nötig ist. Fängt man das Blut unmittelbar in Athrombitbechern auf und gießt es in einen Athrombitirrigator, so genießt man den Vorteil des einfachen Verfahrens, ohne die Nachteile des Natrium-citricum-Zusatzes. LAMPERT hat einen ähnlichen Apparat aus Bernstein, der noch geringere Benetzbarkeit hat, herstellen lassen (*Braun*, Melsungen). Bei diesem Verfahren bleibt noch der *Nachteil* der Blutschädigung durch das Umgießen, die Abkühlung und die leichtere Infektionsmöglichkeit bestehen.

Es erscheint daher besser, das Blut nicht offen aufzufangen, sondern es unmittelbar in einem *geschlossenen Gefäß* zu sammeln. Auf diesem Grundsatz beruhen die Apparate von BROWN 1913 und PERCY 1915.

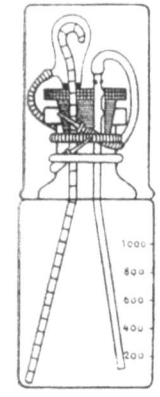

Den PERCYSCHEN Apparat haben besonders NATHER, OCHSNER und BOITEL (1924) gelobt. Das Blut wird wenig geschädigt und die Gerinnung auf längere Zeit verhindert. SCHLÄPFER (1921) hat den Apparat verbessert. Er hat den rechtwinkligen am unteren Ende des 700 ccm fassenden Glaszylinders angebrachten Ansatz für die sowohl beim Spender als beim Empfänger in die in die Vene eingeführte Hohlnadel passend gemacht. Am oberen Ende der Röhre ist ein Y-förmiger Ansatz, an dessen einem Ende eine Saug-, am anderen eine Druckpumpe angebracht werden kann. Ein nach demselben Grundsatz gebauter Apparat von BÜRKLE-DE LA CAMP (1931) aus Athrombit hat den weiteren Vorteil, daß die Paraffinierung unterbleiben kann.

Leichter zu bedienen als die Geräte nach dem PERCYschen Muster ist ein einfacher Flaschenapparat, wie ihn wohl zuerst MERKE (1923) angegeben hat.

Abb. 19. Der Apparat nach CLEMENS nach der Sterilisierung.

Eine einfache Flasche, innen paraffiniert, hat einen doppelt durchbohrten Abschluß. In beiden Öffnungen sitzen dünne Glasrohre, von denen das eine bis in die Nähe des Bodens der Flasche reicht. An beiden Rohren sind dünne Gummischläuche angebracht. An dem einen wird die Punktionsnadel für den Spender befestigt. Am anderen Glasrohr, das nur eben durch den Verschluß reicht, kann ein Gebläse angebracht werden.

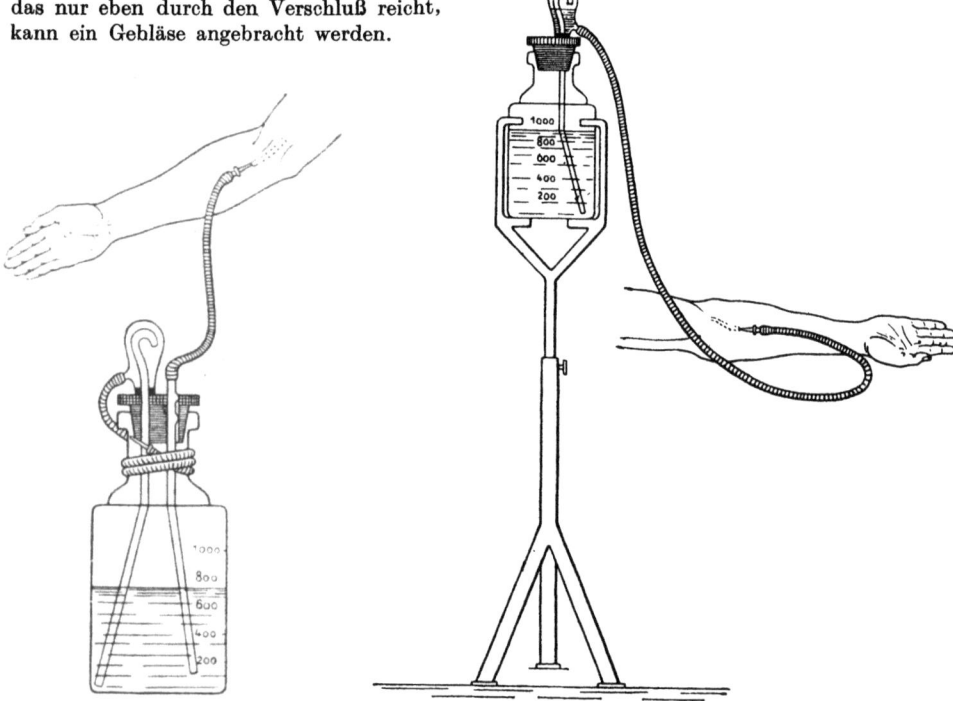

Abb. 20. Der Apparat nach CLEMENS bei der Entnahme des Spenderblutes.

Abb. 21. Der Apparat nach CLEMENS während der Infusion.

Einen wesentlich verbesserten *Flaschenapparat* hat CLEMENS empfohlen (s. Abb. 19, 20 u. 21). Wir haben mit diesem Apparat die besten Erfahrungen gemacht.

CLEMENS hat empfohlen, statt Natrium citricum das Vetren, ein Heparinpräparat der Promontawerke, zur Verhinderung der Gerinnung zu verwenden. Es ist zuerst von HOWELL und HEDENIUS zu diesem Zwecke angegeben worden, hat aber doch gewisse Nachteile, die trotz Empfehlung auch von anderer Seite die allgemeine Verbreitung des Mittels verhindert haben.

Sehr einfach ist ein zweites Verfahren (DORNER u. a.), bei dem die Blutübertragung mit einfachen Spritzen durchgeführt wird und Spender und Empfänger so nebeneinander gelagert werden, daß die entsprechenden Arme gegeneinander gekehrt sind. Zwischen beiden sitzen die die Transfusion ausführenden Ärzte. In die ausgewählten Venen von Spender und Empfänger werden Kanülen eingeführt und nun entnimmt der eine Arzt vom Spender in eine etwa 20—50-ccm-Spritze, die vorher mit Kochsalzlösung ausgespült ist, Blut, reicht die gefüllte Spritze dem anderen Arzt, der das Blut sofort in die Empfängervene einspritzt.

Auch dieses Verfahren ist sehr einfach, doch nicht so sicher, da es leicht während des Wechsels der Spritze zu Venenverletzungen und Gerinnungen kommen kann. Außerdem besteht auch hier eine gewisse Infektionsgefahr. Auch dieses Verfahren ist verbessert worden durch ZIELKE, der besonders die Transfusionsnadel mit rückziehbaren Stachel empfohlen hat, der nach dem Einführen der Nadel zurückgezogen wird, so daß nur die stumpfe Hohlnadel zurückbleibt.

Die Blutübertragung mit Spritzen ist schon vor den Versuchen DORNERS zur Ausführung gekommen. Das OEHLECKERsche Verfahren beruht auf demselben Grundsatz. Es hat aber den unbedingten Vorteil, daß die in die Venen eingeführten Glasspitzen darin unverrückbar festgebunden werden und daß die Entnahme des Blutes beim Spender und die Einführung beim Empfänger durch *eine* Spritze mit Hilfe eines Zweigwegehahns, d. h. ohne die Spritze abzunehmen, durchgeführt wird (Abb. 22).

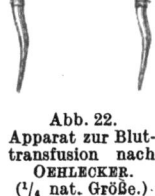

Abb. 22. Apparat zur Bluttransfusion nach OEHLECKER. (¹/₄ nat. Größe.)

Im einzelnen ist das Verfahren folgendes:

Die Technik ist außerordentlich einfach. Spender und Empfänger werden so nebeneinandergelegt, daß ihre Arme seitlich ausgestreckt parallel laufen und die Ellenbeuge auf einer Höhe ist. Die Lagerung von Spender und Empfänger muß nach den gegebenen Gefäßverhältnissen eingerichtet werden. Es soll ein möglichst paralleler Verlauf der beiden miteinander in Verbindung zu setzenden Venen gefordert werden. Als Spendervene empfiehlt OEHLECKER eine meist deutlich sichtbare, aus der Tiefe der Unterarmmuskulatur in der Ellenbeuge erscheinende Vene zu nehmen. Nach Desinfektion der Haut werden die entsprechenden Venen in Lokalanästhesie freigelegt, die Spendervene zentralwärts, die Empfängervene peripherwärts unterbunden und nun der in Gestalt eines Zweiwegehahns konstruierte, mit ausgezogenen Glasansätzen versehene Spritzenansatz, der vorher mit physiologischer Kochsalzlösung gefüllt wird, in Spender- und Empfängervene eingebunden. Die Transfusion erfolgt nun auf folgende, einfache Weise: Eine 50 ccm fassende LUERsche Spritze wird mit etwa 10 ccm Kochsalz gefüllt, die Luft entfernt und auf den Ansatz aufgesetzt. Der Hahn schließt zunächst beide Wege ab. Erst jetzt wird der Hahn zunächst nach dem Empfänger gestellt und einige Kubikzentimeter Kochsalzlösung durch das System durchgespritzt. Dann wird der Hahn nach dem Spender umgestellt und ebenfalls einige Kubikzentimeter eingespritzt. Diese Maßnahme dient dazu, kleinste

Gerinnsel zu beseitigen. Nun bleibt der Hahn nach dem Spender offen und man fordert denselben auf, die Faust langsam und kräftig zu öffnen und zu schließen. Zweckmäßigerweise kann man die Blutmenge in dem peripheren Teil der Extremität durch eine am Oberarm umgelegte Staubinde vermehren. In der Regel genügt die von dem Spender ausgeführte Pumpbewegung, um die Spritze rhythmisch zu füllen. Zunächst werden jedoch nur 5—10 ccm aufgesogen. Dann wird der Hahn nach dem Empfänger umgestellt und einige Kubikzentimeter Spenderblut dem Organismus des Empfängers einverleibt. Diese vorsichtige Dosierung verfolgt den Zweck, etwa sich einstellende *Hämolyse* und Agglutination sofort beobachten zu können.

Die *biologische Probe nach* OEHLECKER hat sich als durchaus zweckentsprechend erwiesen, da tatsächlich im Anschluß an die ersten Tropfen des giftig wirkenden Hämoglobins schockartige Erscheinungen mit Blutdrucksenkung bei dem Empfänger auftreten, Schwarzwerden vor den Augen, Blässe, Übelkeit, Brechneigung, Schweißausbruch, Klagen über Kreuzschmerzen oder Bauchschmerzen, unwillkürliche Entleerung von Stuhl, Pulsbeschleunigung und Unregelmäßigkeit, auch Zuckungen stellen sich ein. Bei Übertragung größerer Mengen nicht passenden Blutes kommt es endlich zu schwerem Kollaps mit kaum fühlbarem, schlechtem Puls und Bewußtseinsstörungen. Alle diese Erscheinungen deuten darauf hin, daß das Blut des Spenders für den Empfänger nicht geeignet ist. Man wird daher in solchen Fällen die Bluttransfusion sofort abbrechen. Sind nach 2 Min. keine Störungen der genannten Art aufgetreten, so soll man noch einmal 20—40 ccm Blut einspritzen und wenn nach weiteren 2 Min. Pause keine Störung auftritt, so kann die Transfusion nun rasch erfolgen. Es werden jedesmal etwa 50 ccm aufgesogen und nach Umstellen des Hahns eingespritzt. Nachdem dies 1—2mal geschehen ist, wird eine neue Spritze, mit etwas Kochsalzlösung gefüllt, aufgesetzt, die Röhren nach Spender und Empfänger durchspritzt und dann wieder Blut aufgesogen und einverleibt. So können in kurzer Zeit beträchtliche Mengen von Blut übergeleitet werden und man hat die unbedingte Sicherheit der gemessenen Menge. Die Erprobung der Wirkung des Spenderblutes auf den Empfänger kann auch mit einiger Sicherheit vor der Transfusion ausgeführt werden, am meisten hat sich die Ausführung der Probe nach Moss bewährt.

Das OEHLECKERsche Verfahren, das lange Zeit zweifellos als das erste gelten mußte, hat doch einige Nachteile. Als Hauptnachteil der OEHLECKERschen Technik gilt die Notwendigkeit, die Gefäße freizulegen. Wenn auch die Sicherheit der Blutübertragung durch das Einbinden der Glasspitzen kaum zu übertreffen ist, so ist beim Spender ein solcher Eingriff nicht mehr erlaubt, besonders wenn es sich um Mitglieder einer Spenderorganisation handelt, da die Spendemöglichkeit nach kurzer Zeit durch die Venenunterbindungen verloren ginge. Ein zweiter Nachteil ist die Notwendigkeit, die Spritzen häufig abzunehmen und mit Kochsalzlösung durchzuspritzen, wodurch die Asepsis gestört wird. Drittens ist durch das Wechseln der Spritzen und das Einspritzen der Kochsalzlösung beim Spender die Übertragung einer Infektionskrankheit möglich. Schließlich hat man auch an der biologischen Probe OEHLECKERS Anstoß genommen und sie für gefährlich gehalten, da schon die geringe Probemenge des übergeleiteten Blutes Störungen hervorrufen könnte. Heute wird man die biologische Probe nur nach Ausführung der anderen Blutproben zur Anwendung bringen und bei dieser Ausführung hat sie sich auch zweifellos als letzte Sicherheit bewährt.

Um den OEHLECKERschen Grundsatz beizubehalten und seine Nachteile zu vermeiden, sind Verbesserungsvorschläge gemacht worden. Den Wechsel der Spritzen kann man dadurch vermeiden, daß ein *Dreiwegehahn* eingeführt wird, der das Aufsaugen und Durchspritzen mit Kochsalzlösung erlaubt, ohne die Spritze zu wechseln. Dieser Grundsatz ist bei der *Rotandaspritze* von JÜNGLING durchgeführt. Technisch besser durchgearbeitet ist die Spritze von BRAUN, Melsungen. Am schwierigsten ist die Sicherheit der Glasspitzenbefestigung der OEHLECKERschen Spritze in der Vene zu ersetzen, da die Hohlnadeln, wenn die Venen nicht freigelegt werden sollen, nur percutan in die Venen eingestochen werden dürfen. Da andererseits das Kaliber nicht zu klein sein darf, so sind gute

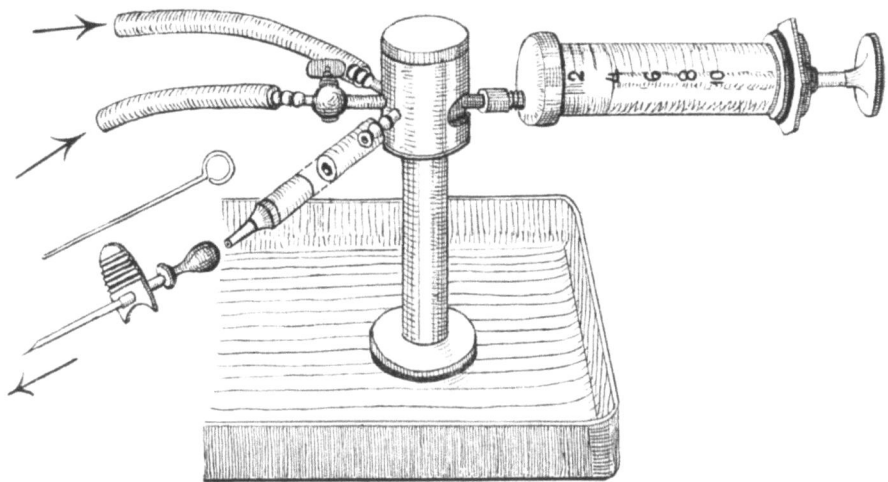

Abb. 23. Bluttransfusionsgerät nach BRAUN (Melsungen). Der oberste Schlauch kommt vom Spender, der mittlere aus der Kochsalzlösung, der untere führt zum Empfänger. Zum Gebrauch wird das zusammengesetzte Gerät (die Skala der Spritze nach unten) zunächst mit Paraffin, dann mit Kochsalzlösung aus sterilen Gefäßen durchgespritzt und mit Kochsalzlösung gefüllt. Umdrehen der Spritze, daß die Skala nach oben liegt, um etwaige letzte Luftblasen aufzufangen. Spender und Empfänger liegen Kopf bei Kopf auf gleicher Höhe, die Körper im rechten Winkel zueinander, die gegeneinander gerichteten Arme nebeneinander auf einem Tisch, so daß Platz für die Aufstellung des Gerätes zwischen beiden bleibt. Im Winkel befindet sich der Arzt. Einführen der Schildnadeln, zunächst beim Empfänger, ohne Anschluß. Die Nadel wird mit dem Stachel verschlossen. Anlegen einer Stauung beim Spender. Einführen der an den Schlauch angeschlossenen Spendernadel beim Spender. Aufziehen von etwa 10 ccm Blut und Ausspritzen des noch freien Empfängerschlauches. Anschließen des Empfängerschlauches an die Empfängernadel. Langsames Übertragen von 10 ccm Blut zur biologischen Probe. Während einige Minuten abgewartet werden, Durchspritzen des ganzen Systems mit Kochsalzlösung. Tritt keine Störung durch das Spenderblut ein, so folgt die Übertragung der gesamten Blutmenge. Nach Abschluß sofortige gründliche Reinigung des Gerätes, Sterilisierung desselben im Autoklaven bei 120° und steriles Aufbewahren im Kasten.

Venen bei Spender und Empfänger Voraussetzung. Die Befestigungsmöglichkeit ist trotz aller Versuche mit angenieteten Platten und Klammern keine sichere.

Daher sind bei der Verwendung der percutan eingeführten *Nadeln* durch Herausgleiten der Nadelspitzen aus der Vene häufig Störungen durch Venenverletzung, durch Hämatome usw. eingetreten. Am besten gelingt die sichere Einführung und das Befestigen der Nadel noch bei Apparaten, die eine stumpfe Hohlnadel haben, die nur während des Einführens in die Vene einen Stachel enthalten, der dann, nachdem die Nadel in der Venenlichtung liegt, herausgezogen wird, während die stumpfe Nadel in der Venenlichtung soweit wie möglich vorgeschoben wird (FR. ROTH, GOEPEL). Die GOEPELsche Assaspritze verfügt auch über drei Wege, arbeitet aber ohne Hähne nach einem sehr einfachen Grundsatz.

Das Verfahren von OEHLECKER und die heute verwendeten Abänderungen und Verbesserungen haben zweifellos den Vorteil, daß unverändertes Blut unmittelbar übertragen wird. Das ist besonders bei Blutverlusten ein großer Vorteil, wenn auch durch den Zusatz von Natrium citricum wesentliche Schädigungen des Blutes, abgesehen von der Gerinnungshemmung, nicht beobachtet worden sind.

In anderer Anordnung arbeitet der Apparat FR. ROTH (Firma *Haselmeier*), bei dem die Richtung der Blutströmung nicht durch einen Zwei- oder Dreiweghahn geregelt wird sondern durch einen besonderen Klemmechanismus an den abführenden Schläuchen. Die Kolbenbewegung wird durch das Drehen einer Kurbel getätigt, ebenso die Registrierung der Blutmenge. Durchspülen mit Kochsalzlösung ist überflüssig, da durch eine besondere Einrichtung das Festkleben des Kolbens verhindert wird.

Auf einem anderen Grundsatz beruht die Blutübertragung von BECK (Abb. 24). Es handelt sich auch hier um eine unmittelbare Übertragung von Vene zu Vene, aber nicht mit einer Spritze, sondern mit Hilfe eines Gummischlauches, der unter gleichmäßigem Druck in der Richtung vom Spender zum Empfänger entleert wird. Durch einen Vierwegehahn kann der Schlauch auch mit einer Leitung, die Kochsalzlösung führt, in Verbindung gebracht werden, so daß sowohl nach der Spenderseite, als nach der Empfängerseite mit Kochsalzlösung durchgespritzt werden kann. Die beiden Gummischläuche, sowohl der für das Blut, als der für die Kochsalzlösung, sind in einer Kapsel untergebracht, während der gleichmäßig gerichtete Strömungsdruck durch ein exzentrisch angebrachtes Rollensystem, mit Hilfe einer Handkurbel

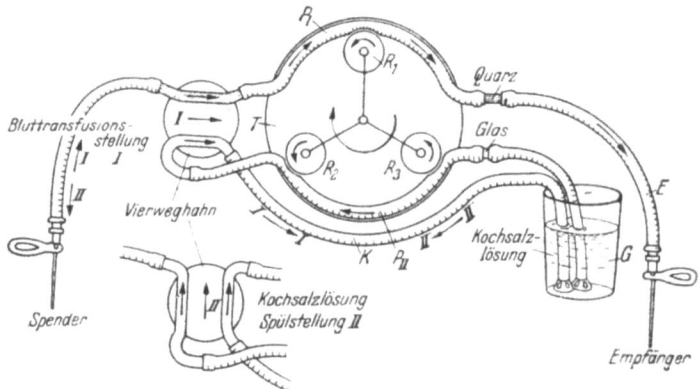

Abb. 24. Schematische Darstellung des Bluttransfusionsapparates nach BECK. In der Mitte des Apparates befinden sich die beiden in der Kapsel liegenden Gummischläuche PI und PII. Durch die 3 Rollen R_1, R_2 und R_3, die durch eine Kurbel im Sinne des Uhrzeigers in Gang gesetzt werden, wird eine Strömung in den Gummischläuchen vom Spender zum Empfänger in Gang gebracht. Durch den Vierwegehahn kann das Leitungssystem so eingestellt werden, daß es mit Kochsalzlösung durchgespült wird.

getätigt wird. Der BECKsche Apparat hat zeitweise viele Anhänger gefunden. Er hat zweifellos den Vorteil der Möglichkeit einer gleichmäßigen Überleitung des Blutes, während die Übertragung einer Infektion vom Empfänger zum Spender kaum möglich ist.

b) Zusammenfassung über die Technik der Bluttransfusionen.

Alle die aufgezählten Verfahren sind gut. Jedes einzelne hat Anhänger, die es für das beste und praktischste halten. Daraus kann man sehen, daß es lediglich darauf ankommt, daß man auf ein Verfahren bzw. einen Apparat eingeübt ist. Jedes hat seine Vorteile und Nachteile und erst die Übung macht den Meister.

Die wichtigsten *Voraussetzungen* eines guten Verfahrens sind: 1. Es darf keine Venenunterbindung notwendig sein, zum wenigsten nicht beim Spender. 2. Es müssen Einrichtungen bestehen, um die Gerinnung zu verhüten. 3. Eine Infektionsmöglichkeit vom Empfänger zum Spender muß ausgeschlossen werden können.

Das einfachste Verfahren muß eigentlich jeder Arzt beherrschen, d. h. also das Auffangen des Blutes im Irrigator mit Natrium-citricum-Zusatz und das Überleiten zum Empfänger, wie es auf S. 69f. geschildert ist. Uns erscheint als zweckmäßigstes Verfahren von den einfachen das von CLEMENS ausgearbeitete

(s. S. 70). Der Apparat ist einfach zu bedienen und bietet alle gewünschten Sicherheiten. Will man *Blut ohne Zusatz* verwenden, was zweifellos das beste ist, so sind die Verfahren zu bevorzugen, die nach dem OEHLECKERschen Grundsatz arbeiten. Das ursprüngliche Verfahren kann heute ohne Freilegung der Venen mit einfachen Hohlnadeln durchgeführt werden. Uns erschien als einfachster und bester Apparat nach dem OEHLECKERschen Prinzip der von BRAUN, Melsungen, empfohlene (s. oben).

8. Die Infusion.
(DIEFFENBACH, DREYER, HOTZ, WEICHARDT.)

Seitdem die Bluttransfusion nach der Erkenntnis und größtmöglichster Beseitigung der Gefahren und seit den großen technischen Verbesserungen der letzten Jahre wieder mehr geübt wird, ist die Infusion etwas mehr in den Hintergrund getreten.

Die Kochsalzinfusion in ihrer heutigen Form ist nach ihrer experimentellen Erprobung durch COHNHEIM (1869), KRONECKER und SANDER (1879) zum erstenmal 1881 von BISCHOF beim Menschen ausgeführt worden, und zwar in Form der intraarteriellen Infusion. Die Kochsalzinfusion, und zwar in Form der intravenösen, ist seit dieser Zeit dauernd das hauptsächlichste Verfahren zum raschen Ersatz der Blutflüssigkeit geblieben. Erst in neuester Zeit haben sich Bedenken gegen die Anwendung der sog. physiologischen Kochsalzlösung erhoben und da die von den Physiologen schon lange verwendete RINGERsche und LOOKEsche Lösungen praktisch nicht in Frage kamen, so wurde, nachdem A. THIES bereits früher ähnliche Versuche gemacht hatte, von STRAUB ein neues Salzgemisch zusammengestellt. Dieses Salzgemisch enthielt sämtliche chemischen Bestandteile des Serums und ist daher als Ersatz für Flüssigkeit der physiologischen Kochsalzlösung weit überlegen. Das Gemisch wurde von den Sächsischen Serumwerken unter dem Namen *Normosal* in den Handel gebracht, es ist in Glasampullen steril verschlossen und braucht vor dem Gebrauch nur in körperwarmen, sterilem, destilliertem Wasser aufgelöst zu werden. Es ist dabei darauf zu achten, daß die Lösung nicht geschüttelt, sondern nur vorsichtig bewegt wird, um die Lösung des Salzgemisches zu beschleunigen. Eine nachträgliche Sterilisierung darf nicht stattfinden, da eine Erhitzung über 90° der Lösung schadet. Erst wenn die Lösung ganz klar ist, soll sie infundiert werden.

Ähnliche Zusammensetzungen von *Blutsalzen* finden sich in verschiedenen zum Zweck des Blutersatzes empfohlenen Lösungen, z. B. Pigofusin, Sterofundin, Periston (mit Colloidzusatz) und Tutofusin. Das *Tutofusin* ist eine vollkommen isotonische, sterile, haltbare, gepufferte Infusionslösung, die in Ampullen in den Handel kommt (WEICHARDT). Sie hat sich seit vielen Jahren ausgezeichnet bewährt, und zwar wegen ihrer guten Verträglichkeit, ihrer sicheren Sterilität und besonders wegen ihrer ausgezeichneten Wirkung als Blutersatzmittel nach schweren Blutverlusten.

Die anderen oben genannten Präparate haben strengen Nachprüfungen nicht so sicher standgehalten. Ebensowenig ein holländisches und ein italienisches Präparat (WEICHARDT). Von WEICHARDT wird auch die in Frankreich empfohlene, sog. NORMET-Lösung, eine Lösung von citronensauren Salzen, zum Zweck der Bluttransfusion abgelehnt, da sie eine Reizwirkung ausübt, die aber bei einer Infusionsflüssigkeit vermieden werden sollte.

Als *Infusionsmittel* wird außer der sog. physiologischen Kochsalzlösung und den eben erwähnten Blutsalzlösungen auch noch 5%ige Traubenzuckerlösung verwendet. Sie eignet sich auch für die *Dauertropfinfusion* (s. unten). Auch Gemische von Zucker- und Kochsalzlösung werden verabreicht, z. B. 5%ige Dextrose in physiologischer Kochsalzlösung.

a) Die intravenöse Infusion.
(Friedemann, Läwen.)

Zur Ausführung der intravenösen Infusion wird am besten eine größere Subcutanvene, am häufigsten eine Cubitalvene, nach Anlegen einer Stauung mit einer nicht zu dünnen, kurz schräg abgeschliffenen Hohlnadel, die am Ende des Irrigatorschlauches befestigt ist, angestochen, während man die Lösung ausfließen läßt. Die Luft ist vorher sorgfältig aus dem Schlauch entfernt worden. Sind die Venen klein und zusammengefallen, wie so oft bei ausgebluteten Menschen, so legt man am besten eine Vene frei, wenn ein Versuch der percutanen Einführung mißglückt ist. Die Vene wird nach der Peripherie zu unterbunden und nach dem Zentrum ein Faden in loser Schleife darum gelegt. Die Lösung wird in einen Irrigator gebracht und dafür gesorgt, daß alle Luft aus der Schlauchleitung entfernt ist.

Zu diesem Zweck wird eine Glaskugel nach Martin in die Schlauchleitung eingefügt, um sicher die Anwesenheit von Luft in dem Schlauch ausschließen zu können (Abb. 25). Erst wenn diese Sicherung vorhanden ist, wird die Vene eröffnet. Man faßt zu diesem Zweck mit einer feinen Hakenpinzette die Venenwand knapp, hebt sie etwas an und durchschneidet direkt distal von der Stelle mit der Schere die Venenwand schräg zentralwärts gerichtet in ungefähr der Hälfte bis $^3/_4$ des Umfangs durch. Während man nun den kleinen Zipfel anhebt und dadurch das Lumen zum Klaffen bringt, schiebt man den Schlauchansatz, der am besten aus Glas besteht und in der Nähe seines Endes einen kleinen Knopf aufweist, zentralwärts in das Gefäßrohr hinein. Erst jetzt wird die vorher lose um das Gefäß gelegte Schleife angezogen und dadurch an dem Rohr befestigt. Während des Einführens des Ansatzes soll die Flüssigkeit bereits aus dem Ansatz herausspritzen. Die Flüssigkeit soll nicht zu schnell in den Kreislauf aufgenommen werden, daher darf das Ansatzrohr nicht zu weit sein. Auch der Druck, der durch Höher- oder Tieferstellen geregelt wird, soll nicht zu stark sein. Ist die Flüssigkeit in gewünschter Menge eingelaufen, so wird nun auch die Vene zentralwärts abgebunden und nach Entfernung des Ansatzes aus der Vene eine vollständige Durchtrennung des Gefäßes zwischen den beiden Ligaturen vorgenommen. Zum Schluß exakte Hautnaht.

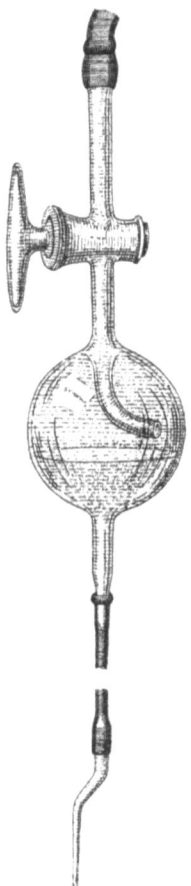

Abb. 25. Apparat zur intravenösen Infusion nach Martin. ($^1/_2$ nat. Größe.)

Zu der Infusionsflüssigkeit können Arzneimittel hinzugegeben werden, besonders zentral und peripher angreifende Kreislaufmittel (s. unten) sind empfohlen worden, doch ist die Wirkung der letzteren erfahrungsgemäß schon nach einigen Minuten vorüber. Um eine länger dauernde Adrenalinwirkung herbeizuführen, muß die Infusion in Form einer *Dauertropfinfusion* stattfinden, wie das von Friedemann, Läwen u. a. besonders empfohlen worden ist. Die Infusion erfolgt dann tropfenweise durch mehrere Stunden, kann auch nach Pausen mehrfach wiederholt werden. Die Ausführung des Verfahrens erfordert große Sorgfalt. Der Irrigator muß warm gehalten werden durch Einpacken in Watte. Behelfsmäßig kann man ein Wärmekissen zum Einhüllen benutzen. Die Vene muß freigelegt und das Glasrohr eingebunden werden. Der Arm muß auf einer Schiene befestigt werden, um die nötige Ruhigstellung zu gewährleisten. Die Regelung der Tropfenfolge gelingt am besten mit dem auf S. 78 abgebildeten

Tropfenzähler. Um das Eindringen von Luft in die Vene zu verhüten, wird unterhalb des Tropfers eine MARTINsche Kugel eingeschaltet. LAMM empfiehlt neuerdings statt der Glasspitze einen besonders gebauten Weichgummikatheter zu verwenden (Abb. 26). Dadurch kann das lästige Schienen des Armes in gestreckter Stellung vermieden werden. Dieses Vorgehen hat sich bei uns ausgezeichnet bewährt und ist sehr zu empfehlen. FRIEDEMANN empfiehlt als Zusatz 1 ccm Digalen und 10 Tropfen Adrenalin (Lösung 1:1000,0) zu der stündlich einfließenden Menge. Bei Kollaps können Kardiazol (1 ccm pro Stunde) und Coramin (5,5 ccm pro Liter) oder *Sympatol* (1—2 ccm der 10%igen Lösung) der Lösung beigemischt werden. In sehr bedrohlichen Fällen von Herz- und Atmungsstörungen wirken folgende Mittel ohne Intensionsflüssigkeit intravenös gegeben sehr rasch: *Coramin* (1—2 Ampullen zu 5,5 ccm), *Kardiazol* (5 ccm), *Sympatol* (3 bis 5 ccm), *Lobesym* (2—3 ccm) und *Strophanthin* ($^1/_4$ mg in 20 ccm 10—20%iger Traubenzuckerlösung). Ähnlich rasch wie eine intravenöse Infusion wirkt eine *intraperitoneale*, die man nach aseptisch verlaufenen Laparotomien anwenden kann. Ehe man das Peritoneum endgültig schließt, läßt man 300—500 ccm Tutofusin einfließen.

b) Die subcutane Infusion.

Die subcutane Infusion ist weniger zu empfehlen, da sie häufig erhebliche Schmerzen verursacht, die allerdings bei der Verwendung von Tutofusin geringer sind. Sie ist dann geeignet, wenn man befürchtet, durch eine intravenöse Infusion den Kreislauf zu überlasten. Bei stark herabgesetzter Herztätigkeit hat sie allerdings meist keinen Erfolg mehr, da sie nicht resorbiert wird. Die Infusion muß in das Subcutangewebe, und zwar an Stellen, wo dieses möglichst reichlich entwickelt ist, erfolgen, sonst kann es unter Umständen zu Hautnekrosen kommen. Die am meisten bevorzugten Stellen sind die Innenseiten der Oberschenkel, die Brust, Bauch- und Rückengegend. Von der Innenseite der Oberschenkel erfolgt die Resorption infolge der um die Vena saphena magna herum reichlich entwickelten Lymphgefäße am schnellsten. Die *Infusion* wird am zweckmäßigsten so vorgenommen, daß der Irrigatorschlauch durch ein Y-Rohr geteilt in zwei, etwa 2 mm starke, 10 cm lange Injektionsnadeln mit mehreren seitlichen Öffnungen ausläuft, die nach Desinfektion der Haut und Aufhebung einer starken Falte tief in das Subcutangewebe eingestochen werden.

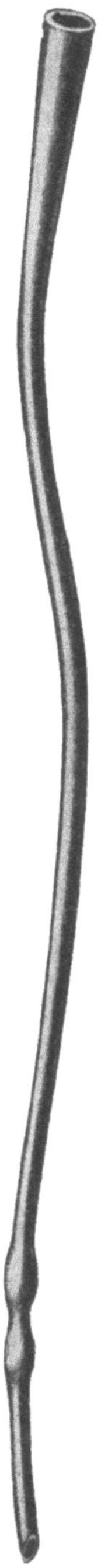

c) Der Tröpfcheneinlauf.

Das für den Kranken schonendste Verfahren, dem Körper Flüssigkeit einzuverleiben, ist zweifellos der Tröpfcheneinlauf. Er ist für alle Fälle geeignet, bei denen vor oder nach der Operation eine Flüssigkeitszufuhr wünschenswert ist, nur nach Dickdarmoperationen wird man davon absehen. Gelegentlich scheitert der Tröpfcheneinlauf oder

Abb. 26. Weichgummirohr nach LAMM zur intravenösen Tropfinfusion. (Nat. Größe.)

wenigstens die mehrmalige Wiederholung desselben an der mangelhaften Resorptionsfähigkeit der Darmschleimhaut. Dann wirkt der Einlauf wie ein Klysma und läuft wieder ab. Daher müssen die unten folgenden Grundsätze bei der Ausführung des Dauertropfeinlaufes genau eingehalten werden. Außer warmer physiologischer Kochsalzlösung oder Traubenzuckerlösung können medikamentöse Beimengungen verabreicht werden, besonders Coffein und Sympatol, auch schwarzer Kaffee kann dem Einlauf zugefügt werden. Die Flüssigkeit wird in einen Irrigator gefüllt und soll 40° warm sein. Der Irrigator soll nicht höher als $1/2$ m über der Grundfläche des Bettes stehen. Der Irrigator muß mit Watte oder schlecht wärmeleitenden Stoffen umgeben sein, da der Einlauf sich über 6—8 Stunden hinziehen soll. In den Irrigatorschlauch eingeschaltet wird eine Vorrichtung, um die Entleerung der Flüssigkeit nur tropfenweise zu gestatten. Am zweckmäßigsten ist ein kleiner Glasballon, in den durch einen verstellbaren Hahn die Flüssigkeit eintropft (Abb. 27). Die Tropfenfolge darf nicht schneller sein als etwa 1 Tropfen je Sekunde. An den Schlauch ist ein dicker NÉLATON-Katheter angeschlossen, der nach Einfetten mit Vaseline möglichst hoch in den Mastdarm eingeführt wird. Nicht allzu selten kommt es nach mehrfach wiederholtem Tröpfcheneinlauf zu Reizerscheinungen der Schleimhaut, die nicht übersehen werden dürfen. Sie machen sich fast immer durch Schmerzen im Mastdarm und Unvermögen, die Flüssigkeit zu halten, bemerkbar. Unter diesen Umständen müssen natürlich weitere Versuche aufgegeben werden.

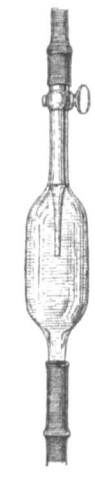

Abb. 27. Apparat zum Tröpfcheneinlauf. ($1/2$ nat. Größe.)

9. Die Plastik.
(SZYMANOWSKI-UHDE, LEXER, JOSEPH.)

Die plastische Chirurgie bildet einen der ältesten Zweige der operativen Chirurgie überhaupt. Sie dient dazu, angeborene oder erworbene Gewebsdefekte zu decken bzw. Formen und Funktionen von zerstörten Gewebs- und Organteilen wieder herzustellen. Die Mittel, die dazu zur Verfügung stehen, liefert der betreffende Organismus selbst. Die Geschichte der plastischen Chirurgie hat ihre ältesten Ausläufer in der brahminischen des 6. Jahrhunderts vor Christus. In dem erhalten gebliebenen Werk SUSRUTA oder SUCRUTA wird die Bildung verlorengegangener Gesichtsteile, besonders Ohrmuschel, Nase und Lippen mit gestieltem Lappen aus der Wange geschildert. Die Gelegenheit zu solchen plastischen Operationen war wohl durch die häufigen Bestrafungen mit Ohren- und Nasenabschneiden gegeben. In späterer Zeit scheint in Indien das Material zur Nasenplastik weniger aus der Wange, als aus der Stirn entnommen worden zu sein. Ein aus dem Jahre 1794 stammender Kupferstich, nach einem Gemälde von S. WALES in Bombay, zeigt eine solche Plastik. Aus der beigegebenen Beschreibung der Ausführung geht hervor, daß die Methode schon seit undenklichen Zeiten in ähnlicher Weise geübt wurde. CARPUE hat die indische Methode zum erstenmal im Jahre 1814 ausgeführt, nachdem er in Indien davon Kenntnis erhalten hatte. In der abendländischen Chirurgie sind die ersten ausführlichen Angaben über plastische Operationen bei CELSUS zu finden. Es handelt sich aber dabei mehr um einfache Plastiken zur Deckung von Hautlücken unter Anlegung von Entspannungsschnitten. Auch bei GALEN, PAULUS V. AEGINA, ANTYLLUS finden sich ähnliche Angaben, so daß wir annehmen können, daß kleinere plastische Operationen zu dieser Zeit schon allgemein ausgeführt wurden. Größere plastische Operationen, wie Nasen- und Ohrmuschelplastiken, werden erst Mitte des 15. Jahrhunderts erwähnt. Die Mitglieder der Familie BRANCA in Sizilien, dann die Mitglieder der Familie VIANEO aus Kalabrien haben sich mit Nasenplastiken bei völligem Verlust der Nase beschäftigt. Nach Herstellung eines Modells aus Leder, dessen Form auf dem Arm vorgezeichnet wurde, wurde ein gestielter Lappen gebildet und sofort auf die wundgemachte Nasenhaut angeheftet (HEINRICH v. PFOLSPEUNDT, BÜNDT-ERZNEY 1460). Die VIANEOS ließen den Hautlappen erst auf dem Arm schrumpfen und befestigten ihn dann in einer zweiten Sitzung an den wundgemachten Nasenstumpf. In der Mitte des 16. Jahrhunderts erwarb sich der Professor der Chirurgie ARANZIO Verdienste um die italienische Methode. Am bekanntesten wurde aber die italienische Methode erst durch TAGLIACOZZA in Bologna 1546—1599. Sein großes, zusammenfassendes Werk erschien 1597. Es wird angenommen, daß er Kenntnis von der Technik der Sizilianer und Kalabrier hatte, und da ARANZIO sein Lehrer war, auch dessen Methode kannte, obwohl er die früheren Erfahrungen nicht oder nur nebenbei erwähnt. Seine Methode entspricht am ehesten der der VIANEOS. Trotz seiner ausführlichen Veröffentlichung scheint er nicht viel Nachahmer gefunden zu haben, und seine Angaben sind vielfach bezweifelt worden. Auch HEISTER glaubte z. B. nicht daran. So kam auch diese Methode allmählich in Vergessenheit. Erst C. F. GRÄFE, der 1816 die erste Nasenplastik in Deutschland nach der TAGLIACOZZAschen Methode ausführte, und der 1818 genaue Vorschriften gab, wann die indische und wann die italienische Methode zur Anwendung kommen sollte, entriß die Methode wieder der Vergessenheit. Er führte die Plastik in einer Sitzung aus und bezeichnete sie in dieser Form als deutsche Methode. Die größten Verdienste um die plastische Chirurgie hat sich in Deutschland DIEFFENBACH erworben. Nicht nur zum Ersatz von Nasen, sondern auch von Lippen, Augenlidern, Gaumensegeln, Ohrmuscheln gab er genaue Vorschriften. DIEFFENBACH hat auch zuerst die Schnittführung bei der Lappenbildung gezeigt, die eine Einheilung des Brückenstiels nach der Lappenverschiebung gestattet, so daß eine nachträgliche Stieldurchtrennung nicht notwendig wurde. Auch v. LANGENBECK hat sich der plastischen Chirurgie mit großem Interesse angenommen. In späterer Zeit haben sich dann, wie aus den Berichten der Deutschen Gesellschaft für Chirurgie hervorgeht, zahlreiche deutsche Chirurgen an der Verbesserungen der Operationsmethoden der Gesichtsplastiken beteiligt. Mit die wichtigsten Fortschritte brachte die Unterfütterung der Hautlappen bei der vollständigen Nasenplastik durch Knochen. v. LANGENBECK hat bereits gestielte Periostknochenlappen aus dem Sinus piriformis zu diesem Zwecke verwendet, während FRANZ KÖNIG als erster einen Haut-Periost-Knochenlappen aus der Stirn verwendete. Sein Verfahren ist dann von verschiedenen Autoren (SCHIMMELBUSCH, WOLFF, v. HACKER, LEXER) abgeändert worden, ist aber heute im grundsätzlichen dasselbe. Auch bei der italienischen Methode wurde dem Hautlappen zur Nasenplastik dadurch eine Stütze gegeben, daß mit dem Hautlappen ein Knochenspan verpflanzt wurde. So verwendete zuerst ISRAEL einen Lappen, der von der Streckseite des Unterarms entnommen wurde. Im Zusammenhang mit diesem Lappen blieb ein der Ulna entnommener Knochenspan. Auf dem Gebiete der Mund-, Wangen- und Lippenplastik unter Bildung gedoppelter Lappen wurden von diesen Chirurgen neue Wege beschritten (JOSEPH). Auch in Verbindung mit der freien Transplantation ist die Lappenplastik verwendet worden. Die größten Verdienste um die plastische Chirurgie kann in unserer Zeit LEXER für sich in Anspruch nehmen, der in vielen Einzelarbeiten und mehreren großen, zusammenfassenden Werken seine wissenschaftlichen Forschungen und Erfahrungen und seine glänzenden praktischen Erfolge als Grundstock weiterer theoretischer und praktischer Arbeit niedergelegt hat.

Die Deckung einer Hautlücke erfolgt entweder durch *Plastik* oder *Transplantation*. Unter *Plastik* versteht man die Beweglichmachung und Zusammenziehung der angefrischten Wundränder, bis sich eine lineäre Nahtvereinigung durchführen läßt oder die Deckung einer Lücke durch einen *gestielten*, aus der nächsten Umgebung oder einer entfernten Körpergegend entnommenen, passend geschnittenen Hautlappen. Der Stiel wird dann später abgetrennt, nachdem das eingepflanzte Stück an seinem neuen Standort festgewachsen ist. Als Transplantation bezeichnet man die Deckung einer Lücke durch ein völlig aus seiner ehemaligen Umgebung gelöstes Gewebestück. Zur Verwendung kommt körpereigenes (Autotransplantation) oder körperfremdes, aber arteigenes (Homoiotransplantation) oder artfremdes (Heterotransplantation) Gewebe oder schließlich Stoffe, die keinem lebenden Körper entnommen sind (sterilisierte Leichenknochen, Edelmetalle, Celluloid: Allotransplantation). Der Transplantation ist ein besonderes Kapitel gewidmet.

Einleitung. Die plastische Deckung einfacher Hautlücken macht keine besonderen Schwierigkeiten. Man muß unterscheiden zwischen Lücken, die man bei der Entfernung von Geschwülsten usw. willkürlich setzt, und solchen, die durch Verletzungen entstanden sind. Bei der Anlage der ersteren hat man es in der Hand, der Lücke eine für die plastische Deckung zweckmäßige Form zu geben. Lücken, die durch Verletzung entstanden sind und oft ganz unregelmäßige Formen zeigen, müssen bei der Wundversorgung auf eine zum plastischen Verschluß möglichst geeignete Form gebracht werden. Man wird diese Formgebung mit der heute in der Wundbehandlung wohl überall geübten chirurgischen Wundversorgung nach FRIEDRICH (s. S. 23) gut vereinigen können. Solche Formen sind in erster Linie der Rhombus (Abb. 28) und der halbmondförmige Defekt. Sie lassen sich meist, wenn sie nicht zu weit klaffen und wenn man die Wundränder etwas unterminiert, durch einfache Naht verschließen.

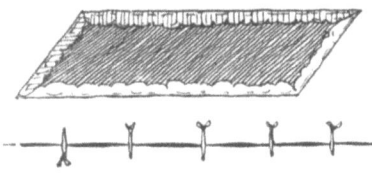
Abb. 28. Nahtverschluß eines Rhombus. (Nach SZYMANOWSKI.)

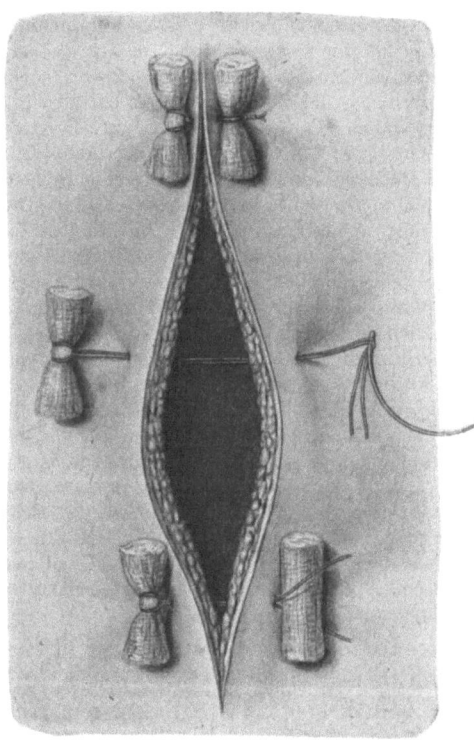
Abb. 29. Die Bäuschchennaht.

Abgesehen von der Form der Lücke hat man auch noch darauf zu achten, daß man sie so anlegt, daß der größte Längsdurchmesser möglichst mit der Richtung der *Spaltlinien der Haut* parallel läuft, da dadurch das Klaffen der Wundränder wesentlich geringer ist und eine Vereinigung leichter gelingt. Macht das Aneinanderbringen der Wundränder wegen zu großer Spannung Schwierigkeiten, so empfiehlt sich die Anlage von sog. *Bäuschchennähten* (Abb. 29).

Diese werden so hergerichtet, daß man an einem langen starken Doppelseidenfaden oder besser Doppelsilberdraht am einen Ende einen Gazebausch befestigt. Die beiden freien Enden des Fadens bzw. des Silberdrahtes werden in das Öhr einer starken Hautnadel eingefädelt. Bei Anwendung der Naht sticht man die Nadel etwa 2 cm vom Wundrande der einen Seite ein und ebensoweit am anderen wieder aus. Zieht man nun den Faden oder Draht an, so wird der Druck auf den Wundrand auf die ganze Fläche des Gazebausches verteilt. Nun wird die Nadel entfernt und beide Fäden werden mit je einer Hand gefaßt und angezogen. Dann wird auf den zweiten Wundrand zwischen die beiden Fadenenden ein zweiter dem ersten entsprechender Gazebausch gelegt und darüber die Fäden unter starkem Zuge, der die beiden Wundränder aneinander lagert, geknüpft. 1—3 solcher Bäuschchennähte legt man in der Gegend des breitesten Klaffens der Wunde an. Die übrigen Wundränder, über, unter und zwischen den Bäuschchennähten werden durch feine Seidennähte, die nur einige Millimeter vom Wundrande durchgestochen werden, genau aneinandergelagert. Statt der Bäuschchen verwenden viele Chirurgen Bleiplättchen oder Bleikugeln, die in derselben Weise verwendet, d. h. an beiden Drahtenden befestigt werden. Meist werden Platten in den Draht eingefädelt und darüber eine Bleikugel, die mit einer starken Plattzange zusammengedrückt und so am Draht unverrückbar festgelegt wird. Die größeren und weicheren Bäuschchen entlasten das Gewebe besser, sind also bei stärkerer Spannung vorzuziehen.

Neben den rhombischen und halbmondförmigen Lücken lassen sich auch ovale mit spitz ausgezogenen Enden und schmale rechteckige (Abb. 30a und b) in vielen Fällen noch durch zusammenziehende Nähte vereinigen. Bei den letzteren beginnt man die Verkleinerung der Wunde mit der *Naht der Winkel*, ein Verfahren, das schon bei CELSUS erwähnt ist. Klaffen die Wundränder zu weit, so hat auch CELSUS schon die sog. Entspannungsschnitte empfohlen, d. h. Schnitte, die beiderseits 2—3 Finger breit entfernt vom Wundrande, parallel zur gewünschten Nahtvereinigungslinie durch die oberflächlichen Schichten der Haut gelegt werden. Es entstehen dann freilich nach vollendeter Naht zwei neue oberflächliche Lücken, die der granulierenden Heilung überlassen oder durch THIERSCHsche Läppchen gedeckt werden. In der Praxis erreicht man mit diesen sog. Entspannungsschnitten, die DIEFFENBACH wieder besonders empfohlen hatte, nicht viel, da die Wundränder nicht

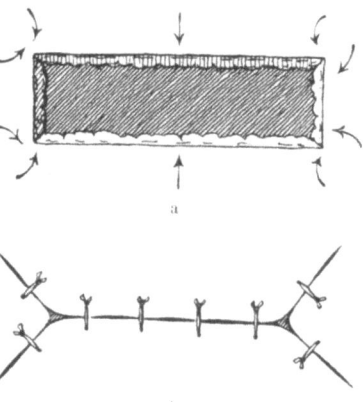

Abb. 30a u. b. Verschluß einer rechteckigen Lücke. (Nach SZYMANOWSKI.)

wesentlich beweglicher werden und mehr Narben zurückbleiben. Daher ist das Verfahren für Gesichtsplastiken zu verwerfen, zumal wir bessere Methoden zur Verfügung haben, die auch nicht schwieriger auszuführen sind. Diese Verfahren sind auf dem *Grundsatz der Verschiebung von Hautlappen* aus der Umgebung, die bis zum Stiel von ihrer Unterlage losgelöst und daher viel dehnbarer sind, aufgebaut. Auch die Lappenverschiebung ist schon bei CELSUS angegeben. Sie kommt nur bei größeren Lücken in Betracht, die sich durch einfache Zusammenziehung der mobilisierten Wundränder nicht schließen lassen. Auf die Form der Lücken kommt es dabei nicht wesentlich an. Sowohl dreieckige, quadratische und rechteckige als auch ovale und runde Lücken lassen sich durch Lappenverschiebung gut verschließen. Der Lappen muß allerdings für die einzelnen Fälle durch die richtige Anlage der Schnitte und das richtige Maß der Lappengröße besonders geformt werden. Die plastische Chirurgie verlangt in vielen Fällen einen bis ins einzelste durchgearbeiteten Operationsplan und zur Ausführung des Planes viel Geschick, Übung und Erfahrung. Der Anfänger sollte nie einen Lappen umschneiden, ohne sich vorher ein Muster ausgeschnitten zu haben, das nach Form, Größe und Stielbildung dem betreffenden Defekte angepaßt ist. Dabei ist Rücksicht zu nehmen auf die Richtung der Hautgefäße, die möglichst einen Ast in den Stiel hineinschicken sollen und auf die elastische Zusammenziehung des gestielten Hautlappens, die oft $1/4$—$1/3$ der Gesamtgröße betrifft. Er muß daher sofort entsprechend größer gebildet werden. Die Berücksichtigung der Gefäßversorgung des Lappens ist bei der Bildung größerer Lappen mit langem Stiel natürlich von viel größerer Bedeutung, als bei breit und kurz gestielten kleinen. Der Atlas von MANGEOT gibt über den Verlauf der Hautarterien gute Auskunft. Auch wenn diese Bedingungen erfüllt sind, bleiben noch genug Klippen, die die Anheilung eines Lappens in Frage stellen können. Der Stiel muß unter Umständen um seine ursprüngliche Längsachse *gedreht* oder auch *gewendet* werden können, ohne daß die Blutzufuhr leidet. Daher müssen bei solchen Drehungen und Wendungen alle winkligen Knickungen vermieden werden. Der Empfangsboden, der den Lappen aufnehmen und ernähren soll, muß richtig vorbereitet sein. Die Wundränder müssen angefrischt sein, die Vereinigung soll möglichst breit erfolgen, am besten flächenhaft.

Die *Blutstillung* muß sowohl am Lappen als auch am neuen Nährboden eine sehr sichere sein da unter dem Lappen angesammel es Blut den raschen Anschluß des Lappens in seiner neuen Umgebung erschwert und einen guten Nährboden für Infektionserreger abgibt. Die *Vereinigung der Lappenränder* mit den Lückenrändern muß durch genaue Naht *mit feinstem Faden* ausgeführt, die Wundränder müssen genau aneinandergepaßt werden, daß keine Höhenunterschiede entstehen. Sonst wird nicht nur der rasche Anschluß verzögert, sondern auch der kosmetische endgültige Erfolg in Frage gestellt. Bei flächenhafter Berührung des Lappens auf seiner neuen Unterlage ist durch mehrfaches Andrücken mit weichen Tupfern das Blut, das sich unter dem Lappen gesammelt hat, herauszudrängen, um möglichst unmittelbare Berührung der Flächen zu erzielen. Der neue Nährboden soll möglichst *frei von Infektionsmöglichkeiten* sein. Das ist bei frisch gesetzten Lücken leicht, bei solchen, die durch Verletzung entstanden sind, nicht immer sicher zu erreichen, obwohl man auch da durch die schon erwähnte physikalische Wundversorgung nach FRIEDRICH, unter Umständen kombiniert mit der chemischen Wunddesinfektion nach BRUNNER, die Infektionsgefahr sehr wesentlich einschränken kann. Bei älteren granulierenden Gewebslücken ist sehr wichtig, daß die Granulationen ein gesundes, frisch rotes Aussehen zeigen. Die Oberfläche soll möglichst gleichmäßig sein. Finden sich noch größere unregelmäßige, mit Eiter gefüllte Abschnitte, so weisen sie darauf hin, daß noch tief gelegene Infektionsherde bestehen, von denen der Ausgang einer auf den Lappen übergreifenden Infektion zu befürchten ist.

Schließlich ist bei der Anlegung des *Verbandes* darauf zu achten, daß der Lappenstiel nicht gedrückt und dadurch die Ernährung des Lappens beeinträchtigt wird.

Neben diesen allgemeinen Grundsätzen sind im Einzelfalle noch oft besondere Verhältnisse zu berücksichtigen. Es ist nicht möglich, auf alle diese Einzelheiten einzugehen, und es soll daher nur die allgemeine Anlage von durch Erfahrung gesicherten Lappenbildungen kurz gezeigt werden. Auf die Bildung zusammengesetzter Lappen, d. h. solcher, die außer Haut und Subcutangewebe noch Fascie, Periost, Knorpel oder Knochen enthalten, wird später hingewiesen.

Hier sei nur bemerkt, daß solche Lappen zuerst von v. LANGENBECK (1859) in Gestalt der Haut-Periostlappen in der Rhinoplastik erfolgreich zur Anwendung gebracht wurden. Die Nachuntersuchung vermittels der Acupunktur stellte Knochenbildung fest. Auch durch Bildung dünner Knochenbalken aus der Apertura piriformis, die, mit dem Periost in Zusammenhang gelassen, als Sparren unter dem Stirnhautlappen aufgerichtet wurde, hat v. LANGENBECK (1859) eine Stütze für die neugebildete Nase mit gutem Dauererfolge

Die Lappenverschiebung.

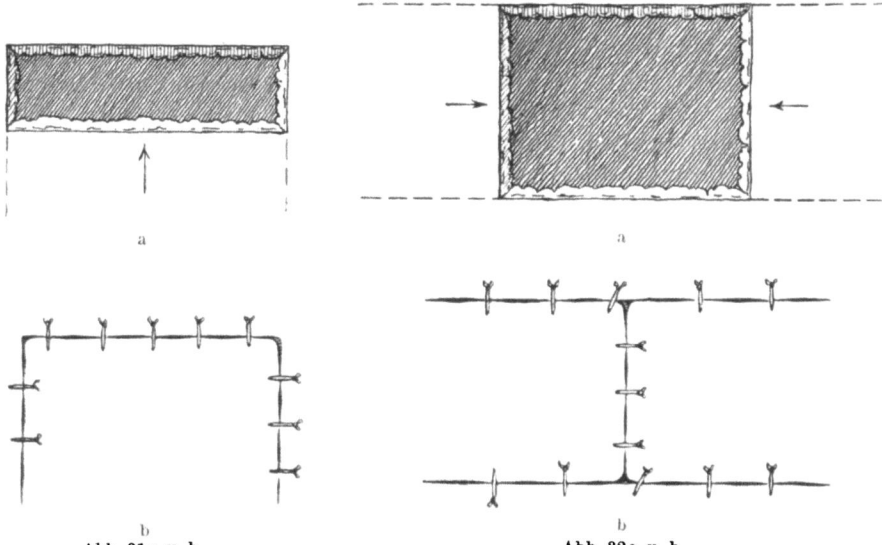

Abb. 31a u. b.   Abb. 32a u. b.
Lückenverschluß durch Lappenverschiebung (einseitig und doppelseitig). (Nach SZYMANOWSKI.)

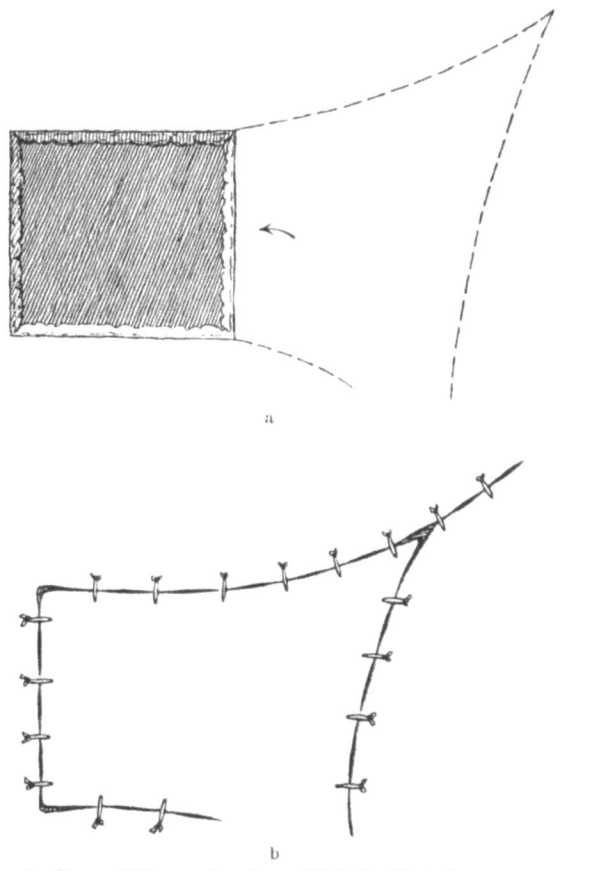

Abb. 33a u. b. Lappenbildung mit spitzem Winkel. (Nach SZYMANOWSKI.)

erzielt. Auch von NÉLATON und OLLIER wurden später solche Lappen verwendet (s. PÉAN und OLLIER). OLLIER (1861) ließ in seinem Stirn-Nasenlappen auch das eine Nasenbein. Den ersten Haut-Periost-Knochenlappen aus der Stirn, der das Muster für viele heute noch gebräuchliche Methoden der Rhinoplastik abgegeben hat, hat FRANZ KÖNIG (1886) zur Nasenplastik verwendet.

Die Lappenverschiebung. Die zur Deckung einer Lücke zu bildenden Lappen können 1. aus der nächsten, 2. aus der ferneren Umgebung und 3. von entfernten Körperstellen entnommen werden. Je nach Lage, Form und Größe der Lücke werden wir die eine oder die andere Maßnahme treffen. Im ersteren Falle muß die Haut in der Umgebung gut verschieblich sein und die Entstehung einer neuen Lücke ist möglichst zu vermeiden. Der eine Lappenrand muß mit einem Lückenrande zusammenfallen. Es findet also eine *Lappenverschiebung* statt. Bei *viereckigen* Lücken läßt sich am besten die schon bei CELSUS beschriebene Plastik anwenden. Die Lappenschnitte werden in der Verlängerung der Lückenränder nach einer (Abb. 31a und b) oder nach zwei Seiten geführt (Abb. 32a und b) und der Lappen nach Ablösen von der Unterlage über die Lücke gezogen und durch Nähte an den Rändern festgenäht. Bei älteren Lücken muß der Rand angefrischt werden.

Sehr empfehlenswert ist die Schnittführung SZYMANOWSKIs zur Bildung eines spitzwinkligen Lappens, der sich nach Ablösung von der Unterlage sehr gut, ohne daß eine neue Lücke entsteht,

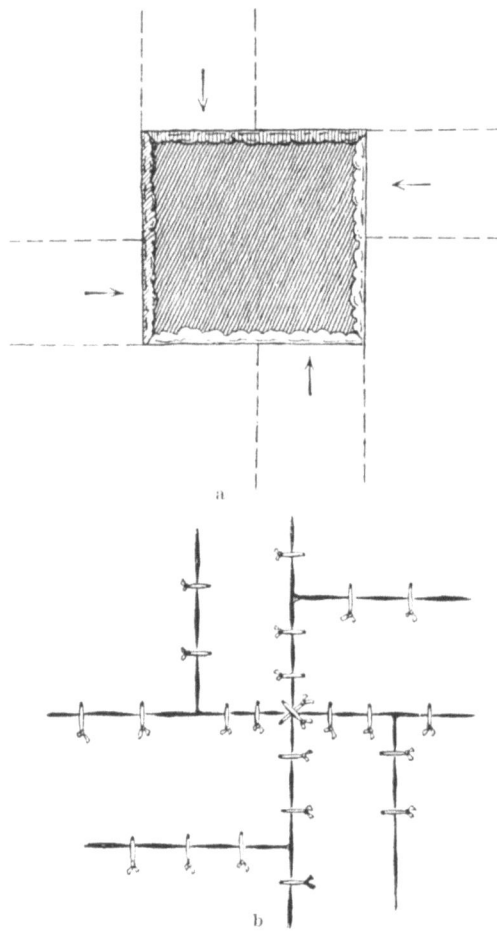

Abb. 34a u. b. Bildung von vier Lappen. (Nach SZYMANOWSKI.)

verschieben und durch Naht einfügen läßt (Abb. 33a und b). GERSUNY hat später die Lappenform mit der Spitzenbildung noch weiter ausgebildet und diese Form als Schleppenlappen bezeichnet.

SZYMANOWSKI rät zur Deckung größerer viereckiger Lücken bei gesunder umgebender Haut zur Bildung von vier Lappen, die sich, wie Abb. 34a und b zeigt, leicht zur vollständigen Deckung vereinigen lassen. Bei rechteckigen oder trapezförmigen Lücken läßt sich mit größerem Vorteil die Schnittführung von v. BRUNS anwenden (Abb. 35a—c).

Bei *dreieckigen* Lücken kann ebenfalls eine Lappenverschiebung durchgeführt werden, und zwar durch einseitige oder doppelseitige Verlängerung einer

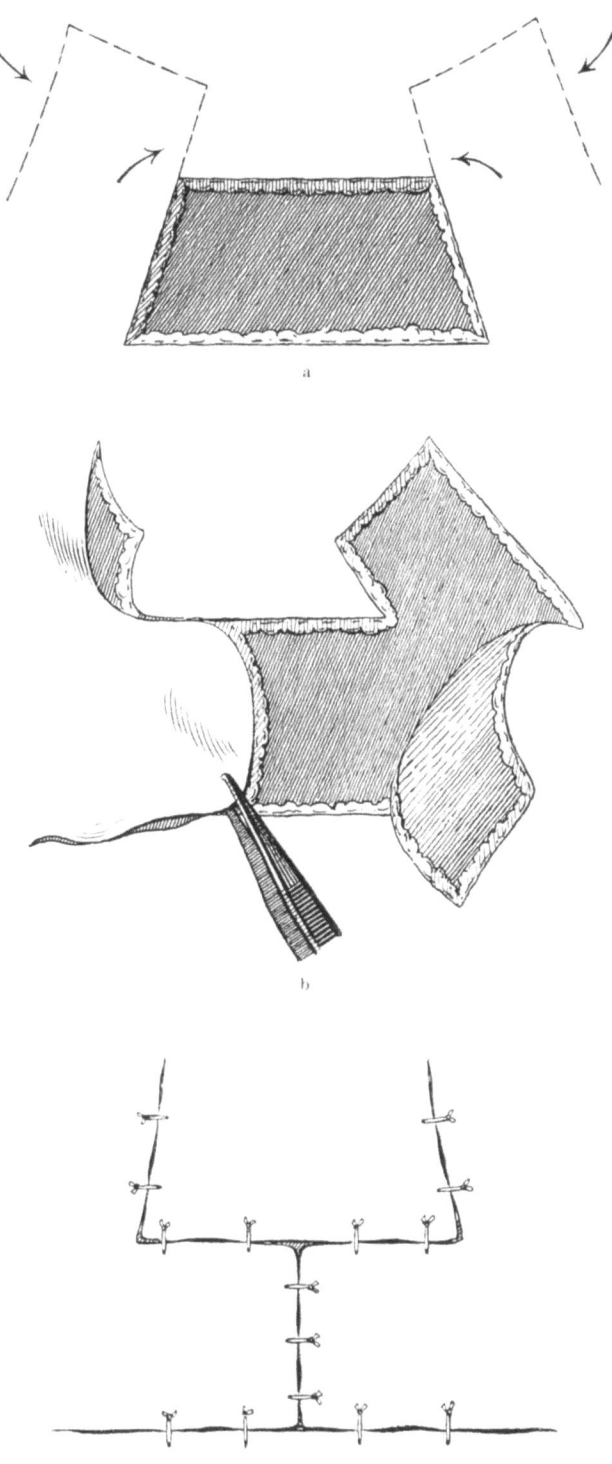

Abb. 35a—c. Lückendeckung mit zwei Stiellappen. (Nach v. Bruns.)

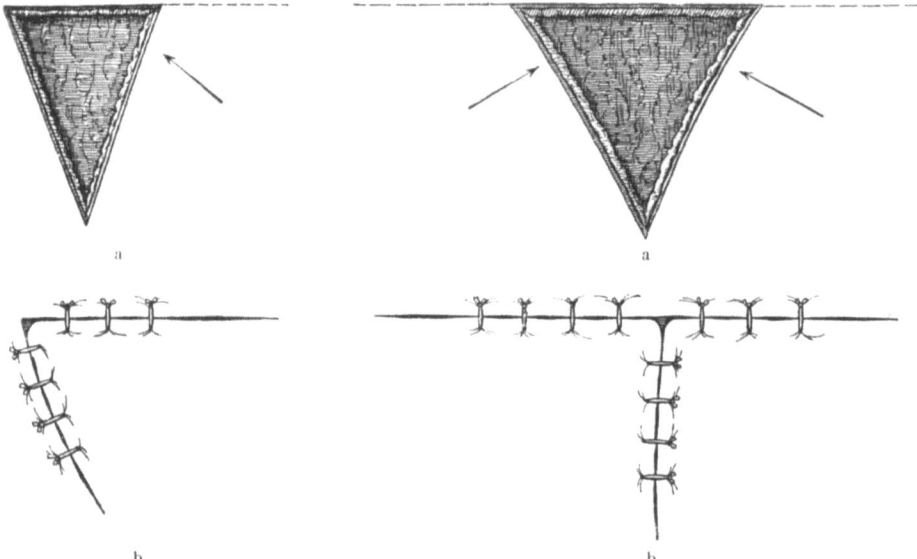

Abb. 36a u. b. Lückendeckung mit seitlichem Hilfsschnitt. (Nach SZYMANOWSKI.)

Abb. 37a u. b. Lückendeckung mit zwei seitlichen Hilfsschnitten. (Nach SZYMANOWSKI.)

Dreiecksseite, Ablösung des Wundrandes, Verschiebung in die Lücke und Befestigung durch Naht (Abb. 36a und b und Abb. 37a und b). Durch zwei Hilfsschnitte nach DIEFFENBACH und Bildung eines viereckigen Lappens (Abb. 38a und b) kann die Deckung einer dreieckigen Lücke noch besser bewirkt werden. Auch hierbei können beiderseits Lappen gebildet werden. Bei diesem Verfahren entstehen aber neue Lücken, die sich allerdings durch Naht wesentlich verkleinern lassen. Um solche Lücken zu vermeiden, ist es daher besser, bei dreieckigen Lücken entweder Hilfsschnitte so anzulegen, daß sie einen spitzen Winkel einschließen (SZYMANOWSKI) (Abb. 39a und b) oder zweitens bogenförmige Lappenschnitte zur Anwendung zu bringen (JÄSCHE) oder drittens das Verfahren von BUROW mit Bildung sog. seitlicher Dreiecke anzuwenden (s. S. 87).

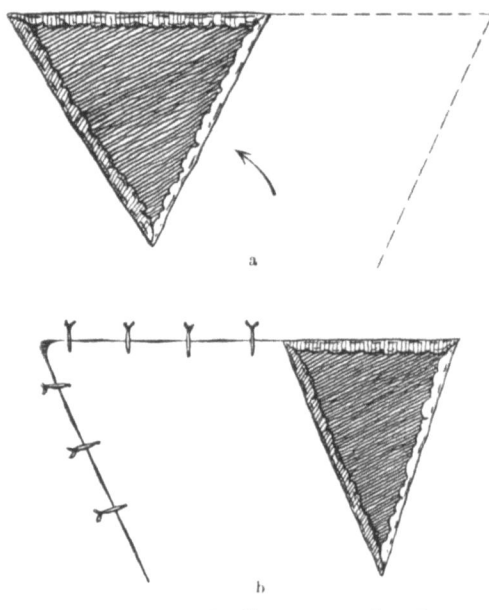

Abb. 38a u. b. Bildung des DIEFFENBACHschen Lappens.

Im zweiten Falle werden die Hilfsschnitte in bogenförmiger Verlängerung einer Dreiecksseite angelegt (Abb. 40a und b). Die bogenförmigen Schnitte haben den großen Vorteil, daß sie sich meist ohne neue Lückenbildung durch

Naht schließen lassen. Die Schnitte müssen nur in gehöriger Länge angelegt werden, bei einseitiger Lappenbildung länger als bei doppelseitiger (Abb. 41 a und b).

Die Anwendung ein- oder doppelseitiger Bogenschnitte ist überhaupt in vielen Fällen sehr zweckmäßig.

Die Spannung, die zur Ausgleichung einer Lücke unter Vermeidung einer neuen Lücke in jedem Lappen entstehen muß, verteilt sich dabei gleichmäßiger auf die ganze Lappenfläche als bei der Anlage gerader Schnitte. Das gilt besonders dann, wenn der Drehpunkt des Lappens etwa in den Mittelpunkt der bogenförmigen Linie fällt. Der Radius des Lappens muß etwas größer sein als die längste Lückenachse, vom Drehpunkte aus gemessen. Bei der Einfügung des Lappens in den Defekt verschieben sich die einzelnen gedachten, einander gegenüberliegenden Punkte des bogenförmigen Schnittes auf dem Bogen (Abb. 40 a und b). Der Lappen wird daher nicht nur in der Richtung des Bogenschnittes, sondern auch in der Richtung seines Radius gespannt, ohne daß jedoch bei richtiger Anlage des Schnittes der Zug in der einen oder der anderen Richtung zu stark würde.

Auch zur Deckung ovaler und runder Lücken ist die Anlage eines bogenförmigen Schnittes in vielen Fällen sehr zweckmäßig, besonders dann, wenn noch die seitlichen Dreiecke von BUROW an richtiger Stelle angelegt werden (s. unten).

Das dritte oben erwähnte Verfahren zur Deckung dreieckiger Lücken ist das von BUROW. Bei dieser Methode werden ein oder zwei der Lücke in ihrer Größe entsprechende Hautdreiecke geopfert (Abb. 42 a bis c und 43 a und b). Der scheinbare Widerspruch, der darin liegt, daß zu der ursprünglichen Lücke noch eine oder zwei neue

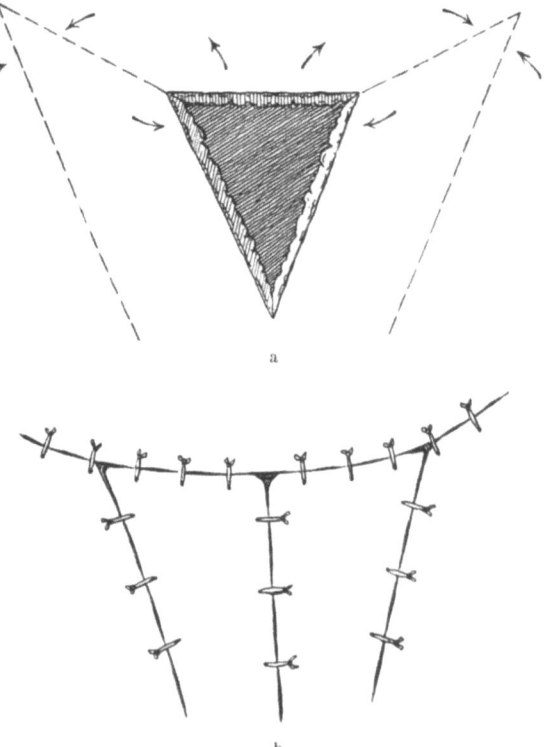

Abb. 39 a u. b. Abänderung der DIEFFENBACHschen Schnittführung. (Nach SZYMANOWSKI.)

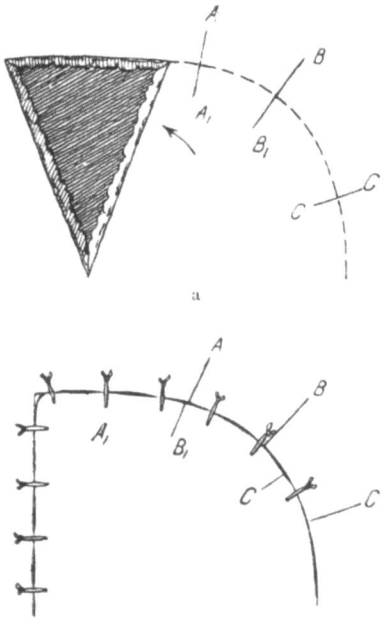

Abb. 40 a u. b. Schema der Lappenverschiebung.

hinzugefügt werden, klärt sich auf, wenn man, worauf Burow in seiner Streitschrift gegen Szymanowski-Uhde hingewiesen hat, bedenkt, daß man die

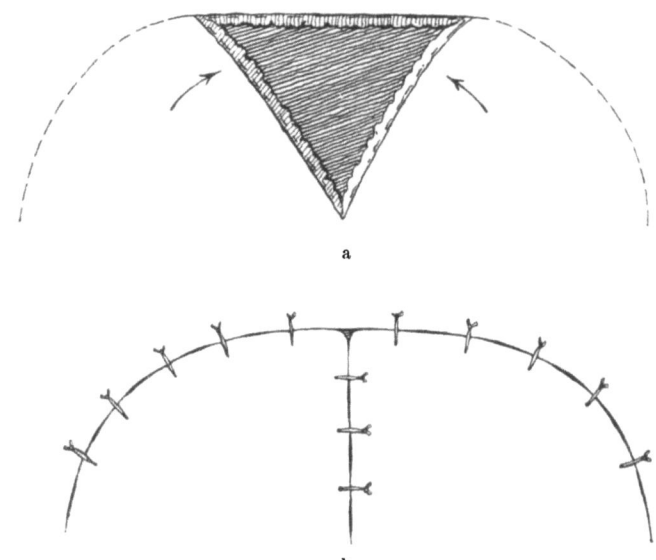

Abb. 41a u. b. Bogenförmige Hilfsschnitte. (Nach Jäsche.)

primäre Lücke entsprechend kleiner gestalten kann. Bei der Entfernung einer kleinen Geschwulst der Haut wird die Lücke im allgemeinen oval angelegt mit Rücksicht auf die bessere Möglichkeit, sie durch einfache Naht zu schließen. Wird nun eine solche Lücke z. B. in der Nähe der Augen- oder Mundöffnung gesetzt, so tritt bei der Naht ein Ektropion auf. Legt man dagegen die Lücke nach Burow an, so zerlegt man das Oval in zwei gleich große Dreiecke. Der Verlust an Haut ist dadurch nicht größer. Das Hilfsdreieck kommt an eine Stelle, die gut verschiebliche Haut hat, z. B. am Auge in die Schläfengegend. Die Haut läßt sich dann so verschieben, daß bei der Naht eine einfache, zickzackförmige, lineäre Narbe übrigbleibt, und da ein Zug senkrecht zur Lidspalte vermieden wird, so tritt auch kein Ektropion auf. Dieses Verfahren ist nun von v. Imre-v. Blaskovicz, wie früher schon von Szymanowski, mit der Anlegung bogenförmiger Schnitte vereinigt worden, zur Deckung auch größerer ovaler Lücken. v. Imre hat das Verfahren der Lappenverschiebung mit oft ausgedehnten Bogenschnitten

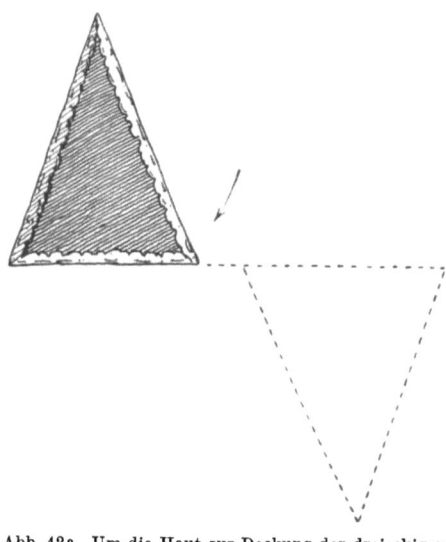

Abb. 42a. Um die Haut zur Deckung der dreieckigen Lücke links beweglich zu machen, wird das gepunktete Dreieck rechts umschnitten.

und Entfernung von BUROWschen Dreiecken mit größtem Geschick bei der Augenlid- und anderen Gesichtsplastiken ausgenützt.

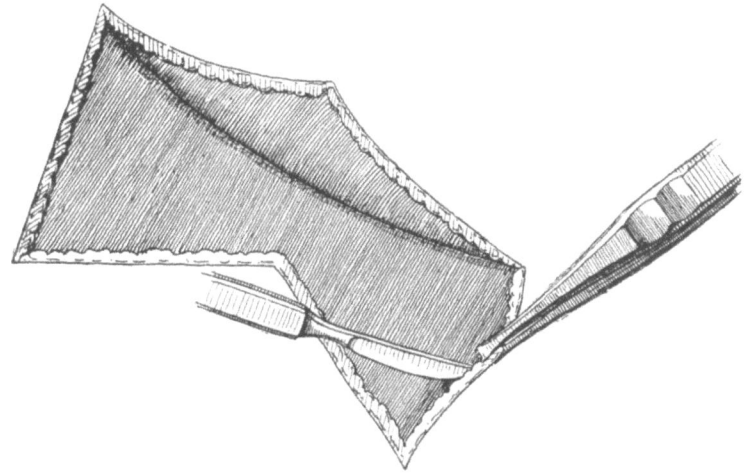

Abb. 42b. Nach Entfernung des linken Dreieckes werden die Wundränder durch Ablösen beweglich gemacht.

Wie Abb. 44 und 45 zeigen, werden bei der Anlage des Hilfsschnittes ein oder drei Dreiecke geopfert. Abb. 44 ist ohne weiteres verständlich. Es wird nur bei B ein Dreieck geopfert. Zur Deckung der ovalen Lücke (Abb. 45) sind drei Dreiecke geopfert bei A, B und C. Dadurch wird erstens die am leichtesten durch Ernährungsstörungen gefährdete Lappenspitze beseitigt, zweitens die Verschieblichkeit des Lappens durch Ausschneiden des Lappens B vergrößert und drittens das Entstehen von Hautzwickeln, die über die Oberfläche der Haut nach dem Einfügen des Lappens in den Defekt an den Ecken B und C hervorragen würden, verhindert. In gewissen Fällen ist ein solcher über die Oberfläche hervorragender Zwickel erwünscht, z. B. bei der Mammaplastik nach PAYR. Durch das Hervorragen des Hautlappens wird die Mamma nachgeahmt. Bei dieser Plastik wird ein bogenförmiger Lappen am Innen- oder besser am Außenrande des Defektes umschnitten (besser, weil die Haut leichter verschieblich ist und die Gefäßversorgung des Lappens eine zuverlässigere ist (KLEINSCHMIDT s. Mammaamputation).

Gestielte Lappen. Ist die Verschiebung eines Lappens aus der nächsten Umgebung nicht möglich, so kann er in geeigneten Fällen aus der näheren oder weiteren Umgebung entnommen werden. Solche Lappen müssen in der Nähe der Lücke gestielt werden. Der Stiel muß so gebildet werden, daß er das Einfügen des Lappens in die Lücke erlaubt, d. h. er muß lang genug sein, um, wenn nötig, einen größeren unversehrten Hautabschnitt zu überbrücken (Abb. 46).

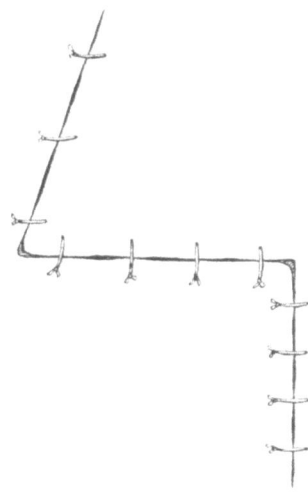

Abb. 42c. Nach Verschiebung der Wundränder ist die Lücke durch Naht verschlossen.

Er muß eine Drehung um seine Längsachse gestatten, darf also nicht zu breit sein, aber auch nicht zu schmal, da die Lappenernährung sonst leiden würde. Die Längsrichtung von Stiel und Lappen soll möglichst dem Verlaufe eines Hautarterienastes entsprechen. Der Lappen wird im übrigen in ganz

90   Die Plastik.

unversehrter Haut umschnitten. Je näher man mit dem Lappenstiele an den Defekt herankommen kann, desto einfacher ist Bildung und Einfügung des

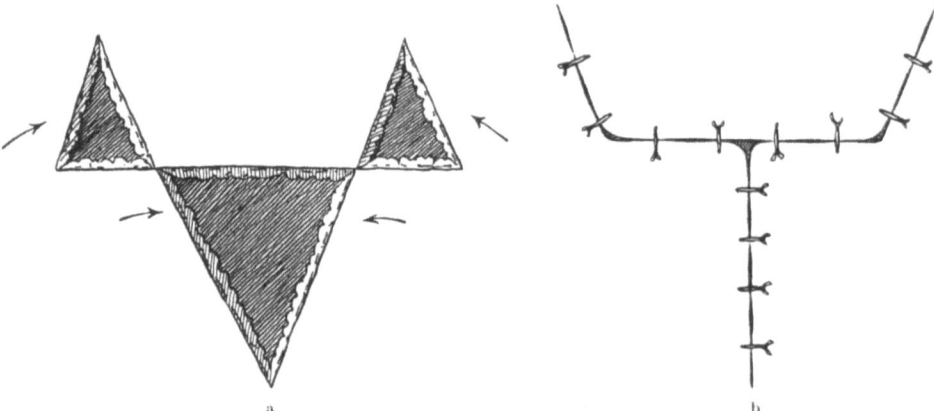

Abb. 43a u. b. Opferung von zwei BUROWschen Dreiecken (oben) zur Deckung der größeren unteren.

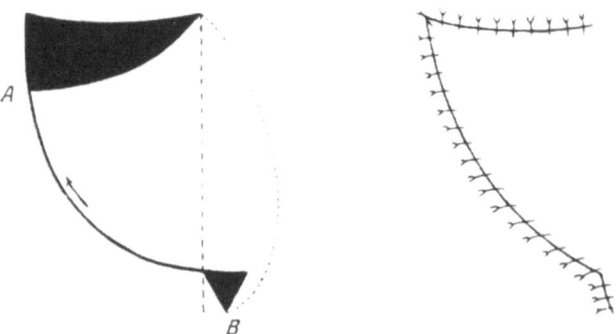

Abb. 44. Verschluß einer dreieckigen Lücke mit bogenförmigem Lappen unter Opferung eines kleinen Hautdreieckes nach V. IMRE u. BLASKOVICZ. (Nach KREIKER und ORSÓS.)

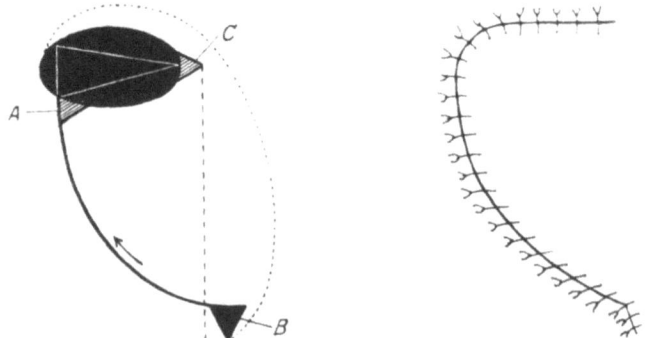

Abb. 45 Verschluß einer eiförmigen Lücke mit bogenförmig geschnittenen Lappen unter Opferung von drei kleinen Hautdreiecken nach V. IMRE u. BLASKOVICZ. (Nach KREIKER und ORSÓS.)

Lappens. So kann der Stiel mit einer Seite an die Lücke grenzen und seine Länge erlaubt den Lappen schneckenartig gedreht in die Lücke hineinzulegen. Die Sekundärlücke läßt sich meist durch Naht schließen (Abb. 48—50) (s. S. 92,

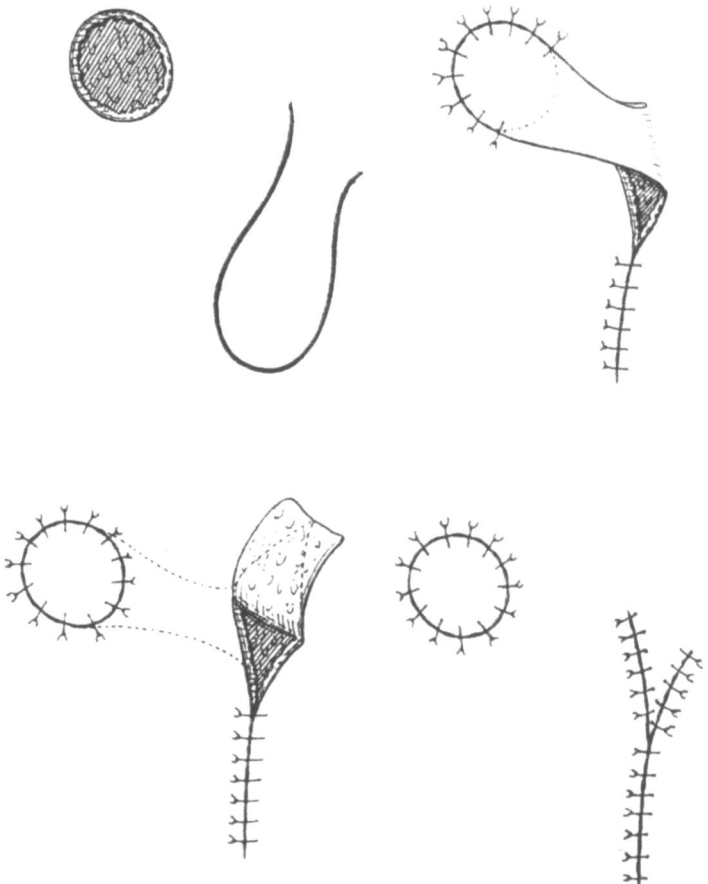

Abb. 46. Lappendrehung mit Überbrückung gesunder Haut. Der Rest des durchtrennten Stieles wird, entsprechend zugeschnitten (punktierte Linie), in das frühere Bett eingepflanzt.

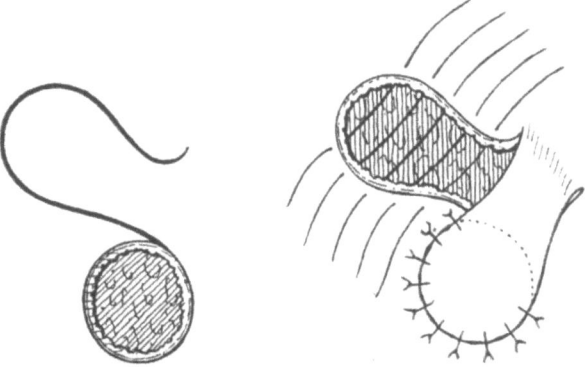

Abb. 47. Lappendrehung nach DIEFFENBACH ohne Überbrückung gesunder Haut.

Mammaplastik). Schon DIEFFENBACH hat dabei das eine Ende der Stielbegrenzung bis in die Lücke geführt und dadurch ermöglicht, daß der Stiel kein unversehrtes Gewebe zu überbrücken braucht (Abb. 47 und 48—50).

Eine spätere Durchtrennung einer Brücke ist daher bei dem DIEFFENBACHschen Verfahren nicht nötig und sie nähert sich bis zu einem gewissen Grade der einfachen Lappenverschiebung.

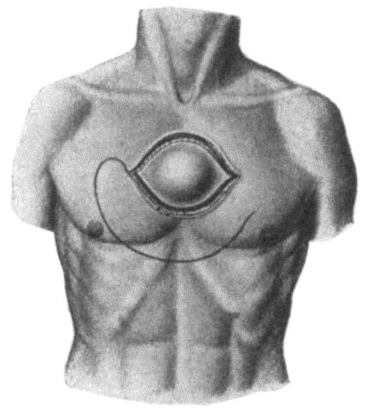

Abb. 48. Deckung einer großen Hautlücke auf der Brust zur Entfernung eines Tumors. 1. Ein seitlich gestielter Lappen wird umschnitten und bis zum Stiel von der Unterlage abgelöst.

Bei allen diesen seitlichen Drehungen der Lappen um einen längeren oder kürzeren Stiel entsteht eine sekundäre Lücke, die sich aber meist teilweise durch Naht verschließen läßt. Hat man eine Hautbrücke gebildet, so wird nur ein Teil der sekundären Lücke primär verschlossen. In den Rest wird dann später nach Durchtrennung der Brücke der eine freie Teil des Stieles wieder eingefügt (Abb. 46). Die DIEFFENBACHsche Methode wird auch heute noch vielfach bei der Rhinoplastik aus der Stirne angewendet. Drehungen von Lappen mit langem Stiele aus der weiteren Umgebung einer Lücke kommen bei Wangen-, Kinn- und Lippenplastiken viel zur Verwendung, so bei der Wangenplastik aus der Hals- oder Brusthaut nach ISRAEL (Abb. 52), HAHN oder v. HACKER, die in mannigfachen Abänderungen (VOECKLER 1918) auch heute noch die beste ist, oder bei der Augenlid-, Kinn- und Lippenplastik mit dem gestielten Kopfhautlappen nach

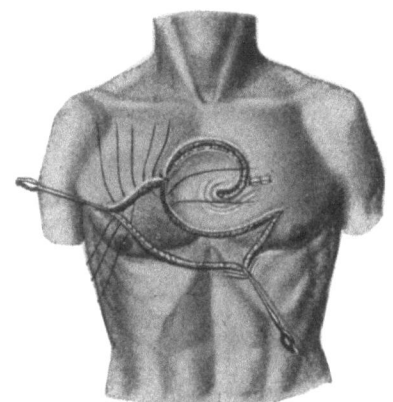 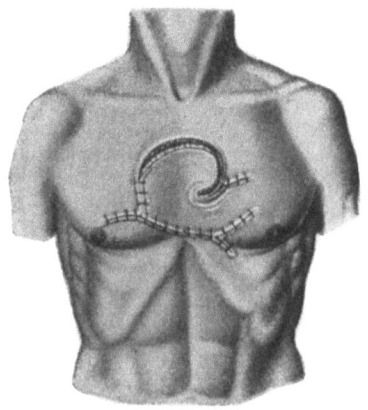

Abb. 49. Deckung einer großen Hautlücke auf der Brust zur Entfernung eines Tumors. 2. Der abgelöste Lappen ist schneckenartig in die Lücke hineingedreht. Im Bereich der sekundären Lücke sind einzinkige Haken eingesetzt, die nach Ablösung der Wundränder den Nahtverschluß erleichtern.

Abb. 50. Deckung einer großen Hautlücke auf der Brust zur Entfernung eines Tumors. 3. Durch Naht ist die sekundäre Lücke verschlossen, der schneckenartig eingedrehte Lappen wird ebenfalls durch Naht befestigt.

LEXER. Dieser LEXERsche Lappen enthält in seinem Stiel den Stamm der A. temporalis, ist also ausgezeichnet ernährt und kann daher sehr lange gebildet werden. Er ist überall da zu verwenden, wo behaarte Haut gebraucht wird. War gleichzeitig Schleimhautersatz notwendig, so hat LEXER den sog. pistolengriffförmigen Lappen umschnitten, der einen Teil der unbehaarten Stirnhaut enthält (Abb. 51).

Umgeklappte Stiellappen. Gestielte Lappen aus der weiteren Umgebung der Lücke werden auch noch in anderer Weise verwendet. Neben der Verschiebung und der seitlichen Drehung des Stieles kann auch der Stiel noch *umgeklappt werden* (siehe nächsten Abschnitt). Diese Art des Umklappens eines Lappens kommt beim gleichzeitigen Schleimhautersatz in Frage. Bei Wangenlücken nach schweren Verletzungen oder nach Entfernung einer Wangengeschwulst oder bei Eingriffen an den Lippen, bei denen auch die Schleimhaut mitentfernt werden mußte, bei Harnblasenspalten- und Luftröhrenlückenbildungen usw. kann ein solcher Lappen um seinen Stiel an der Basis umgeklappt in die Lücke eingefügt werden. Ein solcher Lappen wendet natürlich seine Unterhautzellgewebsseite der Oberfläche zu. Um diese zu decken, muß der Lappen entweder sofort gedoppelt werden, wie das als erster DELPECH (1823), allerdings ohne Erfolg, bei einer Lippenplastik ausführte und später LEXER bei seinen Kinn-Lippenplastiken (s. Abb. 51 und 456) sowie VOECKLER und KLAPP (s. S. 635 und Abb. 58) bei ihren Brusthautlappen zur Kinnplastik machen, oder die Subcutangewebefläche wird

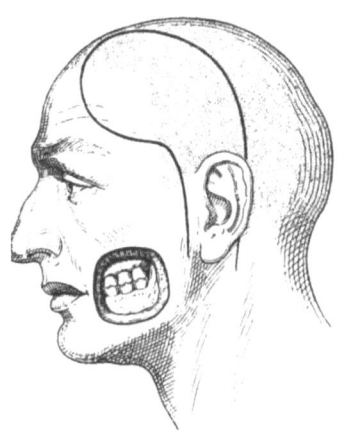

Abb. 51. Schematische Darstellung des Pistolengrifflappens nach LEXER. Der Lappen ist in der angezeigten Form umschnitten. Er enthält in seinem Stiel die A. temporalis. Die Ohrmuschel wird mehr oder weniger weit mit abgehoben. Der Stirnteil des Lappens wird nach innen umgeklappt und dient bei der Einführung des Lappens in die Wangenlücke zum Ersatz der Schleimhaut.

nach Einheilung des Lappens durch den Lappenstiel nach Durchtrennung desselben gedeckt [ISRAEL 1887 (Abb. 52), HAHN 1887]. Schließlich kann die Lücke nach Einheilung des ersten Lappens durch einen zweiten gestielten Lappen aus der Halshaut oder Kopfhaut (LEXER) gedeckt werden, oder auch

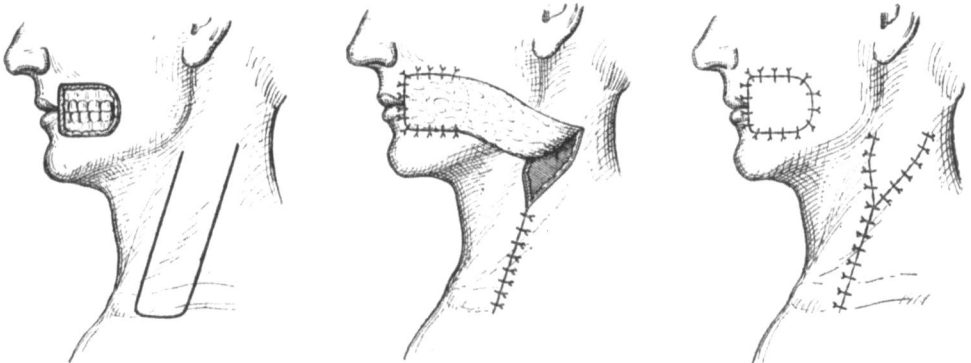

Abb. 52. Halshautlappenumklappung. (Nach HAHN-ISRAEL.)

durch freie Hauttransplantation nach THIERSCH oder WOLFE-KRAUSE (siehe Transplantation).

Ein neues Verfahren, einen Lappen doppelhäutig zu machen, wurde von ESSER angegeben. Der Lappen war in der gewünschten Größe umschnitten und von seiner Unterlage bis auf den Stiel abgelöst. Dann macht man sich mit warmer Stentsmasse einen Abdruck des Wundbettes. Dieser Stentskörper wird nun mit einem THIERSCH-Lappen, die Wundseite nach außen, überzogen und in das Wundbett eingelegt. Der Lappen kommt darüber und wird an seinen Rändern mit einigen Nähten befestigt. Nach 8—10 Tagen löst man ihn wieder ab, nimmt die Stentsmasse heraus und hat nun einen doppelhäutigen Lappen, den man weiter stielen kann, und eine Epidermisdeckung des Entnahmebettes. EHRENFELD hat dieses Verfahren mit dem der Arterienlappenbildung nach ESSER (Abb. 56 und 57) zu einem brauchbaren vereinigt.

Die Aussichten für die Einheilung der seitlich gedrehten und umgeklappten gestielten Lappen sind im allgemeinen nicht so gut wie bei der Lappenverschiebung. Am besten sind sie noch bei den Lappen, deren Stiel sofort in die Lücke mit eingepflanzt wird, wie bei der DIEFFENBACHschen Methode. Doch kommt es auch bei diesen darauf an, daß der Stiel nicht um zu viele Winkelgrade gedreht wird, da die Ernährung durch Abknicken der Gefäße gestört werden kann. Man hat daher schon frühzeitig Wert darauf gelegt, daß der Stiel nicht um mehr als einen rechten Winkel gedreht wird, wenn nicht gerade eine besonders gute Gefäßversorgung an dem betreffenden Hautabschnitt vorliegt, wie z. B. bei den Stirn- und Schläfenlappen überhaupt bei den sog. *Arterienlappen*, die die A. temporalis oder frontalis enthalten. Die schlechtesten Einheilungsbedingungen sind für die gestielten Lappen dann gegeben, wenn sie nicht mit ihrer ganzen Fläche in die Lücke eingefügt werden, sondern nur an den Rändern befestigt werden können, d. h. wenn ihre Fläche hohl liegt. Daher schließen sich die umgeklappten Lappen, die am häufigsten in durchgehende Lücken (Wangen-, Lippen-, Nasenlücken mit gleichzeitigem Verlust der Schleimhaut) eingefügt werden, oft schlecht an. Der Anschluß an die Gefäße des neuen Mutterbodens kann dann natürlich nur von den Wundrändern her erfolgen, während bei flächenhafter Berührung des Lappens mit dem neuen Mutterboden, einerlei, ob es sich um eine frische Lücke oder um eine gut granulierende Fläche handelt, der Anschluß im Bereiche der ganzen Fläche erfolgen kann. Auch zeitlich wird der Anschluß naturgemäß im letzteren Falle früher vollendet sein, so daß die Durchtrennung des Lappenstieles schon nach 8 bis 10 Tagen erfolgen kann, während man im anderen Falle mindestens 14 bis 18 Tage warten soll, um die Lappenernährung nicht zu gefährden.

Es hat sich als sehr zweckmäßig erwiesen, die Lebensfähigkeit des Lappens auf seinem neuen Mutterboden schon mehrere Tage vor seiner endgültigen Stieldurchtrennung zu prüfen. Mit einer weichfassenden Darm- oder Gefäßklemme wird der Stiel für $1/_2$—1 Stunde 1—2mal täglich abgeklemmt. Wird er vollkommen blutleer, so ist der Anschluß noch nicht erreicht, wird er stark blau, so ist er noch nicht genügend ernährt bzw. der Abfluß ist noch gehemmt. Bei Lappen, die eine Lücke überbrücken ohne flächenhafte Berührung, kann man nach zeitweiser Abklemmung des Stieles oft den Fortschritt der ernährenden Gefäßversorgung vom Rande nach der Mitte des Lappens von Tag zu Tag beobachten. Abgesehen von der Möglichkeit, den Ernährungszustand eines solchen Lappens durch Abklemmen des Stieles zu beobachten, fördert eine solche, mehrmals täglich vorgenommene Abklemmung noch die Gefäßneubildung im Lappen, ähnlich, wie wir die Entwicklung der kollateralen Gefäßbahnen fortschreiten sehen bei teilweisem Verschluß eines Hauptgefäßes in einer Extremität. Man kann die Lappenernährung nach einem Vorschlage von PAYR verbessern, indem man täglich einige Kubikzentimeter einer Lösung von 1 Ampulle *Acetylcholin* in 10 ccm $1/_2\%$iger Novocainlösung ohne Adrenalin in den Lappenstiel einspritzt. Schließlich kann man auch die Durchtrennung des Stieles auf mehrere Tage verteilen, wodurch grundsätzlich dasselbe erreicht wird wie durch die oben genannten Maßnahmen. Braucht man langgestielte, sicher gut ernährte Lappen, so empfiehlt es sich, sie nicht auf einmal zu schneiden, sondern in mehreren Sitzungen den Stiel zu verlängern. Da dabei das Wiederanheilen des Lappens im alten Wundbett vermieden werden muß, so muß es ausgefüllt werden, was auf verschiedene Weise gelingt. Entweder man bildet zunächst einen Brückenlappen, vernäht die Wundränder miteinander und vernäht die Entnahmestelle (s. S. 104) oder man thierscht sie (Abb. 56).

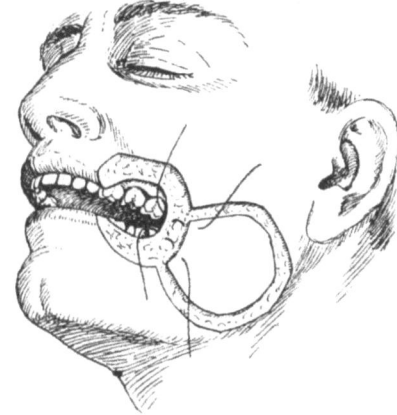
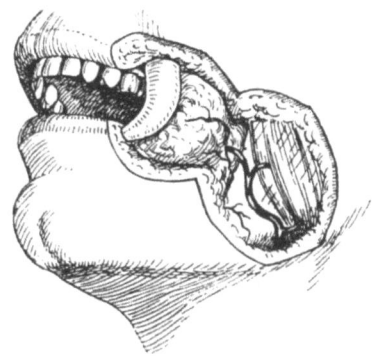

Abb. 53. Die Verwendung eines im Unterhautzellgewebe gestielten, durch die A. maxill. ext. ernährten Lappens zur Deckung einer Wangenlücke nach GERSUNY-KRASKE. 1. Die Lücke und der Lappen sind umschnitten. Die Nahtverbindung ist angedeutet.

Abb. 54. Die Verwendung eines im Unterhautzellgewebe gestielten, durch die A. maxill. ext. ernährten Lappens zur Deckung einer Wangenlücke nach GERSUNY-KRASKE. 2. Der abgelöste, im Subcutangewebe gestielte Lappen ist in die Lücke hineingeklappt.

In allen den bisher geschilderten Fällen bestand der Stiel des Lappens aus allen Bestandteilen der Haut und des Unterhautzellgewebes. Es sind aber auch Vorschläge gemacht worden, die Cutis vollkommen dem Defekt entsprechend zu umschneiden und den Stiel nur aus Unterhautzellgewebe bestehen zu lassen. Solche Lappen hätten den Vorteil, daß ein Hautstiel nicht zu durchtrennen wäre, da der Unterhautzellgewebsstiel in die Lücke mit eingelegt und die Haut allseitig geschlossen werden könnte. Einen solchen Lappen hat GERSUNY (1887) aus der Haut der oberen seitlichen Halsgegend mit Subcutangewebsstiel am Unterkieferrande gebildet und ihn zur Deckung eines Wangendefektes benutzt (s. S. 636). Die Wangenhaut konnte darüber vereinigt werden. Ein ähnliches Verfahren wendete KRASKE (RITSCHL) 1889 an (Abb. 53 und 54). Schon früher sind mit Rücksicht auf gute Lappenernährung Lappen bewußt so umschnitten worden, daß eine größere Arterie im Lappenstiel verlief (Schläfenlappen, BARDENHEUER, SCHIMMELBUSCH; Kopfhautlappen, LEXER). Einen Schritt weiter ging

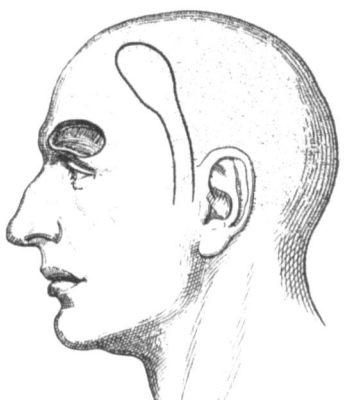

Abb. 55. Schematische Darstellung eines Arterienlappens (A. temporalis enthaltend) zur Deckung einer Hautlücke in der Gegend des Oberlides und der Augenbraue.

ESSER (1922) mit seinen Arterienlappen (Temporalis-, Frontalis-, Angularis-, Occipitalislappen). Auch dabei wird die Haut der zu deckenden Lücke entsprechend groß vollständig umschnitten, während der Stiel des Lappens nur von den Gefäßen (Arterie, Vene, Lymphgefäße) mit dem umliegenden Binde- und Fettgewebe gebildet wird. Ein solcher Lappenstiel kann gedreht und gewendet werden, ohne daß seine Ernährung geschädigt wird. Er kann aber auch in eine einfache, die Lücke mit dem Beginne des Stieles verbindende Gewebsspalte eingelagert werden und kommt dadurch vollkommen zum Verschwinden nach der Naht der Spalte (Abb. 56 und 57). Der Lappen behält sowohl bei der GERSUNYschen als bei der ESSERschen Methode dauernd seine ursprüngliche Ernährung, da kein Stiel durchtrennt zu werden braucht. Das ESSERsche Verfahren hat noch den Vorteil, daß der Lappen auch aus der weiteren Umgebung entnommen werden kann, da die Bildung eines Gefäßstieles an vielen Stellen in größerer Ausdehnung möglich ist. Leider scheinen nach unseren Versuchen zu urteilen, doch leicht sekundäre Gefäßverschlüsse, der Arterie oder Vene einzutreten und der verpflanzte Lappen nachträglich

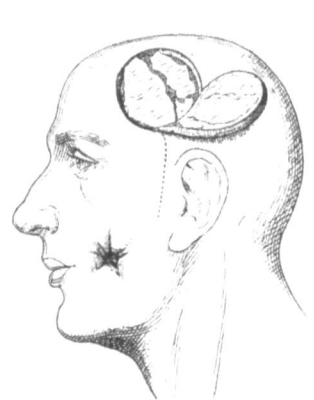
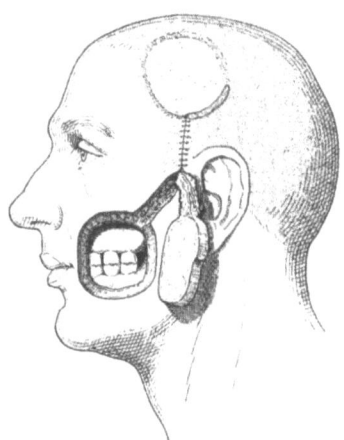

Abb. 56. Deckung einer Wangenlücke durch einen doppelhäutig gemachten Arterienlappen. 1. In der Schläfengegend ist ein Hautlappen umschnitten und aufgeklappt. Sowohl die Periostseite als die Hautseite sind mit THIERSCH-Lappen gedeckt. Der Lappen ist dann zunächst zurückgeschlagen. Die punktierte Linie zeigt den später auszuführenden Schnitt zur Freilegung des Arterienstieles an.

Abb. 57. Deckung einer Wangenlücke durch einen doppelhäutig gemachten Arterienlappen. 2. Der Lappen ist herausgeschnitten. Er ist an seiner Unterfläche mit Epidermis bekleidet, ebenso wie sein früheres Lager. Der Lappen hängt noch an einem Gefäßstiel, der die A. und V. temporalis mit dem umgebenden Bindegewebe enthält. In der Wange ist das Bett für den Lappen durch Ausschneiden vorbereitet, ebenso ein Hautkanal, in dem der Arterienstiel eingelegt werden soll. (Nach KIRSCHNER-EHRENFELD.)

der Nekrose zu verfallen. Die GERSUNYsche Methode kommt nur für Plastiken aus der nächsten Umgebung der Lücke in Frage.

Neben den bisher geschilderten Lappen, die alle, ob sie verschoben, seitlich gedreht oder umgeklappt in die Lücke eingefügt werden, nur von einer Seite ernährt werden, kann man auch Lappen bilden, die doppelt gestielt sind. Freilich ist das Anwendungsgebiet solcher Lappen, die nach der Ablösung von der Unterlage besser ernährt sind, ein bedeutend geringeres, da sie weniger beweglich sind und daher nur zur Deckung von Gewebslücken in der näheren Umgebung zu gebrauchen sind. Eine Ausnahme macht die sog. Muffplastik (s. S. 98).

Doppelt gestielte Lappen. Die Deckung mit doppelt gestielten Lappen ist eine Erweiterung der Lückendeckung unter Anlegung von Entspannungsschnitten. Wie durch diese die Haut in der Umgebung der Lücke beweglicher gemacht wird, so daß die Wundränder fest vereinigt werden können, so kann man einen längsovalen oder rhombischen Defekt dadurch decken, daß man einen dem Defekt parallel laufenden Schnitt durch die Haut anlegt und den ganzen so abgegrenzten Hautteil von seiner Unterlage ablöst. Es entsteht dadurch ein sog. Brückenlappen, der eine beträchtliche seitliche Verschiebung gestattet. Handelt es sich um eine runde oder viereckige Lücke, so muß diese durch Entnahme von dreieckigen Hautstückchen, ähnlich wie bei dem BUROWschen Verfahren, in eine rhombische oder rechteckige umgestaltet werden.

Es bleibt nach einer solchen Deckung durch Verschiebung eines doppelt gestielten Lappens eine neue schmale Lücke. Diese kann meist noch durch Naht, die den freien Rand in der Mitte faltet, wenn nötig unter Ausschneidung eines BUROWschen Dreieckes, verkleinert oder durch THIERSCHsche Lappen gedeckt werden. Solche doppelt gestielten Lappen sind unter der Bezeichnung *Visierplastik* bei der Kinn- und Lippenplastik aus der Halshaut verwendet worden (MORGAN 1825) (s. S. 664). Hier läßt sich die neu entstandene Lücke meist nach Mobilisierung der sehr beweglichen Halshaut in der Mitte falten und dadurch verschließen. 1923 hat PERTHES Lappen aus der Kopfhaut doppelt gestielt zur Kinn- und Nasenplastik mit Erfolg verwendet. Später hat AF SCHULTÉN einen doppelt gestielten Lappen aus der einen Lippe zur Bildung der anderen entnommen. KÜSTER (V. BÜNGNER) hat zuerst mit einem doppelt gestielten Lappen die Vorhaut und Penishaut ersetzt. In neuerer Zeit ist die Brückenlappenplastik bei der Stumpfdeckung an den Extremitäten mit bestem Erfolge zur Verwendung gekommen. So hat SAMTER (1902) einen solchen Lappen zur Deckung eines Exartikulationsstumpfes bei mangelnder Hautdeckung benutzt (Abb. 251) und KLAPP hat dasselbe Prinzip (1912) bei Fingerverletzungen verwendet, um die Kuppe zu decken (s. S. 274). In der Praxis hat sich das Verfahren zur Deckung von schlechten Amputationsstümpfen gut bewährt.

Die Fernplastik. Läßt sich eine Gewebslücke weder durch Lappenverschiebung noch durch seitliche Drehung eines gestielten oder umgeklappten Lappens aus der nächsten oder weiteren Umgebung decken, so bleibt noch immer die Möglichkeit, einen gestielten Lappen aus einer *entfernten* Körpergegend zu entnehmen. Das kann, wenn die Entfernung nicht zu weit ist, mit der *Henkelplastik* (LEXER) oder der GANZERschen Rundstielplastik (s. S. 104) geschehen. Sind aber diese Verfahren nicht gut anwendbar, so muß ein anderes vorgeschlagen werden. Die Vorbedingung dazu ist, daß die betreffende Körpergegend an die Lücke herangebracht und hier etwa 14 Tage lang durch einen Verband befestigt werden kann. Die Mehrzahl solcher Plastiken ist für den Kranken mit recht erheblichen Unbequemlichkeiten verknüpft, und es ist daher notwendig, diese durch die passende Auswahl der zur Lappenentnahme dienenden Körpergegend und durch das Anlegen eines für den Einzelfall genau durchdachten Verbandes auf ein Mindestmaß einzuschränken. Eines der ältesten plastischen Verfahren, die *italienische Rhinoplastik aus dem Arme,* ist auf diesem Grundsatz aufgebaut (s. S. 629). Der Lappen kann sowohl aus dem Oberarme als auch aus dem Unterarme entnommen werden. Der Arm muß nach Umschneidung des Lappens, der möglichst seinen Stiel zentralwärts haben soll, so gelagert werden, daß der Lappen nach Einfügen in die Lücke durch genaue Naht ohne jede Spannung frei vom Arm nach der Lücke zieht. Die Hand findet meist eine Stütze auf dem Kopfe und der Verband, Heftpflaster-, Stärkebinden- oder Gipsverband, muß den Arm und Kopf so miteinander in Verbindung setzen, daß keinerlei ausgiebigere Bewegung möglich ist. Die Durchtrennung des Lappens geht nach denselben Grundsätzen, wie sie eben für die gestielten Lappen geschildert wurden, nach 14—18 Tagen vor sich. Außer für die Rhinoplastik ist die Methode der Entnahme von Hautlappen aus dem Arme auch bei dem Aufbau des Kinns und der Lippen zur Verwendung gekommen. VOECKLER (1916) und KLAPP (1917) haben auch doppelhäutige gestielte Lappen zu demselben Zweck verwendet (s. Abb. 58).

Im übrigen findet das Verfahren der Lappendeckung von entfernten Körperstellen die häufigste Anwendung zur Deckung von Hautdefekten an den Extremitäten, da hier Deckungen aus der nächsten Nähe bei einigermaßen größeren Lücken infolge der Knappheit der Haut unmöglich sind. So werden Hautlücken an den Armen aus der Brust- und Bauchhaut in Form von einfach und doppelt gestielten Lappen, an den Beinen aus der anderen Extremität (Abb. 59) ersetzt.

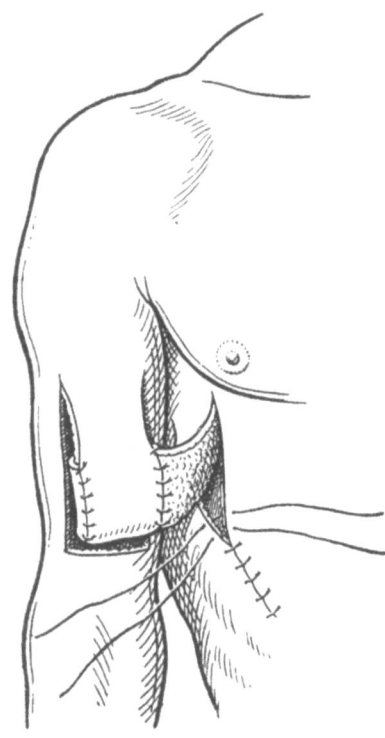

Abb. 58. Die Bildung eines doppelhäutigen Lappens aus Brust und Arm nach VOECKLER-KLAPP (s. S. 635).

In früherer Zeit wurden die Lappen zur Nasenplastik zuerst umschnitten und erst im Stadium der Narbenschrumpfung in den Defekt eingepflanzt (TAGLIACOZZA, Rhinoplastik). GRÄFE hat dann mit diesem Prinzip gebrochen. Wahrscheinlich hat auch schon BRANCA (15. Jahrhundert) vor TAGLIACOZZA die frisch umschnittenen Lappen in den angefrischten Nasendefekt eingefügt. Trotzdem wurden noch von BILLROTH und THIERSCH solche Lappen zur Deckung einer Magenbauchwandfistel bzw. zum Verschluß der Blasenektopie verwendet. Frische Lappen wurden weniger benutzt und erst durch die Arbeit von MAAS (1886) wieder mehr empfohlen. In den 80er Jahren des vorigen Jahrhunderts haben dann NICOLADONI (1886) und WAGNER (1887) und schließlich besonders v. HACKER (1888) die Verpflanzung frischer Lappen zum Grundsatz erhoben.

Letzterer verwendete auch doppelt gestielte Lappen (Muffplastik). So entfernte er die Hautnarben bei einer dermogenen Kniekontraktur und deckte die Hautlücke dadurch, daß er das ganze Bein unter einem Brustwandbrückenlappen hindurchsteckte. Der Lappen wurde am 12. bzw. 18. Tage zuerst auf einer und dann auf der anderen Seite durchtrennt. Eine solche Muffplastik für den Handrücken zeigt die Abb. 60.

Die Methode der Deckung von Lücken mit einfach oder doppelt gestielten Lappen hat sich in der Praxis bis heute ausgezeichnet bewährt. Da die Lappen mit ihrem ganzen subcutanen Fettgewebe verpflanzt werden, so bilden sie auf ihrem neuen Mutterboden einen vollgültigen Hautersatz. Nach einiger Zeit ist der Anschluß des Lappens ein so vollkommener, daß sich der Lappen genau so wie die umgebende Haut verhält. Sowohl die Blut- und Nervenversorgung als auch der Haarwuchs und die Drüsensekretion sind wie am alten Platze wiederhergestellt, so daß der Lappen die sämtlichen Funktionen der normalen Haut übernommen hat.

Nach DIEFFENBACH soll allerdings insofern ein dauernder Unterschied bestehenbleiben, als z. B. ein lokales Carcinomrezidiv, das sich in der Umgebung eines solchen Lappens einstellt, nicht auf den Lappen übergeht. Nach unseren Beobachtungen in solchen Fällen muß diese Behauptung als widerlegt gelten. Dagegen haben wir beobachtet, daß ein einige Wochen fest eingeheilter Lappen von einem über den betreffenden Extremitätenabschnitt hinziehenden Erysipel vollkommen verschont wurde. Da sich das Erysipel in den oberflächlichsten Hautschichten ausbreitet, so ist es schon eher verständlich, daß die den Lappen umgebende Narbe ein Hindernis für das Eindringen der Streptokokken abgibt.

Die Hauptanwendungsgebiete solcher Fernplastiken, wie man sie auch genannt hat, sind folgende:

Nasen-, Lippen-, Kinn-, Wangen- und Stirnlücken können durch gestielte, unter Umständen auch gedoppelte Lappen von Arm, Hals und Brust gedeckt werden. Hautlücken an den oberen Extremitäten werden durch einfach oder doppelt gestielte Lappen aus der Brust- und Bauchhaut geschlossen. Fehlende Hautteile an Hand und Fingern können auch aus der Oberschenkelhaut ihre Deckung finden. In Lücken an der unteren Extremität lassen sich am besten gestielte Hautlappen aus der anderen unteren Extremität einfügen.

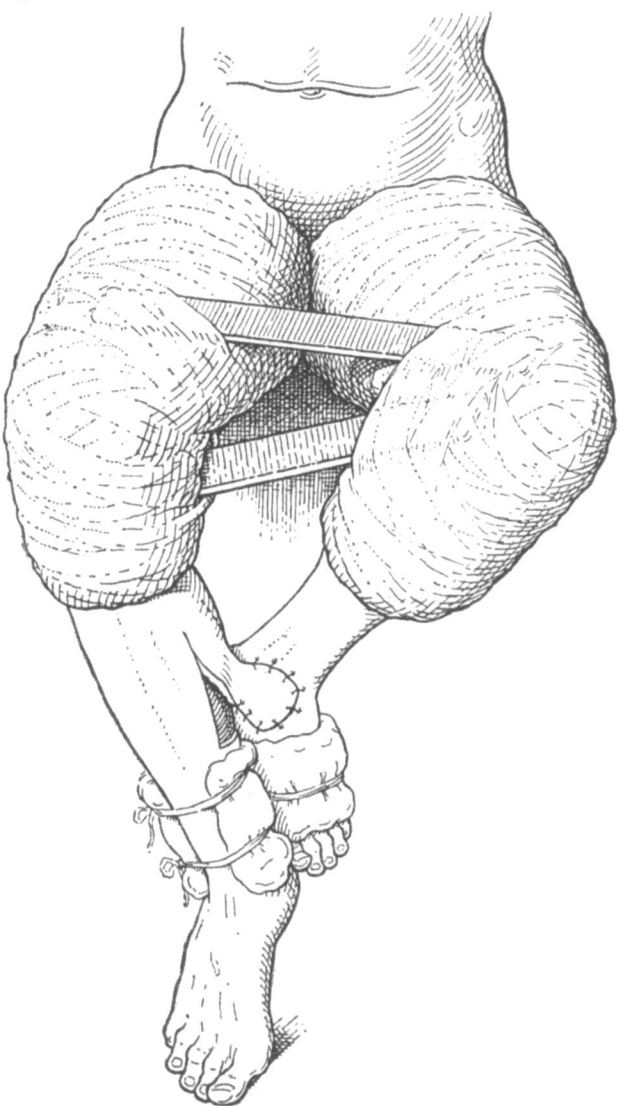

Abb. 59. Die Überpflanzung eines Lappens aus dem rechten Unterschenkel auf eine Lücke im linken Fuß. An den Füßen ist, um Unklarheit zu vermeiden, der Gipsverband weggelassen worden.

Bei allen diesen Lappenbildungen ist darauf zu achten, daß der Lappenstiel breit genug, aber nicht zu lang ist. Eine Ausnahme machen die Arterienlappen (s. S. 95). Der Stiel soll möglichst zentralwärts gelegen sein, und wenn er seitlich gedreht oder umgeklappt werden muß, darf die Ernährung des Lappens nicht durch Abknicken der ernährenden Gefäße gestört werden. Der Lückenrand muß angefrischt sein. Der Lappen muß sich gut und ohne jede Spannung in das neue Bett einfügen lassen. Der Verband darf die Ernährung des Lappens durch Druck auf den Stiel nicht gefährden. Er muß aber die beiden Körperteile, die durch den Lappen miteinander in Verbindung gesetzt sind, so fest aneinander lagern, daß sie sich nach keiner Richtung hin erheblicher verschieben können. Sonst könnte der Lappen unter Spannung kommen oder es könnten Knickungen des Stieles entstehen. Schließlich hat der Verband noch dafür zu sorgen, daß bei weiter Überbrückung der Lappenstiel gestützt wird. Die Lappenstiele werden leicht ödematös und schwer, und ein nicht genügend gestützter Lappen kann durch das eigene Gewicht seines Stieles aus seiner neuen Lage herausgerissen werden, ehe er Anschluß gefunden hat.

Abgesehen von den genannten technischen Einzelheiten, deren Außerachtlassen die Einheilung eines gestielten Lappens bedrohen, besteht bei jeder Plastik noch eine Gefahr, die leider nicht immer ausgeschaltet werden kann. Das ist die *Wundinfektion*. Bei jeder länger bestehenden Gewebslücke, die nicht überhäutet, sondern mit Granulationen bedeckt ist, finden sich massenhaft Bakterien und Kokken an der Oberfläche und in der Tiefe. Mit einer harmlosen Infektion ist daher in solchen Fällen immer zu rechnen. Befinden sich einmal virulentere Keime darunter, so kann die Infektion auf den Lappen übergreifen, und da ja immer gewisse Einschränkungen der Gefäßversorgung bestehen, so kann sie sich ausbreiten. Daher wird nicht selten eine sekundäre Schädigung des Lappens, die sich meist durch rasch fortschreitende Kreislaufstörungen zu erkennen gibt, beobachtet. Thrombosieren dabei größere Gefäße im Lappenstiel, so ist der Lappen meist verloren. Ein düster blauroter Fleck im zuerst noch gut aussehenden Lappen hat meist eine solche Ursache und ist, wenn er sich ausbreitet, von schlechter Vorbedeutung. Tritt eine Infektion am Lappenrande ein, so gibt es oft nur eine umschriebene Randnekrose, die meist nicht von größerer Bedeutung ist. Um die Gefahr der Infektion einigermaßen zu bannen, soll eine granulierende Lücke erst dann gedeckt werden, wenn sie keine tiefer liegenden Infektionsherde bzw. Nekrosen mehr enthält, sondern die Granulationen gleichmäßig, körnig, rot und gesund erscheinen.

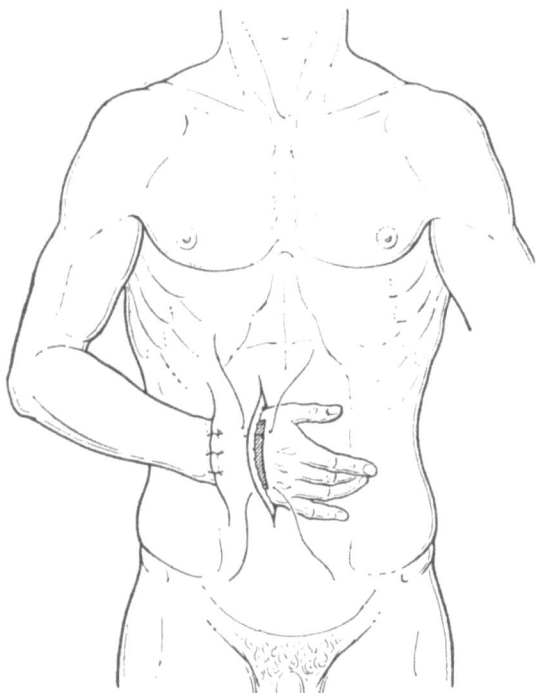

Abb. 60. Die Deckung einer größeren Hautlücke des rechten Handrückens durch Muffplastik nach v. HACKER.

Um die Granulationen zur Aufnahme eines Lappens vorzubereiten, ist es zweckmäßig, sie mehrere Tage vorher durch feuchte Verbände mit folgender Lösung zu behandeln:

Acid. salicyl. 1,0, Acid. boric. 10,0, Aqu. 1000,0. Dadurch tritt eine gewisse oberflächliche Austrocknung und Desinfektion ein.

Zur Deckung ausgedehnter Wundflächen sind oft große Ersatzlappen notwendig. Da, wo es sich um bekleidete Körperstellen handelt, genügen oft freie Transplantationen in Gestalt von *Epidermisläppchen* (s. S. 109). Wird Wert darauf gelegt, daß die Haut etwas dicker ist und sich der Umgebung besser anpaßt, so verwendet man einen *Cutislappen*, der auf gut ernährtem neuem Mutterboden fast ebenso leicht anheilt wie der Epidermislappen (s. S. 107). Man muß ihn nur möglichst vom Unterhautfett befreien. Neuerdings wird ein Mittelding zwischen Epidermis- und Cutislappen empfohlen (s. S. 113). Da, wo die Haut unmittelbar über Knochenunterlagen verlorengegangen ist, besonders an Stellen, die häufig einem stärkeren Druck ausgesetzt sind, wie z. B. an der Ferse, an den Knöcheln, am Ellenbogen, genügt auch der Cutislappen häufig nicht. An diese Stellen muß daher eine *Hautdeckung mit Unterhautfettgewebe* gebracht werden, was natürlich nur in Gestalt eines gestielten Lappens geschehen kann. Dasselbe gilt für Oberflächenabschnitte, die die Kleidung nicht verbergen kann, also für das Gesicht, die Hände und den Hals. Bei Frauen müssen auch die Arme und die Schultern in der Beziehung berücksichtigt werden. Auch hier kann nur ein mit Unterhautfett gepolsterter Lappen funktionell und kosmetisch eingesetzt werden. Je größer der Hautverlust, desto schwerer die Deckung. Am unangenehmsten sind in der Beziehung die ausgedehnten Verbrennungen höherer Grade, aber selbst solche zweiten, ja sogar ersten Grades können unangenehme Entstellungen herbeiführen. Die Deckung großer Hautlücken, die nach unmittelbarem Verlust oder nach Ausschneidung häßlicher oder geschrumpfter Narben entstanden sind, erfordern oft das ganze Können des chirurgischen Plastikers. Zur Deckung großer Lücken am Hals, an den Schultern und im Gesicht werden am besten die sog. *Wanderlappen* herangezogen, falls eine unmittelbare Hautverschiebung aus der Nähe nicht möglich ist.

Der *Wanderlappen* wird so gebildet, daß ein entsprechend großer Hautlappen, der z. B. zur Deckung einer Lücke am Hals dienen soll, aus der seitlichen Bauchhaut an drei Seiten umschnitten, dabei aber nicht zu weitgehend von der Unterlage abgelöst wird (Abb. 61). Dann näht man die freie Lappenseite in einer Hautwunde der oberen Extremität an der Innenseite des Unterarmes ein. Kann der Lappen aus der seitlichen Brusthaut genommen werden, so kann der Lappen auch an der Innenseite des Oberarmes eingenäht werden. Die Wundfläche am Arm darf nicht nur der Schnittkante des Wanderlappens entsprechen, sondern er muß auf der Wundseite auch noch etwas flächenhaft anliegen. Ist der Lappen fest angeheilt, so wird er durch weiteres Ablösen von seiner ursprünglichen Unterlage vergrößert, bis er der gewünschten Größe entspricht. Hat er diese Größe erreicht, so wird die Verbindung zum alten Mutterboden durch langsames, sich über Tage hinziehendes Einschneiden von beiden Seiten gelöst, bis er schließlich ganz frei ist und seine Ernährung nur noch vom Arm bezieht. Darüber vergehen meist 3—5 Wochen, je nach Größe des Lappen. Darin beruht gleichzeitig *der Nachteil* der Wanderlappenplastik insofern, als infolge der langen Dauer nicht nur Unbequemlichkeiten für den Kranken entstehen, sondern häufig auch starke Wundsekretion und Wundinfektionen auftreten, die, wenn sie sich in den ersten Tagen einstellen, die Nahtverbindungen am Arm zerstören, wenn sie später auftreten, unter Umständen den ganzen Lappen in Gefahr bringen können. Daher müssen während der ganzen Zeit bis zur Abtrennung des Lappens die Wundverhältnisse dauernd überprüft werden und durch Verbände und Trockenlegung das Eintreten und die Ausbreitung einer Infektion möglichst hintangehalten werden. Ist der Wanderlappen an der Extremität angeheilt, so geschieht die Überpflanzung bei geschickter Anlage des Lappens auf den neuen Wundboden nach Anfrischung meist ohne besondere Schwierigkeiten, und da der Lappen nun meist breitflächig aufgelegt werden kann, besteht auch gute Aussicht für die Anheilung auf den neuen Mutterboden.

An Stelle des Wanderlappens sind auch noch andere Verfahren zur Ausfüllung von Lükken aus größerer Entfernung ausgearbeitet worden. Die grundsätzliche Bedingung aller dieser Lappenbildungen ist die, daß gesunde Hautabschnitte übersprungen werden und gleich bei der ersten Anlage eine genügend große Hautfläche, die auf jeden Fall zur Deckung des Defektes ausreicht, umschnitten wird, denn nichts ist bedauerlicher als die Einsicht, daß

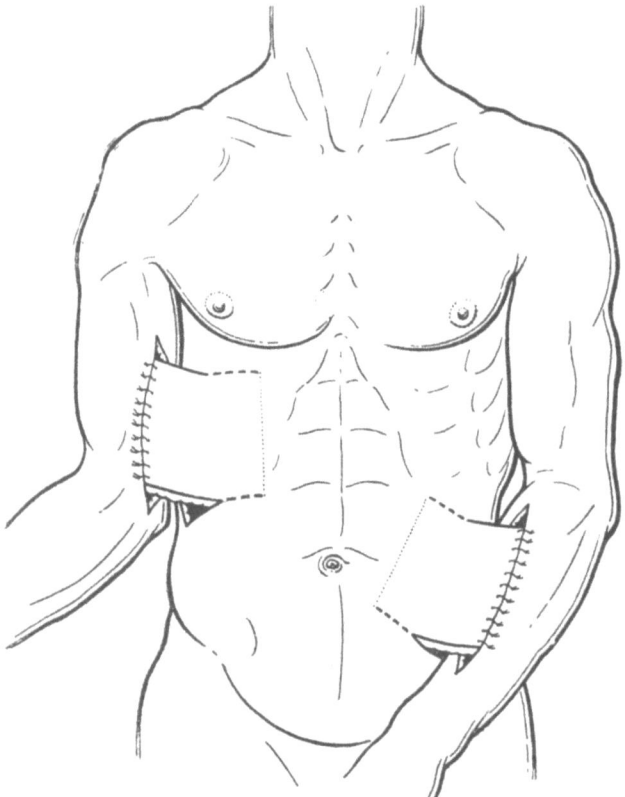

Abb. 61. Schema der Wanderlappenplastik aus der Brust- oder Bauchhaut. Der am Ober- und Unterarm angeheilte Brust- oder Bauchlappen kann am Halse oder im Gesicht Verwendung finden.

nach unter Umständen wochenlanger Vorbereitung durch mehrere Eingriffe der zur Verfügung stehende Hautlappen in der Größe nicht ausreicht. Deshalb ist es notwendig, immer einen größeren Überschuß von Haut zur Verfügung zu haben, den man nach Wunsch zurechtschneiden kann, während der Mangel an Haut fast immer zu einer später unschönen Flickarbeit zwingt. Statt des Wanderlappens sind der *Umkipp-* (KAPPIS), der *Roll-*, der *Kriech-* oder Spannraupenlappen und der Rundstiellappen (FILATOW) zu nennen.

Ist z. B. am oberen Unterschenkel eine größere Lücke zu decken, so wird am Oberschenkel, etwa in der Entfernung, die die Längenausdehnung des Defektes um etwa $1/4$ übertrifft, ein distal gestielter, so langer Lappen umschnitten, daß er nach unten umgeklappt mit seiner freien Kante in den oberen Wundrand des Defektes eingenäht werden kann, so daß die Wundseite des

Lappens nach außen sieht. Ist der Stiel nach 2—3 Wochen eingeheilt, so wird, nachdem man sich von der genügenden Ernährung vom neuen Stielboden aus überzeugt hat (s. Abb. 62), der zentrale Lappenstiel durchtrennt und nun der Lappen zur Deckung der Lücke benutzt. Soll eine breite Hautlücke auf diese Weise durch einen breiten Hautlappen auf größere Entfernung gedeckt werden, so verwendet man am besten den sog. *Rollappen* (LEXER). Dabei wird der Lappen in der nötigen Breite und in einer Entfernung, die die Größe der zu deckenden Lücke noch etwas übertrifft, umschnitten und dann, soweit mit sicherer Ernährung zu rechnen ist, von der Unterlage in Richtung auf den zu schließenden Defekt abgelöst. Um diesen Lappen zunächst vor Schrumpfung zu bewahren und in die neue Richtung zu gewöhnen, wird er über eine Rolle Verbandmull, die zwischen seiner Basis und dem Defekt eingeschoben wird, gelegt und an dieser mit der Wundfläche nach außen durch einige Nähte befestigt. In der zweiten Sitzung nach etwa 8 Tagen wird dann die Lappenfläche weiter von der Unterlage abgelöst, so daß das freie Ende sich allmählich dem Defekt nähert. Kann man auf diese Weise den Wundrand nicht unmittelbar erreichen, so wird der Lappen noch einmal auf eine dickere Mullrolle gelegt und befestigt. In einer dritten Sitzung kann dann meist der freie Lappenrand in die angefrischte obere Defektkante eingenäht werden. Er bleibt auch dann noch durch eine Mullrolle unterstützt. Ist der Lappenrand in den angefrischten Wundrand fest eingeheilt, so kann der frühere Stiel unter den nötigen Vorsichtsmaßregeln allmählich durchtrennt werden, so daß er frei wird und der Lappen nun mit der Wundfläche in den angefrischten alten Defekt eingefügt werden kann.

Der *Kriech-* oder *Spannraupenlappen* hat sich am besten bei der Verschiebung kleinerer schmaler Hautabschnitte, z. B. behaarter Hautabschnitte zum Ersatz der Augenbrauen oder des Schnurrbartes bewährt (Abb. 63).

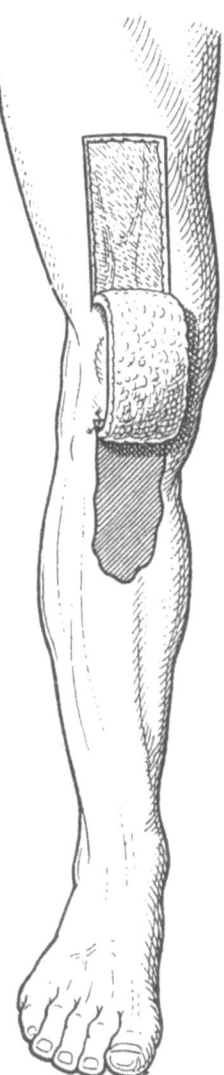

Abb. 62. Schema eines Umkipplappens zur Deckung einer Lücke am Unterschenkel durch einen Lappen aus dem Oberschenkel nach KAPPIS.

Der Ersatz einer Augenbraue kann am besten z. B. durch einen Kopfhautlappen nach dem Raupensystem gebildet werden. An der Entnahmestelle wird ein schmaler Hautlappen so umschnitten, daß der Stiel in der Richtung nach dem Defekt zu liegt. Wird der Lappen nun von der Unterlage abgelöst, so läßt sich das freie Ende ohne Schwierigkeiten, ähnlich wie bei einer Spannraupe, an den Fuß des Lappenstieles heranbringen und dort befestigen (Abb. 62). Ist der Lappen dort angeheilt, so wird in Fortsetzung der ersten Lücke eine zweite gebildet, wieder in Richtung auf den Defekt, und nun der erste Stiel durchtrennt, der Lappen gestreckt und in das erste zeitweilige Lager (Abb. 62) eingefügt. Erreicht man damit noch nicht den Defekt, so muß in der dritten Sitzung wieder ein nach dem Defekt zu gerichteter Stiel gebildet werden und das freie Lappenende spannraupenförmig an die Stielbasis herangebracht werden. So fährt man fort, bis man das endgültige Lager erreicht hat.

Da Lappenstiele wegen der Gefahr der Ernährungsstörung nicht beliebig lang gebildet werden können und der doppelt gestielte in der Beziehung bessere Aussichten bietet, ist zuerst Ganzer (1916) auf den Gedanken gekommen, die Lappenstiele, wenn nötig, in mehreren Sitzungen in Gestalt von Doppelstiellappen zu bilden und zu verlängern. So kam er zum Ausbau der Methode des temporär ernährten Stranglappens. Dazu werden zunächst in näherer oder weiterer Entfernung zwei parallele Hautschnitte etwa in 2—3 Fingerbreite voneinander so geführt, daß der eine Fußpunkt des so entstandenen doppelt gestielten Lappens näher, der andere weiter von dem Defekt entfernt ist. Der Lappen wird bis auf die Stiele von der Unterlage abgelöst. Da schmale, doppelt gestielte Lappen schon an sich die Neigung haben, sich nach der Wundseite zusammenzurollen, sind Ganzer, Filatow und Gillies dieser Neigung entgegengekommen und haben die Hautränder zu einem Rundstiel

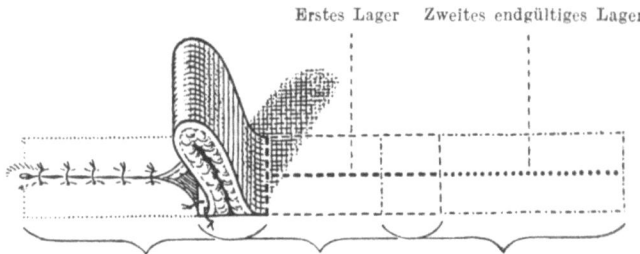

Abb. 63. Schema eines Kriech- oder Spannraupenlappens nach Lexer.

in der Längsrichtung zusammengenäht (Abb. 64a). Die dabei entstandene Hautlücke wird ebenfalls durch Naht verschlossen. Ist ein solcher Rundstiellappen gut durchblutet und lang genug, so wird er allmählich an seinem distalen Stielende abgetrennt. Dabei kann man im Zusammenhang mit dem Stielende einen mehr oder weniger großen Hautlappen umschneiden, der der Defektgröße unter Zurechnung der eintretenden Schrumpfung entspricht. Am besten läßt man auch an diesem Lappen zunächst 2—3 Ernährungsbrücken (je nach Größe des Lappens) stehen, die erst nach einigen Tagen durchtrennt werden. Ist der Stiel nicht lang genug, so wird er in einer weiteren Sitzung verlängert (Abb. 64b). Dazu wird in der Fortsetzung des ersten Stieles ein gleichbreiter Hautstreifen umschnitten und zum Strang vernäht, während die neu entstandene Lücke ebenfalls durch Naht verschlossen wird. So kann man den Stiel, wenn nötig, auch noch in einer dritten Sitzung verlängern. Die Endplatte, die zur Deckung des Defektes bestimmt ist, wird natürlich erst nach der notwendigen 2. oder 3. Verlängerung des Stieles umschnitten. Zwischen den einzelnen Verlängerungsstücken kann man nach Ganzer zunächst auch Ernährungsbrücken stehen lassen. So gebildete Lappen können auch zur Deckung großer doppelhäutiger Lücken, z. B. bei ausgedehnten Wangendefekten, verwandt werden (Abb. 64). Immer sind nach Einheilung eines solchen Lappens nachträglich noch mehr oder weniger ausgiebige Wundrandverbesserungen notwendig, so daß sich eine solche Plastik mit Wander-, Kriech-, Roll- oder Spannraupenlappen oft über viele Monate hinzieht. Etwa zur selben Zeit haben Filatow und Gillies den sog. Rundstiellappen angegeben, den Lexer als Henkelstiel bezeichnete.

Aus verschiedenen Geweben zusammengesetzte Lappen. Zur Deckung mancher Gewebslücken ist außer der Haut auch noch anderes Gewebe notwendig. Wie schon oben erwähnt, sind die ersten Erfahrungen über die plastische Verwendung von Haut-Periostlappen und Periost-Knochenlappen schon von v. LANGENBECK gesammelt werden. Haut-Periost-Knochenlappen lassen sich nur an den Körperstellen entnehmen, an denen die Haut durch Vermittlung des Subcutangewebes mit dem Periost in Verbindung steht. Die beliebtesten Entnahmestellen für solche Lappen sind der Schädel, die vordere Tibiakante und die ulnare Kante des Unterarmes. Auf die Bildung von Haut-Periost-Knochenlappen bei der Nasenbildung durch KÖNIG (1886) und ihre Bedeutung für die Rhinoplastik wird hingewiesen (s. S. 627). Zur Deckung von Schädellücken ist ein Haut-Periost-Knochenlappen zuerst von MÜLLER (1890) verwendet worden. Sein Verfahren stützte sich

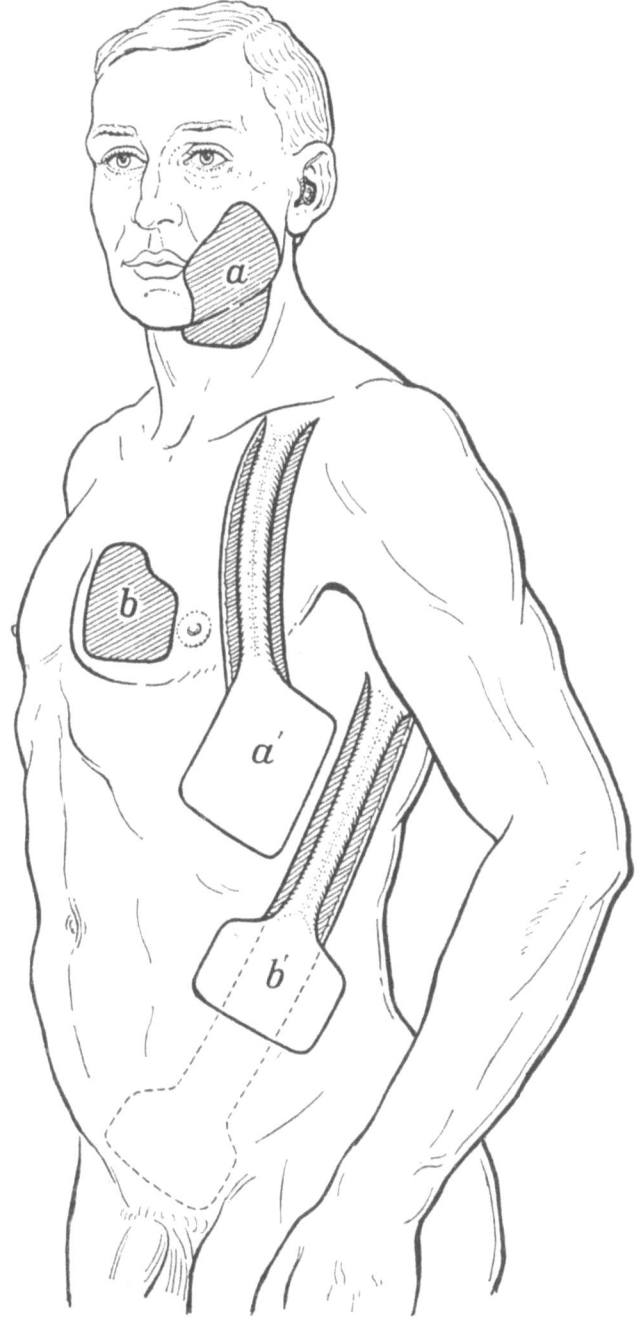

Abb. 64. Schema der Rundstiellappenplastik nach GANZER-FILATOW. Der obere Lappen a' könnte zur Deckung des Wangenhalsdefektes a verwendet werden. Beim Lappen b' ist die Möglichkeit einer weiteren Verlängerung durch die gestrichelten Linien angedeutet.

auf die kurz vorher veröffentlichte Beobachtung von WAGNER (1889) über zeitweilige Resektion des Schädeldaches.

Periost-Knochenlappen sind zuerst von DURANTE (nach BIAGI 1884) zum Zwecke der Schädellückendeckung benutzt worden. In demselben Jahre hat v. HACKER ein sehr ähnliches Verfahren angegeben (s. S. 576).

An der unteren Extremität wurden Amputationsstümpfe mit Haut-Periost-Knochenlappen bei den osteoplastischen Amputationsmethoden von PIROGOFF (1854) und GRITTI (1890, S. 409) am Unterschenkel bzw. Oberschenkel gedeckt. Nach dem Muster dieser Methoden schuf BIER (1890) sein osteoplastisches Operationsverfahren, das an jeder beliebigen Stelle der Extremität möglich ist.

Schließlich ist noch auf die Plastik unter Verwendung von gestielten Hautlappen, die ganze Extremitätenabschnitte enthielten, hinzuweisen. NICOLADONI (1897) hat zuerst den kühnen Gedanken gefaßt und später ausgeführt, die zweite Zehe mit einem Hautstiele an die Stelle eines fehlenden Daumens zu überpflanzen. Dieser Eingriff sowie die Überpflanzung von Fingern auf den Daumenstumpf sind bis heute vielfach mit Erfolg ausgeführt worden und haben ihr Bürgerrecht in der operativen Chirurgie vollkommen worben (s. S. 378).

Von anderen Geweben, die zu Stiellappen verwendet wurden, sind noch zu nennen Muskeln, Sehnen, Fascien, Nerven, Fett. Muskeln und Sehnen spielen eine große Rolle bei der sog. Sehnenüberpflanzung zur Beseitigung des Funktionsausfalles von gelähmten Muskeln (s. Sehnenüberpflanzung). NICOLADONI ist der Schöpfer dieses Verfahrens (s. S. 247). Seinen weiteren Ausbau verdankt es LANGE, DROBNIK, VULPIUS und BIESALSKI. Gestielte Nerven wurden zur Innervation gelähmter Muskeln von HEINEKE verwendet (s. Muskellähmungen). Mit gestielten Fascienlappen hat PAYR zuerst in der Arthroplastik die neugeformten Gelenkenden überkleidet.

10. Die Transplantation.
(LEXER, STICH, HELLER.)

Unter Transplantation versteht man die Überpflanzung eines vollständig aus seiner Umgebung gelösten Gewebsstückes oder Organes. Man unterscheidet demnach Gewebs- und Organtransplantation. Die letztere ist bisher nur experimentell geprüft, hat sich aber in der Praxis nur unvollkommen und höchstens zeitweilig durchführen lassen. Die Gewebstransplantation hat dagegen große praktische Bedeutung erlangt, doch verhalten sich die Gewebe in bezug auf ihre Überpflanzungsfähigkeit außerordentlich verschieden. Man kann wohl ganz allgemein sagen, daß die einfachen Gewebsarten sich eher mit Erfolg transplantieren lassen als hochentwickelte, und hinzufügen: je dünner die Gewebsschicht ist, desto eher findet sie Anschluß an den neuen Mutterboden. Der Zweck der Transplantation ist erstens die Ausfüllung einer Lücke, unter Umständen unter Übernahme einer Funktion (Stützfunktion bei Knochen- und Fascienüberpflanzung, Übertragung von Bewegung bei Sehnentransplantation). Zweitens kann eine Transplantation ausgeführt werden zur Wiederherstellung des Ausfalls gewisser Gewebsarten, z. B. Schilddrüsentransplantation bei Myxödem, Epithelkörperchentransplantation bei Tetanie. Von allen Gewebsarten läßt sich am erfolgreichsten die Epidermis und Haut, das Sehnen- und Fasciengewebe und schließlich das subcutane Fettgewebe überpflanzen. Diese Gewebe bleiben, wenn sie vom selben Körper stammen, größtenteils am Leben und werden ein „funktionierender Bestandteil" des Organismus (MARCHAND), d. h. „dadurch, daß die zelligen Elemente, soweit sie die Ablösung von ihrem Mutterboden überstanden haben, ohne zugrunde zu gehen, sich vermehren und neue Elemente liefern, die mit den gleichartigen der Umgebung in organische Verbindung treten" (MARCHAND).

Andere Gewebsarten, wie Drüsenbestandteile (z. B. Schilddrüse, Epithelkörperchen, Hoden usw.), lassen sich ebenfalls überpflanzen, sind sogar oft imstande, eine Zeitlang im Sinne der inneren Sekretion zu wirken, gehen dann aber in der Mehrzahl der Fälle zugrunde, wobei das spezifische Epithel durch Bindegewebe ersetzt wird. Eine Sonderstellung nimmt *transplantiertes Knochengewebe* ein. Gelingt es, den Knochen mit dem Periost zu verpflanzen, und findet das Periost rasch Anschluß, so können Teile des Knochens erhalten bleiben und sich durch Vermittlung dieses lebenden Periostes am weiteren Aufbau beteiligen. Der größte Teil des Knochens bleibt zwar zunächst in seiner Form erhalten, wird aber dann entweder unter lacunärer Resorption abgebaut und von dem Keimgewebe des Mutterbodens wieder aufgebaut (AXHAUSEN) oder es erfolgt vom neuen Mutterboden ein allmählicher Ersatz unter Beteiligung der mit den in die Spalten und Kanäle des Transplantates einwachsenden Gefäßen eindringenden Osteoblasten, ohne daß eine nachweisbare Resorption vorausgegangen wäre (BARTH, MARCHAND). Über die Vorgänge bei dem Ersatz des Transplantates, das oft in seiner äußeren Form erhalten bleibt bzw. in der alten Form wieder aufgebaut wird, sind die Akten noch nicht endgültig geschlossen. Nach LEXER kommt es, je nach Art des neuen Mutterbodens, d. h. je nachdem, ob spezifisches knochenbildendes Gewebe vorhanden ist oder nicht, entweder zum allmählichen Ersatz oder zum Ersatz über den Umweg der lacunären Resorption. Häufig finden sich die beiden Arten des Ersatzes am selben Transplantat nebeneinander.

Man unterscheidet *Auto-, Homoio-, Hetero- und Allotransplantation*. Im ersten Falle stammt das überpflanzte Gewebe aus demselben Organismus, im zweiten von einem artgleichen, im dritten von einem artfremden Wesen. Im vierten Falle werden tote tierische und tote andersartige Stoffe überpflanzt. Zwischen Autotransplantationen und den anderen übrigen Formen der Überpflanzung besteht ein grundsätzlicher Unterschied, insofern, als nur bei der Autotransplantation die Möglichkeit einer dauernden Erhaltung des Gewebsstückes im Sinne eines funktionierenden Bestandteils die Rede sein kann.

Auch die nicht aus demselben Organismus stammenden Transplantate, ja auch Fremdkörper können einheilen, werden jedoch entweder von den Zellen des Mutterbodens allmählich ersetzt oder bleiben als toter Stoff vom Bindegewebe des neuen Mutterbodens umwachsen liegen. Sie können dabei vorübergehend oder dauernd auch gewisse Funktionen des Organismus (Ausfüllung von Lücken, Stützfunktion), d. h. mehr passive, mechanische Funktionen übernehmen. Der Ersatz durch die lebenden Körperzellen kann in der Weise erfolgen, daß sogar die Form des Transplantates erhalten bleibt.

Die Geschichte der Transplantation führt, wie die der plastischen Operationen, ebenfalls in das vorchristliche Indien. Es sollen abgeschnittene Nasen wieder eingeheilt sein. Auch von Fingergliedern wird es behauptet. Aus der klassischen Medizin und dem Mittelalter liegt beglaubigtes Material nicht vor. Erst von JOHN HUNTER wird über erfolgreiche Transplantationsversuche am Tier berichtet und einwandfreie Beobachtungen am Menschen sind von BÜNGER 1823 und PHILIPP V. WALTER 1825 gemacht worden. Von diesem Zeitpunkt ab wurde die freie Transplantation mit wechselvollem Erfolge geübt. Auch experimentelle Versuche (BERNDT, HAUFF) wurden angestellt. Viele Chirurgen lehnten die Transplantation ab und selbst bei DIEFFENBACH, der so große Verdienste um die plastische Chirurgie erwarb, sind keine günstigen Erfahrungen gemacht worden. Praktische Bedeutung gewann die freie Transplantation erst durch die Beobachtungen der mit seltener Regelmäßigkeit erfolgenden Einheilung kleiner Epidermisstückchen. JACQUES L. REVERDIN aus Genf hat am 15. Dezember 1869 über die Möglichkeit der Epidermistransplantation berichtet. Er überpflanzte auf eine große, granulierende Wundfläche mehrere, etwa 1 cm im Quadrat messende Epidermisstückchen und befestigte sie nahe beieinander mit einem Pflaster. Diese Läppchen heilten nicht nur ein, sondern vergrößerten sich, wuchsen aneinander und bildeten einen Ausgangspunkt für Epidermisinseln, die schließlich auch mit den Wundrändern in Verbindung traten. Diese Versuche gaben den Anstoß zur Nachahmung und zur wissenschaftlichen Prüfung der Hauttransplantation, die dann hauptsächlich von THIERSCH ausgebaut und vervollkommnet wurde. THIERSCH hat bereits Epidermislappen bis zu 10 cm Länge überpflanzt. Die wissenschaftliche Seite der Transplantationsfrage wurde hauptsächlich von MARCHAND in seinem berühmten Werk ,,Der Prozeß der Wundheilung mit Einschluß der Transplantation", Stuttgart 1901, klargestellt. Außer der Epidermis wurde dann auch die ganze Haut zur Transplantation verwendet. Darum haben sich besonders verdient gemacht OLLIER, WOLFE, KRAUSE u. a. Auch mit dieser Methode wurden regelrechte Einheilungen, meist allerdings unter Abstoßung des Oberflächenepithels, erzielt. Gleichzeitig mit diesen Versuchen gingen solche zur Überpflanzung von Schleimhaut einher, die von CZERNY 1871 mit Erfolg durchgeführt wurde. In der Folgezeit wurden dann Transplantationsversuche mit ungefähr sämtlichen Gewebsarten des Körpers vorgenommen. Diese Versuche erstrecken sich bis in die neueste Zeit und haben, was die praktische Seite der Frage betrifft, abgesehen von Haut, Sehnen, Fascien-, Fett-, Knorpel- und Knochengewebe mit Periost nicht zu bedeutungsvollen Dauerresultaten geführt.

Ganz allgemein ist über die freie Transplantation noch folgendes zu sagen: Bei der Entnahme des Transplantates ist mit größter Schonung des betreffenden Gewebes vorzugehen. Vor allen Dingen darf das Gewebe nicht gequetscht werden, am besten ist es, die Geweberänder mit fein gezähnten Rechenpinzetten oder mit durchgezogenen Fadenzügeln von der Unterlage abzuheben und mit glatten Schnitten aus dem Zusammenhang zu lösen. Bei größeren Lappen, z. B. Cutis- und Fascienlappen, kann das Gewebe in schonender Weise mit Hilfe von einhüllenden Tupfern gefaßt werden. Die Größe des Transplantates ist immer reichlich zu bemessen, da mit einer elastischen Schrumpfung zu rechnen ist. Diese ist je nach der Natur der einzelnen Gewebe außerordentlich verschieden. Während sich Epidermisläppchen und Fascie, auch Sehne, verhältnismäßig wenig verkleinern, ziehen sich Cutisläppchen um $1/4$—$1/3$ ihrer ursprünglichen Größe zusammen. Sehr wesentlich ist die Vorbereitung der Lücke bzw. des neuen Mutterbodens für das Transplantat. Der Mutterboden soll möglichst bluttrocken sein und die Geweberänder so vorbereitet, daß der Nahtanschluß, wenn er nötig ist, ohne Zeitverlust erfolgen kann. Der Mutterboden muß möglichst frei sein von Keimen, da die Infektion der größte Feind der freien Transplantation ist. In der Beziehung macht nur die Bedeckung von oberflächlich granulierenden Wundflächen mit Epidermislappen eine Ausnahme insofern, als trotz des Bakterienreichtums der oberflächlichen Granulationsschichten eine Einheilung der Epidermis erfolgen kann. Auch das sehr genügsame Fasciengewebe scheint, worauf schon KIRSCHNER hingewiesen hat, selbst bei leichter Infektion zur Einheilung zu kommen. Knochen-, Knorpel-, Fascien- und Sehnengewebe müssen vor Austrocknung geschützt, durch gesundes Gewebe, zum mindesten mit Haut, gedeckt werden. Um dem Transplantat die Möglichkeit des beschleunigten Anschlusses bzw. einer ausreichenden Blutzufuhr vom neuen Mutterboden zu geben, soll das Transplantat möglichst an Kanten und Flächen vollkommen eingehüllt sein. Es ist daher zu vermeiden, daß um das Transplantat herum Lücken und Höhlen bleiben, die sich notwendigerweise mit Blut und Wundsekret füllen. Dann kann erst durch Organisation dieser Zwischensubstanz und Entwicklung reichlichen Keimgewebes die Ernährung sichergestellt werden. Je gefäßreicher das das Transplantat einhüllende Gewebe ist, desto eher findet der Anschluß des Transplantates an den neuen Mutterboden statt.

a) Die Epidermistransplantation.
(REVERDIN, THIERSCH.)

Die Epidermis läßt sich mit gleichem Erfolg auf frischen Hautlücken und auf größeren granulierenden Flächen zur Anheilung bringen. Auch zur Auskleidung von fistelartigen Verbindungsgängen und zur Trennung von miteinander

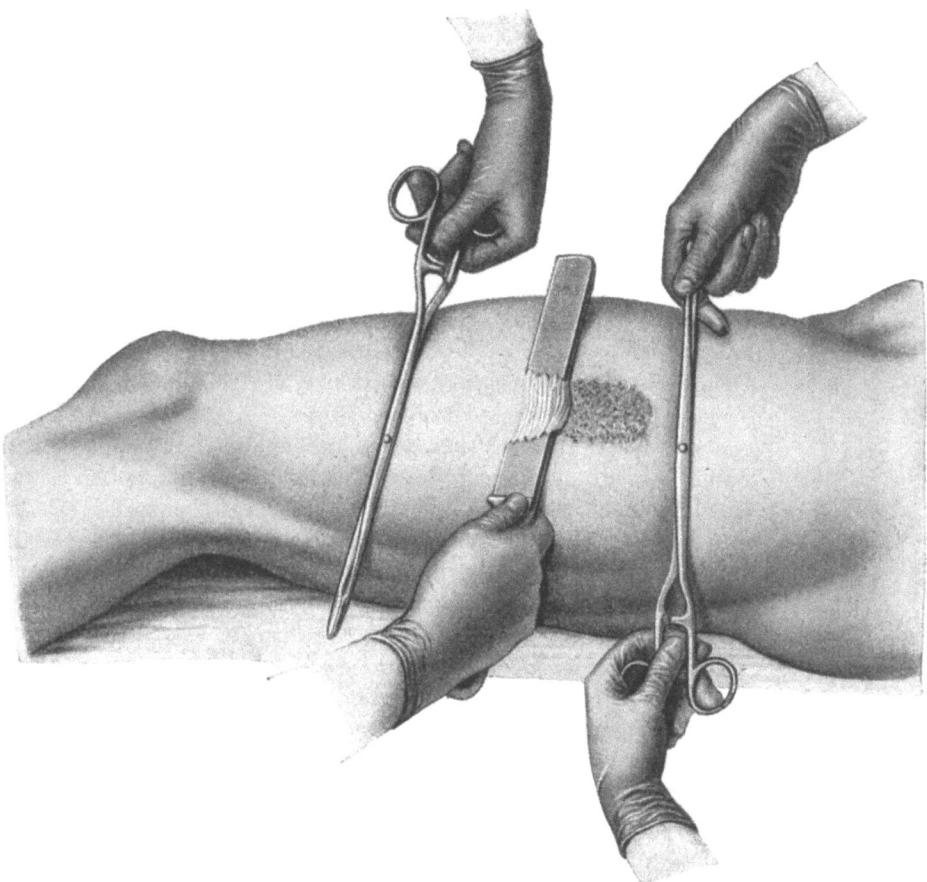

Abb. 65. Die Entnahme eines größeren Epidermislappens nach THIERSCH. Die örtlich betäubte, mit Äther und Thymolspiritus vorbereitete Haut wird mit Hilfe von zwei Tupferstielen gespannt. Mit raschen sägenden Zügen wird das parallel zur Haut aufgesetzte Messer geführt und nur die Epidermis entfernt.

in fehlerhafter Weise verbundenen Hautabschnitten (Flügelfellbildungen, Syndaktylie usw.) läßt sie sich gut verwenden. Wie schon erwähnt, eignet sich die Aufpflanzung eines THIERSCH-Lappens sehr gut zur Bildung doppelhäutiger Lappen (s. S. 95). Zur Auskleidung von Hohlräumen (Augenhöhlen), zur Vergrößerung von durch Narbenbildung eingeengten schleimhautausgekleideten Höhlen wird ein Abdruck des Raumes aus erweichter Stentsmasse allseitig mit einem Epidermislappen, die Wundfläche nach außen, so lange in die Höhle eingelegt, bis die Epidermis an den Höhlenwänden angewachsen ist (ESSER). Schließlich ist sie auch bei Gewebelücken von mit Schleimhaut ausgekleideten Gängen (Harnröhre, Luftröhre, Ductus parotideus) verwendet worden. Das

Hauptverfahren der Epidermistransplantation ist von THIERSCH, da mit ihm am schnellsten große Hautlücken epithelisiert werden können.

Die Technik nach THIERSCH ist außerordentlich einfach. Bei frischen, operativ gesetzten Lücken bedarf es keiner besonderen Vorbereitung des Mutterbodens. Bei granulierenden Wundflächen ist der Zeitpunkt der Hautüberpflanzung so zu wählen, daß eine möglichst gleichmäßige Granulationsfläche vorliegt. Bestehen noch in die Tiefe reichende, stärker absondernde Einsenkungen und Unregelmäßigkeiten, so ist der richtige Zeitpunkt noch nicht gekommen. Solche Unregelmäßigkeiten der Granulationsfläche weisen darauf hin, daß in der Tiefe die Infektion noch nicht zur Ruhe gekommen ist. Fremdkörper, Sequester, Fasciennekrosen u. a. sind in der Mehrzahl der Fälle die Ursache der gestörten Granulationsgewebebildung. Allerdings kann gelegentlich bei besonders nach Fläche und Tiefe ausgedehnten Verletzungen auch die Erschöpfung der Regenerationskraft an der Bildung des mangelhaften Keimgewebes schuld sein. Auch alle die anderen Ursachen, die für die Entstehung schlaffer Granulationen verantwortlich gemacht werden, müssen in Betracht gezogen und, bevor eine Transplantation ausgeführt wird, möglichst aus dem Wege geräumt werden. Ist übermäßiges Granulationsgewebe entwickelt, so empfiehlt es sich, durch Verband mit schwach ätzender Salbe (Argentum nitricum-Perubalsam) die Granulationen etwas einzudämmen. Sind sie übermäßig saftreich, so kann ein Verband mit Bor-Salicyllösung zur Vorbereitung nötig werden (s. S. 100). Das Abschneiden der Granulationen ist nicht zweckmäßig, da dann trotz länger dauernder Tamponade leicht Blutansammlungen unter dem Transplantat dem Anschluß desselben im Wege stehen. Das völlige Entfernen der Granulationen ist durchaus fehlerhaft, da die Anheilung der Lappen auf dem oft gefäßarmen Bindegewebe nicht so gut gelingt. Die *Entnahme der Epidermislappen* geschieht am besten auf folgende einfache Weise. Der Ort der Entnahme ist verschieden. Am zweckmäßigsten ist die Streckseite der Oberschenkel, da man hier ohne Mühe aus den großen, zur Verfügung stehenden Flächen Lappen von beträchtlicher Ausdehnung entnehmen kann. Die Entnahme kann in Allgemeinnarkose oder auch in lokaler Schmerzbetäubung unter Um- und Unterspritzung des ganzen Entnahmegebietes mit $1/2\%$iger Novocain- oder $1/4\%$iger Tutocainlösung geschehen. Um lediglich die Epidermis bis zum Papillarkörper in möglichst ebenen und gleichmäßigen Schnitten entnehmen zu können, bedarf es sehr scharfer Messer. Wir bedienen uns etwa 20 cm langer und etwa 3 cm breiter, gerader, auf der einen Seite plan, auf der anderen Seite konkav geschliffener Messer mit stärkerem Griff (Abb. 66). Im Notfall kann man sich auch eines guten Rasiermessers bedienen, doch ist die Ausführung mit einem schwereren oder gedeckten (HOFMANN) Messer leichter. Es gehört etwas Übung und Geschick zur richtigen Führung des Messers. Besondere hobelartige Messer sind nicht notwendig, doch kann ein vor der Schneide in der halben Ebene angebrachter Rahmen das notwendige Einebnen der Haut besorgen. Bei Verwendung eines einfachen Messers wird die Haut zweckmäßigerweise durch Aufdrücken zweier, in 20—30 cm

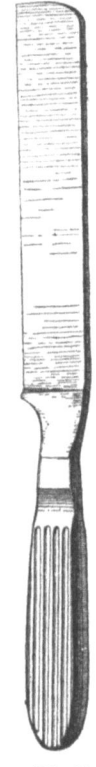

Abb. 66.
Transplantationsmesser.
($1/3$ nat. Größe.)

Entfernung voneinander gehaltener gerader Tupferstielzangen geebnet und in der Schnittrichtung stark angespannt. Ehe das Messer aufgesetzt wird, wird die Haut mit einem Kochsalztupfer angefeuchtet, ebenso die Messerklinge. Dadurch wird das leichte Gleiten des Messers ermöglicht. Das Messer wird dann parallel zur Haut mit der Planseite aufgesetzt und, nachdem es die Haut oberflächlich gefaßt hat, in raschen, sägenden Zügen parallel zur Oberfläche geführt und dabei darauf geachtet, daß der Lappen möglichst gleich breit und möglichst gleich stark ausfällt. Die Breite soll 2—3 cm betragen, die Länge richtet sich nach den gegebenen Verhältnissen. Es gehört einige Übung dazu und ein gutes Instrumentarium, um Lappen in gewünschter Ausdehnung und Größe zu erzielen. Erscheint der Lappen lang genug, so wird er durch Anheben der Schneide aus dem Zusammenhang vollständig abgelöst und nun zur Ausbreitung, am besten auf in verschiedener Größe zur Verfügung gehaltenen, mit Kochsalzlösung angefeuchteten Spateln aufgenommen. Auf diesen Spateln (Abb. 67) wird er, die Wundseite dem Spatel zugewendet, mit Hilfe von dicken Knopfsonden möglichst glatt ausgebreitet, um dann von dem Spatel aus möglichst glatt auf die Wundfläche gebracht werden zu können. Hier erfolgt dann noch einmal, unter zweckmäßiger Anordnung der einzelnen Lappen, eine glatte Ausbreitung unter Beseitigung von Luftblasen und Falten. Ist der ganze Defekt bedeckt, so ist unter der Voraussetzung, daß der Mutterboden gut vorbereitet war und die Lappen die richtige Dicke aufweisen, die Anheilung fast immer in großer Ausdehnung gewährleistet. Ob man die Lappen unbedeckt läßt und nur durch einen über ein besonders zurechtgebogenes Drahtgestell gespannten Gazeschleier vor Verschiebung schützt oder ob man mit Salben oder Pflaster, mit Gelatine oder dauernd feucht gehaltenen Kompressen die Transplantate bedeckt, scheint dabei ohne wesentliche Bedeutung zu sein.

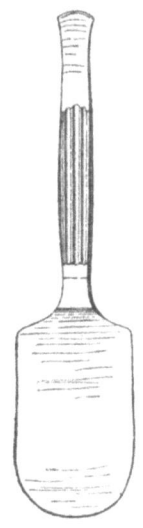

Abb. 67. Metallspatel zur vorläufigen Aufnahme und Ausbreitung der Epidermisläppchen nach dem Ablösen. ($^1/_2$ nat. Größe.)

Wir haben immer noch die besten Erfahrungen mit dem früher von PAYR angegebenen Verfahren der *Bedeckung mit Gelatinetafeln* gemacht. Die feinen Gelatinetafeln werden mit Hilfe eines Brieflochers in trockenem Zustand mit Löchern, die etwa $1^1/_2$—2 cm auseinanderliegen, versehen. Nach Ausbreitung der THIERSCH-Lappen auf der Wundfläche werden die in etwa 40—50° warmer Kochsalzlösung kurze Zeit aufgeweichten und dabei eben gespannt gehaltenen Gelatinestücke über die THIERSCH-Lappen und den Wundrand ausgebreitet. Die Gelatine ist in kurzer Zeit so weit abgekühlt und fest, daß sie die THIERSCH-Läppchen in ihrer Lage hält. Solange die Gelatine nicht erkaltet ist, ist sie klebrig. Man darf sie daher nicht (mit Tupfern) berühren, sonst bleiben sie hängen und reißen die Epidermisläppchen mit ab. Nach 4—5 Tagen wird die Gelatine mit warmen Kochsalztupfern entfernt. Die Wundflächen an der Entnahmestelle zeigen geringe capilläre Blutung, die am besten mit Jodoformgaze und mit leichtem Druckverband versorgt werden. Heilen die Läppchen nicht an trotz guten Wundbodens, so soll man die Überpflanzung nach ESAU nach 4—5 Tagen wiederholen, da trotz des anfänglichen Versagens durch die erste Überpflanzung für die zweite gute Vorbedingungen geschaffen werden.

In neuerer Zeit sind mehrere Abänderungen der Verfahren ausgearbeitet worden, um ein Granulationsfeld wieder mit Epidermis zu überziehen. v. MANGOLD (1895) hat das Verfahren der Epithelaussaat empfohlen. Bei dieser Methode werden nicht einzelne Läppchen von der Epidermis abgeschnitten, sondern mit Hilfe eines Rasiermessers, das senkrecht auf die Oberfläche aufgesetzt wird, wird die oberflächliche Epidermislage abgeschabt. Es entsteht dadurch eine leicht blutig gefärbte, breiige Masse, die nun möglichst gleichmäßig über das Granulationsfeld ausgestrichen wird. v. MANGOLD hat das Verfahren besonders auch zur Auskleidung von granulierenden Knochenhöhlen empfohlen. Die v. MANGOLDsche Methode ist durch PELS LEUSDEN (1922) noch dadurch modifiziert worden, daß er den Epidermisbrei mit Hilfe einer Spritze in das Granulationsgewebe versenkte. Die Epithelisierung soll bei dieser Methode insofern zuverlässiger sein, als die kleinsten Epidermisschüppchen auch bei stärkerer Wundsekretion an Ort und Stelle bleiben. Eigene Erfahrungen über diese Methode liegen uns nicht vor, doch ist diese Methode nur eine Kombination zweier bereits bewährter Verfahren, daher in besonderen Fällen zu verwenden.

Das zweite Verfahren, an das sich die Methode von PELS LEUSDEN, über die RESCHKE eingehend berichtet hat, anlehnt, ist das von W. BRAUN (1921) angegebene. Es handelt sich um Transplantation durch Einlegen von kleinen Epithelstückchen in die Tiefe des Granulationsgewebes, die sog. *Epithelpfropfung*. WILDEGANS, A. W. MEYER und BIER haben gute Erfahrungen damit gemacht, und letzterer hat bestätigt, daß die Epithelisierung auch bei schmierigen Granulationen gelingt.

b) Die Transplantation der ganzen Haut.
(WOLFE, KRAUSE, LEXER.)

Abgesehen von den in der geschichtlichen Einleitung erwähnten Einzelfällen, hat auch schon THIERSCH bei seinen Versuchen im Jahre 1874 die Haut in ganzer Dicke verpflanzt; aber erst durch den Amerikaner WOLFE (1876) ist die Methode bekanntgeworden. Später haben dann ZEHENDER (1877), v. LANGENBECK, ESMARCH und HIRSCHBERG, ersterer in der Augenheilkunde, freie Transplantationen von Haut ausgeführt. Einen besonderen Aufschwung nahm die Methode durch die Veröffentlichung von KRAUSE im Jahre 1893. KRAUSE verbesserte das Verfahren insofern wesentlich, als er Lappen von bisher unbekannter Größe (bis zu 8 × 25 cm) transplantierte. Das Subcutanfett wurde dabei entfernt, die Entnahmestelle aber nicht anders vorbereitet als zu einer anderen aseptischen Operation. Andere Autoren haben das Fett mittransplantiert, z. B. ESMARCH und HIRSCHBERG. In neuester Zeit hat sich hauptsächlich LEXER der Transplantation von Hautlappen bei seinen plastischen Operationen vielfach bedient. Auch LEXER transplantiert gelegentlich das Subcutanfett mit. Die Transplantation der ganzen Haut wird an den Stellen vorgezogen, wo eine dickere Hautauflage benötigt wird. Die Einheilungsbedingungen sind schlechter als bei der Epidermis, die Einheilungsweise ist dieselbe. SOLMS hat zur Verbesserung der Einheilungsbedingungen eine Art zweizeitige Transplantation vorgeschlagen, die er auch bei Stiellappenplastik anwendet. Der Cutislappen wird zunächst nur bis auf einen Stiel abgelöst und dann für 24—48 Stunden wieder in sein altes Bett zurückgelegt. In derselben Zeit wird das neue Wundbett durch Aufschläge mit Normosallösung vorbereitet. Der dann endgültig abgelöste Lappen soll auf dem vorbereiteten neuen Wundbett rasch Anschluß finden. LEXER verwendet Hautlappen besonders im Gesicht und an den Händen, aber auch im Bereiche der übrigen Extremitätenabschnitte, z. B. nach Exstirpation eines Ulcus cruris oder von Narbengewebe.

Die *Technik* der Transplantation ist einfach. An den Hautlücken werden möglichst glatte Ränder hergestellt, dann entsprechend der Form, aber etwa um $1/3$ größer, ein Hautbezirk, am besten aus der Oberschenkelhaut, umschnitten und an einer Ecke beginnend von der Unterlage abpräpariert, unter Zurücklassung des Subcutanfettgewebes. Eine besondere Vorbereitung der Entnahmestelle, abgesehen von der gewöhnlichen Hautdesinfektion, ist nicht erforderlich. Zur Schmerzausschaltung wird gewöhnlich örtliche Umspritzung des Entnahmegebietes gewählt. Ist der Lappen vollständig abgetrennt, so wird er in die Lücke hineingelegt und fest angedrückt. Das Überstehen der Ränder über den Lückenrand, wie es von KRAUSE empfohlen worden ist, ist nach LEXER nicht nötig. Man kann den Lappen vielmehr durch ein paar Nähte an den Wundrändern befestigen. JOSEPH hat vorgeschlagen, ein etwas größer als die Gewebelücke geschnittenes Verbandgazestück an den Wundrändern mit einigen Nähten zu befestigen. So wird der Lappen unverschiebbar festgehalten. Neuerdings wird ein Mittelding zwischen Epidermis- und Hautlappen empfohlen (s. S. 101). Die Anheilung soll leichter gelingen (KIRSCHNER, GOHRBANDT, STOLZ und MELTZER).

Die Cutistransplantation.
(LOEWE, REHN.)

REHN hat mehrfach über die Vorzüge selbst berichtet und auch von seinen Schülern berichten lassen. Auch andere Chirurgen haben die Cutis erfolgreich verpflanzt (JUNGHANNS und JUZBAŠIĆ). Das Hauptanwendungsgebiet für die Transplantation von Cutislappen scheint die Deckung oder Verschlußsicherung nach der Operation größerer *Bauchnarbenbrüche* zu sein. Seltener dient er zum Sehnen- oder Bänderersatz! Das Gewebe heilt augenscheinlich leicht ein und wird, da es unter Spannung eingenäht wird, allmählich zu einer festen, sehnenartigen Narbe. Die REHNsche Klinik verwendet meist Cutislappen, die aus der seitlichen Oberschenkelhaut geschnitten werden. Bei Bauchbrüchen kommen aber auch Cutislappen aus der Bauchhaut zur Anwendung, falls sie in genügender Menge vorhanden ist, dann kann die Cutis sogar gedoppelt werden. Neben den genannten Gebieten werden von REHN auch die Lücken im Zwerchfell mit Cutis verschlossen und die meist unsichere Naht nach Rückfällen im Anschluß an Leisten- und Schenkelbruchoperationen durch Cutislappen gesichert.

Die Vorschrift für die Entnahme der Cutislappen lautet nach REHN folgendermaßen: Der Lappen wird meist aus der seitlichen Oberschenkelhaut entnommen. Zunächst wird die Epidermis mit dem Transplantationsmesser entfernt. Der Lappen wird, entsprechend seiner Neigung sich stark zusammenzuziehen, größer geschnitten als die Lücke ist. Die Lücke soll vor der Entnahme des Cutislappens zur Aufnahme vollkommen vorbereitet sein, d. h. vor allen Dingen muß eine sehr gewissenhafte Blutstillung gemacht werden, um das Auftreten eines Blutergusses und damit die bekannten Gefahren, die ein solcher bietet, auszuschließen. Tritt ein Bluterguß doch einmal auf, so kann er punktiert werden. Der frisch entnommene Lappen wird dann *unter starker Spannung* in die Lücke eingenäht und die Haut darüber verschlossen. Die von manchen Seiten befürchtete Gefahr, daß mit der Cutis gelegentlich Hautkeime übertragen werden, scheint nicht zu bestehen.

c) Die Schleimhauttransplantation.
(AXENFELD, LEXER, JOSEPH.)

Schleimhaut wurde zuerst von WÖLFLER überpflanzt. Schleimhautlappen, aus der Lippe gewonnen, lassen sich wie Hauttransplantate verpflanzen. Nur die Autotransplantation wird mit Erfolg angewendet (LEXER), besonders in der Augenheilkunde zur Deckung von Bindehautdefekten (AXENFELD u. a.). Das Schleimhautläppchen wird mit dem flach aufgesetzten Rasiermesser, unter Spannung der Unterlippe, abgetragen und durch einige Nähte an den Bindehautresten befestigt. Die äußere Haut wird nach AXENFELD durch einen gestielten Lappen aus der Umgebung ersetzt. Außer der Lippen- und Mundschleimhaut wird die Verwendung von Läppchen aus der Conjunctiva des anderen Auges, aus Nasenschleimhaut [Entfernung der mittleren Muschel (DANTRELLE)], aus der Vorhaut und den kleinen Labien empfohlen. Schleimhauttransplantationen sind noch zum Ersatz verlorengegangener Harnröhrenschleimhaut ausgeführt worden (WÖLFLER, TANTON). Auch bei der Hypospadie ist das Verfahren erfolgreich angewendet worden. LEXER, STREISSLER u. a. haben zum Ersatz der Harnröhrenschleimhaut den von ihrem Serosaüberzug befreiten Appendix als Autotransplantat übertragen. LEXER hatte gute Erfolge, STREISSLERS Kranke wurden mit Fisteln entlassen.

d) Die Fetttransplantation.
(LEXER.)

NEUBER und BIER haben nach LEXER als erste Fett überpflanzt. CZERNY berichtete 1895 über die Transplantation eines Lipoms. Seit 1895 hat sich besonders LEXER mit der Fetttransplantation sehr eingehend beschäftigt. Das subcutane Fettgewebe kann in größerer Ausdehnung, besonders vom Oberschenkel, nach Spaltung der Haut entnommen und zur Deckung von subcutanem Fettmangel an anderer Stelle verpflanzt werden. In Betracht kommen hauptsächlich der Mangel des Subcutanfettes im Gesicht bei der Hemiatrophia faciei und zu Gesichtsplastiken nach Verletzungen und Verbrennungen usw.; auch das Fett soll nur als Autotransplantat verwendet werden. Neben dieser Anwendungsweise des Fettes zur Unterpolsterung kommen nach LEXER noch folgende Anzeigestellungen in Betracht. Zur Einhüllung gelöster peripherer Nerven, zum Schutze von Nerven-, Sehnen- und Gefäßnähten, auch zur Verhinderung von Verwachsungen von Organen, deren Beweglichkeit erhalten werden soll, leistet ein dazwischengelagerter Fettlappen gute Dienste, z. B. nach Sehnennähten, nach Durchtrennung von Synostosen und zur Zwischenlagerung bei der *Arthroplastik*. Schließlich hat LEXER die freie Transplantation besonders in der Hirnchirurgie verwendet. Um die Verwachsungen zwischen der Hirnoberfläche und der Haut oder dem knöchernen Schädel zu verhüten, wird nach Lösung bestehender Verwachsungen ein freier Fettlappen eingelegt. Auch bei bestehender Rindenepilepsie hat er dieses Verfahren zur Anwendung gebracht.

Das Fettgewebe bleibt in solchen Fällen auch eine gewisse Zeit als solches erhalten und bildet ein weiches Polster (GULEKE). Eine Knochendeckung wurde erst nach Ablauf eines Vierteljahres ausgeführt. Die Verhütung von Verwachsungen zwischen der Hirnoberfläche und dem Transplantat ist auch LEXER nicht gelungen, doch waren sie verhältnismäßig gering, so daß LEXER auch bei der Epilepsie das transplantierte Fett für das beste Material hält. Im Gegensatz zu den in der Hirnchirurgie verwendeten Fettlappen, die eine wesentliche Veränderung ihrer Natur nicht eingingen, werden die Fettlappen, die einem *mechanischen Druck* ausgesetzt sind, z. B. das zwischen zwei Gelenkflächen verpflanzte Interpositionsmaterial, so umgewandelt, daß ein mit Höhlen versehenes, straffes Bindegewebe entsteht (REHN).

e) Die Fascientransplantation.
(KIRSCHNER.)

Da die Transplantation von Fasciengewebe immer mehr und mehr an Bedeutung gewonnen hat und heute schon fast alle die ursprünglich von KIRSCHNER zum Teil theoretisch gemachten Vorschläge in die Praxis umgesetzt sind, so soll hier einiges über die Anwendungsgebiete und die Technik gesagt werden.

Durch die Untersuchung verschiedener Autoren ist festgestellt worden, daß sich die Fascie, frei transplantiert, so lange ihre spezifischen Eigenschaften bewahrt, wie das für die Praxis zu den verschiedensten Zwecken wünschenswert ist. Ob dabei das Gewebe im streng anatomischen Sinne dauernd am Leben bleibt, ist nicht endgültig entschieden, aber auch für die Praxis gleichgültig. Die spezifisch-anatomische Eigenart ihres Aufbaues erhält sich zum mindesten so lange, als es zum Überbrücken von Lücken, zum Ersatz von Bändern und Sehnen und zur Übertragung von Muskelwirkung, als Aufhängeband von Organen, zum Ersatz der Brust- und Bauchwand, Dura, Gelenkkapseln usw. notwendig ist. Auch in der Arthroplastik ist die Fascie, und zwar in erster Linie zur Überkleidung der neugebildeten Gelenkfläche zur Anwendung gekommen (PAYR). Schließlich hat sie KIRSCHNER auch zur Blutstillung bei parenchymatösen Blutungen und bei der Nahtversorgung von Wunden parenchymatöser Organe empfohlen. Die Blutstillung erfolgt durch Aufsteppen von Fascienstreifen auf die blutende Fläche oder auf die Wundränder.

Die Entnahme von Fascie kann an allen möglichen Körperstellen geschehen. Die *größte Menge* von starker Fascie und die geringste Gefahr einer etwa zurückbleibenden Störung findet sich an der Außenseite des Oberschenkels, im Bereich der Fascia lata. Die distalen Abschnitte dieser Fascie sind die stärksten.

Die Fascie hat vor den meisten anderen Gewebsarten den großen Vorzug, daß sie leicht und in fast unbegrenzter Menge zu haben ist und daß ihre Entnahme keine schwerwiegenden Folgen hinterläßt.

Das Regenerationsvermögen des Fasciengewebes ist groß. Die Fascienlücke wird meist schnell von dem umgebenden Bindegewebe verschlossen und das Gewebe annähernd vollwertig ersetzt. Ein weiterer Vorzug der Fascie ist ihre Festigkeit und die Möglichkeit, aus den ganz nach Wunsch zu schneidenden Fascienstücken alle möglichen Formen zu bilden. So können wir das Gewebe in Form von viereckigen, rundlichen, ovalen usw., einfachen und

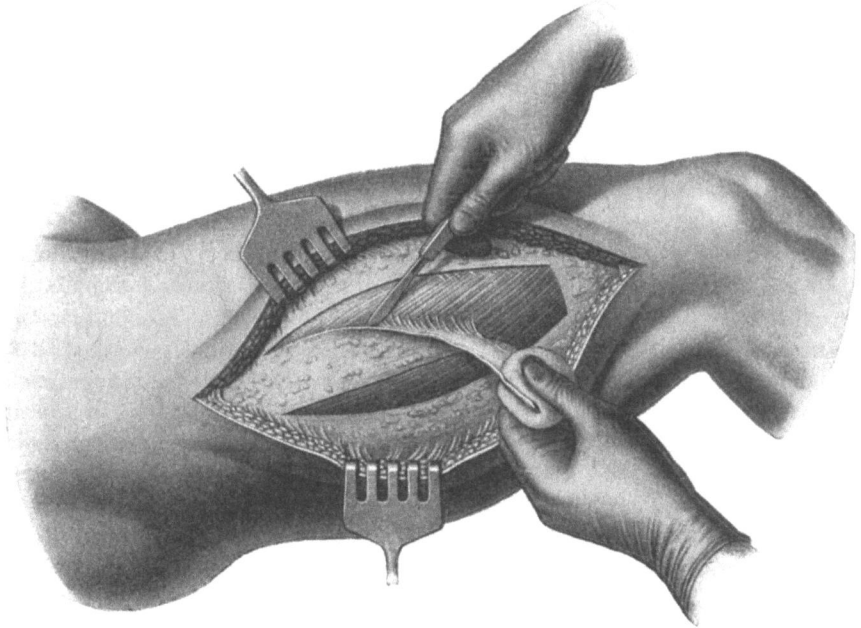

Abb. 68. Die Entnahme der Fascia lata. Das umschnittene Fascienstück wird mit einem Tupfer angehoben und halb scharf, halb stumpf von der Muskulatur abgelöst.

gedoppelten Platten in Lücken einsetzen. Wir können durch Drehen bzw. Zusammenrollen von Fascienbändern Sehnen und Stränge herstellen und auch komplizierte Gebilde nach Zweckdienlichkeit ausschneiden.

Bedeutungsvoll für die Fascientransplantation ist auch ihre Genügsamkeit in bezug auf Ernährung. Das dünne, feste Gewebe findet am neuen Mutterboden fast immer raschen Anschluß, so daß wir mit verhältnismäßig geringen Nekrosen zu rechnen haben. Die Genügsamkeit ist so groß, daß auch in einem Gewebsrahmen ausgespanntes Fasciengewebe dann noch längere Zeit erhalten bleibt, wenn es zunächst nur von den Schnitträndern und nicht von der Fläche her sogleich ernährt wird.

Die Entnahme der Fascie geschieht auf folgende einfache Weise: Je nach Größe des gewünschten Lappens wird ein Längsschnitt z. B. an der Außenseite des Oberschenkels ausgeführt. Es muß darauf geachtet werden, daß die Fascie bei der Durchtrennung des Subcutangewebes nicht verletzt wird. Nach Einsetzen von scharfen Haken werden die Wundränder so weit zurückpräpariert, bis die gewünschte Größe und Form freiliegt. Sodann wird der Fascienlappen, ohne in das Muskelgewebe einzudringen, rings umschnitten. Um ihn möglichst wenig zu schädigen, darf er nur an den Rändern mit einer feinen Rechenpinzette oder mit einem Faden oder Tupfer gefaßt (Abb. 68), abgehoben und nun halb stumpf, halb scharf von der Unterlage abgelöst werden. Die Lücke wird nach Blutstillung sich selbst überlassen. Eine Hautnaht beschließt den einfachen Eingriff.

Die Verwendung der Fascie zum Ersatz von Sehnen, Bändern, Gelenkkapseln, zur Aufhängung von Organen wird in den betreffenden Abschnitten geschildert.

f) Die Transplantation von Muskeln.

Die Transplantation von Muskelgewebe hat zu praktischen Erfolgen noch nicht geführt. Sie wird nur zur Blutstillung verwendet (s. S. 189).

g) Die Gefäßtransplantation.

Die Transplantation von Gefäßen ist im Anschluß an die Gefäßnaht erwähnt.

h) Die Sehnentransplantation.
(KIRSCHNER, E. REHN.)

Die Transplantation von Sehnen gelingt am besten als Autotransplantat (KIRSCHNER). Da die praktische Anwendung der Sehnentransplantation zum Ersatz verlorengegangener Sehnen, bei dem Mangel an autoplastischem Material, nur ein sehr geringes Anwendungsgebiet hat, ist die Homoiotransplantation von LEXER und REHN klinisch und experimentell herangezogen worden. LEXER besonders hat auch nach Sehnenverlusten, im Anschluß an Sehnenscheidenphlegmonen, Sehnen frei mit Erfolg überpflanzt. Eine weitere Verbreitung scheint das Verfahren nicht gefunden zu haben. An Stelle von Sehnengewebe wird nach KIRSCHNER Fascie verpflanzt, die als Transplantat in jeder gewünschten Menge zur Verfügung steht. Über gute Erfolge mit Fascie ist auch von anderen Autoren berichtet worden. REHN hat in neuerer Zeit an Stelle der Sehnen die Verpflanzung von *Cutisstreifen* empfohlen.

i) Die Gelenktransplantation.
(LEXER, KÜTTNER.)

Die Gelenktransplantation, mit der sich hauptsächlich LEXER eingehend beschäftigt hat, hat bisher eine größere praktische Bedeutung nicht gewonnen, wenn es auch LEXER gelungen ist, im ganzen verpflanzte Gelenke zur Einheilung zu bringen.

k) Die Nerventransplantation.

Die Verpflanzung von Nerven in Nervenlücken wird im Anschluß an die Nervennähte besprochen (s. S. 223). Eine größere Bedeutung kommt ihr insofern zu, als das Nervengewebe zugrunde geht und das Transplantat nur als Brücke die Regenerationsvorgänge zwischen dem zentralen und peripheren Nervenende vielleicht in besserer Form einzuleiten vermag, als dies andere verpflanzte Gewebsarten können.

l) Die Knochentransplantation.
(BARTH, MARCHAND, AXHAUSEN, LEXER.)

Die Knochentransplantation wird wohl heute fast ausschließlich in Form der Autotransplantation zur Anwendung gebracht, und zwar möglichst unter Mitüberpflanzung des Periostes. Doch wird auch die Homoio- und Heteroknochentransplantation in der Praxis mit Erfolg geübt. Die Hauptanwendungsgebiete sind die Überbrückung frischer, operativ gesetzter Lücken und die Überbrückung von Pseudarthrosen. Der heute wohl allgemeingültige Standpunkt in der Knochentransplantationsfrage ist der, daß der transplantierte Knochen nur zum geringsten Teil als solcher erhalten bleibt, und zwar nur da, wo er von mitüberpflanztem Periost überkleidet ist, und auch dann nur, wenn dieses mitüberpflanzte Periost schnell Anschluß findet (s. S. 106). Das übrige Knochengewebe geht zugrunde und wird durch das umgebende Gewebe unter Umständen unter Erhaltung der Form des Transplantates umgebaut.

Der Knochen kann in Form von Platten, dünnen oder dicken Spänen, z. B. aus der Tibia, der Scapula, der Beckenschaufel oder Resektionsstücken eines ganzen Knochens, z. B. Fibula oder einer Rippe überpflanzt werden. Er kann entweder ohne weitere Befestigung an der neuen Stelle in die Markhöhle oder in einen besonders angelegten Falz eingelagert oder er kann in Form einer Schiene seitlich durch Draht befestigt werden. Er kann auch einseitig in die Markhöhle gebolzt, am anderen Fragment außen angelagert und mit Draht befestigt werden. Ist das Periost an der Verluststelle erhalten, so kann der Knochenspan ohne Periost überpflanzt werden. Auch Homoiotransplantation ist hier aussichtsreich. Fehlt auch das Periost, so kann nur ein mit Periost überkleidetes Knochenstück mit einiger Sicherheit den gewünschten Erfolg haben.

Zwar bildet sich auch metaplastisch aus dem Muskelbindegewebe Knochen, und die Periostreste können sich ebenfalls an der Knochenbildung beteiligen; aber dieser Ersatz schreitet oft nur langsam fort und mittlerweile ist Narbengewebe an Stelle der Periostlücke getreten. Auch frei transplantiertes Periost hat sich in solchen Fällen nach LEXER bewährt.

Bei der Ausführung der verschiedenen Lagerungsmöglichkeiten an neuer Stelle wird man sich durch die besonders gegebenen Verhältnisse leiten lassen. Je fester ein Transplantat an Ort und Stelle befestigt werden kann, und je inniger die Berührung des Transplantates sowohl mit dem stützenden Knochen, als auch mit den umgebenden, die Ernährung besorgenden Weichteilen ist, desto aussichtsreicher ist der Erfolg der Überpflanzung. Auch die Art der *Entnahme* hat auf die Erhaltung des Transplantates zweifellos Einfluß. Es ist daher bei der Entnahme des Transplantates mit größter Vorsicht zu verfahren. Soll z. B. aus der vorderen Tibiakante ein Transplantat entnommen werden, so wird zunächst die Haut in Lappenform je nach Größe des gewünschten Transplantates abgelöst. Das Periost darf dabei nicht verletzt werden. Je nach dem verfolgten Zweck und der gewünschten Größe des Transplantates wird dann das Periost bis auf den Knochen umschnitten und nun unter größter Vorsicht mit messerscharfem Meißel das Knochenstück ringsherum begrenzt, ohne an einer Stelle die Corticalis ganz zu durchbohren. Es ist dabei darauf zu achten, daß das Knochenstück zunächst in der Länge nach oben und unten durch Einmeißeln einer Rinne begrenzt wird. Diese Rinne wird durch vorsichtiges, schräges Einsetzen des Meißels gewonnen, um stärkere Splitterung der Corticalis zu verhüten. Sie wird dann auch zuerst vertieft. Wird nämlich das Knochenstück durch allmähliches Tieferdringen der Meißelschnitte an den Längskanten mehr und mehr aus dem Zusammenhang gelöst, so kommt es trotz großer Vorsicht gelegentlich vor, daß in der vorgemeißelten Linie ein Sprung erfolgt, der, wenn nicht durch das Quermeißeln eine Begrenzung nach unten und oben erfolgt ist, über die gewünschten Grenzen der Transplantatgröße hinausgeht. Ist die Corticalis ringsum durchtrennt, so werden die letzten Verbindungen durch einen kleinen hebelnden Druck eines untergeschobenen

Meißels gelöst. Man kann auch mehrere messerscharfe Meißel nebeneinander in die Rinne treiben, damit die Auslösung des Spanes recht vorsichtig erfolgen kann (PAYR). Dabei ist das Herausspringen des Transplantates durch Erfassen mit einem sterilen Bauchtuch zu verhüten. Wird diese Vorsicht außer acht gelassen, so kann es vorkommen, daß das Transplantat zu Boden fällt. Neben der Entnahme des Knochentransplantates mit dem Meißel wird vielfach die *Aussägung* mit Hilfe einer Bogen-, Gigli- oder Kreissäge geübt. Besonders die Entnahme mit der Kreissäge hat zweifellos gewisse Vorteile insofern, als sie leichter vor sich geht. LEXER hat die Verwendung der Säge, besonders der Kreissäge, als schädlich bezeichnet, da er der Überzeugung ist, daß besonders die für die Knochenbildung wichtigen Weichteile durch die in raschester Umdrehung befindliche Säge zerrissen und zerquetscht werden.

Wir haben in gleicher Weise und am gleichen Material bald die Kreissäge und bald den Meißel verwendet, ohne uns von einer derartigen schädlichen Wirkung überzeugen zu können. Es gehören selbstverständlich gewisse Vorsichtsmaßregeln dazu, um die möglichen groben Schädigungen auszuschalten. Erstens darf die Säge nicht zu grobe Zähne tragen, dann müssen die Weichteile in der Verlaufsrichtung des Sägeschnittes auf einige Millimeter beiseite geschoben werden und drittens darf die Säge nicht heiß werden. Sie ist daher fortwährend mit kalter physiologischer Kochsalzlösung zu beträufeln. Die *Kreissäge* ist ein *gefährliches Instrument* und es bedarf großer Aufmerksamkeit bei ihrer Bedienung. Was nicht mit ihr in Berührung kommen soll, muß aus dem Bereich der Zähne und Achse, bevor sie in Betrieb genommen wird, entfernt werden. Sie muß mit fester Hand geführt werden und kann nur zur Anlegung von geraden Schnitten gebraucht werden. Beim Abkühlen der Säge während des Schneidens muß das Auftropfen aus einiger Entfernung (etwa 20 cm) aus den oben angeführten Gründen geschehen.

Ist das Transplantat entnommen, wobei in der Mehrzahl der Fälle die Markhöhle eröffnet wird, was nach BIER bedeutungsvoll für ein gutes Regenerat ist, so werden die Weichteile zunächst provisorisch mit Tuchklemmen unter geringer Kompression geschlossen. Das Transplantat wird während dieser Zeit in einem trockenen Bauchtuch aufbewahrt. Nach der vorläufigen Versorgung der Entnahmestelle wird es aus seiner Hülle genommen und mit Hilfe von Säge, Meißeln, LUERscher Zange so zugerichtet, daß es in die Lücke gut hineinpaßt. Das Transplantat kann auf verschiedene Weise in dem neuen Wundbett befestigt werden. Am erstrebenswertesten ist die Befestigung ohne Vermittlung von Fremdkörpern. Das gelingt durch Bolzen oder Einfalzen (s. S. 300 und 345). Oft ist aber die Befestigung mit Hilfe von Verschraubung, Drahtnaht oder Drahtumschlingung (s. S. 288) nötig.

Wichtig ist nach LEXER für den guten Erfolg der Knochentransplantation, daß die Weichteile nach Einpassen des Knochenstückes in die Lücke in möglichst unmittelbare Berührung mit dem Transplantat kommen. Es soll sich kein toter Raum bilden können, der sich mit Blut füllt und den raschen Anschluß verhindert. Es müssen daher alle Unebenheiten der Stümpfe und des Transplantates möglichst beseitigt sein und die Weichteile gut vernäht werden. Das gilt sowohl für den samt Periost überpflanzten Knochen, der auch gleichzeitig die Periostlücke überbrücken soll, als auch für den in einen Periostschlauch eingelegten, periostlosen Knochen. Nur so ist die vor allem erstrebte Wirkung des periostalen Einflusses auf das Transplantat möglich. Seit einigen Jahren spielt die sog. *Vorpflanzung* der Knochen nach LIMBERG-AXHAUSEN (s. S. 346) eine Rolle bei der Knochenüberpflanzung. Es handelt sich um das Einpflanzen des Transplantates in der Nähe des zukünftigen Platzes. Erst wenn es eingeheilt ist, wird es zugleich mit den ernährenden Weichteilen in den nun erst angefrischten Defekt eingesetzt. Die Einheilungsbedingungen sind bei diesem Verfahren sehr günstig. Es läßt sich auch bei Defektpseudarthrosen sehr gut anwenden. J. Joseph und Payr haben das Verfahren schon früher erprobt (s. S. 346).

m) Die Organtransplantation.

(Stich.)

Trotz der Riesenarbeit, die im Laufe vieler Jahre experimentell und klinisch auf diesem Gebiete geleistet wurde, sind die praktischen Resultate der Organtransplantation bis heute noch ganz außerordentlich bescheiden, nur die Autotransplantation hat überhaupt einige Bedeutung gewinnen können. Praktische Erfolge sind aber auch mit Hilfe der Autotransplantation nur bei wenigen Organen erzielt worden. Ausführliche Zusammenstellungen über die Organtransplantation finden sich in dem Buche von Marchand über den Prozeß der Wundheilung und besonders bei Lexer im zweiten Teil seiner Arbeit über die freien Transplantationen. Die kurz folgende Zusammenstellung ist dem Buche von Lexer entnommen. Die *Autotransplantation* ist am aussichtsreichsten. Die *Homoiotransplantation* kann für eine gewisse Zeit Erfolg bringen, die *Heterotransplantation* bleibt immer erfolglos. Die Vorbedingung für den Erfolg einer Organtransplantation ist die Erzielung eines möglichst raschen Anschlusses des Transplantates an die Nachbarschaft. Je rascher die technische Ausführung vor sich geht, desto leichter scheint der Anschluß erreicht zu werden. Das Lager für das Transplantat muß aus gut ernährtem Gewebe bestehen. Am meisten eignen sich Subcutangewebe, Properitoneum, Milz, Knochenmark, Metaphyse der Röhrenknochen und Netz. Blutungen müssen sorgfältig gestillt werden, um das Transplantat möglichst direkt mit dem Lager in Verbindung zu bringen, da die Ernährung des Transplantates durch Gefäße, die aus der Nachbarschaft einsprossen, zustande kommen muß. Aus dem Grunde dürfen nur kleine Organstücke verpflanzt werden, da bei größeren der zentral gelegene Abschnitt der Nekrose verfällt. Was die einzelnen Organe betrifft, so gilt im allgemeinen der Satz, daß höher differenziertes Gewebe die Transplantation schlechter verträgt als das auf niederer Stufe stehende. Es kommt im wesentlichen auf die Regenerationsfähigkeit und auf die Lebensfähigkeit des Organgewebes an.

Die besten Erfolge mit der Organtransplantation sind mit *Epithelkörperchen* bei Tetanie und Schilddrüse bei Myxödem oder von einbandiger Thyreoidektomie gemacht worden. Nach Lexer haben sich besonders um die Epithelkörperchentransplantation Generali, Vassali und Christiani, Biedl, Leischner, von Eiselsberg und Walbaum verdient gemacht.

Bei der *postoperativen Tetanie* sind die tatsächlichen Erfolge der *Epithelkörperchentransplantation* deshalb schwer zu beurteilen, weil es sich oft nicht um den Verlust, sondern nur um vorübergehende Schädigungen handelt, von der sie sich wieder erholen können. Die experimentellen Untersuchungen haben aber ergeben, daß die Autotransplantation dauernd Erfolg bringen kann und daß auch die Homoiotransplantation vielfach, wenigstens vorübergehend, von Erfolg gekrönt ist, wenn es gilt, die Hypofunktion der geschädigten Epithelkörperchen für eine Zeitlang zu unterstützen. Man wird daher bei der postoperativen Tetanie, da hier Material zur Autotransplantation nicht zur Verfügung steht, unter allen Umständen einen Versuch mit arteigenem Material machen. Nebenher geht selbstverständlich die Afenilbehandlung, die zwar eine symptomatische ist, aber gute praktische Erfolge zeigt. Die Gewinnung von Epithelkörperchen zur Homoiotransplantation ist oft nicht leicht. Es ist erlaubt, das Material von totgeborenen Kindern und von Leichen zu nehmen. Selbstverständlich müssen die Epithelkörperchen möglichst bald nach eingetretenem Tode entnommen werden und nur von Leichen, deren Tod durch keine schwere, besonders ansteckende Krankheit bedingt war. Die Aufsuchung der Epithelkörperchen und die Erkennung derselben als solche macht ebenfalls Schwierigkeiten. Nur nach völliger Herausnahme der Schilddrüse kann sie gelingen. Um sich zu vergewissern, daß wirklich Epithelkörperchen verpflanzt sind, ist eine mikroskopische Untersuchung von kleinen Teilen der Autotransplantate durchzuführen. In den letzten Jahren wurde statt der Epithelkörperchenüberpflanzung Parathormon Collip und Calcium ohne besonderen Erfolg gegeben. Dafür steht aber das 1933 von Holtz ausgearbeitete Verfahren der Verabreichung von AT. 10 (einem bestrahlten Ergosterin) im Vordergrund, da man damit dieselben Erfolge erzielt wie mit

Parathyreoidhormon und Transplantation von Epithelkörperchen. Die Anwendung muß unter steter Beobachtung des Blutkalkspiegels durchgeführt werden, da sie nicht ungefährlich ist. Sobald der Normalwert (9,5—11,0 mg-%) erreicht ist, wird unter weiterer Beobachtung die Dosis nur noch selten gegeben. Nach SAUERBRUCH werden zuerst 5—8 ccm gegeben, dann erfolgt nach 4—5 Tagen die Feststellung des Blutkalkwertes. Auf Grund dieser Untersuchung, zu der 8—10 ccm Blut genügen, werden dann täglich bis zu 30 Tropfen oder einmal in der Woche bis zu 7 ccm gegeben, bis der Normalwert erreicht ist.

Die Versuche der *Schilddrüsentransplantation* gehen nach MARCHAND bereits auf das Jahr 1854 zurück. Erst nachdem aber durch KOCHER das Krankheitsbild der Kachexia thyreopriva bekanntgeworden war, wurden experimentelle und klinische Untersuchungen über die Schilddrüsenverpflanzung in größerem Maßstabe wieder aufgenommen. An diesen Untersuchungen haben nach MARCHAND und LEXER besonders v. EISELSBERG, ENDERLEN, SULTAN, CHRISTIANI, PAYR und KUMMER hervorragenden Anteil. Die Verpflanzungsversuche wurden dann auch auf die Behandlung des Kretinismus und des Myxödems ausgedehnt. Dauererfolge wurden nur bei Autotransplantation erzielt und nur nach Schilddrüsenexstirpation, bei Myxödem und bei Kretinismus, bei denen eine Autotransplantation nicht in Frage kam, wurden bei besonders leichten Fällen gute Erfolge erreicht von KOCHER, PAYR u. a. Bei Myxödem kommt mit leidlichem Erfolg in erster Linie die Verpflanzung von Schilddrüsen Blutverswandter in Betracht, der Kretinismus blieb dagegen fast immer unbeeinflußt. Die Homoiotransplantation, zu der vielfach auch hyperthyreotische Schilddrüsen verwandt wurden (PAYR), hatte nur vorübergehende Erfolge, von längerer Dauer sind sie nur dann, wenn nur eine Hypothyreose vorliegt. Die Einpflanzung erfolgt am besten in Gestalt mehrerer scheibenförmiger Stücke in das Subcutangewebe, das Properitoneum, eventuell in die Milz. Mit einer Transplantation in die Milz hatte PAYR bei Myxödem einen Erfolg, den er über 4 Jahre hinaus beobachten konnte.

Was die *übrigen Organe* betrifft, so sind die praktischen Erfahrungen außerordentlich geringfügig. Zwar ist die Literatur über die *Hoden*transplantation außerordentlich angewachsen, und es kann wohl unter Umständen damit gerechnet werden, daß wenigstens die innere Sekretion erhalten bleibt. Da die Zwischenzellen überleben, tritt in den äußeren Geschlechtsmerkmalen keine Änderung ein; das gilt wenigstens für die Autotransplantation. Was die Homoiotransplantation betrifft, so sind die Urteile über die Resultate derselben auch heute noch sehr widersprechend, so daß bindende Schlüsse über einen Erfolg nicht gezogen werden können. Die Transplantation von *Niere* ist bisher nicht gelungen, ebensowenig die der *Hypophyse*. Die Transplantation von *Milz*, *Pankreas* und *Thymus* sind ohne praktische Bedeutung.

Besonderer Teil.

1. Die Eingriffe an den Blutgefäßen.

Das Wesentliche über die Technik der Gefäßunterbindung ist bei der Blutstillung erwähnt worden. Da, wo durch die Gefäßunterbindung eine so weitgehende Ernährungsstörung zu befürchten ist, daß eine Nekrose oder Gangrän erwartet werden muß, soll an Stelle der Unterbindung möglichst die Gefäßnaht treten (s. unten). In Betracht kommt die Gefäßnaht nur an den größeren Arterien; bei kleineren Gefäßen, etwa Gefäßen dritten Grades von der Größe der A. radialis, ist von der Gefäßnaht praktisch nicht viel zu erwarten, obwohl sie technisch unter günstigen Umständen ausführbar ist. Im allgemeinen ist sie bei derartigen Gefäßen nicht nötig, da die Unterbindung nicht zur Nekrose führt. Bei schweren Verletzungen im Bereiche des Vorderarmes, bei gleichzeitiger Verletzung von A. radialis und ulnaris, muß der Versuch, wenigstens in einem der Gefäße den Blutstrom durch Gefäßnaht zu erhalten, gemacht werden. Da erfahrungsgemäß die Unterbindung größerer Extremitätengefäße, z. B. der A. poplitea, der A. axillaris oder gar der A. femoralis, in einem verhältnismäßig hohen Hundertsatz zur Nekrose, wenigstens eines Teiles der Extremität führt, so ist in solchen Fällen die Gefäßnaht immer zu versuchen.

Nach WOLFFS Zusammenstellung tritt Nekrose bzw. Gangrän nach Unterbindung der einzelnen Gefäße im Hundertsatz ausgedrückt ein: Nach Unterbindung der A. iliaca comm. in 50%, der A. femoralis in 25%, der A. poplitea in 14,9%, der A. femoralis unterhalb des Abganges der A. prof. femoris und der Aa. circumflexae in 12,7%, der A. iliaca ext. in 11,2%. An der oberen Extremität folgt Nekrose nach Unterbindung der A. axillaris in 15%, der Aa. subclavia und brachialis in 4,8%. Nach Unterbindung der A. anonyma fand er 0% Nekrose. DREIST fand nach Ligatur der A. iliaca communis in der vorantiseptischen Zeit 79,9%, in der antiseptischen 55,5% Nekrosen (s. auch MONOD und VANVERTS und JANNSEN für die Gefäße des Unterschenkels, PILZ, ALBERTIN für die A. carotis, s. auch S. 185, 186).

Die Nekrose der Extremität tritt dann wesentlich häufiger ein, wenn die Gewalt der Verletzung zu einer erheblichen Zerstörung der Weichteile geführt hat. Die Extremität ist besonders dann gefährdet, wenn längere Zeit zwischen Verletzung und Wundversorgung verflossen ist, der Blutstrom längere Zeit vollständig unterbrochen war und durch weitgehende Gerinnungsbildung und Thrombose, besonders im Venensystem, selbst nach einer gelungenen Gefäßnaht der Kreislauf nicht in Gang zu bringen ist. In solchen Fällen hilft auch meist der Versuch der Ausspülung des Gefäßsystems mit physiologischer Kochsalzlösung nicht mehr. Sind durch die Verletzungen die Gefäße gar noch in größerer Ausdehnung zerstört, so kann die Ausführung der Gefäßnaht auf unüberwindliche Schwierigkeiten stoßen, da die Lichtungen nach Entfernung größerer Gefäßabschnitte nicht aneinanderzubringen sind. Am ehesten ist eine gute Aneinanderlagerung der Gefäßquerschnitte noch möglich, wenn gleichzeitig der Knochen gebrochen und ad longitudinem verschoben ist. Den

Ausgleich einer solchen Dislokation wird man erst dann ausführen, wenn die Gefäßnaht verheilt ist. In manchen Fällen gelingt es noch, bei stärkerer Beugung der Extremität die Gefäßnaht auszuführen, wodurch unter Umständen eine zur Gefäßnaht genügende Entspannung des betreffenden Gefäßes möglich wird. Die Versorgung verletzter *Venen* kann wohl selbst bei großem Kaliber durch Unterbindung erfolgen, ohne daß ein dauernder Schaden zurückbleibt. Auch die V. cava kann unterhalb der Nierenvenen ohne Gefahr unterbrochen werden. Die V. portae darf nicht unterbunden werden. Selbstverständlich wird man bei größeren Venen im Falle einer Verletzung auch eine Gefäßnaht ausführen, wenn es möglich ist, da dann auch vorübergehende Durchblutungsstörungen vermieden werden, die sich an die Unterbindung größerer Venen anschließen können. Für den äußersten Notfall kann zur Wiederherstellung des Kreislaufes durch die Gefäßnaht die Osteotomie zur Verkürzung der Extremität vorgeschlagen werden wie bei der Nervennaht (s. S. 224).

A. Die Freilegung der Blutgefäße[1].

In neuerer Zeit ist mehrfach die Anschauung zum Ausdruck gebracht worden, daß die *Gefäßunterbindungen* in einem chirurgischen Operationskurs nicht mehr den breiten Raum einnehmen sollten wie früher, da Unterbindungen *am Orte der Wahl* (HUNTER) in der Praxis nur noch selten geübt werden. Tatsache ist allerdings, daß wir in den meisten Fällen die Versorgung von verletzten Gefäßen am Orte der Verletzung vornehmen. Das geschieht so, daß nach Freilegung der Verletzungsstelle zentral und peripher davon eine Unterbindung des Gefäßes vorgenommen und dann zwischen beiden das Gefäß durchtrennt wird. Das geschieht deshalb, um nicht einen vielleicht an der Gefäßrückseite einmündenden Seitenast, der noch von Kollateralen gespeist werden könnte, zu übersehen. Wird nach der Durchschneidung des Hauptstammes ein solcher zu Gesicht gebracht, so muß er für sich unterbunden werden. Außerdem ist es oft erst nach Durchschneidung eines solchen arteriellen Hauptstammes möglich, darunterliegende, möglicherweise ebenfalls verletzte Venenstämme zu sehen und zu unterbinden.

Diese *Unterbindungen am Orte der Verletzung* sind nun oft mit erheblich größeren Schwierigkeiten verknüpft, als eine Unterbindung des betreffenden Gefäßstammes am Orte der Wahl, d. h. an einem zentral von der Verletzung gelegenen Punkte, den wir durch die Übung im Operationskurs an der Leiche genau kennengelernt haben.

Die erwähnten Schwierigkeiten liegen in erster Linie darin, daß oft durch die Verletzung nicht nur ein großes Hämatom entstanden ist, das alle Weichteile durchdringen kann, wodurch die anatomischen Verhältnisse verwischt werden, sondern daß häufig auch bei Quetschungen die tieferen Weichteile, zumal die Muskulatur, so weitgehend zerstört sind, daß die topographisch-anatomischen Beziehungen aufgehoben werden. Durch beide Folgeerscheinungen wird das Aufsuchen der Gefäße meist wesentlich erschwert. Aber trotzdem konnte das HUNTERsche Verfahren nicht beibehalten werden. Es beseitigt nämlich nur einen Teil der Gefahren der Verblutung, da es zwar, wenn die Unterbindung nicht zu weit von der Verletzungsstelle ausgeführt wird, aus dem zentralen Ende nicht mehr bluten kann, dagegen die Möglichkeit der Blutung aus dem distalen Gefäßabschnitt, wenn genügend Kollateral,

---

[1] Dieser Abschnitt war ursprünglich für einen Operationskurs an der Leiche bestimmt, ist dann aber seiner großen praktischen Bedeutung wegen unverändert in die Operationslehre aufgenommen worden.

bahnen vorhanden sind, bestehen bleibt. Handelt es sich um Hauptstämme der Extremitäten so kann man diese Gefahr sofort erkennen, wenn nach der Unterbindung die Blutung nicht steht, oder wenn sich keine Ernährungsstörungen der distalen Abschnitte einstellen. Aber selbst wenn die Blutung steht und auch zunächst Kreislaufstörungen der distalen Abschnitte auftreten, kann es oft noch nach mehreren Tagen zu Nachblutungen aus dem distalen Gefäßende kommen. Dann war eben der Kollateralkreislauf zunächst nicht genügend und hat sich erst allmählich ausgebildet. In vielen Fällen war auch zunächst eine durch den ersten Blutverlust bedingte Senkung des Blutdruckes vorhanden, der einen an der Verletzungsstelle entstandenen Thrombus nicht zu lösen vermochte, was dann aber durch Steigen des Blutdruckes nach einigen Tagen leicht eintreten kann. Nicht zu vergessen ist, daß solche Thromben, die eine Blutung aus einem verletzten Gefäß verhindern, auch oft den an die gelegentlichen Verletzungen sich anschließenden Infektionen zum Opfer fallen. Auch diese Störung stellt sich meist erst nach mehreren Tagen ein, und ihr unterliegen auch gelegentlich Fälle, bei denen eine Unterbindung am Orte der Verletzung ausgeführt wurde.

Trotzdem also die Ansicht zu Recht besteht, daß für die Praxis die Unterbindung am Orte der Verletzung ausgeführt werden soll, so bleiben doch noch genug Gründe übrig, die uns veranlassen, die Unterbindungen am Orte der Wahl im Operationskurs an der Leiche zu erlernen.

Die moderne operative Technik baut sich vollkommen auf den Grundlagen der topographischen Anatomie auf, und, da es gerade bei den Gefäßunterbindungen darauf ankommt, in streng anatomischen Bahnen vorzugehen, um sicher und rasch und ohne störende Nebenverletzungen die Gefäße freizulegen, so sind gerade diese Übungen von ganz besonderem Wert für den angehenden Arzt.

Im anatomischen Unterricht wird ja das selbständige topographisch-anatomische Arbeiten nicht geübt, und das theoretisch Erworbene ist oft in Vergessenheit geraten, so daß gerade dieser Zweig des Operationskurses eine willkommene Gelegenheit zur Wiederholung der topographischen Anatomie bedeutet.

Ebenso wichtig ist aber, daß bei diesen kleinen Operationen gleichzeitig die allgemeine chirurgische Technik erlernt und die Kenntnis der verschiedenen Instrumente und ihrer sinngemäßen Verwendung erworben wird. Gerade weil bei diesen Operationen zunächst wenig Instrumente gebraucht werden, ist es für den Anfänger möglich, sich darüber klar zu werden, welchen Zwecken die einzelnen Instrumente dienen. Wir kommen darauf noch zurück.

Bei der Übung größerer anderer Eingriffe tritt dann die Erlernung der besonderen Operationstechnik für den einzelnen Fall und das Kennenlernen von komplizierteren Sonderinstrumenten und ihrer Anwendungsweise mehr in den Vordergrund.

a) Die allgemeine operative Technik im Operationskurs.
(v. BERGMANN-ROCHS, SCHMIEDEN, AXHAUSEN.)

Vor jeder Operation muß ein Operationsplan möglichst genau festgelegt werden. Als Grundlage dieses Planes muß dem Operateur das zu erreichende Ziel dauernd vor Augen schweben. Er muß danach streben, den Plan in einfachster und schonendster Weise zur Ausführung zu bringen, d. h. der Weg zu einem tiefgelegenen Ziel soll kurz sein und doch mit der möglichst geringen Schädigung im Wege liegender Gewebe erreicht werden (s. S. 15).

Da sich die *Freilegung der Gefäße* als besonders geeignet zur ersten operativen Schulung für Operateur und Assistenten gezeigt hat und ein ausgezeichnetes Repetitorium der topographischen Anatomie darstellt, sollte an diesen Grundlagen nicht gerüttelt werden.

Noch ein paar kurze Worte über die Vorbereitung und Ausführung der Gefäßunterbindungen.

Das Instrumentarium besteht aus Messern, Pinzetten, scharfen und stumpfen Haken, einer Hohl- und einer Rinnensonde, zwei Scheren (gerade und krumme) (COOPERsche) und einem sog. DESCHAMPsschen oder Unterbindungsinstrument. Sehr zweckmäßig sind auch noch sog. Stieltupfer und ein Nadelhalter mit einigen Nadeln und etwas dünnem Bindfaden.

124   Die Eingriffe an den Blutgefäßen.

Die Instrumente bestehen in praxi alle vollständig aus Metall. Sie sind bis auf die Schneiden der Messer gut vernickelt, damit sie nicht rosten.

Das gebräuchlichste Messer für Weichteile hat eine in der Nähe der Spitze ausgebauchte Schneide (Abb. 69—72). Es wird in etwas größerer Form als sog. Weichteilmesser und in kleinerer als Präpariermesser verwendet (Abb. 69). Über die Haltung und Führung der Messer siehe später.

Die *scharfen Haken* sind 1—8zinkig in verschiedenen Größen vorhanden (Abb. 74, 75). Es ist darauf zu achten, daß die Haken genügend gebogen sind, da sonst ein Ausgleiten der damit gefaßten Wundränder unvermeidlich ist.

Die *stumpfen Haken* werden am besten nach dem Modell der sog. LANGENBECKschen Haken verwendet (Abb. 73). Auch sie haben am Hakenende noch eine besondere Biegung,

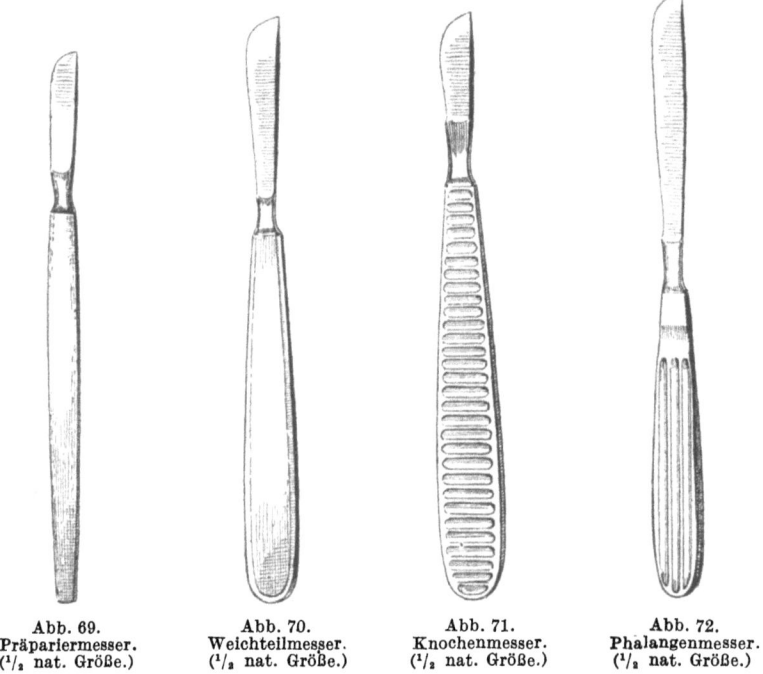

Abb. 69. Abb. 70. Abb. 71. Abb. 72.
Präpariermesser. Weichteilmesser. Knochenmesser. Phalangenmesser.
($^1/_2$ nat. Größe.) ($^1/_2$ nat. Größe.) ($^1/_2$ nat. Größe.) ($^1/_2$ nat. Größe.)

die das Ausgleiten verhindern soll. Sehr gut sind auch die sog. *Venenhaken* zu gebrauchen (Abb. 78). Sie haben eine starke sattelartige Krümmung. Auch die einzinkigen stumpfen Nervenhäkchen sind sehr zweckmäßig (Abb. 82).

Pinzetten werden in Form der anatomischen (hakenlosen) und der chirurgischen, die mit Haken versehen sind, benutzt. Stehen eine Reihe von spitzen Zähnen am Greifende nebeneinander, so wird das Instrument Rechenpinzette genannt (Abb. 81). Diese Form hat sich als besonders praktisch erwiesen (HANS).

Die *Hohlsonde* ist eine stumpfe, kurze, biegsame Sonde mit tiefer Rinne und breitem Blatt zum Halten an einem Ende. Die *Rinnensonde* (PAYR) ist eine starke, starre, oft leicht gebogene, mit kräftigem Handgriff versehene Hohlrinne (s. Darmresektion). Über die Anwendung der Instrumente siehe später.

Die *gerade Schere* ist meist spitz (Abb. 79a), die krumme spitz oder stumpf (Abb. 79b). Letztere ist die eigentliche Operationsschere, während die gerade zum Abschneiden der Fäden usw. benutzt werden soll. Die DESCHAMPSsche Nadel oder das Unterbindungsinstrument ist eine meist in zwei Ebenen gebogene, am besten stumpfe, mit Handgriff und Öhr versehene Nadel (Abb. 136).

Der *Stieltupfer* besteht aus einer geraden Kornzange mit Verschluß (CREMAILLÈRE). In die Arme der Zange werden kleine, feste Gazetupferchen eingeklemmt (Abb. 80).

Der *Nadelhalter* (Abb. 83) ist am besten in Form einer schlanken Drahtzange gebaut und hat eine Spreizfeder und einen Verschluß.

Die *Weichteilnadeln* sind halbmondförmig gekrümmt und auf dem Querschnitt dreikantig, zum Unterschied von den Darmnadeln, die einen kreisrunden Querschnitt haben. Die Hautnadeln sind flacher gekrümmt als die übrigen Weichteilnadeln.

Über die *allgemeine operative Technik* ist folgendes zu sagen:

Auch bei der Operation an der Leiche soll man sich möglichster Sauberkeit befleißigen. Es soll im weißen Mantel und mit über den Ellenbogen hinauf

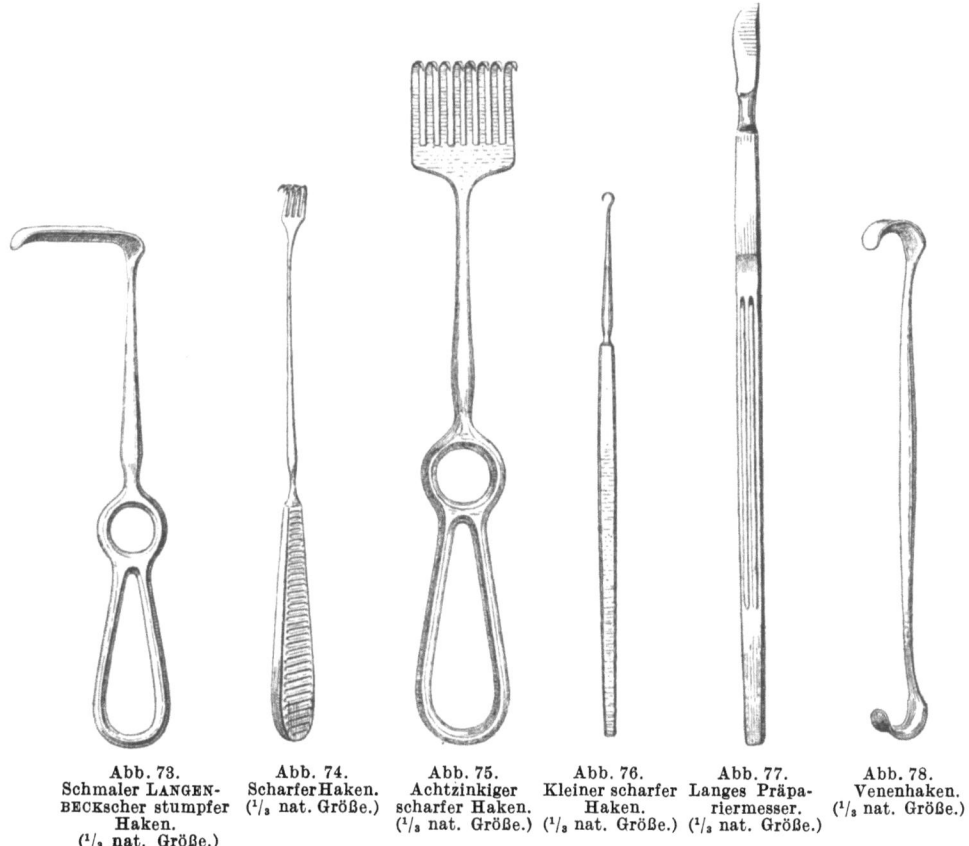

Abb. 73. Schmaler LANGENBECKscher stumpfer Haken. (¹/₃ nat. Größe.)
Abb. 74. Scharfer Haken. (¹/₃ nat. Größe.)
Abb. 75. Achtzinkiger scharfer Haken. (¹/₃ nat. Größe.)
Abb. 76. Kleiner scharfer Haken. (¹/₃ nat. Größe.)
Abb. 77. Langes Präpariermesser. (¹/₃ nat. Größe.)
Abb. 78. Venenhaken. (¹/₃ nat. Größe.)

entblößten Armen operiert werden. Der Gebrauch von Gummihandschuhen ist sehr zu empfehlen. Für Ärzte, die nebenbei praktisch tätig sind, ist ihr Gebrauch Erfordernis.

Bevor der Hautschnitt angelegt wird, muß durch Anschauung, wenn nötig Betastung, die richtige Stelle, die Schnittrichtung und Ausdehnung des Schnittes theoretisch festgelegt werden. Dann soll, besonders wenn die betreffende Haut auf der Unterlage sehr verschieblich ist, die freie Hand die Haut spannen. Das Hautmesser wird geigenbogenartig in die Hand genommen und nun in glattem Zug, ohne wesentlichen Druck auszuüben, die Haut und ein Teil des Unterhautgewebes durchtrennt. Nachdem der Assistent nun seine Haken eingesetzt hat, durchtrennt der Operateur in der ganzen Länge des Schnittes in einem Zuge oder in mehreren Zügen das Unterhautgewebe bis auf die Muskelfascie. Am Lebenden werden nun die Hautgefäße mit Arterienklemmen gefaßt und am besten gleich unterbunden. Will man nun in einen Muskelzwischenraum vordringen, so wird die Fascie an der betreffenden Stelle auf eine kleine Strecke eingeschnitten

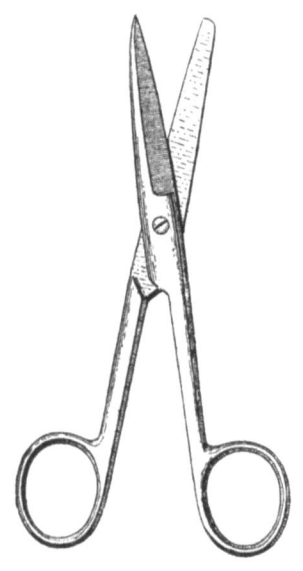

Abb. 79a. Gerade Schere mit einer Spitze. (¹/₂ nat. Größe.)

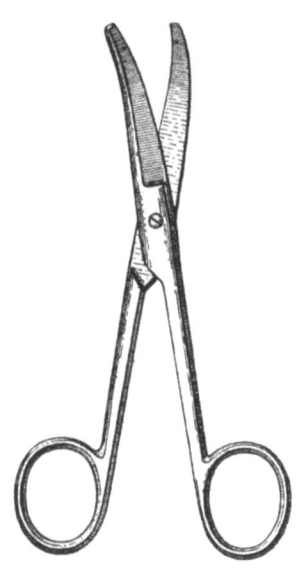

Abb. 79b. Krumme Schere (COOPER) vorn abgestumpft. (¹/₂ nat. Größe.)

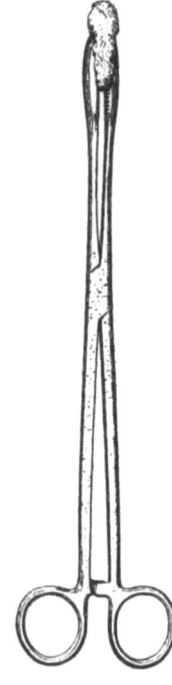

Abb. 80. Stieltupferzange. (¹/₃ nat. Größe.)

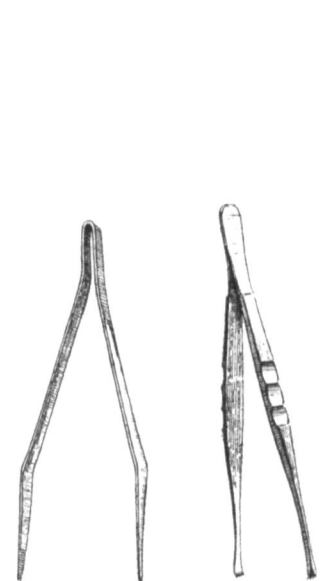

Abb. 81. Anatomische und chirurgische Rechenpinzette. (¹/₃ nat. Größe.)

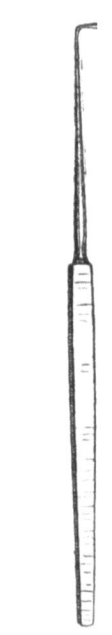

Abb. 82. Nervenhäkchen. (¹/₂ nat. Größe.)

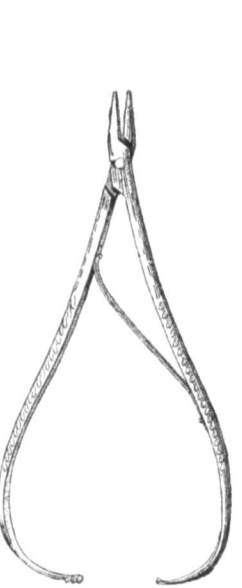

Abb. 83. Nadelhalter. (¹/₃ nat. Größe.)

und nun auf der unter die Fascie eingeführten Hohl- oder Rinnensonde gespalten. Mit dem Finger oder mit einem Stieltupfer (je weniger man mit den

Fingern in eine Wunde zu fassen braucht, desto besser wird die Asepsis gewahrt) wird nun das Muskelinterstitium stumpf erweitert. Jetzt hat der Assistent die Pflicht, *die scharfen Haken beiseite zu legen,* da durch die Krallen unnötige Verletzungen der Muskeln herbeigeführt würden. Außerdem gewähren die nun eingesetzten stumpfen Haken einen viel besseren Einblick in die Tiefe der

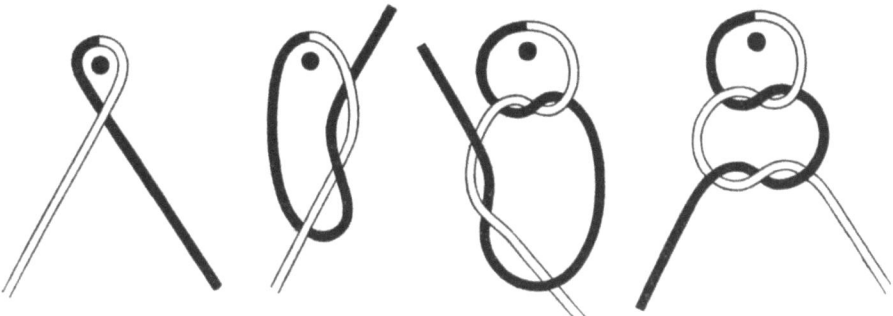

Abb. 84. Die Knotenbildung. 1. Der Weiberknoten. Der Knoten ist nicht unbedingt fest, er läßt sich aber auch nach Anlegung der zweiten Schlinge noch weiter zuziehen.

Wunde, und die Gefahr, die Hände des in der Wunde arbeitenden Operateurs mit den Krallen zu verletzen, ist geringer. Das ist nicht nur an der Leiche, sondern besonders bei Operationen septischer Kranker von Bedeutung. Meist liegt die gesunde Arterie nicht allein, sondern fast immer in einer gemeinsamen bindegewebigen Scheide mit der oder den Begleitvenen und eventuell

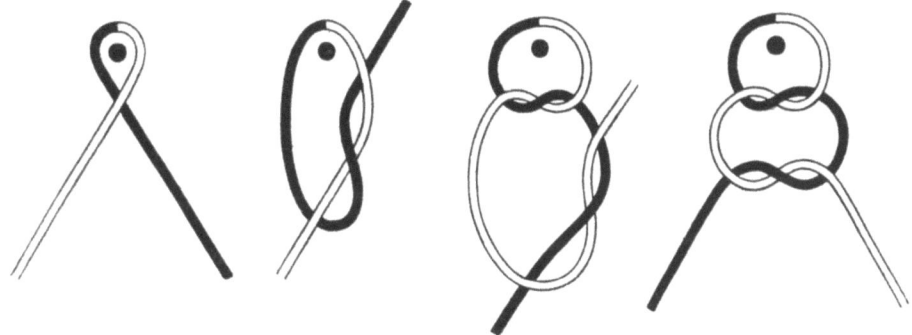

Abb. 85. Die Knotenbildung. 2. Der Schifferknoten. Nach Anlegung der zweiten Schlinge ist der Knoten unbedingt fest.

einem Nerven. Keines des Gebilde, außer der Scheide, darf mit spitzen oder scharfen Instrumenten angefaßt werden. Man hebt von der Scheide eine kleine Falte mit der chirurgischen Pinzette auf, schlitzt sie mit dem Messer, schiebt in dem Schlitz die Hohlsonde vor und spaltet das Bindegewebe. So kann man die Gefäße und Nerven leicht trennen. Man verwendet dazu die geschlossene anatomische Pinzette oder die Rinnensonde. Will man die einzelnen Gebilde auf größere Strecken getrennt halten, so bedient man sich am besten der einzinkigen stumpfen Nervenhäkchen (Abb. 82) oder des Venenhakens (Abb. 78). Schließlich kann man die Gebilde auch schonend fassen, indem man einen dicken Fadenzügel um sie legt. Ist die Arterie freigelegt, so führt man den

Die Eingriffe an den Blutgefäßen.

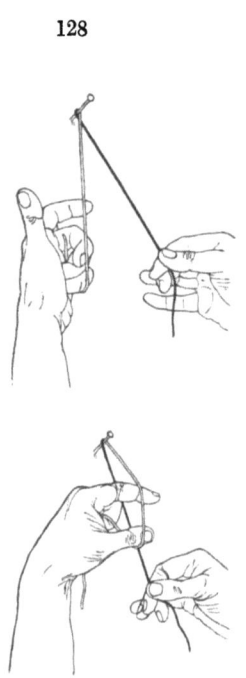

Abb. 86. Erster sog Wiener Knoten von einem Fadenende aus mit der linken Hand geschlungen, während die rechte das andere nur leicht gespannt festhält. 1. Die Fäden sind überkreuzt, der rechte verläuft über den linken. Die linke Hand faßt mit dem 4. und 5. Finger den oberen Faden und lädt ihn auf die Zeigefingerkuppe und den Daumen.

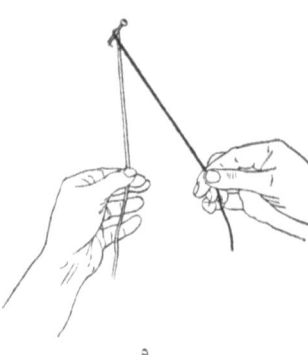

Abb. 87. Zweiter Wiener Knoten von einem Fadenende aus mit der linken Hand geschlungen, während die rechte Hand das andere Fadenende gespannt hält. 1. Die Fäden sind überkreuzt. Der rechte verläuft unter dem linken. Er wird zwischen Daumen und Zeigefinger der linken Hand gefaßt.

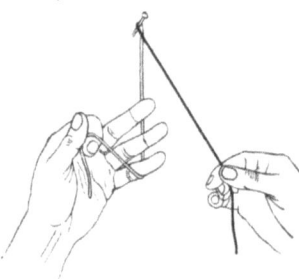

Abb. 87a. 2. Die linke Hand hebt den Faden und lädt ihn auf den 4. und 5. Finger.

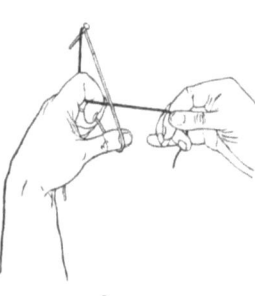

Abb. 86a. 2. Die linke Hand führt den so gefaßten Faden über den unteren, der mit der rechten Hand gespannt gehalten wird.

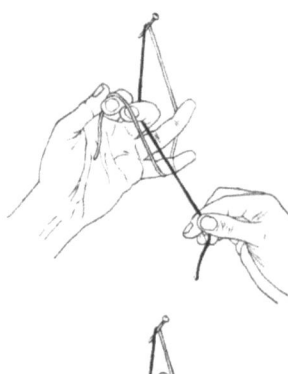

Abb. 87b. 3. Die linke Hand führt den Faden unter dem leicht gespannt gehaltenen anderen hindurch, faßt diesen mit dem Mittelfinger und führt ihn unter dem zwischen Daumen und Zeigefinger einerseits und kleinem Finger andererseits ausgespannten hindurch.

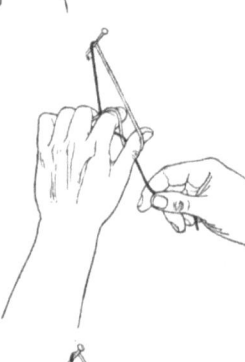

Abb. 86b. 3. Der Zeigefinger faßt den unteren Faden mit dem Endglied und führt ihn über den zwischen Daumen und 4. und 5. Finger ausgespannten oberen Faden.

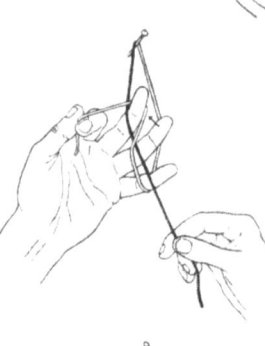

Abb. 87c. 4. Jetzt fassen der 4. und 3. Finger zusammen den Faden zwischen sich.

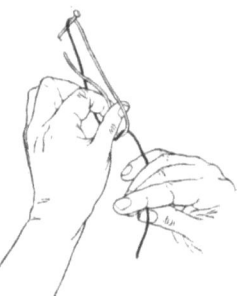

Abb. 86c. 4. Daumen und Zeigefinger ergreifen nun den oberen Faden.

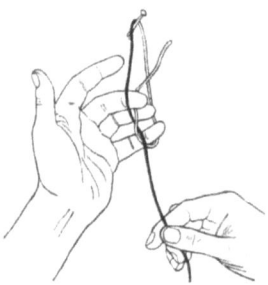

Abb. 87d. 5. Während Daumen und Zeigefinger das Fadenende loslassen, ziehen der 3. und 4. das Ende zur Schlinge durch. Auf diese Schlinge wird nun in derselben Weise die zweite gesetzt und damit der Knoten vollendet.

Abb. 86d. 5. Während der 4. und 5. Finger das Fadenende loslassen, ziehen es Daumen und Zeigefinger zur Schlinge durch. Auf die erste Schlinge wird dann eine zweite gesetzt, um den Knoten zu vervollständigen.

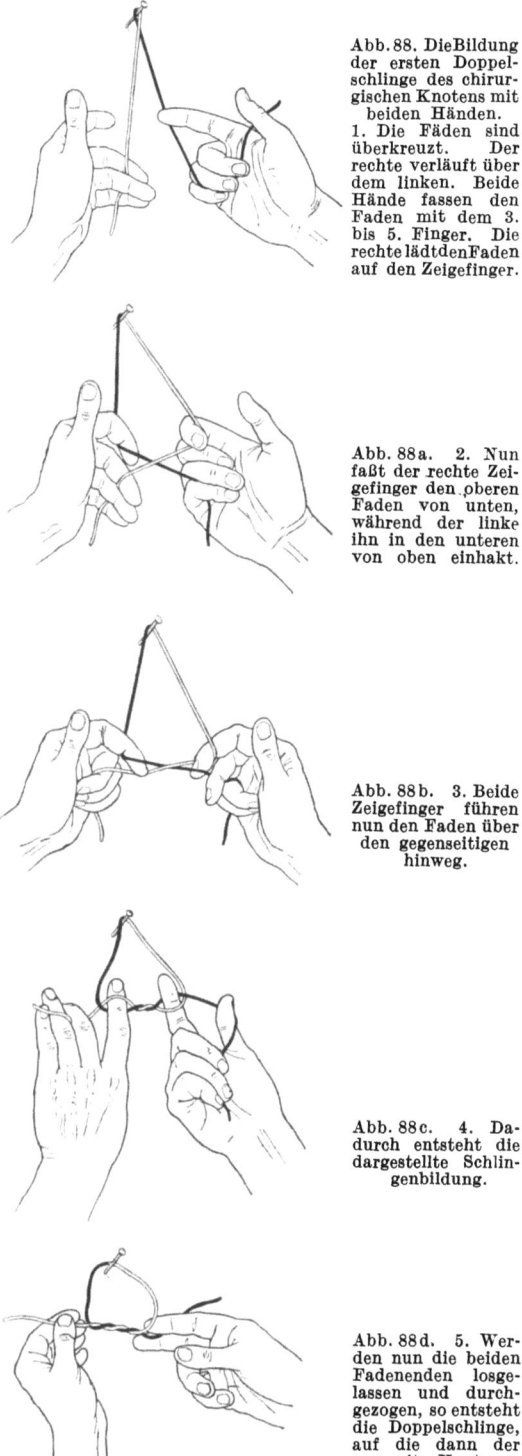

Abb. 88. Die Bildung der ersten Doppelschlinge des chirurgischen Knotens mit beiden Händen.
1. Die Fäden sind überkreuzt. Der rechte verläuft über dem linken. Beide Hände fassen den Faden mit dem 3. bis 5. Finger. Die rechte lädt den Faden auf den Zeigefinger.

Abb. 88a. 2. Nun faßt der rechte Zeigefinger den oberen Faden von unten, während der linke ihn in den unteren von oben einhakt.

Abb. 88b. 3. Beide Zeigefinger führen nun den Faden über den gegenseitigen hinweg.

Abb. 88c. 4. Dadurch entsteht die dargestellte Schlingenbildung.

Abb. 88d. 5. Werden nun die beiden Fadenenden losgelassen und durchgezogen, so entsteht die Doppelschlinge, auf die dann der zweite Knoten gesetzt wird.

Faden bei kleinen Gefäßen auf der Hohlsonde, bei großen auf der Rinnensonde mit der Unterbindungsnadel unter ihr durch. Diese Maßnahme ist viel zweckmäßiger, als die sofortige Unterfahrung mit dem Unterbindungsinstrument, da man sich noch einmal dabei überzeugen kann, daß die Arterie ringsherum frei ist und man nun die beiden Ligaturen, da die Rinnensonde liegenbleibt, leicht anlegen kann. Sind die beiden Fäden geknüpft, so durchschneidet man mit der Schere das Gefäß zwischen den beiden Unterbindungen und überzeugt sich noch einmal, daß vom Zwischenstück kein Seitenast abgeht. Die Unterbindung der Gefäße erfolgt am besten mit Seide, seltener mit Baumwollzwirn. Im infizierten Gebiet kann man auch Catgutfäden benutzen, doch muß man daran denken, daß die Catgutfäden oft frühzeitig resorbiert werden. Das mit dem Faden versehene Unterbindungsinstrument wird durch die Rinne hindurchgeführt und während ein Ende des Fadens mit der freien Hand gehalten wird, zieht man das Unterbindungsinstrument auf demselben Wege mit dem anderen Ende des Fadens zurück. Die größeren Arterien sollen zentral doppelt unterbunden werden, um das Abgleiten des Fadens durch den Blutdruck sicher zu verhüten.

Die Knoten[1] müssen fest zugezogen werden. Es ist am besten, wenn jeder beim Operieren auch den Knoten benutzt,

---

[1] EHRHARDT, V. MEZÖ, GOHRBANDT, DRÜNER, BULININ.

den er im alltäglichen Leben verwendet. Das ist in der Regel ein sog. *Weiberknoten,* der dann zustande kommt, wenn beide Schlingen nach der ersten Kreuzung der Fäden auf dieselbe Art und Weise ohne weitere Kreuzung zum Knoten übereinandergelegt werden (Abb. 84). Dieser Knoten hält nicht unbedingt fest, genügt aber im allgemeinen, wenn er fest genug zugezogen wird. Gelegentlich ist sogar ein noch weiteres Zuziehen notwendig, besonders bei sog. Massenunterbindungen. Das gelingt auch beim Weiberknoten. Will man unbedingte Haltbarkeit des Knotens erzielen, so muß man den sog. *Schifferknoten* schürzen. Nach Kreuzung des Fadens und Legen der ersten Schlinge werden die Fäden wieder gekreuzt, aber jetzt so, daß das bei der ersten Schlingenbildung von oben in die Schlinge eingetretene Fadenende nun unter das andere gelegt und das andere jetzt oben liegende Fadenende von unten her zur Bildung der Schlinge verwendet wird (Abb. 85). Der *chirurgische Knoten* unterscheidet sich von den beiden anderen dadurch, daß das eine Fadenende bei der Bildung der ersten Schlinge zweimal in derselben Richtung eingeschlagen wird. Die zweite Schlinge ist einfach. Dieser Knoten kommt hauptsächlich zur Anwendung, wenn eine stärkere Gewebsspannung die erste Schlinge wieder auseinanderzieht, bevor die zweite geschlungen ist.

Es ist schon oben darauf hingewiesen worden, daß Zeit beim Operieren im wesentlichen nur bei unwichtigen Handlungen eingespart werden darf. Zu diesen gehört das *Knoten*. Bei der Blutstillung im Verlauf größerer Operationen sind oft zahlreiche Unterbindungen notwendig. Je rascher man knoten kann, desto mehr Zeit wird gespart. Daher ist es zweckmäßig, das Schlingen des Knotens *mit einer Hand* zu erlernen, dann braucht das andere Fadenende nicht aus der Hand gelegt zu werden, was auch beim Anlegen einer fortlaufenden Naht von Bedeutung ist. Sehr empfehlenswert sind die zwei unten geschilderten sog. Wiener Knoten, die sowohl mit der rechten als mit der linken Hand geknüpft werden können, während die entsprechende andere den Faden nur gespannt hält. Bildet man beide Schlingen eines Knotens mit derselben Hand auf dieselbe Weise hintereinander, so erhält man einen *Weiberknoten* (s. oben). Will man einen *Schifferknoten* schlingen, was z. B. bei der Unterbindung großer Arterien sicherer erscheint, so ist es zweckmäßig, die beiden unter 84 und 85 beschriebenen Schlingen nacheinander mit derselben Hand zu einem Knoten zu vereinigen. Die Fäden müssen beide Male vor der Schlingenbildung in der angegebenen Weise gekreuzt werden. Auch die Doppelschlinge des *chirurgischen* Knotens kann auf einfache Weise mit einem Handgriff beider Hände geschlungen werden. Die Fingerstellungen zeigen die Abb. 86—88. Der zweite Knoten wird nach einer der genannten Methoden daraufgesetzt.

b) Die Freilegung der Arterien der oberen Extremität.
α) Die Freilegung der A. brachialis.

Am *Oberarm* ist das Gefäßnervenbündel meist leicht zu tasten, in seinen proximalen Abschnitten auch oft zu sehen. Trotzdem soll man sich bei der Unterbindung der A. brachialis genau an die Vorschriften halten, da in verschiedenen Abschnitten verschiedene Lageverhältnisse der einzelnen Gebilde zueinander festgestellt werden. Außerdem liegen an der Innenseite des Oberarmes so viele Gefäße und Nerven auf verhältnismäßig beschränktem Raume beieinander, daß leicht Verwechslungen eintreten können. Die A. brachialis wird in ihrem ganzen Verlaufe von der Achselhöhle bis zur Ellenbeuge im Sulcus bicipitalis medialis aufgesucht. Der Hautschnitt von etwa 6 cm Länge wird in der Längsrichtung des Armes angelegt. Nach Durchtrennung des Unterhautgewebes stößt man auf die Fascia brachii, die Muskeln und Nerven einhüllt. Die Grundbedingung für das sichere Finden der A. brachialis ist, daß man das Muskelfleisch des M. biceps an seinem medialen Rande durch Spaltung der Fascia brachii freilegt. Dringt man, während der Muskel etwas nach lateral gezogen wird, an seinem medialen Rande weiter vor, so löst sich von ihm das

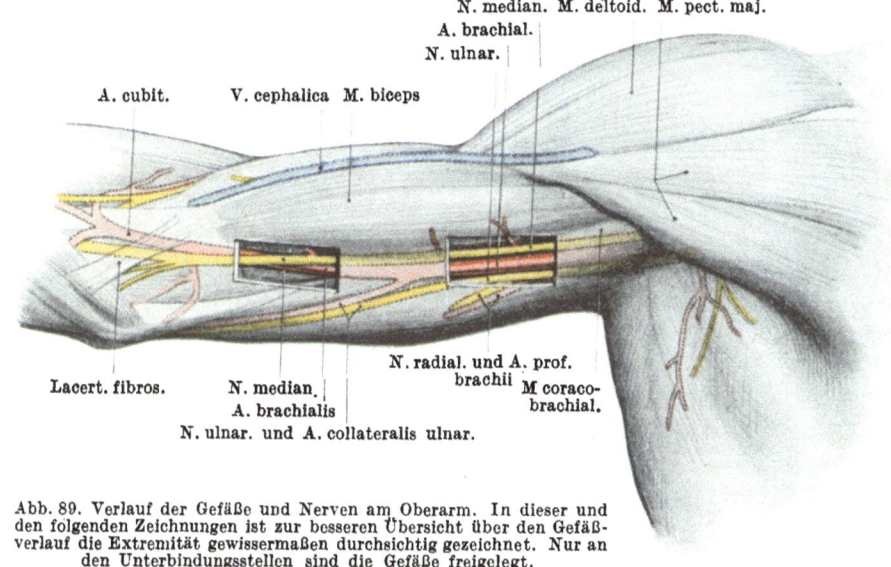

Abb. 89. Verlauf der Gefäße und Nerven am Oberarm. In dieser und den folgenden Zeichnungen ist zur besseren Übersicht über den Gefäßverlauf die Extremität gewissermaßen durchsichtig gezeichnet. Nur an den Unterbindungsstellen sind die Gefäße freigelegt.

in eine dünne besondere Fascie eingehüllte Gefäßnervenbündel ab. Wird diese dünne Fascie auf der Hohlsonde gespalten, so tritt oberhalb der Mitte des Oberarmes als erstes großes Gebilde der N. medianus hervor. Befindet man sich sehr weit proximal, so kann allerdings der dicht am Bicepsrand gelegene Nerv der N. musculocutaneus sein, der aber bald im Biceps verschwindet. Der N. medianus ist außerdem viel stärker. Medial von ihm liegt die A. brachialis mit ihren Begleitvenen, in deren eine die V. basilica bereits eingemündet ist. In der Mitte des Oberarmes findet man die Arterie hinter dem N. medianus, also knochenwärts. Noch weiter distal liegt sie lateral (Abb. 89, 90, 91). Während ihres ganzen Verlaufes dient der N. medianus als sicherer Anhalt. Erst kurz vor der Ellenbeuge treten die Gebilde etwas weiter auseinander, so daß der N. medianus etwa 1 cm medial von der A. cubitalis aufgesucht werden muß (s. A. cubitalis). Fehler, die beim Aufsuchen der A. brachialis gemacht werden können, sind folgende: Wird in der Mitte des Oberarmes oder etwas höher der Hautschnitt mehr medial angelegt und der Biceps nicht freigelegt, so kann der N. ulnaris, der sich hier bereits von dem gemeinsamen Gefäßnervenbündel getrennt hat, mit dem N. medianus verwechselt werden, zumal gelegentlich die A. collateralis ulnaris stark ausgebildet ist, und nun als A. brachialis angesehen wird (Abb. 89). Schließlich kann im unteren Drittel des Oberarmes noch eine Verwechslung mit der oft sehr starken V. basilica, die von dem N. cutaneus antebrachii medialis begleitet wird, eintreten. Allerdings nur bei sehr oberflächlichem Vorgehen, da beide Gebilde hier oberhalb der Fascia brachii verlaufen. Es sei deshalb zum Schluß dieses Abschnittes noch einmal auf die Wichtigkeit der Freilegung des leicht erkennbaren medialen Bicepsrandes hingewiesen.

Wenn wir nun die A. brachialis weiter verfolgen über den Ellenbogen hinaus an den Unterarm, so gibt es da auch verschiedene Stellen, an denen die Arterie

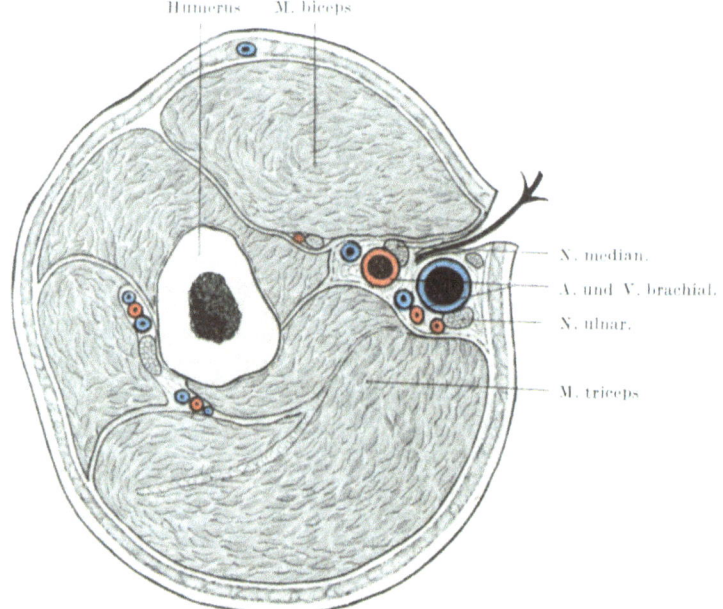

Abb. 90. Querschnitt durch den rechten Oberarm oberhalb der Mitte (proximale Schnittfläche). Der Pfeil deutet den Weg zur A. brachialis an. (Nach TOLDT umgezeichnet.)

oder ihre Hauptäste aufgesucht und unterbunden werden können, ohne daß irgendwelche wichtigen Gebilde zerstört zu werden brauchen.

β) Die Freilegung der A. cubitalis.

Zunächst ist es die Ellenbeuge selbst, in der die Arterie leicht aufgesucht werden kann.

Man muß von der Voraussetzung ausgehen, daß die Arterie, aus dem Sulcus bicipitalis medialis herauskommend, an der *medialen* Seite der Bicepssehne nach dem Unterarm zieht. Am Lebenden kann man die Arterie leicht tasten und sie pulsieren fühlen. Man sucht sich dazu den M. biceps bei etwas gebeugtem und supiniertem Arm auf und faßt auf der medialen Seite der Bicepssehne in die Tiefe. Das Tasten ist manchmal dadurch erschwert, daß die Arterie trotz ihrer oberflächlichen Lage gut geschützt wird durch ein aponeurotisches Band, das von der Bicepssehne nach der Muskelfascie der ulnar gelegenen Beugemuskelgruppe zieht, den sog. Lacertus fibrosus, der vielfach auch als zweite Ansatzsehne des M. biceps bezeichnet wird. Tatsächlich überträgt das sehnige Band die beugende Wirkung des M. biceps auf den ganzen Unterarm, da es ganz breit in die Fascia antebrachii übergeht. Den oberen konkaven Rand des Lacertus fibrosus kann man am Lebenden medial von der Bicepssehne palpieren. Oberhalb dieser Stelle fühlt man auch deutlich die Pulsation der A. cubitalis, bevor sie unter dem Lacertus verschwindet. Diesen Fascienstrang müssen wir durchtrennen, wenn wir die Arterie freilegen wollen.

Die Anlegung des Hautschnittes erfolgt in Fortsetzung des Sulcus bicipitalis medialis und wird schräg nach lateral über die durch Beugen und Strecken des Armes festgestellte, durch eine konstante quere Hautfalte gekennzeichnete Ellenbeuge in etwa 6 cm Länge geführt. Die Arterie geht in etwas schräger Richtung aus dem Sulcus bicipitalis hervor, darum macht man den Hautschnitt leicht bogenförmig um die Bicepssehne herum nach der Mitte der Furche, die von der Beugemuskulatur des Unterarmes und dem M. brachioradialis gebildet wird. Wenn die Haut und das Unterhautgewebe durchtrennt sind, so kann man leicht mit den subcutan verlaufenden Venen, besonders der V. mediana basilica,

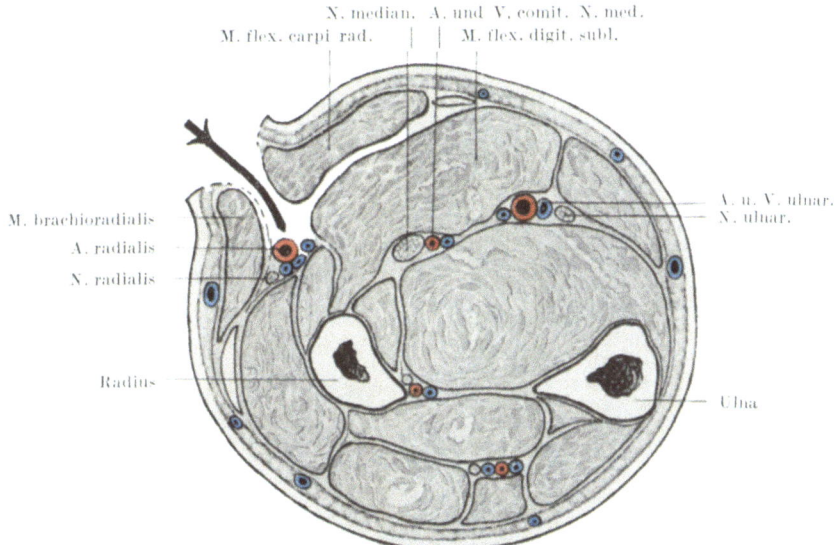

Abb. 91. Querschnitt durch das proximale Drittel des rechten Unterarmes. Proximale Schnittfläche. (Nach TOLDT umgezeichnet.)

in Berührung kommen. Läßt sie sich nicht beiseite ziehen, so muß sie doppelt unterbunden werden. Dann liegt die Fascia cubiti, verstärkt durch den Lacertus fibrosus, erkenntlich an den schräg ulnarwärts ziehenden derbsehnigen Fasern, vor. Man hat nun nichts weiter zu tun, als in der Richtung des Hautschnittes auch den Lacertus fibrosus zu durchschneiden und auseinander zu ziehen. Dicht darunter liegt die Arterie. Mit der Arterie verlaufen die beiden Begleitvenen.

Die Arterie ist hier ziemlich stark, ehe sie sich teilt. Die Teilung findet schon unterhalb des Lacertus fibrosus oder an dessen distalem Rande statt. Gelegentlich kommt es doch vor, daß der Schnitt zu weit lateral liegt, dann muß man die Bicepssehne suchen und sich dann weiter medial halten; oder man kann zu weit medial kommen, dann trifft man auf den N. medianus, der oben bei der A. brachialis als Richtungsnerv diente, hier aber nicht mehr (Abb. 93) neben der Arterie liegt, sondern 1—$1^{1}/_{2}$ cm medial davon entfernt.

γ) Die Freilegung der Aa. radialis und ulnaris.

Die Unterbindung der Aa. radialis und ulnaris wird an vier Stellen — d. h. in je zwei Höhenabschnitten — vorgenommen, nämlich erstens an der Grenze zwischen oberem und mittlerem Drittel und zweitens unmittelbar oberhalb des Handgelenkes.

Die Unterbindung an der Grenze zwischen oberem und mittlerem Drittel macht gewöhnlich einige Schwierigkeiten, und zwar deshalb, weil die Arterien hier etwas versteckt in den Muskelzwischenräumen liegen. Dies gilt besonders für die A. ulnaris. Die A. radialis ist leichter aufzufinden. Es ist nicht zu empfehlen, die Arterien weiter proximal aufzusuchen, da die Teilungsstelle sich erst etwa 2 cm unterhalb der Ellenbeuge befindet, und beide Gefäße erst einen schrägen Weg zurücklegen müssen, um in die betreffenden Muskelzwischenräume zu gelangen. Man muß den Schnitt genau da machen, wo das obere in das mittlere Drittel übergeht, für die A. ulnaris sogar lieber noch etwas weiter distal. Diese Mahnung muß vorausgeschickt werden, weil sonst besonders das Aufsuchen der A. ulnaris in dem vorgeschriebenen Raum vergeblich sein kann. Im übrigen ist es eine Erfahrungstatsache, daß die A. radialis immer zu weit radial, die A. ulnaris ebenfalls zu weit nach radial aufgesucht wird.

1. Die Freilegung der A. radialis am Unterarm.

Die A. radialis muß in der deutlich tastbaren Furche zwischen M. brachioradialis und M. pronator teres bzw. M. flexor carpi radialis aufgesucht werden. Diese Furche liegt aber

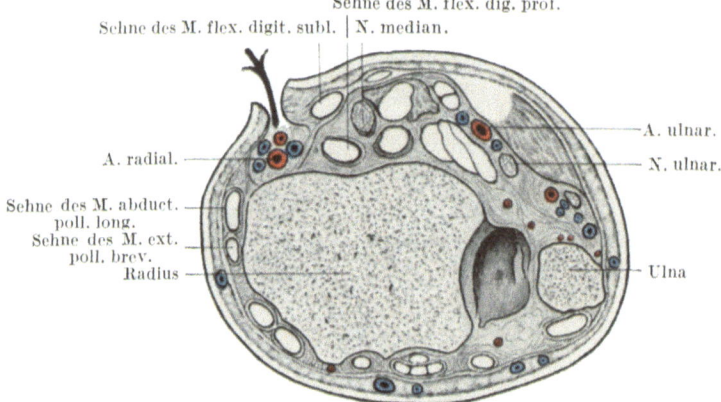

Abb. 92. Querschnitt durch den unteren Teil des rechten Unterarmes. Proximale Schnittfläche. Pfeil zeigt den Weg zur Aufsuchung der A. radial. (Nach TOLDT umgezeichnet.)

in der betreffenden Höhe nur wenig radialwärts von der Mitte zwischen dem ulnaren und radialen Rande des Unterarmes. Die A. ulnaris liegt dagegen sehr weit ulnarwärts (Abb. 93). Die ulnare Grenze des Muskelzwischenraumes wird durch den M. flexor carpi ulnaris gebildet, dessen sehnigen Rand man distal von der Mitte des Unterarmes ab meist gut tasten kann (Abb. 93). Der Rand überschreitet die Verbindungslinie des Epicondylus medialis mit dem Os pisiforme nur wenig radialwärts.

Zur *Ausführung der Unterbindung* der A. radialis sucht man wieder die Bicepssehne auf, und zwar ihren lateralen Rand und tastet sich von da distal in einen keilförmigen Raum hinein, der von den Mm. brachioradialis und pronator teres gebildet wird. Dieser Raum verschmälert sich nach distal. Am Ende dieser Spalte, also ziemlich in der Mitte zwischen dem radialen und ulnaren Rande des Unterarmes beginnt der Schnitt von 5—6 cm Länge, etwas schräg nach radialwärts. Um sich vor Nebenverletzungen der oberflächlichen Venen zu schützen (V. mediana antebrachii oder V. mediana cephalica), legt man die Fascia antibrachii in größerer Ausdehnung frei. Die Venen lassen sich beiseite ziehen. Dann spaltet man die Fascie in der Richtung des Hautschnittes. Die Muskeln, radialwärts der M. brachioradialis, ulnarwärts, mehr proximal der M. pronator teres, mehr distal der M. flexor carpi radialis, werden vorsichtig auseinandergedrängt. Die Arterie liegt hier ziemlich oberflächlich, begleitet von zwei Venen. Der N. radialis kann nur mit seinem Ramus superficialis radialwärts und oft etwas tiefer unter dem M. brachioradialis beobachtet werden. Unterhalb der Mitte des Unterarmes trennt auch er sich von der Arterie, um zwischen den Mm. brachioradialis und extensor carpi radialis longus hindurch auf das Dorsum des Unterarmes zu treten.

2. Die Freilegung der A. radialis oberhalb des Handgelenkes.

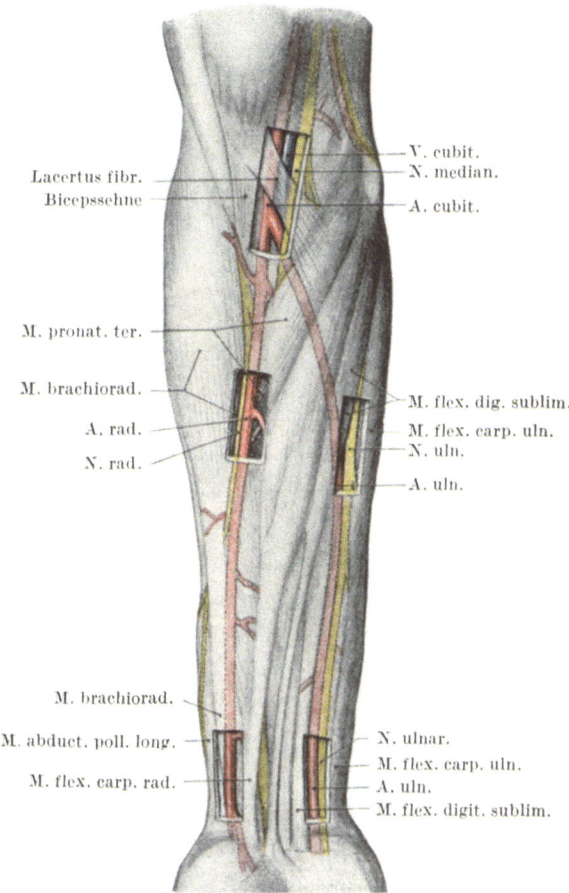

Abb. 93. Der Verlauf der Gefäße und Nerven in der Ellenbeuge und am Unterarm.

Die Unterbindung der A. radialis oberhalb des Handgelenkes ist sehr einfach, weil die Arterie oberflächlicher liegt. Sie wird an der Stelle unterbunden, an der der Puls gewöhnlich gefühlt wird, und zwar in Supinationsstellung der Hand. Als radiale Begrenzung des Operationsfeldes ist der Proc. styloideus radii bzw. die dort ansetzende Sehne des M. brachioradialis zu merken. Genau genommen wird die Grenze durch die Sehnen des M. abductor pollicis longus und extensor pollicis brevis gebildet. Ulnarwärts von der Unterbindungsstelle findet man die Sehne des M. flexor carpi radialis, die am Köpfchen des Metacarpus II ansetzt. Die Arterie liegt hier so oberflächlich, daß man nichts weiter zu durchtrennen braucht als die oft ziemlich derbe Fascia antibrachii.

Wir machen den Schnitt zwischen diesen beiden beschriebenen Sehnen. Es genügen 4 cm Länge. Dann zieht man die Hautwunde auseinander und nun sieht man die Fascie — an ihren queren Faserzügen zu erkennen —, schneidet sie ein und stößt sofort auf die Arterie mit ihren Begleitvenen. Daß die A. radialis hier nicht mehr von einem Nerven begleitet ist, ist oben schon bemerkt.

3. Die Freilegung der A. ulnaris am Unterarm.

Die Unterbindung der A. ulnaris an der Grenze zwischen oberem und mittlerem Drittel ist, wie gesagt, von den vier Stellen am Unterarm die schwierigste Unterbindung, und zwar weil die Arterie ziemlich versteckt liegt und weil sie meistens an falscher Stelle, nämlich zu weit radialwärts, gesucht wird. Die Arterie verläuft unter dem Muskelbauch des M. flexor carpi ulnaris, der sich zwichen dem Epicondylus med. und dem Os pisiforme ausspannt (Abb. 93, 94).

136   Die Eingriffe an den Blutgefäßen.

Wenn man also diese beiden Punkte miteinander verbindet und in Supinationsstellung des Armes den Schnitt durch Haut und Subcutangewebe ausgeführt

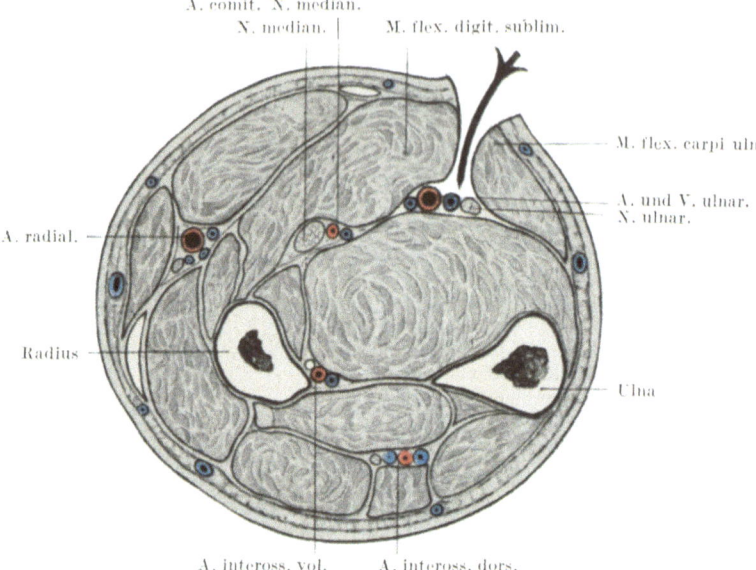

Abb. 94. Der Querschnitt durch den rechten Unterarm oberhalb der Mitte zeigt die proximale Schnittfläche. Der Pfeil weist auf den Weg zur Freilegung der A. ulnaris hin. (Nach TOLDT umgezeichnet.)

und die meist das Operationsfeld kreuzende V. basilica beiseite genommen oder unterbunden hat, so durchschneidet man die Fascia antebrachii und dringt stumpf und vorsichtig zwischen dem ulnar gelegenen M. flexor carpi ulnaris und

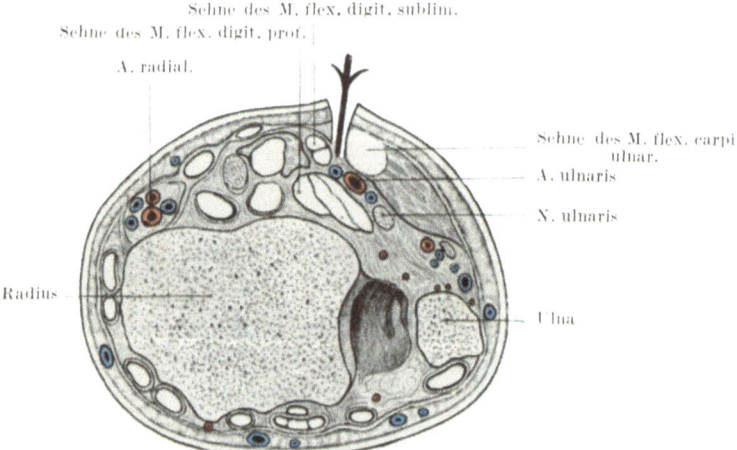

Abb. 95. Der Querschnitt durch das untere Ende des rechten Unterarmes zeigt die proximale Schnittfläche. Der Pfeil weist auf den Weg zur Freilegung der A. ulnaris hin. (Nach TOLDT umgezeichnet.)

dem radial gelegenen M. palmaris longus oder M. flexor digitorum sublimis ein. In verhältnismäßig geringer Tiefe, nicht senkrecht eingehend, eher immer etwas unter den Rand des M. flexor carpi ulnaris vordringend, gelangt man auf die Arterie, die hier in Gemeinschaft mit dem ulnarwärts gelegenen N. ulnaris durch den Muskelzwischenraum herunterzieht. Die Gebilde liegen auf dem M. flexor digitorum profundus. Der N. medianus kommt bei keiner der Operationen zu Gesicht. Der N. ulnaris kommt bekanntlich aus dem Sulcus ulnaris des Humerus herunter, durchbohrt unterhalb des Epicondylus medialis die beiden Köpfe des M. flexor carpi ulnaris, tritt zwischen diesen durch und begleitet von der Mitte des Unterarmes ab die Arterie bis zum Handgelenk (Abb. 93). Wir finden ihn auch hier noch auf der ulnaren Seite der Arterie gelegen.

4. Die Freilegung der A. ulnaris oberhalb des Handgelenkes.

Die Unterbindung der A. ulnaris dicht oberhalb des Handgelenkes ist etwas schwieriger als die Unterbindung der A. radialis, da die A. ulnaris etwas tiefer liegt. Sie liegt nicht nur unter der einfachen oberflächlichen Fascie, sondern noch unter einer besonderen eigenen Fascie, also in einer Gefäßnervenscheide. Wir legen in der Richtungslinie (s. S. 136) unseren Schnitt von etwa 4 cm Länge an, und zwar am radialen Rande der deutlich fühlbaren Sehne des M. flexor carpi ulnaris. Radialwärts ist das Operationsfeld begrenzt von den Sehnen des M. flexor digitorum sublimis. Zwischen beiden Sehnengruppen machen wir den Schnitt, durchschneiden wieder die Fascia antibrachii und dringen zwischen beiden Sehnen, die gelegentlich etwas näher zusammenrücken, ein. Man muß sich merken, daß man nicht zu weit radialwärts gehen darf. So kommt man auf die durch ein besonderes Fascienblatt eingehüllten Gebilde, und zwar auf die A. ulnaris und den ulnarwärts gelegenen N. ulnaris. Die Arterie hat zwei Begleitvenen (Abb. 93 und 95).

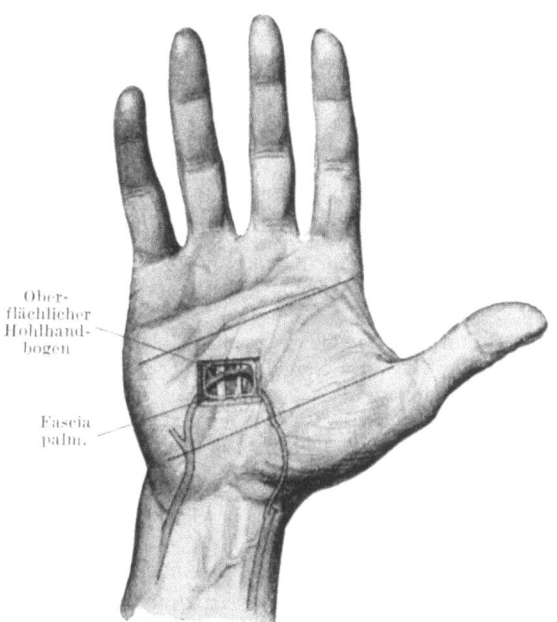

Abb. 96. Die Hilfslinien zur Aufsuchung des Hohlhandbogens.

5. Die Freilegung des oberflächlichen Hohlhandbogens.

Die Unterbindung des Arcus volaris superficialis kommt bei Verletzungen der Hohlhand und eventuell bei Hohlhandphlegmonen in Betracht. Er ist nicht schwer aufzusuchen. Man hat dafür verschiedene Methoden; am zweckmäßigsten ist folgende:

Wenn man die Hohlhand betrachtet und die Falte, die von der radialen Seite der Hand, etwa einen Querfinger unterhalb der ersten Querfalte des zweiten Fingers schräg nach ulnarwärts hinüberzieht, ins Auge faßt und dann zu dieser eine Parallele zieht, die durch den Winkel, den der abduzierte Daumen mit der radialen Seite der Hand bildet, hindurchgeht, so trifft eine dritte Parallele, die in der Mitte der beiden Linien verläuft, den Scheitelpunkt des oberflächlichen Hohlhandbogens, der bekanntlich aus der A. ulnaris entspringt (Abb. 96).

Man unterbindet die Arterie von einem Schnitt, der den Hohlhandbogen senkrecht oder wenigstens nahezu im rechten Winkel trifft. Am besten verläuft der Schnitt ungefähr rechtwinklig zu den beiden ersten Parallelen in Richtung des 3. oder 4. Metacarpus. Ist die Haut mit dem derben stark entwickelten Fettpolster durchtrennt, so stößt man auf die starke Fascia palmaris und muß nun diese Fascie sehr vorsichtig in der Schnittrichtung einschneiden, da der Hohlhandbogen unmittelbar darunter liegt. Man nimmt zum Schutze der Arterie am besten die Durchschneidung der Fascia palmaris auf einer Hohlsonde vor.

c) Die Freilegung der A. axillaris.

Die Aufsuchung der A. axillaris ist auch heute noch sehr wichtig, da sie bei jeder Mammaamputation wiederholt werden muß, zwar ohne Unterbindung, aber unter völliger Freilegung aller in der Regio axillaris gelegenen Gebilde.

Nur in der Achselhöhle können wir uns über die topographische Anatomie der Gebilde unterrichten, denen wir bei der Drüsenausräumung begegnen. (Auf Abb. 97 dürfte das Fenster, das die Gebilde freigelegt zeigt, etwas weiter medial über die Gebilde, die in die Regio subscapularis ziehen, hinausreichen.) Der Arm muß rechtwinklig (nicht weiter) abduziert, der Unterarm rechtwinklig gebeugt und die Hand supiniert werden, da die Gebilde in dieser Stellung gespannt sind und so bei jeder Mammaamputation zu Gesicht kommen. Wird der Arm stärker abduziert, mehr gehoben oder gesenkt, so verschieben sich die einzelnen Gebilde wesentlich zueinander und die Nervenstämme können gezerrt werden.

Man macht den Schnitt etwas oberhalb der Mitte zwischen M. pectoralis major einerseits und M. latissimus dorsi und M. teres major andererseits. An dieser Stelle, die der lateralen Achselhaargrenze entspricht, suchen wir das Gefäßnervenbündel auf. Nach Durchtrennung der Haut und des meist spärlich entwickelten Fettgewebes trifft man am zentralen Wundrande auf die quer die Achselhöhle überspannende Fascia axillaris, die von der Fascia pectoralis superficialis zur Fascie des M. latissimus dorsi zieht.

Diese Fascia axillaris bildet den armwärts offenen Achselbogen, dessen scharfen Rand man meist feststellen kann. In der Mitte des Schnittes findet man dicht lateral der Grenze des Achselbogens die Fascie nur dünn und von Gefäßen durchlöchert, so daß man einen Zusammenhang der einzelnen Fascienabschnitte oft nicht mehr feststellen kann. Nach dem Arme zu wird die Fascie wieder fester und kann in selteneren Fällen sogar Muskelbündel enthalten (sog. LANGERscher Armbogen), die nach TOBLER wahrscheinlich Reste einer Hautmuskulatur darstellen.

Dringt man in der Mitte des Schnittes in die Tiefe, so findet man als oberflächlichstes Gebilde, von Fett und Bindegewebe mit eingelagerten Lymphknoten umgeben, die einfach oder auch doppelt angelegte V. axillaris. Hat man die blau durchschimmernde Vene erst gesehen, so braucht man nur an ihrem oberen Rande die Gefäßscheide auf der Hohlsonde etwas einzuschneiden, um die Vene zu isolieren. Man läßt sie nach medial heruntersinken und hilft, wenn nötig, mit Stieltupfern nach. Nun ist der Weg zur Arterie noch durch die darübergelagerten Nervenstämme des Plexus brachialis verschlossen. Der am weitesten lateral gelegene stärkste Nervenstamm ist der N. medianus (Abb. 97). (Wenn man den M. coracobrachialis etwas lateral abzieht, kann man allerdings noch weiter lateral auch den schwächeren N. musculocutaneus finden.) Medial vom N. medianus liegt der N. ulnaris, noch weiter medial die Nn. cutanei antebrachii und brachii mediales. Zwischen den beiden großen Stämmen, dem

N. medianus und ulnaris, wird die lockere Verbindung mit zwei anatomischen Pinzetten gelöst und nun findet man unter dem N. medianus gelegen die *A. axillaris,* die sich leicht isolieren und unterbinden läßt. Um sich etwas über die Topographie der Achselhöhlengebilde zu unterrichten, dringt man nun stumpf nach oben vor. Dann kann man die A. axillaris in die sog. Medianusgabel eintreten sehen (Abb. 97). Etwa in derselben Höhe der Achselhöhlenpyramide findet man den Abgang der A. subscapularis aus der A. axillaris, die begleitet wird von dem *N. thoracodorsalis* und der V. subscapularis (Abb. 97). Gelegentlich

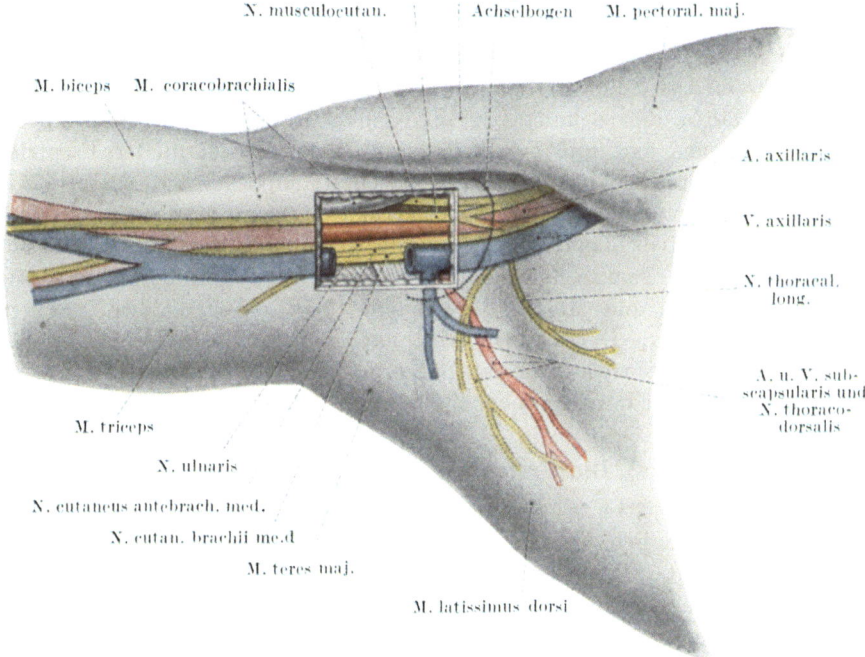

Abb. 97. Der Verlauf der Gefäße und Nerven in der Achselhöhle.

entspringen diese Nerven aus dem N. axillaris, meist aus dem Plexus selbst. Dringt man noch weiter gegen die Spitze der Achselhöhlenpyramide vor, so findet man auf der lateralen Thoraxwand, hinter dem Plexus brachialis hervortretend, den *N. thoracalis longus* (Abb. 97, s. auch S. 850).

d) Die Freilegung der A. iliaca comm.

Man legt den Kranken auf die gesunde Seite auf eine Rolle zwischen Rippenbogen und Beckenschaufel, wie zur Nierenfreilegung (s. S. 1276). Es stehen drei Wege zu der Arterie zur Verfügung.

1. Der Weichteilschnitt wird wie zur Nierenfreilegung von der 12. Rippe schräg nach ventral caudal geführt. Hat man die Muskeln durchtrennt bis zur Fascia transversalis, so wird diese mit dem darunterliegenden Peritonealsack mit der Hand vorsichtig nach medial geschoben und damit von der Bauchwandmuskulatur so weit gelöst, bis man den lateralen Rand des M. psoas maj. erreicht. Der Ureter wird meist mit dem Peritoneum von

der Unterlage abgehoben, ebenso die A. und V. spermatica int. Bleiben diese Gebilde aber zurück, so löst man sie von der nun vorliegenden Teilungsstelle der A. iliaca comm. in ihre beiden Hauptäste ab und schiebt sie nach medial, wo sie mit einem breiten Spatel mit dem Peritonealsack zurückgehalten werden. Nach Spaltung des lockeren Bindegewebes, in dem meist auch der N. genitofemoralis verläuft, stößt man auf die Arterie. Auf der linken Seite liegt die Arterie lateral von der V. iliaca, während sie rechts zuerst medial und ventral der Vene gelegen ist. Erst weiter distal findet die Überkreuzung statt.

Der zweite Weg entspricht dem, der zur Freilegung des N. obturatorius nach SELIG empfohlen wird (s. S. 214).

Der dritte Weg wird von KOCHER empfohlen und schont am besten Muskeln und Nerven. Der Schnitt verläuft zuerst parallel zum Lig. inguinale, in dessen äußerer Hälfte der Schnitt beginnt. Nach Durchtrennung der Aponeurose des M. obliquus ext. und seiner distalen Muskelbündel in der Faserrichtung werden in querer Richtung vom oberen Schnittpunkt nach medial die Mm. obliquus int. und transversus in ihrer Faserrichtung bis in die Rectusscheide hinein gespalten. Dann schneidet man, von da beginnend, die vordere Scheide des M. rectus abdom. senkrecht caudalwärts ein und bildet damit einen rechtwinkeligen, aus Fascie und Muskel bestehenden, in der Gegend des Lig. inguinale gestielten Lappen. Der Lappen wird nach caudal zurückgeschlagen und die nun vorliegende Fascia transversalis mit dem Peritonealsack, wie oben geschildert, nach medial abgeschoben, bis die Gefäße freiliegen.

e) Die Freilegung der A. iliaca externa.

Die A. iliaca externa wird am besten kurz vor ihrem Übergang in die A. femoralis, also dicht oberhalb des Lig. inguinale unterbunden. Der Durchtritt durch die Lacuna vasorum liegt etwas medial des Mittelpunktes des Lig. inguinale. Da die Arterie nicht nur in reichliches Fett- und Bindegewebe, in dem sich zahlreiche Lymphknoten befinden, eingehüllt ist, sondern auch nur nach Durchtrennung von Fascien und Muskeln zu erreichen ist, so ist es nötig, ihre Lage vor der Operation möglichst genau zu bestimmen. Man zeichnet sich daher ihre Kreuzung mit dem Lig. inguinale am besten möglichst genau auf der Haut auf.

Der Hautschnitt beginnt etwa am äußersten Rande des äußeren Leistenringes und geht fingerbreit oberhalb des Lig. inguinale bis etwas über die Mitte des Leistenbandes zu diesem parallel. Ist die Haut und das subcutane Fett durchtrennt, so kommt die glänzende Aponeurose des M. obliquus externus mit ihren Fibrae intercrurales zum Vorschein. Etwas außerhalb des Leistenringes macht man in diese Aponeurose einen kleinen Einschnitt und spaltet nun die Aponeurose in der Richtung des Hautschnittes auf der Hohlsonde. Den Leistenring soll man nicht eröffnen, um den Samenstrang nicht freizulegen. Er bleibt medial liegen. Wenn man den Schnitt durch die Aponeurose etwas auseinanderzieht, so kommt der M. obliquus abdominis internus zum Vorschein, dessen Fasern mit dem M. transversus abdominis und dem M. cremaster zusammen parallel zum Lig. inguinale verlaufen. Es ist deshalb auch nicht nötig, ihn scharf zu durchtrennen, sondern man kann die Muskelbündel stumpf auseinanderziehen oder sie vom Lig. inguinale abschieben und gelangt nach Durchtrennung der dünnen Fascia transversalis in einen Raum, der von lockerem Fett- und Bindegewebe ausgefüllt ist. Darin liegen die A. und V. iliaca externa. Es ist derselbe Raum, der sich nach medial fortsetzt in das Cavum praevesicale, in dem auch die Blase liegt. Er ist deshalb mit lockerem Gewebe ausgefüllt, weil hier Organe liegen, die sich ausdehnen müssen. In diesem Raume müssen wir die Arterie aufsuchen. Nach Spaltung der Fascia

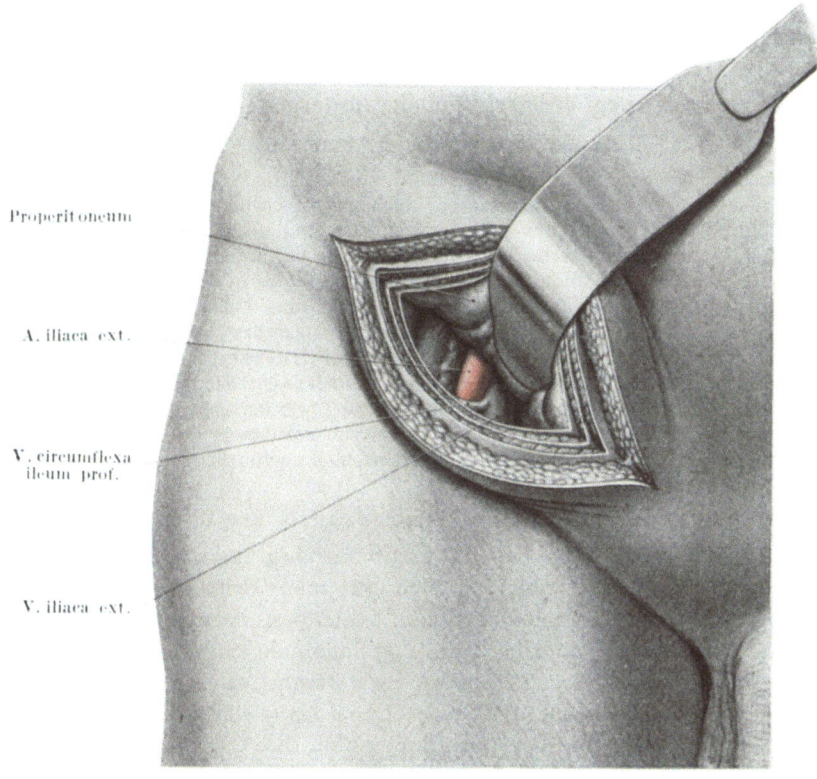

Abb. 98. Die Freilegung der A. iliaca ext. Haut- und Weichteilschnitt verlaufen parallel oberhalb des Leistenbandes. Der freigelegte Bauchfellsack wird mit einem Haken zurückgehalten. A. und V. iliaca ext. sind freigelegt.

transversalis quillt das praeperitoneale Fett vor. Dieses muß sehr vorsichtig mitsamt der Umschlagsfalte des Peritoneums nach oben geschoben und mit stumpfen Haken zurückgehalten werden (Abb. 98). Sieht man nun am äußeren Wundrande die Arterie nicht sofort, so kann man sie doch meist durch den tastenden Finger an der Stelle, wo sie über den horizontalen Schambeinast hinüberzieht, feststellen. Die Vene liegt medial und meist etwas hinter der Arterie.

Es ist noch zu bemerken, daß sehr häufig gerade an der Unterbindungsstelle ein starker Venenstamm die Arterie kreuzt, die V. circumflexa ileum profunda, die in die V. iliaca externa mündet. Sie muß, wenn sie im Wege ist, unterbunden werden. Außerdem ist in dieser Gegend auch die A. epigastrica inferior zu finden, die manchmal etwas höher, manchmal etwas tiefer entspringt. Man muß darauf achten, um sie nicht zu verletzen.

f) Die Freilegung der A. hypogastrica.

Sie wird auf einem derselben Wege freigelegt, wie sie oben für die Freilegung der A. iliaca comm. geschildert wurde. Sie verläuft von ihrem Abgang aus der A. iliaca comm. fast senkrecht in das kleine Becken hinab. Bei ihrer Trennung von den Nachbargebilden muß man vorsichtig vorgehen, da lateral die große V. iliaca ext. und dorsal die ebenfalls starke V. hypogastrica verlaufen. Auch den ventral vorbeiziehenden N. spermaticus ext. muß man schonen (s. auch S. 155).

g) Die Freilegung der Arterien der unteren Extremität.
α) Die Freilegung der A. femoralis.

Wir haben am Oberschenkel drei Orte der Wahl, an denen die A. femoralis unterbunden werden kann. Diese drei Punkte müssen aber auch genau eingehalten werden, weil die anatomischen Verhältnisse an den drei Stellen verschieden sind, ebenso wie die Art, sich die Arterie zugänglich zu machen. Um die drei Punkte genau zu bestimmen, teilt man die Länge des Oberschenkels vom Lig. inguinale bis zum medialen Condylus in drei gleiche Teile. Die erste Unterbindung wird *unmittelbar* unterhalb des Lig. inguinale (LARREY), die zweite an der Grenze zwischen dem oberen und mittleren Drittel (SCARPAsches Dreieck) und die dritte an der Grenze zwischen dem mittleren und unteren Drittel (HUNTERscher oder Adductorenkanal) ausgeführt. *Die angegebenen Punkte müssen den Mittelpunkten der anzulegenden Schnitte entsprechen.* Sämtliche Unterbindungen am Oberschenkel werden erfahrungsgemäß meist zu weit distal versucht. Auf diesen Fehler soll daher von vornherein hingewiesen werden.

Die Ausführung der Unterbindungen soll nun im einzelnen ausführlich besprochen werden.

1. Die Freilegung der A. femoralis unterhalb des Lig. inguinale.

Die Freilegung der Gefäße hat unterhalb des Lig. inguinale zu erfolgen und nicht einige Finger breit tiefer, da sich dort mehr Schwierigkeiten bieten infolge der im distalen Abschnitt der Fossa ovalis bestehenden anatomischen Verhältnisse. Unmittelbar unterhalb des Lig. inguinale sind die Gefäße nicht nur am oberflächlichsten gelegen, sondern man kommt auch mit Seitenästen nicht in Berührung. Höchstens die Venae circumflexae ileum superf. oder die V. epigastrica superficialis, die von oben außen über die A. femoralis hinziehen, können im unteren Wundwinkel gelegentlich beobachtet werden, und wenn sie sich nicht beiseite ziehen lassen, ist ihre Unterbindung notwendig. Das Lig. inguinale spannt sich aus zwischen Spina iliaca anterior superior und dem Tuberculum pubicum. Man muß die Symphyse abtasten und von ihr nach außen gehen. Um nun das Gefäß, das etwas medial von der Mitte das Lig. inguinale kreuzt, freilegen zu können, muß der Hautschnitt fingerbreit oberhalb des Lig. inguinale begonnen werden und soll etwa 5 cm lang durch Haut und Subcutangewebe geführt werden, bis man auf die Aponeurose des M. obliquus externus kommt, die sofort erkenntlich ist an ihren glänzenden, sehnigen, querverlaufenden Fasern (Fibrae intercrurales). Nun verlängert man den Schnitt etwas nach unten über das Lig. inguinale hinaus und läßt nun gleich scharfe Haken in die Wundränder einsetzen. Führt man den Schnitt noch etwas nach distal weiter, so kommt man mitten in die Fossa ovalis, die ja bekanntlich eine scharf begrenzte Lücke in der Fascia lata darstellt, nur durch die Lamina cribrosa verschlossen ist und durch die eine Reihe von Venen von allen Seiten in die V. femoralis einmünden. Die V. circumflexa ileum superficialis, die Vv. pudendae ext. und die V. epigastrica inf. superf. münden in die V. femoralis

(Abb. 99). Sind diese Venen im Wege, so müssen sie unterbunden und durchtrennt werden. Die von distal in die Fossa ovalis einmündenden Venen und die austretenden gleichnamigen Arterien kommen bei richtiger Anlage des Schnittes nicht in Betracht. Spaltet man in der Schnittrichtung vorsichtig weiter und vertieft den Schnitt durch die ganz dünne Fascie, so kommt man sofort auf die beiden Femoralgefäße, und zwar liegt die Vene medial, die Arterie lateral. Neben der Vene findet man gelegentlich Lymphknoten, eine oberflächliche und eine tiefergelegene Gruppe, die man aber nicht weiter zu beachten

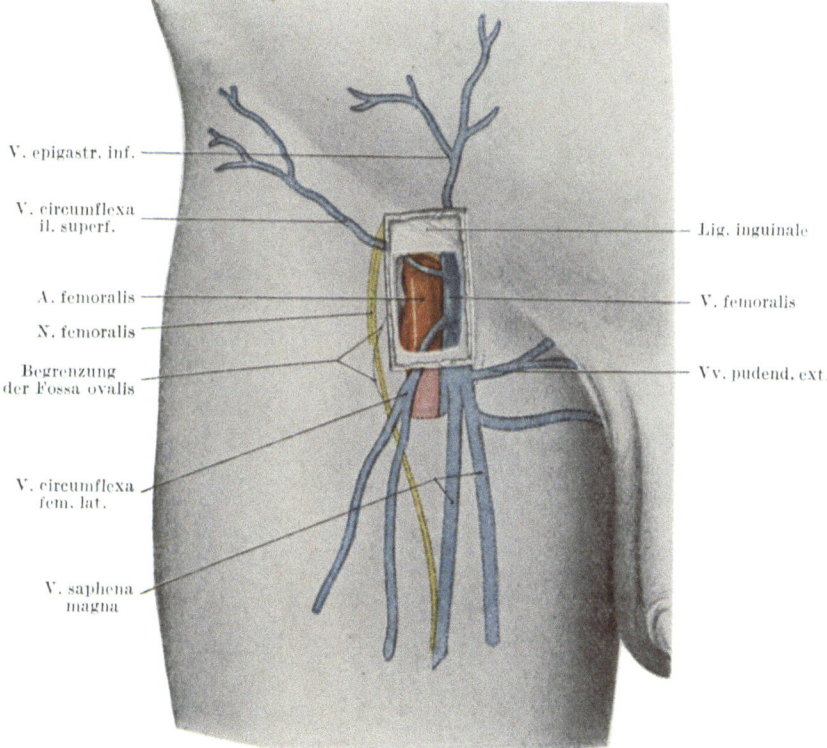

Abb. 99. Die Lagebeziehungen der A. femoralis. (Nach LARREY.)

braucht. Sie liegen auch mehr distal von der Unterbindungsstelle und lassen sich meist mit dem lockeren Fettgewebe beiseite schieben, wenn sie einmal die Vene bedecken sollten. Dann kann man die typische Unterbindung der Arterie vornehmen. Man trennt mit zwei anatomischen Pinzetten vorsichtig Arterie und Vene und geht mit der Rinnensonde unter Schonung der Vene um die Arterie herum.

Der N. femoralis liegt etwa 1 cm lateral von den Femoralgefäßen und kommt nicht zu Gesicht, da er ja durch die Lacuna musculorum hindurchzieht. Stößt man doch auf ihn, so ist der Schnitt zu weit lateral angelegt.

2. Die Freilegung der A. femoralis zwischen dem oberen und mittleren Drittel des Femur.

Diese Stelle ist anatomisch ganz genau festgelegt. Sie wird als Trigonum femorale oder SCARPAsches Dreieck bezeichnet. Es wird oben begrenzt durch

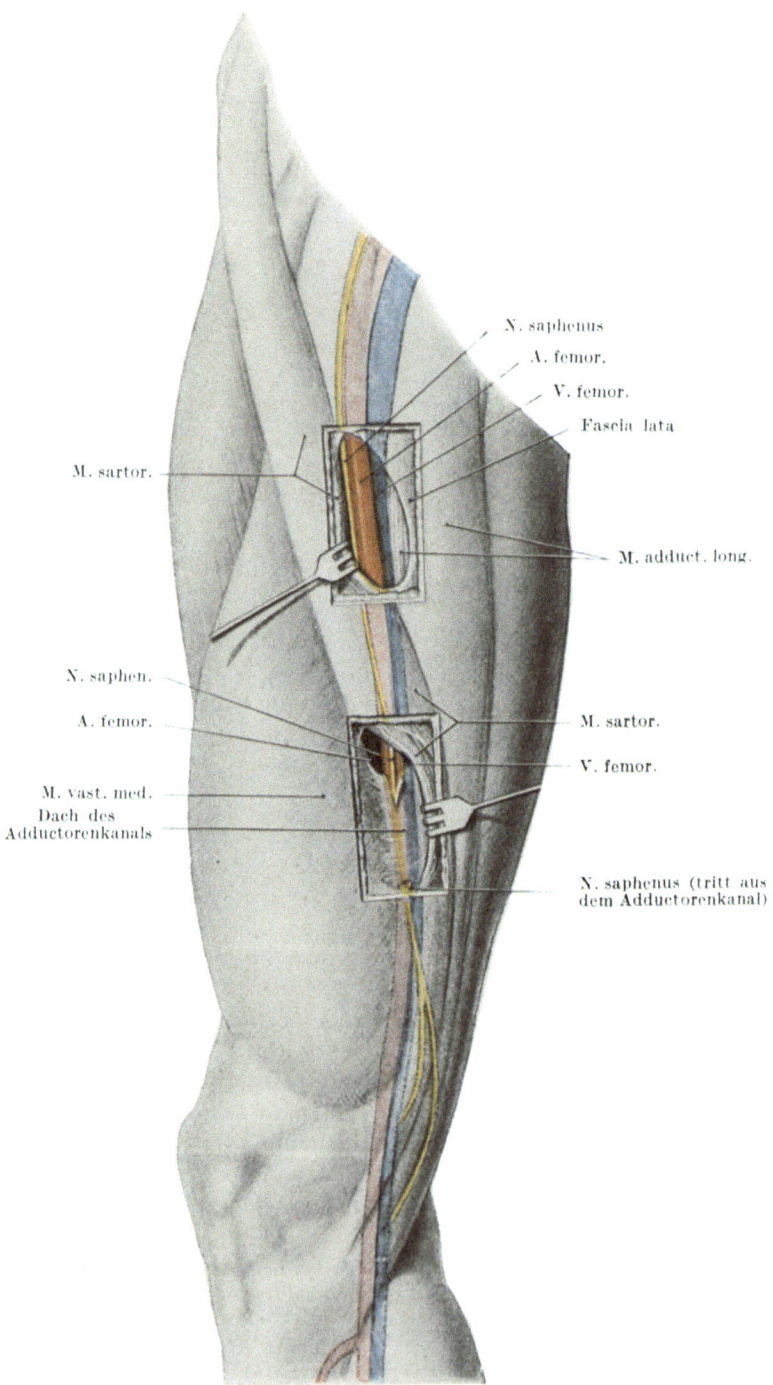

Abb. 100. Die Lagebeziehungen der A. und V. femoralis.

das Lig. inguinale, lateral durch den medialen Sartoriusrand und medial durch den M. adductor longus. Die untere Spitze des Dreiecks liegt in dem Schnittpunkte der letztgenannten beiden Muskeln.

Die Freilegung wird folgendermaßen ausgeführt: Man zieht sich eine Richtungslinie von der Spina iliaca anterior superior über den Epicondylus med. femor., entsprechend dem Verlaufe des M. sartorius, der uns als Richtungsmuskel für die beiden noch folgenden Unterbindungen zu dienen hat. Man sucht erst die Grenze zwischen oberem und mittlerem Drittel auf am Innenrande des M. sartorius und macht hier einen Schnitt von 6 cm Länge. Nachdem die Haut und das Subcutangewebe, die oberflächliche Fascie und das verhältnismäßig dünne Fascienblatt (eine besondere Scheide, die von der Fascia lata ausgeht und den M. sartorius einhüllt) durchtrennt ist, müssen wir den M. sartorius freilegen, da er als Richtungsmuskel dient. Er ist leicht zu erkennen, denn er unterscheidet sich durch die Richtung seiner parallel längsgerichteten Muskelfasern von allen Muskeln, die in der Umgebung in Frage kommen (Abb. 100). Nun setzen wir die stumpfen Haken ein und nehmen den M. sartorius nach *lateral* herüber. Man ist jetzt von den Gefäßen nur noch durch die ziemlich derbe Fascie getrennt. Diese muß gespalten werden. Um nun das Gefäß an richtiger Stelle zu finden, ist es notwendig, die Richtung nicht zu verfehlen. Das Gefäß läuft hier schon in ziemlicher Tiefe und in Nähe des Knochens, und wenn man von vorn nach hinten senkrecht den Schnitt durch die Fascie hindurchlegt, so kommt man leicht an dem Gefäße vorbei. Die Schnittrichtung muß daher *knochenwärts* sein. Der N. saphenus, ein Hautast des N. femoralis, tritt etwa in Höhe des Abganges der A. profunda femoralis zu den Femoralgefäßen und begleitet sie auf ihrer lateralen Seite nach abwärts bis in den Adductorenkanal hinein. Er darf nicht verletzt oder gar mit unterbunden werden. Der Nerv verläßt die Arterie im Adductorenkanal, durchbohrt das Dach desselben, geht mit der A. suprema genus nach oben und mit der V. saphena magna an der Innenseite des Unterschenkels hinunter (Abb. 100).

3. Die Freilegung der A. femoralis zwischen dem mittleren und unteren Drittel des Femur.

Die dritte Stelle, an der wir die Arterie zur Unterbindung aufsuchen, liegt im Adductorenkanal (Abb. 100, 102). Der Punkt ist nicht schwer zu finden, aber von den drei Unterbindungen ist diese die schwierigste. Es kommt vor allem darauf an, sich genau an den Richtungsmuskel zu halten. Auch hier ist der Schnitt am Sartoriusrande zu machen, nun aber nicht an der medialen Seite des Sartorius, sondern an der lateralen (Abb. 100). An dieser Stelle ist der Sartorius nach der *medialen* Seite hinüberzuziehen. Auch hier muß man den M. sartorius, der wieder mit völliger Bestimmtheit an seiner Faserrichtung zu erkennen ist, nach Spaltung der Fascie freilegen. Der freigelegte Muskel wird medialwärts verzogen. Dann befindet man sich auf dem Dache des Adductorenkanals. Es wird von einem derben Fascienblatte gebildet, das den M. vastus medialis mit dem M. adductor magnus verbindet (Abb. 100). Der Boden besteht aus der sehnigen Adductorenplatte und die laterale Wand aus dem Vastus medialis. Das Dach wird gespalten, und zwar wieder *knochenwärts*, nicht senkrecht nach unten, da man sonst in die Adductorenmuskulatur

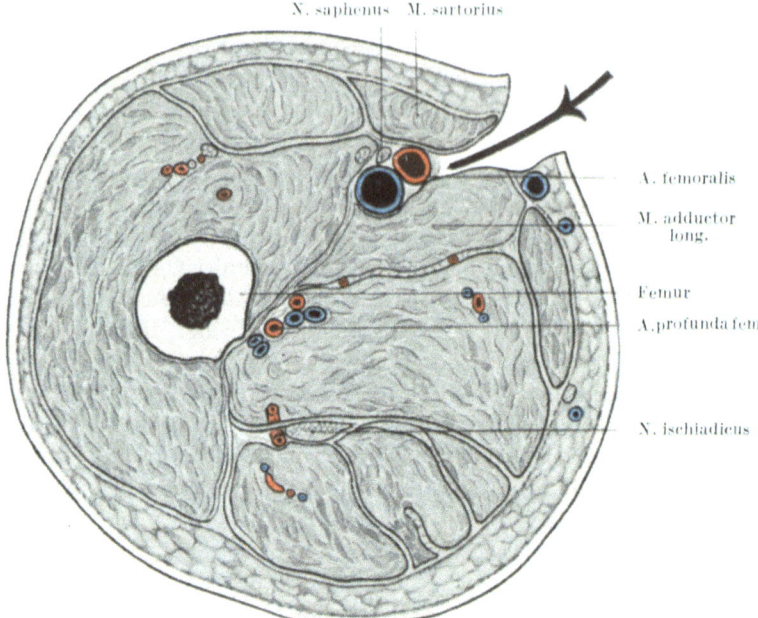

Abb. 101. Ein Querschnitt durch den rechten Oberschenkel zwischen oberem und mittlerem Drittel zeigt die proximale Schnittfläche. Der Pfeil weist auf den Weg zur A. femoralis im SCARPAschen Dreieck hin. (Nach TOLDT umgezeichnet.)

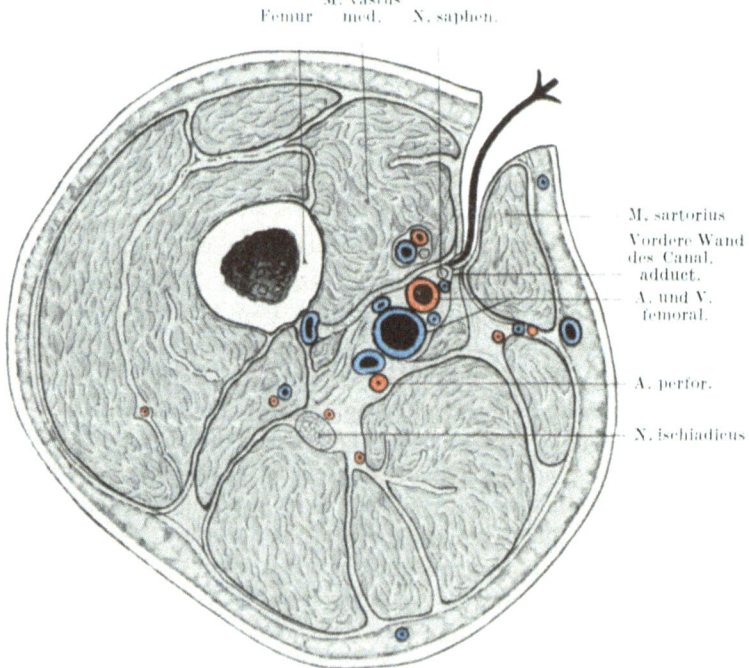

Abb. 102. Ein Querschnitt durch den rechten Oberschenkel in Höhe des Adductorenkanals zeigt die proximale Schnittfläche. Der Pfeil weist auf den Weg durch das Dach des Adductorenkanals hin. (Nach TOLDT umgezeichnet.)

hineingeraten könnte. Spaltet man richtig, so kommt man sofort auf das Gefäßnervenbündel. Die Femoralgefäße liegen insofern hier etwas anders als weiter oben, als die Vene nun mehr hinter der Arterie verläuft. Der N. saphenus begleitet die Gefäße, wie schon oben erwähnt, eine Strecke weit in den Adductorenkanal hinein auf deren lateraler Seite. Er rückt dann aber nach vorne und tritt schließlich durch das Dach des Adductorenkanals zur A. suprema genus.

β) Die Freilegung der A. tibialis ant.

1. Die Freilegung der A. tib. ant. am Unterschenkel.

Die Unterbindungen der Arterien am Unterschenkel, soweit sie dem Gebiet der A. tibialis anterior angehören, sind verhältnismäßig einfach und können leicht ausgeführt werden, aber man muß sich auch hier genau an die anatomischen Grundlagen halten und überall in vorgebildete Muskelzwischenräume eindringen.

Die A. tibialis anterior ist ein schwacher Ast, der schwächere Teil der zwei aus der A. poplitea hervorgehenden Hauptstämme. Die Teilungsstelle liegt ziemlich hoch, am unteren Rande des M. popliteus. Die A. tibialis anterior tritt gleich nach der Teilung auf die Vorderseite des Lig. interosseum. In den oberen Abschnitten liegt ihm die Arterie fest auf, tritt dann aber, je mehr sie sich dem Fuße nähert, immer mehr an die Tibia heran, deren Außenfläche sie im unteren Drittel angelagert ist. Darauf haben wir bei der Unterbindung, die an zwei Stellen, erstens etwa handbreit unterhalb der Tub. tibiae und zweitens handbreit oberhalb des oberen Sprunggelenkes ausgeführt wird, Rücksicht zu nehmen. v. BERGMANN hat dafür Richtungslinien konstruiert, die recht zweckmäßig ausgedacht sind: Man verbindet die immer zu palpierende Tub. tibiae mit dem ebenfalls durchzufühlenden Köpfchen der Fibula. Dann verbindet man die beiden Malleolen und halbiert diese beiden Verbindungslinien; die beiden Halbierungspunkte werden ebenfalls miteinander verbunden, dann hat man ungefähr die Richtungslinie der Arterie.

In dieser Richtungslinie macht man den Hautschnitt, immer etwa handbreit unterhalb der Tub. tibiae beginnend, etwa zwei Finger breit von der vorderen Tibiakante entfernt, etwas schräg nach unten medial. Nun ist es wichtig, daß die Assistenz richtig eingreift. Man muß die Weichteile bis auf die Fascia cruris durchtrennen und gut auseinanderziehen lassen, um eine Linie zu sehen, die sofort auf den gesuchten Muskelzwischenraum hinführt (Abb. 103). In dem gleichmäßigen Gewebe der Fascie erscheint ein dichterer Streifen an der Stelle, wo die einzelnen feinen Fascienelemente zusammenlaufen, und sich in das Interstitium zwischen M. tibialis anterior und M. extensor digitorum communis hineinsenken. Genau diesen fast immer sichtbaren Streifen muß man einschneiden, um zwischen die beiden Muskeln hineinzukommen. Es ist zweckmäßig, das Bein gestreckt und den Fuß plantarflektiert zu halten.

Hat man den Schnitt durch die Fascie ausgeführt, so kann man stumpf mit dem Messerstiel oder einem Stieltupfer in den Zwischenraum eindringen. Hat man festgestellt, daß man zwischen den Mm. tibialis anterior und extensor digitorum communis eingedrungen ist, so werden die stumpfen Haken eingesetzt und die beiden begrenzenden Muskeln auseinandergezogen. Man muß einen guten Einblick gewinnen können. Ist man auf dem richtigen Weg, so sieht man leicht in der Tiefe das gemeinsame Gefäßnervenbündel, am meisten lateral den N. peronaeus profundus herunterziehen (Abb. 104). Die Gebilde lassen sich leicht trennen, und die Arterie kann mit ihren Begleitvenen unterbunden werden.

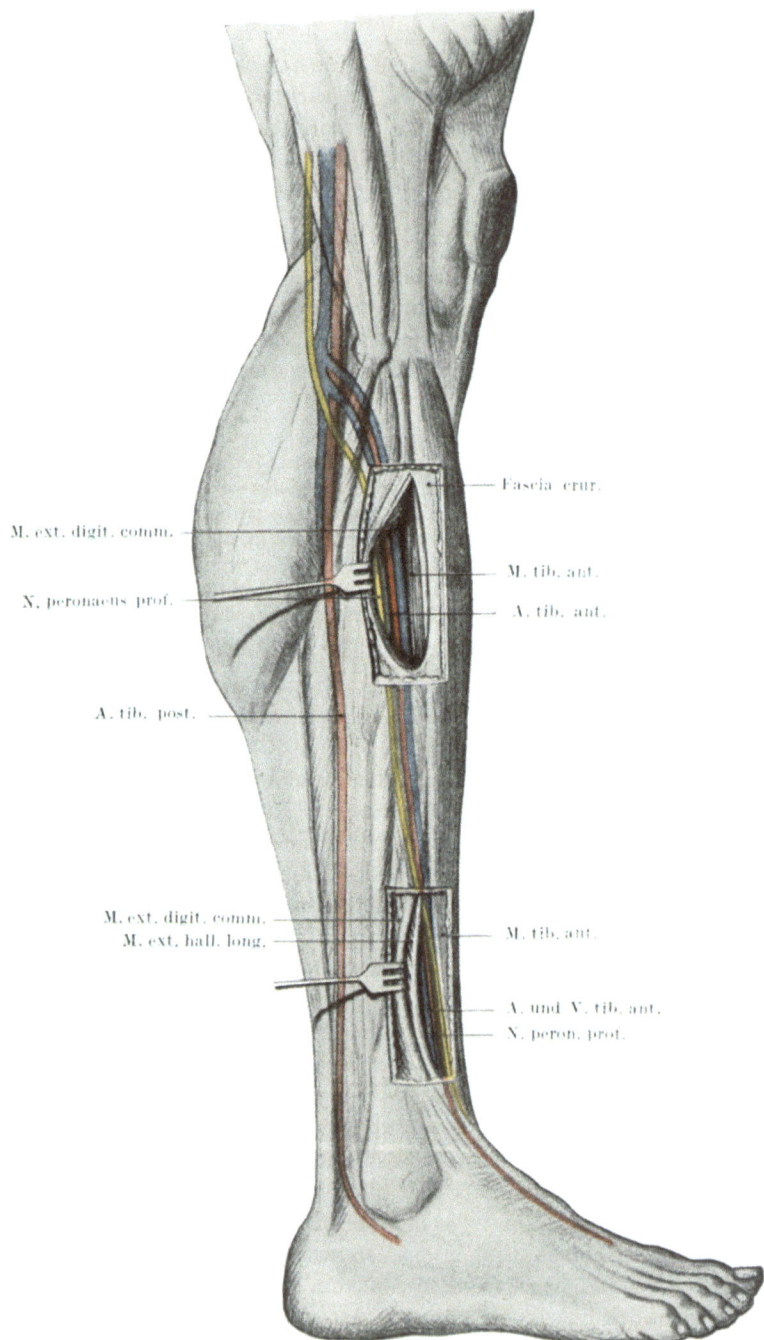

Abb. 103. Die Lagebezeichnungen der A. und V. tibialis ant.

2. Die Freilegung der A. tib. ant. oberhalb des Sprunggelenkes.

Denselben Muskelzwischenraum sucht man zur Unterbindung der Arterie weiter distal auf, hier aber nur einen Finger breit von der vorderen Tibiakante

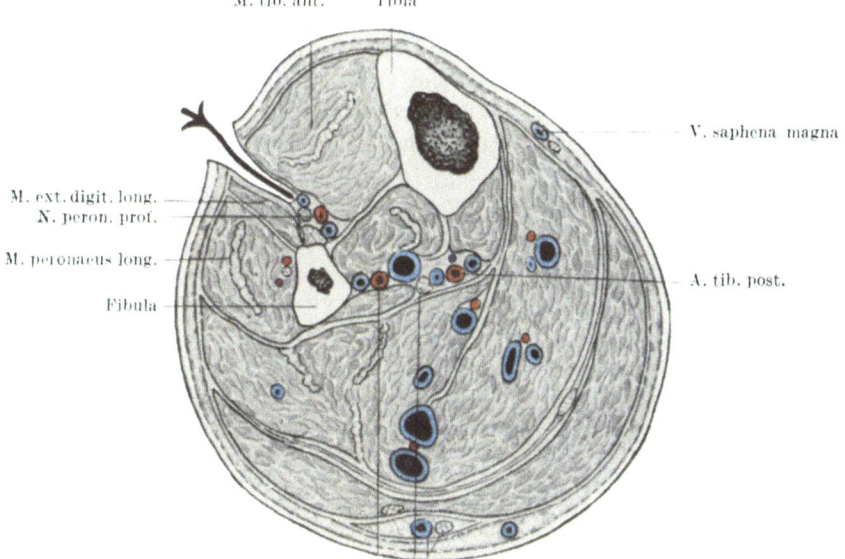

Abb. 104. Ein Querschnitt durch den rechten Unterschenkel oberhalb der Mitte zeigt die proximale Schnittfläche. Der Pfeil deutet den Weg zur A. tib. ant. an. (Nach TOLDT umgezeichnet.)

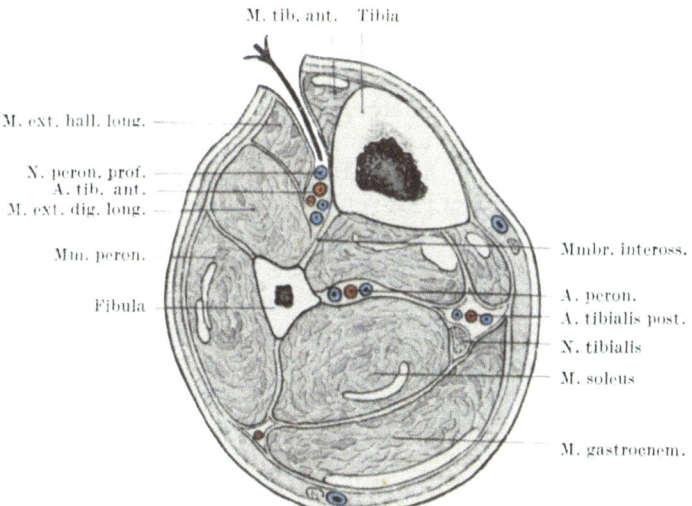

Abb. 105. Ein Querschnitt durch das untere Drittel des rechten Unterschenkels zeigt die proximale Schnittfläche. Der Pfeil deutet den Weg zur A. tib. ant. an.

entfernt. Man spaltet an dieser Stelle wie oben die Fascia cruris und geht zwischen dem M. tibialis anterior und dem M. extensor hall. long. ein (Abb. 105). Ist man eingedrungen, so kommt der Muskel mit seiner starken Sehne zum

Vorschein. Er geht in dieser Gegend gewöhnlich in den sehnigen Abschnitt über (Abb. 103). Von hinten treten federartig die Muskelbündel an die Sehne heran. Auch dieser Muskel muß mit stumpfen Haken nach außen gezogen werden, und nun dringt man auf die an der hinteren Tibiakante liegende Arterie ein und findet die Gebilde so, daß der N. peronaeus profundus entweder auf der Arterie liegt oder auf ihrer medialen Seite, denn der N. peronaeus profundus überkreuzt die Arterie und geht schließlich auf ihrer medialen Seite durch das Ligamentum transversum cruris hindurch.

3. Die Freilegung der A. dorsalis pedis.

Etwas größere Schwierigkeiten macht der Endast, denn die A. dorsalis pedis ist ein verhältnismäßig kleines Gebilde, aber sehr konstant. Das Aufsuchen an sich ist auch nicht schwer, denn wir haben einen guten Anhaltspunkt an der Sehne des M. extensor hall. long., einer sehr kräftigen, leicht erkennbaren Sehne, an deren lateraler Seite die Arterie zu finden ist. Man macht ungefähr in Fortsetzung der Richtungslinie — Verbindungslinie der beiden Malleolen und deren Mittelpunkt — einen Hautschnitt, der etwas unterhalb des Sprunggelenkes beginnt und seine Richtung über den Zwischenraum zwischen dem 1. und 2. Metatarsalgelenk nimmt. Man darf die Arterie nicht zu weit distalwärts suchen, denn sie verschwindet etwas unterhalb des proximalen Köpfchens des Metatarsus I in der Tiefe des Zwischenknochenraumes zwischen Metatarsus I und II, um die Anastomose mit dem Arcus plantaris zu bilden (Abb. 106). Man findet sie am besten etwa 2—3 Finger breit unterhalb des oberen Sprunggelenkes.

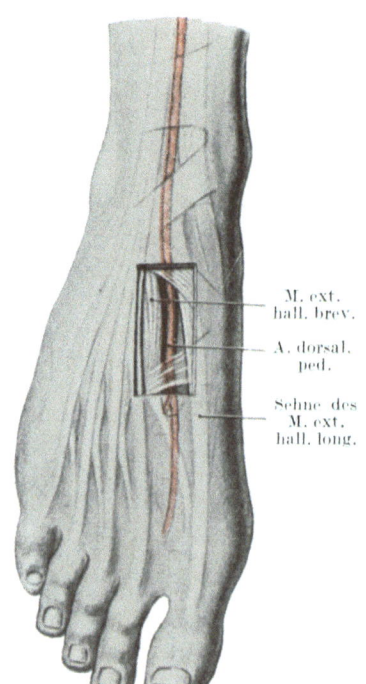

Abb. 106. Die Lagebeziehungen der A. dorsalis pedis.

Man macht den 4 cm langen Schnitt ungefähr parallel zum Extensor hall. long., legt die Sehne frei und muß sich dann lateral davon halten. Dieser Raum ist unter der oberflächlichen Fascie ausgefüllt mit lockerem Fett- und Bindegewebe. Deshalb ist die kleine Arterie nicht gleich zu sehen. Man muß deshalb sehr vorsichtig vorgehen.

Nach Durchtrennung der dünnen Fascie findet sich, ebenfalls bedeckt von einem weiteren dünnen Fascienblatte, das Muskelfleisch des M. extensor hallucis brevis, der, schräg von außen oben nach innen unten verlaufend, einen spitzen Winkel mit der Sehne des M. extensor hallucis longus bildet. Am medialen Rande des M. extensor hallucis brevis, also in dem ebengenannten Winkel, findet sich die Arterie leicht nach Spaltung der dünnen Fascie. Der N. peronaeus profundus ist unter dem M. extensor hallucis brevis hindurchgetreten und erscheint medial von der Arterie und meist etwas tiefer.

γ) Die Freilegung der A. tib. post.

1. Die Freilegung am Unterschenkel.

Um das Bild der Arterienunterbindung am Unterschenkel zu vervollständigen, muß noch die Unterbindung der A. tibialis posterior besprochen werden. Auch diese wird, wie die vordere, an zwei typischen Stellen unterbunden.

Die Unterbindung im proximalen Abschnitte, handbreit unterhalb der Tub. tibiae, macht verhältnismäßig große Schwierigkeiten, und zwar deshalb, weil die Arterie hier sehr tief liegt und nicht zu erreichen ist, ohne daß Muskulatur geschädigt wird. Es gelingt also nicht, durch einen Muskelzwischenraum an die Arterie heranzukommen. Man zieht eine Richtungslinie am besten so, daß man bei im Kniegelenk rechtwinklig gebeugtem Unterschenkel etwa handbreit unterhalb der Tuberositas tibiae sich einen Punkt fingerbreit hinter der medialen Tibiakante kennzeichnet. Diesen Punkt verbindet man mit dem Halbierungspunkte der Verbindungslinie zwischen hinterer Kante des Malleolus medialis und vorderem Rande der Achillessehne.

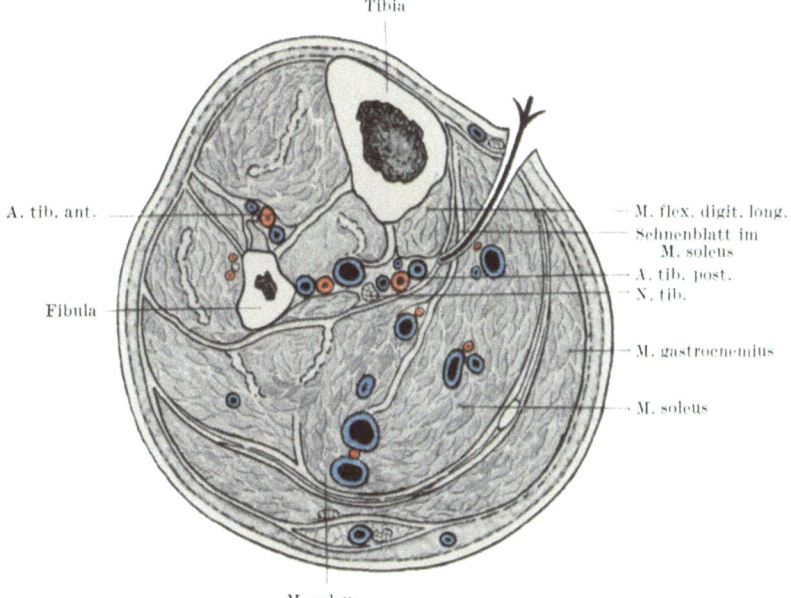

Abb. 107. Ein Querschnitt durch den rechten Unterschenkel oberhalb der Mitte zeigt die proximale Schnittfläche. Der Pfeil weist auf den Weg durch den M. soleus zur A. tib. post. hin. (Nach TOLDT umgezeichnet.)

Auch für diese Unterbindung gilt es, daß man nicht zu hoch mit dem Hautschnitt anfängt, sondern gut handbreit unterhalb der Tub. tibiae beginnt. Das Bein wird im Kniegelenk rechtwinklig gebeugt (Abb. 108). Auch das Fußgelenk wird rechtwinklig gestellt, um die Wadenmuskulatur etwas anzuspannen. Dann macht man auf der Innenseite des nach außen rotierten Beines, ungefähr 1 Querfinger breit von der hinteren Tibiakante entfernt, den Hautschnitt in der angegebenen Richtungslinie durch das Fett- und Subcutangewebe bis auf die Fascia cruris. Mit dieser ist der mediale Kopf des M. gastrocnemius verwachsen. Der Schnitt durch die Fascie wird ebenso lang wie der Hautschnitt gemacht. Dann läßt sich der mediale Gastrocnemiusbauch nach hinten abschieben und er sinkt infolge seiner Schwere mit dem Fascienblatte nach hinten. Nun liegt der mediale Rand des M. soleus vor, der sehr fest an der Linea poplitea tibiae befestigt ist. Da die A. tibialis posterior aber unter dem M. soleus gelegen ist, so bleibt nichts anderes übrig, als ihn vom Knochen zu trennen oder durch den Muskel hindurchzugehen (Abb. 107 und 108). Da der erstere Weg schwierig und noch dazu unsicher ist, entscheiden wir uns für die scharfe

Durchschneidung in der Richtung des Haut- und Fascienschnittes. Auch dieser Weg erfordert Aufmerksamkeit, weil wir nicht über die Dicke des Muskels unterrichtet sind. Daher macht man den Schnitt genau so lang wie den Hautschnitt, durch

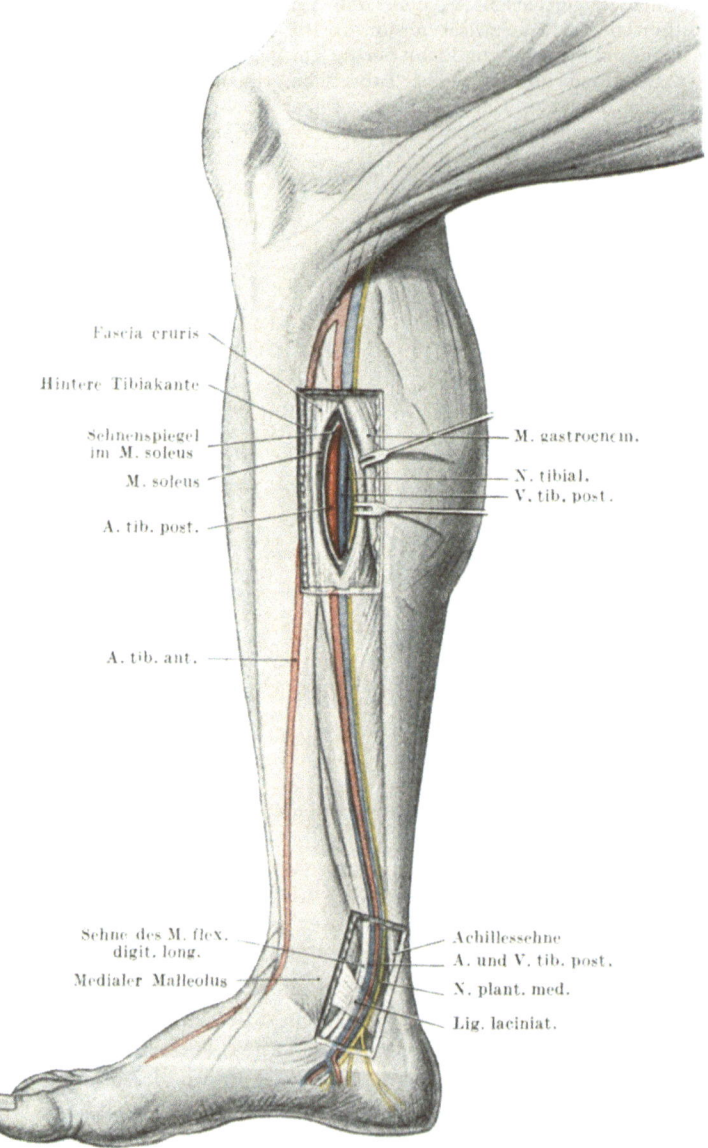

Abb. 108. Die Lagebeziehungen der A. tibialis post.

das Muskelfleisch langsam in die Tiefe fortschreitend, aber immer darauf achtend, daß man nicht an der Arterie vorbeikommt. Man muß immer daran denken, daß die Arterie knochenwärts zu suchen ist. Deshalb müssen wir von vornherein den Schnitt in der Richtung von 45° gegen den Knochen gerichtet anlegen, als ob man die Rückseite der Tibia freilegen wollte. Um festzustellen, ob man in der richtigen Tiefe ist, muß der Schnitt durch den Soleus vom Assistenten gut auseinandergezogen werden. Dann stößt man plötzlich auf ein weißes sehniges Fascienblatt, das mitten im M. soleus eingelagert ist. Durchschneidet man auch dieses, so kommt man zwar nicht sofort auf die Arterie, sondern zunächst auf eine ganz dünne Muskellage, die noch dem M. soleus angehört. Nach deren Durchschneidung (die Muskellage ist meist nur einige Millimeter stark), stößt man auf das gemeinsame Gefäßnervenbündel in der Rinne zwischen dem M. flexor digitorum longus (medial) und dem M. flexor. hall. long. (lateral) auf dem M. tibialis posterior. Die Arterie mit ihren beiden Begleitvenen liegt am weitesten knochenwärts, während sie hinten in ihrem ganzen Verlaufe von dem N. tibialis gedeckt wird (Abb. 107).

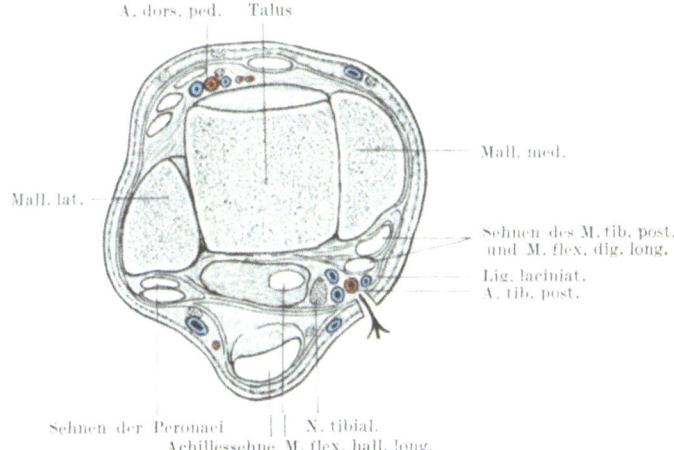

Abb. 109. Ein Querschnitt durch den rechten Unterschenkel im Bereich des oberen Sprunggelenkes zeigt die proximale Schnittfläche. Der Pfeil weist auf den Weg durch das Lig. laciniat. zur A. tib. post. hin. (Nach TOLDT umgezeichnet.)

2. Die Freilegung der A. tib. post. hinter dem inneren Knöchel.

Die zweite Unterbindungsstelle der A. tibialis posterior ist leichter zu finden (Abb. 108). Aber auf beschränktem Raume liegen hier außer der Arterie drei Sehnen und meist zwei Nervenstämme (denn die Teilung des N. tibialis findet häufig schon in dieser Gegend statt) sehr dicht zusammen. Glücklicherweise liegen alle Gebilde in einzelnen Fächern der Fascia cruris, die zusammen als Lig. laciniatum bezeichnet werden; am meisten knöchelwärts liegt die Sehne des M. tibialis posterior, dann die des M. flexor digitorum, meist etwas hinter der Arterie die des M. flexor. hall. long. (Abb. 109). Man verbindet den Mall. med. mit der Achillessehne, bestimmt den Halbierungspunkt und legt einen bogenförmigen Hautschnitt, parallel zum Mall. med. verlaufend, durch den Halbierungspunkt an. Dann stößt man sofort auf das Lig. laciniatum und muß dabei suchen, sofort in das richtige Fach, in welchem die Arterie mit den beiden Begleitvenen verläuft, zu gelangen. Die Sehnenscheiden darf man nicht eröffnen.

Einfach ist die Freilegung des N. tibialis. Dazu muß man sich weiter nach dorsal halten.

Da zur Unterbindung der A. poplitea und der Aa. glutaeae die Leiche auf den Bauch gelegt werden muß, so erfolgt die Beschreibung ihrer Unterbindung am Schlusse des Abschnittes über Unterbindungen an der unteren Extremität.

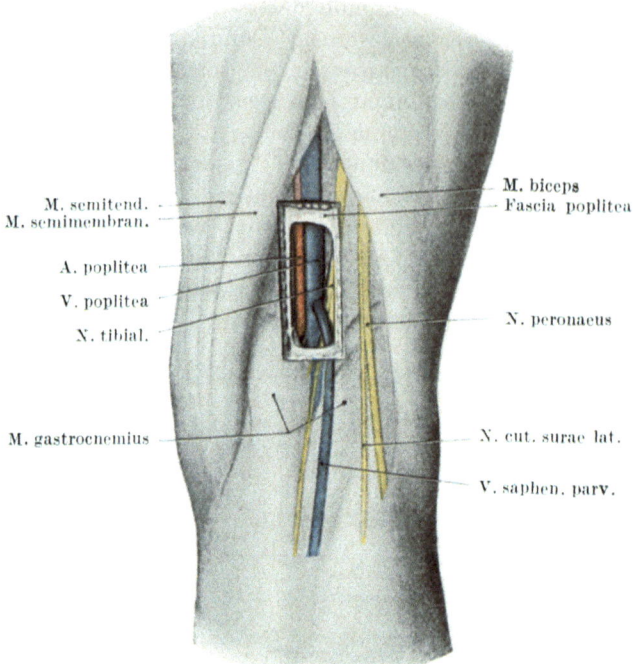

Abb. 110. Die Lagebeziehungen der A. und V. poplitea.

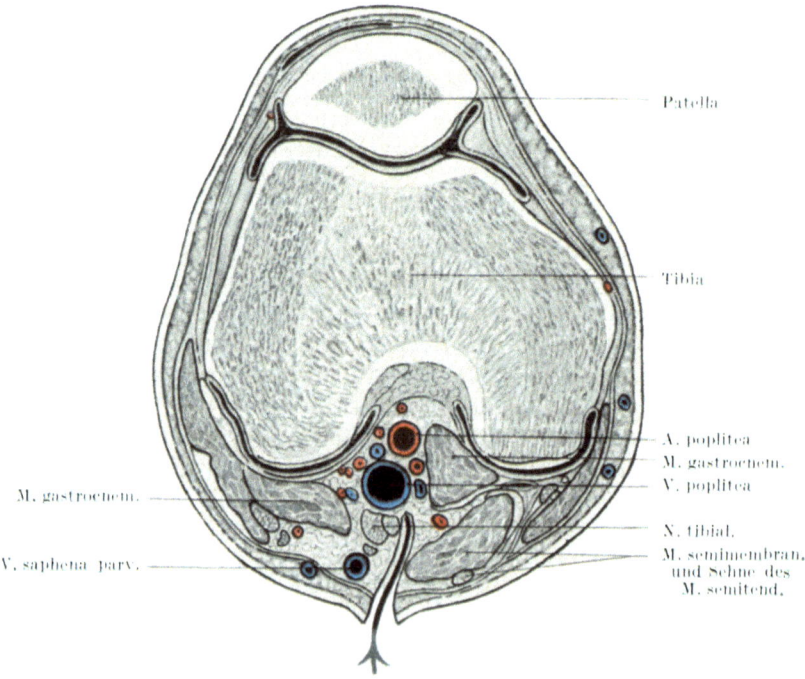

Abb. 111. Ein Querschnitt durch die Gegend des rechten Kniegelenkes zeigt die proximale Schnittfläche. Der Pfeil weist auf den Weg durch die Fascia poplitea zur Arteria poplitea hin. (Nach TOLDT umgezeichnet.)

f) Die Freilegung der A. poplitea.

Die Unterbindung der A. poplitea ist sehr einfach. Bei gestrecktem Bein in Bauchlage sieht man in der Kniegelenksgegend eine flache Vorwölbung dadurch entstehen, daß sich die Weichteile, das Fettgewebe mit Gefäßen und Nerven gegen die Haut vordrängen, und zwar eingesäumt von einer rautenförmig gestalteten Begrenzung. Dieser Rhombus wird gebildet nach oben außen durch den M. biceps, nach oben innen durch den M. semimembranosus und die medial davon stark vorspringende Sehne des M. semitendinosus, nach unten durch die beiden Köpfe des M. gastrocnemius.

Wenn wir nun die Arterie freilegen wollen, so ist es zweckmäßig, den Raum genau auszupalpieren, unter Umständen kann man schon den N. tibialis bei leichter Beugung des Kniegelenkes durch die rautenförmige Grube hindurchziehen fühlen. Man darf den Schnitt niemals lateral von der Mittellinie legen, denn dann kann es vorkommen, daß das erste Gebilde nicht der N. tibialis, sondern der N. peronaeus ist, der sich schon am oberen Ende der rautenförmigen Grube vom N. tibialis getrennt hat. Der Schnitt soll etwa 6 cm lang gemacht werden und durchdringt die Haut und das Unterhautgewebe bis auf die Fascia poplitea. Dann spaltet man die Fascie und stößt nun zunächst auf den N. tibialis, dann auf die V. poplitea und schließlich auf die Arterie (Abb. 110). Die Vene liegt nicht nur etwas tiefer als der Nerv, sondern auch weiter medial. Ebenso liegt die Arterie wieder etwas tiefer und mehr medial als die Vene (Abb. 111). Ist der Schnitt zu weit distal angelegt, so kann man zwischen den beiden Köpfen des Gastrocnemius den N. cutaneus surae medialis und die Vena saphena parva treffen. Eine Verwechslung mit den Kniekehlengefäßen wird bei den oberhalb der Fascia poplitea gelegenen Gebilden nicht vorkommen.

g) Die Freilegung der A. glutaea sup. und inf.

α) Die Freilegung der A. glutaea sup.

Die aus mehreren Gründen naheliegende Unterbindung der A. hypogastrica zur Blutstillung bei Blutung und Aneurysmen der Glutealgefäße (VUILLET 1904, ERKES 1916, VOGELER, SCHMID 1943), führt, wie sich mehrfach herausgestellt hat (BRUNZEL 1918, BANETH 1919, KUKUTSCH 1943 u. a.), nicht sicher zum Erfolg. Sie ist zwar technisch leichter (s. S. 142) als die Unterbindung in der Tiefe der Gesäßmuskulatur, besonders wenn sie durch Blutung oder Aneurysmen erschwert wird. Aber da die Glutealgefäße mit den benachbarten Oberschenkelgefäßen (s. auch KUKUTSCH) Verbindungen besitzen, so kommt es doch nicht selten zu Blutungen bzw. Aneurysma-Rezidiven (BRUNZEL, BANETH 1912, KUKUTSCH, v. HABERER 1918).

Die Arterie wird unterbunden bei den nicht allzu seltenen Verletzungen (Schuß, Stich, Beckenbruch) und bei Aneurysmen. Schwierigkeiten können bei der Unterbindung der Aa. glutaeae entstehen bei starker Hämatomentwicklung und Eiterungsprozessen in den subfascialen Bindegeweberäumen. Daher ist es sehr wichtig, daß man sich die festen Punkte, die in der folgenden Beschreibung für das Aufsuchen der beiden Arterien angegeben werden, einprägt.

Der Kranke wird auf den Bauch gelegt. Die Unterbindung wird an der Stelle ausgeführt, wo das Gefäß mit dem gleichnamigen Nerven über dem oberen Rande des M. piriformis aus dem Foramen ischiadicum majus tritt. Um diese Stelle zu finden, verbindet man am besten die Spina iliaca post. sup. mit der Steißbeinspitze, halbiert diese Strecke und zieht von diesem Halbierungspunkte eine Gerade zum Trochanter major (Abb. 112). Diese Linie entspricht etwa dem Verlauf des M. piriformis. Etwas proximal und kranial der Mitte dieser Verbindungslinie tritt der oberflächliche Ast der Arterie, der sich zwischen M. glutaeus max. und med. nach lateral und distal ausbreitet, über den unteren Rand des M. glutaeus med. Dieser Stamm kann gut als Wegweiser dienen.

Der Hautschnitt beginnt etwas kranial der Mitte der ersten Verbindungslinie, verläuft parallel zur zweiten und reicht bis handbreit an den Trochanter major heran. Nach Durchtrennung der Haut und des stark entwickelten Unterhautgewebes spaltet man die hier dünne Fascie des M. glutaeus max. und drängt nun die Muskelfasern dieses Muskels stumpf auseinander, bis man auf den in der

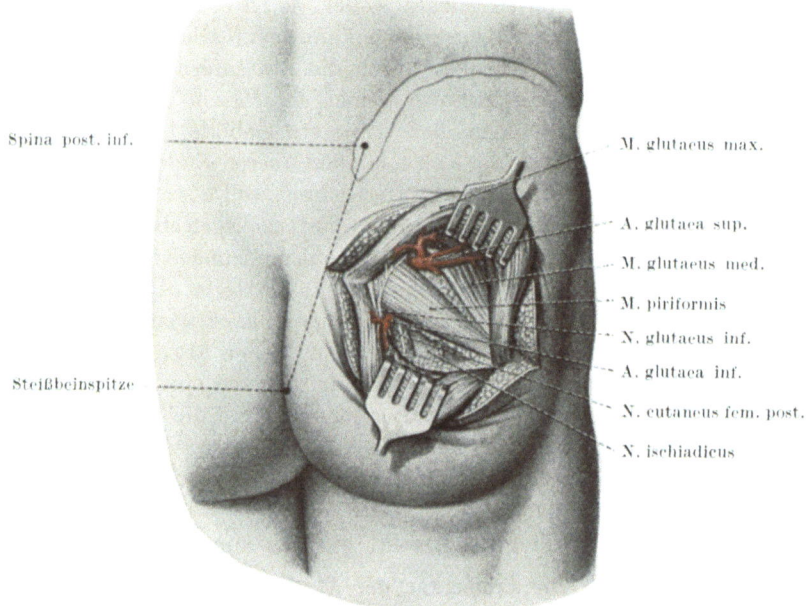

Abb. 112. Freilegung der A. glutaea sup. und inf. Zwischen der Steißbeinspitze und der Spina post. sup. ist die Hilfslinie gezogen, deren Mitte mit der Spitze des Trochanter maj. verbunden, etwa dem Verlauf des M. piriformis entspricht. Die Hilfslinien sind punktiert eingezeichnet. Der M. glutaeus max. ist in der Faserrichtung gespalten und die tiefe Muskulatur freigelegt. Die A. glutaea sup. wird am oberen, die A. glutaea inf. zugleich mit dem N. ischiadicus am unteren Rande des M. piriformis aufgesucht.

Schnittrichtung verlaufenden unteren Rand des M. glutaeus medius stößt, der von der starken Fascia glutaea überkleidet wird. Nach unten setzt sich diese Fascie in die Fascia lata fort. Am caudalen Rande des M. glutaeus med. spaltet man die Fascie und kann den Muskel nach vorne ziehen (Abb. 112). Mit dem Finger tastet man in dem dadurch entstandenen Spalt den oberen Rand des Foramen ischiadicum majus. Hier tritt der Stamm der A. glutaea sup. hervor. Die Vena glutaea sup. liegt als großer Stamm über der Arterie. An deren Ästen sind die Venen meist doppelt vorhanden. Bei ihrem Durchtritt durch das Foramen ischiadicum ist sie durch Bindegewebsstränge fixiert. Gelegentlich hat man schon den oberflächlichen, sich zwischen Glutaeus maximus und medius in dem subfascialen Bindegewebe ausbreitenden Ast zu Gesicht bekommen und kann sich durch ihn nach dem Stamme hinleiten lassen. Lateral vom Arterienstamme tritt der N. glutaeus superior aus derselben Lücke und breitet sich zwischen den Mm. glutaeus med. und min. aus. Bei großen *Aneurysmen* kann man die Freilegung, wenn nötig, mit einem großen Lappenschnitt, den ISELIN für die Freilegung des Nervus ischiadicus bei Schußverletzungen empfohlen hat, ausführen (s. Abb. 230).

β) Die Freilegung der A. glutaea inf.

Zur Aufsuchung dieser Arterie zieht man eine Verbindungslinie zwischen dem Außenrande des Tuber ischii nach der Spina iliaca posterior superior. Der Mittelpunkt dieser Linie liegt über der Austrittsstelle der Arterie unterhalb des M. piriformis. Etwa 3 Finger breit medial von diesem Punkte beginnt man den Hautschnitt, der nach dem Trochanter major gerichtet ist. Der Schnitt verläuft zu dem für die Unterbindung der A. glutaea sup. angegebenen in einem spitzen Winkel. Das Vorgehen durch die Haut, das Unterhautgewebe und durch die stumpf in ihrer Faserrichtung auseinander zu drängenden Muskelbündel des M. gluteaus max. ist gleich dem für die Freilegung der A. glutaea sup. angegebenen. Hat man den Bindegewebsraum unterhalb des M. gluteaus max. erreicht, so tastet man nach dem unteren Rande des M. piriformis und nach dem Foramen ischiadicum majus. Man stellt zunächst die Spina ischiadica fest und das von ihr nach medial und schräg kranial ziehende Lig. sacro-spinosum. Oberhalb der Spina ischiadica fühlt man auch leicht den starken Stamm des N. ischiadicus. Medial davon findet sich die A. glutaea inf. Über ihr verläuft der starke Venenstamm. Lateral von der Arterie verläuft der N. glutaeus inf. in den M. glutaeus max. und der N. cutaneus femoris post., der hinter dem N. ischiadicus hervorkommt. Medial der A. glutaea inf., die einen Ramus comitans n. ischiadici abgibt, verlaufen die A. pudenda und der N. pudendus durch dieselbe Lücke.

h) Die Freilegung der Gefäße am Halse.

Das Aufsuchen der Gefäße am Halse wird wesentlich erleichtert, wenn man sich das Schema der Regionen der vorderen Halsgegend ins Gedächtnis einprägt. Wir unterscheiden für die praktische Chirurgie am besten ein vorderes Dreieck und zwei seitliche Halsdreiecke. Das vordere wird gebildet durch den Unterkieferrand und die beiden Mm. sternocleidomastoidei. Die Spitze liegt im Jugulum. Die seitlichen Dreiecke haben ihre Basis an der Clavicula, ihre Seiten werden gebildet von dem hinteren Rande der Mm. sternocleidomastoidei und dem vorderen Rande des M. trapezius. Die Spitze liegt im Schnittpunkte der beiden Muskeln. Das vordere Halsdreieck wird in der Mittellinie durch die mittleren Zungenbeinmuskeln, das Zungenbein, Kehlkopf und Trachea in zwei gleiche Teile geteilt. Diese beiden Teile und die beiden seitlichen großen Halsdreiecke werden nun ihrerseits durch den vom Zungenbeinkörper zur Scapula ziehenden M. omohyoideus in zwei ungleich große Dreiecke geteilt, die für das Aufsuchen der Gefäße von Bedeutung sind.

Für die Unterbindung der A. carotis kommt nur das vordere Halsdreieck in Betracht, und zwar für die A. carotis comm. sowohl das oberhalb als das unterhalb des M. omohyoideus gelegene Dreieck.

Die A. carotis communis und interna dürfen nur im Notfalle unterbunden werden, z. B. bei Verletzungen oder Aneurysmen, wenn sich eine Gefäßnaht nicht ausführen läßt.

Es entwickeln sich sonst häufig anämische Herde im Gehirn, die der Erweichung verfallen. Teilweise sind diese Erweichungsherde auf fortschreitende Thrombosen bzw.

Embolien zurückzuführen. Diese Gefahr der Carotisunterbindung steigt mit dem Lebensalter. Oberhalb des 50. Lebensjahres ist fast immer mit dem Eintritt solcher Komplikationen zu rechnen. Sehr erheblich steigt die Gefahr der einseitigen Carotisunterbindung infolge der nicht allzu seltenen Anomalien im Circulus arteriosus (WILLISI). Zwar bestehen zahlreiche Anastomosen zwischen den Ästen der vorderen, mittleren und hinteren Gehirnarterie. Sie reichen aber, wenn die Hauptverbindungen der großen Stämme an der Basis nicht vorhanden sind, oft nicht aus, um eine genügende Blutversorgung einzelner Gehirnabschnitte zu gewährleisten.

α) Die Freilegung der A. carotis.

Die Freilegung der A. carotis wird in ihrem ganzen Verlaufe am vorderen Rande des M. sternocleidomastoideus ausgeführt, und zwar meist oberhalb des M. omohyoideus in dem e gentlichen Trigonum caroticum, das gebildet wird von dem M. sternocleidomastoideus, dem M. omohyoideus und dem Zungenbein. Mitten durch dieses Trigonum hindurch zieht die Arterie. Die Spitze des Dreieckes ist nach unten gerichtet. Um nun die Freilegung der A. carotis, ganz gleich an welcher Stelle, immer gut und bequem ausführen zu können, muß man den Körper richtig lagern, die Schultergegend hoch legen und den Kopf nach der anderen Seite drehen, um den M. sternocleidomastoideus anzuspannen. Dann tastet man sich das Zungenbein ab und macht je nachdem man die Arterie vor oder nach ihrer Teilung unterbinden will, den Hautschnitt.

1. Die Freilegung der A. carotis comm.

Für die A. carotis communis beginnt der Schnitt unterhalb des Zungenbeins. Der Schnitt soll 5—6 cm lang nach unten fortgeführt werden. Nach Durchtrennung der Haut und des Unterhautgewebes stößt man auf das Platysma das verschieden stark entwickelt ist und gewöhnlich mit der Fascia colli anterior in Verbindung steht, die bekanntlich auch den M. sternocleidomastoideus einhüllt. Man durchschneidet auch das Platysma und kommt nun sofort an den Rand des M. sternocleidomastoideus und die Fascia colli superficialis, die man gerade am Rande des M. sternocleidomastoideus einschneidet. Die A. carotis verläuft annähernd senkrecht am Halse in die Höhe, während der M. sternocleidomastoideus schräg verläuft. Beide schneiden sich also in einem spitzen Winkel. Der Schnittpunkt liegt dicht überhalb des Kreuzungspunktes des M. sternocleidomastoideus und des M. omohyoideus. Daher braucht man bei Unterbindung oberhalb des M. omohyoideus den M. sternocleidomastoideus nicht weit zurückziehen, weil er gerade eben die Arterie bedeckt, während man den M. sternocleidomastoideus um so stärker zurückziehen muß, je weiter unterhalb des M. omohyoideus die Arterie unterbunden werden soll. Nun liegt das tiefe Blatt der Fascie colli superficialis, das den M. sternocleidomastoideus auf seiner Rückseite einhüllt, vor und man sieht die Gefäße durchschimmern. Wird die Arteria carotis in der Höhe der Teilungsstelle freigelegt, so wird das Operationsfeld häufig gerade von der oft kleinfingerdicken V. facialis communis überquert, die, aus der Richtung des vorderen Masseterrandes kommend, schräg nach hinten caudal zieht, um in Höhe der Teilungsstelle der A. carotis in die V. jugularis interna einzumünden (Abb. 113). Dieser Venenstamm kann so vollkommen das Operationsfeld beherrschen, daß er nicht beiseite genommen werden kann, sondern unterbunden werden muß. Wenn die Fascie gespalten ist, so stößt man auf die bei der Leiche allerdings leere V. jugularis, und wenn man diese etwas zurückschiebt, so kommt die A. carotis communis zum Vorschein. Meist finden wir auf oder in den oberflächlichsten Lagen der Gefäßscheide den Ramus descendens nervi hypoglossi (Abb. 113) als dünnen weißlichen Strang, der die Gefäße bis in Höhe der Überkreuzung durch den M. omohyoideus begleitet. Man muß nun bei der Trennung der Gefäße sehr vorsichtig sein und sie mit zwei anatomischen Pinzetten auseinanderpräparieren. Die V. jugularis interna ist oft sehr dünnwandig, außerdem liegt zwischen V. jugularis und A. carotis hinten der N. vagus, der natürlich unter keinen Umständen verletzt oder in die Ligatur mit gefaßt werden darf. Nach Freilegung der Arterie überzeugt man sich, daß der N. vagus mit der Vene nach außen und hinten gezogen ist, damit die Arterie vollständig frei unterbunden werden kann.

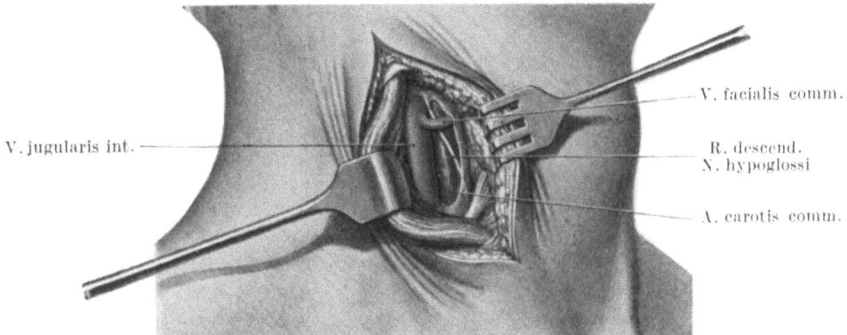

Abb. 113. Die Freilegung der A. carotis comm. Am Vorderrande des Kopfnickers sind Fascie und Gefäßnervenscheide gespalten. Der R. descendens N. hypoglossi wird geschont.

2. Die Freilegung der A. carotis comm. unterhalb des M. omohyoid.

Über die Unterbindung der A. carotis unterhalb des M. omohyoideus ist nicht viel hinzuzufügen. Der M. sternocleidomastoideus muß nur ziemlich weit zurückgezogen werden, und außerdem kommt man hier nicht in ein so bequem vorgebildetes Muskeldreieck. Der M. sternocleidomastoideus überlagert hier die weit nach außen gehenden geraden Halsmuskeln, den M. sternohyoideus und besonders den M. sternothyreoideus. Der Hautschnitt beginnt etwa in Höhe des Ringknorpels, am vorderen Rande des M. sternocleidomastoideus hinabziehend bis zum Jugulum. Haut, Subcutangewebe, Platysma werden durchschnitten, dann die oberflächliche Halsfascie gespalten. Nun muß der freigelegte M. sternocleidomastoideus so weit nach außen gezogen werden, bis im oberen Wundwinkel der von der mittleren Halsfascie eingehüllte M. omohyoideus erscheint. Freizulegen braucht man ihn meist nicht. Er wird in seiner Fascie mit nach außen oben gezogen. Nun liegen die geraden Halsmuskeln, die die Schilddrüse bedecken, vor. Am weitesten nach hinten reicht der M. sternothyreoideus. Dessen hinterer Rand ist scharf abgegrenzt gegen die die Gefäße noch bedeckende Fascia colli media. Nun zieht man diesen Muskel, der nicht selten eine Inscriptio tendinea hat, nach medial und spaltet die Fascia colli media auf der Hohlsonde. Mit den geraden Halsmuskeln wird nach Spaltung der Fascie auch die häufiger vergrößerte Schilddrüse nach medial verschoben und man findet nun die Gefäße und Nerven in derselben Anordnung wie oben, nur daß der Ramus descendens hypoglossi hier nicht mehr vorhanden ist.

3. Die Freilegung der A. carotis ext.

Soll die Unterbindung der A. carotis externa ausgeführt werden, legt man den Schnitt entsprechend höher an. Er wird bis in die Fortsetzungslinie des horizontalen Unterkieferastes nach oben ausgedehnt. Im übrigen wird genau so verfahren wie bei der Unterbindung der A. carotis communis. Wenn man sich nun der Teilungsstelle der Gefäße nähert, so begegnet man, wie schon oben erwähnt, häufig einem starken Venenstamme, der V. facialis communis, die man in den meisten Fällen nicht beiseite schieben kann, weil sie die Teilungsstelle völlig überdeckt. Man kann sie ohne Schaden unterbinden (Abb. 114). Wir erkennen die A. carotis externa sofort daran, daß sie kurz nach der Teilung

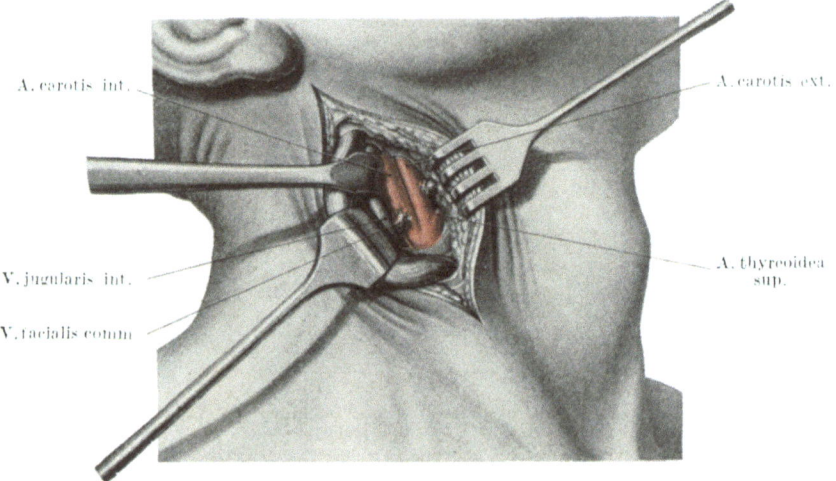

Abb. 114. Die Freilegung der A. carotis ext. Am vorderen Rand des Kopfnickers ist die Gefäßscheide gespalten, die V. fascialis comm. unterbunden und durchtrennt. Die Teilungsstelle der A. carotis in ihre beiden Hauptäste liegt frei, ebenso die A. thyreoidea sup.

den ersten Seitenast, die A. thyreoidea superior, abgibt (Abb. 114). Dieses Merkmal ist von Bedeutung, da nach der Teilung die A. carotis interna oft etwas lateral von der externa gelegen ist und keine Seitenäste abgibt.

4. Die Freilegung der A. carotis int.

Die Unterbindung der *A. carotis int.* ist ebenso gefährlich wie die der A. carotis comm., sie ist sogar gefährlicher als die letztere, da ein Nebenkreislauf durch Vermittlung der A. carotis ext. unmöglich ist. Die Freilegung der A. carotis int. kann aber doch bei hoher Verletzung einmal zur Unterbindung des Gefäßes notwendig werden. E. REHN hat daher einen Weg zu dem Gefäß ausgearbeitet. Er sucht das Gefäß am Kieferwinkel, um nach Ausgleich zweier physiologischer Krümmungen und Streckung des Gefäßes unter Umständen eine Gefäßnaht zu ermöglichen. Zunächst wird von einem schrägen Schnitt vom Warzenfortsatz bis zum Ringknorpel der vordere Kopfnickerrand freigelegt und sowohl die A. carotis comm. als die V. jugularis int. mit einem dicken Seidenfaden angeschlungen, um vorläufige Blutstillung machen zu können (Abb. 115). Nun dringt man kopfwärts weiter vor, unterbindet die V. facialis comm., ebenso die A. sternocleidomastoidea doppelt und durchtrennt sie. Um nun den im Wege befindlichen Unterkieferwinkel zu beseitigen, wird ein senkrechter Hautschnitt auf den vorderen Schnittrand aufgesetzt. In den Weg kommende Venen werden unterbunden und durchtrennt. Unter Spaltung ihrer Kapsel wird der untere Ohrspeicheldrüsenrand freigelegt und die Drüse mit einem scharfen Haken unter Schonung des N. facialis nach oben gezogen (Abb. 115). Auch der nun freiliegende M. masseter wird eingeschnitten und vom Kieferwinkel abgeschoben. Nun kann der Kieferwinkel am besten nach Anlegung von 2 Bohrlöchern (Abb. 115) durchsägt werden und man erhält nun so viel Übersicht, daß die Mm. digastricus und stylohyoideus, die die Sicht auf die in der Tiefe verlaufenden Gefäße verhindern, freigelegt und durchtrennt werden können. Jetzt liegt die A. carotis ext. in größerer Ausdehnung frei. Ihre nach hinten ziehenden Äste müssen unterbunden und durchtrennt werden, so daß sie nach vorn gelagert werden kann. Da man den Stamm der A. carotis ext. unter Umständen für eine Gefäßnaht mit dem distalen Stumpf der A. carotis int. verwenden kann, soll er erhalten bleiben. Ist er stark im Wege,

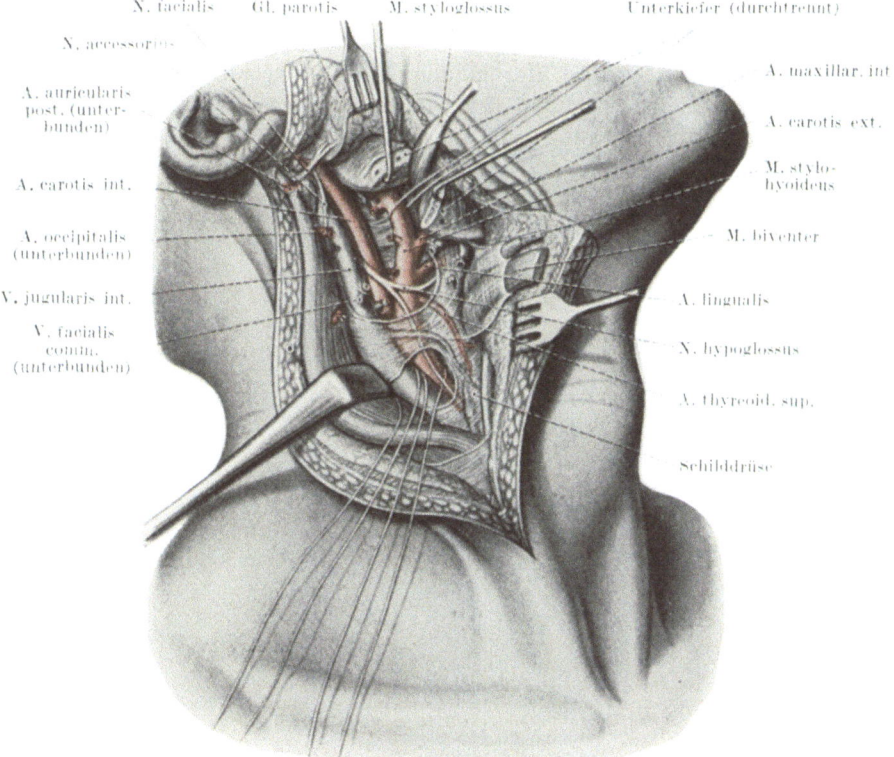

Abb. 115. Die Freilegung der A. carotis int. nach E. REHN unter zeitweiliger Durchtrennung des Unterkieferwinkels.

so wird er möglichst weit distal durchtrennt. Man braucht nun nur noch das Lig. stylomandibulare zu durchtrennen und den Proc. styloideus abzukneifen und mit den Muskeln nach vorn zu nehmen (Abb. 115), um so die A. carotis int., nach Auseinanderziehen der Unterkieferabschnitte, bis nach der Schädelbasis zu freiliegen zu sehen. Eine Gefäßnaht wird trotz Ausgleich der Krümmungen selten möglich sein. Es kommt dann unter Umständen die ringförmige Verbindung zwischen dem proximalen Stumpf der A. carotis ext. und dem distalen der A. carotis int. in Frage.

β) Die Freilegung der A. thyreoidea sup.

Die Unterbindung der A. thyreoidea superior wird gelegentlich der Resektion eines Kropfes, besonders eines Basedowkropfes, vorausgeschickt, manchmal Wochen voraus, um ihn teilweise außer Ernährung zu setzen; außerdem bei jeder Kropfoperation, um blutleer zu operieren. Man sucht die Arterie genau da auf, wo man auch die A. carotis externa freilegt, d. h. in Höhe des Zungenbeines. Man legt, genau wie bei Unterbindung der A. carotis, den Rand des

M. sternocleidomastoideus frei, sucht die Teilungsstelle der A. carotis auf und weiß nun, daß das erste nach vorne abgehende Gefäß die A. thyreoidea superior ist (Abb. 114). Sie verläuft in einem steilen Bogen nach unten medial und ist leicht zu finden, wenn man die großen Halsgefäße etwas lateral abzieht. Sie ist verhältnismäßig leicht aufzusuchen, und die Unterbindung ist in der Nähe des betreffenden oberen Schilddrüsenpoles auszuführen.

γ) Die Freilegung der A. thyreoidea inf.

Etwas schwieriger ist die Unterbindung der A. thyreoidea inferior. Sie wird an derselben Stelle freigelegt, an der wir die A. carotis communis unterhalb

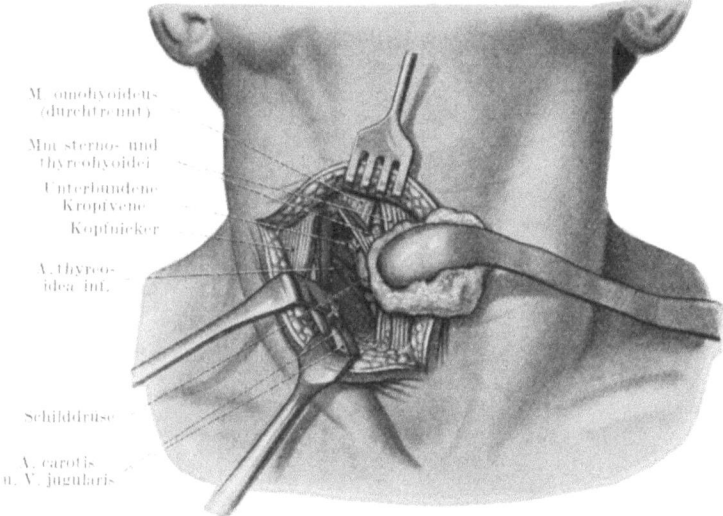

Abb. 116. Die Freilegung der A. thyreoidea inf. Der Kopfnicker und die großen Gefäße sind nach lateral gezogen. Der M. omohyoideus ist durchtrennt. Die geraden Halsmuskeln sind nach medial gezogen. Die V. facialis comm., die das Operationsfeld kreuzte, ist unterbunden, ebenso einige Kropfvenen.

des M. omohyoideus unterbinden. Daher ist auf das zu verweisen, was zur Ausführung dieser Unterbindung gesagt wurde. Hat man die A. carotis durch Auseinanderziehen des M. sternocleidomastoideus nach lateral, des M. sternothyreoideus und der darunterliegenden Schilddrüse nach medial, und des M. omohyoideus nach oben, freigelegt, so wird sie ebenfalls mit stumpfem Haken nach lateral gezogen. Oft erscheint es zweckmäßiger, den M. omohyoideus zu durchschneiden (Abb. 116). Man dringt in das sehr lockere, unter der gespaltenen mittleren Halsfascie liegende Bindegewebe vorsichtig halb scharf, halb stumpf ein und sucht die Arterie, die aus dem Truncus thyreocervicalis kommt, an der Stelle auf, wo sie unter dem medialen Rande der A. carotis hervorkommt. Die Arterie verläuft meist in einem steil aufwärts und dann ebenso steil abwärts gerichteten Bogen hinter den großen Halsgefäßen. Der höchste Punkt des Bogens ist nicht konstant — meist entspricht er dem Proc. transversalis des 6. Halswirbels —, daher kann das Aufsuchen Schwierigkeiten machen. Unter diesen Umständen empfiehlt es sich, den Schnitt zu verlängern, um einen guten Überblick zu gewinnen. Die Arterie wird, nachdem der Stamm aufgefunden worden ist, kurz hinter dem Durchtritt unter der A. carotis unterbunden, also weit von ihrer Verzweigung in der Schilddrüse. Man geht so vor, um den N. recurrens nicht zu verletzen. Er verläuft häufig so, daß er durch die Gabel der beiden Hauptendäste der A. thyreoidea inferior hindurchtritt. Bei starker Vergrößerung der Schilddrüse kann er durch diese Haftung an der Schilddrüsenarterie weit seitlich luxiert und bei unvorsichtigem Vorgehen geschädigt werden. Auch eine Schädigung der Epithelkörperchen ist möglich bei Unterbindungsverstößen in der Nähe der Schilddrüsenkapsel.

Die früher vielfach ausgesprochene Behauptung, daß es sich bei den Schilddrüsenarterien um Endarterien handle, beruht auf falschen Beobachtungen. Alle Gefäße stehen sowohl außerhalb als innerhalb der Drüse in Verbindung. Der Halsteil des N. sympathicus findet sich meist hinter dem absteigenden Bogen der A. thyreoidea inferior (Abb. 146). Gelegentlich kann man hinter dem aufsteigenden Bogen das Ganglion medium des Sympathicus sehen. In selteneren Fällen verläuft der N. sympathicus vor der Arterie (nach CORNING häufiger als hinten) oder auch geteilt vorn und hinten.

δ) Die Freilegung der A. lingualis.

Die Unterbindung der A. lingualis muß gelegentlich Eingriffen an der Zunge vorausgeschickt werden. Das geschieht erstens zur Vermeidung einer stärkeren Blutung und zweitens zur Ausräumung der regionären Lymphknoten.

Bei der Unterbindung der A. lingualis werden die meisten Fehler gemacht, und zwar deshalb, weil der Raum, in dem die Arterie unterbunden werden muß, ein sehr enger, sehr scharf begrenzter, außerdem zunächst auch absolut unzugänglicher ist. Gewöhnlich wird die Arterie viel zu weit distal am Halse nach unten gesucht. Sie liegt sehr nahe am Unterkieferrande in einem Raume, der von den beiden Blättern der oberflächlichen Halsfascie eingehüllt wird. Der Raum wird begrenzt nach vorn vom M. mylohyoideus und dem vorderen Bauch des Biventer, nach unten vom Zungenbein, nach oben vom horizontalen Unterkieferaste, nach hinten vom hinteren Biventerbauch. Dieser ganze Raum von dreieckiger Gestalt ist ausgefüllt durch die Glandula submaxillaris.

Die Freilegung wird folgendermaßen ausgeführt: Man tastet zunächst den horizontalen Unterkieferast, dann das Zungenbein und macht dann den Schnitt, der ungefähr in Höhe des Zungenbeins beginnt und bogenförmig nach hinten oben zieht in der Richtung des Processus mastoideus. Diesen darf man aber nicht erreichen, sondern nur die Richtung dahin nehmen. Gelegentlich ist es notwendig, den Hautschnitt nach vorne zu erweitern (Abb. 117). Man macht auch diesen Schnitt bogenförmig, und zwar nach dem Kinn zu gerichtet. Der Bogenschnitt eignet sich am besten, weil man dadurch am leichtesten in der Lage ist, den Hautlappen nach oben zu klappen, der das Operationsfeld freigibt. Er durchtrennt Haut, Unterhautgewebe und Platysma. Nun tastet man noch einmal das Zungenbein ab und stellt die vordere und hintere Muskelbegrenzung fest. Man weiß nun, daß man die Arterie oberhalb des Zungenbeins zu suchen hat. Da dieser Raum ausgefüllt ist von der sich unter der oberflächlichen Halsfascie etwas vorwölbenden Glandula submaxillaris, so muß diese zunächst aus dem Wege geräumt werden. Im Bereiche des hinteren Wundwinkels kommt oft die schräg nach unten hinten verlaufende V. facialis communis zu Gesicht. Sie wird meist unterbunden. Die A. maxillaris externa könnte nur bei sehr unvorsichtigem Auslösen der Glandula submaxillaris an deren hinterer oberer Grenze verletzt werden. Nun wird gewöhnlich ein Fehler gemacht, und zwar insofern, als der Einschnitt in die Fascie, um die Glandula submaxillaris freizulegen, nicht am unteren Rande, sondern am oberen Rande, parallel zum horizontalen Unterkieferaste angelegt wird. Der Schnitt soll aber bogenförmig die durch die Fascie schimmernde Glandula submaxillaris an ihrem unteren Rande umziehen, so daß das Fascienblatt vom Zungenbein aus von den den gesuchten Raum umschließenden Muskeln gelöst wird. Gelingt es, zwischen Zungenbein und Drüse stumpf einzudringen, so wird die Drüse am unteren Rande mit einem scharfen Haken gefaßt und nach oben aus ihrem Bett herausgezogen. Das geht nun nicht auf einmal, da viele bindegewebige Stränge von der Fascie in die Drüse hineinziehen. Man muß daher abwechselnd stumpf und scharf arbeiten und beachten, daß kein Teil der Drüse zurückbleibt. So gelingt es allmählich, die seitlichen Abschnitte und die Rückseite der Drüse aus der Fascienloge hervor

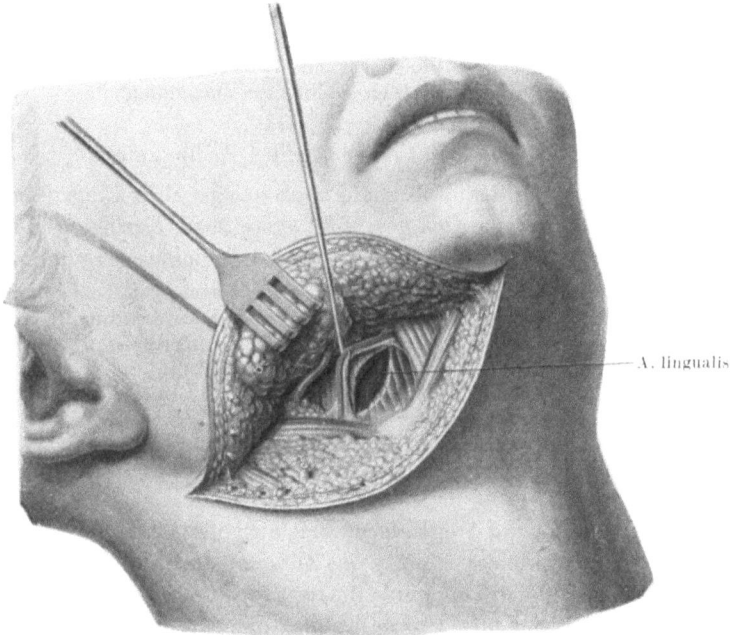

Abb. 117. Freilegung der A. lingualis.

und über den Unterkieferrand nach außen oben zu wälzen (Abb. 117). Erst wenn man unter der nach oben gezogenen Drüse den knöchernen Rand des horizontalen Unterkieferastes fühlt, darf man aufhören. Nun erst ist das Operationsfeld frei. Mit der Glandula submaxillaris werden auch die neben und in ihr befindlichen Lymphknoten aus der Fascienloge herausgezogen. Die weitere Freilegung der Arterie ist nun nicht mehr schwer. Man sieht nach vorn den Rand des M. mylohyoideus, nach hinten den M. biventer und nach unten das Zungenbein und den M. stylohyoideus. Schräg durch diesen Raum von hinten unten nach vorne oben zieht der starke N. hypoglossus, gewöhnlich von der V. lingualis begleitet. Der N. hypoglossus ist sehr leicht als stricknadeldicker weißlicher Stamm zu erkennen. Die V. lingualis verläuft gewöhnlich an seiner unteren Seite (Abb. 117). Beide Gebilde liegen auf dem, durch seine fast senkrecht (etwas schräg nach vorne oben) gerichteten Muskelbündel gekennzeichneten M. hyoglossus. Da die A. lingualis zwar parallel zum N. hypoglossus, aber unterhalb des M. hyoglossus verläuft, muß dieser Muskel durchtrennt werden (Abb. 117). Man kann die Muskelbündel stumpf auseinanderziehen, oder besser parallel und unter dem N. hypoglossus vorsichtig einschneiden. Dabei ist darauf zu achten, daß der Muskel sehr dünn ist und daß die Arterie unmittelbar darunter verläuft. Die Arterie ist meist stricknadelstark.

ε) Die Freilegung der A. subclavia oberhalb des Schlüsselbeines.

Die Freilegung der A. subclavia oberhalb des Schlüsselbeines wird im seitlichen Halsdreieck ausgeführt (s. S. 118). Durch den M. omohyoideus ist das seitliche Halsdreieck in zwei kleinere Dreiecke eingeteilt. Im unteren, kleineren

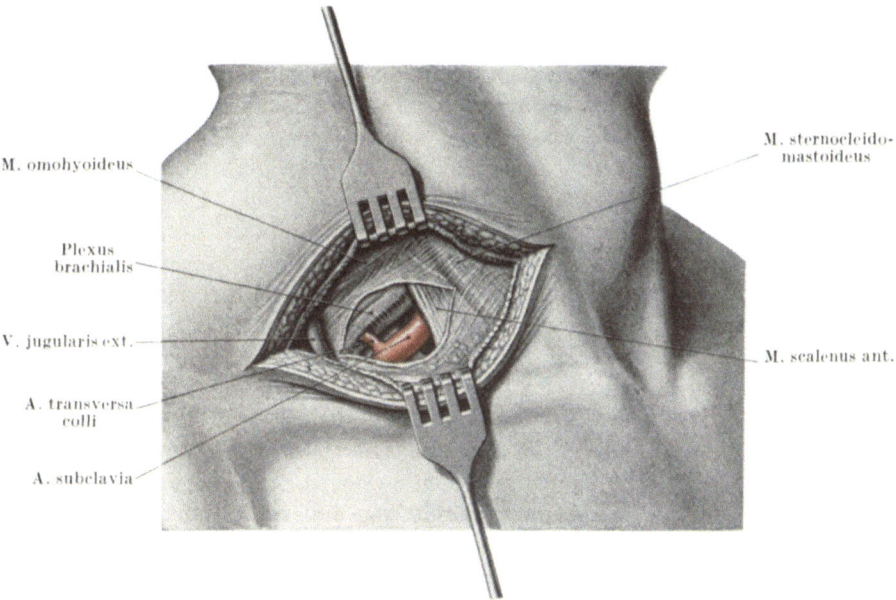

Abb. 118. Die Freilegung der A. subclavia oberhalb des Schlüsselbeines. Man sieht deutlich den hinteren Rand des Kopfnickers und darunter den des M scalenus ant. Die mittlere Halsfascie, die auch den M. omohyoideus einschneidet, ist gespalten. Der Plexus brachialis und die A. subclavia liegen frei.

Dreieck, das unten von der Clavicula, innen vom M. sternocleidomastoideus und oben vom M. omohyoideus begrenzt wird, wird die Arterie aufgesucht.

Die Freilegung der A. subclavia ist eine der schwierigsten Unterbindungen, weil man in ganz beträchtlicher Tiefe und in gefährlicher Gegend arbeiten muß. Auf sehr beschränktem Raume liegen nicht nur große, lebenswichtige Gefäße und Nerven, sondern auch die Pleurakuppel ist nicht weit, so daß sie bei unvorsichtigem Vorgehen verletzt werden kann. Dazu kommt noch, daß der Raum, die Fossa supraclavicularis, durch die Starrheit der sie unten begrenzenden Clavicula sehr beengt ist. Um sich den Raum möglichst gut zugänglich zu machen, wird der Kopf des Kranken nach der anderen Seite gezogen und gedreht, der betreffende Arm muß nach unten gezogen werden.

Die Freilegung wird folgendermaßen ausgeführt: Man tastet sich die Clavicula durch die Haut und legt etwa daumenbreit oberhalb und parallel zu ihr den Hautschnitt an. Man beginnt am äußeren Rande des M. sternocleidomastoideus, den man immer gut durchtasten kann und der leicht an seinem sehnigen Rande zu erkennen ist. Schon bei dem Schnitt durch das Platysma kann man auf die V. jugularis externa stoßen, die meist etwas außerhalb des lateralen Randes des M. sternocleidomastoideus hinter der Clavicula verschwindet, um allein oder gemeinsam mit der V. transversa colli in die

V. subclavia oder auch in den Winkel zwischen V. subclavia und V. jugularis interna einzumünden. Sie kann eventuell medianwärts verzogen oder auch unterbunden werden. Ist das Platysma durchtrennt, so liegt die oberflächliche Halsfascie vor. Diese wird auf der Hohlsonde gespalten, und man kommt nun in einen von Fett, Bindegewebe, Lymphknoten und Nerven angefüllten Raum, der hinten von dem stärker entwickelten hinteren Blatt der oberflächlichen Halsfascie abgeschlossen wird (Spatium aponeuroticum supraclaviculare). In diesen Raum dringt man nun, langsam und gleichmäßig den Schnitt in seiner ganzen Ausdehnung vertiefend, vor. Es ist darauf zu achten, daß besonders im medialen Wundwinkel der Rand des M. sternocleidomastoideus freigelegt wird. Dann spaltet man am unteren Rande des M. omohyoideus das mittlere Fascienblatt, zieht den Muskel nach oben außen und findet, in lockeres Bindegewebe eingehüllt, die weißlich durchschimmernden, fast bleistiftdicken Stränge des Plexus brachialis. Um aber streng anatomisch vorgehen zu können, ist es zweckmäßig, im inneren Wundwinkel den etwa fingerbreit hinter dem M. sternocleidomastoideus gelegenen und ihn seitlich um etwa 1 cm überragenden M. scalenus anterior freizulegen (Abb. 118). Dieser Muskel zieht von den Querfortsätzen des 3.—6. Halswirbels nach der ersten Rippe, und zwar nach dem Tuberculum scaleni (LISFRANCI). Dieses Tuberculum ist leicht durch den in die Wunde hinter die Clavicula eingeführten Finger zu tasten. Hat man erst diesen Anhaltspunkt, so ist der Verlauf des Muskels leicht festzustellen und sein lateraler Rand freizulegen. Diese Freilegung ist deshalb von Bedeutung, weil *hinter* diesem Muskel, durch die sog. *hintere Scalenuslücke*, der Plexus brachialis und an seinem medialen und unteren Rande die *Arteria* subclavia hervortritt. Die *Vena* subclavia liegt *vor* dem M. scalenus, zwischen ihm und der Clavicula in der *vorderen Scalenuslücke*. Wenn man nun den äußeren Rand des M. scalenus anterior freigelegt hat und den leicht erkennbaren Plexus brachialis überblicken kann, so braucht man den M. omohyoideus nicht aus seiner Fascie auszuhülsen, da die weitere Aufsuchung der A. subclavia mit Hilfe der vorhandenen Anhaltspunkte keine besonderen Schwierigkeiten mehr zu machen braucht. Man weiß, daß man sie medial und unterhalb des Plexus zu suchen hat. Gelegentlich liegt aber die Arterie sehr tief und versteckt. Man muß dann den Plexus stark nach außen und den M. scalenus ant. nach medial abziehen. Quer über das Operationsfeld pflegt die A. transversa scapulae vor dem M. scalenus vorbeizuziehen. Sie entspringt aus dem Truncus thyreocervicalis, der meist gerade hinter dem M. scalenus aus der A. subclavia hervorgeht. Eine Ligatur der A. transversa scapulae läßt sich vermeiden. Zu beachten ist noch, daß unmittelbar nach dem Austritt der A. subclavia aus der hinteren Scalenuslücke die A. transversa colli entspringt und zwischen den Stämmen des Plexus brachialis hindurch nach lateral und hinten verläuft. Bei der Unterbindung der A. subclavia muß verhütet werden, daß die Abgangsstelle dieser Arterie gerade zwischen die beiden Ligaturen zu liegen kommt, da sonst Nachblutungen zu befürchten sind. Bestehen besondere Schwierigkeiten beim Aufsuchen der A. subclavia, so kann im Notfall die Durchschneidung des M. scalenus anterior vorgenommen werden. Da auf der Vorderseite dieses Muskels der *N. phrenicus* hinabsteigt, muß man sich vor seiner Verletzung hüten. Ebenso muß die Verletzung des Truncus thyreocervicalis und seiner Äste vermieden werden. Die Vene bekommen wir, wenn wir so vorgehen, nicht zu Gesicht, sie liegt meist etwas unter der Clavicula.

ζ) Die Freilegung der A. vertebralis im 1. Abschnitt.

Die Unterbindung der A. vertebralis kommt in Frage bei Verletzungen und Aneurysmen derselben. Am leichtesten wird sie im ersten Abschnitt vor dem Eintritt in das Foramen transversarium des 6. Halswirbelquerfortsatzes verletzt (Stich).

Nach KÜTTNER erfolgt die Verletzung am häufigsten im dritten Abschnitt zwischen Atlas und Os occipitale. Die Unterbindung kann im ersten und im dritten Abschnitt ausgeführt werden. Selbst die doppelseitige Unterbindung führt nur selten (s. KUFFERATH) zu vorübergehenden Ernährungsstörungen des Gehirns, ein Beweis dafür, wie gut der Nebenkreislauf ausgebildet ist. Man muß aber KÜTTNER beipflichten, wenn er aus diesem Grunde bei Verletzungen des Gefäßes, wenn möglich, die Unterbindung an der Verletzungsstelle, sonst aber eine zentral *und* peripher dieser Verletzungsstelle anzulegende Unterbindung fordert. Auch wenn die Blutung unter Druckverband steht, kommt es nämlich häufig zur Bildung eines *Aneurysmas*.

Die Unterbindung im ersten Abschnitt erfolgt nach CHASSAIGNAC, KOCHER, KÜTTNER und DRÜNER. Gut ist das Verfahren von KOCHER. Der erste Teil des Weges ist schon bei der Unterbindung der A. carotis communis unterhalb des M. omohyoideus und der A. thyreoidea inferior beschrieben worden.

Man legt sich in der oben beschriebenen Weise die A. carotis communis zwischen dem M. sternocleidomastoideus einerseits und den Mm. sternohyoideus, sternothyreoideus und der Schilddrüse andererseits frei (s. S. 159). Werden diese Gebilde weit auseinandergezogen, so gelingt es nach Spaltung der den lateralen Rand des M. omohyoideus überkleidenden mittleren Halsfascie mit Venenhaken die A. carotis und die lateral gelegene V. jugularis interna nach medial abzuziehen. Zunächst findet man die bogenförmig (nach oben steil konvex) verlaufende A. thyreoidea inferior. Der Scheitelpunkt ihres Bogens liegt meist etwas unter- oder oberhalb des stark vorspringenden Proc. transversus des 6. Halswirbels (Tuberculum caroticum). Diesen Vorsprung kann man gut abtasten und weiß nun, daß die A. vertebralis unterhalb desselben in das Foramen transversarium eintreten muß. Der M. scalenus anterior mit dem auf seiner vorderen und medialen Seite verlaufenden N. phrenicus wird ebenfalls nach lateral herübergezogen. Die A. thyreoidea inferior muß eventuell unterbunden werden, wenn sie sich nicht gut, am besten nach lateral, abziehen läßt. Von der Schilddrüse kommende, lateral das Operationsfeld kreuzende, oft starke Venen müssen unterbunden werden. Die A. vertebralis verschwindet oben in dem Winkel, dessen Spitze vom Tuberculum caroticum gebildet wird. Von beiden genannten Muskeln entspringen Zacken am Tuberculum caroticum. Da der M. longus colli von der tiefen Halsfascie bedeckt ist und dünne Faserbündel dieser Fascie nach dem M. scalenus hinüberziehen, so liegt die A. vertebralis unter diesen Faserbündeln versteckt und ist erst aufzufinden, wenn diese halb scharf, halb stumpf freigelegt sind. In ebensolchen Faserbündeln der hinteren Halsfascie eingeschlossen zieht der meist medial und etwas vor der Arterie gelegene Grenzstrang des N. sympathicus. Bei vorsichtigem Tasten ist die Aufsuchung und Unterbindung der Arterie nicht schwer. HELFERICH hat empfohlen, den Canalis transversarium in Zweifelsfällen zu eröffnen, indem man am Tuberculum caroticum mit der LUERschen Zange die vordere Wand entfernt.

Die Aufsuchung der Arterie nach CHASSAIGNAC erfolgt am lateralen Rande des M. sternocleidomastoideus, der unter Umständen, ebenso wie ein Teil des M. scalenus anterior (cave N. phrenicus!) durchschnitten wird. Diese Muskeln und die großen Halsgefäße werden nun medialwärts gezogen. Das weitere Vorgehen entspricht dem eben geschilderten. v. MIKULICZ sucht die Arterie an ihrem Abgange von der A. subclavia auf. Da aber hier so viele Äste aus der Subclavia entspringen, ist bei der Tiefe des Operationsfeldes die Aufsuchung nicht einfach und dieses Verfahren daher nicht zu empfehlen.

Aus dem Vorgehen von v. MIKULICZ und KÜTTNER ist das von DRÜNER hervorgegangen (Abb. 119). Mit einem Winkelschnitt, der etwa in der Mitte des Hinterrandes des Kopfnickers beginnt, zunächst bis zum Schlüsselbein und dann bis zum Jugulum reicht, wird der Hinterrand des Kopfnickers freigelegt. Die V. jugularis ext., und wenn nötig, ihre Seitenäste, werden unterbunden und durchtrennt. Dann wird der Schlüsselbeinansatz des Kopfnickers abgeschnitten und der Kopfnicker mit dem Hautlappen nach medial verzogen. Der nun in seiner Fascienhülle (mittlere Halsfascie) vorliegende M. omohyoideus wird ebenfalls durchtrennt und das mediale Teilstück mit nach medial abgezogen (Abb. 119). Der M. scalenus ant., dessen lateraler Rand nun freigelegt wird, wird mit dem N. phrenicus, der auf ihm erkennbar ist, ebenfalls nach medial gezogen oder unter Ablösung und Schonung des N. phrenicus (Abb. 119) in der Nähe seines

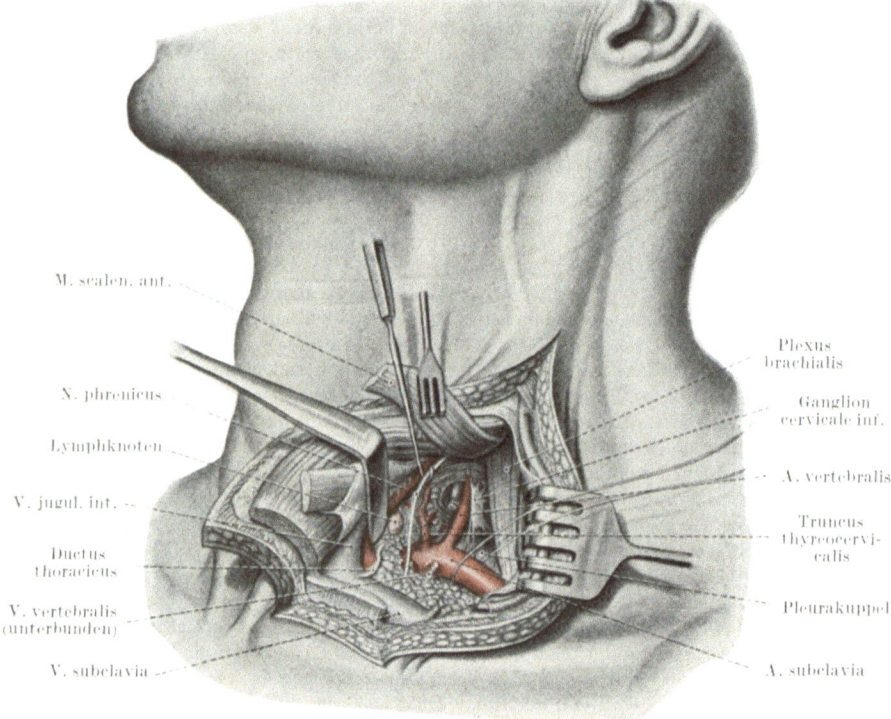

Abb. 119. Die Freilegung der A. vertebralis nach DRÜNER, von einem Winkelschnitt unter Durchtrennung des Kopfnickeransatzes, des M. scalenus ant. und des M. omohyoideus.

Ansatzes am Tuberculum scaleni durchtrennt, um eine noch bessere Übersicht zu erhalten. Störendes Fettgewebe und darin befindliche Lymphknoten werden vorsichtig entfernt, ohne den hier einmündenden Ductus thoracicus zu verletzen (Abb. 119). Bei der Durchtrennung des M. scalenus ant. ist auf die unmittelbar dahinter verlaufende V. jugularis int. zu achten. Sie muß nach hinten abgeschoben werden. Die A. subclavia liegt nun frei vor. Der Weg zur A. vertebralis, die in dem Winkel zwischen dem M. scalenus ant. und dem unter der hinteren Halsfascie liegenden M. longissimus cervic. verläuft, ist zunächst noch überdeckt von der in die V. subclavia einmündenden V. vertebralis. Man tastet sich am besten jetzt das Tuberculum caroticum, den vorspringenden Querfortsatz des 6. Halswirbels, unterbindet die V. vertebralis, spaltet die quer verlaufenden Stränge der den Winkel verschließenden Halsfascie und gelangt so ohne Schwierigkeit auf die A. vertebralis.

Muß die A. vertebralis in ihrem dritten Abschnitte unterbunden werden, so wählt man am besten das Vorgehen KÜTTNERs. Der Hautschnitt beginnt hinter dem Warzenfortsatz, dann senkrecht nach unten, etwa 10 cm lang, bei stark nach vorne geneigtem Kopfe. Der freigelegte hintere Rand des M. sternocleidomastoideus wird etwas abgelöst und nach vorne gezogen, wenn nötig eingekerbt. Die sensiblen Nervenäste des N. auricularis magnus, die dabei zu Gesicht kommen, können geschont werden. Der nun vorliegende M. splenius capitis wird in der Höhe der Spitze des Warzenfortsatzes in Ausdehnung von etwa 3 cm

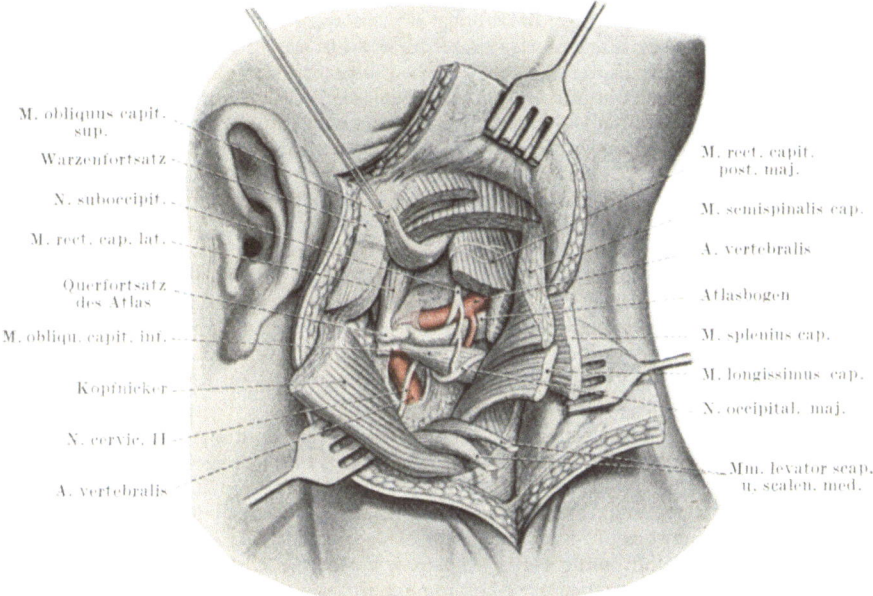

Abb. 120. Die Freilegung der A. vertebralis im oberen Abschnitt nach DRÜNER. Der Kopfnicker ist am Warzenfortsatz teilweise abgetrennt. Die Mm. splenius, longissimus und semispinalis capit. sind oberhalb des Warzenfortsatzes quer durchtrennt. Der Querfortsatz des Atlas ist dadurch freigelegt. Von seinem unteren Rande sind die Muskelansätze der Mm. levat. scap. und scalen. med. abgelöst. Der N. cervic. II liegt frei. Unterhalb davon findet man die Arterie zwischen dem ersten und zweiten Halswirbel. Zur Freilegung oberhalb des Atlasbogens ist auch der M. obliquus capit. sup. am oberen Querfortsatzrand abgelöst und der M. rect. capit. post. maj. quer eingespalten.

von vorne her eingeschnitten, ebenso der nun erscheinende M. semispinalis capitis. In beiden Muskeln verlaufen starke Muskeläste, die unterbunden werden müssen. Der eingeführte Finger fühlt nun sofort den oberen scharfen Rand des hinteren Atlasbogens, der den weiteren Anhaltspunkt für das Aufsuchen der Arterie bietet. Die Venen des Plexus vertebralis posterior müssen unterbunden werden. Am Lebenden muß wegen zu starker Blutung gelegentlich mit Adrenalintupfern tamponiert werden (KÜTTNER). Der obere Rand des hinteren Atlasbogens wird freigelegt, und nun erscheint der feine Stamm des N. suboccipitalis, der meist unter der Arterie hervortritt und die zur Unterbindung derselben geeignete Stelle kreuzt. Die Unterbindung erfolgt nun leicht, da sich die Arterie bequem ablösen läßt, in dem Dreieck, das der M. rectus capitis posterior major mit den beiden Mm. obliqui capitis bildet (s. Abb. 120 DRÜNERs). Diese Muskeln brauchen jedoch nicht freigelegt zu werden.

DRÜNER hat ein Verfahren ausgearbeitet, mit dem man zwischen dem ersten und zweiten Halswirbelquerfortsatz und, wenn nötig, auch zwischen Atlas und Schädelbasis eingehen kann.

η) Die Freilegung der A. vertebralis im 3. Abschnitt zwischen den Querfortsätzen des I. und II. Halswirbels und zwischen Atlasbogen und Schädelbasis nach DRÜNER.

Der Kranke befindet sich in Seitenlage. Der Kopf wird nach der gesunden Seite geneigt. Die Gegend zwischen dem Hinterrand des Warzenfortsatzes und der Mitte des Hinterrandes des Kopfnickers wird in örtlicher Betäubung rautenförmig unterspritzt. Der Weichteilschnitt zieht vom hinteren Warzenfortsatzrand bis etwa in die Mitte des Kopfnickerrandes. Der Kopfnicker wird am Warzenfortsatz durch Einschnitt von rückwärts bis etwa zur Hälfte seines Querschnittes durchtrennt und der abgelöste Teil nach vorn gezogen (Abb. 120). Die nun vorliegenden Mm. splenius capit. und longissimus capit. werden etwas oberhalb der Spitze des Warzenfortsatzes quer durchtrennt, während der darunterliegende M. semispinalis capit. in derselben Höhe von vorn nach hinten teilweise eingeschnitten wird. Alle diese Muskeln werden nach hinten gezogen. In der Tiefe sieht man nun unmittelbar unterhalb der Warzenfortsatzspitze den Querfortsatz des Atlas, an den Sehnen der obersten Zipfel des M. levator scapulae und des M. scalenus med. ansetzen. Diese Sehnen werden hart am Querfortsatz abgetrennt (Abb. 120). Dadurch kommt ein steil nach aufwärts ziehender Nervenstamm zum Vorschein. Es ist der sensible Teil des ventralen Astes des zweiten Cervicalnerven. Unmittelbar unterhalb dieses Nervenastes verläuft steil von unten hinten nach vorn oben die A. vertebralis. Wird der Nerv mit einem Nervenhaken etwas ausgelöst und angehoben, so gelingt die Unterbindung unterhalb des Atlasquerfortsatzes ohne Schwierigkeiten.

Bei der Notwendigkeit die Arterie im oberen Bogen oberhalb des Atlas zu unterbinden, geht man wie eben beschrieben vor, zieht dann die oberen Stümpfe der quer durchtrennten Mm. splenius und semispinalis nach oben und legt damit den oberen Rand des Atlasbogens und seines Querfortsatzes frei. Die hier ansetzenden Muskeln, der M. obliquus capit. sup. und, wenn nötig, der M. rectus capit. lat. werden vorsichtig, schichtweise durchtrennt (Abb. 120). Versperrt der Rand des M. rectus capit. post. maj. hinten die Übersicht, so wird er etwas oberhalb des Atlasbogens von vorn nach hinten quer eingeschnitten (Abb. 120). In der Tiefe sieht man dann unmittelbar am Oberrande des Atlasbogens die A. vertebralis. Verläuft die Arterie in einer Rinne des Atlasbogens, so muß diese vorsichtig mit einer feinen LUERschen Zange eröffnet werden. Über Störungen am Gehirn nach der Unterbindung s. bei KUFFERATH.

ϑ) Die Freilegung der A. subclavia ober- und unterhalb des Schlüsselbeines.

Zur ausgedehnten Freilegung der A. subclavia und des Plexus brachialis oberhalb und unterhalb des Schlüsselbeines wird auch das Verfahren von GULEKE empfohlen, ebenso wie das von ISELIN (s. S. 229), mit dem es eine gewisse Ähnlichkeit hat. Der Hautschnitt beginnt oberhalb der Mitte des Schlüsselbeines und verläuft bogenförmig in die Gegend der vorderen Achselfalte, wie zur Freilegung der MOHRENHEIMschen Grube (s. S. 173). Der Schnitt wird sofort vertieft bis auf den Muskelzwischenraum zwischen den Mm. deltoideus und pectoralis maj. Die hier verlaufende V. cephalica wird unterbunden oder nach lateral verzogen. Der Ansatz des M. deltoideus am Schlüsselbein wird etwas eingekerbt. Die Ansatzsehne des M. pectoralis maj. an der Crista tuberculi min. wird auf den Zeigefinger geladen und etwa 1 cm vom Knochen durchtrennt. Ebenso wird mit der Sehne des M. pectoralis min. etwa 1 cm vom Proc. coracoideus verfahren. Da die Nervenversorgung beider Muskeln mehr medial liegt, so können sie nun beide nach der Mittellinie umgeschlagen werden (Abb. 121). Muß man an den proximalen Gefäßabschnitt oberhalb des Schlüsselbeines, so wird das Schlüsselbein in der Schnittrichtung schräg von oben innen nach unten außen durchtrennt. Der Schnitt gibt einen ausgezeichneten Überblick von der hinteren Scalenuslücke bis zur Achselhöhle. Nach Ausführung des Eingriffes wird durch Drahtumschlingung und Sehnennaht der frühere Zustand im wesentlichen wieder hergestellt.

Auch LEXER hat einen Schnitt empfohlen, der in übersichtlicher Weise den Plexus brachialis und die großen Gefäße in seiner Umgebung freilegt. Er geht umgekehrt wie GULEKE vor. Es handelt sich um einen großen Lappenschnitt,

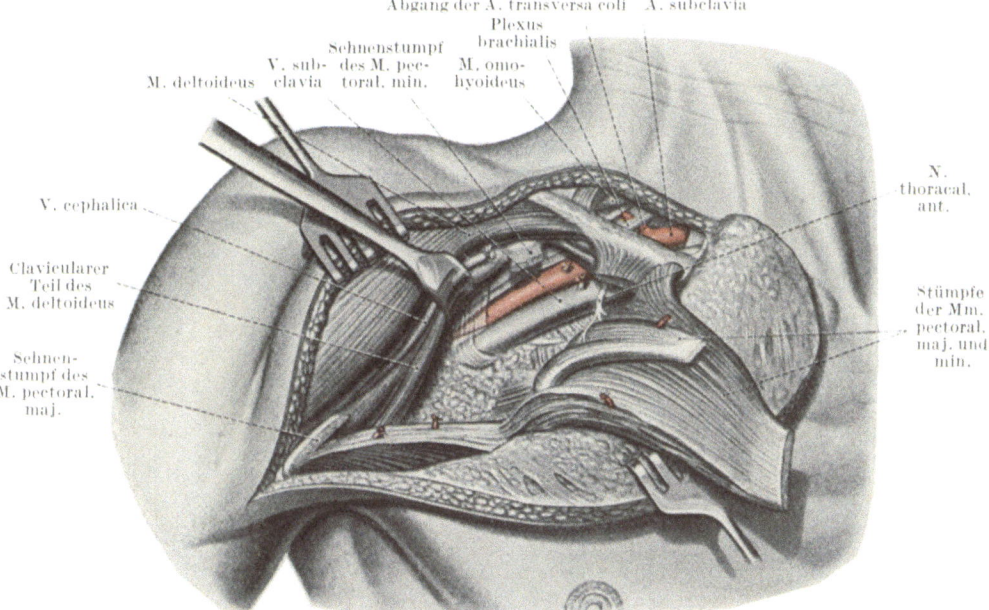

Abb. 121. Die Freilegung der A. subclavia in großer Ausdehnung nach GULEKE, nach Einkerbung des clavicularen Teiles des M. deltoideus und nach Abtrennung der sehnigen Ansätze der Mm. pectoralis maj. und min.

der oberhalb der Mitte des Schlüsselbeines beginnt, über das Schlüsselbeinbrustbeingelenk nach dem zweiten Zwischenrippenraum verläuft und in der Achselhöhle endet. Zunächst wird das Schlüsselbein etwas medial der Mitte mit der Drahtsäge schräg durchtrennt, bleibt aber im Zusammenhang mit den Weichteilen. Das Schlüsselbeinbrustbeingelenk wird eröffnet. Trennt man nun den Kopfnickeransatz ab und durchschneidet man den M. subclavius, so kann man ohne Schwierigkeiten den großen Brustmuskel an seinem Ansatz am Brustbein abschneiden. Hier bleiben die ernährenden Gefäße und Nerven im lateralen Abschnitt erhalten. Genügt der Überblick noch nicht, so wird auch der M. pectoralis min. an den Rippen abgelöst oder einfach abgeschnitten. Will man die zentralen Abschnitte der A. subclavia, so kann man den M. scalenus ant., unter Schonung der davor verlaufenden V. subclavia und des N. phrenicus an seinem Ansatz am Tuberculum scaleni abschneiden. Nach Ausführung des Eingriffes wird das Schlüsselbein durch Drahtumschlingung vereinigt und die Gelenkkapsel des Schlüsselbeinbrustbeingelenkes und die Muskulatur mit Catgut genäht.

ι) Die Freilegung der A. anonyma.

Die Freilegung nach SAUERBRUCH erfolgt am besten in Kopfhängelage mit stark zurückgebeugtem Kopf (s. auch S. 952). Ein T-förmiger Schnitt, dessen senkrechter Schenkel auf dem Brustbein verläuft, dessen waagerechter die oberen Schlüsselbeinränder miteinander verbindet, legt die Weichteile und die Knochenränder frei. Die Ansätze des Kopfnickers und der geraden Halsmuskeln werden hart vom Knochen abgetrennt (Abb. 122). So entsteht eine breite Muskellücke, in der man zunächst in der Mitte die V. thyreoidea ima., die hier in die V. anonyma

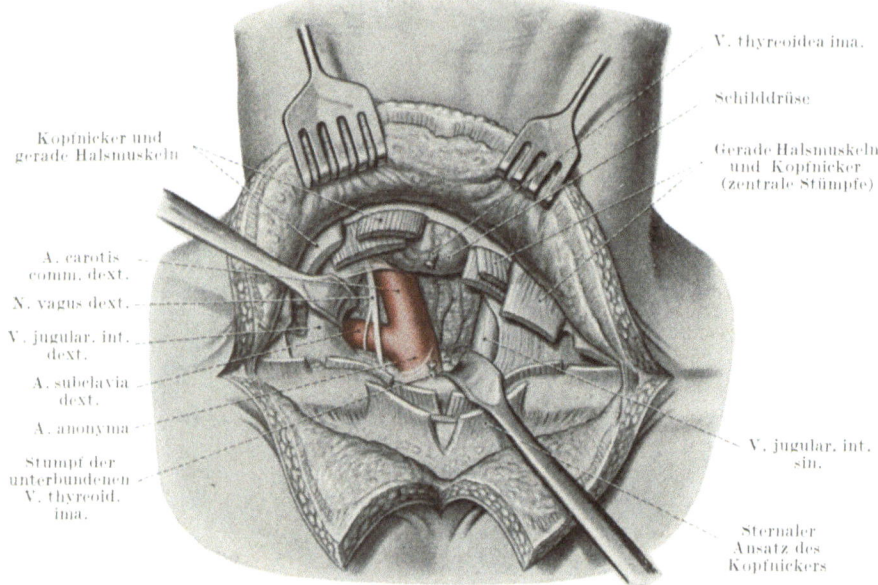

Abb. 122. Die Freilegung der A. anonyma nach SAUERBRUCH. Durch einen T-förmigen Schnitt sind die Ansätze der Halsmuskeln am Schlüsselbein und Brustbein freigelegt. Die Muskelansätze sind durchtrennt und die Muskelstümpfe nach oben zurückgezogen. Die V. thyreoidea ima. ist doppelt unterbunden und durchtrennt. Die V. anonyma sinistra wird mit einem Venenhaken caudalwärts zurückgezogen, so daß die A. anonym. und ihre Teilungsstelle übersichtlich freiliegt.

sinistra einmündet, sieht und doppelt unterbindet. Nimmt man die Vene unter einen Venenhaken und unterbindet die V. thyreoidea ima., so stößt man in der Mittellinie auf die A. anonyma. Der Schnitt kann, wie der KÜTTNERsche, durch Wegnahme des mittleren Abschnittes des rechten Schlüsselbeines und des Brustbeinhandgriffes bis zur Abgangsstelle der A. anonyma aus der Aorta erweitert werden (s. S. 953).

Die Freilegung der *A. anonyma* im vorderen Mittelfellraum ist S. 952 ff. beschrieben.

i) Die Freilegung der Gefäße im Brustbereich.
α) Die Freilegung der A. subclavia unterhalb des Schlüsselbeines.

Die Freilegung der A. subclavia unterhalb des Schlüsselbeines (streng anatomisch genommen müßte man diesen Teil der Arterie bereits A. axillaris nennen, da sie anatomisch diese Bezeichnung unterhalb des Durchtrittes unter dem M. subclavius führt) wird in der sog. MOHRENHEIMschen Grube ausgeführt.

Dieser vorgebildete Raum braucht nur etwas erweitert zu werden, um einen guten Zugang zu den Gefäßen und den Nerven des Plexus brachialis zu gestatten. Er ist von rhombischer Gestalt und wird nach oben durch den mittleren Abschnitt der Clavicula, nach unten durch den M. pectoralis minor, nach außen durch den M. deltoideus und nach innen durch den M. pectoralis major begrenzt. Der Zugang wird zunächst dadurch etwas erschwert, daß der M. deltoideus und M. pectoralis major ohne sehr deutliche Grenze ineinander übergehen. Das Aufsuchen der Gefäße ist deshalb manchmal nicht so ganz einfach, weil sie sehr tief liegen und von der derben tiefen Brustfascie bedeckt werden.

Der Hautschnitt zieht, wie zur Exartikulation der Schulter, etwas außerhalb der Mitte der Clavicula nach der vorderen Achselfalte bei adduziertem Arm. Man

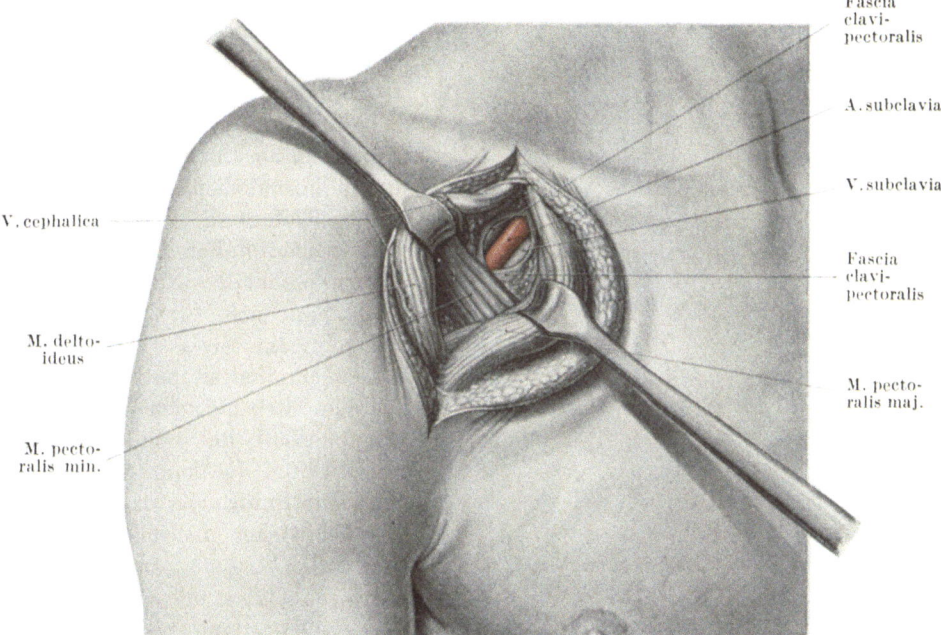

Abb. 123. Die Freilegung der A. subclavia unterhalb des Schlüsselbeines. In der Furche zwischen den Mm. deltoideus und pectoralis maj. ist die MOHRENHEIMsche Grube eröffnet. Die Fascia clavipectoralis ist gespalten und die A. und V. subclavia freigelegt.

braucht die Achselfalte nicht vollständig zu erreichen. Man beginnt so weit medial, weil der mediale Rand des M. deltoideus durch den Schnitt erreicht werden soll. Man durchschneidet die Haut und das Unterhautgewebe und dringt in den Zwischenraum zwischen M. pectoralis major und M. deltoideus ein (Abb. 123). Dieser Sulcus läßt sich nach Durchtrennung der Haut leichter erkennen. Er ist allerdings oft mit Bindegewebe ausgefüllt. In ihm verläuft der Endabschnitt der V. cephalica, die man nicht verletzen darf. Sie ist ein guter Wegweiser, da man aus ihrer Anwesenheit schließen kann, daß man im richtigen Spalt ist, da sie in der MOHRENHEIMschen Grube, die wir aufsuchen wollen, in die V. subclavia einmündet. Die Vene wird beiseite gezogen oder unterbunden. Um in die MOHRENHEIMsche Grube eindringen zu können, muß man den M. pectoralis major nach medial ziehen. Seine Fascie, die oberflächliche Brustfascie, ist sehr dünn und geht auch, den Sulcus deltoideopectoralis überbrückend, auf den M. deltoideus über. Auf der Rückseite des M. pectoralis geht sie in die derbe tiefe Brustfascie über, die als Fascia clavipectoralis von der Clavicula nach dem M. pectoralis minor zieht, diesen und die Gefäße bedeckend. Durch diese tiefe Fascie tritt die V. cephalica in die Tiefe. Die A. thoracoacromialis (oder ihre Äste) durchbohrt die Fascie, als erster Ast der A. axillaris aus der Tiefe kommend. Besonders der Ramus deltoideus dieser Arterie kann schon bald zu Gesicht kommen, da er ebenfalls im Sulcus deltoideopectoralis verläuft. Die muskulären Anteile, die die MOHRENHEIMsche Grube begrenzen, werden nun durch stumpfe Haken gut zurückgehalten (Abb. 123); ebenso die zu schonenden Gefäße (Ramus acromialis der A. thoracoacromialis). Dann spaltet man die Fascia profunda pectoralis vorsichtig auf der Hohlsonde. Nun läßt sich der M. pectoralis minor noch weiter nach unten lateral ziehen; man dringt in die Tiefe und fühlt mit dem Finger gewöhnlich zunächst den Plexus brachialis. Nun weiß man, daß man sich, um zur Arterie zu kommen, etwas caudal und medial zu halten hat, denn die Gebilde liegen noch genau so wie oberhalb des Schlüsselbeines (s. S. 123). Es kann sein, daß wir beim Eindringen in den Raum — bei vielen Leichen ist das der Fall — gleich zunächst auf die V. subclavia und ihre Seitenäste stoßen; dann weiß man, daß man sich etwas weiter lateral zu

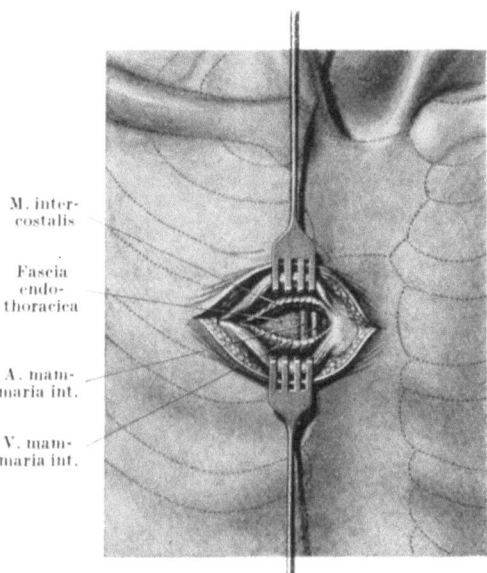

Abb. 124. Die Freilegung der A. mammaria int. im 2. Zwischenrippenraum. Der M. pectoralis maj. ist in der Schnittrichtung auseinandergezogen, der M. intercostalis in derselben Richtung gespalten. A. und V. mammaria liegen auf der Fascia endothoracica.

halten hat. Sehr wichtig ist es, daß man mit guter Assistenz arbeitet, damit man in dem engen Raume, in dem die gesuchten Gebilde etwa 5 cm tief liegen, einen guten Überblick erhält. Die Unterbindung geschieht dann in der üblichen Weise. Braucht man mehr Raum, so geht man nach LEXER oder GULEKE vor (s. S. 170, 171).

β) Die Freilegung der A. mammaria int.

Die Unterbindung der A. mammaria interna ist einfach. Ihre Unterbindung kommt bei Stich- und Schußverletzungen und eventuell bei Rippenknorpelbrüche in Frage. Auch wird sie bei der Mediastinotomia longitudinalis nach SAUERBRUCH unterbunden. Die A. mam. int. nimmt ihren Verlauf parallel zum Sternum. In den 3—4 obersten Intercostalräumen ist sie leicht aufzusuchen, in den tiefergelegenen ist das Aufsuchen schwieriger, weil die Intercostalräume enger sind. Die Arterie verläuft etwa 1—1½ cm weit vom Rande des Sternums entfernt, seltener weiter lateral oder unter dem Sternum versteckt. In den obersten drei Intercostalräumen verläuft sie zwischen der Brustwand (Rippenknorpel und Intercostalmuskulatur) und der Fascia endothoracica. Vom vierten Intercostalraume abwärts liegt zwischen Arterie und Fascia endothoracica noch der M. transversus thoracis.

Zur Ausführung der Operation ist es am zweckmäßigsten, daß man den sternalen Abschluß des Intercostalraumes abtastet. Bei fetten Leichen und stark entwickeltem M. pectoralis major ist das nicht immer einfach. Der Schnitt muß auf dem Brustbein beginnen, genau in der Mitte des Intercostalraumes (6 cm lang). Man legt den Knochenrand ganz frei, durchschneidet vorsichtig, während der Assistent die Wunde gut auseinanderhält, die Weichteile und die ganze Zwischenrippenmuskulatur bis zur Fascia endothoracia (Abb. 124). Auf dieser verläuft, wie schon gesagt, die Arterie mit ihren Begleitvenen. Man muß immer gute Sicht haben, denn der Raum ist sehr schmal und die Tiefe manchmal beträchtlich. Das Gefäß ist klein, hat aber glücklicherweise zwei ziemlich starke Begleitvenen, die es kenntlicher machen. Die Unterbindung der Arterie erfolgt am besten zusammen mit ihren Begleitvenen. Das Unterfahren mit der Hohlsonde hat mit größter Vorsicht zu geschehen, um nicht noch dadurch die Fascia endothoracica und Pleura costalis zu verletzen. Wie auch schon oben erwähnt, liegt die Arterie vom vierten Intercostalraum abwärts auf dem M. transversus thoracis. An der Technik der Unterbindung wird dadurch nichts geändert.

γ) Die Freilegung der Zwischenrippenarterien.

Sie macht in den hinteren und seitlichen Brustabschnitten kaum Schwierigkeiten, da sie fast auf der ganzen Strecke (d. h. vom Rippenwinkel ab nach vorne) zwischen den Mm. intercostales ext. und int. nur im Schutze des unteren Rippenrandes der nächsthöheren Rippe verläuft. Caudal von der Arterie findet man den Zwischenrippennerven, kranial die Vene.

Man stößt also beim Schnitt parallel zum unteren Rippenrand durch Haut, Unterhautgewebe und äußeren Zwischenrippenmuskel in dem lockeren Bindegewebe zuerst auf den Nerven und weiß, daß die Arterie etwas kranial unter der Rippe liegt.

k) Die Freilegung der Gefäße am Kopf.
α) Die Freilegung der A. occipitalis nach KOCHER.

Der Weichteilschnitt wird an der Hinterkante des Kopfnickers und des Warzenfortsatzes nach oben geführt. Nach Freilegung des sehnigen Muskelrandes wird er eingekerbt und der Muskel nach vorn seitlich gezogen. Dadurch wird der M. splenius capit. sichtbar und läßt sich leicht hart am Schädelansatz abtrennen. Der nun in Erscheinung tretende, schräg verlaufende M. longissimus capit. deckt den M. semispinalis capit. teilweise (Abb. 125). Medial davon liegt der N. occipitalis maj., den man in dieser Gegend bei Neuralgien einspritzen kann. Am Vorderrande des M. longissimus erscheint die gesuchte Arterie und verläuft über diesen Muskel nach hinten weiter auf dem M. semispinalis capit. bzw. unter seiner Fascie nach hinten.

β) Die Freilegung der A. meningea media.

Die Unterbindung der A. meningea media muß unter Umständen bei Verletzungen dieser Arterie ausgeführt werden, wenn sich ein großes epidurales Hämatom entwickelt hat, das zu Hirndruckerscheinungen geführt hat. KRÖNLEIN, der diese Hämatome genauer studiert hat, unterscheidet diffuse und circumscripte

Hämatome. Nur die letzteren kommen für einen Eingriff, d. h. Ausräumung des Hämatoms, in Frage.

Je nach der Verletzungsstelle der Arterie, die übrigens auch ohne Knochenbruch zerreißen kann, treten vordere (Haematoma frontotemporale) bei Verletzung des hinteren Astes, oder hintere (Haematoma parietooccipitale) bei Verletzung des vorderen Astes, oder mittlere (Haematoma temporoparietale) bei Verletzung des Stammes oder beider Äste auf. KRÖNLEIN hat zwei Stellen angegeben, um das Hämatom festzustellen. Beide liegen auf einer durch den oberen Augenhöhlenrand zur sog. deutschen Horizontalen (Verbindungslinie des unteren Augenhöhlenrandes mit dem Porus acusticus externus) gezogenen

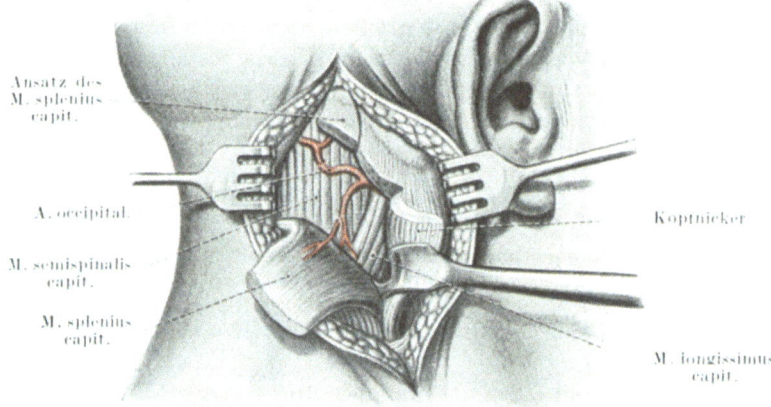

Abb. 125. Die Freilegung der A. occipitalis. Die A. verläuft unter den Mm. sternocleidomastoideus und splenius capit., die eingekerbt bzw. durchtrennt sind, auf dem M. longissimus capit. nach dorsal.

Parallelen (Abb. 547); der vordere Punkt ist 3—4 cm vom Processus zygomaticus des Stirnbeins entfernt, der hintere dort, wo eine durch den hinteren Rand des Processus mastoideus errichtete Senkrechte die erwähnte Parallele schneidet. An dieser Stelle wird mit einer Kugelfräse der Schädel durchbohrt und bei Anwesenheit eines Hämatoms die Knochenwunde mit der LUERschen oder DAHLGRENschen Zange erweitert, um dem Hämatom Abfluß zu verschaffen. Da jedoch die Blutung nach der Ausräumung eines Hämatoms nicht immer steht, so empfiehlt es sich in allen Fällen, in denen ein epidurales Hämatom durch klinische Symptome oder durch Probetrepanation sichergestellt ist, eine Trepanation mit Bildung eines großen Weichteilknochenlappens auszuführen, um die sachgemäße Unterbindung der A. meningea media vorzunehmen. Den Stamm der Arterie und ihre Teilungsstelle, sowie die Anfangsteile ihrer Hauptäste kann man in einfacher Weise freilegen von einem über der Mitte des Jochbogens gebildeten Haut-Periost-Knochenlappen. Man errichtet zu dem Zwecke auf der Mitte des Jochbogens ein Lot und umschneidet einen Weichteillappen mit Basis über dem Jochbogen von Kleinhandtellergröße, der durch das Lot in zwei gleiche Teile geteilt wird. Das weitere Vorgehen ist bei der *osteoplastischen Trepanation* eingehend geschildert (s. S. 530).

B. Die Gefäßnaht.
(STICH, JEGER.)

Die Gefäßnaht (s. auch S. 184) ist eine Frucht neuerer Zeit. Ein kurzer historischer Überblick findet sich bei JASSINOWSKY und STICH, deren Arbeiten ich folgendes entnehme. Zwar ist der Gedanke der Gefäßnaht von LAMBERT (1762) gefaßt, von HALLOWEL zum ersten Male an einer kleinen Arterienwunde ausprobiert (zitiert nach LAMBERT), später verschiedentlich erfolglos experimentell geprüft, aber erst um die 90er Jahre des 19. Jahrhunderts mit einigermaßen sicherem Erfolg in die Tat umgesetzt worden. Wichtig in der Geschichte der Gefäßnaht sind die Arbeiten JASSINOWSKYS (1889), der Wert darauf legte, daß die Gefäßintima nicht mit durchstochen wurde, und DÖRFLERS (1899), der insofern die technischen Schwierigkeiten verminderte, als er nachweisen konnte, daß auch die Intima durch die Naht mitgefaßt werden könnte, ohne Thrombosen zu erhalten.

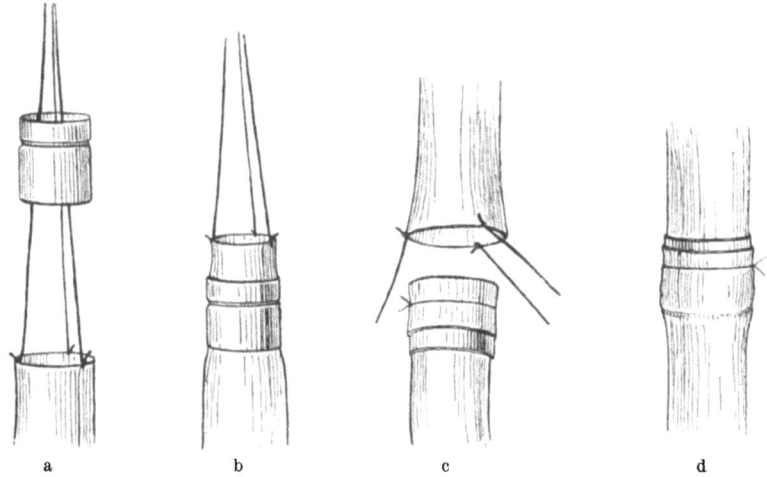

Abb. 126 a—d. Gefäßnahttechnik unter Verwendung von Magnesiumprothesen. (Nach PAYR.)

Fortschritte in der Gefäßnaht brachten dann die Arbeiten von JABOULAY und BRIAU (1896) durch ihre U-Naht und MURPHY (1897) durch seine Invaginationsmethode. MURPHY hat seine Methode nach Erprobung durch zahlreiche Experimente auch zum erstenmal am Menschen mit Erfolg benutzt. Um die Jahrhundertwende haben sich dann GLUCK (1899), PAYR (1900), JENSEN (1903), CARREL (1902) und STICH (1907) experimentell mit der Gefäßnaht beschäftigt. Während GLUCK und PAYR Prothesen zur Sicherung der Gefäßnaht verwendeten, haben JENSEN, CARREL und STICH (1907) die zirkuläre Gefäßnaht technisch vervollkommnet. GLUCK benutzte als Prothese ein extravasal gelegtes, reseziertes Stück derselben Arterie, später Knochen- und Gummiröhrchen. Diese Prothesen wurden über die Nahtstelle des zirkulär genähten Gefäßes geschoben. PAYR verwendete kleine Magnesiumringe, die über das mit Haltefäden versehene Gefäßstück geschoben wurden. Dann wurde das Gefäßende durch die Haltefäden über den Ring ausgekrempelt, so daß die Intima nach außen kam und durch einen Faden an dem Ring befestigt werden konnte (Abb. 126). Die bei allen späteren Methoden fast ausschließlich verwendeten Haltefäden sind zuerst von PAYR gebraucht worden. Die Verfahren unter Zuhilfenahme von Prothesen haben sich praktisch als ausführbar erwiesen (PAYR, LEXER). Die Wiederherstellung des Blutstromes gelang. Trotzdem ist dieses Verfahren gegenüber der einfachen ringförmigen Gefäßnaht in den Hintergrund getreten, nachdem sie durch die technischen Fortschritte JENSENS, CARRELS und seiner Mitarbeiter und STICHS gegenüber der MURPHYschen Methode vereinfacht und sicherer gestaltet war. STICH konnte im Jahre 1911 bereits über 100 Arteriennähte aus der Literatur sammeln. Von diesen waren 46 ringförmige.

Die Technik der Gefäßnaht ist eine verhältnismäßig einfache. Vorbedingung für das Gelingen ist ein gutes Instrumentarium, dessen wichtigste Teile aus

Instrumenten zur vorläufigen Blutstillung und zur eigentlichen Gefäßnaht bestehen. Letztere müssen, wohl vorbereitet und sterilisiert aufgehoben, zur Verfügung stehen. Die Nadeln sind gerade oder gebogen, drehrund, mit feinstem Öhr. Als Nahtmaterial wird am besten schwarzgefärbte, feinste Seide benutzt. Da das Einfädeln während der Operation auf große Schwierigkeiten stoßen würde, werden die Nadeln eingefädelt und in sterilisierter Vaseline aufgehoben. Sehr zweckmäßig hat sich gezeigt, die eingefädelten Nadeln in besonderen Metallkästen aufzubewahren. Sie werden in einem Gazestreifen der Reihe nach aufgesteckt und die Fäden möglichst glatt und gestreckt ausgebreitet, um sie leicht entnehmen zu können, ohne daß sie sich verwirren. Gaze und Fäden werden mit sterilisierter Vaseline getränkt. Soll eine ringförmige Gefäßnaht mit Erfolg ausgeführt werden, so müssen die Gefäßstümpfe nahtfertig

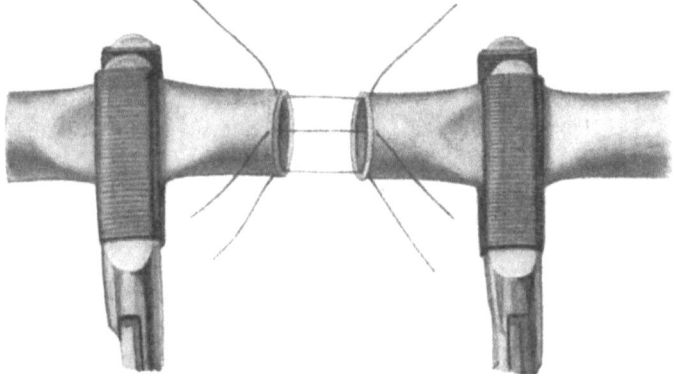

Abb. 127. Die HÖPFNER-Klemmen und Haltefäden sind angelegt.

gemacht werden. Die vorläufige Blutstillung erfolgt durch Anlegung von weich fassenden Gefäßklemmen, deren Arme außerdem noch mit Gummischläuchen überzogen sind. Am meisten werden wohl dazu die von HÖPFNER oder CARELL angegebenen Klemmen benutzt. Die Klemmen werden möglichst 5—6 cm von den Gefäßenden angelegt und dann die meist vorher erfolgte vorläufige Blutstillung durch ESMARCHschen Schlauch, SEHRTsche Klammer oder PERTHESschen Apparat entfernt (s. S. 26). Die Anlegung der HÖPFNER- oder CARELL-Klemmen muß deshalb einige Zentimeter von den Gefäßenden erfolgen, damit sie bei der Gefäßnaht nicht im Wege sind (Abb. 127). Es ist dabei nicht zweckmäßig, das Gefäß auf eine solche Entfernung aus seiner Umgebung abzulösen, da dadurch die Ernährung und Nervenversorgung der Arterie gestört werden könnte. Man kann vielmehr das Gefäß einige Zentimeter oberhalb und unterhalb des Endes mit dem einen Arm der Klemme unterfahren. Sind die Gefäßenden glatt durchtrennt, so bedarf es keiner weiteren Vorbereitung der Stümpfe. Sind sie stärker zerstört, so muß ein glatter Querschnitt bis ins Gesunde hinein ausgeführt werden. Zur Ausführung der eigentlichen Naht werden nur die äußersten Enden des Gefäßes durch stumpfes Abschieben des umgebenden Gewebes und der Adventitia freigelegt. Dann werden etwa 1—1$\frac{1}{2}$ mm vom Rand 3 Haltefäden am einen Ende von außen nach innen, am anderen von innen nach außen durchgestochen (Abb. 127), so daß der Gefäßumfang nach Anspannen der Fäden in ein gleichschenkeliges Dreieck verwandelt wird. Diese Haltefäden werden nun zunächst unter Annäherung der Gefäßstümpfe so geknüpft, daß die Gefäßränder im Bereich der Nähte ausgekrempelt werden, damit Intima auf Intima zu liegen kommt. Läßt sich diese Vernähung nicht mühelos herbeiführen, so müssen unter Umständen die Gefäßstümpfe in etwas größerer Ausdehnung aus ihrer Umgebung ausgelöst werden, um dadurch die Elastizität des Gefäßes besser ausnutzen zu können. Sind die Haltefäden geknüpft, so wird an einem Haltefaden mit einer fortlaufenden überwendlichen Naht begonnen, wobei die Nadel durch die ganze Gefäßwand hindurchgeführt wird (Abb. 128). Während dieser Naht werden immer zwei der Haltefäden gespannt

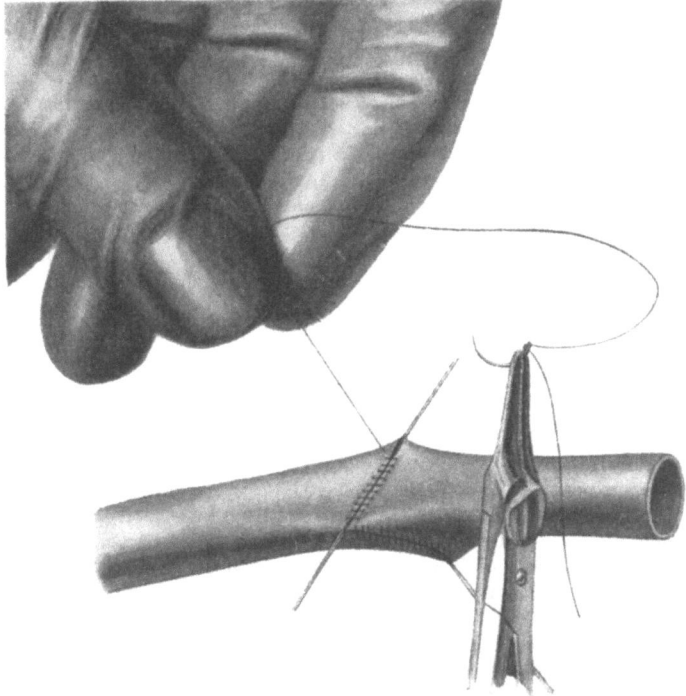

Abb. 128. Fortlaufende Gefäßnaht, während die beiden seitlichen Haltefäden gespannt sind.

und dadurch die Rundung des Gefäßumfanges im Bereich der fortlaufenden Naht in eine Gerade verwandelt (Abb. 128). Die von verschiedenen Autoren empfohlenen Spannapparate (HORSLEY, JEGER, HABERLAND) für die Haltefäden sind überflüssig. Die einzelnen Stiche liegen höchstens millimeterweit auseinander. Nach STICH ist es zweckmäßig, die Naht an der hinteren Wand des Gefäßes zu beginnen, die durch geeignetes Spannen der Haltefäden dem Operateur möglichst bequem zugänglich gemacht wird. Die ganze Naht kann mit einem fortlaufenden Faden ausgeführt werden. Nach BIER genügen zwei Haltefäden, wie das schon JENSEN angegeben hatte. Sehr empfehlenswert ist auch die Anlegung von Matratzennähten, die zuerst von DORRANCE für die seitliche Gefäßnaht empfohlen wurden. LEXER, HANS und HOHLBAUM haben sie auch bei der ringförmigen Gefäßnaht erfolgreich angewendet (s. S. 188). Ist die Naht vollendet, so werden die Klemmen vorsichtig abgenommen und, wenn es, wie das häufig ist an einer oder der anderen Stelle noch stärker blutet, so gelingt es fast immer, durch einen mittels zweier Tupfer ausgeübten vorsichtigen

Druck, diese Blutung zum Verschwinden zu bringen. Gelingt das nicht, auch nach mehrmaligem Versuch, so muß an dieser Stelle noch eine Knopfnaht angelegt werden. Ist die Naht dicht, so wird, wenn das ohne Spannung gelingt, das Gefäßbindegewebe ebenfalls zirkulär genäht. Das Gefäß wird dann möglichst durch Verschluß der übrigen Weichteile geschützt. Nachblutungen sind selten beobachtet worden.

Die Wiederherstellung des Blutstroms zeigt sich deutlich durch das Pulsieren des distalen Gefäßabschnittes an und gibt sich, wenn sie vollkommen ist, auch durch die Farbe der Haut der versorgten Gebiete zu erkennen. Mußte das Gefäß auf größerer Ausdehnung freigelegt werden, so ist dieser Gefäßabschnitt nach dem, was wir aus den Erfahrungen über die periarterielle Sympathektomie wissen, für einige Stunden meist stark kontrahiert und die Blutversorgung in den entsprechenden Gefäßgebieten mangelhaft, auch dann, wenn nicht die ganze Adventitia entfernt wurde. Der Kreislauf stellt sich erst nach einigen Stunden vollkommen her. Abgesehen von der Gefäßnaht bei Verletzungen, bei der operativen Behandlung von Aneurysmen, nach der Exstirpation von Geschwülsten, ist die Gefäßnaht auch noch zur *Gefäßtransplantation* verwendet worden. Sie kommt hauptsächlich in Frage, wenn der Naht insofern Schwierigkeiten entgegenstehen, als eine Vereinigung der Lumina ohne allzugroße Spannung auch unter Zuhilfenahme aller dafür empfohlener Kunstgriffe nicht möglich ist (Beugung der Extremität, Verlagerung des Gefäßes). Abgesehen davon, daß die Naht bei zu starker Spannung der Gefäße in bezug auf ihre Haltbarkeit zu sehr beansprucht wird, können die Fäden durchschneiden und schließlich kann nach E. REHNs Untersuchungen auch die Überdehnung der Gefäßwand zu solchen Verengerungen der Gefäßlichtung führen, daß das Sekundenausflußvolumen unzureichend wird und eine Ernährungsstörung des versorgten Gebietes erwartet werden muß.

C. Die Gefäßtransplantation.

Nach den ersten tastenden Versuchen von GLUCK (1898), JABOULAY und BRIAU (1896) waren die ersten experimentellen Versuche der Gefäßtransplantation von HÖPFNER (1903) erfolgreich. Er transplantierte autoplastisch in erster Linie Arterien unter Zuhilfenahme von PAYRschen Magnesiumringen. Die erste gelungene Venentransplantation wurde im Tierexperiment von CARREL und MOREL (1902) ausgeführt. Von CARREL wurde auch die später bestätigte Umwandlung der Vene im Sinne einer Wandverdickung festgestellt. Die erste Venentransplantation am Menschen in eine Arterie gelang LEXER (1906) nach der Entfernung eines Aneurysmas. Nach LEXER sind bis 1919 50 Venentransplantationen ausgeführt worden, von denen 7 von einem Mißerfolg begleitet waren. Die Homoioplastik ist der Autoplastik nicht gewachsen, die Transplantate gehen zugrunde, sie haben aber in manchen Fällen insofern Bedeutung, als unter Umständen wenigstens für einige Zeit, d. h. wenn keine Thrombose im Transplantat eintritt, die Strombahn erhalten bleibt und dadurch Zeit zur Ausbildung einer Kollateralbahn gewonnen wird.

Die *Technik* der Gefäßtransplantation unterscheidet sich nicht wesentlich von der gewöhnlichen, ringförmigen Gefäßnaht. Bei der Einsetzung des Venenstückes muß darauf Rücksicht genommen werden, daß die richtige Stromrichtung in der Vene beibehalten wird, da im anderen Falle der arterielle Blutstrom nicht imstande ist, den Widerstand der Klappen zu überwinden.

D. Die Eingriffe bei den Aneurysmen.
(BIER, KÜTTNER.)

Das unscharf begrenzte Aneurysma, das meist Spindel- oder Zylinderform aufweist und konzentrisch das Gefäß umgibt, kommt seltener zur Behandlung als das umschriebene, das häufig sackförmig und exzentrisch ist. Die umschriebenen Aneurysmen sind meistens durch Verletzung bedingt, ebenso wie die arteriovenösen mit und ohne Sackbildung. Der große Krieg hat in der Beziehung ein bedeutendes Material geliefert und es wird von verschiedenen Seiten angegeben, daß seit Einführung der kleinkalibrigen Geschosse die traumatischen Aneurysmen wesentlich häufiger geworden sind, besonders auch die arteriovenösen. Zur *operativen Behandlung* kommen hauptsächlich die Aneurysmen der Extremitäten und der Hauptäste der Aorta. Die Aneurysmen der Aorta selbst sind bisher nur in seltenen Fällen chirurgisch angegriffen worden. Die Aneurysmen der parenchymatösen Organe und ihrer zuführenden Gefäße bleiben in der Regel unerkannt.

Die *Diagnose* der sackförmigen Aneurysmen ist meist nicht schwer, wenn sie die charakteristischen Symptome aufweisen. Die traumatischen, sackförmigen Aneurysmen können oft bedeutende Größe erreichen und sich weit in das umgebende Gewebe erstrecken. Nur dann, wenn der Puls der Geschwulst fehlt, kann die Diagnose schwieriger sein. Die Diagnose der *arteriovenösen Aneurysmen* ist ebenfalls meist leicht, besonders dann, wenn sich ein Sack gebildet hat. Doch auch dann, wenn kein Sack besteht, sind fast immer deutliche Anzeichen vorhanden, soweit es sich um Verbindungen zwischen größeren und oberflächlich gelegenen Gefäßen handelt. *Differentialdiagnostisch* kommen gegenüber dem Aneurysmatumor Abscesse und Phlegmonen in Betracht. Zur Stellung der Diagnose kann eventuell eine Punktion nötig werden. Auch die durch eine Halsrippe emporgehobene A. subclavia ist schon mit Aneurysmabildung dieser Arterie verwechselt worden. Als hauptsächlichste *Komplikationen* kommen Blutungen, Ruptur und Infektionen in Frage. Nicht selten sind Spätblutungen beobachtet worden.

Im allgemeinen pflegt das traumatische Aneurysma mit Sackbildung, wenn es nicht durch Infektion kompliziert wird, bis zu einem gewissen Grade, d. h. bis Gewebsdruck und Blutdruck gleich sind, verhältnismäßig rasch zu wachsen. Dann kann es lange gleiche Ausdehnung behalten oder es tritt nur langsam Vergrößerung ein. Spontanheilungen sind von verschiedenen Autoren, und zwar in allen Stadien der Entwicklung und selbst nach vollendeter Ausbildung beobachtet worden.

Die *Anzeigestellung* zur operativen Behandlung ist beim ausgebildeten traumatischen Aneurysma dann gegeben, wenn es rasch wächst, wenn infolgedessen die Gefahr der Zerreißung bei nicht völlig verschlossener oder infizierter Wunde besteht, oder wenn schwere Ernährungs- oder Bewegungsstörungen durch das Aneurysma bedingt sind. Schließlich geben die Beschwerden des Patienten häufig die Ursache für einen operativen Eingriff ab (KÜTTNER). Ist von allen diesen Erscheinungen nichts zu beobachten, so braucht zum mindesten nicht frühzeitig eingegriffen zu werden. Da es Fälle von Spontanheilung gibt (GENEWEIN, BIER) und da man die Neigung zu Spontanheilung nach BIER aus dem Befund einigermaßen sicher erkennen kann, und zwar daran, daß die Geschwulst klein, sehr derb, dickwandig ist und geringe Pulsation zeigt, so ist es zweckmäßig, wenn keine gefahrdrohenden Erscheinungen bestehen, zunächst abzuwarten, da sich häufig während dieser Zeit ein besserer Nebenkreislauf ausbildet. Auch bei den arteriovenösen Aneurysmen kann abgewartet werden, wenn sie keine schwereren Erscheinungen verursachen. Machen sie keine oder nur ganz leichte Störungen, so galt die Operation bisher für unnötig (KÜTTNER, FRANZ, BIER). Da aber auch in anfänglich leicht verlaufenden Fällen, später schwere Erscheinungen auftreten können, so soll man, wenn die Diagnose feststeht, die Trennung der Gefäße vornehmen (STICH). Bei ganz frischen traumatischen Aneurysmen, die sich noch im Stadium des *pulsierenden Hämatoms* befinden, bei denen also noch keinerlei Sackwand aus dem umgebenden Gewebe bzw. aus dem niedergeschlagenen Fibrin gebildet ist, galt es früher, falls keine Komplikationen oder Schmerzen eintraten, für zweckmäßiger, die Entwicklung des Sackes abzuwarten. Neuerdings treten auch viele Chirurgen beim pulsierenden Hämatom für die

Frühoperation ein (STICH, KILLIAN u. a.). Der Eingriff ist technisch meist leichter als beim ausgebildeten Aneurysma. Unter Blutleere wird der Sack eröffnet, ausgeräumt und die Gefäßwände wenn möglich vernäht, oder das Gefäß wenn nötig unterbunden (s. S. 183).

Eine andere Frage ist die *Verhütung* der Aneurysmenbildung. In vielen Fällen wird es bei der ersten Wundversorgung möglich sein, die Gefäßversorgung so zu gestalten, daß die Entwicklung eines Aneurysmas nicht möglich ist. Kann ein einigermaßen ungestörter Verlauf erwartet werden, so muß eine Gefäßnaht auch primär ausgeführt werden. In vielen Fällen entwickelt sich allerdings das traumatische Aneurysma nach glatten Durchschüssen. Eine Freilegung der Gefäße wird man dann nur vornehmen, wenn man mit großer Wahrscheinlichkeit mit einer Gefäßverletzung rechnen muß (Richtung des Schußkanals, starke Blutung). Trotz genauester Beobachtung kommt es gelegentlich auch noch zur Entwicklung sog. Spätaneurysmen, deren Entstehung so gedacht werden kann, daß zunächst ein kleines Aneurysma längere Zeit unbemerkt bestand und plötzlich zu wachsen anfing, oder dadurch, daß ein Gefäßloch zuerst durch Thrombus verschlossen war, der sich erst später löste (RANZI).

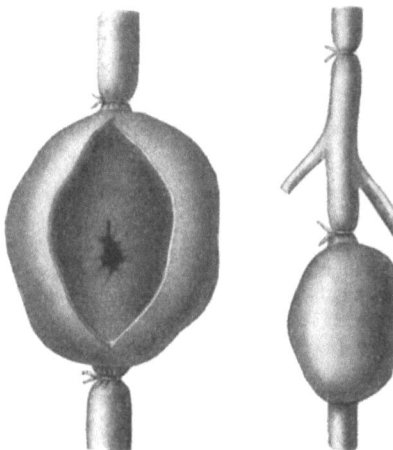

Abb. 129. Eingriffe beim Aneurysma. Schema des Eingriffes nach ANTYLLUS.

Abb. 130. Eingriffe beim Aneurysma. Schema des Eingriffes nach HUNTER.

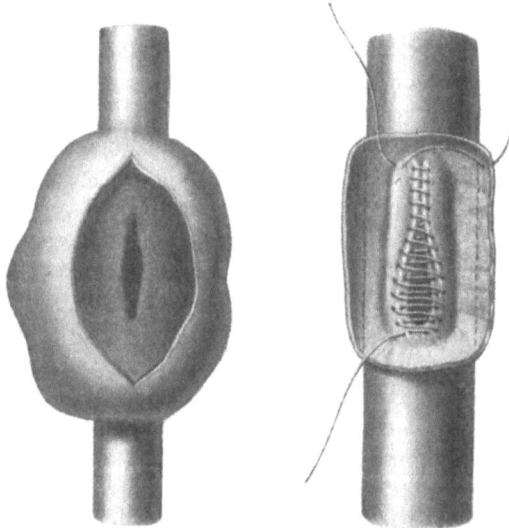

Abb. 131. Eingriffe beim Aneurysma. Die restaurierende Endaneurysmorrhaphie. Nach Eröffnung des Sackes wird die schlitzförmige seitliche Öffnung der Schlagader fortlaufend übernäht, und zwar nach dem Grundsatz der LEMBERT-Naht. Darüber wird türflügelartig ein Teil der Sackwand gedeckt.

Hat man sich zur Operation entschlossen, so soll man, wenn möglich, unter *Blutleere* operieren. Welches Operationsverfahren zur Anwendung kommt, wird sich oft erst nach Freilegung des Aneurysmas bestimmen lassen. Die Wahl hängt auch wesentlich von der topographischen Lage des verletzten Gefäßes ab. Die Extremitätenabschnitte, die von zwei Gefäßen versorgt werden, können bei Erhaltung des einen Gefäßes durch Unterbindung des anderen in ihrer Ernährung nicht gestört werden. In der Gegend des Schulter- und Beckengürtels ist der Nebenkreislauf sehr gut entwickelt (HOTZ). Daher wird man hier die Unterbrechung der Gefäßbahn leichteren Herzens vornehmen als an anderen Stellen. Im allgemeinen wird man BIER darin beistimmen müssen, daß man überall da, wo es technisch möglich ist, eine *Gefäßnaht* ausführen soll. Sich diese Möglichkeit durch vorsichtiges Freilegen des Sackes unter Erhaltung aller Seitenäste und unter sparsamster Resektion der Gefäßenden zu bewahren, muß unser Bestreben sein. Wir haben in keinem Falle die *absolute Sicherheit*, daß nach Unterbindung des Hauptstammes die Extremität genügend ernährt wird (s. unten).

Das älteste Verfahren, bestehend in der doppelten Unterbindung oberhalb und unterhalb des Sackes mit nachfolgender Entfernung desselben, wird PHILAGRIUS oder ANTYLLUS (KÖHLER) zugeschrieben. Die erste genau beschriebene Entfernung stammt von M. G. PURMANN (1689) (zitiert nach KÖHLER). Das Verfahren des ANTYLLUS besteht in doppelter Unterbindung der Arterie oberhalb und unterhalb des Sackes mit folgender Spaltung und Ausräumung desselben (Abb. 129). Der Sack wird tamponiert. Diese beiden Verfahren haben sich bis heute erhalten und werden, allerdings vielfach abgeändert, in ähnlicher Weise ausgeführt. Zu ihnen kam wesentlich später das nach ANEL (1710) und J. HUNTER (1785) genannte Verfahren der Arterienunterbindung am Orte der Wahl, entsprechend dem von ihnen ausgearbeiteten, für alle peripheren Gefäße bevorzugten Stellen. ANEL hat nach SPRENGEL das Gefäß oberhalb und unterhalb des Sackes doppelt unterbunden und den Sack uneröffnet gelassen. HUNTER hat am Orte der Wahl meist 2—3 mal unterbunden (Abb. 130). Da dieser Eingriff häufig zu Früh- und Spätkomplikationen führte, wurde er von v. MIKULICZ (HOFMANN) abgeändert. In der ersten Sitzung wurde die Arterie am Orte der Wahl unterbunden, in der zweiten der Sack eröffnet. Da das Verfahren die Nachteile der ANTYLLUSschen Methode teilt, Gefahr der Nachblutung, der Vereiterung des Sackes, so hat es sich auch nicht eingebürgert. Außerdem wurden auch fortschreitende Thrombosen aus dem Sackinnern nach der Peripherie zu beobachten.

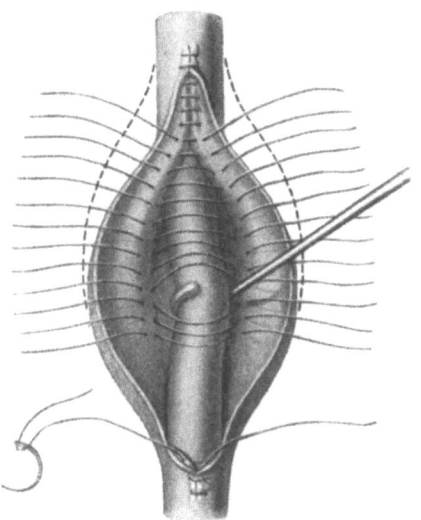

Abb. 132. Eingriffe beim Aneurysma. Die rekonstruierende Endaneurysmorhaphie nach MATAS. Vom eröffneten Sack aus ist in die Arterienlichtung ein Katheter eingeführt, über dem die Lichtung wiederhergestellt wird. Vor dem endgültigen Schluß wird der Katheter herausgezogen. Die Sackwand wird durch weitere Nähte gerafft.

Da nach doppelseitiger Unterbindung der Arterie und Entfernung des Sackes in vielen Fällen Seitenäste unterbunden werden müssen und dadurch die Entwicklung der Nebenbahn geschädigt wird, so haben sich früher viele Chirurgen für die Methode des ANTYLLUS mit Erhaltung des Sackes, ausgesprochen. Die ANTYLLUSsche Methode hat aber zweifellos besonders für unsere heutigen Begriffe insofern einen großen Nachteil, als der Sack tamponiert und eine oft recht langwierige Heilung per secundam abgewartet werden muß. Es ist daher schon frühzeitig der Vorschlag gemacht worden, nach provisorischer Abklemmung der Gefäße oberhalb und unterhalb des Sackes den Sack zu eröffnen, die Gefäßlumina aufzusuchen, zu isolieren und zu unterbinden. Schon DIEFFENBACH beschreibt diese Methode (Operative Chirurgie Bd. 1, S. 168. 1845). KÜBLER erwähnt sie ebenfalls (1892). Etwas abgeändert wurde sie von neuem von KIKUZI (1906) empfohlen. Er legt zunächst ohne Blutleere die zum Aneurysma führende Arterie und die begleitende Vene frei und durchtrennt sie möglichst dicht am Aneurysma nach doppelter Unterbindung. Anlegung des ESMARCHschen Schlauches. Eröffnung des Sackes und Ausräumung. Die Unterbindung des peripheren Stumpfes wird dann wieder gelöst, eine Sonde eingeführt, die die Auffindung des Loches erleichtert. Dann wird mit der Sonde durch das Aneurysma hindurch die abführende Arterie — wenn nötig auch die Vene — aufgesucht und dicht unterhalb des Aneurysmas doppelt unterbunden und durchtrennt. Der ganze Sack wird dann entfernt. Bei diesem Verfahren ist die Blutung äußerst gering und die Gefahr, Seitenäste zu verletzen, fast ausgeschlossen.

MATAS (1903) hat verschiedene Methoden ausgearbeitet, die als *Endaneurysmorhaphie* bezeichnet werden. Nur das Verfahren der restaurierenden Endaneurysmorhaphie ist heute noch empfehlenswert, da die Lichtung des Gefäßes wiederhergestellt und vom Sack nur

Reste erhalten werden (s. Abb. 131), ähnlich wie es später KÜTTNER empfohlen hat (s. S. 187). Bei den beiden anderen Methoden, den rekonstruierenden und obliterierenden (die Ausführung geht aus den Abb. 132 und 133 hervor) bleibt der Sack erhalten und die damit

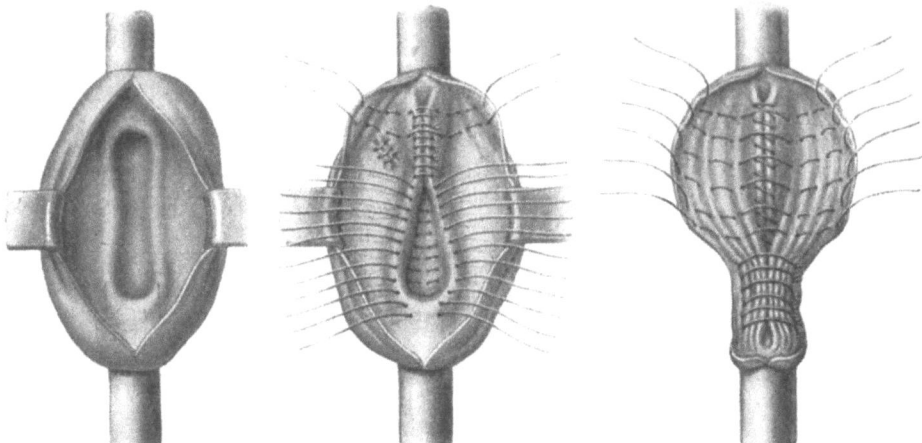

Abb. 133. Eingriffe beim Aneurysma. Die obliterierende Endaneurysmorrhaphie nach MATAS. Der Sack ist eröffnet. Die zwischen den beiden Gefäßmündungen bestehende flache Rinne wird mitsamt den Gefäßöffnungen mit Knopfnähten geschlossen. Darüber wird eine zweite, die Sackwand raffende Naht gelegt. Kleinere Gefäßabgänge in der Sackwand werden besonders geschlossen.

verbundenen Gefahren (s. oben v. MIKULICZ-HOFMANN) bleiben bestehen. Sie werden daher kaum noch angewendet.

Für die Fälle von Aneurysmabildung, die eine zentrale oder doppelte Unterbindung der Arterie nicht gestatten, weil das zentrale Gefäßende nicht oder nur schwer zugänglich ist oder bei denen eine Unterbindung des zentralen Endes das Leben aufs höchste bedroht hätte, wie z. B. bei den Aneurysmen des Aortenbogens, hat BRASDOR (1721—1789) die Unterbindung des peripher vom Aneurysma gelegenen Abschnittes empfohlen (Abb. 134). Die Operation wurde durch WARDROP verbessert. Nachdem er 1825 über einen Fall von Carotisunterbindung berichtet hatte, wegen eines wahrscheinlich der A. anonyma angehörenden Aneurysmas, wurde die Operation mit wechselndem Erfolg vielfach ausgeführt. Es wurde bald die eine oder die andere A. carotis oder die eine oder die andere A. subclavia oder beide Gefäße einzeitig oder doppelzeitig unterbunden. Die Erfolge dieser Operation sind sehr verschieden beurteilt worden. ROSENSTIRN, der über 99 Fälle berichtet, vertritt den Standpunkt, daß die Operation in den Fällen berechtigt ist, die eine andere operative Behandlung nicht zulassen und daß die einzeitige doppelte Unterbindung von Carotis und Subclavia die beste Aussicht auf Erfolg bietet.

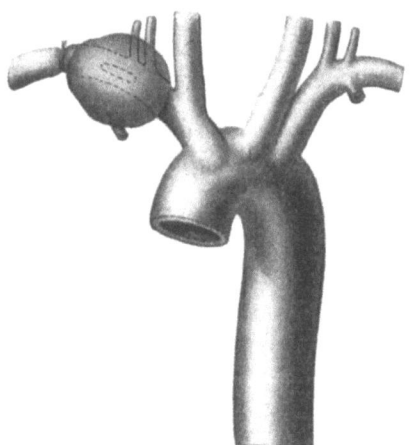

Abb. 134. Eingriffe beim Aneurysma. Schema der Operation nach BRASDOR.

Zu den bisher genannten kommt in neuester Zeit von LEXER ein als „ideales" bezeichnetes Operationsverfahren:

Die Gefäßnaht (s. auch S. 177). Schon kurz, nachdem die Technik der Gefäßnaht so weit experimentell geprüft war, daß sie auch beim Menschen gewagt werden konnte, sind die ersten Versuche zur Behandlung der Aneurysmen ausgeführt worden. Sowohl die seitliche als die zirkuläre Naht fanden Anwendung. Abgesehen von einem von v. ZÖGE MANTEUFFEL

1895 operierten Fall, bei dem die bei der Exstirpation eines Aneurysma der A. profunda femoris verletzte V. femoralis genäht wurde, ist die erste seitliche Naht durch Entfernung eines Aneurysmensackes von GARRÈ 1904 ausgeführt worden. Die erste ringförmige Vereinigung machte MURPHY 1896, ebenfalls an der A. femoralis, durch seine Invaginationsmethode. Im Jahre 1904 hat KÖRTE nach Durchtrennung der Verbindung eines arteriovenösen Aneurysmas Arterie und Vene mit Erfolg seitlich genäht. 1906 ist die erste ringförmige Gefäßnaht unter Zuhilfenahme eines PAYRschen Magnesiumringes von LEXER ausgeführt worden. Das Verfahren muß mit Recht als „ideales" bezeichnet werden, da es allein imstande ist, die Blutströmung in dem erkrankten Gefäß wieder herzustellen. Wenn auch im großen und ganzen selbst bei der Radikaloperation, nach doppelter Unterbindung und Exstirpation des Sackes, auch an den großen Extremitätenarterien eine Nekrose verhältnismäßig selten eintritt, da sich frühzeitig ausreichende Nebenbahnen entwickeln, so gibt es doch eine Reihe von Gefäßbezirken, in denen die Gefäßunterbindung gefährlich ist (s. S. 121). An solchen Stellen ist von vornherein die Wiederherstellung des Blutstromes nach Entfernung des Sackes anzustreben, bildet hier eine bestimmte Anzeigestellung zur Gefäßnaht auch an anderen Stellen und *es muß heute gefordert werden, daß eine Gefäßnaht immer dann ausgeführt wird, wenn es sich um Gefäße handelt, deren Lichtung die technische Ausführung der Gefäßnaht gestatten.* Bestehen bei größeren Gefäßen Zweifel, so ist unter allen Umständen, bevor die endgültige doppelte Unterbindung des Gefäßes ausgeführt wird, die Ausbildung der Nebenbahnen zu prüfen. Das gelingt in den meisten Fällen durch verhältnismäßig einfache Prüfungen. MOSZKOWICZ hat folgenden, auch von WOLFF empfohlenen Versuch, als zweckmäßig angegeben (s. auch S. 349). Man legt an der Extremität, zentral vom Aneurysma, einen ESMARCHSCHEN Schlauch an, oder noch einfacher, man erhebt die Extremität steil und macht sie dadurch blutarm. Nachdem das längere Zeit, nach BIER gehören dazu wenigstens 5 Min., durchgeführt ist, wird der zum Aneurysma führende Hauptstamm vollständig komprimiert und nun die Blutleerbinde beseitigt bzw. die Extremität in abhängige Lage gebracht. Tritt dann trotz des Druckes auf die zuführende Arterie eine *reaktive Hyperämie* in dem vorher blutleeren Abschnitt ein, so muß dies aus den Nebengefäßen stammen. Nach MOSZKOWICZ kann man diesen Versuch auch mit den anderen zur Erzeugung einer oberflächlichen Hyperämie angegebenen Maßnahmen ausführen, so z. B. durch Hautreize (warmes Bad, Äther, Abreibung). In den Fällen, in denen ein Druck auf das zum Aneurysma führende Gefäß nicht oder nur unsicher ausführbar ist, empfiehlt sich die Methode von HENLE, COENEN oder KOROTKOW. Letzterer stellte vor und nach dem Druck auf die zuführende Arterie die Blutdruckverhältnisse im Capillargebiet der peripheren Gefäßabschnitte fest. HENLE und später COENEN machen folgenden Vorschlag, der erst im *Verlauf der Operation* zur Ausführung gelangen kann. Das Gefäß wird zunächst zentral und peripher des Aneurysma freigelegt und durch HÖPFNER-Klemmen verschlossen. Ist der Nebenkreislauf schlecht ausgebildet, so kann man nach HENLE bereits aus den sofort sichtbar werdenden Zeichen schwerer Anämie in den peripheren Gefäßabschnitten Schlüsse ziehen. Nun wird der Aneurysmensack freigelegt und zunächst das Gefäß proximal am Eintritt vom Sack abgetrennt. Nimmt man nun die peripher gelegene HÖPFNER-Klemme ab und blutet es arteriell aus dem distalen Ende des Gefäßes, so kann dieses Blut nur durch die Kollateralbahn dahin gelangen. COENENS Versuch entspricht im wesentlichen den Angaben HENLES. Auch gegen dieses Verfahren ist Widerspruch erhoben worden, da das Blut auch aus erhaltenen Seitenästen des Aneurymasackes stammen kann und nicht sicher die Blutversorgung in der weiteren Peripherie gewährleistet. Trotzdem ein absolut sicheres Zeichen für die Entwicklung der Kollateralbahn heute nicht besteht, wird man doch in der Mehrzahl der Fälle mit einer oder mehrerer der genannten Proben zum Ziele kommen. An Stelle der aufgezählten Untersuchungen wird in zunehmendem Maße die Arteriographie treten (REHN, PHILIPPIDES, KILLIAN, SCHRÖDER). Leider scheitert die Gefäßnaht gelegentlich daran, daß die in den Aneurysmensack mündenden Gefäße so weit auseinandergewichen sind, daß eine seitliche oder zirkuläre Gefäßnaht nicht möglich ist, ohne daß sie unter Spannung gerät. Zwar ist diese Komplikation nach den sehr zahlreich ausgeführten Aneurysmenoperationen von BIER, v. HABERER u. a. nicht zu hoch einzuschätzen. BIER berichtet über 74 Gefäßnähte, von denen 38 durch seitliche Naht und 36 durch seitliche und Ringnaht geschlossen werden konnten. Nach seiner Ansicht liegt die Hauptschwierigkeit in der anatomischen Präparation der Gefäßstümpfe aus dem Schwielengewebe. Es darf kein Stück des Gefäßes verlorengehen und die Freilegung erfolgt nach Eröffnung des Sackes, der wegen der darin verlaufenden Nebenbahnen erhaltenbleiben soll. Die Naht erfolgt nach BIER und LEXER unter Anlegung von zwei durchgreifenden Haltefäden, die die Gefäßintima aneinanderbringen, einfach fortlaufend, wie das schon JENSEN empfohlen hat. BIER hat unter seinen 74 Fällen nur dreimal eine Gefäßtransplantation notwendig gehabt.

Die Gefäßnaht, sowohl bei frischen Gefäßverletzungen, als auch bei deren Folgeerscheinungen, dem pulsierenden Hämatom und dem Aneurysma, wird in neuester Zeit in steigendem Maße zur Anwendung gebracht. Als Anhänger sind außer den Genannten besonders STICH, v. HABERER, E. REHN und KILLIAN zu nennen.

v. HABERER ist schon 1918 für die Gefäßnaht eingetreten und hat dann 1939 über seine weiteren Erfahrungen ausführlich berichtet. Er hatte damals bereits 182mal die Gefäßnaht ausgeführt und auch bei größeren Lücken die Spannung dadurch überwunden, daß er die Arterien weitgehend freilegte und im übrigen die günstigste Gelenkstellung ausnützte. Zuletzt hat er über 237 Eingriffe beim Aneurysma berichtet mit 14 Todesfällen, von denen nach zirkulärer Naht 4, nach seitlicher Naht 2 und 8 nach Unterbindung eingetreten waren.

E. REHN hat ebenfalls energisch die Gefäßnaht und ebenso die Transplantation nach LEXER empfohlen, wenn es sich um die Überbrückung einer Gefäßlücke handelte. Er hat 28 freie Venentransplantationen mit einem Mißerfolg durchgeführt.

In neuester Zeit hat sich besonders KILLIAN für Naht und Transplantation auch in der Kriegschirurgie eingesetzt und über sehr gute Erfolge berichtet.

Er hat bei seinen Studien die früheren Statistiken von WOLFF und v. BONIN (s. S. 12.) nachgeprüft und ist dabei zu der Überzeugung gekommen, daß die für den Eintritt von schweren Ernährungsstörungen angegebenen Zahlen viel zu niedrig errechnet sind, zumal sie für Früh- und Spätunterbindungen nicht getrennt wurden. So fand z. B. er für die A. femoralis statt 25%, die WOLFF angibt, bei der Frühunterbindung 27—66%, bei der Spätunterbindung 16—50%. Für die A. poplitea statt 14,9% bei WOLFF, bei der Frühunterbindung 85—100%, bei der Spätunterbindung 21%. Für die A. iliaca ext. statt 11,2%, bei der Frühunterbindung 25—66%, bei der Spätunterbindung 6—50%.

Die heute als wesentlich größer erkannten Gefahren der Gefäßunterbindung müssen auch bei der Behandlung der Aneurysmen berücksichtigt werden. KILLIAN vertritt, ähnlich wie STICH, v. HABERER und REHN, den Standpunkt der *Frühoperation* bei den Gefäßverletzungen. Er empfiehlt aber auch wie STICH und v. HABERER die *Frühoperation* beim *pulsierenden Hämatom* und beim *Aneurysma*. v. HABERER operiert etwa 3—4 Wochen nach der Verletzung, da in diesem Zeitpunkt die Wunde annähernd geheilt ist. Er hat auch in leicht infiziertem Gebiet die Gefäßnaht erfolgreich ausgeführt und auch im schwer infizierten im Notfall, wenn es gelingt, dem Gefäß eine Muskelumhüllung zu schaffen. KILLIAN empfiehlt keine Allgemeinnarkose anzuwenden, wenn es möglich ist, sondern Evipan oder S.E.E.[1] und Lokalanästhesie, da der Erfolg von der Kreislauflage abhängt. Hat ein starker Blutverlust stattgefunden, so werden Infusionen oder Transfusionen und Herzmittel empfohlen. KILLIAN tritt bei Gefäßlücken auch für die Venentransplantation ein, die E. REHN 28mal ausgeführt hat. Er steht übrigens gegenüber BIER auf dem Standpunkt, daß die ringförmige Naht seltener zur nachträglichen Undurchgängigkeit des Gefäßes führt als die seitliche.

Zur Vorbehandlung schwieriger Fälle kann auch heute noch die *Druckbehandlung* herangezogen werden. Zwar wird man auf den früher viel geübten Druck des Sackes selbst verzichten und sich auf eine Pelotten- oder digitale Behandlung des zuführenden Stammes

---
[1] Scopolamin, Ephetonin, Eukodal.

beschränken (DESAULT). Dadurch scheint man besonders bei solchen Fällen, die zur Spontanheilung neigen, auch Dauerheilungen fördern zu können. In anderer Weise wurde die Druckbehandlung bei dem einer anderen Operationsmethode nicht zugänglichen Aortenaneurysma empfohlen.

VAUGHAN (1921) berichtet über einen Fall von Aortenaneurysma, der nach Kompressionsbehandlung (mit einem um den Sack gelegten baumwollenen Band) nach einem Jahr noch beschwerdefrei war. Die Kompression des sonst inoperablen Aneurysmas durch Metallbänder hat HALSTED (1914) ohne Dauererfolg ausprobiert. Bei einem nach dieser Methode operierten Aortenaneurysma (KOCHER) ist nach 6 Wochen eine Usur des Gefäßes und Verblutung eingetreten. Die ursprünglich schon von KIRSCHNER empfohlene Einengung mit frei transplantierter Fascie, um das Weiterwachsen eines Aneurysmas aufzuhalten, ist mehrmals zur Anwendung gekommen und hat in einem Falle von RÉNON zu einem Erfolg geführt, der bis zu dem nach $6^1/_2$ Jahren an einer anderen Krankheit erfolgten Ende andauerte. Auch HABERLAND (1915) und KÜMMELL (1905, 1915) und TUFFIER (1921) haben Fascie empfohlen.

Die operative Behandlung der Aneurysmen.

Ein einheitliches allgemeines Operationsverfahren läßt sich bei der Verschiedenheit der beobachteten Aneurysmen nicht aufstellen. Im allgemeinen wird man in Narkose operieren, wenn nicht gerade für die untere Extremität Lumbalanästhesie oder für die obere Plexusanästhesie vorgezogen wird. Wenn irgend möglich, soll man die vorläufige Blutstillung durch Anlegen eines ESMARCHschen Schlauches durchführen. Am zweckmäßigsten ist es bei Extremitätengefäßen, unter Zuhilfenahme von großen Schnitten, zunächst in schonendster Weise den zuführenden und abführenden Gefäßstamm nicht zu weit vom Aneurysma entfernt freizulegen und mit HÖPFNER-Klemmen, starken Seidenfäden oder dünnen Gummischläuchen vorläufig zu verschließen. Handelt es sich um ein arteriovenöses Aneurysma, so muß selbstverständlich auch die zugehörige Vene freigelegt und oberhalb und unterhalb der Verbindung abgeklemmt werden. Erst dann legt man den Sack frei. Ein deutlich ausgebildeter, verhältnismäßig kleiner Sack wird ringsherum unter Schonung aller eintretenden und austretenden Äste ausgelöst und erst dann eröffnet. Hat der Sack eine bedeutende Größe, wie das häufig am Oberschenkel vorkommt, so wird er vor der vollständigen Freilegung eröffnet. Erst nach Eröffnung des Sackes stellt sich in vielen Fällen heraus, welche Operationsmethode gewählt werden kann. Beim arteriovenösen Aneurysma ohne Sack werden unter Schonung aller Nebenäste, ebenfalls beide Gefäße freigelegt. Besteht eine enge Verbindung zwischen beiden Gefäßen, so kann sie durchtrennt und beide Gefäßlumina durch seitliche Naht verschlossen werden. Ist die Verbindung breiter, so ist hauptsächlich Wert auf die Erhaltung der Arterie zu legen. In solchen Fällen empfiehlt sich das Vorgehen von OEHLECKER, d. h. die Unterbindung der Vene, Verschluß der Arterie unter Zuhilfenahme der Venenwand zur plastischen Deckung. KÜTTNER hat ein ähnliches Verfahren empfohlen, das auch für sackförmige Aneurysmen zu verwenden ist. Nach seiner Methode werden aus der Sackwand türflügelartige Lappen gebildet (Abb. 135a, b) und damit das Arterienlumen verschlossen. Zum festeren Halt können auch noch Lappen aus dem umgebenden Bindegewebe über die Naht gelegt werden (Abb. 135c). Zeigt sich nach Eröffnung eines Aneurysmensackes, daß die Arterienlichtungen zwar völlig durchtrennt, aber nicht zu weit auseinander gelegen in die Sackwand münden, so ist unter allen Umständen eine zirkuläre Gefäßnaht nach Freilegung der Arterienstümpfe zu versuchen. Nach BIER genügt die Spaltung der Schwiele, um die Gefäßstümpfe auf eine

188   Die Eingriffe an den Blutgefäßen.

kurze Strecke freilegen und durch ringförmige Naht vereinigen zu können. Dabei darf nur das periadventitielle Gewebe gelöst werden, um die Gefäßwand nicht zu schädigen. Ist die Entfernung der beiden Gefäßlichtungen zu groß, um auf die einfache Weise eine Vereinigung der Stümpfe herbeiführen zu können, so muß eine weitergehende Spaltung der Schwiele vorgenommen werden, wobei Rücksicht auf möglichste Schonung von Seitenästen zu nehmen ist. HOHLBAUM hat die Sackwand rings um die Gefäßöffnungen umschnitten und mit ihnen in Zusammenhang gelassen. Nach Mobilisierung der Gefäßenden hat er die beiden Stümpfe dann zirkulär durch U-Nähte vereinigt, wobei sich die Sackreste gegeneinander legten und zur Stützung der Naht verwenden ließen. Da es auf alle Fälle bei größeren Extremitätengefäßen unser Bestreben sein muß, wenigstens den Arterienblutstrom wieder herzustellen, so muß im Falle einer weitgehenden Zerstörung der Arterie eventuell die Vene geopfert und in den Defekt der

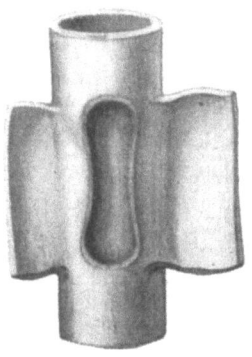 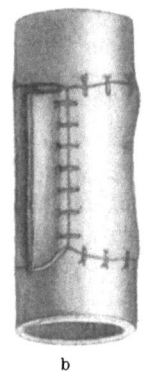 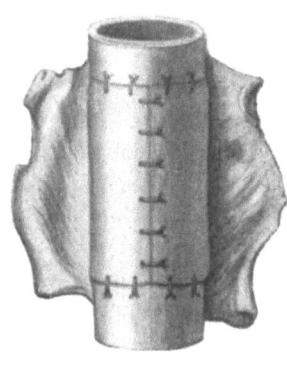

a   b   c
Abb. 135a—c. Verfahren von KÜTTNER.

Arterie eingepflanzt werden. LEXER empfiehlt mehr die freie Transplantation eines Stückes der V. saphena magna. Schließlich kann auch die MATAsche rekonstruierende Methode in solchen Fällen versucht werden (s. S. 183). Nur dann wenn keine dieser Methoden verwendbar ist und wenn nach Prüfung der oben angegebenen Nebenstromzeichen mit größter Wahrscheinlichkeit anzunehmen ist, daß eine Ernährungsstörung nicht zu erwarten ist, darf eine der obliterierenden Methoden zur Ausführung gebracht werden. Am meisten ist das Verfahren von KIKUZI (s. S. 183) zu empfehlen, da es im Gegensatz zur MATAschen obliterierenden Aneurysmorrhaphie infolge der Sackentfernung Sicherheit gegen Nachblutungen gibt. Die vollständige Entfernung des Sackes darf man aber bei wichtigen Arterien nur dann ausführen, wenn man auf ihr Stromgebiet überhaupt verzichten kann, wie z. B. an Unterarm und Unterschenkel, wenn das zweite Gefäß erhalten ist, oder wenn nach der Sackentfernung noch eine Wiederherstellung der Arterienbahn durch Gefäßnaht oder Venentransplantation möglich ist. Selbst bei positiven Nebenstromzeichen kann im Bereich größerer Arterien nach der Sackentfernung durch Vernichtung von Seitenästen, die für die Nebenstrombahn von Bedeutung waren, nachträglich eine Ernährungsstörung eintreten. Die ANTYLLUSsche Methode kommt kaum noch in Betracht, ebensowenig das Verfahren von ANEL oder HUNTER (s. oben). Blutet es nach zentraler Unterbindung rückläufig und kann peripher nicht unterbunden und der Nebenkreislauf nicht ausgeschaltet werden (z. B. an der A. vertebralis), so kann zur Tamponade des Sackes, die von KÜTTNER (1917) in einem Falle durch *lebende Muskelstückchen* ausgeführt wurde, in Betracht kommen. KOCHER, KÜTTNER, SAUERBRUCH und LEXER haben gute Zugangswege zur Aorta und ihren Hauptästen ausgearbeitet (s. S. 172 und 951ff.). Bei der operativen Behandlung arteriovenöser Aneurysmen der A. carotis — V. jugularis ohne Sackbildung ist zur Beseitigung der Beschwerden die gleichzeitige zentrale Unterbindung von Arterie und Vene empfohlen worden. In manchen Fällen soll auch die zentrale Unterbindung der Vene allein zum Ziele führen, um die subjektiven Beschwerden verschwinden zu lassen. Die BRASDOR-WARDROPsche Operation kann auch heute noch gelegentlich zur Ausführung kommen, zur Behandlung von Aneurysmen der Aa. anonyma, subclavia oder carotis comm., wenn eine Unterbindung zentral vom Aneurysma nicht mehr möglich ist. Im allgemeinen wird man allerdings auch bei Aneurysmen dieser Gefäße eine Freilegung derselben, am besten nach dem Verfahren von KÜTTNER oder SAUERBRUCH mit folgender doppelter Unterbindung und Sackentfernung anstreben (s. S. 183). Von TILLMANN (1916) ist zur Freilegung und vorläufigen Blutstillung der A. anonyma oder A. carotis sinistra die digitale Kompression empfohlen worden. Nach Resektion der zweiten linken Rippe am Sternalrand wird in die unter Überdruck eröffnete Pleurahöhle ein Finger eingeführt und die Abgangsstelle der Anonyma gegen einen in das Jugulum gelegten Finger komprimiert.

E. Die Embolektomie.
(KEY.)

Nach der Zusammenstellung von KEY wird die Embolie in die Gefäße des großen Kreislaufes am häufigsten im 4., 5. und 6. Jahrzehnt beobachtet. Die Emboli stammen fast ausschließlich aus dem Herzen, seltener aus der Aorta. Manchmal gehen der schweren Embolie leichtere Anfälle voraus.

Schmerzen, Kältegefühl, Bewegungsstörungen werden als solche Vorläufer beobachtet. Eine schwere Embolie, die zum Verschluß einer großen Schlagader führt, verursacht fast immer plötzlich auftretende, sehr heftige Schmerzen, ausgesprochenes Kältegefühl und Sensibilitätsstörungen, die sich in Kribbeln und Gefühl des Eingeschlafenseins äußern. Auch Motilitätsstörungen können sehr ausgesprochen sein. Objektiv macht sich der Verschluß eines großen Gefäßes erkennbar durch Veränderung der Hautfarbe und Herabsetzung der Temperatur. Die Haut kann vollständig leichenblaß sein, sie kann marmoriert oder bläulich erscheinen, je nachdem die Ernährungsstörung mehr oder weniger ausgesprochen ist. Auch nebeneinander können diese verschiedenen Hautverfärbungen beobachtet werden. Der Puls in den verschiedenen Abschnitten ist entweder gar nicht oder nur schwach zu fühlen. Gelingt es nicht, das Gefäß wieder wegsam zu machen, so schließt sich, nach kurzer Zeit beginnend, der trockene Brand an. Differentialdiagnostisch kommt hauptsächlich die Thrombose bei Entzündungen und Atherosklerose der Gefäße in Frage. Die Erscheinungen verlaufen dabei aber meist nicht so stürmisch und die Schmerzhaftigkeit pflegt geringer zu sein. Aus der Anamnese geht gewöhnlich hervor, daß schon früher Erscheinungen von Gefäßerkrankungen vorgelegen haben. Im Anschluß an eine Embolie entwickelt sich sehr häufig eine sekundäre Thrombose an dem Grundstock des Embolus. Diese Thrombose kann sehr häufig erst den Gefäßabschluß vollständig machen.

Zur erfolgreichen Behandlung steht wohl nur die Entfernung des Embolus zur Verfügung. Die Beseitigung des Embolus durch Zerquetschen und Zerkleinern desselben nach ABADIE und MATHELIN kommt wohl kaum ernstlich in Frage. *Die operative Behandlung kann nur in Arteriotomie und Entfernung des Embolus aus dem eröffneten Gefäß bestehen.* Dabei kann die Feststellung des Sitzes unter Umständen große Schwierigkeiten machen. Läßt sich die Pulsation bis zu einer bestimmten Grenze nachweisen, was nur im Bereich der Extremitäten möglich sein kann, aber nicht sein muß, so kann man mit einiger Sicherheit auf den Sitz des Thrombus schließen, es ist sogar bei manchen Fällen möglich, bei oberflächlicher Lage die Größe den Embolus zu tasten. Fehlt die Pulsation im ganzen Bereich der Extremitätenarterie, so kann man wohl mit Recht den Schluß ziehen, daß der Embolus noch höher sitzt. Als unterstützendes Mittel ist Wert auf die Ausbreitung der Ernährungsstörung zu legen, aus der man gewisse Schlüsse ziehen kann. Reicht z. B. die Ernährungsstörung bis an das Knie oder bis zur Mitte des Oberschenkels und fehlt der Puls in der A. femoralis unter dem Lig. inguin., so kann man damit rechnen, daß der Embolus in der A. iliaca comm. oder sogar an der Teilungsstelle der Aorta seinen Sitz hat. Ein reitender, an der Teilungsstelle der Aorta sitzender Embolus, der beide Iliacae comm. verschließt, wird die Erscheinungen doppelseitig auslösen.

Der erste Versuch einer Embolektomie wurde von SSABANEJEW 1895 unternommen, er war nicht erfolgreich, da der Embolus nicht gefunden wurde. Die erste Embolusentfernung gelang 1902 LEJARS, ohne daß dadurch der Brand des Beines aufgehalten werden konnte. Die erste erfolgreiche Embolektomie wurde von LABEY 1911 ausgeführt (MOSNY und DUMONT). Unter Lokalanästhesie wurde aus der A. femoralis und A. profunda femoris aus einer 1 cm großen Öffnung der A. femoralis ein gegabelter Embolus entfernt und nach Naht der Gefäßwunde der Blutstrom wieder dauernd hergestellt. Von Bedeutung ist ein von DOBERAUER 1907 operierter Fall, bei dem trotz mehrfacher Arteriotomien der A. axillaris sich immer wieder Thrombosen bildeten, die schließlich nach 2 Tagen zu einer Anastomose zwischen Arterie und Vene Veranlassung gaben. Der Blutstrom wurde dadurch bis in die Peripherie wieder hergestellt. Seit dem ersten gelungenen Fall hat sich die Zahl gelungener, erfolgreicher Embolektomien rasch vermehrt. KEY konnte bis 1922 eine große Zahl von Heilungen zusammenstellen, er selbst hatte damals bereits 9 Embolektomien an 8 Patienten ausgeführt und MICHAELSON stellte 1924 fest, daß unter 55 Fällen 17 geheilt waren.

Die Prognose ist im allgemeinen deshalb ungünstig, weil das Grundleiden der Patienten weiter besteht und weil häufig, auch nach gelungener Embolektomie, an der Stelle der Gefäßwand, an der der Embolus gesessen hatte, eine sekundäre Thrombose entsteht.

Was die Technik der Operation betrifft, so ist es zweckmäßig, unter örtlicher Schmerzbetäubung zu operieren. Ist die Feststellung des Embolus möglich, was unter Umständen erst nach weiterer Freilegung der Arterie gelingen kann, so wird oberhalb des Embolus am pulsierenden Gefäß eine HÖPFNER-Klemme angelegt oder ein Gummischlauch unter dem Gefäß durchgezogen. Erst nach der Entfernung des Embolus erfolgt die Abklemmung des distalen Abschnittes. KEY empfiehlt die Wunde um das freigelegte Gefäß mit Kompressen, die mit 2% Natr. citricum-Lösung getränkt sind, zu umgeben und Instrumente zur Gefäßnaht während des Arbeitens an dem eröffneten Gefäß mit derselben Lösung abzuspülen. Bei schwerer Arteriosklerose der Gefäße ist jedes Abschnüren mit Abklemmen gefährlich. Am besten ist dann, wenn möglich, Fingerdruck. Fällt der Embolus nach der Eröffnung des Gefäßes, am besten am oberen Rande des Embolus, nicht von selbst heraus, so kann zunächst ein vorsichtiger Druck auf das Gefäß gegen die Strömung versucht werden und, wenn er dann nicht folgt, so muß er mit einer feinen Kornzange oder einem Löffel, die mit Vaseline eingefettet sind, entfernt werden. Der oft vorhandene sekundäre Thrombus muß meist vorsichtig mit dem Embolus oder nach Entfernung des Embolus herausgezogen werden. Dabei ist darauf zu achten, daß die Gefäßwand nicht geschädigt wird. Sitzt der Embolus an der Teilungsstelle der Aorta, so ist es zweckmäßig, durch Bauchschnitt die Aorta freizulegen, sie nach Beiseiteschieben des Darmes proximal und distal abzuklemmen, zu eröffnen, und den Embolus zu entfernen. Die Eröffnung der A. iliaca ext. zur Extraktion eines an der Teilungsstelle der Aorta sitzenden Embolus durch rückläufige Sondierung ist nach HESSE abzulehnen. Sie muß im Falle von Kreislaufstörungen an beiden Extremitäten nach KEY auch doppelseitig erfolgen. Ist der Embolus entfernt, so erfolgt oft ein starker Blutstrom aus dem peripheren Gefäßabschnitt, wenn nicht noch Teile des Embolus oder ein sekundärer Thrombus die Lichtung verschließen. Dann muß das Hindernis beseitigt werden. Blutet es, so werden Klemmen angelegt und dann zunächst die zentral angelegte Klemme einen Augenblick gelüftet, um etwaige Reste des Embolus durch den Blutstrom herauszuspülen. Die retrograde Sondierung von einer distal des Embolus angelegten Arterienwunde soll sich auf solche Fälle beschränken, in denen aus anatomischen Gründen eine Freilegung des Gefäßes oberhalb des Embolus nicht möglich ist. Das kommt nach KEY am häufigsten an den Aa. subclavia und axillaris in ihren zentralen Abschnitten vor. Die Entfernung eines Embolus auf diese Art bleibt jedoch immer unsicher und der Entfernungsversuch darf dann erst als befriedigend gelten, wenn ein starker Blutstrom aus dem zentralen Ende die Wegsamkeit des Gefäßes einigermaßen gewährleistet. Ist Wahrscheinlichkeit vorhanden, daß der ganze Embolus entfernt ist, so wird die Gefäßwunde durch eine einfache, fortlaufende Gefäßnaht verschlossen.

Eine besondere Stellung unter den Embolektomien nimmt die Entfernung von Embolis aus der A. pulmonalis nach Lungenembolie ein (s. S. 970).

Die periarterielle Sympathektomie. Der Eingriff wird im Zusammenhang mit den Sympathicusoperationen erwähnt (s. S. 237).

F. Die Eingriffe bei den Krampfadern der Vena saphena.
(TRENDELENBURG, PERTHES, LEDDERHOSE, NOBL, LINSER, SIEBERT und WRESZINSKI, JAEGER.)

Seit den grundlegenden Arbeiten von TRENDELENBURG gilt als selbstverständliche Voraussetzung der Krampfaderbehandlung die genaue Feststellung der Klappenverhältnisse in den Venen. Nach NOBILI hat MANTEGGIA schon um das Jahr 1800 dieselben Feststellungen wie TRENDELENBURG gemacht und auch eine ähnliche Erklärung für die Blutströmungsverhältnisse abgegeben, indem er die hydrostatischen Verhältnisse infolge von Klappenverlust in den Vordergrund rückte.

Die Ursachen für die Entstehung der Varicen sind bis heute noch nicht bekannt. Man kann wohl annehmen, daß der Blutdruck, der auf den Venen der unteren Extremitäten lastet, nicht die alleinige Ursache für die Varicenbildung ist, daß es sich vielmehr wahrscheinlich um eine meist angeborene oder auch im späteren Lebensalter erworbene Erkrankung der Venen selbst handelt. Sie tritt besonders bei Menschen auf, die konstitutionell gezeichnet sind, und bei denen eine Schwäche des Binde- und Stützgewebes (BIER) besteht. Die Krampfadern der Vena saphena sind oft nur ein Teil des sog. varicösen Symptomenkomplexes (NOBL).

Es gibt zwar Varicen, bei denen die Venenklappen in den Anfangsteilen der Vena saphena und der Vena femoralis schließen; sicher ist aber, daß bei Schlußunfähigkeit der Klappen die Blutsäule im ganzen Venenabschnitt vom Herzen bis zur Fossa ovalis auf den Venen der unteren Extremität lastet und dazu beiträgt, die oberflächlichen Venen, deren Wandungen kein Gegendruck entgegengesetzt wird, zu immer stärkerer Erweiterung und Schlängelung zu bringen. Besonders für die operative Behandlung ist nun die Frage von

Bedeutung, sind die Klappen im Anfangsteil der Vena saphena schlußfähig oder nicht, d. h. ist das TRENDELENBURGsche Zeichen negativ oder positiv ? Eine zweite wichtige Untersuchung, die jeder Varicenoperation vorausgeschickt werden soll, ist die Frage nach der Schlußfähigkeit der Klappen, die in die Verbindungsäste zwischen den oberflächlichen und tiefen Venen eingeschaltet sind. Auch derartige Untersuchungen wurden schon von TRENDELENBURG angestellt und von PERTHES veröffentlicht. Die in den Verbindungsästen zwischen den oberflächlichen und tiefen Venen befindlichen Klappen gestatten dem Blutstrom den Abfluß nur von der Oberfläche nach der Tiefe zu, nicht aber umgekehrt. Sind sie insuffizient, so kann natürlich auch ein Rückfluß von der Tiefe nach der Oberfläche stattfinden, bzw. der Abfluß von der Oberfläche nach der Tiefe ist gestört. Eine dritte Frage ist folgende: bestehen klappenlose Verbindungen zwischen der Vena saphena magna und der Vena saphena parva bzw. ihren Seitenästen?

Die Feststellung des TRENDELENBURGschen Zeichens ist das Wichtigste, da nur solche Fälle für die so einfache und wirksame TRENDELENBURGsche Operation geeignet sind, d. h. die Vena saphena magna zu unterbinden und damit den „*privaten Kreislauf*" der unteren Extremität zu unterbrechen. Der private Kreislauf kommt dadurch zustande, daß bei Schlußfähigkeit der Klappen in den Verbindungsästen zwischen den oberflächlichen und tiefen Venen zwar das Blut durch die Muskelpumpe aus der Oberfläche in die Tiefe abgesaugt wird, daß es aber infolge der Schlußunfähigkeit der Klappen im Anfangsteil der Vena femoralis seinen Weg nicht durch die Vv. iliaca und cava herzwärts nimmt, sondern der Schwere folgend wieder in die Vena saphena zurückläuft. Unterbricht man nun nach TRENDELENBURG in solchen Fällen den Kreislauf an einer Stelle, so wird er ausgeschaltet und der Rückfluß aus den herzwärts gelegenen Gefäßen unmöglich. Auch für den Verschluß von Varicen durch künstliche Thrombophlebitis bei der Injektionsbehandlung ist diese Tatsache wichtig (s. unten).

Die Prüfung des TRENDELENBURGschen *Zeichens*.

Der Kranke wird waagerecht gelagert, dann die betreffende Extremität erhoben, das Blut ausgestrichen und nun die Vena saphena magna in der Nähe ihrer Einmündungsstelle in die Vena femoralis durch das Aufsetzen der Fingerkuppe zusammengedrückt. Läßt man nun, während der Druck erhalten bleibt, den Kranken aufstehen, so beobachtet man, daß die Vene zunächst leer bleibt, bzw. sich allmählich von der Peripherie her anfüllt. Entfernt man nach $1/4$—$1/2$ Min. die drückende Fingerkuppe, so schießt das Blut augenblicklich von oben in die Vene hinein. Bleibt dieses Einschießen aus, so sind die Klappen schlußfähig. Füllt sich trotz des noch bestehenden Druckes die Vene rasch, so kommt der Blutstrom auf andere Weise, d. h. durch seitliche Verbindungsäste aus dem Saphenagebiet. In beiden Fällen ist das TRENDELENBURGsche Zeichen negativ, nur im ersteren ist es positiv und nur in positiven Fällen soll die TRENDELENBURGsche Operation ausgeführt werden. Die Prüfung auf die Schlußfähigkeit der Klappen in den Verbindungsästen wird nach PERTHES in folgender einfacher Weise festgestellt. Beim stehenden Patienten komprimiert man die Vena saphena magna in der Nähe ihrer Einmündungsstelle. Dann läßt man den Kranken umhergehen, während die Kompression aufrechterhalten wird. Entleert sich die Vena saphena magna aus ihren Verbindungen während des Gehens, so kann damit gerechnet werden, daß der Abfluß nach der Tiefe zu ungestört ist. Nur dann, wenn kein Rückfluß von der Tiefe nach der Oberfläche zu stattfindet, wird die TRENDELENBURGsche Operation eine sichere Aussicht auf Erfolg haben. Die Feststellung von erweiterten Verbindungsästen zwischen den Vv. saphena magna und parva geschieht durch Betrachtung beim stehenden Kranken. Sind die Varicen stark gefüllt, so zeichnen sich die erweiterten und oft mit kugeligen Ausstülpungen versehenen Verbindungsäste sehr deutlich ab.

Sind die Untersuchungen abgeschlossen, so ist noch die Frage der durch die Varicen verursachten gefahrdrohenden Nebenerscheinungen zu berücksichtigen. Sie bestehen hauptsächlich im Zerreißen eines Varixknotens mit folgender Blutung. Dann in der Entstehung von Hautschädigungen, die bis zu tiefgreifenden Geschwüren führen können, und Auftreten von Thrombosen und Thrombophlebitiden. Die Blutungen werden durch steile Erhebung des Beines am liegenden Kranken und durch einen aseptischen Druckverband gestillt. Die Geschwüre heilen mit der Besserung der Blutströmung. Entzündungen werden mit Ruhigstellung und Bettruhe behandelt und machen unter Umständen die Unterbindung der abführenden Venen notwendig. Die Gefahr der Embolie ist bei oberflächlichen Thrombosen gering, wenn der Thrombus sich nicht gerade bis in die Nähe der Einmündungsstelle in die V. femoralis fortsetzt bzw. auf dem Umweg über die erweiterten Verbindungsäste die tiefen Venen erreicht.

Ist das TRENDELENBURGsche Zeichen positiv und beschränkt sich das Erweiterungsgebiet auf die Vena saphena magna und ihre Hauptäste, ist auch der Abfluß nach der Tiefe geregelt, so wird man mit großer Wahrscheinlichkeit mit der TRENDELENBURGschen Operation einen vollen Erfolg haben. Sie hat auch heute noch ihre Berechtigung und ist die einfachste der operativen Eingriffe. Bei schonendem Vorgehen, wie es unten beschrieben ist, treten keine Embolien auf. Wir haben jedenfalls nie eine gesehen. Der Eingriff verläuft in folgender Weise:

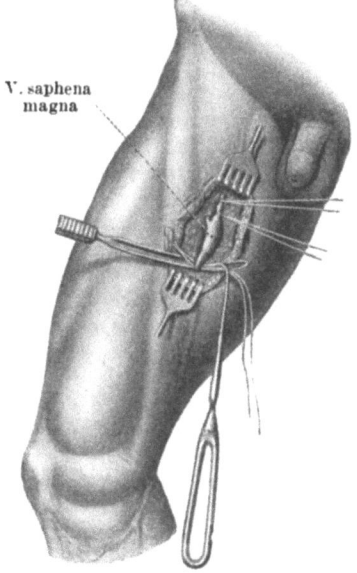

Abb. 136. Unterbindung der V. saphena magna nach TRENDELENBURG. Die V. saphena magna ist handbreit unterhalb ihrer Einmündung durch einen Querschnitt in 4—5 cm langer Ausdehnung freigelegt. Der oberste Abschnitt ist doppelt unterbunden. Dazwischen wird das Gefäß durchtrennt. Der distale Abschnitt wird nach Unterfahrung einfach unterbunden und oberhalb der Unterbindung abgetrennt. Ein Seitenast im oberen Teil der Anschwellung muß selbstverständlich ebenfalls unterbunden werden.

Handbreit unterhalb des Lig. inguinale wird Haut und Subcutangewebe in Form eines quergestellten Rhombus mit 1½%iger Novocain-Suprareninlösung eingespritzt. Nur bei ängstlichen Kranken ist Narkose oder Lumbalanästhesie nötig. Zweckmäßigerweise hat man vor der Operation versucht, die Vena saphena magna zu tasten und ihren Verlauf durch einen Pinselstrich mit einem Farbstoff auf der Haut anzuzeichnen. Der Schnitt wird auf der Innenseite des Oberschenkels quer angelegt; der Unerfahrene legt ihn fast immer zu weit auf die Vorderseite. Das Bein wird so nach außen gedreht, daß man bequem auf der Innenseite arbeiten kann. Während die Wundränder auseinandergehalten werden, wird der Schnitt allmählich durch das Subcutangewebe hindurch vertieft, bis die Venen zu Gesicht kommen (Abb. 136). Es ist in allen Fällen darauf zu achten, daß beim Vorhandensein von zwei Venenstämmen keiner übersehen wird, da es sonst sicher zu Rückfällen kommt. Sind die Venenstämme gefunden, so werden sie durch starkes Auseinanderziehen der Weichteilwunde zentral und peripher auf etwa 5—6 cm freigelegt, wobei man sich zu überzeugen hat, daß nicht noch ein größerer Seitenstamm vom zentralen Ende abgeht. Nach der Freilegung werden die Stämme zentral (am besten doppelt) und peripher unterbunden und das Zwischenstück in einer Länge von 4—5 cm herausgeschnitten. Schluß der Hautwunde. Nach TRENDELENBURGs Vorschrift wird die Extremität mit einer weichen, elastischen Flanell- oder Idealbinde (nicht Gummibinde) von der Peripherie nach dem Zentrum zu gewickelt, auf eine VOLKMANNsche Schiene gelagert und bleibt so 3 Wochen liegen, während der Kranke Bettruhe hält. KOCHER ist von diesem Grundsatz abgegangen und läßt die Kranken schon 2 Tage nach der Unterbindung aufstehen, eine Maßnahme, die nur dann zweckmäßig erscheint, wenn die Klappen in den Verbindungsästen nach der Tiefe absolut sicher schließen, d. h. wenn das von PERTHES beschriebene Zeichen positiv ausgefallen ist.

Sind die Varicen sehr ausgedehnt und die Klappen in den Verbindungsästen nach der Tiefe schlußunfähig, bestehen außerdem Verbindungsäste mit der Saphena parva und ihren Seitenästen, so genügt die TRENDELENBURGsche Operation meist nicht, oder der Anfangserfolg ist nicht von langer Dauer.

Ein einfaches Verfahren stellen auch die zuerst von SCHEDE und später besonders von KOCHER empfohlenen *percutanen Umstechungen* dar. SCHEDE scheint die Methode nach einigen Versuchen wieder aufgegeben zu haben und zur Entfernung der Krampfadern übergegangen zu sein. KOCHER hat die TRENDELENBURGsche Operation mit den Umstechungen vereinigt und dadurch gute Dauererfolge erzielt. Der Eingriff wird in folgender Weise ausgeführt: Im allgemeinen bevorzugen wir Lumbalanästhesie statt Narkose. Zuerst wird die Unterbindung der Vena saphena magna, wie oben geschildert, ausgeführt. Da nach der Unterbindung die kleinen erweiterten Venenäste unsichtbar werden, ist es zweckmäßig, am Tage vor dem Eingriff, nachdem die Beine rasiert sind, am stehenden Kranken sämtliche Venenäste mit Hilfe eines feinen, in Carbolfuchsin getauchten Pinsels auf die Haut aufzuzeichnen. Diese Aufzeichnung übersteht auch zum Teil die vor der Operation ausgeführte Hautdesinfektion. Die Desinfektion muß sich selbstverständlich auf die ganze Länge der Beine erstrecken. Ist der Saphenastamm unterbunden, so umsticht man mit einer großen gebogenen Hautnadel sämtliche, durch die Aufzeichnung kenntlich gemachten Venenstämme. Die Stiche sollen etwa 2—3 cm auseinanderliegen. Die Nadel wird durch die Haut neben dem Gefäß eingestochen, unter dem Gefäß hindurchgeführt und auf der anderen Seite des Gefäßes durch die Haut ausgestochen. Der Faden wird auf der Haut unter mäßiger Spannung geknüpft. Wir verwenden feine Seide. Nach KOCHERS Vorschrift sollen die Venen nicht verletzt werden. In neuerer Zeit ist der Vorschlag gemacht worden, das Gefäß bewußt anzustechen, um dadurch die Thrombose zu beschleunigen. Nach unserer Erfahrung erreicht man auf beiden Wegen dasselbe. Die Zahl der Umstechungen ist je nach der Ausdehnung der Varicen verschieden. KOCHER hat bis zu 200 Umstechungen ausgeführt. Je größer die Zahl, besonders in der Peripherie, desto eher wird das ganze Venensystem ausgeschaltet. Großer Wert ist darauf zu legen, daß besonders auch die Verbindungsäste nach dem Gebiet der Vena saphena parva ausgiebig umstochen werden. Vorsicht ist besonders in der Gegend des Fibulaköpfchens geboten, um nicht den N. peronaeus durch eine Umstechung mitzufassen, wie es gelegentlich vorgekommen ist. Nach 4—5 Tagen können die Umstechungen entfernt werden. Auch nach dieser Operation ist, nachdem ein aseptischer Verband über das ganze Operationsgebiet angelegt ist, Schienenlagerung und Bettruhe erforderlich. KLAPP hat die KOCHERsche Methode insofern abgeändert, als er die Umstechungen subcutan ausführte und den Catgutfaden, der vollständig in die Haut verlagert wird, liegen läßt. Wir sehen keinen Vorteil in dieser Methode.

Die KOCHERsche Methode ist nun nicht nur bei positivem TRENDELENBURGschen Zeichen anwendbar, sondern kann auch bei negativem zu guten Dauererfolgen führen. Trotz negativen TRENDELENBURGschen Zeichens wird man den Umstechungen auch die Unterbindung der Vena saphena magna vorausschicken, um in die Vena femoralis fortschreitende Thrombosen sicher zu verhüten.

Ist das TRENDELENBURGsche Zeichen negativ, so genügt jedenfalls, wie oben bemerkt, die Unterbindung bzw. Resektion der Vena saphena magna allein nicht. Es sind deshalb eine ganze Reihe von anderen Operationsverfahren angegeben worden. Das zuverlässigste und radikalste ist die *Ausschneidung* der Varicen, wie sie von MADELUNG vorgeschlagen wurde. Auch hierbei wird die V. saphena magna zunächst unterbunden (Abb. 137) und dann, ihrem Verlaufe und sämtlichen Verzweigungen folgend, möglichst im Zusammenhang freigelegt, alle Seitenäste verfolgt, unterbunden und abgeschnitten, bis in das Quellgebiet der Vene (Abb. 137). Das Verfahren ist sehr eingreifend, trotz größter Vorsicht blutig und hat nicht viele Anhänger gefunden. Es ist aber sehr empfehlenswert, wenn ein umschriebener Herd stark geschlängelter Varicen vorhanden ist, der häufig um einen meist ziemlich gerade verlaufenden Venenstamm angeordnet ist

(MAGNUS), und sich leicht im Zusammenhang auslösen läßt (Abb. 137). Da die Haut häufig sehr stark verdünnt ist, so ist mit größter Vorsicht vorzugehen, um sie nicht stärker zu schädigen und dadurch die Wundheilung zu gefährden. Eine genaue Hautnaht nach sicherer Blutstillung schließt die Ausschneidung ab.

Das Verfahren von BABCOCK hat auch in Deutschland zeitweise Anhänger gefunden (LAUENSTEIN, OEHLECKER, KLAPP, v. TAPPEINER, LÖHR, HOSEMANN, PELS-LEUSDEN). Es besteht darin, daß zunächst die Vena saphena kurz vor ihrer Einmündung kranial unterbunden und dann seitlich eröffnet wird. In das Venenlumen wird eine lange, mit einem Knopf versehene Sonde eingeführt, bis man auf Widerstand stößt. Es kann unter Umständen gelingen, die Sonde bis weit in die Unterschenkelvenen einzuführen. Stößt die Sonde auf Widerstand, so wird die Vene an dieser Stelle frei präpariert und oberhalb und unterhalb des Knopfes unterbunden. Dann wird die Vene gegen den Sondenknopf eingeschnitten und die Sonde so weit herausgezogen, bis der am anderen Ende der Sonde befindliche Knopf in die zentrale Einführungsstelle zu liegen kommt. Unterhalb des Knopfes wird dann die Vene um die Sonde abgebunden, das Gefäß oberhalb des Knopfes vollständig durchtrennt, und die Sonde langsam zu der peripheren Öffnung herausgezogen. Der zentrale Knopf, der nach HOSEMANN einen Durchmesser von etwa 12 mm haben soll und am besten etwas flach gestaltet ist, um die Vene am Einkrempeln zu verhindern, reißt nun die Vene aus ihrer Umgebung heraus, indem sie sich ziehharmonikaartig zusammenlegt. Auch alle Seitenäste werden auf diese Weise herausgerissen. Die Blutung dabei ist nicht wesentlich. Gelingt es das erste Mal nicht, die Vene auf ein großes Stück zu durchfahren, so muß der Eingriff, an der erreichten distalen Unterbindungsstelle beginnend, noch einmal wiederholt werden. Das Verfahren eignet sich besonders für solche Fälle, in denen die Varicen sich auf einen Hauptstamm und die nächste Umgebung der Vena saphena erstrecken.

Ein sehr radikales Verfahren, das sich nicht viel Anhänger erwerben konnte, ist die Methode von RINDFLEISCH. Mit Hilfe eines Spiralschnittes, der am Knöchel beginnend bis in die Kniegelenksgegend fortgesetzt wird, durchtrennt er die Haut und das Subcutangewebe bis auf die Fascie. Die durchschnittenen Venen werden unterbunden, die Wunden aber nicht genäht. Das kosmetische Resultat ist kein gutes. C. O. P. SCHULTZE hat die

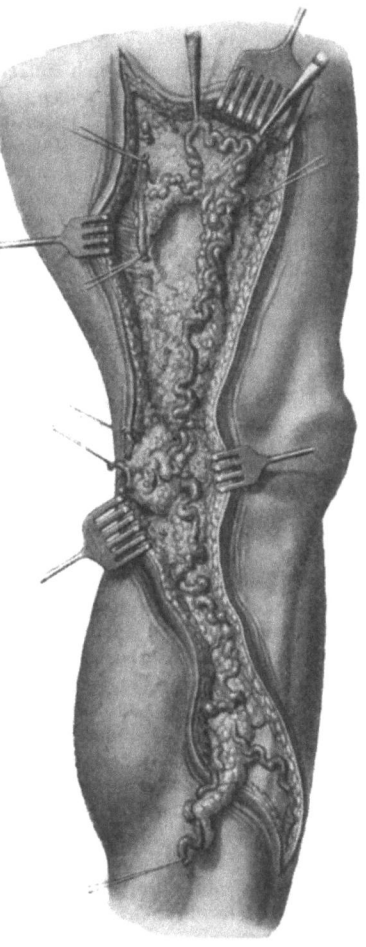

Abb. 137. Die vollständige Entfernung der Krampfadern nach MADELUNG. Mit einem großen Schnitt ist der erkrankte, in zahllose erweiterte Schlingen gelegte Teil der V. saphena freigelegt. Auch aus dem nicht varicös veränderten Saphenaabschnitt ist im kranialen Abschnitt ein Teil der Vene herausgeschnitten. Nach Unterbindung aller Seitenäste wird der ganze erkrankte Venenabschnitt entfernt.

Methode dahin abgeändert, daß er statt der scheibenförmigen Schnitte eine scheibenförmige percutane Hinterstichnaht mit Catgut einlegte. Jeder Stich soll bis auf die Fascie durchgeführt werden. Die Fäden bleiben bis zur Resorption liegen. Bei stark verdünnter Haut dürfen die Fäden nicht zu fest angezogen werden. Weitere Erfahrungen über diese Methode fehlen bisher.

Die operativen Verfahren sind im Laufe der beiden letzten Jahrzehnte immer mehr zugunsten der intravenösen *Spritzverfahren* eingeschränkt worden.

Wenn auch zunächst große Widerstände gegen die von seiten der Hautärzte vorgeschlagenen „operationslosen" Verfahren überwunden werden mußten, so haben sie sich allmählich doch infolge ihrer zweifellosen Vorzüge mehr und mehr durchgesetzt, trotzdem genau wie bei den operativen Verfahren auch durch das Spritzverfahren nur Symptome beseitigt werden, da die Ursache der Erkrankung unbekannt geblieben ist.

Die Chirurgen lehnten sich zunächst gegen die von LINSER (1916) empfohlene Sublimateinspritzung auf, und zwar wegen der Gefahr der *Vergiftung*, die ja auch gelegentlich beobachtet worden ist (KETTEL). Dann scheuten sie die Gefahr der *Infektion*, die ja im Krampfadergebiet, besonders bei Ernährungsstörungen der Haut, immerhin in den Bereich der Möglichkeiten gezogen werden mußte. Auch wurde vor der Gefahr der *Gewebsschädigung* gewarnt, die besonders bei Verwendung von stark hypertonischen Kochsalzlösungen des öfteren beobachtet worden war. Am häufigsten wurde aber die Gefahr der *Lungenembolie* heraufbeschworen, die ja leider auch die einfachsten operativen Verfahren belastet. Es hat sich nun aber gezeigt, daß alle die der Spritzbehandlung drohenden Gefahren nicht hoch einzuschätzen sind. Die Vergiftungsgefahr wurde durch die Verwendung der hypertonischen Kochsalz- und Zuckerlösungen oder anderer ungiftiger Stoffe ausgeschaltet. Die Infektion konnte durch Wahrung der Asepsis ohne weiteres vermieden werden, desgleichen die Gewebsschädigung, wenn man darauf bedacht war, daß nicht paravenös gespritzt und das Zurückfließen der eingespritzten Flüssigkeit verhindert wurde. Schließlich hat sich gezeigt, daß die Emboliegefahr viel geringer ist als bei den einfachen operativen Verfahren. So wird der Tod durch Embolie nach der TRENDELENBURGschen Operation auf 0,5—1% errechnet, während nach KETTEL der Tod durch Embolie nach der Spritzbehandlung nur auf $1/6^0/_{00}$ geschätzt wird. Die Tatsache ist nicht zu bestreiten, daß nach der Einspritzung geeigneter Stoffe infolge der Schädigung der Veneninnenhaut (Phlebitis, Venitis) ein unbedingt festsitzender Thrombus entsteht, der die Loslösung von der Wand und damit eine Embolie verhindert. Daß gleichzeitig eine zentrifugale Strömung in den Varicen stattfindet, fällt nicht weiter ins Gewicht. Die Erfahrung, daß die Emboliegefahr nach der richtig durchgeführten Spritzbehandlung der Krampfadern so gering ist, hat zweifellos den Ausschlag zugunsten dieses Verfahrens gegenüber dem operativen gegeben.

Es kommt noch dazu, daß der einzige Vorteil der operativen Verfahren die Beseitigung der Krampfadern in *einer Sitzung* ist, während die Einspritzungen meist mehrmals wiederholt werden müssen. Sonst haben die operativen Verfahren vergleichsweise nur Nachteile. Abgesehen davon, daß jede Operation eine gewisse Gefahr für sich bedeutet, ist meistens Narkose oder besondere Schmerzbetäubung und ein längeres Krankenlager notwendig. Ein Teil der Eingriffe verursacht große Wunden, Infektionsgefahr und hinterläßt erhebliche Narben (MADELUNG, RINDFLEISCH). Keines der operativen Verfahren blieb ohne Rückfälle. Demgegenüber stehen die Vorteile der Spritzbehandlung. Die Ausführung ist durchaus einfach und ohne Narkose durchzuführen. Sie verursacht nur geringen Schmerz. Der Behandelte braucht nicht zu liegen. Die Infektions- und die Emboliegefahr sind gering, ebenso sind anscheinend Rückfälle verhältnismäßig selten. Demgegenüber steht als Hauptnachteil, daß die Einspritzungen in mehreren Sitzungen vorgenommen werden müssen.

Selbstverständlich dürfen die Vorzüge des Spritzverfahrens nicht dazu verleiten, den kleinen Eingriff zu leicht zu nehmen. Es muß vielmehr gefordert werden, daß alle Sicherungen gegenüber der Infektions- und Emboliegefahr gewährleistet sind. Der Eingriff muß also richtig vorbereitet und sachgemäß durchgeführt werden.

Zur *Vorbereitung* gehört die Auswahl der Fälle. Alle einfachen Krampfadern an den unteren Extremitäten können der Spritzbehandlung unterzogen werden, falls nicht irgendeine Infektion, und sei es nur eine Angina, bei dem Kranken nachweisbar ist. Es ist unter allen Umständen festzustellen, ob schon Thrombosen oder Thrombophlebitiden vorausgegangen sind. Liegen sie über 1 Jahr zurück, so kann die Einspritzung gewagt werden. Im anderen Falle ist sie abzulehnen.

Hat man sich zur Einspritzung entschieden, so ist die *geeignetste Stelle* auszusuchen. Dazu läßt man den Kranken eine Zeitlang stehen und sucht sich dann am besten in der Kniegegend die geeigneten, unter der Haut vorspringenden Venen aus. Es ist zweckmäßig, sich diese Stellen mit etwas antiseptischem Farbstoff zu kennzeichnen. Dann wird die Haut in der üblichen Weise keimfrei gemacht. Zur Vorbereitung gehören auch die *Auswahl der Spritze und Nadel*. Gut schließende Glas- oder Rekordspritzen, feine Nadeln mit kurz abgeschrägter Spitze sind am zweckmäßigsten.

Als *Injektionsflüssigkeit* benutzt man am besten *hypertonische Kochsalz- oder Zuckerlösungen*. Das Kochsalz wird in 10—20—30%iger Lösung verwendet. Es genügen meist 2 bis 3 ccm für eine Einspritzung. Da die hypertonische Kochsalzlösung bei paravenöser Einspritzung oder infolge Rückflusses aus der Nadelöffnung Gewebsschädigungen mit unangenehmen, oft wochenlang nicht heilenden Nekrosen und Geschwüren verursachen kann, so muß besonders vorsichtig damit umgegangen werden. Da sie auch bei richtiger Einspritzung oft krampfartige Schmerzen verursacht, hat man schmerzbetäubende Mittel zugesetzt. Ein solches Präparat ist das 20%ige *Varicophtin*, das sich großer Beliebtheit erfreut. Die *Zuckerlösungen* sind 50—66$^2/_3$%ig. Obwohl die Gefahr der Gewebsschädigung dabei bei paravenöser Einspritzung geringer ist, soll man doch auch hier mit 2—3 ccm beginnen, um dann die Dosis auf 5—10 ccm zu erhöhen. Da die Zuckerlösungen nicht ohne weiteres steril sind, ist es zweckmäßig, in Ampullen gelieferte Präparate zu benutzen. Dazu empfiehlt sich besonders die *Varicocalorose* (50—60%ige Invertzuckerlösung), oder *Varicosmon* oder *Cabiven*, beides hypertonische Traubenzuckerlösungen. In neuerer Zeit ist ein Präparat, das *Varicocid*, mit gutem Erfolg zur Anwendung gekommen und vielfach empfohlen worden. Es enthält Natriumsalze bestimmter Fettsäuren des Lebertrans in 5—10%iger Lösung. Man spritzt 1—3 ccm ein. Neben diesen Präparaten wird auch noch das *Chinin-Urethan* in 20%iger Lösung empfohlen (KETTEL).

Zweifellos sind die hypertonischen Kochsalzlösungen und das Varicocid am wirksamsten. Beim Varicophtin besteht die Gefahr, daß eine paravenöse Injektion infolge des schmerzstillenden Einflusses nicht sofort bemerkbar wird. Bei richtig durchgeführter Einspritzung ist die Gefahr der paravenösen Durchtränkung gering. Die *Rückfallgefahr* ist bei Kochsalzlösung geringer als bei der weniger wirksamen Zuckerlösung.

Über die *Art der Ausführung* der Spritzbehandlung herrschen gewisse Meinungsverschiedenheiten. Ein allgemeingültiges Verfahren kann nicht vorgeschrieben werden. Jeder muß sich aus den verschiedenen Vorschlägen den heraussuchen, der ihm am geeignetsten erscheint. Folgende Vorschläge werden gemacht. 1. Nach der Vorbereitung des Kranken läßt man ihn gehen oder stehen. Dann legt man in der Knöchelgegend eine Staubinde an und eine zweite unterhalb des Kniegelenkes, wenn die Venen deutlich hervortreten. Nun legt man den Kranken auf den Operationstisch (Abb. 138). In die ausgewählte Vene wird die Nadel eingestochen. Die Spritze darf keine Luft enthalten, aber auch nicht völlig gefüllt sein. Hat man die Venenlichtung erreicht, so wird der Spritzstempel etwas angezogen. Tritt etwas Blut in die Spritze, so liegt die Nadel richtig. Nun ist es zweckmäßig, die zentral gelegene Binde abzunehmen, das Bein etwas anzuheben und die Vene vorsichtig auszustreichen. Während man nun selbst oder durch einen Assistenten die nicht mehr sichtbare Vene zentral und peripher durch einen aufgelegten Tupfer zusammendrücken läßt, spritzt man den Inhalt der Spritze in die leere Vene. Es folgen rasches Herausziehen der Spritze, sofortiges Aufdrücken eines Tupfers auf die kleine Wunde, so daß ein etwa austretender Tropfen sofort aufgefangen wird. Kurze Massage für einige Minuten beendet den Eingriff. Dann kann der Kranke aufstehen mit Schutzverband. Manche empfehlen das Anlegen einer elastischen Binde von der Peripherie her.

2. Dem liegenden Kranken wird eine Staubinde am Oberschenkel angelegt. Sind die Venen deutlich sichtbar, so wird die Spritze wie oben eingestochen und etwas Blut angesaugt. Dann wird die Staubinde geöffnet und das Bein etwas angehoben, so daß das Blut abfließt. Unter starkem, raschem Anziehen der Binde wird die Extremität blutleer gemacht. Das Einspritzen, Nadelentfernen usw. findet wie oben beschrieben statt. Dann kann die Blutleerbinde nach einigen Minuten entfernt werden und der Kranke aufstehen.

3. Das Einstechen der Nadel wird an dem unmittelbar vor dem Operationstisch stehenden oder in steiler Beckentieflagerung liegenden Kranken vorgenommen, bis Blut in die Spritze eintritt. Dann wird der stehende Kranke

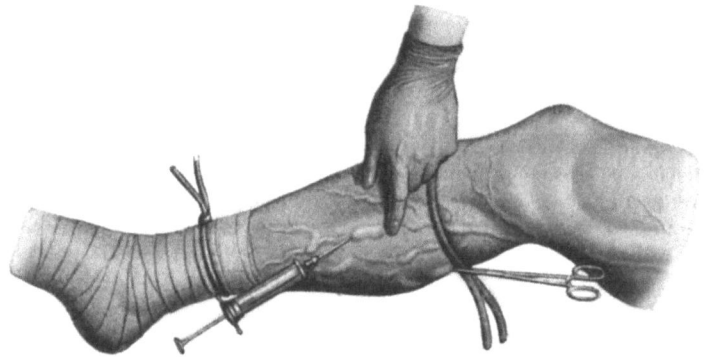

Abb. 138. Verödung einer Krampfader durch Einspritzung. Am stehenden Kranken sind 2 Gummischläuche zur Absperrung des venösen Blutes angelegt. Eine gestaute Vene ist mit der Spritzennadel angestochen und etwas Blut angesaugt. Der Kranke legt sich dann bei liegender Nadel vorsichtig nieder. Nun wird das zentrale Venenstück mit dem Finger abgeschlossen, aber vorher im Gegensatz zur Darstellung dieser Abbildung der zentral gelegene Schlauch entfernt, so daß die Venen leerlaufen. Erst dann wird die thrombosierende Lösung eingespritzt.

hingelegt oder der in Beckentieflagerung liegende in Beckenhochlagerung gebracht. Sind die Venen leer, so wird oberhalb und unterhalb der Einstichstelle die Vene mit einem Tupfer zusammengedrückt, dann eingespritzt, die Nadel entfernt usw., wie oben.

4. Es ist vorgeschlagen worden, zwei zusammengekoppelte Spritzen zu verwenden, die in eine Nadel münden. Ein Zweiwegehahn erlaubt die eine oder die andere Spritze mit der Nadel zu verbinden. Die eine Spritze ist mit der hypertonischen Lösung gefüllt, die andere leer. Die Nadel wird in eine gestaute Vene eingestochen. Fließt Blut ab, so wird oberhalb und unterhalb die Vene zusammengedrückt und das Blut aus dem so aus dem Zusammenhang genommenen Venenstück abgesogen, bis es leer ist. Dann wird der Zweiwegehahn umgestellt und aus der anderen Spritze der Inhalt in die leere Vene eingespritzt. So einfach dieses letztere Verfahren erscheint, so schwierig ist eine gute Durchführung. Jedenfalls hat das Verfahren keine Verbreitung gefunden.

5. Dasselbe gilt für den Vorschlag von MOSZKOWICZ, der die Vena saphena etwa in der Mitte freilegt, in schonendster Weise zentral unterbindet, unterhalb durchtrennt und nun den peripheren Abschnitt mit einer größeren Menge Varicosmon füllt. Trotzdem MOSZKOWICZ die Emboliegefahr dadurch geringer zu machen versucht, daß er die Vena saphena weit unterhalb der Fossa ovalis und sehr schonend durchtrennt, bleibt der Einwand bestehen, daß die Ent-

stehung eines blanden Thrombus oberhalb der Unterbindungsstelle nicht sicher zu verhüten ist, abgesehen davon, daß die Unterbindung keine wesentlichen Vorteile vor der einfachen Einspritzung darbietet.

Beim Einspritzen werden gelegentlich Schmerzen geäußert. Man muß sich dann sofort davon überzeugen, daß nicht etwa eine *perivenöse Anschwellung* auftritt, die auf eine Verletzung der Vene hinweist. Tritt Kochsalzlösung in das paravenöse Gewebe ein, so ist es zweckmäßig, sofort physiologische Kochsalzlösung in größerer Menge paravenös zu spritzen.

G. Die Eingriffe bei den Phlebektasien.
(SONNTAG.)

Neben den *Varicen* bedürfen häufig auch andere Gefäßerweiterungen einer chirurgischen Behandlung. Zunächst sind zu nennen die sich meist auf eine Extremität erstreckenden *Phlebektasien* bzw. *Arterio-Phlebektasien*. Es handelt sich fast immer um eine teils röhrenförmige, teils sackförmige Erweiterung im Bereiche der Extremitätengefäße. Im ersteren Falle fast ausschließlich des Venensystems, im zweiten Falle unter gleichzeitiger Beteiligung von Arterie, Capillaren und Venen. Während im ersteren Falle die chirurgische Behandlung nur dann eingeleitet zu werden braucht, wenn große venöse Säcke bestehen, die die Arbeitsfähigkeit hindern, kommt bei Arterio-Phlebektasien eine chirurgische Behandlung eher in Frage, da diesen Kranken stärkere Gefahren drohen. Die Arterio-Phlebektasie ist häufiger an der oberen Extremität als an der unteren beobachtet worden und zeichnet sich dadurch aus, daß besonders im Bereiche der distalen Extremitätenabschnitte oft große pulsierende Säcke entstehen, verbunden durch strangförmige, oft stark geschlängelte Gefäße. Die Krankheit ist meist angeboren, doch kann sie auch bei Verletzungen erworben werden, die zu einer arteriovenösen Fistel Veranlassung gaben. Die Gefahren, die solchen Kranken drohen, bestehen in Verletzungen der oft nur mit dünner Haut überzogenen, pulsierenden Säcke mit anschließender starker Blutung, Thrombose, Nekrose und Infektion, außerdem kommen starke Muskelatrophie und, infolge von Nervenschädigungen, Schmerzen und Lähmungen zustande. *Konservative Behandlung* ist nur insofern möglich, als durch elastische Einwicklung die Verletzungsgefahr und häufig auch die Beschwerden verringert werden können. Ist das Leiden fortschreitend und machen sich die störenden Sackbildungen hauptsächlich im Bereiche der Hand bemerkbar, so muß operativ eingegriffen werden. Die *chirurgische Behandlung* kann nur darin bestehen, daß man örtlich einen oder mehrere Säcke freilegt, die zuführenden und abführenden Gefäße unterbindet und den Sack entfernt. Dabei ist möglichst Rücksicht darauf zu nehmen, daß die Haut nicht zu stark beschädigt wird. Nur dann, wenn man in der Lage ist, eine Verbindung zwischen den Arterien und Venen festzustellen, was nach PAYR bei sorgfältiger Betastung gelingt, kann man versuchen, von diesem Zentrum aus durch Unterbindung eine Trennung zwischen dem arteriellen und venösen System vorzunehmen. Ist die Gefäßerweiterung und Pulsation auf die Hand oder den Unterarm und die Erkrankung in erster Linie auf das Gebiet einer der beiden Hauptarterien beschränkt, so ist die Unterbindung dieses Stammes zentralwärts gestattet. Die Pulsation kann dadurch vollkommen zum Verschwinden gebracht werden, doch ist es auch in solchen Fällen häufig nötig, die großen Blutgefäßsäcke noch lokal freizulegen, zu entfernen oder auch nur durch Unterbindung auszuschalten. Ist das ganze arterielle Gefäßgebiet des Unterarmes beteiligt, so kann die Unterbindung der A. cubitalis in Betracht gezogen werden. Man wird sich allerdings zu einem derartigen Eingriff oder gar zur Unterbindung der A. brachialis nicht so ohne weiteres entschließen, da Ernährungsstörungen eintreten können. Manchmal kann man nach Freilegung des Gefäßes zunächst eine HÖPFNERsche Klemme anlegen und kurze Zeit nach Schluß der Klemme die Folgen der Blutstromunterbrechung beobachten. Wird das Glied leichenblaß, so wird man von einer Unterbindung absehen. Der Kollateralkreislauf scheint jedoch in solchen Fällen meist gut entwickelt zu sein, so daß die Gefahr der Nekrose nicht sehr groß ist. Auf keinen Fall soll man aber die Unterbindung der Arterie oberhalb des Abgangs der A. profunda brachii vornehmen, da sie für den Nebenkreislauf bedeutungsvoll ist.

H. Die Eingriffe bei den Angiomen.
(SONNTAG.)

Die Angiome sind fast ausschließlich angeboren und sowohl die des Capillargebietes (Teleangiektasien) als auch die übrigen Gefäßgeschwülste, die aus einem Maschenwerk von blutgefüllten Hohlräumen bestehen, häufig mit erweiterten Venen und so mit dem Gefäßsystem in unmittelbarer Verbindung stehen, bedürfen oft der chirurgischen Behandlung. *Zwei Gründe* sind es hauptsächlich, die die Beseitigung einer solchen Gefäßgeschwulst notwendig oder wünschenswert machen können. Der erste ist *kosmetischer Natur*. Da die Angiome sehr häufig im Gesicht sitzen und zu Verunstaltungen führen, und da noch dazu das weibliche Geschlecht in höherem Maße betroffen wird als das männliche, so wird die Beseitigung des Schönheitsfehlers sehr häufig gewünscht. Der zweite Hauptgrund für den chirurgischen Eingriff besteht darin, daß die Angiome zu weiterem Wachstum neigen und dadurch ihre Harmlosigkeit verlieren, indem sie infolge von Flächen- und Tiefenwachstum zu Störungen Veranlassung geben, z. B. an Zunge, Lippe, Augenlid; aber auch im Bereiche der Extremitäten, besonders der Hand, können solche Störungen beobachtet werden. Bei jeder größeren Gefäßgeschwulst, besonders von kavernösem Typus, besteht außerdem noch die Gefahr der Blutung und Infektion infolge von leichter Verletzlichkeit. Tiefliegende Angiome können außerdem zu Wachstumsstörungen, Muskelatrophien und Nervenreizung Veranlassung geben.

Die *Vorschläge zur Behandlung* sind außerordentlich vielseitig. Die beste Behandlung besteht in einer restlosen Entfernung. Je frühzeitiger man eingreift, desto eher läßt sich im allgemeinen die Geschwulst vollständig entfernen. An allen Körperteilen, besonders am Stamm und den nächsten Gliedabschnitten, soll sie daher schon im Säuglingsalter durchgeführt werden, aber auch im Gesicht, z. B. an der Stirn und an der Wange, ist die operative Entfernung begrenzter Gefäßgeschwülstchen gut möglich. Zu unterlassen ist die Entfernung an solchen Körperstellen, an denen eine Narbenbildung aus kosmetischen Gründen nicht erwünscht ist; dazu gehören selbst kleine Kavernome der Augenlider, der Nase, der Lippe und der Ohrmuscheln, Gegenden, die gerade häufig von Angiomen heimgesucht werden. Ein punktförmiges, oberflächliches Angiom wird man freilich in allen Fällen restlos entfernen. Für alle auf die Umgebung übergehenden Angiome kommt die Ausschneidung nur dann in Frage, wenn die topographische Lage die Bildung einer größeren Gewebslücke, die unter Umständen auch in die Tiefe ausgedehnt werden muß, gestattet.

Die Entfernung umschriebener Gefäßgeschwülste ist in den meisten Fällen außerordentlich einfach. Bei größeren Kindern und Erwachsenen kann der Eingriff in örtlicher Betäubung durch Um- und Unterspritzung durchgeführt werden, bei kleineren Kindern ist Narkose notwendig. Die Keimbeseitigung der Haut muß sehr genau durchgeführt werden. Die Gefahr der Blutung ist unter Umständen sehr beträchtlich. Es ist daher zweckmäßig, sich bei der Ausschälung möglichst an den Rand der Geschwulst zu halten, halb scharf, halb stumpf vorzugehen und jedes in die Geschwulst ziehende oder aus ihr hervortretende Gefäß vor der Durchschneidung zu unterbinden. Der Zugangsschnitt kann die Haut über der Geschwulst gerade durchtrennen, wenn die Haut an der Geschwulstbildung nicht beteiligt ist. Ist die Haut in die Geschwulst mit einbezogen, so wird sie in entsprechender Weise mit umschnitten. Bei größeren, besonders kavernösen Angiomen kann die Blutstillung in vorläufiger Form so durchgeführt werden, daß größere zuführende Gefäße vorher unterbunden werden, wie z. B. bei großen Gesichtsangiomen, die A. carotis ext. Handelt es sich um Angiome, deren Blutzufuhr vorläufig durch Gefäßabklemmung gesperrt werden kann, wie z. B. an der Zunge, der Lippe oder an der Ohrmuschel, so legt man nach PAYR eine weichfassende Klemme an. Häufig läßt sich, besonders im Gesicht, die radikale Ausschneidung eines Angioms nicht durchführen, dann kann es unter Umständen möglich sein, vorspringende Abschnitte aus der Geschwulst zu entfernen, gelegentlich unter mehrmaliger Wiederholung eines derartigen Eingriffs, um dadurch schließlich zu einer radikalen Beseitigung zu gelangen. Solche Eingriffe werden manchmal nötig bei *diffusen Angiomen* von Lippe und Zunge. Die einzelnen Operationssitzungen müssen selbstverständlich einige Wochen auseinanderliegen, um immer erst den Erfolg des vorhergegangenen Eingriffs abzuwarten. Der Erfolg ist häufig durch anschließende Thrombosen und fibröse Umwandlungen in der Umgebung des Operationsgebietes größer, als man anfänglich erwarten konnte.

Neben diesem Ausschneidungsverfahren mit dem Messer gibt es für kleine, umschriebene Angiome auch noch andere. In erster Linie für die punktförmigen der Nasenspitze, der Wange, Stirn, Lippe usw. empfiehlt sich die Anwendung des *Thermo-* oder des *Galvanokauters*. Es gelingt mit einem spitzen Brenner, oft durch einen Einstich, die kleine Gefäßgeschwulst vollständig zu zerstören, ohne daß eine stärkere Narbenbildung zurückbleibt. Bei etwas größeren muß die Zerstörung unter Umständen durch mehrmaliges Einführen des rotglühenden Brenners bewirkt werden. In neuerer Zeit wird zur Zerstörung der *Angiome* die Elektrochirurgie sehr erfolgreich herangezogen (v. SEEMEN). Kleine Geschwülste der Haut werden durch unmittelbare Koagulation zerstört. Bei größeren geht man ebenso vor, legt sie aber, wenn sie in die Tiefe reichen, vor der Koagulation von einem Schnitt durch die gesunde Haut frei, unterbindet ringsum die Gefäße und koaguliert dann schichtweise das Geschwulstgewebe. v. SEEMEN empfiehlt bei *kavernösen subcutanen Angiomen* die Einspritzung von RINGER-Lösung in die mit der Hand emporgehobene Geschwulst. Während sie unter Druck gehalten wird, Freilegung durch Schmelzschnüre und Koagulation unter Anwendung geringer Stromstärke, die eine gleichmäßige und starke Tiefenwirkung auf die Geschwulst ausübt. Bei großen ausgebreiteten *Hämangiomen* muß dieses Verfahren mehrmals wiederholt werden. So kann die Zerstörung ohne Hautverletzung durchgeführt werden. Auch durch Einführen von bis auf die Spitze isolierten Nadeln, oder auch ohne solche Isolierung, aber mit geringer Stromstärke, kann die Koagulationswirkung im Unterhautgewebe unter Schonung der Haut auf die nächste Umgebung der in die Geschwulst eingestochenen Nadel beschränkt werden. Bei kleinen Angiomen bewirkt auch die *Elektrolyse* bei bipolarer Einführung eine radikale Zerstörung der Geschwulst. Bei größeren Gefäßgeschwülsten genügt die einmalige Anwendung der Elektrolyse, selbst wenn die Nadel an verschiedenen Stellen eingeführt wird, nicht zur restlosen Beseitigung. Sie muß daher oft in mehreren Sitzungen wiederholt werden.

Alle übrigen Behandlungsmethoden gehen darauf aus, das Angiom allmählich zum Verschwinden zu bringen. Sie finden daher ihr Anwendungsgebiet hauptsächlich bei solchen Gefäßgeschwülsten, die einem restlosen chirurgischen Behandlungsverfahren nicht zugänglich sind, entweder wegen ihrer topographischen Lage, oder wegen ihrer Größe oder ihrer unscharfen Begrenzung. Bei kleinen derartigen Angiomen, besonders im Gesicht, hat sich die von PUSSAY zuerst 1907 empfohlene *Gefrierbehandlung mit Kohlensäureschnee* sehr gut bewährt. Das Verfahren ist nur für oberflächlich sitzende Angiome verwendbar. Die Erscheinungen und Vorgänge, die sich nach der Kälteeinwirkung einstellen, sind je nach dem Grad der Anwendungsdauer des Verfahrens verschieden und gleichen den verschiedenen Graden einer oberflächlichen Verbrennung. Der Kohlensäureschnee wird dadurch gewonnen, daß die aus einer Bombe ausströmende, unter Druck stehende Kohlensäure in ein Ledersäckchen geleitet wird. Es entwickelt sich dann, je nach der Dauer der Öffnung der Bombe, eine große oder kleine Menge von Schnee, von dem ein Teil entnommen, nach der Gestalt des Angioms geformt und unter mäßig starkem Druck auf die erkrankte Hautpartie (PAYR benutzt ein Elevatorium) aufgedrückt wird. Die Dauer des Andrückens ist je nach Größe und Tiefe des Angioms verschieden und schwankt meistens zwischen 10 und 30 Sek. Die Behandlung muß meist mehrere Male wiederholt werden. Die einzelnen Sitzungen sollen aber 1—2 Wochen auseinanderliegen, um den Erfolg der Behandlung abzuwarten.

Ein zweites wirksames Verfahren der Behandlung oberflächlicher Angiome ist die *Spickung* mit *Magnesiumpfeilen* (nach PAYR 1904). Die Wirkung des Magnesiums ist eine mechanische und chemische. Die Pfeile aus *chemisch reinem Magnesiumblech* ausgeschnitten, etwa 1,5 cm lang und höchstens 2 mm breit und sehr spitz werden ausgekocht und dadurch von der Oxydationsschicht befreit, daß sie vor der Verwendung in verdünnter Essigsäure abgespült werden. Der Eingriff kann in örtlicher Betäubung und bei kleinen Kindern in Narkose vorgenommen werden. Ein unmittelbares Einstechen der in eine feine Gefäßklemme gefaßten Pfeile in die Geschwulst ist nicht zweckmäßig, es ist vielmehr besser, an einer oder mehreren Stellen, je nach der Größe der Geschwulst möglichst nahe der Basis, einen feinen Stich mit einem Tenotom auszuführen und durch diesen die Pfeile mit Hilfe der Gefäßklemme einzuführen. Die Pfeile werden strahlenförmig eingeführt und möglichst über die ganze Geschwulst verteilt; auch für Schleimhautangiome empfiehlt sich dieses Vorgehen. Man darf sich durch die zunächst eintretende durch Wasserstoffblasen bedingte Anschwellung nicht irre machen lassen. Allmählich entstehen bindegewebige Herde, von denen aus sich zusammenhängendes Narbengewebe entwickelt, das die kavernösen Hohlräume einengt und zum Verschwinden bringt. Bei *größeren Angiomen*, besonders kavernöser Natur, muß die Spickung unter Umständen wiederholt werden. Das Verfahren kann bei größeren Angiomen als vorbereitende Maßnahme in Betracht kommen, da es die Geschwulst kleiner macht und aufteilt. Soll später eine Operation vorgenommen werden, so muß die Narbenschrumpfung vorher abgeschlossen sein. Das Verfahren eignet sich daher hauptsächlich für größere kavernöse Angiome, weniger für Teleangiektasien. In neuerer Zeit tritt an Stelle der Magnesiumbehandlung die *Strahlenbehandlung*. Sowohl die Oberflächenkontaktwirkung als die Einführung von Radiumnadeln werden ausgenutzt. Auch die Spickung mit Thorium-×-Degea-Stäbchen wird empfohlen. Sie treten an Stelle des Radiums, wo dieses nicht zu haben ist, und werden von der Deutschen Gasglühlicht-Auergesellschaft auf Bestellung zu bestimmten Terminen geliefert. Für die Strahlenbehandlung muß eine genaue Kenntnis der Wirkungsweise der Bestrahlungsmittel vorausgesetzt werden.

Neben diesen Behandlungsmethoden ist von vielen Seiten auch die *Einspritzungsbehandlung* empfohlen worden. Die verschiedensten Flüssigkeiten, die entweder eine Gerinnung des Blutes in den Kavernomen bezwecken oder auf dem Umweg über einen entzündlichen Prozeß eine Gerinnung und Gewebsschrumpfung herbeizuführen versuchen, sind angegeben worden. Die Flüssigkeiten wurden entweder in die Hohlräume selbst oder auch gleichzeitig in das Gewebe eingespritzt. Säuren, Alkalien, Arg. nitr., Jodtinktur, Eisenchloridlösung, Alkohol, heißes Wasser usw. wurden empfohlen. Zweckmäßigerweise geht eine örtliche Betäubung voraus oder wird mit der Einspritzung des Mittels vereinigt, wenn sie sich beide ohne Schaden mischen lassen. Am wirksamsten scheint Alkohol von 60—70% zu sein. Mit einer feinen Spritze wird er für jede Sitzung in einer Menge von 2—3 ccm verteilt in das Angiom eingespritzt. Leider entstehen häufig kleine Hautnekrosen bei oberflächlichen Angiomen, daher empfiehlt sich die Spritzbehandlung mehr für die tiefer liegenden. Diese Behandlungsart bedarf mehrerer Sitzungen in größeren Zeitabständen, der Erfolg der vorhergehenden Sitzung muß immer vollständig abgewartet werden. Auch dabei entwickeln sich im Laufe der Zeit Gerinnungs- und Narbenherde, die allmählich an Stelle der Bluthohlräume treten. Bei jeder neuen Sitzung ist darauf zu achten, noch unbeeinflußte Abschnitte der Geschwulst zu treffen. Die Behandlung kann auch bei größeren Angiomen als vorbereitendes Verfahren, der später eine restlose operative Entfernung folgt, eingeleitet werden.

2. Die Eingriffe an Lymphgefäßen und Lymphknoten.
(MOST, BARTELS.)

a) Die Eingriffe bei der Lymphangitis und der Lymphadenitis.

Operationen an Lymphbahnen und Lymphknoten kommen hauptsächlich in Betracht bei entzündlichen Erkrankungen akuter und chronischer Art und bei Geschwülsten, die meist als Metastasen im Lymphapparat auftreten. Da das Lymphgefäßnetz dicht unter dem Deckepithel beginnt, so können Keime schon bei ganz oberflächlichen Verletzungen hineingelangen. Sie werden dann in der Richtung des Lymphstroms verschleppt, verursachen dann unter Umständen Erkrankungen der Lymphgefäße und erreichen früher oder später auch die Lymphknoten, die überall in die Lymphgefäße eingeschaltet sind. Jeder Körperabschnitt hat seine zugehörige Lymphknotengruppe, die gewissermaßen als erste Filterstation in den Lymphstrom eingeschaltet ist.

Die Kenntnis der zugehörigen Lymphknoten ist insofern von Bedeutung, als man aus ihrer Erkrankung Rückschlüsse auf den Herd einer Infektion oder auf den Sitz eines Tumors mit einer gewissen Sicherheit ziehen kann. Die zugehörigen Lymphknoten für die Hand sind z. B. die oberhalb der Fossa cubiti, am Beginn des Sulcus bicipitalis med., und die der Achselhöhle. Nicht alle Keime, die im Bereiche der Hand in die Lymphbahnen gelangen, führen zu entzündlicher Schwellung der Ellenbogenlymphdrüsen, selbst wenn eine Lymphgefäßentzündung entsteht. Wir finden vielmehr die ersten entzündeten Drüsen häufig erst in der Achselhöhle, d. h. ein Teil der Lymphbahnen von der Hand geht zweifellos an den Ellenbogenlymphknoten vorbei, ohne mit ihnen in Verbindung zu treten. Solche Verhältnisse finden wir vielfach auch in anderen Körpergegenden. Auf Einzelheiten der Anatomie des Lymphapparates kann hier nicht eingegangen werden. Am verwickelsten liegen die anatomischen Verhältnisse am Kopf und Hals, in der Gegend der Achselhöhle (s. S. 843) und Leistenbeuge, wo die verschiedensten von der Peripherie kommenden Lymphbahnen zunächst zu verschiedenen Lymphknotengruppen zusammenfließen, um dann entweder miteinander in Verbindung zu treten, oder auch in einem eigenen Stromgebiet weiter zu fließen. So unterscheiden wir eine große Zahl von oberflächlichen und tiefen Lymphgefäßen und Lymphknoten, die fast alle besondere Quellgebiete besitzen (MOST, BARTELS). Die in die Lymphbahnen eingeschalteten Lymphknoten haben die Aufgabe, die in die Lymphbahnen gelangten Fremdkörper (Blut, Geschwulstzellen, pathogene und apathogene Keime) aufzuhalten und unschädlich zu machen. Über die Einwirkung der Lymphknoten auf die Bakterien ist viel gestritten worden. Man faßt die Lymphknoten aber heute wohl entgegen der Meinung NÖTZELS als Organe auf, die den Körper vor dem Eindringen von Bakterien in die Blutbahn dadurch zu schützen vermögen, daß die Bakterien abgefangen, in ihrer Lebensfähigkeit geschwächt oder gar abgetötet werden. Dabei gehen die Lymphknoten allerdings häufig selbst zugrunde. Die Behandlung der Lymphgefäß- und Lymphkoteninfektion ist zunächst meist eine rein beobachtende. Zeigen sich im Anschluß an eine Verletzung oft oberflächlichster Art die verdächtigen roten Streifen, die dem Verlauf der Lymphbahnen entsprechen, so müssen die zugehörigen Lymphknoten, die sich häufig schon durch Schmerzhaftigkeit bemerkbar gemacht haben, dann die weiter entfernten nachgesehen werden. Die roten Streifen deuten darauf hin, daß die Bakterien die Wände der Lymphgefäße bis zu einem gewissen Grade geschädigt haben, so daß das Capillarnetz um die Lymphbahnen herum mit entzündlicher Hyperämie antwortet. Die zugehörigen Lymphknoten erscheinen vergrößert, oft gespannt und druckempfindlich, häufig auch die der nächsten Umgebung der betreffenden Lymphbahn. Bei kleinen oberflächlichen Verletzungen genügt es meist, die Wunde nachzusehen und die Extremität auf eine Schiene zu lagern. Sehr zweckmäßig sind Verbände von 30%igem Alkohol, die bei einer bis zum Oberarm ausgedehnten Lymphangitis am besten den ganzen Arm einhüllen. Auch heiße essigsaure Tonerde kann verwendet werden, doch soll ihre Anwendung nur vorübergehend stattfinden, weil die Haut zu stark angegriffen wird. Auch Kombinationen von Alkoholverbänden am Ort der Verletzung und essigsaure Tonerdeverbände im Bereiche der übrigen Extremität sind zweckmäßig. Wasserdichte Stoffe sollen aber nicht verwendet werden. Meist geht die Lymphangitis und Lymphadenitis nach 12—24 Stunden zurück. Sehr empfehlenswert ist auch die BIERsche *Stauungsbehandlung*; besonders in frischen Fällen leistet sie oft Gutes, und zwar subjektiv und objektiv. Sie ist so durchzuführen, daß die Staubinde möglichst zentral des sichtbar erkrankten Gebietes angelegt wird.

Bei größeren Wunden und kleineren, die bereits verklebt sind, muß häufig die Wunde selbst genauer nachgesehen werden. Der Eingriff wird in Äthernarkose ausgeführt, Blutleere ist zu vermeiden. Die Wunde wird ausgiebig freigelegt und besonders auf Taschenbildung und Gewebsnekrosen geachtet. Dann wird sie breit offengelassen, mit Jodoformgaze ganz locker ausgefüllt und ein Verband, wie oben beschrieben, angelegt. Auch Schienung und Hochlagerung oder Aufhängung wird wie oben durchgeführt. Auch hier leistet die BIERsche Stauung ausgezeichnete Dienste. Ist trotz Ausschaltung der Infektionsquelle ein Zurückgehen der Lymphangitis und Lymphadenitis nicht zu bemerken, so muß damit gerechnet werden, daß es zu einer Einschmelzung im Bereiche dieser Lymphbahnen kommt. Sie braucht aber nicht zu erfolgen. Im Bereiche der oberflächlichen Lymphgefäße ist die Einschmelzung selten; die tiefen Lymphbahnen scheinen aber dazu zu neigen. Die Ursache der Einschmelzung sind häufig Stromhindernisse durch Erkrankung der Gefäßwände und Thrombosen. Darauf folgt eine Überschreitung des Gefäßgebietes und ein Eindringen in die Nachbarschaft. So kommt es bei den oberflächlichen Lymphgefäßen zu örtlichen Entzündungen der Haut und folgender Einschmelzung derselben, die kaum zu übersehen sind. Tritt dieser Vorgang im Verlaufe eines tiefen Lymphgefäßes auf, so stößt die Diagnose schon eher auf Schwierigkeiten. Fieber, Lymphknotenschwellung, Schmerzhaftigkeit auf Druck und bei Muskelbewegung sind Symptome, die nicht unbeachtet bleiben dürfen, zumal dann, wenn alle äußeren Anzeichen einer oberflächlichen Lymphgefäßentzündung fehlen. Da die Lymphbahnen hauptsächlich mit den großen Venen verlaufen, so wird man bei gewissenhafter Betastung, die besonders die Venengebiete berücksichtigt, in der Lage sein, frühzeitig die Ausbreitung einer Infektion in der Tiefe feststellen zu können. Es ist sehr wesentlich, schon im Anfangsstadium solche Einschmelzungsherde, die von den tiefen Lymphbahnen ausgehen, festzustellen, da sich unter Umständen in den Muskelzwischenräumen und um die Gefäße herum ausgedehnte Phlegmonen entwickeln können, wenn ein solcher Herd nicht frühzeitig festgestellt und eröffnet wird. Die Behandlung der oberflächlichen und tiefen Einschmelzungsherde ist insofern dieselbe, als wir sie durch einen örtlichen Einschnitt eröffnen. Bei tiefliegenden Herden wird der Zugang durch Muskelzwischenräume erreicht. Häufig, aber nicht immer, erfolgt gleichzeitig eine Einschmelzung im Bereiche der Lymphknoten. Zuerst schmilzt der Lymphknoten selbst ein, dann entsteht eine Perilymphadenitis und schließlich eine eitrige Einschmelzung auch des umgebenden Fett- und Bindegewebes. Den Einschnitt soll man erst dann vornehmen, wenn durch Rötung der Haut, oder noch besser durch nachweisbare Fluktuation der Beweis geliefert wird, daß sich der Prozeß der Haut nähert und daß Eiter bereits in größeren Mengen vorhanden ist. Die Wunde bleibt offen, wird locker ausgestopft und dräniert, wobei daran zu denken ist, daß häufig in der Nähe der Lymphknoten auch Gefäße und Nerven liegen, die durch ein Dränrohr nicht geschädigt werden dürfen. Ein Gummi- oder besonders ein Glasrohr kann unter Umständen zu heftigen Schmerzen und, was schlimmer ist, zu Gefäßdruck, Thrombose oder schließlich zu Arrosion führen. Eine Eiterableitung darf daher, wenn Gefäße in der Nähe liegen, nur mit Hilfe von weichen Gummischläuchen und auch da nur für 1—2 Tage durchgeführt werden. Besonders gefährdete Gegenden sind die Achselhöhle, die seitliche Hals- und die Leistengegend. Meist klingen nach dem Einschnitt Lymphangitis und Lymphadenitis rasch ab, nachdem sich nekrotische Gewebsfetzen abgestoßen haben, und die Wunde schließt sich, während sich die Lymphbahnen und die Lymphknoten, soweit sie nicht zu stark geschädigt sind, wiederherstellen. Einzelne Lymphknoten bleiben dann meist noch lange Zeit vergrößert und auch etwas druckempfindlich. Gelegentlich schließt sich die Wunde nicht rasch. Zwar hat die eitrige Sekretion aufgehört, es bleibt aber eine Zeitlang noch ein Lymphfluß bestehen, der dann aber auch fast immer von selbst versiegt. In anderen Fällen bleibt eine ganze Gruppe von Lymphknoten im Zustand einer chronischen Entzündung zurück und die Schnittwunde schließt sich auch nach Wochen nicht. In solchen Fällen empfiehlt es sich, das ganze erkrankte Lymphknotenpaket nach ausgiebiger Freilegung zu entfernen. Man muß dabei mit größter Vorsicht vorgehen und streng anatomisch die Ablösung von den meist benachbarten Gefäßen vornehmen. Zur Freilegung solcher Gebiete sind die besten Zugangsschnitte lappenförmig, winklig oder auch T-förmig (s. S. 206).

b) Die Eingriffe bei der Tuberkulose der Lymphknoten.

Die Tuberkulose der Halslymphknoten wurde noch vor etwa 20 Jahren fast ausschließlich operativ behandelt, soweit es sich um die typische Ausbreitung über das ganze tiefgelegene Lymphknotensystem um die V. jugularis int. herum handelt. Heute ist die Behandlung der Tuberkulose der Halslymphknoten fast vollkommen in die Hände der Röntgenologen übergegangen. Nachdem die Lichtbehandlung schon vorher in vielen Fällen gute Erfolge gebracht hatte (Sonnenlicht, Finsenlicht und Quarzlampe), hat sich ergeben, daß die Röntgenbestrahlung, abgesehen von wenigen, besonders widerstandsfähigen Fällen, die Erkrankung vollkommen zum Verschwinden bringt. Selbst dann, wenn bereits infolge von Periadenitis tuberculosa die Erkrankung auf die Umgebung übergegriffen hat, ja sogar wenn Einschmelzungen und Fisteln entstanden waren, hat örtliche, fortgesetzte Röntgenbehandlung zur völligen Heilung geführt. Daher werden heute alle Fälle von Lymphknotentuberkulose zunächst der Röntgenbehandlung überwiesen und nur die Fälle einer operativen Behandlung unterzogen, die der länger durchgeführten Röntgenbehandlung trotzen. Sind Einschmelzungen von Drüsen vorhanden, so kann die Röntgenbehandlung insofern durch die chirurgische unterstützt werden, als Punktionen vorgenommen werden können mit eventueller Injektion von Jodoformglycerin. Bei Fistelbildung muß unser Bestreben darin bestehen, durch geeignete Verbände das Eintreten einer Mischinfektion zu verhüten.

Die Ausschneidung tuberkulöser Lymphome am Hals.

Obwohl, wie gesagt, eine operative Entfernung der tuberkulösen Halslymphknoten nur noch selten nötig ist, sollen die Verfahren doch eingehender beschrieben werden, da sie auch bei anderen Eingriffen am Halse (Gefäß-Nervenfreilegung, Entfernung von Geschwülsten), wenn größere Gebiete übersichtlich freigelegt werden müssen, Anwendung finden können. Man kann sehr gut in örtlicher Schmerzbetäubung (s. Abschnitt Kropf, S. 760) breiteste Freilegungen durchführen. Die Entfernung der tuberkulösen Lymphknoten wird meist in Allgemeinnarkose ausgeführt. Ist hauptsächlich die Drüsenkette vom Kieferwinkel bis nach dem Jugulum erkrankt, so genügt meist ein Längsschnitt am vorderen

Rande des M. sternocleidomastoideus. Handelt es sich nur um die Kieferwinkeldrüsen, so wird ein Bogenschnitt zu bevorzugen sein, der etwa am Proc. mastoideus beginnt und mit der Konvexität nach unten gegen das seitliche Zungenbein verläuft. Sind auch die Submaxillardrüsen oder die Submentaldrüsen erkrankt, so wird der Schnitt bis in die Kinngegend verlängert. Sind, wie in manchen Fällen, die Lymphknoten auch unter dem Kopfnicker, besonders an seinem Hinterrand, erkrankt, so ist es sehr zweckmäßig, einen der von KÜTTNER oder von DE QUERVAIN empfohlenen Schnitte zu verwenden, je nachdem die Drüsen mehr im oberen oder im unteren Operationsgebiet gelegen sind. Beide Schnitte durchtrennen zugleich mit der Haut den Kopfnicker. Der KÜTTNERsche Schnitt beginnt unterhalb des Proc. mastoideus und verläuft bogenförmig bis zum vorderen Rande des Kopfnickers, dem er dann beliebig weit nach abwärts folgt. Mit dem oberen Schnitt durchtrennt man den Kopfnicker in der Nähe seines Ansatzes am Warzenfortsatz. Während der vordere Rand des Muskels in großer Ausdehnung freiliegt, zieht man den durchtrennten Muskel zugleich mit dem bogenförmigen Hautlappen zurück. So bekommt man eine gute Übersicht. Beim Ablösen des Muskels von der Unterlage im oberen Abschnitt ist darauf zu achten, daß der N. accessorius nicht verletzt wird. Bei starker Ausbreitung der Drüsen hinter dem Kopfnicker kann ein Längsschnitt am hinteren Kopfnickerrand oder eine Art Kragenschnitt, wie ihn MOST empfohlen hat, zur Ausführung kommen.

Der DE QUERVAINsche Schnitt ist gleichfalls ein Lappenschnitt. Mit dem vorderen Teil wird der Vorderrand des Kopfnickers freigelegt, bis in die Gegend seines sternalen Ansatzes. Hier biegt der Schnitt scharf nach außen um, etwa parallel der Clavicula, und durchtrennt den Kopfnicker in seinem sternalen und clavicularen Anteil. Wird der Muskel mit dem Hautlappen zusammen zurückgezogen, so ist besonders der untere Abschnitt des Drüsengebietes sehr übersichtlich freigelegt. Nähert man sich dem hinteren Rande des Muskels etwa in seiner Mitte, so muß gleichfalls wieder auf den N. accessorius geachtet werden, da er hier aus dem Muskelfleisch austritt. Der Nerv zieht häufig unterhalb, manchmal aber auch zwischen den Lymphknoten hindurch, liegt aber auch gelegentlich außerhalb der Lymphknoten. Bei bestehender Perilymphadenitis kann die Freilegung des Nerven auf große Schwierigkeiten stoßen, da er zwischen den verdickten und zusammengeklebten Lymphknotenkapseln schwer zu sehen und zu verfolgen ist. Man muß daher die Freilegung in solchen Fällen mit der Aufsuchung des Nerven am hinteren Rande des Muskels beginnen. Die Ausräumung der erkrankten Lymphknotenkette im Bereiche der V. jugularis int. beginnt man am besten möglichst weit caudal. Man legt den vorderen Rand des Kopfnickers frei, läßt ihn nach außen ziehen und dringt sofort gegen die V. jugularis vor. Dann werden die Lymphknoten, während man die V. jugularis dauernd im Auge behält, möglichst im Zusammenhang von der Unterlage und der Vene, abgelöst. Bei der Ablösung von der Vene muß darauf geachtet werden, daß die in die Lymphknoten eintretenden kleinen Seitenäste vor der Durchschneidung unterbunden werden. So wird das ganze Operationsgebiet allmählich kopfwärts von den Drüsen befreit. Besonders im Bereiche der Einmündungen der V. facialis communis muß sehr vorsichtig vorgegangen werden, da hier häufig mehrere Drüsen zusammengebacken sitzen. Die Freilegung wird bis hinter den Kieferwinkel oder den Proc. mastoideus fortgesetzt. Am oberen vorderen Rande des M. sternocleidomastoideus ist besonders wieder auf den Eintritt des N. accessorius zu achten. Er kommt aus der Tiefe, aus der Gegend der V. jugularis int. und verläuft auf dem Proc. transversus des Atlas abwärts nach der Innenseite des Kopfnickers, in den er oberhalb seiner Mitte eintritt. Zieht man den Kopfnicker stark seitlich und rückwärts ab, so ist der Nerv an seiner Innenseite meist leicht zu entdecken. Schwierigkeiten entstehen nur dann, wenn durch Perilymphadenitis in dieser Gegend Verwachsungen und Verklebungen um den Nerven herum bestehen. Vorsichtiges Vorgehen im bluttrocken gehaltenen Wundgebiet vom Muskelrand in die Tiefe schützt vor Nervenverletzung. Ist er zwischen die Lymphknoten eingebacken, so muß er zunächst daraus befreit werden, ehe man die Ausschneidung der Lymphknoten aus der Umgebung der V. jugularis fortsetzt. Ist die Hauptdrüsenkette entfernt, so muß darauf geachtet werden, daß nicht Reste, die sich häufig besonders nach hinten erstrecken, zurückgelassen werden. Der Eingriff darf erst als beendet gelten, wenn ein sauberes anatomisches Präparat der seitlichen Halsgegend vorliegt. Breiten sich die Lymphknoten auch entlang des Verlaufes der V. facialis aus, so muß auch dieses Gebiet durch einen seitlich aufgesetzten Hilfsschnitt übersichtlich freigelegt werden. Unter Umständen muß auch die Gl. submaxillaris mitgenommen werden. Besondere Schwierigkeiten können dann entstehen, wenn die Lymphknoten teilweise eingeschmolzen sind oder wenn sie durch Beteiligung des umgebenden Gewebes zu schwieligen Massen zusammengeklebt sind. Dann muß die ganze Masse. ausgeschält werden. Stößt man auf einen großen tuberkulösen Absceß und läßt sich eine scharfe Abgrenzung des erkrankten Gebietes gegenüber der Umgebung nicht mehr ermöglichen, so muß man sich unter Umständen mit der Auskratzung des Herdes mit dem scharfen Löffel begnügen. Ist die Ausschneidung glatt vonstatten gegangen ohne verkäste Lymphknoten zu eröffnen, so ist die Wunde, wie nach jeder anderen aseptischen Operation, primär durch Naht zu schließen. Sind eingeschmolzene Lymphknoten eröffnet worden oder mußte man den Eingriff mit einer Auskratzung abschließen, so empfiehlt es sich sehr, etwas Jodoformpulver in die Wunde hineinzustäuben, die Wunde aber auch vollkommen durch Naht zu verschließen.

Außer den *Halslymphknoten* sind noch die *mesenterialen* und die *peribronchialen* Lymphknoten der häufigste Sitz von Tuberkulose. Eine operative Behandlung kommt bei letzterem Sitz kaum in Betracht. Dagegen kann die Erkrankung der Mesenteriallymphknoten, allerdings auch nur dann, wenn durch Verwachsungen und Verklebungen Ileuserscheinungen hervorgerufen wurden, in Frage kommen. Drohen Perforationen durch den Peritonealüberzug, so kann es nötig werden, daß dieser gespalten wird, der erkrankte Lymphknoten entweder ganz ausgeschält oder wenigstens durch Auskratzen von seinem käsigen Inhalt befreit wird. Nach Einstreuen von etwas Jodoformpulver wird die peritoneale Wunde wieder vernäht. Sind Ileuserscheinungen die Folge von durchgebrochenen oder vor dem Durchbruch stehenden, verkästen Lymphknoten, so muß unter Umständen eine Darmresektion unter Mitnahme des betreffenden Mesenterialabschnittes durchgeführt werden.

c) Die Eingriffe bei den Geschwülsten der Lymphknoten.

Die Geschwülste sind teils primär wie die Lymphosarkome und die wahrscheinlich doch auf entzündlicher Basis beruhende Lymphogranulomatose; auch echte Sarkome kommen vor. Die Mehrzahl der Geschwülste ist aber metastatischer Natur und hier herrscht in erster Linie das Carcinom gegenüber dem Sarkom vor. Bei Geschwulsterkrankungen der Lymphknoten ist die Kenntnis des Quellgebietes der einzelnen Lymphknotengruppen von großer Bedeutung, da nicht selten die Metastasen die erste sichtbare oder fühlbare Erscheinung eines in der Tiefe wuchernden Krebses darstellen. Das gilt für die sog. VIRCHOWsche Drüse in der linken Oberschlüsselbeingrube bei Magenkrebs, für die Inguinallymphknoten bei tiefsitzendem Mastdarmkrebs und für die Achselhöhlenlymphknoten bei Mammakrebs. Umgekehrt müssen nach Feststellung eines Organkrebses die örtlichen Lymphknotengruppen genauestens untersucht werden und darüber hinaus auch fernerliegende Gebiete, die aber erfahrungsgemäß im Gefolge des betreffenden Organkrebses erkranken. So z. B. bei Brustkrebs die gegenseitige Achselhöhle, die Oberschlüsselbeingrube und die Leistengegend.

Die Ausschneidung *tumorerkrankter* Lymphknoten muß möglichst restlos geschehen. Breiteste Freilegung des Operationsgebietes und der in der Nähe vorbeiziehenden Gefäße und Nerven unter Mitnahme alles um die Lymphknoten herum befindlichen Binde- und Fettgewebes ist eine unumstößliche Forderung. Nicht selten müssen auch große Gefäße unterbunden werden, soweit das ohne Schaden für die Ernährung geschehen kann. Glücklicherweise sind die Beziehungen meist nur zu den venösen Gefäßen so eng, daß man mit der Teilentfernung aus ihrem Zusammenhang auskommt. Im allgemeinen schickt man, besonders dann, wenn die Ausscheidung des Primärtumors nicht sicher aseptisch durchgeführt werden kann, die Beseitigung der Lymphknotenmetastasen voraus, wie z. B. beim Zungen-, Kehlkopf- und tiefsitzenden Mastdarmkrebs. Die Aussicht auf Heilung carcinomatös erkrankter Lymphknoten ist nur dann einigermaßen aussichtsreich, wenn die Erkrankung sich auf eine bestimmte Gruppe oder auf mehrere Einzeldrüsen beschränkt hat. Die primären Lymphknotengeschwülste müssen selbstverständlich ebenso restlos ausgeräumt werden wie die metastatischen.

3. Die Eingriffe an den peripheren Nerven.
(KÜTTNER, FOERSTER, HÄRTEL, GEINITZ.)

Eingriffe an den peripheren Nerven werden ausgeführt:

a) zur zeitweiligen Unterbrechung sensibler Nerven zum Zwecke der örtlichen Schmerzbetäubung (Leitungsanästhesie);

b) zur zeitweiligen und dauernden Unterbrechung der Leitung sensibler Nerven bei Neuralgien. Einspritzungen peri- und endoneuraler Art, Vereisung, Durchschneidung, Resektion, Dehnung und Ausreißung der Nerven dienen diesem Zweck (s. Abschnitt Trigeminusneuralgie);

c) zur Unterbrechung der Leitung motorischer Nerven bei Reizerscheinungen, bei verschiedenen angeborenen und erworbenen Nervenerkrankungen. In Frage kommt die Durchschneidung und die Resektion. Es handelt sich dabei meistens um eine Anzahl einzelner Nervenbündel (STOFFELsche Operation s. S. 211), während die Durchschneidung eines ganzen Nervenstammes nur ganz selten ausgeführt wird (Amputationsneurome, Durchschneidung gemischter Extremitätennerven, falls Schmerzen im Vordergrund stehen und die Extremität unbrauchbar ist);

d) zur Behandlung von Nervenverletzungen. 1. Lösung des Nerven aus Verwachsungen, die ihn von außen bedrängen (Narben, Callus). Beseitigung von Fremdkörpern, die einen Druck von außen auf die Nerven ausüben. 2. Beseitigung von Narben oder Fremdkörpern aus dem Innern des Nerven. 3. Vollständige oder teilweise Ausschneidung von Narben mit folgender Naht, bei vollständiger oder teilweiser Durchtrennung des Nerven. Dabei können die Nervenenden entweder durch das Narbengewebe miteinander in Verbindung stehen oder sie können mehr oder weniger getrennt und verlagert sein, so daß ihre Aufsuchung Schwierigkeiten macht.

a) Die zeitweilige Unterbrechung sensibler Nerven zum Zwecke der örtlichen Schmerzbetäubung (s. S. 56).

b) Die zeitweilige oder dauernde Unterbrechung sensibler Nerven bei Neuralgien.

α) Die Spritzbehandlung.
(SCHLÖSSER, LANGE, BRAUN, HÄRTEL.)

Sie spielt heute sowohl zur zeitweiligen, als zur dauernden Leitungsunterbrechung der peripheren Nerven eine große Rolle. Am häufigsten wird sie in der Form der Leitungsschmerzbetäubung angewendet. Da es sich nur um eine vorübergehende Leitungsunterbrechung handeln soll, so dürfen nur solche Lähmungsmittel in oder um den Nerven eingespritzt werden, die keine Dauerschädigung herbeiführen. Abgesehen von örtlichen Anwendungen zur schmerzlosen Ausführung von Operationen (s. S. 56) wird die zeitweilige Betäubung durch peri- oder endoneurale Einspritzung noch gelegentlich zu *diagnostischen und differentialdiagnostischen* Zwecken ausgeführt. Besonders bei Kontrakturen und Ankylosen fraglicher Natur kann eine derartige Einspritzung für die Differentialdiagnose wichtig sein (PAYR). Eine durch Schmerz- oder Reizzustand bedingte Erkrankung wird sich nach Ausschaltung des oder der betreffenden Nerven durch Wiederherstellung der Beweglichkeit von organisch bedingten Erkrankungen unterscheiden lassen.

LÄWEN hat mit Erfolg die paravertebrale Ausschaltung verschiedener Dorsal- und Lumbalnerven durch Einspritzung von 1—2% Novocain mit Suprareninzusatz zu *organdifferentialdiagnostischen Zwecken* und zur *Schmerzstillung* erkrankter Bauchorgane durchgeführt. So kann durch Einspritzung von 10 ccm einer 2%igen Lösung an den rechten X. thorakalen Spinalnerven (rechts von der Spitze des IX. Brustwirbeldornes) eine *akute Gallensteinkolik* sofort, jedoch nur für Stunden, zum Verschwinden gebracht werden. Die Wirkung bleibt aus bei Beteiligung der Nachbarschaft an der Entzündung. Die Ausschaltung von auf den *Wurmfortsatz* beschränkten Schmerzen gelingt durch Einspritzung an den I. und II. Lumbalnerven. Da die akute *Appendicitis* meist rasch über den Wurmfortsatz hinausgreift, genügt die Einspritzung aber meist weder zur Ausschaltung des Spontan- noch des Druckschmerzes. Die Schmerzzustände der *Niere* können durch Einspritzung an den DXII und LI erzielt werden. Ist der *Ureter* beteiligt, so muß auch an LII und LIII (auch IV) gespritzt werden.

Zur Behandlung der Neuralgien ist ebenfalls die Injektion reversibel wirkender Nervengifte unentbehrlich. Da ihre Wirkung jedoch meist nur eine ganz vorübergehende ist, so kommt sie meist nur zur Einleitung wirksamerer Maßnahmen in Betracht. Dazu dienen Mittel, die die Nervensubstanz so stark schädigen, daß eine Dauerausschaltung, oder doch wenigstens eine längere Zeit bestehende Ausschaltung die Folge ist. Bisher hat sich als wirksamstes Mittel der von SCHLÖSSER (zuerst 1903) eingeführte, 70—80%ige Alkohol bewährt. Allerdings ist auch er kein in allen Fällen dauernd wirkendes Heilmittel, doch wird die Leitung meistens wenigstens für 6 Monate bis zu 1 Jahr unterbrochen. Die Einspritzung solcher, für längere Zeit wirkender Mittel darf nur im Bereich rein sensibler Nerven ausgeführt werden, daher sind sie leider bei der so häufigen Ischias nicht zu verwenden, während sie bei Behandlung der Trigeminusneuralgie, besonders des 2. und 3. Astes, ihre größten Triumphe feiert. Die älteren Behandlungsverfahren, die Durchschneidung, die Resektion, die Dehnung und die Ausreißung, werden infolgedessen heute viel seltener ausgeführt. Zur Behandlung der Ischias hat sich die von LANGE (1904) angegebene, unter hohem Druck stattfindende Aufschwemmung des Nerven durch größere Flüssigkeitsmengen (70—150 ccm der Lösung: Eucain-B 1,0, NaCl 8,0, Aq. ad. 1000,0) als besonders wirksam gezeigt.

β) Die Vereisung.
(PERTHES.)

Zur Ausschaltung der Leitung peripherer Nerven ist von W. TRENDELENBURG die Vereisung des Nervenquerschnitts empfohlen und experimentell geprüft worden. Es gelingt, mit Hilfe des von TRENDELENBURG angegebenen Apparates, den Nervenquerschnitt zu durchfrieren und damit zunächst die sensiblen und dann auch die motorischen Bahnen für längere Zeit leitungsunfähig zu machen.

PERTHES hat dieses Verfahren zuerst beim Menschen zur Behandlung der schmerzhaften Schußneuritis angewendet. Der von PERTHES angewendete Apparat besteht aus einem doppelläufigen Metallrohr, das am einen Ende umgebogen ist und das Einlegen des zu vereisenden Nerven gestattet (Abb. 139). Zwischen die beiden umgebogenen Schenkel des Rohres wird ein kleines Metallstück eingefügt, das den Nerven festhält. Das eine Ende des doppelläufigen Rohres wird mit der Wasserstrahlpumpe in Verbindung gesetzt; das andere Ende ist etwas trichterförmig erweitert. In diesen Trichter wird Chloräthyl im Strahl hineingespritzt. Durch Verdunstung des Chloräthyls wird dem Metallrohr und seiner Umgebung so viel Wärme entzogen, daß eine Durchfrierung des an der Umbiegungsstelle des Rohres eingelegten Nerven zustande kommt. Nach PERTHES genügt für die Nervenstämme am Arm eine unterbrochene, zweimal 2 Min. dauernde Durchfrierung, um auf Wochen hinaus die Leitung lahmzulegen. Eine Erholung des durch die Gefrierung geschädigten Nerven tritt ebenso wie bei TRENDELENBURGS Tierexperimenten sicher wieder ein. LÄWEN hat 1920 das Verfahren auch zur Behandlung schmerzhafter Amputationsneurome und zu ihrer Verhütung angewendet. Er hat eine stärkere Gefrierung dadurch erzielt, daß er das Rohr mit einer Kohlensäurebombe in Verbindung brachte, ähnlich dem Vorgang bei dem Gefriermikrotom. Mit seinem Apparat ist es möglich, durch Vermehrung der Schläuche und Ansatzstücke mehrere Nerven zu gleicher Zeit von derselben Kohlensäurebombe aus zu vereisen. Er hat die Vereisung 10 Min. fortgesetzt und nur beim N. ischiadicus keinen vollen Erfolg erzielt, was wohl auf den starken Querschnitt des Nerven zurückzuführen ist. PERTHES hat deshalb vorgeschlagen, den N. ischiadicus in mehrere, einzeln zu vereisende Stränge zu teilen.

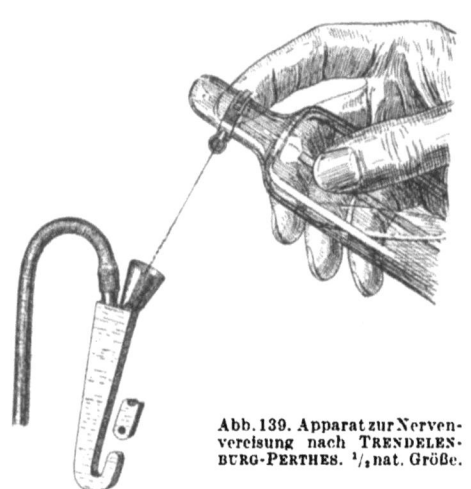

Abb. 139. Apparat zur Nervenvereisung nach TRENDELENBURG-PERTHES. ¹/₂ nat. Größe.

Die Ausführung der Vereisung ist außerordentlich einfach. Der betreffende Nervenstrang wird freigelegt und das sterilisierte Rohr unter dem Nerven durchgeschoben. Dann werden entweder Chloräthylspray und Wasserstrahlpumpe angewendet oder der Kohlensäurestrom aus der Bombe durch das Rohr hindurchgeleitet. Wesentlich für eine volle, einige Wochen dauernde Wirkung ist nach PERTHES, daß die Vereisung genügend lange erfolgt (s. oben) und daß bei örtlichen Neuritiden die Vereisung zentralwärts von der erkrankten Stelle durchgeführt wird.

γ) **Die Durchschneidung und Teilentfernung der Nerven.**

Die Methode der *einfachen Durchschneidung* ist heute mehr oder weniger verlassen, und zwar deswegen, weil ihre Erfolge zwar zunächst gute zu sein scheinen, nach kurzer Zeit aber, infolge der Wiederherstellung der Nervenleitung, Rückfälle eintreten. Nur die postganglionären Teile der sensiblen Nerven werden nicht wieder leitungsfähig, wie sich z. B. nach Durchschneidung der hinteren Wurzeln, bzw. nach Durchschneidung des Trigeminusstammes vor Eintritt in das Ganglion gezeigt hat. Auch die Teilentfernung aus peripheren Nerven hat sich als durchaus unsicheres Heilmittel gezeigt.

Selbst nach der Entfernung größerer Stücke aus den Trigeminusästen kommt es nach einigen Monaten zu Rückfällen. Sie ist daher wohl fast vollkommen zugunsten der einfacheren und ungefährlicheren Spritzbehandlung gewichen, zumal der Erfolg in den meisten Fällen ebensolange oder länger bestehen bleibt. Von der *Nervendehnung* wird heute nur noch in seltenen Fällen Gebrauch gemacht. Die auf Grund von Beobachtungen einzelner Fälle [BILLROTH, v. NUSSBAUM (1872)] warm empfohlene Methode hat schon nach kurzer Zeit viele Gegner gefunden, da bei anfänglich gutem Erfolg Rückfälle nicht lange auf sich warten ließen. Auf Empfehlung von KOCHER (DUMONT) wurde dann eine Zeitlang eine *Vereinigung von Dehnung und Teilausschneidung* geübt, aber auch dieses Verfahren hat sich nicht halten können, da auch damit keine Dauererfolge erzielt wurden. Die sog. *unblutige Dehnung*, z. B. bei Ischias, scheint in chronischen Fällen manchmal wirksam zu sein. Der Erfolg muß dann, ähnlich wie bei der LANGEschen Injektionsbehandlung, auf mechanische Lösung und Zerreißung neuritischer und perineuritischer Veränderungen zurückgeführt werden.

δ) Die Nervenausreißung.
(THIERSCH.)

Die besten Erfolge unter den früher viel geübten, bisher aufgezählten Maßnahmen wurden mit der *Ausreißung der peripheren Nerven* nach THIERSCH erzielt. THIERSCH hat im Jahre 1889 seine Methode bekannt gegeben und, da sie auch heute noch bei gewissen Fällen von Trigeminusneuralgie und bei der *Phrenicusexairese* Anwendung findet, so soll sie hier kurz erwähnt werden. THIERSCH hatte in BLUM (1882) einen Vorläufer seines Vorgehens. Zu allgemeiner Kenntnis ist die Arbeit BLUMS scheinbar nicht gekommen. Soweit die Trigeminusneuralgie mit diesem Verfahren behandelt wird, kommt die Ausreißung besonders in den peripheren Nervenabschnitten zur Ausführung. Nur da, wo die Nervenstämme in ihrem Verlauf ohne größere Mühe freigelegt werden können, kann auch die schon von THIERSCH empfohlene Ausreißung eines Zwischenabschnittes vorgenommen werden. Schließlich kann auch der an der Schädelbasis freigelegte Nerv aus dem Ganglion herausgerissen werden (KRÖNLEIN). Schon THIERSCH hat beobachtet, daß bei der Ausreißung der Nervenstämme in erster Linie der peripher von der Nervenzange gelegene Nervenabschnitt folgt, während der zentrale, selbst bei vorsichtigstem Zug, zwar noch einige Zentimeter folgt, aber dann abreißt. Dem Zug folgt außerdem nur der gefaßte Stamm, während die Seitenäste schon früher abreißen. Es kommt daher, wie das schon von PAYR angegeben worden ist, wahrscheinlich zu frühzeitiger Wiederherstellung.

Zur Ausführung *der Nervenausreißung* wird zunächst die Austrittsstelle des Nerven aus dem Knochen freigelegt, und zwar sämtliche austretenden Äste. Da man bestrebt sein muß, sämtliche Äste des Nerven zu fassen, müssen sie einzeln freigelegt werden. Ist das geschehen, so werden sie mit der THIERSCH-schen Zange gefaßt. Man schiebt dazu den einen Arm dieser Zange unter die sämtlichen Bündel. Liegen die einzelnen Nervenstämme etwas weiter auseinander, wie beim N. supraorbitalis und frontalis, und lassen sie sich nicht mühelos in die Zange fassen, so müssen sie einzeln gefaßt werden. Wesentlich ist eine gut fassende Zange. Die Arme bilden am zweckmäßigsten in geschlossenem Zustand einen Conus, der an seiner Außenseite quer gerieft ist, so daß die sich aufwickelnden Nervenfasern einen gewissen Halt haben. Der innere Teil der Arme ist besser längs- (KRAUSE) als quergerieft (THIERSCH). Die Riefen dürfen keine scharfen Kanten haben und müssen ineinander passen, so daß sie den Nerven fest fassen, aber nicht abquetschen. Sind die Nervenfasern auf die Mitte des Zangenarmes aufgeladen, so wird die Zange geschlossen und nun beginnt das langsame Drehen der Zange um ihre Längsachse. Nach THIERSCH soll in der Sekunde etwa eine halbe Drehung ausgeführt werden und man hat darauf zu achten, daß die Nervenfasern dabei nicht an einem scharfen Vorsprung der Knochenöffnung angepreßt und abgeschnitten werden. Die Freilegung der Foramina zur Ausreißung der Trigeminusäste ist S. 585 beschrieben.

c) Die teilweise oder vollständige Unterbrechung der Leitung der motorischen Nerven bei spastischen Kontrakturen.
(STOFFEL.)

Schon LORENZ hatte die Durchschneidung des Nervus obturatorius zur Behandlung spastischer Adductorenkontrakturen empfohlen. Ein wesentlich weiteres Ziel hat sich STOFFEL gesteckt, als er seine Operation zur Beseitigung spastischer Lähmungen nach cerebralen Hemi- und Diplegien im Jahre 1911 veröffentlichte. Während FOERSTER die nur durch eine Laminektomie erreichbare Zerstörung des Reflexbogens, d. h. durch die Resektion der hinteren Wurzeln, ausführen ließ, ist STOFFEL von dem Gedanken ausgegangen, einzelne periphere, motorische Nerven, die zu den kontrahierten Muskelgruppen führen, ganz oder teilweise auszuschalten. Er kam darauf durch seine anatomisch-physiologischen Studien an den peripheren Nerven. Er hat festgestellt, daß die peripheren Nervenstämme keine einheitlichen Gebilde darstellen, daß sie sich vielmehr ohne große Mühe nicht nur in motorische und sensible Bahnen teilen lassen, sondern sowohl die motorischen, als die sensiblen aus dem scheinbar einheitlichen Ganzen weitgehend getrennt werden können. Die Anordnung der verschiedenen Bahnen auf dem Querschnitt ist dabei eine konstante.

Diese letztere Angabe ist allerdings von verschiedenen Seiten bestritten worden (BORCHARDT und WJASMENSKI, FOERSTER) und gilt heute nicht mehr. Es ist vielmehr so, daß im Verlaufe eines großen Nervenstammes die einzelnen Fasern sich durchflechten und nicht bereits lange vor dem Austritt der Seitenäste zu Kabeln vereinigt sind. Es bestehen überall seitliche und plexusartige Verbindungen, so daß eine Aufspaltung des Nerven in einzelne, für die besonderen Muskeln bestimmte Kabel erst kurz vor dem Austritt aus dem Nervenstamm gelingen kann. Es ist wohl möglich, daß ein Teil der zahlreichen, nach der STOFFELschen Operation aufgetretenen Rückfälle darauf zurückzuführen ist, daß nicht die richtigen Kabel durchtrennt waren, mit anderen Worten, daß es trotz Aufsplitterung und elektrischer Reizung nicht gelungen war, mit Sicherheit das richtige Kabel zu finden und in seinem Bestand durch Teilausschneidung zu schwächen. Zahlreiche Rückfälle sind nach Eingriffen wegen Spitzfuß festgestellt worden. Es gilt daher heute für zweckmäßiger, die Schwächung der Nervenäste nach STOFFEL erst dann vorzunehmen, wenn sie den Stamm bereits verlassen haben. Auch dann noch empfiehlt HASS eine elektrische Reizung an dem freigelegten Muskelast vorzunehmen. Für die STOFFELsche Operation kommen nur solche Kranke in Frage, bei denen einzelne Muskelgruppen beteiligt sind, während allgemeine Spasmen und schwere Athetosen von dem Eingriff auszuschließen sind, ebenso wie jüngere Kinder und solche mit Geistesschwächen. Ein großer Teil des Erfolges hängt von der späteren aktiven Mitarbeit ab. Es kommt dazu, daß bei bestehenden Schrumpfungszuständen der Gelenkkapseln, Sehnen und Muskeln alle konservativen orthopädischen Maßnahmen vor dem Eingriff angewendet werden müssen. Unter Umständen können auch nachträglich noch Sehnendurchschneidungen oder Verlängerungen notwendig werden.

Der *Nachbehandlungszeit* muß ein breiter Raum eingeräumt werden. Es handelt sich hauptsächlich darum, durch Massage und elektrische Behandlung eine Erhöhung der Leistungsfähigkeit der Muskulatur zu erzielen, und erst, wenn ein möglichst guter Erfolg erreicht ist, darf damit aufgehört werden.

Die einzelnen Eingriffe werden am besten in Narkose ausgeführt.

a) Bei der *spastischen Kontraktur der Unterarmbeuger* legt man den N. musculocutaneus im oberen Teil der medialen Bicepsfurche frei. Er verläßt das laterale Nervenbündel des Plexus brachialis etwa in der Höhe des Abgangs der Subscapulargefäße aus der A. axillaris, die nach medial ziehen, und verschwindet sofort im M. coracobrachialis, den er durchbohrt. Er gibt dabei einen Muskelast an diesen Muskel ab. Dann verläuft er zunächst zwischen den Mm. biceps und coracobrachialis abwärts. In der Furche muß man den Nerven durch Beiseiteziehen des M. biceps aufsuchen und die Muskeläste nach Freilegung und elektrischer Reizung durch Entfernung etwa eines Drittels bis zur Hälfte ihres Querschnittes auf eine Strecke von einigen Zentimetern schwächen.

b) Bei spastischen Kontrakturen der *Strecker des Unterarmes* wird der N. radialis im obersten Drittel des Oberarmes auf der Rückseite freigelegt (s. S. 226). Nach Eindringen zwischen dem Cap. longum und Cap. laterale des M. triceps gelangt man in der Tiefe auf die querverlaufende Sehne des M. teres maj. Unterhalb dieser kommt der Stamm des N. radialis mit seinen Muskelästen zum Vorschein. Um ihn in größerer Ausdehnung freilegen zu können, muß ein Teil des Cap. laterale des M. triceps schräg durchtrennt werden. Das empfiehlt sich auch immer deshalb, weil mit dem Nerven eine ganze Reihe größerer Gefäße und Nerven verlaufen. So die A. collateralis radialis und die A. collateralis media. Hebt man nun den Nervenstamm mit seinen Nervenästchen vorsichtig heraus, so kann man die Muskeläste für die 3 Tricepsköpfe freilegen und um ein Drittel bis zur Hälfte ihres Querschnittes auf einige Zentimeter vermindern.

c) Bei der *Pronationskontraktur des Vorderarmes* legt man den N. medianus im untersten Abschnitt der medialen Bicepsfurche frei. Dabei wird die V. mediana cubiti doppelt unterbunden und durchtrennt. Beim Vertiefen des Schnittes kreuzen das Operationsfeld einige Äste der unmittelbar medial der Bicepssehne verlaufenden A. cubitalis. Diese Seitenäste unterbindet und durchtrennt man, wenn sie im Wege sind, ebenfalls. Zieht man nun den M. pronator teres lateral ab, so findet man etwa 1 cm medial von der Arterie den N. medianus. Hebt man ihn etwas an und zieht ihn nach lateral, so erkennt man den Muskelast für den Pronator teres etwas unterhalb des Lacertus fibrosus. Etwas weiter distal und volar verläßt ein weißer Strang den N. medianus, der bei weiterer Verfolgung als Muskelast für die Mm. flexores carpi radiales durch elektrische Reizung festgestellt wird. Bei der Pronationskontraktur wird nur der erstgenannte Muskelast vollständig durchtrennt, während die Äste für die Handgelenksbeuger nur durch teilweise Verminderung ihres Querschnittes geschwächt werden. Die Nervenversorgung des M. pronator quadratus kann erhalten bleiben. In schweren Fällen muß aber auch der N. interosseus antebrachii volaris in der Tiefe freigelegt und geschwächt werden.

d) Bei spastischer *Beugekontraktur der Hand* wird zunächst, wie eben beschrieben, der Muskelast für die Mm. flexores carpi radiales freigelegt und in ihrem Querschnitt vermindert. Dann werden die Äste für den M. flexor carpi ulnaris aufgesucht (s. Freilegung der A. ulnaris S. 135). Die Gegend, in der wir den Nerven zur STOFFELschen Operation aufsuchen müssen, liegt unmittelbar unterhalb des Epicondylus medialis auf der Verbindungslinie von diesem zum Os pisiforme, also kranial der Gegend, in der die A. ulnaris sich radialwärts an den Nerven anlegt (s. S. 136). Zieht man die beiden genannten Muskeln auseinander, so spannen sich 2—3 Muskeläste für die Mm. flexor carpi ulnaris und flexor digitorum profundus an. Bei der Beugekontraktur der Hand werden nur die ulnarwärts austretenden Äste durchschnitten.

e) Bei der spastischen *Kontraktur der beiden Fingerbeuger* sucht man zunächst den N. medianus, wie unter b) beschrieben, auf und legt die noch weiter distal als die oben erwähnten zu den Handbeugern ziehenden Äste frei. Sie verlassen den Nervenstamm dorsal. Es handelt sich um die Äste für die Mm. flexores digitorum sublimis und profundus und den M. flexor poll. long. Alle diese Stämme werden nach elektrischer Reizung zur Feststellung ihrer Wirkung in ihrem Querschnitt auf einige Zentimeter um ein Drittel bis zur Hälfte geschwächt.

f) Bei der *spastischen Beugekontraktur des Daumenballens* legt man nach STOFFEL den M. medianus oberhalb des Handgelenkes frei, entfernt zum Teil die am meisten nach radialwärts verlaufenden Fasern in der üblichen Weise nach elektrischer Prüfung ihrer Wirkung. Eine Freilegung der vom N. medianus ausgehenden Muskeläste selbst könnte nur nach Durchtrennung des Lig. carpi transversum geschehen, da erst in dieser Gegend der Abgang der Äste erfolgt.

g) Bei der *spastischen Beugekontraktur des Kniegelenkes* müssen die Äste für das Cap. longum des M. biceps und den M. semimembranosus durchtrennt werden. Die Äste für den M. semitendinosus brauchen nur leicht geschwächt zu werden. Dazu wird der N. ischiadicus in der Mitte des Oberschenkels unmittelbar unterhalb des M. glutaeus max. aufgesucht. Zieht man den M. biceps nun nach medial, so sieht man die vom medialen Rand des Nerven ausgehenden Muskeläste, stellt mit der Nadelelektrode ihre Wirkung fest und schwächt die Querschnitte der Äste für die obengenannten Muskeln auf ein längeres Stück, um etwa die Hälfte. Aus den Ästen für den M. semitendinosus wird etwa ein Drittel entfernt.

h) Zur Beseitigung der *Adduktionskontraktur des Oberschenkels* nimmt man die Durchtrennung des N. obturatorius nach SELIG vor. Der Hautschnitt verläuft im untersten Abschnitt des Rectusaußenrandes. Die epigastrischen Gefäße werden am besten unterbunden. Hat man die hintere Rectusscheide und die Fascia transversalis durchtrennt, so liegt der Peritonealsack vor, der stumpf von der lateralen Bauchwand abgeschoben wird. In dem retroperitonealen Fettgewebe wird auch der Ureter von der hinteren Bauchwand abgehoben. Auf diese Weise legt man ohne Schwierigkeit die Iliacalgefäße frei. Unterhalb der beiderseits medial von der Arterie verlaufenden V. iliaca ext. verläuft der N. obturatorius. Er ist auf der Fascia pelvis leicht sichtbar, kann angehoben und durchtrennt werden (Abb. 140).

i) Bei der spastischen *Kontraktur des M. quadriceps* müssen Äste des N. femoralis für die Mm. rectus und vasti aufgesucht und teilweise durchtrennt werden. Da der N. femoralis durch die Lacuna musculorum, also lateral von der A. femoralis, unterhalb des Lig. inguinale erscheint, wird er hier aufgesucht. Unter den vielen Ästen, in die sich der Nerv in dieser Gegend breit aufsplittert, werden mit der Nadelelektrode die Äste bestimmt, die zu den einzelnen Quadricepsabschnitten hinziehen. Je nach der Schwere des Krankheitsbildes werden die für die 4 Teile des Muskels bestimmten Nervenäste durchtrennt. In schweren Fällen soll etwa ein Drittel aller Bahnen geopfert werden.

k) Bei der spastischen *Kontraktur der Plantarflexoren des Fußes* (Spitzfuß) wird der Kranke in Bauchlage gebracht und der N. tibialis freigelegt. Der Schnitt muß wegen der Stärke der Muskulatur und zur besseren Unterrichtung etwa 10 cm lang, etwas lateral der Mitte durch die Kniekehle gelegt werden (s. S. 155). Da der Nerv am oberflächlichsten liegt, findet man ihn nach Unterbindung einiger Venen fast unmittelbar unterhalb der in gleicher Richtung durchtrennten Fascia poplitea. Der N. peronaeus (fibularis) verläuft weiter lateral, meist unterhalb der Sehne des M. biceps, kann also nicht mit dem N. tibialis verwechselt werden. Der N. suralis, der in der Mittellinie mit der V. saphena parva zwischen den beiden Gastrocnemiusköpfen und einer kleinen Arterie verläuft, wird beiseitegezogen. Dann gelingt es, die beiden Gastrocnemiusköpfe auseinanderzuziehen, und nun lassen sich die Äste für diese beiden Muskeln und der dorsal verlaufende für den M. soleus bestimmte leicht feststellen und elektrisch reizen. HASS schlägt vor, die Äste außerdem noch bis zu ihrem Eintritt in die Muskeln zu verfolgen. Die Äste für die *Zehenbeuger* und für den M. tibialis post. verlassen den Stamm mehr distal und können von dem beschriebenen Schnitt aus nicht durchtrennt werden. Will man sie freilegen, so muß man den N. tibialis auf

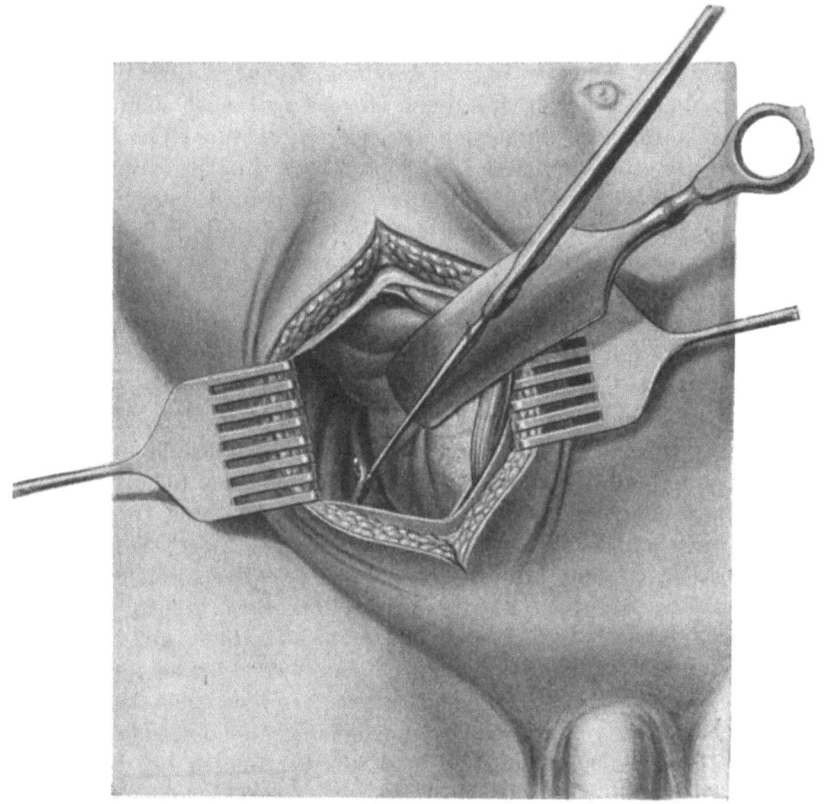

Abb. 140. SELIGsche Operation. Rectusaußenrandschnitt. Der ganze Peritonealsack ist stumpf abgelöst und nach medial zurückgehalten. Unterhalb der A. und V. iliaca ext. ist der N. obturatorius freigelegt und mit einem Nervenhäkchen vorgezogen.

demselben Wege aufsuchen, auf dem man die A. tibialis post. (s. S. 150) zur übersichtlichen Darstellung bringt. Der Abgang der Nervenäste für diese Muskeln ist etwa in der Mitte des Unterschenkels zu finden. Sind die Muskeläste im einzelnen freigelegt und durch elektrische Reizung in ihrer Wirkung festgestellt, so werden sie durchtrennt. Für die Mm. gastrocnemii sollen etwa zwei Drittel der Äste entfernt werden. Die Soleusbahn wird vollständig durchtrennt. In mittelschweren Fällen wird sie wenigstens zur Hälfte entfernt, während dann von den Gastrocnemiusästen nur etwa ein Drittel reseziert wird. In schweren Fällen müssen auch die Äste für die Zehenbeuger auf dem oben beschriebenen Wege besonders freigelegt und durchtrennt werden.

d) Die Eingriffe bei den Nervenverletzungen.
(FOERSTER, KÜTTNER, GEINITZ, BORCHARDT und WJASMENSKI.)

Bei Verletzungen durch scharfe und stumpfe Gewalt kann ein Nerv teilweise oder vollständig durchtrennt werden. Er kann aber auch durch übermäßige

Spannung bzw. Erschütterung so schwer geschädigt werden, daß er seine Leitungsfähigkeit zeitweise oder dauernd einbüßt. Dabei kann der Nerv äußerlich jeden pathologischen Befund vermissen lassen. Solche Schädigungen haben sich häufig nach Schußverletzungen gefunden (PERTHES); sie werden auch als Fernschädigungen bezeichnet. Schließlich kann die Schädigung eines Nerven nach einer Verletzung erst durch die Folgeerscheinungen bedingt werden. So kann ein Fremdkörper oder ein abgerissener Knochensplitter den Nerven verletzen oder reizen. Eine Narbe, Callusbildung, Knochenbruchstücke, Gelenkteile bei Verrenkung können häufig erst längere Zeit nach dem Eintritt der Verletzung zur Leitungsunterbrechung des Nerven führen. *Daher ist es für die Prognose einer Verletzung von großer Wichtigkeit, sofort im Anschluß an die Verletzung einen möglichst eingehenden Befund der Funktion mitverletzter Nerven zu erheben,* um nicht nach Abnahme eines Verbandes durch motorische und sensible Ausfallserscheinungen überrascht zu werden, von denen man dann gelegentlich nicht mit Bestimmtheit sagen kann, ob sie eine unmittelbare oder mittelbare Verletzungsfolge sind. Die *Diagnose* einer Nervenverletzung ist in der Mehrzahl der Fälle im Bereich der Gliedmaßen nicht schwer zu stellen. Die Richtung der einwirkenden Gewalt, die Art des verletzenden Gegenstandes, die Ausdehnung der Wunde nach Länge und Tiefe wird in der Mehrzahl schon Hinweise bestimmter Art geben. Schwierigkeiten bestehen in der Beziehung am ehesten bei der Einwirkung stumpfer Gewalten und bei Schußverletzungen. Die Funktionsprüfung der Nerven läßt sich selbst bei schweren Verletzungen der Gliedmaßen meist mit einfachen Mitteln durchführen, zunächst ohne Zuhilfenahme elektrischer Reizung. Nur bei bewußtlosen oder in schwerem Verletzungsschock befindlichen Kranken ist die Funktionsprüfung unmöglich oder sehr schwierig. Sie hat sich auf Feststellung von Motilitäts- und Sensibilitätsstörungen zu erstrecken. Im Bereich der Gliedmaßennerven entspricht die Ausfallszone der Sensibilität, auch bei völliger Durchtrennung eines Nervenstammes, häufig nicht oder nicht vollkommen dem von dem betreffenden Nerven versorgten Hautgebiet. Das kommt daher, daß die erhaltenen Nerven für den gelähmten eintreten. Gelegentlich kann eine Sensibilitätsstörung vollkommen fehlen (GOLDMANN u. a.). Die Feststellung der Motilitätsstörung gibt im Gegensatz dazu wesentlich sicherere Anhaltspunkte.

Man wird sich in der Beziehung mit den einfachsten Proben begnügen. An den unteren Gliedmaßen wird die Beugung und Streckung des Kniegelenkes, die Pro- und Supination des Fußes und die Beugung und Streckung der Zehen geprüft. Als häufigste Verletzungsfolge findet man Störungen der vom N. peronaeus profundus versorgten Muskulatur. An der oberen Gliedmaße prüft man die Funktion des M. deltoideus, der Beuger, Strecker, Pro- und Supinatoren des Unterarmes und des Handgelenkes. Schließlich wird die Funktion der Handmuskeln geprüft. Kennzeichnend für die Verletzung des *N. radialis* ist die Hand- und Fingerstellung. Die Hand hängt im Handgelenk gebeugt herab. Auch die Finger können nicht gestreckt werden. Der Daumen kann ebenfalls nicht gestreckt werden, er ist, wie die übrigen Finger, leicht gebeugt. Auch die Supination der Hand fehlt bei gebeugtem Ellbogengelenk. Dagegen ist die Abduktion des Daumens durch Wirkung des Abductor poll. brevis, der vom N. medianus versorgt wird, möglich. Auch die Opposition des Daumens kann ausgeführt werden. Veränderungen der Form der Hand finden sich erst in späteren Stadien, ebenso wie trophische Störungen.

Bei *Lähmung des N. medianus* prüft man die Beugefähigkeit des Zeigefingers und des Daumens. Der vierte und fünfte Finger können auch bei Medianuslähmung gebeugt werden, der dritte nicht immer, da die Versorgung nach BORCHARDT für den betreffenden Abschnitt des M. flexor digit. sublim. durch den N. ulnaris erfolgt. Da von der Daumenmuskulatur auch der M. opponens poll. vom N. medianus versorgt wird, ist der Ausfall der Oppositionsbewegung von Wichtigkeit. Ein typisches Bild des Äußeren der Hand entwickelt sich meist erst später in Gestalt der sog. *Affenhand*, die dadurch zustande kommt, daß der Zeige- und meist der dritte Finger überstreckt wird und der Daumen in die Ebene der Mittelhand rückt, durch Wirkung des vom N. ulnaris versorgten M. adductor poll. Der Daumennagel sieht bei dieser Stellung mehr oder weniger handrückenwärts. Sehr häufig finden sich auch trophische Störungen im Bereich der drei ersten Finger. Täuschungen sind gerade bei *Medianuslähmungen* vielfach möglich.

Bei Lähmung des N. ulnaris fehlt die Möglichkeit, die Finger zu spreizen, außerdem können die Grundgelenke nicht gebeugt werden bei gleichzeitiger Streckung der übrigen Fingergelenke. Der Daumen kann nicht adduziert werden. Auch die Muskulatur des kleinen Fingers ist gelähmt. Bei längerem Bestehen kommt meist die sog. Krallenstellung der Finger durch Überwiegen der langen Strecker der Grundgelenke und der Beuger der übrigen Gelenke zustande. Sehr häufig findet sich dabei eine sichtbare Atrophie der Mm. interossei, besonders ausgesprochen meist im Adductor poll. In späteren Stadien der Lähmung treten dann Veränderungen auf, infolge der Muskelatrophie und Kontraktur der Gegenspielermuskeln.

Häufig sind Verletzungen mehrerer Nerven, besonders bei Schußverletzungen des Oberarmes, beobachtet worden. Naturgemäß ist die gleichzeitige Verletzung von N. ulnaris und medianus infolge ihrer nahen topographisch-anatomischen Beziehungen am häufigsten. Die *elektrische Untersuchung*, die am zweckmäßigsten von einem *geübten Neurologen* auszuführen ist, ist in allen Stadien der Verletzung durchzuführen. Sie kann unter Umständen für die Differentialdiagnose bei vollständigen oder Teilverletzungen von Bedeutung sein. Sie gibt auch unter Umständen Hinweise, die für die Anzeigestellung zur Operation wichtig sind. Besteht eine vollkommene Entartungsreaktion und bleibt diese unverändert, oder stellt sich bei mehrfacher Untersuchung nach anfänglich teilweiser Entartungsreaktion eine Zunahme derselben ein, so kann mit einer gewissen Wahrscheinlichkeit darauf geschlossen werden, daß der Nerv vollständig leitungsunfähig ist, und daß eine Selbstheilung nicht zu erwarten steht. Dieser Behauptung widersprechen FOERSTER, KÜTTNER u. a., die festgestellt haben, daß auch eine 4—6 Monate nach der Verletzung bestehende völlige Entartungsreaktion noch nicht die endgültige Lähmung der Nerven bedeutet, wenn sie auch anzeigt, daß eine ernste Nervenschädigung vorliegt. Die Entartungsreaktion kann sogar noch nachweisbar sein, wenn ein scheinbar völlig gelähmter Nerv seine Funktion wieder aufgenommen hat (s. KÜTTNER). *Was die anatomischen Verhältnisse* des betreffenden verletzten Nerven angeht, so kann man leider aus allen vorhandenen Symptomen und trotz des Nachweises einer Entartungsreaktion nicht mit Sicherheit erkennen, ob es sich um eine vollständige oder teilweise Durchtrennung oder nur um eine Leitungsunterbrechung des Nerven durch Fernwirkung oder Seitenschädigung handelt. Wir sind daher zur Feststellung der anatomischen Veränderungen auf den Operationsbefund angewiesen.

α) Die Anzeigestellung zur Nervennaht.

Aus dem bisher Gesagten läßt sich erkennen, daß die Anzeigestellung zu einem operativen Eingriff gelegentlich erhebliche Schwierigkeiten machen kann. Von manchen Seiten ist vorgeschlagen worden, bei jeder frischen Verletzung, die mit einer nachweisbaren Nervenlähmung einhergeht, von vornherein den betreffenden Nerven freizulegen und bei teilweiser oder vollständiger Durchtrennung eine Naht auszuführen. Dieses frühzeitige Eingreifen ist besonders von WILMS empfohlen, wohl aber allgemein abgelehnt worden, soweit es sich nicht gerade um offene Verletzungen handelt, die noch dazu derartig sein müssen, daß mit einiger Wahrscheinlichkeit eine primäre Wundheilung zu erwarten ist. Solche Verletzungen werden in der Praxis außerordentlich selten zu finden sein, abgesehen von versehentlichen Verletzungen bei aseptischen Operationen. Am ehesten eignen sich noch frische Schnitt- und besonders Messerverletzungen. Wir werden bei der Wundrevision einer breitoffenen Verletzung auf die Nervenstämme achten müssen und durchtrennt gefundene Nerven durch Naht des

Perineuriums primär vereinigen. Finden wir dagegen nur ein Hämatom oder eine Quetschung der Nerven, so werden wir von einem Eingriff am Nerven selbst absehen. Bei glatten Durchschüssen, die mit Lähmungserscheinungen einhergehen, wird eine Freilegung des Schußkanals nicht ausgeführt, selbst dann nicht, wenn ein Knochenbruch besteht. Die primäre Wundheilung durch Ruhigstellung der Extremität ist in solchen Fällen die erste Sorge. Die Frage der Lähmungsbehandlung ergibt sich dann von neuem, wenn die Wundheilung eingetreten ist. Die Ansichten der einzelnen Chirurgen sind in der Beziehung wesentlich verschieden. Eine Gruppe ist der Überzeugung, daß nach vollendeter Wundheilung, und zwar in einem Stadium, in dem auch von einer zunächst beobachteten, geringfügigen Infektion Störungen der Wundheilung nicht mehr zu erwarten sind, der Eingriff ausgeführt werden soll. Dieser Zeitpunkt ist allerdings schwer zu bestimmen. Nach gänzlich aseptischem Verlauf kann man ihn schon nach 5—6 Wochen erwarten. Bei komplizierten, namentlich schwerer infizierten Wunden ist dieser Zeitpunkt gar nicht abzusehen. Man findet gelegentlich auch nach $1/_2$ oder 1 Jahr und auch noch in späteren Zeitpunkten alte, abgekapselte Abscesse. Besonders dann, wenn eine gleichzeitige Knochenverletzung bestand, ist diese Gefahr verhältnismäßig groß. Es hat daher jeder sekundären Operation eine eingehende Prüfung auf ruhende Infektion, wie sie (S. 498) geschildert ist, vorauszugehen. Eine zweite Gruppe von Chirurgen ist aus diesem Grunde für ein möglichst langes Hinausschieben des operativen Eingriffes. Ihre Ansicht wird außerdem noch damit begründet, daß 1. auch Spätoperationen noch zu vollem Erfolg führen können und daß Selbstheilungen auch noch nach längerer Zeit vorkommen (60% FOERSTER). Dieser Standpunkt ist hauptsächlich von FOERSTER begründet worden. Nach den vielseitigen Kriegsverletzungen und den dabei gemachten Beobachtungen ist wohl heute der vermittelnde Standpunkt der am meisten verbreitete (KIRSCHNER, PERTHES, THOELE u. a.). Da so viele Lähmungen zur Selbstheilung kommen, muß eine erhaltende Behandlung so frühzeitig wie möglich einsetzen, um Schäden für die Funktion der Gliedmaßen, die sich auf Grund der Lähmung entwickeln müssen und die ein notwendig werdendes operatives Eingreifen zum Mißerfolg verurteilen können, zu verhüten. Solche Schäden sind nach KÜTTNER 1. die Überdehnung der Muskeln, 2. die Entstehung von Schrumpfungskontrakturen, 3. die Versteifung der Gelenke. Sie werden verhütet durch geeignete Lagerung mit Annäherung der Ansatzpunkte der gelähmten Muskeln. Aktive und passive Bewegungsübungen, Massage und elektrische Behandlung sollen täglich, aber *sachgemäß* am besten von Neurologen durchgeführt werden.

Zusammenfassend kann man folgendes sagen: Die Frühoperation hat nur ein im oben angeführten Sinne beschränktes Anwendungsgebiet. Bei allen Fällen, die anatomisch nicht klar liegen, soll sie nicht ausgeführt werden, da bei vielen Verletzungen eine Selbstheilung möglich ist und dem operativen Eingriff leicht eine Infektion folgen kann, die den Zustand unter Umständen erheblich verschlimmert. Die ausschließliche Spätoperation ist deshalb abzulehnen, weil mit einiger Bestimmtheit durch unsere klinische und elektrische Untersuchung Klarheit über den Zustand der Leistungsfähigkeit des Nerven bzw. über Besserung oder Verschlechterung gegeben werden kann. Nach den Erfahrungen einzelner Beobachter (AUERBACH, RANSCHBURG, LEHMANN u. a.) sind außerdem die Aussichten für eine völlige Wiederherstellung der Funktion mit zunehmender Dauer der Leitungsunterbrechung schlechter.

Es ist daher in allen Fällen, in denen eine schwere Nervenschädigung angenommen werden muß, die Operation dann auszuführen, wenn eine Selbstheilung nicht mehr zu erwarten steht, d. h. einige Wochen (6—8 nach PERTHES, 4 Monate WEXBERG, 4—5 Monate KÜTTNER) nach vollendeter Wundheilung. Bei vorausgegangener Wundinfektion ist wenigstens ein halbes Jahr zu warten. Da sich die ersten Anzeichen einer Heilung nach Nervennaht an der oberen Extremität erst nach einigen Monaten bemerkbar machen, kann in Zweifelsfällen der Ablauf eines halben bis eines ganzen Jahres abgewartet werden, ehe ein neuer Versuch der Wiederherstellung unternommen wird. Bei der unteren Extremität pflegen die Erscheinungen der wiederkehrenden Funktion oft noch länger zu dauern (1—2 Jahre).

Abgesehen von den bisher aufgezählten Tatsachen kommen für die Anzeigestellung zur Operation auch noch die subjektiven Beschwerden des Kranken in Frage. Unter diesen sind es hauptsächlich die *Schmerzen*, deren Heftigkeit gelegentlich solche Grade annehmen kann, daß sie allein dem Chirurgen das Messer in die Hand zwingen. Die Schmerzen können gelegentlich sogar für die Frühoperation die Veranlassung abgeben, besonders dann, wenn reizende Fremdkörper in der Wunde zu vermuten sind und auch dann, wenn die Gefahr der Infektion droht (KÜTTNER).

β) Die Eingriffe.

Die Schwierigkeiten der Anzeigestellung zur operativen Behandlung von Nervenverletzungen liegen, wie schon oben erwähnt, hauptsächlich darin, daß wir auch mit Hilfe aller Untersuchungsverfahren nicht imstande sind, uns völlige Klarheit über die anatomischen Verhältnisse des verletzten Nerven zu schaffen. Die Ursache für diese mangelhafte Aufklärung ist begründet durch die eigentümlichen Vorgänge, die sich bei der Heilung von Nervenwunden abspielen. Diese eigentümlichen Heilungsverhältnisse bilden, seit man sich überhaupt mit der Frage der Nervenregeneration befaßt hat, bis in die jüngste Zeit die Veranlassung zu vielen wissenschaftlichen Streitigkeiten. Die ersten Beobachtungen rühren von einem Mitarbeiter HUNTERS, CRUITSHANK, her, der das Zusammenheilen durchschnittener Nerven feststellte (1776). Nach ihm haben sich FONTANE (1781) und eingehender MICHAELIS (1784/85) mit dieser Frage beschäftigt. Letzterer hat schon das Durchwachsen von Nervenfasern auch nach Setzung größerer Lücken dadurch festgestellt, daß es ihm gelang, bei Aufteilung eines Stammes eine Verbindung der Fasern des proximalen und distalen Stückes über den Defekt hinaus zu verfolgen. Seine Beobachtungen wurden trotz des Widerspruches [ARNEMANN (1797)] von manchen Seiten klinisch und experimentell bestätigt [NASSE (1839), GÜNTHER und SCHÖN (1840)]. Die erste Nervennaht am Menschen soll 1836 von BAUDENS ausgeführt worden sein. Aber erst die von NÉLATON, LANGIER (1864) und RICHET (1867) ausgeführten Eingriffe am Menschen erweckten größere Aufmerksamkeit und gleichzeitig Widerspruch von verschiedensten Seiten und riefen die experimentelle Prüfung der Frage von neuem hervor. Schon durch die Beobachtungen RICHETS, LETIÉVANTS, und durch die Experimente von EULENBURG und LANDOIS (1864) war zum mindesten der frühere Erfolg der Fälle von NÉLATON und LANGIER in stärksten Zweifel gesetzt bzw. als Beobachtungsfehler aufgeklärt. Seit dieser Zeit, in der bereits durch EULENBURG und LANDOIS festgestellt wurde, daß nach Durchtrennung des Nerven auch in 14 Tagen keine Rückkehr der Motilität und Sensibilität zustande kam, daß auch die elektrische Erregbarkeit der Muskeln schneller verlorenging, wurden die Verhältnisse nun in der Folgezeit von den verschiedenen Seiten experimentell und pathologisch-anatomisch zu klären gesucht. Schon NASSE (1839) hatte festgestellt, daß auf jede Nervendurchtrennung eine Degeneration des ganzen peripheren Abschnittes und eines wechselnden Anteiles des zentralen Abschnittes zustande kam. Besonders WALLER (1852), SCHIFF (1852), PHILIPPEAUX und VULPIAN (1861), NEUMANN (1868) und EICHHORST (1877) haben sich mit der Frage der

Degeneration und folgenden Regeneration eingehend beschäftigt. Die schwierigere war die der Regeneration.

Die Vorgänge bei der Regeneration sind auch bis in die jüngste Zeit eine Streitfrage geblieben. Zwei Ansichten standen sich schroff gegenüber, die erste vertrat den Standpunkt, daß die Regeneration vom zentralen Ende des durchschnittenen Achsenzylinders ihren Ausgang nimmt und dieser oder durch die Narbe hindurch in den peripheren Anteil hineinwächst, und schließlich im Zusammenhang bis in das Endorgan gelangt [WALLER (1852), BORSCH (1855)]. Die andere Ansicht, durch SCHIFF (1852), NEUMANN (1868), BETHE (1901—1907) vertreten, behauptet, daß die Nervenfasern auch im peripheren Abschnitt ohne Beteiligung des zentralen Endes entstehen. Ohne den peripheren Abschnitt ist auch der zentrale zu einer funktionellen Wiederherstellung der Leitung unfähig (autogene Regeneration, BETHE). Die neueste Forschung hat in diesen Fragen so weit Klarheit gebracht [BETHE (1907), SPIELMEYER (1915 und 1917), BIELSCHOWSKY und UNGER (1918), FORSSMANN (1898), INGEBRIGTSEN (1916) u. a.], als sich herausgestellt hat, daß bis zu einem gewissen Grade beide Teile an der Regeneration teilnehmen. Die Degeneration, die zentral nach einfachen Durchschneidungen nur einige Zentimeter, bei Schußverletzungen unter Umständen bis in die motorische Ganglienzelle fortschreitet, befällt den ganzen peripheren Nervenabschnitt. Nach ihrem Abschluß bildet sich unter Wucherung der Zellen der SCHWANNschen Scheiden, die schon NEUMANN sah, ein neues, zellreiches Gewebe (Neurocellulisation) in Gestalt sog. Bandfasern (VON BÜNGNER). In der Wand dieser Zellketten entwickeln sich die jungen Nervenfasern (Axialstrangfasern, BETHE) im zentralen und peripheren Abschnitt. Die aus dem zentralen Abschnitt stammenden wachsen, unter Leitung der SCHWANNschen Scheidenzellen, in die peripheren Abschnitte hinein und verbinden sich mit den in peripheren Randfasern entstandenen Nervenfasern. Nur unter dieser von dem zentralen Abschnitt ausgehenden „erborgten Kraft" (BETHE) entsteht die wirkliche, funktionstüchtige Nervenfaser. Insofern ist die Einwirkung des zentralen Abschnittes nötig; während sie nicht so zu deuten ist, daß sie wie ein „Parasit" (BETHE) den peripheren Teil durchwächst. Diese neugebildeten Nervenfasern umgeben sich im Laufe der Zeit mit Markscheiden. Es entwickelt sich dabei ein großer Überfluß an Nervenfasern, die in den alten Bahnen der Peripherie zustreben. Es muß angenommen werden, daß infolge dieses Reichtums neugebildeter Fasern, trotz des anfänglichen Wirrwarrs und der vielfachen Überkreuzungen, ein genügender Teil motorischer und sensibler Fasern in die Endorgane gelangt.

Auf Grund der vielfältigen Experimente und klinischen Beobachtungen ergibt sich für die *Nervennaht* folgendes: Muß ein Teil eines Nerven reseziert werden, so ist die einfachste Methode der Vereinigung die wünschenswerteste. Das zuerst von HUETER (1871) ausgeführte und empfohlene Verfahren der Naht des Perineuriums durch eine Reihe von feinsten Knopfnähten hat die meiste Aussicht auf Erfolg. Die Vorbedingungen sind, daß der Querschnitt möglichst viele Nervenfasern enthält, daß die beiden Enden sich breit und ohne Spannung aneinanderlegen lassen und daß die Berührung nicht durch einen Bluterguß aus den feinsten Gefäßen des Nerven gestört wird. Es hat daher eine möglichst genaue Blutstillung aller, auch zwischen den Bündeln verlaufenden Gefäße zu erfolgen. Die von STOFFEL (1915) geforderte, möglichst genaue Anpassung einzelner, im Nerven erkennbarer zusammengehöriger Stränge ist dabei nicht notwendig (S. 212), wie sich aus den Untersuchungen BORCHARDs und seiner Mitarbeiter ergeben hat, zumal, wie oben erwähnt, die jungen Nervenfasern in großem Überschuß gebildet werden und zunächst kreuz und quer der Peripherie zustreben.

Zur Ausführung des Eingriffes sind gute anatomische Kenntnisse nötig, und es ist jedem, der nicht sehr viel Übung hat, zu raten, vor Inangriffnahme einer Nervenoperation sich noch einmal über die anatomischen und topographisch-anatomischen Verhältnisse des betreffenden Nerven zu unterrichten. Das ist ganz besonders notwendig, wenn es sich um verwickelte Verhältnisse handelt, wie z. B. im Bereiche der großen Nervenplexus und um Gegenden, in denen die

Nerven viele Muskeläste abgeben. Zum raschen Unterrichten seien, abgesehen von den anatomischen Atlanten, besonders die Arbeiten von BORCHARDT und WJASMENSKI, die sehr gute, lehrreiche Abbildungen enthalten, empfohlen. Trotz genauer Kenntnisse der anatomischen Verhältnisse kann die Ausführung der Operation auf große Schwierigkeiten stoßen. Diese Schwierigkeiten sind dann besonders groß, wenn durch die Verletzung gleichzeitig grobe Zerstörungen von Knochen und Weichteilen eingetreten waren. Dadurch können die topopraphisch-anatomischen Beziehungen vollständig aufgehoben oder in weitestem Maße verwischt sein. Bestand im Anschluß an eine derartige schwere Verletzung noch außerdem eine langdauernde Eiterung unter Abstoßung nekrotisch gewordener Gewebsteile, so sind die Aussichten auf einen erfolgreichen Eingriff von vornherein zweifelhaft. Im allgemeinen wird zur Freilegung der verletzten Nerven *Narkose* empfohlen. Liegen keine einfachen Verhältnisse vor, d. h. wird die Freilegung des verletzten Nerven durch Anwesenheit von Weichteilnarben erschwert, oder sind die Stümpfe der Nerven verlagert, so daß ein Zusammenhang im Narbengewebe nicht ohne weiteres nachgewiesen werden kann, so müssen ausgedehnte Hautschnitte zur Anwendung kommen, um den Nerven zu beiden Seiten der Verletzung zunächst im Gesunden freilegen zu können. In solchen Fällen ist auch die Anwendung von Blutleere zweckmäßig. Wenn möglich, soll der Nerv in der Tiefe ohne Durchschneidung von Muskeln aufgesucht werden. In vielen Fällen wird dies auf dem Wege durch die Muskelzwischenräume gelingen. Selbstverständlich ist, daß man Seitenäste und Gefäße schont, das macht keine Schwierigkeiten, wenn nicht gerade Narben den Zugang erschweren. In solchen Fällen ist es unbedingt notwendig, zunächst den Nerven zentral- und peripherwärts der Verletzungsstelle freizulegen, ihn mit einem stärkeren Seidenfaden anzuschlingen und nun unter größter Vorsicht und unter Berücksichtigung jedes Seitenastes aus der Narbe herauszupräparieren. Das Narbengewebe muß dann möglichst restlos entfernt werden, um nach Abschluß der Operation den ausgelösten Nerven in gesundes Gewebe zu lagern. Bei dem Verfolgen der im Schwielengewebe eingebetteten Nervenstämme ist die Benutzung der sterilisierten Nadelelektrode von großem Nutzen.

γ) Die Neurolyse und die Leitungswiederherstellung.

Einer der verhältnismäßig einfachsten und erfolgreichsten Eingriffe ist die Neurolyse. Vor der Operation läßt sich nicht immer mit Sicherheit sagen, ob die Lähmung eines Nerven nur durch den Druck von außen verursacht ist, ob er völlig durchtrennt oder von Narbengewebe durchsetzt, also vollständig oder teilweise zerstört ist. In der Vorgeschichte, die für Druck durch Narben- oder Knochencallus spricht, wenn sich die Lähmung erst während der Wundheilung entwickelt hat, können Anhaltspunkte gegeben sein. Finden sich bei der Freilegung eines Nerven keinerlei sichtbare Veränderungen, oder nur eine Einschnürung oder geringfügige Verdickung des Perineuriums, so kann man wohl mit einiger Sicherheit darauf schließen, daß die Lähmung durch äußeren Druck verursacht war. Dann muß der Nerv mit größter Vorsicht aus den Narben ausgeschält werden (Abb. 141). Ist er in Callus oder Knochengewebe eingehüllt, so ist dieses durch vorsichtiges Abmeißeln, möglichst unter Mitnahme des für die Knochenregeneration wichtigen Periostes, an der betreffenden Stelle zu entfernen. Man findet den Nerven manchmal eingeschnürt, in anderen Fällen angespießt und schließlich durch konzentrische oder exzentrische Anschwellung verändert. Im ersten Falle wird meist die einfache Lösung aus den Verwachsungen genügen (äußere Neurolyse). Findet man einen Fremdkörper, so muß dieser entfernt werden, hat er eine Narbe hinterlassen, so kann es schwer sein zu beurteilen, wieviel Nervenfasern zugrunde gegangen sind. Ist die Narbe deutlich ausgesprochen, so kann mit größter Vorsicht eine Ausschneidung vorgenommen werden, ohne etwa erhaltene Fasern zu durchschneiden. Es gelingt dann unter Umständen nach einer meist keilförmig gestalteten teilweisen Narbenausschneidung, unter Erhaltung der unverletzten Fasern, eine Naht der Resektionsstelle vorzunehmen, so daß eine Regeneration der durchschnittenen Fasern ermöglicht wird. Es handelt sich dabei *um die innere Neurolyse* mit folgender Naht. Exzentrische, spindelförmige Anschwellungen sind meist ebenfalls verursacht durch teilweise Verletzungen mit folgender Narbenbildung. In solchen Fällen wird man sich nur dann zu einer Ausschneidung der Narbe entschließen, wenn der Nerv vollkommen oder fast vollkommen funktionslos ist. Darüber gibt die während der Operation ausgeführte elektrische Untersuchung (schwächste noch feststellbare Ströme) Auskunft. Man kann sich auch des von HOFMEISTER vorgeschlagenen Vorgehens bedienen. Man spritzt mit einer feinen, in den Nerven eingestochenen Hohlnadel physiologische Kochsalzlösung in den Nerven ein. Das künstliche Ödem breitet sich unter normalen Verhältnissen unter spindelförmiger Auftreibung des Nerven rasch in der Längsrichtung aus. Es findet aber bei Unterbrechung durch Narbengewebe an der Narbe einen unüberwindlichen Widerstand. Auch für teilweise Narbenbildung kann dieses Verfahren Anwendung finden, um sich über die Ausdehnung im Nervenquerschnitt Aufklärung zu verschaffen. Ist eine völlige Unterbrechung durch Narbengewebe anzunehmen, so darf man sich mit der einfachen inneren Neurolyse nicht begnügen, sondern muß eine *Resektion* ins Auge fassen. Im anderen Falle wird der aus den Verwachsungen befreite Nerv, nach Beseitigung alles erreichbaren Narbengewebes, am besten in gesundes Muskelgewebe oder Fettgewebe gelagert. Eine Umscheidung des Nerven mit frei überpflanztem Fett oder Fascie soll man wegen der Gefahr einer neuerlichen Umklammerung möglichst vermeiden. Da alles transplantierte Gewebe ernährenden Anschluß aus der Umgebung braucht, und da sich häufig infolgedessen Schrumpfungsprozesse am Transplantat ausbilden, so kann dadurch mehr Schaden als Nutzen verursacht werden. Es ist besonders vor der Umscheidung durch frei transplantierte Muskel- und Fascienlappen gewarnt worden (BORCHARDT). Am geeignetsten scheint die Umhüllung des Nerven mit einem *gestielten,* aus der Umgebung gewonnenen Fettlappen oder das Einlegen zwischen gesunde Muskeln. Bleibt nach der Resektion einer Nervennarbe eine Lücke, so stehen verschiedene Verfahren zur Verfügung, um sie zu überbrücken. Das nächstliegende ist die sofortige *vorsichtige Dehnung*. Da ein Teil der Lücke durch die elastische Zurückziehung des Nerven bedingt ist, so kann diese zum mindesten wieder ausgeglichen werden. Zu dem Zwecke faßt man die Nervenstümpfe mit einem Tupfer an, am besten, ehe man das Neurom abgetragen hat und zieht ihn langsam und stetig in der Längsrichtung an (BORCHARDT, PERTHES). Dadurch werden auch Verwachsungen der Nervenscheide in der Umgebung gelöst. In Fällen, die sich nicht durch eine zu große Lücke auszeichnen, wird dieses Verfahren genügen, um eine ringförmige Naht ausführen zu können, besonders dann, wenn es gelingt, durch besondere Gelenkstellung, die der Entspannungsstellung der Gliedmaße am meisten entspricht, die Stümpfe aneinander zu bringen. Diese Gelenkstellung muß dann auch wenigstens für 8—10 Tage eingehalten werden, bis eine feste Vereinigung der Nervenstümpfe eingetreten ist.

Über die von BETHE empfohlene, experimentell geprüfte *Dauerdehnung* des Nerven durch Gummizüge, die an den Nervenstümpfen befestigt und zur Wunde herausgeleitet werden, scheinen praktische Erfahrungen nur in geringer Zahl vorzuliegen. Nach BETHE ist die Methode von SAUERBRUCH mehrmals mit Erfolg angewendet worden. Eine Dauerdehnung stellt auch das von MÜLLER empfohlene Verfahren insofern dar, als da auch in einer ersten Sitzung eine Vereinigung der freigelegten und gedehnten Nervenstümpfe durch Fascie erfolgt, die sich dann in der zweiten Sitzung durch eine neuerliche Dehnung bis zur Möglichkeit einer unmittelbaren Naht steigern läßt.

Führen Dehnung und Gelenkstellung nicht zum Ziele, so kann bei gewissen Nerven noch das *Verlagerungsverfahren* in Frage kommen; WREDE hat es zuerst empfohlen. Es scheint nach den Erfahrungen von PERTHES in erster Linie anwendbar bei Lücken des N. ulnaris, und zwar besonders bei gleichzeitiger Verletzung des N. medianus. Bei diesem Vorgehen wird der Nervenstamm zentral- und peripherwärts auf ein größeres Stück, unter Schonung aller Seitenäste, freigelegt und von der Streckseite nach der Beugeseite verlagert; man gewinnt dadurch mehrere Zentimeter. Für die übrigen Gliedmaßennerven konnte sich PERTHES, entgegen der Anschauung anderer, von einer gewinnbringenden Verlängerung durch dieses Verfahren nicht überzeugen.

Läßt sich der Mangel auch durch Verlagerung nicht überbrücken, so ist zur Ausführung der Naht die *Abspaltung* und Vereinigung des abgespaltenen Endes mit dem anderen Stumpf empfohlen worden (BRUNS, RANSCHBURG u. a.). Das Verfahren wird so geübt, daß am peripheren Stumpf ein je nach Größe der Lücke bemessener, am Ende gestielter Längslappen gebildet wird, der dann mit dem zentralen Stumpf durch Naht vereinigt wird. Sehr viel Erfolge scheint dieses Verfahren nicht gehabt zu haben, was sich ja auch dadurch erklären läßt, daß nur ein Teil des peripheren Stumpfes mit dem zentralen in Verbindung gesetzt wird, und daß dieser an der Umschlagstelle noch außerdem eine völlige Unterbrechung der Nervenfasern aufzuweisen hat. Man kann daher diese Nervenplastik im besten Falle einer *freien Transplantation* (s. unten) gleichsetzen, wobei dieses Verfahren insofern einen Vorzug hat, als das abgespaltene Stück noch mit dem peripheren unmittelbar in Verbindung steht. Ein Nachteil gegenüber der freien Transplantation muß darin gesehen werden, daß die Nervenleitung an einer Stelle völlig unterbrochen ist und daß das Ersatzstück in einer Richtung die Lücke überbrückt, die der regelrechten Leitungsrichtung entgegengesetzt ist. Der Einhaltung der Leitungsrichtung ist nach BETHE bei der Transplantation ein gewisser Wert beizumessen.

Gelingt es auch auf diese Weise nicht, eine Lücke zu überbrücken, so empfiehlt sich die *Nervenpfropfung*. Sie kann als einfache Pfropfung ausgeführt werden, indem entweder das periphere Ende des gelähmten Nerven in einen nahegelegenen Nervenstamm nach teilweiser Durchtrennung desselben mit den zentralen Bündeln vereinigt wird. Es kann aber auch ein Teil des kraftspendenden Nerven abgespalten und mit dem peripheren Ende des gelähmten in Verbindung gebracht werden. Schließlich kann die *Doppel-* und *Mehrfachpfropfung* nach HOFMEISTER zur Anwendung kommen, d. h. es wird sowohl das zentrale als auch das periphere Ende des gelähmten Nerven durch je einen in der Scheide des gesunden Nerven angelegten Schlitz hineingezogen und durch einige Nähte befestigt. Mit allen diesen Verfahren der Nervenpfropfung sind gute Dauererfolge erzielt worden. Handelt es sich nur um die Nervenversorgung eines Muskels, so wird mit Aussicht auf Erfolg die *Einpflanzung des zentralen Nervenstumpfes* in das Muskelfleisch nach HEINEKE auszuführen sein. ERLACHER hat die *Neurotisation* der Muskulatur dadurch erreicht, daß er Teile regelrecht innervierter Muskeln gestielt in den gelähmten Muskel eingepflanzt hat. Auch mit diesen beiden letzten Verfahren sind Erfolge erzielt worden. *Die freie Transplantation* ist ebenfalls zur Überbrückung von Nervenlücken herangezogen worden, wenn keines der bisher geschilderten Verfahren zur Ausführung kommen konnte. Durch experimentelle Untersuchungen ist einwandfrei festgestellt worden, daß Autotransplantate am meisten geeignet sind, die Nervenleitung wiederherzustellen (BETHE, BIELSCHOWSKY und UNGER). Das Autotransplantat verhält sich nach BETHE, wenn es richtig in den Nerven eingesetzt ist, ähnlich wie das degenerierte Stück nach der Nervendurchtrennung. Das Verfahren der Autotransplantation ist verschiedentlich erfolgreich am Menschen ausgeführt worden (FOERSTER). Eine große praktische Bedeutung kann es deshalb kaum gewinnen, weil autoplastisches Material in einem zu geringen Umfang zur Verfügung steht. FOERSTER verwendete Hautnerven zur Überbrückung. PERTHES u. a. haben keine Erfolge gesehen. Die Verwendung von Leichennerven (BETHE) und solchen aus amputierten Extremitäten wird man bei der Unsicherheit des Erfolges der Homoiotransplantation ablehnen. Für Fälle mit gleichzeitiger Knochenverletzung oder bei gleichzeitig bestehender Pseudarthrose kann eine bestehende oder künstlich erzeugte *Dislocatio ad longitudinem zum Ausgleich einer Nervenlücke* durch unmittelbare Naht herangezogen werden. Die Dislokation kann bei Frakturen nach Heilung der Nervennaht durch allmähliche Extensionsbehandlung ausgeglichen werden, wobei eine allmähliche Nervendehnung zustande kommt. PERTHES hat bei gleichzeitiger Pseudarthrose dieses Verfahren mehrfach zur Anwendung gebracht. Das Vorgehen auch dann anzuwenden, wenn der Knochen nicht verletzt ist, ist zuerst von LÖBKER (1884) zur Ausführung einer durch Knochenverlust komplizierten Sehnen- und Nervennaht empfohlen worden. Er legte eine subperiostale Schrägfraktur an und verschob die Fragmente ad longitudinem, bis die Nervennaht möglich war. Nach Abschluß der Heilung wird dann die künstlich gesetzte Dislocatio ad longitudinem wieder ausgeglichen. LÖBKER entfernte subperiostal aus beiden Unterarmknochen ein der Größe der Lücke entsprechendes Knochenstück. TRENDELENBURG (1899) (RIETHUS) wendete das Verfahren bei Radialisverletzungen nach Humerusfraktur erfolgreich an. KIRSCHNER hat dieses Verfahren in folgender Weise abgeändert empfohlen. Er frischte die Knochenenden subperiostal schräg an und verschob sie so weit der Länge nach, bis die Naht ohne Spannung möglich war. Umscheidung der Nahtstelle mit einem Fettfascienlappen. Nach etwa 10 Tagen wird mit dem Ausgleich der Dislokation durch Extensionsverband begonnen. Zum Schluß muß noch daran erinnert werden, daß dauernd gelähmte Extremitäten noch durch Sehnenauswechselung oder Tenodese wieder gebrauchsfähig werden können (s. S. 245 u. 247).

δ) Die Freilegung der einzelnen Nerven.

Wie schon oben erwähnt, soll die Freilegung der Nerven unter möglichster Schonung der Weichteile erfolgen. Wenn nicht ausgedehnte Weichteilnarben vorliegen, so wird es in der Mehrzahl der Fälle gelingen, in den anatomisch vorgeschriebenen Bahnen unter Schonung der Muskulatur den Nervenstamm aufzusuchen. Man soll dabei nicht große Schnitte scheuen; besonders dann, wenn an der Verletzungsstelle die topographisch-anatomischen Beziehungen durch

Narbenentwicklung mehr oder weniger aufgehoben sind. Gelegentlich müssen auch mehrere getrennte Schnitte, z. B. aus der Innen- und Außenseite des Oberarmes oder auf der Rückseite des Oberschenkels und der Vorderseite des Unterschenkels zur Freilegung verlagerter Stümpfe zur Ausführung kommen. In manchen Fällen läßt sich auch die Durchtrennung der Muskulatur nicht vermeiden. Wenn es irgend geht, soll aber die Freilegung tiefliegender Nerven so ausgeführt werden, daß die Muskelwirkung nach Abschluß der Nervennaht wieder hergestellt werden kann. Die Durchtrennung des Muskels geschieht daher am besten unter Durchschneidung des sehnigen Anteils. Auf die zu vermeidende Verletzung von Gefäßen und Seitenästen des Nerven ist schon oben hingewiesen worden.

Auf alle Einzelheiten zur Aufsuchung der Nervenstämme kann hier nicht eingegangen werden. Es sei nur auf die Zugänge zu den wichtigsten und am häufigsten verletzten Nerven hingewiesen. Die Nervenchirurgie, besonders zur Behandlung von alten Schußverletzungen, erfordert ein ganz spezielles Studium der topographisch-anatomischen Verhältnisse. Zum Zwecke einer Unterrichtung über Einzelheiten sei hier besonders auf die Arbeiten von BORCHARDT und WJASMENSKI, DRÜNER, HEILE und HETZEL, THOELE und PERTHES verwiesen.

Zur Freilegung der großen Nervenstämme an den Gliedmaßen dienen teilweise die für die Freilegung der Gefäße angegebenen Schnittmethoden. Zur Aufsuchung des *N. medianus und ulnaris* im Bereich der oberen Abschnitte des Oberarmes wird der Sulcus bicipitalis medialis freigelegt. Da nach Verletzungen, besonders Schußverletzungen, in der nächsten Umgebung der verletzten Nerven durch Entzündungserscheinungen, Ödeme, Narben usw. nicht nur die Beziehungen der einzelnen Nerven aufgehoben oder schwer erkennbar sind, sondern auch das Kaliber des einzelnen Nervenstammes verändert sein kann, so empfiehlt es sich, den Weichteilschnitt so weit zentralwärts fortzusetzen, bis man die topographisch-anatomischen Verhältnisse oberhalb der Verletzungsstelle aufklären kann. Der Schnitt muß daher meist bis in die Achselhöhle verlängert werden, da erst dann mit Sicherheit festgestellt werden kann, welches der Gebilde der N. medianus, welches der N. ulnaris, welches die Nn. cutaneus brachii oder antebrachii sind. Verfolgt man dann die Nervenstämme peripherwärts, so kann die Bestimmung der einzelnen Nerven und ihre Zusammengehörigkeit auch im Bereich der Narbe meist ohne Schwierigkeiten erfolgen. Auch der N. radialis kann im obersten Humerusabschnitt verletzt werden und seine Aufsuchung findet dann ebenfalls im Bereiche des Sulcus bicipitalis medialis statt (S. 226). Er kann erst nach Beiseiteziehen des großen Gefäßnervenbündels nach außen zu Gesicht gebracht werden.

Der weitere Verlauf des *N. medianus* am Oberarm läßt sich ohne Schwierigkeiten feststellen, da der Nerv im Sulcus bicipitalis medialis zunächst lateral von der Arterie, dann vor der Arterie, in dem distalen Abschnitt medial von der Arterie (in der Ellenbeuge etwa $1/2$—1 cm medial[ulnar]wärts) gefunden wird. Erst der unterste Abschnitt des Nerven am Oberarm und die Gegend der Ellenbeuge ist wegen der zahlreichen hier abgehenden Muskeläste wieder von großer Bedeutung (S. 132f.). Die Aufsuchung des Nerven in der *Ellenbeuge* entspricht der der A. cubitalis. Der Schnitt zieht leicht bogenförmig in der Fortsetzung des Sulcus bicipitalis medialis nach der Furche zwischen M. brachioradialis und

M. pronator teres. Nach Durchtrennung von Haut und Lacertus fibrosus findet man den N. medianus etwa $^1/_2$—1 cm medial-ulnarwärts von der A. cubitalis. Da er unter dem Pronator teres verschwindet, so ist es nach BORCHARDT zweckmäßig, zur weiteren Freilegung das Caput humerale des M. pronator zu durchschneiden und den durchschnittenen Muskel nach medial zu ziehen. Dann legt man ein größeres Gebiet dieses Nerven frei, in dem die wichtigsten Muskeläste für die Flexoren des 3., 4. und 5. Fingers festgestellt werden können.

Im unteren Abschnitt des Unterarmes findet man den N. medianus leicht und unmittelbar radial von der immer leicht feststellbaren Sehne des M. palmaris long. Noch weiter radial findet sich die Sehne des M. flexor carpi radialis.

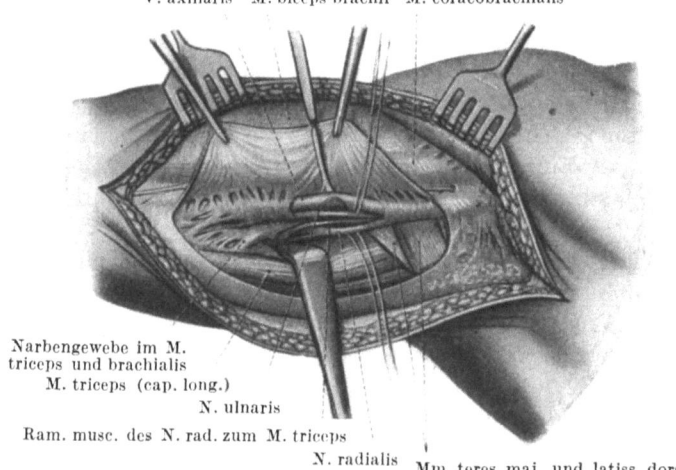

Abb. 141. Freilegung des N. radialis nach Schußverletzung durch den Oberarm mit Radialislähmung, etwa 10 cm unterhalb der Achselhöhle. Mit einem bogenförmigen Schnitt ist die Gegend des Sulcus bicipit. med. freigelegt, die Fascie gespalten und nach oben umgeschlagen. Die V. axillaris ist ebenfalls freigelegt und wird nach lateral gezogen. Medial davon finden sich der N. ulnaris und ein Muskelast, weiter medial in der Tiefe der N. radialis, der distal in ein Narbengewebe hineinzieht, aus dem er sich aber scheinbar ohne Veränderung auslösen läßt. Da er in der Tiefe im M. triceps verschwindet, wird dann eine Freilegung auch von der Außenseite vorgenommen. Auch hier läßt sich der Nerv aus dem Narbengewebe unverändert auslösen.

Auch der *N. radialis* kann in dem *obersten Abschnitt* verletzt sein; er wird zweckmäßigerweise in Höhe seines Übertritts über die Latissimussehne freigelegt, weil man hier nach BORCHARDT die wichtigsten, in diesem Abschnitt abgehenden Muskeläste, nachdem man das übrige Gefäßnervenbündel nach lateral verzogen hat, übersehen kann (Abb. 141). Man kann von hier aus den Nerven peripherwärts bis an seinen Eintritt in den M. triceps verfolgen. Der *folgende Abschnitt* des Nerven, solange er in Schraubenform um den Humerusschaft herumläuft, wird häufig verletzt (Frakturen, Schußverletzungen). Will man auf der Rückseite des Oberarmes den kranialen Abschnitt freilegen, so dringt man am besten zwischen dem Caput longum und Caput laterale des M. triceps am unteren Rand des M. deltoideus ein. Der M. deltoideus muß nach oben und lateral gezogen werden, ebenso das Caput laterale des M. triceps. Dann dringt man gegen den Knochen vor. Will man den Nerven auf eine etwas größere Strecke freilegen, so macht man einen Schrägschnitt, der parallel zum hinteren Rand des M. deltoideus und etwas oberhalb seines Ansatzes beginnt und gegen das Radiusköpfchen gerichtet verläuft. Um den Stamm mit seinen *vielen Muskel- und Hautästen* freizulegen, empfiehlt sich größte Vorsicht bei der notwendig werdenden Durchtrennung des Caput laterale des M. triceps, die in der Schnittrichtung erfolgt. Der Nerv läßt sich hier bis an das Septum intermusculare verfolgen. Der *periphere Abschnitt* des Nerven im unteren Drittel des Oberarmes wird von einem Weichteilschnitt aufgesucht, der dem medialen Rand des M. brachioradialis entspricht (Abb. 142). Man tastet sich den leicht feststellbaren M. brachioradialis in seinem Verlaufe oberhalb des Ellenbogens. Unmittelbar an seinem inneren Rande macht man einen etwa 10 cm langen Schnitt, durchtrennt die oberflächliche Fascie und gelangt so ohne Mühe in den Muskelzwischenraum zwischen M. brachialis kranial und M. brachioradialis caudal (Abb. 142). Die A. collateralis radialis, in den distalen Abschnitten die A. recurrens radialis, und eine oder mehrere Begleitvenen

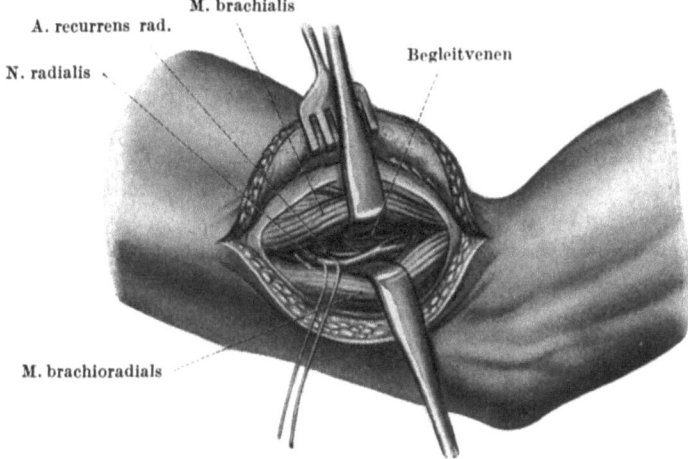

Abb. 142. Die Freilegung des N. radialis oberhalb des Ellenbogens. Der Hautschnitt verläuft am medialen Rande des M. brachioradialis. Zwischen den Mm. brachioradialis und brachialis ist die Fascie gespalten und der Zwischenraum zwischen den beiden Muskeln eröffnet. Beim vorsichtigen Vordringen trifft man auf den meist tastbaren starken Nervenstamm, der von mehreren Gefäßen umgeben ist.

verlaufen hier mit dem Nerven. Die V. cephalica ist oberflächlicher und mehr kranial. Sie kommt daher nicht zu Gesicht. Dringt man tiefer in den Muskelspalt zwischen den beiden genannten Muskeln ein, so stößt man zunächst auf die Gefäße und in der Tiefe auf den Nervenstamm, der in seinem ganzen Verlaufe Muskeläste abgibt (Abb. 142). Sieht man ihn nicht sofort beim Auseinanderziehen der Muskellücke, da er manchmal unter der Muskelfascie liegt, so tastet man ihn doch meist ohne Schwierigkeiten und erkennt die festere Masse des Nerven gegenüber den Muskelbündeln. Der *nächste Abschnitt* des N. radialis ist nach BORCHARDT von besonderer Bedeutung, weil von ihm eine Reihe von wichtigen Muskelästen abgehen. Die Teilung des Nerven in den oberflächlichen und tiefen Ast findet in der Höhe der Verbindungslinie der beiden Epikondylen statt. Zur Freilegung dieses Abschnittes geht man ebenfalls am medialen Rand des M. brachioradialis ein, zieht den Muskel sowie die Mm. extensores carpi radialis longus und brevis nach lateral und dringt so in den Muskelzwischenraum zwischen den genannten Muskeln und der Beugergruppe in die Tiefe. Eine größere Reihe von Seitenästen der A. cubitalis oder meist der A. recurrens radialis ziehen quer nach den nach lateral genommenen Muskelbäuchen. Sie müssen meist zum Teil unterbunden und durchtrennt werden. Man kommt in der Tiefe auf den

M. supinator, der an seiner charakteristischen Muskelfaserung von oben außen nach unten innen und an dem Sehnenspiegel im proximalen Abschnitt zu erkennen ist. In diesen Muskel tritt der tiefe Ast nach BORCHARDT ewa querfingerbreit unterhalb der Epikondylenlinie ein. Wie schon gesagt, ist bei der Freilegung des Nerven in dieser Gegend die Schonung der vielen Muskeläste unbedingt notwendig. Der *oberflächliche Ast* läßt sich von hier aus mühelos weiter distal verfolgen. Der *tiefe Ast* wird nach BORCHARDT in der Weise weiter verfolgt, daß bei gestrecktem Ellbogen der Vorderarm etwas proniert, d. h. in Mittelstellung gehalten wird. Der Schnitt geht von der Beugeseite des Ellbogens leicht schraubenförmig, dem Canalis supinatorius folgend, zur dorsalen Seite des Radius; der M. supinator wird, während die obengenannte Streckmuskulatur stark zur Seite gedrängt wird, dem Kanale folgend, durchtrennt. Man kann dann am Ende des Schnittes den bereits auf der Streckseite des Vorderarmes liegenden Ramus profundus freilegen. Nach KOCHER wird der Ramus profundus an der Streckseite zwischen den beiden Mm. extensores carpi radiales und dem M. extensor digitorum communis in Mittelstellung des gebeugten Unterarmes freigelegt, von einem Schnitt, der vom Radiusköpfchen abwärts zieht. Dringt man in dem Muskelzwischenraum in die Tiefe, so findet man etwa 5—6 cm unterhalb des Radiusköpfchens die Austrittsstelle des Nerven aus dem an seinen schräg nach unten medialwärts verlaufenden Fasern kenntlichen M. supinator.

Die Aufsuchung des *N. ulnaris* findet im Bereich der *oberen Hälfte des Oberarmes*, ebenfalls im Sulcus biciptalis medialis statt, er liegt hier medial vom N. medianus. Von der Mitte des Oberarmes oder gelegentlich auch schon höher trennt sich der N. ulnaris von dem übrigen Gefäßnervenbündel, um nach dem Sulcus nervi ulnaris am distalen Humeruskopf zu ziehen. Im untersten Abschnitt verläuft der Nerv an der vorderen medialen Fläche des Caput mediale des M. triceps hinter dem Septum intermusculare mediale. Im Bereich des Oberarmes gibt der N. ulnaris keine Muskeläste ab.

Die *Aufsuchung* des N. ulnaris *am Unterarm* macht *keinerlei* Schwierigkeiten, da er in demselben Muskelzwischenraum aufgesucht wird, in dem wir auch die A. ulnaris freilegen. Dieser Muskelzwischenraum liegt zwischen dem M. flexor carpi ulnaris und dem M. flexor digitorum sublimis. Der Nerv liegt ulnarwärts von der Arterie und beide Gebilde liegen auf dem M. flexor digitorum profundus (s. S. 135). Diese topographisch-anatomischen Beziehungen bleiben bis zum Handgelenk bestehen. Im Bereich der Hand können die beiden Endäste des N. ulnaris nach KOCHER etwa fingerbreit distal und radial des Os pisiforme nach Spaltung des M. palmaris brev. aufgesucht werden. Der oberflächliche Ast zieht in gerader Richtung nach dem 4. und 5. Finger, während der tiefe Ast mit dem tiefen Ast der A. ulnaris ulnarwärts am deutlich fühlbaren Hamulus ossis ham. vorbei zwischen den Mm. abductor und flexor digiti brev. in die Tiefe läuft und sich auf der volaren Fläche der Mm. interossei nach distal zieht, um sich dort in die Fingeräste aufzuteilen.

Von großer Bedeutung ist besonders nach Schußverletzungen die Freilegung des *Plexus brachialis*. Bei den nahen Beziehungen der einzelnen Nervenstämme zueinander werden sehr häufig mehrere Stämme verletzt und es kommt leicht zu abnormen Verbindungen derselben durch ausgedehnte Narben. Soll in solchen Fällen chirurgisch eingegriffen werden, so ist es notwendig, sich über die besonders von BORCHARDT und seinen Schülern studierten Variationen im Bereich der Wurzeln zu unterrichten. Um mit Erfolg Narbenlösungen, Resektionen und Wiederherstellungen zusammengehöriger Nervenstämme vornehmen zu können, ist neben der Kenntnis der anatomischen Verschiedenheiten eine möglichst ausgedehnte übersichtliche Freilegung des ganzen Plexus vorzunehmen. Es sind daher eine ganze Reihe von Zugangsschnitten zu diesem Zwecke empfohlen worden (REICH, LEXER, HEILE und HETZEL, GULEKE, ISELIN). Nach LEXER (s. S. 170) legt man die medialen Plexusabschnitte frei. GULEKE und ISELIN durchtrennen (Abb. 143) sehnige Abschnitte der Mm. pectoralis maj. und minor in der Nähe

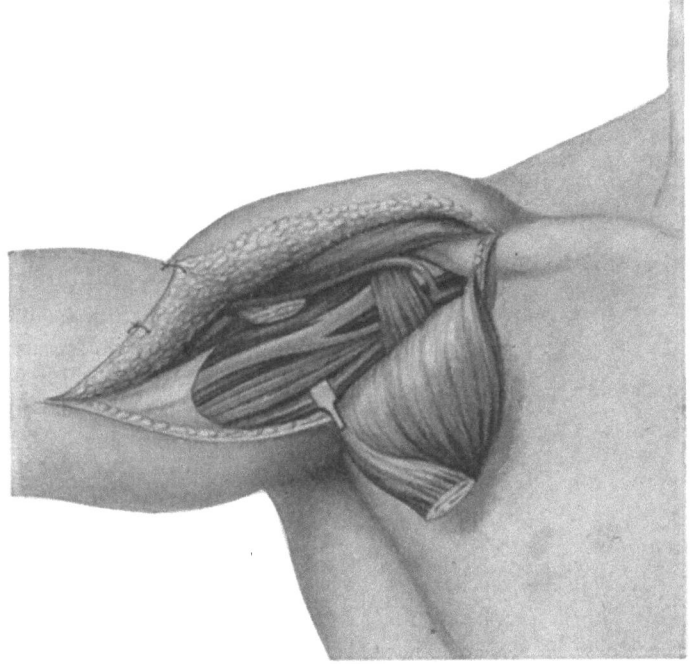

Abb. 143. Die Freilegung des unteren Plexusabschnittes. (Nach ISELIN.)

ihrer Ansatzstellen, um sie später wieder durch Naht vereinigen zu können. Man erhält durch Umklappen der Muskeln nach medial einen sehr guten Einblick in die Tiefe. Muß der Plexus auch oberhalb des Schlüsselbeines freigelegt werden, so führt man am besten einen parallel zur Plexusrichtung verlaufenden Weichteilausschnitt aus, den man mit einer Ablösung der Muskulatur nach ISELIN vereinigen kann. Die Clavicula wird, wenn nötig, in schräger Richtung durchtrennt. Bei dem Vorgehen von REICH wird ein Haut-, Knochen-, Muskellappen mit unterem Stiel gebildet, der den mittleren Teil der Clavicula in Verbindung mit dem entsprechenden Abschnitt des M. pectoralis major enthält. Dieser Lappen kann zeitweilig nach unten geklappt und nach Abschluß der Nervenoperation unter Wiedervereinigung der Clavicula durch Naht wieder an Ort und Stelle gebracht werden. Auch dieses Verfahren gibt eine vorzügliche Übersicht.

Der N. ischiadicus wird bei seinem Austritt aus dem Becken am unteren Rande des M. piriformis auf dem gleichen Wege aufgesucht, der zur Unterbindung der A. glutaea inf. angegeben ist (s. S. 155). Diese Stelle läßt sich ziemlich genau auf dem Gesäß des auf dem Bauch liegenden Kranken angeben.

Sie liegt fingerbreit lateral vom Mittelpunkt der Richtungslinie, die vom Außenrand des Tuber ischii nach der Spina post. sup. gezogen wird. Der Hautschnitt beginnt 2 Querfinger breit medial dieser Stelle und zieht nach dem Trochanter maj. Hat man Haut und Subcutangewebe durchtrennt, die Fasern des M. glutaeus max. stumpf weit auseinandergedrängt und den unteren Rand des M. glutaeus med. freigelegt, so sucht man den caudal angrenzenden, an seiner fächerartigen Form leicht erkennbaren M. piriformis auf. An dessen caudalen Rand kommt der kleinfingerdicke Stamm des N. ischiadicus aus der Tiefe über den Rand des For. ischiadicum maj. (Lig. sacro-spinosum) und verläuft über die kleinen Beckenmuskeln caudal weiter (Abb. 112).

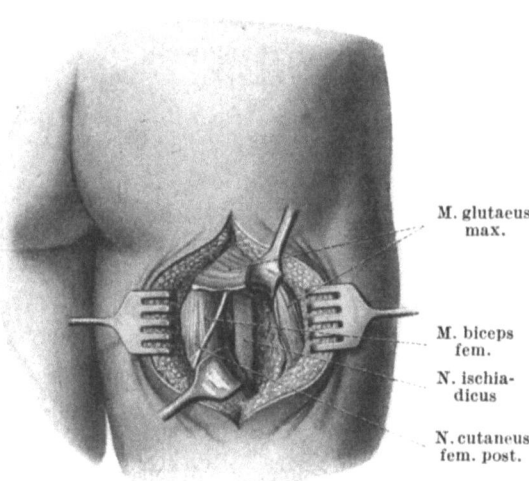

Abb. 144. Freilegung des N. ischiadicus. Auf der Rückseite des Oberschenkels vom unteren Rande des M. glutaeus max. ist ein senkrecht verlaufender Schnitt durch Haut, Unterhautbindegewebe und Fascie gelegt. Der untere Rand des M. glutaeus max. ist freigelegt und mit einem Haken angehoben. Der laterale Rand des M. biceps fem. ist ebenfalls freigelegt. An ihm, in die Tiefe gehend, gelangt man zum N. ischiadicus.

Muß der Nerv auf eine größere Strecke freigelegt werden, so ist es zweckmäßig, das Verfahren von GULEKE oder ISELIN zur Anwendung zu bringen (Abb.145). Ein großer Lappenschnitt, der an der Spina iliaca post. sup. beginnt und in der Verlaufsrichtung der Fasern des M. glutaeus maximus gegen den Trochanter major zieht, biegt dort nach unten um, um parallel zur Gesäßfalte, dem unteren Rande des M. glutaeus maximus entsprechend, nach medialwärts bis zur Mitte des Oberschenkels zu verlaufen. Die Ansatzsehne des M. glutaeus maximus wird etwas entfernt vom Trochanter major abgeschnitten und der Muskel nach medialwärts umgeschlagen. Dadurch gewinnt man einen ausgezeichneten Einblick in die gesamte Gefäß- und Nervenversorgung dieser Gegend. GULEKE geht ähnlich vor. KÖNIG macht einen dem ersten Teil des Schnittes von ISELIN entsprechenden Schnitt durch die Weichteile, trennt die Sehne des M. glutaeus maximus am Trochanter major ab und zieht den in der Schnittrichtung gespaltenen M. glutaeus med. nach unten ab.

Am *Oberschenkel* ist die Aufsuchung des N. ischiadicus sehr einfach. Von einem Längsschnitt, der in der Gesäßfalte beginnt und in der Mitte zwischen dem Tuber ischii und dem Außenrand des Trochanter major verläuft, dringt man in die Tiefe, während der untere Rand des Glutaeus maximus nach oben gezogen wird (Abb. 144). Auf diese Weise legt man den lateralen Rand des schräg nach unten außen nach dem Fibulaköpfchen verlaufenden M. biceps frei. Dieser Muskel und der auf ihm verlaufende N. cutaneus femoris post. werden nach medial gezogen, um dadurch etwas tiefer den N. ischiadicus zur Anschauung zu bringen. Je weiter distal man den Nerven aufsuchen will, desto tiefer liegt er, und desto weiter muß man unter dem medial verzogenen langen Kopf des M. biceps vordringen.

Im *unteren Drittel* wird der Nerv in der rautenförmigen Grube zwischen M. biceps und semimembranosus aufgesucht, entsprechend unserem Vorgehen bei der Unterbindung der A. poplitea (s. S. 155). In diesem Abschnitt hat sich der N. ischiadicus in seine Hauptäste geteilt. Der N. tibialis verläuft mit der Arterie in gerader Richtung weiter, während der N. peronaeus lateral davon nach dem Fibulaköpfchen zu strebt. Bei der Freilegung des N. ischiadicus am oberen Abschnitt des Oberschenkels ist schonend vorzugehen, um keinen der vielen Muskeläste zu zerstören. Im unteren Abschnitt müssen besonders die Nn. cutanei surae lateralis und medialis geschont werden. In der *Kniekehle* liegt der N. tibialis unter der Fascia poplitea am oberflächlichsten und etwas lateral von Vene und Arterie.

Die Freilegung des *N. tibialis post.* gelingt im ganzen Bereich des Unterschenkels am besten auf demselben Wege, den wir zur Unterbindung der A. tibialis post. beschrieben haben. Die Teilung in seine beiden Endäste wird von einem Bogenschnitt dargestellt, der die A. tibialis post. hinter dem medialen Malleolus freilegt (Abb. 108). In dem Lig. laciniatum verläuft meist der N. plantaris medialis vor, der N. plantaris lateralis hinter der A. tibialis post.

Der *N. peronaeus* kann sehr leicht von einem schraubenförmigen Schnitt, der das Fibula-

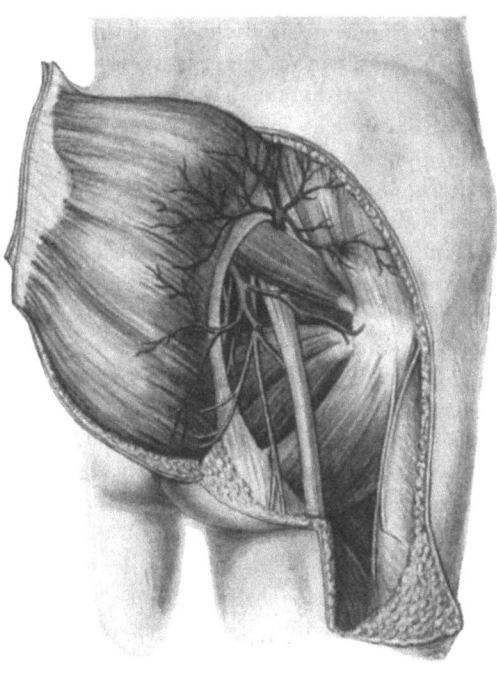

Abb. 145. Die Freilegung des Nervus ischiadicus nach ISELIN mit großem Weichteillappen.

köpfchen von hinten oben nach unten vorne umzieht, freigelegt werden. Sehr häufig ist der Nerv etwas unterhalb des Fibulaköpfchens zu palpieren. Man beginnt mit dem Schnitt hinter der deutlich fühlbaren Sehne des M. biceps und führt ihn über das Fibulaköpfchen schräg distal gerichtet nach vorne. Der Nerv liegt unter der Fascie und tritt unmittelbar unterhalb des Fibulaköpfchens unter den M. peronaeus longus. Bei der Freilegung an dieser Stelle sind die hier abgehenden Hautnerven zu schonen. Der *oberflächliche Ast* des N. peronaeus verläuft unter dem M. peronaeus longus zunächst auf der Fibula, dann auf dem M. peronaeus brevis. Er gibt während dieses Verlaufes die wichtigsten Muskeläste für die beiden Mm. peronaei ab. Der oberflächliche Ast muß daher zwischen M. peronaeus longus und M. extensor digitorum longus aufgesucht werden. Der *tiefe Ast* zieht von der Grenze des oberen zum mittleren Drittel des Unterschenkels ab mit der A. tibialis anterior in dem Muskelzwischenraum zwischen M. tibialis ant. und M. extensor digitorum longus bzw. M. extensor hallucis longus bis zum Fußrücken (Abb. 103). Er versorgt die gesamte Streckmuskulatur.

4. Die Eingriffe am N. sympathicus.
(BRÜNING und STAHL, KAPPIS, R. MÜLLER, LERICHE, BRAEUCKER, RIEDER, ELZE-BRAUS.)

Gute chirurgische Erfolge stützen sich auf gute anatomische Grundlagen. Will man aber in einem Nervengebiet operieren, so muß man mehr als auf anderen Gebieten außer der guten anatomischen Grundlage auch noch die Physiologie und Pathologie der betreffenden Nervengebiete beherrschen, um einerseits die richtige Anzeigestellung zu finden und andererseits die Ergebnisse eines Eingriffes beurteilen zu können. Alle diese Grundlagen sind bei der Chirurgie am N. sympathicus noch nicht in dem Maße vorhanden, wie es wünschenswert wäre, und der verantwortungsvolle Chirurg hat schon beim Lesen der großen Zahl der vorgeschlagenen Anzeigestellungen und Anwendungsgebiete leicht das Gefühl, daß vieles auf schwankendem Boden steht. Daher haben sich viele Chirurgen zunächst gegenüber der Sympathicuschirurgie außerordentlich zurückgehalten. Das trifft besonders für die Eingriffe zu, die technische Schwierigkeiten mit sich bringen, wie die Operationen am Grenzstrang und an den Ganglien, während die *periarterielle Sympathektomie*, die ja technisch einfach ist, zunächst weitere Verbreitung fand. In ihrer Wirkung besser begründet erscheinen aber die *Eingriffe am Grenzstrang*, an den *Ganglien* und an den *Rami communicantes*. Diese Erkenntnis und manche guten Erfolge waren die Veranlassung, immer mehr Erkrankungen durch Eingriffe am N. sympathicus zu behandeln. Das unbekannte oder wenig bearbeitete Betätigungsfeld reizte dazu an, die theoretisch aussichtsreich erscheinenden und experimentell festgestellten Einflüsse von Sympathicusoperationen auch am Menschen zu neuen Behandlungswegen zu gestalten. Die vielen Unbekannten ließen der Phantasie Spielraum in Hülle und Fülle. Betrachtet man aber heute rückschauend die umfangreiche Liste von Erkrankungen, die durch solche Eingriffe geheilt oder gebessert werden sollten, und berücksichtigt man die zahlreichen Mißerfolge, die sich nach allen Arten von Eingriffen am N. sympathicus eingestellt haben, so möchte man zunächst an der Berechtigung, die Sympathicuschirurgie weiter fortzusetzen, zweifeln. Es ist nicht zu verkennen, daß bei der Ausweitung der Sympathicuschirurgie außerordentlich viel kritiklose Arbeit geleistet wurde.

Die Eingriffe wurden bei Erkrankungen vorgeschlagen und auch ausgeführt, bei denen von vornherein ein Erfolg nicht erwartet werden konnte. Dazu kommt, daß die Beurteilung der Ergebnisse vieler solcher Eingriffe oft außerordentlich schwierig ist, besonders wenn genau bestimmbare, objektive Zeichen fehlen. Obgleich auch zunächst, wie bei jedem neu in die Chirurgie aufgenommenen Zweig, die Zahlen der ausgeführten Eingriffe verhältnismäßig klein waren, wurden Erfolgsstatistiken aufgestellt und Hundertsätze ausgerechnet, die selbstverständlich kein klares Bild der tatsächlichen Verhältnisse liefern konnten.

Die Unsicherheit der anatomischen und physiologischen Vorstellungen und der Anzeigestellung und die oft unkritisch bearbeiteten Erfolgsstatistiken tragen die Schuld daran, daß auch über die Art und Ausdehnung der Eingriffe im Bereich des sympathischen Nervensystems viele Zweifel bestehen blieben. Sie wurden durch die Erkenntnis nicht geringer, daß auch seelische und hormonale Einflüsse nicht auszuschließen sind (MOUGNIN, LENSKI, VALDONI).

Allmählich hat sich aber aus dem Wust von Anzeigestellungen und Operationsvorschlägen eine kleine Reihe von Erkrankungen herausgeschält, die durch Eingriffe am N. sympathicus, wenn auch nicht alle geheilt, so doch zum Teil auf Jahre hinaus gebessert werden konnten. Eine Heilung ist vielfach schon deshalb nicht zu erwarten, weil der Eingriff am sympathischen Nervensystem bei den meisten Erkrankungen nicht als kausale Therapie gelten kann. Etwas Gutes hatten die vielen Eingriffe am menschlichen Sympathicus. Sie haben dazu beigetragen, die anatomischen, pathologisch-anatomischen, physiologischen und die pathologisch-physiologischen Kenntnisse am sympathischen Nervensystem zu erweitern. Daher müssen auch unter Anwendung strengster Kritik die Beobachtungen am Menschen fortgesetzt werden, zumal das Tierexperiment aus naheliegenden Gründen häufig im Stiche läßt. Nur auf diese Weise kann es gelingen, die postoperativen Ergebnisse richtig zu deuten. Es hat sich nämlich gezeigt, daß derselbe Eingriff bei klinisch gleichliegenden Erkrankungen in der Wirkung ganz verschieden ausfallen kann, daß in einem Falle ein völliger Erfolg, im anderen ein zeitlich begrenzter und im dritten ein voller Mißerfolg beobachtet werden kann. Den Ursachen dieser Erscheinungen nachzugehen ist von vielen Chirurgen versucht worden.

Die beschreibende *Anatomie* des N. sympathicus gibt heute wohl ein brauchbares Bild, wenn auch noch einzelne Unklarheiten bestehen. Eine ausgezeichnete Darstellung findet sich in dem Lehrbuch der Anatomie des Menschen von ELZE-BRAUS, 4. Bd. Der Chirurg muß sich hauptsächlich mit der Lage der Ganglien und mit dem Verlauf der sympathischen Nervenfasern beschäftigen. Die *Lage der Ganglien* ist deshalb von Bedeutung, weil in ihnen in der großen Mehrzahl der Nervenleitungen die Umschaltung der präganglionären auf die postganglionären Fasern stattfindet. Die Forschung hat festgestellt, daß für die Mehrzahl der aus den vorderen Wurzeln des Rückenmarkes austretenden sympathischen Fasern die Umschaltungsganglien in den Grenzstrang eingereiht sind (vertebrale Ganglien), daß sie andererseits, mit dem Grenzstrang durch die Rr. oder Nn. splanchnici in Verbindung stehend, ihre Lage unmittelbar vor der Wirbelsäule haben (prävertebrale Ganglien). Die dritte Umschaltungsmöglichkeit findet sich in den *Spinalganglien*. Es sind Fasern, die durch die hinteren Wurzeln austreten. Nur wenige sympathische Nerven gelangen ohne den Umweg über den Grenzstrang und Umschaltung in die Peripherie oder aus der Peripherie durch die vorderen oder hinteren Wurzeln zum Rückenmark zurück.

Von den beiden großen Gruppen sympathischer Nerven versorgt die eine die sämtlichen *Eingeweide* und ihre Gefäße, die andere die *Körperwand*, zu der auch Kopf und die Extremitäten gerechnet werden. Die *efferenten Fasern* zu den Eingeweiden ziehen, nachdem sie den Grenzstrang auf einer gewissen Strecke durchlaufen haben, durch die Nn. und Rr. splanchnici zu den prävertebralen Ganglien und werden dort auf die postganglionären Fasern umgeschaltet. Die efferenten Fasern zur Körperwand gehen, in den vertebralen Grenzstrangganglien auf die postganglionäre Faser umgeschaltet, durch die Rami communicantes wieder zurück zu den spinalen Nerven und treten von da aus segmentär an die Erfolgsorgane heran. Die *afferenten*, schmerzleitenden, sympathischen Fasern verlaufen von den Eingeweiden und auch von den Gefäßen durch die sympathischen Geflechte zum Grenzstrang, durch die Rr. communicantes im wesentlichen durch die hinteren Wurzeln in das Rückenmark. Sie werden zum Teil in den Grenzstrangganglien, zum Teil in den Spinalganglien umgeschaltet.

Der Zusammenhang zwischen den einzelnen Segmenten der Wirbelsäule und den Ganglien des Grenzstranges ist nur in der Brustwirbelsäule ohne weiteres übersichtlich. Am Hals- und Bauchsympathicus scheint in der Beziehung eine völlige Unregelmäßigkeit zu bestehen. Die größten Unregelmäßigkeiten bestehen im Bereich des Halssympathicus, wo sich nur 2, höchstens 3 sympathische Ganglien befinden, von denen das unterste häufig noch mit dem ersten Brustganglion zum Ganglion stellatum verbunden ist. Auch die Anordnung der Rr. communicantes ist in der Gegend des Ganglion stellatum außerordentlich verwickelt, da ein Teil Beziehungen zum Kanal der A. vertebralis aufnimmt, wenigstens in diesem verläuft. Aus neuesten Untersuchungen, FAGARASANUS, der sich besonders mit dem Lumbalgrenzstrang beschäftigt hat, geht hervor, daß in der Anordnung der Ganglien im Bereich des Lumbalgrenzstranges noch weitere Verschiedenheiten bestehen. Die Faserbündel zwischen den einzelnen Ganglien sind in 43% der Fälle verdoppelt und mehrfach angeordnet oder auch unterbrochen. In 34% der beobachteten Fälle finden sich vom Grenzstrang entfernt gelegene Ganglien, tief unter dem M. psoas liegend, und in Beziehung zu den

Lumbalarterien stehend. Er beobachtete außerdem eine große Mannigfaltigkeit der Rr. communicantes sowohl zahlenmäßig als morphologisch.

Noch reicher an Unklarheiten erscheint die *Physiologie* des N. sympathicus. Die Prüfung der Wirkungen der sympathischen Nerven durch Reizung oder Verletzung ist deshalb so schwierig, weil die Funktion aller vom N. sympathicus versorgten Organe durch ein autonomes Ganglienzellensystem aufrechterhalten wird, selbst wenn alle Nervenzu- und -ableitungen zerstört sind. Das sympathische Nervensystem hat im wesentlichen eine steuernde und ordnende Wirkung durch Einschaltung in einen Reflexbogen oder unter dem Einfluß des zentralen Nervensystems auszuüben.

Das trifft auch für die Wirkung der sympathischen Geflechte auf die Gefäße zu. Während aber auf der einen Seite angenommen wird, daß vom Grenzstrang unmittelbar sympathische Nerven zu den periarteriellen sympathischen Geflechten ziehen und sie bis in die Peripherie der Gefäße verfolgen (LERICHE, ELZE u. a.) und auch afferente schmerzleitende Fasern in den periarteriellen Geflechten dem Rückenmark zustreben (FOERSTER), wird von anderen der Standpunkt vertreten und auch durch experimentelle Untersuchungen unterstützt, daß auch die Gefäßversorgung nur durch die spinalen Nerven, und daher segmentär (WIEDHOPF, LAZORTHES) erfolgt. Die Frage scheint noch nicht endgültig geklärt. Die beobachteten Dauererfolge der periarteriellen Sympathektomie sprechen für die erste, die zahlreichen Mißerfolge für die Richtigkeit der zweiten Ansicht. Diese Frage ist natürlich für die Ausführung der verschiedenen Eingriffe von großer Bedeutung. Auch die verschiedene Wirkung der Durchtrennung prä- oder postganglionärer sympathischer Nervenfasern kann bis heute nicht einheitlich gedeutet werden.

Es wird auch die Meinung vertreten (STÖHR, BRAEUCKER u. a.), daß das ganze sympathische und parasympathische System gewissermaßen ein großes Syncytium darstellt, das im ganzen Körper verbreitet ist und von allen Gegenden aus Reiz und Gegenreiz empfangen kann. Für die einzelnen, vom Sympathicus versorgten Organe besteht weitgehende Autonomie mit gefäßverengender und gefäßerweiternder Wirkung im Bereich des Gefäßsystems. Der N. sympathicus kann nur den Tonus der Gefäße verändern.

Nach VALDONI tritt auf Dauerreiz von seiten des N. sympathicus nur dann ein Spasmus ein, wenn der Tonus an sich schwach war. Viel beachtet werden hormonale Einflüsse, während das Acetylcholin gefäßerweiternd auf die Arteriolen wirkt, verengt das Adrenalin die Gefäße wie ein Sympathicusreiz. MOUGUIN macht darauf aufmerksam, daß Frauen, die an RAYNAUDscher Erkrankung leiden, auch endokrine Störungen anderer Art haben, zu denen Menstruationsbeschwerden, Störungen im Bereich der Schilddrüsen-, Nebennieren- und Hypophysenfunktion gehören. Während der Schwangerschaft verschwinden nach VALDONI die Symptome der RAYNAUDschen Erkrankung fast vollständig, so daß die Anwendung von Schwangerschaftshormonen empfohlen worden ist. Eine mehrfach beobachtete Erscheinung (LEWANDOWSKY, WHITE, LEWIS, ATLAS) ist die Steigerung der Adrenalinempfindlichkeit der Gefäße nach Unterbrechung der sympathischen Nervenversorgung. Dabei ist es WHITE besonders aufgefallen und auch von anderen bestätigt worden, daß die Adrenalinempfindlichkeit stärker zum Ausdruck kommt nach Durchtrennung der postganglionären sympathischen Fasern als nach Zerstörung der präganglionären. Darauf wird von manchen der Mißerfolg der Eingriffe am N. sympathicus, besonders im Halsabschnitt, zurückgeführt, da nach SMITHWICK bei der Gangliektomie am Hals die postganglionären Fasern mit den präganglionären zerstört werden, während sie bei den Eingriffen an den lumbalen Ganglien, wenn das unterste Lenden- und die Sacralganglien geschont werden, erhalten bleiben. Er zieht daraus die Folgerung, auch bei Eingriffen am Hals die postganglionären Fasern zu schonen (s. unten). SIMMONS und SHEEHAN haben beobachtet, daß diese postoperative Adrenalinempfindlichkeit mit der Zeit abnimmt. Sie kann sogar fehlen, wenn ein Rückfall beobachtet wird.

Mißerfolge können natürlich auch dadurch zustande kommen, daß die Erkrankung in der Peripherie am *autonomen* sympathischen System angegriffen hat und durch Eingriffe an den zuleitenden Sympathicusfasern nicht verändert werden kann. Ebenso können in einzelnen Fällen *hormonale Einflüsse* in der Peripherie weiterbestehen, die ebenfalls durch einen Eingriff an der sympathischen Zuleitung nicht verändert werden.

Man hat gehofft, aus *pathologisch-anatomischen Veränderungen* in den entfernten Ganglien oder im Grenzstrang Schlüsse auf die Entstehung bestimmter, im sympathischen System sich abspielender Erkrankungen ziehen zu können. Solche Untersuchungen sind vorgenommen worden von RAZOLSKIJ, TERPLAN, KUNTZ, MÜLLER, SUNDER-PLASSMANN, GARIEPY u. a. Obwohl zweifellos schwere Veränderungen in den entfernten Ganglien gefunden werden konnten, ist bis heute die Frage noch nicht geklärt, ob es sich um primäre ursächliche Erkrankungen handelt oder nicht. Einen sicheren Beweis für die erstere Ansicht konnte auch SUNDER-PLASSMANN nicht erbringen.

Viele der erwähnten Arbeiten stammen aus der letzten Zeit, und man kann daraus ersehen, daß es auch heute noch sehr viel unbeantwortete Fragen auf dem Gebiet der Sympathicuschirurgie gibt, die noch gelöst werden müssen, ehe dieser Zweig der Chirurgie allgemein empfohlen werden kann. Daher ist es auch erklärlich, daß die zusammenfassenden Darstellungen der Sympathicuschirurgie aus den letzten Jahren immer zurückhaltender mit der Empfehlung der teilweise doch recht eingreifenden und schwierigen Eingriffe am N. sympathicus geworden sind. Ebenso ist die Zahl der erfolgreich anzugreifenden Erkrankungen auf ein recht geringes Maß beschränkt worden. Von den zahlreichen Erkrankungen, bei denen man sich durch Eingriffe am Sympathicus eine aussichtsreiche Behandlung versprechen wollte, sind kaum 10 übrig geblieben. Es handelt sich im wesentlichen um Krankheiten, bei denen spastische Erscheinungen im Vordergrund stehen. Je größer dieser Anteil, desto eher besteht Aussicht auf Heilung oder weitgehende Besserung. Unter den Erkrankungen sind hauptsächlich folgende zu nennen: die RAYNAUDsche Erkrankung und die BÜRGERsche. Bei beiden handelt es sich um Gefäßerkrankungen. Bei der RAYNAUDschen steht der spastische Anteil wesentlich im Vordergrund, bei der BÜRGERschen sind primär bereits Gefäßwandveränderungen vorhanden und der spastische Anteil ist nur eine Folgeerscheinung. Als dritte, wenn auch weniger sicher beeinflußbare Erkrankung, ist die Angina pectoris zu nennen. Über die Berechtigung zum Eingreifen am Sympathicus bei dieser Erkrankung ist wohl am meisten gestritten worden, und die verschiedensten Behandlungsvorschläge stehen einander gegenüber (s. unten). Von RIEDER werden noch folgende Erkrankungen als aussichtsreich hinzugefügt: Die SUDECKsche Extremitätendystrophie mit dem sie oft begleitenden traumatischen Ödem, die Epikondylitis, das Malum perforans, die paroxysmale Tachykardie (LERICHE), die trophischen Störungen und die Kausalgien. Die meisten dieser zuletzt genannten Erkrankungen werden nach RIEDER erst nach vergeblicher konservativer oder anderweitiger operativer Behandlung der Sympathektomie unterzogen, ebenso wie gewisse Formen von Nierenerkrankungen. Die operativen Erfolge sind für die meisten dieser Erkrankungen auch nicht gerade überzeugend. Die Erkrankungen, bei denen die Sympathektomie zuerst als erfolgreich angesehen wurde, wie die Hypertonie (ALLEN und ADSON), die arteriosklerotischen und diabetischen Gefäßveränderungen, das Asthma bronchiale (KÜMMELL), die schmerzhaften Amputationsstümpfe, die postphlebitischen Schmerzen (LERICHE), die spastischen Lähmungen (ROYLE, STEWART, v. LACKUM), die Sklerodermie (LERICHE), die chronischen Arthritiden (ROWNTREE und ADSON), die tabischen

Krisen, die HIRSCHSPRUNGsche Erkrankung und viele andere werden heute fast allgemein, oft außer von denjenigen, die sie zuerst empfohlen haben, von den Eingriffen am sympathischen Nervensystem ausgeschlossen.

Bevor man sich zu einer Operation am sympathischen Nervensystem entschließt, ist ein genaues Studium der anatomischen Verhältnisse unerläßlich. Am besten ist es, sich ein oder mehrere Male an der Leiche die entsprechende Gegend selbst zu präparieren, da Beschreibungen oft sehr schwierig sind. Vor einzelnen Eingriffen ist es außerdem wünschenswert, durch Einspritzung nervenlähmender Arzneimittel die Wirkung einer Sympathicusdurchschneidung gewissermaßen vorher zu proben. Solche Einspritzungen können sowohl am lumbalen, als besonders am cervicalen Grenzstrang durchgeführt werden. Tritt bei schmerzhaften Erkrankungen Schmerzlosigkeit ein, und stellen sich die sonstigen Anzeichen des Ausfalles der sympathischen Nervenversorgung ein, wie z. B. am Halssympathicus der HORNERsche Symptomenkomplex, oder Temperaturerhöhung in dem entsprechenden Gefäßgebiet bei gleichzeitiger Farbänderung der Haut usw. und erzielt man dadurch die gewünschte Wirkung, so kann man mit einer gewissen Sicherheit den Eingriff selbst zur Ausführung bringen. Handelt es sich um eine Sympathektomie wegen Gefäßstörungen die hauptsächlich krampfhafter Natur sind, wie z. B. bei der RAYNAUDschen Krankheit, so verspricht der Eingriff erfolgreich zu werden. Da man aber nicht immer mit Sicherheit weiß, ob sich hinter den spastischen Erscheinungen nicht eine ernste, organische Gefäßerkrankung versteckt, wie z. B. die Endarteriitis obliterans, so ist es zweckmäßig, einige Vorprüfungen vorauszuschicken, um einen Eindruck von der in Aussicht stehenden Wirkung zu haben. Zur *Behandlung* hat MEZÖ durch serienweise Einspritzung von adrenalinfreiem Novocain oder 2%igem Percain in die sympathischen und cerebrospinalen Nerven eine Umstimmung des sympathischen Nervensystems und eine Herabsetzung des Sympathicotonus zu erreichen versucht.

Vorprüfungen gibt es eine ganze Reihe. Als erste gilt die Bestimmung der Hauttemperatur mit dem Hautthermometer, vergleichsweise auf der gesunden und auf der kranken Seite. Wird nun dazu eine künstliche Temperatursteigerung erzeugt, z. B. durch ein elektrisches Lichtbad (CHIASSERINI), so tritt ein deutlicher Unterschied zwischen der gesunden und der kranken Hautgegend ein. Die Temperatur steigt im allgemeinen um 3—4° nach einigen Stunden an (FILATOV). Bei der Endarteriitis fällt der Versuch am schlechtesten aus, das Thermometer steigt nur um 0,3—1,9°. ADSON und BROWN haben einen *Temperaturindex*, der den Unterschied zwischen Blut- und Hauttemperatur angibt, bestimmt. Er ist bei der RAYNAUDschen Erkrankung 5—14, bei der Endarteriitis nur 2—6, bei der arteriosklerotischen Erkrankung ist er noch niedriger oder auch gleich 0. Temperaturunterschiede werden nach BROWN auch durch *Proteinkörpereinspritzungen* erzielt. Er verwendet Typhusvaccine (30—50 Millionen Keime). Der Temperaturanstieg beträgt nach 3—5—7 Stunden 3—4°. Auch Hauttemperaturmessungen in *Allgemeinnarkose*, die die sympathische Gefäßwirkung aufhebt (MORTON und MERLE) und die *Lumbalanästhesie* werden zur Feststellung der Wirkung als Vorprobe ausgeführt (LERICHE, TELFORD und STOPFORD). Außer diesen einfachen Proben kann die *Arteriographie* (FILATOV, GODAIN und BRANZEA u. a.) herangezogen werden. CHIASSERINI warnt vor ihrer Anwendung wegen ihrer reizauslösenden Wirkung auf die Gefäße. Ein verbessertes Verfahren ist von SGALITZER und DEMEL (DENK-KOHLMAYER) empfohlen worden. Bei diesem Verfahren wird die Kontrastfüllung 2mal ausgeführt. Außerdem werden vor der zweiten Aufnahme 2 Ampullen Eupaverin percutan in die Arterie eingespritzt, um die Gefäßerweiterung zu verstärken. Diese Probe hat sich als zweckmäßig erwiesen. Als weitere Untersuchungsmethode kann auch das *Capillarmikroskop* zu Rate gezogen werden. Die bei der RAYNAUDschen Erkrankung feststellbaren Krampfzustände und Strömungsstockungen sind deutlich zu beobachten und verschwinden nach dem Eingriff (RIEDER). Als weiteres Verfahren zur Prüfung der Gefäßfunktion ist auch die *Oszillometrie* zur Anwendung gebracht worden (FILATOV, KISILOVA-KULESOV, BOLO, PHILIPPIDES). Die Oszillometrie ist von einigen der genannten auch zur Nachprüfung des Erfolges nach Sympathektomie angewendet worden. Auch die MOSKOWICZsche Kollateralenprobe (s. S. 185) kann zur Prüfung herangezogen werden.

Zur Feststellung des Erfolges bestehen außerdem noch folgende Möglichkeiten: Genaue Prüfungen lassen sich mit der Thermostromuhr nach REIN, wie sie von SCHNEIDER ausgeführt worden sind, machen. LERICHE und ARNULF haben die Prüfung der *Schweißsekretionshemmung* durch Pilocarpin empfohlen. SIMMONS und SHEEHAN prüfen die Wirkung einer Novocaininjektion in den N. ulnaris nach Sympathicuseingriffen. Gehen durch diesen Nerven noch sympathische Fasern, so tritt kein Temperaturanstieg der Haut der Hand ein, ebenso dauert dann der Schwitzreflex an.

a) Die verschiedenen Eingriffe zur Leitungsunterbrechung der sympathischen Nerven.

Das einfachste Verfahren ist die Leitungsunterbrechung durch *Novocaineinspritzung* für Zeit und durch 80%igen Alkohol für die Dauer. Die größte praktische Bedeutung hat die Einspritzung in das Ganglion stellatum, wie sie zuerst von LERICHE empfohlen worden ist, gewonnen. Sie ist auch von MANDL, SCHITTENHELM und KAPPIS u. a. ausgeführt worden. PHILIPPIDES hat neuerdings einen Zielapparat zur sicheren Punktion des Ganglion stellatum empfohlen. Dieser Apparat wird an feste Knochenpunkte angesetzt und erlaubt bei richtiger Lage die Punktion des Ganglion stellatum ohne Schwierigkeiten. Die Einspritzung von Novocain in das Ganglion stellatum kommt heute besonders auch bei schmerzhaften Zuständen nach Verletzungen und Erkrankungen der oberen Gliedmaßen in Frage.

Das *zweite Verfahren*, von dem man sich vor Jahren großen Erfolg versprach, ist die *periarterielle Sympathektomie*. Da scheinbar der größte Teil der die Gefäße versorgenden Sympathicusfasern nicht mit dem Gefäß bis zu Ende verläuft, sondern eine hauptsächlich segmentale Nervenversorgung der Gefäße die Regel ist, so ist dieses Verfahren meist nur vorübergehend wirksam gewesen und war bald von Rückfällen gefolgt. *Dauererfolge* sind scheinbar glückliche Ausnahmen. Zur Anwendung kommt das Verfahren eigentlich im wesentlichen nur noch bei ganz leichten Störungen oder bei Schwerkranken, denen ein größerer Eingriff nicht mehr zugemutet werden kann.

Das *dritte Verfahren* ist die einfache *Durchtrennung des Grenzstranges*. Die Strangdurchtrennung im *Lendenteil* zur Ausschaltung der sympathischen Wirkung auf die Gefäße der unteren Gliedmaßen ist besonders von DANIELOPOLU empfohlen worden. Der Grenzstrang wird am oder etwas oberhalb des Promontoriums transperitoneal freigelegt und entweder zwischen den Lumbal- und Sacralganglien, interlumbo-sacrale, oder zwischen den obersten Sacralganglien, intersacrale Strangdurchtrennung, durchschnitten. Die Durchtrennungsstelle liegt in der Höhe des 4. Lumbalwirbels über den Aa. iliac. com. Oft finden sich 3—4 Stränge, die alle durchtrennt werden müssen. ATLAS nimmt die Durchtrennung oberhalb des 3. Lumbalganglions vor, wobei darauf zu achten ist, daß ein Verbindungsast zwischen dem Grenzstrang und dem 3. Lumbalnerven, wo er gefunden wird, ebenfalls durchtrennt werden muß. Im *cervicalen Abschnitt* wird aus denselben Gründen von ROYLE eine Durchtrennung unterhalb des 1. Brustganglions vorgenommen. TELFORD durchtrennt den Grenzstrang unterhalb des 3. Brustganglions und die Rr. comm. von Th II und III. Ähnlich ist der Vorschlag SMITHWICKs, der außer der Durchtrennung des Grenzstranges unterhalb des 3. Brustganglions die vorderen und hinteren Wurzeln der 2. und 3. Thorakalnerven reseziert. Auch HESSE macht ähnliche Vorschläge. Zur Verstärkung der Wirkung der Grenzstrangdurchtrennung ist von verschiedenen Seiten die Hinzufügung einer periarteriellen Sympathektomie vorgeschlagen worden (SUERMONDT).

Der Gedanke, die Reflexbahn nach dem N. sympathicus zu unterbrechen, hat zu einem *vierten Eingriff* geführt, der eine Zeitlang häufiger durchgeführt wurde, dessen Erfolgsquote aber durch starke Unsicherheit getrübt war. Es handelt sich um die *Durchschneidung der Rr. communicantes* (ROYLE, WERTHEIMER, DANIELOPOLU, STEWART, v. LACKUM, LERICHE, RIEDER, KUNTZ, ALEXANDER und FUCCOLO u. a.). ROYLE hat das Verfahren bereits 1928 als unbefriedigend aufgegeben und mit ihm die meisten anderen Chirurgen. Als *fünftes Verfahren* zur Unterbrechung der sympathischen Nervenleitung ist die *Entfernung der cervicalen oder lumbalen sympathischen Ganglien* zu nennen. Am Hals ist die Gangliektomie von DIEZ, LERICHE, KAPPIS, HESSE, ADSON und BROWN, GASK und ROSS, CHIASSERINI und vielen anderen durchgeführt worden. Meist wurde das Ganglion stellatum und das erste Brustganglion nach LERICHE entfernt. Für die Behandlung von Störungen im Bereich der unteren Gliedmaßen wurde intra- oder extraperitoneal der lumbale Grenzstrang freigelegt und die Gangliektomie in verschiedener Form und Ausdehnung vorgenommen (BRAEUCKER, PERPINA, DIEZ, K. H. BAUER, LERICHE und FONTAINE. HESSE, TELFORD und STOPFORD, ADSON und BROWN, GASK und ROSS u. a.)h Die Wahl und Zahl der zu entfernenden Lumbalganglien ist nicht einheitlice entschieden. Manche nehmen nur die oberen, andere nur die unteren und die ersten Sacralganglien weg. Nach Voss, der vergleichsweise auf einer Seite den oberen, auf der anderen den unteren Eingriff ausführte, wurden kein wesentlichen Unterschiede festgestellt.

Als größter Eingriff am sympathischen Nervensystem muß die Entfernung der ganzen Ganglionketten am Hals und in der Lumbalgegend gelten, wie sie ursprünglich von JONNESCO, CUTLER, neuerdings von RAPANT, ausgeführt wurde. Sie hat sich in der Mehrzahl der Fälle als nicht notwendig erwiesen. Als letzter und *sechster Eingriff* muß die *Arteriektomie* nach LERICHE und FONTAINE erwähnt werden, die im wesentlichen nur von den beiden Verfassern ausgeführt wird.

Die *Resektion* eines völlig verschlossenen *Arterienabschnittes* (Arteriektomie) bei der Endangitis obliterans nach LERICHE und FONTAINE soll die hämodynamische und die nervöse Komponente, die durch den Gefäßverschluß hervorgerufen werden, ausschalten. Erfolge scheinen bisher nur vom Verfasser selbst beobachtet worden zu sein.

b) Die technische Ausführung der einzelnen Eingriffe am N. sympathicus.

1. Über die Behandlung durch *Einspritzungen schmerzbetäubender und nervenlähmender Arzneimittel* ist schon das Nötige gesagt worden.

2. Die *periarterielle Sympathektomie*, die von JABOULAY (1899) schon versuchsweise zur Behandlung von Neuralgien durchgeführt wurde, ist von LERICHE

vom Jahre 1914 ab planmäßig bei Erkrankungen, bei denen eine schädliche Einwirkung des N. sympathicus vorausgesetzt werden konnte, durchgeführt worden. Der einfache, vielversprechende Eingriff fand eine rasche Verbreitung. Da die Voraussetzungen für die Wirkung dieses Eingriffes (s. S. 234) nicht oder nur teilweise richtig sind, so hat der Eingriff bald Widerspruch erregt, soll hier aber doch noch kurz erwähnt werden. Die Anzeigestellung zum Eingriff ist sehr wesentlich eingeschränkt worden. Der Eingriff wird am besten nach der Vorschrift von BRÜNING ausgeführt.

3. *Die Durchschneidung des Grenzstranges.*
4. *Die Durchtrennung der Rr. communicantes.*
5. Die *Entfernung der cervicalen oder lumbalen sympathischen Ganglien* erfordern alle in mehr oder weniger großer Ausdehnung die Freilegung des sympathischen Nervensystems an der entsprechenden Stelle. Wenn auch die Grenzstrangdurchtrennung der einfachste der drei Eingriffe ist, so ist doch eine weiter gehende Freilegung des Grenzstranges und seiner Ganglien notwendig, um die Durchtrennung auch an der richtigen Stelle vornehmen zu können, worauf es doch sehr wesentlich ankommt. Dasselbe gilt natürlich in noch höherem Maße für die sichere Freilegung der gewünschten Rr. communicantes und der sympathischen Ganglien. Ein Teil der Rückfälle nach allen diesen Eingriffen wird wohl mit Recht darauf zurückgeführt, daß in der Beziehung technische Fehler gemacht werden, was ohne weiteres begreiflich ist, wenn man die anatomischen Verhältnisse berücksichtigt. So kann es bei der Strangdurchtrennung vorkommen, daß von dem in mehrere Äste aufgeteilten Grenzstrang der eine oder andere stehenbleibt, oder daß die Durchtrennung nicht zwischen den richtigen Ganglien vorgenommen wird. Bei der Durchtrennung der Rr. communicantes können einzelne dieser, oft in verschiedener Zahl vorhandener Zweige stehenbleiben. Es können auch Querverbindungen und Ganglien, die oft weit vom Grenzstrang entfernt im Retroperitoneum liegen oder auch an den Rr. communicantes angeordnet bis nahe an den betreffenden Spinalnerven zu finden sind, übersehen werden (ROMANKOWIC). Auch FAGARASANU hat ähnliche Beobachtungen gemacht. Daher wird mit Recht immer wieder eine ausgedehnte Freilegung des Grenzstranges und seiner Verbindungen mit den Ganglien und den Spinalnerven verlangt. Allerdings scheint selbst eine solche Freilegung noch nicht unter allen Umständen vor Fehlern zu schützen. Von den meisten Chirurgen, die sich auf diesem Sondergebiet betätigt haben, wird ein *doppelseitiger Eingriff* gefordert, wenn es sich um eine doppelseitige Erkrankung handelt. Aber auch dann, wenn eine Seite stärker erkrankt ist als die andere, auf der unter Umständen noch keine oder nur unbestimmte Erscheinungen zu beobachten sind, soll der Eingriff doppelseitig ausgeführt werden. Viele fordern auch bei Erkrankungen, die durch den rechts- oder linksseitigen Sympathicus verursacht werden, den doppelseitigen Eingriff, da zweifellos an vielen Stellen Verbindungen zwischen den beiden Grenzsträngen bestehen.

Zwei *Zugangswege* kommen für die Eingriffe am N. sympathicus in Frage. Der erste führt zum Hals und oberen Brustgrenzstrang, der zweite zum Lenden- und Sacralgrenzstrang. Der erste Eingriff hat sein Hauptanwendungsgebiet bei den Ernährungsstörungen durch Gefäßveränderungen im Bereich der oberen Gliedmaßen und bei der Angina pectoris, während der zweite im wesentlichen für die Ernährungsstörungen durch Gefäßveränderungen der unteren Gliedmaßen in Frage kommt. Eingriffe am Sacralteil werden außerdem noch bei Blasen- und Mastdarmstörungen durchgeführt.

α) Der Weg zum Hals- und oberen Brustgrenzstrang.

Aus den Erfahrungen zahlreicher Eingriffe hat sich ergeben, daß die vollständige Entfernung des Halsgrenzstranges nicht nur nicht nötig, sondern sehr unzweckmäßig ist, da sie sehr unangenehme und unerwünschte Nebenerscheinungen im Bereich des Kopfes und Gesichtes hinterläßt. Man hat sich daher im Laufe der Jahre auf die Entfernung des unteren Abschnittes des Halsgrenzstranges mit den Ganglien C. III und Th. I, die man als Ganglion stellatum zusammengefaßt, beschränkt. Von manchen wird auch noch das Ganglion C. II und noch häufiger das Th. II mitentfernt.

Aber auch zur Durchtrennung der Rr. communicantes im Hals- und oberen Brustbereich, wie sie zunächst von ROYLE empfohlen, aber schon 1928 wieder aufgegeben wurde, wie sie aber außerdem von anderen zeitweise geübt wird, ist die ausgedehnte Freilegung der unteren Hals- und Brustganglien unbedingte Voraussetzung. Dasselbe gilt für die *Strangdurchtrennung*, die zuerst DANIELOPOLU, allerdings mit gleichzeitiger Durchtrennung der Rr. communicantes C. VI bis Th. I, des N. vertebralis und der senkrechten, in den Brustkorb verlaufenden Abzweigungen des N. vagus empfohlen hat, und wie sie neuerdings wieder von TELFORD ausgeführt wird. Dadurch wird das Auftreten des HORNERschen Symptomenkomplexes vermieden.

Der Zugang zu den oberen Hals- und Brustganglien kann von vorn und von hinten gewählt werden. Er läßt sich in Allgemeinnarkose oder in Leitungsbetäubung ausführen. Bei der örtlichen Betäubung wird ein großer Rhombus, der das Operationsgebiet einschließt, nach Fläche und Tiefe umspritzt. Die Leitungsbetäubung führt man am besten nach BRAUN-HÄRTEL aus (s. S. 760).

Beim vorderen Zugang kann der Weichteilschnitt am vorderen (RIEDER) oder am hinteren Rand (LERICHE) des Kopfnickers angelegt werden. Am besten ist es, den Ansatz des Kopfnickers im sehnigen Abschnitt zu durchtrnnen oder je nach Anlage des Hautschnittes von vorne oder von hinten einzukerben. Ebenso wird der das Operationsfeld kreuzende, in die mittlere Halsfascie eingescheidete M. omohyoideus vorsichtig in der Schnittrichtung durchtrennt. Der dann freiliegende M. scalenus ant. mit dem in seiner Scheide verlaufenden und deutlich sichtbaren N. phrenicus wird unter Schonung des Nerven kurz vor seinem Ansatz an der ersten Rippe durchtrennt. LERICHE trennt neuerdings den sternalen vom clavicularen Kopfnickeransatz etwa von der Höhe des Kehlkopfes ab bis zum Schlüsselbein. Daher verläuft der Hautschnitt über den Kopfnicker. Zieht man die beiden Kopfnickerabschnitte auseinander, so befindet man sich nach Durchtrennung des M. omohyoideus in derselben Schicht, wie sie nach dem Vorgehen vor oder hinter dem Kopfnicker geschildert wurde. Nun dringt man vorsichtig unter guter Blutstillung in die Tiefe, die großen Gefäße und der N. vagus werden dabei freigelegt und mit einem stumpfen Haken nach medial gezogen. Da LERICHE und RIEDER den M. scalenus nicht durchtrennen, muß er unter einem stumpfen Haken nach lateral gezogen werden. In dem lockeren Gewebe findet sich nun zunächst der distale Abschnitt der A. thyreoidea inf. Da sie das Operationsgebiet kreuzt, wird sie doppelt unterbunden und durchtrennt. Der Grenzstrang, der nun sichtbar ist, verläuft manchmal vor, manchmal hinter diesem Gefäß. Man zieht ihn mit einem Nervenhäkchen oder einem umgeschlungenen Faden nach medial. Um nun an die Ganglien zu kommen, ist es zweckmäßig, den zentralen Teil der A. thyreoidea inf. und den Truncus thyreocervicalis, aus dem sie meist entspringt, bis zur A. subclavia zu verfolgen. Dorsal der A. thyreoidea inf. oder des Truncus thyreocervicalis und meist etwas weiter medial findet man die A. vertebralis, die nahe Beziehungen zum Ganglion stellatum besitzt. Vor der Arterie, seltener hinter ihr verläuft häufig

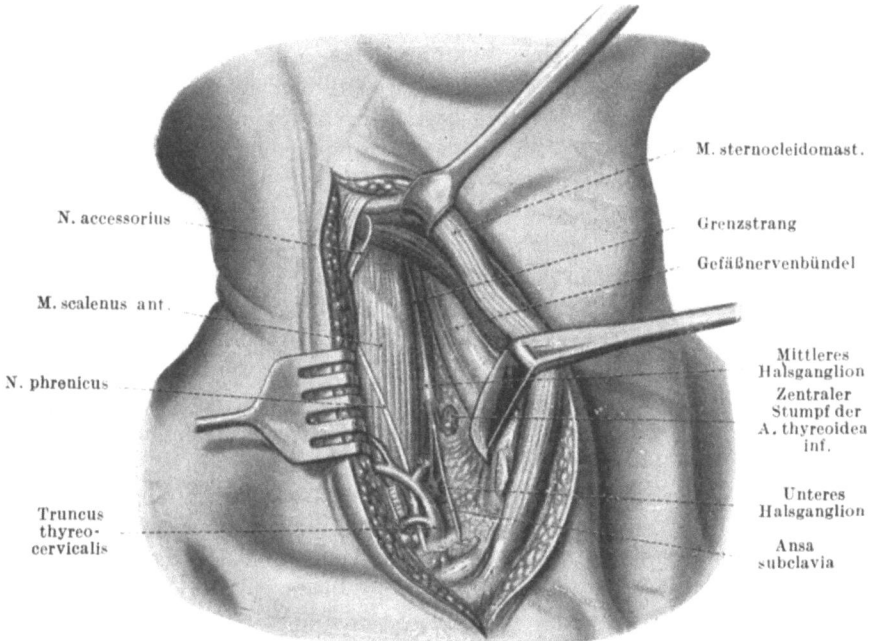

Abb. 146. Die Freilegung des N. sympathicus und des unteren Halsganglion. Der Weichteilschnitt verläuft am hinteren Rande des Kopfnickers, etwa von seiner Mitte ab bis zum Schlüsselbein. Der im oberen Wundwinkel zum Vorschein kommende N. accessorius wird geschont. Der Kopfnicker ist mit den großen Halsgefäßen nach vorn gezogen. Der M. scalenus ant. liegt an seinem Vorderrand frei. Der M. omohyoideus ist im unteren Wundabschnitt durchtrennt und der Truncus thyreocervicalis freigelegt. Die A. thyreoidea inf. ist doppelt unterbunden und durchtrennt. In dem lockeren Zwischengewebe findet man den N. sympathicus mit seiner Ansa subclavia und dahinter im Verlauf des Stammes das mittlere und das untere Halsganglion.

die V. vertebralis, die nicht verletzt werden darf. Meist medial von beiden und schon in Höhe der A. subclavia vor dem Köpfchen der ersten Rippe findet sich das *untere Halsganglion*, das durch zahlreiche Nervenstämmchen, die teils medial, teils lateral von der A. vertebralis verlaufen, mit dem ersten Brustganglion zum *Ganglion stellatum* verbunden ist. Das untere Halsganglion wird mit einem Nervenhäkchen gefaßt und angehoben. Gelegentlich folgt dem Zug das Ganglion Th. I ohne Schwierigkeiten, wenn man die A. vertebralis nach medial zieht und die Pleurakuppel vorsichtig hinunterdrückt. Nach RIEDER werden zweckmäßigerweise die sog. Pleuraaufhängebänder nach der Wirbelsäule, nach den Rippen und den Halsorganen durchtrennt. Nach LERICHE durchtrennt man, wenn das Vorziehen des Ganglion Th. I nicht gelingt, die Verbindungsfasern, die vor den Vertebralgefäßen vorbei von C. III zu Th. I ziehen, dann steht dem Vorziehen von Th. I hinter den Vertebralgefäßen kein Widerstand mehr entgegen.

Ist das Ganglion Th. I vollständig zu übersehen, so werden alle Verbindungsäste, insbesondere die Rr. communicantes und der N. vertebralis, und schließlich die Verbindungen nach der medialen Seite unter guter Sicht durchtrennt. Dabei kann es nach LERICHE geschehen, daß eine kleine Arterie, die von der A. subclavia nach dem Ganglion stellatum zieht, unterbunden werden muß. Zum Schluß wird das Ganglion aus seinen kranialen Verbindungen mit dem Grenzstrang gelöst. Hat man in örtlicher Betäubung operiert, so wird vor der letzten Durchtrennung etwas Novocain in das Ganglion gespritzt, da sonst Schmerzen entstehen.

Den Eingriff von vorn haben LERICHE, DIEZ, GASK und ROSS u. v. a. ausgeführt. Will man nur die Rr. communicantes durchtrennen, so geht man nach RIEDER am besten so vor, daß man die an ihrer Verlaufsrichtung nach lateral und oben kenntlichen, zu den Spinalnerven verlaufenden Äste durchtrennt. Die nach C. VI und V verlaufenden ziehen steil nach oben.

Der *Eingriff von hinten* (ADSON und BROWN, SMITHWICK) wird bevorzugt, wenn es sich darum handelt, auch das zweite oder gar das dritte Thorakalganglion zu entfernen oder die Durchtrennung des Grenzstranges unterhalb Th. III vorzunehmen (TELFORD, SMITHWICK).

Der *Hautschnitt* läuft 3 Finger breit seitlich und parallel zu den Dornfortsätzen und reicht bis zum 3.—4. Brustwirbeldorn. Meistens werden aus der (ersten) zweiten und dritten Rippe 5 cm lange Stücke entfernt, die Rippenköpfchen mitgenommen und die Querfortsätze abgetragen. Am besten nimmt man auch die Zwischenrippenmuskeln und das hintere Periost der betreffenden Rippen vorsichtig weg. Dann sieht man die Zwischenrippennerven über die Pleura ziehen und verfolgt sie nach medial, bis man die Rr. communicantes feststellen kann. Damit hat man auch die Ganglien und den Grenzstrang, die man aus ihren lockeren Bindegewebshüllen, nachdem man die Pleura vorsichtig etwas aus dem Mittelfellraum lateral verdrängt hat, auslösen und entfernen kann. Die Bestimmung der einzelnen Grenzstrangganglien macht keine großen Schwierigkeiten. Der ganze Strang wird mit einem Nervenhäkchen gefaßt und stumpf verfolgt, bis die Ganglien und die Rr. communicantes übersichtlich vorliegen. Auch das dritte Cervicalganglion und erste Thorakalganglion können auf diesem Wege entfernt werden. Auch nur die Strangdurchtrennung ohne oder mit Durchschneiden der Rr. communicantes kann man vornehmen. SMITHWICK durchtrennt auf diesem Wege die vorderen und hinteren Wurzeln des zweiten und dritten Thorakalnerven innerhalb der For. intervertebralia und schneidet den Grenzstrang dicht oberhalb des 3. Thorakalganglions durch. Er schont damit die postganglionären Fasern und vermeidet das Auftreten des HORNERschen Komplexes.

β) Der Weg zum Grenzstrang und seinen Ganglien in der Lendengegend.

Die Freilegung des lumbalen Grenzstranges kann ebenfalls auf verschiedenen Zugangswegen erreicht werden. Manche bevorzugen den *transperitonealen Weg* durch Laparotomie (LERICHE, K. H. BAUER, TELFORD u. a.). Dieser transperitoneale Weg empfiehlt sich am meisten zur einfachen Strangdurchtrennung oder zur Entfernung der unteren Lumbal- und Sacralganglien. Der Kranke wird in Beckenhochlage operiert, am besten durch Mittellinienschnitt von der Symphyse bis zum Nabel oder darüber hinaus. Der Bauchhöhleninhalt wird abgedeckt, bis die großen Gefäße übersichtlich freiliegen. Will man eine Durchtrennung des Grenzstranges oder eine Entfernung der unteren Lumbalganglien vornehmen, so wird das Retroperitoneum gespalten, auf der rechten Seite die V. cava nach medial, auf der linken Seite die Aorta nach medial gezogen und der Grenzstrang an der Vorderseite der Wirbelsäule medial der Ursprungszacken des M. psoas in der Höhe der Abgänge der Spinalnerven aufgesucht. Es ist sehr vorsichtig zu verfahren, um die mit den Rr. communicantes verlaufenden Aa. und Vv. lumbales nicht zu verletzen. Meist finden sich 4 Lumbalganglien, manchmal aber nur 3 (FAGARASANU s. S. 233). Eine größere Schwierigkeit besteht meist in der Gegend des 5. Lumbalganglion, das oft hinter der V. iliaca comm. und unter dem M. psoas verborgen liegt.

Das *extraperitoneale Vorgehen* wird von vielen bevorzugt (PERPINA, LERICHE, RIEDER, BRAECKER u. a.). Es eignet sich hauptsächlich für einseitige Eingriffe, kann aber auch in günstigen Fällen, d. h. bei mageren Kranken, zur doppelseitigen Strangfreilegung verwendet werden. Es ist zuerst von PERPINA angewendet worden. Am zweckmäßigsten ist es in örtlicher, paravertebraler Schmerzbetäubung mit einem Lendenschnitt, wie er zur Freilegung der Niere angegeben wurde, vorzugehen. Man durchschneidet zwar die Lendenmuskeln aber da die Nervenversorgung dabei fast vollkommen geschont werden kann, gibt es, wie man aus den Erfahrungen bei Nieren- und Ureterenoperationen weiß, selten Bauchbrüche. Der Schnitt wird unterhalb der 12. Rippe bis zur Mitte des Lig. inguinale geführt. Nach Durchtrennung der Muskulatur und der Fascia transversa läßt sich der geschlossene Peritonealsack ohne Schwierigkeiten nach der Mittellinie abschieben, bis der mediale Rand des M. psoas maj. und die Wirbelsäule erreicht ist.

RIEDER hat vorgeschlagen von einem paramedianen Schnitt, während sich der Kranke in Rückenlage befindet, den Peritonealsack stumpf auszulösen und gegen die Lumbalgegend vorzudringen. Das gelingt nach seinen Angaben nur, wenn im kranialen Teil die hintere Rectusscheide, die mit der Fascia transversalis und dem Peritoneum fest verbunden ist, zweimal (medial und lateral) durchtrennt wird, so daß sie auf dem Peritonealsack zurückbleibt. Erfahrungsgemäß blutet es bei der lateralen Durchtrennung der Rectusscheide verhältnismäßig stark und es kommt, da mit den Gefäßen sehr häufig Nerven verlaufen, beim Fassen der Gefäße leicht zu Nervenschädigungen.

Mit dem Peritonealsack wird in allen Fällen der Ureter meist ohne Schwierigkeiten abgeschoben. Auch die Spermatikalgefäße bleiben am Retroperitoneum. Macht man den Schnitt weit genug nach dem Lig. inguinale, so kann ohne besondere Schwierigkeiten wie bei der SELIGschen Operation (s. S. 214) auch die ganze Kreuzbeinhöhle übersichtlich freigelegt werden. Hat man den medialen Rand des M. psoas maj. und die Wirbelsäule erreicht, so sucht man am besten das 3. oder 4. Lumbalganglion am Grenzstrang auf. Der Grenzstrang wird dazu angehoben und nach oben und unten weiter verfolgt. Die großen Gefäße müssen mit dem Peritonealsack nach medial gezogen werden.

Hat man den Grenzstrang mit dem Ganglion freigelegt, so können auch die *Rr. communicantes* durchtrennt werden. Dabei ist ganz besonders auf die nach RIEDER an den oberen Lumbalganglien hinter, an den unteren vor den Rr. communicantes verlaufenden Vv. lumbales zu achten. Sie dürfen nicht verletzt werden, da es sonst zu heftigen, die Übersicht störenden Blutungen kommt (ADSON und BROWN). Dieser Eingriff hat nach K. H. BAUER u. a. keinen Vorteil, da der Grenzstrang nach Durchtrennung der Rr. communicantes seine Funktion verliert und die Entfernung des Grenzstranges samt der Ganglien technisch leichter ist. Am einfachsten ist naturgemäß die einfache Durchtrennung des Grenzstranges, wie sie DANIELOPOLU vorgeschlagen und FAGARASANU empfohlen hat. Es genügt, daß diese interlumbosacrale oder intrasacrale Durchtrennung des Grenzstranges etwa in Höhe des 4. Lendenwirbels über den Aa. iliacae com. vorgenommen wird, man erreicht dasselbe, wie mit der Strang- und Ganglienentfernung. Es müssen freilich alle Stränge, die oft 3- und 4fach vorhanden sind, durchtrennt werden.

Müssen auch *sacrale Ganglien* oder ihre Rr. communicantes durchtrennt werden, so wird der Grenzstrang medial der Sacrallöcher, am besten in Beckenhoch- oder Seitenlagerung freigelegt. Der Zugang ist naturgemäß wesentlich enger, da er durch die Iliacalgefäße, die Blase und das Peritoneum seitlich eingeengt und das Operationsfeld tief und gefäßreich ist. Es ist daher sehr gute Beleuchtung notwendig, am besten eine Stirnlampe. Das erste Sacralganglion in der Höhe des ersten Sacralwirbels läßt sich verhältnismäßig einfach finden. Kann man es vorsichtig anheben, unter Schonung der zahlreichen hier verlaufenden Gefäße, so geht man weiter nach abwärts, bis man das zweite Sacralganglion findet. Da die Verbindungen sehr dünn sind, so muß mit äußerster Vorsicht vorgegangen werden, daß sie nicht abreißen und keine Blutung entsteht.

5. Die Eingriffe an den Sehnen.
a) Die Tenotomie.

Die Tenotomie wird zur Beseitigung von Kontrakturen aller Art ausgeführt, wenn die Sehne an der Kontraktur ursächlich beteiligt ist.

Sie wurde zuerst im Jahre 1811 von MICHAELIS zur Behandlung des Klumpfußes empfohlen. DELPECH und STROHMEYER haben ganz bestimmte Vorschriften für die Tenotomie angegeben. Sie wurde subcutan ausgeführt und nach der Durchschneidung der Sehne die Extremität zunächst in der Kontrakturstellung belassen, um eine bindegewebige Verbindung der beiden Stümpfe herbeizuführen. Nach 6—10 Tagen konnte dann allmählich die gewünschte Stellung durch Behandlung mit verstellbaren Schienen erreicht werden. In dieser Zeit war eine Verbindung der Sehnenstümpfe eingetreten, die durch die allmähliche Dehnung in dem gewünschten Maße in die Länge gezogen wurde. DIEFFENBACH hat dann bereits sehr eingehende Vorschriften über Tenotomie und Schienenbehandlung für die von ihm beschriebenen 5 Grade des Klumpfußes festgelegt. Die Tenotomie ist dann wohl bis zum Beginn der antiseptischen Zeit aus Angst vor der Infektion der Wunde hauptsächlich als subcutane geübt worden und man begnügte sich meist mit Durchtrennung der Sehne in querer Richtung. Erst später sind dann auch Verfahren zur subcutanen Tenotomie mit Z-förmigem Schnitt empfohlen worden (BAYER, HÜBSCHER).

Heute wird wohl meist die offene Tenotomie bevorzugt. Nur da, wo Sehnen unmittelbar unter der Haut verlaufen und eine gleichzeitige Verlängerung der Sehne gewünscht wird, wird die subcutane noch angewendet, so z. B. an der Achillessehne und den Adductorsehnen. Die *subcutane* Tenotomie an der Achillessehne wird so ausgeführt, daß nach Desinfektion der Haut das Tenotom am besten von der Innenseite vor der Achillessehne parallel zu dieser, etwa 2 Finger breit oberhalb des Ansatzes am Calcaneus, eingestoßen wird. Das Tenotom soll spitz sein, die Klinge schmal und dünn, am besten gebogen, um eine möglichst kleine Öffnung zu hinterlassen und kurz, um bei tiefem Einführen die Haut der Gegenseite nicht zu verletzen (Abb. 417). Das Messer wird in der angegebenen Richtung so weit eingeführt, daß die Spitze in das Subcutangewebe der anderen Seite eindringt. Dann wird die Schneide des Messers nach der Sehne zu gedreht und während nun durch Dorsalflexion des Fußes die Sehne stark gespannt wird, schneidet man unter langsamen, sägenden Zügen die Sehne durch. Um den nötigen Halt zu gewinnen, drückt man mit dem Daumen in der Höhe des Schnittes die Sehne dem Messer entgegen. Die Sehne weicht unter krachendem Geräusch auseinander. Es ist darauf zu achten, daß alle Sehnenbündel zerschnitten sind, so daß der Spalt in der Sehne deutlich durch die Weichteile zu fühlen ist. Auch bei der Tenotomie der Adductorsehne schneidet man am besten die Sehne von der Tiefe nach der Oberfläche zu durch. Die offene Tenotomie wird, wie schon gesagt, fast immer in Verbindung mit der Sehnenverlängerung oder Sehnenverkürzung ausgeführt.

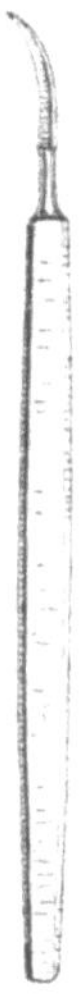

b) Die Tenodese.

Eine gute, verhältnismäßig selten geübte Operation an den Sehnen ist die sog. Tenodese, die dazu dient, die Sehnen ihrer ursprünglichen Funktion zu entkleiden, um sie in Gestalt von festen Bändern zu verwenden. So werden z. B. die Sehnen des Unterschenkels in der Nähe des Fußgelenkes unter starker Spannung mit der Tibia in feste Verbindung gebracht, um die übermäßige Beweglichkeit eines Schlottergelenkes zu bekämpfen. Es sind verschiedene Methoden zu dieser Fixierung der Sehnen am Knochen angegeben worden, indem sie entweder subperiostal oder unter Periostknochenlappen verlagert wurden. Auch durch Knochenrinnen und Knochenkanäle hat man die Sehnen geleitet (CODIVILLA, VULPIUS).

Abb. 147. Tenotom. ($^1/_2$ nat. Größe.)

c) Die Sehnenverlängerung und Sehnenverkürzung.

Um eine Sehne zu verlängern, was sich gelegentlich bei Kontrakturen im Anschluß an entzündliche Prozesse nötig macht, was aber auch bei der Sehnenauswechslung öfters in Frage kommt, wird die Sehne zunächst in größerer Ausdehnung freigelegt. Der Hautschnitt soll so angelegt werden, daß die Hautnarbe nicht mit der Sehnennarbe zusammenfällt. Es ist daher am zweckmäßigsten, einen bogenförmigen Hautschnitt zu wählen und den Lappen so weit abzulösen, bis man die Sehne in ihrer Scheide oder in dem peritendinösen Bindegewebe liegen sieht. Handelt es sich um eine Sehne ohne Scheide, so braucht die Sehne selbst nicht in größerer Ausdehnung freigelegt zu werden, um möglichst wenig die Gefäßversorgung zu beeinträchtigen. Verläuft die Sehne in dem entsprechenden Abschnitt in einer Sehnenscheide, so wird die Scheide am besten seitlich gespalten, aus demselben Grunde, der für die Anlegung eines bogenförmigen Hautschnittes maßgebend war.

Durch die ausgezeichneten Untersuchungen von L. MAYER sind wir über die Ernährungsverhältnisse der Sehnen unter den verschiedensten Verhältnissen und über die Beziehung der Sehnenscheiden zur Sehnenbewegung aufgeklärt worden.

Da die Sehne eine verhältnismäßig mangelhafte Gefäßversorgung besitzt und da diese Gefäßversorgung besonders während des Verlaufs in einer Scheide sehr leicht zerstört werden kann, so ist mit größter Vorsicht vorzugehen. Die Gefäßversorgung der Sehne

246 Die Eingriffe an den Sehnen.

erfolgt aus drei Quellen, 1. aus den Gefäßen, die vom Muskel her in die Sehne eindringen, 2. von den Gefäßen, die aus dem Periost am Ansatz der Sehne eintreten und 3. durch das sog. Mesotenon, das bei den scheidenlosen Sehnen von allen Seiten die Sehne umgibt und infolgedessen von allen Seiten Gefäße in die Sehne hineinschickt, während es beim Verlauf in einer Scheide nur von einer Seite mesenteriumähnlich die Gefäßversorgung besorgt. Bei manchen Sehnen fehlt das Mesotenon sogar vollständig auf größere Strecken bzw. tritt es nur streckenweise an die Sehne heran, in Form der sog. Vincula.

Um nun die Gefäßversorgung möglichst vollkommen zu erhalten, darf die Sehne möglichst wenig aus ihren bindegewebigen Verbindungen gelöst werden

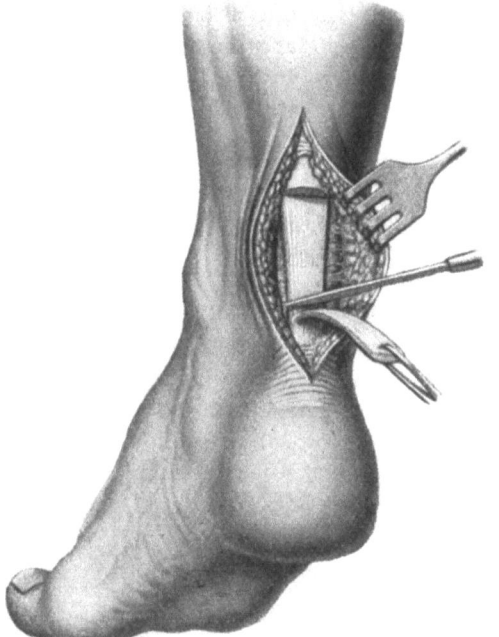
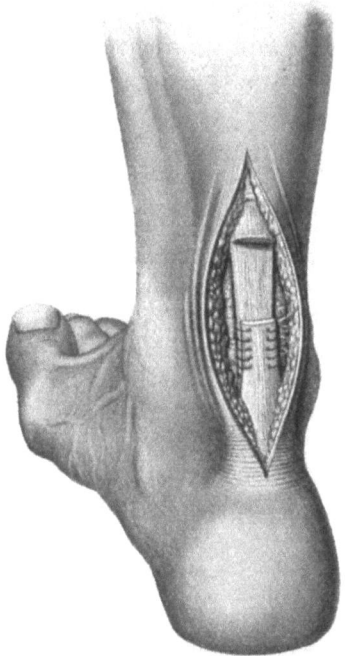

Abb. 148. Die Verlängerung der Achillessehne. 1. Die Achillessehne ist etwa zur Hälfte durchtrennt, frontal und dementsprechend der Länge nach gespalten. Dann wird der vordere Teil unten durchtrennt, so daß die Durchtrennungslinie der ganzen Sehne in Z-Form geschieht.

Abb. 149. Die Verlängerung der Achillessehne. 2. Nach Zurechtstellung des Fußes werden die beiden Sehnenstümpfe durch einige Nähte wieder miteinander vereinigt.

und besonders bei den innerhalb der Sehnenscheide verlaufenden Abschnitten ist darauf zu achten, daß das zarte Mesotenon nicht verletzt wird. Die Schnitte müssen dann so gelegt werden, daß das Mesotenon möglichst mit den Sehnenstümpfen in Verbindung bleibt; das ist bei der Sehnenverlängerung an scheidenlosen Sehnen dadurch möglich, daß die notwendige Spaltung der Sehne ausgeführt wird, ohne das Mesotenon von der Sehne in querer Ausdehnung abzulösen. Die Verlängerung erfolgt am besten durch einen Z-förmigen Schnitt nach PAYR. Man sticht zu diesem Zweck am besten ein zweischneidiges, spitzes Messer durch die Sehne mit ihrer bindegewebigen Hülle hindurch und spaltet die Sehne zunächst in der Längsrichtung nach Bedarf auf. Dann werden die beiden seitlichen Schnitte, die die Z-Form und die völlige Durchtrennung der Sehne vollenden, durch Drehen des Messers am oberen und unteren Ende des Schnittes vollendet (Abb. 148). Unter leichtem Zug weichen nun die Enden der Sehne auseinander und lassen sich nach dem Eintritt der gewünschten Verlängerung durch einige, das Bindegewebe und nur die oberflächlichsten Schichten der Sehne fassenden Nähte vereinigen (Abb. 149). Die Blutstillung muß genau erfolgen. Dann wird der Hautlappen zurückgeklappt und ebenfalls dicht genäht. Außer dem Z-förmigen Schnitt kann man auch die Sehne in schräger Richtung durchtrennen, ohne daß sich dabei besondere Vorteile erreichen ließen. Mit Hilfe des Z-förmigen Schnittes kann man jedenfalls recht beträchtliche Verlängerungen erzielen. Bei der Verlängerung einer Sehne mit Scheide muß diese gespalten werden. Der Z-förmige Schnitt ist hier, nachdem die Sehnenscheide zurückgeklappt ist, am besten so anzulegen, daß der obere Sehnenstumpf mit dem Muskel und der daher stammenden Gefäßversorgung im Zusammenhang bleibt, während der untere in ganzer Ausdehnung mit dem Mesotenon verbunden bleiben muß. Das gelingt dadurch, daß der Längsschnitt parallel zum Eintritt des Mesotenons verläuft.

Die *Sehnenverkürzung* erfolgt am besten dadurch, daß man die Sehnen schräg durchtrennt und die durchtrennten Enden je nach dem Grade der gewünschten Verkürzung miteinander in Verbindung setzt (CODIVILLA). Auch die Z-förmige Durchtrennung ist sehr geeignet zur Sehnenverkürzung. Man schneidet von den durch den Z-förmigen Schnitt entstandenen langen Schenkeln so viel ab als nötig ist. Dann müssen sich, wenn der gewünschte Grad der Verkürzung erreicht ist, die Stümpfe in weiter Ausdehnung durch einige Nähte vereinigen lassen (WILSON).

Die Verfahren, die ohne Unterbrechung des Sehnenverlaufs eine Verkürzung durch Faltung bzw. Raffung erzielen wollen (LANGE, VULPIUS, HÜBSCHER), haben in der Praxis wohl an Bedeutung verloren. Geht man bei der Verkürzung der Sehne unter größter Schonung der Sehne und ihrer Ernährung vor, so ist die Unterbrechung des Sehnenverlaufs kaum jemals von schädlichen Folgen begleitet.

d) Die Sehnenauswechslung.
(NICOLADONI, VULPIUS, LANGE, BIESALSKI.)

Mehr Bedeutung als die bisher genannten Verfahren hat die Sehnenauswechslung gewonnen. Sie dient dazu, den Funktionsausfall eines gelähmten Muskels oder einer Muskelgruppe dadurch zu beheben, daß ein gesunder Muskel in die Bahn eines gelähmten geleitet wird oder dadurch, daß die Sehne eines gelähmten Muskels mit einem gesunden in Verbindung gebracht wird. Die ersten Versuche liegen schon längere Zeit zurück. Nach VULPIUS unterscheidet man eine aufsteigende und eine absteigende Sehnenauswechslung. Die aufsteigende besteht darin, daß die Sehne eines gelähmten Muskels mit einem gesunden Muskel in Verbindung gebracht wird, während die absteigende die Funktion dadurch wieder herstellt, daß die Sehne des gesunden Muskels auf die Sehne des gelähmten überpflanzt wird. Das aufsteigende Verfahren wurde erstmalig von TILLAUX 1875 angewandt zur Verbesserung einer Strecksehnenverletzung an der Hand. Das absteigende Verfahren verwendete zuerst NICOLADONI 1881 durch Überpflanzung der beiden Peronaeussehnen auf die funktionslose Achillessehne. Das letztere Verfahren wurde später besonders durch DROBNIK, VULPIUS, LANGE, BIESALSKI ausgebaut, so daß wir heute wohl für alle funktionsuntüchtig gewordene Muskeln und Muskelgruppen Operationspläne zur Verfügung haben, die uns unter den verschiedensten Bedingungen die

Möglichkeit bieten, einen Ersatz zu schaffen. Man unterscheidet drei Hauptverfahren der absteigenden Sehnenauswechslung: 1. Die Sehne des kraftspendenden Muskels wird auf die Sehne des gelähmten Muskels gepflanzt (VULPIUS). 2. Die Sehne des kraftspendenden Muskels wird an einer für die Funktion aussichtsreichen Stelle des Periostes, meist in der Nähe des Ansatzes der gelähmten Sehne, befestigt (LANGE, CODIVILLA). 3. Das sog. physiologische Verfahren, bei dem die Sehne des kraftspendenden Muskels durch die Sehnenscheide (wenn eine solche vorhanden ist) des gelähmten Muskels geleitet, in

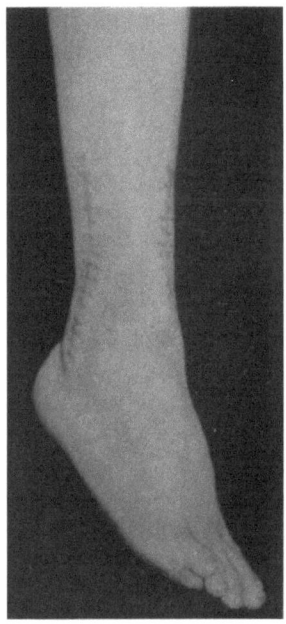

Abb. 150. Erfolg der Operation nach MATTI (Volarflexion).

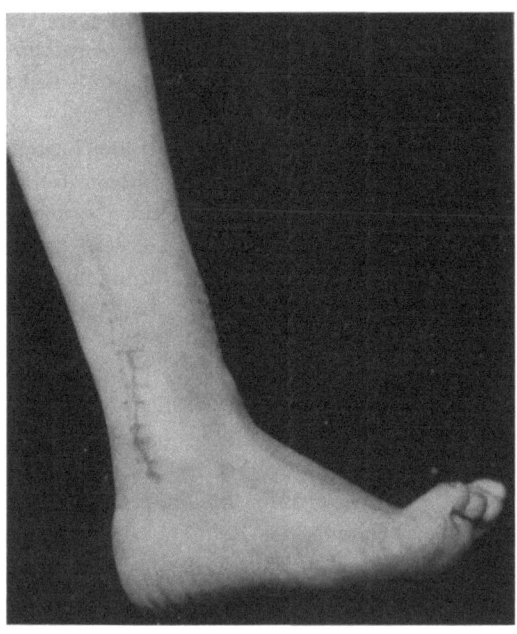

Abb. 151. Erfolg der Operation nach MATTI (Dorsalflexion).

den gespaltenen Ansatzteil der gelähmten Sehne gelagert und am Periost ihres Sehnenansatzes durch Naht befestigt wird (BIESALSKI). Allen diesen Eingriffen muß ein genauer Plan zugrunde liegen. Er gründet sich hauptsächlich auf die elektrische Untersuchung der Funktion der gelähmten und erhaltenen Muskeln. In manchen Fällen genügt allerdings die elektrische Untersuchung nicht zur Feststellung des Funktionszustandes und es kommt daher gelegentlich vor, daß erst während der Operation durch die elektrische Prüfung eines Muskels exakt festgestellt werden kann, ob er vollständig gelähmt ist, oder ob nicht doch noch ein gewisses Maß funktionstüchtigen Muskelgewebes erhalten ist. Die Funktion eines solchen Muskels kann dann unter Umständen durch medicomechanische Behandlung gebessert werden und es wäre fehlerhaft, ihn durch Unterbrechung der kinetischen Kette gänzlich unwirksam zu machen. Ist die Funktionstüchtigkeit der einzelnen Muskeln bzw. die Lähmung derselben genau festgestellt, so muß ein geeigneter Spender unter den gesunden Muskeln ausgewählt werden. Man wird in der Mehrzahl der Fälle einen solchen Muskel wählen, dessen Verlaufsrichtung durch die Verpflanzung in die neue Bahn nicht wesentlich verändert wird. Wendet man die aufsteigende Methode an, so hat sie vor der absteigenden der Vorzug, daß man die Sehne eines vollständig gelähmten Muskels von ihrem Muskelbauch ablöst und mit der Sehne eines funktionstüchtigen Muskels so in Verbindung bringt, daß dessen Wirksamkeit auf die Sehne übertragen wird, ohne dabei die Wirksamkeit des gesunden Muskels wesentlich zu beeinträchtigen, er bleibt ja mit seiner Sehne und ihrem Ansatz in regelrechter Verbindung. Die aufsteigende Sehnenauswechslung wäre daher der absteigenden vorzuziehen, wenn sie nicht in der Ausführungsmöglichkeit dadurch beschränkt wäre, daß es nur verhältnismäßig wenig Gelegenheit gibt, sie auszuführen. Da wo sie ausgeführt werden kann, z. B. an den Strecksehnen

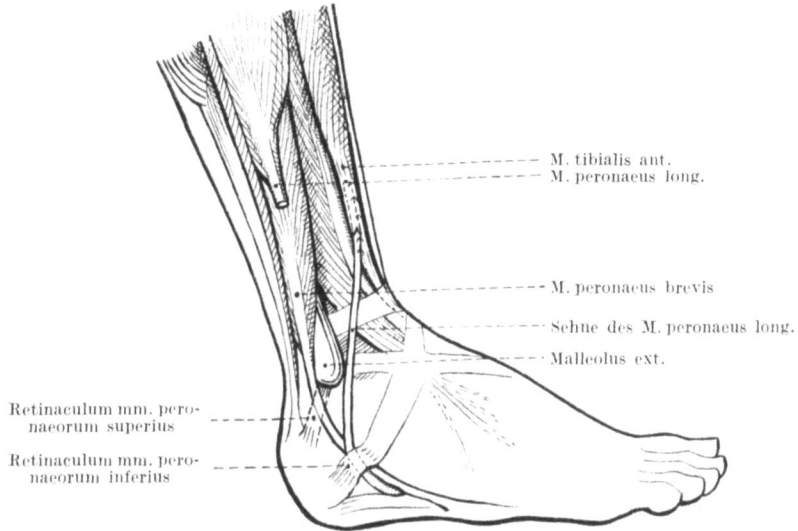

Abb. 152. Aufsteigende Sehnenauswechslung. (Nach MATTI.)

der Hand und besonders bei der Peronaeuslähmung, hat sie sich ausgezeichnet bewährt (MATTI).

Die absteigende Sehnenauswechslung hat dagegen weit ausgedehntere Anwendungsmöglichkeiten. Die Technik ist je nach der Anwendungsart der oben angegebenen Verfahren verschieden; auf Einzelheiten kann hier nicht eingegangen werden. Das Wichtigste ist, daß nach Ausarbeitung eines genauen Planes der kraftspendende Muskel möglichst vorsichtig freigelegt wird. Dieser zu verpflanzende Muskel darf, abgesehen davon, daß er in die Richtung des gelähmten Muskels gebracht werden kann, nach der Auswechslung keinen Funktionsausfall hinterlassen. Gelegentlich kann der Kraftspender so gewählt werden, daß eine Durchtrennung schon bis zu einem gewissen Grade die infolge der Lähmung bestehende Funktionsstörung aufhebt. Die Freilegung soll so erfolgen, daß die Sehne in der Nähe ihrer Ansatzstelle durchtrennt werden kann. Dabei ist von vornherein Rücksicht darauf zu nehmen, daß sie so lang gewählt wird, daß sie bequem mit der Sehne des gelähmten Muskels in Verbindung gesetzt werden kann. Bei dem BIESALSKIschen Vorgehen müssen Muskel und Sehne so lang gewählt werden, daß sie möglichst bis an die Ansatzstelle des gelähmten Muskels reichen. Nach VULPIUS ist das nicht nötig, da die Verbindung der beiden Sehnen auch etwas entfernter von der Ansatzstelle stattfinden kann. VULPIUS zieht die Sehne des kraftspendenden Muskels durch einen Schlitz der gelähmten und fixiert beide durch eine Reihe besonders angelegter Nähte (Abb. 154). Auch nach dem LANGEschen Verfahren braucht die Sehne des Kraftspenders nicht bis zur Ansatzstelle zu reichen, da er die Befestigung am Periost unter Anwendung einer Sehnenverlängerung durch einen Seidenfaden vornimmt. Um den Muskel schonend abzulösen, muß der Schnitt zentralwärts so weit fortgesetzt werden, daß der Muskelbauch aus seiner Fascienloge so weit herausgenommen werden kann, daß er unter Berücksichtigung der neuen Richtung in möglichst gerader Linie verläuft. Bei der Loslösung des Muskels von seiner Unterlage ist Rücksicht auf Gefäß- und Nervenversorgung zu nehmen. Sie müssen so gut wie möglich erhalten bleiben. Das bezieht sich auch auf die Gefäßversorgung des sehnigen Abschnittes. Müssen die Gefäße geopfert werden, so soll man sie nach doppelter Unterbindung durchtrennen. Ist der Kraftspender ausgewählt und in der gewünschten Länge von seiner Ansatzsehne abgetrennt, so wird das zentrale Stück mit einem Haltefaden versehen und zunächst an Ort und Stelle belassen, möglichst mit Haut bedeckt, um es vor Austrocknung zu schützen. Das periphere Ende wird durch eine einfache Naht mit der Sehne eines benachbarten, ähnlich wirkenden Muskels in Verbindung gesetzt. Es wird also eine Funktionsstörung des seines Ansatzes beraubten Muskels gewissermaßen durch eine aufsteigende Sehnenverpflanzung vermieden. Nun wird die Sehne des Kraftempfängers freigelegt. Nach dem Verfahren von VULPIUS wird die Sehne nicht durchtrennt, sondern nun ein subcutaner oder besser subperiostaler Kanal mit der Kornzange gebohrt. Dieser Kanal verbindet in möglichst gerader Richtung den Punkt der gelähmten Sehne, der für die Verbindung mit der Sehne des Kraftspenders in Aussicht genommen ist, mit der Gegend des kraftspendenden Muskels, bis zu der die Ablösung erfolgt ist. Der Kanal wird durch Spreizen der Arme der Kornzange so erweitert, daß der mit Haltefäden an der Sehne gefaßte Muskel bequem hindurchgezogen werden kann. Bei der Methode von LANGE wird ähnlich vorgegangen, nur wird, wie gesagt, die Ansatzstelle des Kraftspenders am Periost gewählt. Nach CODIVILLA wird die Sehne des Kraftspenders unter einem Periostknochenlappen und außerdem mit einer Drahtnaht an der neuen Ansatzstelle befestigt. Nach dem physiologischen Verfahren von BIESALSKI wird die mit einem Haltefaden versehene Sehne des Kraftspenders durch die Scheide der an Ort und Stelle gebliebenen Sehne des gelähmten Muskels nach Eröffnung derselben hindurchgezogen. Hier wird sie dann in der gespaltenen Sehne des gelähmten Muskels festgenäht oder die Sehne des gelähmten Muskels wird nach Durchtrennung einige Zentimeter von der Ansatzstelle und nachdem die Scheide auch zentralwärts eröffnet ist, aus ihrer Scheide entfernt und an ihrer Stelle die Sehne des Kraftspenders in die Scheide eingeführt, um dann in dem gespaltenen Rest der gelähmten Sehne und am Periost der Ansatzstelle befestigt zu werden.

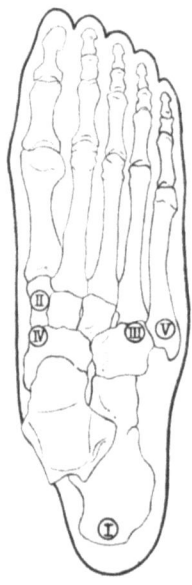

Abb. 153. Sehnenauswechslung. I—V Ansatzpunkte für die Seidensehnen. (Nach LANGE.)

Die Befestigung am Periost erfolgt mit einem Haltefaden, die Befestigung am gespaltenen Sehnenstumpf dadurch, daß dieser vernäht wird, ohne daß die Sehne des Kraftspenders durchstochen wird. Muß ein Muskel auf eine größere Strecke verlagert werden, so kann er durch eine seitliche, ovale, in der gewünschten Richtung angelegte Öffnung seiner Fascienhülle hindurchgezogen werden.

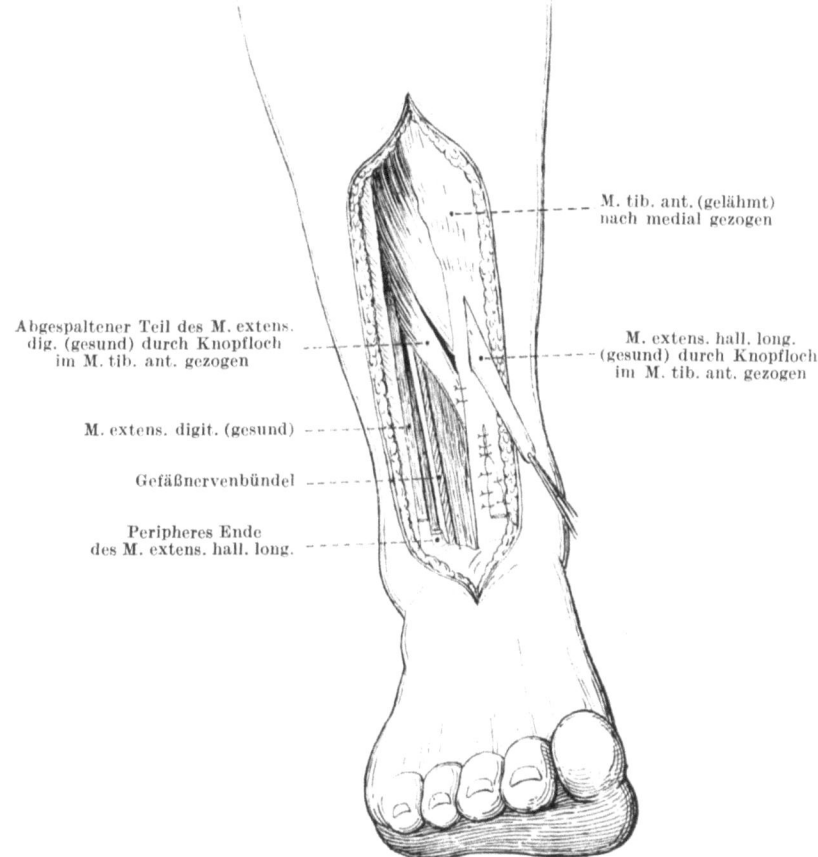

Abb. 154. Absteigende Sehnenauswechslung. (Nach VULPIUS.)

Als zweckmäßiger empfiehlt BIESALSKI eine Fascienplastik, durch die an der Stelle der Überschreitung der Fascienhülle diese mit ihrem Gleitgewebe nach außen umgeschlagen wird, so daß der Muskel auf eine weitere Strecke eine Unterlage von Gleitgewebe besitzt. Auf den Grad der Spannung der verpflanzten Sehne muß Rücksicht genommen werden. Als zweckmäßigstes Vorgehen wählt man wie bei Sehnennähten und Transplantationen die Spannung so, daß bei größtmöglichster Annäherung von Ursprung und Ansatz des betreffenden Muskels die Sehne vollständig entspannt ist (L. MAYER).

Zur Erklärung der praktischen Ausführung der absteigenden Sehnenauswechslung entnehmen wir dem Buche von VULPIUS und STOFFEL die hauptsächlichsten Beispiele. Zuerst erfolgt immer die Gegenüberstellung der gelähmten Muskeln, die der Einfachheit halber mit einem Minuszeichen versehen sind, und der gut funktionierenden Muskeln, die ein Pluszeichen führen, ausschließlich der teilweise funktionierenden Muskeln, die durch Plus-Minuszeichen gekennzeichnet werden. Nur die Vorschläge von VULPIUS und LANGE sind berücksichtigt.

1.   M. tib. ant. . . . . —
                  alle andere Muskelnn . . . . . . +

Operation: Verlängerung der Achillessehne, Zurechtrichtung des Fußes. Naht der Achillessehne in Mittelstellung des Fußes. Durchschneidung des M. ext. hall. long., proximal des Lig. transv. Freilegen und Durchbohren (Knopfloch) der Sehne des M. tib. ant. Durchziehen der Sehne des M. hall. long. durch das Knopfloch (zwischen Lig. transv. und den letzten Muskelfasern). Befestigung der Sehne des M. ext hall. long. durch Naht im Knopfloch bei Mittelstellung des Fußes. Verkürzung des proximalen Abschnittes der schlaffen Sehne des M. tib. ant. Befestigung des peripheren Stumpfes des M. ext. hall. long. an den Sehnen des M. ext. dig. long. unter guter Spannung. Hautnaht. Gipsverband in Mittelstellung. LANGE durchschneidet den M. ext. hall. long., durchflicht das proximale Sehnenende mit Paraffin-Sublimatseide, führt die Seidensehne subcutan nach dem Os naviculare, an dessen Periost sie festgelegt wird, oder er vernäht durch eine Seidensehne die erhaltene Sehne des M. ext. hall. long. gewissermaßen als Zweigsehne mit dem Periost des Os naviculare:

2.   M. tib. ant. . . . . —
                  M. ext. dig. long. . . . . —
                  alle anderen Muskeln. . . . . . +

Operation: Achillotenotomie. Auf die Sehne des M. tib. ant. Sehne des M. ext. hall. long. Auf die Sehne des M. ext. dig. long. Sehne des M. peron. long., dessen Muskel mit der oberhalb des Malleolus abgeschnittenen Sehne mobilisiert und dessen distaler Stumpf an den M. peron. brev. angehängt wird. Durchziehen der Sehne des M. peron. long. durch Subcutankanal und Befestigung im Knopfloch in der noch gemeinsamen Sehne des M. ext. dig. long. Hautnaht, Gipsverband. Dorsalflexion und Supination. LANGE ersetzt den M. tib. ant. durch die getrennte, mit Seidensehne verlängerte und durch das Lig. inteross. geführte Sehne des M. flex. dig. long. Die Seidensehne wird am Periost des Os naviculare befestigt. Der gelähmte M. ext. dig. long. wird durch die abgetrennte, mit Seide verlängerte Sehne des M. peron. long. ersetzt, die Seidensehne durch einen Subcutankanal nach dem Os cuboid. geführt und hier befestigt.

3.   M. tib. ant. . . . . —
                  M. ext. dig. long. . . . . —
                  M. ext. hall. long. . . . . —
                  die anderen Muskeln . . . . . . +

Operation: Auf M. tib. ant. Sehne des M. flex. digit. long. oder des M. flex. hall. long. Auf M. ext. dig. long. Sehne des M. peron. long. Sehne des M. flex. dig. long. wird durch ein Fenster im Lig. inteross. geführt. LANGE wählt dieselbe Sehne zum Ersatz, führt sie aber subcutan um die Knochen und Muskeln nach vorne herum. Befestigung am Os naviculare oder Os cuboid.

Sehnenauswechslung bei Klumpfuß.

1. Annahme: M. ext. dig. long. . . . . —
                  alle anderen Muskeln. . . . . . +

VULPIUS: Zurechtrichtung. Auf M. ext. dig. long. Sehne des M. ext. hall. long. und Teil des M. tib. ant.

LANGE: Zurechtrichtung. Die mit Seide verlängerte Sehne des M. ext. hall. long. wird subcutan nach dem Os cuboid. geführt und hier festgenäht.

2. Annahme: M. ext. dig. long. . . . . —
                  M. peronaeus long. . . . . —

VULPIUS: Zurechtrichtung. Auf M. ext. dig. long. Sehne des M. ext. hall. long. Die gelähmte Sehne des M. peronaeus long. wird unter starker Spannung aufsteigend an den gesunden M. peronaeus brev. angehängt.

LANGE: Zurechtrichtung. Abzweigung einer Seidensehne von der Sehne des M. ext. hall. long. subcutan zum Os cuboid. Auf den gelähmten M. peronaeus long. überträgt er einen Teil der Achillessehne.

3. Annahme: M. ext. dig. long. . . . . —
                  M. peron. brev. . . . . —
                  M. peron. long. . . . . + —
                  alle anderen Muskeln . . . . . +

VULPIUS: Zurechtrichtung. Bei Spitzfuß Verlängerung der Achillessehne. Auf M. ext. dig. long. Sehne des M. ext. hall. long. und Lappen aus dem M. tib. ant. Auf M. peron. brev. Sehne des M. flex. dig. long. Durchbohrung der Weichteile von der lateralen nach der medialen Wunde. Durchzug der oberhalb des Lig. laciniat. abgeschnittenen Sehne mit Kornzange nach lateral. Vereinigung der Sehne im Knopfloch der Sehne des M. peron. brev. Verkürzung des zu langen M. peron. long.

LANGE: Zurechtrichtung. Seidensehne von Sehne des M. tib. ant. (am ganzen mittleren und am unteren Drittel). Befestigung am Periost des Os cuboid. Verkürzung der Peronaeussehnen.

4. Annahme: M. ext. dig. long. . . . . —
             Mm. peron. . . . . —
             alle anderen Muskeln . . . . . +

VULPIUS: Auf M. ext. dig. long. Sehne des M. ext. hall. long. und ein Teil des M. tib. ant. Auf M. peron. long. Sehne des M. flex. dig. long. Auf M. peron. brev. Sehne des M. flex. hall. long. Soll M. flex. hall. long. erhalten werden, so spaltet man das Caput lat. des M. gastrocnem. oder Seidensehne ab und leitet über zum M. peron. brev.

LANGE: Seidensehnen des M. flex. dig. long. und M. ext. hall. long. durch Subcutanfett geleitet, am Os cuboid. befestigt.

5. Annahme: Mm. peronaei . . . . —
             alle anderen Muskeln . . . . . +

VULPIUS: Auf die beiden Mm. peronaei die halbe Achillessehne.

LANGE: Mm. flex. hall. long. und dig. comm. oder Teil der Achillessehne am Os cuboid. befestigt.

6. Annahme: M. ext. dig. long. . . . . —
             Mm. peron. . . . . —
             M. flex. dig. long. . . . . + —
             M. flex. hall. long. . . . . + —
             die anderen Muskeln . . . . . . +

VULPIUS: Auf M. ext. dig. long. Sehne des M. ext. hall. long. und ein Teil des M. tib. ant. auf M. peron. long. Sehne des Caput. lat des M. gastrocnem oder M. soleus. Auf M. peron. brev. Sehne des M. tib. post.

LANGE: M. tib. post. und M. flex. dig. long. subcutan oder auch durch Lig. inteross. zum Os cuboid.

7. Annahme: M. ext. dig. long. . . . . —
             M. ext. hall. long . . . . —
             M. peron. long. . . . . —
             M. triceps surae . . . . + —
             M. peron. brev. . . . . + —
             M. flex. dig. long . . . . + —
             M. flex. hall. long . . . . + —

VULPIUS: Auf M. ext. dig. long. Hälfte der Sehne des M. tib. ant. Sehne des M. ext. hall. long. aufsteigend an die erhaltene Sehne des M. tib. ant. Auf M. peron. long. Sehne des M. tib. post. Sehne des M. peron. brev. wird verkürzt.

LANGE: M. tib. post. mit Seidensehne verlängert, durch Lig. inteross. zum Os cuboid. Sehne des M. flex. dig. long. und M. peron. brev. abgeschnitten, mit Seide verlängert und am Calcaneus zur Unterstützung des M. triceps surae befestigt.

8. Annahme: M. ext. dig. long. . . . . —
             M. ext. hall. long. . . . . —
             Mm. peron. . . . . —
             M. triceps surae . . . . + —
             M. flex. dig. long . . . . + —
             M. flex. hall. long. . . . . . . + —

Auf M. ext. dig. long. Hälfte der Sehne des M. tib. ant. Sehne des M. ext. hall. long. aufsteigend an die zurückgelassene Hälfte des M. tib. ant. Auf M. peron. brev. Sehne des M. tib. post. Unterhalb der Nahtstelle Sehne des M. peron. long. an den M. peron. brev. unter starker Spannung angehängt.

LANGE: Wie bei 7; nur bleibt M. peron. brev. an Ort und Stelle.

Sehnenauswechslung bei Plattfuß.

1. Annahme:
    M. tib. ant. . . . . —
    M. tib. post. . . . . —
    M. ext. dig. long. . . . . +
    alle anderen Muskeln . . . . . +

VULPIUS: Energische Zurechtrichtung. Auf M. tib. ant. Sehne des M. ext. hall. long. und abgespaltene Teile der Sehne des M. ext. dig. long. (2., 3., 4. Sehne). Die peripheren Teile der Sehne des M. ext. dig. long. werden an die erhaltenen Teile ihrer Ursprungssehne angehängt (Abb. 154). Auf M. tib. post. Sehne des durch die Weichteile geführten M. peron. long. Wenn nötig, Osteotomie des Calcaneus und Verschiebung des Tuber calc. nach caudal nach GLEICH.

LANGE: Zurechtrichtung. Sehne des M. ext. hall. long. durchschnitten, mit Seidenfaden verlängert, am Os naviculare subperiostal befestigt.

2. Annahme:
    M. tib. ant. . . . . —
    M. tib. post. . . . . —
    M. ext. dig. long. . . . . + —
    die anderen Muskeln . . . . . . +

VULPIUS: Auf M. tib. ant. Sehnen der Mm. ext. hall. long. und M. peron. long. Peripheres Sehnenende des M. ext. hall. long. an M. tib. ant. angehängt. Peronaeussehne nicht versorgt. Auf M. tib. post. Sehne des M. flex. dig. long. oder Teil des M. triceps surae.

LANGE: Beide Mm. peron. an das Os naviculare. Verstärkung des teilweise gelähmten M. ext. dig. long. durch Seidensehne, die als Abzweigung von der Sehne des M. ext. hall. long. zum Os cuboid. geleitet wird.

3. Annahme:
    M. tib. ant. . . . . —
    M. tib. post. . . . . —
    M. ext. hall. long. . . . . —
    M. flex. dig. long. . . . . —
    M. flex. hall. long. . . . . —
    M. peron. long. . . . . +
    M. ext. dig. long. . . . . +

VULPIUS: Auf M. tib. ant. Sehne des M. peron. long. und Hälfte des M. ext. dig. long. Sehne des M. ext. hall. long. aufsteigend an den stehengebliebenen Teil des M. ext. dig. long. angehängt. Auf M. tib. post. Teile des M. triceps surae.

LANGE: Beide Peronaeussehnen mit Seidenfaden verlängert am Os naviculare befestigt.

Sehnenauswechslung bei Hackenfuß.

1. Annahme:
    M. triceps surae . . . . —
    M. tib. post. . . . . —
    alle übrigen Muskeln . . . . . . +

VULPIUS: In schweren Fällen Osteotomie des Calcaneus mit Verschiebung des Tuber calcanei nach hinten und oben. Unter Anlagerung auf die am medialen Abschnitt durch Raffung verkürzte Achillessehne und die mediale Calcaneusfläche wird die durch die Weichteile geleitete Sehne des in Höhe des Malleol. lat. abgetrennten M. peron. long. genäht. Desgleichen die oberhalb des Malleol. med. abgetrennte Sehne des M. flex. hall. long. Auf M. tib. post. Sehne des M. flex. dig. long.

LANGE: Beide Personaeussehnen abgetrennt, mit Seide durchflochten, subcutan auf die mediale Seite geführt und am Calcaneus fixiert.

2. Annahme:
    M. triceps surae . . . . —
    M. tib. post. . . . . —
    M. flex. dig. long. . . . . —
    M. flex. hall. long. . . . . —
    alle anderen Muskeln . . . . . . +

VULPIUS: Osteotomie des Calcaneus und Verschiebung des Tuber calcan. nach oben. Auf die mediale Seite der Achillessehne verpflanzt man die Sehne des distal durchtrennten M. peron. long. und die ebenfalls durchgeschnittene, durch das Lig. inteross. gezogene Sehne des M. ext. hall. long. Verkürzung der Achillessehne und der Sehne des M. tib. post.

Sehnenauswechslung am Oberschenkel bei Quadricepslähmung.

Auf Quadriceps: Mm. sartorius, gracilis, semitend. und biceps. Freilegen und möglichst weit distal abschneiden. M. semimembran. bleibt als Beuger zurück. Durch einen medialen Einschnitt wird eine Kornzange eingeführt. Die Sehnen werden gefaßt und nach vorn geleitet. Auf dem Quadriceps und der Patella und dann möglichst am Lig. pat. werden sie befestigt.

Ersatz des M. deltoideus.

1. Nach HILDEBRAND Abschneiden des Ansatzes und Mobilisierung des Musc. pect. maj. am oberen sternalen und clavicularen Abschnitt. Die unter der Clavicula heraus in den Muskel eingetretenen Gefäße und Nerven bleiben erhalten. Dann wird der Muskelursprung nach Drehung über den vorderen Abschnitt des M. deltoideus gelegt und an Clavicula und Akromion festgenäht. LENGFELLNER hat nur die Schlüsselbeinanteile des M. pect. maj. vom Schlüsselbein abgelöst und über dem vorderen Abschnitt des M. deltoideus befestigt.

Sehnenauswechslung am Oberarm.

VULPIUS empfiehlt, die Überpflanzung des abgespaltenen lateralen Teiles der Tricepssehne mit dem lateralen Muskelabschnitt durch subcutan angelegten Kanal nach der durch vorderen Einschnitt freigelegten Bicepssehne zu leiten.

Sehnenauswechslung am Unterarm.

Bei Ausfall der Supination wird nach TUIBLY der Ansatz des M. pron. ter. abgetrennt und die Sehne durch das Lig. inteross. um die dorsale Radiuskante nach der Streckseite gebracht, so daß sie nun als Supinator wirkt.

Bei Verlust der Extensoren der Hand.

1. Annahme: M. ext. carpi uln. . . . . —

Auf Sehne (Knopfloch) des M. ext. carpi uln. die Sehne des durchtrennten M. flex. carpi uln.

2. Annahme: M. ext. carpi rad. long. . . . . . —
                      M. ext. carpi rad. brev. . . . . . —

Auf die beiden Sehnen die Sehne des M. brachioradialis bei äußerster Dorsalflexion der Hand. Bei starkem Widerstand des M. flex. carp. rad. Verlängerung desselben.

3. Annahme: M. ext. dig. comm. . . . . —

Auf die gelähmten Sehnen die durchtrennten Sehnen des M. brach. rad. und M. ext. carpi. rad. brev., dessen peripherer Stumpf am M. ext. carpi rad. long. festgenäht wird.

Bei Verlust der Daumenstrecker und Abductoren.

4. Annahme: Mm. ext. poll. long., brev. und abduct. poll. long.

Auf M. ext. poll. long. Sehne des M. ext. indic. prop. Auf M. ext. poll. brev. und M. abduct. poll. long. Sehne des M. ext. carpi rad. brev. Die peripheren Stümpfe des M. ext. ind. an den M. ext. digit. comm., des M. ext. carpi rad. brev. an M. ext. carpi rad. long.

5. Annahme: Mm. ext. carpi rad., Daumenstrecker und Abductoren —.

Auf Mm. ext. carpi rad. Sehne des M. brachioradialis. Auf M. ext. poll. long. Sehne des M. flex. carpi uln. Auf Mm. abduct. poll. long. und ext. poll. brev. Sehne des durchtrennten M. ext. indic. propr.

5. Annahme: Alle Streckmuskeln . . . . . . —

VULPIUS: Auf M. ext. dig. com. Sehne des M. flex. carpi uln. Auf Daumenstrecksehne Sehne des M. flex. carpi rad. Die Sehnen des M. flex. carpi uln. und M. flex. carpi rad. werden durchschnitten, die eine um den Radius, die andere um die Ulna subcutan herumgeführt und an obengenannten Sehnen befestigt. Die Sehnen der drei Handstrecker werden am Periost der Unterarmknochen befestigt und halten die Hand in Dorsalflexion als Ligamente.

Sehnenauswechslung bei Radialislähmung.

Nach PERTHES: Die Sehne des M. flex. carpi rad. wird mit ihrem Muskelbauch auf 12—13 cm ausgelöst, die Sehne des M. flex. carpi uln. auf 10—12 cm. Dann werden beide subcutan nach der Streckseite geleitet, so daß die Kreuzung des M. flex. carpi rad. mit der Speiche etwa 8—10 cm, die des M. flex. carpi uln. 7—9 cm oberhalb des Handgelenkes stattfindet. An die Sehne des M. flex. carpi uln. werden die durchtrennten 4 Sehnen der Fingerstrecker gehängt, indem sie durch zwei Knopflöcher hindurchgezogen werden. Die zwei durch ein Knopfloch hindurchgezogenen Sehnen sollen sich beim Durchtritt durch das Knopfloch überkreuzen, d. h. es wird die eine Sehne von oben, die andere von unten durch das Knopfloch geführt. An die Sehne des M. flex. carpi rad. werden die abgeschnittenen Sehnen der drei langen Daumenmuskeln befestigt, und zwar werden die Sehnen der Mm. ext. poll. long. und brev durch einen Schlitz der Spendersehne hindurchgezogen. Die Sehne des M. abduct. poll. long. wird schraubenförmig herumgeleitet. Die Sehnen müssen bei Streckung des Handgelenkes und des End- und Grundgliedes gerade gespannt sein. Die Sehnen der Handstrecker werden zur Tenodese benutzt, so daß sich die Hand etwas in dorsalflektierter Stellung befindet. STOFFEL und HOHMANN operierten ähnlich, aber ohne Tenodese. SUDECK und K. H. BAUER vereinfachten das Verfahren und versorgten die Strecksehne nur mit *einem* (ulnaren) Handgelenkbeuger. BAUER verbindet die Spendersehne mit den distalen Enden der vier am Lig. carpi dors. durchtrennten Fingerstrecksehnen, deren proximale Enden er am Lig. carpi dors. zur Behebung der Fallhand festnäht. Die Daumenstrecker werden, da der kurze nicht gelähmte Abduktor meist genügt, nur in besonderen Fällen (Feinmechaniker usw.) mit dem radialen Handgelenkbeuger verbunden. Die Erfolge waren ausgezeichnet.

Eingriffe bei Beugesehnenverlust der Finger und der Hand.

1. Annahme: Mm. flex. dig. comm. sublim. und prof. —

Auf die gelähmten Sehnen werden die Sehnen des M. flex. carpi rad. und M. brachioradialis genäht.

2. Annahme: Mm. flex. dig. comm. sublim. u. prof. —
M. flex. carpi rad. . . . . —
M. palm. long. . . . . —
M. pronat. ter. . . . . —

Auf M. flex. carpi rad. Sehne des M. ext. carpi rad. long. Auf Mm. flex. digit. comm. sublim. Sehne des M. brachiorad.

3. Annahme: Alle Hand- und Fingerbeuger . . . . —

Tenodese: In starker Dorsalflexion näht man die distalen Stücke der durchgetrennten Sehnen der Mm. ext. carpi rad. und uln. an das Periost von Rad. und Ulna. Die proximalen Enden dieser Muskeln werden auf die Beugeseite geleitet und auf den Sehnen der Daumen- und Fingerbeuger befestigt.

4. Annahme: M. flex. poll. long. . . . . —

Nach HOHMANN: Sehne des M. palm. long. unter der Sehne des M. flex. carpi rad. hindurch auf der Sehne des langen Daumenbeugers festgenäht.

e) Die Sehnennaht.
(M. LANGE, HESSE.)

Die Sehnennaht soll schon von AVICENNA (980—1037), WILHELM V. SALICETO (1280), LANFRANCUS (1306) und GUY V. CHAULIAC (1368) geübt worden sein. Auch FELIX WIRTZ (1514—1590) hat die Sehnennaht empfohlen. AMBROISE PARÈ (1510—1590) hat sie verworfen. LORENZ HEISTER (1683—1758) hat die Sehnennaht genau beschrieben. In Frankreich ist erst im Anfang des 19. Jahrhunderts wieder über gelungene Sehnennähte berichtet worden. M. A. PETIT (1806), DUTERTRE (1816) u. a. Nach Einführung der antiseptischen Operationsmethode trat die Sehnennaht aus dem Stadium des oft mißlungenen Versuches in das der berechtigten Forderung bei der Wundversorgung. FRANZ KÖNIG (1874) ist der erste gewesen, der eine solche Naht unter Antisepsis erfolgreich durchgeführt hat. Über die Geschichte der Sehnennaht siehe bei ZAEPERNICK und KIELHORN, auch LANGE, MARCHAND. Später haben sich dann besonders PIROGOFF, VELPEAU, BOUVIER, PAGET, BIZOZZERO, GÜTERBOCK, VIERING und BUSSE um die Erforschung der Heilungsvorgänge nach Sehnendurchtrennung verdient gemacht (s. bei MARCHAND). In neuerer Zeit sind ausführliche Untersuchungen über die Sehnenregeneration von ENDERLEN, MARCHAND, GLUCK, WITZEL, SEGGEL, WOLTER, HAEGLER, REHN, KIRSCHNER, SALOMON, WEHNER, DREYER, SCHWARZ, HUECK und M. LANGE durchgeführt worden. Die neueste Zusammenfassung über die Behandlung der Sehnenverletzung findet sich bei HESSE. Was die heutige Anschauung über die Sehnenregeneration betrifft, so sind sich die Autoren darüber einig, daß das Peritoneum und in wesentlich geringerem Grade das Endotenon die Quelle für die Regenerate bilden. Es handelt sich mit großer Wahrscheinlichkeit, da die Sehnenzellen entgegen den Angaben von ENDERLEN u. a. sich an der Regeneration nicht beteiligen (SCHWARZ und HUECK), nicht um ein wahres Regenerat, sondern immer um ein Ersatzstück des die Sehne umgebenden Gewebes, das allerdings bis zu einem hohen Grade die Eigenschaft des Sehnengewebes trägt. Schon MARCHAND hat, ohne diese Frage entscheiden zu wollen, die Behauptung aufgestellt, daß es im Grunde genommen gleich sei, ob es sich um ein wahres Regenerat oder Narbengewebe handle, da das Ersatzgewebe tatsächlich dem Sehnengewebe gleichwertig werde. Die Experimente zur Aufklärung der Sehnenregeneration sind größtenteils an scheidenlosen Sehnen ausgeführt worden. Nur HUECK, HAUCK und M. LANGE haben auch an Sehnen mit echter Scheide experimentiert. Für die Praxis ist die durch Experimente und klinische Erfahrungen erhärtete und heute feststehende Tatsache von Bedeutung, daß die scheidenlosen Sehnen leichter heilen als die Sehnen mit echten Scheiden. Erst durch die grundlegenden Untersuchungen von HENZE und MEYER, von SCHULZ und LOGINOW und HAUCK sind die Fragen der Anatomie und Physiologie der Sehnen genügend klargelegt worden. Da zweifellos die Gefäßversorgung der scheidenlosen Sehnen eine bessere ist als bei den Sehnen mit echter Scheide, soweit sie in der Scheide verlaufen, so liegen darin mit großer Wahrscheinlichkeit die Ursachen für die bessere Heilungsmöglichkeit verletzter, scheidenloser Sehnen begründet. In der Scheide wird die Gefäßversorgung durch das nur einseitig an die Sehne herantretende Mesotenon besorgt. Dieses ist nicht einmal im ganzen Verlauf der Sehne in der Scheide entwickelt und wird bei der Verletzung und besonders bei der Freilegung der Stümpfe zur Naht auch noch häufig geschädigt. Die Regeneration kann daher nur von dem zwischen den Sehnenbündeln befindlichen und die Sehne umgebenden Endotenon bzw. Epitenon ausgehen. Endotenon und Epitenon sind beide sehr spärlich vorhanden. Die Gefäßversorgung dieser Gewebe beruht auf den in der Sehne verlaufenden Gefäßen, die allerdings zahlreicher vorhanden sind als man früher annahm. Diese Tatsache bestätigt die lang bekannte und wohl von NICOLADONI ausgesprochene Erkenntnis, daß die scheidenlosen Sehnen besser heilen als die Sehnen mit echter Scheide. Die von BIER und SALOMON vertretene Ansicht, daß bei Regeneration von den Sehnenstümpfen gelieferte Hormone von Bedeutung seien und daß das mangelhafte Heilungsvermögen der Sehnen in echter Scheide durch die synoviaähnliche Flüssigkeit der Sehnenscheiden verhindert würde, können auf Grund der Arbeiten von WEHNER, SCHWARZ und HUECK als widerlegt gelten. Die mangelhafte Regeneration, die HUECK auch experimentell an den in echter Scheide verlaufenden Sehnen nachweisen konnte, hat ihre Begründung lediglich in der schlechten Gefäßversorgung. Dieselbe Ansicht vertritt auch HAUCK nach seinen Untersuchungen und Experimenten.

Die Heilung von Sehnenwunden erfolgt bei den scheidenloden Sehnen im allgemeinen wesentlich schneller als an den in der Scheide verletzten Sehnen. Auch das ist auf die Verhältnisse der Gefäßversorgung zurückzuführen. Von diesen Verhältnissen hängt die ganze Prognose der Sehnennaht überhaupt ab. Im allgemeinen gelingt es leicht, mit jeder Nahttechnik eine Sehnenverletzung an scheidenloser Sehne zur Heilung zu bringen. Da das den Defekt überbrückende Gewebe von dem die Sehne umhüllenden Bindegewebe schnellstens geliefert wird, wird die Verbindung hergestellt, ehe das Durchschneiden eines auch einfach gelegten Fadens in Frage kommt. In der Sehnenscheide liegen die Verhältnisse in der Beziehung anders, das Ersatzgewebe wird nur in spärlicher Menge von den Sehnenstümpfen geliefert. Daher muß eine Nahttechnik zur Anwendung kommen, die für längere Zeit die Sehnenenden verbindet und bei der die Naht gleichzeitig in den Sehnenstümpfen so fest verankert ist, daß ein Durchschneiden des Fadens auch bei frühzeitiger, wenn auch vorsichtiger funktioneller Beanspruchung nicht so bald zu erwarten ist. Es kommt noch dazu, daß der Bewegungsausschlag bei den verschiedenen Sehnen und in ihren verschiedenen Abschnitten verschieden ist. Auch auf die Verschieblichkeit der Haut bzw. das mehr oder weniger reichlich entwickelte Subcutangewebe kommt es dabei an. WOLTER hat diese Verhältnisse genauer studiert. Eine Rolle für die Prognose spielt ferner die verschiedene Anordnung der doppelten Sehnen auf der Beugeseite der Hand, im Gegensatz zu den einfachen Sehnen des Handrückens, die noch dazu untereinander in Verbindung stehen, wodurch sie am stärkeren Zurückschnellen nach der Durchtrennung verhindert werden. Bestimmte Regeln lassen sich für die Prognose der Sehnennaht nur insofern aufstellen, als man sagen kann: *aseptische Heilung ist Grundbedingung; je weniger geschädigt die Sehnenstümpfe sind und je weniger sie durch Freilegung und Naht geschädigt werden, desto besser ist die Prognose. Die Prognose der Naht einer Sehnenverletzung scheidenloser Sehnen ist besser als die von Sehnen in echter Scheide. Je eher mit einer funktionellen Behandlung der genähten Sehne begonnen werden kann, desto desser wird der spätere Erfolg.*

Das Aufsuchen der Sehnenstümpfe macht im allgemeinen keine großen Schwierigkeiten, auch hier liegen die Verhältnisse günstiger bei den scheidenlosen Sehnen, da sie erfahrungsgemäß sich nicht so weit zurückziehen. Bei den in echter Scheide verlaufenden Sehnen kann sowohl der proximale, als der distale Sehnenstumpf sich weit zurückziehen. Das kommt auf den Grad der Fingerbeugung im Augenblick der Verletzung an. Im allgemeinen wird man sich bei der Freilegung der Sehnenstümpfe an die gegebenen Weichteilwundverhältnisse halten müssen. Gelingt es nicht sofort, die Stümpfe in der Weichteilwunde aufzufinden, so können zunächst die einfachen, alterprobten Hilfsmittel zur Anwendung kommen. Sie bestehen für den distalen Stumpf in Beugung des betreffenden Fingers. Wird der Finger passiv gebeugt, so erscheint meist der Stumpf von einem kleinen Gerinnsel bedeckt in der Scheidenwunde. Er wird dann am besten durch eine ein paar äußere Bündel fassende Haltenaht nach WITZEL, einige Millimeter vom Stumpfende entfernt, festgelegt. Der proximale Stumpf läßt sich, wie das schon BOSE empfahl, durch distalwärts gerichtetes Wickeln mit einer ESMARCHschen Gummibinde in die Scheidenwunde bringen. Manchmal genügt auch schon ein einfaches distalwärts gerichtetes Streichen des zugehörigen Muskelstumpfes (VOLKMANN). Die Methode NICOLADONIs, den proximalen Stumpf vermittels eines scharfen Häkchens aus der Wunde herauszuziehen, ist wegen der damit verknüpften Verletzungsgefahr des Stumpfes allgemein abgelehnt worden. Ist es weder durch das massierende Streichen, noch durch eine Einwickelung der Muskulatur möglich gewesen, den Sehnenstumpf zum Vorschein zu bringen, so muß die Scheide gespalten werden. Schon WITZEL hat empfohlen, diese Spaltung nicht unmittelbar über der Sehne, sondern seitlich vorzunehmen. Auch die Anlegung von Lappenschnitten hat er zu diesem Zweck empfohlen. Gelegentlich ist es bei stark zerfetzter Wunde und blutdurchtränktem Gewebe schwer, den Verlauf der Sehnenscheide festzustellen. Bei genauer Beobachtung findet man jedoch häufig an der Stelle der Sehnenscheidenöffnung ein kleines Blutgerinnsel, das sich bei aktiver Bewegung der Muskulatur in der Richtung des Sehnenscheidenverlaufs bewegt. Am schwierigsten kann die Aufsuchung des proximalen Stumpfes bei alten Sehnenverletzungen sein, da die Stümpfe dann mit der Scheidenwand sehr häufig in eine feste Verbindung getreten sind. In einem solchen Falle kann nur eine weitgehende Eröffnung der Sehnenscheide helfen. Die von MADELUNG empfohlene Eröffnung der Sehnenscheide, einige Zentimeter proximal von der Verletzungsstelle, kommt in solchen Fällen nur insofern in Betracht, als von diesem Schnitt aus die Verbindung des Sehnenstumpfes mit der Sehnenscheide aufgesucht und gelöst werden kann. Sonst ist dieses Verfahren nur für frische Fälle geeignet, wenn der proximale Sehnenstumpf sich ausnahmsweise weit zurückgezogen hat. Von einer solchen, sekundären Sehnenscheideneröffnung kann der Sehnenstumpf, an einer Sonde oder stumpfen, geraden Nadel fixiert und mit Hilfe eines derartigen Instrumentes durch die Scheide nach der Verletzungsstelle vorgezogen werden. Ist die Sehne glatt durchtrennt ohne weitere Schädigung des Sehnengewebes, so wird man am besten auf jede Anfrischung der Sehnenwunde verzichten. Hält man sie für zweckmäßig, so darf sie nur in ganz geringen Grenzen erfolgen und durch einen glatten Schnitt ausgeführt werden. Jegliches Anfassen der Sehnenstümpfe mit Pinzetten ist zu vermeiden. Entweder legt man einen Faden quer durch die Sehne, oder man legt zu beiden Seiten Haltefäden nach WITZEL (Abb. 157) an, die nur mehrere oberflächliche Bündel der Sehne fassen. Als Nahtmaterial empfiehlt sich Seide oder spät resorbierbares Catgut. Die Oxycyanadseide LANGEs hat sich als sehr zweckmäßig erwiesen, da sie die nötige Festigkeit besitzt und glatt zur Einheilung kommt. Die Nadeln sind am besten fein, drehrund, gerade, oder höchstens ganz leicht gekrümmt. Bei der Verletzung einer Sehne in einer echten Scheide ist von SALOMON der Vorschlag gemacht worden, die Sehnenscheide auf eine größere Strecke zu exstirpieren, um den Einfluß der nach seiner Ansicht die Heilung hemmenden Scheidenflüssigkeit auszuschalten. Wenn auch nicht aus diesem Grunde, so kann trotzdem die teilweise Entfernung der Scheide von Vorteil sein, besonders dann, wenn sie auf längere Strecken hat eröffnet werden müssen. Eine Naht der Scheide ohne Verengerung derselben ist erstens schwer durchführbar und zweitens ist nach Beseitigung der Scheide dem die genähte Sehnenwunde umgebenden Gewebe die Möglichkeit gegeben, an der Heilung der Sehnenwunde teilzunehmen. HAUCK schlägt vor, die Sehnennaht durch einen aus der Sehnenscheide oder dem peritendinösen Gewebe (Sehnenbinde) gebildeten gestielten Lappen zu decken, um dadurch die Ernährung der Stümpfe zu bessern.

Die Technik der Sehnennaht. An der Hand einer Reihe von Skizzen, die die Nahtlegung besser erklären, als das durch Worte möglich ist, seien die verschiedenen in der Praxis geübten Verfahren aufgezählt. Man kann grundsätzlich solche Sehnennähte unterscheiden, deren Verlauf hauptsächlich quer zur Längsrichtung der Sehne gerichtet ist, und solche, deren Fadenrichtung der Längsachse entspricht. Zu den ersteren gehört die einfache Quernaht und die schwierigeren Methoden von WÖLFLER, WITZEL, TRNKA (Abb. 161) und SUTER, der noch Haltefäden anlegt. Hauptsächlich in der Längsrichtung wird der Faden geführt bei den Methoden von NICOLADONI, LANGE, v. FRISCH, WILMS (Abb. 164), DREYER (Abb. 165a) und MALEWITSCH (Abb. 167). Eine Sonderstellung nimmt die Methode von ROTTER insofern ein, als er durch eine Reihe (4—5) randständig gelegter Nähte die Sehnenstümpfe in Verbindung bringt (Abb. 155). Nach der Festigkeitsprüfung von MALEWITSCH ist die Haltbarkeit der einzelnen Nahtmethoden sowohl bei einmaliger, maximaler Belastung als bei permanentem Zug folgende: Am widerstandsfähigsten erwies sich die Naht von LANGE (Abb. 162), dann die von WILMS-SIEVERS (Abb. 164), von HAEGLER (Abb. 161), von SUTER, MALEWITSCH und TRNKA. Die WÖLFLERsche Naht hatte die geringste Haltbarkeit.

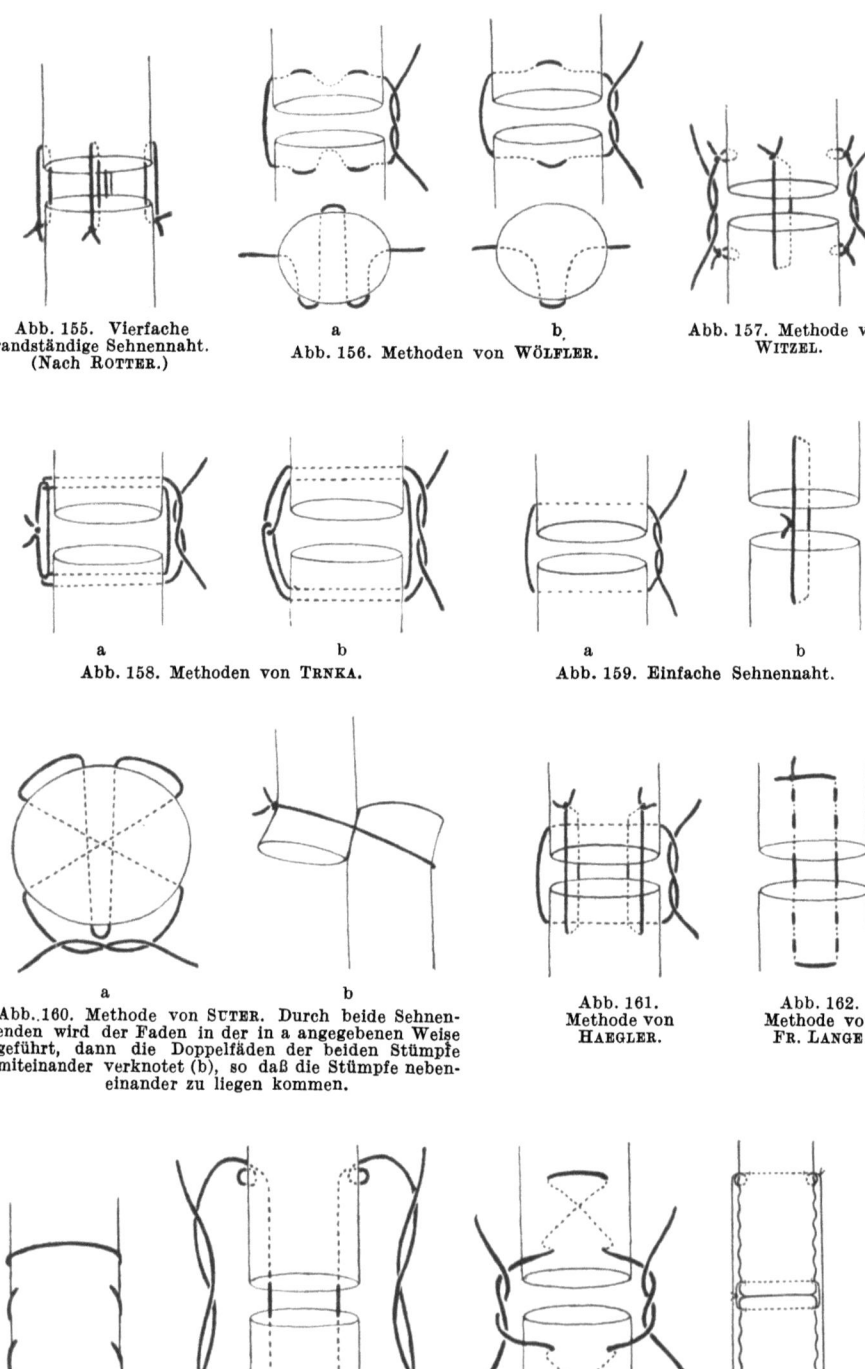

Abb. 155. Vierfache randständige Sehnennaht. (Nach ROTTER.)

Abb. 156. Methoden von WÖLFLER.

Abb. 157. Methode von WITZEL.

Abb. 158. Methoden von TRNKA.

Abb. 159. Einfache Sehnennaht.

Abb. 160. Methode von SUTER. Durch beide Sehnenenden wird der Faden in der in a angegebenen Weise geführt, dann die Doppelfäden der beiden Stümpfe miteinander verknotet (b), so daß die Stümpfe nebeneinander zu liegen kommen.

Abb. 161. Methode von HAEGLER.

Abb. 162. Methode von FR. LANGE.

Abb. 163. Methode von V. FRISCH.

Abb. 164. Methode von WILMS.

Abb. 165a. Methode von DREYER.

Abb. 165b. Methode von MAX LANGE.

Nach KIMURA ist die WILMSsche Naht der LANGEschen überlegen, nicht nur was die Belastungsfähigkeit, sondern auch das Auseinanderweichen nach Belastung betrifft. Bei der Naht scheidenloser Sehnen genügt auch die NICOLADONISche Naht, die der LANGEschen entspricht, die man aber auch vollständig in die Sehne hinein verlegen kann, wenn man den Faden gleich nach dem queren Ausstechen unmittelbar in der Längsrichtung in die Sehne wieder einsticht. Ebenso kann man auch den Knoten, wenn man an der Stelle die Sehne etwas einschneidet, zum Verschwinden bringen. Nach den Untersuchungen von MAX LANGE hat sich herausgestellt, daß alle die genannten Sehnennähte dem Zug nicht standhalten, sondern etwas nachgeben, so daß die Stümpfe bei der einen Naht mehr, bei der anderen Naht weniger, auseinanderweichen. Z. B. liegt das auch daran, daß der verwandte Faden sich bei dem entsprechenden Zug etwas dehnt, so daß man am besten den Faden vor der Verwendung dehnt. Um aber ein Auseinanderweichen der Sehnen zu verhindern, legt man am besten eine Entspannungsnaht an, die weit von den Sehnenstümpfen entfernt die Sehne unter Mitgreifen sämtlicher Randbündel faßt und nach dem Knüpfen die gefaßten Teile in leichte Falten legt.

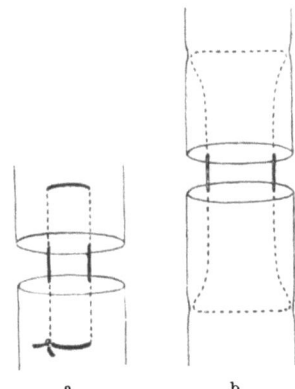

Abb. 166 a und b. Methoden der Nahtführung nach NICOLADONI. Bei b ist der Faden durch Wiedereinstechen an der Ausstichstelle vollkommen in die Sehne versenkt. Auch der Knoten kann, nachdem an der betreffenden Stelle eine kleine Längsincision in die Sehne gemacht war, in die Sehne verlegt werden.

Dann genügt eine einfache Vereinigungsnaht, da die Entspannungsnaht dem Zug nicht nachgibt. Die nach LANGE empfohlene Form der Entspannungsnaht ist auf Abb. 165 b dargestellt.

Die *Naht in der Sehnenscheide* ist, wie oben schon bemerkt, noch mehr geneigt, bei Verwendung der Nahtmethode auseinanderzuweichen, besonders auch deshalb, weil die Bewegungsübungen frühzeitig einsetzen müssen, um eine Verwachsung mit der Sehnenscheide zu verhüten. Die bekanntesten Nahtmethoden, die man zur Vereinigung der Stümpfe anwendet, sind die nach LANGE, WILMS-SIEVERS, DREYER und KIRCHMAYR. Das Verfahren von LANGE gilt bei manchen als besser als die Abänderung nach v. FRISCH (Abb. 163). Bei beiden ziehen sich beim Knüpfen die Sehnen in der Längsrichtung leicht zusammen, bei der LANGEschen aber etwas weniger. Dagegen ist bei dem LANGEschen Verfahren die Gefahr der Gewebsnekrose etwas größer (M. LANGE). Bei der WILMSschen Methode

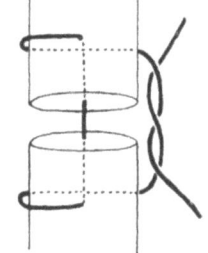

Abb. 167. Methode von MALEWITSCH.

kann das Aneinanderpassen der Sehnenenden Schwierigkeiten machen, da der Faden sich häufig nicht mehr ziehen läßt, wenn die seitlichen Sehnenbündel gefaßt sind. Daher ist es zu empfehlen, eine Vereinigungsnaht vor dem Knüpfen des Fadens anzulegen. Was schon über die Verwendung der Entspannungsnaht bei den scheidenlosen Sehnen gesagt wurde, gilt in erhöhtem Maße für die Sehnen in der Sehnenscheide. Alle einfachen Sehnennähte genügen hier nicht, um bei der notwendigen frühen Belastung das Auseinanderweichen der Sehnenenden zu verhindern. Die

Entspannungsnaht wird, wie oben geschildert, nach MAX LANGEs Schema angelegt (Abb. 165b). Dann genügt die einfache unmittelbare Verbindung durch eine der bekannten Methoden. Nach der Naht soll unbedingt eine Ruhigstellung der Extremität bzw. des betreffenden Muskels in entspannter Stellung durchgeführt werden, und zwar für 8 Tage. Dann kann bei aseptischem Verlauf ohne Gefahr des Auseinanderweichens mit den vorsichtigen Bewegungsübungen begonnen werden.

f) Der Sehnenersatz (s. a. S. 116).

Ist von einer Sehne ein größerer Teil verlorengegangen, so daß eine Lücke überbrückt werden muß, so stehen zu diesem Zwecke verschiedene Verfahren zur Verfügung. Die Verlängerungen der Sehne durch Abspaltung des letzten Endes nach BAYER, CZERNY-HEUCK oder nach VULPIUS haben sich nicht gut bewährt. Auch die Methode von KRUKENBERG scheint keine Anhänger gefunden zu haben.

Von einem anderen Grundsatz aus hat LÖBKER 1884 die Überbrückung von Lücken vorgenommen. Er hat nämlich aus dem Knochen ein Stück reseziert und dadurch eine Vereinigung der Sehnenstümpfe ermöglicht. Dieses Verfahren erscheint nur im äußersten Notfalle und nur dann, wenn es sich um Lücken an mehreren wichtigen Sehnen handelt, erlaubt. Zur Behandlung von ischämischen Kontrakturen ist dieses Vorgehen der Resektion aus dem Zusammenhang später von HENLE (1896) empfohlen worden. 1911 hat es MÜHSAM mit gutem Erfolg angewendet. Auch zum Ausgleich von Nervenlücken ist es später wieder angegeben worden (s. S. 224). Darauf hatte LÖBKER schon hingewiesen.

Zweckmäßiger als die bisher genannten Verfahren erscheinen uns die der *freien Transplantation*. Wir können sowohl durch Autotransplantation nach KIRSCHNER die Sehne in einen Fascienmantel einhüllen, als auch nach LEXER und REHN eine der allerdings nur in geringer Auswahl zur Verfügung stehenden, überflüssigen Sehnen, z. B. die des M. palmaris longus, in die Lücke einpflanzen. REHN hat auch mit Erfolg homoioplastische Transplantationen von Sehnen vorgenommen. Auch Stücke aus der V. saphena magna sind zur Überbrückung von Lücken empfohlen worden (RITTER, SCHEPELMANN). Außer diesem *lebenden Material* ist die Überbrückung mit Catgutzöpfen, die ursprünglich von GLUCK (1884) empfohlen worden ist, zu nennen. GLUCK hat auch zuerst den Ersatz des ganzen verlorengegangenen, peripheren Sehnenendes durch Catgut oder Seide, die einerseits am proximalen Stumpf, andererseits am Ansatzpunkt befestigt wurden, versucht. Diese Befestigung erfolgte entweder gabelförmig um den Knochen, oder in einem in dem betreffenden Knochen angelegten Bohrloch. F. LANGE hat das Verfahren in hervorragender Weise vervollkommnet (Hydrargyrumoxycyanatseide).

6. Die Eingriffe an den Sehnenscheiden, Schleimbeuteln und Fascien.

a) Die Eingriffe an den Sehnenscheiden.
(KANAVEL, ZUR VERTH.)

α) Die Eingriffe bei der Sehnenscheidenphlegmone.

Im Anschluß an durchgehende Verletzungen der Sehnenscheiden und Sehnen im Bereiche der Finger und im Anschluß an Panaritien (s. S. 276) kommt es nicht selten zu Infektionen der Sehnenscheiden. Dabei kann sowohl die Verletzung als das Panaritium außerordentlich geringfügig erscheinen. Jede Sehnenscheidenphlegmone, die nicht rechtzeitig behandelt wird, zieht verhängnisvolle Folgen nach sich. Entweder werden größere Teile der Sehne außer Ernährung gesetzt und abgestoßen oder es treten doch zum mindesten Verwachsungen zwischen Sehne und Sehnenscheide ein, die eine schwere Behinderung in der Bewegungsfähigkeit des Fingers hinterlassen. Daher ist die Frühdiagnose dieser Erkrankung von größter Bedeutung. Die Ursache für das Zugrundegehen oft größerer Abschnitte der Beugesehnen finden wir in der Zerstörung des Mesotenons durch den Druck der in der Sehnenscheide angesammelten infektiösen Massen. Die *Diagnose* der Sehnenscheidenphlegmone gründet sich in erster Linie auf die Schmerzhaftigkeit bei der Bewegung, insbesondere bei der Streckung der Finger und in zweiter Linie auf die Druckempfindlichkeit im Bereiche der Sehnenscheiden. Die Schmerzhaftigkeit bei der Bewegung wird so geprüft, daß man zuerst aktive und dann passive Bewegungen ausführt. Die Druckschmerzhaftigkeit, auf die größter Wert zu legen ist, wird so festgestellt, daß man mit Daumen und Zeigefinger die einzelnen, zwischen den Gelenken liegenden Fingerabschnitte dorsoventral drückt, und zwar von der Peripherie nach dem Zentrum zu. Man kann diese Prüfung auch mit einer geknöpften Sonde vornehmen und den Verlauf der Sehnenscheide abtasten, ohne das umgebende

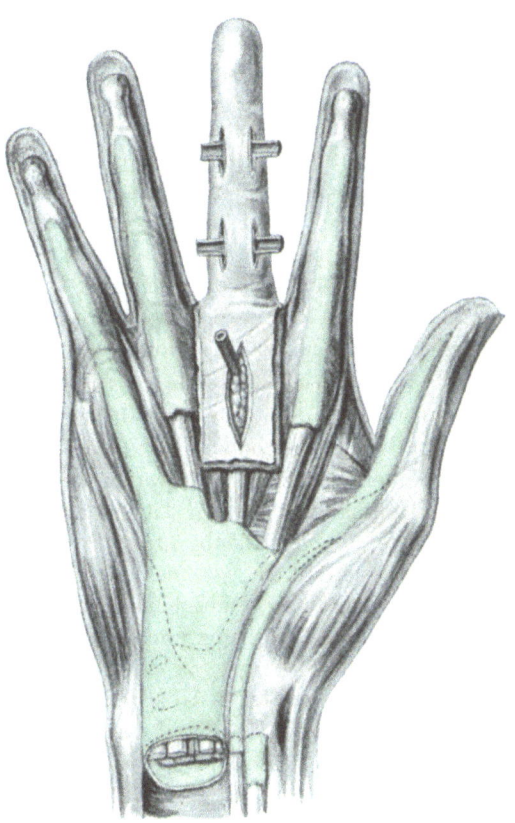

Abb. 168. Sehnenscheiden der Vola manus. (Unter Verwendung einer Abbildung aus SPALTEHOLZ.) Am dritten Finger ist die Anlage der Eröffnungsschnitte für die Sehnenscheiden und Einlegung von gespaltenen Gummidräns gezeigt.

Gewebe zu drücken. Für beginnende Fälle ist diese Sondenpalpation von großem Vorteil. Durch die Betastung und die dadurch ausgelösten Schmerzen kann man nicht nur mit größter Wahrscheinlichkeit die Anwesenheit einer Infektion, sondern auch fast immer die Grenze des infizierten Gebietes feststellen. Ist die Schmerzhaftigkeit auch über dem Grundglied noch vorhanden, so setzt man die Betastung dem Verlauf der Sehne entsprechend auf die Hohlhand fort und schließlich auch auf die Gegend proximal des Ligamentum carpi volare und den Unterarm.

Die Sehnenscheidenverhältnisse ergeben sich aus der obenstehenden Zeichnung (Abb. 168). Wir verdanken die Kenntnis der anatomischen Verhältnisse in erster Linie den Arbeiten von GOSSELIN (1851), HEINEKE (1860), v. ROSTHORN (1887), BIESALSKI und MAYER (1916), KANAVEL und ZUR VERTH. Während am 2., 3. und 4. Finger die digitale Sehnenscheide in der Gegend der Metakarpophalangealgelenke aufhört, steht sie im Bereiche des Daumens und des 5. Fingers mit den karpalen Scheidensäcken in unmittelbarer Verbindung. Diese Verbindung wird allerdings erst während des Lebens erworben, während sie bei Neugeborenen noch fehlt. Die Verbindung ist nach v. ROSTHORN am Daumen mit größter Regelmäßigkeit vorhanden, während sie an der kleinen Fingerseite gelegentlich fehlt. Die beiden karpalen Säcke stehen in keiner räumlichen Verbindung miteinander und überschreiten zentralwärts das Ligamentum carpi volare öfters um mehrere Zentimeter. In dem radialen Sack verläuft die Sehne des M. flexor pollicis longus, während in dem mit der kleinen Fingersehnenscheide in Verbindung stehenden ulnaren Sack nicht nur die beiden Beugesehnen des 5. Fingers, sondern die Beugesehne des 4., allerdings gewissermaßen in der Wand, verlaufen. Die Beugesehnen des 2. und 3. Fingers liegen oft außerhalb der Karpalsäcke, doch haben sie in manchen Fällen selbständig abgeschlossene, echte (kurze) Sehnenscheiden (v. ROSTHORN). In seltenen Fällen findet sich zwischen den beiden karpalen Scheidensäcken auch noch ein dritter. Die Trennungslinie der beiden karpalen Säcke wird durch den Verlauf des Nervus medianus gekennzeichnet.

Der Verlauf der Sehnenscheidenphlegmone ist bekanntlich bei Verletzungen oder beim Ausgang der Phlegmone vom Daumen bzw. kleinen Finger am gefährlichsten. Durch die nahe Nachbarschaft der beiden karpalen Säcke und ihre Verbindung mit den digitalen Scheiden kommt es sehr häufig zum Überspringen des Infektes von der Kleinfingerseite zur Daumenseite bzw. umgekehrt. Es entsteht so die sog. V-Phlegmone.

Da die Sehnenscheiden und karpalen Säcke verhältnismäßig dünne Membranen darstellen, die an ihren Enden nur in lockerer Verbindung mit der Sehne stehen, so kommt es bei praller Eiterfüllung leicht zum Platzen der Scheide an den Enden und zum Übergreifen der Infektion von den digitalen Scheiden auf die Hohlhand, von den karpalen Scheiden auf die Unterarmabschnitte unterhalb des Beugesehnenbündels. Schon um den Herd auf die Sehnenscheide selbst zu beschränken, ist frühzeitige Diagnose und sofort anzuschließende operative Behandlung wünschenswert. Hat die Betastung im Bereiche der Beugeseiten der Grundglieder und der Sehnenscheiden in den distalen Abschnitten der Hohlhand das Übergreifen der Phlegmone auf die Hohlhand oder auch nur den Verdacht eines solchen Übergreifens ergeben, so hat sich die operative Behandlung auch auf die Hohlhand zu erstrecken. Dasselbe gilt für die Feststellung oder den Verdacht des Übergreifens der Phlegmone auf die Beugeseite des Unterarmes. Besteht nur der begründete *Verdacht*, so ist es am zweckmäßigsten, *mit der operativen Eröffnung soweit wie möglich zentralwärts zu beginnen* und zunächst die Gebiete freizulegen, in denen die Infektion am geringfügigsten ist. Findet man nach der Freilegung zentral vom Handgelenk oder in der Hohlhand keinen Eiter, so überläßt man die Wunde sich selbst und geht distal weiter.

Der Eingriff ist immer *unter Blutleere* auszuführen, weil sonst eine genaue anatomische Freilegung und Eröffnung der Sehnenscheiden nicht möglich ist. Am besten wird in *Allgemeinnarkose* operiert. An den Fingern kommt die Eröffnung der digitalen Sehnenscheiden in Frage, und zwar über der zweiten und über der Grundphalanx. Hat der Prozeß auf die Hohlhand übergegriffen, so werden die vorhandenen Scheiden hier aufgesucht und eröffnet, wobei daran zu denken ist, daß die Sehnen in der Hohlhand stark fächerförmig nach der Mitte des Ligamentum carpi volare verlaufen. Am Daumen wird die Sehnenscheide des M. flexor pollicis longus im Bereich des Grundgliedes aufgesucht und eröffnet. Die Einschnitte an den Fingern werden etwa $1/2$—$3/4$ cm von der Mittellinie entfernt zu beiden Seiten der Beugesehnen angelegt (Abb. 168). Sie durchdringen die Haut, in die sofort kleine scharfe Häkchen eingesetzt werden, während der Schnitt durch das stark vorquellende Subcutanfett vertieft wird, wobei die Spitze des Messers etwas nach der Mittellinie zu gerichtet sein soll. Nun werden die Häkchen von neuem eingesetzt und so allmählich bis auf die Sehnenscheide vorgedrungen. Dann wird diese eröffnet. Auf der anderen Seite der Sehne wird ebenso vorgegangen. Mit einer schlanken Gefäßklemme dringt man, wenn Eiter oder trübes Sekret aus der Sehnenscheide vorquillt, von dem einen Einschnitt ein und zu dem anderen heraus. Mit der Gefäßklemme wird ein Teil eines dünnen Gummirohres oder ein aus einem Gummihandschuh geschnittener Streifen durch die Sehnenscheide hindurchgezogen. Auf dieselbe Weise geht man an der Grundphalanx vor. Schließlich wird, wenn notwendig, in der Hohlhand die entsprechende Sehne freigelegt und hier ebenfalls ein kleines Gummiröhrchen eingelegt. Am Grundglied des Daumens geschieht das gleiche. In der Hohlhand ist besonders darauf zu achten, daß man *bei der Spaltung der Sehnenscheide des 5. Fingers* mit dem Einschnitt nicht zu weit zentralwärts vorgeht und nicht zu tief schneidet, um nicht *Seitenäste des Ramus profundus, des Nervus ulnaris oder gar den Stamm desselben zu durchschneiden*. Ebenso muß man bei der Spaltung der Sehnenscheide des M. flexor pollicis longus im Bereiche des Metacarpus vorsichtig vorgehen, um nicht die Muskeläste des Nervus medianus für die Daumenballenmuskulatur zu durchtrennen. Der Einschnitt soll daher am Daumenballen zwischen M. abductor pollicis brevis und M. flexor pollicis brevis erfolgen und nicht zwischen den Mm. flexor pollicis brevis und adductor pollicis. Der Verbindungsast des oberflächlichen Hohlhandbogens mit der A. radialis wird dabei quer durchtrennt. Ist der Einschnitt im Bereich der Sehnenscheide rechtzeitig erfolgt, so kann man gelegentlich schon nach 24 Stunden die Ableitungen entfernen und mit vorsichtigen Bewegungsübungen beginnen lassen. Je schonender das Vorgehen bei der Operation war und je eher man die Dränage aufheben kann, desto besser wird im allgemeinen der Erfolg der Behandlung sein. Hat die Sekretion aufgehört, so kann man mit Salbenverbänden, täglichen Bädern, zunächst vorsichtiger, dann energischer funktioneller Behandlung einen guten Erfolg erreichen. In Fällen schwerer Infektion kann man die Dränage leider meist nicht so schnell beenden und es kommt dann häufig zu lange dauernden Eiterungen mit allen ihren unangenehmen Folgen. Wird die infizierte Sehnenscheide nicht sehr bald und sehr ausgedehnt eröffnet, so tritt leicht ein *Durchbruch* durch die dünne Scheidenwand ein. Der Durchbruch kann nach KANAVEL im Verlaufe der Beugesehnenscheiden des 2., 3. und 4. Fingers nach außen, in die Gelenke (Epiphysenlinie), in die Zwischenräume zwischen die Lumbricalmuskeln und schließlich in die tiefen Muskelzwischenräume der Hohlhand hinein erfolgen (s. unten). Die Sehnenscheiden des Daumens und des 5. Fingers stehen für gewöhnlich mit den Sehnenscheidensäcken der Hohlhand unmittelbar in Verbindung. Dementsprechend ist die Ausbreitung in diesen Raum, wie schon oben angegeben, eine fast sofortige. Soweit die Sehnenscheiden am Daumen und am kleinen Finger in Frage kommen, entsprechen die Durchbruchsmöglichkeiten denen der übrigen Finger. Es kann aber auch ein Durchbruch von dem ulnaren in den radialen Sehnenscheidensack der Hohlhand erfolgen. Schließlich kann der Durchbruch aus den Sehnenscheidensäcken der Hohlhand in die *tiefen Muskelzwischenräume* des Unterarmes hinein stattfinden. KANAVEL hat die Ausbreitungsmöglichkeiten nach Sehnenscheidendurchbruch sehr eingehend studiert.

Er unterscheidet in der Hohlhand zwei große, tief gelegene Räume. Der eine liegt ulnar, der andere radial. Beide befinden sich unterhalb der Palmarfascie und den Fingerbeugesehnen auf den Zwischenknochenmuskeln (Abb. 169). Der radiale Raum breitet sich auf den M. adductor poll. aus, der ulnare reicht etwa vom Sehnenscheidensack des 5. Fingers bis zum 3. Mittelhandknochen. Hier sind die beiden Räume durch eine Art Scheidewand getrennt. Der radiale Raum wird von der Daumen- und Zeigefingersehnenscheide aus infiziert, der ulnare von den Sehnenscheiden des 4. und des kleinen Fingers. Von der Sehnenscheide des 3. Fingers können beide Räume infiziert werden. Beide Räume ergießen bei stärkerer Ansammlung den Eiter auch in die Zwischenräume zwischen den Mm. lumbricales und der Eiter kommt in der Interdigitalgegend zum Vorschein. Es können von hier aus dorsale Eiterungen, die zum Teil subaponeurotisch, zum Teil subcutan verlaufen, entstehen. Von dem radialen Muskelzwischenraum erfolgt der Durchbruch nach dem Dorsum über den oberen Rand des M. adductor poll. oder auch durch einen Zwischenraum in diesem Muskel (Abb. 170). Bricht der Eiter durch die proximalen Teile der Fingersehnenscheiden, so werden diese tiefen Muskelzwischenräume am leichtesten infiziert. Erfolgt der Durchbruch des Eiters aus den

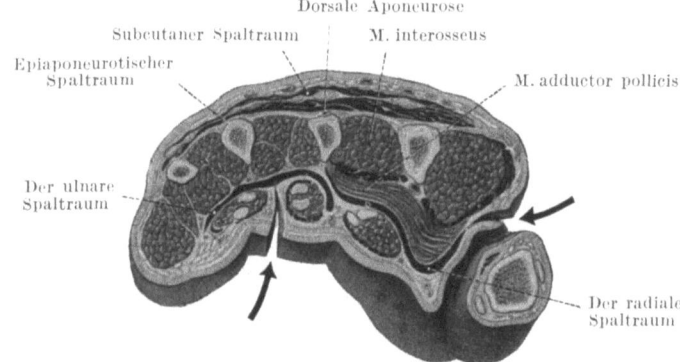

Abb. 169. Querschnitt durch die Mittelhand nach KANAVEL. Man sieht den ulnaren und den radialen Spaltraum und die Einschnittstellen zur Eröffnung dieser Räume.

Sehnenscheidensäcken der Hohlhand oder aus den genannten Zwischenmuskelräumen der Hohlhand *proximalwärts*, so ergießt er sich nach KANAVEL in einen großen, tiefen Muskelzwischenraum, dessen Grund die beiden Unterarmknochen und der sie verbindende M. pron. quadratus bilden (Abb. 171). Die Decke dieses Raumes wird von dem tiefen Fingerbeuger gebildet. Wird dieser Raum stärker mit Eiter angefüllt, d. h. nicht frühzeitig genug eröffnet, so dringt der Eiter in den Zwischenräumen zwischen den Mm. flexor digit. prof. und flexor poll. longus gegen die Oberfläche vor, erreicht den N. medianus und von da aus das ulnare Gefäßnervenbündel, um sich dann nach proximal in dem Muskelzwischenraum zwischen den Mm. flexor digit. sublim. und flexor carpi uln. weiter fortzusetzen.

Die *Eröffnung der tiefen Muskelzwischenräume* der Hohlhand wird nach KANAVEL entweder von der radialen oder von der ulnaren Seite, je nachdem der eine oder andere oder beide Räume infiziert sind, vorgenommen. Zum radialen Raum gewinnt man am leichtesten Zutritt von einem Schnitt, der an der radialen Seite des Mittelhandknochens des Zeigefingers angelegt wird. Dringt man von hier in die Tiefe, so kommt man ohne Schwierigkeit in den radialen Raum hinein (Abb. 170). Will man den ulnaren eröffnen, so wird der Schnitt am besten zwischen dem 4. und 5. oder 3. und 4. Finger in der Hohlhand nahe der Schwimmhautfalte angelegt. Man dringt dann zwischen den Mm. lumbricales mit einer Kornzange unter die tiefen Beugesehnen der Finger (Abb. 170). Ist der Sehnensack des 5. Fingers noch nicht beteiligt, so soll er dabei geschont werden. Die Eröffnung des Zwischenmuskelraumes am Unterarm erfolgt nach KANAVEL am besten sowohl radial- als ulnarwärts durch unmittelbares Vorgehen gegen die betreffenden Knochen. Etwa 3—4 Finger breit oberhalb des Handgelenkes werden die Schnitte unter Schonung von Nerven und Gefäßen bis auf die Beugeseite der Knochen geführt. Ebenso wird die Fascienverbindung zwischen den Muskeln und den Knochen, wenn nötig, eingeschnitten. Dann geht man mit einer *schlanken* Kornzange unter die Gefäße und Beugesehnen bis in den Zwischenraum zwischen den Beugesehnen und dem

M. pronator quadratus. Muß auf beiden Seiten eröffnet werden, so führt man die Kornzange vorsichtig von dem zuerst eröffneten Raum quer durch den Unterarm und hält sich dabei

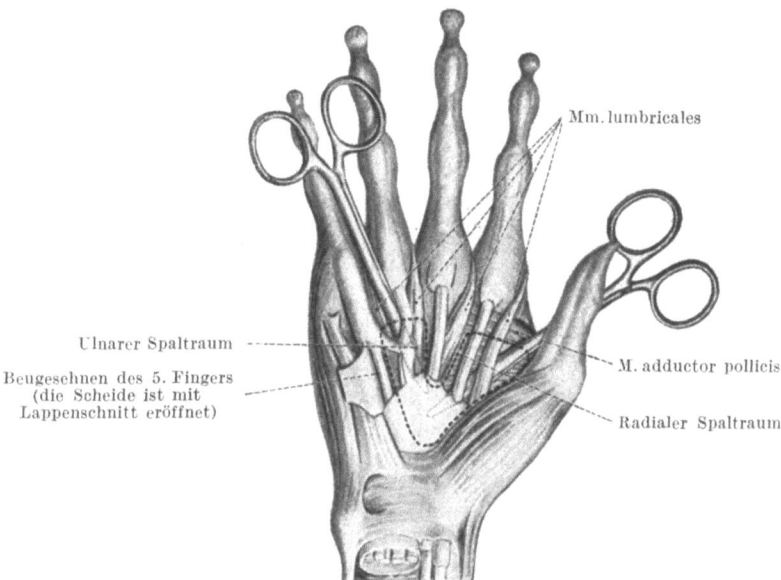

Abb. 170. Der ulnare und radiale Spaltraum der Hohlhand sind durch gestrichelte Linien gekennzeichnet. Durch die angegebenen Eröffnungsschnitte sind kleine Kornzangen in die Spalträume eingeführt. (Nach KANAVEL.)

unmittelbar an die Knochen (Abb. 171). Dann kann der Gegeneinschnitt gegen die durchgeführte Kornzange ausgeführt werden. Muß noch weiter proximal eröffnet werden, so geht man auf der ulnaren Seite zwischen dem M. flex. carpi ulnaris und den Fingerbeugern in die

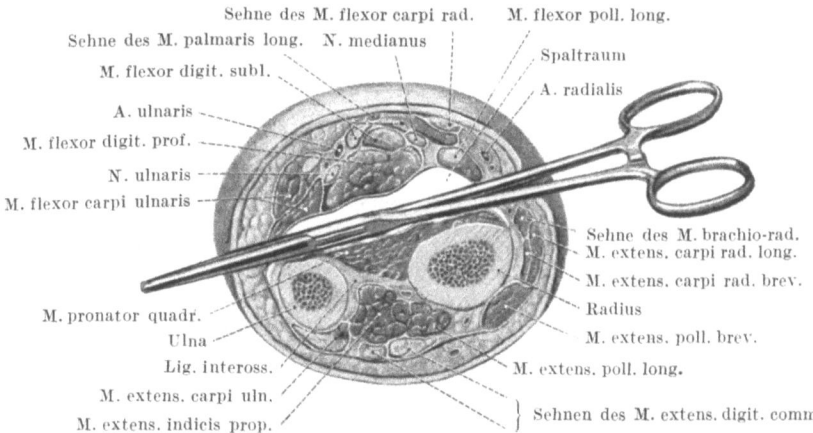

Abb. 171. Der Spaltraum im unteren Abschnitt des Unterarmes, der sich bei fortschreitender Phlegmone von der Hohlhand aus mit Eiter füllt. Er liegt volar von Radius und Ulna und dem M. pronator quadr. Durch den Spaltraum ist eine kleine Kornzange geschoben. (Nach KANAVEL.)

Tiefe, während man sich auf der radialen Seite an den ulnaren Rand des M. brachioradialis hält, die Umgebung des N. medianus freilegt und dräniert.

Für die Zeit der *Nachbehandlung* ist die BIERsche Stauung sehr zu empfehlen. Sie leistet auch im Verein mit kleinen Eröffnungen der Sehnenscheide Gutes, doch hat sie, ohne Einschnitt angewendet, versagt. Hat sich eine Sehne in größerem Umfang abgestoßen, so kann sie nur durch operative Eingriffe, wie Sehnen-, Fascientransplantation (LEXER, REHN, KIRSCHNER) oder durch eine Ersatzsehne aus Seidenfäden (LANGE) ersetzt werden. Die Erfolge aller dieser Nachoperationen sind leider in der Mehrzahl der Fälle mangelhaft. Zwar gelingt der Sehnenersatz, wenn der richtige Zeitpunkt gewählt ist, d. h. wenn wenigstens $1/2$ Jahr nach Ablauf völliger Wundheilung gewartet worden ist, ohne große Schwierigkeit. Aber es sind meist schon während des Bestehens der Infektion und während der Wundheilung Kontrakturen der Muskeln und Gelenke eingetreten, die der Wiederherstellung der Sehne trotz ausgiebiger Bewegung schwer überwindliche Hindernisse entgegensetzen. Es muß also in der Nachbehandlungszeit größte Sorge auf die Erhaltung der Muskeln und der Beweglichkeit der Gelenke verwandt werden.

β) Die Eingriffe bei der Tuberkulose der Sehnenscheiden.

Die Tendovaginitis tuberculosa bevorzugt in ihren verschiedenen Formen die Sehnenscheiden der Hand und des Fußes. Besonders die Beugesehnen der Hand und die Strecksehnen des Fußes sind ihre Lieblingssitze. Die Diagnose ist dann meist leicht, wenn noch andere Tuberkuloseherde vorhanden sind, besonders wenn im Bereiche der Hand Knochenveränderungen auf tuberkulöser Basis oder eine tuberkulöse Gelenkerkrankung vorausgegangen sind. Sehr kennzeichnend ist das sog. Reiskörperchenhygrom, während die seröse Form, ebenso wie die eitrige, auch andere Ursachen haben kann, z. B. ein akutes oder chronisches Trauma mit und ohne äußerer Wunde. Bei längerem Bestehen einer chronischen Sehnenscheidenentzündung besteht immer der Verdacht auf Tuberkulose. Selten werden, selbst bei der eitrigen Form, Durchbrüche nach außen beobachtet. Differentialdiagnostisch wichtig ist ferner das Auftreten des sog. Zwerchsackhygroms am Handgelenk. Der erkrankte und erweiterte, prall elastisch gespannte gemeinsame Sack der Fingerbeuger wird durch das Lig. carpi transv. vol. quer eingedrückt und erhält dadurch die Zwerchsackform. Lassen sich das Vorhandensein von Reiskörperchen oder Kapselverdickungen unregelmäßiger Art nachweisen, so ist an der Diagnose Tuberkulose nicht zu zweifeln. Dasselbe Bild findet sich auch gelegentlich am Fußrücken, wo der Zwerchsack durch den Eindruck des Lig. cruciatum oder transversum hervorgerufen wird.

Die Behandlung der einfach serösen und serofibrinösen Tendovaginitis besteht zunächst darin, sie durch Jodoformglycerineinspritzung unter örtlicher Schmerzbetäubung an der Einstichstelle zu beeinflussen. Mit einer starken Nadel wird unter Wahrung strengster Asepsis der Inhalt aus der Sehnenscheide entleert; der Stich geht schräg durch die Haut und soll die Basis der Geschwulst treffen, um einen möglichst langen Stichkanal zu erzielen. Nach Absaugen des Inhaltes erfolgt eine Einspritzung von 3—5 ccm Jodoformglycerin. Nach Ruhigstellung durch einige Tage wird mit vorsichtigen aktiven und passiven Bewegungsübungen begonnen. Bei den übrigen Formen der Tendovaginitis tuberculosa kommt man mit der Spritzbehandlung nicht zum Ziel. Am ehesten scheinen noch Erfolge mit Röntgenstrahlen erzielt zu werden. Häufig versagt aber auch diese Behandlung. Dann ist aber der notwendig werdende operative Eingriff nicht mehr zu lange hinauszuschieben. In Narkose, Plexus- oder auch örtlicher Betäubung legt man die erkrankte Sehnenscheide ausgiebig frei, und zwar am besten mit einem längsverlaufenden Bogenschnitt. Am Handgelenk muß der Hautschnitt auf die Hohlhand übergreifen. Das Lig. carpi volare darf aber nicht durchschnitten werden. Eine Verletzung des Herdes ist solange als irgend möglich zu vermeiden, da man ihn in gefülltem Zustand sehr viel leichter aus seiner Umgebung herauslösen kann. Erst wenn man ihn proximal, distal und seitlich möglichst bis an die Sehnen heran ausgelöst hat, soll die Eröffnung erfolgen. Es ist darauf zu achten, daß nach der Eröffnung auch alle zwischen die Beugesehnen hineinziehenden Fortsätze mitentfernt werden. Sind die Sehnen selbst mit Granulationen bedeckt, so werden sie mit dem Messer abgekratzt. Vor Schluß der Hautwunde wird Jodoformpulver in die Wunde gestreut oder Jodoformglycerin nach Abschluß der Naht zwischen zwei Nähten in das Wundbett gespritzt. Zunächst wird für einige Tage ein ruhigstellender Schienenverband angelegt, dann vorsichtige, aktive und passive Bewegungsübungen angeschlossen.

Seltener als akut eitrige Entzündungen und die Tuberkulose beobachten wir die *gonorrhoische Sehnenscheidenentzündung*. Sie tritt meist als periartikuläre Erkrankung bei gleichzeitiger Gelenkerkrankung auf. Wichtig ist der Nachweis einer vorhandenen Gonorrhöe. Eitrige Entzündungen sind selten, seröse Ergüsse herrschen vor. Die ausgesprochene hochgradige örtliche Schmerzempfindlichkeit bei jeder Bewegung, auch kleinsten Ausmaßes, die gerötete Haut und das Befallensein eines Gelenkes sind kennzeichnende Symptome. Bei der Gonorrhöe der Gelenke kommt ein chirurgischer Eingriff nur selten in Frage. Stauungsbehandlung, Wärmezufuhr und Ruhigstellung sind zunächst erforderlich. Die Ruhigstellung soll aber einer vorsichtigen Bewegungsbehandlung so bald weichen, als die Schmerzempfindlichkeit es erlaubt.

b) Die Eingriffe an den Schleimbeuteln.

Wie bei den Sehnenscheiden finden wir hier entzündliche Erkrankungen akuter und chronischer Art. Die gewöhnlichen Eitererreger, der Gonococcus, der Tuberkelbacillus und die Syphilisspirochäten lösen die Erkrankungen aus. Die akut entzündliche Bursitis ist fast immer traumatischer Art. Verletzungen durch spitze oder stumpfe Gewalt, die nicht immer bis in den Schleimbeutel selbst vorzudringen brauchen, führen solche Infektionen herbei. Es kommen aber auch, wie bei Lues und Tuberkulose, Infektionen auf dem Blut- und Lymphwege zustande. Auch aus der näheren Umgebung fortgeleitete, eitrige Vorgänge können auf die Schleimbeutel übergreifen. Die chronischen Bursitiden sind gelegentlich tuberkulöser oder syphilitischer Natur, jedoch durchaus nicht immer. Gerade die häufigsten chronischen Bursitiden, die auch als Hygrome bezeichnet werden, entwickeln sich meist auf Grund chronischer Traumen. Besonders Schleimbeutel auf knöcherner Unterlage, deren Hautüberzug dauerndem Druck und häufigen stumpfen Verletzungen ausgesetzt ist, erkranken leicht chronisch. Solche Stellen sind besonders die Ellenbogengegend, die Kniescheibengegend und das distale Köpfchen des Metatarsus I bei Hallux valgus. Findet sich an solchen Stellen eine chronische Bursitis, so braucht eine luische oder gonorrhoische Ursache nicht in Betracht gezogen zu werden. Schwieriger liegen die Verhältnisse bei vielen anderen Schleimbeuteln, deren es in der Umgebung der meisten Gelenke eine große Anzahl gibt. Die hauptsächlich praktisch in Betracht kommenden Schleimbeutel sind folgende: In der Umgebung des *Schultergelenkes* die Bursa acromialis und die B. subdeltoidea; erstere liegt unmittelbar über dem Akromion, letztere über dem Tuberculum maius. Am *Ellenbogen* kommen hauptsächlich die B. olecrani subcut. und subtendinea, letztere unterhalb der Tricepssehne, in Betracht. Am *Hüftgelenk* ist der wichtigste Schleimbeutel die B. trochenterica unmittelbar auf dem Trochanter major. Außer diesem Schleimbeutel finden sich aber in der Umgebung des Hüftgelenkes, in der Nähe aller Sehnenansätze Schleimbeutel von meist geringerer Größe. Praktisch wichtig sind besonders die Schleimbeutel unter dem M. iliacus und unter der Sehne des M. ileopsoas auf dem Troch. min. Die größte Zahl von Schleimbeuteln findet sich in der Umgebung des *Kniegelenks*. Praktisch wichtig ist besonders die B. praepatellaris, die meistens aus einer subcutanen, einer subfascialen und einer subtendinösen besteht, die häufig miteinander in Verbindung stehen. Bedeutungsvoll ist auch die B. infrapatellaris prof. unterhalb des Lig. pat. Die B. suprapatellaris unter der Quadricepssehne steht fast regelmäßig mit dem oberen Recessus des Kniegelenks in Verbindung. Von etwas geringerer praktischer Bedeutung sind die seitlich und rückwärts gelegenen Schleimbeutel, besonders die B. anserina auf der medialen Seite unter den Sehnen des M. gracilis, sartorius usw., die B. gastrocnemia, semimembranosa, bicipitogastrocnem. und die B. m. poplitei auf der Rückseite. Am *Fuße* sind wichtig die B. subcut. calcan. und besonders die B. subtend. calcan., erstere auf, letztere unter der Achillessehne. Schließlich sind auch neugebildete Schleimbeutel oft der Sitz von chronischen Entzündungen, wie z. B. der obenerwähnte über dem distalen Köpfchen des Metatarsus I bei Hallux valgus.

Die *Diagnose* oberflächlich gelegener, akuter Schleimbeutelentzündungen macht keinerlei Schwierigkeiten. Starke Schwellung, ausgesprochene Druckempfindlichkeit, Rötung der Haut, lokale Temperaturerhöhung sind die hauptsächlichsten Erscheinungen. Der Versuch einer inneren Behandlung ist gestattet. Umschläge mit 30—50%igem Alkohol oder essigsaurer Tonerde, Ruhigstellung sind die zu treffenden Maßnahmen. Geht die Erkrankung nicht schnell zurück, so ist es zweckmäßig, möglichst bald einen Einschnitt vorzunehmen, der allerdings häufig zu einer langdauernden Fistelbildung führt. Die *Diagnose* akuter Entzündungen tiefer gelegener Schleimbeutel ist wesentlich schwieriger. Da sie viel seltener sind, so wird häufig die Möglichkeit einer derartigen Erkrankung außer acht gelassen. Die Behandlung ist dieselbe. Da viele der tiefgelegenen Schleimbeutel mit den Gelenken in Zusammenhang stehen, besteht die Gefahr der Gelenkinfektion. Häufig ist auch die Beteiligung derartiger Schleimbeutel bei primärer Gelenkerkrankung.

Die *chronischen Entzündungen* der oberflächlichen Schleimbeutel sind, wie schon bemerkt, häufig durch chronische Traumen verursacht. Ihre Diagnose stößt auf keine Schwierigkeiten. Der stark seröse Erguß führt zu leicht erkennbarer, prall elastischer Schwellung, die sich über die Oberfläche der Haut erhebt. Akute Entzündungserscheinungen fehlen. Die Behandlung kann zunächst eine erhaltende sein (Verhütung neuer Schädigung, Ruhigstellung, feuchtwarme Umschläge). Meist bleibt diese Behandlung aber ohne Dauererfolg, daher soll mit dem operativen Eingriff nicht zu lange gewartet werden. Von bogenförmigen Schnitten aus, die niemals über die Höhe der Geschwulst geführt werden dürfen, wird der Schleimbeutel freigelegt, die Haut nach allen Seiten abgelöst und unter Verhütung einer Eröffnung des Schleimbeutels dieser aus der Umgebung und von seiner Unterlage abgetrennt. Bei den oberflächlichen Schleimbeuteln macht das keinerlei Schwierigkeiten, bei den tiefgelegenen, besonders in der Kniekehle, unter dem M. deltoideus und dem M. psoas z. B., ist mit größter Vorsicht vorzugehen, da man in beträchtliche Tiefen kommt und Nebenverletzungen von Gefäßen und Nerven sicher vermieden werden müssen. Am Knie und Ellenbogen legt man den Schleimbeutel am besten mit breiten Lappenschnitten frei, und zwar soll die Basis des Lappens in beiden Fällen proximal gelegen sein und der Lappenbogen über die Patella bzw. das Olecranon herunterreichen, um späteren Narbendruck auszuschalten. Nur aus besonderen Gründen verwendet man distal gestielte Lappen. Sie müssen aber sehr breit gestielt werden, da sonst leicht Randnekrosen an den Lappen eintreten. Die B. praepatellaris hat häufig lange seitliche Zipfel, die selbstverständlich mit ausgelöst werde müssen, um Rückfälle zu vermeiden. Die B. subdeltoidea kann erst nach Spaltung des M. deltoideus freigelegt werden. Bei tiefliegenden Hygromen, besonders solchen in der Kniekehlengegend, ist es immer zweckmäßig, eine WASSERMANNsche Reaktion machen zu lassen, da sie häufig auf luischer Basis entstanden sind. Tuberkulös erkrankte Schleimbeutel verhalten sich ähnlich wie die tuberkulös erkrankten Sehnenscheiden, daher gründet sich auch ihre Diagnose und Behandlung auf dieselben Voraussetzungen.

c) Die Eingriffe an den Fascien.
α) Die Eingriffe bei der Elefantiasis.
(DRAUDT.)

Die *Elefantiasisbehandlung* hat bis in die neueste Zeit wenig Erfolge aufzuweisen. Am meisten hatte sich noch die multiple Stichelung und die Exstirpation von kleineren und größeren Weichteillappen, wie sie von v. MIKULICZ empfohlen worden war, bewährt. Zwei Verfahren haben sich in neuerer Zeit Anhänger gewonnen. Mit ihnen wurden wenigstens vorübergehende, seltener anhaltende Besserungen, ab und zu Heilung erzielt. Das eine Verfahren wurde gleichzeitig mit der erhaltenden Behandlung, d. h. Hochlagerung, Wickelung, Massage geübt und bestand in der Einspritzung von *Fibrolysin* in die Glutealmuskulatur oder auch in das erkrankte Glied selbst. Die Behandlung mußte 2—6 Monate mit kurzen Ruhepausen durchgeführt werden. CASTELLANI ist der Schöpfer dieser Methode und er hat besonders dann, wenn das Ödem abgeflossen war und er die Ausschneidung von Haut hinzufügte, gute Erfolge gehabt.

Das zweite Verfahren ist ein operatives. Es stammt von HANDLEY. Er bezeichnet sein Verfahren als Lymphangioplastik. Nach genügender Vorbereitung durch Hochlagerung usw. hat er lange, starke Seidenfäden in das Subcutangewebe in der ganzen Länge der Gliedmaßen eingelegt und erwartet, daß sich entlang diesen Seidenfäden ein regelrechter Lymphstrom entwickeln sollte. In einzelnen Fällen ist ihm das auch gelungen. Auch andere Chirurgen haben über vereinzelte gute Erfolge mit diesem Verfahren berichtet. Doch hat es keine allgemeine Verbreitung gefunden.

Als fruchtbarer hat sich der Gedanke erwiesen, durch Eingreifen an der *Fascie* die Elefantiasis zur Heilung zu bringen.

Der Gedanke, die Elefantiasis durch *Eröffnung des Fascienmantels der Muskulatur* zu behandeln, stammt von LANZ (1912). LANZ bezeichnet den Fascienmantel als eine Schwelle für die Lymphströmung zwischen Subcutangewebe und Muskulatur. Durch die Untersuchungen von SCHWEIGER und SEIDEL ist festgestellt worden, daß die Lymphströmung durch die Fascia lata nur einseitig stattfindet, und zwar in der Richtung von innen nach außen. Da nun die Fascie bei allen schwereren Fällen von Elefantiasis hochgradig verdickt und getrübt erscheint, so ist mit größter Wahrscheinlichkeit anzunehmen, daß tatsächlich die Lymphströmung wesentlich beeinträchtigt ist. LANZ hat die Fascie des Oberschenkels in großer Ausdehnung gespalten, ist dann am hinteren Rand des Musculus vastus auf den Knochen vorgedrungen, hat das Periost breit zurückgehebelt und im unteren, mittleren und oberen Drittel mit der DOYENSchen Fräse die Markhöhle angebohrt. In jedes der Bohrlöcher hat er einen, der Fascia lata entnommenen, schmalen Streifen eingelegt und die Fascienlücke durch eine fortlaufende Seidennaht geschlossen, dann hat er noch mit der COOPERschen Schere eine große Anzahl von Öffnungen in die Fascia lata eingeschnitten. Der Erfolg dieses Eingriffes war noch nach 3 Jahren ausgezeichnet.

Der Gedanke, die Elefantiasis durch Beseitigung der Fascienscheidewand zwischen den Lymphräumen des Muskels und des Subcutangewebes zu behandeln, ist von PAYR und KONDOLÉON etwa zu gleicher Zeit wieder aufgenommen worden. KONDOLÉON hat zunächst die Fascie durchtrennt und ausgeschnittene Fascienstreifen zwischen die Muskeln verlagert, den Fascienschnitt dann nur in den mittleren Abschnitten wieder vernäht, während er die Enden offen ließ. Er hatte einen guten Erfolg. Doch glaubte er bei seinen weiteren Operationen, die zum Teil erfolglos waren, festzustellen, daß in schweren Fällen nur die Beseitigung der veränderten Fascie in großer Ausdehnung zum Ziele führen könnte. Mittels großer Schnitte legte er, meist auf beiden Seiten, die Fascie frei, löste die Haut weit ab, entfernte das ödematöse Fett und schnitt nun aus dem Fascienmantel ein 3—4 Finger breites und der ganzen Länge des Hautschnittes entsprechendes Stück heraus. Er hatte im großen und ganzen sehr gute Erfolge.

Schon vor der ersten Veröffentlichung KONDOLÉONs hatte PAYR einen Kranken mit Elefantiasis etwa auf dieselbe Weise operiert. Auch PAYR ging von dem Gedanken aus, die Scheidewand zwischen dem subcutanen und intermuskulären Lymphnetz zu beseitigen und glaubte außerdem die Lymphströmung dadurch verbessern zu können, daß die mit dem Subcutangewebe vernähte Muskulatur bei jeder Bewegung eine Pumpwirkung ausüben werde. Die Kranken wurden zunächst längere Zeit vorbehandelt, und zwar durch Bettruhe mit starker Hochlagerung der Beine in einer Extensionsmatte. Auch aktive Hyperämie, Bewegungsübungen und Massage sind zu empfehlen. Der *Eingriff* wurde erst vorgenommen, wenn die Haut ganz schlaff erschien. Die Fascie wird durch Zurückpräparieren der Haut und des ödematösen Subcutangewebes in möglichst großer Ausdehnung freigelegt. Je nach Umfang des Gliedes wird sie in ganzer Länge des Hautschnittes und in einer Breite von 5—8 cm umschnitten und teils scharf, teils stumpf von der Muskulatur abgelöst. Nach genauer Blutstillung werden die nun freigelegten Muskeln mit den freien Fascienrändern durch eine Reihe von etwa 5 cm auseinanderstehenden Seidenknopfnähten an das Unterhautzellgewebe angenäht. Die Haut soll dadurch an der Muskelbewegung teilnehmen. Über die nun ausgeführte Hautnaht wird ein steriler Verband angelegt und die Gliedmaße mit einer von der Peripherie her angewickelten, elastischen Binde unter leichten Druck gesetzt. Das Bein wird wieder hochgelagert. Zur Nachbehandlung werden Massage, Hyperämie, Wärmebehandlung, besonders Föhnen, Elektrisieren und Bewegungsübungen empfohlen. Das operierte Glied soll außerdem noch wochenlang gewickelt oder durch Tragen eines Gummistrumpfes unter Druck gehalten und während der Nacht hochgelagert werden. Dauererfolge werden auch mit diesem Verfahren selten erzielt.

β) **Die Fascientransplantation** (s. S. 114).

γ) **Die Eingriffe bei der DUPUYTRENschen Fingerkontraktur.**
(COENEN.)

Die Erkrankung wurde von FELIX PLATTER (1614) in Basel zuerst erwähnt, von COOPER (1821) bereits als Erkrankung der Palmaraponeurose erkannt, von DUPUYTREN (1832) eingehend untersucht und beschrieben (JANSSEN).

Auf die früheren Eingriffe bei der DUPUYTRENschen Kontraktur einzugehen, erübrigt sich, da sie auf falschen Voraussetzungen über die Entstehung des Leidens begründet waren. So konnte weder eine Operation an den Muskeln (MALGAIGNE), noch die Sehnendurchschneidung (GUÉRIN, SMITH) helfen, noch die einfache oder mehrfache Durchtrennung der Haut oder das subcutane Abschneiden von Strängen das Leiden beseitigen (DUPUYTREN, GOYRAND, ADAMS). Auch die vielgeübte Operation von BUSCH konnte weder sicher noch für längere Zeit helfen. Das Verfahren besteht darin, daß ein distal gestielter, dreieckiger Hautlappen über dem Schrumpfungsgebiet abgelöst wird und gleichzeitig bei dem Ablösen die sich dem Strecken des Fingers entgegensetzenden, nach der Fascie ziehenden Stränge durchtrennt werden. Auch BUSCH sah den Grund der Erkrankung in der Haut und begnügte sich infolgedessen mit der Ablösung des geschrumpften Lappens und der Durchtrennung der Stränge. Eine Streckfähigkeit wurde dadurch bis zu einem gewissen Grade erreicht, aber da die geschrumpfte Fascie an Ort und Stelle blieb, so wurden Rückfälle sehr häufig beobachtet. Da sich nach der Streckung der Hautlappen regelmäßig als zu kurz erwies, so wurde er, soweit es ging, zur Deckung benutzt, die übrigen Wundränder vereinigt, oder, wenn sie sich unter zu starker Spannung befanden, die Lücke mit THIERSCH-Läppchen gedeckt. Die Methode GERSUNYS (1884) brachte einen Fortschritt insofern, als er von einem Längsschnitt aus die Fascie freilegte und teilweise entfernte.

Weiter brachte das Vorgehen KOCHERS (1887), durch das zum ersten Male bewiesen wurde, daß die Haut zweifellos nicht die Ursache der Kontraktur war, sondern die Palmarfascie. KOCHER spaltete die Haut in der Längsrichtung über dem geschrumpften Strang, löste die Verwachsungen nach beiden Seiten ab, präparierte den Fascienstrang seitlich und distalwärts und exstirpierte ihn schließlich vollständig bis in seine letzten Ausläufer. Der Erfolg war, daß der Finger sofort vollständig gestreckt und nach Annähung der Haut wieder aktiv bewegt werden konnte. KOCHERs Vorgehen gründete sich auf die anatomischen Untersuchungen von VOGT, RICHER, FRORIEP und eigene Darstellungen. Das KOCHERsche Verfahren ist für alle leichteren Fälle von DUPUYTRENscher Kontraktur das einfachste und zweckmäßigste. Nur dann, wenn eine schwerste Kontraktur im Metakarpophalangealgelenk besteht oder wenn sie sich gar auf das erste Interphalangealgelenk erstreckt und die Haut stark geschrumpft ist, kommt man mit ihr nicht immer zum Ziel, da nach Streckung des Fingers, besonders in der Gegend des Metakarpophalangealgelenks die Hautwundränder nicht oder nur unter starker Spannung zu vereinigen sind. In solchen Fällen empfiehlt es sich, die Methode von LEXER (JANSSEN) (1902) zur Anwendung zu bringen, d. h. die geschädigte Haut teilweise mit zu entfernen und die Lücke durch einen Cutislappen zu decken.

Eine erhaltende Behandlung der DUPUYTRENschen Kontraktur blieb fast immer ohne Erfolg. Dagegen beobachtet man nicht selten bei dem zweifellos häufig vererbten Leiden einen so chronischen Verlauf, daß man, solange die Arbeitsfähigkeit der Hand nicht eingeschränkt ist, nicht einzugreifen braucht. In anderen Fällen schreitet allerdings die Erkrankung sehr schnell fort. Entsprechend der Ausbreitung der Palmarfascie entwickelt sich die Kontraktur am häufigsten im Bereiche der Hohlhand und Finger, wobei der 4. und 5. Finger besonders bevorzugt werden; auch der Daumen wird durch einen Zipfel (HENLE) versorgt, wodurch die allerdings selten beobachtete Kontraktur des Daumens zu erklären ist. Die Ausläufer der Fascie reichen einerseits in die Haut, andererseits an die Sehnenscheiden bis zum Mittelglied.

Die Ausführung des Eingriffes ist in leichteren Fällen außerordentlich einfach; sie wird am besten in Blutleere ausgeführt. Zur Schmerzbetäubung ist Allgemeinnarkose, Leitungs- oder örtliche Betäubung möglich. Letztere empfiehlt sich nur dann nicht, wenn eine Lappendeckung stattfinden muß. Von einem geraden Schnitt, der sich über das ganze Gebiet der Kontraktur erstreckt, der aber auch etwas bogenförmig (LOTHEISEN 1900) angelegt werden kann, um die Hautwunde nicht gerade über die Sehnenscheide kommen zu lassen, wird die geschrumpfte Fascie möglichst weitgehend freigelegt. Der Schnitt muß daher unter Umständen fingerwärts bis über das erste Interphalangealgelenk fortgesetzt werden. Nachdem der Schnitt bis auf die Fascie vertieft ist, wird die Haut mit größter Vorsicht, um sie nicht zu verletzen, nach beiden Seiten so weit abpräpariert, bis auch die äußersten Stränge der Fascie freiliegen. Das Subcutangewebe muß möglichst an der Haut erhalten bleiben. Dann beginnt man proximalwärts, wo der Fascienstrang am schmalsten ist, mit der Entfernung. Man durchschneidet den spannenden Strang, faßt ihn mit einer Arterienklemme, hebt ihn aus dem Wundgebiet heraus und durchtrennt nun, während man den Strang im Zusammenhang läßt, alle seitlich spannenden Verbindungen unter Umständen bis über das erste Interphalangealgelenk hinaus, bis die Sehnenscheide vollständig blank zutage liegt. Währenddessen wird von einem Assistenten der gekrümmte Finger gestreckt. So erhält man die geschrumpfte Fascie im Zusammenhang. Sind zwei oder mehrere Finger beteiligt, so muß von dem Hauptschnitt unter Umständen ein zweiter oder dritter Schnitt nach dem anderen erkrankten Finger angelegt werden und man darf sich erst dann mit dem Eingriff begnügen, wenn der letzte spannende Fascienstrang durchschnitten und die ganze Fascie entfernt ist. In einfachen Fällen lassen sich die Hautwunden glatt vereinigen. Hatte die Haut ihre Elastizität verloren, so daß sie sich nach der Entfernung der Fascie und Streckung der Finger nicht vereinigen läßt, so ist es zweckmäßig, auf die restlose Naht zu verzichten und nach LEXERS Vorschlag einen Cutislappen frei in die Lücke zu transplantieren. Kleine Lücken können der Heilung unter Deckung der Wunde mit *Gaudafil* überlassen bleiben. Es muß zunächst Ruhigstellung des Fingers in guter Stellung erfolgen (PAYR). LEXER legt einen Kreuzschnitt an; der eine Schnitt in Längsrichtung über dem am stärksten geschrumpften Fascienabschnitt, der zweite Schnitt senkrecht dazu, entsprechend der distalen Querfalte der Hohlhand. Die vier so entstehenden Lappen werden abgelöst und der am stärksten geschrumpfte und auf der Fascie festhaftende Teil der Haut auf der Fascie zurückgelassen. Dann wird die Fascie bis in ihre äußersten Ausläufer freigelegt und nach deren Durchtrennung vollständig weggenommen. Unter Umständen entfernt LEXER sogar teilweise die Haut der Finger. Gefäße und Nerven dürfen nicht verletzt werden. Ist die Fascie restlos entfernt und lassen sich die Finger vollständig strecken, so werden die Schnitte, soweit das möglich ist, vernäht. In schwersten Fällen scheitert die Streckungsmöglichkeit gelegentlich an sekundären Gelenkveränderungen infolge des langen Bestehens des Leidens. Auf diese Behinderung der Streckfähigkeit kann zunächst ein Einfluß nicht gewonnen werden. Nach Abnahme der Blutleere wird gewissenhafteste Blutstillung durchgeführt und nun noch die bestehende Lücke der Haut durch einen entsprechend zugeschnittenen Cutislappen gedeckt. Den Lappen entnimmt man am besten der Oberschenkelhaut ohne Subcutanfett und befestigt ihn durch einige Nähte am Rande der Lücke. Der Verband muß so angelegt werden, daß der Lappen nicht gedrückt wird, andererseits muß für Ruhigstellung der Finger gesorgt werden, um die Verschiebung des Lappens zu verhindern.

7. Die Eingriffe an der Haut und am Subcutangewebe.

Das meiste, was über Operationen an der Haut zu sagen ist, ist in den Abschnitten über Wundbehandlung, Wundinfektion Furunkel, Karbunkel, plastische Operationen und Transplantationen usw. erörtert. Was noch hinzuzufügen ist, sind verhältnismäßig kleine Abschnitte. Zunächst soll eine kurze Zusammenfassung über die Fingerverletzungen und ihre Nacherscheinungen folgen.

a) Die Fingerkuppendeckung.

Betrifft der Verlust nur die Haut, so kann man einen *Salbenverband* anlegen und die Überhäutung abwarten. Ist der Verlust aber etwas tiefergehend, so daß auch das Unterhautzellgewebe oder gar ein Teil des Knochens verlorengegangen sind, so muß *operativ* eingegriffen werden, da die Verbandbehandlung zu lange dauern würde und der Erfolg eine oft nicht schmerzfreie Narbe ist.

a) Die Deckung mit Stiellappen. Die früher viel geübte Deckung mit einem volaren Lappen nach Exartikulation im nächsten Gelenk (s. S. 416) wird heute nur noch da ausgeführt, wo ein weiterer Verlust ohne Bedeutung ist. Der Standpunkt, dem Verletzten keinen weiteren Verlust zuzuführen, ist begründet. KLAPP hat zuerst einen seitlich gestielten, oder noch besser einen doppelt gestielten Lappen, entsprechend dem Verfahren von SAMTER zur Deckung von Amputationsstümpfen (s. S. 376) gebildet und damit den Stumpf gedeckt. Da jedoch eine neue kleine Lücke, wenn auch nicht auf der Kuppe, entsteht, so eignet sich noch mehr das Verfahren von TRANQUILLE-LEALI (1935), das von ERLER und GEISSENDÖRFER empfohlen wurde. Nach Glättung des Stumpfquerschnittes unter Erhaltung des Nagelrestes, wenn er vorhanden ist, umschneidet man einen spitzwinkligen volaren Lappen, dessen Spitze in der ersten Beugefalte und dessen Basis am Rand des Stumpfquerschnittes liegt. Der Schnitt muß so tief gehen, daß das Unterhautzellgewebe völlig durchtrennt ist. An der Spitze des Winkels muß man darauf achten, daß man die Beugesehnenscheide nicht

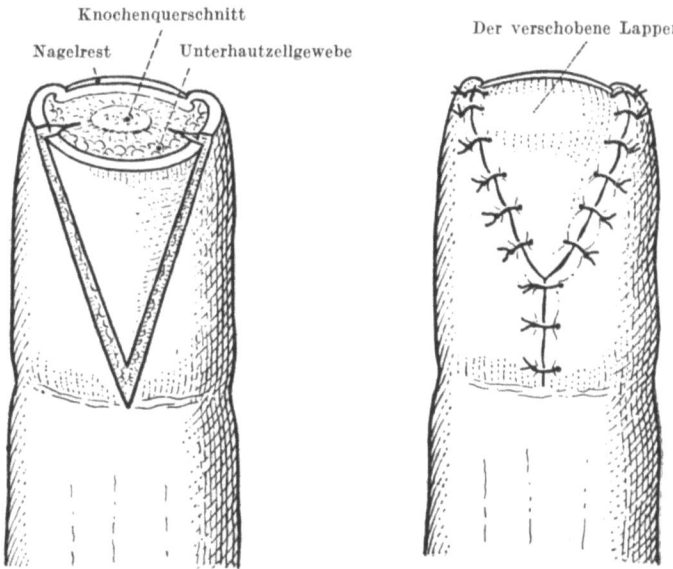

Abb. 172. Fingerkuppendeckung nach TRANQUILLE-LEALI.

eröffnet, da hier das Unterhautfettgewebe schwächer entwickelt ist. Ist der Lappen rings umschnitten, so ist er auf dem Unterhautfettgewebe so beweglich, daß er ohne Mühe mit Haltefäden mit seiner Basis über den Stumpf hinübergeschoben werden kann. Dort wird er mit einigen seitlichen Nähten, die durch das seitliche Nagelbett gehen, festgenäht und im übrigen die Wunde nach leichter Hautverschiebung durch Naht geschlossen. Da die Narbe auf die Greifseite des Fingers fällt, hat GEISSENDÖRFER Bedenken geäußert und bildet einen oder zwei solcher dreieckiger Lappen seitlich. Das geht aber nur in der nächsten Nähe der Kuppe, da weiter proximal seitlich das Unterhautfettgewebe wesentlich schwächer entwickelt ist, so daß die Verschieblichkeit des Lappens nicht so gut ist.

Ein weiteres Verfahren der Stielplastik gewinnt den Lappen aus der Brust- oder Bauchhaut. Man wird diese Plastik aber nur bei Defekten mehrerer Fingerkuppen zur Anwendung bringen.

b) Die Deckung durch freitransplantierte Lappen. Die Deckung der frischen Fingerkuppenverletzung mit THIERSCHschen Läppchen oder mit Hautlappen (WOLFE-KRAUSE) hat sich nicht gut bewährt. Bei der ersteren ist der Überzug zu dünn, während der Hautlappen auf der kleinen Fläche häufig nicht anheilt.

STOLZE und MELTZER haben einen schon von KIRSCHNER und GOHRBANDT empfohlenen Lappen, der ein Mittelding zwischen Epidermis- und Hautlappen darstellt, erfolgreich angewendet. Der Lappen wird in der Schicht der Haut durchschnitten, in der die spärlich eintretenden Hautgefäße sich bereits mehrfach verzweigt haben und daher der Anschluß an den neuen Mutterboden größere Möglichkeit bietet. Man schneidet dazu nach GOHRBANDT, nach Unterspritzung mit Novocain-Suprareninlösung, die die Haut aufquellen läßt, zunächst senkrecht so tief ein, bis man in die Zone der zahlreichen Gefäßquerschnitte kommt, und bleibt in dieser Höhe, bis der Lappen entfernt ist. Der kleine Lappen wird mit einigen Nähten am Rand der Fingerkuppe befestigt.

b) Die Eingriffe beim Panaritium und bei der Paronychie.
(ZUR VERTH, KLAPP und BECK.)

Das Panaritium ist immer eine Folge geringfügiger Verletzungen mit anschließender Infektion. Die Keime, die es verursachen, sind meist die gewöhnlichen Eitererreger. Durch die Keimwirkung entwickelt sich in der Tiefe des Gewebes eine Nekrose, die die Neigung besitzt, nach der Oberfläche durchzubrechen und nach der Tiefe fortzuschreiten. Die Lieblingsstellen des Panaritiums, das zunächst in der Cutis selbst oder in der Subcutis seinen Sitz hat, sind die Beugeseiten der Finger und der Hand, seltener findet es sich an der Rückseite der Finger. Nur das Endglied wird auch hier besonders um den Nagel herum und unter dem Nagel häufiger von dem Panaritium befallen. Die Ursache für die häufige Entstehung des Panaritiums an den genannten Lieblingsstellen liegt im anatomischen Aufbau der Weichteile. Die durch senkrecht in die Tiefe strebende Bindegewebsstränge mit dem Periost und den Fascien in fester Verbindung stehende, sehr stark entwickelte Haut setzt der Ausbreitung eines Entzündungsherdes nach den Seiten hin großen Widerstand entgegen, ebenso wie das in kleinen Trauben angeordnete, zwischen den Bindegewebssträngen befestigte Fett. Die Gefäßversorgung ist in diesen Gebieten eine verhältnismäßig mangelhafte, soweit die oberflächlichen Schichten in Frage kommen. Überall wo die Haut dünner, beweglicher und mit einem unter der Haut liegenden, weit verzweigten Capillarnetz versehen ist, wie in den übrigen Gegenden der Hand, besonders am Dorsum, kommt es weniger leicht zu einem umschriebenen Infektionsherd. Die *Diagnose* des in der *Cutis* sitzenden Panaritiums macht keine Schwierigkeiten. Eine kleine umschriebene, schmerzhafte Rötung, der bald eine Abhebung der Hornschicht durch einen Eitertropfen folgt, ist kennzeichnend. Wird der kleine nekrotische Blasendeckel abgehoben, so entleert sich ein Tropfen Eiter und der Prozeß geht schnell zurück. Entwickelt sich ein solcher oberflächlicher Herd aber erst nach mehreren Tagen nach einer geringfügigen Verletzung, die vielleicht äußerlich schon wieder verheilt ist (Nadelstich oder ähnliches) und hat während dieser Tage eine ausgesprochene Druckempfindlichkeit, die sich häufig erst auf Druck besonders beim Zufassen bemerkbar macht, bestanden, so sind diese an der Oberfläche auftretenden Erscheinungen fast immer der Ausdruck eines in der *Subcutis* gelegenen Herdes, der im Begriff ist, nach der Oberfläche durchzubrechen. In solchen Fällen besteht im Anschluß an die Verletzung zunächst eine tief in der Subcutis gelegene, durch die Keime bedingte, umschriebene Gewebsnekrose. Nach dem Einschneiden zeigt sich ein fast immer ziemlich scharf begrenzter, gelbgrün gefärbter, nekrotischer Gewebspfropf, wie wir das auch beim Furunkel beobachten. Nicht immer haben die tiefgelegenen Nekrosen, die allmählich einschmelzen, die Neigung nach außen durchzubrechen. Sie dringen auch gelegentlich nach der Tiefe vor, den Gewebssepten folgend. Da sie in diesem Fall fast immer weitere Zerstörungen veranlassen können, ist es wichtig, sie rechtzeitig zu erkennen und zu behandeln. Als üble Folgeerscheinung beobachtet man häufig das *ossale Panaritium*, das dadurch zustande kommt, daß auch das Periost, bzw. die periostalen, in den Knochen hineinziehenden Gefäße geschädigt werden und eine mehr oder weniger ausgedehnte Knochennekrose hervorrufen. Andererseits kann der in die Tiefe fortschreitende Prozeß in *Sehnenscheiden* oder *Gelenke* einbrechen, und ist so häufig die Veranlassung zu Sehnenscheiden- oder Gelenkeiterungen. Schließlich kann sich, besonders in vernachlässigten Fällen, aus dem Panaritium eine *fortschreitende Phlegmone* entwickeln. Freilich sind die ossalen Panaritien, die Sehnenscheiden- und Gelenkeiterungen, nicht immer durch das Fortschreiten subcutaner Panaritien bedingt, sie können vielmehr auch durch unmittelbare Verletzung und folgende Infektion der Knochenhaut, der Sehnenscheiden und der Gelenkkapsel oder auch ganz selten metastatisch auf dem Blut- oder Lymphweg entstehen. Wegen der drohenden Gefahren des subcutanen Panaritiums ist es wichtig, die *Diagnose* rechtzeitig zu stellen, besonders auch die *Herddiagnose*. Da es sich um einen ganz umschriebenen, unter Spannung stehenden, nekrotischen Herd handelt, der örtlich eine ausgesprochene Schmerzhaftigkeit hervorruft, ist das Aufsuchen des Herdes meist nicht sehr schwierig. Abgesehen von der umschriebenen Schmerzhaftigkeit und allgemeinen Schwellung des betreffenden Gliedabschnittes, die zunächst meist nicht sehr ausgedehnt ist, wird im Gegensatz zur Sehnenscheidenphlegmone und Gelenkeiterung die Beweglichkeit des betreffenden Fingers nicht beeinträchtigt, falls nicht gerade der Herd über einer Sehnenscheide oder Gelenkkapsel seinen Sitz hat. Schon HÜTER hat zur Aufsuchung des Herdes die Knopfsonde benutzt und empfohlen. Durch vorsichtiges Abtasten unter mehr oder weniger starkem Druck gelingt es fast immer, den Herd festzustellen und auf die Oberfläche zu übertragen. Bestehen die Erscheinungen eines beginnenden Panaritiums, d. h. eine allgemeine, zunächst vielleicht geringe Druckempfindlichkeit im Anschluß an eine oberflächliche, geringfügige Verletzung, so kann für kurze Zeit der Versuch einer *erhaltenden Behandlung* gerechtfertigt werden. Solche Maßnahmen verfolgen den Zweck, den Abwehrkräften des Organismus gegenüber den eingedrungenen Keimen zum Sieg zu verhelfen, ohne daß es zu einer Gewebsnekrose kommt. Die BIERsche *Stauung*, die Anwendung von *hyperämisierenden Umschlägen* und von *heißen Bädern* sind solche Mittel. Zu Umschlägen soll weder Carbolsäure, noch höherprozentiger Alkohol, noch essigsaure Tonerde verwendet werden, da sie einerseits zu Gewebsschädigung (Carbolnekrose, Austrocknung durch den Alkohol mit folgender Zirkulationsstörung) führen können, andererseits die Haut aufquellen, die Hautfärbung ändern (essigsaure Tonerde) und daher das Bild verwischen. Der Alkohol soll nicht höher als 30—40%ig sein. Dann kann er infolge seiner durch SALZWEDEL festgestellten Tiefenwirkung unter Umständen einen günstigen Einfluß auf den Herd haben. Am meisten scheint uns die Behandlung mit heißen Bädern zweckmäßig. Die von uns bevorzugte Kaliumpermanganatlösung soll so warm sein, daß der Finger eben noch hineingehalten werden kann. Die Behandlung muß einige Stunden hindurch fortgesetzt werden. Die Schmerzen verschwinden fast immer sofort, auch die Druckempfindlichkeit wird wesentlich geringer. Dabei schwillt der ganze Finger etwas an, zum Zeichen der gewünschten Hyperämie. Bei jeglicher erhaltenden Behandlung muß eine *Ruhigstellung* des Wundgebietes, am besten der ganzen Gliedmaße, durchgeführt werden. Schienenlagerung und Steillage oder Aufhängung sind am meisten zu empfehlen. Das gilt besonders, wenn sich *Lymphangitis* oder *Lymphadenitis* finden sollten. Stellen sich aber nach längstens 24 Stunden keine Anzeichen für einen Rückgang der Infektion ein, so ist es zweckmäßig, wegen des drohenden Fortschreitens nach der Tiefe zu die erhaltende Behandlung aufzugeben und eine chirurgische einzuleiten.

Bei *oberflächlichen Panaritien* genügt in der Regel ein einfacher Einschnitt, der den Herd eben spaltet. Es entleert sich dann meistens ein Tropfen Eiter. Legt man einen Jodoformgazestreifen, am besten mit Phenolcampher getränkt, in die Wunde, so schmilzt der nekrotische Kropf bald ein und der Herd verschwindet. KLAPP hat empfohlen, in allen Fällen die Nekrose primär herauszuschneiden. Dadurch wird tatsächlich der Heilungsvorgang wesentlich abgekürzt. An der Fingerkuppe, wo bekanntlich das Panaritium am häufigsten entsteht, ist es zweckmäßig, den Einschnitt in Gestalt des sog. *Fischmaul-* oder Hufeisenschnittes (ZUR VERTH) anzulegen, um dadurch die eigentliche Fingerbeere vor Narben zu schützen. Der Schnitt darf nach KLAPP nicht weiter als einige Millimeter vom Nagel entfernt angelegt werden, da er sonst unschöne und die Arbeitsfähigkeit störende, tief eingezogene Narben hinterläßt, die später einer Nachoperation bedürfen. Der Fischmaulschnitt wird im übrigen im *Chloräthylrausch* oder in einer intravenösen Kurznarkose so angelegt, daß man parallel zur Längsachse des Fingers und parallel zum Nagel die Kuppe so tief einschneidet, daß der nekrotische Herd freigelegt und entfernt werden kann. Durch einen locker eingelegten Jodoformgazestreifen (KLAPP empfiehlt mit Rivanol 1:1000 getränkte Gaze) wird die klaffende Wunde zunächst für einige Tage offengehalten. Ist der Schnitt richtig angelegt, so hinterläßt er eine kaum störende Narbe. ZUR VERTH empfiehlt für alle Einschnitte an Panaritien, um die zu rasch eintretende Verklebung der Wundränder zu verhüten, einen eiförmig gestalteten Schnitt mit Entfernung der umschnittenen Haut. Er bezeichnet diesen Schnitt auch als Fischmaulschnitt. Im Bereiche der übrigen Fingerabschnitte wird die Nekrose durch Längs- oder eiförmige Schnitte (s. oben) freigelegt. Die *Infektion* im Bereiche des *Nagelfalzes* und *Nagelbettes* und *unter dem Nagel (Paronychium, subunguales Panaritium)* kann ebenso wie das Panaritium für kurze Zeit abwartend behandelt werden. Durch stundenlang fortgesetztes Baden in heißer *Kaliumpermanganatlösung* kann es gelingen, den Prozeß zum Rückgang zu bringen. Sitzt der Herd aber tiefer und hat er sich in längstens 24 Stunden nicht zurückgebildet, ist vielmehr Neigung zum Fortschreiten vorhanden, so ist die operative Behandlung notwendig geworden. Durch einen bogenförmigen, einige Millimeter vom Nagelrand ausgeführten Schnitt durch Nagelfalz, der von selbst zum Klaffen kommt, gelingt es, die Nekrose zu erreichen. Ein kleiner Tupfer mit Phenolcampher bringt den Rest zur raschen Einschmelzung. Bei fortgeschrittenen Fällen mit Ausbreitung unter dem Nagel muß gleichzeitig der Nagel, wenigstens teilweise, entfernt werden. Man hebt ihn seitlich aus dem Nagelfalz heraus, löst ihn von der Unterlage ab und entfernt ihn mit der Schere bis in die Nagelwurzel hinein. Bei Panaritien unter dem vorderen Nagelrand muß ebenfalls ein großer Teil des Nagels geopfert werden, um die Nekrose vollständig freilegen zu können. KANAVEL hat für die *Paronychie* und das *subunguale Panaritium* in den zentralen Nagelabschnitten ein gutes Verfahren angegeben. Ist der Herd nur einseitig, so wird vom Nagelfalz aus ein etwas schräg nach außen verlaufender Einschnitt von etwa 1—1½ cm Länge gemacht und die Haut von der Nagelwurzel abgehoben und zurückgedrängt (Abb. 173). Bei doppelseitiger Erkrankung werden zwei solche Schnitte angelegt und durch Zurückschieben des ganzen hinteren Nagelwalles die Nagelwurzel ausgedehnt freigelegt. An der Nagelwurzel und dem Nagel kann man nun den durch Eiter abgehobenen Teil mit einer untergeschobenen Scherenspitze so weit anheben, daß er abgetragen werden kann. Der vordere, auf dem Nagelbett noch festsitzende Teil bleibt erhalten und wird durch den wieder wachsenden Nagel allmählich aus dem Bett herausgedrängt. Das Erhalten des Nagels ist für den Kranken sehr angenehm. Nach Abklingen der Entzündung wird der zunächst für 1—2 Tage durch einen Salbenverband zurückgehaltene Nagelwallappen wieder an seinen Platz gebracht. *Blutleere und Rausch* oder intravenöse Kurznarkose sind der örtlichen Betäubung auch hier vorzuziehen. Im Anschluß an die OBERSTsche Anästhesie stellen sich oft stundenlang dauernde, heftige Schmerzen ein. Außerdem kommt es, wenn auch in seltenen Fällen, zu Gefäßschädigungen,

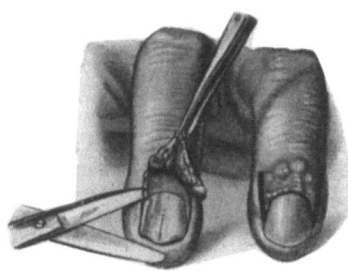

Abb. 173. Die Entfernung des proximalen Fingernagelabschnittes nach KANAVEL. Der Einfachheit halber ist die Zeige- und Mittelfingererkrankung dargestellt. Am Zeigefinger sind die Hilfsschnitte zu beiden Seiten des Nagelfalzes durch schwarze Striche angedeutet. Am Mittelfinger sind die Schnitte ausgeführt und das ganze Nagelbett abgelöst und mit der Pinzette zurückgehalten. Die Spitze der Schere dringt unter den zentralen Nagelabschnitt, um ihn im Bereich der subungualen Eiterung abzutragen.

die sogar gelegentlich für das Zugrundegehen der Fingerenden verantwortlich gemacht worden sind.

Das *ossale Panaritium* schließt sich, wie gesagt, nicht selten an das subcutane Panaritium an. Bei längere Zeit bestehenden Fällen läßt sich die Knochennekrose röntgenologisch in ihrer Ausdehnung bestimmen. In frischen Fällen gibt das Röntgenbild keine Auskunft. Da es sich meist um die Endglieder handelt, so ist es zweckmäßig, in Rauschnarkose und Blutleere mit Hilfe eines Fischmaulschnittes die betreffende Endphalanx breit freizulegen und den Knochen, soweit er vom Periost entblößt ist, zu entfernen. Dabei ist besonders vorsichtig zu verfahren. Wenn es irgend geht, ist das Periost zu schonen und der dem Gelenk benachbarte Abschnitt zurückzulassen, um das Gelenk nicht zu eröffnen. Ist bereits *Sequestrierung* eingetreten, so wird nur der Sequester entfernt. Die Sequestrierung in frischen Fällen abzuwarten, ist unzweckmäßig, da sie sehr lange Zeit in Anspruch nimmt. Ist das Gelenk bereits beteiligt, was man, abgesehen von der Schwellung und Schmerzhaftigkeit bei Bewegung, daraus mit Sicherheit schließen kann, daß bei seitlicher Verschiebung der entsprechenden Glieder gegeneinander ein Scharren infolge des Knorpelverlustes zustande kommt, so muß das Gelenk eröffnet werden. Sind weitgehende Zerstörungen der Glieder vorhanden, so müssen sie ausgelöst werden, wenn man nicht vorzieht, bei solchen fortgeschrittenen Prozessen eine Exartikulation der ganzen erkrankten Finger vorzunehmen. *Fingergelenkinfektionen* sind nach denselben Grundsätzen zu behandeln, wie sie unten für die Gelenkeiterungen angegeben werden (S. 393 ff.). Die Exartikulation des Fingers kommt hauptsächlich dann in Betracht, wenn eine Phlegmone den ganzen Finger ergriffen hat. Mit besonderer Vorsicht (s. S. 419) ist beim Durchschneiden der Beugesehnenscheiden zu verfahren, um eine weiterschreitende Infektion auf diesem Wege zu verhüten. Ist der Prozeß in der Sehnenscheide fortgeschritten oder ist gar durch Perforation eine Hohlhandphlegmone entstanden, so ist die Behandlung nach den Vorschriften, die in dem betreffenden Abschnitt geschildert sind, durchzuführen (s. S. 263 ff.).

c) Die Behandlung des Erysipels und Erysipeloids.

α) Das Erysipel.

Von den übrigen entzündlichen Erkrankungen der Haut kommen das *Erysipel* und das *Erysipeloid* häufig in die Behandlung des Chirurgen. Das *Erysipel* entwickelt sich im Anschluß an manchmal kaum oder nicht sichtbare Verletzungen (Rhagaden, kleine Riß- und Stichwunden), die fast immer sehr oberflächlich sind. Die Erkrankung kann sich aber auch an jede nicht aseptisch heilende Wunde anschließen. Die Erreger des Erysipels sind Streptokokken. Das *klinische Bild* mit seiner meist hohen Temperatursteigerung, mehr oder wenig scharf begrenzten Rötung und geringen Schwellung, seiner Schmerzhaftigkeit und fast immer ausgesprochenen Neigung zu rascher Ausbreitung über größere Hautbezirke ist kaum zu verkennen. Nur dann, wenn Temperatur und Schmerzhaftigkeit fehlen, was bei alten Leuten gelegentlich beobachtet wird, kann man zweifeln. *Differentialdiagnostisch* in Betracht kommen alle möglichen Arzneiexantheme und Intrige im Anschluß an Umschläge und Salben. Die Grenze der Rötung entspricht dabei fast immer der des angelegten Verbandes. Das Arzneimittel, das hauptsächlich eine erysipelähnliche Rötung und Schwellung hervorruft, ist das Quecksilber in allen möglichen Salbenformen. Auch Jod kommt in Betracht, doch ruft es leicht ein Ekzem hervor. Am ähnlichsten kann dem Erysipel das sog. *Erysipeloid* sehen (s. unten), das aber fast immer an den Fingern und Händen lokalisiert ist. Das Erysipel kann gelegentlich zu ausgedehnter Nekrose der Haut Veranlassung geben (gangränescierendes Erysipel) und es kann sich unter dem Erysipel eine ausgedehnte, oft subfascial gelegene Phlegmone verbergen (phlegmonöses Erysipel).

Das letztere bedarf chirurgischer Behandlung, da es fast immer zu ausgedehnter Fascien- und oft auch Hautnekrose kommt. Es zeichnet sich vor dem gewöhnlichen Erysipel dadurch aus, daß die Schwellung eine wesentlich stärkere ist und die äußere Form der Erkrankung mehr der einer ausgedehnten subcutan rasch fortschreitenden Phlegmone gleicht. Das gewöhnliche Erysipel, sowohl das oft rezidivierende, meist von' kleinen Rhagaden des Naseneingangs oder der Lippen ausgehende Gesichtserysipel als auch das Wunderysipel werden nur ausnahmsweise operativ behandelt. Es gibt wohl keine der bei Hauterkrankungen zur Anwendung kommenden Behandlungsmaßnahmen, die beim Erysipel nicht versucht worden wäre. Die *Strahlenbehandlung* in Form der Quarzlampe und künstlicher *Höhensonne* (BECK, CARL CAPELLE, PREROVSKY, WILLIS, KOHL, SNODGRASS und ANDERSON) haben scheinbar gute Erfolge erzielt. KLAPP empfiehlt frische Luft und Sonnenbestrahlung, HESSE, KRUCHEN, KOHL u. a. haben mit gutem Erfolg die *Röntgenstrahlen* zur Anwendung gebracht. Ein größeres Feld unter den Behandlungsmethoden nimmt die *Spritzbehandlung* ein. Vom Novocain (WEHNER und MEYER), dessen Wirkung von BANGE und NICOLAS nicht als spezifisch bzw. überhaupt nicht anerkannt wurde, über alle die Mittel, die zur *Proteinkörpertherapie* angewendet wurden und von denen anscheinend das Streptoyatren (ADELSBERGER) gute Erfolge gezeigt hat, bis zu den üblichen *Desinfektionsmitteln* ist wohl ungefähr alles eingespritzt worden, was der Arzneischrank bietet. GIOVANNI hat sogar Sublimat intravenös bis zu 4 mg täglich injiziert und lobt dieses Verfahren außerordentlich. In neuerer Zeit spielen das rote und das weiße *Prontosil* (Sulfonamide) in der Behandlung des Erysipels eine bedeutende Rolle. Frühzeitig und in großen Dosen zugleich peroral und intramuskulär verabreicht (s. S. 33) hat es eine rasche Entfieberung und Besserung des Allgemeinbefindens zur Folge (DOMAGK, ISHIKAWA, KINGREEN, SNODGRASS und ANDERSONN, MARAUN, SCHREUS, UJSACHY, KOHL, VOLAVSEK). JORNS hatte durch 3- bis 4maligen Hautanstrich mit einem Prontosil-Alkohol-Aceton-Gemisch sehr gute Erfolge. Weniger gute Erfahrungen haben LINDAHL und SITTENAVER gemacht. Keine Unterschiede gegenüber anderen Verfahren sahen KÖNIG und HARTL. Rückfälle und Nebenerscheinungen werden nicht sicher verhindert. *Bluttransfusionen* sind von verschiedenen Seiten empfohlen worden, meist zugleich mit anderen Maßnahmen, z. B. mit *Höhensonne* (WILLIS) oder mit *Prontosil* (UJSAGHY). ROST u. a. haben die Einspritzung von *Antistreptokokkenserum* empfohlen und zur Verhütung anaphylaktischer Erscheinungen gleichzeitig 10%ige Chlorcalciumlösung gespritzt. Noch häufiger als die Spritzbehandlung ist in neuerer Zeit auch wieder die Anwendung von äußeren Desinfektionsmitteln geworden. In Form von *Verbänden, Umschlägen, Pinselungen* hat man die Arzneimittel auf die erkrankte Haut gebracht. Um nur einige zu nennen: 10%ige *Jodtinktur* wurde besonders empfohlen von KEPPLER, GELINSKY, RAWE, LÄMMERHIRT. *Argentum nitricum* hat besonders GAUGELE zur Anwendung gebracht, und zwar empfiehlt er die Abgrenzung der erkrankten Hautpartie mit dem Höllensteinstift und die Pinselung mit 10—20%iger Höllensteinlösung, so oft wiederholt, bis die Temperatur abfällt. KREGLINGER hat sowohl mit Jod als mit Höllenstein ebenfalls gute Erfolge gesehen. Das Ichthyol wird sowohl als 10%ige Salbe als im Zusammenwirken mit anderen Mitteln sehr gelobt. Ichthyol-Kollodium, Ichthyol mit Jod und Campher (Rezept: Ichthyol, Tct. Jodi āā 12,5, Ol. Camphor. 25,0). Auch *Campher*, allein und Phenolcampher (CHLUMSKYsche Lösung) (Rezept: Ac. carb. 30,0, Camphor. 60,0, Spirit. vin. 10,0). STRÖLL empfahl eine Mischung von Jod und Carbolsäure, Glycerin und Alkohol. Zu Umschlägen dürfte sich eine Lösung, die Carbolsäure enthält, kaum eignen. Von allen den Mitteln zur *äußeren Behandlung* des Erysipels scheint nach unseren Beobachtungen die 10%ige *Ichthyolsalbe* noch das wirksamste zu sein. Das Ichthyol im Verein mit Jod und Campher scheint auch eine ausgesprochene Wirkung zu haben. Im Gesicht darf man diese Mischung aber nicht anwenden, da die Kranken über starke, brennende Schmerzen klagen. Die zuletzt genannte Mischung wird mit einem Gazetupfer aufgetragen. Die Ichthyolsalbe streicht man auf große Gazestücke auf, und der erkrankte Abschnitt soll bis ins Gesunde hinein bedeckt werden. Von den übrigen Behandlungen, die noch empfohlen wurden, haben wir entweder keine Erfolge gesehen oder sie bisher nicht zur Anwendung gebracht. Dazu gehört die Abgrenzung durch *Heftpflasterstreifen*, die nach unseren Beobachtungen fast nie eine Grenze bildet. Bei dem in den verschiedenen Fällen so außerordentlich wechselnden Verlauf des Erysipels ist die Beurteilung eines Erfolges des eingeleiteten Behandlungsverfahrens sehr schwierig. Häufig ist man von der Wirkung eines Mittels überzeugt und dann um so mehr enttäuscht, wenn es in einer ganzen Reihe von anderen Fällen vollkommen wirkungslos bleibt. So hat z. B. NONNENBRUCH über eine große

Serie von *Erysipelfällen* berichtet, die er nur durch feuchte Umschläge mit essigsaurer Tonerde behandelt und schnell hat heilen sehen.

β) Das Erysipeloid.

In neuerer Zeit nimmt die Anschauung, daß das *Erysipeloid* und der *Schweinerotlauf* dieselbe Erkrankung sind, immer festere Formen an. Diese Ansicht hat schon ROSENBACH 1884 ausgesprochen. In neuerer Zeit sind es besonders DÜTTMANN, V. REDWITZ, DIENER u. a., die diesen Standpunkt vertreten. Das *Erysipeloid* kommt am häufigsten bei Schlächtern vor, aber auch bei anderen Menschen, die mit frisch geschlachtetem Fleisch in Berührung kommen. Es entwickelt sich unter Jucken und Spannen eine erysipelähnliche, aber häufig mehr bläulichrot aussehende, scharf bogenförmig begrenzte, manchmal auch leicht erhabene Rötung in der Umgebung einer kleinen Verletzung. Wie beim Erysipel breitet sich die Rötung meist über den verletzten Finger, manchmal über die Interdigitalfurche nach dem nächsten Finger oder nach dem Handrücken aus, findet aber immer eine Grenze am Handgelenk. Der Verlauf ist meist durchaus gutartig. Die Erkrankung klingt auch unter Anwendung reizloser Salben oft in 8—10 Tagen ab, kommt aber gelegentlich mehrmals in derselben Gegend zum Vorschein. Außer den *reizlosen Salben (Lanolin, Borsalbe, Ungt. leniens)* sind empfohlen *Ichthyol, Salicyl, Naphthol, Schwefel, essigsaure Tonerde, Jodpinselung.* Sehr gut wirkt nach FELKE ein Eleudronstoß 4mal 2 Tabletten täglich durch 4 Tage. Auch *Quarzlampe und Höhensonne* (MÜHLPFORDT) sollen helfen. SACK und neuerdings LÖHR haben eine Röntgenbehandlung vorgeschlagen. Seitdem die Erkrankung mit dem Schweinerotlauf gleichgestellt wird, ist selbstverständlich auch das *Schweinerotlaufserum*, besonders das *Susserin*, von dem man nach v. REDWITZ 10 ccm intramuskulär verabreicht, empfohlen worden. RICHTER (BIER) hat danach öfters ein toxisches Exanthem beobachtet und mit Eigenbluteinspritzungen ebenso gute Erfolge erzielt.

Von den übrigen *Hauterkrankungen* machen gelegentlich die *kleinen und großen Geschwülste* eine chirurgische Behandlung notwendig. Das meiste ist in dem Abschnitt S. 80ff. zusammengefaßt. Kleine Geschwülste werden entfernt, am besten unter Mitnahme der ganzen Haut, wenn sie verdünnt ist und mit der Geschwulst zusammenhängt. Bei der Anlage des Schnittes muß darauf geachtet werden, daß die Längsrichtung der entstehenden Hautlücke in die Spaltrichtung der Haut fällt. An den Gliedmaßen sind nach PAYR schraubenförmig verlaufende Schnitte zu verwenden. Entstehen größere Lücken, so müssen sie entweder gethierscht oder durch Plastik (s. S. 79ff.) gedeckt werden. Auch umschriebene *Lupusherde* und *Narben* machen häufig die vollständige Entfernung notwendig. Das *Keloid*, besonders das Narbenkeloid, soll, wenn überhaupt, erst dann entfernt werden, wenn es nicht mehr schmerzhaft, d. h. reizlos ist. Die Neigung zur Keloidbildung ist bei konstitutionell bestimmt gezeichneten Menschen (asthenische Bindegewebsschwächlinge) besonders groß. Daher schließt man sie von der Operation aus. Häufig hat man aber keinen Anhaltspunkt und wird von der Entstehung eines Keloides überrascht. Durch Radiumnachbestrahlung nach der Entfernung, oder durch Auflegen von Silberfolie hat man die Entstehung des so häufigen Rückfalles zu verhindern versucht. Allerdings meist ohne durchschlagenden Erfolg.

d) Die Eingriffe bei den Hautkontrakturen.

Nach gewissen Verletzungen in den *Gelenkbeugen*, insbesondere nach Verbrennungen, Verätzungen und ausgedehnten Hautwunden kommt es während der Vernarbung der Haut leicht zu *Kontrakturen.* Die schrumpfende Haut hebt sich von der Unterlage ab und bildet wulstige, oft keloidartige Verbindungen zwischen den beiden Gliedabschnitten, so daß schließlich eine mehr oder weniger ausgedehnte Beugekontraktur zustande kommt. Solche *dermatogenen Kontrakturen* finden sich am häufigsten am Ellenbogengelenk, aber auch am Schulter- und Kniegelenk.

Die Beseitigung solcher Kontrakturen kann nur durch Operation geschehen. Der einfachste Eingriff ist die Zerlegung des Narbenstranges in einzelne Läppchen nach MORESTIN-LOEFFLER. Zu diesem Zwecke wird zunächst ein Längsschnitt über den ganzen Hautwulst hinüber gelegt und dann eine Reihe von Querschnitten hinzugefügt, die die gewulstete Haut in einzelne Läppchen zerlegen, und zwar werden die Querschnitte so geführt, daß zwischen zwei Schnitten auf der einen Seite des Wulstes eine Schnitt auf der anderen Seite zu liegen kommt (Abb. 174). Löst man nun die Läppchen von der Unterlage ab, so läßt sich das Gelenk meist strecken. Dabei rücken die Lappenenden allmählich auseinander und sind schließlich so angeordnet, daß immer eine Lappenspitze in eine Lücke der anderen Seite hineinpaßt (Abb. 175). Durch eine Reihe von feinsten Seidennähten werden die Lappenenden in den Lücken vernäht. Der Erfolg dieses Eingriffes ist meist sehr gut.

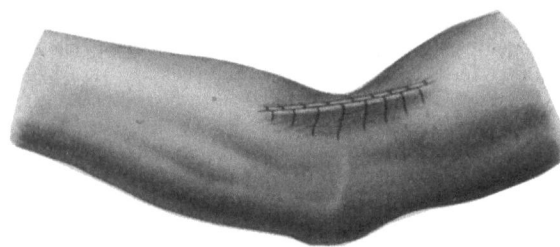

Abb. 174. Die Beseitigung einer Narbenkontraktur nach LOEFFLER. Narbenkontraktur der Haut in der Ellenbogengegend nach Verbrennung. Die Anlage der Schnitte.

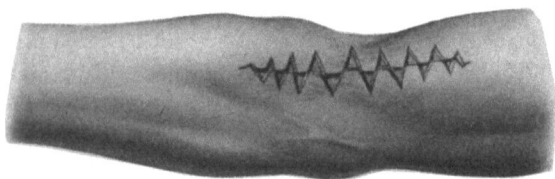

Abb. 175. Die Beseitigung einer Narbenkontraktur nach LOEFFLER. Nach Anlage der Schnitte und Streckung des Ellenbogengelenkes sind die Schnitte auseinandergewichen. Sie lassen sich jetzt ohne Schwierigkeit in gestreckter Stellung des Gelenkes durch Naht vereinigen.

Bei sehr ausgedehnten und unregelmäßigen Narben genügt das Verfahren allerdings nicht. Dann muß die ganze Narbenhaut entfernt und am besten durch die Verschiebung eines gestielten Lappens aus der näheren oder weiteren Umgebung, am Ellenbogen z. B., von der Brust oder Bauchwand, gedeckt werden. Sind an der Kontraktur infolge der schweren Verletzung auch die eigentlichen Gelenkweichteile beteiligt, so kann die Entscheidung über den zweckmäßigsten Eingriff erst nach Freilegung und Entfernung der geschrumpften Weichteile getroffen werden. Kapseln und Bänder können durch Fascie nach KIRSCHNER oder Cutis nach REHN ersetzt werden. Wesentlich ist dabei, daß eine genügende Hautdeckung vorhanden ist oder geschaffen werden kann.

8. Die Eingriffe an den Knochen.

a) Die Eingriffe zur Behandlung von Knochenbrüchen.

α) Die Nagel- und Drahtextension.

(STEINMANN, KLAPP und BLOCK, KIRSCHNER, KLAPP und RÜCKERT.)

Die Nagel- und Drahtextension kommt hauptsächlich für solche Knochenbrüche in Betracht, die eine starke Extension brauchen. Außerdem ist sie sehr geeignet für alle Fälle, bei denen das distale Bruchstück kurz ist, so daß ein Heftpflasterverband nicht wirkungsvoll befestigt werden kann. Schließlich leistet sie gute Dienste zur gleichzeitigen Verbesserung von Dislokationen ad peripheriam und bei Verletzten, deren Haut sich gegenüber dem Ankleben von Heftpflasterstreifen und anderen Klebemitteln empfindlich zeigt. Vorläufer der Nagelextension sind die älteren Verfahren, die zur Frakturbehandlung unmittelbar am Knochen angreifen, wie die MALGAIGNEsche Klammer, die Extensionszange von HEINEKE und der Nagel-Gipszugverband von CODIVILLA.

Die eigentliche Nagelextension ist zuerst von STEINMANN (1907) angegeben. Sie greift wie die früheren Verfahren am Knochen unmittelbar an. Man kann die Bruchstücke bei diesen Verfahren mit starkem Gewicht belasten und damit einen Einfluß auf die Dislocatio ad longitudinem, ad latus, ad axin und ad peripheriam gewinnen, ohne dabei die Gelenke der Glieder vollständig ruhigstellen zu brauchen.

Der Nagel hat einen Durchmesser von 3—4 mm und ruft bei stärkerer Belastung Knochennekrosen hervor, die bei der Entfernung des Nagels sehr leicht zu einem Infektionsherd werden. STEINMANN u. a. haben deshalb Nägel empfohlen, die in der Mitte zusammengeschraubt werden, so daß beim Herausziehen nicht der ganze Nagelabschnitt der einen Seite durch die Wunde hindurchgezogen werden muß. Der Nagel hat den weiteren Nachteil, daß er nicht längere Zeit, d. h. nicht länger als höchstens 3—4 Wochen liegen bleiben kann, eine Zeit, die in vielen Fällen für die Extensionsbehandlung nicht genügt. Was die praktische Seite betrifft, so ist die Durchführung des Nagels durch den Knochen selbstverständlich unter den Vorsichtsmaßregeln eines aseptischen Eingriffes vorzunehmen. In der Mehrzahl der Fälle genügt eine örtliche Schmerzbetäubung der Weichteile in der Gegend des Eintritts und Austritts des Nagels. Das Periost wird, da es seine Nerven von den Weichteilen erhält, mit umspritzt. Das Durchführen des Nagels kann auf die verschiedenste Weise erfolgen. Man kann den Nagel mit dem Hammer durch den Knochen treiben, man kann ihn, wenn man ihn auf einer Seite mit einem Handgriff versieht, wie eine Ahle unter bohrenden Bewegungen durch den Knochen führen, wenn der Nagel auf der anderen Seite eine Bohrerform aufweist. Ist der Nagel durchgebohrt, so werden die kleinen Hautwunden am besten durch ein mit Mastisol aufgeklebtes Köperstück verschlossen. Die Vorrichtung zur Extension soll am Nagel möglichst nahe den Weichteilen angreifen, um den Nagel nicht zu stark zu biegen. Zwischen die Weichteile und die aufgeschobene Scheibe kommt ein dünner aseptischer Verband. Zur Übertragung der Kraft vom Nagel auf die Extensionsschnur benutzt man am besten den KIRSCHNERschen Bügel mit dem man gleichzeitig den Nagel so anspannen kann, daß er sich auch bei starkem Zug nicht durchbiegt (s. S. 285).

Für die Durchführung des Nagels besonders geeignet ist am *Femur* die Gegend oberhalb der Kondylen. Man vermeidet dabei die Gelenkkapsel und die Markhöhle.

Viele Chirurgen stehen auf dem Standpunkt, daß man die Nagelextension bei der Oberschenkelfraktur besser am Tibiakopf angreifen läßt, weil die sämtlichen wichtigen Beuger und Strecker des Unterschenkels an der Tibia ansetzen, eine Gegenwirkung gegen den Muskelzug daher am zweckmäßigsten am Unterschenkel angreift (CHRISTEN). An der *Tibia* wird die Durchbohrung am besten durch den vorderen Abschnitt, d. h. vor dem Fibulaköpfchen vorbei, nach STEINMANN $2^{1}/_{2}$ Finger breit unter der Kniegelenkslinie durchgeführt. So vermeidet man am sichersten auch hier die Markhöhle und das Gelenk. Am *unteren Tibiaende* führt man die Nägel 3 Finger breit vom Malleolus internus entfernt durch die vordere Tibiakante. Am *Calcaneus* liegt die Durchbohrungsstelle $1^{1}/_{2}$ Finger breit hinter- und unterhalb des Malleolus externus. Der *Humerus* wird in seinem unteren Abschnitt oberhalb der Kondylen parallel zur Verbindungslinie beider Epikondylen durchbohrt. An der oberen *Ulna* wird der Nagel 1—$1^{1}/_{2}$ Querfinger unterhalb der Gelenklinie durchgetrieben, während man am *Radius* die Durchbohrung 2 Finger breit oberhalb des Handgelenkes dorsovolar vornimmt. Die Angaben sind den Vorschriften STEINMANNs entnommen. STEINMANN macht noch darauf aufmerksam, daß man bei der Durchbohrung möglichst Frakturhämatome, Gelenkkapsel und Markhöhle vermeiden solle. Zum Ausgleich von Dislokationen ad latus können Seitenzügel mit Hilfe von Filzlaschen angewendet werden. Mit der funktionellen Behandlung der im übrigen entweder auf der BRAUNschen Schiene oder in Schwebeextension in halber

Beugestellung gelagerten Extremität soll baldmöglichst begonnen werden. Das Verfahren STEINMANNs ist durch Schienenextensionsverbände von ihm selbst, von KIRSCHNER, BORCHARDT und LAMBRED erweitert worden. Zur Anlegung der Schienenextension müssen durch beide Bruchstücke Nägel hindurchgetrieben werden, die durch verstellbare Schienen miteinander verbunden werden. An Stelle der Nageldistraktion ist durch KLAPP und seine Schüler der *Drahtdistraktionsapparat* (BLOCK, HEMPEL, WIEDHOPF) getreten ((Abb. 176). Er hat sich besser bewährt und erlaubt den Ausgleich aller Verschiebungen der Bruchstücke, so daß eine genaue anatomische Zurechtstellung möglich ist. Wenn diese Apparate keine allgemeine Verbreitung gefunden haben, so liegt das daran, daß sie recht umständlich einzustellen sind und man mit der einfachen Drahtextension bei

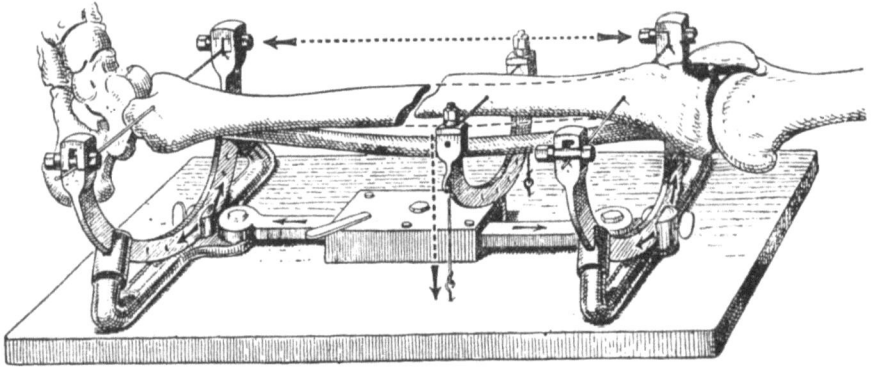

Abb. 176. Schematische Darstellung des Drahtdistraktionsapparates nach KLAPP. (Die Abbildung ist aus mehreren Abbildungen in dem Buche von KLAPP und BLOCK zusammengestellt.) Man erkennt die verschiedenen Möglichkeiten, die Dislokationen nach der Länge, nach der Seite und nach der Peripherie auszugleichen. (KLAPP und BLOCK, Berlin 1930.)

genügender Erfahrung praktisch dieselben guten Erfolge erzielen kann. Bei sehr schwer zurechtzustellenden und besonders in der richtigen Stellung schwer zu erhaltenden Knochenbrüchen leisten die Apparate Vorzügliches.

Um die Gefahren des durchgehenden Nagels oder Drahtes herabzusetzen, sind verschiedene Ersatzapparate gebaut worden, deren Grundsatz darin besteht, nur die Weichteile und die oberflächlichsten Knochenabschnitte zu durchbohren. Einem solchen Zwecke dient der TAVELsche Bügel und die SCHMERZsche Klammer. Beim ersteren werden schräggestellte, mit Spitzen versehene Schrauben seitlich in den Knochen eingebohrt, bei letzterer stellen die Spitzen die Enden einer starken Stahlfeder dar. Zum Einsetzen des SCHMERZschen Instrumentes werden die Federnspitzen auseinandergezogen und bohren sich mit der Federkraft durch die Weichteile bis in den Knochen. Wird nun in der Mitte des Bügels ein Zug ausgeübt, so bohren sich die Spitzen durch die Corticalis in den Knochen ein und haften hier fest. Bei stärkerer Belastung werden sie weiter in den Knochen hineingetrieben.

Ein anderes Verfahren, das ebenfalls die Vorzüge der Nagelextension aufweist, aber nicht ihre Nachteile, ist die *Drahtextension*. Sie wurde zuerst von KLAPP im Balkankrieg angewendet, und zwar zur Extension am Calcaneus.

KLAPP verwendete Aluminiumbronzedraht, der nach der Anlegung eines kleinen Bohrloches durch den Calcaneus hindurchgezogen wurde. Um eine Drucknekrose der Haut durch den Draht zu vermeiden, wurden die Enden des Drahtes mit Nadeln bewehrt und die Nadel durch die Weichteilwunde bis auf den Knochen zurückgeführt und am Knochen entlang durch die Fersenhaut ausgestochen, so daß die Austrittsstellen des Drahtes etwa in der Breite des durchbohrten Calcaneusabschnittes auseinander lagen.

Klapp hat schon in seiner ersten Veröffentlichung den Draht zur Extension an der Tuberositas tibiae empfohlen. Das Verfahren Klapps hat sich als außerordentlich praktisch erwiesen und vielfach die Nagelextension verdrängt. Die Drahtextension hat die Vorteile, daß der dünne Draht Knochen und Weichteile weniger schädigt und infolgedessen auch 10—16 Wochen lang liegen bleiben kann (Klapp). Es bilden sich keine Fisteln und bei der Herausnahme des Drahtes kann er unmittelbar an den Weichteilen abgekniffen werden. Seit der Einführung des sog. rostfreien, außerordentlich zugfesten Stahldrahtes können wir

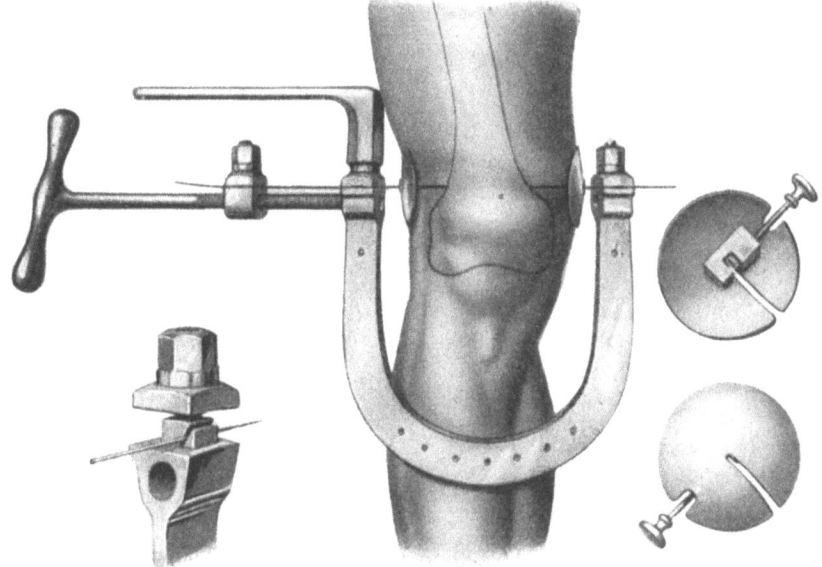

Abb. 177. Der Kirschnersche Bügel ist oberhalb der Femurkondylen angelegt. Auf der rechten Seite befindet sich die Spannschraube für den Draht. An der Halteschraube ist der Schlüssel zum Festschrauben des gespannten Drahtes angesetzt. Die Spannvorrichtung wird, wenn der gespannte Draht festgeschraubt ist, entfernt. Die kleine Abbildung links zeigt die Art der Festlegung des Drahtes. Die beiden kleinen Abbildungen rechts stellen die Halteplatten von der Vorder- und Rückseite dar. Sie werden zu beiden Seiten der Extremitäten am Draht befestigt, um eine seitliche Verschiebung zu verhindern.

dem extendierenden Draht auch ganz erhebliche Gewichte zumuten, so daß auch in der Beziehung keinerlei Nachteile gegenüber dem Nagel mehr bestehen. Der einzige Nachteil bestand zuerst in der Schwierigkeit, die Weichteile vor dem Druck des Drahtes zu schützen. Zunächst wurden behelfsmäßig Spannschienen verwendet. Mit Hilfe eines hufeisenförmigen Bügels hat Herzberg gearbeitet. Wirksamer waren die vervollkommneten Drahtspanner von Ansinn und Borchgrevink. Den besten Drahtspannbügel empfahl Kirschner (Abb. 177), nach dessen Grundsatz eine Reihe weiterer brauchbarer Bügel gebaut wurden (Ulrich, Bayha) (Abb. 178). Seitliche Verschiebungen hat Klapp durch Einfädeln von kreisrunden, an einer Diagonalen bis zur Mitte eingeschnittenen Filzscheiben auf den Draht zwischen der Haut und dem Bügel vermieden. Es werden so viele Filzscheiben eingelegt, bis der Raum zwischen Bügel und Haut vollkommen ausgefüllt ist. Sicherer wird die seitliche Verschiebung durch das Aufschrauben von Begrenzungsplatten auf den Draht an der Hautgrenze verhindert (Kirschner). Mit Hilfe dieser Bügel ist es möglich, den Draht so stark zu spannen, daß er sich auch bei stärkster Belastung kaum biegt. Der Draht kann an all den Stellen durch den Knochen gebohrt werden, die für die Nagelextension empfohlen sind. Es haben sich aber noch weitere Möglichkeiten ergeben und so ist der Draht zur Extension am Trochanter major und an der Kniescheibe angewendet worden (PAYR). Im ersten Falle bei einem Pfannenbodenbruch, im zweiten Falle zur Verhinderung der Wiederverwachsung der Patella nach Kniegelenksmobilisation.

Die *Ausführung* der Extension ist eine äußerst einfache und kann ohne weiteres im Krankenbett durchgeführt werden. Selbstverständliche Voraussetzung ist auch hier aseptisches Vorgehen. Die Ein- und Austrittsstellen werden örtlich betäubt, dann wird eine Ahle, die an ihrem Bohrerende eine Öse tragen kann, mit der Hand durch Weichteile und Knochen hindurchgebohrt. Statt

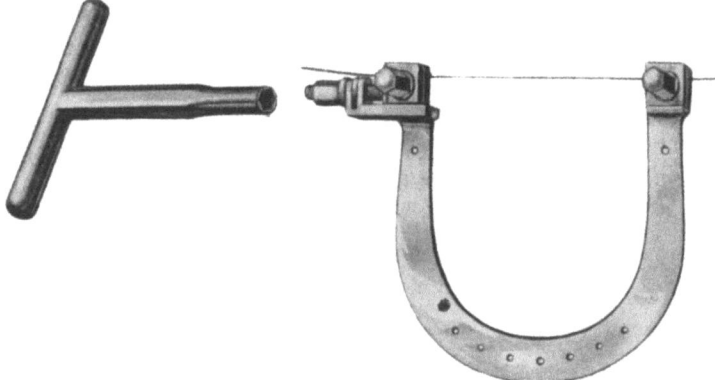

Abb. 178. Der Bügel von BAYHA. Der Bügel hat den Vorteil, daß die Spannschraube auch nach beiderseitigem Festschrauben des Drahtes im Bügel den Draht spannen kann. Sie braucht nicht abgenommen zu werden.

der Ahle kann man selbstverständlich auch einen anderen Handbohrer oder einen elektrisch betriebenen Bohrer benutzen. Die einzige Schwierigkeit ist das Einführen des Drahtes in das Bohrloch. Verwendet man einen Bohrer mit Öhr, so muß der eingefädelte und umgebogene Draht doppelt durch das Bohrloch gezogen werden. Dieses wird dadurch zu sehr erweitert und der Draht sitzt nicht so fest, wie das wünschenswert wäre. Außerdem wächst die Infektionsgefahr. Zur Vermeidung aller dieser Schwierigkeiten hat KIRSCHNER seine *Stützharmonika* angegeben. Mit diesem Instrument, das an jeden Bohrschlauch angeschlossen werden kann, wird der Draht, als Bohrer zugespitzt, unmittelbar durch Weichteile und Knochen durchgebohrt und bleibt zur Extension liegen.

Auch andere Bohreinrichtungen erlauben die Verwendung des Drahtes als Bohrer. So kann z. B. der STILLEsche Handbohrer, in seiner Längsachse durchbohrt, den Draht gleichzeitig als Führungsinstrument aufnehmen (STEINER). Auch die SCHOEMAKERsche Einrichtung zur Drahtführung kann mit dem STILLE-Bohrer zusammengesetzt werden. Ebenso kann ein teleskopartig gebauter Drahtführer an den STILLE-Bohrer oder an ein elektrisch betriebenes Bohrgerät angeschlossen werden (ULRICH, KIRSCHNER). JOHANSSON hat einen Drillbohrer mit Teleskopansatz zum Durchbohren des Drahtes empfohlen.

β) Die Knochennaht.
(FRITZ KÖNIG.)

1. Die allgemeine Technik.

Die Knochennaht kommt hauptsächlich in Frage bei der Behandlung schlechtstehender Knochenbrüche, wenn mit Extensionsverband einschließlich Nagel-

oder Drahtextension eine Besserung der Stellung der Bruchstücke nicht zu erzielen ist. (Starke Verschiebung, Weichteilzwischenlagerung, große Lücken und weit verlagerte Splitter.) Auch dann, wenn bei zweiknochigen Gliedabschnitten die Gefahr der Synostose sich durch einen Verband nicht verhüten läßt, ist die Knochenfreilegung und Naht zu empfehlen. Fast regelmäßig werden der Querbruch der Patella, des Olecranon, der Abbruch der Tuberositas tibiae und des Tuber calcanei genäht. Außerdem kommen für die Knochennaht besonders alle Frakturen, die erfahrungsgemäß infolge ihrer typischen Dislokation zu Druckstellen an der Haut neigen, in Frage. Darunter fallen auch solche Brüche, deren Bruchstücke durch einseitige, periostale oder sonstige Weichteilbefestigung infolge von Muskelzug aufgerichtet werden, wie z. B. die Abrißbrüche der Tuberositas tibiae. Außer diesen neigen zu Weichteildruck gewisse Formen von Unterschenkel-, Unterarm- und Schlüsselbeinbruch, durch eine Art federnder Dislokation. Selten kommen geschlossene und offene Brüche mit gleichzeitiger Nerven- oder Gefäßverletzung zum Schutz der Gefäß- oder Nervennaht in Frage. Auch gewisse Formen von gelenknahen Knochenbrüchen (Schulter, Ellenbogen, Knie) sollen genäht werden. Bei mehreren Brüchen einer Gliedmaße, z. B. bei gleichzeitigem Ober- und Unterschenkelbruch, ist Nahtvereinigung wenigstens eines Bruches oft wünschenswert. Am seltensten geben kosmetische Rücksichten Veranlassung zur Knochennaht, z.B. bei der Claviculafraktur.

Aus der großen Menge von Verfahren hat sich die *Drahtnaht* am besten bewährt. Sie ist der Verschraubung, der Nagelung, der Aufschraubung von Metallplatten an Einfachheit der Ausführung und Sicherheit der Erhaltung der Reposition überlegen, insofern, als der zurückbleibende Fremdkörper verhältnismäßig wenig umfangreich ist und die Befestigung des Drahtes am Knochen mit unseren heutigen, vervollkommneten Instrumenten in einfacher und sicherer Weise gelingt. Nur bei der Befestigung von abgesprengten oder durch Operation abgetrennten Apophysen tritt der Nagel und besonders die Schraube mit der Drahtnaht in ernsten Wettstreit (z. B. Befestigung des Trochanter major am Schaft oder der Tuberositas tibiae an der Tibia). Eine weite Verbreitung hat neuerdings wieder die Nagelung des gebrochenen *Schenkelhalses* und der langen Röhrenknochen gefunden, denen je ein besonderer Abschnitt gewidmet ist (S. 302 und 310). Die Vorzüge der Knochennaht sind erst durch zwei technische Verbesserungen der letzten Jahre erreicht worden. Die eine ist die Einführung haltbaren Drahtmaterials in Gestalt des rostfreien Kruppschen Stahldrahtes und des lötbaren, ausgeglühten Klaviersaitendrahtes (KIRSCHNER). Die zweite, noch wesentlichere Verbesserung beruht auf der Erfindung des Drahtspanners durch KIRSCHNER. Die Drahtnaht ist durch die Einführung des Drahtspanners insofern vereinfacht worden, als wir uns in vielen Fällen der einfachen Umschlingung der zurechtgestellten Bruchstücke bedienen können, da wir in der Lage sind, den Draht mit Hilfe des Drahtspanners so fest anzuziehen, daß ein Abgleiten nicht mehr befürchtet zu werden braucht. Wir können daher auf die Durchbohrung des Knochens, die hauptsächlich der Befestigung des Drahtes an Ort und Stelle diente, verzichten. Darin liegt ein großer Fortschritt, da sich erfahrungsgemäß gelegentlich Infektionen des Knochenmarks an die Durchbohrung angeschlossen haben. Aber nicht nur die Infektion beeinträchtigte früher zuweilen die Knochennaht, sondern es kam nicht zu selten vor, daß der Knochen an der Stelle des Bohrlochs bei scharfem Anziehen des Drahtes zerbrach. Wenn aber aus Scheu vor einem solchen Zwischenfall der Draht nicht fest genug angezogen wurde, so blieb ein gewisser Grad von Beweglichkeit des Drahtes in den Bohrlöchern und führte zu Reizerscheinungen und kleinen Knochennekrosen, die vielleicht auch mit durch die Markschädigung bedingt waren. Erweiterung des Bohrloches und weitere Lockerung der Naht waren die Folgen. Bei allen Schräg- und Schraubenfrakturen läßt sich nach Freilegung der Bruchstücke und guter Zurechtstellung durch Umschlingung eine unbedingt sichere Feststellung der Bruchstücke erzielen. In der Mehrzahl der Fälle genügen zwei Umschlingungen, die je nach der Ausdehnung der zurechtgestellten Bruchenden näher oder weiter voneinander entfernt angelegt werden. Bei Y-Frakturen, selbst mit Aussprengung eines größeren Knochenstückes, läßt sich das Verfahren mit gutem Erfolg anwenden, da durch die Umschlingung eine feste Zusammenstellung der Bruchstücke möglich wird, wobei das ausgesprengte Stück geradezu als Schiene wirkt. Man soll sich in solchen Fällen freilich davor hüten, das Periost von dem abgesprengten Knochenstück vollständig zu entfernen, sonst könnte einmal eine Nekrose des ausgelösten Stückes eintreten. Die Ablösung des Periostes ist aber gar nicht nötig. Die Umführung des Drahtes um den Knochen gelingt in einfacher Weise subperiostal mit einer dem Umfang des betreffenden Knochens entsprechend ausgewählten Unterbindungsnadel. Nur die reinen Querbrüche sind ohne Verkürzung mit der Umschlingungsmethode nicht zu behandeln. Sie bedürfen allerdings auch in den seltensten Fällen einer operativen Behandlung. Eine gelegentliche Ausnahme macht in der Beziehung der Unterarmbruch beider Knochen mit starker Verschiebung. Hier ist es besser, die Fragmentenden schräg aufeinanderpassend anzufrischen und sie durch eine Umschlingungsnaht aneinander zu befestigen (Abb. 179), oder die Bohrlöcher nur durch die Corticalis zu legen, wie es das Schema S. 296, Abb. 192, zeigt.

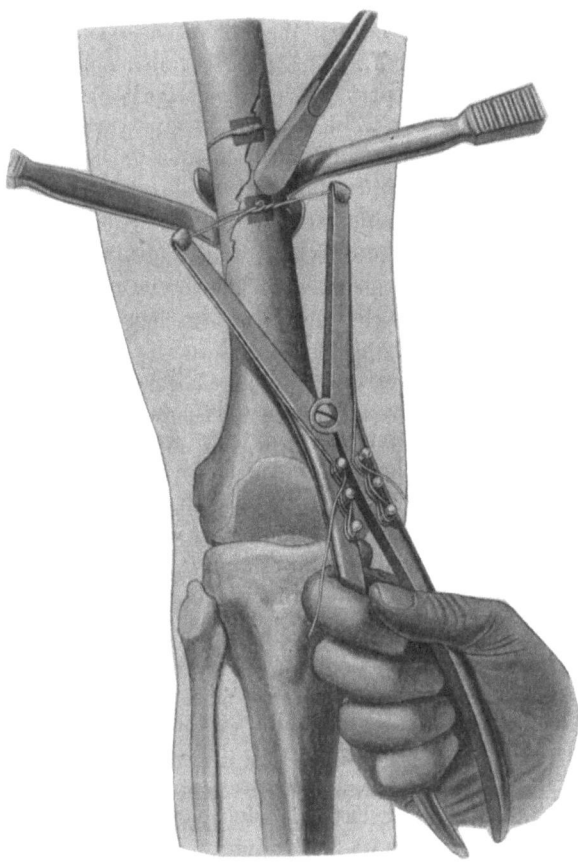

Abb. 179. Knochennaht nach KIRSCHNER. Die Drahtschlinge ist über dem Fiberplättchen zugezogen. Ein Tropfen Tinol wird mit dem heißen Lötkolben zum Schmelzen gebracht.

Das KIRSCHNERsche *Lötverfahren*, unter Anwendung des Drahtspanners hat sich in zahlreichen Fällen ausgezeichnet bewährt. Die Technik ist einfach (Abb. 179). Nach Reposition der Bruchstücke wird der Draht subperiostal um den Knochen herumgeführt, eine einfache Schlinge gelegt, dann die Enden des Drahtes über dem Drahtspanner befestigt.

Es ist dabei zu beachten, daß der Drahtspanner während der Befestigung des Drahtes geschlossen gehalten wird, um einen möglichst starken Zug ausüben zu können. Ehe der Draht gespannt wird, fügt man unter die Schleife ein kleines, entsprechend zugeschnittenes Asbestplättchen, das den Knochen vor Erhitzung bei dem Löten schützen soll. Dann wird unter Berücksichtigung einer möglichst genauen Zurechtstellung der Bruchstücke der Draht allmählich so stark wie möglich angespannt. Die Weichteile müssen mit stumpfen Haken zurückgehalten werden und die zu verlötende Stelle der Schleife muß absolut trocken sein. Zweckmäßigerweise wird sie mit einem Tupfer getrocknet, mit einem Alkoholtupfer von Fett befreit, dann mit einer kleinen Menge Lötmasse (Tinol) versehen und schließlich durch den erhitzten Lötkolben, der vor der Erhitzung blank gewesen sein muß, das Tinol zum Schmelzen gebracht. Hat es sich mit der Drahtschleife vereinigt, so kann die Spannung aufgehoben und der überflüssige Draht mit der Kneifzange entfernt werden.

Will man das Lötverfahren nicht anwenden, so kann man sich trotzdem auch zur einfachen Umschlingung der Drahtenden des Drahtspanners bedienen, man braucht dann die Drahtenden nicht in Schleifenform zu legen, sondern zieht sie einfach an und dreht dann während stärkster Spannung die Enden mehrmals umeinander. 2—3malige Umdrehung genügt. Dann werden die Enden abgekniffen und mit der Drahtzange umgelegt. Dieser Vorschlag ist von DEMEL gemacht worden.

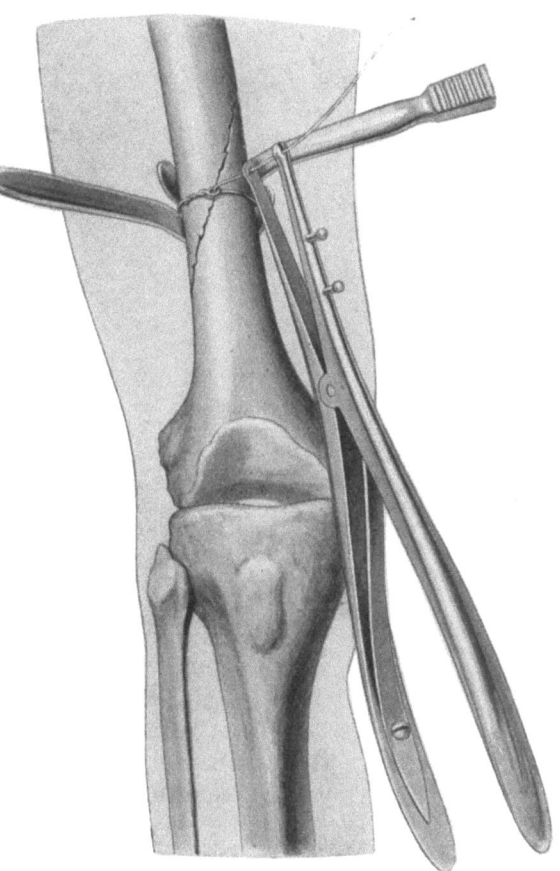

Abb. 180. Knochennaht nach BORCHARDT. Anlegen der Zange.

Von BORCHARDT ist ein Verfahren angegeben worden, das ebenfalls mit Hilfe eines Drahtspanners arbeitet. Er verwendet den rostfreien KRUPPschen Draht, der sich nicht löten läßt. Bei diesem Verfahren wird der Draht ebenfalls subperiostal um den Knochen herumgeführt. Er ist an einem Ende mit einer Öse versehen, durch die das andere Ende hindurchgeleitet wird (Abb. 180). Das freie Ende wird durch ein Öhr in dem einen Arm des Drahtspanners durchgezogen, dann über einem Einschnitt auf den anderen Arm des geschlossenen Drahtspanners geführt und hier an den dazu angebrachten Knöpfen befestigt. Wird nun der Drahtspanner geöffnet, so läßt sich der Draht stark anspannen. Sitzt der Draht unverschieblich fest am Knochen an, so wird der Spanner so umgelegt, daß der aus dem Öhr heraustretende Teil scharf umgebogen wird (Abb. 181). Das wird dadurch ermöglicht, daß der an der Öse liegende Arm des Drahtspanners eine scharfe

Kante hat. Das einfache Umlegen genügt, um ein Aufgehen der Naht sicher zu verhüten. Das umgebogene Stück kann in einer Entfernung von 1 cm abgekniffen werden. Zur unbedingten Sicherung dafür, daß die umgelegte Schlinge sich nicht wieder aufrichtet, führen wir auf einen stumpfen Meißel (PASSOW), der unmittelbar hinter der Öse auf den umgelegten Draht aufgesetzt wird, einen Hammerschlag aus. Dieses Verfahren ist zweifellos das einfachste und, wie sich uns hundertfältig gezeigt hat, auch vollkommen sicher, besonders wenn man den kleinen, zuletzt erwähnten Kunstgriff anwendet.

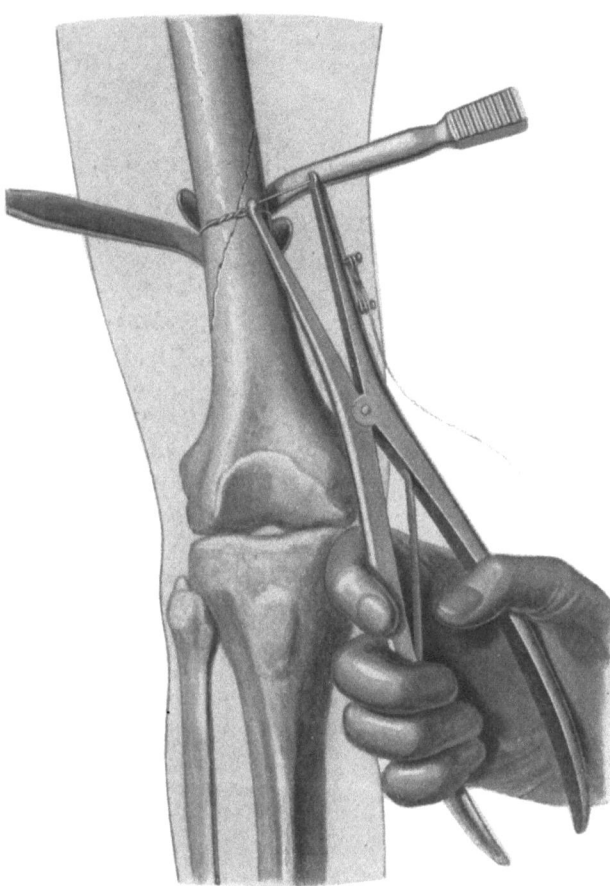

Abb. 181. Knochennaht nach BORCHARDT. Zuziehen der Schlinge und Umlegen des Drahtes.

Etwas umständlicher ist das Verfahren von MAGNUS, bei dem die um die freigelegten Bruchstücke geführten Drahtenden durch eine Stahlröhre gezogen und mit einem Metallwirbel außerhalb der Weichteile über dem distalen Röhrenende aufgewickelt und dadurch gespannt werden. Dann werden die Drahtenden über das Ende der Röhre scharf umgelegt und abgekniffen. Die Gefahr der Infektion und des Abfließens des für die Heilung wichtigen capillaren Blutergusses mit den Knochengewebsautolysaten (K. H. BAUER) steht dem Verfahren im Wege. K. H. BAUER hat daher ein kurzes Stahlröhrchen verwendet, über das der gespannte Draht umgebogen und kurz abgekniffen wird. Das Röhrchen wird dann umgelegt im Gewebe versenkt und dort belassen, ohne daß jemals irgendwelche Störungen beobachtet wurden.

Hat man einen Drahtspanner nicht zur Verfügung, was bei der Bedeutung dieses Instrumentes für die Knochennaht als Nachteil zu bezeichnen ist, so muß das Anziehen der Drähte mit zwei Flachzangen erfolgen (Abb. 186, 187). Dabei ist nicht nur der Grad der Spannung sehr viel geringer, sondern auch die Technik der Umschlingung wesentlich schwerer. Eine regelrechte, haltbare Umschlingung ist nur dadurch zu erzielen, daß unter möglichst gleichstarkem Zug an beiden Drahtenden zunächst eine Umschlingung um 180° vorgenommen wird. Ist der Zug ungleichmäßig, so kommt es leicht vor, daß sich bei dieser ersten, ausschlaggebenden Umschlingung das eine Drahtende um das andere herumschlingt.

Dadurch kommt die notwendige Festigkeit der Umschlingung nicht zustande und alles spätere Zusammendrehen der Enden kann daran nichts mehr ändern, führt vielmehr fast immer zum Zerreißen des Drahtes. Liegt die erste Schlinge richtig, so genügen eine oder höchstens zwei Umdrehungen, um ausreichende Festigkeit herbeizuführen. Ein weiteres Anziehen mit der Zange ist dann nicht mehr nötig und der Draht kann kurz abgekniffen und das Ende umgelegt werden.

2. Die besondere Technik an verschiedenen Knochen.

Die blutige Patellarnaht wurde nach KÄSTNER schon im 17. Jahrhundert von AURELIO SEVERINO, RHEA BARTON (1834), DIEFFENBACH (1846) bei veralteten Fällen ausgeführt.

Zur Methode wurde die Naht der Bruchstücke durch LISTER (1877) erhoben. Näht man den Knochen nicht, so kommt *keine* knöcherne Heilung zustande.

Von den zahlreichen, seither angegebenen Nahtverfahren hat sich das PAYRsche als das zweckmäßigste empfohlen.

Die alleinige Weichteilnaht mit Catgut ist nur bei Erhaltensein der Retinacula patellae, also geringer Distraktion erlaubt. Auf knöcherne Heilung wird dabei verzichtet.

Daneben wird die *unblutige* Behandlung bei fehlender Distraktion und erhaltener Streckfähigkeit (Unversehrtheit des Ersatzstreckapparates) und bei sehr alten Kranken geübt. Hier kann auch die MALGAIGNEsche Klammer erfolgreich zur Anwendung kommen (Abb. 182).

I. Die Patellarnaht nach PAYR.

Der Hautschnitt wird als innerer oder besser als äußerer Bogenschnitt ähnlich wie der LANGENBECKsche oder KOCHERsche

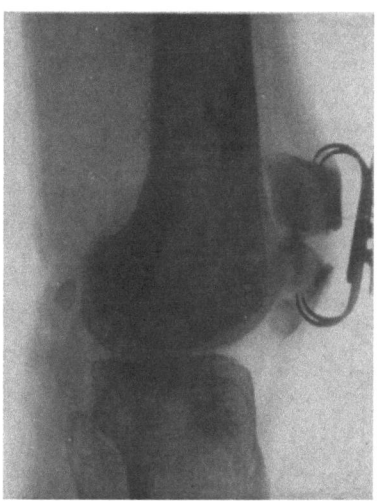

Abb. 182. MALGAIGNEsche Klammer im Röntgenbild. Die Eversion ist nicht beseitigt.

Resektionsschnitt angelegt. Er beginnt ungefähr drei Finger breit oberhalb der Patella, zieht etwa fingerbreit an ihr vorbei und reicht bis zur Mitte des Lig. patellae. Der so begrenzte Lappen wird nun in ganzer Dicke von der Streckmuskulatur, der Patella und dem Lig. patellae abgelöst und mit einem scharfen Haken zur Seite gehalten. Dann überzeugt man sich von der Ausdehnung der Verletzung, besonders von dem Grad der Beteiligung der Retinacula patellae. Man muß die seitlichen Enden des Risses übersehen können. Dann wird in die Bruchstücke je ein scharfer Haken eingesetzt und mit Rollgazen und Stieltupfern das teilweise geronnene Blut aus dem Inneren des Kniegelenkes entfernt. Da die Bruchstücke der Patella fast immer mit Fibrin und geronnenem Blut bedeckt sind, werden die Bruchflächen mit dem scharfen Löffel vorsichtig abgekratzt. Um nun eine möglichst gute Anpassung der Bruchflächen aneinander zu erzielen, setzt man nach dem Vorschlage von HÖRHAMMER sowohl in den oberen wie in den unteren knöchernen Rand der Patella je einen einzinkigen LANGENBECKschen Knochenhaken ein und zieht mit diesen Haken die Bruchstücke gegeneinander, nachdem man sich davon überzeugt hat, daß sie gut aneinander passen (Abb. 183). Der Zug an diesen Knochenhaken wird so lange aufrechterhalten, bis die nun folgende Duchrbohrung der Bruchstücke und das Durchziehen des Drahtes durch die Bohrlöcher erfolgt ist. Man kann das Durchbohren der zusammengepaßten Bruchstücke mit einem elektrisch betriebenen Bohrer, der in der Nähe seiner Spitze ein Öhr für den Draht hat, ausführen, man kann aber, wie wir das in neuerer Zeit meist getan haben, auch einen nach dem System der Ahle gebauten Handbohrer zu demselben Zweck benutzen (Abb. 185). Das Vorgehen im einzelnen ist dabei folgendes:

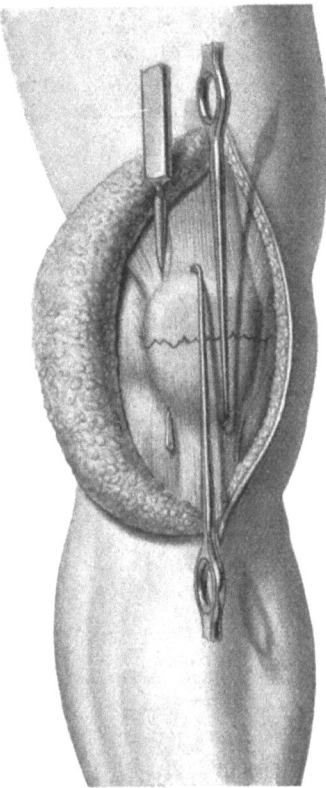

Man führt den Bohrer parallel zur Längsachse des leicht gebeugten Gliedes vom oberen seitlichen Patellarrand, nachdem man die Quadricepssehne durchstoßen hat, mit leichten bohrenden Bewegungen zunächst durch das obere Bruchstück, dann über die aneinandergepaßten Bruchflächen hinaus durch das untere Bruchstück (Abb. 183). Öfters gelingt die Durchführung der Ahle

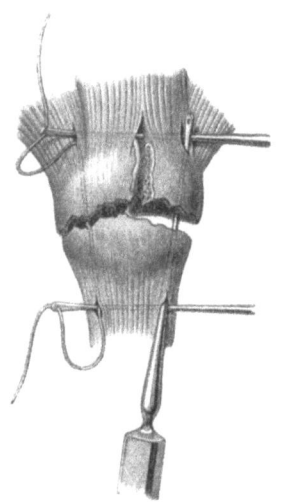
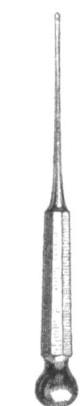

Abb. 183. Patellarnaht nach PAYR. Genaueste Aneinanderlagerung der Fragmente mit LANGENBECKschen Haken. Durchbohrung beider Fragmente mit der Handahle.

Abb. 184. Patellarnaht nach PAYR. Schematische Darstellung der Bohrerführung.

Abb. 185. Handahle mit Öhr. ($^1/_3$ nat. Größe.)

leichter vom unteren äußeren Kniescheibenrand statt vom oberen. Dann durchstößt man in der Nähe des unteren Randes das Lig. patellae, bis das mit dem Öhr versehene Ende der Ahle zum Vorschein kommt. In dieses Öhr wird nun der ungefähr 1 mm starke Kruppdraht eingefädelt, umgebogen, mit der Zange möglichst zusammengedrückt und die Ahle mit dem Draht zurückgezogen. Dann durchstößt man mit der Ahle ohne Draht die Quadricepssehne quer, unmittelbar oberhalb des oberen Patellarrandes, und zwar so, daß die Ahle an der Stelle eingeführt wird, wo der zweite Bohrkanal am oberen Patellarrand beginnen soll und an der Stelle austritt, wo der bereits durch den ersten Bohrkanal durchgeführte Draht erschienen ist (Abb. 184). Nun wird dieser Draht in das Öhr der Ahle eingeführt und die Ahle durch die Quadricepssehne durchgezogen, wobei darauf zu achten ist, daß der Draht keine Schlinge bildet, sondern sich glatt an den oberen Patellarrand anlegt. Dann wird der zweite Bohrkanal angelegt, und zwar beginnt man diesmal am unteren seitlichen Patellarrand und durchbohrt die Bruchstücke der Patella so, daß die Ahle am oberen Rand des oberen Bruchstückes an der Stelle zum Vorschein kommt, an der der Draht durch die Quadricepssehne heraussieht. In diese durchgeführte Ahle wird nun wieder der Draht eingefädelt und durch den Bohrkanal nach dem unteren Patellarende hindurchgezogen. Als letzte Maßnahme erfolgt die Durchstoßung des Lig. pat. am unteren Patellarrand und die Durchziehung des Drahtes, so daß beide Drahtenden nun beieinander liegen (Abb. 187).

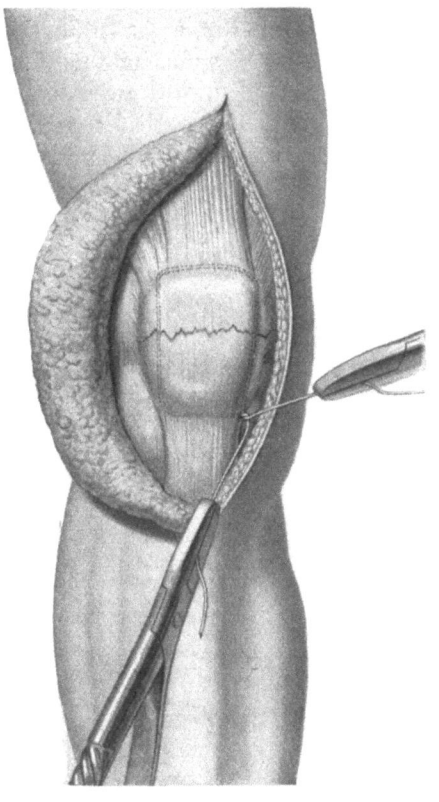

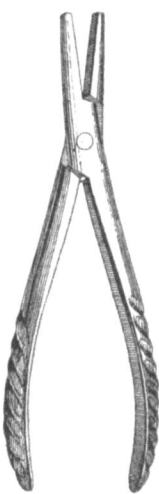

Abb. 186. Flachzange zum Biegen und Fassen des Drahtes. (¹/₃ nat. Größe.)

Abb. 187. Patellarnaht nach PAYR. Umschlingung der Drahtenden unter starker Spannung mit zwei Drahtzangen.

Die Verbindung der beiden Drahtenden läßt sich am besten durch Umeinanderdrehen bewerkstelligen. Das KIRSCHNERsche Lötverfahren ist in diesem Falle deshalb nicht anzuwenden, weil die Verbindung der Enden in die Weichteile fällt, die man vor Erhitzung nicht so leicht schützen kann. Die Ausführung der Umschlingung wird mit zwei Drahtzangen durchgeführt (Abb. 186 u. 187). Es ist darauf zu achten, daß die erste Schlinge festsitzen muß; das kann nur so durchgeführt werden, daß der Draht mit Hilfe der Zangen stark angezogen wird, so daß beide Enden gleichmäßig an der Schlingenbildung teilnehmen. Wird nicht gleichmäßig an beiden Enden angezogen, so schlingt sich das eine Ende um das andere und die Bindung wird nicht fest. Alles spätere Anziehen der zusammengedrehten Drähte mit Hilfe der Drahtzange führt dann nicht mehr zu einer sicheren Verbindung, hat vielmehr fast immer den Erfolg, daß der Draht dabei abbricht. Die Drähte werden bei richtiger Technik 2—3mal umeinander geschlungen. Ein Festerdrehen ist dann nicht mehr notwendig und man kann die Drähte mit der Kneifzange kurz abschneiden. Die etwa $^1/_2$ cm überstehenden Enden werden durch einfaches Umbiegen in die Weichteile versenkt. Erst jetzt werden die LANGENBECKschen Haken entfernt. Mit einigen Seiden- oder Catgutknopfnähten verschließt man nach Möglichkeit zerrissene Retinacula patellae und die Reste des Periostes der Patella. Zum Schluß erfolgt genaue Hautnaht, die man bei stark entwickeltem Subcutanfettpolster durch einige Subcutannähte ergänzen kann. Nach Anlegung des Wundverbandes, der möglichst die Streckmuskulatur unbedeckt läßt, um frühzeitig mit Massage beginnen zu können, wird das Bein in einem Winkel von etwa 140° im Kniegelenk gebeugt auf einer Schiene festgelegt. Man kann auch nach KAUSCHs Empfehlung eine etwas stärkere Beugestellung (110—120°) anwenden, da die Beugung später große Schwierigkeiten verursacht. Die stärkere Beugung darf aber nur dann angewendet werden, wenn sie ohne größere Spannung möglich ist. Die Massage der Streckmuskulatur beginnt vom 4. Tage ab. Nach 8 Tagen lassen wir vorsichtige aktive Bewegungen ausführen und die Patienten nach etwa 3 Wochen aufstehen. Zum Aufstehen erhalten die Patienten eine elastische Binde, am besten eine

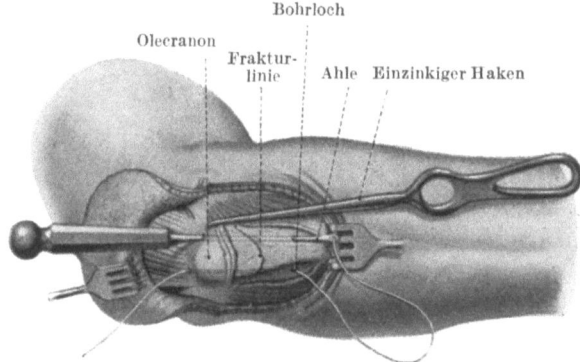

Abb. 188. Die Naht des Olecranonbruches. Nach Freilegung des Operationsgebietes mit einem Lappenschnitt sind mit Hilfe einer Ahle zwei Bohrlöcher von dem Olecranon über die Bruchfläche durch die Ulna gebohrt worden. Das Olecranon wird mit einem scharfen Haken in seiner Stellung festgehalten. Mit der Ahle wird ein rostfreier Draht durch die Bohrlöcher gezogen, um schließlich am Olecranon geknüpft zu werden.

Idealbinde um die Kniegelenksgegend, oder nach dem Vorschlage von PAYR eine Kniekappe, die zu $^2/_3$ aus Gummi und $^1/_3$ aus Rehleder besteht, das in die Kniekehle zu liegen kommt und das Zusammenrutschen und die Faltenbildung in der Kniekehle verhindert.

Die PAYRsche Methode läßt sich auch dann anwenden, wenn die Patella in 3—4 große Stücke zerschlagen ist, wenn sie nur im wesentlichen einen Querbruch darstellt. (Abb. 184 zeigt einen solchen Bruch vor der Naht.) Besteht stärkere Splitterung oder ist eines der Bruchstücke (meist das distale) so klein, daß man es nicht durchbohren kann, ohne eine noch stärkere Zersplitterung zu fürchten, so kann man auch die Umschlingung (Cerclage) (BERGER, QUÉNU, LEJARS) ausführen. Die Technik entspricht der oben geschilderten, soweit die Freilegung der Bruchstücke in Frage kommt. Um den Draht um die Patella herumzulegen, führt man am besten je eine mit Öhr versehene Ahle am oberen und unteren Patellarrand durch Quadricepssehne und das Lig. pat., fädelt in beide Öhre den Draht ein und zieht die Schlinge gleichzeitig an. Zum Aneinanderpassen der Bruchstücke kann man sich auch hierbei zweier einzinkiger LANGENBECKschen Haken bedienen. Da bei diesem Verfahren die Vereinigung der beiden Drahtenden auf der Seite der Patella erfolgt, so kann man sehr gut das oben geschilderte Lötverfahren nach KIRSCHNER anwenden, ähnlich wie es bei der Naht des Schrägbruches (S. 288) abgebildet ist. Selbstverständlich kann man auch hierbei die Drahtenden durch Umschlingung miteinander vereinigen. Die übrige Wundversorgung ist dieselbe. Statt des Drahtes kann man nach dem Vorschlag von VORSCHÜTZ auch *Fascie* zur Umschlingung benützen. Die Verwendung der MALGAIGNEschen Klammer ergibt sich aus der beigegebenen Abb. 182. Die geringe Aufrichtung der Bruchstücke läßt sich damit kaum beseitigen, daher kann eine gute Anpassung nur selten erreicht werden.

II. Die Naht des Olecranonbruches.

Der Grundsatz der blutigen Vereinigung ist bei diesem Bruch derselbe wie bei der Patellarnaht nach PAYR. Am fast gestreckten Arm wird durch einen Lappenschnitt das Operationsgebiet freigelegt. Der Lappen ist proximal gestielt, zungenförmig, beginnt beiderseits etwas innerhalb der Epikondylen und reicht in der Richtung der Ulna etwa 2 cm über die Bruchstelle distalwärts hinaus. Der Hautlappen wird zurückgelegt, so daß die Bruchstelle und das an der Tricepssehne hängende Bruchstück freiliegen. Dann werden mit einem elektrisch betriebenen Bohrer oder mit einer Ahle zwei Bohrkanäle angelegt, die parallel zueinander die Bruchflächen des abgebrochenen Olecranons durchbohren und in derselben Richtung schräg so durch die Bruchfläche der Ulna verlaufen, daß sie an deren freien Rand zum Vorschein kommen. Der Draht, der am besten mit

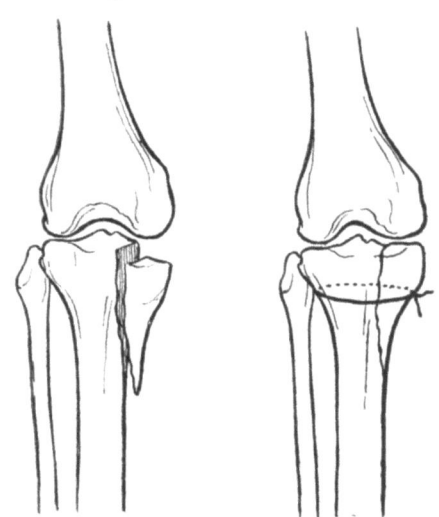

Abb. 189. Schema der Umschlingung bei Gelenkfraktur.

Hilfe einer in dem Bohrer befindlichen Öse durch die Bohrkanäle hindurchgezogen wird, verläuft so, daß er, die Bruchstelle zweimal senkrecht durchbohrend, nach Umschlingung die Bruchstücke aneinanderzieht (Abb. 188). Am besten nimmt man die Bohrung so vor, daß man das proximale Bruchstück mit einem einzinkigen Haken an seinen Platz zieht und erst dann den Bohrer durch beide Bruchstücke gleichzeitig hindurchführt. Das eine Drahtende wird am besten durch die Tricepssehne hindurchgeführt und die Verschlingung beider Enden seitlich der Tricepssehne vorgenommen; dann verschwindet der Knoten nach Abkneifen der Enden in der Tricepssehne und es folgt Hautnaht und Verband auf einer CRAMER-Schiene. Das Ellenbogengelenk soll sich in einem Winkel von etwa 160° befinden.

III. Die blutige Behandlung von Gelenkbrüchen.

T-, Y- und Absprengungsbrüche, besonders des Kniegelenks, des Ellenbogen- und Handgelenks machen unter Umständen bei starker Verschiebung der Fragmente blutige Zurechtstellung nötig. Seit Verwendung der KIRSCHNERschen Drahtzange gelingt es häufig, durch einfache Umschlingung eines subperiostal geführten Stahldrahtes die Bruchstücke so zu verlagern, daß ein restlos guter anatomischer Ausgleich ermöglicht wird. Die einzige Schwierigkeit besteht gelegentlich in der Einlegung des Drahtes. Da, wo die subperiostale Durchführung

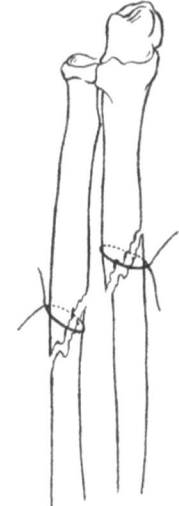
Abb. 190. Die Umschlingung bei Schrägbruch von Ulna und Radius.

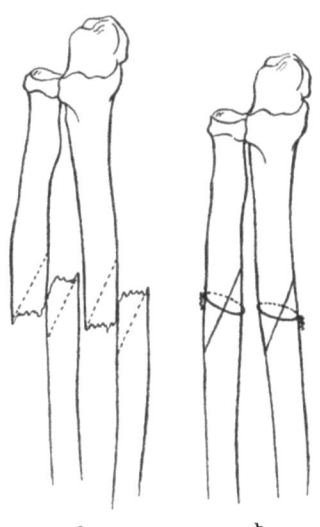
Abb. 191 a und b. a Anfrischungslinien von Ulna und Radius (punktiert). b Umschlingung der Fragmente.

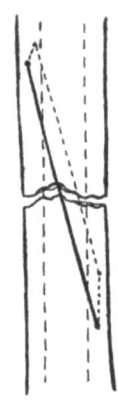
Abb. 192. Schema der Drahtnaht bei Querbrüchen. Die Bohrlöcher durchdringen nur die Corticalis.

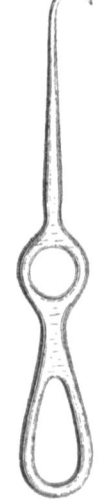
Abb. 193. Einzinkiger Haken nach v. LANGENBECK zur Reposition der Bruchstücke. ($^1/_3$ nat. Größe.)

von einem Weichteilschnitt aus Schwierigkeiten macht, ist es zweckmäßig, zwei seitliche Schnitte anzulegen, die bis auf den Knochen vordringen und die dann die subperiostale Umschlingung ohne weiteres gestatten (Abb. 189). Vorsicht ist selbstverständlich am Platze, um nicht tiefliegende Gefäße oder Nerven in die Drahtschlinge einzubeziehen. Hält man sich subperiostal und bleibt man mit den Instrumenten immer in Knochenfühlung, so kann ein solcher Fall nicht eintreten.

IV. Naht bei Unterarmknochenbrüchen.

Die blutige Versorgung schlecht stehender Unterarmbrüche kann notwendig werden, wenn die unblutige Reposition nicht gelingt und eine erhebliche Dislokation der Bruchstücke längere Zeit besteht. Auch die drohende Entwicklung eines Brückencallus oder einer Pseudarthrose kann zur Anwendung der blutigen Zurechtstellung und Knochennaht veranlassen. Drei Verfahren der blutigen Behandlung derartiger Brüche sind möglich. Das einfachste ist die Freilegung der Bruchstücke und die Zurechtstellung mit Hilfe von LANGENBECKschen Haken oder Knochenhebeln. Dieses Vorgehen führt gut zum Ziel bei Querbrüchen mit Zackenbildung, die sich ineinander verzahnen lassen. Man kann dieses Verfahren sogar unter Umständen ohne Anlegen eines Hautschnittes mit percutanem Einsetzen spitzer (Abb. 193), einzinkiger Haken unter starkem Längszug versuchen. Bei den sehr häufigen Schräg-

Naht bei Unterarmknochenbrüchen. 297

brüchen kommt man mit diesem Vorgehen nicht zum Ziel, ebensowenig bei glatten Querbrüchen ohne starke Zacken, da die Retention der Bruchstücke infolge der Dislokationsneigung durch die Muskelwirkungen nicht gewährleistet wird. In Fällen von Schrägbrüchen und Querbrüchen obenerwähnter Art

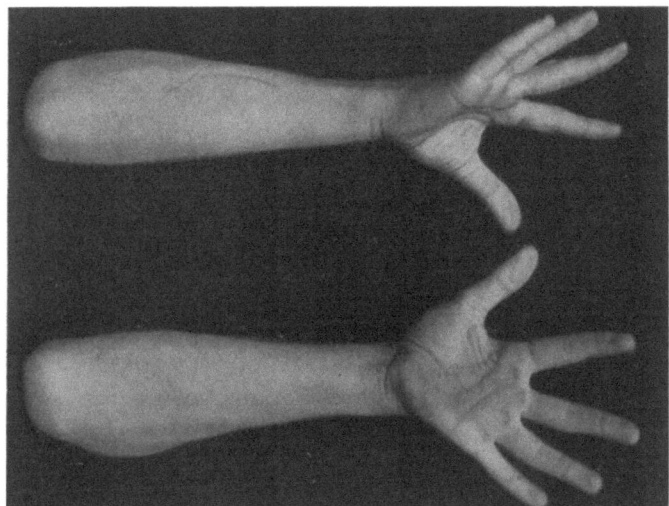
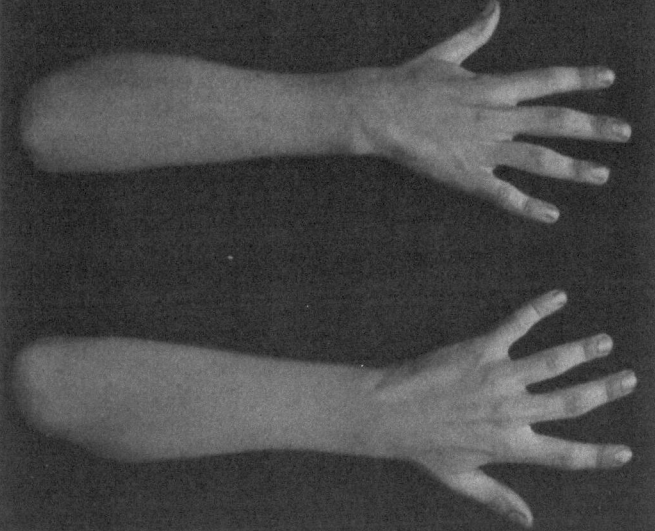

Abb. 194. Erreichter Grad von Pro- und Supination 3 Wochen nach Drahtnaht beider Unterarmknochen (Umschlingung bei Schrägbruch).

bleibt nur Naht und Bolzung. Die Naht läßt sich bei Schrägbrüchen sehr einfach durch Umschlingung durchführen (Abb. 190). Die Bruchstücke werden auf dem nächsten zur Verfügung stehenden Weg, am besten durch schwachgekrümmte Bogenschnitte unter Schonung der Weichteile, d. h. also durch das Eindringen in Muskelzwischenräume, freigelegt. Der Periostmantel wird gespalten, das Periost in schonendster Weise mit dem Raspatorium zurückgeschoben, abgehebelt, die Bruchstücke richtiggestellt und nun mit Draht umschlungen, wobei die KIRSCHNERsche oder eine nach demselben Grundsatz gebaute Zange zu verwenden ist, um eine feste und unverschiebliche Aneinanderlagerung der Bruchstücke zu erzielen. Die Umschlingung wird erst an einem, dann am anderen Knochen ausgeführt, während beide Wunden offenbleiben, um sich nach Abschluß der zweiten Umschlingung davon überzeugen zu können, daß durch das Arbeiten am zweiten Knochen keine Lösung der Bruchstücke am ersten stattgefunden hat. Der Periostmantel wird dann sorgfältig zurückgelegt und möglichst durch einige feinste Catgutnähte um die Bruchstelle vereinigt. Nach Fascien- und Hautnaht wird der Unterarm in Mittelstellung zwischen Pro- und Supination, da in dieser Stellung die Entfernung der beiden Unterarmknochen voneinander am größten ist, auf einer CRAMER-Schiene festgelegt. Nach 10—14 Tagen beginnt man mit vorsichtigen Pro- und Supinationsbewegungen (Abb. 194). Sind die Bruchstücke eines Unterarmbruches nach längerer, abwartender Behandlung stark ad longitudinem verschoben und macht der Ausgleich infolge starker Muskelschrumpfung Schwierigkeiten, so verzichtet man am besten auf diesen Ausgleich, frischt die Bruchstücke mit der Kreissäge schräg an und führt dann die Umschlingung durch (Abb. 191). Auch hier ist auf besonders schonendes Vorgehen beim Zugang und bei der Ablösung des Periostes, das immer im Zusammenhang mit den umgebenden Muskeln bleiben muß, zu achten und der Periostschlauch nach der Drahtumschlingung möglichst sorgfältig wieder herzustellen. Dieses letztere Verfahren läßt sich auch bei manchen Querbrüchen gut durchführen. Bei reinen Querbrüchen ohne Verschiebung und ohne Zacken liegen die Verhältnisse schwierig. Will man nicht ein Stück der gesamten Länge opfern, was an sich ohne Bedeutung ist, d. h. will man nicht schräg anfrischen, so muß man die Fragmente entweder durch Bolzung, besser durch KÜNTSCHER-Nagel (s. S. 310ff.) aneinanderhalten oder unter Durchbohrung der Bruchstücke eine Feststellung derselben herbeiführen.

Das *Bolzen* hat aber manche Nachteile, besonders bei dünnwandigen Knochen (s. S. 301). Die Durchbohrung der Bruchstücke und die Annäherung derselben mit dem durchgeführten Draht hat aber ebenfalls Nachteile, insofern, als bei genügend starker Anspannung der Draht die Bruchstücke häufig schädigt, so daß sich Randnekrosen um den Fremdkörper und Granulationsherde entwickeln, die schließlich zur Pseudarthrose führen. Es scheint, daß hauptsächlich die Markschädigung bei der Durchbohrung für diese Störungen verantwortlich gemacht werden muß. Wir sind daher in letzter Zeit bei schlechtstehenden Querbrüchen so vorgegangen, daß wir die Knochen nur im Bereiche der *Corticalis* durchbohrt haben. Da bei stärkerem Anziehen eines durch solche Bohrlöcher geführten Drahtes leicht eine winklige Knickung bzw. Verschiebung der Bruchstücke zustande kommt, kann die Durchbohrung an gegenüberliegenden Seiten der Bruchstücke vorgenommen werden (Abb. 192), so daß der durchgezogene Draht schräg über die Bruchstelle hinwegläuft. Außerdem darf die Durchbohrung nicht zu nahe an der Bruchstelle, sondern muß ungefähr $1^1/_2$ cm von ihr entfernt vorgenommen werden. Auch hier ist auf die schonende Behandlung des Periostes besonders Wert zu legen.

γ) Die Verschraubung, die Bolzung und die Nagelung.

1. Die Verschraubung.
(LANE, LAMBOTTE, KÜNTSCHER.)

Außer der Knochennaht besitzt die operative Knochenbruchbehandlung noch andere Möglichkeiten, die allerdings durch die moderne, oben geschilderte Form der Knochennaht mehr in den Hintergrund gedrängt worden sind, mit Ausnahme der einfachen, blutigen Reposition der Bruchstücke ohne weitere Befestigung. Diese genügt in manchen Fällen, besonders von Querbrüchen mit starker Zackenbildung, durch das Aufeinanderstellen der Bruchstücke, die sich leicht ineinander verzahnen lassen. Die Reposition wird in solchen Fällen durch Muskelzug genügend sicher erhalten. Die übrigen Verfahren der Nagelung, Verschraubung, Bolzung spielten zu der Zeit eine bedeutendere Rolle, als es noch nicht gelang, eine sichere Feststellung mit Hilfe der Drahtnaht herbeizuführen. Die Nagelung und die einfache Verschraubung durch die die Bruchstücke unmittelbar verbindenden Nägel oder Schrauben haben auch heute noch ein zwar beschränktes, aber festes Anwendungsgebiet. Man bedient sich ihrer in erster Linie zur Befestigung *abgesprengter Apophysen*, besonders des Trochanter major, der Tubercula und der Tuberositas tibiae. Ein bedeutendes Anwendungsgebiet hat die Nagelung des *gebrochenen (medialen) Schenkelhalses* durch die Einführung eines besonders geeigneten Nagels (SMITH-PETERSEN 1931) gefunden (s. S. 305). Die einfache *Holzschraube* ist wegen ihres festeren Haftens dem Nagel vorzuziehen. Zur *Verschraubung* empfiehlt es sich, ein Bohrloch anzulegen. Dabei ist Rücksicht darauf zu nehmen, daß die Lichtung des Bohrloches der Dicke der Schraube unter Abzug der Höhe der Schraubengänge entspricht. Nur dann besteht die Möglichkeit, der Schraube den nötigen Halt zu verschaffen. Bei *Diaphysenbrüchen* wird Verschraubung und Nagelung kaum noch verwendet. Am ehesten kommt sie noch bei Schräg- und Schraubenbrüchen in Betracht, wobei darauf zu achten ist, daß wenigstens zwei Schrauben verwendet werden, deren Bohrkanal etwa senkrecht zur Bruchlinie verlaufen soll.

Außerdem kann die Verschraubung noch in Form der *Umschlingung* empfohlen werden, etwa mit Hilfe des von DEPAGE angegebenen, durch eine Schraubenmutter zu verengenden Ringes. Eine Art der Verschraubung schien eine Zeitlang die Knochennaht fast zu verdrängen. Sie bediente sich gleichzeitig einer Schiene. Zwei Verfahren traten in den Wettstreit, das erste kann man als *innere*, das zweite als *äußere Schienenverschraubung* bezeichnen. Beide haben insofern Vorläufer, als die Feststellung der Bruchstücke durch Überbrückung mit Metallschienen von HANSMANN und SCHEDE versucht wurde, während ein dem Fixateur von LAMBOTTE ähnliches Gerät zur Feststellung durch eine äußere Schiene bereits von LANGENBECK (1855) zur Beseitigung von Pseudarthrosen angegeben worden war. Die *innere Verschraubung* ist hauptsächlich durch die systematische Ausarbeitung des Verfahrens durch LANE und LAMBOTTE bekannt geworden. Allen Verfahren der Verschraubung und Nagelung muß eine möglichst genaue Reposition vorausgehen. Schon dadurch ist sie der modernen Knochennaht unterlegen, bei der es in der Mehrzahl der Fälle durch die Anlegung des Drahtes unter starker Spannung schon gelingt, die Reposition zu besorgen. Nur die Dislocatio ad longitudinem und ad latus und ad peripheriam muß auch bei der Anwendung des Drahtspanners durch Zug ausgeglichen werden. Um die Reposition zur Verschraubung besorgen zu können und während des Anlegens der Schlinge die Reposition zu erhalten, muß man ein geeignetes Gerät besitzen. Am meisten empfehlen sich die von LAMBOTTE angegebenen Instrumente, deren wichtigste Hebelhaken und Knochenfaßzange (Abb. 195 und 196) sind. Erst dann, wenn die Bruchstücke in tadelloser Stellung festgehalten sind, darf das Anlegen der Schiene erfolgen. Die Schiene wird subperiostal gelagert und angeschraubt. Uns scheinen die von LAMBOTTE empfohlenen vernickelten Stahlschienen, die sich am besten dem Knochen anpassen lassen, zweckmäßiger und widerstandsfähiger als die LANEschen. Auch bei der Anschraubung von Schienen ist Gewicht darauf zu legen, daß die Schraubenlöcher vorgebohrt werden und durch beide Corticalabschnitte des Knochens gehen. Ebenso ist hier die Auswahl des richtigen Bohrers von Bedeutung. Zunächst erscheint das Verfahren außerordentlich einleuchtend und leicht durchführbar, doch ergeben sich in der Praxis mancherlei Schwierigkeiten. Zunächst brechen die Schrauben leicht ab und die abgebrochenen Enden lassen sich aus dem Knochen nicht wieder herausziehen. Wenn das an zwei oder drei Stellen geschieht, so erhält die Schiene nicht den genügenden Halt. Dann findet die Schraube nur Halt an der Corticalis. Ist diese dünn, so ist der Halt ein mangelhafter und bei starker Verschiebungsneigung werden die Schrauben gelockert oder herausgehebelt. Schließlich kommt es vor, daß die Schraubenköpfe besonders dann, wenn die Schraube festsitzt, abgerissen werden. Selbst wenn keine dieser Störungen eintritt, kommt es infolge der einseitigen Feststellung des Knochens bei stärkerer Verlagerungsneigung durch einen dauernd wirkenden, starken Muskelzug noch häufig zur Verbiegung der Schiene an der Frakturstelle. Sie ist allerdings am seltensten bei den der Knochenoberfläche entsprechend gewählten LAMBOTTEschen Stahlschienen. Am geeignetsten für die Anwendnng der *inneren Schienenverschraubung* sind besonders Querbrüche an Knochen mit starker Corticalis und ohne wesentliche Dislokationsneigung.

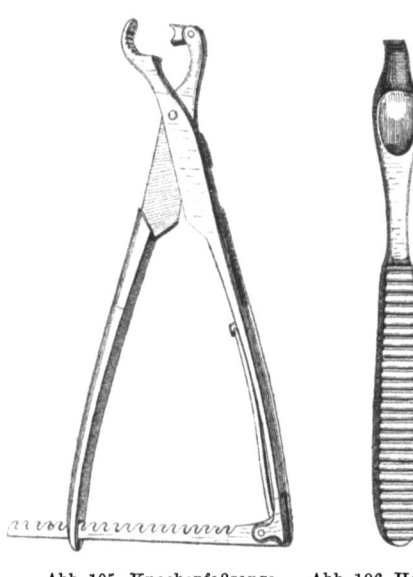

Abb. 195. Knochenfaßzange nach LAMBOTTE. (¹/₃ nat. Größe.)

Abb. 196. Hebelhaken (Repositionshebel) nach LAMBOTTE. (¹/₃ nat. Größe.)

Das *zweite Verfahren, die äußere Schienenverschraubung*, erfordert keine so eingehende vorherige Reposition, da es gelingt, die Bruchstücke auch noch nach Anlegung der Schiene bis zu einem gewissen Grade zu verschieben. Bei der Anlegung des Apparates werden zunächst lange Schrauben in der Nähe der Enden der beiden Bruchstücke eingebohrt, wobei darauf zu achten ist, daß durch eine möglichst genaue Reposition die Schrauben etwa parallel laufen. Die Schrauben sind so lang, daß sie etwa 10 cm über die Weichteile hinausragen. In derselben Richtung wie die ersten beiden Schrauben wird nun in mehr oder weniger großer Entfernung je eine Schraube durch die Weichteile hindurch in den Knochen eingebohrt und sämtliche Schrauben durch Vermittlung eines rechtwinklig aufgesetzten Ansatzstückes mit einer Schiene in Verbindung gebracht. Die Fragmente können nun auch nachträglich durch Verstellen der Schrauben bis zu einem gewissen Grade ausgerichtet werden. Auch an deutschen Kliniken sind mit diesem Fixateur gute Erfahrungen gemacht worden, doch hat die Methode keine weitere Verbreitung finden können, da die Gefahr der Infektion, besonders bei geschlossenen Frakturen, eine zu naheliegende ist. Ein ähnliches Verfahren bei HOFFMANN (Genf 1941) bekanntgegeben. Es ist einfacher als das LAMBOTTEsche und erscheint auch sicherer in bezug auf die Richtigstellung. Er bezeichnete es als „*armierte Gipsbrücken*".

2. Die Bolzung.
(H. BIRCHER.)

Die *Bolzung* der Frakturen hat mehr Anhänger gefunden. Das Wesentliche des Verfahrens besteht darin, daß ein Bolzen, der entweder dem Organismus des Kranken entnommen wird (Tibiakante, Fibula, Rippen, Beckenschaufel) oder in Form eines Homoio- oder Heterotransplantates oder schließlich in Gestalt eines Fremdkörpers aus Elfenbein, Horn, Galalith, Silber, Stahl usw. zwischen die Bruchstücke gebracht wird (s. Pseudarthrose, S. 340). Der Bolzen wird in die Markhöhlen der beiden Bruchstücke eingelagert und verbindet sie dadurch. Abgesehen davon, daß der Bolzen die Mark-Callusbildung bis zu einem gewissen Grade stört, hat das Verfahren noch den Nachteil, daß bei der praktischen Ausführung die Befestigung in der einen Markhöhle durch Eintreiben des Bolzens mit dem Hammer wohl genügend gesichert wird, der Bolzen aber in der Markhöhle des anderen Bruchstückes meist nur einen losen Halt findet. Am ehesten

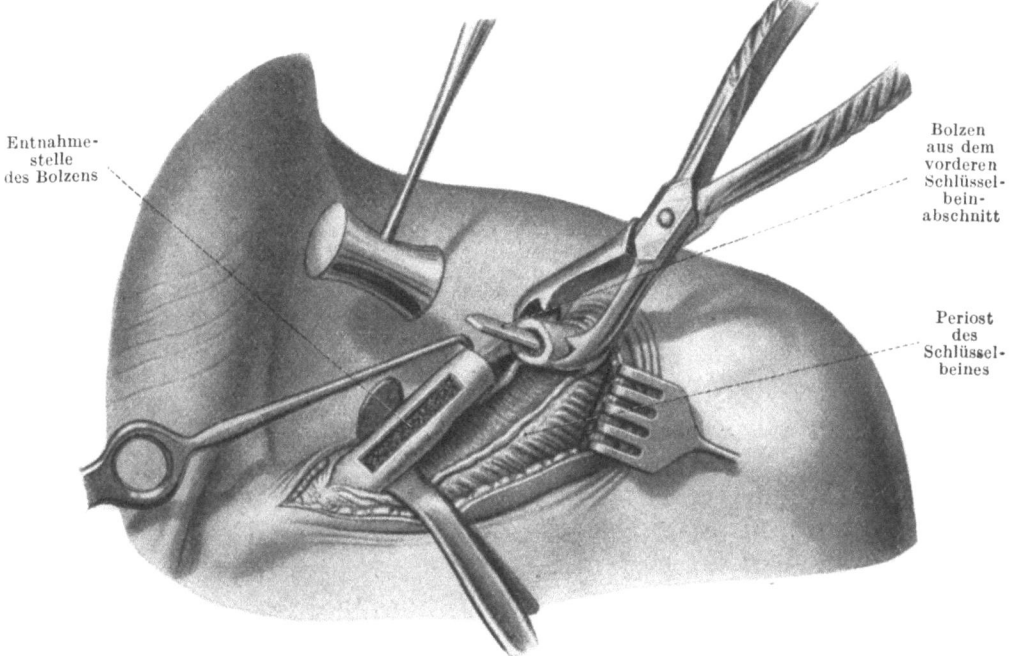

Abb. 197. Die Bolzung des Schlüsselbeines mit Hilfe eines aus dem Schlüsselbein entnommenen Corticalisstückes. Die Claviculaenden, die schlecht verheilt auf den Plexus einen Druck ausüben, sind freigelegt und der Callus entfernt. Aus dem medialen Teil ist ein corticales Stück von $3^{1}/_{2}$—4 cm Länge entnommen, ohne das Mark zu zerstören. Es ist in das distale Schlüsselbeinstück eingebolzt und wird nun nach Aufhebung der Bruchstücke in die mediale Markhöhle eingeschoben.

ist die Bolzung durch Autotransplantation zu empfehlen, und zwar am besten unter Mitverpflanzung des Periostes. Folgende Bedingungen soll der Bolzen erfüllen: Der Bolzen soll die Wand der Markhöhle berühren (Abb. 197). Also muß er entsprechend stark gewählt werden. Er soll in beide Markhöhlen so weit hineinragen, daß er eine sichere Verbindung herstellt und nicht bei geringer Verschiebung oder Knickung an der Bruchstelle auf einer oder der anderen Seite aus der Markhöhle austritt. Folgende Möglichkeiten zur richtigen Einbringung des Bolzens sind gegeben: 1. Der Bolzen wird in die eine Markhöhle fest eingeführt, dann die Bruchenden unter winkeliger Knickung so weit auseinandergezogen, daß das Einführen des Bolzens in die andere Markhöhle möglich ist (Abb. 197). Gelingt das nicht, so wird 2. der Bolzen auf die Weise, wie sie in den Abb. 198—200 dargestellt ist, zuerst in die eine, dann in die andere Markhöhle hineingezogen oder geschoben. Das erste Verfahren stammt von HELLER und ist verbessert von THEODORESCU, das zweite von MORAZA.

3. Die Nagelung des Schenkelhalses.
(ROTH, ANSCHÜTZ und PORTWICH, NYSTRÖM.)

Eine Sonderstellung in der Behandlung der Knochenbrüche nahm immer der Schenkelhalsbruch ein. Die Tatsache, daß eine knöcherne Heilung oft schwer zu erzielen ist, macht das begreiflich. Man erkannte zwar mit der Zeit, daß es nur bestimmte Formen des Schenkelhalsbruches, nämlich die medialen (intracapsulären) waren, die als unheilbar im Sinne einer knöchernen Heilung gelten mußten, während die lateralen (extracapsulären) mit denselben Mitteln, wie sie bei anderen Knochenbrüchen angewendet wurden, knöchern heilten. Die Erklärungsversuche für diese Beobachtungen waren zahlreich.

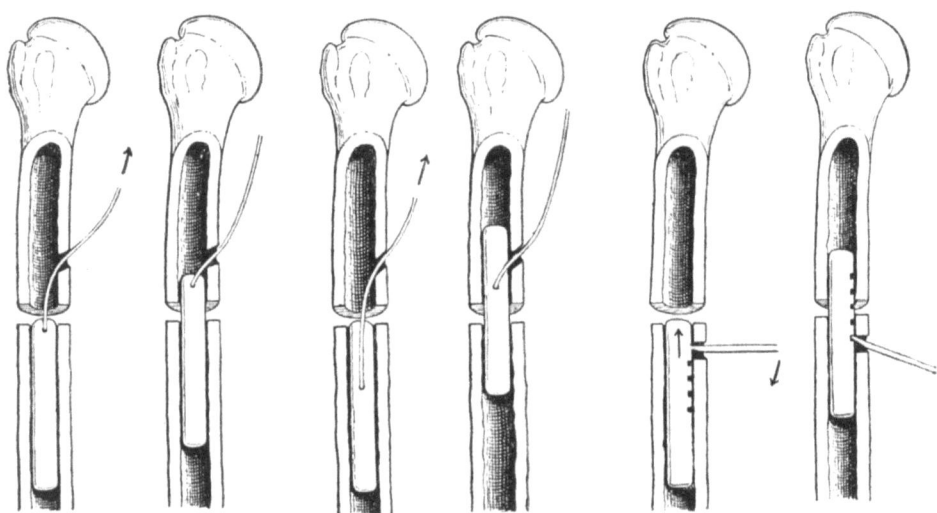

Abb. 198. Die Einführung eines Bolzens nach HELLER.

Abb. 199. Die Einführung eines Bolzens nach THEODORESCU-CORNICLEY.

Abb. 200. Die Einführung eines Bolzens nach MORAZA.

Zunächst beschuldigte man in vielen Fällen, wohl auch mit einem gewissen Recht, das *Alter der Kranken* und die meist vorhandene *Knochenatrophie*. Da aber auch bei ganz alten Menschen die lateralen Brüche oft gut heilten, konnte das der einzige Grund nicht sein. Daher stützte man seine Beweise durch anatomische Gründe. Am Schenkelhals fehlt das Periost, so daß nur ein Markcallus die Verbindung zwischen den Bruchstücken herstellen kann. Aber auch dieser Markcallus wird infolge mangelhafter Gefäßversorgung der Bruchenden nur mäßig gebildet und ist außerdem sehr verletzlich. Ernährende Gefäße für Hals und Kopf verlaufen in der Gelenkkapsel. Je stärker zerrissen sie ist, desto mangelhafter wird die Gefäßversorgung. Von den Bruchstücken ist der Kopf und die ihm zunächst liegenden Halsabschnitte, wenn die synoviale Ernährung wegfällt, ganz besonders schlecht versorgt, da nur noch die kleinen Gefäße, die durch das Lig. teres in den Kopf eintreten, vorhanden sind. Auch diese sind oft durch die Verletzung und die Dislokation geschädigt. Es ist daher kein Wunder, daß es häufig zu teilweisen oder vollständigen Kopf- und Halsnekrosen kommt. Die mangelhafte Ernährung der Bruchenden macht sich aber, wie auch sonst in der Knochenbruchbehandlung, ganz besonders unangenehm bemerkbar, wenn es nicht gelingt, die Bruchstücke richtig gegeneinander zu stellen und in dieser Stellung zu erhalten. Diese Schwierigkeit besteht nun bei dem Schenkelhalsbruch in hohem Maße und trägt ebenfalls zu den Mißerfolgen der Behandlung bei. Diese Tatsache ließ sich dadurch beweisen, daß nach der Erzielung einer guten Einstellung der Bruchstücke, wie sie durch die Verfahren von LORENZ, WHITMAN und LÖFBERG zustande gebracht werden konnten, selbst bei medialen Schenkelhalsbrüchen häufig knöcherne Heilungen beobachtet wurden.

Aber auch damit war die Frage noch nicht endgültig gelöst, da auch nach den letztgenannten Verfahren behandelte, zweifellos gut eingestellte Knochenbrüche schließlich mit einer Pseudarthrose oder Kopfnekrose endeten. Die Erfolge blieben uneinheitlich. Es mußte also noch ein anderer Grund für die schlechten Heilungsmöglichkeiten vorliegen.

Trotz der hundertfältigen Beobachtungen aller den Schenkelhalsbruch und seine Heilungsbedingungen betreffenden Erscheinungen war den Ärzten entgangen, daß mechanische Einflüsse an der Bruchstelle von ausschlaggebender Bedeutung sein müssen. Deutschem Forschergeist war es vorbehalten, auch diese Einflüsse zu ergründen. PAUWELS hat seine überaus sorgfältigen und sich dabei doch nicht ins Kleinliche verlierenden Beobachtungen und Betrachtungen über die mechanische Beanspruchung des Schenkelhalsbruches zu einer folgerichtig aufgebauten Lehre in seinem schönen Buch zusammengefaßt.

So aufschlußreich die Entwicklung des PAUWELSschen Gedankenganges ist, so kann doch darauf im Rahmen dieser kurzen Operationslehre nicht eingegangen werden. Faßt man das für die Behandlung praktisch Wichtige zusammen, so handelt es sich darum, daß die auf den Kopf und damit auf einen Knochenbruch wirkenden mechanischen Kräfte (Druck- und Zugspannungen und Abscherung) einen geradezu entgegenwirkenden Einfluß auf die Heilungsmöglichkeiten ausüben. Nach den Lehren von ROUX ruft periodisch wirkender Druck knöcherne Callusbildung hervor, während Zug und Abscherung Bindegewebsbildung veranlassen. Diese Einwirkungen sind bei den Schenkelhalsbrüchen deshalb von besonderer Bedeutung, weil das Periost fehlt, das bei anderen Brüchen auf die genannten mechanischen Kräfte mit für die Heilung günstiger Callusbildung antwortet. Wären alle Schenkelhalsbrüche gleich, so wäre der Einfluß der verschieden einwirkenden, mechanischen Kräfte auch gleich. Da die Schenkelhalsbrüche aber infolge der verschiedenen Neigung der Bruchebenen im Verhältnis zu der auf den Kopf einwirkenden Kraftrichtung verschieden sind, so wirkt diese, in ihren Druck- und Abscherungsanteil zerlegt, ganz verschieden. Je mehr sich die Bruchebene der Waagerechten nähert, desto stärker kann sich der periodisch wirkende Druck im Sinne der Heilungsunterstützung auswirken. Andererseits unterliegt die sich der Senkrechten nähernde Bruchebene mehr der Abscherkraft, die den Heilungsaussichten entgegenwirkt. Dazu kommt bei den letzteren Formen noch die die Bruchstücke zum Klaffen zwingende Kippwirkung. Die Berücksichtigung dieser Lehre ist unbedingt notwendig bei der Aufstellung des Heilplanes. Viele Mißerfolge der Behandlung sind auf diese Außerachtlassung zurückzuführen.

Die durch die oben aufgezählten Gründe bedingte Unsicherheit in der Behandlung des Schenkelhalsbruches hat immer wieder neue Behandlungsvorschläge hervorgerufen, und es ist fast selbstverständlich, daß man in der Zeit des Aufschwunges der Chirurgie die mangelhaften Erfolge der erhaltenden Behandlung durch operative zu ersetzen strebte.

TRENDELENBURG hat wohl als erster auf Grund eines Erfolges, den er bei einer Kniegelenksfraktur mit einem Elfenbeinbolzen und nach Leichenversuchen am Schenkelhals erzielt hatte, auf dem Chirurgenkongreß 1878 den Vorschlag gemacht, den Schenkelhalsbruch nach Freilegung der Bruchstücke zurechtzustellen und die Bruchstücke mit einer Schraube zusammenzuhalten. Zunächst hat er ohne Freilegung erfolgreich die Bruchstücke durchbohrt und mit Elfenbein vereinigt. Da ihm aber die blinde Bohrung zu unsicher erschien, hat er dann, wie gesagt, die Bruchstücke freigelegt. TRENDELENBURG hat dann später (1902) über gute Erfolge mit dem Einschrauben von Schlosserschrauben berichtet. In der Aussprache (1878) äußerte LANGENBECK, daß er schon 20 Jahre früher eine Verschraubung des Schenkelhalses mit einer silbernen Schraube durchgeführt habe. Der Kranke war an einer Infektion zugrunde gegangen. FRANZ KÖNIG hatte ebenfalls schon 3 Jahre früher, also 1875, die Bruchstücke bei einem Schenkelhalsbruch durch einen starken Bohrer, den er von einem kleinen Schnitt aus, also blind, vom Trochanter in den Schenkelhals bohrte, erfolgreich vereinigt.

Auch die Vorschläge TRENDELENBURGs blieben ohne Widerhall. Die operative Behandlung blieb immer auf einzelne Eingriffe beschränkt.

LORETA (NIGRISOLI 1886) hat die Bruchstücke freigelegt, da ihm eine Nahtverbindung nicht gelang, zunächst einen Fremdkörper eingelegt, der nach kurzer Zeit entfernt wurde, worauf Heilung eintrat. Derartige blutige Zurechtstellungen der Bruchstücke sind von verschiedenen anderen Chirurgen vorgenommen worden (DAVIS 1909, BRACKETT). Zum Teil wurde der Trochanter entfernt oder auch eine Schenkelhalsosteotomie vorgenommen (HAGEN-THORN 1886, WHITMAN 1922). Eine Schenkelhalsosteotomie mit Keilresektion ist auch in neuester Zeit wieder von VOSS erfolgreich ausgeführt worden. Der seinem Eingriff zugrunde liegende Gedanke besteht darin, eine steile Bruchebene in eine geneigte im Sinne PAUWELS zu verwandeln. Eine blutige Zurechtstellung der Bruchenden *mit Drahtnaht* hat wohl zuerst DOLLINGER (1891) zur Ausführung gebracht. Auch FRITZ KÖNIG (1905) hat auf diese Weise einen Erfolg erzielt. Neben den Nahtversuchen wurde die *Nagelung und Verschraubung des Schenkelhalsbruches* immer wieder von einzelnen Chirurgen geübt. Über die erste größere Reihe berichtete NICOLAYSEN (1900). Er hatte seit 1894 21 Schenkelhalsbrüche nach Zurechtstellung mit einem dreikantigen Nagel behandelt. Der Nagel wurde nach 2—3 Wochen entfernt, der Gips blieb 10—12 Wochen liegen, die Erfolge waren ausgezeichnet. Selbst diese schönen Ergebnisse führten aber nicht zu einer weiteren Verbreitung. Etwa zur selben Zeit tauchten bereits die ersten Vorschläge zur Resektion des Kopfes bei veralteten Schenkelhalsbrüchen auf (LEJARS 1895, KOCHER 1896, RIESE 1900 u. v. a.). KOCHER hat das Verfahren ausgebaut.

Im ersten Jahrzehnt des 20. Jahrhunderts nahm die operative Behandlung des Schenkelhalsbruches wieder einen gewissen Aufschwung dadurch, daß DELBET (1907) und seine Schüler (BASSET 1921, LEVEUF und GIRODE 1928) sich eingehender damit beschäftigten. Zur Verbesserung der operativen Behandlung wurden alle möglichen Hilfs- und Richtungsinstrumente, die das Eintreiben des Nagels durch die beiden Bruchstücke in den Kopf unterstützen sollten, angegeben. Die Vereinigung der Bruchstücke wurde mit Metallschrauben, mit Knochen- und Elfenbeinbolzen, Holz und mit autoplastisch gewonnenen Knochen versucht. Die Erfolge waren und blieben mit allen Verfahren bei dem medialen Schenkelhalsbruch zum mindesten sehr mäßig, ebenso, wie sie in Deutschland und Amerika waren. In Deutschland hat LEXER (1907) zuerst autoplastisch transplantiert, da er aber beim medialen Schenkelhalsbruch keine Erfolge hatte, diese Behandlungsart wieder aufgegeben (1927). In Amerika hat ALBEE (1915), nachdem er mit Metallschrauben keine Heilung erzielen konnte, aus der Beckenschaufel ein Transplantat nach blutiger Freilegung und Anfrischung eingelegt. Über Autotransplantation mit *Fibula*stücken hat in größerem Stil NORDENBOOS (1917) berichtet.

Da die *Erfolge der operativen Behandlung* durchschnittlich nicht besser waren als bei nichtoperativer, und da andererseits die Gefährdung der meist alten Menschen durch die Operation nicht sichtbar herabgesetzt werden konnte, ließ sich die Mehrzahl der Chirurgen von dem Wert des operativen Vorgehens zunächst nicht überzeugen. Es kam dazu, daß ein *sinnvoll ausgearbeitetes, erhaltendes Behandlungsverfahren* gerade in diesen Jahren empfohlen wurde. Dieses Verfahren stammt von WHITMAN.

Nachdem schon 1886 von MORISANI die Behandlung des Schenkelhalsbruches in starker Abduktionsstellung durchgeführt worden war, hat WHITMAN seit 1902 ganz ins einzelne gehende Vorschläge über die Reposition und Retention des Schenkelhalsbruches ausgearbeitet. Durch Innenrotation bei Beugung mit stärkster Abduktion des Beines und Heben des Trochanter major ließen sich die Bruchstücke vereinigen und in einem für Monate angelegten Gipsverband festhalten. Die Erfolge dieses Verfahrens waren so gute, daß es zum mindesten in Deutschland auf Jahre hinaus die blutige Behandlung der Schenkelhalsbrüche verdrängte. Zahlreiche Anhänger, unter denen hier nur LORENZ, DREHMANN, LÖFBERG (Schweden), ROVSING und BÖHLER genannt werden sollen, traten für das Verfahren ein.

Freilich blieb auch bei Anwendung des WHITMANschen Verfahrens gelegentlich, was wir nach den von PAUWELS aufgestellten Lehren verstehen können, die knöcherne Heilung aus.

Es befriedigte also auch nicht in allen Fällen und es wurden daher immer wieder neue Behandlungsvorschläge gemacht. Unter diesen traten die operativen mit neuen Vorschlägen zur festen Verankerung mit Schrauben hervor. LAMBOTTE, der wie einst TRENDELENBURG die Bruchstelle freilegte und Doppelschrauben verwendete, auch z. T. von der Bruchstelle aus retrograd bohrte, konnte mit allen seinen Vorschlägen keine wesentliche Besserung erzielen und Anhänger gewinnen. Der für die operative Behandlung der Jetztzeit folgenschwerste Fortschritt ist durch SMITH-PETERSEN (1931), Boston, gemacht worden. Sein operatives Verfahren gründet sich auf die Erfindung eines zur Nagelung des Schenkelhalses besonders geeigneten Nagels, der mit drei großen Lamellen ausgestattet, den Knochen verhältnismäßig wenig verletzt, dabei aber festsitzt, so daß einer der Hauptnachteile der Nagelung, die Lockerung, die selbst bei großen Holzschrauben kaum vermieden werden konnte, ausgeschaltet wird. SMITH-PETERSEN legte die Bruchstücke frei und eröffnete das Gelenk und führte den Nagel unter Leitung des Auges in den Knochen ein. Es lag nahe, diese Einführung *extraartikulär* und ohne Freilegung der Bruchstelle, zu versuchen. Diese Vorschläge wurden denn auch bereits im nächsten Jahre von JERUSALEM und SVEN JOHANSSON in die Tat umgesetzt.

Um die Richtung des Schenkelhalsverlaufes ohne Freilegung der Bruchstelle zu finden, waren schon früher Vorschläge gemacht worden. Man hat sog. Führungsinstrumente empfohlen und Richtlinien am Körper angebracht, die es ermöglichen sollten, bei dem blinden Bohren die Richtung des Schenkelhalses nicht zu verfehlen.

Schon DELBET und seine Schüler haben derartige Richtungsinstrumente benutzt (BASSET 1921). Auch die seitliche Richtung des Schenkelhalses wurde von ihnen schon dadurch bestimmt, daß das Bein um einen Winkel von 20° einwärts gedreht wurde. Dadurch verlief der Schenkelhals parallel zum Operationstisch. Die notwendige Schraubenlänge wurde mit Hilfe dieser Instrumente und unter Zuhilfenahme des Röntgenbildes bestimmt. Von CHARBONNIER (1923) wurde ein einfaches Gestell, das man aus Stricknadeln mit Korkpfropfen zusammensetzen kann, verwendet. Die eine Richtungslinie verläuft von der Spina ant. sup. zum Tub. pubic. Von der Mitte dieser Linie wird eine zweite Linie gezogen, die eine dritte trifft, die sagittal 2 cm unterhalb der Trochanterspitze verläuft. Die zweite Linie entspricht der Schenkelhalslinie. Dieses Richtungsliniensystem wurde später von vielen erfolgreich angewendet. Auch HENSCHEN (RICHARD) (1931) machte davon erfolgreich Gebrauch. NORDENBOOS (1917) wählte als kranialen Zielpunkt die andersseitige Spina ant. sup. und verband sie mit einem Punkt 2 cm unterhalb der Trochanterspitze. Von größter Bedeutung für die Technik der Schenkelhalsnagelung war aber der Vorschlag, in die festgestellten Richtungslinien nicht sofort die Schrauben einzubohren oder den Nagel einzuschlagen, sondern zunächst einen dünnen *Draht* einzubohren und sich erst von der richtigen Lage dieses Drahtes auf zwei senkrecht zueinander stehenden Röntgenaufnahmen zu überzeugen. Erst dann wurden Nagel oder Schrauben in derselben Richtung eingeführt. Der erste derartige Vorschlag wurde von STUYT gemacht, der einen für einen Richtungsdraht zentralgebohrten Handbohrer schon 1929 benutzte und 1931 veröffentlicht hat. Etwa zur selben Zeit hat HENSCHEN (RICHARD) das Einbohren eines Führungsdrahtes durch den Schenkelhals empfohlen. HENSCHEN hat dann auch mehrere Drähte eingeführt und den am besten liegenden als Richtungsdraht für eine HOTZsche femoro-pelvine Verschraubung benutzt. Der Gedanke von STUYT, den Bohrer mit einem Führungsdraht einzurichten, gewann erst dadurch große praktische Bedeutung, daß das Verfahren mit der Anwendung des SMITH-PETERSENschen Nagels vereinigt wurde. JERUSALEM (1932) hat den Nagelkopf durchbohrt und nach Einbohren des Führungsdrahtes den Nagel über den Draht geschoben. Freilich war damit eine seitliche Abweichung beim Einschlagen des Nagels noch nicht verhindert.

Die Verhinderung der seitlichen Abweichung des Nagels gelang erst, als nach Vorschlag von SVEN JOHANSSON (1932) der ganze Nagel zentral durchbohrt wurde. Bei den immer höher werdenden Ansprüchen an eine genaue zentrale Bohrung des Schenkelhalses wurde die Technik nun auch insofern weiter verbessert, als schon SVEN JOHANSSON die Forderung aufstellte, auch den Draht nicht freihändig, sondern mit Hilfe eines Richtungsinstrumentes einzuführen. Von diesem Zeitpunkt ab wurden nun eine große Zahl von Instrumenten zur Vorbohrung des Drahtes durch den Schenkelhals angegeben. Der Grundsatz der Drahtführung des Nagels wurde wohl seit dieser Zeit nicht mehr aufgegeben.

Die früheren Richtungsapparate, die der unmittelbaren Einbohrung des Nagels dienten, wie die von DELBET, DUJARIER (1921), OSTROWSKI (1926), ST. BUNNELL (1933) und die neueren von EXALTO (mit Führungsdraht) (1935), VALLS (1937), HUSTINGS (1937), WETTERER (1938), NOWOTNY (1938) werden wohl heute noch wenig gebraucht.

Die *Richtungsapparate* für *die Einführung des Drahtes* in den Schenkelhals sind auf verschiedenen Grundsätzen aufgebaut. Es sollen hier nur einige Namen genannt werden: KRAUSS (1933), NICLAS (1934), KRAPP (1935), KÜNTSCHER (1936), STEIDL (1936), VALLS-FELSENREICH (1937), WINKELBAUER (1937), SCHMID (1937), FICK (1938), STRUPPLER (1939). Für die Praxis mit am geeignetsten erscheint uns das Gerät von KÜNTSCHER. Die meiste Anerkennung hat der Apparat von VALLS in der Abänderung von FELSENREICH gefunden. Das Gerät von SCHMID ist ähnlich.

Die Frage der Notwendigkeit eines Richtungsinstrumentes für die Drahtbohrung wird verschieden beurteilt. Die Chirurgen mit der größten Erfahrung, FELSENREICH, BÖHLER, haben jahrelang ohne Richtungsinstrument erfolgreich gearbeitet. BÖHLER läßt durch zwei Assistenten beim Einführen des Drahtes die Richtung beobachten. Ähnlich geht VOGELER vor. Neuerdings verwendet FELSENREICH das VALLSsche Instrument, das er verbessert hat. Manche, ebenfalls erfahrene Chirurgen, JÜNGLING, VOGELER, stehen auf dem Standpunkt, daß keines der angegebenen Instrumente die unbedingt richtige Lage des Bohrdrahtes gewährleistet. Jedenfalls hat sich hundertfältig gezeigt, daß bei guter Übung und einem gewissen Richtungsgefühl in einem großen Hundertsatz schon die erste freihändige Bohrung die richtige war. Liegt der Nagel aber nicht richtig, so gelingt es meist leicht, nach der Kontrolle durch das Röntgenbild einen zweiten und wenn es nötig auch einen dritten Draht in die richtige Lage zu bringen. Damit geht nicht viel Zeit verloren.

Von wesentlich größerer Bedeutung als die Frage der Richtungsapparate ist die der *richtigen Einrichtung des Schenkelhalsbruches*, bevor der Draht eingeführt wird. In dieser Hinsicht treffen sich die Ansichten sämtlicher Chirurgen, die sich mit der Schenkelhalsnagelung befaßt haben. Die richtige Einrichtung der Bruchstücke ist die unbedingte Voraussetzung für eine erfolgreiche operative Behandlung.

Über den *Zeitpunkt* des operativen Eingriffes gehen die Meinungen wieder etwas auseinander. Zwar stehen die meisten auf dem Standpunkt, daß die Nagelung erst dann vorgenommen werden soll, wenn der Schockzustand und die übrigen zunächst drohenden Gefahren, die Fettembolie, die Thrombose, die Pneumonie nicht aufgetreten oder überwunden sind. Die Wartezeit wird mit 1—3 Wochen berechnet. Manche, z. B. HÄBLER, operieren schon nach 3—4 Tagen. Auch FELSENREICH operiert neuerdings einzeitig, d. h. unter Umständen gleichzeitig mit der Einrichtung des Bruches.

Einheitliche Ansicht besteht wieder insofern, als die Einrichtung des Bruches und die Erhaltung der Einrichtung möglichst bald zu geschehen hat. Erfahrungsgemäß gelingt eine gute Reposition, wie bei anderen Knochenbrüchen, in den ersten 24 Stunden am leichtesten. In einem Evipanrausch, in örtlicher Betäubung oder in Lumbalanästhesie reponiert man am besten nach dem Vorgehen von WHITMAN. Nach WHITMAN verlaufen die einzelnen Maßnahmen in folgender Reihenfolge: Innenrotation bei seitlicher Beugung und Extension, dann starke Abduktion.

SCHMID führt zuerst die Abduktion und Extension aus und dann erst die Innenrotation. Nach VOGELER wird zuerst nach einwärts gedreht, dann abduziert und extendiert. Das Verfahren scheint auch bei verschiedener Reihenfolge zum Erfolg zu führen. WHITMAN hat bei starker Verschiebung oder Verhakung der Bruchstücke noch einen Zug nach lateral mit Hilfe eines um den obersten Teil des Oberschenkels gelegten Handtuches (nach der Extension vor der Abduktion) eingeschoben. LEADRETTER (1934) empfiehlt, bei der Einrichtung nach WHITMAN das Hüft- und Kniegelenk zum rechten Winkel gebeugt und in Richtung des Oberschenkels zu extendieren, dann zugleich einwärts zu drehen und abzuspreizen.

Auf die oder jene Weise wird die Einrichtung gelingen. Dabei ist es sehr zweckmäßig, schon zur Ausführung der Extension nach FELSENREICH einen Bohrdraht unmittelbar oberhalb der Femurkondylen in leicht schräger Richtung von hinten außen nach vorn innen zu bohren und an einem daran angebrachten Extensionsbügel den Zug vorzunehmen. Wird dann nach der Reposition (die FELSENREICH immer im Bett vornimmt) ein leichter Zug von 5—6 kg an dem Extensionsbügel ausgeübt, so gelingt es, gleichzeitig die leichte Innenrotation zu erhalten, ganz besonders, wenn man den Extensionsbügel noch an der BRAUNschen Schiene medial festbindet. Nach der Reposition erfolgen zwei Röntgenaufnahmen, um sich von der guten Stellung der Bruchstücke zu überzeugen. Ist das nicht der Fall, so muß die Einrichtung noch einmal versucht werden. Stehen die Bruchstücke gut, so bleibt der Kranke je nach Ansicht des betreffenden Chirurgen 3—8 Tage bis 3 Wochen im Bett bei der leichten Extension liegen. Auch das andere Bein muß in abduzierter Stellung bleiben.

Zur Einführung des Drahtes und zur Nagelung wird der Kranke auf den Extensionstisch gebracht und auch dann, wenn augenscheinlich eine gute Stellung der Bruchstücke vorhanden ist, eine neue Röntgendarstellung der Bruchstelle in beiden Richtungen vorgenommen. Falls die Bruchstücke sich verschoben haben, muß erneut zurechtgestellt werden. Der Kranke liegt auf einem Beckenbänkchen, am besten aus Holz, um die Röntgenuntersuchung nicht zu stören, während die Beine abduziert, extendiert und leicht innenrotiert sind, so daß die Kniescheibe um etwa 20° nach innen steht. Der eigentliche Eingriff geht nun in verschiedener Weise, je nach den dem Chirurgen zur Verfügung stehenden Hilfsmitteln, vonstatten.

Steht ein *Richtungsapparat* zur Verfügung, so wird er nun angewendet. Dazu muß zunächst meist die *Kopfmitte* bestimmt werden. Annähernd kann die Bestimmung durch die oben geschilderten Maßlinien erfolgen. JÜNGLING läßt bei der Röntgendurchleuchtung eine Bleimarke auf die Haut über dem Schenkelkopf kleben. FELSENREICH und BÖHLER benutzen das JESCHKEsche Drahtnetz, das eine Reihe von Quadraten von 1 cm Länge darstellt. Dieses Drahtnetz wird in der Gegend des Schenkelhalses aufgelegt und erscheint als Raster auf der Röntgenplatte. So wird nach der Röntgenplatte zunächst der Kopf, unter Umständen auch die Halsrichtung (BÖHLER) festgelegt und dann entsprechend mit Hilfe eines Lineales bei noch liegendem Drahtnetz auf der Haut durch Bleimarken oder leichtes Ritzen gekennzeichnet. BÖHLER führt in der Richtung des Schenkelhalses zwei Injektionsnadeln ein, mit deren Hilfe er die örtliche Betäubung vornimmt und die dann durch ein Gestell, das aus zwei Nadeln mit einem Verbindungsstab besteht, ersetzt werden. Die Richtung des Verbindungsstabes bezeichnet die Richtung des Schenkelhalses und gleichzeitig lateral die Stelle, an der der Bohrer zum Einbohren des Drahtes in den Schaft eingeführt werden muß. VOGELER läßt statt dieses Richtungsstabes einen STEINMANNschen Nagel unter den Röntgenschirm in der Richtung des Schenkelhalses legen und mit Heftpflaster befestigen. Benutzt man das VALLSsche oder SCHMIDsche Ri htungsinstrument, so muß die eine Spitze in den Schenkelkopf am besten nahe der Basis eingeführt werden. Während mit dem Führungsstab bzw. mit dem STEINMANNschen Nagel von BÖHLER und VOGELER gleichzeitig der Punkt für die Einführung des Drahtes unterhalb des Trochanter maj. festgelegt ist, sucht ihn FELSENREICH auf andere Weise. Nach der Bestimmung der Kopfmitte mit Hilfe des Drahtnetzes legt er den Schaft durch einen 6—12 cm langen Schnitt frei. Nach Spaltung von Haut, Fascie und Muskulatur wird der M. vastus lat. und der Knochenfortsatz, von dem er entspringt (Tub. innominatum, FELSENREICH), aufgesucht und die ganze laterale Fläche des Femur freilegt. Die Bohrstelle liegt nach FELSENREICH $2^1/_2$ cm distal des Tub. innominatum. In derselben Höhe liegt der Trochanter min. Mehr nach hinten als nach vorn, aber nicht im Bereich des Trochanter min., wird zunächst mit Hilfe einer Lochstanze ein 4:4 mm großes Loch in die Knochenrinde gemacht und dann dieses Instrument in der Richtung auf die Kopfmitte in den Schaft eingeschlagen. Dieses Loch dient bei Benutzung des VALLSschen Instruments zur leichten Einführung des Drahtes, während der Stachel in den Schenkelkopf eingedrückt wird. Er läßt sich meist bis zur Bruchstelle vorschieben. Dann wird bei richtiger Lage des FELSENREICHschen Instrumentes (Einstellung mit Pendel) der Bohrdraht in den Kopf hineingebohrt. Es erfolgen wieder zwei Röntgenaufnahmen.

Die *Frage der Röntgenkontrolle* ist in verschiedenster Weise gelöst worden. Am einfachsten ist es natürlich, wenn zwei Apparate zur Verfügung stehen, die vor Beginn der Operation bereits aufgestellt und von einem besonderen Assistenten bedient werden.

Nur so ist es möglich, die z. B. von BÖHLER geforderten 10 Aufnahmen während des Eingriffes zu machen, ohne daß zuviel Zeit verlorengeht, ganz abgesehen davon, daß auch die *Asepsis* durch das Umstellen der Apparate leiden muß. Die Retention der Bruchstücke wird außerdem durch die Unruhe, die die Umstellung veranlaßt, gefährdet. Eine weitere Verkürzung der notwendigen Zeit bringt die Anwendung eines *Schnellentwicklers*, so daß Kontrollbilder schon nach einigen Minuten geliefert werden können (FELSENREICH).

Bei der Häufigkeit der Schenkelhalsbrüche müssen auch kleinere und Provinzkrankenhäuser imstande sein, die Nagelung auszuführen, und da andererseits eine Röntgenkontrolle zum mindesten nach der Reposition auf dem Extensionstisch und nach der Einführung des Drahtes und des Nagels unbedingt erforderlich ist, so muß versucht werden, mit einem Apparat auszukommen.

HÄBLER hat für das Stativ seines fahrbaren Apparates eine Zusatzsteuerung anfertigen lassen, die es erlaubt, wenn die Einstellung erst einmal erfolgt ist, die Röhre mit einem Handgriff so umzuschwenken, daß dorsoventrale und axiale Aufnahmen unter richtiger Lage des Zentralstrahles gemacht werden können.

Ist die richtige Lage des Bohrdrahtes durch die Röntgenkontrolle festgestellt, so kann die Nagelung sofort angeschlossen werden. Nach BOEREMA und Voss sind auch noch *Schrägaufnahmen* dazu nötig, da die gewöhnlichen Röntgenaufnahmen bei gewissen Lagen des Nagels irreführen können. Liegt der Nagel nicht richtig, so muß er entfernt und neu eingeführt werden.

Die *Nagellänge* kann nach dem Röntgenbild bei liegendem Draht unter Abzug der durch die Projektion bedingten, scheinbaren Verlängerung bestimmt werden. Der Nagel soll über die Mitte des Kopfes etwas hinausgehen und etwa $^3/_4$—1 cm vor der medialen Kopfgrenze sein Ende finden. Ein einfaches Verfahren, die Nagellänge zu bestimmen, besteht darin, daß man an Hand eines gleich langen Drahtes das aus dem Schaft hervorsehende Drahtstück nach gelungener Reposition abmißt. Der andere Teil des Drahtes entspricht dann dem im Knochen befindlichen Drahtstück (FELSENREICH). Der Nagel wird etwa 1—1$^{1}/_{2}$ cm kürzer gewählt.

Die *Nagelung* macht nun keine Schwierigkeiten mehr, wenn man mit einiger Vorsicht vorgeht. Am meisten zu fürchten ist das *Klemmen des Nagels*. Es wird dadurch herbeigeführt, daß der Nagel eine zu weite Bohrung hat und daß er beim Einschlagen nicht genau in der Richtung des Drahtes geführt wird. Dadurch wird der Draht gefaßt, verbogen und mit dem Nagel vorgeschoben. Um das Klemmen zu verhüten, empfiehlt es sich, um den liegenden Draht, und zwar am distalen Ende, eine kleine Kerbe in die Knochenrinde zu schlagen, so daß eine Lamelle des Nagels hineinpaßt und Halt finden kann. Das Loch um den Draht darf aber nicht zu groß gemacht werden, da sonst der Nagel den genügenden Halt verliert.

Das *Einschlagen* soll langsam erfolgen unter strenger Einhaltung der Drahtrichtung. Nach einem oder zwei Schlägen wird der Vorschlagstahl, der über dem herausragenden Draht eingeführt war, entfernt und die Länge des aus dem Knochen hervorstehenden Drahtes jedesmal gemessen. Sie darf naturgemäß, wenn der Draht nicht weiter vorgeschoben werden soll, nicht verringert werden. Klemmt der Draht oder wird er vom Nagel mitgenommen, so ist es zweckmäßig, den Nagel herauszuziehen und, wenn der Draht nicht verbogen ist, den Nagel neu einzuschlagen. Klemmt der Draht so fest, daß er sich nicht herausziehen läßt, so müssen Nagel und Draht zugleich entfernt und von neuem eingeführt werden. Ist der Nagelkopf bis in die Nähe der Schaftrinde eingeschlagen, so wird der Draht entfernt, die Extension aufgehoben und mit einigen kräftigen Schlägen (VOGELER empfiehlt, dazu den Handballen zu verwenden) die Bruchstücke ineinandergekeilt. Noch einmal werden zwei Röntgenaufnahmen gemacht. Um das Zurückgleiten des Nagels zu verhüten, stützt ihn FELSENREICH an seinem unteren Ende durch Einschlagen eines kleinen Drahtstiftes ab. Andere schlagen ihn so weit ein, bis er innerhalb der Schaftrinde Halt findet. Erst dann erfolgt unter Einlegung eines kleinen Dränrohres der Wundschluß und Verband. In der *Nachbehandlung* auf der BRAUNschen Schiene wird frühzeitig mit Bewegungsübungen begonnen, d. h. schon nach einigen Tagen werden die Fuß-, dann die Knie- und Hüftgelenke vorsichtig bewegt. Nach etwa 3 Wochen soll das Bein wieder aktiv gehoben werden können. Volle Bewegungen sollen erst nach 6—8 Wochen vorgenommen werden. Über das *Aufstehen* gehen die Meinungen auseinander. Manche lassen bereits nach 4—6 Wochen gehen, andere sogar schon nach 8 Tagen die ersten Versuche machen. Nach FELSENREICH soll erst nach 8 Wochen belastet werden. Sehr wohlgenährte Kranke müssen 4—5 Monate damit warten. SCHMID macht die Belastung von der Form des Knochenbruches, von der Veränderung der Knochensubstanz, von der Verwendung breiter oder schmaler Nägel, von der Lage des Nagels und vom Allgemeinzustand abhängig. NYSTRÖM ist für späte Belastung. BÖHLER erlaubt nach manchen Nagelungen das Aufstehen in einer Gipshose schon früher.

Überblickt man die Geschichte der operativen Behandlung des Schenkelhalsbruches, so kommt man zu der Feststellung von drei Zeitabschnitten, in denen immer wegen der schlechten Erfolge der erhaltenden Behandlung die operative vorgeschlagen, dann aber zweimal wegen der mangelhaften Erfolge wieder aufgegeben wurde. Erst der letzte Zeitabschnitt führte zu einer allgemeineren, zum

Teil begeisterten Aufnahme, und man muß zugeben, daß die Aussichten für die Aufnahme der operativen Behandlung in den festen Bestand der operativen Chirurgie wesentlich besser geworden sind. Die Fortschritte, die in erster Linie durch die Besonderheiten des Nagels, dann aber auch durch die ins einzelne ausgearbeitete Technik des ganzen Eingriffs geschaffen wurden, können nicht übersehen werden. Trotzdem ist das Schicksal dieses Eingriffes noch nicht endgültig entschieden. Manche, die erhaltende und die operative Behandlung vergleichende Arbeiten (ZUKSCHWERDT und REISS), genaue Erfolgsbeobachtungen (HESSE u. a.) und die Zusammenfassung der Erfolge erhaltender Behandlung aus meiner Klinik (RABE), dann die vielen Komplikationsmöglichkeiten während und nach dem Eingriff, die sich unter Umständen erst nach Jahresfrist und noch später auswirken, müssen dazu veranlassen, die anfänglichen Erfolgsberichte doch etwas skeptisch zu betrachten. Das endgültige Urteil wird erst gefällt werden können, wenn man zahlenstarke Erfolgsberichte veröffentlichen kann, die sich auf jahrelange Beobachtungen nach Abschluß des Eingriffes erstrecken.

4. Die Marknagelung bei Brüchen der langen Röhrenknochen nach KÜNTSCHER.

KÜNTSCHER hat 1940 auf dem Chirurgen-Kongreß zuerst seine Technik der Marknagelung bei Brüchen der langen Röhrenknochen bekanntgegeben. Der zunächst ausgelöste Widerspruch (NORDMANN, F. KÖNIG) konnte die rasche Verbreitung des Verfahrens nicht verhindern.

Sein Anwendungsgebiet wurde vielmehr im Laufe der 7 Jahre, die bisher verflossen sind, immer mehr erweitert, da KÜNTSCHER nachweisen konnte, daß der richtig in die Markhöhle eingeführte, lange U-förmige V2A-Nagel nicht nur die Bruchstücke in richtiger Stellung und unverrückbar festhält, sondern daß auch die *Callusbildung* ungestört verläuft, so daß in verhältnismäßig kurzer Zeit, jedenfalls in kürzerer als bei anderen Verfahren, der Knochenbruch fest wird, was allerdings neuestens von BÖHLER bestritten wird. Der Einwand, daß eine *Fettembolie* durch die Nagelung ausgelöst werden könnte, wurde durch KÜNTSCHER zurückgewiesen und durch MAATZ nach experimenteller Prüfung für bedeutungslos erklärt. Ein weiterer Einwand betrifft die *Infektionsgefahr*. Zwar sind gelegentlich Infektionen beobachtet worden (KÜNTSCHER, EHALT, FISCHER und REICH, WAGNER), besonders bei der Einführung von Nägeln von der Frakturstelle aus, doch sind diese immer auf das Lager des Nagels beschränkt geblieben, sind milde verlaufen, ohne jemals eine schwerere Osteomyelitis hervorzurufen. Außer den genannten Einwänden wurden aber noch einzelne andere erhoben, so z. B. wurde von manchen Schwierigkeiten, ja Unmöglichkeit der Nageleinführung in einzelnen Fällen beobachtet (SCHNEIDER, BÖHLER, WAGNER). Ebenso gelang gelegentlich die Nagelentfernung nur schwer oder nicht. Des weiteren wurde von manchen die Lockerung und Verschiebung des Nagels in spongiösen Knochenabschnitten oder das Ausbrechen der Knochenwand oder des Knochenrandes am distalen Knochenabschnitt festgestellt. Bei ungleich weiter Markhöhle findet der Nagel keinen sicheren Halt. Schließlich wurde auch noch auf die Gefahr der *Röntgenschädigung* des Kranken, aber auch der Ärzte, aufmerksam gemacht (BÖHLER, STÖR), wenn die Einführung des Nagels zu oft und lange durch das Röntgenlicht geprüft werden muß. Wie schon erwähnt, konnten die Haupteinwände gegen das Verfahren ohne weiteres beseitigt werden. Die gegen die Technik des Verfahrens gemachten Einwände beruhen fast alle auf fehlerhafter Anwendung, d. h. es wurden entweder ungeeignete Fälle genagelt oder die technischen Vorschriften wurden nicht genügend beachtet.

Daher ist von KÜNTSCHER und den Angehörigen der Kieler Klinik, die sich ja hauptsächlich um die Vervollkommnung des Verfahrens verdient gemacht haben, mit Recht die Forderung erhoben worden, daß ein *vollständiges Instrumentarium* und alle *Repositions- und Haltegeräte* vorhanden sein und die technischen Vorschriften genau eingehalten werden müssen. Nur dann ist in jedem geeignet erscheinenden Falle die Einführung des Nagels möglich und die Schwierigkeiten und Gefahren, die ja zweifellos größer sind, als bei den bisherigen Behandlungsmethoden, können sich nicht ungünstig auswirken. Gegen diese Forderung ist von manchen Chirurgen verstoßen worden, oder sie haben zum mindesten technische Einzelheiten nicht beachtet, die dann die Veranlassung für ihre Mißerfolge geworden sind. Wie schon gesagt, hat sich das Verfahren im Laufe der Zeit immer mehr ausgebreitet. Es wurde nicht nur bei einfachen Frakturen aller langen Röhrenknochen erfolgreich genagelt, sondern auch offene Knochenbrüche (EHRLICH, KÜNTSCHER), Schußbrüche (HEIM, BÖHLER), infizierte Knochenbrüche (PASCHER), Osteotomien (KÜNTSCHER) und besonders auch Pseudarthrosen (KÜNTSCHER, EHALT, K. H. BAUER) und Spontanbrüche (KÜNTSCHER, HAASE) in den Bereich dieser neuen Behandlungsmethode einbezogen.

Die Anzeigestellung zur Marknagelung wird auch heute noch verschieden gestellt. Während die *Kieler* und die BÖHLERsche Klinik naturgemäß die zu behandelnden Knochenbrüche der langen Röhrenknochen mit wenigen Ausnahmen in sehr weitem Kreis einschließen, wollen andere nur bestimmte Formen dieser Behandlung unterziehen (K. H. BAUER, SCHNEIDER, STÖR, RAISCH).

Nach K. H. BAUER gilt bei der allgemeinen Anzeige zur Knochenbruchbehandlung der langen Röhrenknochen nach wie vor der KLAPPsche Drahtextensionsverband als bestes Verfahren, während nur bei besonderer Anzeigestellung, besonders bei Fällen, bei denen die Knochen sowieso aus sonstiger Anzeigestellung freigelegt werden müssen, die Marknagelung in Betracht kommt. Nach RAISCH wird die Anzeigestellung noch weiter eingeschränkt. Nach ihm kommen bei geschlossenen Knochenbrüchen Erwachsener nur einzelne in Betracht, während bei wachsenden Knochen das Verfahren ebensowenig wie bei offenen Knochenbrüchen angezeigt ist oder nur unter günstigen Verhältnissen. Für den Schußbruch ist die Methode ungeeignet. Während K. H. BAUER das Verfahren bei der Pseudarthrose für sehr empfehlenswert hält, soll es nach RAISCH auch dort nur unter besonderen Voraussetzungen angewendet werden. STÖR betrachtet die Marknagelung als Verfahren der Wahl bei den Oberschenkelbrüchen, während das für die Unterschenkel- und Oberarmbrüche nur in Sonderfällen gilt. Für offene Brüche ist das Verfahren zur Zeit noch nicht geeignet.

Bestimmte Regeln für die Anwendung des Verfahrens bei jedem einzelnen Röhrenknochen lassen sich heute noch nicht allgemein geben. Es ist wohl richtig, daß ganz allgemein in der Chirurgie das sicherere und schonendere Verfahren vor allen anderen den Vorzug verdient (K. H. BAUER). Bei der Knochenbruchbehandlung kommt aber noch ein dritter, ausschlaggebender Anteil hinzu, nämlich die Heilungsdauer und damit die Frage der seelischen Einflüsse und der wirtschaftlichen Verhältnisse. In dieser Beziehung scheint nun das KÜNTSCHERsche Verfahren alle übrigen weit zu übertreffen.

Erst nach Ablauf einiger Jahre wird an Hand einer großen Zahl von Nachuntersuchungen die Entscheidung getroffen werden können, ob die Marknagelung auch bei der weitgestreckten Anzeigestellung alle Wünsche erfüllt. Am wünschenswertesten wäre es, wenn die Marknagelung für gewisse, mit den bisherigen Verfahren schwer zu behandelnde Knochenbrucharten mit derselben Sicherheit angewendet werden könnte, wie bei den einfachen geschlossenen Querbrüchen in der Mitte der langen Röhrenknochen. Dazu gehören z. B. die stark dislozierten *Brüche beider Unterarmknochen*, die *suprakondylären Oberschenkel- und Oberarmbrüche* und viele *offene Knochenbrüche*, um nur einige zu nennen. Bei diesen hat sich das Verfahren aber bisher — wohl zunächst aus Mangel an beobachteten Fällen — noch nicht so eindeutig bewährt, wie das zu einer allgemeinen Anwendung gefordert werden müßte.

Für die *Anzeigestellung* können aber doch nach KÜNTSCHER, EHRLICH, FISCHER, MAATZ und STÖR gewisse *allgemeine Regeln* aufgestellt werden. Nach den Arbeiten der Kieler Klinik kommen fast alle Knochenbrüche zur Marknagelung in Frage. Besonders ausgenommen wird der hohe Unterschenkelbruch, der innerhalb von 6 cm unterhalb der Gelenklinie oder der Tub. tibiae liegt. EHRLICH u. a. halten das Verfahren für besonders geeignet bei den Knochenbrüchen des Oberschenkels und Oberarms bis in das kraniale und caudale Drittel hinein. Auch nicht zu lange Schrägbrüche in derselben Gegend halten sie für geeignet. Für ungeeignet betrachten viele die langen Schrägbrüche (EHRLICH, HART). Ebenso betrachten sie Knochen mit starker Biegung oder ungleich weiter oder stark verengter Markhöhle und Brüche in Gelenknähe, besonders in stark spongiösen Knochenabschnitten, für ungeeignet. Ganz allgemein wird als wichtig die Form und der Sitz des Bruches in Erwägung zu ziehen sein, ebenso die Form der Markhöhle wegen der Einführungsmöglichkeit des Nagels.

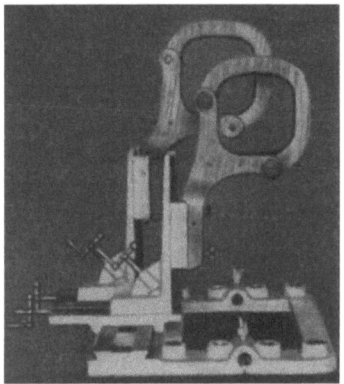

Abb. 201. Einstellgerät nach WITTMOSER. Abbildung zeigt die Verschiebungsmöglichkeit der Einstellringe.

Der *Nagel* muß in Länge und Durchmesser nach dem Röntgenbild bestimmt werden. Ist er zu dick, so droht die Aussprengung der Wand. Er soll etwa 1—2 mm dünner sein als der engste Querschnitt der Markhöhle. Der Nagel selbst muß einen elastischen Querschnitt besitzen. Am besten ist eine V- oder U-Form des Querschnittes. Er muß so gewählt werden, daß er sich ohne große Schwierigkeiten in die Markhöhle einführen läßt, muß aber andererseits die Wand berühren, so daß er nach dem Einschlagen vollkommen festsitzt. Der Nagel muß biegsam sein für die seitliche Einführung in gewisse Knochen, z. B. Oberarm, Unterschenkel, Unterarm. Sehr zu empfehlen ist ein *Einschlaggerät*, unbedingt notwendig ein Gerät zum *Biegen* und eines zum *Ausziehen* (sehr gut scheint das Gerät von STÖR zu sein), falls der Nagel nicht den richtigen Weg gegangen ist. Bei der großen Verschiedenheit der Knochenlänge und Markhöhlenweite und Form muß selbstverständlich eine große Auswahl geeigneter Nägel, die am besten aus V2A-Stahl sind, vorhanden sein.

Eine Nagelung darf nur unternommen werden, wenn alle die Geräte vorhanden sind, die zur Zurechtstellung der Bruchstücke dienen. KÜNTSCHER hat als erster die Nagelung am Extensionstisch vorgenommen unter gleichzeitiger seitlicher Einstellung der Bruchstücke, die durch das Röntgenlicht nachgeprüft wurden. Er hat z. B. für den Unterschenkelbruch schon die Anwendung der BÖHLERschen Extensionsgeräte empfohlen.

Da die Einstellung durch Händekraft unter Umständen lange dauert und infolge der öfter notwendigen Stellungsprüfung durch die Röntgenstrahlen die Gefahr der Röntgenschädigung für die Bruchheilung und für die Assistenten drohten (BÖHLER), wurde in der letzten Zeit eine Reihe von Verbesserungen an den Extensionsgeräten angebracht, die mit Hilfe von seitlichen Zügen, die durch Kurbeln bedient werden und mit Sperrvorrichtungen versehen sind, die Möglichkeit des raschen Ausgleiches auch seitlicher Verschiebungen geben. Dabei wird besonders Rücksicht darauf genommen, daß Röntgenschädigungen ausbleiben (LINSMAYER, BÖHLER, WITTMOSER). Die Einrichtung von WITTMOSER erscheint uns als die zweckmäßigste (Abb. 201 und 202).

Diese Einstellgeräte sind naturgemäß in erster Linie für die *percutane Nagelung* (s. S. 315) notwendig, da der Nagel dabei ja oft weit von der Bruchstelle in das eine oder andere Bruchstück eingeführt werden muß. Für die *Einführung* des Nagels *von der Bruchstelle* (s. S. 314) aus bei offenen Knochenbrüchen, bei Weichteilinterposition und Pseudarthrosen genügt meist der einfache Extensionstisch. Die Röntgendurchleuchtung muß in zwei Ebenen stattfinden können. Bei gewissen Knochenbrüchen, z. B. langen Schrägbrüchen und solchen (EHALT)

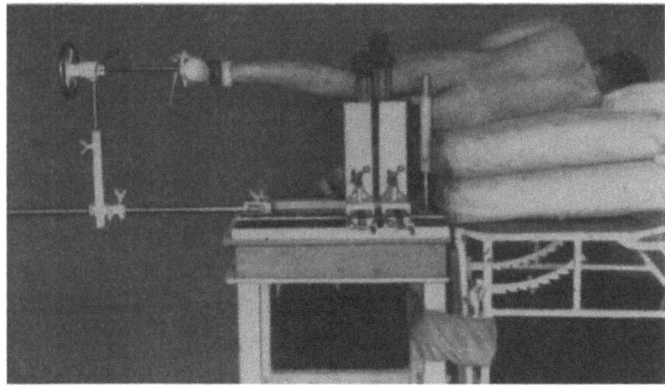

a

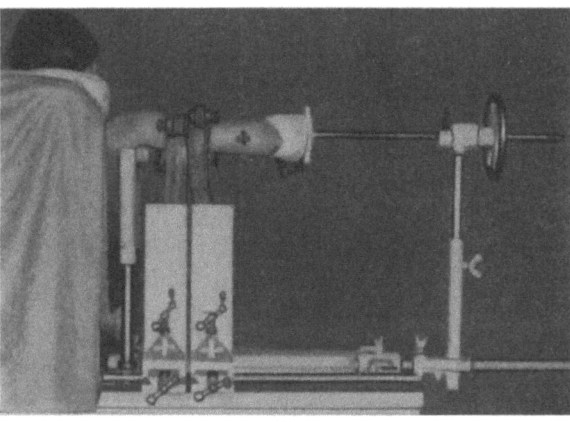

b

Abb. 202a und b. Einstellgerät nach WITTMOSER. Oberschenkel und Oberarm werden eingespannt.

mit ungleich weiter Markhöhle oder bei denen eine seitliche Einführung des Nagels notwendig ist, sichert der Nagel manchmal nicht vor Drehbewegungen.

In solchen Fällen muß als *Zusatz ein Gips- oder Extensionsverband* angelegt werden. Alle Nägel werden nach einigen Monaten, wenn genügend Callus gebildet ist, entfernt. Es ist nicht zweckmäßig, den Nagel zu früh, d. h. schon nach 4—6 Wochen, zu entfernen, da er dann oft nur mit großer Gewalt herausgezogen werden kann, während er sich später meist etwas lockert. Auch dann, wenn der Nagel bis zu $1^1/_2$ Jahren gelegen hat, verursacht er meist keinerlei Störung.

Nur wenn ein *Zusatzverband* notwendig ist, ist eine längere Ruhigstellung (5—6 Wochen) nötig, sonst kann bei glatter Wundheilung zunächst nach 8 Tagen bis 3 Wochen auch mit vorsichtiger Belastung bewegt werden.

Der genagelte Unterschenkelbruch hat, wie ein in anderer Weise behandelter Unterschenkelbruch, die Neigung zur *Rekurvation*. Ihr wird am besten dadurch begegnet, daß der Nagel vor der Einführung in umgekehrter Richtung gebogen wird. Bei Einführung des Nagels bei Schrägbrüchen muß der Nagel abgestumpft sein, da er sonst gelegentlich durch den schrägen Bruchspalt den Markkanal verläßt. Die Anwendung der Nagelung bei Schußbrüchen, überhaupt bei offenen Knochenbrüchen (BÖHLER u. a.), ist umstritten.

I. Die Marknagelung bei Oberschenkelbrüchen.

Die *Technik* des Eingriffes ist verschieden, je nachdem die Bruchstelle eröffnet werden muß oder nicht. Das Einführen des Nagels ist dann einfacher, wenn die Markhöhlen durch Osteotomie an der Bruchstelle eröffnet sind.

a) Die Marknagelung des Oberschenkels mit Eröffnung der Bruchstelle. Der Kranke wird auf dem Extensionstisch gelagert und die Bruchstelle freigelegt. Unter Entfernung des meist überschüssigen Callus wird osteotomiert und die Markhöhlen der beiden Bruchenden eröffnet. Nun wird von der Wunde aus der etwa 35 cm lange und 3—4 mm dicke Führungsspieß in die Markhöhle des proximalen Bruchstückes eingeführt (Abb. 203a). Er ist am freien Ende mit einem rechtwinkelig angesetzten Griff versehen und wird so tief eingeführt, bis die Spitze in der Spongiosa des Trochanter maj. einen Widerstand findet. Mit einem Hammerschlag auf die rechtwinkelige Krücke des Führungsspießes wird die Corticalis durchbohrt und die Spießspitze bis gegen die Haut vorgetrieben (Abb. 203a). An dieser Stelle wird ein kleiner Hautschnitt gemacht, so daß das Spießende aus der Wunde herausragt. Nun wird der Marknagel in die Rinne des Spießes eingesetzt (Abb. 203b) und in dieser Rinne durch die Öffnung im Trochanter eingeschlagen, bis er etwa $^1/_2$—1 cm aus dem unteren Ende der proximalen Markhöhle hervorsieht. Der Führungsspieß wird nun herausgezogen und das aus dem oberen Fragment herausstehende Nagelende in die distale Markhöhlenöffnung eingesetzt. Bei starker Dislocatio ad longitudinem oder ad latus oder nach beiden Richtungen ist oft eine starke Zugwirkung mit Hilfe der am Fuß befestigten Extensionslasche notwendig. Die Zurechtstellung der seitlichen Verschiebung erfordert auch häufig einen starken seitlichen Zug. Ist das aus dem oberen Bruchende hervorstehende Nagelstück in die Markhöhle des unteren Bruchendes eingetreten und stimmen die Richtungsverhältnisse, so wird der Nagel nun mit einigen kräftigen Schlägen so weit in die Markhöhle des distalen Bruchstückes hineingetrieben, daß er mindestens 5 cm darin steckt. Aus der

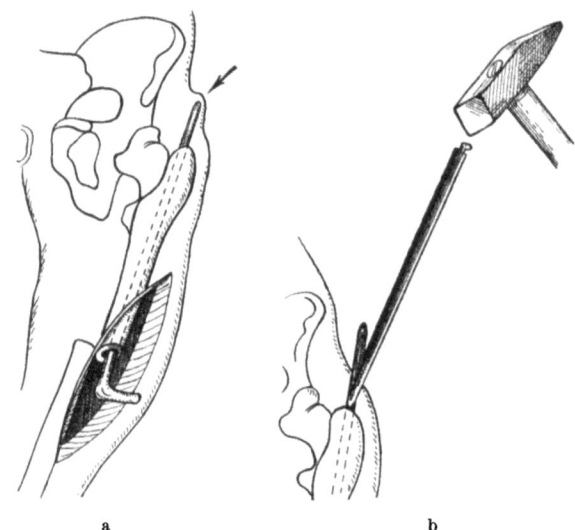

Abb. 203a und b. Marknagelung bei freigelegter Fraktur nach KÜNTSCHER. a Der Spieß ist in die proximale Markhöhle eingeführt, durch den Trochanter gestoßen und seine Spitze liegt unter der Haut. b Der Nagel wird auf die Spitze aufgesetzt und eingeschlagen.

Trochanteröffnung soll der Nagel nur etwa 1—1½ cm hervorstehen. Schon am ersten Tage nach der Operation wird bewegt, nach 8 Tagen bis 3 Wochen können die Verletzten aufstehen. Der Nagel soll nach etwa 3 Monaten entfernt werden.

b) Die Marknagelung des Oberschenkels unter Vermeidung der Eröffnung der Bruchstelle. Wie gesagt, ist die Einführung des Nagels dabei schwieriger, bietet aber größere Vorteile für die Bruchheilung. Die Schwierigkeit beruht darin, daß die Lage der Einstichstelle und die Richtung des Markkanals festgestellt werden müssen.

Es bestehen zwei Möglichkeiten des Vorgehens:

1. Mit Freilegung des Trochanter major durch Schnitt. Mit einem etwa 6 cm langen Schnitt wird die Trochanterspitze freigelegt, die weiche Trochantermasse muß angebohrt und nun mit Bohrdrähten nach SVEN JOHANSSON die Markhöhle aufgesucht werden. Die richtige Lage des Bohrdrahtes fühlt man beim Einführen, kann sie aber auch durch ein Röntgenbild feststellen. Die Richtung der Markhöhle ist meist leicht festzustellen, wenn das Kniegelenk gestreckt

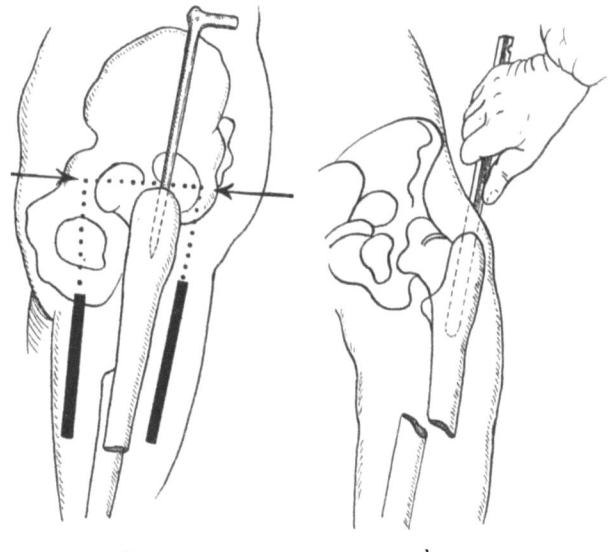

Abb. 204a und b. Die percutane Marknagelung nach KÜNTSCHER. a Einstechen des Spießes. b Verbesserung der Dislocatio ad latus mit dem Nagel.

ist. Ist der Bohrdraht richtig in der Markhöhle, so wird der Nagel darüber, wie bei der Nagelung des Schenkelhalses, eingeschlagen.

2. KÜNTSCHER zieht heute das *percutane* Verfahren vor, und zwar kommt der Kranke am besten in Seitenlage auf den Extensionstisch. An beiden Füßen wird extendiert, und zwar so, daß beide Beine am selben Holmen des Extensionstisches in Abduktionsstellung übereinander befestigt sind, während der Oberkörper fast rechtwinkelig zu den unteren Extremitäten steht. Dadurch ist die Zugänglichkeit zum oben befindlichen, gebrochenen Oberschenkel und Trochanter eine sehr gute. Besser sind die neuen Extensionsgeräte (s. oben). Hat man keine solche Extensionsmöglichkeit, so muß die gebrochene Extremität bei Rückenlage des Kranken auf dem Extensionstisch in starke Adduktionsstellung gebracht werden. Man durchleuchtet genau senkrecht und waagerecht und zeichnet den Verlauf der Markhöhle durch Striche auf der Haut an. Der Schnittpunkt der Striche kennzeichnet den Einführungspunkt für den Spieß (s. Abb. 204a). Der Spieß wird nun einige Zentimeter in den Knochen eingeschlagen. Dann wird durchleuchtet und bei richtiger Lage wird der Spieß so weit in das obere Bruchstück eingeschlagen, daß man es mit Hilfe des Spießes richten kann (Abb. 204b). Auf diese Weise kann man ihm jede gewünschte

Richtung geben, den Spieß vor dem Durchleuchtungsschirm in die Markhöhle des unteren Fragmentes einführen, und den Nagel wieder so weit in die Markhöhle hineintreiben, daß das obere Ende nur noch etwa $1/2$—1 cm aus dem Trochanter heraussieht. Die Länge und die Dicke des Nagels werden nach dem Röntgenbild bestimmt. Er darf nicht zu dünn sein, da er sonst keinen Halt findet, und nicht zu dick, da die Gefahr besteht, daß die Einführung Schwierigkeiten macht und der Rand des distalen Bruchendes ausbricht. Die Länge soll so gewählt werden, daß der Nagel etwa 6—8 cm im unteren Fragment steckt.

Neuerdings hat KÜNTSCHER sein Verfahren auch für Knochenbrüche am Oberarm, Unterschenkel und Unterarm empfohlen. Es werden dabei federnde Nägel mit U-förmigem Querschnitt verwendet. Die Einführung macht keine Schwierigkeiten.

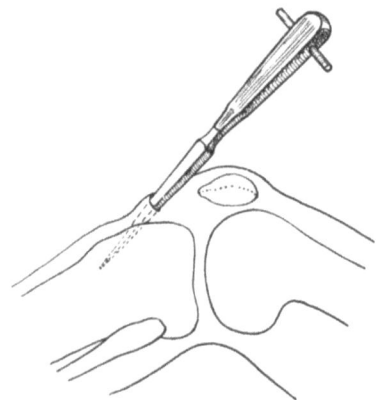

Abb. 205. Marknagelung nach KÜNTSCHER. Vorbohren des Einschlagloches am Schienbein mit dem Pfriem.

II. Die Marknagelung bei Oberarmbrüchen.

Am besten benutzt man das BÖHLERsche oder WITTMOSERsche Extensionsgerät. Der Oberarm wird in der richtigen Stellung extendiert. Nachdem die richtige Stellung der Bruchenden mit Hilfe der Durchleuchtung festgestellt ist, wird an der Streckseite des Oberarmes 1—2 cm oberhalb der Fossa olecrani ein keiner Querschnitt durch die Haut gemacht, die Sehne des M. triceps radialwärts verzogen und nun, am besten mit dem elektrischen Bohrer, ein Bohrloch angelegt, das genau in der Mitte die Markhöhle eröffnet. Der Bohrkanal verläuft stark schräg nach proximal. Der Nagel soll so lang gewählt werden, daß er 5 cm in jedem Bruchende steckt, und die Dicke des Nagels entspricht dem Querschnitt der Markhöhle. Er wird so weit eingeführt, daß er noch etwa 1 cm aus dem Knochen heraussieht. Es folgt die Naht und einfacher Wundverband. Mit den Bewegungen wird schon am nächsten Tage begonnen. HÄBLER hat neuerdings die Nagelung des Humerus vom proximalen Ende (3—4 cm unterhalb des Tuberc. maj.) mit besonderer Extensionsvorrichtung empfohlen.

Da die Marknagelung frühzeitige Bewegungen gestattet, beobachtet man häufig Nebenverletzungen (Muskelquetschungen, Gelenkstauchungen), die bei anderen, ruhigstellenden Behandlungsverfahren der Beobachtung entgehen.

III. Die Marknagelung am Unterschenkel.

Auch hier kann man in vorteilhafter Weise das BÖHLERsche oder WITTMOSERsche Extensionsgerät verwenden. Man kann aber auch auf dem gewöhnlichen Extensionstisch bei gebeugtem, über ein festes Kissen gelegtem Kniegelenk extendieren und so den Eingriff vornehmen. Hier wird der Hautschnitt von etwa 2 cm Länge etwa $1^1/_2$ cm oberhalb des oberen Randes der Tuberositas tibiae angelegt. Unmittelbar unterhalb des Sehnenansatzes wird mit einem Vierkantpfriem, der fast parallel zur Tibiakante aufgesetzt werden muß, so daß er die Kniescheibe berührt, die Markhöhle der Tibia durch die Spongiosa der Tuberositas tibiae eröffnet (Abb. 205). Der Pfriem wird so weit eingeführt, bis man an die feste Hinterwand der Tibiamarkhöhle anstößt. Nun wird der federnde Nagel eingeschlagen. Auch er wird dabei möglichst flach gehalten und durch Unterlage eines sterilen Tuches vor Berührung mit der Haut geschützt. Die konkave Seite des Nagels kommt nach hinten, dann gleitet er meist ohne Schwierigkeiten an der Hinterkante der Markhöhle herab, da das untere Ende abgestumpft ist. Gelegentlich werden zwei Nägel eingeschlagen, die ineinanderpassen, da die Markhöhle sehr weit ist. Das Verfahren ist auch bei Stückbrüchen, besonders wenn es sich um ringförmige Stücke handelt, und bei offenen Brüchen erfolgreich zur Anwendung gekommen. Infektionen werden augenscheinlich selten beobachtet.

IV. Die Marknagelung am Unterarm.

Nach möglichst genauer Einrichtung der Bruchstücke wird der Nagel in die Ulna von proximal hinten nach Vorbohren mit dem Pfriem in die Markhöhle eingeführt. Am *Radius* wird der Nagel von distal seitlich eingeschlagen.

V. Die Entfernung von funktionsstörenden Bruchstücken.

Bei Gelenkbrüchen kommt es häufig trotz sorgfältigster und wiederholter Repositionsversuche nicht zur richtigen Einstellung der Fragmente aufeinander. Nicht selten dreht sich der abgebrochene Gelenkkopf um 90 oder 180° im Gelenkinnern, so daß sich seine überknorpelte Gelenkfläche den distalen Bruchenden zuwendet. Auch kommt es häufig zu Einklemmungen zwischen Gelenkkapsel und Schaftabschnitt. Solche Bruchstücke können meist nur operativ zurechtgestellt werden. Man kann den Versuch machen, sie mit Hilfe eines Nagels oder einer Schraube an ihrem rechten Platz zu befestigen. Das gilt besonders für die abgebrochenen ganzen Gelenkköpfe oder für große Teile. Sind die Bruchstücke vollständig abgelöst, d. h. außer Ernährung gesetzt, so werden sie am besten von vornherein operativ entfernt, wenn sie zu Störungen Veranlassung geben. Wir finden solche Abbrüche am häufigsten am Oberarmkopf und am Radiusköpfchen. Die besonderen Verhältnisse beim medialen Schenkelhalsbruch sind in einem eigenen Abschnitt zusammengefaßt (s. S. 302ff.). Kopfteile können in allen Gelenken abgesprengt werden und als freie Körper Bewegungshindernisse bilden. Am häufigsten finden wir sie im Knie- und Ellenbogengelenk. Sie müssen operativ entfernt werden. Eine besondere Form des funktionsstörenden Gelenkbruches stellt die des Os naviculare in der Handwurzel dar. Die Behandlung dieses letztgenannten Bruches ist noch umstritten. Die Ansichten der Chirurgen, die den Bruch mit langer Ruhigstellung 6—10 Wochen (BÖHLER) behandeln wollen, und die der Chirurgen, die einen operativen Eingriff fordern, stehen sich zunächst scharf gegenüber (M. HIRSCH, HEIM u. a.). Zwischen den beiden Ansichten steht die vermittelnde Methode der Knochenbohrung nach BECK (SCHNECK, WESTERMANN). Erst große Vergleichszahlen werden vielleicht die Entscheidung in dieser Frage bringen. Aber auch die Ansichten über die operative Behandlung gehen auseinander. Während die einen (HIRSCH) die vollständige Entfernung des Os naviculare fordern, steht HEIM auf dem Standpunkt, nur das bewegliche, störende Fragment, d. h. meist das distale, in seltenen Fällen das proximale, zu entfernen, um die Gelenkfunktion durch den Ausfall des ganzen Knochens nicht zu schädigen. Es ist HEIM wohl recht zu geben, daß die *echte Pseudarthrose* operiert werden muß, wenn sie Störungen verursacht, da eine Veränderung im Sinne einer knöchernen Heilung nicht mehr zu erwarten ist. Es ist ihm aber auch zuzustimmen, daß bei starker Verschiebung der Fragmente und mehrfachen Brüchen eine Heilung durch abwartende Behandlung nicht zu erwarten ist.

Die Entfernung von Teilen des Os naviculare. Der Eingriff wird in folgender Weise ausgeführt. Zur Entfernung des distalen Fragmentes wird mit dem dorsoradialen Schnitt nach v. LANGENBECK (s. S. 459) die Handwurzel freigelegt und unter großer Vorsicht und Schonung aller übrigen Handwurzelteile das distale Fragment aufgesucht und entfernt.

Ist das oft vollständig außer Ernährung gesetzte, *proximale*, meist kleine Fragment die Ursache für die Funktionsstörung, so entfernt man dieses Fragment von einem volaren Schnitt aus, der schräg verlaufend, etwa am Proc. styloideus des Radius beginnt und bis zum Kleinfingerballen verläuft. Man spaltet die Fascie und das Lig. carpi transversum, unterbindet und durchtrennt einen das Operationsgebiet kreuzenden Ast der A. radialis, zieht die freigelegte Sehne des M. flexor carpi radialis mit dem N. medianus nach ulnar und gelangt so ohne

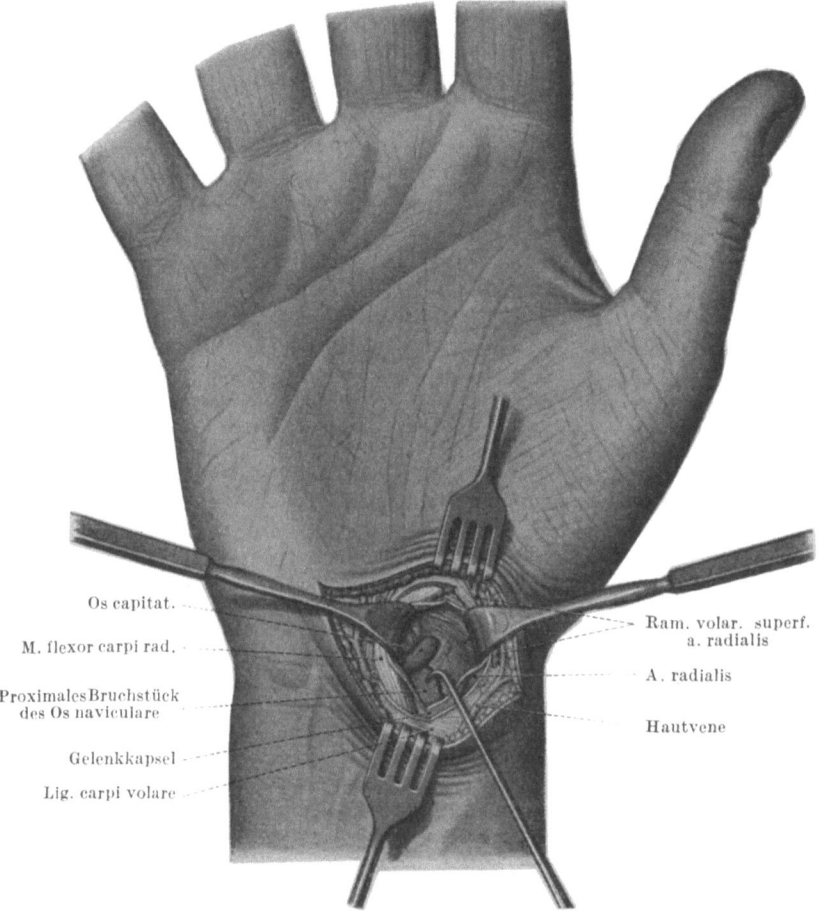

Abb. 206. Freilegung des proximalen Bruchstückes des Os naviculare nach HEIM.

Schwierigkeiten auf die Gelenkkapsel der Handwurzel, die eröffnet wird. Das meist kleine proximale Fragment, das man an der Bruchlinie erkennt, wird mit einem scharfen Häkchen gefaßt (Abb. 206) und ohne Verletzung der übrigen Handwurzelknochen vorsichtig aus seinen Verbindungen gelöst.

b) Die Eingriffe bei den Knochenverkrümmungen.
(GUSSENBAUER.)
α) Die allgemeine Technik.

Die Osteotomie kommt auch in Frage zur Beseitigung von Knochenverkrümmungen. Diese haben ihre Ursache meist in überstandener Rachitis oder sie treten auf als Folge schlecht geheilter Knochenbrüche. Außer der

Beseitigung von Deformitäten wird die Osteotomie auch zum Zwecke der Stellungsverbesserung versteifter Gelenke bzw. zur Wiederbeweglichmachung von Ankylosen angewendet. Ist das früheste Kindesalter überschritten, in dem durch orthopädische Maßnahmen die Beseitigung der Deformität möglich war, so muß zur Verbesserung der Verkrümmung und der Verbiegung ein operativer Eingriff vorgenommen werden (s. S. 321). Die operative Behandlung kann besonders nach Frakturen, ehe eine vollständige Verknöcherung eingetreten ist, durch Wiedereinbrechen des Knochens an der Frakturstelle durchgeführt oder sie kann, und das gilt für alle Fälle, mit dem Meißel oder der Säge vorgenommen werden.

Die Refraktur ist schon in den ältesten Zeiten der klassischen Medizin ausgeführt worden. PAULUS V. AEGINA (Anfang des 7. Jahrh.) und AVICENNA (980—1037) haben bereits bei mangelhaft geheilten Frakturen die Anwendung von Meißeln zur Schwächung des Callus empfohlen. Später ist dann die blutige Behandlung der Knochenverkrümmung nicht nur immer seltener geübt, sondern auch theoretisch verworfen worden. Man verließ sich mehr auf medikamentöse und Bäderbehandlung, wenn es wohl auch immer einzelne kühne Chirurgen gab, die die blutige Operation ausführten. Nach GUSSENBAUER sind die ersten Verbesserungen der chirurgischen Behandlung der Knochendeformitäten erst im zweiten Dezennium des 19. Jahrhunderts erreicht worden, und zwar durch Einführung von Maschinen, die mit großer Gewalt und an bestimmter Stelle auch festgeheilte Knochen zerbrechen konnten. Das Nähere über die Geschichte der Osteotomie siehe bei OESTERLEN (1844). Im 19. Jahrhundert wurde dann unter dem Einfluß DUPUYTRENS u. a. das Wiederbrechen im Callus verworfen. Von einer operativen Behandlung der Verkrümmungen, die nicht durch Knochenbruch zustande gekommen waren, war bis zum Anfang des 19. Jahrhunderts nicht die Rede. Die erste Osteotomie wurde 1826 von RHEA BARTON zur Behandlung einer Ankylose des Hüftgelenkes vorgenommen. Diese erste Knochendurchtrennung wurde mit der Säge ausgeführt, erst später wurde von RHEA BARTON u. a. auch die Aussägung von keilförmigen Knochenstücken aus dem Zusammenhang zur Verbesserung der Stellung vorgenommen. Sehr viel Verdienste um die Einführung der Osteotomie hat sich A. MAYER in Würzburg erworben. Von ihm stammt auch die Bezeichnung *Osteotomie* für die Durchtrennung des Knochens und er bezeichnete sie als neues orthopädisches Operationsverfahren. In seiner 1851 erschienenen Arbeit unterschied er bereits vier Hauptformen der Osteotomie, und zwar eine Osteotomia transversa, obliqua, semicircularis und angularis vel cuneiformis. Er umgrenzte auch schon die Anwendungsgebiete für die einzelnen Formen und gab Vorschriften für die Art der Ausführung. Trotz seiner Empfehlung und trotz guter Erfolge, die er mit seinem Verfahren erzielte, konnte die Osteotomie naturgemäß keine allgemeine Verbreitung finden, da die Gefahr der Infektion in der vorantiseptischen Zeit eine zu große war. Er selbst gibt aber bereits im Jahre 1852 eine ausführliche Beschreibung einer bogenförmigen Osteotomie der Tibia, die er zur Stellungsverbesserung sehr ausgesprochener X-Beine mit Erfolg vorgenommen hatte. Etwas besser waren die Aussichten für die chirurgische Behandlung, nachdem LANGENBECK die subcutane Osteotomie bekanntgegeben hatte. Von einem kleinen Hautschnitt durchbohrte er zuerst den Knochen mit einem Tischlerbohrer und sägte von diesem Bohrloch aus den Knochen fast vollkommen durch. Der Rest wurde eingebrochen. Zur Verbreitung der Osteotomie trug auch die in den Fällen von MAYER und von LANGENBECK angewendete Allgemeinnarkose bei (BRAINARD, GROSS). Nach GUSSENBAUER hat BILLROTH die Osteotomie als erster zur Beseitigung rachitischer Verkrümmungen ausgeführt. Mit der Einführung der antiseptischen Eingriffe haben sich dann auch die Gefahren der blutigen Osteotomie wesentlich verringert. Dem unblutigen Verfahren hafteten, abgesehen von der Gewaltsamkeit, auch immer noch die Unsicherheit des Erfolges an. Infolgedessen trat es mehr und mehr in den Hintergrund zugunsten der Osteotomie. Die von MAYER aufgestellten vier Formen der Osteotomie gelten auch heute noch.

Je nach dem Grad und dem Sitz der Verkrümmung muß die Form der Durchtrennungslinie gewählt werden. Zu diesen einfachen Verfahren der Durchtrennung sind in neuerer Zeit noch die schwierigeren Verfahren zum Ausgleich von Verkrümmungen, die sich auf größere Strecken der Gliedmaßen ausdehnen, gekommen, für die auch die Keilosteotomie nicht ausreicht. Ebenso ist in neuerer Zeit die Osteotomie zur Wiederbeweglichmachung versteifter Gelenke ausgebaut worden. Dieser Teil wird in einem besonderen Abschnitt zusammengefaßt (S. 496 ff.).

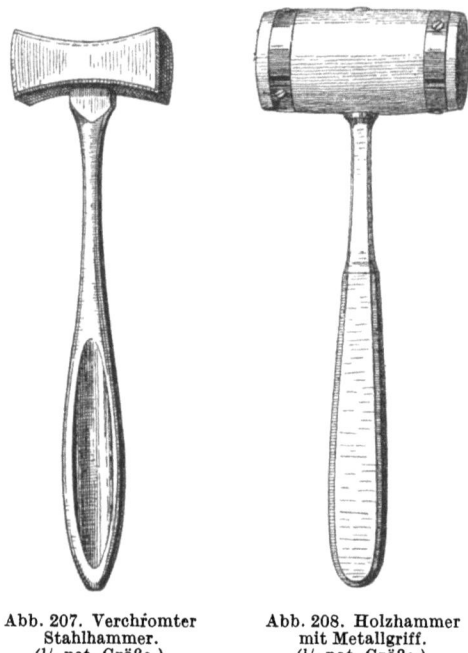

Abb. 207. Verchromter Stahlhammer. (¹/₃ nat. Größe.)

Abb. 208. Holzhammer mit Metallgriff. (¹/₃ nat. Größe.)

Die Mehrzahl der Osteotomien wird wohl heute zur operativen Behandlung von Knochenverkrümmungen ausgeführt. Ehe man einen derartigen Eingriff vornimmt, muß mit Hilfe des Röntgenbildes genau die Stelle der stärksten Verkrümmung festgestellt werden. Erst dann kann die Entscheidung fallen, welche Osteomieform zu wählen ist. Bei hochgradigeren Verkrümmungen kommt nur die bogenförmige oder die keilförmige Osteotomie in Frage. Soll ein Keil aus dem Knochen entfernt werden, so läßt sich die Höhe der Keilbasis mit Hilfe des Röntgenbildes genau bestimmen (s. Osteotomie bei Genu valgum). Die einfache Osteotomie wird heute meist unter Leitung des Auges ausgeführt, und zwar fast ausschließlich mit Meißel und Hammer (Abb. 207—209). Der Knochen wird nach schonender Durchtrennung der Weichteile, d. h. die

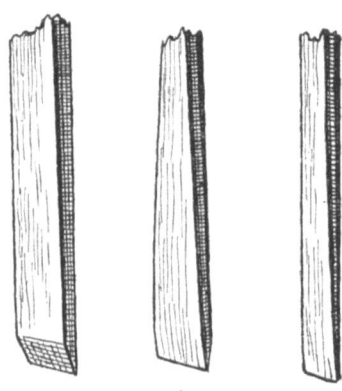

Abb. 209 a—c. Verschiedene Meißel.
a Tischlermeißel (Stemmeisen),
b Schlossermeißel (eigentl. Meißel),
c messerartig geschliffener Meißel.
(Nat. Größe.)

Muskulatur wird möglichst in der Faserrichtung stumpf durchbohrt, auf der konvexen Seite freigelegt. Das Periost spaltet man in der Längsrichtung des Knochens. Dann löst man es so vorsichtig wie möglich durch Einführung von gekrümmten Elevatorien ringsherum ab. Zwei oberhalb und unterhalb des Knochens eingeführte, stark gekrümmte Elevatorien bleiben zum Schutze der Weichteile bei der folgenden Durchmeißelung des Knochens liegen. Sie dienen gleichzeitig dazu, die Weichteile zurückzuhalten, so daß das Einsetzen von Haken entbehrt werden kann. Dann wird ein breiter Meißel in etwas schräger Richtung auf die Corticalis aufgesetzt und diese unter Verhütung stärkerer Splitterung langsam durchmeißelt.

Meißel müssen in den verschiedensten Breiten vorrätig gehalten werden. Am geeignetsten erscheinen für Osteotomien breite Tischlermeißel oder Schlossermeißel (Abb. 209a, b). Aber auch der messerscharfe Meißel (PAYR) wird besonders bei kleineren Röhrenknochen, und wenn jede Splitterung vermieden werden muß, angewendet (Abb. 209c).

Die allgemeine Technik.

Schon v. LANGENBECK hat empfohlen, die Corticalis der gegenüberliegenden Seite nicht mit Meißel zu durchtrennen, sondern sie nach Entfernung des Meißels einzuknicken, weil dadurch eine stärkere Verschiebung der entstandenen Bruchstücke verhütet werden kann. Dieser Vorschlag ist auch heute noch durchaus beachtenswert. Läßt sich die Verkrümmung vollkommen ausgleichen, so muß zur Erhaltung der Stellungsverbesserung ein Gipsverband angelegt werden. Der Gipsverband bewahrt den Operierten auch mit Wahrscheinlichkeit vor dem Eintreten einer Fettembolie nach der Osteotomie. Die

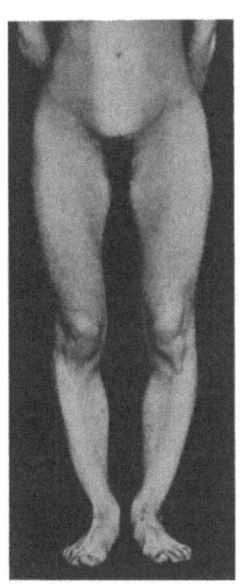 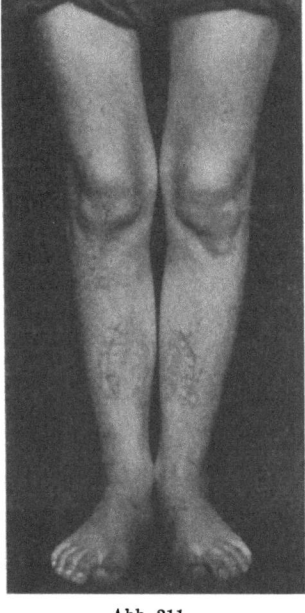

Abb. 210. Abb. 211.
Abb. 210 und 211. Starke postrachitische Unterschenkelverkrümmung vor und nach der Operation.
(Bogenförmige Osteotomie der Tibia, schräge Osteotomie der Fibula.)

kleine Weichteilwunde wird nach sicherer Blutstillung geschlossen. Der Gipsverband muß wie jeder zur Knochenbruchbehandlung angelegte Gipsverband die nächstliegenden Gelenke mit einschließen. Wird die Osteotomie in *Keilform* ausgeführt, so muß die Durchmeißelung des Knochens so vorsichtig vorgenommen werden, daß der Keil möglichst im Zusammenhang bleibt (Abb. 220, 221). Aber auch bei der Herausmeißelung des Keiles soll man die gegenseitige Corticalis aus den oben angeführten Gründen nicht mit durchschlagen. Die *bogenförmige Osteotomie* ist in neuerer Zeit besonders von STREISSLER und PERTHES wieder sehr warm empfohlen worden und hat zweifellos gewisse Vorteile vor der geraden und keilförmigen. Der Ausgleich durch die Verschiebung der Knochenstücke erfolgt nämlich in der Bogenlinie in steter Berührung miteinander. Eine Verkürzung bleibt daher aus (Abb. 218 und 222). Es kommt, worauf PERTHES aufmerksam gemacht hat, allerdings sehr darauf an, die bogenförmige Linie richtig zu wählen. Im allgemeinen soll der Mittelpunkt des Kreisbogens an der Stelle, an der die Schenkel des Knickungswinkels zusammenstoßen, gelegen sein (Abb. 222 und 223). Die von PERTHES empfohlenen Schablonen zur möglichst genauen Ausführung des Bogens scheinen uns unnötig.

β) Die Eingriffe bei den postrachitischen Verkrümmungen.

Die Verfahren zur Behandlung ausgedehnter, postrachitischer Verkrümmungen kommen nur dann in Frage, wenn die Verbiegung sich über eine große Strecke der Diaphyse hinzieht. Für solche Fälle reicht, wie gesagt, auch die bogenförmige und die keilförmige Osteotomie nicht mehr aus und es würden bei der letzteren auch zu große Verluste an Gesamtlänge in Kauf zu nehmen sein. Bei Kindern in den ersten Lebensjahren läßt sich häufig auch noch mit orthopädischen Maßnahmen eine Geraderichtung der Gliedmaßen erzielen, besonders dann, wenn durch vorausgehende Gipsverbandbehandlung der Knochen kalkarm geworden ist (RÖPKE). Mit Hilfe von mehr oder weniger gewaltsamer Verbiegung, oder durch allmählich geradebiegende Verbände läßt sich da unter Umständen viel erreichen. Andererseits kann auch bei Kindern eine rasche Erweichung der Knochen durch medikamentöse Behandlung (Ammoniumchlorid, RABL) versucht werden. Für ältere Kinder und besonders solche, bei denen die Verkrümmung in mehreren Ebenen besteht (Schrauben- oder Flossenform, SPRINGER), kommt nur die operative Behandlung in Frage. Die einfachste Art ist die *Osteoklase*, die aber mit Händekraft nur bei frischer Rachitis mit dünnen Knochen möglich ist. Die maschinelle Osteoklase, die auch für stärkere Knochen noch zur Anwendung kommen kann, führt aber leicht Nebenverletzungen herbei und erlaubt nicht mit Sicherheit den Bruch an der gewünschten Stelle zu erzielen. Für solche Fälle hat BRANDES die sog. *Bohrosteoklase* empfohlen. Von einem kleinen Einstich durch die Weichteile bis auf den Knochen wird unter Verziehung der Weichteile der Querschnitt an der verkrümmten Stelle mehrfach in derselben Ebene durchbohrt. Bei stärkeren rachitischen Verkrümmungen kann von der Gegenseite aber in derselben Ebene nach Einstich die mehrfache Durchbohrung wiederholt werden. Dann läßt sich der Knochen leicht mit Händekraft brechen. BRANDES hat den Eingriff bisher nur an der Tibia zur Anwendung gebracht. Am Femur scheut er die Gefahr der Nerven- und Gefäßverletzung.

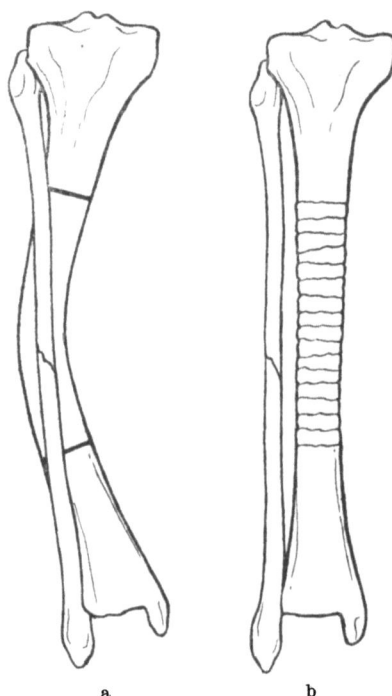

Abb. 212 a und b. Methode von SPRINGER. a zeigt die Durchtrennungslinien der Tibia zur Herausnahme des verkrümmten Teiles. b stellt die Extremität nach Reposition der einzelnen Knochenscheiben in den Periostschlauch dar.

Außer der *Osteoklase* kann die einfache *Osteotomie* auch bei rachitischen Verkrümmungen Anwendung finden (s. oben S. 320). Andere Eingriffe, die bei ausgedehnten Verbiegungen über längere Strecken in Frage kommen, sind im folgenden zusammengestellt: SCHEPELMANN (1918) spaltete den Periostschlauch in großer Ausdehnung, nahm den verkrümmten Knochenteil heraus und überließ die Knochenregeneration der Natur. Auch ORTH und DREVERMANN haben die Resektion des verkrümmten Knochens vorgenommen, ohne, wie SCHEPELMANN, die Lücke durch eine aseptische Plombe auszufüllen. Dieses Verfahren bietet wieder insofern Gefahren, als es gelegentlich zu keiner oder zu einer unvollkommenen Regeneration kommt. SPRINGER (1924) hat daher vorgeschlagen, subperiostal den verkrümmten Knochen freizulegen, von dem am stärksten verkrümmten Teil das Periost möglichst ohne jede Verletzung abzuschieben und ihn mit Meißel oder GIGLI-Säge oberhalb und unterhalb des verkrümmten Abschnittes zu durchtrennen. Der herausgenommene verkrümmte Knochenabschnitt wird dann mit dem einen Ende in einen Schraubstock eingespannt und mit der Bogensäge in etwa 1 cm hohe, gleichförmige Scheiben zerlegt (Abb. 212). Dann wird die Fibula durchgebrochen und die Stücke wieder in den Periostschlauch zurückgelegt, nachdem er mit Hilfe von zwei Haltefäden entfaltet war. Es muß dabei darauf Rücksicht genommen werden, daß durch Drehung der einzelnen Stücke um die Längsachse ein gutes Aneinanderpassen derselben gewährleistet wird und daß die Verkrümmung zum Schlusse vollständig beseitigt ist (Abb. 212 b). Die Periost- und Hautnaht sollen nicht übereinander liegen. Darauf ist bei der Anlage der Schnitte Rücksicht zu nehmen. Nach Anlegung eines guten Gipsverbandes läßt man die Kinder 4—6 Wochen liegen. Dann kann man sie mit dem Gipsverband gehen lassen. Bestehen nach Abnehmen des Verbandes gegen die Festigkeit noch Bedenken, so kann ein leichter Gips-, Hobelspan- oder Blaubindenverband angelegt werden. Das Verfahren von SPRINGER hat sich, abgesehen von kleinen Wundstörungen und Nekrosen, bewährt (BARTENWERFER, RUDOLF u. a.). Andere Autoren lehnen es als zu großen und unnötigen Eingriff ab und vertreten den Standpunkt, daß eine einfache oder doppelte Osteotomie genüge (HASS). Ein zweites Verfahren bei derartigen Verkrümmungen wurde von LÖFFLER (1920) angegeben. Er

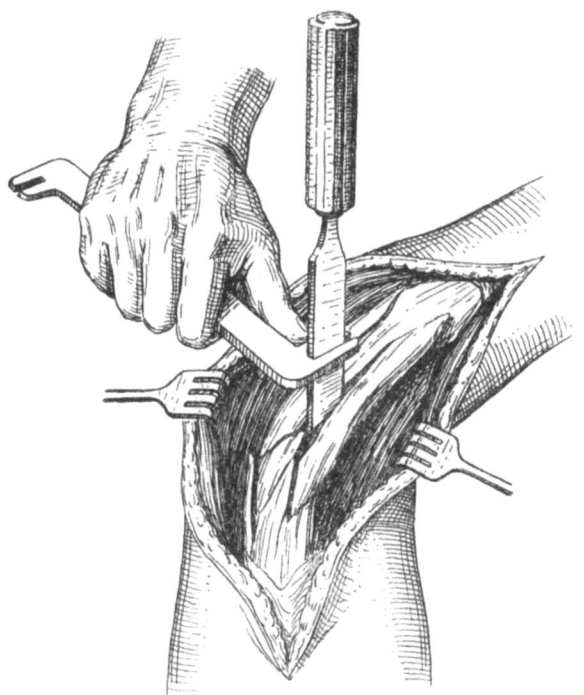

Abb. 213. Knochenaufsplitterung nach KIRSCHNER. Anwendung des Schränkeisens.

hat ebenfalls den verkrümmten Abschnitt subperiostal reseziert, aber wesentlich stärker zerkleinert, indem er ihn mit Hilfe von Säge und LUERscher Zange in kleine Knochenstücke zerlegte, die dann in den Periostschlauch wieder eingefüllt wurden. Eine Resektion des verkrümmten Knochenstückes empfahlen STRAUSS (1923), SPIESIC (1923) und HACKENBRUCH (1924). Diese Methoden verzichten jedoch auf die Segmentierung oder Zertrümmerung des Knochens, begnügen sich vielmehr mit Verkürzung und Ausgleichung der Kanten und Reposition des Stückes nach Geraderichtung des Periostschlauches. Wie man mit diesen Verfahren eine wirkliche, sehr ausgesprochene Verkrümmung ohne stärkere Verkürzung beseitigen kann, scheint uns nicht klar.

Von einem anderen Gesichtspunkt aus hat KIRSCHNER (1923) die Streckung solcher schweren Verkrümmungen vorgeschlagen: Mit einem breiten Meißel wird der mit Lappenschnitt freigelegte, am stärksten verkrümmte Abschnitt, ohne das Periost weitgehend abzulösen, in der Längsrichtung des Knochens aufgesplittert, und zwar so, daß alle Stücke möglichst mit dem Periost in Zusammenhang bleiben. Die Aufsplitterung in längsgerichtete Stücke muß sich über den ganzen verkrümmten Teil erstrecken. Mit Hilfe des Schränkeisens, mit dem man den eingeschlagenen Meißel um seine Längsachse drehen kann, wird die Aufsplitterung erleichtert (Abb. 213). Von Zeit zu Zeit wird der Versuch gemacht, ob die Aufsplitterung zur Geraderichtung der Verkrümmung genügt, ohne daß dabei eine solche Kraft angewendet werden dürfte, daß an einer Stelle ein Knochenbruch entstünde. Erst wenn unter verhältnismäßig geringer Kraftanwendung die Verkrümmung ausgeglichen wird, dadurch, daß sich die einzelnen Knochenstücke gegeneinander verschieben, genügt die Aufsplitterung. Die Fibula muß nach unserer Erfahrung unter Umständen vorher subperiostal,

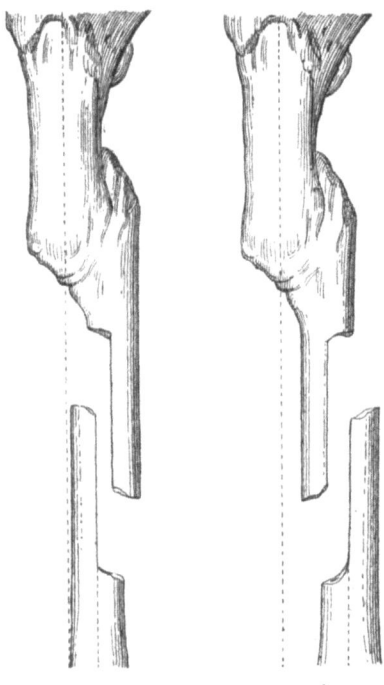

Abb. 214a und b. Z-förmige Durchtrennung des Femur außerhalb der alten Knochennarbe. (Nach KIRSCHNER.)
a Richtige Anlage des Z-Schnittes.
b Falsche Anlage des Z-Schnittes.

am besten schräg osteotomiert werden, wenn sie bei den Versuchen der Geraderichtung stärkeren Widerstand leistet. Wir haben mit diesem Verfahren ausgezeichnete Erfolge erzielt. Wir haben es auch bereits zur Behandlung einer Pseudarthose erfolgreich angewendet bei einem Fall von Spontanfraktur nach Osteomyelitis (s. S. 340).

γ) Die Eingriffe bei schlecht geheilten Knochenbrüchen.

Die Osteotomie von verkrümmt und unter starker Verkürzung geheilten Frakturen kann auf verschiedene Weise durchgeführt werden. Man kann einerseits die Fragmente im Bereich der Frakturstelle schräg durchmeißeln und mit Hilfe eines starken Extensionszuges einen Ausgleich zu erreichen suchen.

KIRSCHNER andererseits hat 1916 den Vorschlag gemacht, zur Verlängerung der häufig unter starker Verkürzung verheilten Schußbrüche die Osteotomie nicht an der Frakturstelle, sondern im Bereich der gesunden Diaphyse desselben Knochens vorzunehmen. Der Hauptgrund für diese Wahl der Osteotomiestelle ist die leichtere anatomische Zugänglichkeit und die geringere Gefahr, in das Gebiet einer ruhenden Infektion hinein zu geraten. Er hat vorgeschlagen, sowohl bei angeborenen als auch durch Bruch bedingten Verkürzungen der Unterschenkelknochen die Osteotomie am Femur auszuführen. Sein erster Vorschlag ging dahin, nach genauem, an Hand der Röntgenaufnahme festgestelltem Operationsplan eine treppenförmige Durchtrennung der Diaphyse vorzunehmen. Die Lage, Länge und Richtung der Treppenstufe mußte schon vor der Operation genau bestimmt sein. Die Richtung der treppenförmigen Durchtrennung ist so festzulegen, daß das untere Bruchstück nach der Durchtrennung, bei etwaiger seitlicher Verschiebung, senkrecht unter das seitlich verlagerte obere Fragment zu liegen kommt (Abb. 214a). Man spaltet am besten den Knochen zunächst mit der Kreissäge in der Längsrichtung und durchtrennt dann erst schräg (zur sicheren Verhütung einer stärkeren Splitterung nach Anlage einiger Bohrlöcher) mit dem Meißel.

PERTHES hat auch empfohlen, statt der Z-förmigen Durchtrennung die schräge in frontaler Richtung vorzunehmen, da so breitere Berührungsflächen entstehen (Abb. 215).

Zuletzt hat KIRSCHNER die Erfahrung gemacht, daß die etwas umständliche Anlage des treppenförmigen Schnittes nicht unbedingt nötig ist, sondern daß es auch gelingt, durch einfache quere Durchtrennung mit folgender starker Extension, bei erhaltenem Periostschlauch, eine genügende Knochenneubildung und Ausfüllung der Lücke durch einen vollkommenen Ersatz zu erzielen. KIRSCHNER hat eine quere Durchtrennung des Knochens proximal, die des Periostes weiter distal vorgenommen, so daß bei allmählichem Auseinanderweichen der Fragmente das untere in einen Periostzylinder eingehüllt distalwärts gleitet. BIER hat mit Hilfe der queren Durchtrennung des Knochens unter starker Extension ebenfalls erhebliche Verlängerungen (bei einem Zwerg) erreicht. Er hat auch den Periostzylinder gleichzeitig mit dem Knochen quer durchtrennt, die Knochenenden zunächst aneinander stehen lassen und erst nach einigen Tagen mit der Extension begonnen. Der Extensionszug muß naturgemäß bei all diesen Operationen ein ganz erheblicher sein. Nur mit Hilfe der Nagel- bzw. Drahtextension ist es möglich, die notwendigen Gewichte, die aber wegen der Gefahr der Gefäß- und Nervenschädigung nur allmählich erhöht werden dürfen, anzubringen. KIRSCHNER hat mit etwa 20 Pfund begonnen, in manchen Fällen aber das Gewicht bis auf 70 Pfund steigern müssen. In der Notwendigkeit, so große Gewichte anwenden zu müssen, liegt der schwache Punkt dieses Verfahrens. Dazu kommt noch, daß die Wirksamkeit des Gewichtes erst nach etwa 2 Wochen eine ausreichende zu sein scheint. Die Gefahr der Nekrose im Bereich des Nagelkanals steigt mit der Höhe des Gewichtes und mit der Dauer

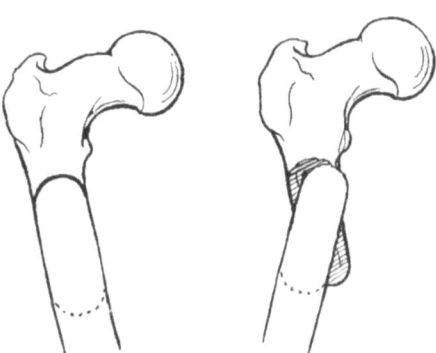

Abb. 215. Schräge Osteotomie in frontaler Ebene. Breite Berührungsflächen, keine Verkürzung (PERTHES). Ähnlich verfährt LORENZ (HASS) bei der Bifurkation (s. S. 494).

der Extension. Daher kommt es, daß in manchen Fällen trotz anfänglich guten Erfolges die Extensionsbehandlung zu frühzeitig abgebrochen werden muß und dadurch das anfänglich Erreichte zum Teil wieder verlorengeht. Bei Anwendung der uns heute zur Verfügung stehenden, sehr festen Stahldrähte in Form der Drahtextension sind die Gefahren wesentlich geringer (s. Drahtextension).

c) Die Eingriffe bei Skeletveränderungen, die ihre Ursache in konstitutionellen Einflüssen haben.
(DREHMANN.)

α) Die Eingriffe bei der Coxa vara.

Die Coxa vara tritt bereits als *angeborene Erkrankung* auf, allerdings erfolgt ihre Feststellung fast immer erst dann, wenn die Kinder zu laufen beginnen. Wie später sind die *Hauptsymptome* Außenrotation, Behinderung der Innenrotation und besonders der Abduktion. Röntgenologisch findet sich eine Spaltung der Epiphysenlinie und eine Verkrümmung des Schenkelhalses, der oft in größerer Ausdehnung mehr oder weniger erweicht ist. Die *zweite Form* ist die *rachitische* als Teilerscheinung der Rachitis. Die *dritte und häufigste Form* tritt im Alter der Pubertät auf als *Coxa vara adolescentium*.

Die Entstehung dieser Form hat zahlreiche Erklärungsversuche aufzuweisen. Der heutige und fast überall anerkannte Standpunkt ist wohl der, daß die Ursache in einer *innersekretorischen Störung* liegt, die außer den meist anderen vorhandenen Anzeichen sich auch auf die Schenkelhalsepiphyse auswirkt in Form einer Erweichung derselben.

Allerdings bestehen auch heute noch gegenteilige Ansichten (GARDEMIN, SIMONS, NAGURA u. a.), nach deren Meinung das früher so viel beschuldigte Trauma eine gewisse Rolle spielt, indem es Umbauzonen veranlaßt. Von anderen wird das Trauma in jeder Form abgelehnt (SCHRAMM, ZUR VERTH, M. LANGE, 1938). Bei der Pubertätsform treten die ersten Erscheinungen fast unbemerkt und schleichend auf. Infolge der Auflockerung der Epiphysenlinie wird der Schenkelkopf gelockert und gleitet allmählich nach dorsal und caudal ab. Wird der Veränderung kein Einhalt geboten, so tritt allmählich eine zunehmende Veränderung der Schenkelhalsform auf. Dadurch entsteht eine Insuffizienz der pelvitrochanteren Muskeln und des Traggerüstes (PAUWELS). Das TRENDELENBURGsche Phänomen wird nachweisbar und die klinischen Erscheinungen, die zuerst nur in Schmerzen im Hüftgelenk, leichtem Hinken und Außenrotation des Beines bestanden, werden immer deutlicher, je weiter die Trochantergegend nach dorsal und kranial rückt. So kommt es zu einer schweren Behinderung der Abduktion und Innenrotation, mit Verkürzung des Beines. Zu diesem Zeitpunkt ist die Diagnose natürlich leicht zu stellen. Es ist aus der ursprünglich auftretenden Epiphysenauflockerung eine ausgebildete Coxa vara geworden (BRANDES). Bei diesen ausgebildeten Fällen kann die Behandlung nur in einer plastischen Operation bestehen. Da in den Frühfällen aller Formen aber auch konservative und halbkonservative Maßnahmen in Betracht kommen, so hat selbstverständlich unser Bestreben dahin zu gehen, eine möglichst *frühzeitige Diagnose* zu stellen. Es muß daher schon beim ersten Auftreten der klinischen Erscheinungen, also schon beim ersten Hinken, an die Möglichkeit einer entstehenden Coxa vara gedacht werden. Da in den Frühfällen auch die gewöhnliche sagittale Röntgenaufnahme im Stich läßt, so wird von vielen die Aufnahme in sog. LAUENSTEIN-*Stellung* empfohlen. Das Hüftgelenk befindet sich dabei in etwa 70⁰ Beugung und starker Außenrotation. In dieser Stellung kommt schon sehr frühzeitig das Abrutschen des Gelenkkopfes zum Vorschein. Nach Ansicht vieler Orthopäden ist in Frühfällen aller Formen eine konservative Behandlung durchaus möglich. Sie hat in Ruhigstellung der Extremität in starker Abduktions- und Innenrotationsstellung, am besten im Extensionsverband, für einige Monate zu bestehen. Einige weitere Monate muß ein Schienenhülsenapparat getragen werden, und erst nach etwa einem Jahr darf allmählich eine Belastung vorgenommen werden. Die konservative Behandlung führt besonders im frühen Kindesalter fast immer zur völligen Ausheilung.

Am schwierigsten ist die *Behandlung* der Coxa vara adolescentium, wenn schon eine Verschiebung des Kopfes eingetreten ist, ohne daß eine starke Verkrümmung des Schenkelhalses nachgewiesen werden kann. Viele Orthopäden haben den Vorschlag gemacht, ein unblutiges Zurückbringen des Kopfes in Narkose durchzuführen (PITZEN, HASS, WALTER, ROEDERER und GRAFFIN u. a.). Bei Nachuntersuchungen und längerer Beobachtung hat sich aber herausgestellt, daß diese Reposition sehr häufig nicht gelungen ist (LAUENSTEIN-Aufnahme) (LINDEMANN). Wird die Zurückbringung mit einiger Gewalt ausgeführt, so kann eine Störung der Kopfernährung eintreten, so daß dieser nekrotisch wird. Da die Erfolge der unblutigen Reposition in dieser Weise ungenügend waren, ist die blutige Reposition vorgeschlagen worden. So wurde durch subcutane Einführung eines Meißels der Kopf gelöst und dann die Reposition versucht, oder es wurde das Gelenk eröffnet und die Reposition unter Leitung des Auges vorgenommen. Aber auch dabei kommt es nicht selten zur Kopfnekrose oder zur Versteifung des ganzen Gelenkes.

Daher kam man schließlich auf einen Vorschlag zurück, der ursprünglich von E. BIRCHER gemacht worden war, aber kaum Nachahmer gefunden hatte. Er versuchte das weitere Abrutschen des Kopfes dadurch zu verhindern, daß er einen Tibiaspan durch ein Bohrloch im Schenkelhals in den Kopf hineintrieb. DREYFUSS (OMBRÉDANNE) hat dieses Verfahren zuerst wieder aufgenommen. Er erhob die Frage, ob nicht auch die einfache Bohrung durch den Schenkelhals und die Epiphysenlinie in den Kopf hinein genüge, um die Ernährungsverhältnisse des Kopfes infolge Durchbrechung der Epiphysenschranke zu bessern. Er hat sowohl die Bohrung als auch die Bolzung in einer größeren Zahl von Fällen erfolgreich durchgeführt. Neuerdings ist statt des Tibiaspanes das Eintreiben eines Zwei- oder *Dreilamellennagels* empfohlen worden (KOMZA, NES, VOSS). VOSS hat über eine Reihe gut beobachteter Fälle berichtet, bei denen das Einschlagen eines solchen Nagels zu vollem Erfolg geführt hat. Es handelte sich dabei im wesentlichen um Fälle mit geringer Verschiebung des Schenkelkopfes. Bei anderen Kranken mit starker Verschiebung des Kopfes, bei denen eine einfache Nagelung die Wiederherstellung regelrechter Verhältnisse nicht mehr erzielen konnte, schlägt Voss vor, zunächst eine *unblutige* vorsichtige Reposition des Kopfes zu versuchen. Gelingt sie nicht, so muß unter Eröffnung des Gelenkes eine blutige Reposition vorgenommen werden. Bei diesen Kranken wurden keine so guten Erfolge erzielt.

Der Eingriff der *Bohrung und Nagelung* ist einfach durchzuführen. Nach Voss wird in der Roser-Nélatonschen Linie ein 12 cm langer Schnitt gemacht, der in der Gegend des Schenkelhalses beginnt, über den Trochanter noch einige Zentimeter in der Richtung auf den Sitzbeinhöcker geführt wird. Nachdem die Fascie des M. glutaeus max. gespalten ist, dringt man zwischen die Mm. glutaeus med. und min. einerseits und tens. fasciae latae andererseits ein. Werden diese Muskeln stumpf auseinandergezogen, so hat man einen Überblick über Schenkelhals und Gelenkkapsel. Letztere wird in der Längsrichtung eröffnet und man hat nun den Schenkelhals und Kopf so übersichtlich vorliegen, daß man auch eine stark abgerutschte Kopfkappe ablösen, zurechtstellen und dann den Nagel einschlagen und den Kopf in richtiger Stellung damit fassen kann. Ist der Kopf nicht abgerutscht, so legt man zwar in der geschilderten Weise, aber ohne Eröffnung des Gelenkes, den Schenkelhals frei und faßt ihn, wie das schon Dreyfuss empfohlen hat, mit Daumen und Zeigefinger, hält sich damit die Richtung fest und führt nun die Bohrung und Nagelung unter Leitung des Auges aus. Nach Dreyfuss soll der Nagel den oberen Teil des Kopfes treffen, um das Lig. teres und die darin befindlichen Gefäße nicht zu zerstören.

Bei *abgeschlossener Entwicklung der Coxa vara* können die beschriebenen Methoden, wie schon gesagt, nichts mehr nützen. Bei solchen Kranken kommen nur die plastischen Eingriffe in Frage.

Die Keilosteotomie am Schenkelhals (Kraske) wird wohl kaum noch ausgeführt, da sie leicht zur Pseudarthrose führt, nur Lexer hat sie noch beibehalten. Er hat aber den Schenkelhals nur noch bis zu zwei Drittel durchgemeißelt, den Rest eingeknickt und durch Trochanter, Hals und Kopf ein Bohrloch gelegt, in das er einen freitransplantierten Tibiaspan fest einrammte. Auch die Durchmeißelung des Schenkelhalses in der Gegend der Linea intertrochanterica, die Codivilla durchführt, scheint keine Anhänger gefunden zu haben. Dasselbe gilt für die Durchmeißelung des Trochanter (Bayer). Dagegen ist die *subtrochantere Osteotomie* in den verschiedensten Formen empfohlen worden (Lauenstein, Schanz, Lange, Pauwels u. a.).

Sie kann linear, bogen- oder keilförmig gemacht werden (Abb. 216—219). Die Technik der subtrochanteren Osteotomie ist außerordentlich einfach. Sie wird auf dem Extensionstisch vorgenommen. Von einem Längsschnitt über dem Trochanter major werden dieser und etwa 6—8 cm des Schaftes freigelegt. Das Periost wird mit dem Raspatorium vorsichtig abgelöst und der Schaft dann mit Hilfe zweier stark gekrümmter Elevatorien, etwa 5 cm unterhalb der Trochanterspitze, subperiostal umfahren (Abb. 342, S. 494). Dann wird mit einem breiten Meißel eine quere Osteotomie vorgenommen. Das Einschlagen des Meißels muß zunächst sehr vorsichtig erfolgen, um die Corticalis nicht zu zersplittern. Es ist daher am besten, den Meißel zunächst etwas schräg von oben nach unten und dann etwa $1/2$ cm tiefer von unten nach oben aufzusetzen und das kleine corticale Zwischenstück herauszuschlagen. Die weitere Durchmeißelung kann dann quer erfolgen, aber nur so weit, bis die Corticalis der Innenseite Widerstand leistet. Diese wird dann nur noch angemeißelt,

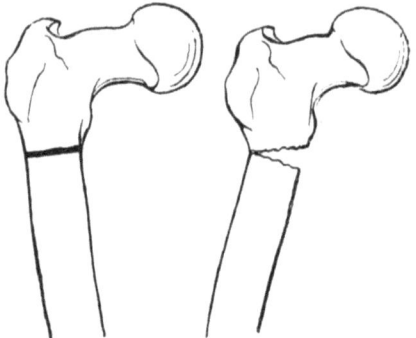

Abb. 216. Lineäre Osteotomie.

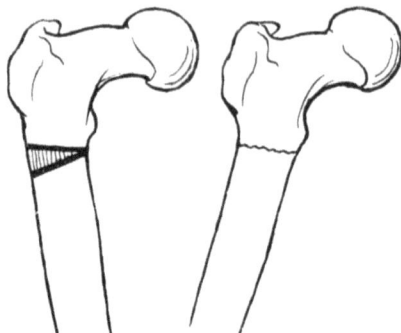

Abb. 217. Keilförmige Osteotomie.

während der Rest durch die nun folgende Abduktionsbewegung unter Erhaltung des Periosts eingeknickt wird. Diese Vorsichtsmaßregel verhütet eine Verschiebung der Bruchstücke gegeneinander. Noch besser ist es, zuerst die Innenseite durchzumeißeln und die äußere Corticalis einzuknicken (SCHANZ).

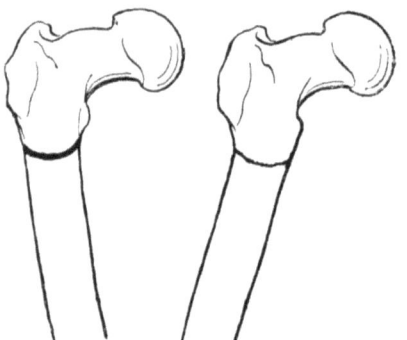

Abb. 218. Bogenförmige Osteotomie.
Der Mittelpunkt des Kreisbogens liegt an der Stelle, an der die Schenkel des Knickungswinkels zusammenstoßen (PERTHES).

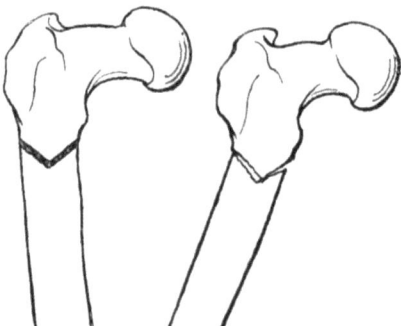

Abb. 219. Winkelige Osteotomie nach RÖPKE.

SCHANZ hat noch ein weiteres, empfehlenswertes Hilfsmittel angegeben (s. S. 495).

Soll die Osteotomie *keilförmig* gestaltet werden bei sehr hochgradiger Verkrümmung des Schenkelhalses, so wird die Freilegung ebenso durchgeführt wie S. 327 beschrieben. Eine gewisse Verkürzung des Oberschenkels, entsprechend der Höhe der Keilbasis, muß man bei der keilförmigen Osteotomie in Kauf nehmen.

Will man sie vermeiden und trotzdem möglichst breite Berührungsflächen der Knochenenden herbeiführen, so muß man die Osteotomie *schräg* anlegen. Man benutzt die Technik von LORENZ-HASS (s. S. 494). Abb. 215 zeigt die Verschiebung nach PERTHES. Die Durchtrennung wird meist gut handbreit unterhalb des Trochanter major vorgenommen und die gewonnene neue Stellung durch Gipsverband gesichert.

Sehr gut ist es, die Durchtrennung *bogenförmig* (Abb. 218) vorzunehmen. Man meißelt den Knochen nach PERTHES in distal konvexer Bogenlinie durch. Will man die Bohrlöchermethode (s. S. 332) gebrauchen, so muß man den Femurschaft auf der Vorderseite freilegen. Statt der bogenförmigen Osteotomie kann man auch die V-förmige Osteotomie nach RÖPKE zur Ausführung bringen (Abb. 219). MOMMSEN hat bei der Coxa vara eine Osteotomie mit Schlitz am proximalen und darein passenden Zapfen am distalen Osteotomieende empfohlen. Ähnlich bildet M. LANGE eine Spitze am distalen Osteotomieende, die in die Schnittfläche des proximalen Endes eingesetzt wird. Durch beide Verfahren ist gradweise verstellbare Abduktion möglich.

β) Die Eingriffe beim Genu valgum.
(MACEWEN.)

Ehe man sich zu einem operativen Eingriff entschließt, ist es unbedingt erforderlich, zunächst eine genaue Röntgenaufnahme herzustellen, da man aus

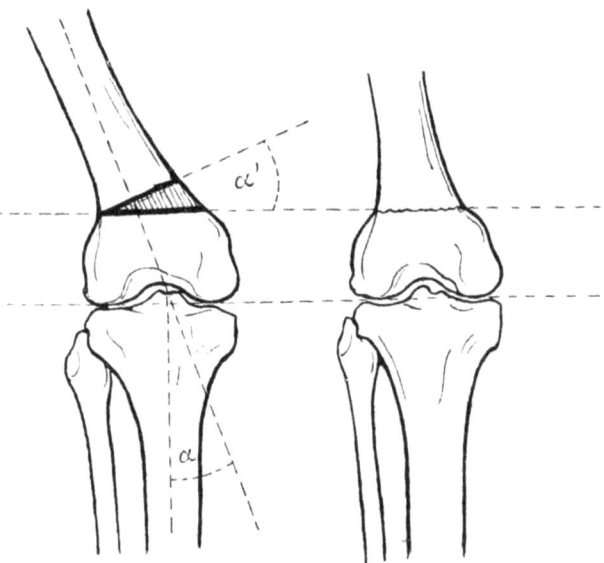

Abb. 220. Konstruktion des Keilwinkels.

der Betrachtung des Gelenkes nicht mit Sicherheit feststellen kann, ob die stärkste Verkrümmung mehr im Bereiche des Femur oder mehr im Bereiche der Tibia gelegen ist.

Am zweckmäßigsten stellt man sich mit Hilfe des Röntgenbildes eine Pause der Kniegelenksgegend mit den zugehörigen Abschnitten von Femur und Tibia her. Die Aufnahme muß in vollständiger Streckstellung stattfinden und man muß zum mindesten die Hälfte von Tibia und Fibula auf dem Bild haben. Auf der Pause macht man sich am besten die folgenden Konstruktionen (Abb. 220). Zunächst zeichnet man die Kniebasislinie, d. h. die Verbindungslinie der beiden Femurkondylen ein. Dann konstruiert man sich die Femurlängsachse und ebenso die Tibialängsachse. An der Zeichnung sind nun zunächst drei Winkel von Bedeutung. Zunächst der sog. Außenwinkel, dessen Schenkel sich aus der Längsachse von Femur und Tibia zusammensetzen, dann der sog. Kniebasiswinkel, zwischen Femurachse und Kniebasislinie. Schließlich der Tibiawinkel, zwischen Kniebasislinie und Tibiaachse. Unter normalen Verhältnissen ist der Kniebasiswinkel 90—98°, der Tibiawinkel 78—88°. Aus dem Vergleich der aus der Konstruktion gefundenen Winkel mit den normalen Winkelgrößen kann man zunächst feststellen, ob die Verkrümmung im Bereiche des Femur oder im Bereiche der Tibia ihren Sitz hat.

Am häufigsten ist beim Genu valgum die stärkste Verkrümmung im Bereiche des Femur und hier wieder oberhalb der Kondylen. Daher wird die Ebene oberhalb der Kondylen auch am meisten für die Osteotomie bevorzugt.

(MacEwen). Viele Orthopäden führen eine lineäre Osteotomie in dieser Gegend aus, und zwar in Form der *subcutanen Durchmeißelung*.

Von einem kleinen Einschnitt parallel zur Längsrichtung des Beines, oberhalb des medialen Condylus, werden die Weichteile bis auf den Knochen durchgeschnitten. Zwei schlanke, stumpfe Haken halten die Weichteile zunächst zurück, während ein Meißel in der Schnittrichtung bis auf den Knochen eingeführt wird. Dann dreht man den Meißel um 90° und durchtrennt zunächst den mittleren Abschnitt in querer Richtung. Je nach der Konsistenz der Knochen bedarf es leichter oder schwerer Schläge. Ist man auf der lateralen Corticalis angekommen, so wird der Meißel aus dem Knochen zurückgezogen. Dann werden die vorderen und hinteren Abschnitte des Knochens durchgeschlagen. An der Rückseite darf die Meißelschneide den hinteren Corticalisrand nicht wesentlich überschreiten, um nicht die Kniekehlengefäße in Gefahr zu bringen. Der letzte Teil der lateralen Corticalis muß eingebrochen werden. Man benutzt die etwas oberhalb der Osteotomiewunde auf der Innenseits des Oberschenkels aufgestützte Hand als Hypomochlion für die Hebelbewegung beim Brechen. Das Einbrechen muß ganz langsam geschehen. Setzt sich den Hebelbewegungen ein starker Widerstand entgegen, so ist es zweckmäßig, den Einbruch der lateralen Corticalis durch leichte Abduktionsbewegungen zu erzielen. Das Hypomochlion für die Bruchbewegung wird dann durch die oberhalb der Osteotomiestelle auf der Außenseite aufgesetzte Hand dargestellt. Erst wenn der Einbruch erfolgt ist, der ebenfalls durch langsam einwirkende Gewalt vonstatten gehen soll, wird das Bein in die nun gewünschte Adduktionsstellung übergeführt.

Wir bevorzugen die *keilförmige Osteotomie* im Bereiche des Femur. Um die Höhe der Keilbasis zu bestimmen, zeichnet man sich den Winkel der Keilspitze auf der Röntgenpause ein (Abb. 220).

Verlängert man die Oberschenkelachse über den Schnittpunkt mit der Tibiaachse hinaus, so schließt diese Verlängerungslinie und die Tibiaachse den Winkel ein, der zum Außenwinkel addiert 180° ergibt (Winkel α). Der Knochenkeil, den wir aus dem Femur oberhalb der Kondylen herausnehmen sollen, muß diesen Winkel besitzen, um die Achse von Femur und Tibia in eine Verlaufsrichtung zu bringen. Wir können also aus der Zeichnung auf dem Papier zunächst den Winkel feststellen und durch Eintragen des Winkels oberhalb der Kondylenlinie auch die Basisbreite des Knochenkeils auf das genaueste feststellen. Eine derartige Zeichnung wird an unserer Klinik vor jeder Osteotomie bei Genu valgum angefertigt.

Die *keilförmige Osteotomie* wird nicht subcutan, sondern offen ausgeführt. Auch diese tiefe Oberschenkelosteotomie kann man sehr gut auf dem Extensionstisch ausführen. Der Eingriff erfolgt am besten in Allgemeinnarkose. Nach Desinfektion wird die ganze Extremität so weit abgedeckt, daß nur die Kniegelenksgegend frei ist. Dann tastet man sich den oberen Rand des medialen Epicondylus ab und führt einen etwa 3 cm langen Hautschnitt parallel zur Längsrichtung der Extremität aus. Die Fasern des M. vastus medialis werden stumpf auseinandergedrängt, das Periost eingeschnitten und etwas vom Knochen abgelöst. Dann dringt man nach vorn und hinten zwischen Periostschlauch und Knochen mit breiten, mäßig gekrümmten Elevatorien ein, mit der Elevatorienspitze sich fortwährend in Knochenfühlung haltend. Darauf wird ein breiter Meißel in die Weichteilwunde eingebracht und etwa 1 cm oberhalb des oberen Kondylenrandes, etwas schräg nach kranial durch den Knochen getrieben. Auch hier erfolgt die Durchmeißelung nur bis zur gegenüberliegenden Corticalis. Nun zieht man den Meißel zurück und setzt ihn der auf dem Papier festgelegten Höhe der Keilbasis entsprechend höher am Knochen an und meißelt leicht schräg nach distal den Knochen zum zweiten Male bis zur Corticalis der Außenseite durch. Bei der Breite des Knochens gelingt es nicht, beim einmaligen Durchschlagen auch die vordere und hintere Corticaliswand zu durchtrennen. Sie werden daher jede für sich, aber genau in der Richtung der ersten Durchtrennungsebene, durchmeißelt. Um sich von der richtigen Größe des herausgenommenen Keils überzeugen zu können, ist es zweckmäßig, den Keil möglichst im ganzen zu lassen und herauszunehmen. Erst wenn man deutlich auf der Corticalis der lateralen Seite angelangt ist, was man am Widerstand des Meißels spürt und erst nachdem etwa abgesplitterte Knochenstückchen aus dem keilförmigen Spalt mit der Pinzette entfernt sind, erfolgt der Einbruch der Corticalis. Der Einbruch muß langsam erfolgen und darf nicht durch einen plötzlichen Ruck vollzogen werden, da sonst eine Verschiebung der Bruchstücke möglich ist. Am besten ist es, wenn man ein Einbrechen gar nicht zu Gehör bekommt

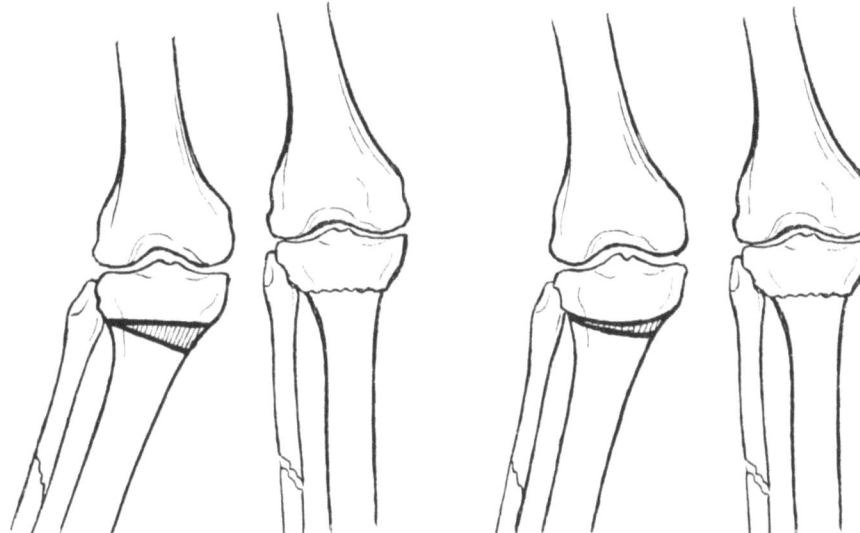

Abb. 221. Keilosteotomie an der Tibia und schräge Osteotomie an der Fibula nach MAYER-SCHEDE.

Abb. 222. Bogenförmige Osteotomie der Tibia nach PERTHES.

d. h. wenn der häufig biegsame Knochen nur abgeknickt wird. Die Blutung aus der Spongiosa ist zunächst meist ziemlich stark, hört aber nach kurzer Zeit von selbst auf, so daß man sich mit einer einfachen Hautnaht begnügen kann. Das Bein wird sofort nach der Richtigstellung eingegipst, und zwar wird das Becken und der Fuß in den Gipsverband mit einbezogen. Nach Austrocknung des Gipsverbandes, d. h. nach 2—3 Tagen, wird eine Röntgenkontrollaufnahme gemacht. Die sofortige Ruhigstellung ist schon wegen der Gefahr der Fettembolie nötig.

Hat sich bei der Röntgenuntersuchung herausgestellt, daß ein erheblicher Grad der Verkrümmung unterhalb der Tibiaepikondylen ihren Sitz hat, oder daß neben der starken Verkrümmung oberhalb der Femurkondylen eine ebenso starke der Tibia besteht, so ist es notwendig, entweder die Keilosteotomie unterhalb der Tibiakondylen zu verlegen oder eine doppelte Osteotomie, d. h. eine oberhalb der Femur- und eine unterhalb der Tibiakondylen anzulegen. Die Tibiaosteotomie wird am besten nach MAYER-SCHEDE ausgeführt, d. h. aus der Tibia wird unterhalb der Kondylen ein Keil entfernt mit medial gelegener Keilbasis, während die Fibula etwa in der Mitte schräg von einem gesonderten Weichteilschnitt aus durchmeißelt wird (Abb. 221). Die ursprüngliche

Osteotomie durch Tibia und Fibula in gleicher Höhe ist deshalb unzweckmäßig, weil eine Verletzung des dem Fibulaköpfchen anliegenden Nervus peronaeus nur schwer zu vermeiden ist. Für die Osteotomie an der Tibia empfiehlt sich ganz besonders die bogenförmige Durchmeißelung, wie sie zuletzt von PERTHES wieder empfohlen wurde (Abb. 222). Die Konvexität des Bogens soll nach distal gerichtet sein. Bei der bogenförmigen Osteotomie entstehen breite Berührungsflächen. PERTHES empfiehlt die Bohrlöchermethode, d. h. es wird die Bogenlinie

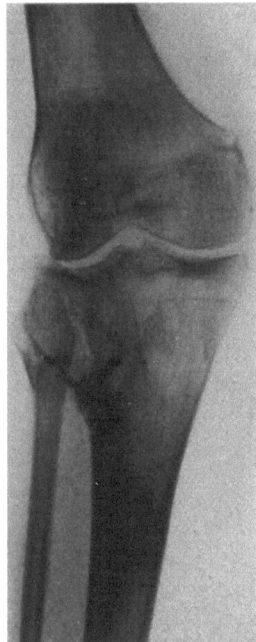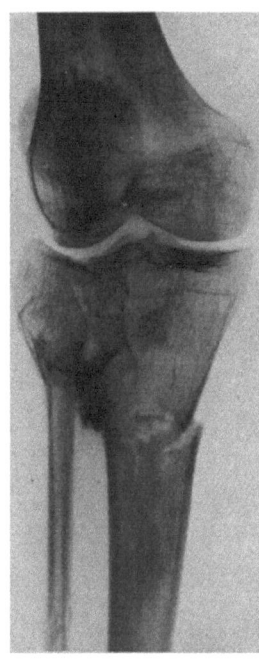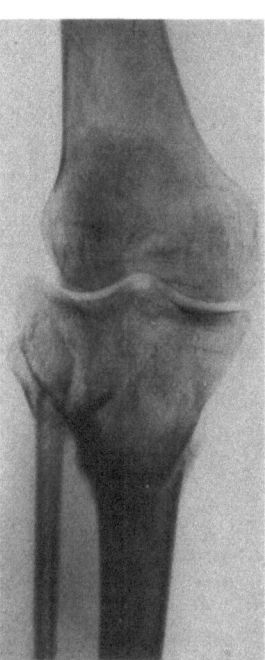

Abb. 223. Osteotomie nach der Bohrlöchermethode von PERTHES. Auf der zweiten Aufnahme sieht man die in nach distal konvexen Bogen angelegten Bohrlöcher, die durch einige Meißelschläge verbunden wurden. (Eigene Beobachtung.)

zunächst aufgezeichnet, dann eine Reihe von Bohrlöchern senkrecht durch den Knochen im Bereich der Bogenlinie angelegt, die dann durch einige Meißelschläge miteinander in Verbindung gesetzt werden (Abb. 223). BRANDES hat darauf aufmerksam gemacht, daß nach der Osteotomie und Reposition schwerer Verkrümmungen leicht Peronaeuslähmungen zustande kommen können, auch wenn der Nerv bei der Operation in keiner Weise geschädigt wurde. Er wird bei der Reposition gedehnt oder verlagert, da er sich eng an das Fibulaköpfchen anschließt und in dem Muskel oder Fascienschlitz festliegt. Man soll ihn daher vor der Reposition freilegen und vom Fibulaköpfchen abschieben und aus seiner Muskelfascienhöhle durch Spaltung derselben befreien. Bei hochgradigen, rachitischen, bogenförmigen Verkrümmungen, besonders wenn sie mit Torsion einhergehen, besteht wenig Aussicht, eine ausreichende Korrektur durch bogenförmige oder keilförmige Osteotomie zu erzielen. In solchen Fällen sind die im Abschnitt Osteotomie geschilderten Eingriffe von SPRINGER und KIRSCHNER usw. am Platze (s. S. 322 f.).

γ) Die Eingriffe beim Hallux valgus.
(HOHMANN.)

Der Hallux valgus ist früher als eine isolierte Veränderung am Fußskelet aufgefaßt worden, die fast ausschließlich das distale Köpfchen des Metatarsus I und das benachbarte erste Metatarsophalangealgelenk betroffen hat. Die Ursache des Leidens wurde von den ältesten Autoren (CRUVEILHIER, GURLT, v. MEYER u. a.) in einer Schädigung durch schlechtes Schuhwerk gesehen. Durch den Stiefeldruck medial spitz zulaufender Schuhe sollte die große Zehe allmählich in die Valgusstellung geraten. Auch PAYR war früher auf Grund eingehender Untersuchungen ein Anhänger der sog. vestimentären Ätiologie. Ein Hauptgegner erwuchs dieser Ansicht in VOLKMANN, der eine primäre, chronische Gelenkentzündung als Ursache des Leidens ansah. Heute wird wohl fast allgemein die Ansicht vertreten, daß der Hallux valgus in der Mehrzahl der Fälle eine Teilerscheinung eines Knick-, Platt- oder Spreizfußes sei und als statische Belastungsdeformität aufzufassen ist. Für diese Ansicht sprechen die neben der Abduktionsstellung fast immer beobachteten Erscheinungen im Bereiche des übrigen Fußskelets, insonderheit die Abflachung des medialen Fußgewölbes, die Abflachung des Gewölbes im Bereiche des Metatarsalköpfchens, die Torsion des Metatarsus I um seine Längsachse, das gestörte Gleichgewicht der Großzehenmuskeln, die Verlagerungen und Schrumpfungsprozesse dieser Muskulatur und die Dislokation der Sesambeine. PAYR hat zuerst den Versuch gemacht, zwei Arten des Hallux valgus zu unterscheiden, die verschiedenen Konstitutionstypen entsprechen. Er unterscheidet den Hallux valgus des Asthenikers von dem des Arthritikers. Beim ersteren ist der kapsuläre Anteil der Erkrankung der stärkere, beim zweiten der ossale, infolge von Traumen bzw. Gicht. Bei beiden Typen kann schlechtgebautes Schuhwerk eine begünstigende Rolle spielen. Bei den Asthenikern ist dieser Einfluß häufig, bei den Arthritikern mit starker Knochenveränderung kann er vollständig fehlen. Von anderen Autoren (DITTRICH, WEINERT, MILO, SCHEDE, HOHMANN) wird besonders der angeborene Knick-Plattfuß verantwortlich gemacht (v. DITTRICH). Auch der bei Knick-Plattfuß charakteristische Gang wird als schädigendes Moment herangezogen. Faßt man so den Hallux valgus als ein auf konstitutioneller Grundlage entstandenes Leiden bzw. Teilerscheinung eines Knick-Plattfußes auf und sieht ihn als eine statische Belastungsdeformität an, so muß man auch die Folgerungen für die Behandlung daraus ziehen. Es fehlt damit auch der Grund zur Annahme besonderer Mißbildungen, wie z. B. des von YOUNG beschriebenen Oss. intermetatarsale. Durch die Untersuchungen von MILO und besonders durch WEINERTS Röntgenuntersuchungen ist der Befund des keilförmigen Schattens am I. Metatarsophalangealgelenk als Beobachtungsfehler aufgedeckt worden. Die neueren Anschauungen über die Entstehung bzw. das Wesen des Hallux valgus haben dazu geführt, daß viele der bisherigen Behandlungsverfahren von sachverständiger Seite abgelehnt werden, weil sie nur eine symptomatische Behandlung darstellen. Dazu gehören nach SCHEDE alle die, die das Metatarsale I verkürzen bzw. die durch Verlängerung der langen Strecksehne den Kraftschluß am Grundgelenk stören. Durch die Verkürzung des Metatarsus I wird der vordere, mediale Stützpunkt des Fußes vernichtet. Eine ideale Behandlung kann nur in einer energischen Redression unter Wiederherstellung des medialen und transversalen Fußgewölbes bestehen, unter Beseitigung sekundärer Veränderungen, wie Schrumpfung der kurzen Großzehenmuskeln (SCHEDE) bzw. des lateralen Gelenkabschnittes (PAYR), Beseitigung des Schleimbeutels, der sog. Exostose und Zurechtstellung der großen Zehe. In allen leichteren Fällen genügen diese Maßnahmen nicht nur, um die Beschwerden zu beseitigen, sondern auch um die anatomischen Veränderungen zum größten Teil wieder rückgängig zu machen, wenn durch medikomechanische Nachbehandlung und das Tragen geeigneten Schuhwerkes mit nach Gipsabguß angefertigten Einlagen der Plattknick- oder Knickspitzfuß behandelt wird. Ein Eingriff am Metatarsale I selbst wird, abgesehen von der Abmeißelung der sog. Exostose, vermieden. Er darf auch dann nur vorgenommen werden, wenn die Veränderungen so hochgradig sind, daß durch die Weichteiloperation ein Erfolg nicht zu erwarten ist. Besser ist es, wenn man an die Stelle der Keilosteotomien, die oft eine verzögerte Heilung haben, die sog. *Zweidrittelresektion* der Grundphalanx nach BRANDES setzt (s. S. 336). Wir begnügen uns mit einer kurzen systematischen Aufzählung der zahlreichen Eingriffe, die zur Beseitigung des Hallux valgus angegeben wurden.

1. *Das Abtragen der sog. Exostose* (SCHEDE).
2. *Eingriff an den Sehnen und Muskeln* (DELBET, ULLMANN), Verlängerung der Sehne des M. ext. hall. long. (Abspaltung eines Teiles derselben KESZLY), Durchtrennung des

M. flex. hall. brev. bzw. M. abduct. hall. (SCHEDE), Verlagerung der Muskeln bzw. Muskelansätze, z. B. des M. abduct. hall. an die mediale Seite (HOHMANN), Verkürzung des M. adduct. hall. Sehnenplastik (LEXER, FULD).

3. *Operation an der Gelenkkapsel.* Längsincision des medialen Kapselabschnittes mit querer Vereinigung (WYMER), Durchschneidung des lateralen Kapsel- und Bäderabschnittes (PAYR).

4. *Osteotomien im Bereiche des Metatarsus I am distalen Köpfchen* (REVERDIN, BARKER, KESZLY). Osteotomie hinter dem Köpfchen (RIEDEL), mit plantarer Verlagerung des Köpfchens (HOHMANN), Osteotomie an der Basis des Metatarsale I (LOISSON), doppelte Keilosteotomie im Bereiche des Köpfchens und der Basis (HACKENBROCH). Schräge Osteotomie in der Diaphyse des Metatarsus (LUDLOFF).

5. *Keil osteotomie am Os cuneiforme I* (BRENNER-RIEDL).

6. *Resektion des ersten Metatarsusköpfchens* (HÜTER, HEYMANN). Letzterer transplantiert den zurückgelassenen Gelenkknorpel auf den Stumpf (LANDAUER, SANDELIN).

7. *Resektion des Metatarsophalangealgelenkes* (ROSE, ALBRECHT).

8. *Die Eingriffe an der Grundphalanx.*

Die *vollständige Entfernung* der Grundphalanx haben WITZEL und ALSBERG (1924) empfohlen. *Teilentfernungen* sind wegen Hallux rigidus von BRANDES, wegen Hallux flexus von DARIES und COLLEY (1887) und wegen Hallux valgus von HEUBACH, CLARKE, OLIVECRONA, BRAUNECK, SCHANZ und BRANDES ausgeführt worden.

Der Eingriff, der nach PAYR bei leichten und mittelschweren Abwinkelungen von 35—45° Erfolg verspricht, gestaltet sich folgendermaßen:

Eingedenk der Entstehungsursache des Leidens und in dem Wunsche, besonders den Einfluß der langen Großzehenmuskeln nicht zu schädigen, wird der Metatarsus unberührt gelassen. Dagegen wird die sog. Exostose und der darüberliegende Schleimbeutel entfernt und die starke Spannung, die durch Schrumpfung des lateralen Kapselabschnittes und der kurzen Adduktions- und Flexionsmuskeln zustande gekommen ist, durch Einschneiden der lateralen Gelenkweichteilabschnitte beseitigt. Es wird zunächst ein Lappenschnitt an der medialen Seite des Fußes angelegt, mit lateral-dorsaler Basis. Der Schleimbeutel wird entfernt. Die Hautschwiele bleibt. Ist eine starke Exostose vorhanden, so wird nach Zurückziehen des medialen Wundrandes ein zungenförmiger Lappen mit zentraler Basis aus Haut, Kapsel und Periost gebildet und zurückgelegt. Er legt, da er an der Phalanx beginnt, das Metatarsophalangealgelenk breit frei, ebenso die Exostose. Die Exostose wird dann mit einem messerscharfen Meißel abgeschlagen und die Basis möglichst glatt gestaltet. Dann wird der Hautlappen stark nach der lateralen Seite verzogen, die Sehne des langen und kurzen Streckers freigelegt, nach medial verzogen und so der dorsale Teil der Gelenkkapsel zugänglich gemacht (Abb. 224). Die Verziehung des Lappens wird dann nach lateral fortgesetzt, so daß auch der Zwischenraum zwischen dem 1. und 2. Mittelfußköpfchen übersehen werden kann. Spaltung der Gelenkkapsel auf der dorsalen und lateralen Seite und Durchtrennung aller sonstigen Stränge und Bänder (Abb. 224). Am besten werden sie, während die große Zehe nach medial gezogen wird, möglichst weitgehend herausgeschnitten. Damit werden auch die Verbindungen der Kapsel mit den geschrumpften Mm. abductor und flexor hall. brev. durchtrennt. Durch Unterbrechung der geschrumpften Kapsel-, Bänder- und Sehnenabschnitte auf der lateralen Seite verliert die große Zehe die Neigung, in die Abduktionsstellung zurückzukehren. Die Sehne des langen Streckers wird nur in schwersten Fällen Z-förmig durchschnitten und verlängert. Der zungenförmige Periostkapsellappen der medialen Seite wird nun möglichst weit nach vorn am Periost der medialen Seite der Grundphalanx durch einige Nähte fixiert. Die dorsalen und lateralen Schnitte durch

Gelenkkapsel und Bänder werden nicht vernäht. Nach guter Blutstillung Hautnaht. Anwickeln eines hölzernen Mundspatels nach guter Polsterung der Gelenkgegend an der medialen Seite zur vorläufigen Sicherung der Stellung. Verbandwechsel nach 48 Stunden, um den Druck der durchbluteten Gaze zu verhüten. Der neue Verband bleibt 8 Tage liegen. Nach 8 Tagen soll mit Massagen, warmen Bädern, Heißluftbehandlung und aktiven Zehenbewegungen begonnen werden. Gehen wird erst nach 10 Tagen erlaubt. Nachts soll noch eine kleine Bandage mit einer adduzierenden Uhrfeder für einige Wochen getragen werden.

Bei ganz schwerem Hallux valgus, besonders dem der Arthritiker, wird dem eben geschilderten Eingriff eine *Keilosteotomie* hinter dem Köpfchen hinzugefügt. Die Keilbasis liegt medial oder plantar. Die laterale Corticalislamelle wird nicht durchmeißelt, sondern nur vorsichtig eingebrochen. Nach Geraderichtung wird die Stellung durch den vorgenähten Periostkapsellappen auf der medialen Seite genügend festgelegt.

In schweren Fällen mit Plattfuß oder Spreizfuß können die Verfahren von LUDLOFF und HOHMANN mit Erfolg angewandt werden. HOHMANN macht eine Keilosteotomie hinter dem Metatarsalköpfchen (Keilbasis:

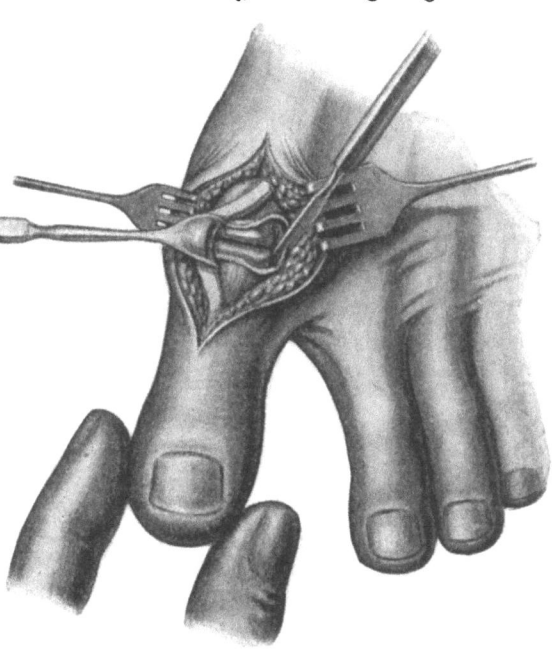

Abb. 224. Operation des Hallux valgus. (Nach PAYR.) Spaltung bzw. Excision der lateralen Kapselabschnitte (Stränge und Bänder).

plantar-medial) und eine Strecksehnenverkürzung: Dann schließt er eine Verlagerung des Sehnenansatzes des M. abductor hall. an die untere, mediale Seite der Kapsel an. Dadurch und durch einen plantar und dorsal gut anmodellierten Gipsverband wird das nach der Planta geneigte Köpfchen des Os metatarsale I in dieser Stellung festgehalten. So wird der verlorengegangene, vordere Stützpunkt des ersten Strahles wieder hergestellt. Nach allen Eingriffen ist Wert darauf zulegen, daß das frühere Schuhwerk nicht wieder getragen wird. Die Schuhe dürfen auf die in richtige Stellung gebrachte große Zehe keinen abduzierenden Druck mehr ausüben.

Alle Eingriffe am *Metatarsus* haben den Nachteil, daß die Heilung einige Wochen in Anspruch nimmt und gelegentliche Verschiebungen den guten Anfangserfolg des Eingriffes empfindlich abschwächen können. BRANDES hat daher seit Jahren den Eingriff abgelehnt und ist zur sog. *Zweidrittelresektion der Grundphalanx* übergegangen, die er, nachdem er über 100 Kranke operiert hatte, sehr warm empfohlen hat. Auch SCHÜLLER und wir haben den Eingriff nach BRANDES immer mit bestem Dauererfolg ausgeführt und betrachten ihn bei mittelschweren und schweren Fällen als das bei weitem zweckmäßigste Verfahren (s. auch HERLYNs Nachuntersuchungen). *Die Ausführung der Zweidrittelresektion* geht nach BRANDES in folgender Weise vir sich:

Mit $1/2$%iger Novocainlösung wird das Operationsgebiet umspritzt. Der Hautschnitt wird etwa von der Grenze zwischen dem mittleren und distalen Drittel des Metatarsus leicht bogenförmig um die Exostose herumgeführt. Er endet etwa am Zehenendgelenk. Die Sehnenscheide des M. ext. hall. long. wird freigelegt, aber nicht eröffnet und mit dem Hautrand nach lateral gezogen. Das Gelenk wird $1/2$ cm medial der Sehnenscheide eröffnet und die Gelenkenden

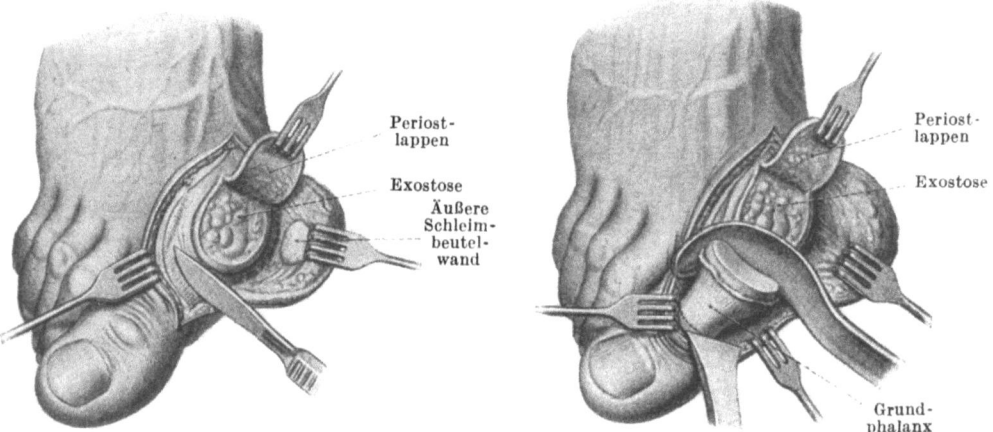

Abb. 225. Die Zweidrittelresektion bei Hallux valgus nach BRANDES. 1. Durch bogenförmigen, dorsal konvexen Schnitt ist die Exostose freigelegt. Der in der Haut gelegene Teil des Schleimbeutels bleibt erhalten. Ein Periostkapsellappen ist zurückgeschlagen. Das Gelenk wird medial von der nicht freigelegten Strecksehne eröffnet.

Abb. 226. Die Zweidrittelresektion bei Hallux valgus nach BRANDES. 2. Die Grundphalanx ist ohne Ablösung des Periostes zu zwei Dritteln freigelegt und durch ein Elevatorium unterfahren. Mit einem Meißel werden, entsprechend der punktierten Linie, die proximalen zwei Drittel abgetragen.

freigelegt. Dann wird der Schleimbeutel eröffnet und der nach der Haut zu gelegene Teil an Ort und Stelle gelassen. Kleinere Schleimbeutel werden vollständig zurückgelassen. Über der Exostose kann man einen dorsal oder proximal gestielten, aus Periost und Schleimbeutelresten gebildeten Weichteillappen bilden (Abb. 225). Während nun das Grundgelenk weiter eröffnet wird, löst man den proximalen Teil der Grundphalanx allmählich aus den Weichteilen aus, ohne das Periost abzutragen. Hat man sie zu etwa $2/3$ freigelegt, so wird sie an der Grenze zwischen distalem und mittlerem Drittel mit dem Meißel unter Gegenhalten eines Elevatoriums, oder mit der Zange vorsichtig durchtrennt (Abb. 226). Die Sehne des M. flexor hall. darf natürlich nicht verletzt werden; sie muß daher außerhalb des Elevatoriums liegen. BRANDES empfiehlt zuerst die Durchtrennung an der Zweidrittelgrenze mit einer Zange, dann Einsetzen eines scharfen Hakens in die distale Wundfläche des proximalen Stückes und Entfernung desselben von distal zum Gelenk hin mit dem Resektionsmesser. Das zurückgebliebene Drittel der Grundphalanx wird nun an der Schnittfläche geglättet. Ist die Exostose nicht schon gleich nach der Freilegung in der bekannten Gelenkfurche abgetragen, so geschieht das jetzt (Abb. 227). Der Periostlappen kann über die Wundfurche gelegt werden. Nach genauer Blutstillung der ganzen Wundhöhle werden nun einige Weichteilnähte gelegt, die die Gelenkteile bedecken. Dann folgen einige Nähte des Unterhautfettgewebes und genaue Hautnaht. Die große Zehe wird dann in leichter Plantarflexion zur Vermeidung schnürender Hautfalten eingebunden und mit einer die ganze Fußsohle und alle Zehen einschließenden Gipsschale gestützt. Die Nähte werden zum größten Teil nach 8 Tagen, der Rest nach 11 Tagen entfernt. Nach 14 Tagen spätestens kann der Kranke mit Verband aufstehen. Der Spreizfuß wird durch einige Zinkleimbindenschlingen um den Mittelfuß zusammengehalten. Anfertigung einer Einlage für Spreiz- und Senkfuß. In der weiteren Nachbehandlung sollen passive Bewegungen der großen Zehe nach allen Richtungen ausgeführt werden, außerdem Fußbäder, Heißluftbäder und Massage. Die Einlage muß weiter getragen werden.

Denselben Eingriff empfiehlt BRANDES auch bei Hallux rigidus und bei der Beugekontraktur der großen Zehe. Die Nachuntersuchungen solcher Fälle ergeben einen erstaunlich guten Erfolg, wenn man sich genau an die Vorschriften von BRANDES während des Eingriffes und der Nachbehandlungszeit gerichtet hat. Auch LINDEMANN (ANSCHÜTZ) und HERLYN haben über gute Erfolge berichtet. Wir verwenden das Verfahren bei allen ausgesprochenen Fällen von Hallux valgus und sind damit sehr zufrieden.

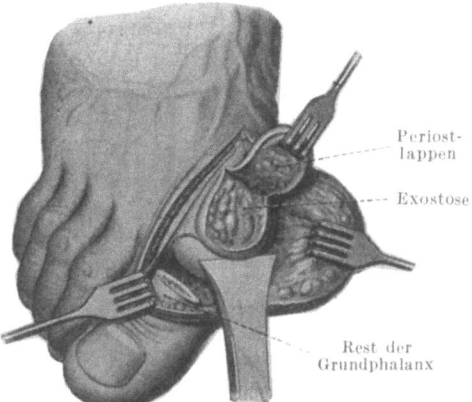

Abb. 227. Die Zweidrittelresektion bei Hallux valgus nach BRANDES. 3. Die Exostose wird in der Gelenkfurche mit dem Meißel abgetragen.

δ) Die Eingriffe bei der Hammerzehe und Hallux rigidus oder flexus.
(HOHMANN.)

In der Mehrzahl der Fälle ist mit erhaltenden Maßnahmen, wie Zurechtstellung und Bindenverbände, die die Zurechtstellung erhalten sollen, nicht viel zu erreichen. Nur die leichtesten Formen kommen dafür in Frage. Das gilt weniger für den Hammerzehenquerplattfuß (KAZDA-SAXL) und für den Hohlfuß, bei denen gleichzeitig mit der Beseitigung der Fußveränderung, im ersteren Falle durch Hebung des Quergewölbes, auch die Hammerzehen unter Umständen zum Verschwinden kommen.

Die operativen Verfahren sind einzuteilen in solche, die 1. durch Eingriffe an den Weichteilen, 2. durch Eingriffe an den Knochen, 3. durch Eingriffe an den Knochen und den Weichteilen und 4. durch Exartikulation der Zehe, die Hammerzehe zu heilen versuchen.

Zu 1. Die Durchtrennung oder Verlängerung der Beugesehnen mit Durchtrennung der geschrumpften Kapsel können nur in leichten Fällen zum Erfolg führen. Am ehesten scheint das Verfahren von PAYR (SCHLÄPFER, 1918) Aussicht auf Erfolg zu haben. Nach Beseitigung aller Wunden und Ekzeme wird ein Spiralschnitt auf der Beugeseite der Zehe angelegt. Der Schnitt zieht in der Längsrichtung seitlich über das Grundglied, dann schräg über das Interphalangealgelenk und endlich seitlich über das zweite Glied. Er wird bis auf die Beugesehne vertieft, die Wundränder auseinander gezogen und nun werden nach Beiseiteziehen der Beugesehne die seitlichen Teile des ersten Interphalangealgelenkes freigelegt. Die Lig. collateralia, die stark geschrumpft sind, werden vollständig herausgeschnitten. Danach läßt sich die Zehe meist geraderichten.

Gelingt es noch nicht, so muß auch die geschrumpfte Kapsel auf der Plantarseite eingeschnitten werden. Die kleine Hautwunde wird mit einer Naht verschlossen und die Zehe mit einer kleinen, gepolsterten Holzschiene, die nicht breiter sein soll wie die Zehe, mit zirkulären Heftpflasterstreifen 8 Tage festgelegt. Dieser Eingriff kommt nur dann in Frage, wenn keine stärkeren Gelenkveränderungen vorliegen.

Auch nur im Bereiche der Weichteile verläuft der Eingriff von LENGGENHAGER. Er durchtrennt an der Beugeseite am Mittelgelenk die beiden Beugesehnen und die plantare Gelenkkapsel. Dann werden am Dorsum auch die Strecksehnen und wenn nötig, die dorsale Kapsel über dem Grundgelenk durchgeschnitten. Die Durchtrennungen werden mit spitzem Messer vorgenommen, so daß nur kleine Hautwunden nach der nun möglichen Streckung der Zehe übrig bleiben. Mit Drahtextension (14 Tage) durch die Endphalanx erfolgt die Nachbehandlung.

Zu 2. Die ersten *Eingriffe an den knöchernen Teilen* des Gelenkes wurden durch mehr oder weniger ausgedehnte Resektionen verwirklicht. Die von KAREWSKI vorgeschlagene Resektion des Metatarsophalangealgelenkes hat aus den bekannten Gründen (Hallux valgus s. S. 333) keine Nachahmer gefunden. NICOLADONI hat bereits die Resektion des proximalen Abschnittes der Grundphalanx empfohlen. Nach seinem Verfahren haben KREUZ und GOCHT erfolgreich operiert. Das eigentliche Hammerzehengelenk wird dabei nicht angegriffen, sondern nur kräftig zurechtgestellt. Eine weitere Verbreitung haben die Eingriffe gefunden, die an dem geschrumpften Gelenk selbst angreifen. So hat v. DAM (1908) bereits die Resektion des Gelenkes vorgeschlagen. Ebenso COUTEAUD, der noch die Durchtrennung der Beugesehne von einem Dorsalschnitt hinzufügte. Er hat auch schon den Vorschlag gemacht, in leichteren Fällen nur eines der Gelenkenden zu entfernen. O'NEILL (1912) hat nach Resektion des Gelenkes das Subcutangewebe dazwischengelagert. Auf alle Vorschläge, die gemacht wurden, kann hier nicht eingegangen werden. Von allen bisher vorgeschlagenen Verfahren hat das von COUTEAUD empfohlene praktisch die größte Bedeutung gewonnen (HOHMANN, CAEIRO, REGELE).

HOHMANN hat das Verfahren in einer leicht ausführbaren Form empfohlen. Der Eingriff wird in örtlicher Betäubung vorgenommen. Vom Zehenrücken aus werden die Weichteile in der Mittellinie, auch ein etwa vorhandenes Hühnerauge, bis auf den Knochen gespalten, also auch die Strecksehne. Dann wird die Grundphalanx hinter dem Köpfchen durchtrennt und das Köpfchen aus dem Gelenk ausgelöst. Der Knorpelbelag des distalen Gelenkabschnittes wird entfernt. Die gespaltene Sehne soll nach Art der LANGEschen Sehnenraffung mit einem Faden gerafft werden. Die nach der Resektion überschüssige Haut wird durch seitliche, einander nicht gegenüberliegende Faltenbildung nach Ausschneiden kleiner Winkel vernäht. Anlegung einer kleinen Schiene.

Zu 3. MERILL (1913) hat gleichzeitig eine Gelenkresektion und Durchschneidung der Beuge- und Strecksehnen vorgenommen. BECK (1924) empfahl eine schräge Osteotomie des Grundgliedes, Durchtrennung der Seitenbänder und der plantaren Kapsel. Auf alle diese Verfahren kann nicht weiter eingegangen werden.

Zu 4. Als radikalstes Verfahren muß die *Exartikulation* der Zehe im Grundgelenk angegeben werden. Sie bleibt oft nach anderen vergeblichen Eingriffen als letzte Maßnahme übrig.

Auch bei starken Verlagerungen der anderen Zehen, bei ausgeprägtem Hallux valgus, kann sie nötig werden, obwohl nach der Annahme mancher Chirurgen der Hallux valgus unter Umständen dadurch verschlimmert wird. Wir haben nach der Exartikulation der 2. Zehe niemals irgendwelche Störungen im Bereich des vorderen Fußgewölbes gesehen. HOHMANN warnt ausdrücklich vor der Exartikulation der 5. Zehe, da dadurch die Ansätze der Muskeln des 5. Strahles verlorengehen und daher ein Abweichen des 5. Mittelfußknochens nach außen stattfindet, wodurch die Beschwerden noch vermehrt werden. Die oft außerordentlich starke Verkrümmung der 5. Zehe soll nach HOHMANN nach demselben Grundsatz operiert werden, wie die Hammerzehe. Dasselbe gilt für die schwere Adduktionsstellung der 5. Zehe, die oft über dem Grundglied der 4. gelagert gefunden wird. Diese Zehen haben wir mehrfach, meist nach erfolglosen anderen Eingriffen, ohne nachträgliche Störungen zu beobachten, exartikuliert. HOHMANN ist auch hier für Resektion des einen proximalen Gelenkendes und, wenn das nicht genügt, fügt er eine Osteotomie hinter dem Köpfchen des 5. Metatarsus hinzu.

Es ist das Verdienst HOHMANNS, die Aufmerksamkeit der Chirurgen auf den *Hallux rigidus* oder *flexus* gelenkt zu haben. Das Hauptzeichen dieser Erkrankung ist eine Starrheit des ersten Metatarsophalangealgelenkes, die sich besonders in einer Unfähigkeit der dorsalen Beugung in diesem Gelenk bemerkbar macht. Kennzeichnend ist die oft erhebliche Knochenanschwellung im Bereiche des distalen Metatarsalköpfchens, insbesondere auf der lateralen Seite. Hier finden sich auch röntgenologisch immer Exostosen und starker Druckschmerz, der auch vom Stiefel ausgelöst wird. Der Fuß kann infolge der Beugekontraktur des Gelenkes schlecht abgewickelt werden. Es kommt daher zu einer Lockerung der Bänder und Kapsel im Interphalangealgelenk. Eine Abweichung der großen Zehe im Sinne des Hallux valgus besteht nicht. Im Anfang des Leidens kann versucht werden, es durch orthopädische Maßnahmen zu beseitigen. In fortgeschrittenem Zustand mit Knochenveränderungen genügt die Abmeißelung der Exostosen von einem Dorsalschnitt aus meist nicht. Es ist daher zweckmäßig, die Halb- oder Zweidrittelresektion (s. Hallux valgus S. 335) auch bei diesem Leiden vorzunehmen.

d) Die Eingriffe bei den Pseudarthrosen.

Die örtliche Ursache vieler Pseudarthrosen liegt klar zutage, besonders bei Fällen mit starken Verlusten von Knochen und Periost nach lang dauernden Eiterungen. Mangelhafte Reposition, starke Dislokation, Interposition von lebensfähigen Weichteilen sind als Ursache anzusehen. Es gibt aber auch Fälle, in denen trotz einer oder mehrerer der genannten Ursachen eine regelrechte, wenn auch häufig etwas verzögerte Heilung eintritt. Ebenso werden immer wieder Fälle beobachtet, in denen trotz des Fehlens der genannten Ursachen ein Knochenbruch nicht zur knöchernen Heilung kommt. Wenn nicht gerade eine der bekannten, allgemeinen Störungen in Frage kommt, so müssen wir für diese Fälle häufig die Erklärung für die Pseudarthrosenbildung schuldig bleiben. Es stehen sich heute in der Frage der Entstehung der Pseudarthrose hauptsächlich die Ansichten von BIER und LEXER schroff gegenüber. Während BIER annimmt, daß die zur Bruchheilung notwendigen, hormonalen Reize, die durch das Nervensystem reguliert werden, in solchen Fällen ungünstig beeinflußt sind, glaubt LEXER, daß die Ursache in einer mangelhaften Funktion der Knochenbildner begründet ist. Diese werden hauptsächlich beeinflußt durch die Bruchhyperämie, die den Wachstumsreiz, der beim Erwachsenen zum Stillstand gekommen ist, zu neuer Tätigkeit anfacht. Nach LEXER spielen auch noch mechanische Gesichtspunkte eine Rolle, eine Ansicht, die von BIER bekämpft wird. Auf Einzelheiten kann hier nicht eingegangen werden. Für die *Behandlung* sind diese Streitfragen nur in gewisser Beziehung von Bedeutung. Es handelt sich vor allen Dingen um die Frage der Bedeutung des Blutergusses und der Festlegung der Bruchstücke. Letztere ist nach BIER ohne Bedeutung. Während wir bei den sog. Defekt- und Interpositionspseudarthrosen die Ursache ihrer Entstehung zu kennen glauben bleibt für die sog. „einfachen Pseudarthrosen", bei denen scheinbar alle Gegebenheiten für eine regelrechte Bruchheilung vorhanden sind, nur die Annahme einer *erlahmten* oder aus uns unbekannten Gründen ausgebliebenen Callusbildung übrig (s. KLEINSCHMIDT). Die *Behandlung der Pseudarthrose* hat schon den alten Chirurgen viel Kopfzerbrechen gemacht. Die ersten Verfahren, die bekannt geworden sind, sind die *mechanische Reizung* der Fragmente durch Reiben der Bruchenden gegeneinander (CELSUS),

Gegeneinanderstauchen der Fragmente, Heilgehen (WHITE 1770, SMITH 1848), die subcutane Zerreißung des Zwischengewebes (GURLT, BRUNS), das Bearbeiten mit dem Hammer (THOMAS, HELFERICH 1888), die subcutane Perforation (BRAINARD), durch das Eintreiben von Elfenbeinstäbchen (DIEFFENBACH), Knochenstäbchen (SENN), Metallstiften (NUSSBAUM, REYHER) und ähnliches. Gleichzeitig mit der Reizung hat BRUNS mit einer Klammer, die in die Bruchenden eingetrieben wurde, eine gewisse Feststellung erstrebt, was LANGENBECK durch eine mit einer äußeren Schiene verbundenen Schraube zu erreichen versuchte. Im Zeitalter der *Antiseptik* beginnen die offenen operativen Eingriffe, Resektion der Enden (WHITE 1760), unter querer, schräger, treppenförmiger Anfrischung (v. VOLKMANN), Bolzung des einen Bruchstückes in das andere (ROUX), Bolzung nach Resektion der Pseudarthrosenschwiele mit Holz, Elfenbein (HEINE, v. VOLKMANN, BRUNS, BARDENHEUER, SOCIN, GLUCK), Bolzung mit Galalit, Metall (GIORDANO), Magnesium, Horn (RIEDEL), Leichenknochen (ALBEE), autoplastischem Knochenmaterial (Fibula, HAHN), Beckenrand (CODIVILLA), Tibia (LEXER), Spina scapulae (BARDENHEUER 1896, PAYR). Die ersten Periostknochenplastiken wurden nach WOLFFS Experimenten von NUSSBAUM (1875) ausgeführt, später von BRAUN und HELFERICH. Sie verwendeten gestielte Periostknochenlappen. Periostlappenplastiken, wie sie zuerst von NÉLATON und JORDAN empfohlen worden waren, führten meist nicht zur Knochenbildung. Mit gutem Erfolg wurden Haut-Periostknochenlappen von WOLFF, W. MÜLLER, FRANZ KÖNIG, REICHEL, v. EISELSBERG verwendet. Auch von der anderen Extremität wurden gestielte Haut-Periostknochenlappen zur Überbrückung von Pseudarthrosen verlagert. In ein neues Stadium ist die Pseudarthrosenbehandlung getreten mit der Einführung der freien Transplantation, und zwar wurde nach dem Verfahren der Hetero-, Homoio- und Autotransplantation operiert. *Die ersten Homoiotransplantationen* stammen von MACEWEN (1881), VOLKMANN (1883). Die erste *Heterotransplantation* wurde von PERCY, dann von PATTERSON (1878), TILLMANNS, MÜLLER vorgenommen. Die *Autotransplantation*, die als das wichtigste und erfolgreichste Verfahren anzusehen ist, beginnt mit den Arbeiten von LEXER und CODIVILLA und ist besonders durch die Forschungsarbeit OLLIERS, BARTHS, LEXERS, AXHAUSENS u. a. theoretisch aufs beste begründet. Praktisch war die Methode schon 1890 durch SCHEDE und 1894 durch v. BRAMANN erprobt und hatte besonders bei letzterem zu vollem Erfolg geführt. Unter dem Eindruck der Arbeiten LEXERS und AXHAUSENS ist man fast ausschließlich zum Verfahren der Autotransplantation übergegangen.

Da, wie gesagt, die Transplantation mancherlei störenden Einflüssen unterliegt, so ist der Wunsch nach einem anderen Verfahren der Pseudarthrosenbehandlung gerechtfertigt. So hat KIRSCHNER (1923) gleichzeitig mit dem Vorschlag zur Behandlung schwerer, rachitischer Verkrümmungen durch *Aufsplitterung der Bruchstücke* ein solches Vorgehen auch bei der Behandlung der Pseudarthrosen empfohlen (s. S. 323). Ein von uns nach dieser Methode behandelter Fall ist zur festen, knöchernen Heilung an der Pseudarthrosenstelle gekommen (Abb. 228).

BECK hat 1929 sein Verfahren angegeben, bei dem nach Rasieren und Desinfizieren der Haut an der Pseudarthrosestelle mit einem einfachen Bohrer von 2 mm Stärke von einem oder mehreren Einstichpunkten Bohrlöcher angelegt werden. Von einem Einstichpunkt kann man durch Verschiebung der Haut mehrere Bohrlöcher anlegen, die schräg durch die beiden Bruchenden hindurchgehen, und besonders die Markhöhlen eröffnen und miteinander in Verbindung setzen sollen. Je nach Ausdehnung der Pseudarthrose werden 10—20 Bohrlöcher angelegt. Um die Pseudarthrosestelle sicher kenntlich zu machen, legt man bei der Durchleuchtung unter einigem Zug einen Draht darum herum. Vor dem Bohren kann man ihn abnehmen, da der Eindruck längere Zeit bestehen bleibt. Das Bohrmehl soll in den Bohrkanälen bleiben. Man kann den Eingriff nach 4—6 Wochen (wenn nötig) wiederholen. Die Funktion der Extremität soll bald wieder aufgenommen werden.

Die Eingriffe bei den Pseudarthrosen. 341

In neuester Zeit ist die *Marknagelung* (s. S. 310) in sehr ernsten Wettstreit mit den bisherigen Behandlungsmethoden der Pseudarthrose getreten (KÜNTSCHER, EHALT, WAGNER, K. H. BAUER, CELLARIUS). Sie hat augenscheinlich die Aussicht unter den Verfahren bei geeigneten Fällen, d. h. bei Pseudarthrosen an geeigneter Stelle, also etwa in der Mitte der Diaphyse, die erfolgversprechendste Methode zu werden. Eine besondere Technik ist dazu nicht nötig. Die Einführung des Nagels erfolgt nach Freilegung der Pseudarthrose, Eröffnung der beiderseitigen Markhöhlen und Entfernung des Pseudarthrosebindegewebes von der Bruchstelle aus, z. B. bei der Pseudarthrose des Oberschenkels wird das Führungsinstrument von der Bruchstelle durch den Trochanter durchgestoßen

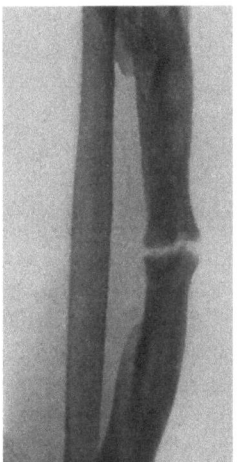
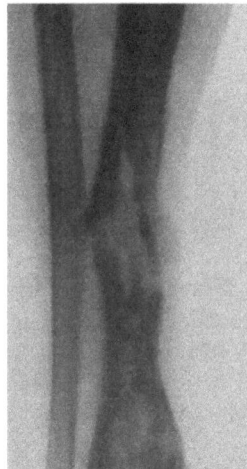
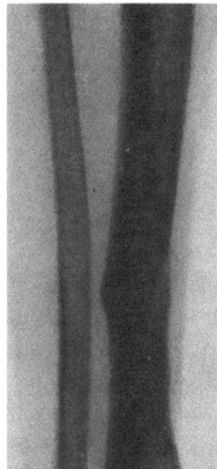

Abb. 228. Knochenaufsplitterung nach KIRSCHNER bei Pseudarthrose der Tibia. (Eigene Beobachtung.)

und von hier aus der Nagel eingeführt. Dann wird er, wenn nötig am Extensionstisch, in das andere Bruchstück weitergeleitet.

Ob eine Resektion, ein gestielter Periostknochenlappen, ein Haut-Periostknochenlappen, eine freie Transplantation oder die Marknagelung zur Anwendung kommen soll, ist für die Freilegung der Pseudarthrosenstelle gleichgültig. Man verwendet zur Freilegung am besten einen Bogenschnitt, der evtl. zum Lappenschnitt vervollständigt werden kann, bei dessen Anlage man aber darauf achten muß, daß der Lappen gut ernährt bleibt, d. h. daß er eine breite Basis hat. Diese Forderung ist nicht immer leicht zu erfüllen, da die Haut häufig verdünnt und narbig ist, wenn, wie so häufig, eine ausgedehnte Weichteilverletzung vorausgegangen ist oder schon vorher Operationen stattgefunden haben. Die übrigen Weichteile werden nach Möglichkeit geschont. *Man soll sich auch davor hüten, den Periostmantel von den übrigen Weichteilen abzulösen,* vielmehr unmittelbar auf den Knochen einschneiden und die Weichteile im Zusammenhang mit dem Periost vom Knochen ablösen, wobei auch das Periost, soweit es möglich ist, geschont werden muß. LEXER hat besonders immer darauf aufmerksam gemacht, daß das Periost in erster Linie von den Weichteilen seine Gefäßversorgung erhält. Die Pseudarthrosenstelle muß ausgiebig freigelegt werden, das Zwischengewebe zwischen den Bruchenden muß so vollständig wie möglich entfernt werden, da es als bindegewebige, gefäßarme Narbe der Knochenneubildung unüberwindlichen Widerstand entgegensetzt. Die Bruchenden müssen an ihren Endabschnitten, an denen die Markhöhle durch Knochen verschlossen ist, so weit entfernt werden, bis man gesundes Knochengewebe antrifft. Es muß gefordert werden, jederseits die Markhöhle

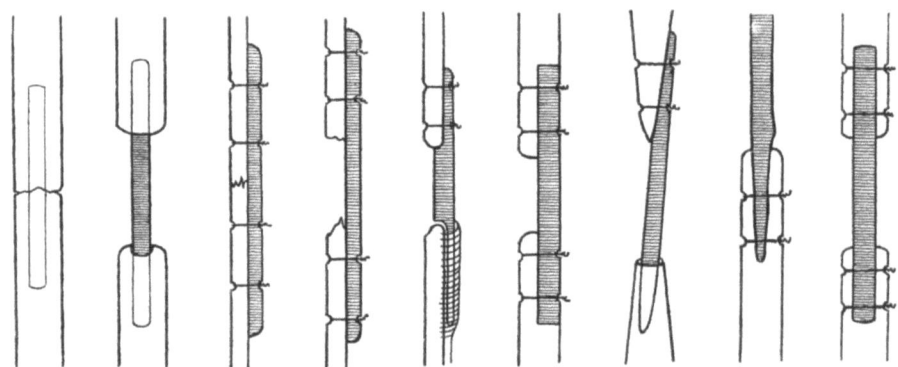

Abb. 229. Die verschiedenen Möglichkeiten, ein Knochentransplantat in Knochenlücken und Pseudarthrosen einzufügen. (Nach LEXER.)

zu eröffnen. Erst wenn die Bruchenden genügend vorbereitet sind, darf man sich zur Transplantation entschließen und braucht erst sich jetzt Rechenschaft darüber abzulegen, welches Verfahren als das zweckmäßigste Anwendung finden soll. Wie schon gesagt, wird heute aus den obengenannten Gründen die Transplantation autoplastischen Materials bevorzugt.

Die Erfolge sind weder bei der einfachen Resektion mit Wiedervereinigung der Enden durch Naht oder Drahtumschlingung, noch bei Knochenplastik mit einem gestielten Periostknochenlappen besser als bei der freien Transplantation. Im Gegenteil, die beiden ersten Verfahren haben ihre großen Schattenseiten. Bei der Resektion mit Wiedervereinigung ist eine unvermeidliche Verkürzung die Folge, während bei einer Plastik, besonders wenn der Knochen von der anderen Extremität genommen werden muß, der Eingriff oft schwieriger und die Einhaltung der Asepsis unsicher ist.

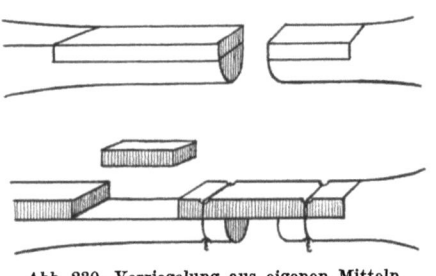

Abb. 230. Verriegelung aus eigenen Mitteln der Stümpfe. (Nach LEXER.)

Auch erfordert die Plastik Nachoperationen zur Durchtrennung des Stieles. Von den Verfahren der freien Transplantation sind zweifellos die am besten, die eine möglichst sichere Verbindung des Transplantats mit dem Knochenbett herbeiführen (Abb. 229 und 230 zeigen die verschiedenen Möglichkeiten nach dem Schema von LEXER). Unter diesen Verfahren sind die einseitige und die doppelseitige *Bolzung* zu nennen. Als Bolzen wird bei Röhrenknochen entweder die Fibula oder ein zurechtgeschnittenes Tibiastück am meisten empfohlen. Man kann auch ein Stück aus demselben Knochen entnehmen, wenn der Knochen nicht belastet wird, z. B. an der Clavicula (s. S. 301). Bei der einseitigen Bolzung wird der Bolzen in die Markhöhle

Die Eingriffe bei den Pseudarthrosen. 343

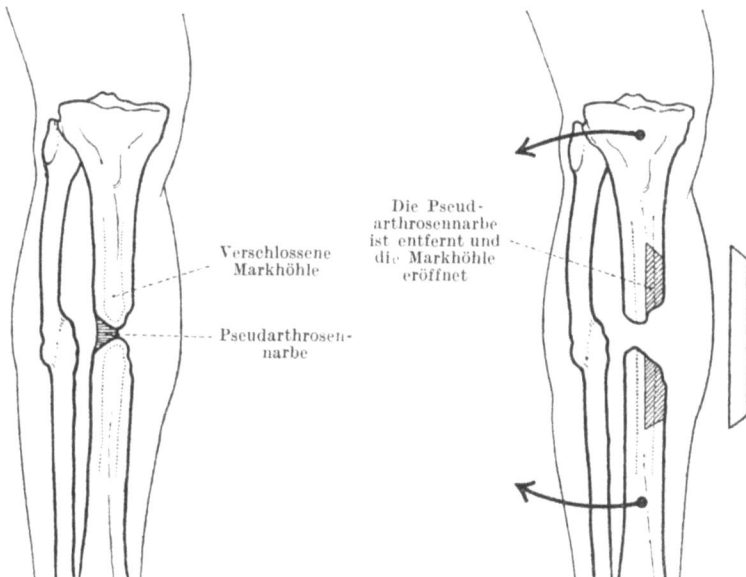

Abb. 231. Das Einlegen eines Knochentransplantates nach BRUN bei Tibiapseudarthrose.
1. Ausgebildete Pseudarthrose der Tibia mit bindegewebiger Narbe und verschlossenen Markhöhlen. Die Fibula ist knöchern geheilt.

Abb. 232. Das Einlegen eines Knochentransplantates nach BRUN bei Tibiapseudarthrose.
2. Die Tibia ist zur Einfalzung eines Knochenspanes nach BRUN vorbereitet. Die beiden Markhöhlen sind dabei eröffnet. Die federnde Wirkung der erhaltenen Fibula ermöglicht das Einlegen und bewirkt dann das Festhalten des eingelegten Spanes.

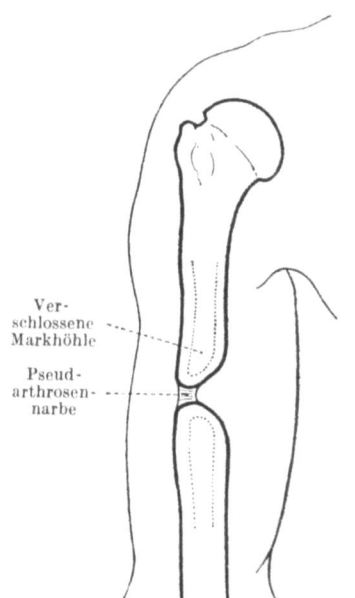
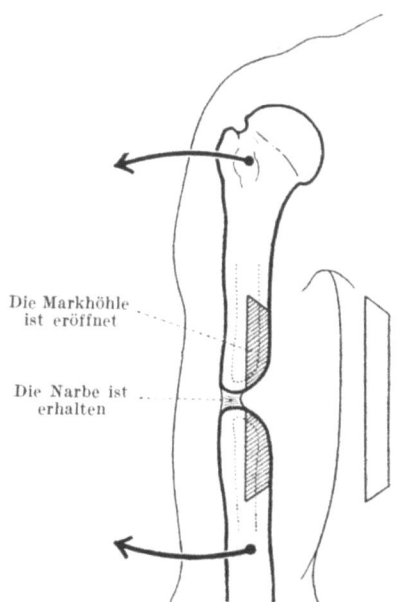

Abb. 233. Das Einlegen eines Knochentransplantates bei Humeruspseudarthrose nach BRUN.
1. Ausgebildete Humeruspseudarthrose mit bindegewebiger Narbe und verschlossenen Markhöhlen.

Abb. 234. Das Einlegen eines Knochentransplantates bei Humeruspseudarthrose nach BRUN.
2. Der Humerus ist zum Einfalzen des Spanes vorbereitet. Die federnde Kraft liefert hier die erhaltene bindegewebige Narbe.

Kleinschmidt, Operative Chirurgie, 3. Aufl.   22b

des einen Fragments getrieben, während er an das andere Fragment angelagert und durch Drahtumschlingung befestigt wird. Die doppelseitige Bolzung wird so ausgeführt, daß beide Enden des Bolzens in die entsprechenden Markhöhlen beider Bruchstücke versenkt werden. Gelingt es, die beiden Bruchenden genügend beweglich zu machen und bis zu einem gewissen Grade gegeneinander abzuknicken, so läßt sich der in die eine Markhöhle eingeführte Bolzen meist

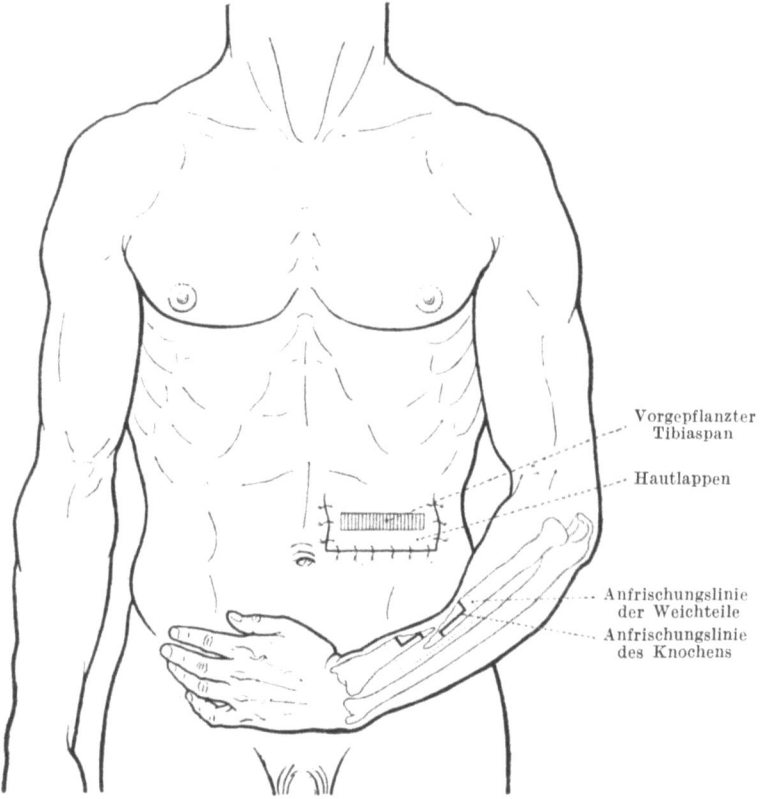

Abb. 235. Schematische Darstellung einer Knochenvorpflanzung zur Beseitigung einer Radiuspseudarthrose mit starker Verkrümmung und gleichzeitigem Weichteildefekt. 1. Unter einen Bauchhautlappen ist ein Tibiaspan eingepflanzt. Am Arm ist die erst in der zweiten Sitzung vorzunehmende Anfrischung der Haut und übrigen Weichteile (gepunktete Linie) und des Radius (ausgezogene schwarze Linie) angedeutet.

ohne besondere Schwierigkeiten auch in die andere Markhöhle einführen. Gelingt das nicht, so soll man nicht durch Abtragen des Knochenrandes das Einführen ermöglichen, da der Bolzen den nötigen Halt verlieren würde. Andere Möglichkeiten zur Einführung des Bolzens in solchen Fällen sind auf S. 302 (Abb. 198—200) zusammengestellt. Die Bolzung hat den Nachteil, daß die knochenbildende Kraft des Markcallus hintangehalten wird und daß der Bolzen zwar in dem einen Fragment fest eingekeilt, in dem anderen aber nicht genügend befestigt werden kann. Deshalb ziehen wir im allgemeinen die *Schienung des Knochens durch Autotransplantate* vor. Die Bruchstücke werden beiderseits mit Meißel und Hammer so vorgerichtet, daß ein möglichst glattes, mit der Markhöhle in Verbindung stehendes Lager für die Schiene zustande kommt. Die Befestigung dieser Schiene kann auf verschiedene Weise erfolgen.

Der an sich ausgezeichnete Gedanke BRUNS, das Transplantat durch *Falzbildung* zu befestigen, hat sich in der Praxis nur dann bewährt, wenn eine genügende federnde Kraft die beiden Fragmente gegeneinander hält. Solche Verhältnisse finden wir besonders an zweiknochigen Abschnitten (Abb. 231) und bei sehr straffer Pseudarthrose (Abb. 233). Es ist schon von LEXER darauf hingewiesen worden, daß im letzteren Fall das zurückgelassene Pseudarthrosen-

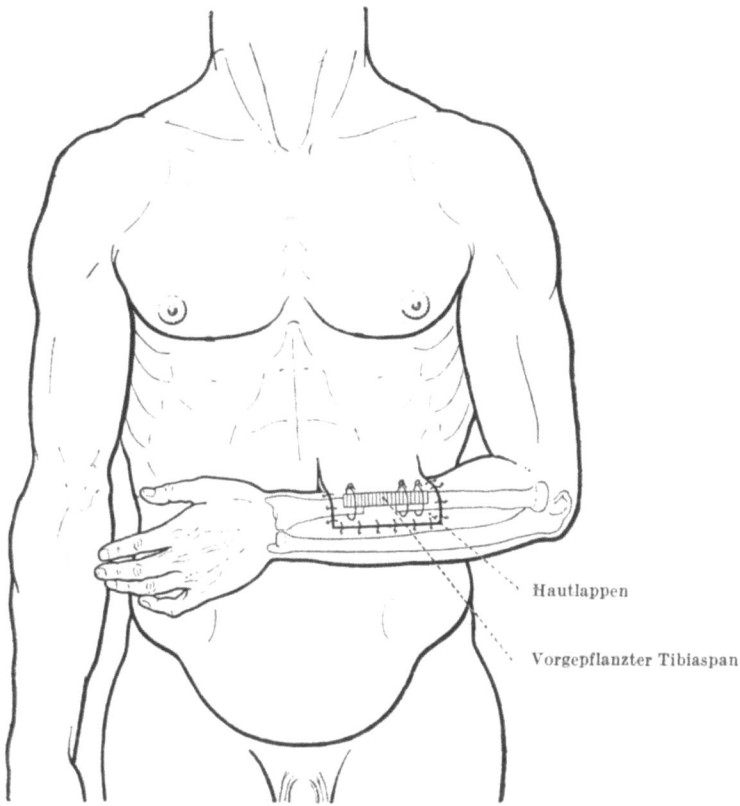

Abb. 236. Schematische Darstellung einer Knochenvorpflanzung. 2. Der Hautlappen ist mit dem vorgepflanzten Knochen nach 6 Wochen in die angefrischte Lücke eingefügt. Der Tibiaspan ist durch Umschlingung an den beiden Radiusenden befestigt. Der Hautlappen deckt die Weichteillücke.

zwischengewebe unter Umständen eine störende Wirkung ausübt, so daß die beiden Bruchstücke nicht unter sich in Verbindung treten können. Es müssen wenigstens beiderseits, trotz Erhaltung eines Teiles des Bindegewebes, die Markhöhlen eröffnet werden (Abb. 234). Gelingt das nicht mit Sicherheit, so ist es am besten, das Transplantat in das wohlvorbereitete Lager, d. h. nach Resektion der eigentlichen Pseudarthrose einzulegen und es durch *Drahtumschlingung*, am besten an jedem Fragment durch zwei Drähte, zu befestigen (Abb. 229). Zur Verhütung von Längsverschiebung des Transplantates kann man, wie das LEXER empfohlen hat, an den Stellen der Drahtumschlingung Rillen in die Bruchenden und das Transplantat einschneiden. Ist das Periost über der Pseudarthrose vollkommen erhalten, so kann man sich mit einem periostlosen Transplantat begnügen. In der Mehrzahl der Fälle ist es aber durch Narbengewebe ersetzt oder hat wenigstens seine osteoplastische Kraft eingebüßt und es ist deshalb zweckmäßiger, das eben so leicht zu gewinnende, mit Periost bekleidete Transplantat zu verwenden. Sehr wesentlich ist es, daß nach Einlagerung und Befestigung des Transplantates keine Höhlen und Lücken in der Umgebung zurückbleiben, in denen sich Blut ansammeln könnte. Dadurch kann ein rechtzeitiger Anschluß der Weichteile an das Transplantat, der immer zu erstreben ist, verzögert werden. Es muß daher beim Schluß der Weichteile Wert darauf gelegt werden, daß sie sich möglichst ohne Lücken um das Transplantat schließen. Leider macht gerade dieser Teil der Operation oft große Schwierigkeiten, wenn es sich um vorausgegangene, schwere Weichteilverletzungen handelt. Der bogenförmige Hautschnitt wird restlos vernäht. Eine ausgiebige und gewissenhafte Blutstillung muß dem Schluß der Weichteilwunde vorausgegangen sein.

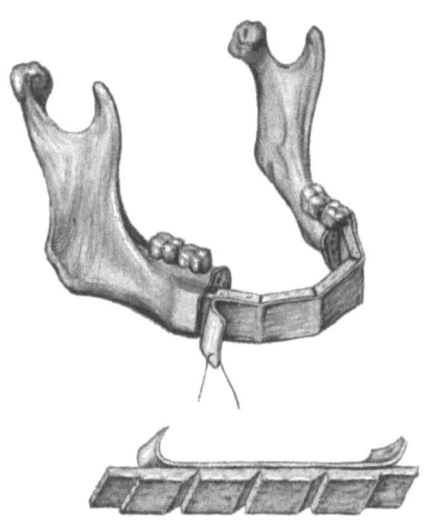

Abb. 237. Knochentransplantation nach LEXER. Der eingefalzte mit Periost versehene Span wird subperiostal gelagert.

Bei Defektpseudarthrosen am Kiefer (s. S.718), aber auch an anderen Knochen, kann man sich sehr gut des Verfahrens der *Knochenvorpflanzung* (HELLER, PAYR, JOSEPH, LIMBERG, AXHAUSEN) bedienen. Das gilt besonders für Fälle, bei denen auch die Haut ersetzt werden muß. Anstatt die äußere Haut zu ersetzen und dann später den Knochenspan frei zu transplantieren, pflanzt man den Knochen unter die Bauchhaut (Abb. 235). Nach Einheilung, d. h. nach 4—6 Wochen, wird die Haut in Form eines gestielten Lappens in den angefrischten Hautdefekt eingepflanzt (Abb. 236). Der eingeheilte Knochenspan wird entsprechend zugerichtet, in die angefrischte Knochenlücke eingepflanzt und gut mit Draht befestigt. Knochen und Haut heilen nach unseren Erfahrungen glatt ein.

Zur *Entnahme des Transplantates* bevorzugen wir, wie BIER und LEXER, die vordere Tibiakante. Aus ihr lassen sich Transplantate von 20—30 cm Länge mit Periost gewinnen. Zur Überbrückung von bogenförmigen Lücken (z. B. am Kiefer) kann man Stücke vom Beckenkamm oder auch Rippenstücke wählen. Man entnimmt das Transplantat erst nach völliger Vorbereitung des Wundbettes und immer etwas größer als es für die Lücke benötigt wird (s. S. 117). Je nachdem man es einfach anlagert oder einfalzt, wird es passend zurechtgeschnitten, wobei man sich wieder der Kreissäge bedienen kann. In manchen Fällen ist es vorteilhaft, ein zu lang geschnittenes Transplantat nicht zu verkürzen, sondern es auf der einen oder anderen Seite unter das Periost zu schieben, wie das LEXER besonders für die Transplantation am Unterkiefer empfohlen hat (Abb. 237). Soll das Transplantat nicht nach BRUN in einem Falz befestigt werden (Abb. 232), so bedient man sich der Drahtumschlingung s. S. 345). Das Glied wird dann zunächst durch Schiene oder Gipsverband ruhig gestellt. Die gefährlichste Zeit für die Einheilung tritt meist erst nach einigen Wochen ein.

Erst nach dem Verschwinden der Bruchhyperämie, 10—12 Wochen nach dem Eingriff, hört die osteoplastische Kraft auf (LEXER) und in dieser Zeit kommt es am leichtesten zu Schädigungen des Transplantates, da es jetzt meist stark abgebaut erscheint. In diesen Wochen ist also besonders darauf Rücksicht zu nehmen, daß keine Gewalteinwirkungen von außen oder durch Bewegungen einsetzen, während die Knochenneubildung in den ersten Wochen bei starker Befestigung des Transplantates mit Vorsicht durch Bäder-, Heißluft- und Massagebehandlung angeregt werden kann.

Erst nachdem der Eingriff an der Pseudarthrosenstelle vollkommen abgeschlossen ist, wird die Wunde an der Entnahmestelle durch einfache Hautnaht versorgt. Das hat den Vorteil, daß inzwischen die Blutung vollständig zum Stehen gekommen ist. Ein leichter Druckverband genügt. Ist das Transplantat der Tibia entnommen, so muß der Kranke mindestens 4—5 Wochen das Bett hüten. Es entwickelt sich, wie das schon BIER hervorgehoben hat und wie wir das in vielen Fällen selbst nachprüfen konnten, ein so vollkommenes Regenerat an dieser Stelle, daß wir in der Lage waren, aus derselben Tibia dreimal hintereinander Transplantate zu entnehmen. Auch die freie Transplantation führt nicht in jedem Falle zum Ziele, selbst dann, wenn keine Störung des Wundverlaufs eintritt. In manchen Fällen entwickelt sich während der Ruhigstellung eine neue Pseudarthrose an der alten Stelle im Transplantat, die häufig aus einer Fraktur des Transplantates hervorgeht. Von BIER wird angenommen, daß die Neigung zur falschen Gelenkbildung an der Pseudarthrosenstelle haftet. In anderen Fällen heilt das Transplantat auf der einen Seite fest ein, auf der anderen Seite findet es keinen Anschluß, in wieder anderen Fällen tritt eine Störung der Wundheilung und eine vollständige oder teilweise Nekrose und Abstoßung des Transplantates ein.

e) Die Knochentransplantation (s. S. 116).
f) Die Amputationen.
(PAYR, ZUR VERTH, KIRSCHNER.)

α) Die allgemeine Technik.

Unter *Amputation* versteht man die Absetzung eines Organabschnittes aus seinem Zusammenhang, d. h. an einer Stelle der Wahl, die durch die Ausdehnung der Verletzung oder Erkrankung bestimmt wird. Im Gegensatz dazu spricht man von *Exartikulation* bei Entfernung eines Gliedabschnittes im Bereich einer Gelenkverbindung.

Die Geschichte der Amputationen der Gliedmaßen geht Hand in Hand mit der Geschichte des Brandes der Extremitäten. Von CELSUS bis weit in das Mittelalter hinein wurden Amputationen so gut wie ausschließlich wegen des Brandes ausgeführt. Und zwar begnügte man sich meist damit, die Absetzung der Glieder an der Demarkationslinie vorzunehmen. Die Amputation bestand daher eigentlich nur in der Absägung des Knochens. Dabei war die Blutungsgefahr, die man sich vor der Kenntnis des Kreislaufes nicht richtig erklären konnte und die, nachdem die Kenntnis durch HARVEYS (1578—1628—1657) Entdeckung erworben war, nicht oder nicht sicher ausgeschaltet werden konnte, nicht groß. Es wird zwar schon sehr früh über Konstriktion der Gliedmaßen durch Bänder berichtet, aber sie scheint doch so unvollkommen gewesen zu sein, daß die Amputationen im Gesunden zu den blutigsten Operationen gehörten. Obwohl es nach den Forschungen GURLTS nicht richtig ist, daß man die Arterienunterbindung im Mittelalter nicht geübt hätte, so ist man mit der Blutstillung durch Gefäßunterbindung bei Amputationen doch tatsächlich sehr zurückhaltend gewesen und AMBROISE PARÉ, der 1552 dieses Verfahren bei Amputationen empfohlen und geübt hat, hat nicht nur wenige Nachahmer gefunden, sondern ist sogar deswegen sehr heftig angegriffen worden. Man erklärte die Blutstillung mit dem Glüheisen oder durch Verätzung, die bis dahin hauptsächlich ausgeführt wurde, für besser und ganze Schulen haben sogar die Durchtrennung der Weichteile mit glühenden Messern ausgeführt. Soweit die Amputation bei Brand der Glieder in der Demarkationszone in Betracht kam, genügte die Verätzung und Verschorfung ja auch. PARÉ benutzte ziemlich grobe Zangen, mit denen die Gefäße gefaßt und so lange komprimiert wurden, bis sie unterbunden waren. Als Unterbindungsmaterial diente Seide oder Leinenzwirn. Da die Lehre PARÉs nicht durchdrang, blieb die Amputation im heutigen Sinne eine seltene Operation bis in die neuere Zeit. Die Gefahren eines so großen Eingriffs waren, abgesehen von der Blutung, durch die fast unvermeidliche Infektion gegeben. Außerdem war der Eingriff sehr schmerzhaft und alles, was man dagegen unternehmen konnte (schmerzstillende Tränke und Kompression der Nervenstämme) entweder gefährlich oder unzureichend. Daher konnte auch das überragende technische Geschick eines J. L. PETIT (1674—1750), PIROGOFF (1810—1881), DIEFFENBACH (1794—1874), LANGENBECK (1810—1887) u. v. a., die durch die große Schnelligkeit beim Ausführen einer Amputation die Schmerzen und Gefahren auf ein geringeres Maß zurückzudrängen vermochten, ihr nicht alle Schrecken nehmen. Dazu gehörten drei Entdeckungen, die erst in die Mitte bzw. die zweite Hälfte des 19. Jahrhunderts fallen. Es sind das die Einführung der Allgemeinnarkose (1846—1847), die Anti- und Asepsis (1867 und folgende Jahre) und die künstliche Blutleere (1873). Unter Anwendung dieser drei Hilfsmethoden hat sich die Amputationslehre zu immer größerer Vollkommenheit entwickelt, und während man früher froh war, einen Menschen nach einem solchen Eingriff überhaupt am Leben zu erhalten, konnte man nun in aller Ruhe operieren, hatte kaum Infektionen zu befürchten und konnte sich immer mehr der Beseitigung mancher Folgeerscheinungen der Operation widmen, was schließlich dazu führte, daß wir heute imstande sind, das höchste Ziel der Amputationslehre zu erreichen, nämlich in jedem Falle einen belastungsfähigen Stumpf herzustellen.

Die Ziele der Amputation und ihre Beziehungen zum Prothesenbau haben sich auf Grund der großen Erfahrungen, die in den beiden Weltkriegen und in der Nachkriegszeit gesammelt wurden, nach mancher Richtung hin verschoben. Sie sind darauf gerichtet, das Schicksal der Amputierten so zu bessern, daß sie im Berufs- und Gesellschaftsleben als möglichst vollwertig gelten können. Neben anderen hat sich ZUR VERTH in der Beziehung große Verdienste erworben (s. S. 363).

Die Amputationstechnik des Chirurgen und praktischen Arztes folgt im allgemeinen am besten den Lehren J. L. PETITS. Der von ihm angegebene, *zweizeitige oder zweizügige Zirkelschnitt* ist in allen Fällen an allen Extremitätenabschnitten anwendbar. Alle anderen Methoden, besonders die Bildung von Weichteillappen, sollen für besondere Fälle vorbehalten bleiben und nur von erfahrenen Chirurgen ausgeführt werden. Unser Bestreben muß darauf gerichtet sein, soviel wie irgend möglich von dem Glied zu erhalten. Das gilt besonders für die Not- und Kriegsamputationen, während für die endgültige Versorgung andere Gesichtspunkte berücksichtigt werden müssen (KIRSCHNER) (s. S. 362). Daher kann man gezwungen sein, von dem Verfahren des Zirkelschnittes abzuweichen, indem man, wenn z. B. auf einer Seite des Gliedes die Haut zerstört ist, die unverletzte Haut der anderen zur Deckung eines Stumpfes benutzt. Würde man in einem solchen Falle um des Grundsatzes willen einen Zirkelschnitt ausführen, so müßte man zuviel Knochen opfern und dadurch den Stumpf verkürzen. Die Bildung von Lappen erfordert viel Erfahrung. Da fast immer lange Lappen zur Stumpfbedeckung nötig sind, so muß ihre ausreichende Ernährung gewährleistet sein. Dazu gehört, daß die Haut durch die vorausgegangene Verletzung nicht gequetscht ist, daß der Lappen dick genug ist, d. h.

das ganze subcutane Fettgewebe enthält und daß seine Basis breit genug gestaltet werden kann. Die Basis soll bei längeren Lappen wenigstens dem halben Umfange des Gliedes entsprechen. Bei Not- und Kriegsamputationen ist die Bildung vorderer Lappen der seitlicher und hinterer vorzuziehen, da nur sie, der Schwere folgend, auch bei nicht primärer Heilung, sich über den Stumpf legen.

Die Höhe, in der die Amputation erfolgen soll, hat sich ebenfalls nach den gegebenen Verhältnissen zu richten. Bei Verletzungen und Geschwülsten ist die Ebene meist leicht zu bestimmen. Sie muß im Gesunden liegen. Dieser Satz gilt natürlich auch für den Gliedmaßenbrand, der ja auch heute noch neben den schweren Verletzungen das Hauptanwendungsgebiet für die Amputation darstellt. Hier ist aber die Grenze zwischen gesund und krank oft nicht so einfach festzustellen. Abgesehen von der Prüfung des Arterienpulses an den bekannten, oberflächlichen Arterien gibt es eine Reihe von Anhaltspunkten, die es erlauben, wenigstens für die Haut die Grenze ziemlich sicher festzustellen und dadurch auch Rückschlüsse auf die tiefer gelegenen Gewebe gestatten. So erfolgt die reaktive arterielle Hyperämie nach Anlegen einer ESMARCHschen Blutleere in Gangränfällen nur bis zu einer bestimmten sichtbaren, auf Vorder- oder Rückseite manchmal verschieden weit reichenden Grenze und deutet dadurch die Zone genügender Hauternährung an (MOSZCOWICZ). Dasselbe Bild kann man hervorrufen, wenn man die Hyperämie der Haut durch feuchte oder trockene Hitze (BIER) oder durch Abreiben mit Äther oder Alkohol erzeugt (SANDROCK).

Die vorläufige Blutstillung erfolgt in der Regel durch Anlegen des ESMARCHschen Schlauches. Er ist aber nicht an allen Extremitätenabschnitten anwendbar. Beim Gebrauch am Oberarm droht die Gefahr der Druckschädigung der großen Nervenstämme. Daher wird die Blutleere hier durch eine etwa 5 cm breite Gummibinde oder noch besser durch den PERTHESschen Apparat bewirkt (s. S. 26, Abb. 4). Die untere Extremität und besonders der Oberschenkel ist das Hauptanwendungsfeld für den Schlauch, aber auch am Oberschenkel gibt es Gegenzeichen für seine Anwendung. So ist er bei peripherer Arteriosklerose mit starker Intimaverkalkung (Gänsegurgelarterie) wegen der Gefahr des Wandeinbruches nicht erlaubt und durch Gummibinde oder PERTHES-Apparat zu ersetzen. Für den Oberschenkel sind auch die von SEHRT angegebenen, aus Metall bestehenden Kompressorien an Stelle des ESMARCHschen Schlauches recht zweckmäßig (Abb. 5). Dabei ist durch eine Stellschraube eine Messung des Druckgrades gut durchführbar.

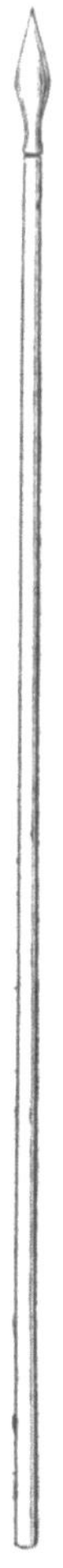

Abb. 238. TRENDELENBURGscher Spieß mit abnehmbarer Spitze. ($^1/_2$ nat. Größe.)

In Fällen, bei denen die Absetzung sehr hoch ausgeführt werden muß, kann das Anlegen des Schlauches schwer oder unmöglich sein. Am Oberschenkel muß dann der Schlauch vom Damm über die Beckenschaufel und hier gekreuzt nach der anderen Beckenseite hinübergelegt werden. Eine gute Unterpolsterung des Schlauches am Becken und Bauch ist dabei Erfordernis.

Der TRENDELENBURGsche *Spieß*, der am Oberschenkel unter den großen Gefäßen durch die Weichteile hindurchgestoßen und um dessen Enden nach Abnahme der scharfen Spitze der Schlauch in Achterschlingen gelegt wurde, um dadurch die zwischen Spieß und Oberfläche liegenden Weichteile und damit die großen Gefäße zu komprimieren, ist nicht mehr viel im Gebrauch (Abb. 238).

Von MOMBURG ist die ESMARCHsche Blutleere auch noch auf die Bauchaorta ausgedehnt worden. Ein entsprechend langer und starker Schlauch wird dabei um den Bauch oberhalb der Beckenschaufeln angelegt und durch genügend festes Anziehen die Aorta abdominalis gegen die Wirbelsäule angepreßt. Der Darm soll vorher möglichst gut entleert werden. ESMARCH hat übrigens auch schon den Schlauch zur Kompression der Bauchaorta angewendet, aber eine Pelotte für die Aorta selbst eingeschaltet. Auch für diese Form der Blutleere hat SEHRT ein Kompressorium aus Metall mit Pelotte angegeben.

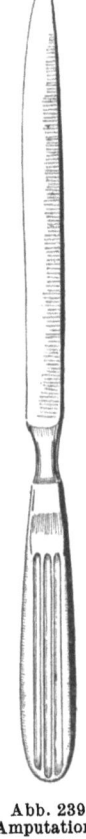

Abb. 239.
Amputationsmesser.
(¹/₄ nat. Größe.)

H. HANS hat schon vor SEHRT ein *Aortenkompressorium* empfohlen, das wie ein Hebel wirkt. An einem Besenstiel oder an einer Eisenstange werden seitlich der Mitte 2 Spindeln aus etwa 8—10 Mullbinden angewickelt. Die Mitte bleibt fast frei. Der Hebel wird auf der einen Seite des Operationstisches befestigt, auf der anderen Seite von einem Gehilfen gehalten, der ihn im Augenblick der Blutung zwischen Nabel und Symphyse auf den Bauch herunterdrückt, so daß die Mitte des Hebels auf die Wirbelsäule zu liegen kommt. Durch die beiden seitlichen Verbandmullspindeln wird ein seitliches Ausweichen der Aorta vor der Wirbelsäule verhindert. Steht die Blutung, so hebt der Gehilfe den Druck sofort auf. So kann die Gefahr einer längeren Kompression und die Schädigung der Bauchorgane auf ein Mindestmaß eingeschränkt werden. HANS hat dieses Kompressorium auch so eingerichtet, daß es an den Beinstützen bei der *Steinschnittlage* eingehängt werden kann. Hier dient es gleichzeitig dazu, den Kranken am Zurückrutschen zu hindern und bei Blutungsgefahr als Aortenkompressorium.

Die Technik der Anlegung des Schlauches an den Extremitäten ist auf S. 26 beschrieben. Wichtig ist, daß mit der ersten Umschlingung sofort der arterielle Zufluß unterbrochen wird und beim weiteren Umschlingen, bis der Haken in den Ring eingehängt ist, auch unterbrochen bleibt, da sonst statt der Blutleere eine Stauung entsteht.

Der Schlauch darf nicht länger als $1^{1}/_{2}$—2 Stunden liegen, da sonst eine dauernde Schädigung der Blutversorgung die Folge sein könnte. Eine längere Blutleere kommt ja auch bei Amputationen nicht in Frage. Sie kann aber nötig werden, wenn die Verletzung einer großen Schlagader nicht sofort versorgt werden kann und ein längerer Transport dazu nötig ist. Die Anlegung des Schlauches ist aber dann nur bei einer *sicheren* Schlagaderverletzung erlaubt. Der Schlauch soll dann zentral, aber möglichst nahe an der Verletzungsstelle, also auch gegebenenfalls am Unterschenkel und Unterarm angelegt werden (FRANZ). Bei allen anderen Verletzungen genügt ein Druckverband. Nur so können die Verletzten vor Schaden bewahrt werden.

Abgesehen von den drohenden schweren örtlichen Ernährungsstörungen sind aber nach länger durchgeführter Blutleere auch Allgemeinstörungen im Sinne eines schweren, oft sogar tödlichen Kreislaufkollapses beobachtet worden, und zwar erst nach der Lösung des Schlauches. Im Tierexperiment haben

SCHWIEGK und SCHÖTTLER diese Erscheinungen geprüft und festgestellt, daß es nach längerer Sauerstoffabsperrung zu schweren Kreislaufschädigungen kommt, die einen erheblichen Plasmaaustritt in das Gewebe zur Folge haben. Das Plasma wird in großer Menge dem kreisenden Blut entzogen und dadurch tritt der Kollaps ein. Je länger die Abschnürung gedauert hat und je schlechter der augenblickliche Allgemeinzustand ist, desto schwerer der Kollaps. Wahrscheinlich kommt als weitere Ursache für die nach Lösung des Schlauches eintretenden Erscheinungen auch noch die Resorption von Eiweißzerfallsstoffen bei schweren Verletzungen in Frage. Daher hat GOHRBANDT vorgeschlagen, mit der Amputation gleichzeitig die Beseitigung dieser Gifte zu erreichen, d. h. ohne Abnahme des Schlauches oberhalb davon zu amputieren. Auch E. MÜLLER hat diesen Standpunkt vertreten. Nach jeder Amputation muß auf das Eintreten eines Kollapses geachtet werden. Ist ein Kollaps eingetreten, so kann er nur durch Transfusionen (Blut, Serum, Periston, mindestens 1000 ccm) bekämpft werden (SCHWIEGK).

Auch die früher geübte öftere Abnahme des Schlauches auf längeren Transporten führt aus denselben Gründen zum Kollaps und ist daher zu unterlassen.

Die Abnahme des Schlauches erfolgt nach endgültiger Blutstillung, die natürlich auch alle sichtbaren Muskeläste zu berücksichtigen hat. Der geübte Operateur, der seiner Blutstillung sicher ist, kann die Abnahme des Schlauches auch erst nach Anlegung des Verbandes, der als leichter Druckverband wirken soll, vornehmen, da dadurch zweifellos in stärkerem Maße blutsparend vorgegangen wird.

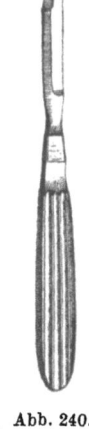

Abb. 240. Zweischneidiges Messer zur Durchtrennung der Zwischenknochenmuskulatur. (¹/₂ nat. Größe.)

Zur Ausführung der regelrechten Amputation gehören außer dem Operateur 2—3 Assistenten. Einer muß den abfallenden Teil halten, während der andere die eigentliche Assistenz besorgt. Bei Amputationen des Oberschenkels soll ein Assistent, bevor der erste Zirkelschnitt angelegt wird, die Haut möglichst weit *körperwärts* ziehen, indem er mit beiden Händen die Extremität umfaßt. Bei Amputationen des Unterschenkels und der oberen Gliedmaße besorgte das der Operateur selbst mit seiner freien Hand. Diese Maßnahme dient dazu, möglichst viel Haut zu sparen und den Hautschlauch länger als den übrigen Weichteilstumpf gestalten zu können. Der Operateur steht so zu seiten der Glieder, daß er das Operationsgebiet gerade vor sich hat und daß der wegfallende Teil zu seiner Rechten liegt (das gilt natürlich nur für Rechtshänder). Nur in seltenen Fällen soll davon abgewichen werden. Der abfallende Teil und der übrige Körper des Patienten einschließlich des Blutleerschlauches sind mit sterilen Tüchern abgedeckt, so daß nur eine etwa 20 cm breite Zone des Operationsfeldes frei ist. Bestehen Schmerzen in der Extremität, so soll das Waschen der Haut erst nach Eintreten völliger Schmerzbetäubung ausgeführt werden. Die Schmerzbetäubung wird entweder durch Allgemeinnarkose oder besser durch Lumbalanästhesie an der unteren oder durch Plexusanästhesie an der oberen Extremität durchgeführt. Auch die intravenösen Kurznarkosen sind gut zu gebrauchen (S. 54). Die ESMARCHsche Blutleere wird immer erst nach eingetretener Schmerzbetäubung angelegt, da das feste Anziehen des Schlauches unter Umständen starke Schmerzen verursachen kann.

Die folgende Darstellung der Ausführung einer regelrechten Amputation mit Zirkelschnitt braucht natürlich nicht in allen Einzelheiten eingehalten zu werden. Aber man betrachte diese Vorschriften, die sich hundertfältig, auch beim nicht Geübten, bewährt haben, nicht als Pedanterie. Je mehr man sich an ein bestimmtes Vorgehen hält, desto sicherer wird man Fehler vermeiden und desto schneller kann man arbeiten. Beherrscht man ein Verfahren vollkommen, so kann man auch in Einzelheiten davon abgehen, wenn man es für zweckmäßig oder nötig hält.

Der Operateur faßt mit der freien Hand das Glied oberhalb der Amputationsstelle und steht locker und elastisch, das eine Bein vorgesetzt. Der Messergriff wird mit der ganzen Faust fest gefaßt. Die Klinge soll etwa 25 cm lang sein (Abb. 239). Die Führung des Messers soll ohne jeden Druck geschehen, aber mit energischen Zügen. Die Reihenfolge der Züge ist durch Erfahrung festgelegt und soll immer eingehalten werden.

Der erste Zug des Zirkelschnittes dient dazu, die Haut und das subcutane Fett zu durchtrennen. Der zweite durchtrennt alle übrigen Weichteile, die um den Knochen liegen. Bei Extremitätenabschnitten mit zwei Knochen sind noch besonders die Weichteile zwischen den beiden Knochen zu durchschneiden.

Zunächst setzt der Operateur die Spitze des Messers mit der gegen sich gerichteten Schneide auf die Haut der von ihm abgekehrten Seite des Gliedes auf (Abb. 241, 1). Dann führt er es unter Aufwärtsbewegung der Hand mit der Spitze gegen sich und durchschneidet dabei die Haut bis etwa zur Mitte der oberen Fläche der Extremität (Abb. 241, 2). Nun wird das Messer in derselben Schnittwunde zurückgeführt, ohne es herauszuziehen, und um die Extremität herum und schließlich waagerecht an der Unterfläche herausgezogen (Abb. 241, 3). Damit ist bereits über die Hälfte des Umfanges der Haut durchtrennt. Nun setzt der Operateur das Messer wieder mit der Spitze an. Diesmal aber mit von sich abgekehrter Schneide und in den unteren Wundwinkel der ihm zunächstliegenden Gliedseite (Abb. 241, 4). Auch diesmal wird zunächst das Messer aufwärts geführt bis in das Ende des ersten Schnittes auf der oberen Fläche des Gliedes hinein (Abb. 241, 5). Dann wird es im selben Schnitt zurückgeführt und senkrecht nach unten ausgezogen (Abb. 241, 6). Damit muß nun der ganze Umfang der Haut und des Unterhautgewebes durchschnitten sein. Nun folgt das Ablösen des Hautschlauches. Dieser muß, wie schon betont, zum mindesten das ganze Unterhautfettgewebe enthalten. Manche Operateure ziehen es vor, auch die Muskelfascie noch mitzunehmen. Operateur und Assistent ziehen mit scharfen Haken die Hautränder zurück und mit dem Amputationsmesser löst der Operateur mit langen Schnitten parallel zum Amputationsschnitt die Weichteile bis auf den Muskel ab. Der Hautschlauch muß so weit abgelöst werden, daß seine Länge mindestens dem halben Durchmesser des Gliedquerschnittes an der Amputationsstelle entspricht. Sonst reicht er zur Deckung des Stumpfes nicht aus. Ist der Stumpf stark konisch, wie am Unterschenkel unterhalb der Wade oder am Unterarm, so gelingt das Zurücklegen der Hautmanschette leichter, wenn man einen oder besser zwei seitliche Längsschnitte vom Amputationsschnitt aufwärts bis zur Höhe der in Aussicht genommenen Hautschlauchlänge hinzufügt. Um

Die Amputationen: Die allgemeine Technik.

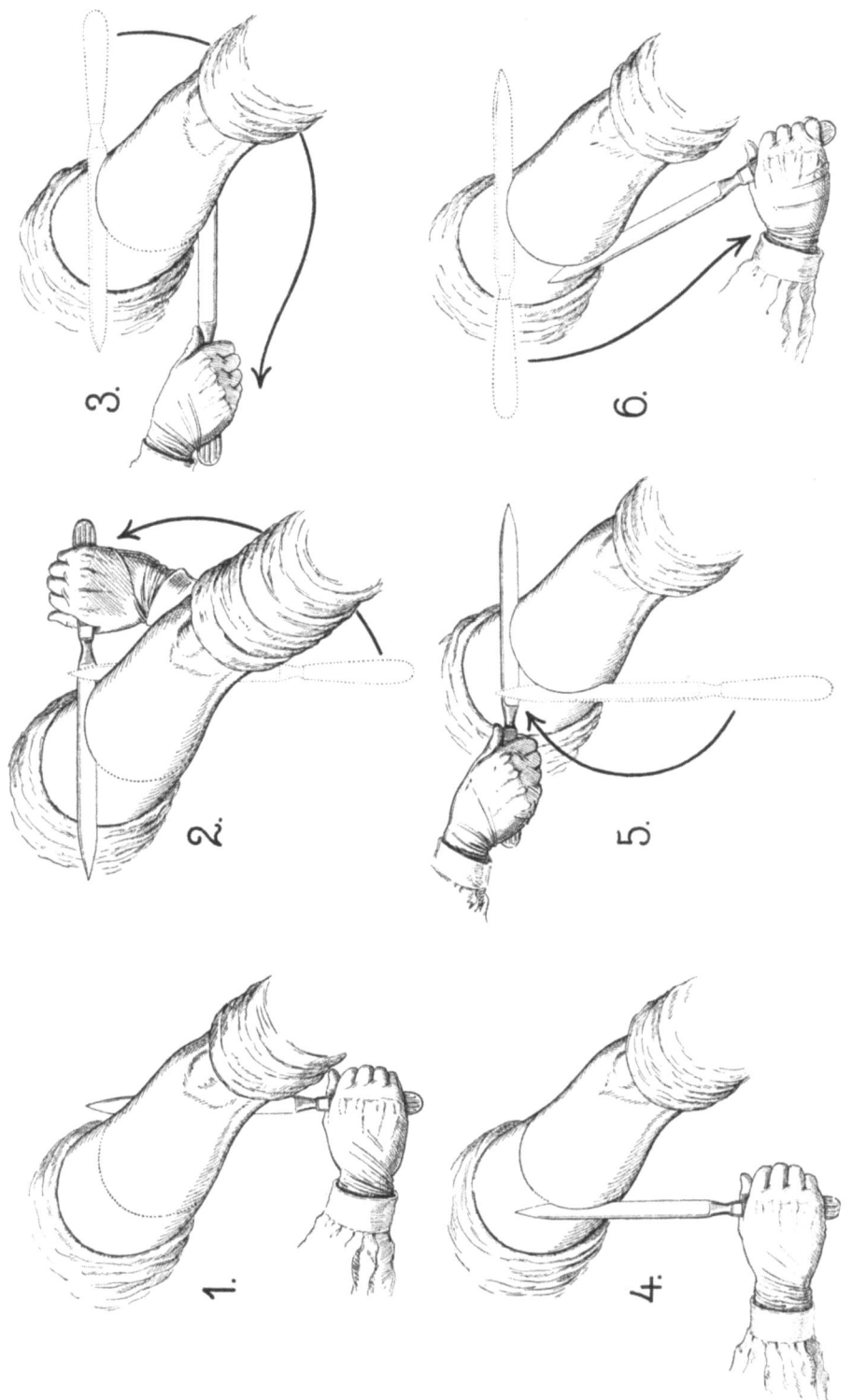

Abb. 241. Die Amputation. (Zweizeitiger Zirkelschnitt.) 1., 2., 3. zeigen die Führung des Messers auf der dem Operateur entgegengesetzten Seite der Extremität. Mit diesen Zügen werden etwa $3/4$ des Umfanges durchtrennt. 4., 5., 6. zeigen die Führung des Messers auf der dem Operateur zugewendeten Seite. Vervollständigung des Zirkelschnittes.

nun den zweiten Zug des Zirkelschnittes ausführen zu können, muß der Hautschlauch zentralwärts mit 3—4 scharfen Haken gut zurückgehalten werden. An der Umschlagfalte des Hautschlauches wird nun genau wie bei Ausführung des Hautschnittes das Messer vom Operateur angesetzt und mit etwas stärkerem Druck und in derselben Reihenfolge der einzelnen Züge werden die ganzen Weichteile bis auf den Knochen durchtrennt. Handelt es sich um einen Gliedabschnitt mit zwei Knochen, so folgt nun mit einem kleineren Messer mit schmaler Klinge die Durchtrennung der zwischen den Knochen gelegenen Weichteile. Früher, als es noch auf besondere Schnelligkeit ankam, benützte man dazu ein doppelseitiges Messer (die sog. Catheline) und führte es, nachdem man es durch das Lig. interosseum durchgestoßen hatte, in einer Achterbewegung nach oben und unten (Abb. 240). Heute wird meist ein einfaches, schlankes Skalpell genommen, durch das Lig. interosseum durchgestoßen und nun erst nach der einen, dann nach der anderen Seite die noch übrigen Weichteile bis auf den Knochen durchschnitten.

Um genügend Spielraum für das Ansetzen der Säge zu erhalten, müssen die leicht vorquellenden Muskeln mit breiten Kompressenzügeln gefaßt und zentral- und peripherwärts zurückgezogen werden. Man hat zu diesem Zweck auch breite, gespaltene Spatel aus verchromtem Stahl empfohlen. Sie hindern aber den Operateur beim Sägen. Mit dem Raspatorium wird eine schmale Zone des Knochens von Periost befreit, da die Periostfetzen die glatte Führung der Säge erschweren, der sie sich in die Zähne setzen. Nun setzt der Operateur die Säge an und unter Ausnutzung der ganzen Länge des Sägeblattes wird ohne Druck in raschen Zügen der Knochen *möglichst nahe am zentralen Muskelquerschnitt* rechtwinklig zur Längsachse abgesägt. Dabei hat der Assistent, der den abfallenden Gliedabschnitt hält, darauf zu achten, daß er ihn nicht anhebt, da dadurch der Sägeschnitt nach oben verengert und das Sägeblatt eingeklemmt wird.

Bei Gliedabschnitten mit zwei Knochen zieht man eine Rollgaze durch den Knochenspalt, um auch hier die Weichteile zurückzuhalten und vor der Säge zu schützen. Daneben benutzt man für die äußeren Weichteile ebenfalls Kompressen wie oben. Das Durchsägen der Knochen soll an solchen Gliedabschnitten so erfolgen, daß man zunächst den stärkeren Knochen zu Dreivierteln durchsägt, dann den dünneren vollständig und nun das letzte Viertel des ersten. Durch diese Maßregel hat man den Vorteil, daß bis zuletzt eine bessere Stütze für das Sägen bestehen bleibt. Am Unterschenkel soll man die Fibula etwas höher absetzen als die Tibia, die ja allein als Stütze genügt. Besonders bei Kindern ist das zu berücksichtigen, da die Fibula gelegentlich ein stärkeres Wachstum zeigt als die Tibia, dann über die Tibiafläche hinauswächst und damit die Tragfähigkeit beeinträchtigen kann.

Die Versorgung der Knochen- und Weichteilwunde hat nun so zu erfolgen, daß dabei *sichere Blutstillung* und *Belastungsfähigkeit des Stumpfes* erzielt wird.

Ein Assistent hebt den Stumpf so weit an, daß die Amputationsfläche für den Operateur gut zu übersehen ist. Dann werden zunächst die großen Arterien aufgesucht und von den Begleitvenen getrennt (Abb. 242). Man faßt zu diesem Zwecke die Arterie mit einer anatomischen Pinzette und schiebt mit einer zweiten die bindegewebige Gefäßscheide etwas zurück. Dann wird die Arterie sicher mit einer Gefäßklemme quer gefaßt (Abb. 242). Ebenso verfährt man dann

Die Amputationen: Die allgemeine Technik. 355

mit den Begleitvenen. Da die Nerven die Gefäße oft begleiten, muß man sich natürlich hüten, die Nervenquerschnitte mit zu fassen. Die Nerven werden zunächst nur ausgelöst. Nachdem die aus ihrer topographischen Lage bekannten, größeren Gefäße unterbunden sind, werden alle kleineren Gefäße, die man an der Stumpffläche bemerken kann, ebenfalls mit Klemmen gefaßt. Dazu gehören auch die meist deutlich erkennbaren, unter der Haut gelegenen Gefäße,

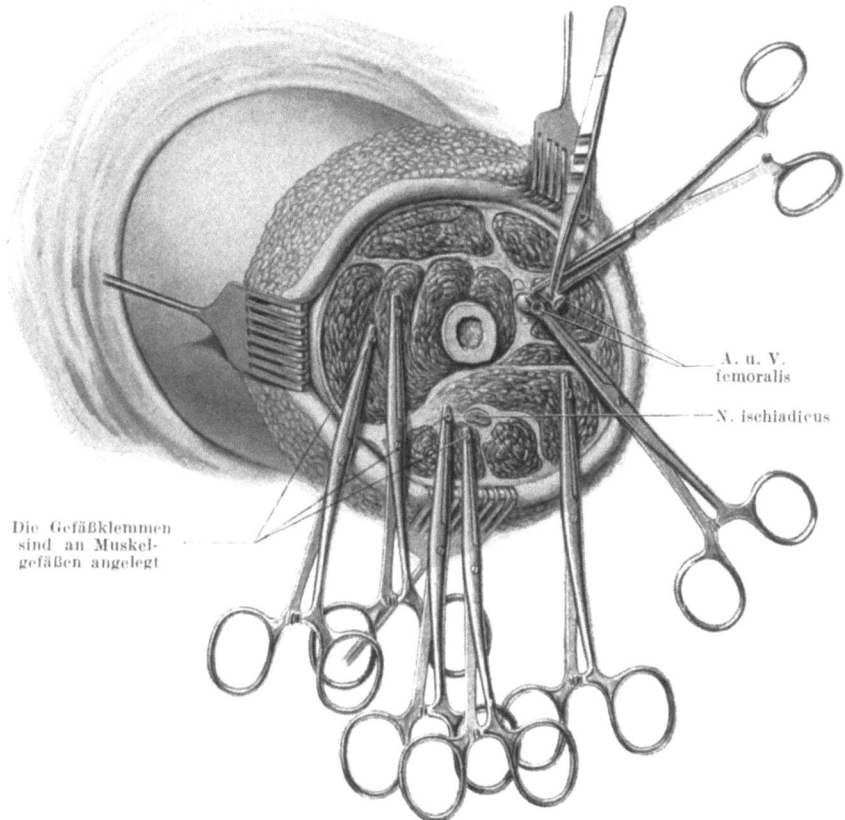

Abb. 242. Die Amputation des rechten Oberschenkels. I. Die Hautmanschette ist zurückpräpariert, die Muskulatur höher durchschnitten, der Knochen abgesägt. Die V. femoralis und Muskeläste sind mit Gefäßklemmen verschlossen. Die A. femoralis wird mit einer Pinzette vorgezogen und gerade mit einer Gefäßklemme gefaßt.

besonders die Venen. Schließlich werden alle sichtbaren Blutpunkte in den Muskelstümpfen mit Klemmen gefaßt, bis der Querschnitt bluttrocken erscheint. Durch Ausstreichen des Stumpfes vom Zentrum her kann man sich dann immer noch einige kleine Gefäße durch das dadurch hervorgerufene Austreten einer kleinen Blutmenge kenntlich machen. Auch sie werden gefaßt. Ebenso werden blutende Periostgefäße mit Klemmen versehen. Die Unterbindung beginnt nun an den großen Gefäßen. Sie werden doppelt unterbunden. Zentral der ersten Unterbindung wird noch eine zweite etwa $^1/_2$ cm von der ersten entfernt angelegt. Man benutzt am besten starke Seide oder in nicht ganz aseptischem Gebiete Seide und Catgut. Die kleineren Gefäße werden einfach unterbunden. Ist die Unterbindung aller Gefäße ausgeführt, so wird die ganze Fläche noch einmal nachgesehen; es finden sich meist noch einige kleine Gefäße und Blutpunkte, die in derselben Weise versorgt werden. Es darf zuletzt höchstens noch aus dem Markkanal bluten.

Auf die Versorgung der *Nerven* muß Sorgfalt verwendet werden, wenn man einen guten Stumpf schaffen will. In der operativen Chirurgie von DIEFFENBACH (1848) ist über die Versorgung der Nerven noch nichts gesagt. Alle größeren Nervenstämme sind freizulegen. Da bei Reizzuständen, die sich oft an sich ganz aseptisch verlaufende Amputationen anschließen, die Nervennarben, die aus ausgewachsenen und verknäuelten Nervenfasern bestehen (Neurome), beteiligt

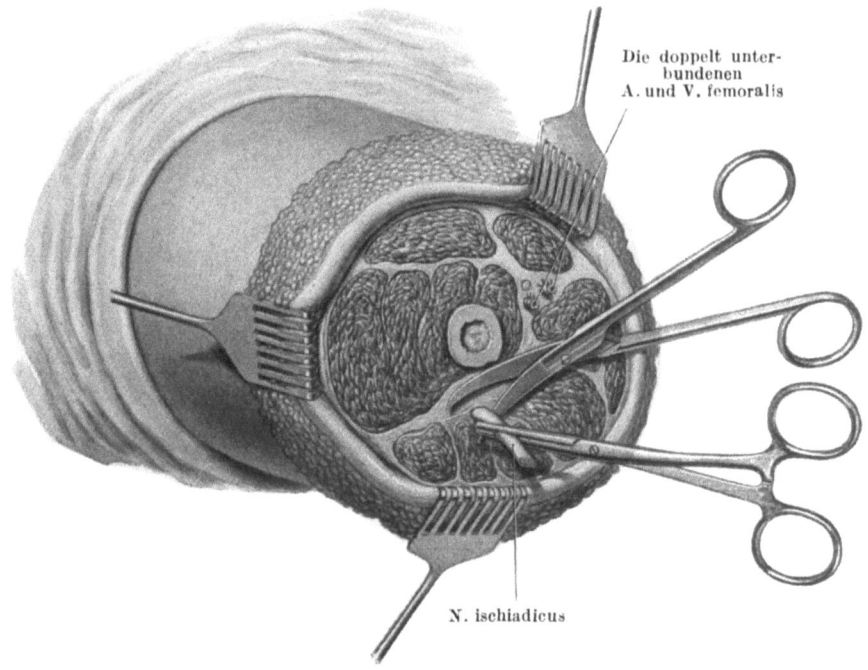

Abb. 243. Die Amputation des rechten Oberschenkels. II. Die Gefäße sind unterbunden (die großen doppelt). Der N. ischiadicus ist mit einer Gefäßklemme gefaßt, vorgezogen und wird etwa 5 cm oberhalb des Muskels mit der Schere abgeschnitten.

werden (eine Beobachtung, die schon PARÉ gemacht hatte), so hat man schon frühzeitig Gewicht darauf gelegt, daß die Nervenenden wenigstens nicht in die Höhe der Tragfläche kamen oder man hat sie so behandelt, daß sie nicht gegen die Tragfläche gerichtet auswuchsen. Die ersteren Methoden (LANGENBECK, WITZEL) bestanden darin, daß der Nerv gefaßt, etwa 5 cm über die Oberfläche des Stumpfes vorgezogen und dann glatt abgeschnitten wurde (Abb. 243). Da an einzelnen Stellen begleitende Arterien dem Nerven dicht anliegen, so müssen diese besonders unterbunden werden, damit nicht aus der sich stark zurückziehenden Scheide eine Blutung erfolgt. Bildet sich nun ein Neurom, so liegt das zwischen den Muskeln und ist vor mechanischer oder thermischer Reizung geschützt. Das Verfahren ist das einfachste und führt meist zu dem gewünschten Ziel (v. EISELSBERG).

Die Verfahren von BIER, der aus der Nervenscheide einen Deckel bildete, um die Nervenwunde zu verschließen, oder von KRÜGER, der zur Erhaltung der Nervenscheide die Nervensubstanz durchquetschte und an der durchquetschten Stelle die Durchtrennung vornahm, haben sich nicht allgemein eingeführt. Ebensowenig das Vorgehen von BARDENHEUER, der den Nerven mit seinem Ende zentralwärts umwendete und das Ende in dem seitlich gespaltenen Perineurium verankerte oder eine Spaltung des Nervenstumpfes in der Längsrichtung vornahm und beide Enden nach innen einschlug und gegeneinander nähte. In neuester Zeit ist die Vereisung des Nerven mit Kohlensäureschnee (LÄWEN) s. S. 210) und das Durchtrennen der Nerven mit dem weißglühenden Paquelin empfohlen worden (HEDRI). Nach den beiden letzten Methoden soll sich kein Neurom bilden. Neurome bilden sich aber immer. Sie haben aber, wenn sie nicht in einen Reizzustand geraten, keine Bedeutung.

Für die Versorgung des *Knochenstumpfes* sind mehrere Verfahren angegeben worden, die dahin zielen, eine früher oft beobachtete Störung, die die

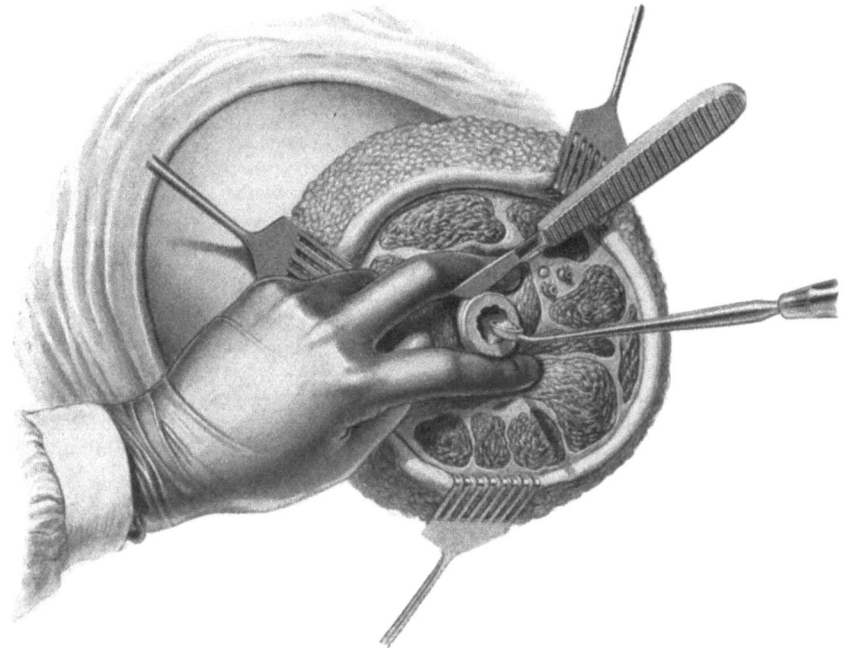

Abb. 244. Die Amputation des rechten Oberschenkels. III. Die linke Hand hält die Weichteile zurück, während etwa $^1/_2$ cm Periost umschnitten und entfernt, und das Mark auf dieselbe Strecke mit dem scharfen Löffel beseitigt wird. (Knochenstumpfbildung nach BUNGE.)

Tragfähigleit des Stumpfes beeinträchtigte, zu beseitigen. Die Störung wird verursacht durch die Entwicklung schmerzhafter Osteophyten, die aus überhängenden Periostresten entstehen.

Schon in den ersten Jahren nach dem Weltkrieg 1914—1918 wurden des öfteren gegen die Notwendigkeit einen *tragfähigen Operationsstumpf* herzustellen, Bedenken erhoben. Es stellte sich bei dem Massenzugang von Amputierten und ihrer Prothesenversorgung mehr und mehr heraus, daß es auch nach regelrecht durchgeführten Amputationen im Verhältnis wenige, wirklich tragfähige Stümpfe gab und daß daher als Stützpunkte für die Prothese die sog. *Hilfsstützpunkte,* z. B. das Tuber ischii und die Ausladungen des Tibiakopfes in Anspruch genommen werden mußten. Aus dem tragfähigen Stumpf, der imstande sein mußte, das ganze Körpergewicht für die Dauer tragen zu können, ohne Schaden zu nehmen und dem Träger Beschwerden zu verursachen, wurde so der belastungsfähige Stumpf (GOCHT). Unter dem Einfluß dieser Beobachtungen glaubte man schon bei Anlage des Stumpfes auf den vorher für so wichtig gehaltenen Grundsatz der Tragfähigkeit verzichten zu können. Wir sind ihm treu geblieben, da wir es für besser halten, den Stumpf als tragfähigen herzurichten, einerlei ob er zum Tragen benutzt wird oder nicht. Selbst im letzteren Falle ist es besser reizlose mit kräftiger Haut überzogene Stümpfe zu haben. Die Osteophytenbildung sollte man auf alle Fälle zu verhüten suchen.

Es bestehen nun zwei Möglichkeiten, sie zu verhüten. Erstens kann man den Knochenstumpf osteoplastisch zudecken wie bei den osteoplastischen Amputationen von PIROGOFF (1810—1881) und GRITTI (1857), (S. 424 und 427). Nach ihrem Vorbilde sind die Verfahren von BIER, GLEICH, KOCHER und KIRSCHNER ausgearbeitet worden. Von BIER wurde mit einem vorderen Hautlappenschnitte die vordere Tibiakante unter Schonung des Periostes freigelegt (Abb. 246). Man kann aber dieses Verfahren auch unter Anwendung des zweizeitigen Zirkelschnittes zur Ausführung bringen. Nach Freilegung eines entsprechend langen, von Periost bedeckten Knochenabschnittes (an der Tibia muß das Stück so lang sein, daß man Tibia- und Fibulastumpf damit bedecken kann), wird ein rechteckiger Periostlappen, der die ganze Breite der vorderen Tibiakante umfaßt, auf drei Seiten umschnitten. Die Basis des Lappens liegt zentralwärts in der Höhe der in Aussicht genommenen Absetzungszone (Abb. 246). An der unteren schmalen Seite des Lappens wird nun die Säge angesetzt und ein dünnes Knochenblatt der Tibia parallel zu ihrer vorderen Fläche abgesägt, so daß seine Länge zur Deckung von Tibia- und Fibulasägefläche genügt. Nun wird der Knochenlappen durch vorsichtiges Abhebeln oben abgebrochen, so daß er nur noch an seiner Periostbrücke hängen bleibt. Mit dem Elevatorium wird die Periostbrücke durch vorsichtiges Abschieben von der vorderen Tibiakante noch etwas verlängert und nun Tibia und Fibula in gleicher Höhe, da wo die Periostbrücke beginnt, abgesägt (Abb. 246). Der Periostknochenlappen wird auf die Stümpfe gelegt und mit einigen Nähten, die das Periost des Lappens und Periost von Tibia und Fibula verbinden, befestigt. Wird nur die Tibia bedeckt, so muß man die Fibula etwas höher absägen.

Das osteoplastische Amputationsverfahren BIERS hat gute Erfolge gezeitigt, ist aber technisch nicht ganz einfach auszuführen. Es ist daher fast vollkommen verdrängt worden durch das Verfahren von BUNGE, der die zweite Möglichkeit, Osteophytenbildung zu verhindern, zur Anwendung brachte, indem er sein *aperiostales* Verfahren schuf. Auch die BUNGEsche Stumpfherrichtung wird heute von manchen Orthopäden bekämpft (HOHMANN). Nimmt man zuviel vom Periost oder Mark weg, so kann es bei sekundärer Heilung einmal einen Kronensequester geben. Aber der tritt auch sonst bei sekundärer Heilung leicht in Erscheinung. Das Verfahren, richtig angewendet, ist sicher und wesentlich einfacher als alle osteoplastischen Verfahren und liefert nicht nur tragfähige Stümpfe, sondern ist auch immer anwendbar, während die osteoplastischen Verfahren nur unter aseptischen Verhältnissen zur Anwendung kommen können. Das Verfahren BUNGEs besteht darin, daß der Knochenstumpf auf $1/2$ cm Höhe vom Periost befreit und das Knochenmark in eben dieser Ausdehnung mit dem scharfen Löffel entfernt wird. Man geht im einzelnen so vor, daß nach der Blutstillung das Periost nach Zurückdrängen der Muskeln etwa $1/2$ cm oberhalb der Knochenwundfläche umschnitten wird und der kleine Periostcylinder mit dem Raspatorium restlos peripheriewärts abgekratzt wird (Abb. 244). Dann löffelt man das Knochenmark auf eine ebensoweite Strecke aus. Mehr als $1/2$ cm soll nicht entfernt werden, da sonst Sequestrierung des periostlosen Knochens in Gestalt eines Kronensequesters eintreten kann.

Der *Verschluß der Weichteilwunde* erfolgt nun so, daß, wenn genügend Muskulatur vorhanden ist, diese mit einigen Catgutnähten über dem Knochenstumpfe vereinigt werden kann. Die Blutstillung wird dadurch erhöht. Eine Bedeutung als Stumpfpolster kommt allerdings dieser Muskelvereinigung nicht zu, da bei Belastung eine schnelle Atrophie der contractilen Muskelelemente eintritt. Das Muskelgewebe verwandelt sich in Bindegewebe. Für die Tragfähigkeit ist eine solche Bindegewebslage nicht von wesentlichem Einfluß, da auch Stümpfe, die nur von Haut bedeckt sind, vollkommen tragfähig werden. Es bildet sich ja bekanntlich immer ein Schleimbeutel über dem Knochenstumpf, sobald er belastet wird. Die *Haut* wird linear über dem Stumpfe zusammengenäht und es hat sich als sehr zweckmäßig gezeigt, in einen oder, bei größerem Durchmesser, in beide Wundwinkel Glasdräns (Abb. 245) einzulegen, um das

Die Amputationen: Die allgemeine Technik.

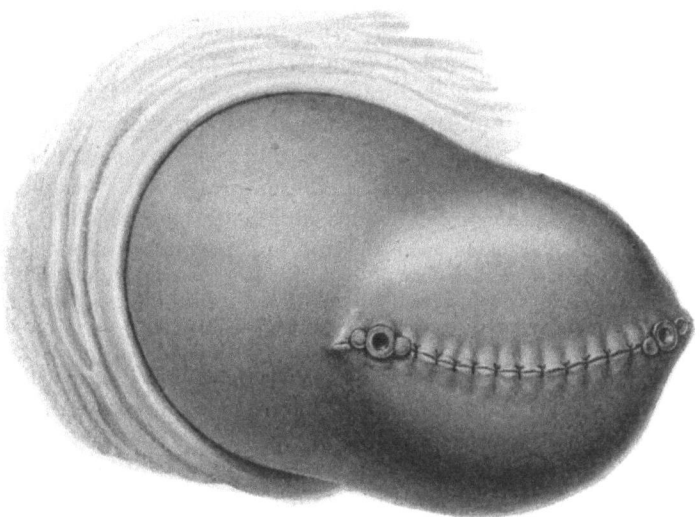

Abb. 245. Amputation des rechten Oberschenkels. IV. Nahtverschluß. An den Enden der Naht sind 2 Glasdräns eingelegt.

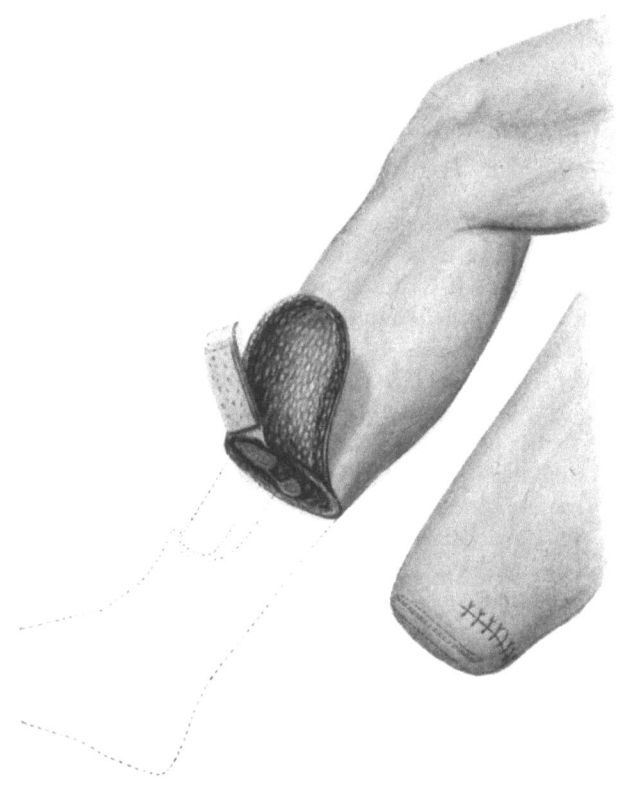

Abb. 246. Osteoplastische Amputation nach BIER.

aus dem Markkanal und aus den Weichteilen trotz sorgfältigster Blutstillung noch nachsickernde Blut abzuleiten. Die Entstehung eines Hämatoms wird dadurch verhindert. Ein Hämatom kann erstens die Haut in ihrer Ernährung schädigen und dadurch zu Randnekrosen führen und zweitens bildet es immer ein Punctum minoris resistentiae gegenüber Infektionserregern. Die Glasdräns werden nach 48 Stunden entfernt. Ein stärkeres Nachbluten erfolgt meist nach Abnahme des ESMARCHschen Schlauches durch die sog. reaktive Hyperämie.

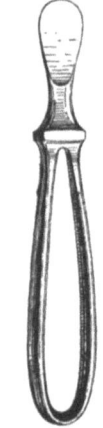

Abb. 247. Raspatorium zur Entfernung des Periostes. (¹/₃ nat. Größe.)

Früher nahm man allgemein an, daß diese reaktive Hyperämie eine Folge der Druckwirkung auf die Vasomotoren und dadurch bedingte Lähmung derselben sei. BIER hat die Ansicht vertreten und experimentell begründet, daß durch die Sauerstoffverarmung des Gewebes während der Blutleere ein unmittelbar auf die Gefäße (besonders die Capillaren, „Blutgefühl") wirkender Reiz deren Erweiterung verursacht.

Diese hauptsächlich capillare, parenchymatöse Blutung wird, wie schon oben erwähnt, am besten durch Anlegung eines Kompressionsverbandes vor Beseitigung der Blutleere verhindert. Die vorausgegangene, endgültige Blutstillung muß aber trotzdem eine sehr gewissenhafte gewesen sein.

Handelt es sich um eine Amputation in nicht ganz einwandfrei aseptischem Gebiete, so soll die Hautwunde nur mit Situationsnähten, d. h. weit auseinanderliegenden Nähten geschlossen werden. Noch besser ist es, auf eine primäre Naht ganz zu verzichten und nur einige Silberdrähte durch die Hautwundränder zu legen, ohne sie zu vereinigen (PAYR, s. S. 24). Der Hautcylinder wird mit steriler Gaze locker tamponiert und erst, wenn die Infektionsgefahr beseitigt ist, werden die Drähte angezogen und die Hautwundränder vereinigt. Dieses Verfahren ist sehr schonend und zweckmäßig. Will man gar keine Naht legen, so kann man auch vermittels eines rings um den Hautschlauch angeklebten Trikotschlauches oder mehrerer breiter Pflasterstreifen die Haut und damit die übrigen Weichteile extendieren. Der Trikot-Haut-Cylinder wird mit Verbandgaze gefüllt, dann der Trikotschlauch handbreit unterhalb des Hautwundrandes zusammengezogen und hier die Extensionsschnur angebunden. Durch dieses Verfahren wird zum mindesten das Zurückweichen der Weichteile vom Knochenstumpf verhindert.

Die osteoplastischen Stümpfe und die Stümpfe nach BUNGE sind bei primärer Heilung nach 4—8 Wochen tragfähig. Die ersteren sind es sogar meist schneller, da man schon nach 3—4 Wochen eine vorläufige Prothese anlegen lassen kann. Da man aus der Erfahrung und Beobachtung (besonders BIER hat sich mit diesen Fragen sehr eingehend beschäftigt)

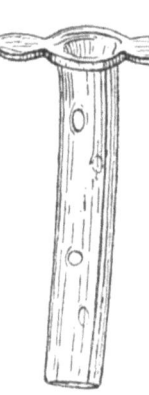

Abb. 248. Glasdrän. (¹/₂ nat. Größe.)

gelernt hatte, daß Stümpfe am schnellsten tragfähig werden, wenn sie von traggewöhnter Haut über traggewöhnten Knochen gebildet werden, so hat man an Stellen, wo keines oder nur eines dieser Ziele erreicht werden konnte, die nicht traggewohnten Teile durch Massage, Beklopfen, Auftretenlassen, Baden, Elektrisieren und Bewegungsübungen den traggewohnten ähnlich gemacht. HIRSCH hat ein ganzes derartiges System ausgearbeitet, das sich in der Praxis ausgezeichnet bewährt hat.

Das von HIRSCH empfohlene Verfahren umfaßt folgende Punkte: Die Behandlung beginnt nach Abschluß der Wundheilung. Der Kranke bleibt zu Bett und das Bein wird hochgelagert. Zunächst wird der Stumpf 1—2mal täglich bis zu $^1/_2$ Stunde massiert und dann verbunden. Der Kranke erhält dann eine Kiste oder einen Holzrahmen ins Bett gestellt und muß stündlich 5—10 Min. dagegen treten. Nach der jedesmaligen Massage und den Tretübungen folgt 2—4 Min. langes Ausführen von aktiven Beuge- und Streckbewegungen der erhaltenen Gelenke. Allabendlich erhält der Kranke ein warmes Bad des Stumpfes. So wird nicht nur der Blutumlauf und die Muskulatur, sondern auch der Allgemeinzustand günstig beeinflußt. Kann der Kranke ohne Schmerzen gegen die Kiste treten, so beginnen die Stehübungen auf einem Haferspreusack. Der Körper soll dabei hin- und hergewiegt werden, um die Haut verschieblich zu machen. Schließlich werden dann die Stehübungen auf nacktem Stumpfe ausgeführt. Die ganze Behandlung dauert 4—8 Wochen. Dann erhält der Amputierte eine filzgepolsterte, vorläufige Gipsstelze.

Für die Tragfähigkeit eines Stumpfes ist es von großer Bedeutung, daß der Stumpf auch wirklich belastet wird. Sonst atrophieren die Weichteile sehr schnell und der Knochenstumpf wird stark konisch. Außerdem bildet sich nur dann der Schleimbeutel in den Weichteilen über dem Knochenstumpfe aus. Die Bildung dieses Schleimbeutels findet leichter statt, wenn die Muskulatur bzw. Sehnen über dem Knochenstumpfe vereinigt worden sind. Ein solcher Schleimbeutel ist nicht nur von Wert für die Belastung, sondern auch für die Verschieblichkeit der Weichteile über dem Knochenstumpfe.

Bei der Wahl der Prothese soll daher auf Belastung des Stumpfes Wert gelegt werden. Entlastende Apparate sind meist umfangreicher, teurer und schränken die Beweglichkeit der noch erhaltenen Gelenke einer Extremität stärker ein, da sie ihren Stützpunkt unter Umständen weit zentral von der Amputationszone finden müssen.

Während wir den Zirkelschnitt fast in allen Fällen, in denen eine Amputation notwendig wird, zur Anwendung bringen und unter Berücksichtigung des oben Gesagten dadurch einen tragfähigen Stumpf erzielen können, gilt das nicht für die Anwendung von allen anderen Schnitten. *Schrägschnitte* statt der Zirkelschnitte sind früher vielfach empfohlen worden, solange man glaubte, die Hautnarbe nicht auf den Knochenstumpf legen zu dürfen. Die Erfahrung hat aber gelehrt, daß durch eine solche selbst quer über den Knochenstumpf verlaufende Narbe die Tragfähigkeit eines Stumpfes nicht beeinträchtigt wird, wenn der Knochenstumpf glatt ist und keine anderen Ursachen für Nichttragfähigkeit bestehen. Dasselbe gilt für die *rakett-* und *herzförmigen* Schnitte, die besonders bei Exartikulationen zur Anwendung kommen. Die *Lappenschnitte* haben Vorteile bei der Bildung osteoplastischer Stümpfe und besonders bei einseitiger Beschädigung der Weichteile. Die Lappenhaut muß frei sein von Quetschungen und Thrombosen. Der Lappen wird am besten nur aus der Haut, unter Umständen unter Mitnahme der Muskelfascie umschnitten. Der Stiel soll so gelegt werden, daß der Lappen von selbst über die Wundfläche fällt, also beim liegenden Kranken auf der Vorderseite der Extremität gestielt ist. Er muß so lang sein, daß er ohne die geringste Spannung den ganzen Stumpfquerschnitt bedeckt. Auf die Notwendigkeit einer ausreichenden Gefäßversorgung der Lappen durch Bildung desselben in genügender Breite (an der

Basis mindestens die Hälfte des Gliedumfanges) und genügender Dicke (der Lappen muß die ganze Subcutis und wenn möglich die Muskelfascie enthalten) ist oben schon hingewiesen worden.

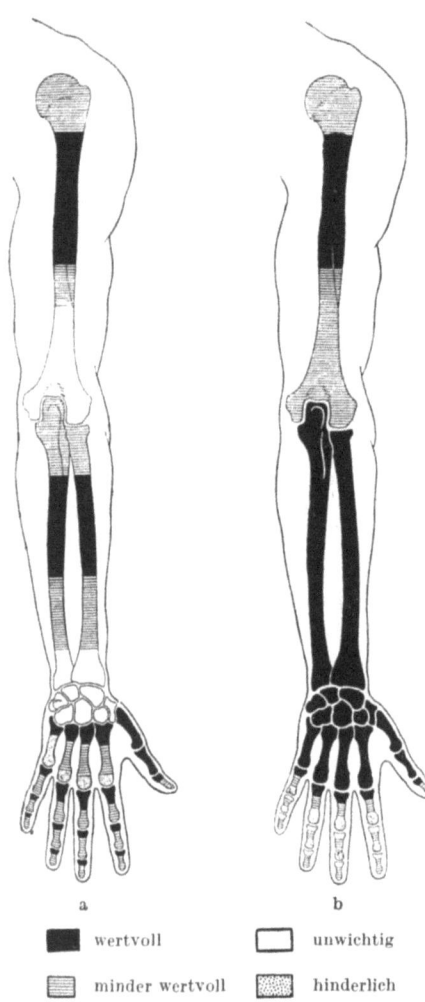

■ wertvoll   □ unwichtig
▨ minder wertvoll   ▨ hinderlich

Abb. 249a und b. Das Schema nach ZUR VERTH. Es bezeichnet die Wertigkeit der einzelnen Abschnitte der oberen Extremität als Amputationsstumpf. Die Wertigkeit ist verschieden, je nachdem es sich um einen Hand- oder Kopfarbeiter handelt. a ist das Schema für den Kopfarbeiter, b für den Handarbeiter. Neuerdings hat ZUR VERTH die Handwurzel auch für den Kopfarbeiter als wertvoll angegeben.

Bevor wir auf die Amputationstechnik an den einzelnen Gliedabschnitten eingehen, soll noch auf die Zusammenhänge von Amputation und Prothesenbau hingewiesen werden.

Auf Grund seiner eingehenden Studien an Amputierten in Friedens- und Kriegszeiten und der großen Erfahrungen, die er über die Enderfolge der verschiedenartigsten Stümpfe in bezug auf Tragfähigkeit und Prothesengerechtheit gesammelt hat, hat ZUR VERTH schon seit 1923 gewisse Regeln für die Amputation aufgestellt, die im großen und ganzen Anerkennung gefunden haben. Auch von v. BAEYER und seine Schule, und in neuerer Zeit auch ISELIN, haben sich in der Beziehung Verdienste erworben. *Diese Regeln gelten aber nur für die endgültige Versorgung des Stumpfes*, also z. B. wenn die Amputation in einer Sitzung bei gesicherter Ernährung des Stumpfes und unter aseptischen Verhältnissen durchgeführt werden kann. Meist ist die endgültige Stumpfversorgung aber erst in einer 2. Sitzung möglich, daher bleiben für die Mehrzahl der Amputationen, insbesondere für die Not- und Kriegsamputationen, die alten Grundsätze bestehen, die KIRSCHNER in dem Satz zusammenfaßt: ,,Amputiere so sparsam wie irgend möglich". Von den von ZUR VERTH aufgestellten Grundsätzen sind die folgenden besonders wichtig.

Der Stumpf ist so zu bilden, daß der Prothesenbauer in der Lage ist, ein brauchbares Kunstglied anzupassen. Der zweite wesentliche Grundsatz betrifft die früher als höchste Forderung gestellte *Tragfähigkeit* der Stumpfsohle. Nach ZUR VERTH ist sie zwar erwünscht, aber nicht erforderlich. Der Stumpf darf z. B. nicht deshalb verkürzt werden, um die Sohle tragfähig zu machen. Ebensowenig sollen umständliche Operationsverfahren aus diesem Grunde durchgeführt werden. Dazu gehören die *osteoplastischen Verfahren* an den Diaphysen und die Muskelpolsterung des Knochens. Dagegen muß der Stumpf *belastungs-*

fähig sein. Die Belastungsfähigkeit wird auch ohne Tragfähigkeit der Sohle erreicht. Dafür müssen aber alle Hilfsstützpunkte belastungsfähig gestaltet werden. Der Stumpf muß als Hebelarm verwendet werden können. Die Haut soll möglichst glatt und narbenfrei sein. Als *schwerer Fehler* muß es betrachtet werden, die Nervenstämme in Höhe der übrigen Weichteile durchzuschneiden. Nur das Freilegen und Vorziehen der Nerven und das möglichst zentrale Abschneiden verhindert das Verwachsen mit der Stumpfnarbe und sichert eine in den Muskelzwischenräumen versteckte, reaktionslose Nervennarbe.

Eine *Stumpfbehandlung*, die aber nicht mehr nur auf die Tragfähigkeit der Sohle gerichtet werden darf, wie sie die Behandlung nach HIRSCH (s. S. 361) vorschreibt, muß stattfinden. Sie hat hauptsächlich die Beweglichkeit der Gelenke, die Beseitigung des Stumpfödems und die Verminderung des Unterhautzellgewebes durch Wickelung und Massage zu beachten und schließlich in der Abhärtung und Stärkung der Widerstandsfähigkeit der Haut zu bestehen. Unter diesen Maßnahmen entwickelt sich bei primärer Wundheilung rasch ein zuverlässiger Stumpf, für den auch ohne Schwierigkeiten eine gute Prothese angefertigt werden kann.

Für die unteren Gliedmaßen muß die Prothese hauptsächlich guten Stand und gute Gelenkbeweglichkeit haben. Gleichzeitig muß sie auch äußerlich dem Wunsch des Amputierten entsprechen. Für die oberen Gliedmaßen stehen andere Fragen im Vordergrund. Der Amputierte legt oft besonderen Wert auf ein gutes Aussehen. Der Handarbeiter arbeitet häufig mit den einfachsten, am Stumpf befestigten Instrumenten, manchmal auch ohne Prothese. Das letztere gilt auch für den Kopfarbeiter. Auch auf die Möglichkeit, einen kineplastischen Stumpf herzustellen, muß Rücksicht genommen werden. ISELIN hat eine sehr lesenswerte Studie über alle Fragen der Amputation an der oberen Extremität verfaßt.

ZUR VERTH hat, um dem Chirurgen die Arbeit zu erleichtern, für die oberen (Abb. 249) und unteren Gliedmaßen (Abb. 250) je ein Schema aufgestellt, das auf Grund seiner Beobachtungen und Erfahrungen über die Wertigkeit der einzelnen Glied-

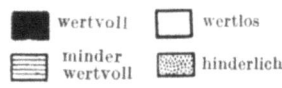

Abb. 250. Wertigkeitsschema nach ZUR VERTH für die untere Extremität.

abschnitte für den Amputierten, wie oben gesagt, bei der endgültigen, aber nicht bei der Not-Stumpfbildung Auskunft gibt. Wenn auch jedes schematische Vorgehen gewisse Mängel, ja Gefahren mit sich bringt, so kann dieses Schema doch wohl als Anhaltspunkt für die Mehrzahl der Amputationen gelten.

Widerspruch erhebt neuerdings WATERMANN gegen die von ZUR VERTH ausgesprochene Bedeutungslosigkeit, z. B. der Condylengegend am unteren Humerusende für den Kopfarbeiter. Ebenso hält er kurze Unterarmstümpfe nicht für wertlos. Auch in der Kniegelenksgegend vertritt er in mancher Beziehung andere Ansichten. ISELIN erklärt sich auch nicht mit allem einverstanden.

Im Einzelfall und dem einzelnen Wunsch entsprechend wird man selbstverständlich von dem Schema abweichen müssen. Darauf hat ZUR VERTH auch selbst immer aufmerksam gemacht.

Allen Wünschen und Anforderungen nachzukommen, ist sicher im einzelnen Fall nicht leicht, aber der Versuch muß gemacht werden. Der Chirurg hat hier ein Betätigungsfeld, das viel Nachdenken und Mühe erfordert. Wenn er aber den Amputierten zufrieden stellt, hat er einen großen Teil der Schlacht, die er durch die Amputation, wie sich PAYR einmal ausdrückte, verloren hatte, wieder gewonnen.

β) Die besondere Technik an einzelnen Gliedabschnitten.

a) *Die Oberschenkelamputation.* Außer dem Operateur sind 2—3 Assistenten nötig. Die Ausführung der Operation erfolgt am besten in *Lumbalanästhesie.* Dem Kranken sind die Ohren mit Watte zu verstopfen. Bei sehr ängstlichen Kranken muß Allgemeinnarkose angewendet werden. Zur vorläufigen Blutstillung wird der ESMARCHsche Schlauch oder das SEHRTsche Kompressorium benutzt (s. S. 26 und 350). Als bestes Verfahren ist der zweizeitige Zirkelschnitt mit Knochenstumpfbildung nach BUNGE anzusehen. Die Bildung des Weichteilstumpfes kann bei dicken Weichteilen insofern etwas abgeändert werden, als man nach BOYER den Weichteilstumpf *trichterförmig* gestaltet, da nämlich mit der Dicke des Gliedes der Hautschlauch weiter abgelöst werden muß und dadurch Ernährungsstörungen leichter eintreten. Auch bei der atherosklerotischen Gangrän empfiehlt sich das BOYERsche Vorgehen aus dem angeführten Grunde.

Das Verfahren unterscheidet sich von dem zweizeitigen Zirkelschnitt nur dadurch, daß man nach der Durchschneidung der Haut, die man stark körperwärts ziehen läßt, keinen Hautschlauch ablöst und nicht in einem Zuge die gesamte Muskulatur bis auf den Knochen in der zweiten Zeit durchschneidet, sondern sie nur etwa zur Hälfte ihrer Dicke durchtrennt und nun noch eine dritte Zeit einschiebt, während die eingeschnittenen Weichteile noch weiter stark körperwärts zurückgezogen werden. Mit dem dritten Zirkelschnitt geht man dann bis auf den Knochen. Durch dieses Vorgehen entsteht eine trichterförmige Weichteilwunde, in deren Spitze der Knochen hineinragt. Da man bei diesem Verfahren die Haut nicht von der Unterlage ablöst, braucht man eine Hautrandnekrose nicht zu fürchten. Der Knochen, den man in der Tiefe des Muskeltrichters absägt, wird nach BUNGE versorgt. Die Weichteile lassen sich leicht linear vernähen. Es ist darauf zu achten, daß keinerlei Höhlen zwischen den Muskeln zurückbleiben, in denen sich Blut ansammeln könnte. Das Einlegen eines Glasrohres ist auch bei diesem Vorgehen zu empfehlen.

Lappenschnitte sind am Oberschenkel, wie oben gesagt, nur anzuwenden, wenn die besonderen Wundverhältnisse es erfordern. Auch die von BRUNS empfohlene Bildung eines mit Muskeln gepolsterten, vorderen Weichteillappens hat sehr an Bedeutung verloren. Er verfolgte hauptsächlich das Ziel, dem Wundsekret günstigen Abfluß nach hinten zu verschaffen, eine Maßnahme, die für die vorantiseptische Zeit wohl große Vorzüge aufwies.

Zu unterbinden sind am Oberschenkel die A. femoralis, die A. profunda femoris und die Zweige ihrer Hauptäste, der Aa. circumflexae medialis, lateralis und der Aa. perforantes.

Im untersten Drittel kommt noch die im Adductorenkanal abgesandte, oberflächlich am medialen Rande des M. vastus medialis verlaufende A. suprema genus hinzu. Selbstverständlich werden auch alle Muskeläste unterbunden. Der geheilte Stumpf wird nach HIRSCH (s. oben) behandelt, um ihn sobald wie möglich *tragfähig* zu machen.

b) Am *Unterschenkel* kommt ebenfalls als Hauptverfahren am besten der zweizeitige Zirkelschnitt zur Anwendung. Hier genügt meist ein Assistent. Für die Schmerzbetäubung gilt das für den Oberschenkel Gesagte. Am Unterschenkel kommt auch das BIERsche osteoplastische Vorgehen, allerdings nur unter sicher aseptischen Verhältnissen, am häufigsten zur Anwendung. Die Ausführung desselben kann von einem Zirkelschnitt, nach BIER besser von einem Lappenschnitt aus erfolgen (s. Abb. 246). Auch KOCHER bildete einen Lappenschnitt, ließ aber Haut-, Periost- und Knochenlappen in Zusammenhang, ebenso GLEICH und STORP. BUNGE empfahl 1899 wie BIER bereits 1897 einen Hautlappen, und zwar von der vorderen und inneren Seite. Zur Vereinfachung des BIERschen Verfahrens (s. S. 358) haben STORP und BUNGE und schließlich BIER selbst den Periostknochenlappen mit der mit verstellbarem Sägeblatt eingerichteten LANGENBECKschen oder HELFERICHschen Säge aus dem Knochen in situ abgetrennt und die Absägung der Knochen dann erst an der Lappenbasis vorgenommen.

Das BUNGEsche Verfahren hat die umständlichere und schwierigere BIERsche Methode zuerst überflüssig gemacht. Da man aber heute mehr Wert auf einen *belastungs*fähigen, als auf einen von der Amputationsfläche aus *trag*fähigen Stumpf legt (s. S. 358), so sind die osteoplastischen Verfahren, abgesehen von den naturgegebenen, PIROGOFF und GRITTI, noch mehr in den Hintergrund gedrängt worden. Dasselbe gilt auch von der Bolzung der Tibiamarkhöhle durch die Fibula nach KIRSCHNER.

Die Stumpfbildung am Unterschenkel wird in folgender Weise weitergeführt, wobei man den Knochen nach BUNGE zurichten kann.

Nachdem die äußeren Weichteile durch zweizeitigen Zirkelschnitt und die zwischen Tibia und Fibula mit dem zweischneidigen Messer durchtrennt sind, wird nun schnell ein Mullstück durch den Zwischenknochenraum hindurchgezogen, um auch hier die Weichteile vor der Säge schützen zu können. Ebenso werden die äußeren Weichteile durch Tücher zurückgehalten. Dann erfolgt die Absägung der Knochen in der Weise, daß zuerst die Tibia zu $^3/_4$ durchsägt wird, dann die Fibula vollkommen und zum Schluß das letzte Viertel der Tibia. Dann wird das Periost beider Knochen $^1/_2$ cm über dem Knochenende umschnitten und mit dem Raspatorium distalwärts entfernt. Ebensoweit wird das Knochenmark ausgelöffelt. Da die Tibia zur Stütze genügt, kann man von der Fibula noch etwa ein 1 cm langes Stück mit der LUERschen Zange entfernen.

Von der vorderen, scharfen Tibiakante, die bei dünner Haut leicht einen Decubitus hervorruft, soll man ebenfalls ein Stück wegnehmen und sie mit Meißel, Säge, Raspel oder LUERscher Zange abrunden. BORCHGREVINK hat vorgeschlagen, den Fibularest ganz zu entfernen, da der N. peronaeus unterhalb des Fibulaköpfchens leicht schmerzhaftem Druck ausgesetzt sein kann. ZUR VERTH meißelt das Fibulaköpfchen flach ab. Andere entfernen das Köpfchen.

Die Blutstillung erfolgt, wie oben beschrieben.

Zu unterbinden sind am Unterschenkel: Die Aa. tibialis anterior, posterior und peronaea mit ihren Begleitvenen, daneben natürlich alle Muskeläste. Von den Hauptnervenstämmen, die vorgezogen und gekürzt werden müssen, sind die Nn. tibialis und peronaeus superficialis und profundus zu nennen.

c) Über die *Amputationen der oberen Extremitäten* ist nichts Besonderes hinzuzufügen. Unser Bestreben muß auch hier besonders darauf gerichtet sein, so viel als irgend möglich zu erhalten. Das bezieht sich natürlich nur auf Gliedabschnitte, die brauchbar sind, d. h. die zum wenigsten die Befestigung einer Prothese und deren Beweglichkeit ermöglichen. Man muß sogar, falls durch Verletzung besonders der Haut eine Weichteildeckung aus dem Stumpfe selbst nicht möglich sein sollte, durch Lappenplastik oder Muffplastik aus der Brusthaut die Bedeckung eines solchen Stumpfes zu erzielen versuchen. Denn nicht nur die Befestigung einer Prothese ist an einem solchen Stumpfe leichter und sicherer, sondern wir sind auch in vielen Fällen in der Lage, nach dem Verfahren von SAUERBRUCH eine willkürliche Bewegung der am Stumpf befestigten Prothese zu erzielen (s. S. 380).

Die Amputation erfolgt an der oberen Extremität im übrigen am besten nach der Methode des zweizeitigen Zirkelschnittes mit Knochenstumpfversorgung nach BUNGE. Zu unterbinden sind am Oberarm: die Aa. brachialis, profunda brachii und die Aa. collaterales ulnaris superior und inferior, sowie die Muskeläste. Die *großen Nervenstämme* sind genügend weit vorzuziehen und wenigstens 5 cm oberhalb der Muskelschnittfläche zu durchtrennen, zu vereisen oder nach einem der oben erwähnten anderen Verfahren (s. S. 356) zu versorgen, da sie gerade an der oberen Gliedmaße sehr leicht die Veranlassung zu äußerst schmerzhaften Neuromen geben.

Am *Unterarm* sind die Aa. radialis, ulnaris, die Aa. interosseae dorsalis und volaris und Muskeläste zu unterbinden. Für die Versorgung der Nerven gilt das für den Oberarm Gesagte.

Amputationen der Finger kommen kaum noch in Frage, da wir, wenn möglich, immer durch Muff- oder Lappenplastik fehlende Weichteile zu ersetzen versuchen (s. S. 98). Sollte eine Amputation sich nicht vermeiden lassen, so ist ein Lappenschnitt mit volarem Lappen anzuwenden wie bei der Fingergelenkexartikulation (s. S. 416).

d) *Die Amputatio interscapulo-thoracalis.* Schon in vorantiseptischer Zeit wurde sowohl das Schulterblatt allein als auch der Schultergürtel mit dem Arm entfernt, und zwar wegen Verletzungen (besonders Schußverletzungen), dann wegen ausgedehnter Osteomyelitis und hauptsächlich wegen maligner Geschwülste. Die Entfernung des Schulterblattes allein ist ein verhältnismäßig seltener Eingriff gewesen und geblieben. Machte sich eine vollständige Entfernung des Schulterblattes mit Gelenkfläche und Akromion nötig, so stand man ursprünglich auf dem Standpunkt, daß der ganze Arm gleichzeitig mit entfernt werden müßte. Erst v. LANGENBECK hat den Nachweis gebracht, daß trotz Entfernung des ganzen Schulterblattes der Arm funktionstüchtig erhalten werden konnte. ADELMANN hat bereits 1879 über 29 vollständige Entfernungen des Schulterblattes unter Erhaltung des Armes berichtet. Dabei war in 19 Fällen der Arm ausreichend brauchbar. Die Ausführung der Schulterblattentfernung geht auf die Operationslehren von RIED 1847 und HEYFELDER 1863 zurück. Um den Ausbau der Methode haben sich SYME, VELPEAU, RIED und v. LANGENBECK verdient gemacht. Die vollständige Entfernung ist, wie gesagt, auch heute eine seltene Operation, da sie ausschließlich wegen maligner Geschwülste in Betracht kommt, die sich meist unter starker Beteiligung der Weichteile ausgebreitet haben. Ist aber bereits die Gegend des Gelenkabschnittes und des Akromions beteiligt, so kommt man wohl selten mit einer Entfernung des Schulterblattes allein aus und es muß an ihre Stelle die Amputatio interscapulo-thoracalis treten. Teilentfernungen des Akromio-Claviculargelenkes kommen gelegentlich wegen Tuberkulose in Frage. Teilentfernungen der Schulterblätter dienen zur Gewinnung von Knochenplatten zur Schädeldeckung (s. S. 577), Teilentfernung der Gelenkabschnitte schließen sich an die Behandlung des tuberkulös erkrankten Schultergelenkes an und werden außerdem bei der Arthrodese und der Mobilisation, soweit der Knorpelüberzug in Betracht kommt, ausgeführt. Die Technik von v. LANGENBECK wird heute im wesentlichen noch unverändert beibehalten.

Die Amputation des Schultergürtels mit dem Arm ist nach ADELMANN zuerst im Jahre 1808 von dem englischen Marinearzt CUMING mit Erfolg ausgeführt worden. Erst von den dreißiger Jahren des 19. Jahrhunderts ab wurde die Operation etwas häufiger ausgeführt (5 Fälle). Die Zahlen steigen dann allmählich an, so daß in den achtziger Jahren 23 Fälle veröffentlicht wurden. ADELMANN hat 1888 im ganzen 67 Fälle festgestellt. Die Operationstechnik wurde vervollkommnet durch FARABOEUF, OLLIER, BERGER, v. ESMARCH und v. BERGMANN.

Das Vorgehen, das wohl heute am meisten angewendet wird, entspricht im wesentlichen der v. BERGMANNschen Methode (NASSE). Doch hat sich als zweckmäßig erwiesen die von OLLIER empfohlene Unterbindung der Aa. transversae colli und scapulae der der Operation vorausgeschickten Unterbindung der A. und V. subclavia anzuschließen. Auch die Durchtrennung der Clavicula vor der Unterbindung der großen Gefäße ist zweckmäßiger, wenn man auch nicht, wie das BERGER empfohlen hat, aus der Mitte der Clavicula ein Stück zu resezieren braucht. Eine allgemeine Operationstechnik läßt sich, da die Operation in der Mehrzahl der Fälle wegen maligner Tumoren (besonders Sarkome) ausgeführt wird, nur bis zu einem gewissen Grade aufstellen. Zwar sind wir heute mit Hilfe des Röntgenverfahrens in der Lage, die Ausdehnung der Erkrankung, soweit der Knochen in Frage kommt, ziemlich genau festzustellen. Über die Ausdehnung der Geschwülste in den Weichteilen sind wir jedoch auf die übrigen klinischen diagnostischen Hilfsmittel angewiesen und die lassen gelegentlich im Stich. Es kann wohl vorkommen, daß man zunächst mit der Entfernung des Schulterblattes auszukommen hofft, oder daß eine Geschwulst nur den Humeruskopf oder Schaft ergriffen zu haben scheint, daß aber dann bei der Freilegung eine wesentlich weitere Ausbreitung über die betreffenden Grenzen hinaus stattgefunden hat. Zur Regel muß man es sich machen, so früh wie möglich und so weit wie möglich im Gesunden zu operieren und lieber die ganzen Muskeln zu opfern, wenn ein Teil derselben ergriffen ist. Bei der Bösartigkeit der Sarkome und ihrer starken Neigung zum Rückfall kann man kaum radikal genug vorgehen. Nach NASSES Erfahrungen, die auch von anderen bestätigt worden sind, sind die noch auf den Knochen beschränkten myelogenen Sarkome prognostisch am günstigsten. Die Forderung NASSES u. a., der Unterbindung der A. subclavia auch die der entsprechenden Vene anzuschließen, muß wohl als selbstverständlich gelten, da sonst sowohl die Gefahr der Luftembolie als auch der Tumorembolie besteht.

Die Ausführung der *Amputatio interscapulo-thoracalis* verläuft folgendermaßen:

Man wird heute bei diesem Eingriff die Allgemeinnarkose vorziehen, doch kann sie im Notfall auch mit der KULENKAMPFFschen Plexusanästhesie (s. S. 62) mit Umspritzung des Weichteilschnittes ausgeführt werden. Der Kranke wird so aufgelegt, daß der Oberkörper etwas erhöht ist und die zu operierende Schulter frei über den Tischrand herausragt. Einer der Assistenten muß den Arm der zu operierenden Seite halten, um die Schulter je nach Wunsch vorwärts und rückwärts bewegen zu können. Der Schnitt beginnt etwas oberhalb der Clavicula, etwa der hinteren Scalenuslücke entsprechend und verläuft schräg in der Richtung auf die Achselhöhle zu über die Mitte der Clavicula. Der Schnitt wird gleich so weit vertieft, daß die Clavicula nach Zurückziehen der Hautlappen auf etwa

1 cm von ihrem Periost und dem unmittelbar dahinterliegenden M. subclavius befreit werden kann. Bei der Ablösung des Periostes auf der Rückseite ist Vorsicht am Platze wegen der Nähe der V. subclavia. Man muß sich daher dicht an den Knochen halten. Ist das Periost ringsherum entfernt, so wird mit einer Unterbindungsnadel eine GILGI-Säge um die Clavicula herumgeführt und die Durchsägung vorgenommen. Dann spaltet man die übrigen Weichteile oberhalb und unterhalb des Schlüsselbeines, vorsichtig von außen nach innen vorgehend. Die V. jugularis externa muß meist unterbunden werden. Oberhalb des durchtrennten Schlüsselbeines dringt man gegen die hintere Scalenuslücke vor, d. h. man sucht sich zunächst den hinteren Rand des M. scalenus ant. und den unteren Rand des M. omohyoideus auf und findet hier den Plexus brachialis. Medial und nach unten davon stößt man auf die A. subclavia, die mit der Rinnensonde unterfahren und doppelt unterbunden wird. Legt man die Arterie etwas weiter frei, so sieht man gewöhnlich ohne weiteres den schräg nach hinten oben, zwischen den einzelnen Plexusstämmen hindurchtretenden Seitenast, die A. transversa colli, die ebenfalls unterbunden wird. Vertieft man nun den Schnitt allmählich in der Schnittrichtung distalwärts, so kommt man in der Gegend hinter dem Schlüsselbein auf die A. transversa scapulae, die ebenfalls doppelt unterbunden wird. Zieht man nun die beiden Enden der Clavicula mit Hilfe von einzinkigen LANGENBECKschen Haken etwas auseinander, so kommt die V. subclavia hinter dem Schlüsselbein zum Vorschein und wird ebenfalls doppelt unterbunden. Jetzt kann man etwas rascher vorgehen und sowohl den M. pectoralis major, als auch den M. pectoralis minor in der Schnittrichtung durchtrennen. Dadurch wird das Operationsgebiet wesentlich freier, wenn man den Arm mit der Schulter nach hinten abziehen läßt. Nach der Durchtrennung der beiden Mm. pectorales wird der äußere Wundrand abgezogen, die Achselhöhle freigelegt und ausgeräumt, wobei man sich dicht an den Thorax zu halten hat. Dann folgt die Anlegung des hinteren Schnittes, der spitzwinklig in den vorderen, etwa in der Höhe der Gefäßunterbindungsstelle einmündet und der hinter dem Akromion der Achselhöhle zu nach abwärts verläuft, um dort mit dem ersten Schnitt in Verbindung zu treten. Zur Anlage des hinteren Schnittes wird der Arm mit der Schulter nach vorn umgelegt. Die weitere Operation wird wieder von vorn ausgeführt. Unter Zurückziehen des äußeren Hautrandes löst man den M. trapezius von der Clavicula ab, wodurch der distale Teil der Clavicula noch weiter an Beweglichkeit gewinnt. Man durchschneidet nun, während die Schulter mit dem Schulterblatt immer weiter der Brustwand abgezogen wird, den M. latissimus dorsi im unteren Wundwinkel und bekommt infolgedessen die muskuläre Auskleidung der Facies costalis scapulae, den M. subscapularis zu Gesicht. Zwischen ihm und dem M. serratus ant. dringt man stumpf bis an die mediale Kante des Schulterblattes vor. Der letzte Teil des Eingriffes wird nun von der Rückseite ausgeführt. Der mediale Hautrand wird abgelöst bis zur Schulterblattgräte. Hier schneidet man den M. trapezius scharf ab, wenn er nicht erkrankt ist. Besteht Verdacht, daß der Tumor auf ihn übergegriffen hat, so löst man die Haut allein bis an den hinteren Schulterblattrand ab, um den M. trapezius erst dann quer zu seiner Faserrichtung zu durchtrennen. Auf die eine oder andere Weise erreicht man die mediale Kante der Scapula und hat nun nur noch den Ansatz des M. levator scapulae vom oberen Schulterblattwinkel und den breiten Ansatz der Mm. rhomboidei von der medialen

Schulterblattkante loszutrennen. Man kann den Eingriff auch vollständig von der Vorderseite zu Ende führen, indem man nach Durchschneidung der Mm. pectoralis major und teres major zwischen die Mm. subscapularis und serratus ant. eindringt und nach Ablösung des Ansatzes des M. serratus ant. von der medialen Schulterblattkante durch starkes Abziehen der Schulter nach außen, von hier aus die Durchtrennung der Mm. rhomboidei, trapezius und levator scapulae vornimmt. Erst wenn allseitig das Subcutangewebe, d. h. die Haut erreicht ist, löst man die Rückseite der Scapula bis zum hinteren Wundrand ab. Diese letztere Methode ist deshalb weniger empfehlenswert, weil die Blutstillung nicht so genau, d. h. wenigstens nicht sofort so sicher durchgeführt werden kann. Selbst wenn man die A. und V. subclavia und die Aa. transv. scapulae und transv. colli unterbunden hat, blutet es doch noch aus den Stümpfen der vom Rücken herkommenden Muskeln. Es ist deshalb zweckmäßig, diese einzeln und mit größter Vorsicht zu durchtrennen, um möglichst jedes Gefäß sofort fassen und auf diese Weise blutsparend vorgehen zu können. So groß der Eingriff ist, so ist seine Aussicht doch gut, da er fast ohne Blutverlust durchgeführt werden kann. Der Abschluß des Eingriffes läßt sich, wenn er planmäßig verläuft, durch Naht der Wundränder fast immer ohne Mühe bewerkstelligen. Nur dann, wenn der Tumor die Haut ergriffen hat und wenn infolgedessen mehr Haut geopfert werden mußte, muß man von der genannten Vorschrift abgehen, um etwa vorne oder hinten mehr Haut zu sparen. In manchen Fällen ist es notwendig, zur Deckung einer durch Mitnahme größerer Hautflächen der Schulter entstandenen Lücke die Haut von der Innenseite des Armes in Form eines Lappens zu umschneiden. In allen Fällen empfiehlt es sich, am unteren Wundwinkel ein Glasrohr einzulegen. Mußte die Haut weiter nach hinten abgelöst werden, so daß eine Tasche entsteht, so ist wie bei der Mammaamputation die Dränage von einer besonderen Hautöffnung aus vorzunehmen. Die Operation bedeutet eine schwere Verstümmelung, die auch nicht ohne Rückwirkung auf die Wirbelsäule bleibt, infolge des Fehlens des Gewichtes der ganzen Extremität und des Schultergürtels. Ein Ausgleich der fehlenden Schulterwölbung kann mit Hilfe einer Prothese, die auch einen künstlichen Arm trägt, in Form eines Korsettes geschaffen werden.

e) *Die Amputatio interilio-abdominalis.* Dieser Eingriff hat eine wenig umfangreiche Anzeigestellung und sehr schlechte Heilungsaussichten. Er wird daher nur sehr selten ausgeführt und man sollte ihn vermeiden, wenn es irgend geht. Darin sind sich alle Chirurgen einig, die ihn einmal ausgeführt haben.

Der Gründe für die schlechten *Heilungsaussichten* sind es mehrfache. Wenn schon eine Oberschenkelamputation oder Exartikulation, auch bei vorsichtigstem Operieren meist nicht ohne Schock vorübergeht, so ist es verständlich, daß die Einwirkung auf den Allgemeinzustand bei dem noch weit größeren Eingriff auch noch wesentlich erheblicher ist. Die Ausschaltung einer ganzen Gliedmaße mit den umfangreichen Weichteilen im Bereich des Hüftgelenkes, die Durchtrennung der großen Gefäße, der selbst bei größter Vorsicht unvermeidliche erhebliche Blutverlust, die Durchschneidung der großen Nervenstämme, alles das trägt dazu bei, einen Schockzustand hervorzurufen. Es ist daher selbstverständlich, daß, wenn der Eingriff unvermeidlich ist, die greifbaren Gefahren auf ein Mindestmaß eingeschränkt werden. Das kann durch folgende Maßnahmen gelingen. Der Eingriff muß unter möglichster Blutsparung gemacht werden. Ist es möglich, die MOMBURGsche Blutleere anzulegen, so sollte man sie verwenden. BIER, PAGENSTECHER, KULENKAMPFF, JUDIN, SCHALDEMOSE, WEINSCHAL u. a. haben sie empfohlen. NIERMANN betont, daß sie auch die Narkose erleichtert, da sie bei verkleinertem Kreislauf stattfindet. Leider ruft die Abnahme der MOMBURGschen Blutleere oft eine starke Blutdrucksenkung, ja einen unaufhaltbaren Kollaps hervor. Daher soll man immer Herzmittel und eine Trans- oder Infusion bereithalten. In manchen Fällen ist es nicht möglich, den MOMBURGschen Schlauch anzulegen, wenn nämlich die Geschwulst zu weit kranial in die Weichteile vorgedrungen ist, wie z. B. im Falle von SALITSCHEFS. Einerlei, ob der MOMBURGsche Schlauch angelegt werden kann oder nicht, muß unter allen Umständen eine vorläufige oder endgültige Unterbrechung der Gefäßversorgung der großen Beckengefäße durchgeführt werden. Ein Teil der Chirurgen hat von Anfang an die A. iliaca comm. endgültig unterbunden (JABOULAY, SALITSCHEF, OSAWA, LERICHE und STULTZ u. a.). Die letzteren haben danach Wundrandnekrosen gesehen. Andere sind KOCHER gefolgt und haben zunächst die A. iliaca comm. nur vorläufig durch Anlegung einer weichfassenden Klemme, oder besser durch einen dünnen Gummischlauch außer Funktion gesetzt. Andere haben zunächst wie BARDENHEUER nur die A. iliaca ext. und dazu die A. hypogastrica unterbunden (BOSHOSOWSKY, SAACK, RIWASCH). Die Unterbindung der Seitenäste allein scheint allerdings nur dann zu genügen, wenn der Kreislauf an sich schwach ist, also bei heruntergekommenen Menschen. Schon KOCHER hat zur weiteren Blutsparung empfohlen, die Unterbindung der Venen erst einige Zeit nach der der Arterien und bei erhobenem Bein auszuführen.

Bei der Durchtrennung der ausgedehnten Weichteile außerhalb und innerhalb des Beckens empfiehlt KOCHER die vorherige Anlegung von Kompressorien zur vorläufigen Blutstillung. Da wir heute solche Instrumente nicht mehr haben, wird es sich empfehlen, die Durchtrennung der Muskulatur unter Leitung des Auges und mit sofortiger Versorgung jedes durchtrennten Muskelgefäßes vorzunehmen.

Die *Durchtrennung der großen Nervenstämme* sollte selbst bei Narkose nur nach vorheriger Blockierung mit Novocainlösung durchgeführt werden. LERICHE und STULTZ empfehlen außerdem nach Freilegung des Randes des M. psoas die an dessen lateralem Rand austretenden Äste einzeln zu blockieren. Um die nach Durchtrennung der Nerven beobachtete Blutdrucksenkung zu verhüten, kann außer den genannten Maßnahmen auch die *Lumbalanästhesie* empfohlen werden. Zur Einschränkung der unmittelbaren Operationsfolgen besteht noch die Möglichkeit des *zweizeitigen Operierens*. Es kann z. B. zunächst eine Exartikulation im Hüftgelenk und erst in zweiter Sitzung die Amputation des Beckens vorgenommen werden. Oft wird ein solches Vorgehen an der Ausdehnung der Geschwulst scheitern (PETROV, CEREPASENIČ-OPPEL).

Wie schon oben erwähnt ist die *Anzeige* zu dem Eingriff sehr streng zu stellen. Im wesentlichen kommen nur ausgedehnte Beckensarkome, die den Oberschenkelknochen beteiligt haben, oder umgekehrt Femursarkome, die auf die Beckenknochen und -weichteile übergegriffen haben, in Frage. Die anderen Geschwülste spielen nur eine untergeordnete Rolle. Die ausgedehnte Hüftgelenks- und Beckentuberkulose, die früher mehrfach die Veranlassung zu dem großen Eingriff gab, wird heute sehr selten als Anzeige dienen dürfen.

Aber selbst, wenn ein ausgedehnter Tumor festgestellt ist, folgt man sicher am besten dem Rat KOCHERS, ehe man sich zu dem ausgedehnten Eingriff entschließt, den Versuch zu machen, mit kleineren Eingriffen auszukommen, zum wenigsten zu versuchen, vom Becken so viel als möglich zu erhalten (KRYM, RABINOVIC u. a.). Nicht nur, daß dadurch der Eingriff an sich kleiner wird, sondern es werden dadurch auch wichtige Muskelansätze erhalten, die mit zur Stütze des verlorengegangenen Beckenabschnittes dienen können (SCHALDEMOSE). So soll man möglichst die ursprünglich von JABOULAY empfohlene Durchtrennung in der Schamfuge vermeiden und statt dessen einige Zentimeter weiter seitlich Scham- und Sitzbein durchtrennen (GIRARD, BARDENHEUER, SCHALDEMOSE u. a.). Ebenso ist es zweckmäßig das Sacroiliacalgelenk stehen zu lassen und lateral davon die Beckenschaufel zu durchtrennen. Dasselbe gilt für den Sitzbeinhöcker. Auch dadurch wird der Eingriff erleichtert und die Aussicht auf Heilung größer.

Der Eingriff ist zuerst von BILLROTH (1889), dann von JABOULAY (1894) und dann von BARDENHEUER ausgeführt worden. Alle Patienten sind gestorben. GIRARD hat 1898 den ersten Erfolg gehabt. Auch SALITSCHEF, PAGENSTECHER, SCHALDEMOSE, LOEFFLER u. a. haben später erfolgreich operiert. Trotzdem ist die Sterblichkeit nach diesem Eingriff bis in die neueste Zeit eine erhebliche gewesen (etwa 50%), wenn sie auch nicht mehr 73,7% erreicht wie zur Zeit KOCHERS.

KOCHER war wohl der erste, der auf Grund seiner schlechten Erfahrungen darauf hingewiesen hat, daß man den Eingriff so klein wie möglich machen soll. Heute sind wir in der glücklichen Lage, schon durch die *Röntgenuntersuchung* uns wesentlich genauer darüber unterrichten zu können, wie weit eine Geschwulst sich ausgedehnt hat. Es wird auch nicht mehr geschehen, daß wir einen Geschwulstträger einem solch gewaltigen Eingriff aussetzen, der bereits Lungen- oder Knochenmetastasen hat. Aber trotz aller neueren Untersuchungsverfahren wird es uns auch heute nicht gelingen, die genaue Ausdehnung einer Geschwulst im Weichteilbereich feststellen zu können. Wir sind daher auch heute immer noch darauf angewiesen, einen *guten Zugang* zu schaffen, um uns über die Ausdehnung der Geschwulst und gleichzeitig über die möglichste Einschränkung des Eingriffes unterrichten zu können. Je nachdem wird man den großen Eingriff nach JABOULAY mit Durchtrennung des Beckens im Bereich der Schambeinfuge und des Sacroiliacalgelenkes durchführen müssen, oder man wird sich am Becken mit einer verhältnismäßig geringfügigen oder einer ausgedehnteren Resektion zu begnügen versuchen. Uns scheint das von KOCHER ausgearbeitete Verfahren in jeder Beziehung befähigt, einerseits ohne viel Schaden anzurichten einen guten Überblick zu erzielen, andererseits auch so weit wie nötig vorzugehen.

In manchen Fällen wird man sich freilich auch der älteren Operationsverfahren zu erinnern haben. Das kann unter Umständen bereits bei der Anlage des Weichteilschnittes nötig werden. Hat sich z. B. die Geschwulst nach vorn unter die Weichteile entwickelt, so wird man einen großen hinteren Lappen bilden müssen (JABOULAY) und umgekehrt (CACCIOPOLI). Große Lappen haben aber den Nachteil, daß leicht Ernährungsstörungen eintreten, wenn ausreichende Blutstillung gemacht worden ist. Das gilt auch für vordere und innere große Lappen (SAVARIAUD). Daher haben auch schon BARDENHEUER (SALITSCHEF) u. a. zwei Lappen gebildet, und zwar je nachdem einen größeren vorderen und kleineren hinteren oder umgekehrt. Aber auf Einzelheiten der Technik kann man sich in der Beziehung nicht festlegen, da sie ebenso wie dann die Ausdehnung der Beckenresektion im Inneren durch die Größe und Ausdehnung der Geschwulst vorgeschrieben werden.

Das Vorgehen KOCHERs, dem viele Chirurgen gefolgt sind, ist folgendes: Zunächst wird durch einen Schnitt oberhalb und parallel zum Leistenband Haut, Fascie und M. obliquus ext. durchtrennt.

KOCHER benutzt zur breiten Freilegung seinen zur Unterbindung der A. iliaca comm. angegebenen Schnitt (s. S. 140). Vom oberen Rande des Schnittes geht er unter Zurückziehung des unteren Wundrandes zunächst stumpf durch den M. obliquus int. quer bis zur Rectusscheide. Die vordere Rectusscheide wird in ihrer Längsrichtung gespalten, der M. rectus nach medial geschoben und nun nach Freilegung der Fascia transversalis der Peritonealsack mit der ihn umgebenden Fascia transversalis nach der Mitte abgedrängt. Ihm folgen im Retroperitoneum der Ureter und meist einige Gefäße und kleinere Nerven fast ohne Schwierigkeiten.

Erreicht man den Rand des M. psoas, so liegt unmittelbar medial davon die A. iliaca ext. und wenn man sie etwas kranial verfolgt, kommt man an die Teilungsstelle der A. iliaca comm. Etwas caudal davon überkreuzt der Ureter die Gefäße. Lateral davon verlaufen die Nn. lumboinguinalis und cutan. fem. lat., vor dem Muskel der N. genito-femoralis. Hat man die A. iliaca comm. freigelegt, so wird sie mit einem dünnen Gummischlauch oder mit einer HÖPFNERschen Klemme, nachdem man das Bein stark angehoben hat, vorläufig abgeklemmt. Nach einer Pause von einigen Minuten verfährt man ebenso mit der Vene. Ist der Bauchfellsack genügend zurückgeschoben, so kann man sich über die Ausbreitung einer im Bereich der Beckenschaufel vorhandenen Geschwulst unterrichten. Man kann feststellen, ob die Weichteile durchwachsen und wo die Grenzen nach vorne, hinten und unten sind, um sich von Anfang an die Stellen zu merken, an denen die Beckenschaufel im gesunden durchtrennt werden muß, da es ja, wie schon oben bemerkt, schonender ist, möglichst nicht in der Symphyse oder in der Articul. sacroiliaca, sondern beiderseits lateral davon zu durchtrennen. Um sich nun über die Ausdehnung der Geschwulst auf der Außenseite zu unterrichten empfiehlt KOCHER den Schrägschnitt über den M. glutaeus max., wie er zur Freilegung und Unterbindung der A. glutaea sup. und inf. angegeben worden ist (s. S. 155). Der Schnitt wird nach unten, wie beim KOCHERschen Hüftgelenksresektionsschnitt, bis über den Trochanter hinaus verlängert (s. S. 466). Nach stumpfer Durchtrennung der Fasern des M. glutaeus max. in der Schnittrichtung wird der hintere, untere Rand des M. glutaeus med. und damit die obere Umrandung des For. ischiad. maj. freigelegt. Der M. piriformis wird dann in seinem sehnigen Ansatz abgetrennt. Der nun freiliegende N. ischiadicus wird mit einer 1%igen Novocainlösung eingespritzt und kann nun unterhalb der Einspritzung durchschnitten werden. Dasselbe gilt für den N. cutan. fem. post., der etwas weiter medial verläuft. Noch etwas weiter medial zieht unter dem zurückgeschlagenen M. piriformis die *A. pudenda int.* und dorsal und medial von diesem Gefäß über die Rückfläche der Spina ischiadica der *N. pudendus*. Lateral von diesen beiden Gebilden und unter Schonung derselben wird nun die Spina ischiadica mit dem Meißel vorsichtig durchtrennt. Verfolgt man die nun freiliegenden Mm. gemelli und den M. obturat int. nach rückwärts und medial, so stößt man auf das darüberziehende Lig. sacro-tuberosum und schlägt oberhalb seines Ansatzes am Sitzbeinhöcker den absteigenden Sitzbeinast in Richtung auf das Foramen obturatum mit dem Meißel durch. Das Tuber ischii bleibt also erhalten. Nun verbindet KOCHER den vorderen und hinteren Weichteilschnitt und durchtrennt die Mm. glutaeus med. und min. Man wird heute die Muskulatur ohne Abklemmung durch Kompressorien (KOCHER), aber unter sofortiger und endgültiger Blutstillung durch Unterbindung frei durchschneiden. Die Durchtrennung dieser Muskeln wird in der Höhe durchgeführt, in der man die Beckenschaufeldurchtrennung vorzunehmen beabsichtigt. Auf dieselbe Weise werden nun vom vorderen Schnitt aus oberhalb der Crista ilii die Bauchwandmuskeln bis zu der an der Beckenschaufel in Aussicht genommenen Knochendurchtrennungsgrenze durchschnitten. Nun legt man den M. iliopsoas frei. Die A. und V. iliaca ext. und die mit ihnen verlaufenden Nerven werden angehoben. Die seitlich vom M. iliopsoas verlaufenden Nerven aber, die Nn. femoralis und cutan. fem. lat. werden durchtrennt. Ebenso wird der M. iliopsoas, also die Mm. psoas maj., min. und iliacus durchgeschnitten. So liegt die Innenseite des Beckens vollkommen frei und man kann nun ohne Schwierigkeiten je nach Ausdehnung des Tumors entweder in der Articul. sacroiliaca oder nach KOCHER besser von der Incisura ischiadica maj. in Richtung nach dem Beckenrand die Durchtrennung der Beckenschaufel vornehmen. Da bei dem KOCHERschen Verfahren kein hinterer Lappen gebildet wird, so muß nun der innere gebildet werden. Vom distalen Ende des zum Leistenbande parallelen Schnittes werden die Weichteile senkrecht nach unten auf der Vorderfläche des Oberschenkels durchtrennt und dadurch der waagerechte und absteigende Schambeinast und die Femoralgefäße freigelegt. Man unterbindet A. und V. fem., nachdem das Bein angehoben war, zur Erhaltung der A. circumflexa fem. med. für den Weichteillappen unterhalb des Abganges der A. profunda fem. Dann wird der freigelegte waagerechte Schambeinast neben der Mittellinie nach Unterfahrung mit der Rinnensonde mit Meißel, Zange oder GILGI-Säge durchtrennt. Der laterale Umfang des Foramen obturatorium wird von den Mm. obturator int. und ext. befreit. Der letztere wird durchschnitten. Dadurch ist das Becken so weit freigeworden, daß es jetzt nur noch am M. levator ani hängt. Die Beckenfascie mit dem Periost wird am Eingang ins kleine Becken bis zum waagerechten Schambeinast durchschnitten, die A. obturatoria, der N. obturatorius und die Ansätze der Mm. levator ani und coccygeus bleiben erhalten. Wird nun der Hautschnitt um den Oberschenkel herum, etwa zweihandbreit unterhalb des Perineums vollendet, d. h. die beiden Endpunkte des vorderen und des hinteren Schnittes verbunden, so braucht man nur noch die Adductoren und unterhalb des Tuber. ischii die dort ansetzenden Muskeln unter sofortiger Blutstillung zu durchtrennen. Dann kann nun die vorläufige Abklemmung der A. iliaca comm. aufgehoben und die noch blutenden Gefäße sofort unterbunden werden. Die Wunde wird dann durch den großen inneren Lappen unter Vereinigung der Muskeln und der Haut gedeckt.

PAGENSTECHER hat den Beginn des Eingriffes in derselben Weise durchgeführt, zunächst aber die Hauptgefäße geschont. Er hat, wie schon BIER und KULENKAMPFF die MOMBURG-*sche Blutleere* angewandt. Sofort wurde der waagerechte Schambeinast durchtrennt. Nach Weiterführung des ersten Schnittes zwischen Oberschenkel und Damm ist er in der Richtung des Tuber. ischii vorgedrungen. Nach Ablösung der Muskeln vom absteigenden Sitzbeinast (Mm. adductores, pectineus und obturator ext.) and Ablösung der Schwellkörper hat er den absteigenden Sitzbeinast durchtrennt. Damit löst sich die Beckenfascie nach innen leicht ab und man sieht die A. obturatoria und den zugehörigen Nerven. Die Fascia pelvis unterhalb des M. levator ani löst man ebenfalls etwas ab. Das Becken klafft nach diesem Vorgehen etwas, aber nicht genügend. Daher wird der Schnitt bis zum Sitzbein verlängert. Man muß sich aber scharf an das Sitzbein halten, um die Vasa pudenda nicht zu verletzen. Dicht am Tuber ischii wird nun das Lig. sacro-tuberos. durchschnitten, die Spina ischiadica stumpf freigelegt, um die darüber verlaufenden Gefäße und Nerven, A. pudenda und N. pudendus, zu schonen. Dann kann man die Spina abkneifen. Wird nun von dem Assistenten, der das Bein hält, eine Abduktionsbewegung gemacht, so klafft das Becken weit, d. h. die Beckenwand und die Fascia transversalis mit Peritoneum klaffen auseinander. Die großen Gefäße liegen jetzt mit allen ihren Verzweigungen frei vor. Man muß mit der Abduktion etwas vorsichtig sein, da sich die Gefäße unter Umständen stark spannen und zerreißen können. Wird nun der Darmbeinkamm von seinen Muskeln befreit und die Fascia iliaca weit nach oben abgelöst, so entblößt man die großen Gefäße weit hinauf. Der M. psoas wird von den ihn umgebenden Gebilden freigemacht, unterfahren und durchtrennt.

Die auf ihrer Vorderseite klaffende Symphyse liegt nun frei. Die die Articul. sacroiliaca verbindenden Bänder sind stark gespannt. Nach Beiseitehalten der großen Gefäße wird dann die Articulatio eröffnet. Da die großen Gefäße noch erhalten sind, kann man sich jetzt immer noch entscheiden, ob man nicht vielleicht mit einer Resektion der Beckenschaufel unter Erhaltung des Beines auskommen kann. Dann wird am besten, wie das auch KULENKAMPFF empfiehlt, der Schenkelhals durchtrennt und der Kopf entfernt. Muß das Bein mit entfernt werden, so werden nun die Aa. iliaca ext., hypogastrica und glutaea sup. unterbunden. Erst jetzt bildet PAGENSTECHER den hinteren Lappen, der die Haut mit einem Teil des M. glutaeus max. umfaßt. Man braucht nur noch von innen die Mm. piriformis und gemelli, den N. ischiadicus und die neben ihm verlaufenden Gefäße, ebenso die A. pudenda und den N. pudendus zu durchtrennen. Die Reste der Muskulatur werden über dem Peritonealsack vernäht.

Nicht immer wird es gelingen, größere Teile des Beckens erhalten zu können. So mußte z. B. SALITSCHEF das Schambein an der Symphyse durchtrennen, da die Geschwulst bis in ihre Nähe vorgedrungen war. Er mußte aber auch die A. iliaca comm. sofort unterbinden, da der Tumor auch hinten innen beinahe bis an die Abgangsstelle dieses Gefäßes heranreichte.

Daher mußte die hintere Durchtrennung auch in der Articul. sacroiliaca vorgenommen werden. SALITSCHEF ist daher im wesentlichen nach JABOULAY vorgegangen, hat aber keinen so langen hinteren Lappen gebildet wegen der Gefahr der Randnekrose. Er ist vielmehr mit einem verhältnismäßig kurzen hinteren und noch kürzeren inneren Lappen ausgekommen. Trotz der ausgedehnten Amputation und trotz der sofortigen, endgültigen Unterbindung der A. iliaca comm. hat er einen vollen Erfolg erzielt. Diesen Erfolg hat er der guten Blutstillung durch *die primäre Unterbindung* der A. iliaca comm. und der geschickten Lappenbildung zu verdanken. Als ganz sicher kann das Vorgehen aber nicht gelten, da meist Wundrandnekrosen auftraten und damit die Gefahr der Infektion der großen Wundhöhle heraufbeschworen wurde, die dann leicht zu einem unglücklichen Ausgang führte. Daher wird man auch in einem solchen Fall die vorläufige Unterbindung der A. iliaca comm. nach KOCHER vorziehen.

γ) Die Eingriffe an fehlerhaften Amputationsstümpfen.

PAYR hat in dem Handbuch über Ersatzglieder und Arbeitshilfe für Kriegsbeschädigte und Unfallverletzte in klarer und übersichtlicher Weise das pathologisch-anatomische und klinische Bild des pathologischen Amputationsstumpfes geschildert und zugleich die Möglichkeiten aufgezählt, die uns zu Gebote stehen, den pathologischen Stumpf in einen brauchbaren zu verwandeln. Im Anschluß daran hat er darauf hingewiesen, daß es auch eine Reihe von Maßnahmen gibt, um den Nutzen des Amputationsstumpfes entsprechend den vorhandenen Resten für den Amputierten so groß wie möglich zu gestalten. Die Störungen, die den Wert eines Amputationsstumpfes beeinträchtigen, können sowohl im Bereiche der Haut, der Muskeln und Sehnen, der Nerven, der Blut- und Lymphgefäße, der Knochen und der benachbarten Gelenke liegen.

An der Haut sind es besonders die eingezogenen Narben, die unter Umständen dadurch, daß sie mit Muskeln, Sehnen, Nerven, Knochen und Gelenken in Verbindung getreten sind, zu Bewegungsstörungen im Bereiche des Stumpfes und zu Schmerzhaftigkeit Veranlassung geben. Kommt dazu noch eine mangelhafte Blutversorgung, die der Neigung zu Geschwüren, zu Ödembildungen, zu Elephantiasis Vorschub leistet, so kann ein solcher Stumpf vollständig unbrauchbar sein.

Die Schädigungen im Bereiche der Muskeln und Sehnen bestehen in Atrophien, Kontrakturen, Schwielenbildungen, Verkalkungen und Verknöcherungen.

An den Stumpfnerven finden sich die lästigen Amputationsneurome, Neuralgien, Lähmungen, die zentral oder peripher bedingt sein können, wodurch eine schlechte Gebrauchsfähigkeit verursacht werden kann. Kontrakturen, Schlottergelenke, Krämpfe bei Verwachsungen der Nerven mit Narben und Knochen, sind die Folgen solcher Nervenschädigungen. Schließlich beobachtet man nach Nervenverletzungen nicht selten trophische und vasomotorische Störungen am Amputationsstumpf. Im Blut- und Lymphgefäßgebiet findet man Störungszustände durch Thrombosen mit folgender chronischer Entzündung, Elephantiasis nach Drüseneiterung und Erysipel. Schließlich beobachtet man wahre und falsche Aneurysmen nach Trauma. Blutungen durch das Anspießen der Gefäße durch spitze Osteophyten sind sehr selten.

An den Knochen finden sich chronisch entzündliche Veränderungen: Osteomyelitis, Sequester, Nekrosen ohne Fistelbildung, schwere fleckige Atrophien (SUDECK), chronische Knochenhautentzündung mit Osteophytenbildung, schlechtgeheilte Brüche und Pseudarthrosen als Ursache für die Stumpfstörungen.

An den Gelenken werden Ankylosen, chronische Entzündungen und Ergüsse festgestellt. Einzelne dieser Vorgänge, oder auch mehrere, können uns dazu veranlassen, eine Stumpfverbesserung vorzunehmen. Ehe man sich dazu entschließt, muß selbstverständlich eine genaue Untersuchung vorgenommen werden, welche der zu beobachtenden pathologischen Erscheinungen im Einzelfall für die Störungen der Gebrauchsfähigkeit verantwortlich gemacht werden muß. Nicht immer ist eine eingezogene Narbe die Ursache, nicht immer sind es feststellbare Neurome, nicht immer am Röntgenbild nachweisbare, spitze Osteophyten. Häufig verbirgt sich ein chronisch entzündlicher Prozeß hinter einer scheinbar reizlos verheilten Wunde. Die Ursache für die Schmerzen sind gelegentlich in die Narbe eingezogene Hautnervenäste. Nicht selten müssen die ganzen Stumpfbeschwerden auf einen gleichzeitig bestehenden Morphinismus zurückgeführt werden. Um sich vor Mißerfolgen zu schützen, muß daher eine genaue Untersuchung des gesamten Organismus und der örtlichen Verhältnisse vorgenommen werden, damit nicht etwa zentral bedingte Lähmung, Morphinismus oder schleichende Eiterungsprozesse übersehen werden. Ist Morphinismus festgestellt, so soll man sich nicht eher zu einem Eingriff entschließen, ehe der Kranke nicht eine Entziehungskur durchgemacht hat. Ebenso werden wir bei zentral bedingten Lähmungen die Art des Eingriffes dementsprechend einrichten, wenn nötig durch Feststellung des benachbarten Schlottergelenkes den Wert des Stumpfes erhöhen. Die Untersuchung des Stumpfes selbst muß ebenfalls mit allen uns zu Gebote stehenden Hilfsmitteln durchgeführt werden. Selbstverständlich ist eine Röntgenaufnahme, um eventuell störende Randsequester oder osteomyelitische Herde feststellen zu können. Dann werden wir den Stumpf auf das genaueste auf ruhende Infektion zu untersuchen haben (s. S. 498). Schließlich werden wir die Gefäß- und Nervenversorgung genau berücksichtigen. Die uns zu Gebote stehenden Möglichkeiten, einen pathologischen Stumpf zu einem „normalen" zu machen, d. h. ihn schmerzlos und soweit es irgend geht funktionstüchtig zu machen, sind zahlreich. Tief eingezogene Narben, überflüssige Hautwülste, können unter Umständen leicht durch einfaches Ausschneiden beseitigt werden. Lösungen von Knochen, Beseitigung entzündeter Schleimbeutel, Beseitigung von Schwielengewebe aus Muskeln, aus der Nähe von Nerven usw. bringen häufig guten Erfolg. Stößt man trotz vorheriger Prüfung auf einen versteckten Infektionsherd, so ist dieser möglichst im ganzen herauszuschneiden. Die Hautwunde darf in solchen Fällen unter keinen Umständen durch Naht verschlossen werden. Am besten legt man nur einige lose zusammengebundene Silberdrahtnähte zur Verkleinerung der Wunde ein, die man bei der geringsten aufflackernden Infektion öffnen kann (s. S. 24).

Störungen im Bereiche der Nerven erfordern häufig einen zweiten Eingriff, und zwar hat sich herausgestellt, daß viele Amputationsneurome, trotzdem sie tastbar sind, keinerlei Schmerz verursachen, wenn sie nicht gerade stark gedrückt werden. Sind sie aber empfindlich, in Narbengewebe eingebettet und durch die Nähe schlummernder Infektionsherde in einem Reizzustand, so müssen sie entfernt werden. Zu diesem Zweck sucht man den Nervenstamm, wenigstens 5 bis 6 cm vom Neurom entfernt, auf, löst ihn aus, durchtrennt ihn mit einem scharfen Messerschnitt, nachdem man ihn noch einige Zentimeter aus dem gesunden Gewebe herausgezogen hat, möglichst hoch oben, und beseitigt erst dann nach der Durchtrennung das distale Ende. Will man den Nerven nicht opfern, so kann man den Versuch machen, durch Zerquetschung oder durch Vereisung, durch Einspritzung von Novocain oder Kochsalzaufschwemmung den Nerven wenigstens für eine Zeitlang oder durch 80% Alkohol für die Dauer auszuschalten. Bei trophischen und vasomotorischen Störungen infolge von zentralwärts gelegener Nervenverletzung bestehen nur dann Aussichten für eine Heilung des Schadens, wenn es gelingt, die Nervenleitung wieder herzustellen. Leider versagen aber auch die Nervennähte und die anderen im Abschnitt Nervenverletzung geschilderten Hilfsmittel häufig, so daß wir in schweren trophischen und vasomotorischen Störungen häufig die Anzeige für eine Reamputation im Bereiche des Gesunden erblicken müssen. Bei vasomotorischen Störungen kann vielleicht eine zentral angelegte periarterielle Sympathektomie erwogen werden. Störungen im Bereiche der Gefäße bedingen ebenfalls nicht selten neue chirurgische Eingriffe. Die Beseitigung von Aneurysmen und der Versuch der chirurgischen Behandlung einer Stumpfelephantiasis kommen in Betracht. Am Knochen handelt es sich in erster Linie um Beseitigung chronischer osteomyelitischer Prozesse, Entfernung von Sequestern, Beseitigung spitzer Stumpfenden oder nach der Tragfläche zu sich in die Weichteile einspießender Osteophyten.

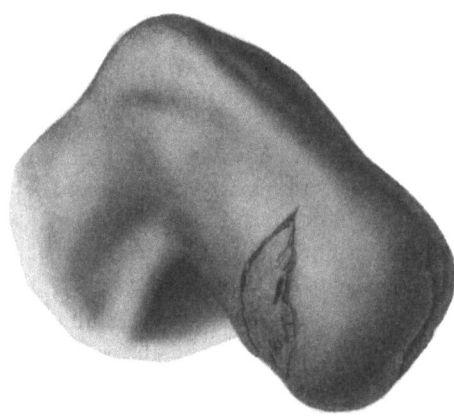

Abb. 251. Lappenplastik zur Deckung eines Amputationsstumpfes nach SAMTER. Es ist ein breiter Brückenlappen vom Stumpf abgelöst, über das granulierende Stumpfende geschoben und an der angefrischten Haut vernäht. Die durch die Verschiebung des Brückenlappens entstandene sekundäre Lücke ist durch einige THIERSCH-Läppchen gedeckt (s. WEISSENBORN).

Die Stumpffrakturen und Pseudarthrosen werden nach den Grundsätzen, die auch sonst für diese Erkrankungen in Frage kommen, behandelt. Stumpfschäden, die durch Knochenerkrankung bedingt sind, zwingen uns leider häufig zur Reamputation.

Im Bereiche der benachbarten Gelenke sind es besonders die Ankylosen und Kontrakturen, die häufig ein chirurgisches Eingreifen erfordern, da sie unter Umständen einen Stumpf vollständig gebrauchsunfähig machen. Je nachdem es sich um eine dermatogene, tendogene, myogene oder Kapselkontraktur oder um ein Gemisch derartiger Störungen handelt, muß der Eingriff verschieden ausgeführt werden. Durch Tenotomien, Myotomien, noch besser durch Sehnen- und Muskelverlängerung, gelingt es häufig, Kontrakturen zu beseitigen. Auch Kapseln und Bänder müssen häufig durchtrennt werden. Entstehen dabei Hautlücken, so muß man sie durch plastische Operationen decken. Bei schlechter Narbenhaut empfiehlt es sich, bei kleineren Flächen einen Visierlappen nach SAMTER zu verschieben (Abb. 251) und die entstandene neue Lücke durch THIERSCH-Lappen zu decken oder einen Hautlappen aus dem gesunden Bein nach Ausschneiden der Narbenhaut an Ort und Stelle zu bringen. Die Hautschnitte werden am besten bogenförmig oder schraubenförmig in der Längsrichtung der Extremität, wie das PAYR empfohlen hat, angelegt, um nach Ausgleich der Kontraktur eine möglichst genaue Naht zustande bringen zu können. Bei Ankylosen ist unter Umständen die Arthroplastik in Erwägung zu ziehen (s. S. 496ff.).

δ) Die Differenzierungs- und kineplastischen Verfahren an Amputationsstümpfen.

Die Versuche, aus dem *Amputationsstumpf* und den ihm innewohnenden Kräften noch möglichst viel Nutzen zu ziehen, kann man nach PAYR einteilen in kineplastische und differenzierungsplastische Methoden. Bei der *Differenzierungsplastik* wird die dem Stumpf innewohnende Muskelkraft zur unmittelbaren Betätigung des Stumpfes ausgenutzt. Bei der *Kineplastik* wird die Muskeltätigkeit auf eine Prothese übertragen. Beide Verfahren lassen sich auch vereinigen. Zu den differenzierungsplastischen Methoden gehören nach PAYR

1. die Stumpfverlängerung zur Ausnutzung sonst wertloser, am Stumpf vorhandener Gelenke und Hebelarme

2. die Differenzierung der Form des Stumpfendes im Sinne der Bildung lebender, einfach wirkender Werkzeuge und

3. der plastische Ersatz für verlorengegangene Teile der Hand, des Daumens, einzelner Finger, Mittelhandknochen mehrerer Finger zugleich. Alle diese plastischen Methoden haben fast nur Bedeutung für die Stümpfe an der oberen Gliedmaße, mit Ausnahme der Umkehrplastik nach SAUERBRUCH. Verlängerungen der Stümpfe sind von PAYR, KAUSCH u. a. ausgeführt worden. PAYR hat zuerst den knochenlosen Weichteilstumpf nach Exartikulation des Humerus am Schultergelenk dadurch brauchbar gemacht, daß er die von der Scapula abgemeißelte Spina scapulae so weit beweglich machte, daß er sie in die Deltamuskulatur einlegen und ihr einen Stützpunkt in der Schulterpfanne geben konnte. KAUSCH hat die kurzen unbrauchbaren Stümpfe treppenförmig durchtrennt und durch Längsverschiebung der beiden Teile verlängert. SAUERBRUCH verwendete nach Exstirpation des Femur wegen Sarkoms die in den hinteren Weichteilen belassene Tibia, deren unteres Ende in die Hüftgelenkspfanne eingestellt wurde (Umkippplastik). Zur Erzielung einer unmittelbaren Arbeitsleistung von Unterarmstümpfen hat KRUKENBERG die funktionelle Teilung von Radius und Ulna mit der zugehörigen Muskulatur vorgenommen. Die beiden Knochen werden bei seinem Vorgehen so getrennt, daß der Radius ab- und adduziert werden kann.

a) *Die Herstellung eines* KRUKENBERG-*Stumpfes.* Das Verfahren verspricht nur dann Erfolg, wenn es sich um einen langen Unterarmstumpf handelt. Zunächst wird ein U-förmiger Schnitt so über den Vorderarm gelegt, daß er von der Beugeseite über den Stumpf zur Streckseite verläuft. Der Schnitt wird so weit zentralwärts geführt, daß er 7—8 cm unterhalb des Ellenbogengelenks endet. Die Durchtrennung erfolgt nicht vollständig symmetrisch, sondern so, daß der radiale Anteil an Haut größer ist als der ulnare. Dann wird zunächst an der Streckseite der Schnitt vertieft. Eine genaue Kenntnis der Muskelverhältnisse ist nötig. Der Schnitt dringt so zwischen die Muskeln ein, daß der M. ext. digit. com. in zwei Teile gespalten wird. Der Teil, die Sehnen für den 2. und 3. Finger enthält, bleibt radial, der die Sehnen für den 4. und 5. Finger enthält, bleibt ulnar.

Ebenso bleiben ulnar der M. ext. carpi uln. und radial die Mm. brachioradial. und ext. carpi rad. long. und brev. Die Mm. abduct. poll. long., ext. poll. long. und brev. werden entfernt.

Dann wird der Schnitt auf der Beugeseite ebenfalls vertieft. Der M. flex. carpi rad. bleibt radialwärts, der M. flex. dig. sublim. wird in zwei Teile zerlegt, von denen der eine radial, der andere ulnar gelagert wird. Der M. flex. poll. long. und der größte Teil des M. flex. dig. prof. werden entfernt. Die Hauptarterienstämme kommen nicht zu Gesicht. Der periphere Teil des N. median. wird abgetragen. Die zusammengehörigen Teile der Beuger und Strecker werden durch einige Nähte in den peripheren Abschnitten zusammengefaßt. Dann folgt die Durchtrennung des Lig. inteross. an der Ulna. Die A. interossea wird geschont. Die zuerst durchgeführte Durchtrennung des Lig. annulare am Radiusköpfchen hat sich als unnötig erwiesen. Dann wird die Haut kapselförmig über die Knochenenden gezogen und die Muskeln röhrenförmig mit der vorhandenen Haut umhüllt. In Höhe der Teilungsstelle wird auf der Beugeseite ein Hautlappen zur Verhinderung der Wiederverwachsung der getrennten Teile von der Beuge- nach der Streckseite hindurchgezogen und durch Naht befestigt. Bleibt eine Lücke übrig, so wird sie gethierscht. Legt man den Schnitt, wie oben angeführt, mehr nach der ulnaren Kante, so wird die Deckung nur des radialen Schenkels der Zange mit der Armhaut vorgenommen, während die ulnare nur teilweise von Armhaut umhüllt, die innere Seite aber durch einen Brust- oder Bauchhautlappen gedeckt wird (Abb. 61). Die zur Besserung des kosmetischen und funktionellen Erfolges unternommenen Versuche, eine Bildung distaler Gelenke an den Stümpfen des Radius und der Ulna vorzunehmen, konnten von KRUKENBERG nicht erfolgreich zum Ziel geführt werden. Im Verfolge dieses Zieles hat er es für nötig gehalten, die ad- und abduzierende Muskulatur so zu verteilen, daß die erstere zwischen, die letztere außerhalb der Knochenarme zu liegen kam. Die antagonistisch wirkenden Muskeln von Radius und Ulna wurden für beide Knochen getrennt, im Bereiche ihrer Sehnen vereinigt und die vereinigten Sehnen über Knocheneinschnitte gespannt, die in einer radio-ulnaren oder ulno-radialen Verlaufsrichtung am Ende der Knochenstümpfe angelegt waren (Abb. 252).

Mit dem KRUKENBERGschen Verfahren sind von verschiedenen Autoren gute Erfahrungen gemacht worden (PAYR u. a.). SAUERBRUCH hat allerdings darauf hingewiesen, daß die Kraftleistung der KRUKENBERGschen Plastik häufig außerordentlich gering ist. Das kosmetische Resultat nach der KRUKENBERGschen Operation ist dazu nicht gerade erfreulich, so daß es von vielen Verletzten abgelehnt wurde. Ähnlich dem KRUKENBERGschen Verfahren sind solche, die schon lange Zeit im Gebrauch waren, so der Ersatz fehlender Finger, besonders des Daumens, durch Abspaltung erhaltener Mittelhandknochen, als Oppositionsorgan (KLAPP 1912). In ausgedehnter Weise ist das Verfahren KLAPPs von BURKARD verwendet worden.

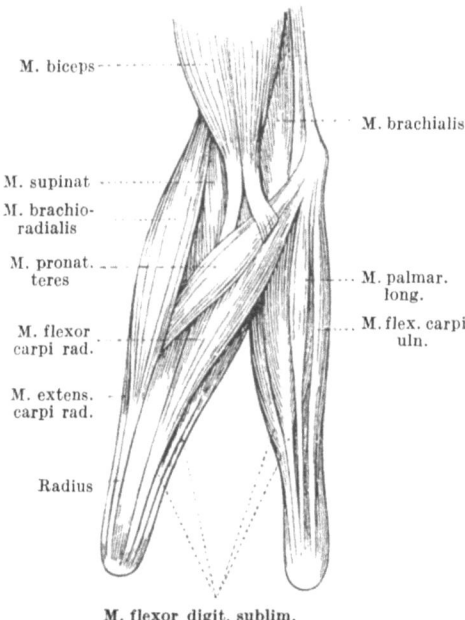

Abb. 252. Die Muskulatur ist geteilt, die Sehnenenden vereinigt über Ulna und Radius gespannt. (Nach KRUKENBERG.)

Der *plastische Ersatz* unter Verwertung noch vorhandener Stumpfmuskulatur ist zuerst von NICOLADONI mit vollem Erfolg (1897) durchgeführt worden. Durch verschiedene Verfahren, von denen das wichtigste die Überpflanzung der 2. Zehe (1900) mit ihren Sehnen auf einen Daumenstumpf war, ist ein großes neues Gebiet plastischer Eingriffe eröffnet worden. Nach NICOLADONI operierten mit vollem Erfolg PAYR, LUKSCH, F. KRAUSE, V. EISELSBERG, HÖRHAMMER, O. KLEINSCHMIDT u. a. Statt der zweiten Zehe wurde auch die große Zehe mit Erfolg verpflanzt (PAYR, HÖRHAMMER). Der Eingriff wird im einzelnen so ausgeführt, daß zunächst der Daumenstumpf so hergerichtet wird, daß eine Überpflanzung stattfinden kann.

Je nachdem die Phalangenteile des Metacarpus fehlen oder sogar der ganze Metacarpus fehlt, werden die Reste angefrischt oder die zur Artikulation verwendeten Gelenkflächen freigemacht; am besten werden auch gleich Beuge- und Strecksehne freigelegt und mit einem Faden angeschlungen möglichst lang gelassen. Zum Ersatz des Daumens mit Metacarpus kann nur die große Zehe dienen (HÖRHAMMER), zum Ersatz der Phalangen genügt auch die zweite Zehe. Die große Zehe wirkt infolge ihrer Größe an der Hand unschön. Hat man die Wahl der Zehe bestimmt, so wird zunächst die Zehe gestielt, und zwar so, daß ein dorsaler, zentral gestielter Lappen gebildet wird, der die Strecksehne enthält. Neuerdings ist die Verwendung eines volaren Stiellappens empfohlen worden. Der Lappen wird dadurch vervollständigt, daß die beiden Schnitte nach der Vola ziehen und in der Höhe der Schwimmhaut oder besser etwas weiter zentralwärts die Weichteile, die Beugesehne aber noch etwas weiter kranial durchtrennen. Das Metatarsophalangealgelenk wird eröffnet und die Kapsel vollständig durchschnitten. So enthält der dorsale Lappen die ganze Zehe. Dann werden Hand und Fuß aneinandergelegt. Ein für allemal lassen sich dafür Regeln nicht aufstellen, da je nach Lage des Falles die günstigste Stellung am besten vor der Operation ausgesucht wird. Ebenso ist es mit der Wahl des Fußes. NICOLADONI hat die Zehe von dem gleichseitigen Fuß genommen. HÖRHAMMER hat aber mit Recht darauf hingewiesen, daß zu einer günstigen Aneinanderlegung der gegenseitige Fuß leichter heranzubringen ist. Diese Beobachtung HÖRHAMMERs können wir aus eigener Erfahrung bestätigen (s. Abb. 254). Sind die günstigsten Lageverhältnisse gefunden, so werden zunächst die volaren Weichteile der Zehe in richtiger Stellung auf dem Daumenstumpf befestigt. Zuerst werden die Beugesehnen miteinander vernäht, dann die Haut möglichst so vereinigt, daß die Weichteile sich breitbasig berühren. Allgemein gültige Verbandregeln können nicht gegeben werden. Jedenfalls muß aber dafür gesorgt werden, daß die beiden Extremitätenabschnitte sich nicht gegeneinander verschieben können, insonderheit, daß die obere Gliedmaße nicht zurückgezogen werden kann, wozu Neigung besteht. Sehr empfehlenswert sind Heftpflasterverbände. In der Regel wird es aber nötig sein, beide Gliedabschnitte in einen Gipsverband zu legen. Durch eingegipste Spannbretter werden die beiden eingegipsten Gliedabschnitte in ihrer gegenseitigen Lage gehalten. Der Verband darf nur so weit reichen, daß das Operationsgebiet selbst frei bleibt. Nur so kann jeder Druck auf den Lappenstiel vermieden werden. HÖRHAMMER hat seinen ganzen Gipsverband an einem Galgen in Schwebe gebracht und auf diese Weise den Patienten das Liegen und die Zugänglichkeit zum Operationsfeld wesentlich erleichtert. Dieses Verfahren ist sehr zu empfehlen.

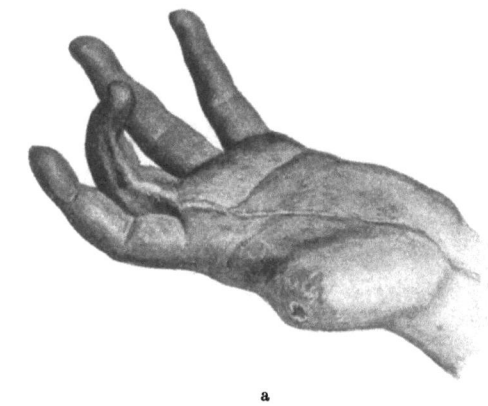

Neben dieser Art der Daumenplastik besteht noch die Möglichkeit, einen künstlichen Daumen nach dem ersten NICOLADONIschen Verfahren aufzubauen, das darin bestand, daß er eine aus der Brusthaut gebildete Hautwalze mit einem frei transplantierten Rippen-, Tibia- oder Fibulastück versah. In neuerer Zeit hat NOESKE einen fertig gebildeten Knochen, z. B. die Grundphalanx der 2. bis 4. Zehe oder auch zwei Phalangen mit Zwischengelenk in die Hautwalze eingelegt. Diese Verfahren, die an sich immer verwendbar sind, haben

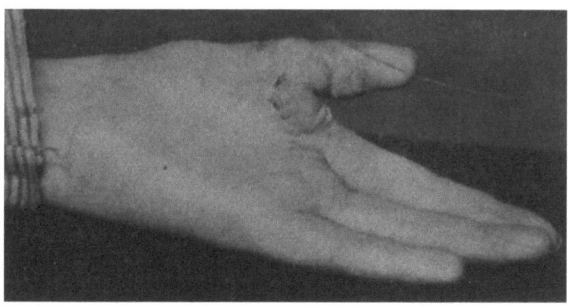

Abb. 253. Der infolge Narbenbildung unbrauchbare Mittelfinger wurde nach Entfernung des Grundgliedes an volarem Hautstiel auf den angefrischten Metacarpusstumpf des Daumens aufgeheilt. Sehr guter funktioneller und kosmetischer Erfolg. (Nach KLEINSCHMIDT.)

den Nachteil, daß keine Beweglichkeit erzielt wird und daß der kosmetische Erfolg nicht sehr gut ist. Daher ist in geeigneten Fällen an das dritte Verfahren zu denken, das ebenfalls auf NICOLADONI zurückgeht, obwohl er es selbst nicht ausgeführt hat. Es besteht in der Verpflanzung eines überflüssigen, unbrauchbaren oder wenig wertvollen Fingers derselben Hand (Abb. 253). Nach dieser Methode haben LUKSCH, SPITZY, PERTHES, RITTER, MACHOL, SCHMIED, LEDDERHOSE, HUECK und KLEINSCHMIDT gute Erfolge gehabt. Ist ein durch Verletzung unbrauchbar gewordener Finger nicht vorhanden, so kann man eventuell den kleinen Finger opfern, da die Hand dadurch nicht stärker entstellt wird. Im übrigen ist das Vorgehen für jeden Fall den Verhältnissen anzupassen. Grundsätzlich besteht es aber darin, daß der Finger je nach der gewünschten Länge mit dorsaler oder volarer Stielung auf den vorher präparierten Daumenstumpf in der richtigen Stellung aufgesetzt wird, unter Vereinigung der Beuge- und Strecksehnen, soweit sie vorhanden, und unter möglichst ausgedehnter Vereinigung der Weichteile.

b) *Die kineplastischen Methoden nach* SAUERBRUCH. Schon vor SAUERBRUCH sind Versuche unternommen worden, die in einem Amputationsstumpf schlummernden Kräfte zur Betätigung einer Prothese zu verwerten, ganz abgesehen von den Verfahren, die die Prothese durch Bewegungen der Schulter bzw. des Rumpfes betätigten. BALLIFF (1835) konstruierte nach SAUERBRUCH eine solche Prothese, die auf diesem Grundsatz beruhte. Die während des Krieges bekanntgewordene Prothese des Amerikaners CARNES wird auf ähnliche Weise in Bewegung gesetzt. Nach SAUERBRUCH verwendeten DALISCH und CHARRIÈRE zuerst die vorhandene Stumpfkraft. Später haben dann noch PAYR, VANGHETTI, CECI, V. WREDEN, ALESSANDRI, CODIVILLA, DALLA VEDOVA und SLAVINSKI Versuche gemacht, die vorhandenen, eventuell isolierten, mit Haut bekleideten Muskeln direkt zu Prothesenbewegungen zu benutzen.

Das größte Verdienst, die kineplastische Methode auf eine wissenschaftliche Basis gestellt und für die Praxis brauchbar gemacht zu haben, gebührt aber zweifellos SAUERBRUCH, der im Jahre 1915 seine ersten Versuche anstellte. Durch genaue anatomische Untersuchungen über die Wertigkeit einzelner Muskeln und einzelner Muskelgruppen in den verschiedensten Höhen der Gliedmaßenabschnitte, ist es ihm gelungen, die günstigsten Zusammenstellungen für eine wirksame Betätigung der verbliebenen Stumpfmuskeln festzustellen. Ebenso hat er sich mit dem Ausbau der physiologischen Grundlagen, auf denen die praktischen Erfolge beruhen, eingehend beschäftigt. Schließlich hat er den Ausbau der Technik so durchgearbeitet und die Beschaffung geeigneter Prothesen veranlaßt, daß die kineplastische Operation sich ein dauerndes Heimatrecht in der operativen Chirurgie erwarb.

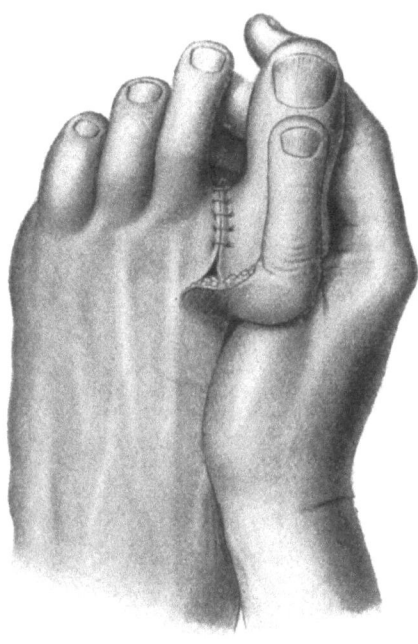

Abb. 254. Verpflanzung der zweiten Zehe auf den Mittelhandstumpf des Daumens. Die zweite Zehe ist von der Volarseite aus im Grundgelenk exartikuliert. Die Zehe ist aber im Zusammenhang mit der dorsalen Haut geblieben. An diesem Stiel wird sie auf den angefrischten Stumpf des Metacarpus gesetzt und soweit wie möglich ringsherum festgenäht. (Nach NICOLADONI.)

Die Vorbedingungen und Technik zur Herstellung von SAUERBRUCH-Stümpfen. Vorhanden sein müssen am Stumpf gut funktionierende Muskeln. Das ist nur zu erzielen, wenn die Muskeln sofort nach der Amputation geübt werden. Im allgemeinen werden nur Muskeln verwendet, die für die Stumpfbewegung überflüssig sind. Nur dann, wenn gleichsinnig wirkende Muskeln erhalten sind, dürfen auch gesunde, höher gelegene Muskeln verwendet werden, z. B. beim kurzen Unterarmstumpf bleiben zur Beugung und Streckung die seitlichen Köpfe der Mm. triceps und brachialis. Zu Kraftquellen der Hand können dann der M. biceps und der lange Tricepskopf verwendet werden. An Kraftquellen sind möglichst anzulegen: Bei langen, mittleren und kurzen Unterarmstümpfen zwei, eine für die Beugung und eine für die Streckung. Bei Ellenbogenexartikulation: 3 Kraftquellen, durch die Mm. biceps, brachialis und triceps. Für kurze Oberarmstümpfe und Schultergelenkexartikulationen: 2 Kraftquellen durch die Mm. pector. maj. und latissimus dorsi.

Auf die vielen, theoretischen Voraussetzungen kann hier nicht eingegangen werden. Als allgemeine Regel gilt, daß für den Schluß der künstlichen Hand möglichst die Beugemuskulatur, für die Öffnung die Streckmuskulatur verwendet werden soll. Es kann freilich z. B. zum Öffnen auch Federkraft verwendet und infolgedessen nur eine Kraftquelle zum Schluß nötig werden. Es ist aber besser, eine antagonistische Wirkung zu erzielen. Soweit die Kraftquellen nicht ausreichen oder sich nicht anbringen lassen, können zur Bewegung der künstlichen Gelenke Hilfskräfte, z. B. die Schulterbewegung, herangezogen werden. Die Kraftquellen sollen nur zur Bewegung der Finger ausgenützt werden. Da ein Teil der Kraft durch Reibung und zur Spannung des Bewegungsapparates verloren geht, so ist es zweckmäßig, jede Kraftquelle unter einer gewissen Spannung in das System einzufügen. Diese Anfangsspannung soll etwa $^1/_2$ kg betragen. Der Stumpf darf keine versteiften Gelenke und keine ausgedehnten Narben besitzen. Je eher die Operation nach der Amputation ausgeführt wird, selbstverständlich nach völliger Wundheilung, desto besser. Das Lebensalter ist ohne wesentliche Bedeutung. Atrophische Muskeln müssen erst durch Massage,

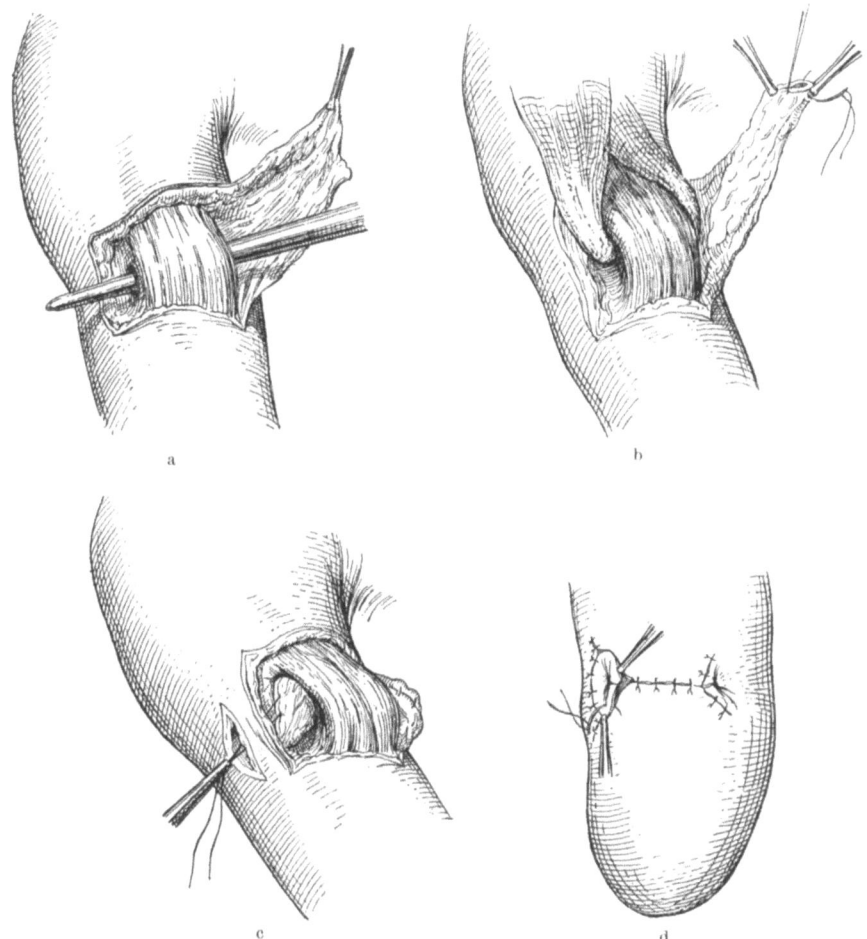

Abb. 255a—d. Bildung des Hautkanals nach SAUERBRUCH.
a Der Hautlappen ist umschnitten und zurückgeschlagen; der Muskel mit dem Dilatator durchbohrt. b Durch den Muskeltunnel ist ein Gazestreifen hindurchgezogen. Der Hautlappen wird durch Nähte zu einem Kanal geschlossen. c Der zum Rohr geschlossene Hautlappen wird durch den Muskeltunnel hindurchgezogen, in diesem Falle durch einen besonderen Hautschnitt (STADLER). d Das Ende des Hautkanales ist am Wundrand befestigt. Der Hautdefekt direkt durch Naht verschlossen.

elektrische Behandlung und Bewegungsübungen (passiv und aktiv) wirksam gemacht werden. *Die Kraftquelle besteht aus Kraftwulst und Kanal.* Die Kraft muß etwa 3—4 kg entsprechen. Sie nimmt zu im Verhältnis der Vergrößerung des Querschnittes, daher können mehrere Muskeln zusammengefaßt werden, aber nur, wenn sie auch eine möglichst gleiche Hubhöhe haben. Die Hubhöhe muß wenigstens 1—1,2 cm betragen. Je weiter vom Gelenk ein Muskel ansetzt, desto größer ist die Hubhöhe. Je freier beweglich ein Muskel, desto besser. Daher müssen die Muskeln häufig durch Lösung von Verwachsungen isoliert werden. Der *Kraftwulst* wird am besten gebildet durch Auslösen des Muskels, Umschlagen des Endes nach außen und Hautdeckung (Abb. 256c). Knochen müssen häufig verkürzt werden. Der Kraftwulst kann auch durch Spaltung des Muskels in zwei Lagen oder Schlingenbildung hergestellt werden. Der *Kanal* wird entweder nach SAUERBRUCH in Form eines queren Stiellappens zu einem Hautrohr geformt und kann aus dem Stumpf (Abb. 255a—d) selbst oder auch aus Brust- oder Bauchhaut gebildet werden. Schließlich können auch Brückenlappen zu einem Kanal vereinigt werden (ANSCHÜTZ) (Abb. 256 a—d). Die Hautkanäle verlaufen am besten quer durch die Muskelstümpfe. Die Muskeln werden (und zwar zwischen Oberfläche und mittlerem Drittel) stumpf durchbohrt und der Hautkanal hindurchgezogen (Abb. 255a—d). Die Durchbohrung erfolgt etwa 1 cm distal der Stelle, an der der Kanal seinen Sitz haben soll, da sich der Muskel noch etwas zurückzieht. Nach dem Durchziehen des Hautkanals durch den Muskel wird er auf der Gegenseite an der Haut befestigt und die sekundäre Lücke durch Zusammenziehen der Hautränder der Entnahmestelle, oder wenn nötig, durch einen THIERSCH-Lappen gedeckt. Nach dem Durchzug ist darauf zu achten, daß die Kanalhaut auch genügend ernährt wird. Sie darf weder blau noch blaß erscheinen.

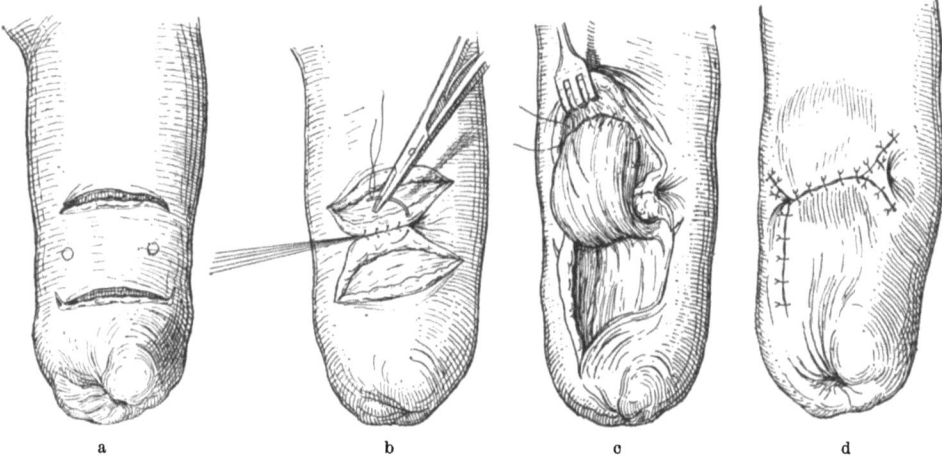

a b c d
Abb. 256 a—d. Bildung des Hautkanals nach ANSCHÜTZ.
a Umschneiden des Brückenlappens. b Der Brückenlappen ist unterminiert und wird durch Vernähen der Ränder zum Kanal umgeformt. c Die Muskulatur ist von der Stumpfspitze abgetrennt und von ihrer Unterlage abgelöst. Sie ist um den gebildeten Hautkanal nach oben geschlagen und durch Naht in dieser Lage befestigt. d Die Außenränder des Hautdefektes, der durch die Bildung des Brückenlappens entstanden war, sind über den nach oben geklappten Muskel durch Naht vereinigt.

Bei dem ANSCHÜTZschen Verfahren wird an der Stelle, an der der Kanal angelegt werden soll, ein querer Brückenlappen umschnitten und unterminiert (Abb. 256a). Die Wundränder werden zu einem Kanal vereinigt. Dann wird der Muskel abgelöst und entweder in Form einer Schlinge um den Hautkanal gelegt (Abb. 256c), oder der Muskel wird in zwei Lagen geteilt, von denen die eine unter, die andere über den Kanal gelagert wird, während die beiden freien Enden distal des Kanals wieder durch Naht vereinigt werden. Vermieden werden müssen Ernährungsstörungen der Haut und Infektionen, sonst stören sie häufig den Enderfolg.

In der *Nachbehandlung* ist für Reinigung des Kanals und Härtung mit Alkohol täglich zu sorgen. Es soll sofort ein mit Salbe geschmeidig gemachter Elfenbeinstift in den Kanal eingelegt werden, später wird Puder verwendet. Die Muskeln müssen sobald wie möglich einer Übergangsbehandlung unterzogen werden. Eine gewisse Schrumpfung erfolgt immer, was daher während der Operation, wie oben angedeutet, bei der Anlage des Kanals zu berücksichtigen ist. Auch im späteren Verlauf können Kanalstörungen und Entzündungen vorkommen. Störungen am Stumpf werden nicht selten durch Neurome verursacht. Daher sind bei jeder Operation die Hauptnerven (auch Hautnerven) aufzusuchen und weitgehend zu kürzen.

g) Die Eingriffe bei der akuten und chronischen Osteomyelitis.
α) Die akute Osteomyelitis.

Während bis auf Einzelheiten über die Behandlung der chronischen Osteomyelitis unter den Chirurgen Einigkeit herrscht, ist das bei ganz akuten Fällen bis heute nicht der Fall. Es handelt sich hauptsächlich um die Frage der Frühoperation oder der Radikaloperation in frischen Fällen. Da eine Frühoperation im eigentlichen Sinne sehr selten in Frage kommt, insofern, als die Infektion fast immer bereits subperiostal oder in die übrigen Weichteile fortgeschritten ist, wenn die Kranken in ärztliche Behandlung kommen, so ist die entscheidende Frage folgende: Soll nur der Weichteilabsceß bis auf den Knochen gespalten oder soll auch die Markhöhle durch Trepanation oder Aufmeißelung eröffnet werden. Wie aus der Zusammenstellung von Rost hervorgeht, sind die Ansichten der Chirurgen darüber geteilt. Die einen, wie Küster, Garrè und Lexer an der Spitze, sind für die gleichzeitige Trepanation und Aufmeißelung (eine Ansicht, die auch Lejars sehr energisch vertritt). Für die bloße Weichteilabsceßspaltung haben sich Wilms, W. Müller, Stich u. a. ausgesprochen. Ein Teil der Chirurgen hat ursprünglich den radikalen und später den konservativen Standpunkt vertreten, darunter W. Müller, Payr, Enderlen, Sauerbruch, oder sie treffen ihre Anordnungen von Fall zu Fall. Die Anzeigestellung kann man heute in folgender Weise festlegen: Tritt bei einem hochfiebernden Kranken nach der Spaltung des Weichteilabscesses ein Temperaturabfall ein und bessert sich das Allgemeinbefinden rasch, so kann man sich mit diesem Eingriff begnügen. Bleibt aber das Fieber hoch und besteht starke Schmerzhaftigkeit auch bei passiven Bewegungen, Klopfschmerz am Knochen und ähnliche Symptome, so muß man damit rechnen, daß der Infektionsprozeß nicht zum Stillstand gekommen ist, sondern fortschreitet. Im allgemeinen ist wohl sicher bei der embolisch-hämatogenen Infektion mit dem Einsetzen der örtlichen Erkrankung das Schicksal des der Nekrose verfallenden Knochenabschnittes, entsprechend dem Gefäßgebiet der verschlossenen Arterie, besiegelt. Diese zuletzt von Ritter wieder vertretene Ansicht ist nicht neu, sondern entspricht wohl der Ansicht der meisten Pathologen. In vielen Fällen bleibt dann tatsächlich die Erkrankung eine örtliche. In anderen Fällen besteht aber die Allgemeininfektion weiter und kann neue Herde bilden. Aber auch örtlich kann die Infektion fortschreiten. Nicht der Druck des Eiters, sondern die phlegmonöse Entzündung verursacht dieses Fortschreiten, wenn das gesunde Gewebe mit der Infektion nicht fertig wird. So kann es wohl zu einer ausgebreiteten Erkrankung in der Markhöhle, aber auch in den Weichteilen kommen. Während man sich also im ersten Fall schon im unmittelbaren Anschluß an die Embolie den Kampf des Gesunden mit dem Kranken zugunsten des ersteren entschieden zu denken und nur noch die Abtrennung und schließliche Ausstoßung des Kranken abzuwarten hat, geht im zweiten Fall dieser Kampf noch weiter. Ein phlegmonöser Prozeß kann zu weitergehenden Zerstörungen, Gefäßverschlüssen und schließlich zu neuen Metastasen führen. Deshalb ist es wünschenswert, falls die Infektion nicht von selbst zum Abschluß gekommen ist, einen solchen durch unser Eingreifen herbeizuführen versuchen.

Unser Eingreifen wird sich also am besten nach Lage des einzelnen Falles richten. Leider sind aber gerade im Anfang der Erkrankung die Anzeichen für den Stillstand oder das Fortschreiten nur gering oder schwer verwertbar. Wie schon oben erwähnt, deuten Fieber, örtliche Schmerzhaftigkeit, schlechtes Allgemeinbefinden darauf hin, daß die Infektion mit der Entstehung des Knochenherdes nicht zum Stillstand gekommen ist. Die besonderen Zeichen, d. h. die Feststellung von Fettkugeln im Eiter haben einen diagnostischen Wert nur bei Eröffnung rein subperiostaler Abscesse, nicht aber bei Abscessen, die bereits ins Subcutangewebe vorgedrungen sind. Sieht man nach Freilegung des Knochens Eiter aus größeren Gefäßöffnungen hervordringen, so kann man erwarten, daß zum mindesten an dieser Stelle im Knochen bzw. in der Markhöhle ein Herd angetroffen wird. Durch solche Zeichen wird man sich veranlaßt sehen, auch im akuten Stadium den Knochen mit der Kugelfräse zu eröffnen. Eine weitere Verbreitung der Infektion durch diese Maßnahmen ist bei vorsichtigem Vorgehen nicht zu befürchten. Der zweite Grund, der uns zur Eröffnung der Markhöhle veranlassen kann, ist dann gegeben, wenn eine septische Allgemeininfektion eingetreten ist. Selbstverständlich wird man einen Versuch mit einem starken Sulfonamidstoß (s. S. 33) unternehmen. Klinisch verlaufen solche Fälle mit hohem Fieber, Schüttelfrost, schwerer Beeinträchtigung des Allgemeinbefindens, Kopfschmerzen usw. Das Gießen von Blutplatten ist in solchen Fällen unbedingt erforderlich. Das Aufsuchen der Infektionsquelle für die Allgemeinerkrankung stößt freilich auf größte Schwierigkeiten. Trotzdem wird man sich dazu entscheiden, den schmerzhaften Knochen zu trepanieren, wenn auch noch kein Weichteilabsceß nachweisbar ist, obwohl solche Eingriffe häufig leider erfolglos bleiben. In allen anderen Fällen begnügen wir uns mit der Ruhigstellung und Spaltung des Weichteilabscesses, den man allerdings früh eröffnen soll, d. h. in den ersten Tagen nach der Feststellung. Ganz besonders aktiv soll man vorgehen, wenn sich durch die bräunliche Hautfärbung die Ausbreitung einer tiefen Weichteilphlegmone bereits bemerkbar macht. In seltenen Fällen verläuft die akute Osteomyelitis so leicht und rasch, daß es gar nicht zu Erscheinungen im Bereiche der Weichteile kommt. Erst durch eine spätere Röntgenkontrolle (vor Ablauf von 3 Wochen sind Knochenveränderungen kaum einmal zu sehen) wird gelegentlich eine Nekrose und Regeneration festgestellt. In leichteren Fällen kann, ohne daß es überhaupt zu einer Weichteilerkrankung kommt, und ohne daß ein chirurgischer Eingriff erforderlich wird, der Herd ausheilen. Andererseits gehen aber gelegentlich später in Erscheinung tretende chronische Osteomyelitiden aus solchen Herden hervor, die meist eine Sequestrotomie notwendig machen.

β) Die chronische Osteomyelitis.

Abgesehen von den eben genannten Fällen werden chronische Knochenmarkerkrankungen beobachtet, für die vorausgegangene akute Anfälle, auch leichter Art, nicht nachweisbar sind. Die Mehrzahl der chronischen, zur Behandlung kommenden Osteomyelitiden sind aber die Folgeerscheinung einer ärztlich beobachteten und meist chirurgisch behandelten akuten Osteomyelitis. Die chronischen Fälle, die als solche zur Behandlung kommen, weisen so gut wie nie Fistelbildung auf, nur aus der Verdickung des Knochens und besonders durch die Röntgenuntersuchung, läßt sich die Diagnose mit großer Wahrscheinlichkeit stellen. Die Differentialdiagnose gegenüber den Periostal- und Marktumoren und der Schafttuberkulose ist manchmal schwierig. Zeigt aber das Röntgenbild Totenladen- und Sequesterbildung, so kann man mit einiger Wahrscheinlichkeit auf chronische Osteomyelitis schließen. Keinerlei diagnostische Schwierigkeiten macht die chronische Osteomyelitis im Anschluß an die akute und die häufig rückfällige chronische Osteomyelitis. Der Zeitpunkt, in dem eine aus einer akuten Osteomyelitis hervorgegangene chronische operiert werden soll, ist verhältnismäßig einfach zu bestimmen. Die Lösung eines größeren Sequesters dauert gewöhnlich 3—6 Monate. Sie gibt sich dadurch zu erkennen, daß die Eiterung aus den Kloaken nachläßt und daß es bei Bewegungen der Extremität oder beim Sondieren der Fisteln leicht aus dem Granulationsgewebe blutet. Ist mittlerweile, wie sich durch das Röntgenbild feststellen läßt, eine genügend starke Totenlade entstanden, so kann die Operation vorgenommen werden.

γ) Die Sequestrotomie.

Handelt es sich um kleinere Sequester, so kann man sehr gut das Verfahren von KLAPP zur Anwendung bringen, das er als *physiologische Sequesterentfernung* bezeichnete. Man erweitert die Fistelöffnungen möglichst stumpf und faßt den Sequester mit der Sequesterzange und zieht ihn langsam unter möglichster Schonung des Granulationsgewebes heraus. Gelingt das nicht ohne weiteres, da der Sequester starke Zacken hat und sich in der Totenlade verhakt, so müssen die Weichteile vorsichtig eingeschnitten und am besten mit der LUERschen Zange die behindernden Knochenteile entfernt werden. Auch dabei soll man das umgebende Granulationsgewebe möglichst schonen. Handelt es sich aber um große, besonders um *Totalsequester*, so kommt man mit einer einfachen Erweiterung des oder der Fistelgänge nicht zum Ziel, da häufig eine ausgedehnte Totenlade entwickelt ist, die oft fast die einzige Stütze für den Knochen bildet. Um den Sequester entfernen zu können, muß die Totenlade zum Teil wieder geopfert werden. Um nun aber nicht für die Stützfunktion wichtige Teile zu entfernen, muß man den Knochen in möglichst großer Ausdehnung übersehen können, da man sich auf die Feststellungen durch Röntgenbilder nicht unbedingt verlassen kann. Man muß daher die Weichteile weitgehend einschneiden, zurückschieben und nun mit Hammer und Meißel oder Luerscher Zange die Teile entfernen, die der Entfernung des Sequesters im Wege stehen, die aber erhalten, welche zur Stützfunktion notwendig sind. Handelt es sich um einen zusammenhängenden Sequester, was ja gewöhnlich aus dem Röntgenbild zu ersehen ist, so kann man auch hier das Granulationsgewebe im Sequesterbett erhalten. Bei dem Herausziehen des Sequesters ist große Vorsicht anzuwenden, damit nicht Teile, die oft nur durch ganz dünne Knochenbrücken mit dem Hauptteil in Verbindung stehen, abbrechen und zurückbleiben. Auf jeden Fall muß man sich davon überzeugen, daß zum Schluß auch kleine, losgelöste Sequester nicht mehr vorhanden sind. Daher muß man häufig auch einen Teil des Granulationsgewebes opfern. Es ist selbstverständlich auch auf die Kloaken zu achten, die nach anderen Richtungen den Röhrenknochen durchbohrt haben, da auch hier in der Tiefe sitzende Sequester die Ursache bilden. Auch diese müssen dann entfernt werden. Während man nach der Entfernung kleiner Sequester die Weichteile einfach zurücklegt und die Heilung der Natur überläßt, muß man nach der Entfernung großer Sequester der Natur durch Schaffung möglichst klarer Verhältnisse, d. h. dadurch, daß man zackige Ränder glättet und die Höhle einigermaßen abflacht, zu Hilfe kommen.

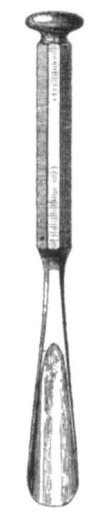

Abb. 257. Großer Hohlmeißel. (¹/₃ nat. Größe.)

Während man ursprünglich die Knochenhöhle einfach offen ließ und tamponierte und die Heilung der Natur überließ, ohne sie zu unterstützen, haben schon Neuber und Riedel die Heilung dadurch zu beschleunigen versucht, daß sie den Knochen so weit entfernten, daß eine flache Mulde entstand, in die teilweise erhalten gebliebene Periost und die Haut, die lappenförmig umschnitten war, hineingelegt werden konnten.

Neuber befestigte die Hautlappen mit Nägeln am Knochen und legte eine Hautnaht an, die nach dem Grundsatz der Lembert-Naht die Hautränder einstülpte. Etwa zu gleicher Zeit mit dem Neuberschen Verfahren wurde die Ausheilung der Knochenhöhle durch das Verfahren des feuchten Blutschorfes (Schede, v. Esmarch) empfohlen. Nach der Operation ließ man die Höhle vollbluten und verschloß die Haut. Diese Methode ist in neuerer Zeit von Bier wieder in ähnlicher Weise empfohlen worden. Er betrachtet das Blut als besten Nährboden für die Knochenregeneration. Auch Bier läßt die Knochenhöhle mit Blut vollaufen und schließt sie durch Naht. Gelingt die Nahtdeckung nicht, so wird Gaudafil am Wundrand festgeklebt.

Zur Ausfüllung der Knochenhöhle haben dann verschiedene Autoren osteoplastische Methoden angegeben (Lücke, Bier, Af Schultén). Bier hat aus der ganzen vorderen Knochenkante, entsprechend der Höhlenbildung, einen mit dem Periost im Zusammenhang bleibenden Knochendeckel abgehoben und ihn nach Beseitigung der Sequester über die Höhle zurückgelegt. Af Schultén hat nach Beseitigung der Vorderwand der Höhle und nach Entfernung der Sequester die Seitenwände der Höhle in ganzer Ausdehnung mobilisiert und sie nach der Mitte zurückgeschoben. Sehr viel praktische Bedeutung haben diese Methoden anscheinend nicht gewonnen, sie sind in der Tat auch nicht imstande, das Entstehen toter Räume zu verhüten. Zweckmäßiger erscheint schon das Ausfüllen der entleerten Höhle mit langem, gestielten Muskellappen, besonders an der Außenseite des Oberschenkels läßt sich dieses Verfahren gut durchführen. Ein langer, aus der meist schwielig veränderten Muskulatur abgespaltener Deckellappen wird in die Höhle hineingelegt und durch den Verschluß der übrigen Weichteile an Ort und Stelle gehalten (FRANGENHEIM, AXHAUSEN, PERTHES, V. TAPPEINER, FINSTERER, AF SCHULTÉN, UYAMA, STOTZ). Letzterer arbeitete ein Schema für die einzelnen Gliedabschnitte aus. In Verbindung mit Periostlappen hat auch MOSKOWICZ Hautlappen verwandt, ähnlich wie NEUBER, MOSKOWICZ hat aber empfohlen, Periostlappen auch für sich in die Höhle hineinzuschlagen, besonders da, wo zwischen Haut und Knochen auch Muskeln und andere Weichteile vorhanden sind. Auch PETERSEN verschloß die Höhle mit gestielten Periostlappen.

Vielfach wurden die einzelnen Verfahren auch vereinigt. PAYR hat z.B. das sog. *Doppellappenverfahren* empfohlen, d. h. es wird zunächst ein Hautlappen, meist mit zentraler Basis, der Größe der Knochenhöhle entsprechend, umschnitten und abgelöst. Dann wird ein entgegengesetzt ·oder seitlich gestielter Lappen, aus der schwielig veränderten Muskulatur und dem den Knochen deckenden Periost gebildet und ebenfalls gestielt (Abb. 258). Nach Ausräumung und Säuberung der Knochenhöhle wird der Periost-Weichteillappen in die Höhle hineingeschlagen und zum Schluß der Hautlappen darüber vernäht. Bei tiefliegenden Knochenhöhlen wird zuerst der Hautlappen gebildet. Dann dringt man durch einen Muskelzwischenraum vor und schiebt die

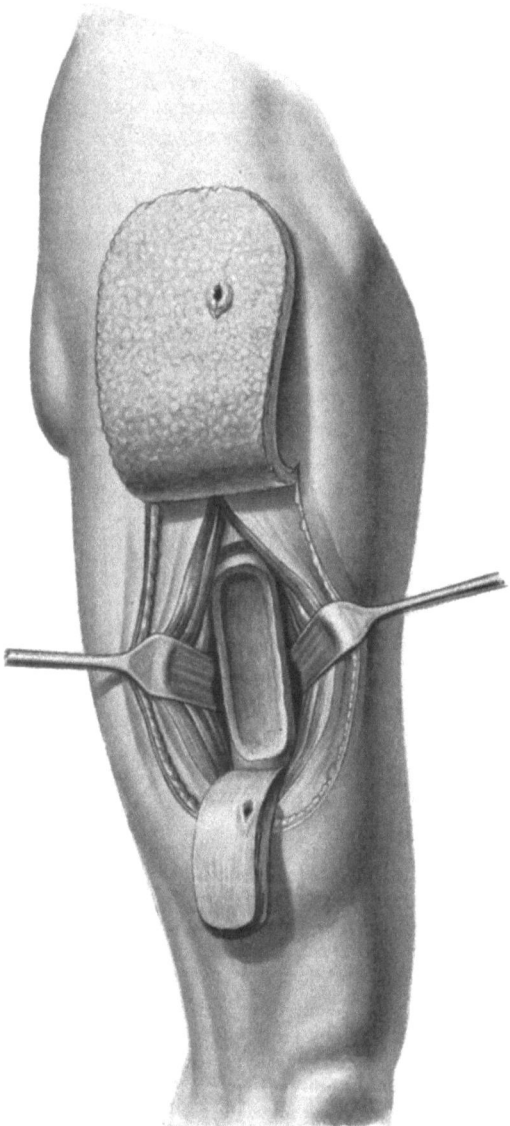

Abb. 258. Doppellappenplastik nach PAYR.

gesunde Muskulatur zur Seite. Erst aus dem tiefstgelegenen, schwielig veränderten Muskelteil, zusammen mit dem Periost, wird der zweite Lappen gebildet (Abb. 258). Leider ist das Verfahren in dieser Form nicht immer anwendbar. Bei in der Längsrichtung sehr ausgedehnten Knochenerkrankungen ist es daher zweckmäßig, große seitliche Hautlappen zu bilden und gegenseitig gestielte Periost-Weichteillappen abzulösen.

Vielfach versucht wurde auch die freie Transplantation: Das *frei transplantierte Fett* (CHAPUT, MAKKAS, KRABBEL, UYAMA) scheint aber nur da einzuheilen, wo keine wesentliche

Eiterung mehr stattfindet. Dann kann es vollständig wie eine Knochenplombe allmählich durch Knochen ersetzt werden. Es ist also mehr geeignet zur Auskleidung geschlossener Knochenhöhlen. ESTOR und ETIENNE haben 26 Fälle nachuntersucht und nur zwei sichere Dauererfolge gefunden. Im übrigen wurden zur freien Transplantation von v. MANGOLD die Epidermis nach seiner Methode (s. S. 111) und *Muskeln* verwendet. *Totes Material* zur Auskleidung von Knochenhöhlen wurde empfohlen zuerst in Form der *Jodoformplombe* (MOSETTIG-MOORHOF), dann der *Vaseline* (GERSUNY), in neuerer Zeit von Wachs und Paraffin (PAYR, WASSERTRÜDINGER) mit durch *Jod präpariertem Gewebe* (UYAMA), mit resorbierbarem Material (BRAUN), Tabotamp (KÜMMELL jun.).

9. Die Eingriffe an den Gelenken.
a) Die Eingriffe bei den Gelenkergüssen.
(PAYR.)

Die Punktion der Gelenke kommt in Frage für diagnostische und therapeutische Zwecke. Bei Gelenkergüssen soll die Natur derselben durch die Punktion festgestellt werden. Wir unterscheiden seröse, serofibrinöse, eitrige und blutige Gelenkergüsse. Der Punktion eines Gelenkergusses hat eine mikroskopische und auch bakteriologische Untersuchung zu folgen. Der Nachweis von spezifischen Keimen gelingt bei gonorrhoischen und tuberkulösen Gelenkerkrankungen selten. Besteht der Verdacht einer syphilitischen Erkrankung des Gelenkes oder fehlt jeder Anhaltspunkt für die Natur eines serösen Ergusses, so muß die WASSERMANNsche Reaktion mit dem Gelenkpunktat angestellt werden, die oft auch dann positiv ausfällt, wenn der Blut-Wassermann negativ war. Zu diagnostischen Zwecken wird außerdem punktiert, um durch die Punktionsnadel den Kapselraum mit Luft zu füllen und sich dann mit Hilfe des Röntgenbildes über Ausdehnung bzw. Einschränkung des Gelenkhohlraumes, Adhäsionen, Zusammenhang mit Schleimbeuteln usw. einen Überblick zu verschaffen. Die Punktion eines traumatischen Blutergusses gehört schon zu den therapeutischen Eingriffen. Wir führen sie erst aus, wenn die spontane Resorption auf sich warten läßt, um die Kapsel und Bänder vor einer Überdehnung zu schützen. Durch die Punktion wird meist die Resorption wesentlich beschleunigt und die Organisation des Blutergusses verhindert. Wir warten 8 Tage, um nicht einen neuen Bluterguß hervorzurufen. Nach der Punktion wird das Gelenk elastisch gewickelt. Andere therapeutische Maßnahmen, die sich an die Gelenkpunktion anschließen, sind die Füllung oder Durchspülung der Gelenke mit antiseptischen Flüssigkeiten bei der Gelenkinfektion (Jodtinktur HILDEBRAND, DREYER, Formolglycerin MURPHY, Aqua carbolisata 0,5—1 v. H. und Phenolcampher PAYR). Die antiseptische Füllung und Spülung (s. Behandlung der Gelenkeiterung S. 396) kommt nur zur Behandlung des Gelenkempyems in Frage. In neuester Zeit sind therapeutische Injektionen von PAYR zur Behandlung der Arthrosis deformans empfohlen worden (Novocain und Phenolcampher). Die Punktion und Novocainfüllung der Gelenke hat PAYR des weiteren vor der Reposition schwer reponibler Luxationen zur Beseitigung der Schmerzen und Ausdehnung des Kapselschlauches empfohlen.

1. *Am Schultergelenk* soll die Punktion von der Vorder- und Rückseite, niemals an der Außenseite, vorgenommen werden.

a) Die Punktion von vorn. Der im Ellenbogen gebeugte Arm wird etwas abgespreizt und so weit nach außen gedreht, daß das Tuberculum min. getastet werden kann. Zwischen diesem und dem ebenfalls leicht durchzufühlenden Proc. coracoideus dringt die etwas schräg nach innen gerichtete Nadel in die Kapsel ein.

b) Die Punktion von hinten. Der Arm wird ebenfalls etwas abgespreizt und einwärts gedreht. Unmittelbar unter der Spina scapulae, etwa 1 cm von der hinteren Akromialecke entfernt, wird die Nadel eingestoßen und senkrecht in die Tiefe geführt.

2. *Das Ellenbogengelenk* punktiert man am besten von hinten oder außen.

a) Die Punktion von hinten. In der Mitte des rechtwinklig gebeugten Ellenbogens, unmittelbar oberhalb der Olecranonspitze, wird die Nadel mitten durch die Tricepssehne eingestoßen.

b) **Die Punktion von der Außenseite.** Man tastet sich am rechtwinklig gebeugten Unterarm den Epicondylus lateralis und das davorliegende Radiusköpfchen, dessen Ende man durch Pro- und Supinationsbewegung feststellt. An der oberen, vorderen Kante des Radiusköpfchens läßt sich die vordere Gelenktasche durch Einstoßen der Nadel leicht punktieren.

3. *Das Handgelenk.* Bei der Mannigfaltigkeit der Gelenkhöhlen muß man sich auf die Punktion des Radio-naviculare-lunatum-Gelenks beschränken. Sie wird vom Handrücken aus bei gestreckter Hand ausgeführt. Man tastet sich die vordere Radiuskante radial von den Zeigefingerstrecksehnen und führt distal davon die Nadel ein.

4. Die Punktion des *Hüftgelenkes.* Das Hüftgelenk kann

a) von vorn und b) von hinten punktiert werden. Man tastet sich die Spina ant. sup. und von ihr aus gelingt es meistens, wenn man mit dem tastenden Finger nach unten und medialwärts gleitet, auch die Spina ant. inf. festzustellen. Gut fingerbreit von diesem Knochenvorsprung gelangt man ohne Schwierigkeiten am inneren Rand des M. rectus femoris in das Gelenk. Die Nadel muß häufig etwas schräg nach aufwärts einwärts geführt werden. Will man von hinten punktieren, so sucht man sich die hintere Trochanterecke auf und führt die Nadel etwa fingerbreit hinter derselben etwas schräg nach vorn und aufwärts gerichtet in die Tiefe. Man stößt dann zunächst gegen den Schenkelhals, zieht

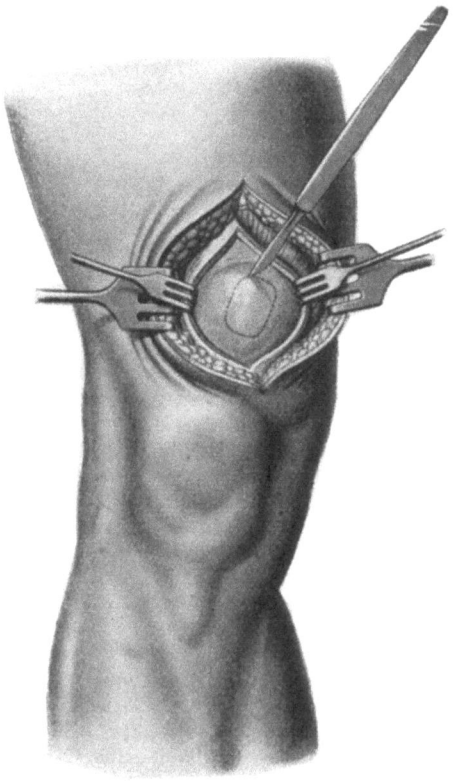

Abb. 259. Anlegung eines Kapselfensters nach PAYR. Die durch chronischen Erguß vorgewölbte Gelenkkapsel ist im Bereich des oberen Recessus nach Spaltung von Muskulatur und fibröser Kapsel freigelegt. In die Synovialkapsel wird ein der Zeichnung entsprechendes Fenster eingeschnitten.

die Nadel etwas zurück, stellt sie etwas steiler und dringt so am Kopf vorbei in die Kapsel ein.

5. Das *Kniegelenk* kann von der Innen- und Außenseite punktiert werden.

a) **Von der Außenseite:** Man tastet sich bei gestrecktem Bein den oberen Rand der Kniescheibe und dringt an dieser Stelle ohne Schwierigkeiten unter die Patella ein. Bei sehr muskelkräftigen Menschen leistet der starke Tractus ilio-tibialis mit der Sehne des M. vastus lateralis häufig Widerstand. In solchen Fällen ist es zweckmäßiger, die Punktion an der Innenseite vorzunehmen.

b) **Von der Innenseite:** Man sucht sich die innere obere Kante der Patella auf und punktiert an der Stelle, wo das untere Ende des M. vastus medialis in die gemeinsame Quadricepssehne übergeht. Dieser Punkt ist bei starker Streckung des Kniegelenkes leicht festzustellen.

6. Die *Punktion des oberen Sprunggelenkes* kann man von drei Punkten aus vornehmen, zwei liegen vorne und einer hinten.

a) Von vorne innen: Man tastet sich den vorderen Rand des Malleolus medialis und sticht die schräg nach lateralwärts gerichtete Nadel etwa fingerbreit von der Spitze des Malleolus entfernt medial von den Strecksehnen und lateral vom Malleolus ein.

b) Von außen vorne: Man tastet sich die vordere Kante des Malleolus lateralis und führt die schräg nach medial gerichtete Nadel zweifingerbreit oberhalb der Malleolenspitze lateral von den Strecksehnen unter die vordere Tibiakante ein.

c) Von hinten außen: Die Punktion von der Hinterseite innen ist zu vermeiden, weil hier eine Verletzung der A. oder V. tibialis post und des N. tibialis oder der Sehnen der langen Zehenbeuger oder des M. tibialis post. eintreten könnte. An der Außenseite tastet man sich die Spitze des Malleolus und seine hintere Kante und führt die Nadel dicht hinter derselben zweifingerbreit oberhalb der Malleolenspitze schräg nach vorn und medial gerichtet ein.

Die Punktion der Gelenke hat selbstverständlich unter Wahrung aller aseptischen Schutzmaßregeln zu geschehen. Die Punktionsstelle und ihre Umgebung müssen ebenso wie die Hand des Chirurgen wie zu einer aseptischen Operation vorbereitet sein. Handelt es sich um die Einführung einer starken Nadel oder eines Trokars zur Entleerung eines Ergusses, so wird an der Punktionsstelle eine Hautquaddel angelegt und der ganze Punktionskanal einschließlich der fibrösen Kapsel, die bekanntlich sehr schmerzempfindlich ist, durch $^1/_2$% Novocain-Suprareninlösung betäubt.

Als Folgeerscheinung einer stumpfen Verletzung findet man am Kniegelenk nicht selten einen Dauererguß oder einen immer wiederkehrenden Erguß. Es handelt sich um eine chronische Synovitis (PAYR), die auch gelegentlich ohne besondere Ursache beobachtet wird. Wiederholt sich der Erguß trotz mehrfacher Punktion immer wieder, so ist es zweckmäßig, für einen Dauerabfluß zu sorgen. Dazu dient nach PAYR die Anlegung eines sog. *Gelenkkapselfensters*. Zu dem Zweck wird der oberste Abschnitt des oberen Kniegelenkrecessus nach Spaltung von Haut, Sehnengewebe und fibröser Kapsel freigelegt (Abb. 259) und nun aus dem obersten Teil der Synovialmembran ein etwa daumenendgliedgroßes Stück herausgeschnitten. Die übrigen Weichteile werden darüber wieder vernäht.

b) Die Eingriffe bei den Verletzungen der Gelenke (s. a. S. 404 ff.).
(LANDOIS, HELLNER.)

Da die Gelenke, wenn ihr Hohlraum mit der Außenwelt längere Zeit in Verbindung ist, fast mit Sicherheit versteifen, so ist die Feststellung einer durchgehenden Gelenkeröffnung die oberste Pflicht bei der Wundversorgung in der Gelenkumgebung. Die Versorgung darf nur stattfinden, wenn die Möglichkeit aseptischen Operierens besteht, da man nie mit Bestimmtheit wissen kann, ob nicht eine große Gelenkoperation durchgeführt werden muß. Die Wunde soll nach oberflächlicher Reinigung und Joddesinfektion mit scharfen Häkchen auseinandergehalten werden, um sich davon zu überzeugen, ob die Kapsel verletzt ist oder nicht. Findet sich keine Kapseleröffnung, so wird die Wunde ebenso behandelt wie jede andere Weichteilwunde. Wenn es eine glatte Schnittwunde ist, so kann sie durch einige Nähte geschlossen werden. Ist es eine unregelmäßige oder gezackte, aber saubere Wunde, so werden die Ränder durch

Ausschneiden geglättet und ebenfalls durch einige Nähte geschlossen. Auch wenn sie oberflächlich verschmutzt sind, kann dieser Grundsatz durchgeführt werden.

Ist aber die Höhle eröffnet, so muß unter allen Umständen der Gelenkraum in der Umgebung der Wunde zu übersehen sein. Da die Gelenkwunden zu denen gehören, für die ein primärer Verschluß erforderlich ist, so muß man naturgemäß so weit wie irgend möglich reine Verhältnisse schaffen. Fremdkörper und Gewebstrümmer müssen restlos entfernt werden. Sparsames, aber alle Schichten beteiligendes Ausschneiden der Wundränder nach Reinigung von oberflächlichem Schmutz und Jodierung empfiehlt sich am meisten. Sind alle Wundabschnitte des Gelenkes von der Haut bis zur synovialen Kapsel vorhanden und ist die Wunde nicht stark verschmutzt, so ist eine Wiederherstellung der Gelenkhöhle durch Naht erforderlich. Die Meinungen gehen über die Art des Wundverschlusses etwas auseinander. FRANZ empfiehlt die Kapsel- und Hautnaht, wenn nicht beide möglich sind wenigstens die erste. BÖHLER hält die Kapselnaht für unzweckmäßig wegen der Gefahr der Infektion, die von den subcutan gelegten Nähten ausgehen könnte. Bei sauberen Wunden kann man ohne weiteres mit feinem Catgut die Kapselwunde und darüber auch die Haut und die übrigen Weichteile wenigstens durch einige Nähte verschließen. Da jede, den Gelenkhohlraum eröffnende, frische Wunde eine längere, *unbedingte Ruhigstellung* von etwa 10—14 Tagen notwendig macht, so legt man einen Gipsverband an. Am besten ist es, wenn der behandelnde Arzt die Wundbehandlung selbst weiterführen kann. Daher ist es im Felde oft besser, das Gelenk für den Transport ohne Versorgung ruhigzustellen und die Versorgung einer Stelle zu überlassen, die gleichzeitig die notwendige lange Ruhigstellung gewährleistet (PFANNER, HELLNER). Er muß selbstverständlich täglich mindestens einmal, in den ersten 2—3 Tagen, nach dem Verletzten sehen und auf etwa eintretende Störung des Allgemeinzustandes (Temperatur, Pulsanstieg, Schmerz usw.) achten. BÖHLER ist, wie gesagt, dafür, nur die Haut zu nähen. Bei einfachen, glatten Wunden genügt das auch. Er nimmt mit Recht an, daß die Kapselwunde sich dann von selbst schließt. Sind aber größere Kapselabschnitte zu Verlust gegangen, so ist es doch besser, auch die Kapselwunde zu verschließen. Man kann dann die Hautwunde mehr oder weniger offenlassen. Ein großer Kapselverlust findet sich häufig bei Kniegelenkverletzungen. Dann kann man nach KROHs Vorschlag den oberen Gelenkrecessus teilweise oder ganz aus seiner Umgebung lösen und zur Deckung der Kapselwunde verschieben.

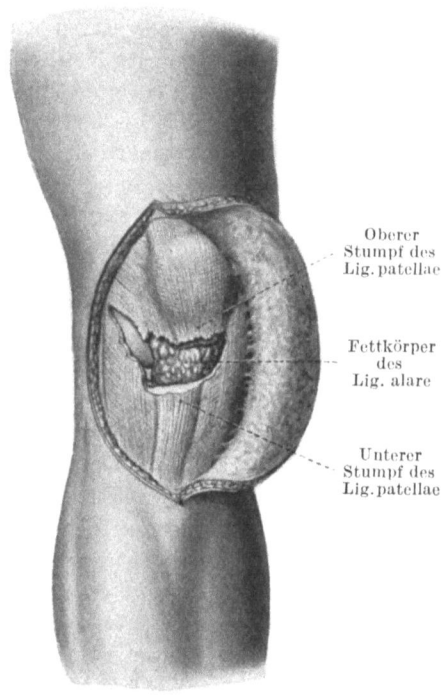

Abb. 260. Wiederherstellung des zerrissenen und in falscher Stellung verheilten Kniescheibenbandes. I. Freilegung mit einem Bogenschnitt. Die Narben sind entfernt, das Kniegelenk dabei eröffnet.

Sind aber auch *größere Gelenkbänder* gerissen, so müssen sie, wenn möglich, genäht werden, da sonst starke Dislokationen zu befürchten sind durch die Retraktion der Sehnenstümpfe und das Anlagern der Stümpfe an unrichtiger Stelle. Dadurch kann selbst bei primärer Heilung eine spätere Wiederherstellung der Gelenkfunktion auf recht erhebliche Schwierigkeiten stoßen, wie z. B. in dem hier abgebildeten Falle.

Es handelte sich um eine Durchreißung des Lig. patellae und der Retinacula patellae. Bei der Wundversorgung war nur die Haut vernäht worden. Der obere Stumpf mit der Patella war nach medial verschoben und an der seitlichen Kapselwand fest verwachsen. Die Sehnenstümpfe standen etwa zweifingerbreit auseinander. Die Abb. 261 zeigt die Verhältnisse nach Anfrischung der Narbe. Durch starken Zug mit dem einzinkigen Haken am oberen Patellarand (Abb. 261) bei extremer Streckstellung ließ sich zwar eine Naht der Patellarsehne und des Retinaculum ausführen, aber die Spannung war so beträchtlich, daß diese Naht infolge des dauernden Zuges des M. quadriceps sehr unsicher erschien. Daher wurde ein langes Stück aus der Fascia lata entnommen und in der Längsrichtung gedoppelt über die Patella und Patellarsehne bis zur Tuberosit. tibiae aufgenäht (Abb. 262). Durch diese Verstärkung wurde die nötige Festigkeit erreicht.

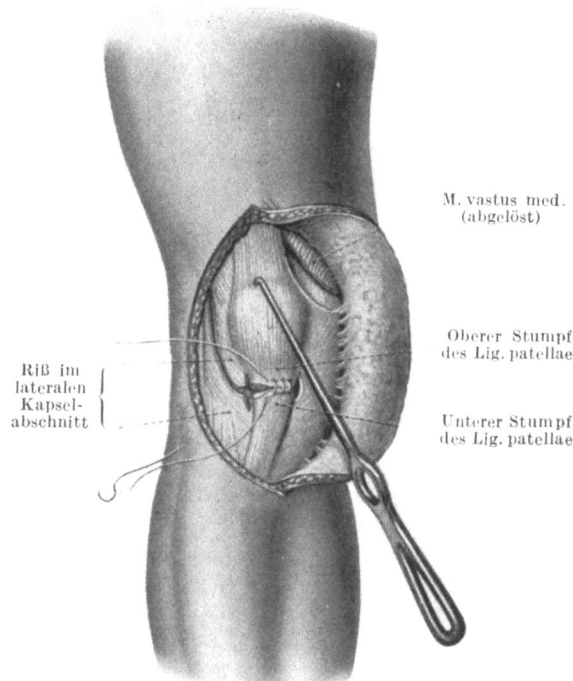

Abb. 261. Wiederherstellung des zerrissenen und in falscher Stellung verheilten Kniescheibenbandes. II.
In vollkommener Streckstellung unter langsamen Zug an der Patella wird zunächst eine Nahtvereinigung des Lig. patellae mit Paraffinseidennähten durchgeführt. Auch der seitliche Kapselriß wird vernäht.

Selbstverständlich muß auch nach einer derartigen Wundversorgung für wenigstens 10—14 Tage ein Gipsverband angelegt werden, während die Wunde durch ein Fenster im Gipsverband zugänglich gemacht und, wenn es nötig erscheint, besichtigt werden kann. Fehlen große Kapsel- und Hautteile, so wird von BÖHLER u. a. die Deckung der Hautlücke durch die Verschiebung eines gestielten Lappens aus der Umgebung angewandt und die sekundäre Wunde gethierscht. Fehlen größere Abschnitte der Weichteile und sind auch noch Knochensplitterungen vorhanden, so daß auch mit einer Lappenverschiebung ein sicherer Wundabschluß nicht erreicht werden kann, so füllt LÖHR die Wunde nach seinen bekannten Grundsätzen mit *Lebertransalbe* und legt darüber einen ungefensterten Gipsverband an, der 14 Tage liegen bleibt. Auch nach Resektion, wegen Zerstörung der Gelenkenden und Infektion, wird die Wundhöhle mit Lebertransalbe gefüllt und die Extremität fensterlos eingegipst. Es wiederholt sich der Grundsatz, der von RITTER schon 1918 bei schweren Gelenkverletzungen durchgeführt wurde. RITTER hat die Wunden oder Fisteln nicht dräniert, sondern nur mit einem Salbenlappen bedeckt und den Anschauungen der damaligen Zeit entsprechend den Gipsverband gepolstert, aber an die Gelenke genau angelagert. Er hat den Gipsverband nach 8 Tagen bis 3 Wochen gewechselt.

Sind die *knöchernen Gelenkteile* verletzt, so werden lose Splitter entfernt, die Gelenkhöhle ausgetupft und ebenfalls ein Nahtverschluß des Gelenkes vorgenommen. Man muß sich allerdings in solchen Fällen oft damit begnügen, daß man Drahtnähte durch die Wundränder legt (vorsorgliche Naht PAYRs, s. S. 24), die man dann erst nach einigen Tagen knüpft, wenn es sich herausgestellt hat, daß sich in der Wunde keine stärkere Infektion niedergelassen hat. Eine Spülung der Gelenkhöhle mit antiseptischen Flüssigkeiten, Rivanollösung 2°/$_{00}$, Carbolsäurelösung 0,5—2%, wird von manchem vor dem Wundschluß noch durchgeführt, hat aber wohl nur dann Sinn, wenn etwa eingedrungene kleine Fremdkörper herausgespült werden sollen. Perorale und örtliche Sulfonamidgaben werden wie bei anderen Wunden empfohlen (s. S. 33).

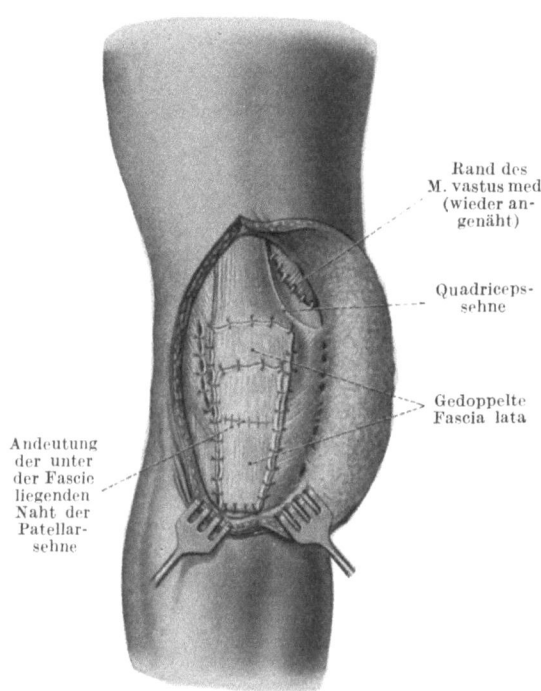

Abb. 262. Wiederherstellung des zerrissenen und in falscher Stellung verheilten Kniescheibenbandes. III. Zur Sicherung der Nähte ist ein Stück der Fascia lata über das vernähte Kniescheibenband durch seitliche Nähte aufgesteppt. Im unteren Teil ist der Fascienlappen gedoppelt.

Die bisher aufgestellten Grundsätze gelten für die Versorgung der *frischen Gelenkwunden*. Man hat die Grenze für eine aussichtsreiche Wundversorgung, die bekanntlich von FRIEDRICH auf 6—8 Stunden festgelegt war, auf 24 und mehr Stunden erweitert. Eine scharfe Grenze läßt sich nicht feststellen. Es muß vielmehr der Erfahrung des einzelnen überlassen werden, ob er die Versorgung einer Gelenkwunde auch noch nach Tagen auf chirurgischem Wege durchführen will. Ein Maßstab dafür läßt sich nicht festlegen. Man wird aber die bereits verklebten Wunden, auch wenn man die Überzeugung hat, daß die Gelenkhöhle eröffnet wurde, nicht ohne weiteres lösen, wenn die Verletzung 3—4 Tage zurückliegt, insbesondere wenn die Extremität ruhiggestellt war. Wenn das nicht geschehen ist, so muß sie in einen Gipsverband gelegt und weiter gewissenhaft beobachtet werden, um die Verschlimmerung einer unter Umständen bis dahin blanden Infektion nicht zu übersehen.

Kommt jedoch in späteren Tagen nach der Verletzung eine sichtlich infizierte Gelenkwunde zur Behandlung, so muß selbstverständlich gehandelt werden. Ist die Wunde verschlossen und quillt zwischen den Nähten bei leichten Bewegungen, meist unter Schmerzen, Eiter aus der Wunde, so ist Gefahr im Verzug.

Deutet nicht eine starke Schwellung auf ein ausgedehntes Gelenkempyem hin, so kann man sich zunächst damit begnügen, eine oder zwei Nähte zu entfernen. Ist aber ein solcher Erguß vorhanden, so wird er außerhalb der Wunde nach PAYR (s. S. 396f.) versorgt. Jedenfalls kann man den Versuch machen durch Entleerung des Eiters und durch Einfüllung von Phenolcampher, am besten mit der empfohlenen Technik, die Keime im Gelenk unwirksam zu machen. Gelingt das innerhalb von 1—2 Tagen nicht, so muß zum mindesten für guten Abfluß gesorgt werden. Dann treten die verschiedenen Eröffnungsschnitte für die Gelenke, wie sie von PAYR angegeben worden sind, in ihre Rechte (s. S. 397). Dabei ist immer darauf zu achten, daß die Entleerung des Eiters nur dann richtig vor sich gehen kann, wenn die Öffnung am tiefsten Punkte liegt (s. a. KROH, S. 397). Auch hier ist unbedingte Ruhigstellung am besten durch einen gefensterten Gipsverband notwendig. Heilt auch dann die Infektion nicht aus, so muß eine vollkommene Eröffnung der ganzen Gelenkhöhle, oft sogar eine *Gelenkresektion* vorgenommen werden, die zweifellos den Abfluß am besten erlaubt (s. S. 405).

Ist eine Gelenkwunde von anderer Seite schon einige Tage früher nach den Regeln der Kunst versorgt worden, und bekommt man sie zur *Nachbehandlung*, so ist es selbstverständliche Pflicht, die Überprüfung des Verletzten genau so durchzuführen, als wenn man selbst den Eingriff gemacht hätte. Treten die Anzeichen einer *Infektion*, zunächst vielleicht in Form eines entzündlichen Ergusses, auf, so ist durch Punktion außerhalb der versorgten Wunde festzustellen, ob ein seröser oder ein eitriger Erguß vorliegt. Die oft nach Transporten bestehende Temperatur darf nicht als Grund dafür gelten, eine genähte Kapselwunde sofort wieder zu eröffnen. Auch hier wird, wenn das Fieber nicht nach 24—36 Stunden fällt, zunächst punktiert und Phenolcampher eingefüllt, und nur, wenn nach 2—3 Tagen der Erguß nicht keimfrei ist, muß unter Umständen eine weitere Eröffnung am tiefsten Punkt der Gelenkhöhle vorgenommen werden. Man tut das natürlich nur ungern, weil mit Eröffnung und Einlegung eines Rohres meist das Schicksal des Gelenkes im Sinne der Versteifung besiegelt ist. Es muß aber andererseits als absolut *fehlerhaft* gelten, die breite Eröffnung des Gelenkes zu weit hinauszuschieben, insbesondere, wenn es sich herausstellt, daß die Infektion auf die äußeren Kapselabschnitte und auf die Muskelzwischenräume übergegriffen hat, d. h. mit anderen Worten, wenn eine Kapselphlegmone nach PAYR eingetreten ist. Dann ist meist eine Amputation das Ende, um wenigstens das Leben zu retten.

Auf einem den bisher geschilderten Grundsätzen unmittelbar entgegengesetzten Standpunkt steht die Behandlung der Gelenkverletzungen nach WILLEMS. Nach der Wundversorgung und Naht wird sofort mit aktiven Bewegungen begonnen. Auch bei infizierten Gelenkwunden wird das Gelenk offengelassen oder wieder eröffnet, in jedem Falle aber auch aktiv bewegt. Unter Umständen wird später eine Sekundärnaht gemacht. Die Erfolge waren bei nichtinfizierten Gelenken auch mit Knochenverletzungen gut. Auch die infizierten zeigten oft eine erstaunlich gute Beweglichkeit und, abgesehen von Arthrosis def., meist wenig Beschwerden. KAPPIS lobt das Verfahren.

c) Die Eingriffe bei den Gelenkeiterungen.
(PAYR.)

Die Punktion und breite Eröffnung der Gelenke ist schon von den alten Chirurgen ausgeführt worden. Eine große Bedeutung gewann die chirurgische Behandlung der Gelenkinfektion in der Kriegschirurgie. Da in der vorantiseptischen Zeit sehr häufig nicht nur

Versteifungen der Gelenke nach Stich- und Schußverletzungen eintraten, sondern durch Übergreifen der Eiterung auf die Weichteile und Knochen der Glieder schließlich der ganze Körper in Gefahr geriet, war das Ende der Behandlung sehr häufig die Amputation oder gar der Tod. Im Laufe der Zeit ist die Behandlung immer schonender geworden. Viel Gutes wurde durch die frühzeitige Gelenkresektion, wie sie v. LANGENBECK schon im Kriege 1864 empfahl, getan. Die Resektion wurde auch bei frischen Schußverletzungen vielfach geübt. Weit schonender wurde die Behandlung der Gelenk-Schußverletzungen unter dem Einfluß v. BERGMANNS, der die Resektion möglichst vermieden wissen und die Schußverletzungen durch Ruhigstellung behandelt haben wollte. Die Erfolge waren im großen und ganzen insofern hervorragend, als viele Gelenke mit voller Beweglichkeit zur Heilung kamen. Unter dem Eindruck der v. BERGMANNschen Vorschriften traten die deutschen Chirurgen in den Weltkrieg 1914—1918. In der ersten Zeit bewährten sich seine Vorschriften. Im Vordergrund der Verletzungen standen die Gewehrschüsse. Besonders die Durchschüsse heilten überraschend gut. Als sich aber allmählich die Verletzungen durch Granatsplitter immer mehr häuften, verliefen auch die Gelenkverletzungen bei erhaltender Behandlung mit wesentlich schwereren Störungen. Auf Grund solcher im Felde gemachten Beobachtungen hat PAYR eine aktivere Behandlung der Gelenkinfektionen vorgeschlagen. Seine große, zusammenfassende Arbeit gibt genaue Vorschriften für Diagnose und Behandlung.

Der folgende Abschnitt enthält im wesentlichen die an der PAYRschen Klinik oft mit ausgezeichnetem Erfolg erprobten Behandlungsverfahren, die sich selbstverständlich nicht nur auf Kriegs-, sondern auch auf Friedensverletzungen erstrecken. Für die Behandlung der Gelenkeiterung ist die Stellung einer genauen Diagnose von größter Bedeutung. Zwei verschiedene Arten der Gelenkeiterung sind voneinander nicht nur pathologisch-anatomisch, sondern in der Mehrzahl der Fälle auch klinisch trennbar. Es sind das das *Empyem der Gelenkhöhle* und die *Kapselphlegmone*. Beim Empyem ist nur der Kapselhohlraum und die Synovialmembran beteiligt. Ein solches Emypem kommt nur dann zustande, wenn die Gelenkkapsel unverletzt oder die Verletzung durch Verklebung der Eintrittspforte verschlossen ist. Die Kapselphlegmone stellt eine Erkrankung des gesamten Kapsel- und Wandapparates, d. h. also auch der fibrösen Kapsel dar. Sie ist entweder die Folge einer ausgedehnten Gelenk-Weichteilverletzung (primäre Kapselphlegmone) oder sie tritt als Folgezustand eines Empyems auf (sekundäre Kapselphlegmone). Da das Gelenkempyem in der Mehrzahl der Fälle zur Ausheilung gebracht werden kann, da andererseits aus dem Gelenkempyem das viel schwerer zu bewertende Krankheitsbild der Kapselphlegmone entstehen kann, so muß das Empyem behandelt werden. Glücklicherweise folgt das Übergreifen durch den physiologischen Schutz der derben, bindegewebigen Kapsel nicht allzu schnell, so daß man bei einiger Aufmerksamkeit genügend Zeit zur Behandlung hat. Die Differentialdiagnose ist, wie schon gesagt, nach den vielfach erprobten Beobachtungen PAYRs in der Mehrzahl der Fälle zu stellen. Sie gründet sich auf folgende einzelne Untersuchungen: *1. die Form des Gelenkes, 2. die Stellung der Extremität, 3. die aktive Beweglichkeit, 4. die Schmerzempfindung, 5. die Palpation, 6. den Allgemeinzustand und 7. die Probepunktion.*

Zu 1. Die Form der Gelenke bei *Empyem* ist durch den Erguß bestimmt. Die für die Mehrzahl der Gelenke wohl charakterisierte, normale Form wird durch starke Entfaltung und Spannung der Kapsel verändert. Und zwar werden die normalen Gruben, die durch die Bänder und Knochenvorsprünge bedingt sind, ausgefüllt. Fehlt eine äußere Verletzung, so ist die Haut ganz unverändert. Ist eine Verletzung vorhanden, so beschränken sich die entzündlichen Veränderungen nur auf deren nächste Umgebung. Bei der *Kapselphlegmone* findet sich eine teigige, ödematöse Schwellung, die die Gelenkform vollständig verwischt und die häufig ohne Grenze auf die umgebenden Weichteile übergeht.

Zu 2. Die Stellung des Gliedes ist beim *Empyem* die Entlastungsstellung, in der das Gelenk muskulär gefesselt ist. Der Kranke nimmt die Gelenkstellung ein, die das größte

Fassungsvermögen des Gelenkhohlraumes erlaubt. Ist eine *Kapselphlegmone* vorhanden, so ist die Gelenkstellung keine typische. Das Gelenk wird in der passiven Ruhigstellung, die einmal eingenommen ist, ängstlich festgehalten.

Zu 3. Die aktive Beweglichkeit ist beim *Empyem*, besonders in Frühfällen, verhältnismäßig gut. Auch das Erheben der ganzen Extremität mit dem muskulär festgestellten Gelenk kann ausgeführt werden. Bei Prüfung der passiven Beweglichkeit dürfen Bewegungen von nur geringem Umfang ausgeführt werden. Dabei werden keine Schmerzen geäußert. Bei der *Kapselphlegmone* ist die aktive Bewegung unmöglich, die passive ruft starke Schmerzäußerungen hervor. Da auch aktive Muskelfeststellung nicht mehr möglich ist, so kann das Glied auch nicht erhoben werden.

Zu 4. Die Schmerzempfindungen sind beim *Empyem* verschwindend klein oder fehlen ganz, wenn sich das Gelenk in der selbstgewählten, muskulär gefesselten Lage befindet. Da diese bei der *Kapselphlegmone* fehlt, so schwindet die Schmerzempfindung erst, wenn das Gelenk passiv durch Lagerung oder Verband festgestellt wird.

Zu 5. Die Betastung gibt insofern differentialdiagnostische Hinweise, als beim *Empyem* nur die stark gespannten Kapselteile schmerzhaft sind, während andere Gelenkabschnitte keine Druckempfindlichkeit aufweisen. Beim Kniegelenk ist z. B. die Kniekehle nicht druckempfindlich, während gerade hier bei der *Kapselphlegmone*, durch Übergreifen auf die bindegewebige Kapsel, auf Druck starke Schmerzen geäußert werden. Am Schultergelenk prüft man die mediale Kapseltasche von der Achselhöhle aus. PAYR macht noch darauf aufmerksam, daß die Gegend des primären Gelenkinfektes beim Empyem immer stärker druckempfindlich ist als die gegenüberliegenden Kapselabschnitte, während bei der sich rasch ausbreitenden Kapselphlegmone dieser Unterschied nicht besteht.

Zu 6. Das Allgemeinbefinden ist beim *Empyem* wenig, bei der *Kapselphlegmone* wesentlich beeinträchtigt. Die Temperaturverhältnisse weisen beim Empyem mehr eine Continua, bei der Kapselphlegmone mehr septischen Charakter auf.

Zu 7. Die Punktion des Gelenkhohlraumes ergibt beim *Empyem* häufiger eine größere Menge trübseröser oder eitriger Flüssigkeit, bei der *Phlegmone* ist die Quantität meist gering. Der bakterielle Befund von Streptokokken deutet auf einen phlegmonösen Prozeß.

Zwei Behandlungswege der Gelenkeiterung sind vorgezeichnet: I. Verhütungsmaßnahmen und II. die Behandlung der eingetretenen Infektion.

Zu I. Bei kleinen, oberflächlichen Verletzungen und bei Durchschüssen mit kleinkalibrigen Geschossen kann zunächst ein aseptischer Verband mit kürzer- oder längerdauernder Ruhigstellung angewendet werden. Ist die äußere Verletzung größer oder handelt es sich um einen Steckschuß, so ist es zweckmäßiger, von vornherein aktiv vorzugehen. Die Maßnahmen des operativen Eingreifens müssen selbstverständlich für den einzelnen Fall genau erwogen werden. Bei Schußverletzungen sind nach PAYR zwei Forderungen zu erfüllen: 1. muß der Infektionsherd beseitigt werden und 2. muß die Infektion des Gelenkes bekämpft werden. Zur Beseitigung des Infektionsherdes gehört:

a) Die Ausschneidung eines bis ins Gelenk führenden, umfangreichen Schußkanals. Wie bei jeder anderen physikalischen Wundversorgung werden die keimtragenden Wände des Schußkanals auf mehrere Millimeter vollständig entfernt, dann wird die Wunde vernäht und von anderer Stelle das Gelenk mit Phenolcampher gefüllt.

b) Fremdkörper sollen sowohl aus den Weichteilen als auch aus den Knochen möglichst entfernt werden, da sie keimbeladen und infolgedessen als Infektionsherde gelten können. Selbstverständlich hat genaue, örtliche Feststellung des Fremdkörpersitzes vorauszugehen. Im Knochen steckende Fremdkörper werden, wenn ein größerer Schußkanal die Entfernung leicht macht, durch Aufmeißelung von der nächstliegenden Oberfläche aus freigelegt, die Knochenhöhle mit dem scharfen Löffel etwas erweitert und mit sterilem Bienenwachs ausgefüllt. PAYR hat auch darauf aufmerksam gemacht, daß im Röntgenbild außerhalb der Kapsel gelegene Fremdkörper, besonders scharfe, spitze und kantige, trotzdem die Kapsel verletzt haben können und deshalb entfernt werden müssen.

c) Am schwierigsten liegen die Verhältnisse bei Verletzungen (meist Schußverletzungen) mit Knochenbrüchen in der Nähe des Gelenkes, da häufig Fissuren in die Gelenkhöhle hineinführen. Bei breiter, offener Verletzung muß unter allen Umständen das Gelenk breit eröffnet werden. In solchen Fällen kann auch eine primäre Resektion in Frage kommen.

d) Bei ausgedehnter Weichteil- und Knochenverletzung (Aufpflügung) tritt sehr häufig, wie schon oben bemerkt, eine primäre Kapselphlegmone auf. Nur wenn solche Fälle ganz frisch in Behandlung kommen, kann ein primärer Wundverschluß unter Umständen durch Lappendeckung in Betracht gezogen werden.

Ist ein Gelenkinfekt eingetreten, so ist ein *aktives* Vorgehen unter allen Umständen notwendig. Die Entleerung eines Exsudates genügt selbst beim einfachen Gelenkempyem nicht oder hilft wenigstens nicht sicher. Die Maßnahmen, die uns zur Verfügung stehen, sind:

1. Die Injektion von antiseptischen Flüssigkeiten.
2. Die Punktion des Exsudates; nachfolgende Ausspülung mit antiseptischer Lösung.
3. Die sog. kleine Kapselincision mit folgender Gelenkfüllung mit Phenolcampher und zeitweiligem Verschluß der Schnittöffnung; der Eingriff läßt sich mehrfach wiederholen.
4. Die breite Eröffnung des Gelenkes, am besten an der abhängigen Seite, d. h. in der Mehrzahl der Fälle nach hinten.
5. Die breite Aufklappung des Gelenkes.
6. Die typische oder atypische Resektion des Gelenkes.
7. Die Amputation oder Exartikulation.

Die einfachen Methoden 1, 2 und 3 finden nur beim Gelenkempyem Anwendung. Bei geschlossenem Empyem und frischer Infektion genügt in der Mehrzahl der Fälle die Injektion oder die Punktion. An besonders geeigneten Punktionsstellen führt man die Nadel ein, um sich zunächst davon zu überzeugen, wie der Inhalt der Gelenkhöhle aussieht. Das Ansaugen von Gelenkinhalt ist auch insofern wichtig, als man nur dadurch die Gewißheit hat, daß man sich wirklich im Gelenkinnern befindet. Die folgende Einspritzung darf selbstverständlich nur in die Gelenkhöhle selbst hinein und nicht in die Umgebung erfolgen. Muß die Höhle als infiziert gelten, so kann sofort eine geringe Menge Phenolcampher eingespritzt werden. Es genügen selbst für große Gelenke $1/2$—2 ccm. Nur dann, wenn das Exsudat blutig ist, soll man in frischen Fällen auf den Phenolcampher verzichten, da die Gefahr der Resorption besteht. Auch bei frischen Gelenkfrakturen und Knorpelverletzungen muß man mit der Injektion etwas vorsichtig sein. Der Phenolcampher (CHLUMSKY) ist folgendermaßen zusammengesetzt: Acid. carbol. liquef. 30,0, Camphorae trit. 60,0, Alcohol absol. 10,0. Es ist darauf zu achten, daß feinster, reiner Campher verwendet wird. Der Phenolcampher übt in dem Gelenk nicht nur eine antiseptische Wirkung, sondern auch einen entzündlichen Reiz auf die Synovialhaut aus, die hyperämisiert wird und mit einer starken Sekretion antwortet. Es entsteht daher ein großer Erguß, der die Kapsel im ganzen entfaltet und lokale Verklebungen verhütet. Sehr wesentlich ist die schmerzstillende Eigenschaft der Einspritzung und die nachhaltige Wirkung durch die allmähliche Verteilung der Carbolsäure im Erguß. In verstärktem Maße erreicht man die Phenolcampherwirkung, wenn man sie nach 24 und wenn nötig 48 Stunden noch einmal wiederholt. Man kann das nach Punktion und Absaugung des Sekretes mit der Spritze tun, geht aber nach PAYR besser in solchen Fällen auf dem Wege der *kleinen Kapselspaltung* vor. Das Phenolcampherexsudat ist häufig fibrinreich und die Folge davon ist die Unmöglichkeit der Entleerung mit einer Punktionsnadel. Die *kleine Kapselspaltung* wird an den Stellen vorgenommen, die unten im einzelnen angegeben werden.

Ganz allgemein besteht der Grundsatz darin, das Gelenk mit Hilfe eines kleinen Einschnittes zu öffnen, in die Öffnung ein Glasrohr einzuführen und durch das Rohr den Phenolcampher einzufüllen. Die einzelnen Weichteilschichten werden in anatomischen Bahnen bis auf die Gelenkkapsel gespalten, dann die Kapsel selbst nur so weit eröffnet, daß das Glasrohr gerade eben hindurchgleiten kann. Das Rohr wird am Wundrand befestigt und nach der Füllung mit einem Wattepfropfen geschlossen (Abb. 266). Die kleine Weichteilwunde wird um das Glasrohr durch Naht verschlossen. Nach 24 Stunden wird der Wattepfropf sowie das oft fibrinreiche, bräunlich gefärbte, leukocytenreiche Exsudat entfernt und die Einfüllung wiederholt, wenn noch Druckschmerzhaftigkeit und Schmerzen bei Bewegungen geäußert werden. Auch nach weiteren 24 Stunden kann die Einspritzung noch einmal wiederholt werden. Knorpelschädigungen, wie sie zuerst von AXHAUSEN beobachtet worden sind, gibt es nur, wenn kein reines Präparat zur Anwendung kommt. Selbstverständlich muß der Kranke genau beobachtet werden; falls ein Weiterschreiten der Infektion über den Gelenkhohlraum hinaus sich einstellt, müssen die Maßnahmen ergriffen werden, die wir zur Behandlung der Kapselphlegmone anwenden. Dazu gehören in erster Linie die unter 4 und 5 aufgezählten Eingriffe. Die Eröffnung und Entleerung soll möglichst an den abhängigen Gelenkabschnitten stattfinden. Bei schwereren Infektionen muß die breite Aufklappung unter Umständen unter Opferung des motorischen Gelenkapparates erfolgen. Schließlich bleibt für die allerschwersten Fälle die Resektion, die Exartikulation und die Amputation vorbehalten. Die kleinen Incisionen und die größeren Eröffnungen zur Entleerung erfolgen nach PAYRs Vorschriften in folgenden vorgeschriebenen Bahnen:

1. Die Eröffnung des Schultergelenkes. a) Von vorn. Der Hautschnitt wird zwischen den Mm. pectoralis major und deltoideus bis zur vorderen Achselfalte angelegt. Die beiden Muskeln werden stumpf voneinander getrennt, die V. cephalica wird unterbunden. Der M. deltoideus wird nach lateral abgezogen, bis der Proc. coracoideus zu Gesicht kommt. Lateral davon fühlt man die Tubercula. Der Arm wird etwas nach außen rotiert. Der die Kapsel noch deckende M. subscapularis wird am unteren Rand etwas eingeschnitten, nach oben gezogen und nun die untere Kapseltasche durch einen kleinen Querschnitt eröffnet. Nach Entleerung des Inhaltes erfolgt Einlegen eines gerade in die Gelenkhöhle passenden Glasrohres und Schluß der Weichteilwunde.

b) Die Eröffnung von hinten empfiehlt sich für schwerere Fälle und besonders für die Dauerentleerung (Abb. 263). Der Hautschnitt wird am hinteren Rand des M. deltoideus angelegt bis zum Sichtbarwerden des langen Tricepskopfes. Der M. deltoideus wird stark nach lateral abgezogen, von der Spina scapulae scharf abgelöst, bis die Gegend des Ansatzes des M. infraspinatus erkennbar ist. Zunächst Einschneiden, dann stumpfes Vorgehen durch den lateralen Teil des M. infraspinatus, im Bereich seiner mit der Gelenkkapsel verwachsenen Sehne. In schweren Fällen kann die Infraspinatussehne an der Gelenkkapsel durchschnitten werden. Sonst wird die Gelenkkapsel im Bereich des fühlbaren Randes der Cavitas glenoidalis bis zum chirurgischen Hals gespalten. Weiter darf man wegen des N. axillaris nicht gehen. Der Muskelrand des M. deltoideus wird durch Naht nach lateral gezogen und an der Haut befestigt. Einlegen eines Glasrohres. Phenolcampherbehandlung wird in schwereren Fällen durchgeführt.

c) Die völlige Aufklappung des Gelenkes bei schweren Eiterungen. Bogenförmiger Hautschnitt über dem lateralen Drittel des Schlüsselbeines bis auf die Schulterhöhe, dann der Spina scapulae folgend. Der M. deltoideus wird im Bereich des Hautschnittes von der Clavicula und der Spina scapulae abgetrennt, beide Muskellappen nach außen umgeschlagen und dann auf demselben Wege wie bei der vorderen und hinteren Kapselöffnung das Gelenk vorn und hinten breit eröffnet.

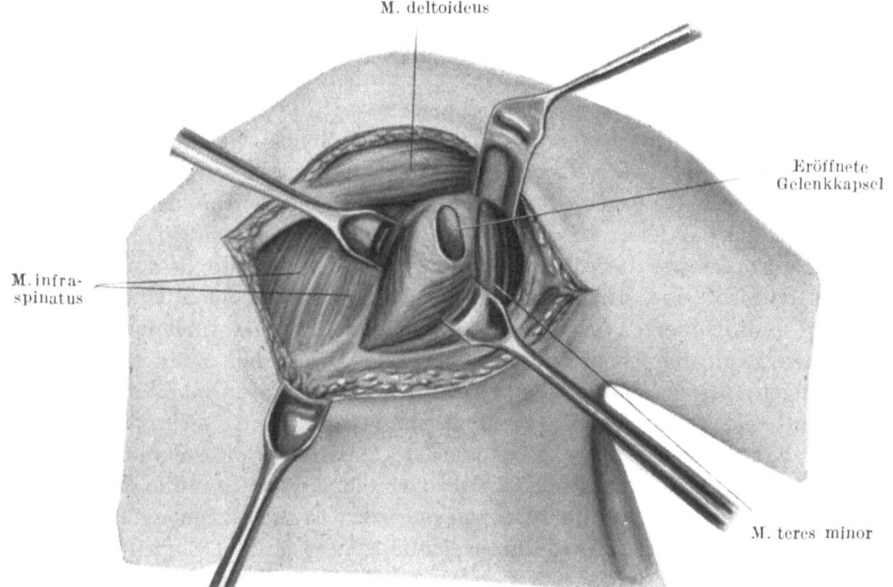

Abb. 263. Eröffnung des Schultergelenkes von hinten nach PAYR.

2. *Die Eröffnung des Ellenbogengelenkes.* a) Von hinten. Hautschnitt bei rechtwinklig gebeugtem Gelenk von der lateralen Seite des Tricepssehnenrandes. Einkerbung des M. extensor carpi radialis longus. Dadurch wird die Gelenkkapsel frei, sie wird eröffnet und das Glasrohr eingeführt. Die Gelenkstellung soll ungefähr 120—130° betragen. Sitzt der Infekt mehr vorn, so erfolgt

b) die Eröffnung auf der lateralen Seite (Abb. 264). Der Hautschnitt beginnt bei halbgestrecktem Gelenk, an der lateralen Kante und verläuft über den Condylus lateralis und das Radiusköpfchen. Dann geht man, dem KOCHERschen Resektionsschnitt entsprechend, zwischen M. anconaeus nach hinten und M. extensor digitorum comm. nach vorn an der muskelfreien Stelle des Gelenkes ein. Auf diesen, in der Längsrichtung des Radius erfolgten Schnitt wird ein zweiter, senkrechter gesetzt, der dem Gelenkspalt zwischen Radiusköpfchen und Capitulum humeri entspricht. Durch den Querschnitt ist das seitliche Gelenkband durchtrennt. Durch dieses Vorgehen ist die vordere Kapseltasche eröffnet und kann besichtigt werden. Soll nur Phenolcampherbehandlung durchgeführt werden, so genügt eine kleine Eröffnung der Kapsel am vorderen Rand des Capitulum humeri.

c) Die Eröffnung von der medialen Seite. Der Hautschnitt beginnt bei gebeugtem Ellenbogengelenk, ungefähr in der Mitte zwischen dem Sulcus bicipitalis medialis und der medialen Humeruskante. Der unterste Teil des Schnittes verläuft parallel zur Ulna. Der zunächst sichtbar werdende M. pronator teres wird auf 1—1½ cm vom Epicondylus medialis abgelöst und läßt sich dann ulnarwärts umklappen. Dann liegt der M. brachialis frei, der mit dem Gefäßnervenbündel nach lateral abgezogen wird. Dadurch kommt die Gelenkkapsel im Bereich der Trochlea zum Vorschein. Die Kapsel kann, wenn nötig, breit eröffnet werden.

d) **Die völlige Aufklappung des Gelenkes von hinten.** 5—6 cm langer Hautschnitt vom Olecranon nach oben über der Tricepssehne. Z-förmige Durchtrennung der Tricepssehne

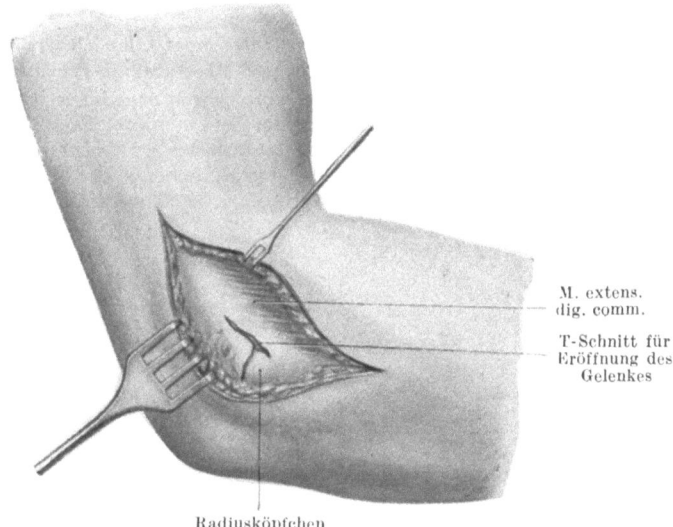

Abb. 264. Eröffnung des Ellenbogengelenkes von der lateralen Seite nach PAYR.

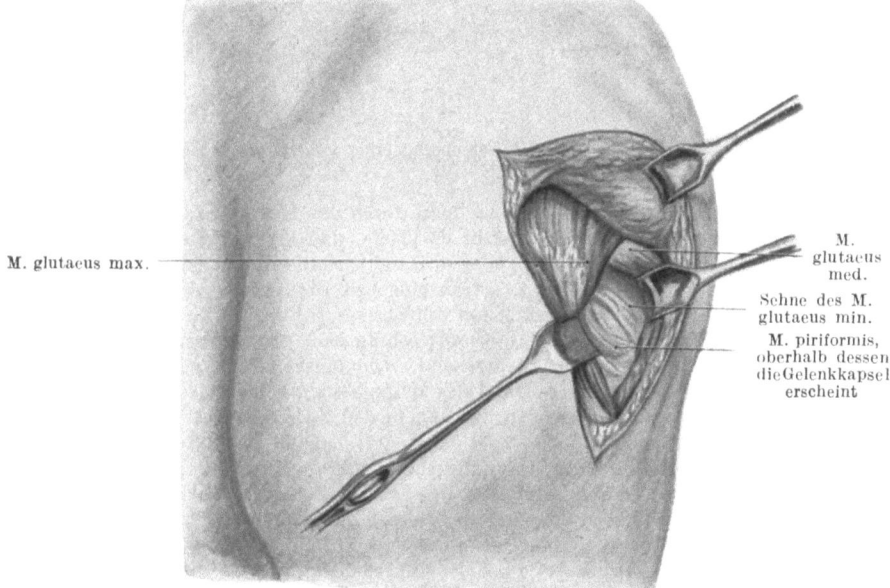

Abb. 265. Die Eröffnung des Hüftgelenkes von hinten nach PAYR.

bis auf den Knochen. Das Z muß so gebildet werden, daß der mit dem Olecranon in Verbindung bleibende Teil der mediale Abschnitt der Tricepssehne ist, weil hier der Muskel weiter herunterreicht. Von diesem Schnitt aus ist die breite Eröffnung des Gelenkes nach hinten leicht möglich.

3. *Die Eröffnung des Handgelenkes.* Genau wie bei der Punktion ist nur die Eröffnung des Radiokarpalgelenkes als typischer Eingriff möglich. Die Eröffnung erfolgt entsprechend

dem dorsoradialen Resektionsschnitt zwischen der Sehne des M. extensor pollicis longus und der der gemeinsamen Fingerstrecker (s. S. 454). Bei schweren Vereiterungen kommt eine Gelenkresektion nach dem unten beschriebenen Verfahren (s. S. 405) oder noch verstümmelndere Eingriffe in Frage.

4. Die Eröffnung des Hüftgelenkes. Auch hier empfiehlt sich zur Dauerentleerung in erster Linie die Eröffnung von hinten. Zur Phenolcampherbehandlung genügt auch
a) die Eröffnung von vorn. Hautschnitt daumenbreit nach innen von der Spina ant. sup. 8 cm lang parallel zum Oberschenkel. Nach Durchtrennung der Fascia lata wird der M. sartorius nach medial abgezogen. Man dringt dann in den Zwischenraum zwischen den Mm. tensor fasciae latae und ileopsoas, in dem die kräftige Sehne des M. rectus zum Vorschein kommt, ein. Die Sehne des M. rectus wird stark nach medial abgezogen und zwischen

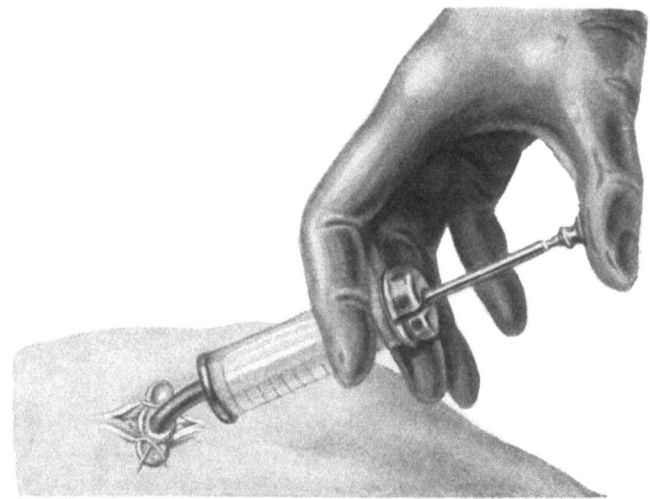

Abb. 266. Die Technik der Phenolcampherinjektion am Kniegelenk nach PAYR.

ihr und dem M. tensor fasciae latae dringt man durch das hier befindliche, oft stark entwickelte Fettgewebe etwas nach medial in die Tiefe, und erreicht die Gelenkkapsel mit ihren Verstärkungsbändern. An deren äußerem Rand wird die Kapsel eröffnet. Zur Phenolcampherbehandlung muß ein dickes Glasdrän eingelegt werden.

b) Die Eröffnung von hinten ist etwas schwieriger (Abb. 265). Vom hinteren Rand des Trochanter major verläuft der Hautschnitt schräg nach hinten oben, dem Verlauf der Fasern des M. glutaeus maximus entsprechend. Die Muskelfasern werden stumpf auseinandergezogen, so daß der hintere Rand des M. glutaeus medius zum Vorschein kommt; er wird nach vorn gezogen und man dringt nun in den Zwischenraum zwischen den Mm. piriformis und glutaeus minimus ein. Soll ein breiter Zugang geschaffen werden, so wird der M. piriformis durchschnitten. Dann liegt die hintere Kapseltasche frei, kann quer eröffnet und besichtigt werden. Zur Dränage wird der hintere Rand des M. glutaeus maximus und medius nach vorn an die Haut genäht. Zur Nachbehandlung wird ein Extensionsverband angelegt.

5. Die Eröffnung des Kniegelenkes. Phenolcampherbehandlung. An der Innen- oder Außenseite, kleinfingerbreit von der Patella entfernt, wird ein etwa 2 cm langer Hautschnitt angelegt. Nach Durchtrennung der Haut, Fett- und Bindegewebsschichten erscheint die Gelenkkapsel, deren fibröse Kapsel und Synovialkapsel getrennt gespalten werden. Der Kapselschnitt soll nur so groß sein, daß gerade ein passendes Glasrohr hindurchgeht. Der Weichteilschnitt wird durch eine Naht geschlossen und damit das Glasrohr befestigt (Abb. 266). Zur Füllung mit Phenolcampher wird durch das Glasrohr ein dieses gerade ausfüllendes, mit einer Spritze verbundenes Gummidrän eingeführt und nach der Füllung sofort entfernt, während das Glasdrän durch einen Wattepfropfen verschlossen wird. Ist die Hinterseite des Gelenkes druckempfindlich, so erfolgt besser die Eröffnung und Dränage nach hinten.

Die Eingriffe bei den Gelenkeiterungen. 401

b) *Die Eröffnung von hinten medial.* Patient befindet sich in Bauchlage. Der Schnitt zieht parallel zur Längsachse über die Mitte des medialen Condylus. Nach Freilegung und Abziehen der Sehnen des M. semitendinosus und semimembranosus nach medial wird (Abb. 267) die Fascia poplitea frei und darunter der Ansatz des medialen Gastrocnemiuskopfes. Der Gastrocnemiuskopf wird fingerbreit nach lateralwärts von der Gelenkkapsel abgelöst, wobei häufig das Gelenk schon eröffnet wird. Die Kapselspaltung wird dann nach medialwärts bis zum seitlichen Anteil fortgeführt. Einlegen eines Glasrohres.

c) *Die Eröffnung von hinten lateral.* Hautschnitt wie oben über dem lateralen Condylus bis etwa zur Höhe des Fibulaköpfchens. Nach Durchtrennung der Haut, des Unterhautzellgewebes erscheint der M. plantaris medialwärts, der N. cutan. surae lateralis und noch weiter lateral der N. peronaeus. Nach Abziehen der Nerven nach lateral und des M. plantaris nach medial erscheint der laterale Gastrocnemiuskopf, dessen Fasern eine kleine Strecke weit durchtrennt werden. Dann wird die nun freiliegende Kapsel eröffnet. Wegen der möglichen Gefahr eines Nervendruckes auf die oben erwähnten Nerven wird in die laterale Tasche ein Gummidrän eingeführt.

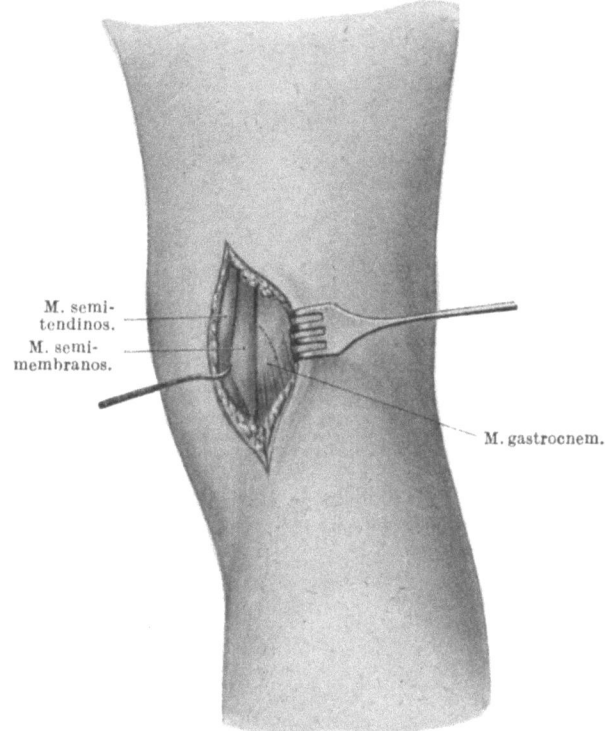

Abb. 267. Die Eröffnung des Kniegelenkes von hinten nach PAYR. (Die punktierte Linie zeigt die Schnittlinie an.)

KROH hat ein vereinfachtes Verfahren zur Eröffnung der hinteren Kapselabschnitte ausgearbeitet. In Rückenlage bei Beugung des Kniegelenkes von etwa 135° wird die *mediale Kapseltasche* eröffnet. Oberhalb des Condylus medial. fem. sucht man den Zwischenraum zwischen den leicht tastbaren Sehnen der Mm. adductor long. und sartorius. In diesem Raum etwas unterhalb des hinteren, äußeren Randes des Femurcondylus wird ein 4 cm langer Schnitt durch Haut und Fascie gemacht (Abb. 268). Das nun erscheinende Fett wird durchtrennt und man stößt auf die derbe, auf dem Condylus verschiebliche Gewebsplatte, die 2—4 mm unterhalb des Randes des Condylus geschlitzt wird. Damit ist die Kapseltasche eröffnet und läßt sich leicht nach oben und unten weiter öffnen (Abb. 269).

In derselben Lage wird die *laterale Kapseltasche* eröffnet. Der Schnitt verläuft zwischen dem scharfen Außenrand des M. quadriceps und der vorspringenden Sehne des M. biceps fem. 1 cm oberhalb des Wadenbeinköpfchens. Der 4 cm lange Schnitt dringt durch Haut und Fascie und enthüllt die Capsula fibrosa (Abb. 270). Diese wird auch auf der Außenseite 2—4 mm unterhalb des Condylenrandes eingeschnitten und damit die Kapsel breit eröffnet (Abb. 271).

6. Die Eröffnung des oberen Sprunggelenkes. a) Lateraler Schnitt. Der Hautschnitt verläuft am äußeren Rand der Zehenstrecksehnen, etwas nach innen vom vorderen Rand des äußeren Knöchels. Durchtrennung des Lig. cruciatum. Das so freigelegte Strecksehnenbündel wird nach medial verzogen. Dann dringt man in der Richtung nach medial auf die nun freiliegende Kapsel des oberen Sprunggelenkes vor. Das Glasrohr wird in die vordere Kapseltasche unter den Strecksehnen eingeschoben.

b) **Die Eröffnung von medial.** Der Hautschnitt verläuft etwa daumenbreit vor der Spitze des inneren Knöchels. Die Durchtrennung des Kreuzbandes wird unmittelbar medial neben der Sehne des M. tibialis ant. vorgenommen. Die Sehne braucht nicht zu Gesicht zu

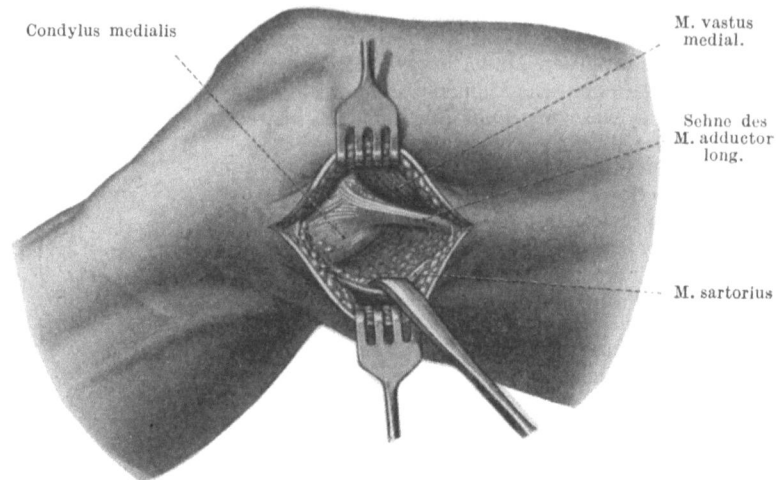

Abb. 268. Die Eröffnung der hinteren Kniegelenkskapseltaschen nach Kroh.
Die Eröffnung der medialen Kapseltasche. I. Der Weichteilschnitt verläuft zwischen dem deutlich fühlbaren dorsalen Rand der Sehne des M. adductor long. und der Sehne des im Muskelbündel eingehüllten M. sartorius. Zieht man beide auseinander, so findet man im lockeren Fettgewebe den bogenförmigen Rand des medialen Condylus, der leicht freigelegt und mit einem bogenförmigen Schnitt (schwarze Linie) freigelegt wird.

kommen. Die nun freiliegende Kapsel wird quer eröffnet. Bei der Durchtrennung der Kapsel zeigt sich beiderseits eine reichliche Anhäufung von Fettgewebe zwischen fibröser und Synovialkapsel.

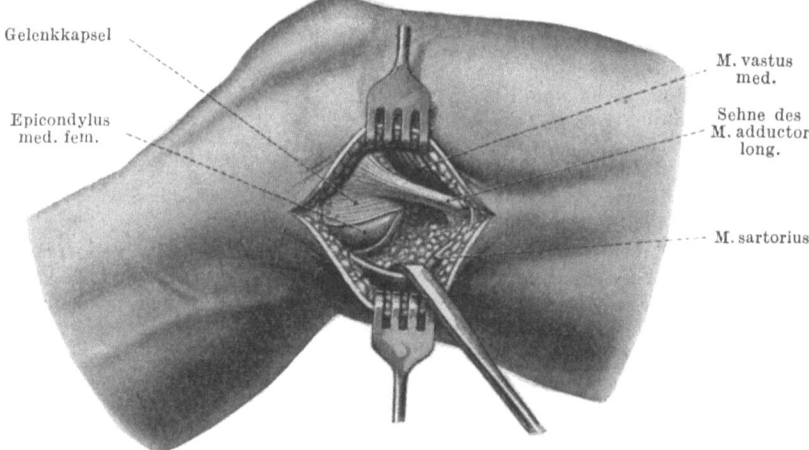

Abb. 269. Die Eröffnung der medialen, hinteren Kapseltasche des Kniegelenkes nach Kroh.
II. Die Kapseltasche ist eröffnet.

c) **Die Eröffnung von hinten.** Der Hautschnitt verläuft bogenförmig zwischen den Sehnen der Mm. peronaei und der Achillessehne. Das Retinaculum sup. der Peronaeussehne wird durchtrennt, das Ligamentum calcaneo-fibulare eingekerbt. Durch das Fettgewebe zwischen Achillessehne und Sprunggelenk dringt man gegen die hintere Kapsel vor. Die Kapsel wird quer bei Dorsalflexion des Fußes eingeschnitten.

d) **Breite Eröffnung des Sprunggelenkes von hinten.** Patient befindet sich in Bauchlage. Lappenschnitt zweifingerbreit oberhalb des inneren Knöchels beginnend, folgt dem medialen Rande der Achillessehne, biegt oberhalb des Achillessehnenansatzes nach lateral

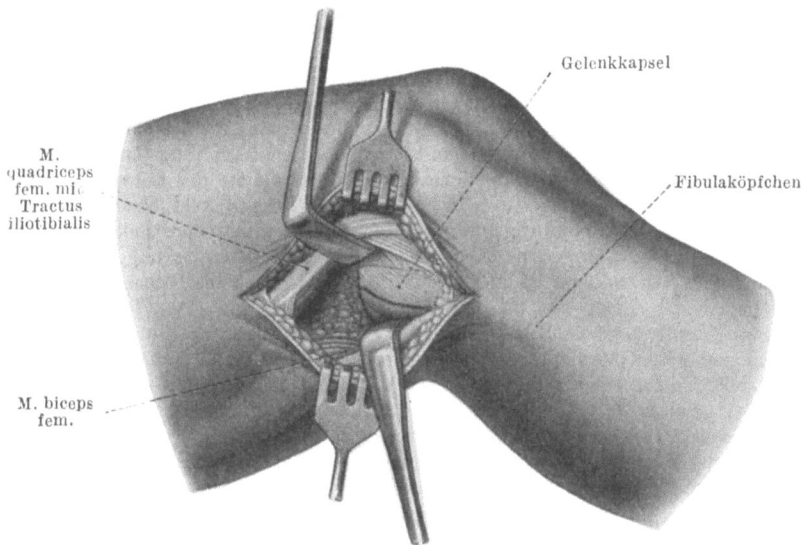

Abb. 270. Die Eröffnung der hinteren Kniegelenkskapseltaschen nach KROH.
Eröffnung der lateralen Kapseltasche. I. Mit dem Weichteilschnitt, der etwa fingerbreit oberhalb des Fibulaköpfchens beginnt, ist der Zwischenraum zwischen dem M. quadriceps fem. und dem M. biceps fem. eröffnet. Die Gelenkkapsel ist über dem äußeren Condylus freigelegt. Die ausgezogene schwarze Linie deutet die Schnittlinie zur Eröffnung der hinteren Kapseltasche an.

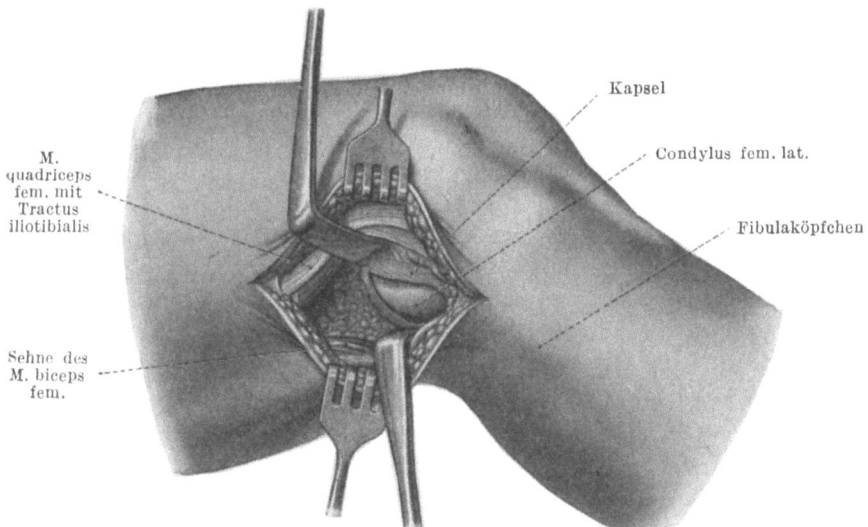

Abb. 271. Die Eröffnung der lateralen hinteren Kapseltasche des Kniegelenkes nach KROH.
II. Die Kapseltasche ist eröffnet.

um und führt quer über dieselbe nach der Spitze des lateralen Malleolus. Der Hautlappen wird nach lateral präpariert und abgezogen. Z-förmige Durchtrennung der Achillessehne. Die beiden Sehnenabschnitte werden dann nach den Seiten abgezogen, die hintere Kapseltasche dadurch frei und eröffnet. PAYR empfiehlt bei der Offenhaltung die Einhüllung der Sehnenlappen durch die umgebende Haut. Von diesem Schnitt können auch größere Teile der hinteren Fußwurzelabschnitte entfernt werden.

e) Die völlige Aufklappung durch den äußeren Bogenschnitt nach KOCHER. (Siehe Gelenkresektion am Fußgelenk.) Nach der breiten Eröffnung Luxation. In der dort beschriebenen Weise wird das Gelenk reponiert und mit Gaze locker gefüllt (s. S. 480). Bei Talusfraktur wird der Talus am besten vollständig entfernt.

7. *Eröffnung des unteren Sprunggelenkes.* Das Vorgehen entspricht dem im vorigen Abschnitt Gesagten. Nach Durchtrennung des Retinaculum sup. der Peronaeussehnen wird das Ligamentum calcaneo-fibulare eingekerbt und durchschnitten. Dann dringt man zwischen Achillessehne und unterem Sprunggelenk durch das Fettgewebe vor und durchtrennt das Ligamentum talocalcaneum post. quer, während die Achillessehne stark nach medial abgezogen wird. Dann wird die Gelenkkapsel breit eröffnet, unter starker Dorsalflexion des Fußes. Man muß sich unmittelbar an der Oberfläche des Calcaneus halten, um das Gelenk nicht zu verfehlen. In schweren Fällen wird die Achillessehne Z-förmig durchtrennt. Zur Freilegung der übrigen Fußwurzelgelenke bedient man sich des HÜTER-HEIDENHAINschen dorsalen Lappenschnittes (s. Resektion des oberen Sprunggelenkes) und kann auch nach KIRSCHNER sagittal oder nach KLAPP mit dorsalem Knochen-Weichteilschnitte vorgehen.

Bei schwerer Vereiterung des Kniegelenkes meißelt LÄWEN unter Blutleere von seitlichen Eröffnungsschnitten, ähnlich denen KROHS (s. S. 401), die nach dorsal ausgebogenen Gelenkflächen der Femurcondylen bei gebeugten Gelenken waagerecht ab. Vorher trägt LÄWEN noch die dorsalen Teile der Menisken ab. Nach Lagerung auf BRAUNscher Schiene hat der Eiter aus den weitklaffenden Wunden guten Abfluß. Kommt auch dadurch die Eiterung nicht zum Stillstand, so muß nach Durchtrennung *aller* Bänder das Gelenk breit aufgeklappt, locker mit Gaze ausgefüllt und in halber Beugestellung extendiert werden.

Nachbehandlung der einfachen Gelenkeiterungen. Die Entleerung mit dem Glasrohr ist bei der Phenolcampherbehandlung und auch ohne diese so kurz wie möglich fortzusetzen. Bleibt der Eiterabfluß stark, so muß das Glasrohr liegenbleiben. Ist er schleimig und dünnflüssig geworden, so muß das Rohr entfernt werden oder es können Spülungen mit 1%iger Carbollösung, LUGOLscher, PREGLscher oder Rivanollösung (s. S. 395ff.) stattfinden, besonders wenn der Abfluß mangelhaft wird. Bei breiter Eröffnung soll bei Aufhören der Eiterung die Wunde durch Zusammenziehen der Wundränder geschlossen werden. Der Schwebeextensionsverband hat sich für die erste Zeit nach dem Eingriff als besonders geeignet in der Nachbehandlung der Gelenkfrakturen gezeigt. Die Möglichkeit, das Gelenk ruhigzustellen und doch in Bedarfsfällen Bewegungen auszuführen, ist einer seiner Vorzüge. Nebenbei wird der Gelenkknorpel vor Druck geschützt und die Kapsel bis zu einem gewissen Grade entfaltet. Zu diesem Zeitpunkt, in dem die Gelenkbewegungen ausgeführt werden können, soll auch vorsichtige Massage der entsprechenden Muskulatur eingeleitet werden. Sind alle Entzündungserscheinungen abgeklungen, so ist zur Beförderung der Kapselentfaltung und Schmerzlinderung die Injektion von $1/2$%iger Novocain-Adrenalinlösung unter starkem Druck, wie sie von PAYR empfohlen worden ist, durchzuführen. Es ist oft erstaunlich, wie gut selbst die aktive Beweglichkeit in direktem Anschluß an eine solche Kapselfüllung ist.

Nach *schweren Gelenkverletzungen*, besonders mit Zertrümmerung von Gelenkteilen, tritt häufig, falls nicht rechtzeitig 6—12(—24) Stunden sachgemäß eingegriffen werden konnte, eine schwere Gelenkinfektion auf. Sie entwickelt sich aber, wenn auch selten, rasch oder schleichend auch nach Eröffnung und Dränage (primäre und sekundäre Kapselphlegmone; PAYR, s. S. 394). Da die größte Gefahr nicht nur durch weitere Ausbreitung der Infektion im Sinne der fortschreitenden Phlegmone und Röhrenphlegmone droht, sondern auch die septische Allgemeininfektion, muß sofort energisch eingegriffen werden.

Als erste Maßnahme hat die *breite Eröffnung* des Gelenkes und die Spaltung aller phlegmonösen Herde bis an ihr Ende zu erfolgen. Erst die breite

Eröffnung des Gelenkes, bei der meist Kapsel, Bänder und Sehnen, oft auch Muskeln durchtrennt werden müssen, bietet die Möglichkeit z. B. das Vorhandensein von Röhrenphlegmonen festzustellen. Sind solche noch nicht vorhanden, so kann man sich unter Umständen mit der breiten Aufklappung des Gelenkes und der Spaltung der oberflächlichen Phlegmone begnügen, falls ein breiter freier Abfluß aus dem tiefsten Punkt des Gelenkes beim liegenden Kranken gewährleistet ist. Ein *Extensionsverband* kann die Abflußmöglichkeit erhöhen. Sind aber Röhrenphlegmonen festgestellt, und ist der Abfluß bei den großen Gelenken nicht sicher frei, so hilft auch die breite Aufklappung nichts mehr. Dann muß vielmehr die zuerst von LÄWEN für das Knie- und Schultergelenk empfohlene Resektion von Teilen der Gelenkkörper vorgenommen werden (HELLNER).

Am *Kniegelenk* werden die nach hinten ausladenden Teile des Femur und die hinteren Meniscusabschnitte beseitigt. Für die anderen Gelenke hat HELLNER ähnliche Vorschriften gegeben. Am *Hüftgelenk* wird der Trochanter maj. schräg abgemeißelt, mit den Muskeln nach oben geschlagen und der Gelenkkopf ganz oder teilweise reseziert. Der Abfluß erfolgt nach hinten unten. Am *Fußgelenk* kann man bei schweren Knochenverletzungen den Talus entfernen, aber auch wenn nötig einen Teil der Fußwurzelknochen. Das *Schultergelenk* wird von hinten eröffnet (s. S. 397) und ein Teil des Kopfes abgetragen. Ableitung nach hinten. Am *Ellenbogengelenk* kann das Ellen- oder auch das Speichenköpfchen bei Beschädigung entfernt werden. Auch Teile der verletzten Humeruscondylen sind zu entfernen. Am *Handgelenk* wird die proximale Handwurzelreihe reseziert. In allen diesen Fällen muß nach dem Eingriff für eine vollkommene Ruhigstellung des Gelenkes und der benachbarten Gelenke am besten durch Fenstergipsverband gesorgt werden.

Aber nicht immer kommt der Infektionsherd zur Ausheilung. Daher muß der Verletzte unter dauernder Prüfung des Infektionsstandes beobachtet werden, um nicht den richtigen Zeitpunkt für ein etwa notwendig werdendes weiteres Eingreifen zu verpassen. Als weitere Maßnahmen stehen zur Verfügung *die Resektion* und *die Amputation*. Jetzt handelt es sich nicht mehr um den Verlust des Gelenkes oder Gliedes, sondern um die Lebensbedrohung.

Die *ausgedehnte Gelenkresektion*, bei der auch die verletzten Weichteile entfernt werden, ermöglicht noch besser als die Teilresektion den sicheren Abfluß. Sie erhält, wenn auch unter Zerstörung des Gelenkes, doch das Glied. Daher haben sich in neuerer Zeit besonders LEHMANN und GULEKE wieder für die Resektion eingesetzt. Nach der ausgiebigen Resektion wird unter Extension ein Gipsverband angelegt, um die Gelenkteile zum Klaffen zu bringen, aber gleichzeitig ruhigzustellen. Nach Abklingen der Infektion folgt unter Anlegung eines neuen Gipsverbandes eine Aufeinanderstellung der resezierten Gelenkteile, um ihnen die Möglichkeit zur knöchernen Heilung zu geben. Daher muß der Gipsverband in günstigster Gelenkstellung für das betreffende Glied angelegt werden. LEHMANN bevorzugt eine frühzeitige Resektion, besonders in der Kriegschirurgie, z. B. im Stadium der Kapselphlegmone, während GULEKE auch in solchen Fällen zunächst noch den Versuch gemacht haben will, durch breite Gelenkeröffnung die Infektion zum Stillstand zu bringen und erst dann, d. h. nach etwa 8—14 Tagen, während derer der Kranke genau beobachtet wird, wenn nötig, die Resektion vorzunehmen. Auch die Resektion führt freilich nicht immer zum Ziel, sondern muß in manchen Fällen bei schlechtem Allgemeinzustand, bei weiterem Fortschreiten der Infektion, der Amputation weichen, um wenigstens das Leben zu retten. Auch das gelingt leider nicht immer.

d) Die Eingriffe bei den Gelenkfremdkörpern.

Fremdkörper können durch äußere Verletzungen in die Gelenke gelangen oder können sich durch Abstoßung von Teilen der knöchernen, knorpeligen und bindegewebigen Gelenkanteile in dem Gelenkinnern bilden. Fremdkörper, die von außen in das Gelenk eingedrungen sind, rufen fast immer eine Gelenkentzündung hervor. Man wird bei offenen Gelenkverletzungen darauf achten müssen und sie gleich bei der ersten Wundversorgung entfernen. In seltenen Fällen verursacht die primäre Verletzung keine bemerkenswerte Entzündung. Es kommt vor, daß Fremdkörper in den Gelenken nachweisbar sind, von denen der Kranke nichts weiß. Es handelt sich in solchen Fällen immer um kleine Fremdkörper, kleine Geschosse, Nadeln und ähnliches. Die meisten von außen eingedrungenen Fremdkörper sind durch das Röntgenverfahren nachweisbar. Ist in der Vorgeschichte etwas von einer Verletzung bekannt, so ist immer auf Fremdkörper zu fahnden. Gelegentlich liegt eine Verletzung vor und ist nicht als durchgehend aufgefaßt worden. Entwickeln sich aber chronisch entzündliche Erscheinungen, Ergüsse, Schmerzen, Maussymptome, so können sie von einem unbeobachtet eingedrungenen Fremdkörper herrühren. Holz-, Glas- und Steinsplitter entgehen leider meist auch der röntgenologischen Untersuchung. Ist von einer scharfen Verletzung nichts bekannt, so muß beim Vorhandensein von Fremdkörpersymptomen an die Absprengung eines Knorpel- oder Knochenstückes gedacht werden. Besteht bloß ein allgemeiner Reizzustand des Gelenkes, ohne daß Einklemmungserscheinungen beobachtet worden sind, so kann es sich um ein noch an Ort und Stelle befindliches oder gestieltes Absprengungsstück handeln. Auch solche sind im Röntgenbild nachweisbar. Schließlich kann es sich auch um sog. *Gelenkmäuse* handeln, d. h. um gestielte oder abgelöste Teile der Synovialmembran.

Die *Behandlung aller Fremdkörper* besteht in einer mehr oder weniger breiten Eröffnung der Gelenke und Entfernung des Fremdkörpers. Die Eröffnung des Gelenkes erfolgt nach einem der in dem Abschnitt Gelenkeiterung (s. S. 397 ff.) aufgeführten Eröffnungsschnitte. Höchste Asepsis ist unbedingtes Erfordernis, größte Schonung und möglichst restlose Wiederherstellung von Wand- und Kapselabschnitten muß verlangt werden. Die am meisten von Fremdkörpern heimgesuchten Gelenke sind das Knie- und das Ellenbogengelenk. Beim Ellenbogengelenk wird man je nach Lage des Fremdkörpers den hinteren, medialen oder lateralen Schnitt bevorzugen (s. S. 398). Am Kniegelenk kommt hauptsächlich der gute Übersicht gebende, dabei sehr schonende *mediale S-Schnitt nach* PAYR in Betracht. Finden sich statt eines Fremdkörpers eine starke Wucherung der Synovialzotten (Lipoma arborescens) oder chronisch entzündete Ligg. alaria, so werden entweder die letzteren ausgeschnitten, oder es kann im ersteren Falle sogar eine vollständige Entfernung der Synovialmembran nötig werden.

e) Die Eingriffe an den Ganglien der Gelenkkapseln.
(LEDDERHOSE, PAYR.)

Die *Ganglien* entstehen aus der Gelenkkapsel, aus dem meist schwielig veränderten und schlecht ernährten Kapselgewebe, durch gehäufte kleine Verletzungen. Sie entwickeln sich häufig an besonderen Lieblingsstellen. Am häufigsten finden wir das Ganglion carpale dorsale, das zwischen den Sehnen der Mm. ext. carpi rad. und ext. indicis hervortritt und die Haut über dem Handgelenk vorwölbt. Die Beschwerden und die Funktionsstörungen sind meist geringgradig. Die häßliche Vorwölbung führt die Kranken oft zum Arzt. *Differentialdiagnostisch* kommen Sehnenscheidenhygrome und die seltenen Sehnenscheidenganglien in Frage. Die ersteren sind häufig spezifischer Natur und müssen daher auch anders behandelt werden. Andere Lieblingssitze sind die volar-radiale Seite des Handgelenkes, die Mittelfußgegend, die laterale, vordere Kniegegend und besonders die Kniekehle. Hier bestehen oft beträchtliche, cystische Geschwülste und auch Funktionsstörungen. Differentialdiagnostisch sind hier die chronischen Schleimbeutelentzündungen, auch oft spezifischer Natur, nicht immer sicher abzugrenzen.

Die *Behandlung* besteht bei den kleinen, karpalen, dorsalen Ganglien, wenn sie frisch entstanden sind, häufig zunächst im Zerquetschen oder besser Zerschlagen mit einem Holzhammer. Dazu setzt man am besten ein etwa daumendickes Stück Rundholz auf das Ganglion auf und führt einen kurzen Schlag mit dem Holzhammer darauf aus. In etwa 20—30% kommt es zu einer dauernden Ausheilung.

Die *Sehnenscheidenhygrome* dürfen, da sie oft spezifischer Natur sind, nicht mit Zerschlagen behandelt werden.

Die *Ganglien an anderen Körperstellen* entfernt man am besten sofort durch eine Operation. Da die Ganglien nicht selten durch einen feinen Gang mit dem Gelenkhohlraum in Verbindung stehen, ist strengste Asepsis bei dem an sich kleinen Eingriff notwendig. Er wird in örtlicher Betäubung durch Umspritzung ausgeführt. Mit einem Querschnitt über der Höhe der Schwellung erzielt man die besten Narben. Man spaltet vorsichtig Haut und Unterhautzellgewebe, bis man auf die glatte, gefäßlose Geschwulst kommt, die nun durch Ablösen der Weichteile allmählich gestielt wird. Zu beiden Seiten muß die Geschwulst von den Sehnenscheiden abgetrennt werden. Bei stärkeren Verwachsungen geht es nicht immer ohne Eröffnung der Sehnenscheiden vor sich. Man soll aber die Eröffnung so klein wie möglich gestalten. Während die beiden obengenannten Sehnen mit stumpfen Häkchen auseinandergezogen werden, dringt man nun zwischen ihnen, unter weiterer

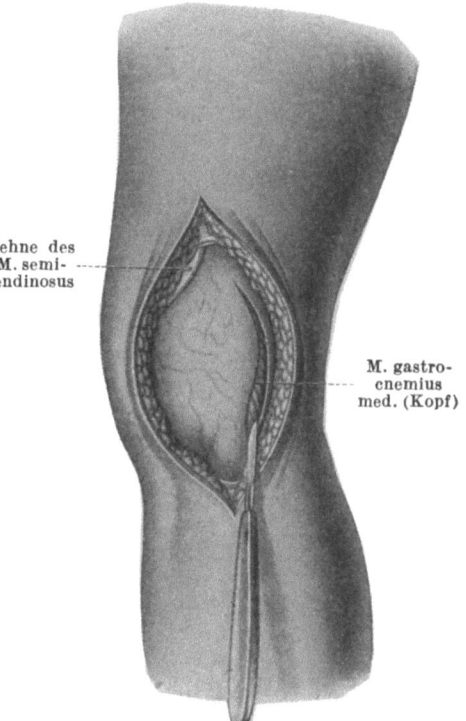

Abb. 272. Freilegung und Entfernung eines in der Kniekehle sitzenden, großen Ganglions. I. Durch bogenförmigen Schnitt über der cystischen Geschwulst und nach Spaltung der Fascia poplitea wird der M. gastrocnemius med., der vorgedrängt und lateral verschoben ist, freigelegt, ebenso der Sack, der medial vom M. gastrocnemius und lateral von der Sehne des M. semitendinosus in der Tiefe nach der Kniekehle liegt.

Stielung sich immer unmittelbar an die Ganglienwand haltend, in die Tiefe, bis man den Stiel erreicht hat, den man bis in die Gelenkkapsel hinein verfolgen muß. Erst dann darf man ihn durchtrennen. Besteht eine feine Öffnung nach dem Gelenk zu, so ist auch der letzte Rest des Stieles herauszuschneiden und die Öffnung durch eine feinste Catgutnaht zu verschließen. Geht man nicht so vor, so erhält man einen Rückfall.

Die Entfernung eines *Ganglion aus der Kniekehle* kann noch größere Schwierigkeiten machen. Hier legt man die Geschwulst am besten durch einen Längsschnitt über der Höhe der Anschwellung frei. Nach Durchtrennung von Haut und Fascia poplitea kommt man auf die Ganglionwand, von der man die umgebenden Weichteile nun nach allen Seiten ablöst. Die Geschwulst kann zwischen den beiden Mm. gastrocnemii oder auch zwischen dem medialen Gastrocnemiuskopf und den Mm. semitendinosus und -membranosus in die Tiefe ziehen (Abb. 272).

Die Muskulatur wird zur Seite gezogen und nun das Ganglion langsam gestielt und der Stiel bis in die hintere Kapselwand hinein verfolgt (Abb. 273 u. 274). Dort wird er dann abgetragen. Handelt es sich um einen chronisch entzündeten Schleimbeutel, so ist das Vorgehen ähnlich.

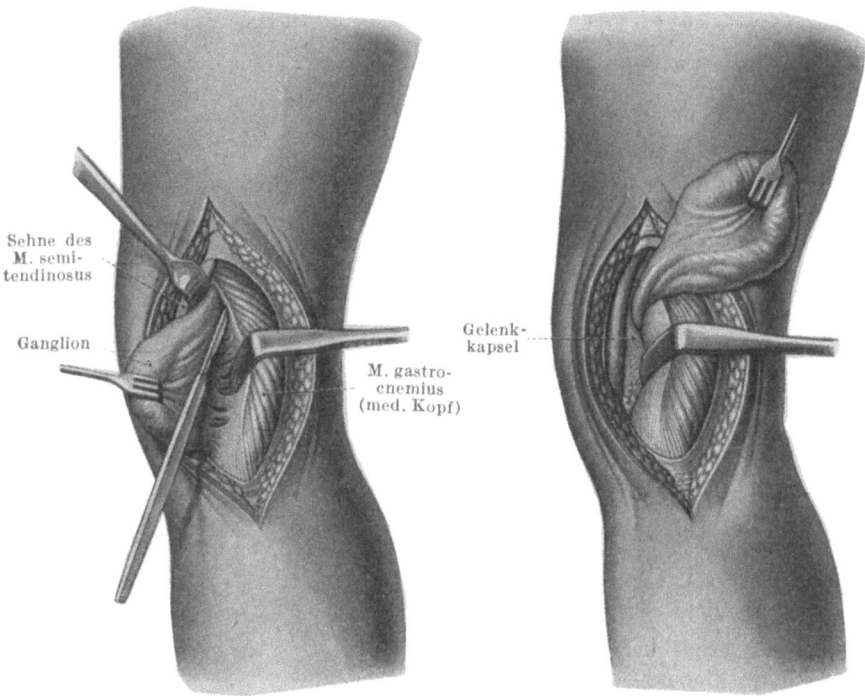

Abb. 273. Freilegung und Entfernung eines in der Kniekehle sitzenden, großen Ganglions. II. Der mediale Kopf des M. gastrocnemius, der durch die Cyste nach lateral verdrängt ist, wird noch weiter nach lateral verzogen. Die cystische Geschwulst wird allmählich gelöst. Der Stiel verläuft nach oben in die Gelenkkapsel.

Abb. 274. Freilegung und Entfernung eines in der Kniekehle sitzenden, großen Ganglions. III. Das Ganglion ist bis auf den Stiel freigelegt. Man sieht den Eintritt des Stieles in die Gelenkkapsel. Hier wird er abgebunden und durchtrennt.

f) Die Eingriffe bei den Meniscusverletzungen im Kniegelenk.
(SOMMER, ANDRESSEN.)

Die schon von BRASS beschriebene (1731) und von v. BRUNS (1892) in ihrer vollen Bedeutung erkannte Meniscusverletzung, früher in Deutschland seltener beobachtet als in England und der Schweiz, den Ländern des Sportes und Bergsteigens (MARTIN, SEINMANN), spielt heute im Zeitalter des Sports (Fußball) und der Industrie eine Hauptrolle in der Erkrankung des Kniegelenkes. Sie entsteht meist durch forcierte Drehbewegung bei stark gebeugtem Kniegelenk, besonders bei Außenrotation des am Boden gehemmten Unterschenkels und bei Adduktion und Innenrotation des Oberschenkels (v. DITTRICH), seltener bei Überstreckung oder starkem Druck. Nach KROIS ist der innere Meniscus siebenmal häufiger beteiligt als der äußere. Das männliche Geschlecht wird bevorzugt. Die frische Verletzung macht die Erscheinung einer schweren Distorsion. Der Schmerz kann so heftig sein, daß er zu Ohnmacht führt, er ist aber meist von kurzer Dauer. Einklemmungserscheinungen können sich gleich bemerkbar machen. Oft ist deutliches Knacken im Moment der Verletzung beobachtet worden. Ein Erguß bleibt fast immer eine Zeitlang bestehen. Nach kurzer Zeit verschwinden aber die Erscheinungen häufig restlos, um dann bei Gelegenheit eines erneuten, unter Umständen geringfügigen Traumas wiederzukehren. Ein leichter Erguß bleibt in solchem Falle dann dauernd bestehen. Diesen frischen

Verletzungen gegenüber steht die große Zahl der sog. *Meniscusschäden*, die am häufigsten bei Sportleuten durch übermäßige oder fehlerhafte Betätigung, und bei bestimmten Berufen, die die Kniegelenke besonders durch langes Knien und Hocken (Steinklopfer, Bergarbeiter) über das gewöhnliche Maß hinaus und dauernd beanspruchen müssen, beobachtet werden. Oft genügt eine leichte Verletzung oder auch nur das plötzliche Einnehmen einer anderen Kniehaltung, um die Erscheinungen der Meniscusverletzung hervorzurufen. Bei diesen Schäden handelt es sich um meist schon länger bestehende Veränderungen des Meniscus, die teilweise als Berufsabnutzungserscheinungen zu gelten haben. Die Veränderungen können dabei makroskopisch verhältnismäßig gering sein, es bestehen aber oft ausgedehnte Längs- oder Querrisse, Auffaserungen, Narbenbildungen und ähnliches. Die *klinischen Erscheinungen* bei den Meniscusschäden sind nach den Beobachtungen besonders an Bergarbeitern (MAGNUS. REGENSBURGER, BÜRKLE DE LA CAMP, ANDREESEN) wesentlich andere als bei der frischen Meniscusverletzung. Während die Differentialdiagnose gegenüber anderen schweren Kniegelenksverletzungen bei der frischen Verletzung infolge des starken Ergusses, der ausgesprochen allgemeinen Schmerzhaftigkeit, der weitgehenden Druckempfindlichkeit und absoluten Funktionsstörung äußerst schwierig ist, sind die Erscheinungen bei den durch Meniscusveränderungen schon geschädigten Gelenken beim Auftreten von akuten Erscheinungen meist so eindrucksvoll, daß die Diagnose sofort gestellt werden kann. Die *Diagnose* der Meniscusschädigung gründet sich hauptsächlich auf einen Reizzustand des Gelenkes, eine Druckempfindlichkeit meist etwas innerhalb des Lig. patellae im Bereiche des Gelenkspaltes. Schmerzhaft ist besonders der Versuch einer vollständigen Streckung und Rotationsbewegung, besonders der Außenrotation. Bei Beuge- und Drehbewegung nach außen kann unter Umständen eine schmerzhafte Vorwölbung im Bereiche des inneren Gelenkspaltes fühlbar werden. Dieses Vorspringen ist als das sicherste Zeichen einer Meniscusverletzung anzusehen, ist aber leider nicht oft vorhanden. Liegt die primäre Verletzung, die auch gar nicht sehr heftig gewesen zu sein braucht, lange zurück, so entwickelt sich häufig eine Atrophie der Streckmuskulatur am Oberschenkel, da ja nach GEBHARDTs sicher berechtigter Ansicht eine alleinige Verletzung des Meniscus kaum vorkommt, vielmehr der Bandapparat und seine Muskeln immer in Mitleidenschaft gezogen sind. Besteht lange Zeit ein Erguß, so kann unter Umständen seitliche Beweglichkeit nachweisbar werden. Bei Beuge- und Streckbewegung mit aufgelegter Hand wird manchmal ein starkes Knacken verspürt, es kann sogar so heftig sein, daß es dem Ohr vernehmbar wird. Nicht selten sind auch Einklemmungserscheinungen, sogar Maussymptome mit vorübergehender oder länger dauernder Feststellung des Gelenkes und starker Schmerzhaftigkeit in gewissen Stellungen. Es handelt sich dann, wie bei den Gelenkmäusen, fast immer um eine Einklemmung zwischen Gelenkkörper und Kapsel. Leider fehlen häufig sichere, kennzeichnende Symptome und man ist auf mehr allgemeine Erscheinungen wie Unsicherheit beim Gehen und wechselnde Funktionsstörungen angewiesen. Die Röntgenuntersuchung läßt meist auch im Stich, es wird aber häufiger eine Erweiterung als eine Verengerung des Gelenkspaltes nachgewiesen. Auch die Gelenkfüllungen mit Gas oder schattengebenden Flüssigkeiten geben nur selten sichere Anhaltspunkte. Sie haben aber differentialdiagnostisch Bedeutung gegenüber den freien Körpern.

Eine langdauernde ruhigstellende Behandlung, die am ehesten bei den *akuten Verletzungen* in Frage kommt, wird am besten unter leichter Extensionsbehandlung (Durchhängenlassen, MANDL), dann Gipsverband für etwa 6 Wochen. Bleibt diese Behandlung ohne Dauererfolg, so ist die Operation vorzuschlagen. Wird die Operation verweigert, so kann das Tragen der von PAYR empfohlenen Kniekappe angeraten werden. Sie hat vor dem üblichen Gummistrumpf für das Kniegelenk den Vorzug, daß sie in ihrem hinteren Abschnitt aus Rehleder besteht, das sich den Körperformen besser anschmiegt, keine Falten wirft und infolgedessen auch nicht zu Druck Veranlassung gibt.

Der *operativen Behandlung* (in Allgemeinnarkose oder Lumbalanästhesie), die nur in einer vollständigen Entfernung des verletzten Meniscus bestehen kann, soll eine Ruhigstellung des Gelenkes vorausgehen, bis der Erguß geschwunden ist. Dann wird erst noch einmal versucht die Diagnose sicher zu stellen. Ist nur eine Ablösung von dem eingerissenen Seitenband vorhanden, so findet man eine Störung der achsengerechten Beweglichkeit bei erhaltener Gleitfähigkeit. Man kann dann durch den „Lösungsgriff" nach GEBHARDT

(Abziehen des Unterschenkels und Vorschieben desselben), die weiche Hemmung und leichte Gelenksperre beseitigen, ehe man belasten läßt. Bei *Meniscusverletzung*, bei der auch nach Lösung der Sperre unter Schmerzen oft von neuem eine Sperre eintritt, soll früh operiert werden (GEBHARDT, BÖHLER).

Man eröffnet das Gelenk mit einem flachen Schrägschnitt, der den vorderen Gelenkspaltabschnitt kreuzt, und durchtrennt zunächst die Kapsel und den vorderen Teil des Seitenbandes bei etwa um 45° gebeugtem Knie. Werden kleine scharfe Haken in die Kapsel-Bandränder eingesetzt, so kann man den Meniscus gut in ganzer Ausdehnung zu Gesicht bringen, besonders wenn Rotations- und Abduktionsbewegungen ausgeführt werden. Ist der Meniscus vollständig durchgerissen oder in der Längsrichtung gespalten, so ist es wichtig, alle Teile zu erfassen. Am zweckmäßigsten ist es, mit einem einzinkigen, kleinen, scharfen Häkchen den Meniscus oder seine einzelnen Stücke zu fassen, herauszuziehen und nun mit einem kleinen Präpariermesser oder Tenotom (s. S. 245) seine Abtrennung möglichst weit hinten, möglichst weit vorn und von seinem Ansatz am Seitenband vorzunehmen. Sorgfältigste Naht des Seitenbandes und der fibrösen Kapsel beschließen den Eingriff. Nach 8 Tagen kann mit vorsichtigen, passiven Bewegungsübungen begonnen werden. Massage der Streckmuskulatur ist sehr zu empfehlen. Nach 14 Tagen steht der Kranke auf. Die mediko-mechanische Behandlung muß mindestens bis zur 4. Woche fortgesetzt werden. Ist die Diagnose nicht unbedingt sicher oder läßt sich eine Abgrenzung gegenüber der Zerreißung eines Kreuzbandes, eines Corpus mobile oder einer chronischen Erkrankung der Ligg. alaria, oder einer anderen chronischen, entzündlichen Erkrankung mit Bildung von Verwachsungen oder einem Erguß nicht mit Sicherheit durchführen, so ist es besser, durch eine Probearthrotomie das Gelenk mit dem medialen S-Schnitt nach PAYR breit zu eröffnen (s. S. 478). Man hat mit diesem Schnitt einen vorzüglichen Überblick und kann je nach der nun feststellbaren Erkrankung den Eingriff beschließen.

g) Die Arthrodese der Gelenke.
(ALBERT, WEHNER, WEIL.)

Der Gedanke, Gelenke, deren Bewegungsfähigkeit durch Lähmung der dazugehörigen Muskulatur vollkommen aufgehoben ist, zu versteifen, um dadurch die Funktion des Gliedes zu bessern, stammt von ALBERT. Er hat zuerst (1879) durch Resektion beider Kniegelenke eine Versteifung herbeigeführt und eine Kranke mit *spinaler Kinderlähmung* dadurch auf die Beine gebracht. Er selbst, und nach ihm viele andere, haben den Eingriff auch bei *spastischen* und *traumatischen Lähmungen* angewendet, aber auch bei *Schlottergelenken*, die durch Verlust von Gelenkteilen entstanden waren, bei der unheilbaren *habituellen* oder auch *veralteten Luxation*, bei *Gelenkverunstaltungen*, z. B. beim Klumpfuß und Plattfuß (M. LANGE) und bei *unstillbaren Gelenkschmerzen* angewendet. Schließlich wurde in neuerer Zeit die Arthrodese auch bei der *Gelenktuberkulose* zur Anwendung gebracht, und zwar im wesentlichen nicht im Sinne der Entfernung der tuberkulös erkrankten Gelenkabschnitte, also nicht in Form der Resektion, sondern im Sinne einer extraartikulären Verriegelung zur völligen Ruhigstellung des Gelenkes, um ihm dadurch Gelegenheit zur Ausheilung zu geben (ALBEE 1913, MARAGLIANO 1919, KAPPIS 1920, HASS 1922, HIBBS, MATHIEU 1926 u. a.).

Die Versteifung der Gelenke muß bei der Arthrodese so erfolgen, daß die spätere Gebrauchsfähigkeit der Extremität gesichert ist. Die Arthrodese muß knöchern fest werden, da sonst nachträglich durch die Schwere oder auch durch nachwirkende einseitige Muskelkraft der nichtgelähmten Muskeln Verbiegungen und Kontrakturen sich einstellen. Solche Kontrakturen können übrigens auch, wie nach Resektionen bei Jugendlichen, auch noch nach knöcherner Heilung beobachtet werden. Sie können durch einseitigen Druck auf die Epiphysenfuge durch die nichtgelähmten Muskeln entstehen. Die Arthrodese darf, da sie ein verstümmelnder Eingriff ist, nur dann vorgenommen werden, wenn alle übrigen Versuche, die Funktion durch andere Eingriffe, wie Nervennaht, Muskel- oder Sehnenverpflanzung wiederherzustellen, fehlgeschlagen sind oder aussichtslos erscheinen. Außerdem muß der betreffende Kranke imstande sein, eine knöcherne Verbindung der Gelenkenden aufzubauen (STOFFEL 1923). ALBERT hatte zuerst nicht nur Knorpel, sondern auch Knochen entfernt. Später wurde festgestellt, daß die Entfernung des Knorpels zur Anfrischung genügt, und sich bei genügend breiten Berührungsflächen eine feste Knochenverbindung herstellen läßt. Es gibt aber noch andere Verfahren, um eine Arthrodese herzustellen. Man unterscheidet daher am besten:

1. Die *Anfrischungsarthrodese* durch Knorpelentfernung. 2. Die *Überbrückungsarthrodese,* die wieder in einzelne Unterabteilungen zerfällt, je nach der Art, in der man die Überbrückung ausführt: a) Durch *Überbrückung* mit einem *Knochenspan* aus der Tibia oder aus der Umgebung des betreffenden Gelenkes. Im letzteren Falle kann die Überbrückung gestielt vorgenommen werden. Die Überbrückung erfolgt extraartikulär. b) Durch *Bolzung.* Zur Bolzung kann sowohl ein Knochen des Patienten selbst (Tibia, Fibula, Rippen) benutzt werden oder auch homoiplastischer Knochen. Bei diesem Verfahren geht der Bolzen durch das Gelenk (LEXER 1907). Eine Bolzung kann auch mit *körperfremden Stoffen* vorgenommen werden. So wurde z. B. der Lamellennagel benutzt. c) Eine weitere *Überbrückung* kann *durch Gelenkteile selbst* durchgeführt werden. Dazu wird aus den beiden Gelenkteilen ein walzen- oder würfelförmiges Gebilde herausgemeißelt, es um 90° herumgedreht und wieder eingesetzt, so daß die Gelenklinie des umgesetzten Gelenkstückes nun senkrecht zur früheren Gelenklinie verläuft (ROEREN 1929, SCHÜLLER 1938). d) Eine weitere Möglichkeit der Überbrückung der Gelenke besteht in der *Lappenverschiebung.* Dabei wird ein gestielter Periostknochenlappen aus der Gelenkoberfläche abgelöst und über die angefrischten Ränder des Gelenkes verschoben und befestigt. Dieses Verfahren ist mit einem oder zwei Lappen am Hüftgelenk geübt worden (HASS, HIBBS, MATHIEU). Periostknochenlappenverschiebungen in größerem Maßstab wurden zur *Versteifung der Fußgelenke* von SCHULTZE und KLAPP empfohlen. Bei beiden Verfahren werden große Periostknochenlappen gebildet, die möglichst sämtliche Gelenke eröffnen. Durch entsprechende Verschiebung des Lappens kommen die abgelösten Knochenteile nicht mehr mit den ursprünglichen in Verbindung, sondern mit anderen und es kann die gewünschte Gelenkversteifung erfolgen. 3. Vereinigungen der verschiedenen Verfahren dienen zur Erhöhung der Sicherheit der Gelenkversteifung. So wird die Anfrischung mit der Überbrückung oder mit der Tenodese zugleich ausgeführt. Im letzteren Falle wird oft der Knorpel nur teilweise entfernt, um eine sog. schlaffe Arthrodese zu erzielen, die eine gewisse Beweglichkeit gestattet, z. B. im Bereiche des Fußes (SPITZY).

Jedes der genannten Verfahren hat besondere Vorzüge und Nachteile, und ist nicht für alle Fälle geeignet. Die Anfrischungsarthrodese ist zweifellos, wenn es sich um gesunde Gelenke handelt, das sicherste Verfahren. Es bedeutet aber immer einen erheblichen Eingriff, da man die Gelenke von ihrem ganzen Knorpelüberzug befreien muß, um möglichst breite Berührungsflächen zu schaffen, da nur dann mit einer sicheren Versteifung gerechnet werden kann. Es ist daher schon frühzeitig versucht worden, durch Nagelung oder Verschraubung der beiden Gelenkkörper, wie bei der Resektion oder durch chemische Mittel die Versteifungssicherheit zu erhöhen. Im allgemeinen ist man davon aber wieder abgekommen, da ihre Wirkung nicht sicher aber gefahrbringend ist. Die *extraartikuläre Überbrückung* und die *Bolzung* können technisch wesentlich einfacher sein, da das Gelenk bei dem ersten Verfahren überhaupt nicht, bei dem zweiten nur mit einem Bohrer eröffnet wird. Es hat sich aber herausgestellt, daß bei *gesunden Gelenken* eine knöcherne Arthrodese auf die Dauer mit diesem Verfahren kaum zu erzielen ist. Die Brücken lockern sich oder brechen häufig nach einiger Zeit. Dagegen hat sich die extraartikuläre Arthrodese mit Knochenspänen als ausgezeichnetes Verfahren bei der *tuberkulösen Erkrankung* der Gelenke erwiesen. Voraussetzung ist allerdings, daß eine monatelange (10—12 Monate) Ruhigstellung im

Gipsverband erfolgt (KAPPIS). Je nach der Grunderkrankung muß man also das eine oder andere Verfahren wählen, und man wird sich z. B. bei der schmerzhaften Arthrosis deformans oder bei Verlust von Gelenkteilen häufig zur Vereinigung von intra- und extraartikulärer Arthrodese entschließen.

Voraussetzung für die *Arthrodese des Schultergelenkes* ist, daß die Mehrzahl der Schultermuskeln gelähmt ist. Bei gelähmten Schultergelenken besteht zwar auch die Möglichkeit einer *Apparatbehandlung* und der *Muskelverpflanzung*, aber die erstere ist unbequem und erlaubt nur verhältnismäßig eingeschränkte Bewegungen, und die Muskelüberpflanzungen haben sich bei der Lähmung der Schultermuskulatur als wenig brauchbar erwiesen, im Gegensatz zur Lähmung der Schulterblattmuskulatur (Serratuslähmung). Notwendig ist, daß die Muskulatur des Ellenbogens und der Hand möglichst ohne Störung arbeitet, und daß auch die Schulterblattmuskulatur im wesentlichen unverändert ist, denn nur dann kann das Ziel der Arthrodese erreicht werden, daß nämlich die Funktion der betreffenden Extremität gebessert wird. Für die Schlottergelenke durch Verlust von knöchernen Gelenkteilen gelten besondere Verhältnisse (s. unten).

Die Arthrodese des Schultergelenkes wird auch heute noch meist nach der Vorschrift von VULPIUS durchgeführt. Nach Durchtrennung der Haut und des M. deltoideus in der üblichen Schnittrichtung (s. S. 440) wird das Gelenk im Verlauf der langen Bicepssehne eröffnet, die lange Bicepssehne beiseite gehalten, der Kopf luxiert, und nun mit einem scharfen Messer oder Meißel der Knorpel vom Kopf und mit einem scharfen Löffel aus der Pfanne entfernt. Auch das Akromion und der Proc. coracoid. werden an ihrer Unterfläche angefrischt und die genannten Knochenvorsprünge vermittels zweier Silberdrähte mit dem angefrischten Kopf vereinigt. Der Arm wird in etwa 70° abduziert und in einem Winkel von 30° nach vorn eingegipst. Der Arm ist meistens etwas auswärts rotiert. Neuerdings wird von SPITZY u. a. eine stärkere Auswärtsrotation empfohlen. Da die größte Schwierigkeit für die Heilung in günstiger Lage in der festen Verbindung zwischen Kopf und Scapula besteht, sind noch andere Möglichkeiten zur Sicherung der Verbindung empfohlen worden. So bilden GÖRRES und HASS am Kopf mehrere ebene Flächen, die sie mit ebensolchen an Pfanne, Akromion und Proc. coracoid. in Verbindung setzen. Auch das Umbrechen der Endteile des Proc. coracoid. und des Akromion nach Einmeißeln, so daß sie mit dem Kopf in Verbindung treten, ist von GÖRRES empfohlen worden. Auch wesentlich eingreifendere Operationsmethoden sind zu diesem Zwecke angegeben worden (s. STEINDLER).

Die *Arthrodese nach Verlust von größeren Abschnitten des Gelenkkopfes* gelingt am besten nach dem Verfahren von WIEDHOPF (1920). Sie darf nur ausgeführt werden, falls die Wunden endgültig und lange Zeit verheilt sind. Es muß also immer auf ruhende Infektion (s. S. 498) geprüft werden. Alle anderen Gelenke des Armes müssen motorisch und sensibel in Ordnung sein. Nach Freilegung des Kopfes, am besten durch einen großen Lappenschnitt, werden das Humerusende und die Pfanne freigelegt und angefrischt, ebenso das Akromion und der Proc. coracoid. Die Kapsel wird entfernt. Dann wird die Befestigung des Kopfes, ähnlich wie bei der VULPIUSschen Methode, aber in rechtwinkeliger Abduktion mit Drahtnähten vorgenommen. Auch hier ist eine Ruhigstellung in Gipsverband für 4—6 Monate nötig. Selbst bei größerem

Verlust des proximalen Humerusendes, an dem aber die Ansätze der Mm. pect. maj. und latissimus dorsi erhalten bleiben müssen, ist der Erfolg meist gut.

Bei der *Schultergelenktuberkulose* wird die extraartikuläre Spanverbindung zwischen dem dorsal freigelegten Schulterblattkörper unterhalb der Pfanne nach dem Humerusschaft empfohlen. Eine Verbindung zwischen dem unterhalb des Kopfes osteotomierten Humerus und dem angefrischten Schulterblattrand empfiehlt BÁRON.

Am *Ellenbogengelenk* wird die Arthrodese seltener ausgeführt, da es genügend andere Möglichkeiten gibt, auf andere Weise die Funktion wieder herzustellen. Erstens hat die *Arthroplastik* in geeigneten Fällen bei erhaltener Muskulatur und nicht zu großem Knochenverlust gute Erfolge. Zweitens sind *Schienenhülsenapparate* leicht und unauffällig zu tragen. Auch beim Schlottergelenk ist eine weitgehende Funktionstüchtigkeit zu erzielen.

Hier hat sich in erster Linie das Vorgehen von GOETZE bewährt. Infolge des Ellenbogengelenkverlaufes ist die Streck- und Beugemuskulatur der Ellenbogengegend zusammengewachsen und daher funktionsuntüchtig. Außerdem fehlen die Gelenkknochen und damit die Hebel, an denen die Beuge- und Streckmuskulatur ansetzen. GOETZE hat daher Beuge- und Streckmuskulatur operativ getrennt und durch die Anlage seiner Hautschnitte gleichzeitig Decklappen gebildet, um die Trennung dieser Muskulatur dauernd aufrecht zu erhalten. Ein gestielter Lappen aus der Bauchwand muß meist noch zur völligen Hautüberkleidung der Muskulatur herangezogen werden. Sind die Wunden völlig geheilt, so befindet sich an Stelle des Ellenbogens eine geräumige mit Haut bekleidete Öffnung. An die Extremität wird ein Schienenhülsenapparat angesetzt, der ein Gelenk besitzt, dessen Achse durch die künstlich erzeugte Öffnung hindurchgeführt wird. Dadurch wird erreicht, daß 1. der Knochengelenkapparat ersetzt wird, und 2. eine Trennung der Beuge- und Streckmuskulatur stattfindet, so daß sie getrennt arbeiten können.

Soll beim Ellenbogen eine *Arthrodese* herbeigeführt werden, so geht man am besten vom LANGENBECKschen Schnitt aus zur Gelenkresektion vor (s. S. 452) und entfernt von da aus den Knorpelüberzug aller Gelenkteile. Der Verband wird in rechtwinkliger Stellung bei Mittelstellung zwischen Pro- und Supination angelegt.

Beim *Handgelenk* sind die Erfahrungen, die mit der Arthrodese gemacht worden sind, recht gut, so weit sie sich auf die gewöhnlich ausgeführte Versteifung des Carpo-Radialgelenkes beziehen.

Es bestehen dann immerhin noch gewisse Möglichkeiten, z. B. der Pro- und Supination. Statt der Arthrodese werden aber bei Lähmungserscheinungen des Handgelenkes, falls noch genügend funktionstüchtige Muskulatur erhalten ist, besonders bei der Radialislähmung, *Apparatbehandlung* und *Sehnenverpflanzung* empfohlen (PERTHES, HASS). Sowohl Sehnenverpflanzung als Apparatbehandlung sind freilich für Schwerarbeiter ungeeignet. Bei solchen ist die Arthrodese empfehlenswerter.

Bei der *Arthrodese* wird, wie bei der Resektion des Handgelenkes, mit dorsoradialem oder dorso-ulnarem Schnitt (s. S. 461) das Gelenk eröffnet, der Knorpelüberzug zwischen Radius und der proximalen Handwurzelreihe entfernt und die bogenförmig ineinander passend zugerichteten Teile fest ineinander gepreßt und in leichter Dorsalflexion für einige Wochen eingegipst.

Die *Arthrodese der Finger* kommt verhältnismäßig selten in Frage. Am wichtigsten scheint die Feststellung des Daumens im Grundgelenk durch Entfernung des Knorpels bei *Opponenslähmung*. Die Sehnenverpflanzung hat dabei meistens im Stich gelassen.

Am *Hüftgelenk* liegen die Verhältnisse außerordentlich schwierig.

Eine Arthrodese, die meistens in Streckstellung bei leichter Abduktion ausgeführt wird, ermöglicht zwar das Gehen, verursacht bei älteren Menschen aber große Beschwerden beim Sitzen, während bei Jugendlichen durch die biegsame Wirbelsäule ein Ausgleich möglich ist. Besonders schwierig liegen die Verhältnisse, wenn auch die anderen Gelenke der Extremität gelähmt sind, so daß auch an diesen Versteifungen vorgenommen werden müssen. Voraussetzung für die Hüftarthrodese ist, daß die Hüftgelenkmuskulatur vollständig gelähmt ist. Leider sind auch die anderen Möglichkeiten, die Funktion des gelähmten Hüftgelenkes zu bessern, verhältnismäßig gering. Die *Apparate* sind schwerfällig und teuer, andere Eingriffe, wie z. B. *Muskelverpflanzungen* und *Osteotomien*, führen nur selten zum Erfolg. Daher muß die *Arthrodese* manchmal doch ausgeführt werden. Eine *Anzeige* zur Hüftgelenkarthrodese bietet unter Umständen auch die schwere *Arthrosis deformans* des Hüftgelenkes, wo sie zur Beseitigung der oft unerträglichen Schmerzen angesetzt werden muß. In solchen Fällen wird man sich noch schwerer zu dem Eingriff entschließen, da es sich immer um alte Menschen handelt, die die Sitzmöglichkeit fast immer verlieren werden. Man wird daher alle anderen Möglichkeiten in Erwägung ziehen, Behandlung durch *Einspritzung, Bäder, Diathermie* usw. und schließlich auch die *mobilisierenden Eingriffe*. Erst beim Versagen aller dieser Möglichkeiten wird man zur Arthrodese schreiten.

Die *Arthrodese des Hüftgelenkes* wird von ähnlichen Schnitten durchgeführt, wie die Resektion. Nach Luxation des Kopfes wird der Knorpel entfernt, bis überall der blanke Knochen freiliegt. Das Bein wird für wenigstens 3 Monate eingegipst. Bei der *Tuberkulose des Hüftgelenkes* kommen im wesentlichen die extraartikulären Eingriffe in Frage. Die bekanntesten Verfahren sind die von ALBEE-KAPPIS, bei denen 1—2 Tibiaspäne zwischen Trochanter und Beckenschaufel fest eingesetzt werden, und die von HASS, MATHIEU. Diese führen eine *Verriegelungsoperation* dadurch aus, daß der freigelegte Trochanter maj. schräg nach oben abgemeißelt und zeitweilig nach oben geklappt wird. Nun wird oberhalb der Pfanne aus der Beckenschaufel ein Periostknochenlappen gebildet, unter den der abgemeißelte Trochanter hinaufgeschoben wird. Hier wird er mit einigen Nähten befestigt. Das untere Ende des abgemeißelten Trochanter bleibt aber auch mit der Meißelfläche des Trochanter in Berührung, während eine seitliche Befestigung am Periost des Femur durch einige Catgutnähte stattfindet. Ähnlich ist das Verfahren von MATHIEU.

Bei dem Verfahren von HIBBS wird gleichzeitig das Gelenk eröffnet. HIBBS geht so vor, daß er nach Freilegung des Trochanter maj. nach Ablösung der Muskulatur und nach Abschieben des Periostes von der Basis des Trochanter nun den Trochanter in größerer Ausdehnung auf etwa 6 cm mit einem Teil des Schaftes abmeißelt, so daß ein größeres Knochenstück entsteht, das mit der Muskulatur in Verbindung bleibt. Er spaltet aber dann im Gegensatz zu HASS die Gelenkkapsel, legt den Schenkelhals frei und frischt seine Oberfläche an, bildet von dem oberen Pfannenrand ausgehend einen Periostknochenlappen aus der Beckenschaufel, der nach oben umgelegt wird, ohne die Muskulatur vorher abzulösen. In die dadurch entstehende Tasche wird der nach oben umgedrehte Femur-Trochanterabschnitt hineingelegt. Die Erfolge von HIBBS sind angeblich sehr gut. Die Eröffnung des Gelenkes wird sehr vorsichtig vorgenommen, denn die Hauptgefahr des Verfahrens liegt doch wohl darin, daß Tuberkuloseherde eröffnet werden.

Die *Arthrodese des Kniegelenkes* hat ähnliche Folgen wie die des Hüftgelenkes. Wenn sie auch nicht so erheblich sind, für das Sitzen bedeutet die Versteifung eine schwere Störung. Es ist auch oft darauf hingewiesen worden, daß sie nicht vor dem 12. bis 15. Lebensjahre ausgeführt werden darf, weil sonst leicht Wachstumsstörungen und Kontrakturen entstehen, zumal bei Jugendlichen, der Gang durch die Kniegelenklähmung nicht so schwer beeinträchtigt wird, wie z. B. am Hüftgelenk, wenn auch keine absolute Sicherheit beim Gehen und Stehen besteht. Man wird daher häufig andere Verfahren vorziehen, unter denen sich die *Sehnenverpflanzung* (s. S. 247 ff.) eine gewisse Stellung erworben hat. Nebenbei ist auch das Tragen eines *Schienenhülsenapparates* beim Kniegelenk verhältnismäßig wenig störend.

Die Ausführung der *Kniegelenkarthrodese* entspricht im wesentlichen der der Kniegelenkresektion, nur daß man sparsamer vorgeht. Eine Eminentia intercondyloidea sollte man möglichst zur Sicherung gegen seitliche Verschiebung erhalten. Bei der *Kniegelenktuberkulose* empfiehlt sich die radikale Entfernung allen tuberkulösen Gewebes nach dem Muster der Gelenkresektion.

Zur *Arthrodese des Fußgelenkes* hat man außerordentlich zahlreiche Verfahren empfohlen. Sie kommen, abgesehen von den schlaffen und spastischen Lähmungen, auch bei den Verunstaltungen (Platt- und Klumpfuß) in Frage.

Es sind verschiedene Sehnenverpflanzungen zur Vermeidung der Arthrodese empfohlen worden (s. S. 251 ff.). Sie lassen sich natürlich nur durchführen, wenn genügend funktionstüchtige Muskeln erhalten sind. Auch die *Apparatbehandlung* wird von manchen bevorzugt, obwohl die Apparate meist unschön in Erscheinung treten.

Die Arthrodese wird in den verschiedensten Fußgelenken durchgeführt, so im oberen und im unteren Sprunggelenk, aber auch gelegentlich noch im CHOPART- und LISFRANCschen. Zur absoluten Feststellung des Fußes ist die Arthrodese zum wenigsten im oberen und unteren Sprunggelenk notwendig. Durch die völlige Versteifung wird aber der Gang stark beeinträchtigt, er verliert vollkommen seine Elastizität und ist besonders gestört auf unebenem Boden. Daher ist man bei der Arthrodese des Fußgelenkes auf den Gedanken der Herstellung einer fibrösen Ankylose gekommen, die im oberen Sprunggelenk dadurch ausgeführt wird, daß nur ein Teil des Knorpels entfernt wird, während das untere Sprunggelenk völlig versteift wird (LANGE und SPITZY).

Es sind auch viele andere Auswegsverfahren vorgeschlagen worden, deren Schilderung aber zu weit führen würde. Ein Vorschlag ist bei der Fußarthrodese noch erwähnenswert, das ist die zeitweise oder endgültige Entfernung oder Verschiebung des Talus nach vorne, durch teilweise Resektion des Talus, des Calcaneus, des Naviculare und des Cuboids. Durch diese Verschiebung wird eine günstigere Belastung des versteiften Fußes herbeigeführt (WITHMAN, VAN ASSEN). Wie schon erwähnt, sind bei der Arthrodese des Fußgelenkes auch die *Verschiebungsverfahren* durch Bildung von ausgedehnten Kapselperiostknochenlappen nach SCHULTZE und KIRSCHNER in Betracht zu ziehen.

Eine gewisse Rolle spielt die Arthrodese auch beim Sacroiliacalgelenk. Die verhältnismäßig gehäufte Arthrosis deformans und Tuberkulose dieses Gelenkes führen unter Umständen zu so heftigen Schmerzen, daß eine Versteifung dieses Gelenkes erwünscht ist. Sie hat kaum unangenehme Folgeerscheinungen und führt meist zu guten Erfolgen. Sie kann auf verschiedene Weise erreicht werden. Das Gelenk wird von der Rückseite freigelegt und vom sacralen Teil aus angebohrt, und zwar legt man 2—3 solche Bohrlöcher an, in die dann am besten Bolzen aus der Tibia hineingetrieben werden. Auch Verbindung zwischen der Beckenschaufel und den Dornfortsätzen der Wirbelsäule durch Tibiaspäne wird empfohlen (ALBEE). Andere haben das Gelenk freigelegt, angefrischt und in den Anfrischungsgraben einen Tibiaspan eingeschlagen. Es gibt also auch hier intra- und extraartikuläre Verfahren. Bei der Tuberkulose wird man sich auch hier im wesentlichen an die extraartikulären Methoden halten.

h) Die Exartikulation der Gelenke und ihre Ersatzverfahren.

α) Die allgemeine Technik.

Unter *Exartikulation* versteht man die Absetzung einer Extremität oder eines Teiles einer solchen durch Lösen einer Gelenkverbindung. Zur Deckung der zurückbleibenden Gelenkfläche muß ein aus der nächsten Umgebung gebildeter Haut- oder Hautweichteillappen von genügender Größe gebildet werden können. Die Exartikulationen haben vor den Amputationen den Vorteil, daß bei genügender Weichteildeckung immer ein guter, tragfähiger Stumpf entsteht.

Weder stärkere Atrophie noch Osteophytenbildung ist zu befürchten. Trotzdem hat sich die Exartikulation an den großen Gelenken nur vorübergehend eingeführt. Das liegt zunächst daran, daß eine schwere Verstümmelung in Kauf genommen werden muß, die sich auch noch sekundär in Gleichgewichtsstörungen und Skoliosen unangenehm bemerkbar macht. Es kommt dazu, daß, je näher dem Stamm, desto größer die Schwierigkeit ist, eine Prothese unauffällig und brauchbar anzubringen. Schließlich werden zur Deckung der oft umfangreichen Gelenkkörper große Weichteillappen gebraucht.

Dazu ist es im besonderen am Knie-, Ellenbogen-, Fuß- und Handgelenk nicht möglich, das künstliche Gelenk in derselben Höhe anzubringen wie auf der gesunden Seite. Es gibt allerdings einige besondere Prothesen, bei denen dieser Mangel überwunden wird. Aber für die Mehrzahl der Verletzten sind solche Sonderprothesen zu umständlich und zu teuer. Am Knie bleiben auch immer die unförmig erscheinenden Gelenkknorren. In der Ellenbogengegend ziehen manche die Exartikulation der Oberarmamputation vor, da es leichter ist, besonders beim Kopfarbeiter, an den vorspringenden Kondylen die Prothese so zu befestigen, daß sie weder abgleiten kann noch unerwünschte Drehbewegung auszuführen vermag (WATERMANN).

Die Exartikulation der großen Gelenke ist also eine verhältnismäßig seltene Operation geworden. Selbst nach so ausgedehnten Erkrankungen und Verletzungen, die bis an eines der großen Gelenke heranreichen, wird man meist lieber vom zentralgelegenen Gliedabschnitt noch einen Teil opfern und die Aussicht auf die Möglichkeit einer gut sitzenden und funktionell brauchbaren Prothese dafür eintauschen. Man hält sich in der Beziehung am besten an das Wertschema von ZUR VERTH (s. S. 362). An Stelle der Kniegelenkexartikulation wird heute der sog. „*hohe oder kurze Gritti*" von mehreren Seiten empfohlen (BLENCKE, ZUR VERTH s. S. 426), da der Eingriff nach dem ursprünglichen Verfahren nach GRITTI fast dieselben Fehler aufweist, wenigstens was die Länge des Stumpfes und die Prothesenfähigkeit betrifft, wie die Exartikulation im Kniegelenk. Ähnliches gilt heute für die Stümpfe nach SSABANEJEFF, ABRASHANOFF (s. S. 426). Auf die besonderen Verhältnisse der Fußgelenkexartikulation ist S. 427 ff. hingewiesen. Trotzdem man also die Exartikulation der großen Gelenke nur noch selten ausführt, im Gegensatz zu der der kleinen Gelenke an Händen und Füßen muß ihre Technik erlernt werden, da ihre Ausführung sich manchmal besonders an den Gelenken zwischen Stamm und Gliedmaßen nicht umgehen läßt.

β) Die Technik der Exartikulation der einzelnen Gelenke.

1. Die Exartikulation der Finger und Zehen.

Aus praktischen Gründen soll mit der Exartikulation der Finger und Zehen begonnen werden. Sie ist zwar heute auch gegenüber anderen *Stumpfdeckungen* der Finger zurückgetreten, bei der oft Teile von funktioneller Bedeutung erhalten werden können, die bei der Exartikulation wegfallen (s. S. 274). Die Haut an den Fingern und Zehen ist dick und unelastisch. Sie liegt außerdem den Knochen und tieferen Weichteilen fest an und ist nur an den Beugeseiten verschieblich. Deshalb muß man sehr sparsam vorgehen, um die Gelenkflächen, deren Oberfläche ja immer größer ist als der Diaphysenquerschnitt, gut bedecken zu können. Besonders bei frischen Verletzungen muß man mit dem Wegschneiden von Haut sehr vorsichtig verfahren, da vom Knochen nur das Notwendigste geopfert werden darf. Stellt es sich heraus, daß eine Deckung aus der Haut des Fingers nur möglich ist, wenn größere Knochenabschnitte entfernt werden, so hat man zu überlegen, ob in einem solchen Falle nicht auf die Exartikulation zu verzichten und eine Amputation oder eines der plastischen

Die Technik der Exartikulation der einzelnen Gelenke. 417

Verfahren zur Anwendung zu bringen ist (s. S. 98 u. 275). Das Wertigkeitsschema von ZUR VERTH für Hand- und Kopfarbeiter (s. S. 362) kann immer als gute Grundlage für die Begrenzung der Absetzung dienen, wenn man sich auch nicht unbedingt danach zu richten braucht. Er hält die *Exartikulation* an den Fingern nicht für zweckmäßig, besonders am Grundglied des 4. und 5. Fingers, da die Finger in ihrer Bewegungsmöglichkeit voneinander abhängig sind. Er hält außerdem die *proximalen Drittel der Grundglieder* wegen der Muskelansätze für besonders wichtig. Ähnlich beurteilt er die proximalen Enden der Mittel- und Endglieder als wichtig, während er an allen diesen Knochen die distalen Enden für unwichtig oder gar hinderlich erklärt. Das Gesagte gilt im wesentlichen für den Handarbeiter und für gut bewegliche, d. h. nicht versteifte Gelenke oberhalb der Stümpfe.

Im Einzelfall muß man sich daher vor einem Eingreifen sehr genau überlegen, ob man exartikulieren oder amputieren soll.

Die Fingerexartikulation, sowohl in den Interphalangealgelenken als in den Metakarpophalangealgelenken ist sehr einfach. Die glatte Ausführung des Eingriffes scheitert aber öfters daran, daß das betreffende Gelenk nicht an der richtigen Stelle gesucht wird.

Das Prinzip der Exartikulation in den Interphalangealgelenken beruht darauf, die Deckung des proximalen Gelenkendes durch einen aus den Weichteilen der Vola der distalen Phalanx gebildeten Lappen zu bewerkstelligen. Die unvermeidliche Narbe fällt dadurch auf das Dorsum des Stumpfes. Das ist insofern von Bedeutung, als sie an dieser Stelle beim Arbeiten am wenigsten mechanischen Schädigungen ausgesetzt ist.

Man kann auf verschiedene Weise vorgehen. Entweder man bildet den volaren Weichteillappen zuerst und dringt von der Vola in das Gelenk ein oder — und dieses Verfahren ist für alle Interphalangealgelenke gleich gut anwendbar — man beginnt mit der Eröffnung des Gelenkes auf dem Dorsum und bildet den Weichteillappen nachher. Dabei ergibt sich gelegentlich die Schwierigkeit, die Gelenklinie sofort zu eröffnen, da auf dem Dorsum keine Anhaltspunkte für das Auffinden gegeben sind. Am Lebenden gelingt es allerdings leicht, die Gelenklinie zu sehen. Beugt man einen Finger im Interphalangealgelenk (z. B. zwischen Grund- und Mittelphalanx) so weit als möglich, so erkennt man deutlich infolge der Blutleere der sich über den höchsten Punkten des Gelenkes spannenden Haut die beiden Köpfchen der proximalen Phalanx. Der am meisten vorspringende Teil des gebeugten Gelenkes wird immer von dem proximalen Gelenkabschnitte gebildet. Will man also vom Dorsum aus das Gelenk eröffnen, so faßt man den Finger an dem zu exartikulierenden Teile, beugt das betreffende Gelenk spitzwinklig und schneidet distal von dem am meisten vorspringenden Punkte quer zur Längsrichtung des Fingers ein. An den Gelenken zwischen Grundphalanx und der 2. Phalanx beträgt die Entfernung vom Scheitelpunkte des Gelenkes etwa $1/2$—$3/4$ cm, an dem Gelenke zwischen 2. und 3. Phalanx 3—4 mm. Bestehen Schwierigkeiten, so kann man zunächst mit der Spitze des Messers den Gelenkspalt feststellen. Ist das geschehen, so wird die Haut bis zur Hälfte des Fingerumfanges, dann die Streckaponeurose und die seitlichen Gelenkbänder durchtrennt. Bei starker Beugung gelingt es nun, mit der Messerschneide in und schließlich durch das Gelenk zu dringen. Die Weichteile dürfen dabei nicht weiter als bis zur Hälfte des Fingers durchschnitten werden. Klafft das Gelenk, so wird nun die Messerschneide um 90° distalwärts gedreht und an der Beugeseite der distalen Phalanx unmittelbar auf dem Knochen unter sägenden Zügen so weit distal geführt, daß der breite Hautweichteillappen etwas länger wird als der Durchmesser des Gliedes an der Exartikulationsstelle. Dann wird das Messer schräg volarwärts ausgezogen. Erst mit diesem letzten Schnitt durchtrennt man die Beugesehnen und die zu beiden Seiten gelegenen Aa. digitales volar. propr., die unterbunden werden müssen. So erhält man eine gut gepolsterte Deckung für den Gelenkstumpf.

Zur Exartikulation im Metakarpophalangealgelenke wird folgendes Vorgehen empfohlen. Über die Anzeigestellung dazu siehe oben. Auch hier besteht das Hauptziel darin, eine genügende Deckung des großen Gelenkköpfchens des Metacarpus herbeizuführen. In früherer Zeit war man in der Beziehung nicht so ängstlich und nahm nach der Methode von ADELMANN das Köpfchen des Metacarpus mit weg, zumal man dadurch noch ein besseres kosmetisches Resultat erzielte. Heute gilt dieses Vorgehen nur noch dann für erlaubt, wenn das kosmetische Resultat von ausschlaggebender Bedeutung ist, z. B. bei Damen. Die Funktion der Hand wird nämlich durch die Entfernung eines Metakarpalköpfchens nicht unwesentlich durch die Verschmälerung der Hand beeinträchtigt. Man verlegt

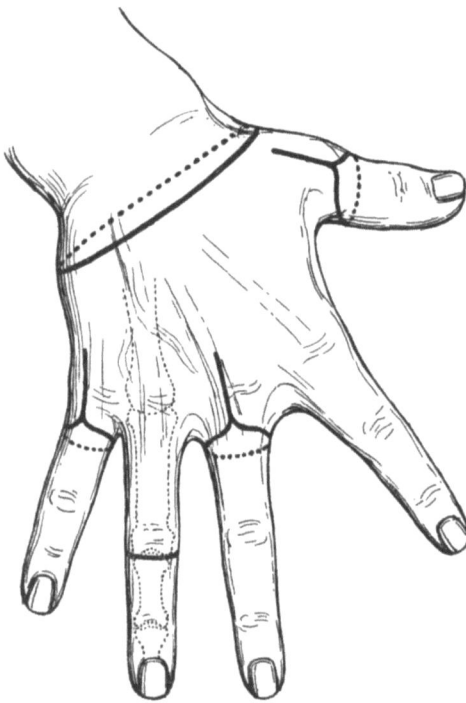

Abb. 275. Die Hautschnitte zur Exartikulation der Finger in den Metakarpophalangealgelenken, Interphalangealgelenken und des Handgelenkes.

die Hautnarbe ebenfalls auf das Dorsum, indem man mit einem Längsschnitt etwas oberhalb des distalen Metakarpalköpfchens beginnt, denselben über den Knöchel distalwärts fortführt bis zur Höhe der sich auf der Volarseite befindlichen tiefen Beugefalte zwischen Mittelhand und Finger. Diese Falte entspricht auch der Höhe der zwischen den Fingern ausgespannten Schwimmhäute (Abb. 275). Dieser Schnitt wird mit einem Resektionsmesser sofort bis auf den Knochen geführt. An diesen Längsschnitt schließt man distal einen kreisförmigen, ebenfalls alle Weichteile durchtrennenden Schnitt in der erwähnten Beugefalte an (Abb. 275).

Nun wird der Finger vom Operateur erfaßt, während ein Gehilfe scharfe Haken in die Wundränder des Längsschnittes einsetzt. Mit Resektionsschnitten umschneidet der Operateur von allen Seiten die Weichteile und dringt unter allmählicher maximaler Beugung im Metakarpophalangealgelenk gegen dieses vor. Dabei kommt der volare Hautabschnitt leicht in Gefahr. Darauf muß Rücksicht genommen werden. Ist man schließlich über dem Gelenk angekommen, so wird es breit eröffnet und dann, während der Finger stark dorsalwärts umgelegt wird, die Durchschneidung der Beugesehnen und der Gelenkkapsel auf der volaren Seite vorgenommen. Damit ist die Exartikulation beendet. Zu unterbinden sind dorsal und volar die Aa. metacarpeae und volar die Aa. digitales volares communes oder ihre Äste. Die Versorgung der Wunde geschieht durch einige Nähte des Längsschnittes und des kreisförmigen Schnittes.

Die Exartikulation wird sehr häufig bei entzündlichen Prozessen ausgeführt. Wenn z. B. ein Sehnenscheiden- und ossales Panaritium bestanden hat und die Sehnenscheide im Bereiche des Fingers schwer infiziert war, so muß man bei Durchtrennung der Sehnenscheide sehr vorsichtig zu Werke gehen. Man muß, um die weitere Infektion nach der Vola manus hinauf zu verhindern, einen Jodtupfer bereithalten, und vor dem Durchschneiden der Beugesehnen diese mit Jod betupfen. Wird dabei stark überstreckt, so schlüpft die Sehne wieder in ihre Sehnenscheide zurück. Dann wird keine weitere Infektion mehr eintreten.

Selbstverständlich macht man bei allen Exartikulationen bei entzündlichen Vorgängen keine Naht, sondern der Weichteilschlauch wird mit Jodoformgaze gefüllt und der sekundären Heilung überlassen.

Für die Exartikulation des Daumens im Metakarpophalangealgelenk, die man, wenn es irgend möglich ist, nicht anwenden soll, da der Daumen als Gegenhand von größter Bedeutung für die Funktion der Hand ist, gilt dieselbe Schnittführung (Abb. 275). Auch der Metacarpus des Daumens darf nur in verzweifelten Fällen geopfert werden. Muß er mit entfernt werden, so führt man den Längsschnitt über den ganzen Metacarpus, vom Karpometakarpalgelenke beginnend, bis zum Kreisschnitt in der Beugefalte des Metakarpophalangealgelenkes aus. Die Exartikulation hat hier ebenfalls unter starker Überstreckung zu erfolgen, indem man den Metacarpus nach dem Radius zu immer weiter umlegt. Alle Weichteile werden durch Resektionsschnitte vom Knochen abgelöst, bis man in das Karpometakarpalgelenk von der Volarseite eindringen kann. Zu unterbinden sind die Äste der A. radialis.

Die Exartikulation der Zehen ist weniger bedeutungsvoll als die der Finger. Das Grundglied der großen Zehe soll man freilich nicht ohne Not opfern, da sonst das Abwickeln des Fußes beim Gehen beeinträchtigt wird. Die Technik ist dieselbe wie an der Hand. An den Metatarsophalangealgelenken führt man denselben Schnitt wie bei den Metakarpophalangealgelenken aus. Bei den Zehen muß man sich ganz besonders davor hüten, das Metatarsusköpfchen mitzunehmen, besonders bei der großen Zehe, weil das Köpfchen hier unbedingt notwendig zum Gehen und Stehen ist.

2. Die Exartikulation im Schultergelenk.

Nach BARDENHEUER fand die erste beglaubigte Schulterexartikulation im Jahre 1710 statt (MORAND, LE DRAN). Um die Ausbildung der verschiedenen Verfahren haben sich besonders LANGENBECK der Ältere, RICHERAND, S. COOPER, ZANG, C. BELL, DUPUYTREN, LISFRANC verdient gemacht. Die Exartikulation des Humeruskopfes hat einen bedeutenden Nachteil. Sie bringt die Schulterwölbung zum Einsturz. Man wird also, wenn möglich, an Stelle der Exartikulation eine Amputation ausführen. Leider sind aber verstümmelnde Eingriffe besonders bei den ausgedehnten Sarkomen nicht immer zu vermeiden und müssen sogar noch über die Exartikulation hinaus im Sinne einer *Amputatio interscapulothoracalis* durchgeführt werden (s. S. 367).

Die hauptsächlichste Schwierigkeit bei der Exartikulation des Schultergelenkes liegt in der vorläufigen Blutstillung. Deshalb ist von allen Verfahren als zweckmäßigstes die Exartikulation mit vorausgeschickter hoher Amputation zu empfehlen (entsprechend dem von B. BECK für die Hüftexartikulation empfohlenen Vorgehen). In diesem Falle kann man entweder durch Fingerdruck von der Achselhöhle aus oder auch mit Hilfe eines ESMARCHschen Schlauches, der durch die Achselhöhle über die Schulter geführt, dort gekreuzt, nach der anderen Achselhöhle über die Brust und den Rücken hinübergeführt wird, eine gute vorläufige Blutstillung zustande bringen.

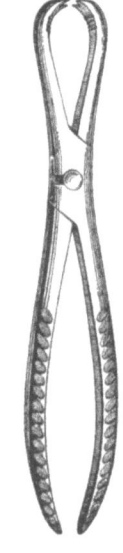

Abb. 276.
Knochenfaßzange.
(¹/₃ nat. Größe.)

Der Eingriff nimmt dann folgenden Verlauf. Unter Zurückziehen der Haut wird diese in Form eines Kreisschnittes etwa handbreit unterhalb der Achselhöhle durchtrennt, dann durchschneidet man mit einem Zug unter weiterem Zurückziehen der Haut entweder zunächst einen Teil oder gleich die gesamten Weichteile. Durchschneidet man zuerst einen Teil und dann den Rest (dreizeitiger Zirkelschnitt), so erhält man zum Schluß einen trichterförmigen Weichteilzylinder, in dessen Grunde sich der Knochen befindet. Der Knochen wird in der Höhe des letzten Weichteilschnittes abgesägt. Man legt sich dann Gefäße und Nerven frei, unterbindet die großen Gefäße doppelt, die kleineren einfach wie bei der Amputation und kürzt die vorgezogenen Nerven um etwa 5 cm. Um nun die Exartikulation zu Ende zu führen, spaltet man den kurzen Armstumpf nach Abnahme des ESMARCHschen Schlauches vom Akromion bis zum Stumpfende, etwa dem Sulcus intertubercularis entsprechend und schält, während der Knochenstumpf mit einer Knochenfaßzange gepackt, ein- und auswärts gedreht wird, das Knochenstück aus den Weichteilen heraus, während man gleichzeitig die Gelenkkapsel spaltet und den Ansatz am Humeruskopf abtrennt. Es bleibt nach der Exartikulation ein kleiner Weichteilstumpf zurück, den man, wenn nötig, noch etwas verkürzen kann.

Die Exartikulation im Schultergelenk muß unter Umständen auch mit Hilfe von *Lappenschnitten* ausgeführt werden (C. M. LANGENBECK), dann nämlich, wenn entweder die Außenseite der Haut und übrigen Weichteile oder die Innenseite zerstört ist, so daß die Exartikulation nach vorherigem Amputationsschnitt nicht ausführbar ist. Man kann sowohl einen äußeren als auch einen inneren Hautlappen verwenden. Mit der vorläufigen Blutstillung hat man dann schon größere Schwierigkeiten, da die Anlegung eines ESMARCHschen Schlauches nicht möglich ist. Man verschiebt daher die Durchtrennung der Gefäße entweder an den Schluß der Operation, oder man legt sie zunächst frei und unterbindet sie zuerst. Will man die Unterbindung der größeren Gefäße an den Schluß verlegen, bei Bildung eines äußeren Lappens, so beginnt man mit dem Schnitt eine in der Höhe des Akromions, stößt das Messer durch die Weichteile bis in die Gelenkkapsel hinein und schneidet in einem Zug, bei etwas abduziertem Arm, die sämtlichen Weichteile entlang der Linea intertubercularis und noch ein Stück auf den Schaft herunter durch. Dann wird etwa zweifingerbreit über der Tuberositas deltoidea ein waagrechter Schnitt geführt, der ebenfalls bis auf den Knochen vordringt und den M. deltoideus bis zu seinem hinteren Rand ablöst. Die A. circumflexa humeri wird im vorderen Schnitt durchtrennt und muß unterbunden werden. Dann wird der hintere Schnitt zur Bildung des Lappens am Rand des M. deltoideus nach aufwärts geführt. Will man den N. axillaris erhalten, so darf man den hinteren Schnitt zur Lappenbildung nicht bis auf den Knochen führen und muß beim Ablösen des Hautmuskellappens vom Knochen darauf achten, daß der aus der lateralen Achsellücke austretende Nervenstamm in Höhe des chirurgischen Halses nicht durchtrennt wird. Ist der Hautmuskellappen umschnitten, so wird er nach oben geschlagen, wobei noch einmal auf die Schonung des N. axillaris zu achten ist. Man kann den vorderen Schnitt auch nach HÜTER-OLLIER in dem Zwischenraum zwischen den Mm. deltoideus und pectoralis major führen, muß aber dabei meist Äste der A. thoraco-acromialis und die V. cephalica unterbinden. Dadurch erhält man einen wesentlich breiteren Schulterlappen. Ist der Lappen nach oben geschlagen, so liegt das Schultergelenk frei. Man dringt rings um den Kopf im Bereiche des anatomischen Halses in das Gelenk ein, setzt einen einzinkigen LANGENBECKschen Haken in den Kopf und luxiert, während gleichzeitig der Arm adduziert wird, den Kopf aus der Pfanne. Die lange Bicepssehne wird dabei durchtrennt. Während nun der Assistent den Arm zunächst einwärts dreht, löst man die Weichteile mit dem Periost vom Tuberculum majus mit Resektionsschnitten ab. Dann werden ebenso, während der Arm nach außen gedreht wird, die Muskelansätze vom Tuberculum minus mit senkrecht auf den Knochen gerichteten Schnitten abgelöst, bis der Humerusschaft bis etwa zur Höhe der Tuberositas deltoidea aus den Weichteilen herausgestaucht werden kann. Nun bleibt nur noch die Brücke auf der medialen Seite zu durchtrennen, die die großen Gefäße und Nervenstämme enthält. Die Unterbindung der A. und V. axillaris kann jetzt nach Trennung der Gefäße von den Nerven vorgenommen werden. Will man das nicht, so kann ein Assistent durch Fingerdruck vorläufig blutstillen, indem er mit beiden Händen, die Daumen in der Wunde, die übrigen Finger in der Achselhöhle, den medialen Weichteillappen zusammendrückt (nach DUMREICHER), worauf mit einem raschen Schnitt der Lappen durchtrennt und erst dann die durchschnittenen Gefäße mit Klemmen gefaßt werden. Die Nervenstämme werden einige Zentimeter höher abgeschnitten. Hat man die Gefäße vorher unterbunden, so erfolgt auch dann die Durchtrennung der Nerven etwas höher, die des Weichteillappens etwas tiefer. Der große Hautmuskellappen deckt in ausgezeichneter Weise die Wundfläche und die Muskulatur trägt dazu bei, die Schulterwölbung bis zu einem gewissen Grade zu erhalten. Die Weichteilwunde wird genäht und in den unteren Wundwinkel für zweimal 24 Stunden ein starkes Glasdrän eingelegt. Will man die Gefäße *vor* der Exartikulation unterbinden, so beginnt man den Eingriff ebenfalls mit dem HÜTER-OLLIERschen Schnitt, der sich ja besonders zur Unterbindung der A. subclavia unterhalb des Schlüsselbeins eignet (s. S. 173). Man geht nun zweckmäßigerweise so vor, daß man nach Anlegung des Hautschnittes in den Muskelspalt zwischen den Mm. deltoideus und pectoralis major eindringt, den M. deltoideus nach außen zieht und den M. pectoralis major an seinem Ansatz an der Crista tuberculi majoris abtrennt. So erhält man einen ausgezeichneten Zugang zur A. axillaris, die man im Gegensatz zur Unterbindung der A. subclavia unterhalb des M. pectoralis minor ausführt. Ebenso wird die V. axillaris an dieser Stelle unterbunden. Die Unterbindung erfolgt unterhalb der Stelle, an der die Arterie durch die Medianusgabel zum Vorschein kommt.

Ist die Haut über dem M. deltoideus zerstört, so muß der *innere Weichteillappen* zur Deckung dienen. Dazu dringt man zunächst durch einen Bogenschnitt, der quer über die Schulterhöhe zieht, durch den M. deltoideus und eröffnet sofort das Gelenk. Der Schnitt reicht vorn und hinten bis zum Rand des M. deltoideus. Sind die Weichteile durchtrennt und das Gelenk eröffnet, so wird der Kopf mit einem scharfen Haken hervorgezogen und durch Adduktion des Armes aus der Kapsel luxiert, so daß die Ablösung der Weichteile erfolgen kann. Dann umschneidet man am besten zunächst einen breiten Hautlappen in folgender Weise. Von den beiden Enden des ersten Schnittes zieht je ein Schnitt an der Innen- und Außenseite nur durch die Haut, dem Sulcus bicipitalis medialis und der Grenze zwischen dem lateralen und langen Tricepskopf folgend. Die beiden Schnitte werden bis etwa handbreit unter die Achselhöhle geführt und dann durch einen Querschnitt, nur durch die Haut, verbunden. Bis zu dieser Höhe muß dann der Knochen von den Weichteilen abgetrennt werden. Dann sucht man die großen Gefäße auf, unterbindet sie in der Achselhöhlengegend, durchschneidet die Nervenstämme etwas höher, löst die unteren Teile der Nerven und Gefäße aus dem Lappen heraus und durchtrennt diesen in der Höhe des Hautschnittes. Der Lappen wird dann nach oben geschlagen und die Hautwunde vernäht. Vorher wird zweckmäßigerweise ein Knopfloch in den Achselhöhlenweichteilen angelegt, um hier für 24 Stunden ein Glasdrän einlegen zu können. Außer den genannten Schnitten gibt es noch eine ganze Zahl von Schnittformen, die aber nicht alle aufgezählt werden können. Da es heute nicht mehr darauf ankommt, möglichst schnell zu operieren und da die gegebenen Verhältnisse häufig nicht erlauben, schulmäßig vorzugehen, so muß die Wahl der Methode dem speziellen Fall möglichst angepaßt werden.

3. Die Exartikulation im Ellbogengelenk.

Hier macht die vorläufige Blutstillung keine Schwierigkeiten. Sie wird am besten durch den PERTHESschen Apparat oder eine Gummibinde, niemals aber durch den ESMARCHschen Schlauch besorgt. Sehr empfehlenswert ist das Vorgehen unter Bildung eines volaren Lappens, der entweder zunächst umschnitten wird oder mit Hilfe des Durchstichverfahrens gebildet wird. Der Lappen muß an seiner Basis der Kondylenentfernung entsprechen und um ausreichend zu decken, bis etwa zur Mitte des Unterarmes reichen. Will man die *Durchstichmethode* verwenden, so sticht man bei rechtwinklig gebeugtem Arm in Höhe des Radiusköpfchens ein langes Amputationsmesser, quer vor Radius und Ulna vorbei, durch sämtliche Weichteile des Unterarmes. Die Schneide des Messers ist dabei distalwärts gerichtet und wird nun parallel zu Radius und Ulna in großen, sägenden Zügen bis etwa zur Mitte des Unterarmes geführt und dann scharf gegen die Oberfläche gedreht und durch die Haut hindurchgeführt. So entsteht ein breiter, gut ernährter Weichteillappen, der zentralwärts zurückgeklappt wird, bis das Radiusköpfchen zu Gesicht kommt. Proximal davon dringt man in die Gelenkhöhle ein, eröffnet auch das Gelenk zwischen Humerus und Ulna, durchschneidet dann die seitlichen Gelenkbänder, während man den Arm immer mehr streckt. Sind die seitlichen Bänder durchtrennt, so läßt sich der Arm überstrecken, im Ellbogengelenk luxieren, so daß man schließlich die Tricepssehne am Olecranon zu Gesicht bekommt und abschneiden kann. Dann wird die Haut hinten einfach quer abgeschnitten. Der vordere Weichteillappen, in dem die Aufsuchung der Gefäße keine Schwierigkeiten macht, genügt vollkommen zur ausreichenden Deckung des breiten Gelenkendes.

Man kann die Exartikulation, wenn es die Wundverhältnisse verlangen, auch mit einem hinteren Lappen- oder Zirkelschnitt ausführen. Nach dem Schema von ZUR VERTH ist die Erhaltung der Kondylengegend beim Handarbeiter zur Verlängerung des Hebelarmes und zur Befestigung eines Ersatzgerätes in manchen Fällen wünschenswert. Beim Kopfarbeiter werden die Kondylen besser geopfert, da sie beim Ersatzglied den Oberarm verlängern, was unschön wirkt. WATERMANN ist auch hier für Erhaltung (s. S. 364).

4. Die Exartikulation des Handgelenkes.

Im allgemeinen ist es am zweckmäßigsten, zur Exartikulation der Hand einen Kreisschnitt zu verwenden, der etwa fingerbreit unterhalb der Proc. styloidei verläuft (Abb. 275). Am besten fügt man zwei kurze seitliche Schnitte hinzu, wodurch ein dorsaler und volarer Lappen entsteht. Die Schnitte werden direkt bis auf den Knochen durchgeführt. Dann werden die Lappen abgelöst und nun vom Dorsum her nach starker Volarflexion das Gelenk zwischen Radius und Handwurzelknochen eröffnet. Es ist darauf zu achten, daß nicht versehentlich in die Gelenklinie zwischen der proximalen und distalen Handwurzelreihe eingedrungen wird. Das Einschneiden muß also proximal von den leicht palpablen Enden der Proc. styloidei stattfinden. Ist das Gelenk nach Durchschneidung der Strecksehnen breit eröffnet, so werden auch die Seitenbänder an den Proc. styloidei abgeschnitten, dann die Hand dorsal flektiert und während der volare Lappen zurückgehalten wird, auch die Beugesehnen in der Gelenklinie durchtrennt. Selbstverständlich kann zur Deckung nach Handgelenkexartikulation auch ein dorsaler oder volarer Hautlappen mit breiter Basis verwendet werden, falls ein solches Vorgehen durch die Art der Verletzung vorgeschrieben werden sollte. Abgesehen von der Breite des Lappens, muß beim Ablösen eines solchen Wert darauf gelegt werden, daß er in ganzer Dicke entnommen wird, um seine Ernährung nicht zu gefährden

Lappenschnitte aus der Vola oder dem Dorsum können bei weit distal reichenden Verletzungen nötig werden. Da die Exartikulation im Handgelenk beim Gebrauch einer Ersatzhand einen zu langen Stumpf zurückläßt, der die Symmetrie stört, so soll man statt der Exartikulation beim Kopfarbeiter lieber eine Amputation im distalen Drittel des Unterarmes ausführen (ZUR VERTH). Nach seinen neueren Anschauungen ist die Erhaltung der Handwurzel, ja selbst die der proximalen Reihe für den Handarbeiter, und für den Geistesarbeiter (wenn auch weniger) von Wert. Ist die Handwurzel gesund, so wird dementsprechend der Kreisschnitt distal der proximalen Enden der Mittelhandknochen angelegt und nach Zurückschlagen der Hautlappen das Handwurzel-Mittelhandgelenk eröffnet und hier exartikuliert. Noch besser ist es, wenn man wegen der Ansätze der Muskulatur auch die proximalen Abschnitte der Mittelhandknochen erhalten kann.

5. Die Exartikulation im Hüftgelenk.

Das Vorgehen am Hüftgelenk schließt sich am besten dem für die Exartikulation des Schultergelenkes beschriebenen an. Auch hier beginnt sie mit der hohen Amputation unter ESMARCHscher Blutleere (v. BECK, 1856).

Der Schlauch wird durch die Leistenbeuge über den Hüftbeinkamm nach oben geleitet, hier gekreuzt, über Bauch und Rücken geführt und dort nach starkem Anziehen geschlossen. Man kann jedoch auch die vorläufige Blutstillung mit dem TRENDELENBURGschen Spieß (s. S. 350) zur Ausführung bringen, oder die Exartikulation mit einer sofortigen endgültigen Blutstillung beginnen, indem man die Unterbindung der A. iliaca ext. oder femoralis unterhalb des Lig. inguinale vorausschickt (LARREY, S. 142). Als praktisch zweckmäßigstes Verfahren hat sich die Exartikulation nach vorheriger hoher Amputation erwiesen, ob man nun eine vorläufige oder eine endgültige Blutstillung zur Anwendung bringt. Unter Zurückziehung der Haut wird zunächst mit einem Kreisschnitt die Haut, dann unter weiterer Zurückziehung die Muskulatur in einem Zug oder in zwei Zeiten durchtrennt. Ist eine Unterbindung der A. iliaca oder femoralis nicht vorausgegangen, so wird sie jetzt nach Absägung des Knochens vorgenommen. Dann spaltet man die Weichteile seitlich, indem man das Messer oberhalb des Trochanter major gegen das Becken einsticht und in einem Zug über Schenkelhals, Trochanter und Schaftstumpf durchzieht. Die Weichteile werden auseinandergeklappt, der Schaftstumpf mit der Knochenfaßzange gepackt und während der Stumpf aus- und einwärtsgedreht wird, wird er aus dem Gelenk durch Abtrennen der Kapsel und aus den Weichteilen herausgelöst. Einzelne blutende Muskelgefäße werden gefaßt und unterbunden, darauf die Weichteilwunde durch Naht verschlossen.

Lappenschnitte mit Durchstich hinter den großen Gefäßen (BAUDENS, VIDAL, B. v. LANGENBECK) unter Zusammenpressen des Lappenstieles durch Assistentenhand werden heute seltener ausgeführt, da man sich Zeit nehmen kann.

6. Die Exartikulation im Kniegelenk.
(PETERSEN und GOCHT.)

Der Exartikulationsstumpf des Kniegelenkes ist ausgezeichnet tragfähig, wenn aseptische Verhältnisse vorliegen, er ist daher früher auch vielfach angewendet worden. War die Gegend nicht ganz aseptisch, oder trat später eine Wundinfektion ein, so wurde die Heilung durch die Knorpelnekrose außerordentlich verzögert. Es ist daher von CARDEN der Vorschlag gemacht worden, den Stumpf als Epiphysenstumpf zu bilden, d. h. die überknorpelten Flächen abzusägen. Dieser Stumpf wurde vielfach zur Anwendung gebracht und empfohlen (LUECKE, HEINE). Er hatte vor dem Exartikulationsstumpf noch den einen Vorzug, daß der zur Deckung zu bildende Weichteillappen etwas kleiner sein konnte. Die Exartikulation im Kniegelenk wird heute nur noch selten geübt, und zwar deshalb, weil der Weichteillappen zur Deckung sehr groß sein muß und weil ein solcher Lappen nicht selten durch Randnekrosen teilweise zerstört wird, so daß trotz aller Vorsicht beim Operieren eine primäre Heilung in Frage gestellt wird. Der Hauptgrund für die Abneigung gegenüber dem Exartikulationsstumpf im Kniegelenk liegt jedoch darin, daß es nicht leicht ist, eine Prothese mit beweglichem Kniegelenk an einem solchen Stumpf anzubringen. Die Ebene des künstlichen Gelenkes muß tiefer gelegt werden als die Kniegelenkebene der gesunden Seite. Beim sitzenden Patienten steht nun infolge des tiefergelegten künstlichen Gelenkes das künstliche Gelenk vor dem gesunden und auch der Gang wird bis zu einem gewissen Grade beeinträchtigt. Deshalb wird meist an Stelle der Kniegelenkexartikulation die abgeänderte GRITTIsche (s. S. 426), osteoplastische Amputation des Oberschenkels gesetzt. Manche Autoren, z. B. SCHANZ, empfehlen den Grittistumpf nicht, da bei ihm die Kondylenausladung, die als Auftrittsfläche von bedeutendem Wert ist und einen ausgezeichneten Halt für die Prothese abgibt, wegfällt. SCHANZ empfiehlt die Exartikulation mit Abtragen der vorspringenden Gelenkwülste. Er entfernt die Patella vollständig.

Die Exartikulation im Kniegelenk wird mit Herstellung eines vorderen Lappens begonnen, der am hinteren Ende der beiden Kondylen beginnt. Die beiden seitlichen Schnitte des Lappens verlaufen annähernd parallel zur Längsachse des Gliedes, bis etwa zweifingerbreit unterhalb der Tuberositas tibiae, und werden hier durch einen leicht bogenförmigen Schnitt vereinigt. Der so umschnittene Hautlappen wird in ganzer Dicke von der Unterlage abgelöst und nach oben geschlagen. Dann wird das Ligamentum patellae kurz unterhalb der Kniescheibe quer durchschnitten, während das Knie rechtwinklig gebeugt wird; damit ist das Kniegelenk eröffnet. Die Plicae alares werden in Höhe des Kniegelenkes eingeschnitten, die beiden seitlichen Bänder dicht an den Femurkondylen durchtrennt, dann das Ligamentum cruciatum ant. am lateralen, das Ligamentum cruciatum post. am medialen Condylus mit einem kurzen, spitzen Knochenmesser möglichst dicht vom Knochen abgetrennt. Das Messer wird dabei bogenförmig und unter Knochenfühlung in der Fossa intercondyloidea entlang geführt. Dadurch ist das Kniegelenk breit zum Klaffen gebracht und es kann nun ein Amputationsmesser durch das Gelenk hindurchgeführt und die hintere Kapsel mitsamt den Weichteilen mit einem Zug glatt abgeschnitten werden. Besteht keine Möglichkeit, den Lappen vorn in der vorgeschriebenen Länge zu umschneiden, so muß ein hinterer Weichteillappen gebildet werden, was am besten dadurch zu erreichen ist, daß man, bei anfänglich gleichem Vorgehen, nach Durchschneidung sämtlicher Kniegelenksbänder das Messer hinter Tibia und Fibula hindurchführt und mit sägenden Zügen, parallel zu Tibia und Fibula, einen möglichst breiten Lappen bildet. Sehr zweckmäßig ist es, die Hautgrenze des hinteren Lappens vorher anzuzeichnen.

Die Patella wird mit einem Stück der Quadricepssehne und dem Rest des Ligamentum patellae entfernt. Die Gefäß- und Nervenversorgung ist außerordentlich einfach. Die A. und V. poplitea werden doppelt unterbunden. Die Nn. tibialis und peronaeus und die Hautnerven werden aufgesucht, vorgezogen und um 5 cm gekürzt. Schließlich erfolgt eine genaue Hautnaht des über die Kondylenfläche gelegten Lappens und Einlegen eines Glasrohres in einen der beiden seitlichen, hinteren Wundwinkel. Will man nach CARDEN vorgehen, so werden die überknorpelten Gelenkflächen bogenförmig abgesägt und die seitlichen Kanten abgeschrägt. Außer SCHANZ lobt auch BORCHARDT diese Stumpfbildung.

An Stelle der *Kniegelenkexartikulation* war wegen der genannten Unzuträglichkeiten, besonders für den Prothesenbauer schon lange die Stumpfbildung nach GRITTI getreten. Der Stumpf ist zwar tragfähig, hat aber denselben Fehler wie der Exartikulationsstumpf, was die Länge betrifft (SCHANZ). Es war daher nur folgerichtig den Stumpf durch höheres Absägen des Femur kürzer zu gestalten. Es entsteht dadurch ein sog. hoher Gritti, wie er schon von SZCZYPIORSKJ (1900) und später wieder von OEHLECKER (1915) empfohlen worden ist. Beim hohen Gritti haben wir den Vorzug des tragfähigen Stumpfes und die Möglichkeit der Anbringung einer guten Prothese mit einem an normaler Stelle sitzenden künstlichen Kniegelenk vereinigt.

GRITTI hat zu seiner Operation den Vorschlag schon 1857 gemacht, die erste Ausführung geht auf SCHUH 1861 zurück. Verbesserungen des Verfahrens, bei dem zuerst eine Absetzung im Bereich der Kondylen stattfand, stammen nach LOSSEN von MELCHIORI 1866, RIED 1865, die etwas höher absetzten und v. HARMSEN, der 1885 die suprakondyläre Absetzung empfahl. Dadurch wurde vermieden, daß die Patella unter der Wirkung des Quadriceps sich nach vorn verschob. Zur weiteren Verhinderung dieses unangenehmen Ereignisses wurde empfohlen, einen Teil des Lig. patellae zu erhalten, das dann mit dem Periost der Femurstumpfrückseite durch Naht vereinigt werden könnte (KOCH, 1896). BRUNS empfahl die percutane Annagelung der Patella auf dem Schaftstumpf. KOCHER hat die bogenförmige Absägung von Femur und Patella empfohlen, um dadurch möglichst breite Berührungsflächen zu erhalten.

Die *Technik der* GRITTI*schen Operation* (Abb. 278) ist folgende: Es wird wie bei der Exartikulation im Kniegelenk ein breiter, vorderer Weichteillappen gebildet, der am besten etwas hinter den Kondylen beginnt und mit einem Querschnitt in Höhe der Tuberositas tibiae unten begrenzt wird. Der Hautlappen wird in ganzer Dicke abgelöst, bis das Ligamentum patellae freiliegt. Dann wird das Ligamentum patellae dicht am Ansatz an der Tuberositas tibiae durchtrennt, der vordere Kapselabschnitt eröffnet, die seitlichen Bänder durchschnitten und der vordere Lappen mitsamt der Patella nach oben geklappt. Das Kniegelenk wird dabei rechtwinklig gebeugt. Die Ligamenta cruciata werden durchtrennt

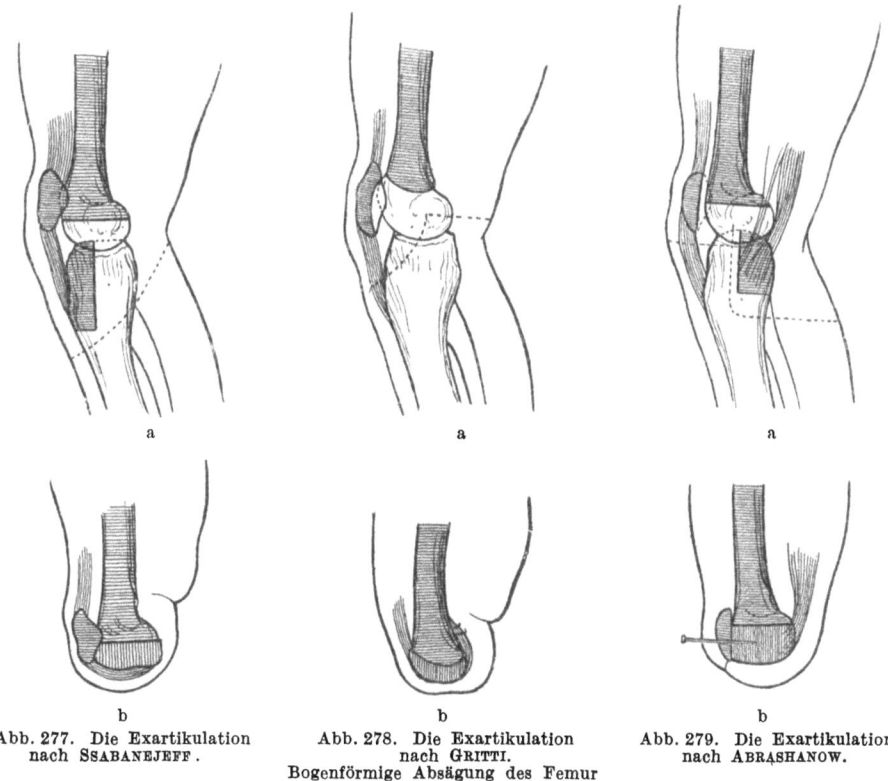

Abb. 277. Die Exartikulation nach SSABANEJEFF.

Abb. 278. Die Exartikulation nach GRITTI. Bogenförmige Absägung des Femur und der Patella nach KOCHER.

Abb. 279. Die Exartikulation nach ABRASHANOW.

und in das nun klaffende Kniegelenk das Amputationsmesser eingeführt und die sämtlichen hinteren Weichteile quer mit einem Zuge abgeschnitten. Man kann auch je nach Bedarf einen kleineren, hinteren Lappen stehen lassen, den man sich am besten im Hautbereich vorher umschneidet und den man dadurch bildet, daß man das durch das klaffende Kniegelenk hindurchgeführte Amputationsmesser unmittelbar hinter und parallel zu Tibia und Fibula distalwärts führt, um es schließlich um 90° nach rückwärts zu drehen und die Weichteile zu durchschneiden. Ist der Unterschenkel abgetrennt, so wird der vordere Weichteillappen mitsamt der Patella nach oben umgelegt, durch zwei seitliche Schnitte der obere Recessus eröffnet, mit zirkulär verlaufenden Resektionsschnitten die Weichteile vom Femur bis oberhalb der Kondylen abgelöst und die Durchsägung des Femur vorgenommen. Die Synovialkapsel wird darauf mit der COOPERschen Schere entfernt. Dann umschneidet man die Weichteile um die Patella, um sie etwas über die Knorpelfläche derselben erheben zu können, umfaßt sie am besten mit Hilfe einer darum gelegten Kompresse mit Daumen und Zeigefinger, so daß die Patella aus den Weichteilen herausgedrängt wird und sägt die überknorpelte Fläche glatt ab. Blutstillung und Nervenversorgung wiederholen sich wie bei der Kniegelenkexartikulation. Der Patelladeckel muß ohne jeden Zug, auch bei Beugung im Hüftgelenk, auf dem Femurstumpf sitzen bleiben. Um ihn zu befestigen, kann man zunächst auf der Vorderseite durch Quadricepssehne und vorderen Periostüberzug des Femurstumpfes einige Seidennähte legen, um schließlich mit ebensolchen Nähten den Rest des Ligamentum patellae am hinteren Periostumfang des Femur festzunähen. Schließlich erfolgt die Hautnaht nach Einlegung eines Glasrohres in einen der Wundwinkel. Will man nach KOCHER vorgehen, so sägt man Femurstumpf und Patella bogenförmig ab. Wie schon betont, hat das GRITTIsche Verfahren auch den Fehler des zu langen Stumpfes, so daß der Prothesenbauer das Kniegelenk nicht in der der gesunden Seite entsprechenden Höhe anbringen kann.

Daher wird heute der hohe oder kurze *Gritti* bevorzugt. Die Ausführung des Eingriffes entspricht in den wesentlichen Punkten dem eben geschilderten. Nach Bildung des vorderen, die Patella enthaltenden Lappens und nach Eröffnung des Kniegelenkes und Durchtrennung der Bänder wird der Lappen nach oben umgelegt, der obere Recessus unter Verlängerung der beiden Seiten des Lappenschnittes breit eröffnet und nun mit kreisförmig geführten Resektionsschnitten das Femurende bis auf etwa 8 cm freigelegt. In dieser Höhe werden der Knochen abgesägt und etwas distal davon mit einem glatten Schnitt mit dem Amputationsmesser die Weichteile und die Haut nach hinten abgetragen. Eine Schwierigkeit besteht darin, die Patella, die mit der Bogensäge von ihrer Gelenkfläche befreit wird, auf dem kurzen Stumpf sicher zu befestigen. Nähte hielten dem Zug der Quadricepsmuskulatur nicht immer auf die Dauer stand. Daher bildet OEHLECKER durch seitliches Absägen der Patella parallel zu ihrer Gelenkfläche an den Rändern einen viereckigen Zapfen aus dem mittleren Abschnitt, den er dann in die Markhöhle des Femur einkeilt. MERTENS und ZUR VERTH höhlen die Patella unter Erhaltung ihres Randes aus und setzen sie wie einen Druckknopf auf den Femurstumpf. Die Wundversorgung entspricht der des ursprünglichen *Gritti*.

Der Gedanke GRITTIS hat viele Nachahmer gefunden, die in Abänderung des Verfahrens auch Teile der Tibia zur osteoplastischen Deckung des Femurstumpfes verwendeten. Sie sind meistens etwas umständlicher, haben aber sonst alle Vorteile und Nachteile der GRITTIschen Methode. Ihr Anwendungsgebiet entspricht dem des GRITTIschen Verfahrens. So sind die Verfahren nach SSABANEJEFF (1890 und ABRASHANOW (1898) entstanden, auf deren nähere Beschreibung ich verzichten will, deren Technik sich aus den beigegebenen Skizzen ohne weiteres erkennen läßt. SSABANEJEFF ging von einem doppelten Lappenschnitt aus vor, dessen seitliche Teile von den Epikondylen des Femur distalwärts zogen und unten durch einen Zirkelschnitt in Höhe der Tuberositas tibiae endeten. Das Kniegelenk wurde von hinten eröffnet und vor der Abtragung des Unterschenkels das mit dem Ligamentum patellae in Verbindung bleibende vordere Tibiastück herausgesägt. Dieses diente dann zur Deckung des Femurstumpfes. ABRASHANOW bildete ebenfalls einen vorderen und hinteren Weichteillappen, der vordere reichte bis zur Mitte des Ligamentum patellae und enthielt die Patella. Der hintere ist länger, d. h. er reicht bis etwa handbreit unter das Kniegelenk und in ihm befindet sich das nach Eröffnung des Kniegelenkes aus dem hinteren Tibiaabschnitt herausgesägte Knochenstück, das, mit seiner vorderen Kante nach oben geklappt, den Femurstumpf decken soll. Dieses Tibiastück bleibt mit dem Ansatz der Sehnen der Mm. sartorius, gracilis und semitendinosus in Verbindung. Sowohl nach der Methode von SSABANEJEFF (HILGENREINER, 1899) als ABRASHANOW sind gute tragfähige Stümpfe zu erzielen, doch haben sie nit dem tiefen Gritti den gemeinsamen Nachteil, daß die Anbringung einer Prothese mit künstlichem Gelenk auf einige Schwierigkeiten stößt.

7. Die Exartikulation im Fußgelenk (SYME 1842, PIROGOFF 1852).

Seit der Empfehlung PIROGOFFs im Jahre 1852, an Stelle der Exartikulation des Fußgelenkes die osteoplastische Deckung des Stumpfes zu setzen, war die Exartikulation mehr oder weniger in den Hintergrund getreten. Zwar ist ein ausgezeichneter, tragfähiger Stumpf mit der PIROGOFFschen Methode zu erzielen, doch gibt es auch heute trotz aller Versuche noch keine absolut geeignete Prothese für diesen Stumpf. Die Ursache für diese Schwierigkeit liegt darin, daß der knöcherne Stumpf über die ehemalige Gelenklinie nach abwärts reicht, so daß die Anbringung eines künstlichen Gelenkes nur oberhalb des Stumpfendes möglich ist. Es ist daher (SCHANZ u. a.) der Vorschlag gemacht worden, an Stelle der PIROGOFFschen Stumpfes wieder die Exartikulation im oberen Sprunggelenk nach SYME (1842) unter Deckung des Stumpfes mit einem Fersenlappen zu bevorzugen. Der Stumpf ist 8 cm kürzer, aber wie SCHANZ angibt, noch lang genug, um ohne eine hohe Prothese verwendet werden zu können, da die ausladenden, unteren Abschnitte des Unterschenkels erhalten werden, die für die Befestigung einer Prothese von Wichtigkeit sind. Die Amputation in der Mitte des Unterschenkels oder ein hoher Pirogoff werden bevorzugt (ZUR VERTH).

8. Die SYMEsche Operation.

Im strengen Sinne handelt es sich bei der SYMEschen Operation nicht um eine Exartikulation, da die Gelenkflächen abgesägt werden. Die Technik der Operation ist folgende:

Bei erhobenem Fuß wird ein Steigbügelschnitt geführt, der die beiden Knöchelenden über der Fußsohle miteinander verbindet. Der Schnitt führt direkt bis auf den Knochen, dann wird ein vorderer Bogenschnitt hinzugefügt, der ebenfalls, und zwar rechtwinklig zum Steigbügelschnitt, eine Verbindungslinie der beiden Malleolen darstellt. ALBERT hat darauf hingewiesen, daß es zweckmäßig ist, beim vorderen Schnitt erst die Haut zu durchtrennen und erst nach der elastischen Zurückziehung des oberen Wundrandes an diesem die Sehnen und übrigen Weichteile zu durchschneiden. Dann wird der ganze Weichteillappen zurückpräpariert, bis das obere Sprunggelenk an der unteren Tibiakante eröffnet werden kann. Nun werden die seitlichen Bänder, die von den Malleoli zu Talus, Naviculare und Calcaneus ziehen, direkt an beiden Knöcheln abgeschnitten, wobei eine Verletzung der A. tibialis post. hinter dem Malleolus int. zu vermeiden ist, da sonst die Ernährung des Sohlenlappens gefährdet wird. Während nun die linke Hand den Fuß stark plantarwärts zieht, rückt der Talus aus der Malleolengabel hervor und nach Durchschneidung sämtlicher noch hemmenden Weichteile wird die Talusrolle vollständig luxiert. So gelangt man allmählich an die Hinterfläche von Talus und Calcaneus, wobei der letztere durch Resektionsschnitte, die über seine beiden Seiten und Oberfläche verlaufen, allmählich aus den Weichteilen herauspräpariert wird. Dabei wird auch der Ansatz der Achillessehne abgetrennt. Während der Fuß immer stärker plantarwärts gezogen wird, wird schließlich auch das Tuber calcanei aus der Fersenkappe exartikuliert und es ist nur noch nötig, nachdem der Unterschenkel wieder erhoben worden ist, die ganze Fersenkappe nach oben umzuklappen und die Weichteile von Tibia und Fibula mit 2—3 Schnitten so weit nach oben abzulösen, bis die Höhe der Gelenklinie erreicht ist. Die Weichteile werden dann nach allen Seiten zurückgezogen und nun einige Millimeter oberhalb der Gelenkfläche Tibia und Fibula quer abgesägt. Der Fersenlappen läßt sich mühelos mit der vorderen Wunde vereinigen. Einlegen eines Glasrohres in einem seitlichen Wundrand. Leichter Kompressionsverband. Der SYME-Stumpf wird heute nach ZUR VERTH auch in England mehr oder weniger abgelehnt, da er zu lang ist und das unbedingt erforderliche Fußgelenk nicht mehr angebracht werden kann.

9. Die PIROGOFFsche Operation.

Die PIROGOFFsche Operation stammt aus dem Jahre 1852 und ist als Verbesserung der SYMEschen Operation gedacht. Die Ausführung ist noch heute fast ebenso, wie sie PIROGOFF angegeben hat. Es wird zunächst der Steigbügelschnitt angelegt, der die Spitzen der beiden Knöchel, oberhalb der Knöchelenden beginnend, über die Sohle ziehend verbindet (Abb. 280). Der Schnitt wird allseitig bis auf den Knochen geführt. Wird die Operation nicht in Blutleere ausgeführt, so müssen nach Auseinanderziehen der Wundränder die Gefäße gefaßt werden. Ist das geschehen, so verbindet man die beiden Knöchelenden durch einen waagrecht über den Fußrücken verlaufenden Schnitt, der ebenfalls sofort bis auf den Knochen vordringt. Während dann der obere Wundrand zurückgezogen wird, wird die A. dorsalis pedis unterbunden und das obere Sprunggelenk freigelegt und quer eröffnet; man muß sich aber davor hüten, zwischen Talus und Calcaneus einzudringen. Das obere Sprunggelenk findet man am leichtesten durch Abtasten der unteren Tibiakante. Ist das obere Sprunggelenk eröffnet, so wird durch die freie Hand der Fuß in starke Plantarflexion gebracht und nun zunächst auf der lateralen Seite die Bänderverbindung zwischen Knöchel und Fuß gelöst. Dann besorgt man dasselbe auf der medialen Seite, muß aber bei der Durchtrennung der hinteren Bandabschnitte bzw. der Sehnen der langen Beuger sehr vorsichtig vorgehen, um die unmittelbar dahinterliegende *A. tibialis post.* nicht zu durchtrennen, da sie allein noch

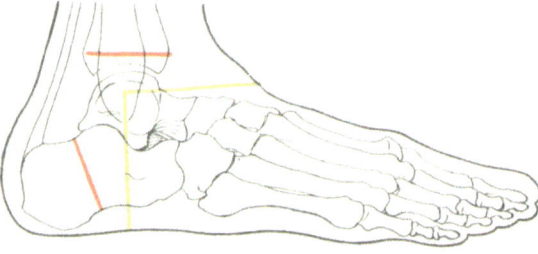

Abb. 280. Schema der PIROGOFFschen Operation.
(Die grüne Linie zeigt die Lage der Hautschnitte, die rote die Sägelinien durch den Knochen an.)

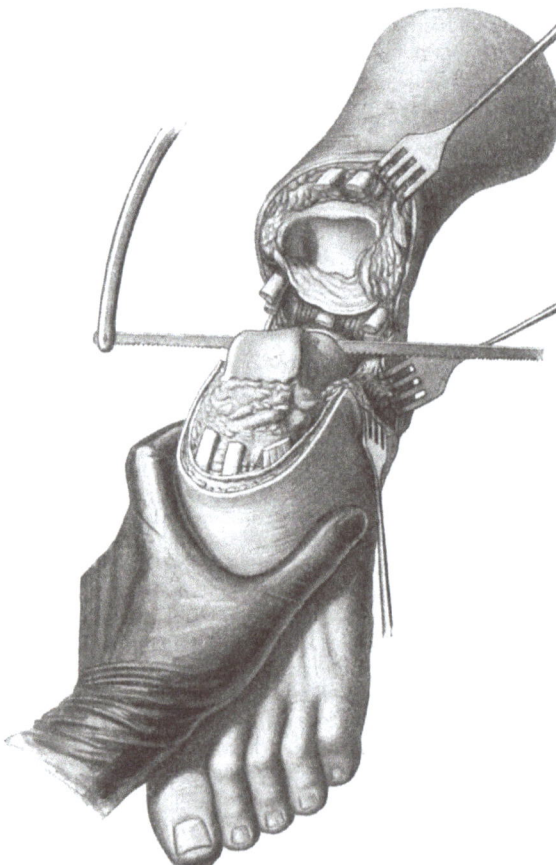

Abb. 281. Die Operation nach PIROGOFF. I.
Durchsägen des Calcaneus in Richtung des Steigbügelschnittes.

für die Ernährung des Sohlenlappens in Frage kommt. Die Durchtrennung von Kapsel und Bändern wird unter dauernd starker Plantarflexion so lange fortgesetzt, bis schließlich der Talus vollständig aus seiner Gabel befreit ist. Durch Resektionsschnitte, die quer hinter der Talusrolle beginnen und auf die Oberfläche des Calcaneus fortgesetzt werden, wird der Calcaneus ein Stück weit aus seiner Weichteilumhüllung befreit. Dann wird hinter dem Talus die Säge

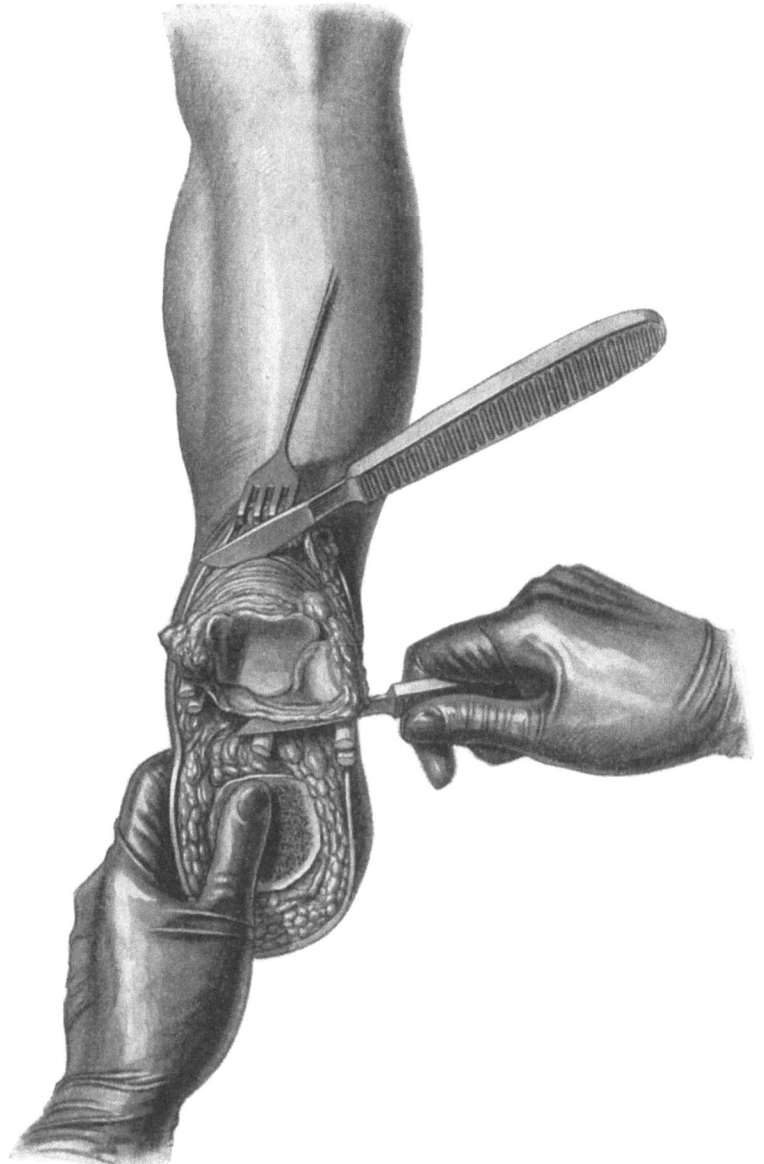

Abb. 282. Die Operation nach PIROGOFF. II.
Die Resektionsschnitte, die den Unterschenkel von den Weichteilen befreien, um die Absägung vornehmen zu können.

aufgesetzt und der Calcaneus quer zu seiner Längsrichtung abgesägt (Abb. 281). Das Sägeblatt verläuft dabei durch den Steigbügelschnitt der Weichteile. Damit ist der Sohlenlappen vorbereitet. Um die Aufnahmefläche am Unterschenkel zu schaffen, wird nun das Bein erhoben, der Sohlenlappen gefaßt, die Haut rings um den Stumpf mit Haken zentralwärts zurückgezogen und mit Hilfe eines kräftigen Resektionsmessers werden die gesamten Weichteile mit zirkulären Schnitten so weit vom Unterschenkel abgelöst, bis die Malleolengabel bis etwas oberhalb der Gelenklinie ringsherum von den Weichteilen befreit ist (Abb. 282). Dann werden oberhalb der Gelenkflächen Tibia und Fibula abgesägt. Der Knochenstumpf des Calcaneus muß sich nun ohne federnde Spannung (durch die Achillessehne) auf den Tibiastumpf aufsetzen lassen. Gelingt das nicht, so muß unter Umständen etwas höher abgesägt oder die Achillessehne durchtrennt werden. Um den Calcaneus festzulegen, kann man die durchtrennte Fascia plantaris mit dem vorderen Periost der Tibia in Verbindung setzen. Die Weichteilwunde wird genäht (Abb. 283).

Der hohe Pirogoff.
(OEHLECKER.)

Da, wie schon oben bemerkt, für den PIROGOFF-Stumpf bis heute eine geeignete Prothese noch nicht zu beschaffen ist, so ist es zweckmäßig, die Absägung von Tibia und Fibula etwa 4—5 cm höher vorzunehmen und den Calcaneus bis auf eine schmale Platte abzusägen. Durch beide Maßnahmen verkürzt sich das Stumpfende so weit, daß eine Prothese mit beweglichem Fußgelenk angebracht werden kann. Zur sicheren Befestigung des flachen Calcaneusrestes auf dem Tibiastumpf empfiehlt ZUR VERTH die Calcaneusplatte auszuhöhlen, um sie wie beim Gritti auf den Stumpf druckknopfartig festkeilen zu können (s. a. S. 426).

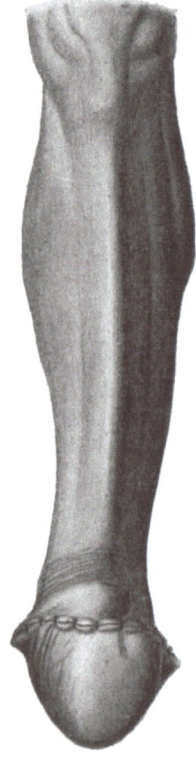

Abb. 283. Die Operation nach PIROGOFF. III. Der Stumpf nach Aufsetzen des Calcaneusrestes auf die Sägefläche der Tibia und Hautnaht.

Schon kurz nachdem PIROGOFF sein Operationsverfahren angegeben hatte, sind von allen Seiten Verbesserungsvorschläge gemacht worden, zu deren Kritik PIROGOFF selbst geäußert haben soll, daß sein Verfahren die beste Abänderung darstelle. Von den vielen genannten Abänderungen hat sich bis in die neueste Zeit als zweckmäßigste die von GÜNTHER (1853) ausgearbeitete erhalten.

GÜNTHER änderte das Verfahren insofern ab, als sowohl die Weichteilschnitte wie die Knochensägeflächen schräg von hinten oben nach vorn unten angelegt werden (s. Abb. 284). Dadurch gelingt es, den Calcaneusrest so auf den Unterschenkelstumpf aufzusetzen, daß die traggewohnte Haut der Ferse auch weiterhin die Stumpflast übernimmt, während

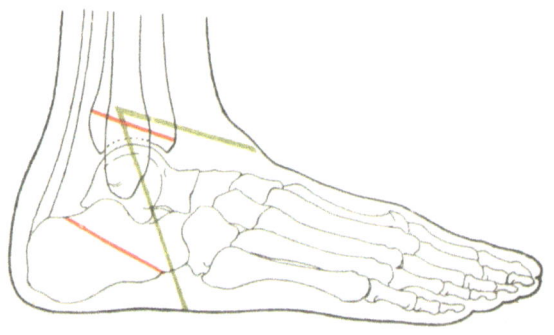

Abb. 284. Schema der PIROGOFFschen Operation (abgeändert nach GÜNTHER). (Die grüne Linie zeigt die Lage des Hautschnittes, die rote Sägelinien durch die Knochen an.)

ja bei dem PIROGOFFschen Verfahren die wenig traggewohnte Haut über dem Tuber calcanei die Unterlage des Stumpfes abgibt.

Die Nachteile der PIROGOFFschen Operation bestehen im übrigen auch bei der GÜNTHERschen, so daß es zweckmäßig ist, auch bei der GÜNTHERschen Abänderung die Tibia um 4—5 cm höher, aber in schräger Form, von hinten oben nach vorn unten abzusägen.

10. Die CHOPARTsche Operation der Exarticulatio intertarsea (Abb. 285).

Bei dieser Operation wird vom Fuß alles entfernt bis auf den Calcaneus und den Talus. Sie ist schon vor CHOPART gelegentlich ausgeführt worden, doch hat sie sich nur vorübergehend Freunde erwerben können. Zwar dient als Auftrittsfläche die gesunde Fersenhaut, doch kommt der Fußstumpf allmählich in eine Spitzfuß- und Valgusstellung. Die Stellungsveränderungen sind einerseits dadurch bedingt, daß 1. der Wirkung der Achillessehne gegenüber die sämtlichen Antagonisten der Streckseite fehlen und

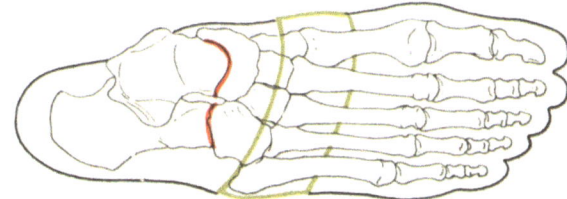

Abb. 285. Schema der Exartikulation nach CHOPART. (Die grüne Linie zeigt den Hautschnitt, die rote die Exartikulationslinie an.)

2. bei Belastung der hinter der Tibiaachse gelegene Stützpunkt keine Gegenstütze am vorderen Fußende mehr findet. Die Valgusstellung wird dadurch verursacht, daß der Ansatz der Supinatoren, besonders des M. tibialis posterior verlorengegangen ist. Alle Versuche, der CHOPARTschen Operation durch Achillotenotomie, Befestigung der durchschnittenen Strecksehnen oder der Supinatoren am Talus oder an der Sohlenmuskulatur, dieser Stellungsveränderung entgegen zu arbeiten, müssen

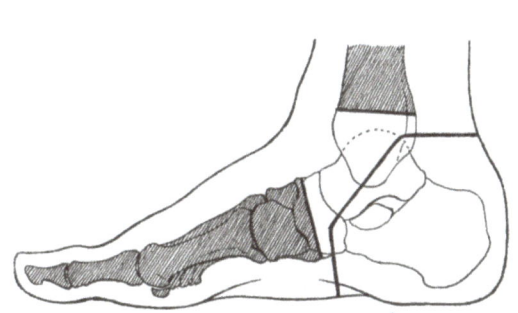 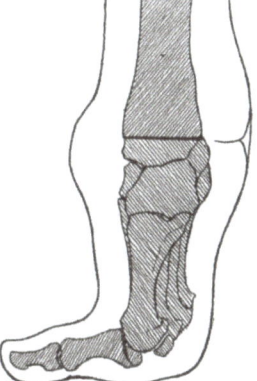

Abb. 286. Schema der Operation nach WLADIMIROFF-MIKULICZ.

fehlschlagen, da sie der Stellungsänderung, die durch die exzentrische Belastung allmählich eintritt, nicht widerstehen können. Wir werden daher auf eine genaue Beschreibung der CHOPARTschen Operation nicht eingehen.

11. Resectio tarsea partialis nach WLADIMIROFF-MIKULICZ.

Sind auch der Calcaneus und Teile der übrigen Fußwurzelknochen erkrankt, so wird die Resectio tarsea nach WLADIMIROFF-MIKULICZ (1881) ausgeführt. Bei diesem Verfahren wird der größte Teil des Tarsus, oft der ganze, ein Stück von Tibia und Fibula und die proximalen Köpfchen der Metatarsalia entfernt und die Reste axial gegen Tibia und Fibulastumpf gestellt (Abb. 286).

Auch dieses Verfahren wird heute wohl meist zugunsten einer Unterschenkelamputation abgelehnt, hat aber früher oft gute funktionelle Erfolge gezeitigt und kann, falls die Amputation abgelehnt wird, im geeigneten Falle in Erwägung gezogen werden.

12. Die LISFRANCsche Operation (GARENGEOT, HEISTER und LOSSEN).
(Exarticulatio tarso-metatarsea.)

Diese Operation wird ausgeführt bei Verletzungen und Erkrankungen, die im Bereiche der Zehen und der Mittelfußknochen ihren Sitz haben. Grundbedingung dazu ist das Erhaltensein der Sohlenhaut bis in die Gegend der Beugefalte zwischen Sohle und Zehen. Da nach der Exartikulation die Ansätze der Dorsalflexoren der Zehen verlorengehen, die auch für die Dorsalflexion des Fußes von Bedeutung sind, ist es wichtig, den einzig verbliebenen in gleichem Sinne arbeitenden Muskelansatz des M. tibialis anterior soweit wie möglich zu schonen. Der Teil, der an der Basis des Köpfchens des Metatarsale I ansetzt, soll daher abgelöst und mit dem Periost des Cuneiforme I vereinigt werden. Sonst bekommt man leicht eine Spitzfußstellung des Stumpfes. Dem gleichen Zwecke dient die Vereinigung der etwas lang gelassenen Strecksehnen der Zehen mit der Beugemuskulatur der Sohle durch Naht.

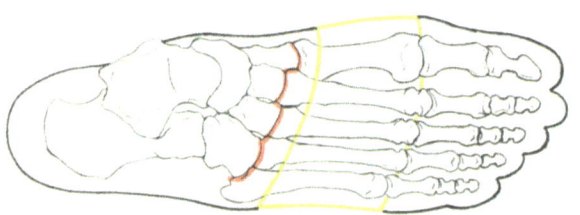

Abb. 287. Schema der Operation nach LISFRANC. (Die grüne Linie bezeichnet den Hautschnitt, die rote die Exartikulationslinie im LISFRANCschen Gelenk.)

Ist der Sohlenlappen (Haut) unbrauchbar zur Stumpfdeckung, so kann man unter Umständen die Fußrückenhaut zur Deckung des Stumpfes mit heranziehen. Das geht allerdings nur dann, wenn von der Sohlenhaut so viel erhalten ist, daß die Narbe nicht in den Bereich der Sohle fällt.

Man beginnt die Operation mit einem über den Fußrücken herüberziehenden Bogenschnitt, der etwa 1 cm distal der LISFRANCschen Gelenklinie liegt (Abb. 287). Diese Linie verläuft schräg von hinten außen nach vorne innen. Den Anfangs- und Endpunkt der Schnittlinie findet man, indem man am Außenrande des Fußes das leicht palpable, proximale Köpfchen des Metatarsus V aufsucht und fingerbreit davor den Beginn des Schnittes auf der Haut anzeichnet. Den medialen Punkt bezeichnet man dreifingerbreit vor der Tuberositas des Os naviculare. Der Bogenschnitt geht etwa in Höhe der proximalen Köpfchen der Metatarsalia. Er wird zunächst nur durch die Haut geführt. Der Hautlappen wird etwas abgelöst. Will man die Sehnen länger lassen, so muß auch der distale Hautrand auf etwa 2 cm zurückgezogen werden. Die Sehnen und die übrigen Weichteile werden erst an dieser Stelle durchschnitten. Die gesamten Weichteile werden nun bis über das LISFRANCsche Gelenk vom Knochen abgelöst und nun beginnt man am rechten Fuß mit dem Eindringen in das LISFRANCsche Gelenk hinter der Tuberositas ossis metatarsal. V von der Dorsalfläche her. Ein spitzes Resektionsmesser wird, während die freie Hand den Vorderfuß faßt und stark plantarwärts drängt, tastend in den Gelenkspalt eingeschoben und nun, eingedenk der von hinten außen nach vorn innen schräg verlaufenden Gelenklinie, ohne Gewalt in dieser Linie geführt. Das gelingt meist leicht in den Gelenken, die zwischen den Metatarsi V, IV, III und dem Cuboid und Cuneiforme III gelegen sind, da diese Gelenklinie dem Messer keinen Widerstand bietet. Sind diese drei Gelenke offen, so findet das Messer allerdings einen

Die LISFRANCsche Operation.

knöchernen Widerstand an dem nach proximal in den Tarsus vorspringenden proximalen Köpfchen des Metatarsus II. Die Gelenklinie springt hier gegenüber dem lateralen bereits eröffneten Teile um etwa $1/2$ cm, gegenüber dem medialen, noch verschlossenen, die ungefähr der Fortsetzung der lateralen entspricht, um etwa 1 cm zurück. Um die Gelenklinie richtig zu eröffnen, muß daher an dieser Stelle das Messer um 90^0 nach proximal gedreht werden (Abb. 288a). Es wird

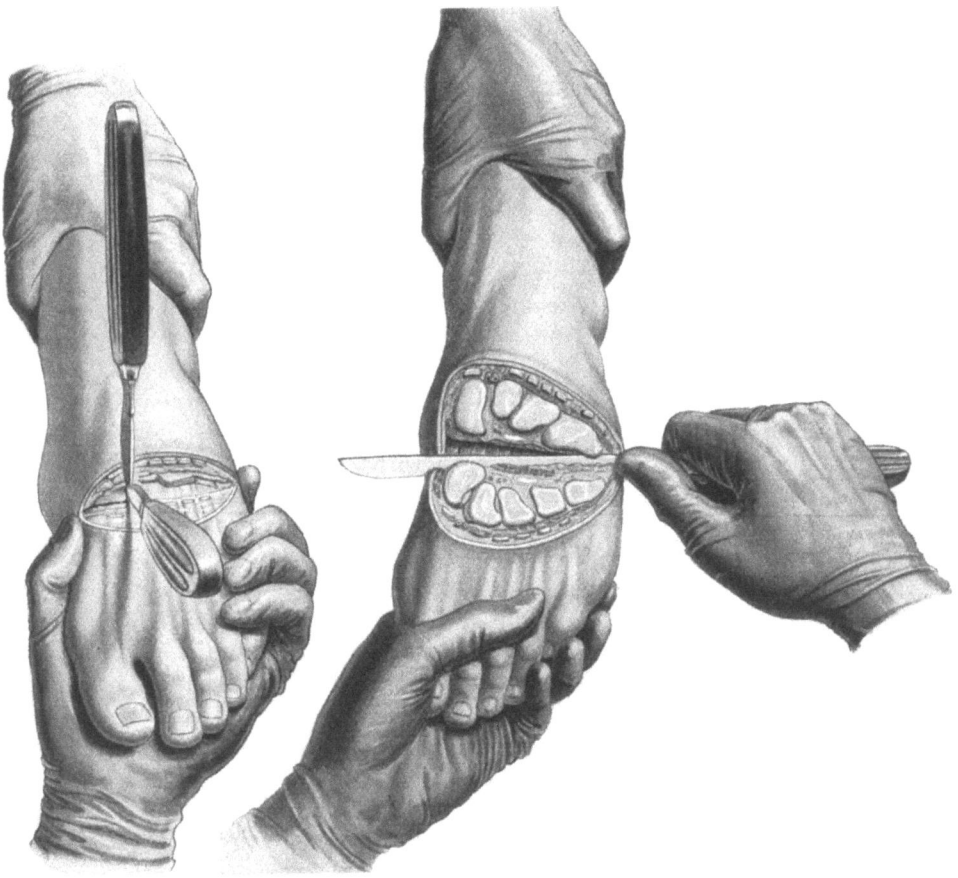

a b
Abb. 288. Die Operation nach LISFRANC. a Haltung des Messers bei Eröffnung des Gelenkes zwischen Cuneiforme II und Metatarsale II. b Bildung des Sohlenlappens.

etwa $1/2$ cm in dieser Richtung geführt, dann erhält die Schneide wieder die alte Richtung, um nach einem weiteren Zentimeter nun nach distal gerichtet zu werden. Hier ist die stärkste Bandverbindung zu lösen, das Ligamentum cuneometatarseum interosseum. Dieser *distal gerichtete Teil des Schnittes* zur Lösung der sehr festen Gelenkverbindung *ist besonders wichtig*. Wird er versäumt, so geschieht es leicht, daß das Messer versehentlich in den Gelenkspalt zwischen Cuneiforme I und II eindringt und das Cuneiforme I am Metatarsus I und II hängen bleibt, da sich auch die Verbindung zwischen Cuneiforme I und Naviculare leicht löst. Dann fällt das Cuneiforme I mit dem Metatarsus weg und damit der letzte Ansatzpunkt für den M. tibialis ant. (s. oben). Das muß aber wegen des drohenden Spitzfußes auf alle Fälle vermieden werden. — Schließlich wird nun das Messer wieder in der ursprünglichen Schnittrichtung geführt, um die letzte Verbindung zwischen dem Köpfchen des Metatarsus I und dem Cuneiforme I zu lösen. Das gelingt meist leicht, da der Gelenkspalt zwischen den beiden, mit schmalem, wallartigem Rand versehenen Gelenkenden leicht zu finden ist. Operiert man am linken Fuß, so beginnt man mit der Eröffnung des LISFRANCschen Gelenkes am besten zwischen dem Os cuneiforme I und dem Köpfchen des Metatarsus I und dringt dann in den Gelenkspalt zwischen dem proximal vorspringenden Köpfchen des Metatarsus II und Os cuneiforme II ein, indem man die Messerklinge um 90^0 nach hinten dreht (Abb. 288a). Nachdem man das Metatarsusköpfchen II umschnitten hat, gelingt es leicht, die laterale, ohne Hindernis verlaufende Gelenklinie zu eröffnen.

Unter starker Plantarflexion, die die linke Hand dadurch besorgt, daß sie den vorderen Fußabschnitt breit faßt und nach unten drückt, wird nach Eröffnung des Gelenkes zwischen Metatarsale I und Cuneiforme I das LISFRANCsche Gelenk dorsal zum Klaffen gebracht (Abb. 288b). Dadurch wird ein Einblick in die sämtlichen eröffneten Gelenke möglich und es bleiben nur noch die letzten Verbindungen im Bereich der unteren Gelenkabschnitte nach Durchschneidung der Kapseln und Bänder zu lösen. Jetzt ist es möglich, ein etwa 12—15 cm langes Messer durch die Gelenklinie hindurchzuschieben und am plantaren Ende um 90^0 herumzudrehen, um so an die Unterfläche der Metatarsalia zu gelangen (Abb. 288b). Mit langen sägenden Zügen wird nun ein die ganze Breite und Dicke der Sohlenweichteile enthaltender Weichteillappen gebildet, dadurch, daß das Messer parallel und in Berührung mit dem Metatarsale I und V zehenwärts geführt wird. Der Lappen soll bis zur ersten großen Beugefalte am Zehenansatz reichen. Während des Schneidens erfaßt die linke Hand, am besten nach den ersten Zügen, hinter dem Messer durch die eröffneten Gelenke die Metatarsalköpfchen und legt sie nach distal um. Hat das schneidende Messer die Beugefalte erreicht, so wird es sohlenwärts um 90^0 herumgedreht und der Lappen mit einem glatten Schnitt abgetrennt. Die Blutstillung hat die Hauptäste der Aa. plantaris medialis und lateralis zu berücksichtigen. Sie werden ebenso wie vereinzelte Muskeläste mit Gefäßklemmen gefaßt und unterbunden. Nun wird der Lappen nach dem Dorsum umgelegt und mit dem dorsalen Lappen in Verbindung gesetzt. Man kann vorher auch die plantaren Muskelstümpfe durch einige Nähte mit den dorsalen Sehnenstümpfen vernähen. Die Hautnaht soll genau erfolgen, doch legt man zweckmäßigerweise in den beiden seitlichen Wundwinkeln für 24 Stunden je ein Glasrohr ein. Beim Verband ist darauf zu achten, daß der Fuß in rechtwinkliger Stellung gehalten wird, um die manchmal nicht geringe Neigung zur Spitzfußstellung, die gelegentlich während der Wundheilung eintritt, hintanzuhalten. Ist die Wundheilung abgeschlossen, so kann durch aktive Bewegungsübungen die Neigung zur Spitzfußstellung leichter verhütet werden.

13. Die Amputatio metatarsea (SHARP 1765).

Gegenüber der LISFRANCschen Exartikulation und den erwähnten Nachteilen derselben, steht eine etwa für dieselben Fälle in Betracht kommende Amputationsmethode des Vorderfußes, die schon 1850 von GÜNTHER der LISFRANCschen Methode vorgezogen wurde. Es handelt sich um die *Amputation sämtlicher Mittelfußknochen*. In neuerer Zeit ist auch KÖLLIKER, BRANDES und zur Verth für die Amputatio metatarsea nach Sharp (1765) eingetreten, und zwar wegen folgender wichtiger Vorzüge: 1. Die Erhaltung wichtiger Muskelansätze der Mm. tibialis ant. und post. und peronaei. Der M. tibialis ant. schützt gegen Knick- und Spitzfuß. Die erhaltenen Teile der Metatarsalia bieten eine gute Stütze und es ist deshalb das Tragen einer Prothese unnötig. Die Sharpsche Operation kann bei solchen Verletzungen, die eine ausreichende Deckung mit dorsalem oder volarem Lappen gestatten, angewendet werden, d. h. also, die Weichteile müssen am Dorsum oder an der Planta erhalten sein. Am besten ist ein Sohlenlappen zur Deckung (Abb. 289). Der Eingriff wird dann in ähnlicher Weise begonnen wie die Lisfrancsche. Auch hier geht man von einem dorsalen Bogenabschnitt vor, und zwar etwa fingerbreit unterhalb der Tarso-metatarsalgelenke (Abb. 289). Man dringt sofort bis auf den Knochen vor, indem man die sämtlichen Weichteile seitlich und zwischen den Knochen vom Dorsum her einschneidet. Dann kann man je nach dem Grade der Verletzung die Metatarsalia mehr proximal oder distal durchsägen (mehr als das proximale Drittel zu erhalten ist nicht nötig). Ist das geschehen, so führt man das Phalangenmesser (10—15 cm

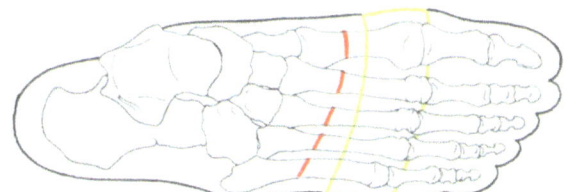

Abb. 289. Schema der Operation nach Sharp. (Die grüne Linie bezeichnet den Hautschnitt, die rote die Durchtrennungslinie der Knochen.)

langes schlankes Messer) an der Sägestelle hindurch und bildet durch einen der Hinterseite der Phalangen parallelen Schnitt, der bis zur ersten Beugefalte reicht, aus den sämtlichen Weichteilen der Sohle einen großen Lappen. Erst wenn man diese Beugefalte erreicht hat, wird das Messer um 90° sohlenwärts gedreht und der Lappen abgeschnitten. Man kann selbstverständlich auch zunächst den Sohlenlappen bilden und die Durchsägung der Metatarsalia von der Sohle her vornehmen.

Um *die Exartikulation einzelner Metatarsalia* hat sich ein längerer Streit entwickelt. Der Standpunkt, bei Verlust einzelner Metatarsalia die anderen ebenfalls zu entfernen, kann nur dann als gerechtfertigt gelten, wenn der Verlust des ersten und zweiten in Frage kommt. Sind diese beiden verlorengegangen, so ist die Exartikulation der übrigen gleichfalls anzuschließen, wie das schon von Ledderhose gefordert worden ist. Dagegen braucht man bei Verlust des 3., 4. und 5. Metatarsus, während der 1. und 2. samt den Zehen erhalten geblieben sind und falls sich eine genügende Weichteildeckung durchführen läßt, die beiden ersten nicht zu opfern, da sich eine gute Funktion des Fußes einzustellen pflegt, wie das schon Schede festgestellt hat. Winiwarter hat vorgeschlagen, bei Verlust des 2., 3. und 4. Metatarsus trotzdem den 1. zu erhalten. Schanz hat allerdings einen gegenteiligen Standpunkt vertreten und auch dann eine quere, zentral gelegte Absetzung aller Metatarsalia empfohlen, wenn das 1. und 2. Metatarsale erhalten geblieben sind, da nach seiner Ansicht in solchen Fällen die Feder des Fußes zu lang und schwach ist, so daß die Funktion leidet. Muß das erste Metatarsale geopfert werden, so ist häufig, da dem Fuß einer der Hauptstützpunkte entzogen wird, eine schlechte Funktion zu erwarten und es hat sich vielfach als nötig erwiesen, auch die Exartikulation der übrigen

Metatarsalia vorzunehmen. Nebenbei bemerkt ist auch die Resektion des Köpfchens des Metatarsale I wegen folgender Beschwerden nicht zu empfehlen (s. S. 333). So hat RIEDEL wegen derartiger Beschwerden in einem Fall schließlich die Resektion sämtlicher Köpfchen der übrigen Metatarsalia vornehmen müssen.

14. Die Exartikulation sämtlicher Zehen.

Die Exartikulation sämtlicher Zehen wird von einem Kreisschnitt ausgeführt, der in Höhe der 1. großen Beugefalte, d. h., in Höhe der Schwimmhäute verläuft. Der Hautschnitt muß daher am Dorsum zwischen die einzelnen Zehen eindringen, um möglichst viel zur Deckung notwendige Haut zu erhalten. Das Ablösen hat zwischen den Zehen, da die Haut sehr zart ist, mit größter Vorsicht zu erfolgen. Zweckmäßigerweise setzt man auf beiden Seiten je einen Längsschnitt auf den Kreisschnitt und teilt diesen dadurch in zwei Lappenschnitte. Der dorsale wird so weit abgelöst, bis man nach Durchschneidung der Streckaponeurose die Gelenke eröffnen kann, dann trennt man den plantaren Lappen unter Erhaltung sämtlicher Weichteile ebenfalls bis zur Gelenkhöhe ab. Unter starker Dorsalflexion werden dann die Beugesehnen und schließlich die Gelenkkapseln und seitlichen Bänder vollkommen durchtrennt. Der dorsale und plantare Hautlappen müssen sich ohne Spannung vereinigen lassen. Gelingt das nicht, so ist die Amputatio metatarsea nach SHARP (s. oben) vorzuziehen.

Die Exartikulation einzelner Zehen oder einzelner Glieder, die wohl gelegentlich nur an der großen Zehe in Frage kommt, braucht nicht näher geschildert zu werden, da das Vorgehen dem für die Exartikulation der Finger entspricht (s. S. 416).

i) Die Resektionen.

α) Die allgemeine Technik.

Entfernt man die beiden knorpelüberzogenen, knöchernen Enden eines Gelenkes, so spricht man von einer *Gelenkresektion*. Werden nur Teile dieser Gelenkabschnitte entfernt, so nennt man das *teilweise Resektion*. Im Gegensatz dazu bezeichnet man die Entfernung der knöchernen und der Weichteilabschnitte eines Gelenkes als *Totalresektion* oder *Exstirpation*. Schließlich versteht man unter *Arthrektomie* die ausschließliche Beseitigung der Weichteile manchmal unter Mitnahme von umschriebenen Teilen der festen Abschnitte.

Diese verschiedenen Arten der Gelenkresektion verfolgen verschiedene Ziele. Je nach der Art oder Ausdehnung der Erkrankung und je nach dem erstrebten Endziel hat man das Operationsverfahren zu wählen.

Im allgemeinen erstrebt die Resektion die Entfernung schwer verletzter oder erkrankter Gelenkabschnitte. In vielen Fällen, besonders an der unteren Extremität, ist das Ziel die Herstellung einer knöchernen Ankylose des Gelenkes. Dadurch soll z. B. eine tuberkulöse Herderkrankung der Gelenkenden, nach Entfernung des kranken Gewebes, zur Ausheilung gebracht und eine sichere Standfestigkeit gewährleistet werden. In anderen Fällen wird die knöcherne Ankylose zu vermeiden gesucht, z. B. nach gewissen Verletzungen und Erkrankungen der Gelenkkörper. Oder es wird sogar die Resektion an ankylosierten Gelenken zur Mobilisierung derselben vorgenommen. Diese letztere Art der Gelenkresektion wird als *arthroplastische Resektion* oder kurz *Arthroplastik* bezeichnet und in einem besonderen Abschnitt dargestellt (s. S. 496 ff.). Schließlich kann die Gelenkresektion als sog. *orthopädische Resektion* noch zur Verbesserung von in mangelhafter Stellung versteiften Gelenken dienen. In den meisten Fällen ist das Ziel dieser Operationen eine neue Versteifung in einer für den Gebrauch des Gliedes günstigeren Stellung. Auch darauf kommen wir noch zurück.

Die größten Verdienste um die Technik der Gelenkresektion haben sich die Chirurgen HEINE, v. LANGENBECK, OLLIER, KÖNIG und KOCHER erworben.

Je bedeutender die Fortschritte der operativen Chirurgie im letzten Drittel des 19. Jahrhunderts wurden, desto erhaltender wurde sie und desto mehr trat an Stelle der Amputation und Exartikulation der Glieder die Resektion bei den Erkrankungen und Verletzungen der Gelenke. Aber auch bei den Resektionen selbst wurde immer mehr Rücksicht auf gute Dauererfolge genommen, und schon bei der Anlegung der Resektionsschnitte der größte Wert auf Schonung aller Weichteile gelegt. So hat v. LANGENBECK Resektionsschnitte ausgearbeitet, die darauf Bedacht nahmen, möglichst einfache Wundverhältnisse zu schaffen und durch Muskelzwischenräume auf dem kürzesten Wege in das Gelenk einzudringen. Er hat aber nicht nur darauf Wert gelegt, sondern in Rücksicht auf ein gutes Dauerresultat dafür Sorge getragen, daß alle in der Nähe des Gelenkes ansetzenden Sehnen und Muskeln in Verbindung mit dem Periost der Diaphyse erhalten bleiben. Er hat sein Vorgehen als *subperiostale Resektion* bezeichnet. Nach v. LANGENBECK ist ein von CHARLES WHITE (1768) in Manchester beobachteter Fall der Anstoß für die subperiostale Gelenkresektion geworden. WHITE hatte einen nekrotischen Humeruskopf bei Osteomyelitis entfernt und da sich nachträglich noch ein Stück der Diaphyse abstieß, blieb eine Lücke von 5 Zoll. Dieser Verlust glich sich durch Knochenregeneration in kurzer Zeit bis auf einen Zoll aus, so daß der Arm wieder vollkommen gebrauchsfähig wurde. Die ersten experimentellen, subperiostalen Resektionen führte HEINE (1834) mit gutem funktionellen Erfolg aus. OLLIERs (1858) Untersuchungen haben die Beobachtungen HEINES bestätigt. v. LANGENBECK hat sein subperiostales Verfahren zuerst 1842 angewendet. Die LANGENBECKschen Vorschläge sind nun in mancher Hinsicht verbessert worden durch KOCHER, der die Weichteilschnitte für manche Gelenke insofern physiologischer gestaltet hat, als sie, abgesehen von der Schonung der Muskeln, Sehnen und Bänder noch Rücksicht auf die Schonung der kleinen Gefäße und Nerven nahmen, die zur Muskelversorgung der Gelenke wichtig sind. KOCHER hat auch den Grundsatz der subperiostalen Resektion erweitert, indem er *subcortical* vorging, d. h. mit dem Raspatorium zugleich mit dem Periost auch die oberflächliche Knochenschicht entfernte, um dadurch die knochenbildende Cambiumschicht des Periostes sicher zu erhalten.

VOGT-TILING und KÖNIG haben noch ein weiteres, für die Gelenkresektionen viel verwendetes Verfahren eingeführt, indem sie zur Erhaltung der Muskelansätze die Apophysen mit dem Meißel abschlugen und sie in Zusammenhang mit dem Periost ließen.

Ehe wir die Beschreibung der Resektionsverfahren der einzelnen Gelenke folgen lassen, sollen noch einzelne, allgemeingültige Gesichtspunkte erörtert werden.

Daß jede Resektion, ob sie nun wegen Erkrankung (Tuberkulose, chronische Entzündung, Vereiterung, maligne Neubildung) oder Verletzung (schlecht geheilte Gelenkfrakturen, Schußfraktur mit starker Zersplitterung oder veraltete Luxation) ausgeführt werden soll, heute unter Anwendung aller zu Gebote stehender Regeln der Asepsis durchgeführt wird, ist selbstverständlich. In vielen Fällen ist die Anwendung der ESMARCHschen Blutleere empfehlenswert. Die Weichteilschnitte werden meist nach den Angaben v. LANGENBECKs oder KOCHERs gewählt. Die Freilegung der Gelenkenden hat nach der subperiostalen oder subcorticalen Methode zu erfolgen. Dabei ist abwechselnd von dem sog. *Resektionsmesser* (d. i. ein starkes Messer mit kurzer, kräftiger Klinge, dessen dicker Griff in die ganze Hand zu nehmen ist (Abb. 71) und dem *Raspatorium* (Abb. 247) und *Elevatorium* (Abb. 624) Gebrauch zu machen. Das Resektionsmesser dient dazu, die Sehnenansätze am Knochen mit kurzen, gegen den Knochen gerichteten, parallel gelegten Zügen abzutrennen. Mit dem Raspatorium kann man nach KOCHER auch die oberste Corticalisschicht des Knochens mit entfernen. Das Elevatorium wird zwischen Periost und Knochen geschoben und zur Ablösung des Periostes nur da benutzt, wo die Ablösung leicht gelingt, d. h. im Bereiche der Diaphyse. Das rechtzeitige Wechseln der Instrumente kennzeichnet den erfahrenen Chirurgen. Auch die Ansätze der Gelenkkapseln sollen mit dem Periost in Zusammenhang bleiben. Die Ablösung der Kapselansätze gelingt nur mit dem Messer. Bei richtigem Vorgehen muß der in der Schnittrichtung eröffnete Kapselschlauch ringsherum mit dem unverletzten Periost und den Muskelansätzen in Zusammenhang stehen. Ist die Kapsel erkrankt, wie so häufig bei der Tuberkulose, so wird sie sekundär entfernt, am besten mit der krummen oder COOPERschen Schere (Abb. 79 b). In solchen Fällen wird ja Wert auf das Eintreten einer Ankylose gelegt, die bei erhaltener Synovialmembran, wie schon v. LANGENBECK annahm, wahrscheinlich durch die Sekretion der Synovia verhindert wird.

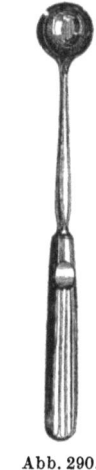

Abb. 290. Scharfer Löffel. (¹/₃ nat. Größe.)

Das gleiche gilt für die Resektion wegen Gelenkeiterung, da die Kapselreste für die Unterhaltung der langwierigen Eiterungen wohl mit Recht verantwortlich gemacht werden müssen. Sind die Gelenkenden genügend freigelegt, so werden sie *luxiert*. Diese Luxation hat den großen Vorteil, die ganze Gelenkhöhle genügend übersehen und versteckt gelegene erkrankte Abschnitte entfernen zu können. Die *Absägung* der Knochenenden erfolgt je nach Ausdehnung der Erkrankung und nach Art des erstrebten Zieles, aber immer so sparsam wie möglich. Sind nur einzelne Herde vorhanden oder reichen sie an einzelnen Stellen in die Tiefe, so werden sie mit dem Meißel (Hohlmeißel) (Abb. 257) oder mit dem scharfen Löffel (Abb. 290) bis in gesundes Gewebe hinein verfolgt und alles Kranke entfernt. Bei vielen Gelenken wird die Absägungslinie der Gelenkenden der ehemaligen Form angepaßt (Knie-Hüft-Ellbogengelenk). Man verwendet am besten die HELFERICHsche Bogensäge mit schmalem Sägeblatt, da man mit ihr auch gebogene Flächen herstellen kann (Abb. 291). Soll eine Ankylose eintreten, so müssen die Knochenflächen der Gelenkenden aufeinander passend zugerichtet und fest gegeneinander gestellt und in dieser Lage durch einen Gipsverband festgestellt werden. Eine Feststellung mit Drahtnaht, Nägeln oder Schrauben ist meist unnötig. Die Blutstillung hat genau zu erfolgen. Alle sichtbaren, blutenden Gefäße werden unterbunden. Die Blutung aus den Knochen kann durch genaues Aneinanderpassen der Enden vermindert werden. Das Glätten der Sägeflächen mit der Knochenfeile, die von SCHMERZ empfohlen wurde,

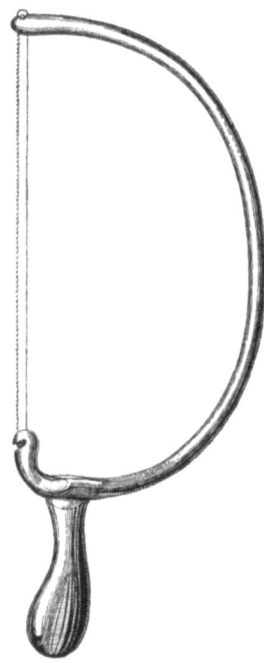

Abb. 291. Bogensäge nach HELFERICH. (¹/₄ nat. Größe.)

trägt ebenfalls zur Blutstillung bei, soweit spongiöse Abschnitte in Frage kommen. Ebenso gelingt es auch, durch Druck mit aufgepreßten, heißen Kochsalzkompressen die Blutung einzudämmen. Schließlich kann das Einpressen von sterilem Bienenwachs nach HORSLEYs und PAYRs Vorschlag bei stärkeren Blutungen diese zum Versiegen bringen.

Die Weichteile werden schichtweise vereinigt. Unter Umständen ist es nötig, bei Kontrakturen in falscher Stellung durch Sehnen- oder Kapseldurchschneidung die Richtigstellung und die Erhaltung dieser Stellung zu gewährleisten. Statt der Sehnendurchschneidung kann auch ihre Verlängerung nach Z-förmiger Durchtrennung zur Anwendung kommen. Schließlich kann die Verkürzung der Sehnen (Hand- und Fußgelenk) oder die Sehnennaht nach vorheriger vorläufiger Durchtrennung nötig werden. Ebenso kann die Schaffung eines neuen Haftpunktes für eine Sehne erforderlich sein. Hat man nach KÖNIG die Apophyse mit dem zugehörigen Sehnenansatz mit dem Meißel entfernt, so wird dieser Knochenteil mit einem Nagel oder besser einer Schraube nach Abschluß der Resektion wieder an seinem Platze oder auch gelegentlich, wenn ein größerer Abschnitt der Gelenkenden entfernt wurde, etwas weiter distal angeheftet, um dem betreffenden Muskel seine Wirkung zu ermöglichen.

β) Der Verband und die Nachbehandlung.

Die Verbandtechnik muß sich nach dem durch die Resektion des Gelenkes beabsichtigten Ziele richten. Je nachdem ein bewegliches oder ein versteiftes Gelenk gewünscht wird, müssen wir dafür sorgen, daß entweder im Verbande frühzeitig Bewegungen ausgeführt werden können, oder im zweiten Falle, daß das resezierte Gelenk in einer Stellung durch einen Verband so festgestellt wird, wie es für die spätere Gebrauchsfähigkeit des betreffenden Gliedabschnittes am günstigsten ist.

In beiden Fällen wird für die ersten 8—10 Tage bis zur vollkommenen Heilung der Weichteilwunde ein steriler Verband unter gleichzeitiger Ruhigstellung angelegt. Im Falle, daß ein bewegliches Gelenk erzielt werden soll, empfiehlt es sich, von Anfang an die Gelenkkörper durch einen sofort nach dem Eingriff angelegten, aber erst am 3.—4. Tag belasteten Extensionsverband auseinanderzuziehen. Die weiteren Vorschriften entsprechen denen, die für die Nachbehandlung nach der Arthroplastik gegeben sind (s. S. 502).

Soll das Gelenk versteift werden, so bleibt der erste Verband 6—8 Wochen liegen. Hat man einen Gipsverband angelegt, so wird er an der Operationsstelle gefenstert. Eine Naht oder Nagelung der Knochenenden, wie sie früher viel geübt wurde (HAHN 1882), ist bei der Möglichkeit, die Knochenenden breit gegeneinander zu stellen, meist nicht notwendig. SCHMIEDEN hat für besondere Fälle eine Drahtnaht empfohlen (s. S. 474). Hat man sorgsam das Periost geschont und die Gelenkkapsel entfernt, so tritt dann eine knöcherne Ankylose immer früher oder später ein. Ist nach Abnahme des ersten Verbandes noch eine federnde Beweglichkeit vorhanden, so wird der Verband für weitere 14 Tage bis 4 Wochen angelegt. Eine sichere Ruhigstellung ist aber bis zur völligen Ankylose notwendig. Um die übrigen Gelenke der Extremität vor allzu großer Unbeweglichkeit zu schützen, genügt nach Abnahme des ersten Verbandes meist ein sog. Tutor, d. h. ein nur die weitere Umgebung des resezierten Gelenkes umgreifender, gut sitzender, feststellender Verband, der die benachbarten Gelenke zur

Bewegung freiläßt. Diese Gelenke zeigen dann oft später eine über das regelrechte Maß der Beweglichkeit weit hinausgehende Bewegungsfähigkeit, worauf PAYR schon hingewiesen hat.

Wird keine knöcherne Ankylose erzielt, sondern nur eine fibröse, so treten an einzelnen Gelenken unter Umständen nachträglich Kontrakturen in schlechter Stellung ein. Am häufigsten sind die Beugekontrakturen nach Kniegelenkresektionen, und die Adduktionskontrakturen nach Hüft- und Schultergelenkresektionen, die die Extremität gebrauchsunfähig machen und zu Nachresektionen oder Osteotomien Veranlassung geben können.

Aber auch die Erzielung von beweglichen Gelenken nach Resektion wird nicht immer erreicht. Auf die spätere Versteifung ist schon hingewiesen. Andererseits kann aber auch ein Zuviel an Beweglichkeit also ein *Schlottergelenk* entstehen. Die Ursache dafür kann entweder in der Notwendigkeit der Resektion zu großer Diaphysenabschnitte bei sehr ausgedehnter Erkrankung oder Verletzung der Gelenkenden liegen, oder aber eine Schädigung des Periostes und der Muskelansätze können die Regeneration des Knochens verhindern und Haltlosigkeit der neuen Gelenkenden bedingen. LÖFFLER unterscheidet ein *aktives*, d. h. durch Muskeln (wenn auch nicht in regelmäßiger Bahn) bewegbares und ein *passives*, durch eine schlaffe Weichteilbrücke, nicht durch Muskelwirkung bewegbares Schlottergelenk. Beide Arten können Veranlassung zu einer Wiederholung der Resektion oder sogar zu einem verstümmelnden Eingriff abgeben. In manchen Fällen läßt sich der Fehler durch einen orthopädischen Apparat beheben.

Über Einzelheiten der Technik, Nachbehandlung und Erfolge siehe bei den einzelnen Gelenken.

γ) Die Resektion der Gelenke an den oberen Gliedmaßen.

1. Die Schultergelenkresektion.

Die Schultergelenkresektion scheint nach GURLT zuerst im Jahre 1726 von einem Dornburger Chirurgen in Gegenwart eines gelehrten Medikus zur Ausführung gekommen zu sein. Dieser entfernte einen Humeruskopf mit Nekrosen und Fisteln. Der berühmteste, überall angeführte Fall ist der von CHARLES WHITE (1768), der ebenfalls den Humeruskopf entfernte. Das Resultat war erstaunlicherweise die fast vollständige Wiederherstellung des Kopfes. Die Prüfung dieses Falles durch verschiedene Chirurgen stellte allerdings fest, daß von WHITE nicht der Kopf, sondern das von der Epiphyse gelöste, oberste Diaphysenstück entfernt worden war. Die Schultergelenkresektion hat auch schon früh in die Kriegschirurgie ihren Eingang gefunden (PERCY 1789, LARREY 1803). In Deutschland wurden typische Schultergelenkresektionen zuerst von TEXTOR (1820) ausgeführt.

Von den vielen Wegen, die zur Resektion des Schultergelenkes angegeben wurden, haben heute nur noch zwei größere Bedeutung. Der eine führt von vorne, der andere von hinten an das Gelenk heran. Der erste Weg wird am einfachsten durch das Verfahren von v. LANGENBECK beschritten. In der Abänderung von BAUDENS-OLLIER-HUETER ist er nicht wesentlich umständlicher, aber schonender für die Weichteile. Wir wählen dieses letztere Verfahren zur ausführlichen Beschreibung der Eröffnung und Resektion des Schultergelenkes von vorne. Der zweite Weg von hinten gibt bei der Gelenkeröffnung die bessere Übersicht über die Pfannenverhältnisse. Hierzu kommt am besten die von KOCHER ausgearbeitete, osteoplastische Arthrotomie zur Beschreibung.

I. Die Resektion des Schultergelenkes von vorne nach dem Vorgehen von v. LANGENBECK-BAUDENS-OLLIER-HUETER.

Der Weichteilschnitt dringt bei der LANGENBECKschen Methode, am Akromio-Claviculargelenk beginnend, dem Verlaufe des Sulcus intertubercularis folgend, 6—10 cm nach unten durch den M. deltoideus. Er schafft die von LANGENBECK gewünschten, einfachen Wundverhältnisse mit guter Übersichtlichkeit und erlaubt leicht die Freilegung und Schonung der langen Bicepssehne. Der Schnitt von BAUDENS-OLLIER-HUETER ist insofern schonender, als er in der Furche zwischen den Mm. deltoideus und pectoralis major verläuft und infolgedessen den M. deltoideus unverletzt läßt, während der vordere Abschnitt desselben bei der LANGENBECKschen Methode atrophiert, da bei der Schnittführung der N. axillaris oder doch die Muskeläste für den vorderen Abschnitt des M. deltoideus geschädigt werden (Abb. 292).

Daher empfiehlt es sich, folgendermaßen vorzugehen: Der Hautschnitt beginnt etwas außerhalb der Mitte der Clavicula und zieht schräg nach unten außen und erreicht den Oberarm etwa fingerbreit lateral von der vorderen Achselfalte. Er wird sofort bis auf die dünne Muskelfascie geführt. Werden nun die Hautränder auseinandergezogen, so erkennt man leicht den Sulcus zwischen den Muskelbäuchen der Mm. deltoideus und pectoralis major. Beim Lebenden leichter als an der Leiche findet man in diesem Sulcus die meist kräftig entwickelte Vena cephalica, die medial verzogen oder unterbunden werden muß (Abb. 292). Auch einem der Äste der A. thoracoacromialis begegnet man hier in vielen Fällen. Er wird am besten unterbunden. Es gelingt nun leicht, durch stumpfes Abschieben den M. deltoideus so weit nach lateral zu ziehen, daß der Proc. coracoideus und die von ihm ausgehenden Muskeln und weiter lateral das Gelenk übersehen werden können. Sollte die Übersicht bei sehr stark entwickeltem clavicularen Anteil des M. deltoideus auf Schwierigkeiten stoßen, so kann man die vordersten Muskelbündel parallel zur Clavicula und fingerbreit von ihr entfernt einschneiden. Dadurch erhält man eine immer ausreichende Übersicht, und da man diese Muskelwunde später vernähen kann, so bleibt keinerlei Störung der Muskelwirkung zurück. Das weitere Vorgehen entspricht nun dem v. LANGENBECKschen vollkommen. Zunächst tastet man sich den Sulcus intertubercularis ab, spaltet die Sehnenscheide der langen Bicepssehne auf der Hohlsonde bis zur Akromialecke (Abb. 292). Um die Sehne vor Verletzung zu schützen, muß man sie ganz übersehen können. Sie bleibt aber zunächst noch in ihrem Sulcus liegen. Das Gelenk wird aber im Verlaufe der ganzen Sehnenscheide gleichfalls eröffnet. Es folgt nun der wichtigste Akt der subperiostalen Resektion. Mit dem starken Resektionsmesser schneidet man am inneren Rande der Kapselwunde das Periost in der Gegend des oberen Randes des Tuberculum minus ein und löst es mit dem schlanken Elevatorium langsam und vorsichtig, aber vollständig vom Knochen ab (Abb. 293). Dieses Ablösen gelingt nur bis zum Ansatz der Sehne des M. subscapularis stumpf. Sobald man auf Widerstand stößt, muß das Elevatorium aus der Hand gelegt und wieder mit dem Resektionsmesser vertauscht werden. Mit kurzen, parallel zur Längsachse des Tuberculum und untereinander parallel verlaufenden Schnitten wird nun die Sehne vom Knochen abgetrennt (Abb. 293). Dabei muß die Messerschneide wie auch das Elevatorium gegen den Knochen gerichtet werden, um den Knochen sauber freimachen zu können und die ganzen Weichteile (Kapsel, Sehnenansätze und Periost) im Zusammenhang zu erhalten. Dabei dreht der Assistent, der den rechtwinklig gebeugten Arm führt, den Humerus allmählich nach außen (Abb. 293). Die Ablösung der Weichteile geht so dauernd unter Leitung des Auges vor sich und gelingt leicht auf der ganzen medialen Seite. Die Kapsel wird am anatomischen Halse abgetrennt. Man hat dann schon einen guten Einblick in das Gelenk. Ist der mediale Kopfabschnitt frei, so beginnt dasselbe Vorgehen auf der lateralen Seite. Die Bicepssehne wird nun zunächst mit einem Nervenhaken aus ihrem Sulcus gehoben und nach medial verlagert (Abb. 294). Von dem Sulcus intertubercularis ausgehend, werden zuerst wieder die Kapselansätze stumpf abgelöst bis auf das Tuberculum majus und bis die Ansätze der hier ansetzenden Sehnen (Mm. supraspinatus, infraspinatus

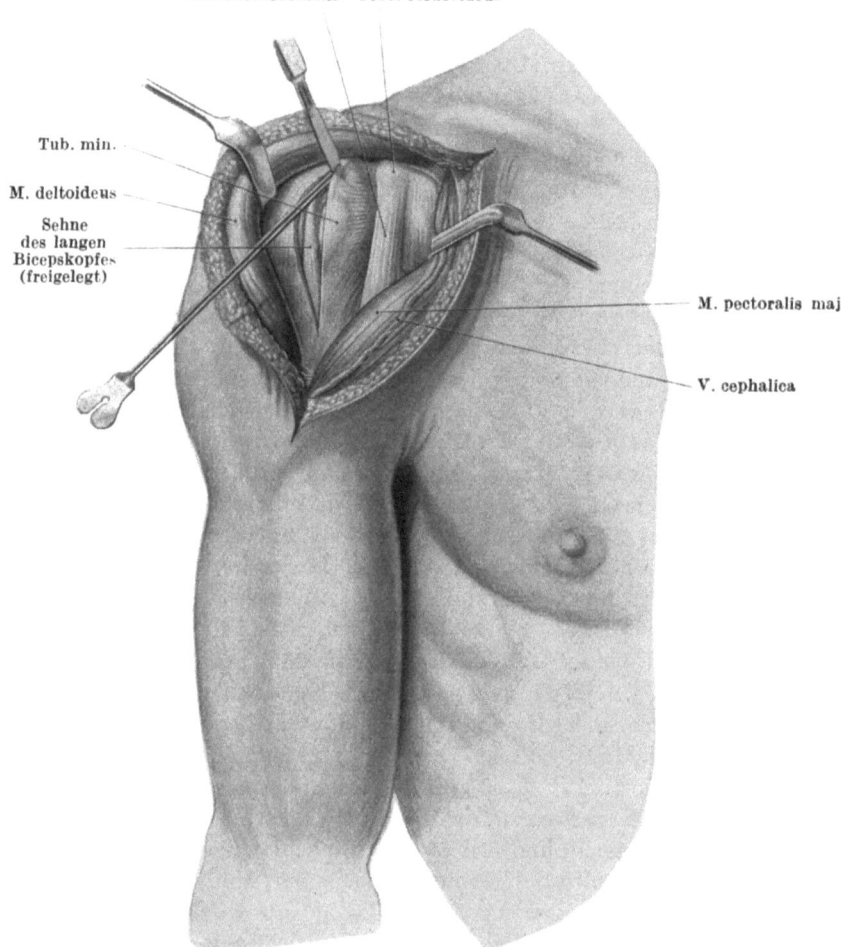

Abb. 292. Die Schultergelenkresektion von vorne (v. LANGENBECK, BAUDENS, HUETER, OLLIER). I. Zugang zwischen Mm. deltoideus und pectoralis maj. Freilegung des Sulcus intertubercularis.

und teres minor) das weitere stumpfe Vorgehen verhindern. Diese Sehnenansätze werden wieder mit dem Resektionsmesser zugleich mit den lateralen Ansätzen der Gelenkkapsel vom Tuberculum majus und vom anatomischen Hals abgelöst, während eine langsame Einwärtsdrehung von dem Assistenten ausgeführt wird (Abb. 294). So verfährt man, bis der Kapsel-Periostschlauch im Zusammenhange losgelöst und der Kopf nun ganz frei ist. Man soll mit der Ablösung diaphysenwärts so sparsam wie möglich vorgehen, d. h. sich nach der Ausbreitung der Erkrankung richten, um spätere Nekrosen der vom Periost entblößten Abschnitte zu verhüten. Ist man gezwungen, die Weichteile bis unter die Tubercula zu lösen, so muß auf der Außenseite der hier verlaufende N. axillaris berücksichtigt und beiseite gezogen werden. Auch die mit ihm verlaufende A. circumflexa humeri posterior soll nicht verletzt werden, da man dadurch eine unangenehme Blutung aus der Tiefe bekommen kann. Ist der Kopf ganz frei (gelegentlich muß mit

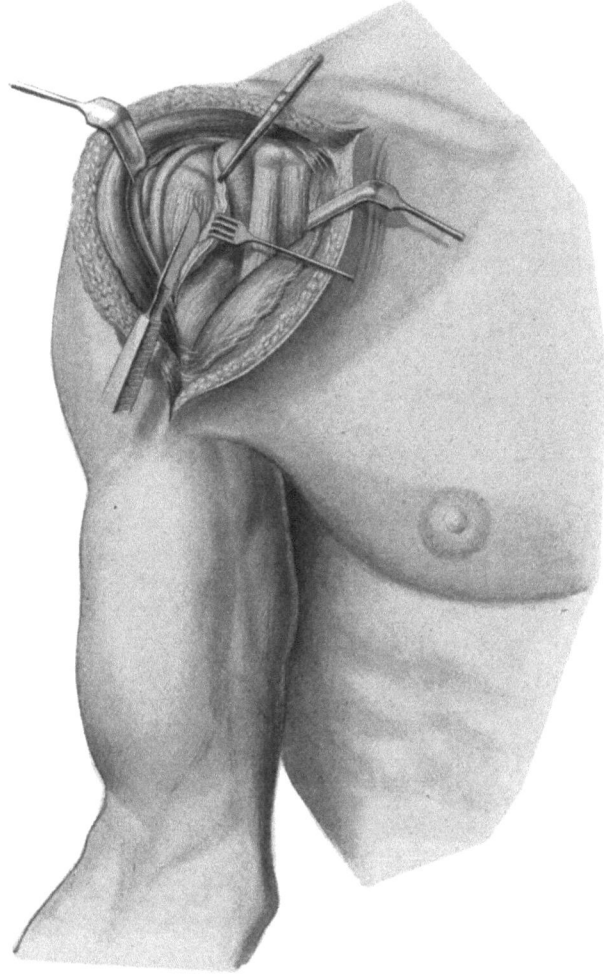

Abb. 293. Die Schultergelenkresektion von vorne. II.
Unter Auswärtsrotation wird das Tub. minus von allen Weichteilen befreit.

Messer und Elevatorium an der Innenseite noch etwas nachgeholfen werden), so wird er aus der Weichteilwunde herausgedrängt und je nach Art und Ausdehnung der Erkrankung oder Verletzung mit Meißel oder Säge ganz oder teilweise abgetragen (Abb. 295). Ist die Kapsel ebenfalls erkrankt, so wird der Schaft mit dem einzinkigen LANGENBECKschen Haken stark nach lateral gezogen und die Synovialmembran mit der COOPERschen Schere exstirpiert. Auch die Pfanne, die man sich durch Einsetzen von breiten, stumpfen LANGENBECKschen Haken nun gut zu Gesicht bringen kann, muß in jedem Falle besichtigt und eventuell mit dem Hohlmeißel bearbeitet werden, bis alles Kranke entfernt ist. Dann wird genaue Blutstillung durch Unterbinden oder Umstechen aller Gefäße bis zu den kleinsten Blutpunkten ausgeführt und schließlich der Stumpf zurückgelagert. Je nach dem Ziele der Operation werden die Gelenkenden geformt. Soll Versteifung eintreten, was wir ja bei der Tuberkulose für wünschenswert halten

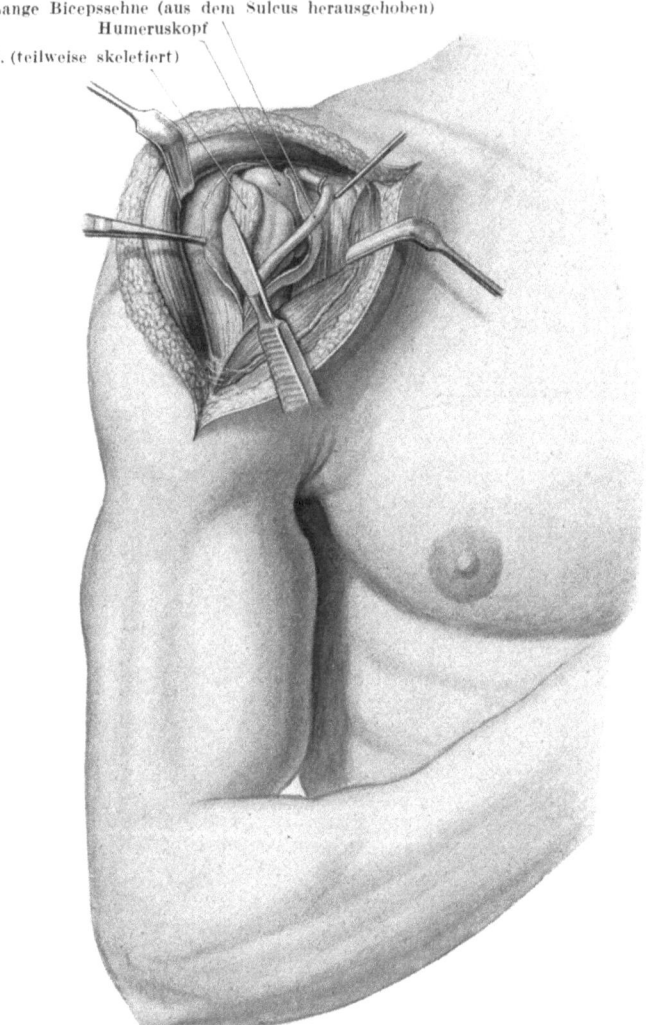

Abb. 294. Die Schultergelenkresektion von vorne. III.
Die Befreiung des Tub. maj. vom Periost unter Innenrotation.

müssen, so werden breite Berührungsflächen geschaffen. Soll eine spätere Beweglichkeit erzielt werden, so machen wir die Pfanne flach und den Kopf runden wir so, daß die Berührungsfläche möglichst gering ist (s. S. 505). Die Weichteilwunde wird, soweit die Muskulatur in Frage kommt, mit Catgut, soweit sie die Haut betrifft, mit Seide genäht. Für 48 Stunden wird ein Glasrohr im unteren Wundwinkel eingelegt, um der unvermeidlichen Ansammlung von Blut freien Abfluß zu gestatten. Im Verband wird in allen Fällen der Humerusstumpf stark abduziert in die ihres Knorpelüberzuges beraubte Pfanne eingestellt und auf einer Abduktionsschiene befestigt. Soll eine Beweglichkeit erzielt werden, so werden nach Anlegung des Wundverbandes sofort auch die Streifen für die Extension angeklebt, aber erst nach einigen Tagen belastet.

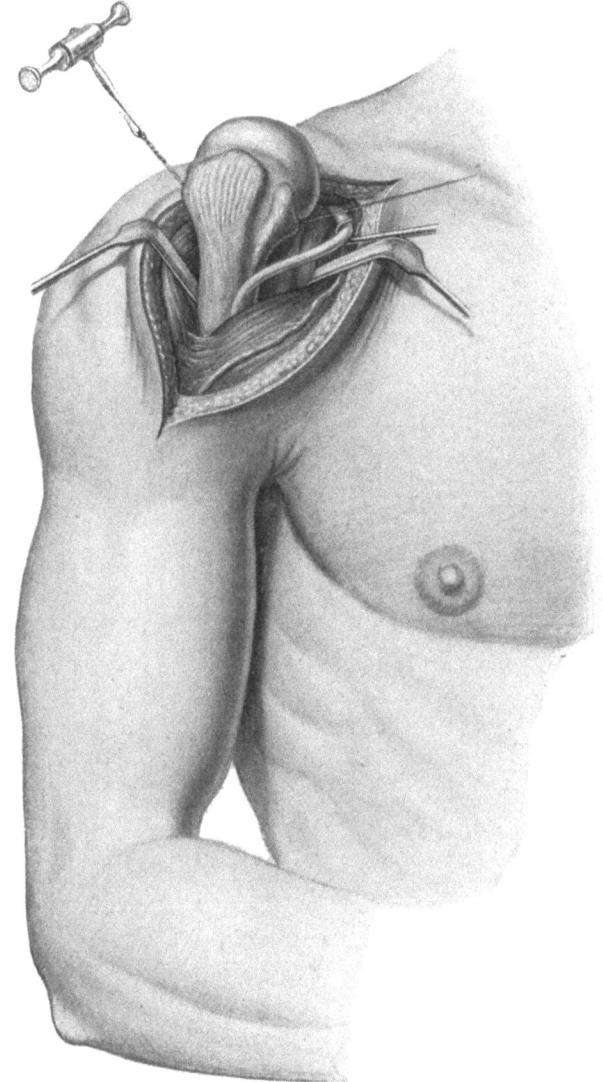

Abb. 295. Die Schultergelenkresektion von vorne. IV.
Der befreite Kopf wird aus den Weichteilen herausgestaucht und mit der GIGLI-Säge abgesägt.

Will man am Schultergelenk nach dem Vorschlag von VOGT und später TILING nicht nur subperiostal operieren, sondern die Muskelansätze im Zusammenhange mit den Tubercula erhalten, so werden diese, nachdem sie durch Beiseiteziehen der Weichteile dem Auge zugänglich gemacht sind, und nachdem die Bicepssehne aus dem Sulcus intertubercularis herausgehoben ist, zunächst mit dem Meißel abgeschlagen, mit dem Elevatorium abgehoben und nun im Zusammenhange mit dem übrigen Periost abgelöst. Den breiten Meißel setzt man zweckmäßig am Sulcus intertubercularis an und schlägt das Tuberculum minus nach innen, das Tuberculum majus nach außen ab. In diesem Falle kann ebenfalls ein Kapsel-Periostschlauch gebildet werden, an dem die Tubercula mit den Muskelansätzen hängen.

Ist die Resektion erfolgt, so können die Tubercula mit einem Nagel wieder am Knochen befestigt werden. Die Weichteilversorgung ist dieselbe. Die Knochenregeneration und die Aussichten auf frühzeitige Bewegungsmöglichkeit sollen besser sein als beim subperiostalen Vorgehen.

II. Die Resektion des Schultergelenkes von hinten nach KOCHER.

Soll das Schultergelenk an der *Rückseite* eröffnet werden, so empfehlen wir das Verfahren von KOCHER.

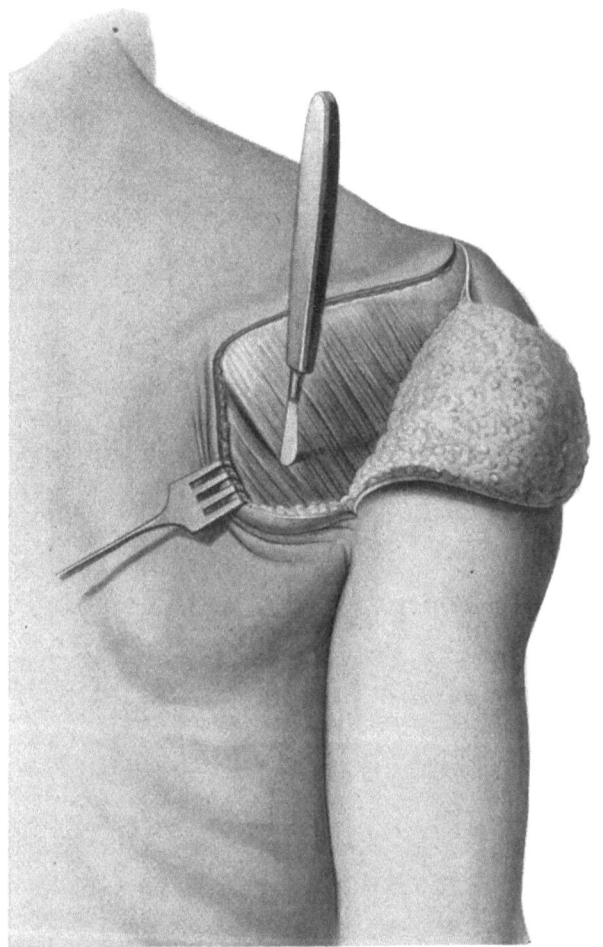

Abb. 296. Die Resektion des Schultergelenkes von hinten (KOCHER). I.
Winkeliger Hautschnitt. Durchtrennung des M. deltoideus in seinem hintersten Abschnitt.

Die Ausführung eines hinteren Schnittes hat besonders Bedeutung bei Erkrankungen der Pfanne allein. Aus diesem Grunde haben schon v. ESMARCH und KÖNIG Vorschriften zur Resektion von hinten gegeben. Bei eitrigen Erkrankungen kommt noch dazu, daß eine Ableitung nach hinten wirksamer ist als nach vorn oder oben. Schließlich hat KOCHER noch darauf aufmerksam gemacht, daß das Abgleiten des Kopfes nach vorn und innen, wie es bei den vorderen Eingriffen so häufig beobachtet wird, dadurch vermieden werden kann, daß man den vorderen Kapsel- und Muskelanteil unversehrt läßt. Das KOCHERsche Vorgehen hat vor den übrigen hinteren Zugängen den Vorteil, daß es sehr schonend für die Weichteile ist, da nur die hintersten Fasern des M. deltoideus vom übrigen Muskel abgetrennt werden, so daß der N. axillaris sicher geschont und trotzdem ein guter Zugang zum Gelenk geschaffen wird.

Der Eingriff verläuft in folgender Weise: Von der Akromio-Clavicularecke beginnt der Hautschnitt und folgt der Spina scapulae etwa bis zu deren Mitte. Dann biegt er nach unten um und zieht schräg nach außen gegen die hintere Achselfalte, ohne sie jedoch vollkommen zu erreichen (Abb. 296). Der Weichteilschnitt dringt in seinem oberen Abschnitt in das Akromio-Claviculargelenk ein,

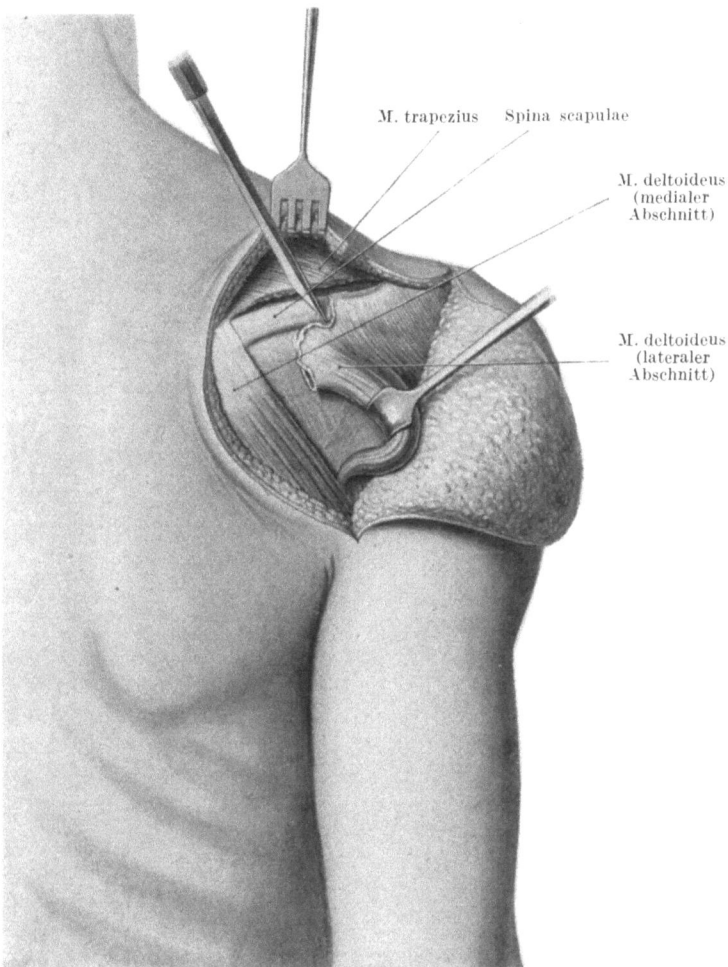

Abb. 297. Die Schultergelenkresektion von hinten (KOCHER). II.
Die Spina scapulae ist von den Muskelansätzen oben und unten befreit und wird im freien Teil schräg durchmeißelt.

öffnet dieses und verläuft dann auf der Spina scapulae auf dem Knochen weiter. Der untere Teil des Schnittes spaltet die dünne Fascie sowie die Muskelfasern des M. deltoideus halb scharf, halb stumpf im Verlaufe der Schnittrichtung durch (Abb. 296). Diese Spaltung beginnt auf der Spina und soll nicht weiter als 3—5 cm nach abwärts reichen, um den N. axillaris nicht zu gefährden. Es bleibt nur ein kleiner Teil von Deltoideusfasern nach hinten stehen. Es wird nun der lateral vom Schnitt gelegene Teil der Spina scapulae bis dahin, wo sie sich frei von der

Scapula erhebt, von Muskeln befreit. Nach oben trennt man subperiostal den M. trapezius, nach unten einen Teil des sehnigen Ansatzes des M. deltoideus ab. Die darunter auf der Rückfläche der Scapula gelegenen Muskeln werden nicht verletzt, um nicht den auf dem Knochen (d. h. durch die Fossa supraspinata um das Collum scapulae; durch die Fossa infraspinata) unter diesen Muskeln ver-

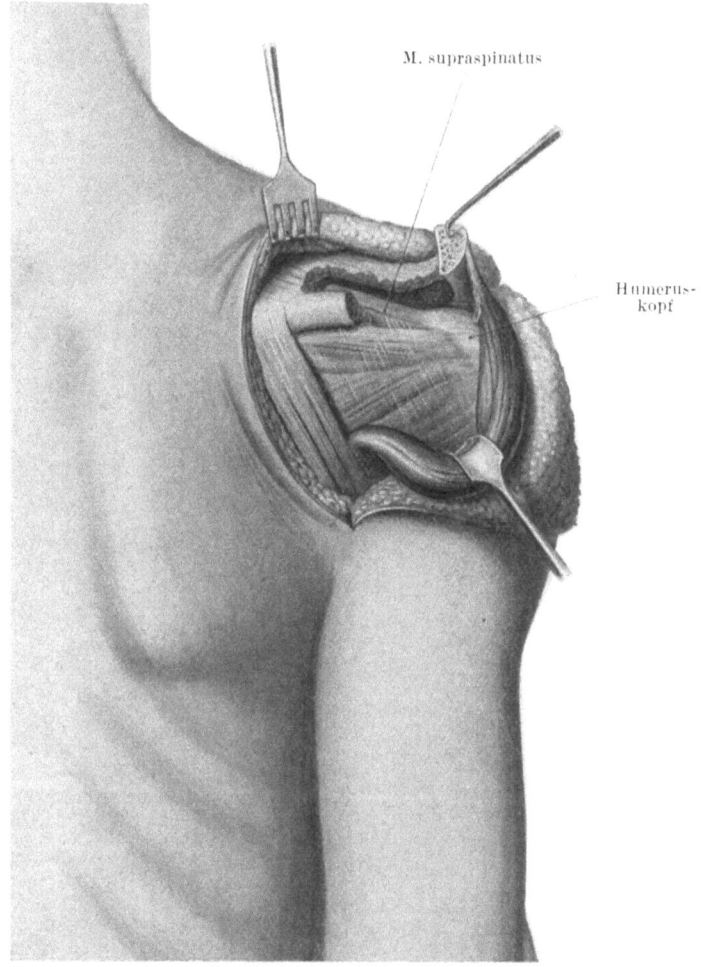

Abb. 298. Die Schultergelenkresektion von hinten (KOCHER). III.
Die Spina scapulae ist durchmeißelt und mit einem LANGENBECK-Haken nach außen gezogen.
Der M. supraspinatus ist dadurch freigelegt.

laufenden N. suprascapularis zu verletzen. Dies kann nicht geschehen, wenn man die Mm. supra- und infraspinatus unversehrt läßt. Ist der Übergang der Spina scapulae von dem festen in den freien Teil erreicht, d. h. von Muskeln entblößt, so setzt man etwas medial von dieser Stelle auf die Spina den Meißel schräg nach außen gerichtet auf und schlägt nun den lateralen freien Teil der Spina ab (Abb. 297). Man darf den Meißel senkrecht nicht scapularwärts richten, da man auch dadurch noch einmal den hier unter oder vor dem Lig. transversum scapulae inf. verlaufenden, in die Fossa infraspinata eintretenden N. suprascapularis gefährden kann. Das abgeschlagene laterale Stück der Spina scapulae mit dem Akromion bleibt am M. deltoideus hängen. KOCHER rät, schon vor der Durchmeißelung der Spina zwei Bohrlöcher zu beiden Seiten der Durchtrennungslinie anzulegen, um später durch Drahtnaht eine feste Verbindung der Stücke herstellen zu können. Um nun gegen das Gelenk vordringen zu können, wird ein

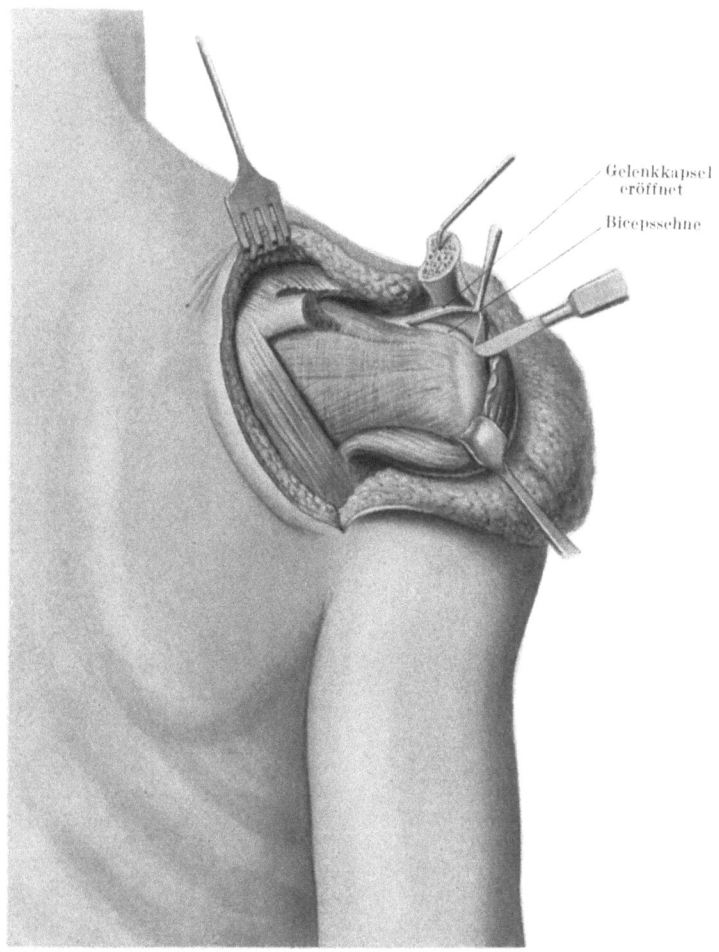

Abb. 299. Die Schultergelenkresektion von hinten (KOCHER). IV.
Am oberen Rande des M. supraspinatus ist die Kapsel gespalten und die lange Bicepssehne freigelegt.

Haken in den abgeschlagenen Teil der Spina scapulae eingesetzt und dieser samt dem M. deltoideus nach außen oben langsam und vorsichtig umgeschlagen (Abb. 298). Dadurch wird nun der hintere Teil der Gelenkkapsel übersichtlich frei. Am oberen vorderen Rande des M. supraspinatus bzw. seiner am Tub. majus ansetzenden Sehne verläuft parallel zu ihr die Sehne des Biceps in der Gelenkkapsel. Hier soll nach KOCHER die Eröffnung des Gelenkes unter Spaltung der Sehnenscheide bis zum Akromion erfolgen (Abb. 299). Der Arm wird zu dem Zwecke nach außen gedreht. Nach Spaltung der Sehnenscheide läßt sich nun die Bicepssehne herausnehmen und nach vorne ziehen (Abb. 300). Jetzt kann die Ablösung der Gelenkkapsel und das Abtrennen der Sehnenansätze unter abwechselnder Innen- bzw. Außendrehung wie bei dem v. LANGENBECKschen Vorgehen beginnen. Auch das Abmeißeln der Tubercula kann leicht ausgeführt werden, wenn man nach VOGT-TILING-KÖNIG vorgehen will. Der Kopf oder Teile desselben werden reseziert und man hat nun einen ausgezeichneten Einblick

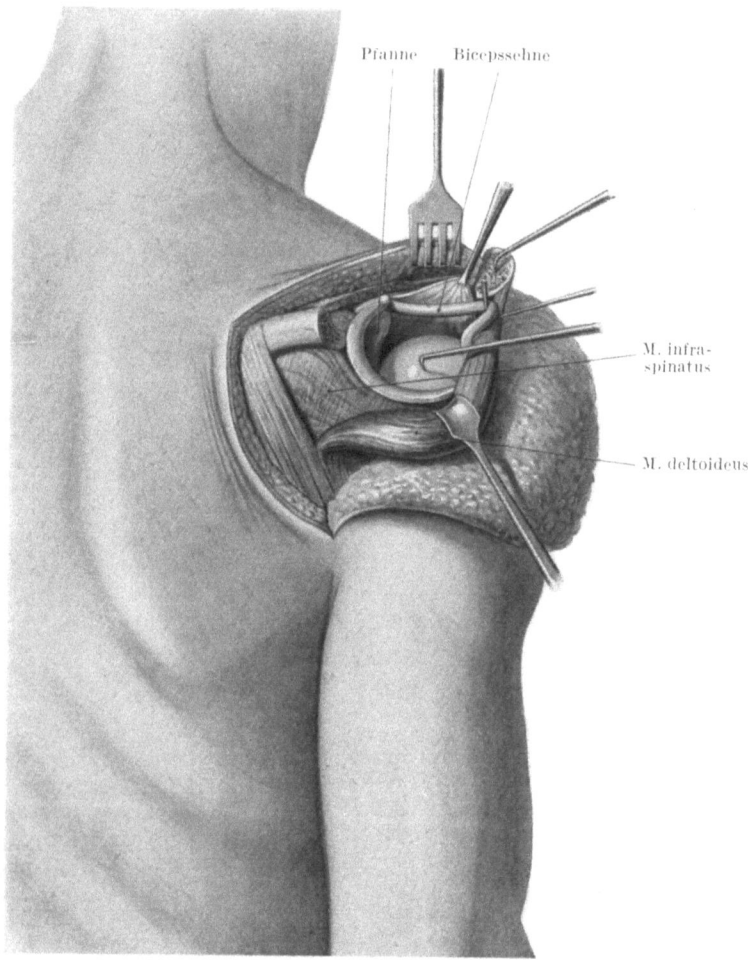

Abb. 300. Die Schultergelenkresektion von hinten (KOCHER). V.
Die Kapsel ist breit eröffnet. Pfanne und Kopf sind gut zu übersehen. Die lange Bicepssehne wird geschont.

in die tieferen Gelenkabschnitte und die Pfanne. Nach Beendigung des Eingriffes im Gelenkinneren wird der M. deltoideus mit dem Akromion wieder zurückverlagert, die Kapsel- und Periostwunde unter aseptischen Verhältnissen vernäht und das abgetrennte Spinastück wieder an der Scapula mit einer Drahtnaht befestigt. Für 48 Stunden soll ein Glasrohr eingelegt werden.

Der Enderfolg ist, was die Wirkung des M. deltoideus betrifft, besser als bei den vorderen Verfahren. Ebenso tritt, wie schon oben bemerkt, die Subluxation des Kopfes nach vorne und innen nicht auf, da der vordere Kapsel- und Muskelapparat erhalten bleibt.

Der Verband wird ebenfalls in rechtwinkliger abduzierter Stellung des Schultergelenkes angelegt und es wird, wenn ein bewegliches Gelenk erzielt werden soll, frühzeitig mit Bewegungsübungen begonnen.

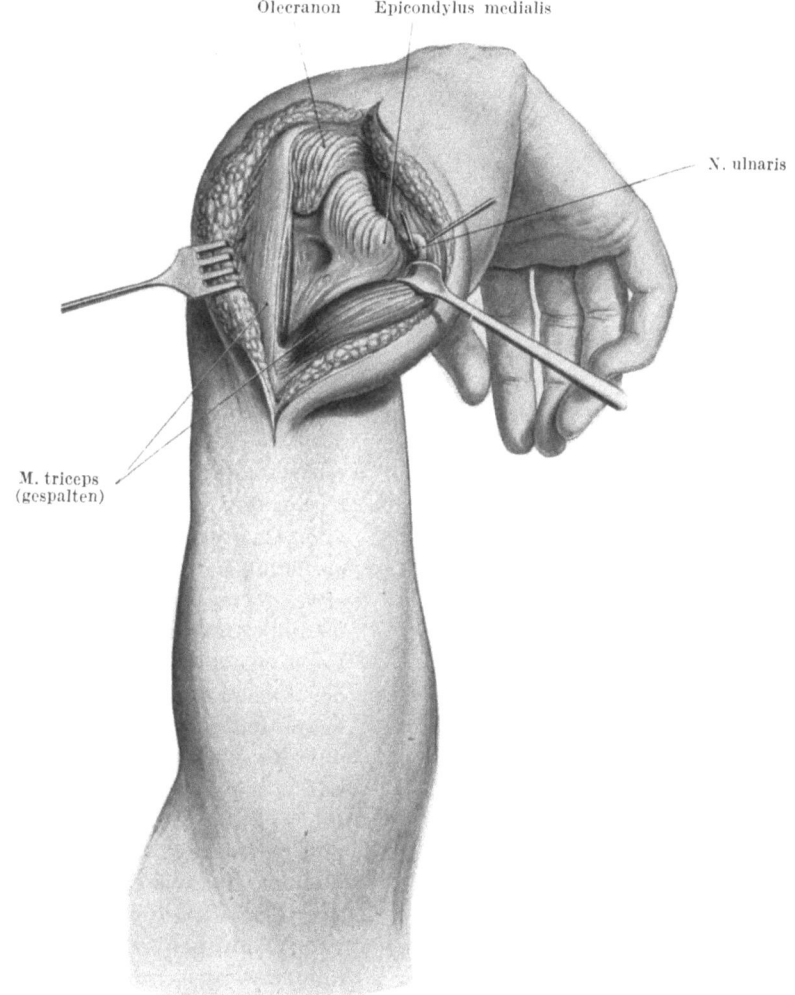

Abb. 301. Die Resektion des Ellenbogengelenkes nach v. LANGENBECK. I.
Der M. triceps ist gespalten und der mediale Epicondylus unter Schonung des N. ulnaris von den Weichteilen befreit.

2. Die Resektion des Ellenbogengelenkes.

Die ersten typischen Resektionen wurden von H. PARK (1781) in England und 1829 von M. JÄGER in Deutschland ausgeführt. In der Kriegschirurgie wurde sie von v. LANGENBECK und ESMARCH empfohlen. Die Erfolge waren sehr gute.

Für die Resektion des Ellenbogengelenkes konkurrieren das v. LANGENBECKsche und das KOCHERsche Verfahren. Auch für dieses Gelenk sind von KÖNIG, TILING und KOCHER Vorschriften ausgearbeitet worden, um nach Abmeißelung der Apophysen den Zusammenhang der Muskelansätze mit dem Periost zu erhalten. Im allgemeinen wird die Resektion nach dem Vorschlag von v. LANGENBECK subperiostal ausgeführt.

Beide Verfahren erlauben einen sehr guten Überblick über das ganze Gelenk, da eine vollständige Luxation der Gelenkenden möglich ist. Das v. LANGENBECKsche Vorgehen kommt mehr bei Erkrankung des Olecranon oder der hinteren Abschnitte der Humerusepiphyse in Betracht, während der KOCHERsche Schnitt besonders bei Erkrankung des Radiusköpfchens und der vorderen Gelenkabschnitte ausgeführt werden soll.

Beide Verfahren haben Vorgänger. Der hintere Längsschnitt v. LANGENBECKS ist in ähnlicher Weise von PARK und CHASSAIGNAC, der laterale Haken- oder Angelschnitt KOCHERS in anderer Form von HUETER als radialer Längsschnitt, von OLLIER als Bajonettschnitt angegeben worden.

Der springende Punkt der Methoden v. LANGENBECKS und KOCHERS liegt in der besseren Schonung der Muskeln und Nerven. In der Beziehung ist der komplizierte Schnitt KOCHERS am besten.

I. Der v. LANGENBECKsche hintere Längsschnitt.

Der Kranke befindet sich in Rückenlage. Der betreffende Arm wird vom Assistenten im Ellenbogen rechtwinklig gebeugt und im Schultergelenk erhoben, so daß der mediale Condylus dem Operateur zugerichtet ist. Der Hautschnitt von etwa 8 cm Länge beginnt etwas medial von der Mittellinie in der Fossa olecrani 2—3 cm oberhalb des Olecranonrandes. Das spitze Resektionsmesser wird sofort bis auf den Knochen eingestoßen und auf diesem bis zum Olecranon geführt. Dann wird der Griff gesenkt und der Schnitt auf dem Olecranon und der Ulna ebenfalls etwas medial von der Mittellinie 4—6 cm weit nach distal geführt. In die Wundränder werden nun scharfe Haken eingesetzt und die Wunde auseinandergezogen. Zunächst befreit der

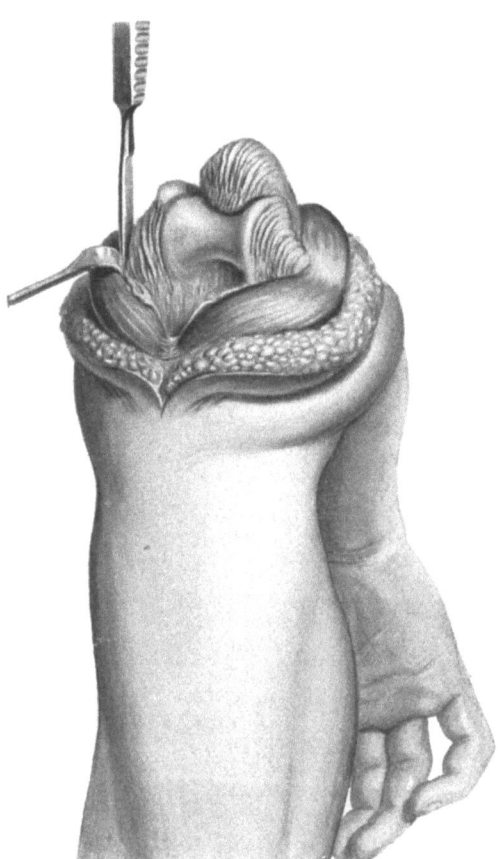

Abb. 302. Die Resektion des Ellenbogengelenkes nach v. LANGENBECK. II.
Beide Epikondylen und das Olecranon sind von Weichteilen entblößt.

Operateur die Fossa olecrani mit dem Elevatorium nach beiden Seiten vom Periost. Dann wird das Resektionsmesser eingesetzt und mit parallel verlaufenden langen Zügen, immer im oberen Wundwinkel beginnend, die Ablösung des Periostes vorgenommen (Abb. 301). Da der im Sulcus ulnaris verlaufende N. ulnaris auf keinen Fall verletzt werden darf, muß das Abtrennen der Weichteile auf der vorliegenden medialen Seite sehr vorsichtig gemacht werden und die Messerschneide darf den Knochen nie verlassen. Die Schnitte werden über das Olecranon bis auf die Ulna weitergeführt. Die ersten verlaufen vom oberen Wundwinkel nach dem unteren Wundwinkel über das Olecranon. Da die Knochenfläche aber in der Gegend des Gelenkspaltes breiter ist als oben und unten, so weichen die Schnitte allmählich immer mehr von der Geraden ab, d. h. sie beginnen zwar im oberen Wundwinkel und enden im unteren, aber in der Mitte verlaufen sie mehr und mehr auf den Epicondylus medialis zu (Abb. 302). Ist dieser annähernd erreicht, so muß man besonders darauf achten, daß die Muskelansätze und das Lig. collaterale mediale mit dem Periost im

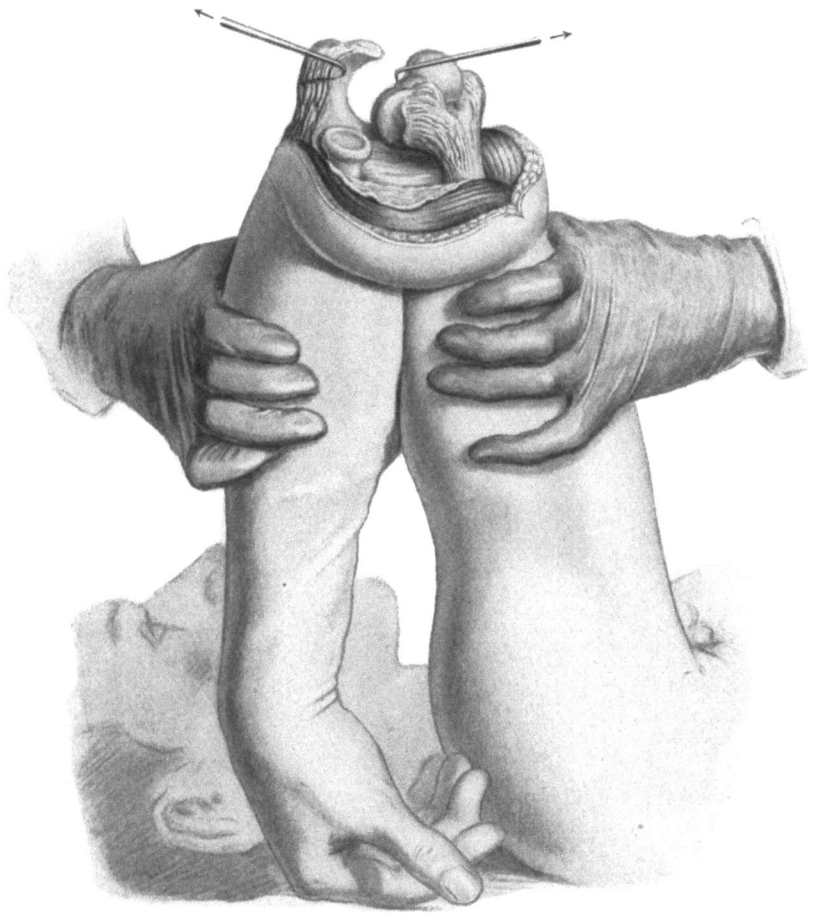

Abb. 303. Die Resektion des Ellenbogengelenkes nach v. LANGENBECK. III.
Unter stärkster Beugung des Gelenkes werden die beiden Gelenkkörper auseinandergezogen, um die vordere Kapseltasche zu übersehen.

Zusammenhange abgelöst werden. Der N. ulnaris ist mit den Weichteilen abgehoben worden und gar nicht zu Gesicht gekommen. Nur wenn stärkere Zerstörungen der Weichteile in der Gegend seines Verlaufes vorhanden sind, soll der Nerv freigelegt werden (Abb. 301). Ist der Epicondylus medialis entblößt, so werden die Weichteile wieder zurückgebracht, da nur dann die Ablösung auf der lateralen Seite gelingen kann. Der Arm wird vom Assistenten ebenfalls in rechtwinkliger Stellung um 180° nach außen gedreht, so daß nun die laterale Seite dem Operateur zugewendet ist. Die Ablösung der Weichteile erfolgt nun, im unteren Wundwinkel beginnend, mit dem Resektionsmesser, bis der Epicondylus lateralis auch freiliegt (Abb. 302). Werden jetzt die

Weichteile, während der Arm mehr gestreckt wird, auseinandergezogen, so lassen sich bei einer nun folgenden starken Beugung die Gelenkenden aus der rhombischen Weichteilwunde leicht luxieren (Abb. 303). Man braucht nur unter noch stärkerer Beugung durch die in die Gelenkkörper eingesetzten scharfen Haken oder um die Gelenkkörper gelegten Rollgazen die Gelenkenden auseinanderzuziehen, um auch die vorderen Kapselabschnitte gut übersehen zu können.

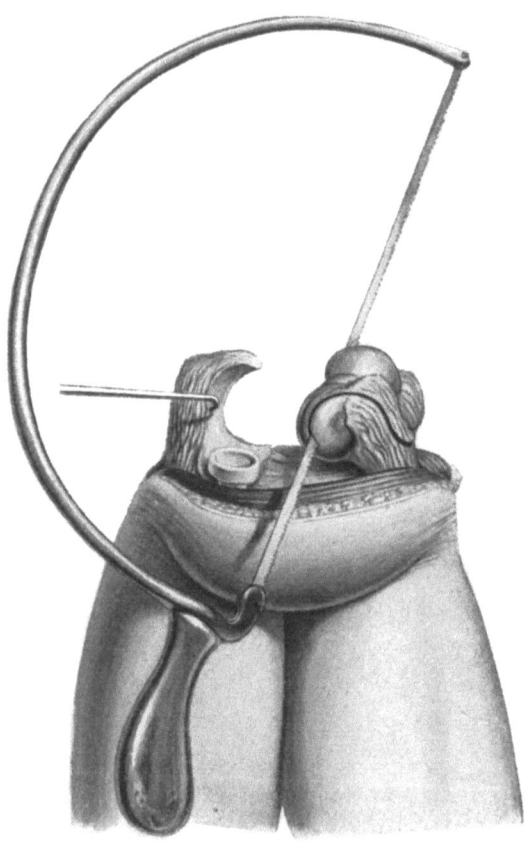

Abb. 304. Resektion des Ellenbogengelenkes nach v. LANGENBECK. IV.
Absägen der Gelenkflächen mit der HELFERICHschen Bogensäge in Bogenlinie.

Die Absägung der Gelenkenden wird nach dem Vorschlag von HELFERICH in Nachahmung der natürlichen Epiphysenformen *bogenförmig* vorgenommen (Abb. 304). Besonders wichtig ist die Bogenform an der Ulna, um der später sich an ihr wieder festsetzenden Tricepssehne einen möglichst langen Hebelarm zu erhalten (KOCHER). Selbstverständlich muß man sich mit der Ausdehnung der Resektion der Knochen ganz nach den gegebenen Verhältnissen richten. Die Kapsel wird, soweit sie erkrankt ist, mit entfernt, die bindegewebige kann dabei oft größtenteils erhalten werden. Ist die Resektion abgeschlossen, so erfolgt die Reposition der Gelenkenden. Dabei kann man, wie es HELFERICH zuerst für das Kiefergelenk vorgeschlagen hat, einen gestielten Muskel- oder Fascienmuskellappen aus der Umgebung zwischen den Gelenkenden hindurchziehen und am Ende festnähen, um durch dieses Interpositum eine Ankylose zu verhindern (Abb 305). Das kommt natürlich nur für die Fälle in Frage, bei denen eine spätere Beweglichkeit erwünscht ist. Stehen die Gelenkenden gut aneinander, so werden die Weichteile zurückgelagert und sowohl das Periost als auch die gespaltene Tricepssehne wieder durch Knopfnähte über dem Knochen vereinigt. Schließlich erfolgt exakte Hautnaht.

Der Arm wird in rechtwinkliger Stellung auf einer Schiene befestigt.. Soll keine Versteifung eintreten, so kann er schon nach einigen Tagen, wenn die größte Gefahr der Nachblutung beseitigt ist, in eine etwas andere Stellung gebracht werden. So wechselt man sie bei jedem Verbandwechsel. Nach 10—14 Tagen beginnt man mit vorsichtigen Bewegungsübungen.

Zeigt das Ellenbogengelenk Neigung zu versteifen, so ist der Versuch zu machen, es zu verhindern. Massage und Bewegungsübungen aktiver und passiver Art können viel leisten. Durch frühzeitige aber vorsichtige Massage wird der Muskelatrophie und den Kontrakturen, die sich bei langer Ruhigstellung in besonderen Muskelgruppen leicht einstellen, ein Ziel gesetzt. Auch Behandlung der Muskulatur mit dem galvanischen Strome ist zu empfehlen. Besondere Rücksicht ist auf die Pro- und Supinationsübungen zu nehmen. Kann die Versteifung nicht verhindert werden, so ist der Arm im Ellenbogengelenk rechtwinklig, die Hand

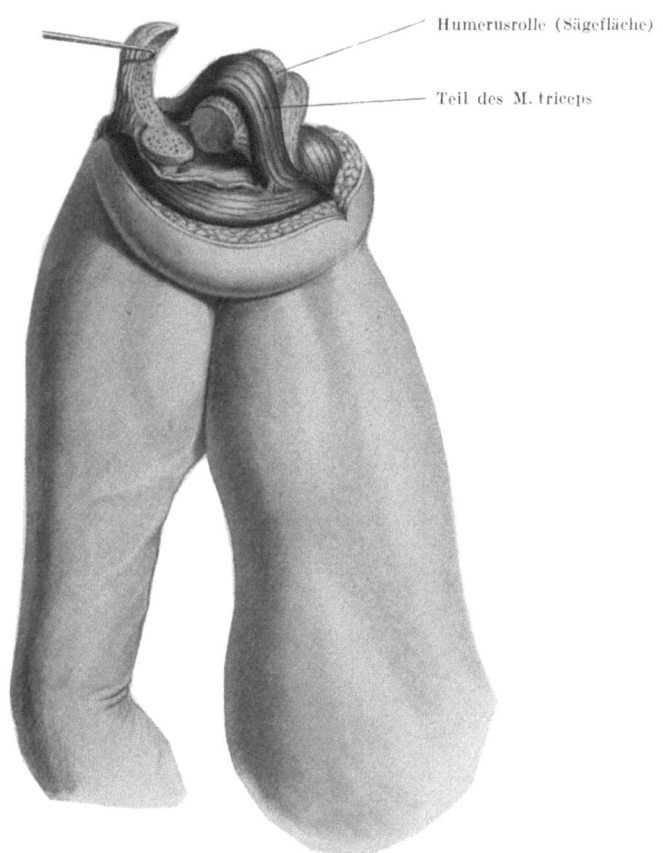

Abb. 305. Die Resektion des Ellenbogengelenkes nach v. LANGENBECK. V.
Ein Teil des M. triceps ist abgespalten und als Interpositum zwischen die neuen Gelenkkörper gelegt.

in eine Mittelstellung zwischen Pro- und Supination zu stellen. In dieser Lage ist die Extremität am besten gebrauchsfähig. Die übrigen Gelenke müssen während der ganzen Nachbehandlung mit großer Sorgfalt in ausreichender Bewegungsfähigkeit erhalten werden.

II. Der Haken- oder Angelschnitt von KOCHER.

Er ist aus dem OLLIERschen Bajonettschnitt hervorgegangen. KOCHER hat ihn so abgeändert, daß nicht nur der M. anconaeus, der Strecker und Kapselspanner des Ellenbogengelenkes selbst, sondern auch die Nervenversorgung dieses Muskels unversehrt bleibt. KOCHERs Schnitt verläuft so, daß er die Muskeln, die von den Muskelästen aus dem Oberarmabschnitt des N. radialis versorgt werden, nach hinten lateral, diejenigen, die von dem Ramus profundus des N. radialis versorgt werden, nach vorne medial liegen läßt.

Im einzelnen wird das Verfahren folgendermaßen ausgeführt: Bei fast gestrecktem Arme, der mit seiner Außenseite dem Operateur zugewendet wird, beginnt der Schnitt 3—4 cm oberhalb des Epicondylus lateralis auf der äußeren Humeruskante. Er zieht auf dieser abwärts über das Radiusköpfchen hinweg am lateralen vorderen Rande des M. anconaeus entlang, sich bogenförmig ulnarwärts wendend. Er geht dann auf die Ulnakante über und durchtrennt die

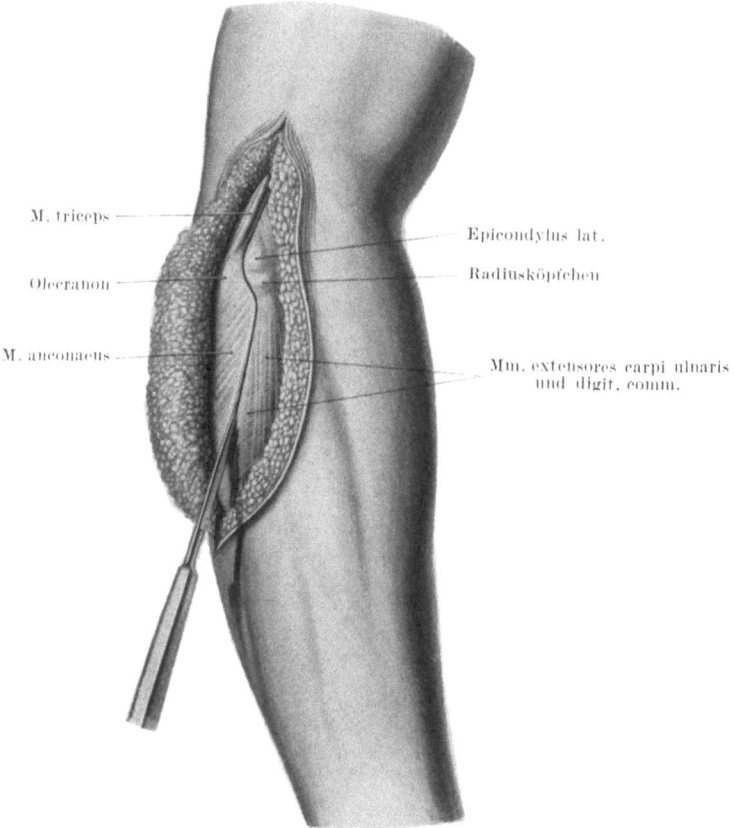

Abb. 306. Die Ellenbogengelenkresektion nach KOCHER. I.
Die Anlage des Muskelschnittes.

am meisten distal gelegenen Muskelfasern des M. anconaeus, wenn sie weit nach abwärts reichen. Nach hinten bleiben infolgedessen die Mm. triceps und anconaeus, nach vorn der M. brachioradialis, der M. extensor carpi ulnaris und die Mm. extensor carpi radialis longus und brevis (Abb. 306). Will man subperiostal vorgehen, so wird der M. triceps, die Kapsel und der M. anconaeus vom hinteren Schnittrande aus vom Humerus, Olecranon und Ulna mit dem Resektionsmesser, das scharf gegen den Knochen gerichtet wird, subperiostal abgelöst, bis der Epicondylus lateralis und das Olecranon von den Weichteilen befreit sind (Abb. 307). Dann läßt sich der Triceps-Kapsel-Periostlappen bei gestrecktem Arme über das Olecranon hinwegziehen. Um nun einen guten Einblick in das Gelenk zu erhalten, wird noch das Lig. collaterale radiale und die das Radiusköpfchen bedeckende Kapsel mit dem Lig. annulare gespalten (Abb. 308). Nun kann das

Gelenk nach außen luxiert und übersehen werden. Soll eine vollständige Resektion der Gelenkenden ausgeführt werden, so wird das Gelenk so stark zum Klaffen gebracht, daß man auch das Lig. collaterale ulnare durchschneiden und nun die Muskelansätze mit dem Periost und der Kapsel im Zusammenhang vom Epicondylus medialis und der medialen Ulnakante entfernen kann (Abb. 309). Dieser letzte Teil der Operation ist etwas schwierig. Bei der Ablösung der

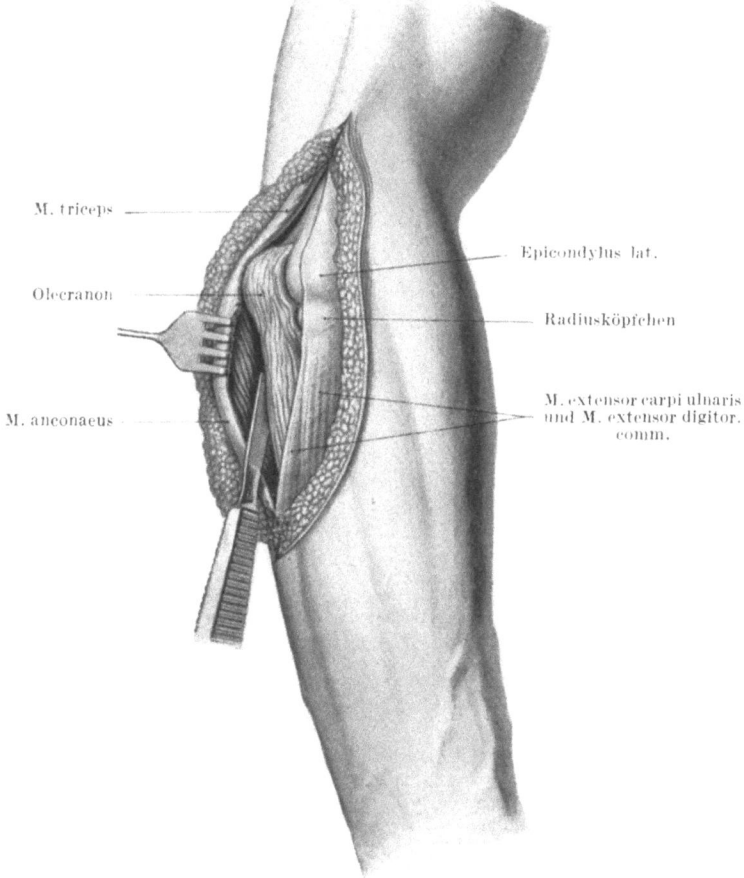

Abb. 307. Die Ellenbogengelenkresektion nach KOCHER. II.
Die Befreiung des Olecranons von den Weichteilen.

Weichteile von der Vorderseite muß auf den N. radialis Rücksicht genommen werden, der dicht über dem Radiusköpfchen hinwegzieht. Ebenso muß beim Skeletieren des Epicondylus medialis streng subperiostal vorgegangen werden, um den N. ulnaris nicht zu gefährden (Abb. 309). Sind die Gelenkkörper ganz frei, so werden sie bogenförmig, den Gelenklinien entsprechend, abgesägt. Das weitere Vorgehen und die Nachbehandlung entsprechen ganz dem oben für das LANGENBECKsche Verfahren Gesagten.

Wie schon oben hervorgehoben, empfiehlt sich das KOCHERsche Vorgehen am meisten bei Erkrankung oder Verletzung des Radiusköpfchens und der lateralen Gelenkabschnitte.

Beim KOCHERschen Vorgehen kann man auch nach dem Vorschlage von KÖNIG die Abmeißelung des Olecranon mit dem Ansatze der Tricepssehne vornehmen, besonders wenn die Erkrankung im Olecranon ihren Sitz hat. Dadurch kann man sich das Ablösen der Weichteile von diesem Knochenabschnitt ersparen und doch einen guten Einblick in das Gelenk erzielen. Ist der abgemeißelte Abschnitt erkrankt, so wird er entfernt, wie das KOCHER selbst auch vorgeschlagen hat. Ist er gesund, so kann er nach Resektion der

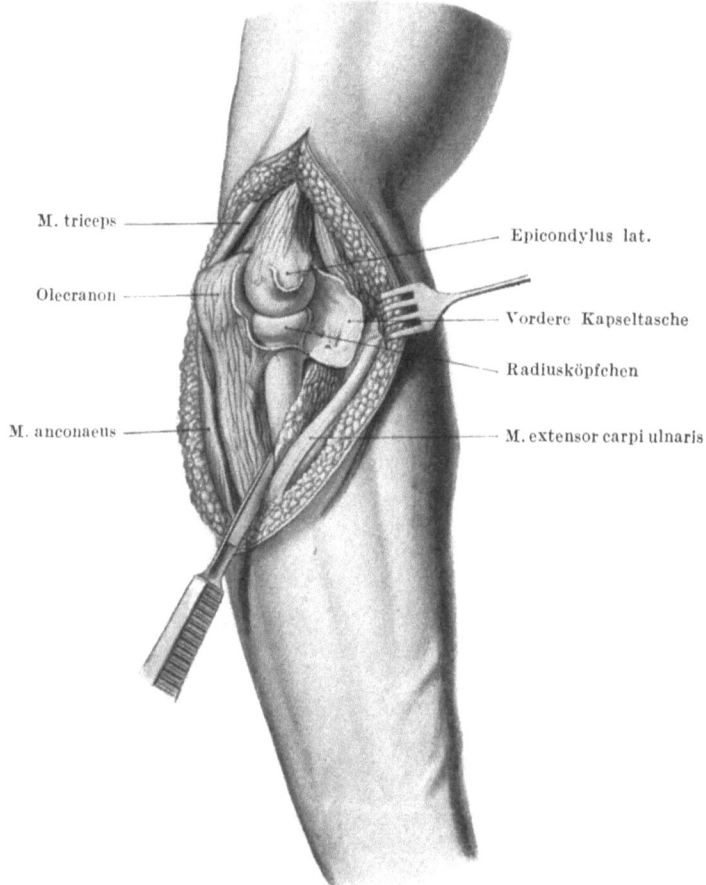

Abb. 308. Ellenbogengelenkresektion nach KOCHER. III.
Die Freilegung des Radiusköpfchens und der vorderen Kapseltasche.

erkrankten Gelenkteile mit dem Rest der Ulna wieder in Verbindung gebracht werden. Bei dem Verfahren von TILING, der die Epikondylen mit den Muskelansätzen im Zusammenhange abzuschlagen empfohlen hat, wird die Tricepssehne quer durchschnitten. Dieses Vorgehen ist daher nicht empfehlenswert.

3. Die Resektion des Handgelenkes.

Auch an diesem Gelenk sind die beiden gebräuchlichsten Verfahren von v. LANGENBECK und KOCHER angegeben. Hier hat zweifellos der KOCHERsche Schnitt bedeutende Vorteile, da er schonender ist.

Die erste Handgelenksresektion wegen Tuberkulose wurde nach ORRED (zitiert nach LOSSEN) 1779 von einem englischen Wundarzte ausgeführt. Wegen offener Luxationen und anderer Gelenkverletzungen sind teilweise Resektionen schon früher (17. Jahrhundert)

Die Resektion des Handgelenkes. 459

zur Anwendung gekommen. Die typische Handgelenksresektion unter Entfernung der Handwurzelknochen ist erst eine Frucht des ausgehenden 19. Jahrhunderts.

I. Die dorsoradiale Methode nach v. LANGENBECK.

Der Hautschnitt beginnt auf dem Handrücken, etwa in der Mitte des Os metacarpale II, $1/_2$ cm radialwärts der bei Bewegungen deutlich erkennbaren Zeigefingerstrecksehnen. Er wird parallel zu diesen Sehnen, deren Scheiden nicht

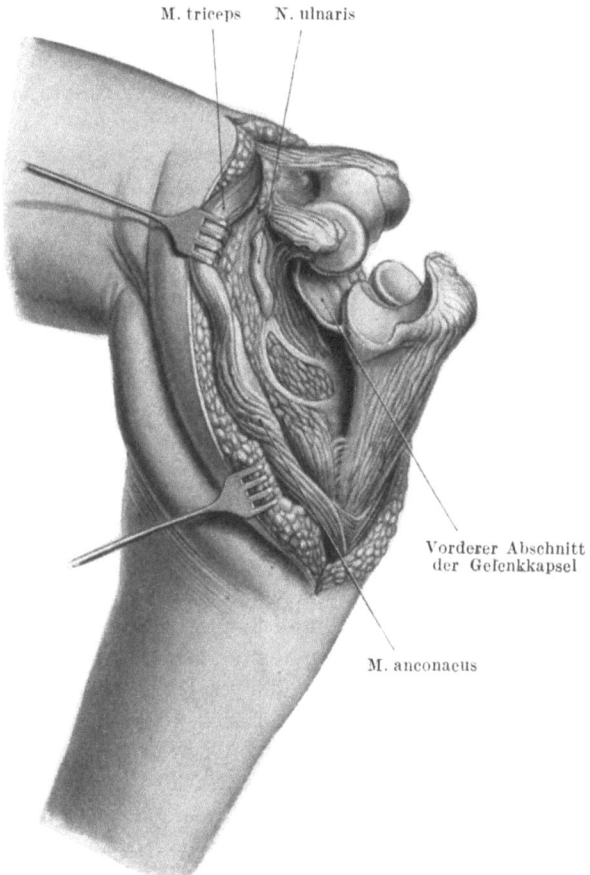

Abb. 309. Die Ellenbogengelenkresektion nach KOCHER. IV.
Auch die mediale Seite der Ulna und der Epicondylus med. sind unter Schonung des N. ulnaris freigelegt.
Die Gelenkkörper sind luxiert.

eröffnet werden, zentralwärts über das Handgelenk zwischen den Sehnen der Mm. extensores carpi radialis longus und brevis hindurch hinaufgeführt. Diese Sehnen schließen kurz vor ihrem Ansatz an den Köpfchen der Metacarpalia II und III eine deutlich erkennbare Vertiefung ein. Dann geht der Schnitt noch 2—3 cm über das Radiokarpalgelenk hinauf. Die Durchtrennung der Weichteile geschieht schichtweise. Zieht man nun die in ihren Scheiden befindlichen Extensoren des Zeigefingers mit der Haut etwas radialwärts, so kann der Ansatz der Sehne des M. extensor carpi radialis brevis am Metacarpale III freigelegt werden. Ulnarwärts davon schneidet man parallel zu der Sehne ein und eröffnet mit dem zentral gerichteten Messer die Gelenkkapsel bis zum Radiokarpalgelenk. Auch diese Durchtrennung muß vorsichtig und schichtweise ausgeführt werden, weil man sonst die Sehne des M. extensor pollicis longus durchschneiden kann, die in ihrer Scheide die Sehne des Extensor carpi radialis brevis kreuzt, und zwar etwas distalwärts des Radiokarpalgelenkes. Sie aus ihrer Scheide herauszupräparieren ist nicht unbedingt notwendig, für weniger Erfahrene aber empfehlenswert. Sie zieht durch das dritte Fach des Lig. carpi dorsale. Von dem oben erwähnten parallel zur Sehne des M. extensor carpi radialis brevis geführten Schnitte beginnt man nun, indem man sich die Weichteile (Kapsel, Bänder, Sehnen) mit scharfen Haken radialwärts ziehen läßt, nach dieser Richtung auch die weitere Eröffnung des Gelenkes. Mit spitzem Resektionsmesser trennt man scharf mit kurzen Schnitten die Weichteile von den Knochen ab, und zwar beginnt man zweckmäßig mit der Abtrennung der Sehne des M. extensor carpi radialis brevis. Dessen Ansatz läßt man im Zusammenhang mit dem Periost des 3. Metakarpalköpfchens und dem da ansetzenden M. interosseus. Die Abtrennung vom Dorsum der Handwurzelknochen gelingt nun meist leicht bis zum Dorsum des Radius, besonders wenn man sich die Weichteile immer etwas vom Knochen abziehen läßt, mit eng aneinanderliegenden Schnitten gegen die Knochen schneidet und die Hand etwas radialwärts abduzieren läßt. So bleibt auch die Sehne des M. extensor carpi radialis longus im Zusammenhang mit den Kapselweichteilen und man gelangt unschwer bis an den Proc. styloid. radii und den Außenrand des Os naviculare und des Os multangulum majus. Die seitliche Verbindung zwischen Os naviculare und Proc. styl. radii wird durch das Lig. collaterale carpi radiale gebildet. Da dieses Band möglichst zu erhalten ist, muß bei der Lösung der Weichteile von diesen Knochen besonders vorsichtig vorgegangen werden, d. h. das Messer muß senkrecht auf den Knochen aufgesetzt und es dürfen nur sehr kleine Schnitte gemacht werden. Dasselbe gilt für das Lig. collaterale carpi ulnare auf der ulnaren Seite. Es folgt die Freilegung der Mittelhandknochen von dem ersten Einschnitt nach der ulnaren Seite. Die Sehnen der Fingerstrecker werden zu dem Zwecke ulnarwärts gezogen. In die Kapselwunde wird ein scharfer Haken eingesetzt und der Wundrand von der Unterlage abgezogen. Die Ablösung der Weichteile gelingt bei leichter Ulnarflexion unschwer im Zusammenhang bis zum Proc. styl. ulnae, der durch das Lig. collat. ulnare fest mit dem Os triquetrum verbunden ist. Auch dieses Band soll, wie schon erwähnt, möglichst erhalten werden. Die Ablösung der Weichteile erfolgt distal bis zum Köpfchen des Metacarpus V. Nun läßt sich die Hand im proximalen Handgelenk leicht nach volar luxieren unter starker Volarflexion. Vom Kapselinneren aus wird nun die Befreiung des Radius und der Ulna von den Weichteilen durch gegen den Knochen gerichtete Schnitte ausgeführt. Bestehen hier Zerstörungen, so erfolgt möglichst sofort die bogenförmige Absägung der Knochen, am besten in proximal konkaver Linie. Aus dem Carpus, der nun dem Operateur zugewandt wird, gelingt es leicht, die proximale Reihe der Handwurzelknochen zu entfernen. Gewöhnlich werden die Gelenkspalten zu übersehen sein. Von der luxierten Gelenkfläche dringt man zunächst mit dem Messer zwischen die einzelnen Knochen ein. Dann faßt man sie, gewöhnlich zuerst das Naviculare, mit einer Faßzange und löst sie aus, die festen Kapsel- und Bandverbindungen unter Hin- und Herdrehen der einzelnen Knochen mit kurzen Schnitten durchtrennend. So folgen Mond- und Dreieckbein, während man das Os pisiforme mit dem Ansatz des M. flexor carpi ulnaris meist erhalten kann.

Die Auslösung der distalen Reihe beginnt man am besten am Os multangulum minus, dessen keilförmig gegen das Metakarpalköpfchen II vorspringende Gelenklinie man gut abtasten kann. Dieses Gelenk wird zuerst eröffnet, dann die Trennung im Gelenk zwischen Multangulum minus und majus vorgenommen. Letzteres läßt man, wenn irgend möglich, zurück, da sonst der Daumen seinen Halt verliert. Ist das Os multangulum minus von dem Metacarpus frei, so vermeide man am besten die Trennung desselben vom Os capitatum, läßt es vielmehr mit diesem in Zusammenhang, hebt es etwas an und verfolgt nun die Gelenklinie zwischen dem Os capitatum und Metacarpus und schließlich zwischen Hamatum und Metacarpus, indem man die Ligamenta carpo-metacarpea dorsalia und die Gelenkkapsel durchtrennt. Eine Verletzung des tiefen Ulnarisastes, der sich um den Hamulus des Os hamatum auf dessen ulnarer Seite herumschlingt, ist zu vermeiden. Man muß daher die volare Fläche der drei in Zusammenhang stehenden Handwurzelknochen freimachen. Man beginnt am besten an der radialen Seite des Os multangulum minus, indem man es sich zunächst vorsichtig mit dem einzinkigen Knochenhaken anhebt und den gemeinsamen Sehnenscheidensack der Fingerbeuger von der Vola dieses Knochens ablöst. Unter stärkerem Anheben tut man dasselbe nun auch an der Volarfläche des Os capitatum und, während man nun weiter anhebt, befreit man auch die Volarfläche des Os hamatum bis zum Hamulus. Zieht man nun das ganze in seiner Scheide befindliche Beugesehnenbündel nach radial hinüber, so kann man den Hamulus leicht dadurch frei machen, daß man das an seiner Spitze ansetzende Lig. carpi transversum und das ebenfalls sehr feste Lig. pisohamatum mit kurzem Schnitte abtrennt. Von manchen Seiten ist empfohlen worden, dieser etwas schwierigen Auslösung des Hamulus dadurch aus dem Wege zu gehen, daß man den Hamulus mit der LISTONschen Zange an seiner Basis abschneidet oder abbricht. Sind die Köpfchen der Metacarpalia erkrankt, so müssen sie noch entsprechend weit von den Weichteilen entblößt und abgesägt werden. Ebenso wird im Notfalle auch das Os multangulum majus ausgelöst werden. In den beiden Fällen muß man die Weichteile am Dorsum des Os multangulum majus bzw. der Basis des zweiten Metakarpalköpfchens sehr vorsichtig ablösen, um den starken Stamm der A. radialis, der über das Os multangulum majus und dann zwischen Metacarpale I und II zum tiefen Hohlhandbogen zieht, nicht zu verletzen.

Die Absägung der Metacarpalia erfolgt, wenn nötig, ebenfalls bogenförmig, und zwar zentral konvex. Der Verband wird in leichter Dorsalflexion des Handgelenkes angelegt.

Bei ausgedehnter Resektion empfiehlt sich sehr eine einfache Raffung der Sehnen und Seitenbänder.

II. Die dorsoulnare Methode von KOCHER.

Bei leicht radialflektierter Hand legt man den Schnitt etwas distal der Mitte des 5. Metacarpale, auf seiner Radialseite beginnend und in einer Länge von 7—8 cm, zentralwärts bis über das Ulnakarpalgelenk aufsteigend, an. Man durchtrennt auch hier die Weichteile schichtweise unter Schonung von stärkeren Ästen der V. basilica und des R. dorsalis manus des N. ulnaris. Man durchtrennt das Lig. carpi dorsale, legt sich die Sehne des M. extensor digiti V proprius frei, die durch das fünfte Fach des Lig. carpi dorsale hindurchzieht. Diese Sehne wird aus ihrem Fach herausgehoben und radialwärts verzogen. An ihrem ulnaren Rande wird nun ein Einschnitt bis zum stark vorspringenden Köpfchen des Os metacarpale V durch alle Weichteile ausgeführt, und während man den ulnaren Wundrand ulnarwärts abzieht, löst man das Periost und mit ihm den Sehnenansatz der Sehne des M. extensor carpi ulnaris von diesem Köpfchen ab (Abb. 310). Die Ablösung der Weichteile schreitet nach proximal vom

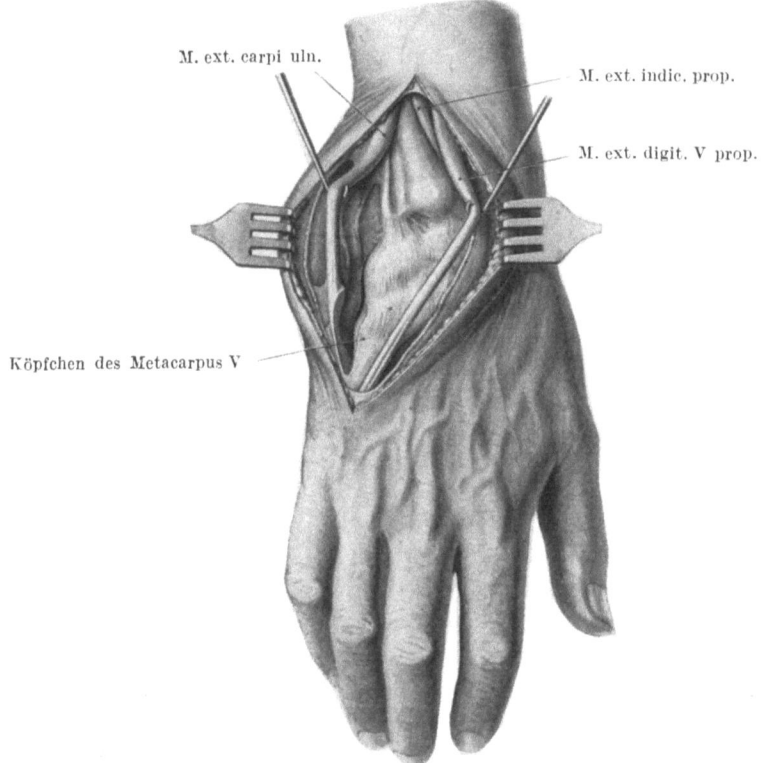

Abb. 310. Die Resektion des Handgelenkes nach KOCHER. I.
Dorso-ulnarer Hautschnitt. Ablösung des Ansatzes des M. ext. carpi uln. am Köpfchen des Metacarpus V.

radialen Rande der Sehne des M. extensor carpi ulnaris über das Ulnakarpalgelenk fort auf die Ulna in dem Interstitium zwischen dieser Sehne und dem M. extensor digitorum communis und dem M. extensor indicis proprius, dessen fleischiger Rand in der Tiefe soweit ulnarwärts reicht. Nun erfolgt die Freilegung des ulnaren Gelenkabschnittes, nachdem man die Sehne des M. extensor carpi ulnaris aus ihrer Knochenrinne und dem sechsten Fach des Lig. carpi dorsale herausgeholt hat. Die Gelenkkapsel wird gleichzeitig im Zusammenhang mit dem Lig. collaterale ulnare vom Proc. styloid. ulnae und der Ulna abgelöst. Der Meniscus articularis wird, wenn er mit erkrankt ist oder bei Erkrankung des unteren Ulnaendes entfernt. Dadurch gewinnt man auch einen Einblick in das Radioulnargelenk. Ist die Ulna ringsherum frei, so werden die Weichteile distalwärts vom ulnaren Rande der Ossa hamatum und triquetrum abgelöst, und während man nun zwischen Os triquetrum und pisiforme eindringt und letzteres ulnarwärts schiebt, läßt man es im Zusammenhang mit der Sehne des M. flexor carpi ulnaris (Abb. 311). Um es ulnarwärts schieben zu können, muß auch das Lig. pisohamatum durchtrennt werden. In der nun freiliegenden Furche zwischen Os pisiforme und Hamulus ossi hamati verläuft der tiefe Muskelast des N. ulnaris und der Ramus vol. prof. der A. ulnaris, die beide geschont werden müssen. Man hebt sie aus ihrem Lager heraus und zieht sie ulnarwärts. Dadurch wird der Hamulus ossis hamati frei. Dessen Spitze wird vom Ansatz des Lig. carpi transversum durch einen kleinen Schnitt befreit. Nun kann man das ganze Beugesehnenbündel halb scharf, halb stumpf aus der Hohlkehle hinter dem Hamulus herausheben, zugleich mit dem N. ulnaris und den Gefäßen (Abb. 312). Dadurch wird der Kapselansatz des Karpometakarpalgelenkes frei und kann abgetrennt werden. Der Sehnenansatz des M. flexor carpi radialis am Metakarpalköpfchen II wird dabei erhalten. Auch der volare Kapselansatz an Radius und Ulna läßt sich nun abtrennen. Ist der volare Teil des Carpus frei, so kehrt man zum Eröffnungsschnitt zurück und löst die Weichteile unter Anheben des radialen Wundrandes nach der Radialseite zu ab (Abb. 313). Der Gelenkkapselansatz am dorsalen Radiusrande wird abgetrennt, die Sehnenansätze der Mm. extensores carpi rad. longus und brevis am Metacarpale II und III aber erhalten. Die Abtrennung ist nicht nötig, da sich die Hand nun ohne Schwierigkeit aus der Wunde herausluxieren läßt, indem man sie stark volar- und radialwärts beugt, bis der Daumen an den Radius herangelegt werden kann (Abb. 314). Die Exstirpation der Handwurzelknochen ist bis auf die radial und nach dem Metacarpus zu gelegenen Ossa multangulum majus und minus nun einfacher als bei der LANGENBECKschen Methode, da sie dorsal und volar frei sind. Auch das Absägen der Unterarmknochen bzw. der Metakarpalköpfchen macht keine Schwierigkeiten mehr.

Der Verband wird nach Reposition und, wenn nötig, unter Verkürzung der Sehnen und Bänder ebenfalls in leichter Dorsalflexion des Handgelenkes angelegt.

δ) Die Resektion der Gelenke an der unteren Extremität.

1. Die Hüftgelenkresektion.

1. Resektion: SCHMALZ, Augenarzt in Pirna 1817 bei schon gelöstem Kopf.
ANTON WHITE (1821): Erste vollständige Resektion.
CAJETAN TEXTOR (1834): Erste vollständige Resektion in Deutschland.

Auch für diese Operation sind eine große Anzahl von Schnitten angegeben worden. Von allen kommen heute in Frage nur noch:

1. der LANGENBECKsche Schnitt in der Abänderung von KOCHER, mit dem äußeren Schräg- und Bogenschnitt,

2. der OLLIERsche Bogenschnitt mit zeitweiliger Durchtrennung des Trochanter major,

3. für bestimmte Fälle der vordere Längsschnitt von LÜCKE-ROSER-SCHEDE-HUETER.

Der LANGENBECKsche Schnitt schafft die einfachsten Wundverhältnisse, ist aber weniger schonend für Muskeln und deren Nervenversorgung als der KOCHERsche. Wir werden daher die ausführliche Beschreibung des letzteren geben.

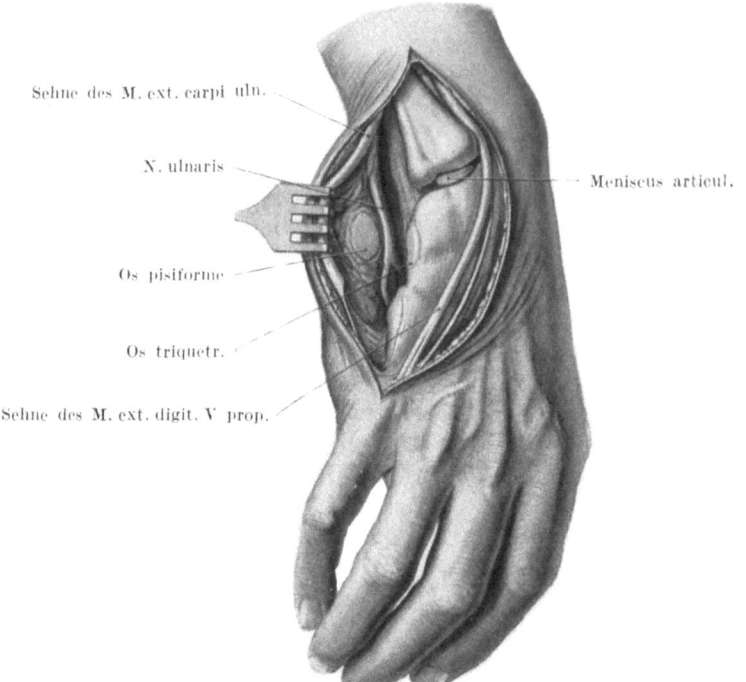

Abb. 311. Die Resektion des Handgelenkes nach KOCHER. II.
Ablösung des Os pisiforme vom Os triquetrum. Freilegung des N. ulnaris.

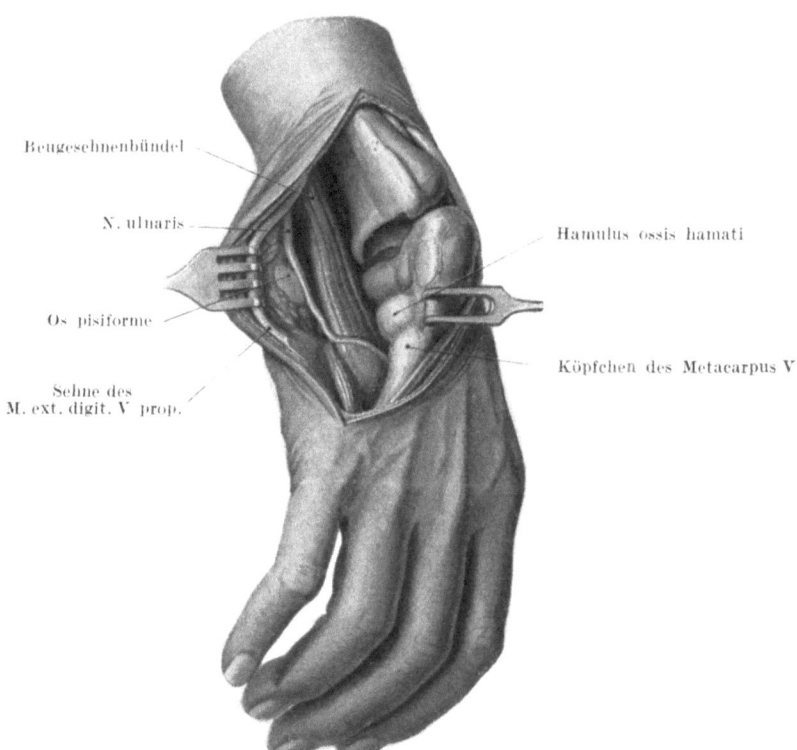

Abb. 312. Die Resektion des Handgelenkes nach KOCHER. III.
Vordringen nach der Vola manus.

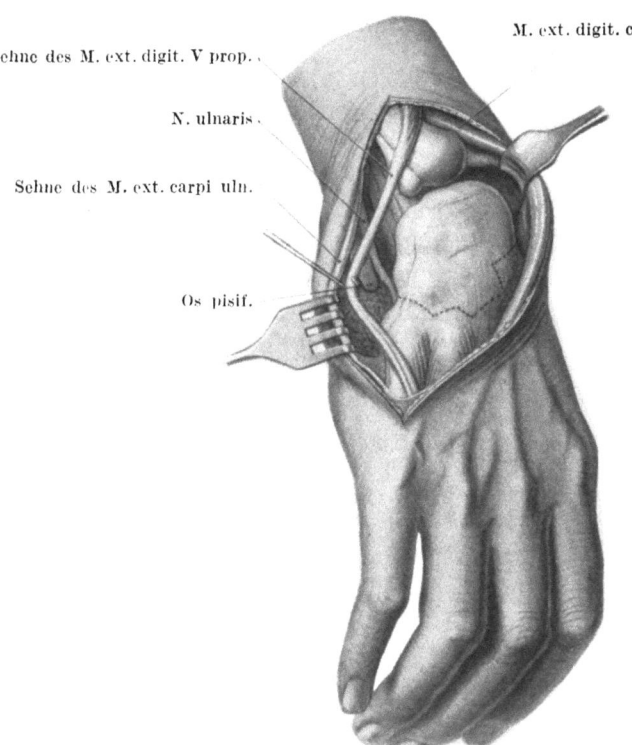

Abb. 313. Die Resektion des Handgelenkes nach KOCHER. IV.
Freilegung des Dorsum manus. (Die punktierte Linie zeigt die Grenze nach den Metakarpalköpfchen.

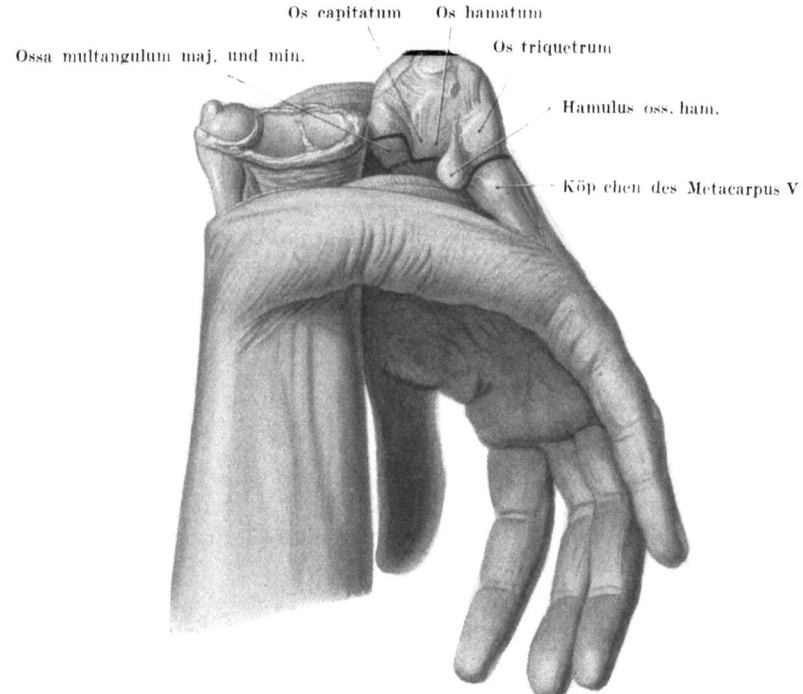

Abb. 314. Die Resektion des Handgelenkes nach KOCHER. V.
Luxation der **Handwurzel**. (Die ausgezogene schwarze Linie zeigt die Resektionslinie.)

Kleinschmidt, Operative Chirurgie, 3. Aufl.

I. Der Winkel- oder Bogenschnitt nach KOCHER.

Der Winkel- oder Bogenschnitt beginnt an der Rückseite der Basis des Trochanter major, zieht bis zur Spitze, biegt dann nach hinten um in der Faserrichtung des M. glutaeus maximus. Nach Spaltung der dünnen Fascie des M. glutaeus maximus werden die Muskelfasern desselben in der Schnittrichtung durchtrennt (Abb. 315). Dabei werden meist kleinere Äste der Aa. glutaea superior und inferior durchtrennt und unterbunden. Diese Spaltung wird durch die starke Sehne des M. glutaeus maximus bis zum Ansatz an der Tuberositas glutaea femoris nach unten fortgesetzt. Zieht man nun die Blätter der gespaltenen Sehne, die durch die Fasern des Tractus ilio-tibialis verstärkt werden, auseinander, so tritt das Periost des hinteren Randes des Trochanter major und der hintere Rand des M. glutaeus medius zutage. Die Sehne desselben verdeckt die Trochanterspitze zunächst vollkommen. Man dringt nun vorsichtig vom hinteren Rande des M. glutaeus medius aus in den Zwischenraum zwischen diesem Muskel und dem M. piriformis ein (Abb. 316). Der M. glutaeus medius und der darunterliegende M. glutaeus minimus werden in der Nähe des Ansatzes am Trochanter major mit einem Haken aufgehoben und nun mit parallel zu den Sehnenfasern verlaufenden Schnitten im Zusammenhang mit dem Periost des Trochanter major von der Außenfläche, Spitze und dem Ansatzteil in der Fossa trochanterica abgelöst. Zu dem Zwecke wird das Bein des Kranken gebeugt und langsam nach außen rotiert (Abb. 317). Auch das Lig. ileo-femorale wird mit den übrigen Weichteilen von der Trochanterspitze und der Linea intertrochanterica abgetrennt. Ist die Ablösung nach vorn bis zur Linea intertrochanterica gelangt, so wird das Bein wieder zurückgedreht und am oberen Rande des nun freiliegenden M. piriformis die Gelenkkapsel an der Rückseite des Schenkelhalses gespalten und unter allmählicher Beugung und Einwärtsrotation die Weichteile samt Periost und Sehnenansätzen vom Trochanter, von der Fossa trochanterica und der Crista intertrochanterica abgelöst.

Nach vorn oben liegen also die vom N. glutaeus superior versorgten Mm. glutaeus med. und minimus, nach hinten unten die von Muskelästen des Plexus sacralis bzw. N. obturatorius versorgten Mm. piriformis, obturatorii und gemelli.

Ist der Trochanter frei, so wird das Labrum glenoidale mehrmals eingekerbt (Abb. 318), das Lig. teres mit spitzem Messer von hinten unten bei stark gebeugtem und einwärts rotiertem Oberschenkel durchtrennt und der Kopf luxiert (Abb. 319). Alles Kranke, sowohl an Kopf und Pfanne, als auch im Bereich der Kapsel kann leicht entfernt werden.

II. Der OLLIERsche Schnitt.

Der OLLIERsche Schnitt ist ein Bogenschnitt mit Konvexität nach unten. Der tiefste Punkt soll etwa 4 cm unterhalb der Trochanterspitze liegen. Der Bogen ist flach, wird durch Haut, Subcutangewebe, Fascie und Periost des Trochanter major hinten noch ein Stück weit zwischen den Muskelfasern des M. glutaeus maximus in Faserrichtung geführt. Der ganze Hautlappen wird über die Trochanterspitze zurückgelegt und nun mit breitem Meißel mit einem Schlag, etwa 3 cm unterhalb der Trochanterspitze beginnend, schräg nach oben gerichtet, der Trochanter mit seinen sämtlichen Muskelansätzen abgeschlagen (Abb. 320 und 321). Nach KÖNIG schlägt man einen vorderen und einen

Die Hüftgelenkresektion.

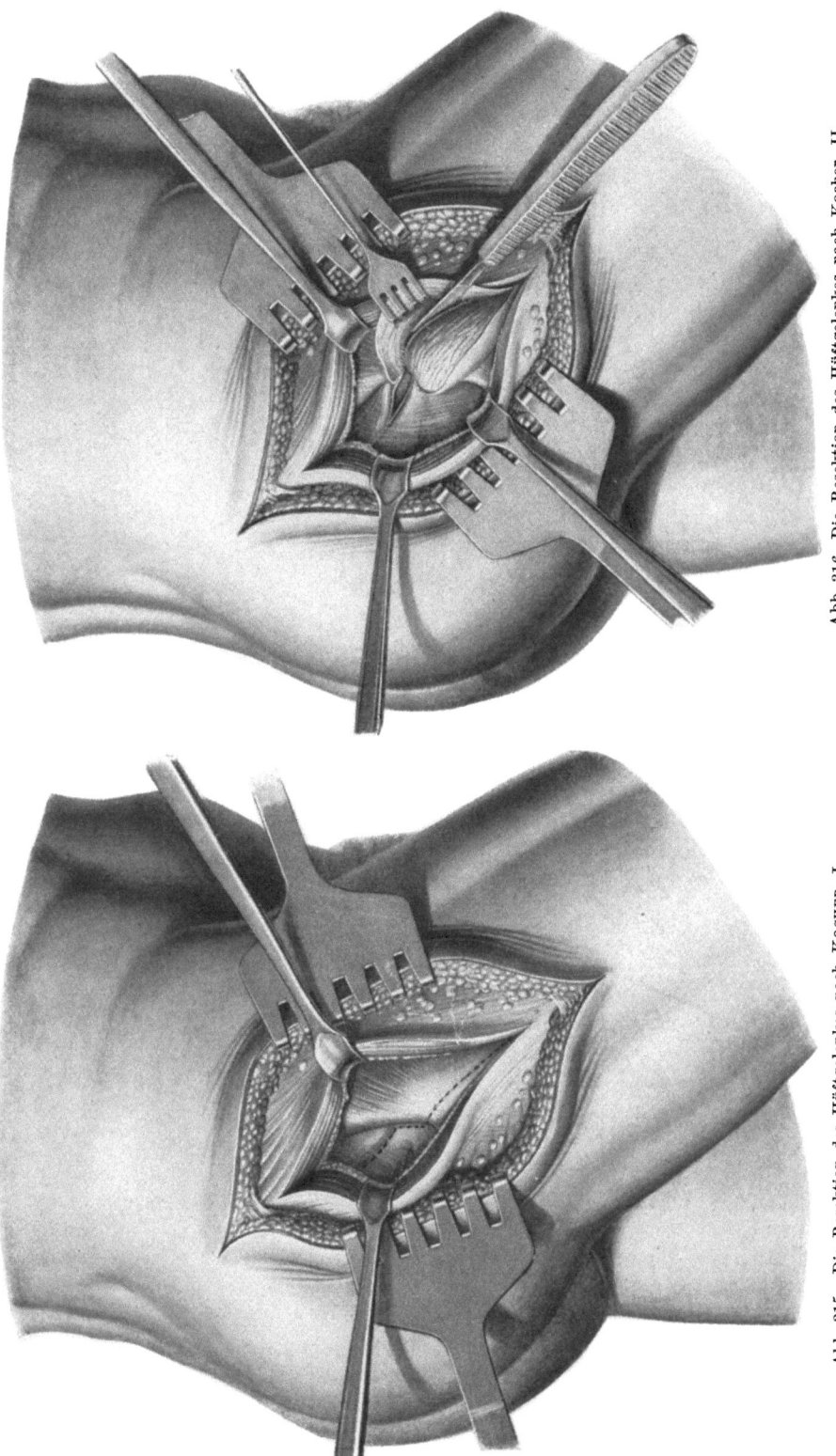

Abb. 315. Die Resektion des Hüftgelenkes nach KOCHER. I. Der M. glutaeus max. ist gespalten. Die Trennungslinie der übrigen Muskeln ist punktiert vorgezeichnet.

Abb. 316. Die Resektion des Hüftgelenkes nach Kocher. II. Vordringen zwischen Mm. glutaeus med. und piriformis. Die Ablösung der Weichteile vom Trochanter maj. (vorderer Abschnitt).

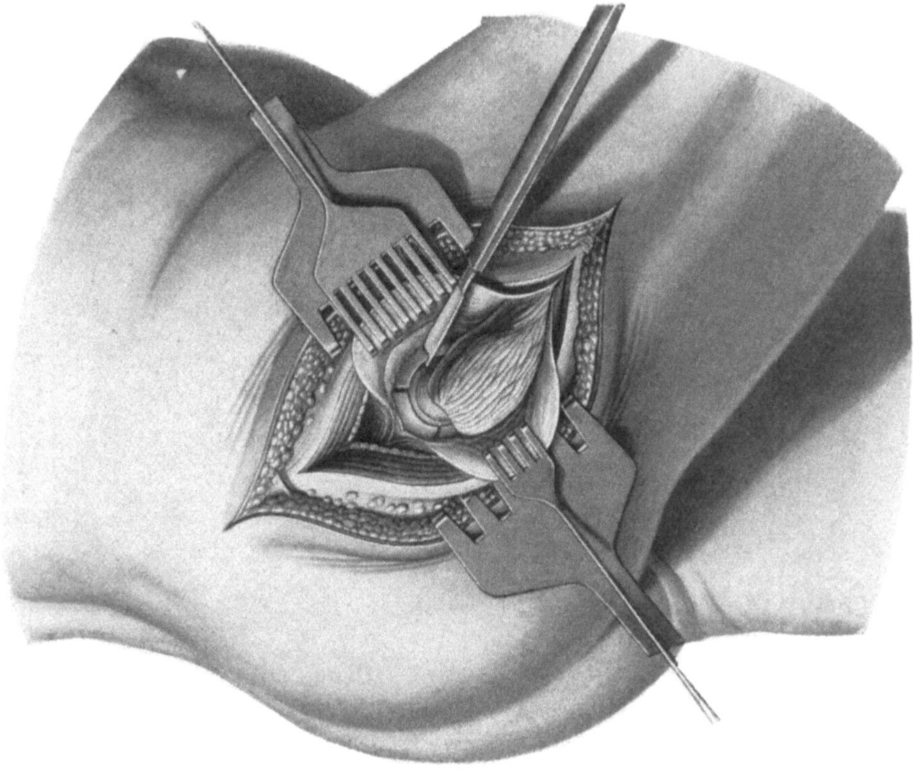

468 Die Eingriffe an den Gelenken.

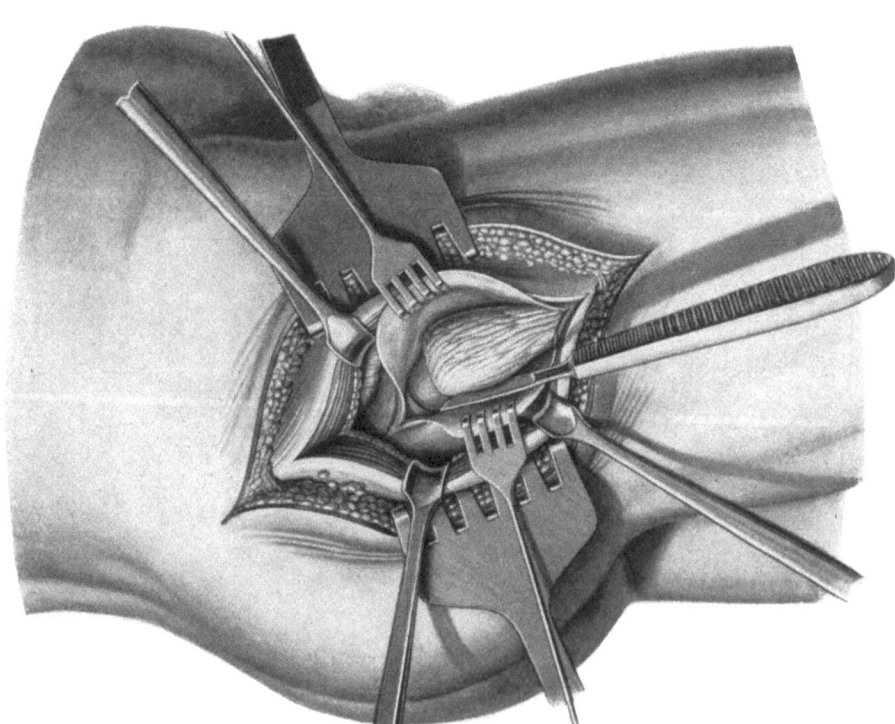

Abb. 318. Die Resektion des Hüftgelenkes nach KOCHER. IV. Einkerbung des Labrum glenoidale.

Abb. 317. Die Resektion des Hüftgelenkes nach KOCHER. III. Der hintere Abschnitt des Trochanter maj. ist freigelegt.

hinteren Knochen-Weichteillappen ab. Wird der abgeschlagene Trochanter nun mit scharfem Haken nach oben gezogen, so wird der Schenkelhals frei. Die Gelenkkapsel wird gespalten, das Labrum glenoidale am oberen Rande mehrfach eingekerbt und das Lig. teres wie bei der KOCHERschen Methode durchtrennt. Meist ist es nötig, an der Vorder- und Hinterseite, d. h. im Bereich der Crista und Linea intertrochanterica, die Muskelansätze noch abzulösen,

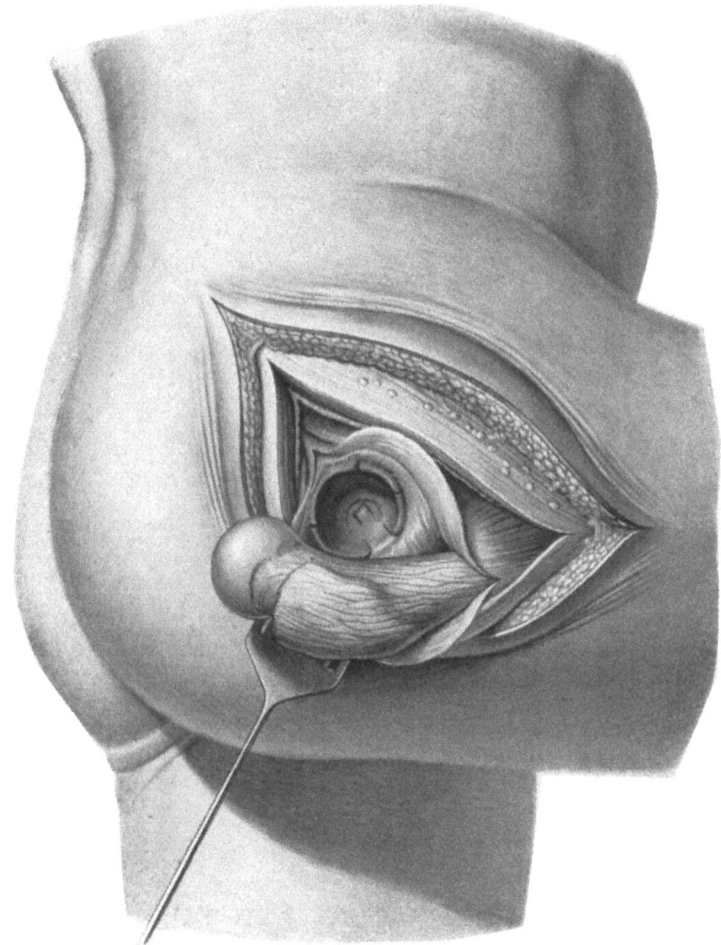

Abb. 319. Die Resektion des Hüftgelenkes nach KOCHER. V. Luxation des Kopfes nach hinten.

wenn die Luxation nicht gelingt. Diese Abtrennung geschieht subperiostal mit dem Resektionsmesser. Nach Entfernung alles kranken Gewebes stellt man die Verbindung des Trochanter mit dem Schaft wieder her, indem man ihn mit einer Schraube an seinem Platz befestigt.

III. Der Längsschnitt nach LÜCKE-ROSER-SCHEDE-HUETER.

Der Längsschnitt nach LÜCKE-ROSER-SCHEDE-HUETER wird so geführt, daß man unterhalb der Spina iliaca anterior superior und etwa fingerbreit innerhalb derselben beginnt und ihn parallel zur Oberschenkelachse etwa 10 cm nach unten führt. Man legt nun den Innenrand des M. sartorius und des M. rectus

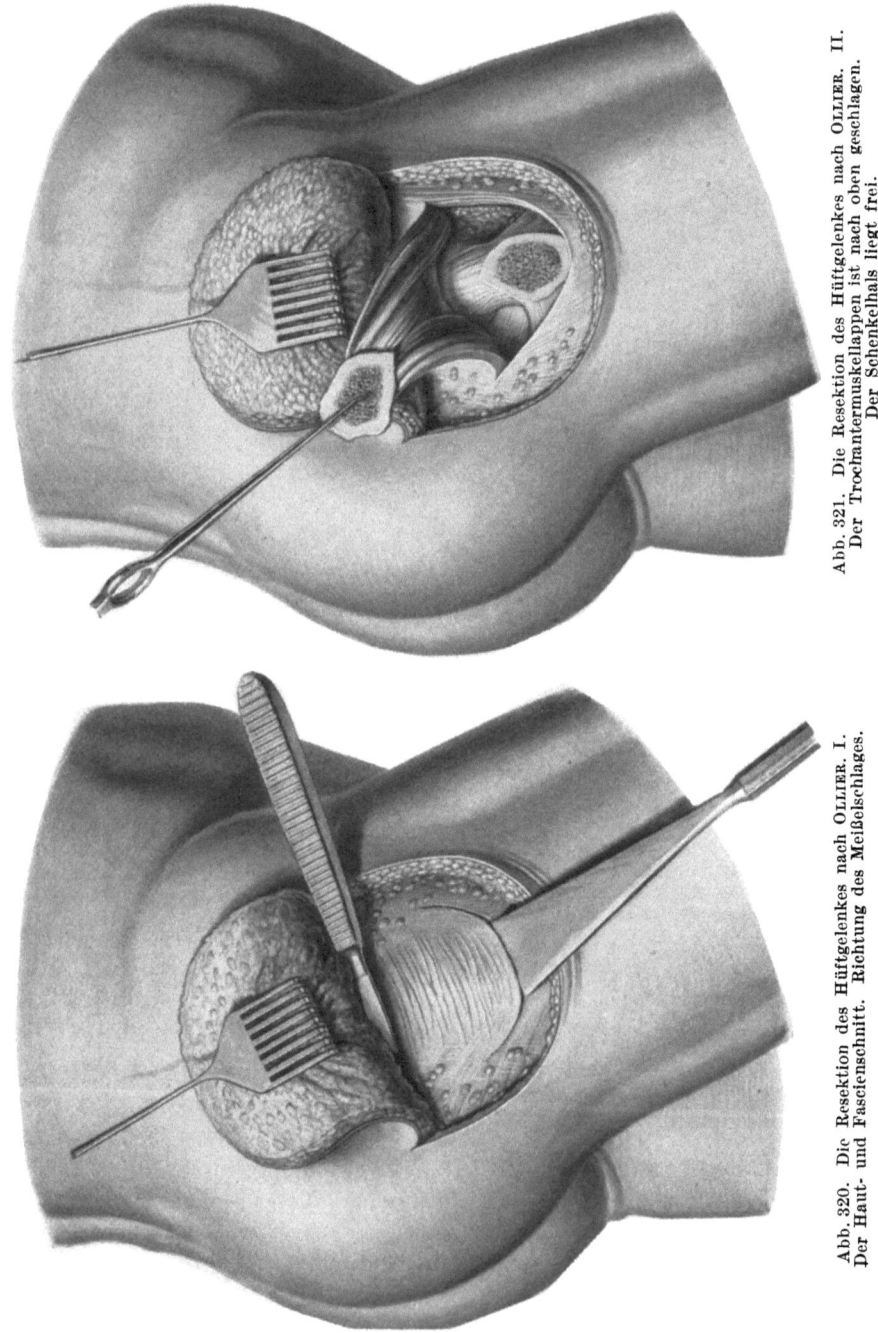

Abb. 321. Die Resektion des Hüftgelenkes nach OLLIER. II. Der Trochantermuskellappen ist nach oben geschlagen. Der Schenkelhals liegt frei.

Abb. 320. Die Resektion des Hüftgelenkes nach OLLIER. I. Der Haut- und Fascienschnitt. Richtung des Meißelschlages.

femoris frei und gelangt in das lockere Zellgewebe auf dem äußeren Rand des M. iliopsoas. Unter Flexion, Außenrotation und Abduktion des Oberschenkels kann man nun leicht die Mm. sartorius und rectus fem. nach außen, den M. iliopsoas nach innen ziehen und befindet sich unmittelbar auf der Gelenkkapsel. Die Kapsel kann eröffnet, der Kopf luxiert und mit der Drahtsäge abgesägt werden, dann wird der Pfannenknorpel mit Löffel oder Zange entfernt.

2. Die Kniegelenkresektion.

Gelenkresektionen werden schon bei PAULUS VON AEGINA erwähnt. Nach LOSSEN wurde die erste Kniegelenkresektion von dem Engländer FILKIN (1762) wegen Tuberkulose dieses Gelenkes ausgeführt. Während sie sich aber in England nur sehr langsam Boden verschaffte, wurde sie in Deutschland, nachdem der erste Fall, allerdings erst 1830, von JÄGER operiert war, schnell in die Praxis eingeführt. Nach 1850 wurde die Resektion sowohl in England als auch in Deutschland Allgemeingut der Chirurgen. In Deutschland war es besonders die Fürsprache TEXTORS und v. LANGENBECKS und seiner Schüler, die zur Verbreitung der Operation beitrugen. Die erste Kniegelenkresektion CAJETAN TEXTORS war 1847. Um die Resektion des tuberkulösen Kniegelenkes haben sich besonders FRANZ KÖNIG und v. VOLKMANN verdient gemacht.

In früherer Zeit galt für die Resektion des Kniegelenkes, das ja als das am meisten durch die Körperlast und Bewegung beanspruchte Gelenk des Körpers gelten muß, als oberste Forderung die möglichst sichere Versteifung. Daher nahmen die Eröffnungsschnitte keine oder wenig Rücksicht auf Muskulatur, Sehnen und Bandapparat. Es wurde sogar für einen besonderen Vorteil angesehen, durch die Zerstörung des Streckapparates die Möglichkeit einer Bewegung der resezierten Gelenkenden auszuschließen. Dieses Ziel wollen wir auch heute noch bei der Tuberkulose, die ja wohl noch immer die Mehrzahl der Kniegelenkresektionen fordert, erreichen. Für andere Erkrankungen und die Verletzungen des Kniegelenkes konnte die Berechtigung der Verletzung des Streckapparates nicht mehr aufrechterhalten werden. Wie an anderen Gelenken sind daher auch für das Kniegelenk Verfahren ausgearbeitet worden, welche die das Gelenk umgebenden und bewegenden Weichteile möglichst zu erhalten suchten (v. LANGENBECK, v. VOLKMANN, KOCHER). Solange aber das Hauptziel der Resektion die dauernde Versteifung des Gelenkes blieb, traten diese Verfahren zurück. In der Beziehung ist erst ein Wandel eingetreten, seit MURPHY und besonders PAYR die Resektion zur Beweglichmachung des Kniegelenkes bei Ankylosen anwandten. Wir können heute drei grundsätzlich verschiedene Verfahren zur Eröffnung, Arthrotomie und Resektion des Kniegelenkes unterscheiden:

1. solche, die den Streckapparat dauernd zerstören,
2. solche, die den Streckapparat an irgendeiner Stelle durchtrennen, aber nach Abschluß der Operation wieder vereinigen,
3. solche, die den Streckapparat überhaupt nicht verletzen.

Zur ersten Gruppe gehören die Verfahren von TEXTOR und HAHN, zur zweiten die von VOLKMANN, KOCHER, PAYR und KIRSCHNER, zur dritten die von v. LANGENBECK und PAYR.

Wir beginnen mit den Verfahren der ersten Gruppe zur Erzielung einer dauernden Ankylose. Die Anlegung der vorläufigen Blutleere ist nicht notwendig, da größere Blutgefäße nicht durchtrennt werden. Die Blutstillung erfolgt sofort endgültig durch Unterbindung oder Umstechung. Wird hier vorläufige Blutleere angewendet, so ist es zweckmäßig, sie vor Reposition der Gelenkenden zu entfernen, da die reaktive Hyperämie leicht zu stärkerer Nachblutung führt.

1. Verfahren, die den Streckapparat dauernd zerstören.

a) *Der* Textor*sche Bogenschnitt*. Wie schon oben erwähnt, ist der gebräuchlichste Schnitt bei der Kniegelenkresektion zur Erzielung einer bleibenden Ankylose der untere Bogenschnitt nach Textor. Der Verlauf der Operation ist heute, etwas modifiziert, folgender:

Der Hautschnitt zieht von Condylus zu Condylus, nach unten leicht konvex, bei gebeugtem Kniegelenk, und umkreist den unteren Rand der Patella. Der Schnitt wird sofort durch sämtliche Weichteile geführt, durchtrennt also auch

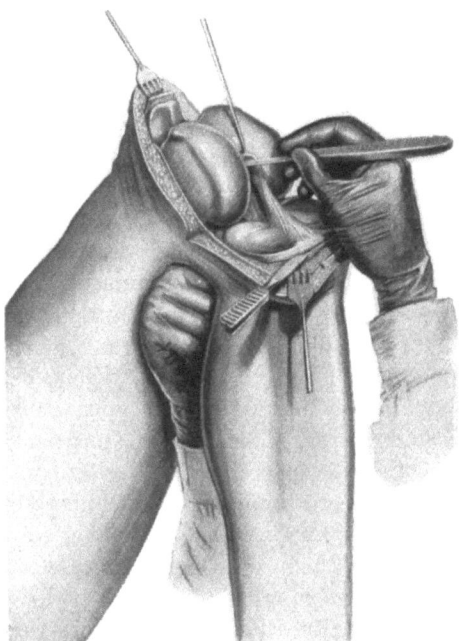

Abb. 322. Die Resektion des Kniegelenkes nach Textor. I.
Die Durchtrennung der Kreuzbänder.

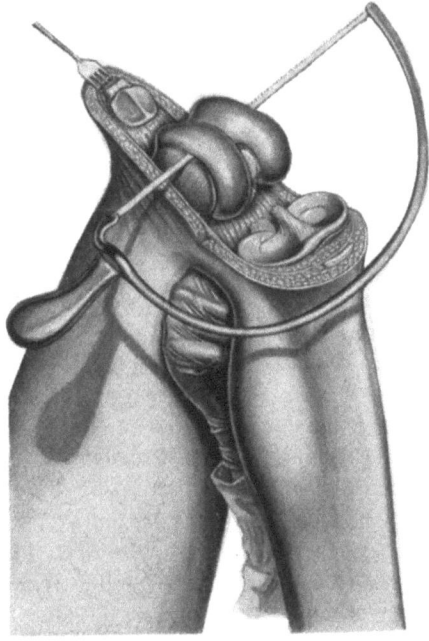

Abb. 323. Die Resektion des Kniegelenkes nach Textor. II.
Das Absägen der Kondylen in einer Bogenlinie (Metzler, Kocher, Helferich).

das Lig. patellae. In den oberen Wundrand werden scharfe Haken eingesetzt und der Weichteillappen mit der Patella nach oben abgelöst. Ist das Gelenk eröffnet, so wird das Knie gebeugt, die Seitenbänder werden durchschnitten; während der Weichteillappen stark nach oben gezogen wird, wird das Knie weiter gebeugt, so daß man einen Einblick in die Fossa intercondyloidea gewinnt. Mit einem kurzen scharfen Resektionsmesser, dessen Schneide gegen die Fossa intercondyloidea gerichtet wird, durchtrennt man nun hart am Knochen die Lig. cruciata (Abb. 322). Nach deren Durchtrennung hat das Gelenk seinen letzten Halt verloren, und es gelingt nun durch Einführung einer Assistenzfaust in die Kniekehle, die Gelenkenden zum Klaffen zu bringen. Ober- und Unterschenkel stehen annähernd parallel vor dem Operateur. Um eine sichere Ankylosenbildung der beiden Gelenkenden zu erzielen, sollen die Knochen beide möglichst breite Berührungsflächen haben. Dieses Ziel wird am besten dadurch erreicht, daß man die Kondylen, nach dem Vorschlag von Metzler (1872), Kocher (1888) und Helferich (1890) bogenförmig etwa parallel der normalen Oberfläche absägt (Abb. 323). Man setzt zunächst die Säge parallel der Oberfläche am vorderen oder hinteren Rande der Femurkondylen auf und sägt je nach der vermuteten Ausdehnung des Knochenherdes die Kondylen ab. Die Führung der Säge muß mit leichter Hand vor sich gehen, um einen möglichst regelmäßigen, der Oberfläche parallelen Bogen zu erzielen. Die Tibiakondylen werden ebenfalls

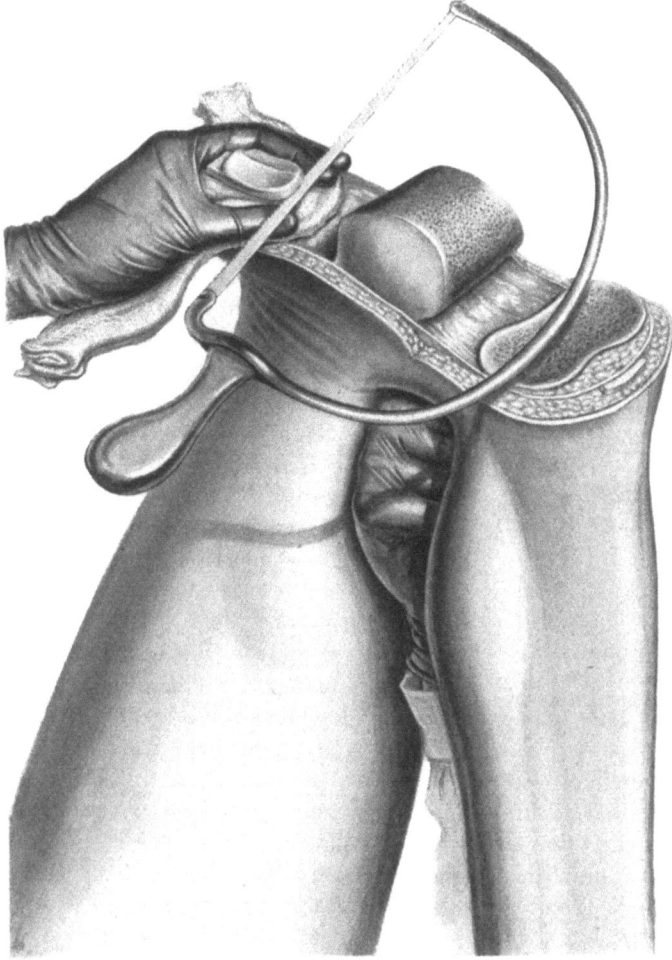

Abb. 324. Die Resektion des Kniegelenkes nach TEXTOR. III.
Das Absägen der Gelenkfläche der Patella.

bogenförmig abgesägt, nachdem man das Periost etwa $1/2$ cm vom Rande der Tibia entfernt ringsherum eingeschnitten hat, wobei man darauf Rücksicht zu nehmen hat, daß der Radius des Bogens dem des Femurbogens entspricht. Nur so ist es möglich, wirklich fest aneinanderpassende Sägeflächen zu erzielen. Sind die Kondylen und damit die Menisken entfernt, so wird die ganze Kapsel ausgeschnitten. Man geht am besten so vor, daß man den oberen Recessus durch seitliche Einschnitte, die die Haut nicht verletzen dürfen, freilegt. Nun kann die Patella mit dem Weichteillappen so weit nach oben umgeklappt werden, daß man einen vollkommenen Einblick in den oberen Recessus erhält und die ganz mit

Synovialmembran überzogene Innenfläche unter Kontrolle des Auges am besten mit der Bogenschere abschneiden kann. Ist die Patella schwer erkrankt, so kann man sie vollkommen entfernen. In den meisten Fällen genügt es, die überknorpelte Fläche derselben mit einem Teil des Knochens parallel der Gelenkfläche abzusägen (Abb. 324). Man hebt zu diesem Zwecke durch einige Resektionsschnitte, die man parallel zum Umfang der Patella in die sie umgebenden Weichteile anlegt, die Patella über die Ebene der Weichteile, faßt mit Hilfe einer Kompresse oder eines Tuches die Weichteile in die ganze Hand und drückt dadurch die Patella aus den Weichteilen heraus. Während man sie so festhält, wird die Absägung

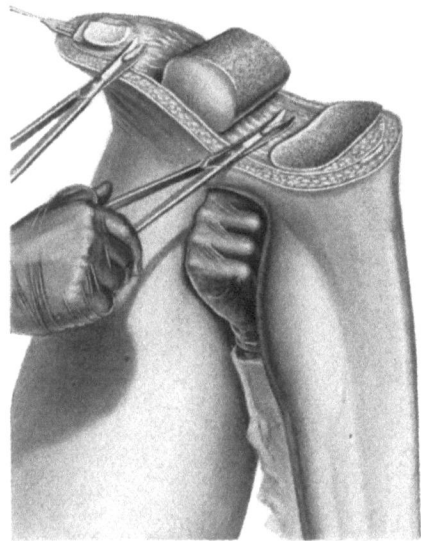

Abb. 325. Die Resektion des Kniegelenkes nach TEXTOR. IV.
Die Entfernung der Synovialmembran.

vorgenommen (Abb. 324). Die Weichteile werden am besten mit der krummen Schere entfernt, nachdem man sich mit der Pinzette eine kleine Falte aufgehoben hat. So schneidet man die ganze Synovialmembran bis auf die Capsula fibrosa aus (Abb. 325). Dabei ist besondere Vorsicht anzuwenden im Bereiche der hinteren Kapselabschnitte. Die Kondylen müssen durch die in die Kniekehle eingeschlossene Faust des Assistenten möglichst weit auseinandergespreizt werden, so daß die hintere Kapseltasche und die Recessus gut zu übersehen sind. Etwa vorhandene Fisteln werden verfolgt, nur das Granulationsgewebe herausgeschnitten. Die vollkommene Übersichtlichkeit bewahrt am besten vor einer Verletzung der durch die Kniekehle ziehenden wichtigen Gefäße und Nerven.

Ist alles Kranke entfernt (manchmal müssen noch einzelne Herde aus den Kondylen mit dem scharfen Löffel herausgeholt werden), so werden die Kondylen ineinandergestellt, der Rest der Patella mit dem vorderen Weichteillappen zurückgeklappt und die Haut genau vernäht. Eine sichere Blutstillung ist vorausgegangen. Wenn es sich um Tuberkulose handelte, bestäubt man die ganze Wundfläche mit einer feinen Schicht Jodoformpulver.

Der Gipsverband wird so angelegt, daß die beiden resezierten Kondylen fest gegeneinandergedrängt in einem Winkel von 170—180° stehen.

Eine Feststellung der Knochenenden mit percutan durch die beiden Kondylen eingeschlagenen Nägeln, wie das HAHN (1882) empfohlen hat, erübrigt sich, wenn die beiden resezierten Gelenkenden fest aufeinanderstehen. Eine Pseudarthrose bildet sich nicht aus, wenn alles Kranke entfernt ist und die Ruhigstellung nicht zu früh unterbrochen wird. Der Gipsverband soll daher 6 Wochen liegenbleiben. Dagegen kann die Feststellung der beiden Knochenenden notwendig werden, wenn ein sehr großer Knochendefekt entstanden ist, wie das nach schweren Verletzungen mit Zertrümmerung der Kondylen und lang dauernder Infektion nach vollständiger Aufklappung (s. S. 405) mit Resektion der Kondylen beobachtet wird. In solchen Fällen hat SCHMIEDEN (1916) die Drahtnaht der angefrischten Resektionsenden in der granulierenden Wunde, d. h. nach Wundreinigung empfohlen. Die äußere Wunde bleibt dann offen. Nach 4—5 Wochen Gipsverband werden die Drähte entfernt. Es ist dann eine knöcherne Ankylose eingetreten.

Die Erfolge der Kniegelenkresektionen bei Tuberkulose sind im allgemeinen sehr gute. Am besten sind sie bei der geschlossenen Form, doch heilen auch solche mit Fistelbildungen und bei Mischinfektionen meist mit fester knöcherner Ankylose aus. Letztere müssen drainiert und mit Fenstergipsverbänden behandelt werden. Die Absägung des Knochens soll so sparsam wie möglich erfolgen. Eine unangenehme Folgeerscheinung ist das gelegentliche Ausbleiben der knöchernen Verbindung. Es entsteht dann eine fibröse Ankylose, die ein schmerzhaftes Auftreten zur Folge hat und außerdem zu Beugekontrakturen und Subluxationen der Tibia nach hinten führt. Gelegentlich ist das Zurückbleiben von tuberkulösen Herden daran schuld, die sich bei verminderter Widerstandskraft des Organismus ausbreiten und schließlich eine Amputation nötig machen können. Fistelbildungen in typischer Art weisen darauf hin. Ist das Grundleiden aber ausgeheilt, so darf bei fibröser Ankylose, die sich durch federnde Bewegung an der Resektionsstelle zu erkennen gibt, der Gipsverband noch nicht entfernt werden, er muß vielmehr durch einen neuen ersetzt werden, da dann meist mit der Besserung des Allgemeinzustandes auch eine knöcherne Ankylose eintritt. Auf die Hebung des Allgemeinzustandes ist daher größter Wert zu legen. Gute Ernährung, frische Luft, Sonnenbehandlung (allgemein und lokal), Stauungsbehandlung, Behandlung eventuell bestehender anderer tuberkulöser Herde fördert die Knochenbildung.

Bei völlig reaktionsloser Heilung kann auch Belastung der Resektionsstelle die Knochenbildung fördern. Dabei muß allerdings sehr darauf geachtet werden, daß durch den Gipsverband oder einen Tutor die Resektionsstelle vollkommen ruhiggestellt wird.

b) Auf das zweite Verfahren, das den Streckapparat vollkommen durchtrennt, brauchen wir nicht näher einzugehen. Es stammt von HAHN (1882) und besteht in der Durchtrennung der Quadricepssehne von Condylus zu Condylus mit oberem Bogenschnitt. Es hat keine besonderen Vorteile, wenn es sich nicht gerade um die Exstirpation des isoliert erkrankten, oberen Kniegelenkrecessus handelt, was wohl kaum vorkommt. HAHN hat bei Veröffentlichung seiner Methode auch die Nagelung der resezierten Gelenkenden empfohlen.

Der HAHNsche Schnitt, soweit er die Haut betrifft, ist vielfach zur Entfernung der chronisch entzündeten Bursa suprapatellaris angewendet worden. Hier hat er den großen Vorteil, daß die Narbe nicht über das Lig. patellae fällt und beim Knien nicht gereizt und gedrückt wird. Es gibt aber leicht Randnekrosen am Bogenschnitt.

II. Verfahren, die den Streckapparat zeitweilig durchtrennen.

Zahlreich sind die Verfahren der Kniegelenkeröffnung, bei denen der Streckapparat durchtrennt, aber nach Abschluß des Eingriffes wieder vereinigt wird. Die wichtigsten sind die von VOLKMANN, KOCHER, PAYR und KIRSCHNER.

a) v. VOLKMANN hat mit einem Hautschnitt über den unteren Patellarrand die Patella freigelegt, zu ihren beiden Seiten das Gelenk eröffnet und die Patella quer durchsägt. Bei Notwendigkeit einer sehr breiten Eröffnung hat er auch beiderseits einen kleinen Längsschnitt an den Querschnitt angefügt und dadurch den Schnitt wie ein lateinisches H geformt. Nach Abschluß der im Gelenk auszuführenden Operation hat er die beiden Patellarfragmente mit Catgut wieder zusammengenäht.

Später ist von KIRSCHNER (1910) der Vorschlag gemacht worden, die Patella schräg von hinten unten nach vorne oben mit der Säge zu durchtrennen, daß der obere Teil mit der Quadricepssehne, der untere mit dem Lig. patellae in breiter Verbindung bleibt. Am Schlusse der Operation werden die beiden Stücke durch Drahtknochennaht oder durch Catgutnähte, die das Periost und die an den Rändern der Patella stehengelassenen Kapselreste fassen, wieder vereinigt. Dieses Verfahren hat vor dem VOLKMANNschen den großen Vorteil, daß die Knorpelfläche nicht verletzt wird, da die Säge am unteren nicht überknorpelten Ende der Patella unter dem Lig. patellae hindurchgeführt und hier mit dem Sägen begonnen wird. Ein weiterer Vorteil besteht darin, daß nach Abschluß der

476   Die Eingriffe an den Gelenken.

Operation breite Knochenflächen miteinander in Berührung treten, und daß daher auch bei Verschiebung der Fragmente durch den Quadricepszug die Knochenflächen nicht außer Berührung kommen

b) PAYR hat zur Eröffnung des Kniegelenkes eine Z-förmige Durchtrennung des Lig. patellae in der Frontalebene vorgenommen (Abb. 513). Dieses Verfahren ist außerordentlich einfach und bietet, da hier nach Abschluß der Naht, die

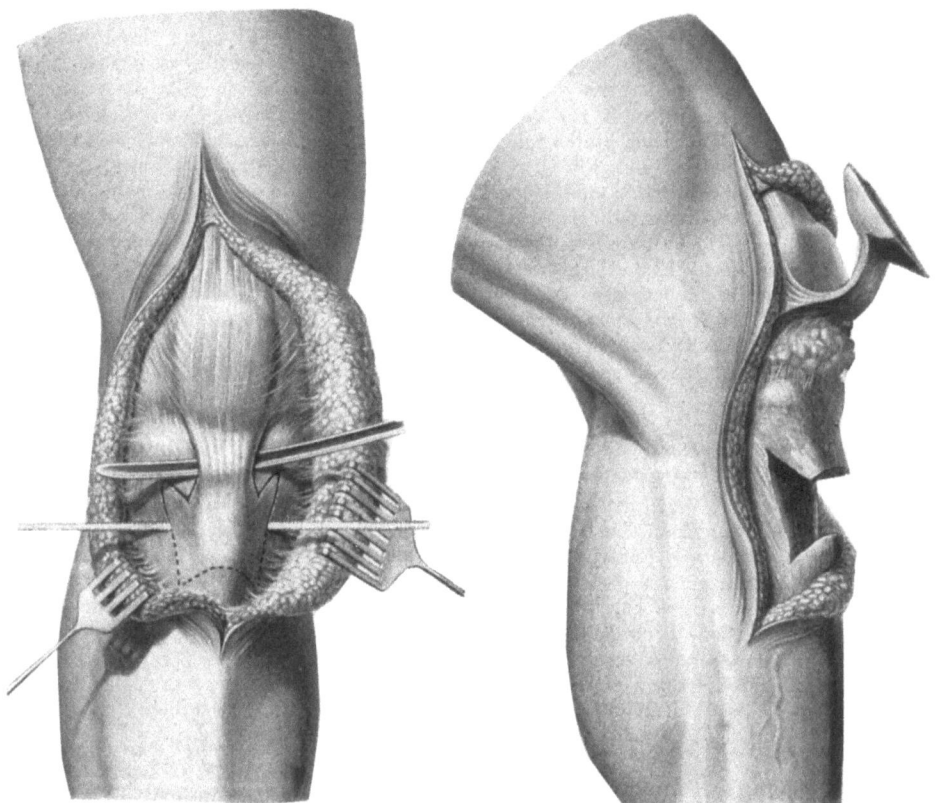

Abb. 326. Die Eröffnung des Kniegelenkes nach KIRSCHNER. I.
Das Lig. patellae ist auf eine Hohlsonde geladen. Die Säge hat bereits den oberen Teil ihres Weges zurückgelegt.

Abb. 327. Die Eröffnung des Kniegelenkes nach KIRSCHNER. II.
Das trapezförmige Knochenstück ist aus dem Falz herausgeschoben. Der Eingang zum Gelenk ist frei.

durch Catgutnähte an allen vier Seiten der Sehnenwunde ausgeführt wird, durch das breite Aneinanderlagern der Sehnenflächen eine sichere Gewähr für einen festen Halt. Es besteht außerdem noch der große Vorteil, daß man die Sehne je nach Bedarf verlängern oder verkürzen kann.

c) KIRSCHNER hat auch einen zweiten Vorschlag gemacht, bei dem ein trapezförmiges Knochenstück, das die Tuberos. tibiae und den Ansatz des Lig. patellae enthält, aus der Tibia mit der doppeltschneidenden Säge (Abb. 329) herausgeschnitten wird (Abb. 326). Nach Anzeichnung des Periostschnittes mit dem Messer sägt man zuerst unter dem Lig. patellae beginnend nach dem Kniegelenk zu schräg nach oben, dann mit der Rückseite des Sägeblattes parallel zur Längsrichtung der Tibia und unterhalb der Tub. tibiae wieder mit der Vorderseite schräg nach aufwärts (Abb. 326). So entsteht ein trapezförmiges Knochenstück, das seitlich herausgehoben (Abb. 327) und später wieder zurückgeschoben werden kann und ohne weitere Befestigung hält (Abb. 328).

Auch die KOCHERsche Vorschrift gehört in die zweite Gruppe. Bei ihr wird der Streckapparat dadurch durchtrennt, daß man mit einem lateralen Bogenschnitt, der das Gelenk an der Außenseite der Patella eröffnet, den ganzen Streckapparat freilegt, und nun die Tuberositas tibiae mit dem Meißel subcortical abschlägt, wie das TILING (1886) und LOSSEN (1882) ähnlich schon empfohlen hatten. Das Verfahren erscheint in seiner weiteren Ausführung sehr umständlich und wird wohl kaum noch zur Anwendung kommen. Dasselbe

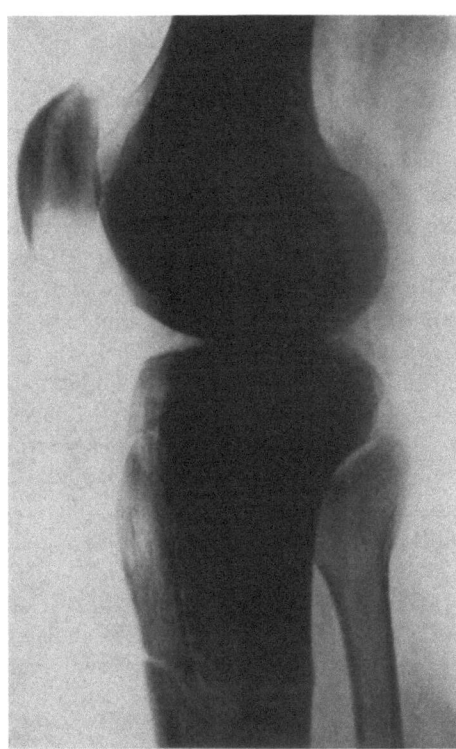
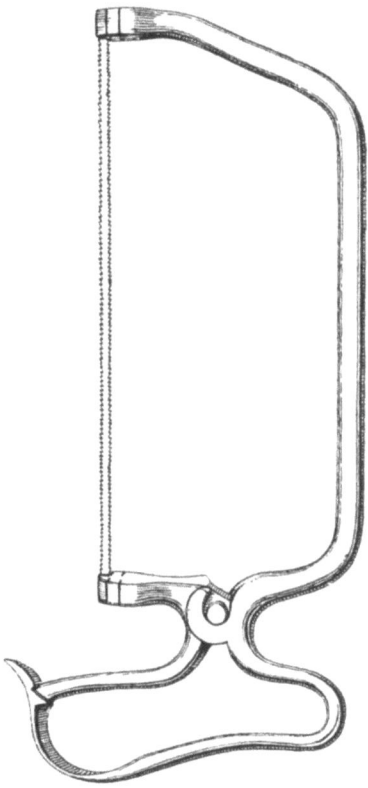

Abb. 328. Das Röntgenbild zeigt das reponierte Knochenstück nach der KIRSCHNERschen Kniegelenkseröffnung. (Eigene Beobachtung.)

Abb. 329. Doppelschneidende Bogensäge mit verstellbarem Blatt nach KIRSCHNER. ($^1/_2$ nat. Größe.)

gilt für seinen Vorschlag, das Gelenk bei der Tuberkulose wie einen Tumor geschlossen, also ohne Eröffnung der Kapsel herauszulösen. Da das im hinteren Abschnitt nicht gelingt, besteht kein Vorteil vor den anderen einfacheren Eingriffen.

Die Übersicht ist beim TEXTORschen Schnitt besser und die Möglichkeit, alles Kranke zu entfernen, ist gegeben, worauf es bei der Tuberkulose eben hauptsächlich ankommt.

Bei Jugendlichen soll man die Sehnen der Beugemuskulatur ebenfalls durchtrennen, wenn der ganze Streckapparat zerstört werden mußte, um wenigstens die eine Ursache, die neben der Belastung zur Beugekontraktur Veranlassung gibt, nämlich die Muskelwirkung der Beuger, auszuschließen.

DULKENOW empfahl die Durchtrennung der Patella und des Lig. patellae in der Längsrichtung und meißelte die Tuberositas tibiae mit den Ansätzen des getrennten Lig. patellae nach beiden Seiten hin ab. Diese Vorschrift hat keine besonderen Vorteile.

III. Verfahren, die den Streckapparat schonen.

Soll der Streckapparat erhalten bleiben, was in allen Fällen, die für eine spätere Mobilisierung des Kniegelenkes geeignet erscheinen, wünschenswert ist, so kommen nur die Eröffnungsschnitte von v. LANGENBECK und PAYR in Frage.

a) Der LANGENBECKsche Schnitt (1862) ist ein Längsschnitt, der auf der medialen Seite der Patella etwa zwei Zeigefinger breit oberhalb, noch im Bereiche des Muskelfleisches des M. vastus medialis beginnt und zunächst senkrecht distal, dann bogenförmig zur medialen Seite des Ansatzes des Lig. patellae an der Tuberositas tibiae verläuft. Das Gelenk wird sofort eröffnet und dann unter allmählicher Beugung des Gelenkes die Patella nach außen luxiert. Nun können die Ligg. cruciata und collateralia durchschnitten und ein guter Einblick in das Gelenk ermöglicht werden. Auch die Absägung der Gelenkenden läßt sich gut ausführen.

b) PAYR hat (1919) den schonenderen *medialen S-Schnitt* empfohlen. Er fand ihn für alle operativen Eröffnungen des Kniegelenkes geeignet. Er ist insofern besser als der LANGENBECKsche Schnitt, als er durch seine Anlage die Muskulatur des Kniegelenkes vollkommen schont. Er beginnt mit dem ersten Bogen des S medial und handbreit oberhalb der Kniescheibe an der Grenze zwischen dem M. vastus medialis und der Sehne des M. rectus femoris. Das Muskelfleisch des M. vastus medialis wird von der gemeinsamen Strecksehne abgelöst. Dann verläuft der Schnitt durch die fibröse Kapsel, knapp fingerbreit von der Patella entfernt und ihr parallel und zieht nach dem lateralen Rande des Ansatzes des Lig. patellae. Zur Schonung des R. infrapatellaris n. sapheni soll man sich im distalen Teil des Schnittes möglichst nahe an die Patella halten. Der Schnitt dringt dann beim Vertiefen in das Gelenk und eröffnet es vom oberen Rande des Recessus suprapatellaris bis zum Lig. patellae. Der laterale Teil des Streckapparates (dreiviertel des M. quadriceps mit Patella und Lig. patellae) werden dann mit Haken gefaßt und unter langsamer Beugung des Kniegelenkes nach außen luxiert (Abb. 330).

Die Übersicht und die Möglichkeit, intraartikulär zu operieren, sind für alle Arten von Eingriffen völlig ausreichend. Nur bei schweren Ankylosen ist es manchmal notwendig, einen Teil des Lig. patellae vom Knochen abzulösen. Auch die Besichtigung der dorsalen Kapselabschnitte gelingt nicht immer, wenn nicht gerade ein Erguß besteht.

Der größte Vorteil des Schnittes ist die rasche und weitgehende Wiederherstellung der Gelenkfunktion.

Ist nach der Abnahme des Gipsverbandes nach 6 Wochen die Heilung gesichert, so muß doch nach Resektionen zur Erzielung einer Ankylose in allen Fällen 3—4 Monate lang ein Tutor getragen werden, da sonst selbst bei eingetretener knöcherner Ankylose noch eine Beugekontraktur entstehen kann. Durch den Verlust der Streckfähigkeit im Verein mit der Belastung wird diese Kontraktur bedingt und kann einen an sich sehr schönen Erfolg ungünstig gestalten.

Bei *Kindern* liegen in der Beziehung ganz besonders ungünstige Verhältnisse vor. Schon v. VOLKMANN hat die Erfahrung machen müssen, daß sie nicht nur zu Kontrakturen neigen, sondern daß sich bei nicht genügender Vorsicht in bezug auf die Ausdehnung der Knochenresektion auch schwere Wachstumsstörungen im Verlaufe einiger Jahre einstellen. v. LANGENBECK (1868) hat daher verlangt, daß bei Kindern die Resektion innerhalb der Epiphysenlinie stattfinden muß, was sich am leichtesten bei der bogenförmigen Absägung der Gelenkenden durchführen läßt. Sie kann nur dann nicht geschont werden, wenn der tuberkulöse Prozeß sie durchbrochen hat. Dann gelingt es aber doch meist, nur den erkrankten Teil des Intermediärknorpels zu entfernen. Eine Verkürzung tritt dann freilich meist auch ein, aber selbst bei vollkommen erhaltender Behandlung bleibt sie ja nicht aus.

Die *Subluxationsstellung* kann am besten verhindert werden, wenn die Gelenkenden fest aufeinander stehen, bei bogenförmiger Gestaltung der Sägeflächen. Die treppenförmige

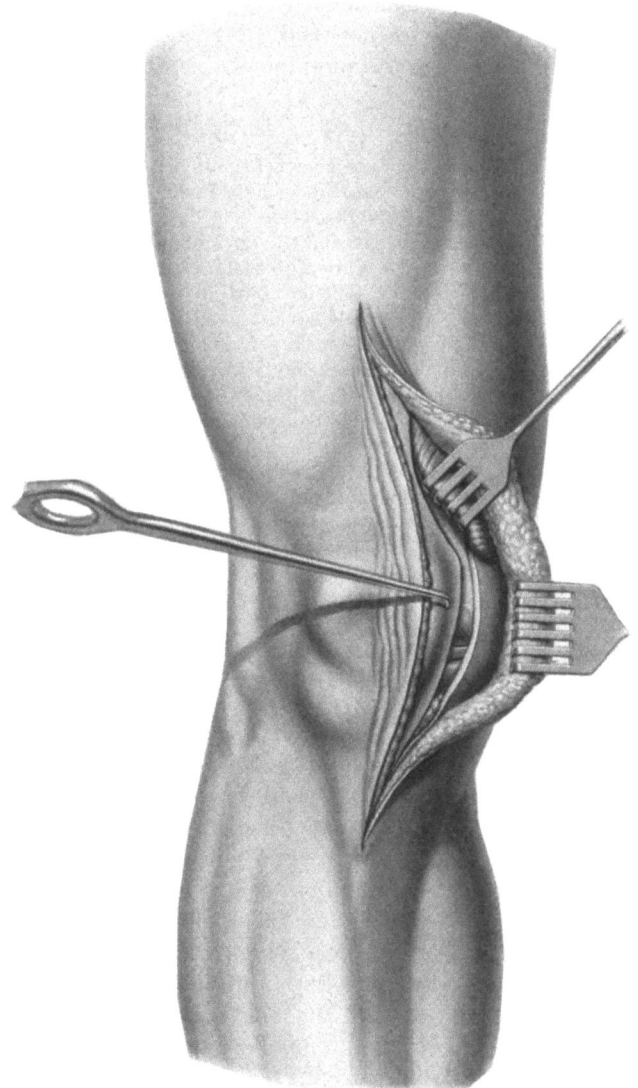

Abb. 330. Der mediale S-Schnitt nach PAYR. Die Gelenkkapsel ist unter Schonung des M. vastus med. S-förmig gespalten. Der einzinkige Haken ist zur Luxation der Patella bei der nun folgenden Beugebewegung eingesetzt.

Absägung, wie sie ALBERT, oder die keilförmige, wie sie SÉDILLOT zur Verhütung dieser Komplikation empfahl, sind schwieriger durchzuführen und unnötig.

Die Beugekontraktur kommt bei Kindern nicht nur durch zu frühzeitige Belastung der noch nicht völlig knöchern verbundenen Gelenkenden zustande, sondern auch durch das fortschreitende Wachstum der unteren Femurepiphyse. Dem Längenwachstum des resezierten Gelenkabschnittes setzen die fibrös degenerierten und ihrer Elastizität beraubten geschrumpften, atrophischen Beugemuskeln einen Dauerwiderstand entgegen und ziehen die wachsende Epiphyse des Femurs allmählich bogenförmig nach hinten. Begünstigt wird dieser Vorgang durch das Fehlen der Antagonistenwirkung.

Für die Resektion bei Kindern hat daher zu gelten:

1. die Resektion ist unter Schutz der Epiphysenknorpel auszuführen,
2. für festes Aufeinanderstehen der resezierten Gelenkenden ist zu sorgen,
3. das Tragen eines Tutors ist notwendig bis zum Abschluß des Knochenwachstums, d. h. für die untere Femurepiphyse bis zum 20. Lebensjahr.

3. Die Resektion des Fußgelenkes.

Die Resektion des Fußgelenkes wurde zuerst bei offenen Luxationen vorgenommen, und zwar nach LOSSEN von GEORG COOPER, später haben nach demselben Autor CIRCLAND, DESCHAMPS, TAYLOR, MOREAU u. a. die Resektion aus derselben Indikation ausgeführt. Wegen Tuberkulose wurde das Fußgelenk zuerst von MOREAU 1792, in Deutschland von JÄGER 1833 reseziert. v. LANGENBECK hat die Fußgelenkresektion nach Schußverletzungen gleichzeitig mit der Resektion anderer Gelenke 1864 in die Kriegschirurgie eingeführt. Vereinzelte Fälle mit teilweisen Resektionen haben schon die Kriegschirurgen Friedrichs des Großen bekanntgegeben. Von den heute noch geübten Verfahren kommen das LANGENBECKsche, das KÖNIGsche, das KOCHERsche und HUETER-HEIDENHAINsche besonders in Frage. Besonders das KOCHERsche und das HUETER-HEIDENHAINsche Vorgehen zeichnen sich dadurch aus, daß sie bei weitgehender Schonung der Weichteile eine ausgezeichnete Einsicht in das Gelenkinnere gestatten, soweit die Weichteile und die knöchernen Abschnitte in Frage kommen. Auf die große Zahl der übrigen empfohlenen Eröffnungsschnitte soll hier nicht näher eingegangen werden. Erwähnt soll nur noch werden, daß auch Resektionsschnitte angegeben wurden, die von hinten an das Gelenk herantraten unter Durchschneidung bzw. zeitweiliger Spaltung der Achillessehne. Die Eröffnung des Fußgelenks von hinten ist für die Behandlung der Gelenkeiterungen von Bedeutung geworden. TEXTOR hat einen solchen Schnitt empfohlen.

I. Das KOCHERsche Resektionsverfahren.

Der laterale Bogenschnitt KOCHERs beginnt gut handbreit oberhalb des äußeren Knöchels, und zwar am vorderen Rand der Achillessehne, verläuft parallel mit ihm nach abwärts, dann bogenförmig um den äußeren Knöchel herum und endet etwas aufsteigend, etwa in der Mitte zwischen dem lateralen Knöchel und der Tuberositas metatarsi V. Nach Durchtrennung von Haut und Fascie und unter Schonung des N. suralis und der V. saphena parva, die nach hinten abgeschoben werden, muß man darauf Rücksicht nehmen, daß man den N. peronaeus superficialis, der an der Außenseite des M. extensor digitorum herabzieht, nicht verletzt. Der N. cutan. dors. lat. wird meist nicht geschont werden können. Der Schnitt dringt sofort in die Sehnenscheide der Mm. peronaeus longus und brevis ein, so daß die Sehnen aus ihren Scheiden herausgehoben werden können (Abb. 331). Zunächst kann man sie erhalten, doch müssen sie in manchen Fällen durchtrennt werden, was am besten durch einen Z-förmigen Schnitt geschieht, so daß eine spätere Wiedervereinigung leichter möglich ist. Sind die Sehnen nach hinten gezogen, so schneidet man in der Schnittrichtung das Periost an der unteren und äußeren Fläche der Fibula bis zur Malleolenspitze ein, schiebt es zurück und eröffnet an der Vorderfläche des Malleolus das Fußgelenk (Abb. 331). Dann werden die seitlichen Ligamente und die Kapsel zunächst am Unterrand des Malleolus ext. durchschnitten, und während der ganze Streckapparat durch einen in die vordere Kapseltasche eingesetzten schmalen LANGENBECKschen Haken vom Knochen abgezogen wird, schneidet man den Kapselansatz an der vorderen Tibiakante ab. Ebenso wird der hintere Kapselansatz nach Zurückziehen der gesamten Weichteile, einschließlich der mit dem Periost in Verbindung bleibenden Sehnenscheide der Mm. peronaei von der

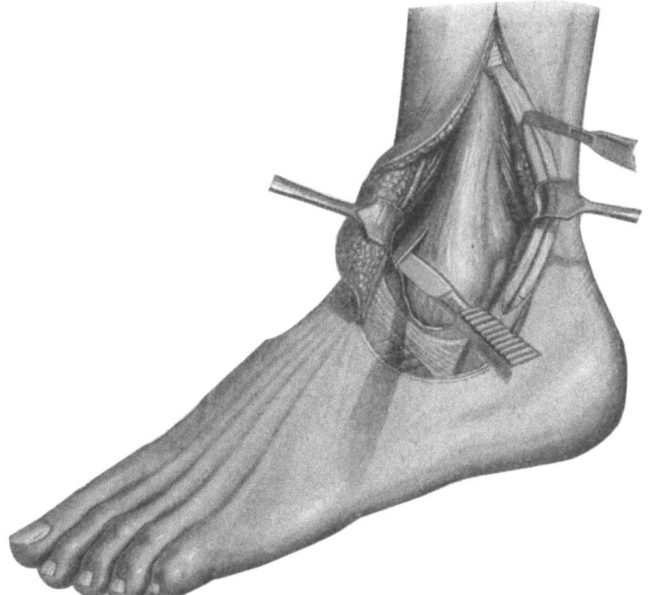

Abb. 331. Die Resektion des Fußgelenkes nach KOCHER. I.
Spaltung der Sehnenscheide der Mm. peronaei. Einschneiden der vorderen Kapseltasche.

hinteren Tibiakante scharf abgetrennt. Die Ablösung der Kapsel von der Tibia erfolgt sowohl vorn als auch hinten bis zum Malleolus medialis. Nun gelingt es durch eine kräftige Luxationsbewegung nach außen, den Taluskopf aus der

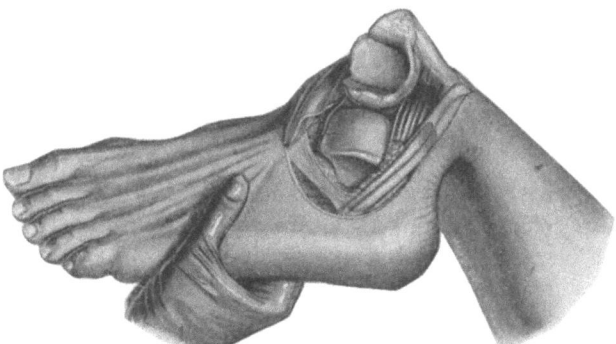

Abb. 332. Die Resektion des Fußgelenkes nach KOCHER. II.
Der Fuß ist nach außen luxiert.

Malleolengabel nach außen zu luxieren, so daß die Talusrolle unter dem Malleolus zum Vorschein kommt (Abb. 332). Die Luxation gelingt meist ohne Durchschneidung der Sehnen der Mm. peronaei. Falls sie nicht ermöglicht werden kann, müssen die Sehnen in der obengenannten Weise durchtrennt werden. Das Ligamentum deltoideum kann in den meisten Fällen erhalten bleiben, da durch die Luxation des Taluskopfes eine ausgezeichnete Übersicht über das Gelenkinnere gegeben wird. Bei Tuberkulose des Fußgelenkes bricht gelegentlich bei der Luxation der Malleolus medialis ab. Je nach der Art und Ausdehnung der Erkrankung werden die Gelenkenden entfernt. Bei Tuberkulose wird der ganze Weichteilapparat bis zur fibrösen Kapsel geopfert. Die Anfrischung der Gelenkenden soll so erfolgen, daß möglichst breite Berührungsflächen entstehen.

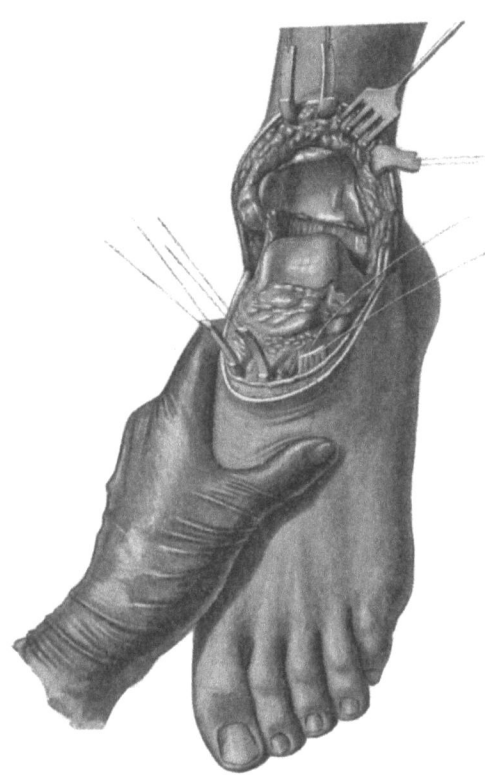

Abb. 333. Die Resektion des Fußgelenkes nach HUSSEY-HUETER-HELFERICH. I. Z-förmige Durchtrennung der Strecksehnen. Luxation des oberen Sprunggelenkes.

Das gelingt am besten durch bogenförmiges Absägen der Gelenkenden, etwa in Anlehnung an die frühere Form. Ist der Talus schwer erkrankt, so muß er unter Umständen vollständig herausgenommen werden.

II. Die Resektion nach HUSSEY-HUETER, HELFERICH (HEIDENHAIN).

Nach LOSSEN haben schon HEYFELDER und SÉDILLOT einen Querschnitt über den Fußrücken bei der Resektion angewendet, aber erst HUETER hat ihn genau beschrieben und erst durch HELFERICH (HEIDENHAIN) wurde die Schnittführung so verbessert, daß er für alle Fälle von Fußgelenkresektion Anwendung finden kann. In ähnlicher Weise operierten auch BARDENHEUER und BRUNS; letzterer gibt an, daß dieser Schnitt schon 1858 von HUSSEY bei einer Gelenkresektion verwendet wurde. Der Vorteil des dorsalen Lappenschnittes, wie ihn HELFERICH ausführte, liegt darin, daß er nicht nur eine ausgezeichnete Übersicht über das obere Sprunggelenk ermöglicht, sondern daß auch die Tarsalgelenke bis zum Metatarsus freigelegt und, wenn nötig, reseziert werden können.

Der Eingriff wird in folgender Weise ausgeführt: Der Schnitt beginnt beiderseits an der Malleolenspitze und läuft zunächst schräg nach vorn und abwärts, um schließlich etwa in Höhe des LISFRANCschen Gelenkes durch eine bogenförmige Verbindung der beiden seitlichen Schnitte zu enden. Er wird sofort allseitig bis auf den Knochen geführt und dabei die A. dorsalis pedis durchtrennt. Der gesamte Weichteillappen, einschließlich der Sehnen, wird nach oben zurückgeschlagen. Will man eine Wiederherstellung der durchschnittenen Strecksehnen der Resektion anschließen, so werden besonders die Sehnen des M. tibialis anterior, des M. extensor hallucis longus und auch die übrigen Strecksehnen Z-förmig durchschnitten und mit je einem, durch die Enden gezogenen Faden lose verbunden, so daß man sie zur Wiedervereinigung nicht lange zu suchen braucht (Abb. 333). Schon BARDENHEUER, BRUNS und HEIDENHAIN haben übrigens darauf aufmerksam gemacht, daß eine Naht der Strecksehnen unnötig ist, da sich ihre Funktion nach der Wundheilung regelmäßig von selbst wieder herstellt. Zum Teil wird die Funktion vielleicht durch die Mm. extensores digitorum breves, die ja erhalten bleiben, besorgt. Ist der Hautlappen so weit abgelöst, daß man die obere Tibiakante abtasten kann, so wird das Gelenk mit einem Querschnitt, dem bogenförmige Schnitte um die Malleolen folgen, eröffnet und gleichzeitig so weit zum Klaffen gebracht, daß der Talus aus seiner Rolle nach vorn und unten luxiert werden kann. Man hat bei der Abtrennung am

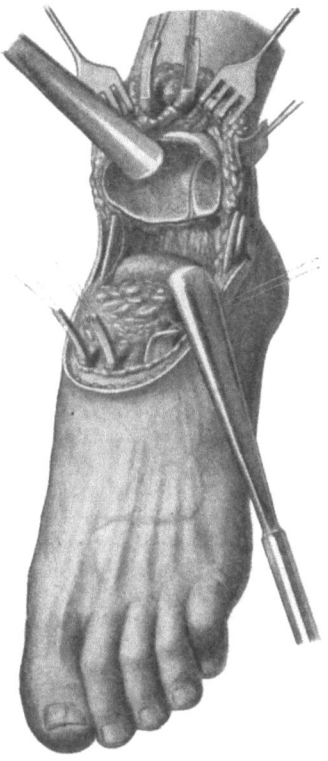

Abb. 334. Die Resektion des Fußgelenkes nach HUSSEY-HUETER-HELFERICH. II. Bogenförmige Abmeißelung der Gelenkflächen.

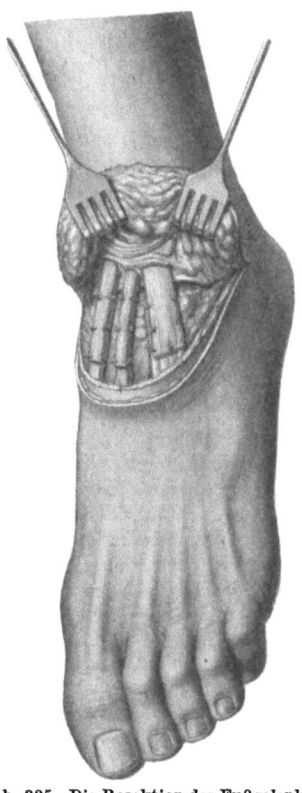

Abb. 335. Die Resektion des Fußgelenkes nach HUSSEY-HUETER-HELFERICH. III. Naht der Strecksehnen.

Malleolus med. mit äußerster Vorsicht vorzugehen, um nicht die A. tibialis posterior und die ventral von ihr hinter dem Malleolus verlaufenden Sehnen und Nerven zu verletzen. Der Überblick über das luxierte Gelenk ist ein ausgezeichneter bis in seine hintersten Abschnitte (Abb. 333). Sowohl das Ausschneiden der Kapsel, als die Absägung der Gelenkenden läßt sich leicht durchführen. Sind auch die übrigen Gelenke des Tarsus erkrankt, so kann man sie sehr gut einzeln freilegen, einsehen und, wenn nötig, resezieren, um dann schließlich unter möglichst guter Aneinanderpassung der zurechtgerichteten Reste die Operation zum Abschluß zu bringen. Man muß dafür sorgen, daß sich möglichst breite Knochenflächen berühren. Wenn nur das obere Sprunggelenk erkrankt war und reseziert werden mußte, so ist eine bogenförmige Anfrischung von Tibia und Fibula einerseits und Talus andererseits am zweckmäßigsten (Abb. 334). Man kann auch Teile der Malleolengabel erhalten, um dadurch ein seitliches

Abgleiten zu verhüten. Hat man wegen Tuberkulose reseziert, so muß durch Anlegen eines Gipsverbandes in rechtwinkliger Stellung des Fußes eine sich über 6—8 Wochen erstreckende Ruhigstellung erzielt werden. Mußte wegen schwerer Verletzung reseziert werden, so ist nur eine vorübergehende Ruhigstellung wünschenswert, da sich auch bei reseziertem oberem Sprunggelenk, wenn sich die Ausdehnung der resezierten Stücke in mäßigen Grenzen hält, im Laufe der Zeit häufig eine gewisse Beweglichkeit wiedereinstellt. Selbstverständlich muß eine Spitzfußstellung auch in solchen Fällen verhütet werden, und es ist deshalb gut, auf die Wiederherstellung der Strecksehnen, besonders der Sehnen der Mm. tibialis anterior und extensor hallucis longus unter genügender Spannung Wert zu legen, zumal sie bei wiederkehrender, wenn auch oft nur geringer Beweglichkeit von Bedeutung sein kann (Abb. 335). Nach Abschluß der Knochenoperation wird der Hautlappen zurückgeklappt und, wenn nötig, verkürzt, so daß eine genaue Naht des Lappenschnittes möglich wird.

k) Die Eingriffe bei den Luxationen.

α) Die Eingriffe bei der habituellen Schulterluxation.
(SEIDEL, OETIKER, ANSCHÜTZ.)

Schon die alten Ärzte haben die habituelle Schulterluxation gekannt und HIPPOKRATES berichtet, daß er durch operative Maßnahmen, die eine Schrumpfung der das Gelenk umgebenden Weichteile (Glüheisen) herbeiführen sollten, gute Erfolge hatte. Solche auf Schrumpfung berechneten Eingriffe sind bis in die neueste Zeit empfohlen worden. Die Zahl der zur Behandlung der habituellen Schulterluxation angegebenen Methoden ist außerordentlich groß. Es kommt das wohl in erster Linie daher, daß bei der habituellen Schulterluxation die verschiedensten Störungen ursächlich in Frage kommen und daß diese verschiedenen Ursachen nicht alle durch dieselbe Maßnahme zu beheben sind. Aus den beobachteten pathologisch-anatomischen Befunden soll nur folgendes hervorgehoben werden. Fast regelmäßig findet sich eine starke Erweiterung der Kapsel, frische und alte Kapselrisse, von denen die letzteren oft nur mangelhaft verheilt sind. Außerdem werden häufig Abrisse der Muskelansätze, besonders der Außenrotatoren von der Kapsel und von den Tuberculis beobachtet. Schließlich finden sich nicht selten Absprengungen der Tubercula, die häufig schon auf das erste Trauma zurückgehen. Ebenso Verunstaltungen des Gelenkkopfes, der Gelenkpfanne und des Labrum glenoidale. Auch freie Körper, wohl häufig als Reste von vollständig losgelösten Absprengungen, werden gefunden. Infolge der Vielgestaltigkeit des Krankheitsbildes kann nicht jeder Eingriff ein gutes Resultat zeitigen, daher sind im Laufe der Jahre immer mehr Bestrebungen hervorgetreten, kausale Therapie zu treiben, d. h. je nach dem entsprechenden pathologisch-anatomischen Befund das Operationsverfahren zu wechseln (W. MÜLLER, PERTHES). Für die Fälle, die glücklicherweise die Mehrzahl bilden, bei denen die Kapselerweiterung als einziger Fehler festzustellen ist, sind folgende Operationsverfahren angegeben worden, die entweder auf eine Beschränkung des Kapselhohlraumes hinauslaufen oder den Kopf gewissermaßen in der Gelenkhöhle festhalten.

1. **Einengung des Hohlraumes.** Sie ist schon frühzeitig auf die einfachste Weise durch Raffung der erweiterten Gelenkkapsel durchgeführt worden. Dabei kann entweder

a) das Gelenk geschlossen bleiben oder

b) es kann eröffnet werden. In beiden Fällen kann die geraffte Kapsel durch Doppelung oder Transplantation von Fascie verstärkt werden.

Zu a). Die Raffung der geschlossenen Kapsel ist von vielen Chirurgen ausgeführt worden. Sie gibt mäßige Dauererfolge. Wird auf die geraffte Kapsel sowohl vorn als hinten ein Fascienlappen aufgesteppt (PAYR), so werden die Erfolge dadurch besser, doch sichert die Methode nicht vor Rückfällen. Man muß SCHULTZE recht geben, daß die Raffung der vorderen Kapseltasche für die anscheinend nicht so seltenen Fälle des Kapselrisses im Bereich der unteren Kapseltasche keine Gewähr für einen Dauererfolg bietet, besonders dann, wenn die Kapsel entweder am Pfannenrand oder am Humerus abgerissen ist.

Zu b). Die Erfolge der Kapselraffung nach Eröffnung des Gelenkes mit oder ohne Ausschneidung, mit oder ohne Doppelung der Kapsel, oder Deckung durch Transplantation scheinen zwar etwas besser, doch gilt für sie dasselbe wie für die unter a) aufgeführten Fälle. Zweckmäßiger erscheint die von SCHULTZE und THOMAS empfohlene Freilegung der unteren Kapseltasche mit folgender Naht, Raffung oder Transplantation (SCHULTZE).

2. Die Verfahren zur Zurückhaltung des Kopfes in der Pfanne sind neueren Datums. Sie lassen sich ebenfalls in solche trennen, bei denen das Gelenk geschlossen bleibt und solche, bei denen es eröffnet wird. Es handelt sich in allen Fällen um Plastiken oder Transplantationen.

a) Die Vorgehen ohne Eröffnung des Gelenkes. Das erste plastische Verfahren wurde von CLAIRMONT und EHRLICH 1909 empfohlen. Es besteht darin, daß aus dem hintersten Abschnitt des M. deltoideus nach Abtrennung der Sehne vom Humerus ein Lappen gebildet wird, der, in Verbindung mit seiner Gefäß- und Nervenversorgung bleibend, von der Rückseite durch die laterale Achsellücke an der medialen Humerusseite hindurchgezogen und vorn in einer Deltoideuslücke befestigt wird. Das Verfahren, über dessen Erfolge CLAIRMONT (1936) ausführlich berichtet hat, hat sicher theoretisch und praktisch große Vorzüge. Die Ausführung ist aber schwierig und auch eingreifend, da Muskelansätze abgetrennt und wichtige Sehnen eingekerbt werden müssen, um die an sich zu enge Achsellücke genügend zu erweitern. Die sichere Ausführung hängt auch von der Form und Länge des M. deltoideus ab. Vor Rückfällen sichert sie auch nicht unbedingt. NIESSEN (SCHMIEDEN) hat allerdings keine beobachtet und das Verfahren daher warm empfohlen. FINSTERER hat ebenfalls eine Muskelplastik zur Zurückhaltung des Kopfes ausgeführt. Er hat aber den Lappen, der von vorne durch die laterale Achsellücke hindurchgeführt wird, aus den sehnigen Teilen der Mm. coracobrachialis und dem kurzen Bicepskopf gebildet. KIRSCHNER verwendet die freie *Fascientransplantation*. Ein Fascienstück aus der Fascia lata (3:20 cm) wird durch die laterale Achsellücke von hinten zwischen Humerus und M. coracobrachialis (cave N. axillaris) nach vorn gezogen und sowohl vorn als hinten zunächst unter dem M. deltoideus, dann durch diesen Muskel über das Akromion geleitet und durch Naht zu einem Ring geschlossen. Dadurch wird der Humerus extrakapsulär an das Akromion gefesselt.

Auch von LÖFFLER wird ein Fascienstreifen extrakapsulär transplantiert, der einerseits durch das Akromion, andererseits durch ein Bohrloch am Tuberculum majus hindurchgeführt und durch Naht zum Ring geschlossen wird (Abb. 336). Dieses Verfahren, das etwa zur gleichen Zeit auch von SCHMIEDEN empfohlen wurde, bringt bei genauer Einhaltung der Vorschriften sehr gute Erfolge. Rückfälle sind selten beobachtet. Der einfache Eingriff wird in folgender Weise ausgeführt. Der Hautschnitt beginnt am hinteren Rand des Akromion und verläuft gleich bogenförmig nach vorn konvex, dann der Längsachse des Humerus entsprechend, in der Gegend, die dem leicht tastbaren Tuberculum maj. entspricht. Der Schnitt ist etwa 8 cm lang. Die dünne Deltoideusfascie wird gespalten und die Muskelbündel über dem Tuberculum majus stumpf auseinander gedrängt, bis das Tuberculum freiliegt. Dann wird am vorderen und hinteren Rand des Tuberculum das starke Periost gespalten und eine Periostbrücke mit der Rinnensonde unterminiert. Besser ist es, wie das LÖFFLER empfohlen hat, mit dem Knochenbohrer einen kleinen Kanal quer durch das Tuberculum hindurchzubohren, der dann zur Aufnahme des Fascienstreifens mit einem kleinen scharfen Löffel oder einem stärkeren Bohrer erweitert werden muß. Dann legt man durch Ablösen der Haut den hinteren seitlichen Abschnitt des Akromion frei, schiebt ein breites Elevatorium darunter und durchbohrt es von oben nach unten, etwa $^{1}/_{2}$ cm von seinem hinteren seitlichen Rand entfernt. Dann wird von dem 1. Einschnitt unter dem M. deltoideus, aber extrakapsulär, je ein Weichteilkanal sowohl nach dem hinteren Rand des Akromion als auch nach der Gegend des Bohrloches im Akromion gebohrt und nun mit Hilfe eines starken Seidenfadens der Fascienstreifen durch die Bohrlöcher oder subperiostale Brücke gezogen. Die beiden Fascienenden werden, während der Kopf akromionwärts gestaucht und etwas abduziert wird, unter Spannung durch Naht zu einem Ring vereinigt. Der Fascienstreifen von 18—20 cm

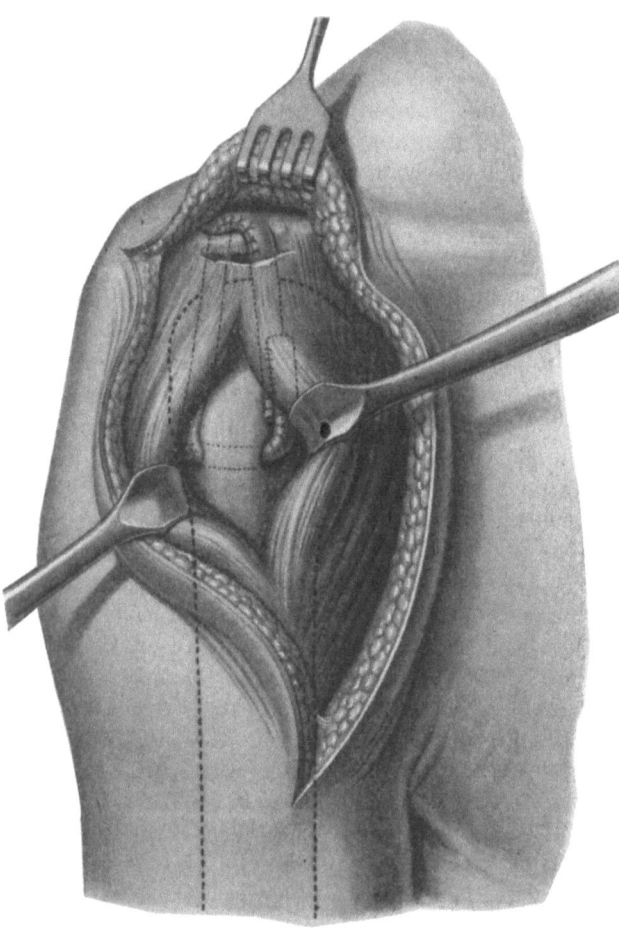

Abb. 336. Der Eingriff bei der habituellen Schulterluxation nach LÖFFLER. Bei der Nahtvereinigung der beiden Fascienenden wird der Arm um etwa 30—40° abduziert.

Länge und 2 cm Breite wird aus der Fascia lata entnommen und am besten durch eine fortlaufende Catgutnaht zu einem drehrunden Strang geformt. Nach Muskel- und Hautnaht erfolgt der Verband in abduzierter Stellung. Die Stellung wird 14 Tage bis 3 Wochen beibehalten.

Auch die *gestielt* übertragene *lange Bicepssehne* wird zur Zurückhaltung des Kopfes verwendet.

RUPP (1926) hat die Bicepssehne nicht durchtrennt, sondern sie nur durch starke Seidenfäden gefaßt und an den Rändern des Sulcus intertub. befestigt. Auch im Verlauf durch die Gelenkkapsel wird die Sehne in ihrer Scheide festgenäht.

HEYMANOWITSCH (1927) hat ein Verfahren angegeben, bei dem die Freilegung der langen Bicepssehne vom HUETER-OLLIERschen Schnitt aus vorgenommen wird. Die Sehne wird im

Sulcus intertub. und im Verlauf durch die Gelenkkapsel freigelegt und hoch oben, also in der Nähe des oberen Pfannenrandes, durchtrennt. Durch den lateralen Abschnitt des Tuberc. maj. bohrt er von vorn nach hinten einen Kanal, durch den das distale Ende der Bicepssehne hindurchgeführt und am freigelegten Akromion durch Naht befestigt wird (Abb. 337).

Ein weiteres *extraartikuläres* Verfahren hat sich ebenfalls in neuerer Zeit Freunde erworben. Es handelt sich um die *Verriegelung* der vorderen Kapselabschnitte durch den abgeknickten und nach unten verlagerten Proc. coracoideus, oder um die Verlängerung dieses Knochenfortsatzes in der gleichen Absicht. Das erste Verfahren stammt von NOESSKE (1924). Er legt vom HUETER-OLLIERschen Schnitt aus die Gelenkkapsel und den Proc. coracoideus frei, durchtrennt ihn an seiner Basis mit dem Meißel teilweise, bricht den Rest nur ein, klappt die Spitze nach unten und befestigt sie im Bereich der vorderen unteren

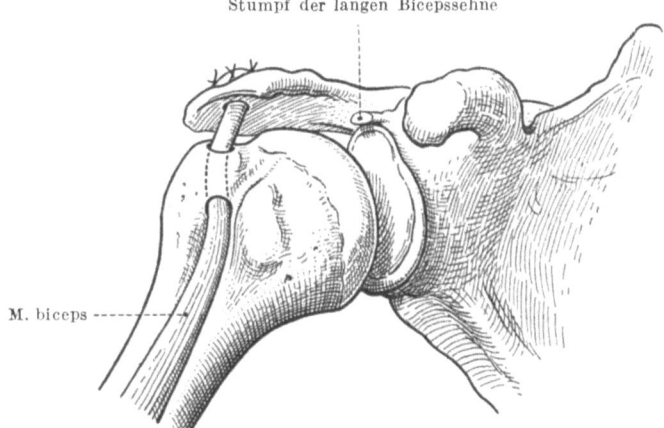

Abb. 337. Zweites Verfahren von HEYMANOWITSCH. I. Das distale Ende der durchtrennten Sehne des langen Bicepskopfes ist durch einen Knochenkanal geführt und am Akromion befestigt.

Gelenkkapsel. Die *Verlängerung* des Proc. coracoideus empfahl OUDARD (1924). Die Verlängerung kann dadurch erreicht werden, daß die Spitze des Proc. coracoideus abgetrennt und zwischen Spitze und Basis ein vorher mit Löchern versehener Tibiaspan eingepflanzt wird. Man kann auch den Proc. der Länge nach teilen und die beiden Teile so verschieben, daß eine Verlängerung eintritt. Der verlängerte Proc. verriegelt ebenfalls die vordere Kapseltasche.

b) Mit Eröffnung des Gelenkes.

JOSEPH hat einen frei überpflanzten Fascienstreifen durch einen im überknorpelten Teil des Kopfes angelegten Knochenkanal geführt und die Enden am Proc. coracoideus als eine Art Lig. teres ausgespannt.

Im selben Sinn wurden auch *gestielte Sehnen* zur Fesselung des Oberarmkopfes benutzt. Als erster hat wohl PÜRCKHAUER (1919, 1928) die *lange Bicepssehne* verwendet. In der Folgezeit ist die lange Bicepssehne von den verschiedensten Chirurgen zu diesem Zwecke empfohlen und verwendet worden (RUPP, NICOLA, HEYMANOWITSCH, WAHL u. a.). Zwar unterscheiden sich diese Verfahren in Einzelheiten, grundsätzlich sind sie aber gleich. Meist wird die Sehne nach Freilegung des Gelenkes aus dem Kapselkanal befreit und im Sulcus intertub. durchtrennt. Von diesem Sulcus aus wird ein Bohrkanal durch den Kopf hindurch gebohrt, der im knorpeligen Teil zum Vorschein kommt. Durch diesen Kanal wird das proximale Ende der langen Bicepssehne hindurchgezogen und mit dem distalen Stumpf vernäht (Abb. 338). Auf diese Weise gingen PÜRCKHAUER, NICOLA und HEYMANOWITSCH u. a. vor. Die Fesselung wurde also auch durch eine Art Lig. teres bewerkstelligt.

Für die habituellen Luxationen, bei denen Muskelrisse, Abrisse der Tubercula, Deformitäten von Kopf und Pfanne vorhanden sind, werden die angegebenen Verfahren kaum immer genügen. Bei Nachweis des Abrisses der Außenrotatoren kommt die Vernähung der Ansätze derselben in Frage (W. MÜLLER), oder nach PERTHES die Wiederannähung an ihrer ursprünglichen Haftstelle. Ist das Labrum glenoidale abgerissen, so kann es nach PERTHES wieder angenagelt werden. Für solche Fälle kommt auch die Vertiefung der Pfanne nach HILDEBRAND in Frage.

Wird der vordere Pfannenrand abgeschrägt und das Labrum glen. abgerissen gefunden, so empfiehlt sich das Vorgehen von EDEN (1918) und HYBBINETTE (1932). Beide Chirurgen haben das Verfahren etwa zur gleichen Zeit ausgeführt.

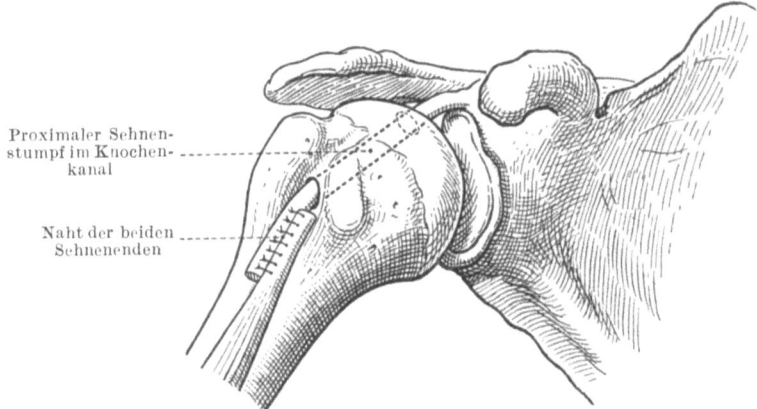

Abb. 338. Fesselung mit der Sehne des langen Bicepskopfes nach PÜRCKHAUER, NICOLA, HEYMANOWITSCH. II. Das proximale Ende der Sehne des langen Bicepskopfes ist durch einen Knochenkanal hindurchgeführt und wieder mit dem distalen Ende vernäht.

Von HYBBINETTE ist es wohl 1915 zuerst angewendet worden, von EDEN 1917. Dieses Verfahren hat in der letzten Zeit immer mehr Anhänger gefunden, da es bisher die geringste Zahl von Rückfällen aufzuweisen hat. Nach EDEN geht man folgendermaßen vor. Vom HUETER-OLLIERschen Schnitt aus sucht man die vordere Fläche der Gelenkkapsel auf. Ist der Zugang sehr eng, so kann man den M. deltoideus oben oder unten etwas einkerben. Werden nun die vom Proc. coracoideus ausgehenden Muskeln stark nach medial gezogen und die breite Sehne des M. subscapularis senkrecht zu ihrer Verlaufsrichtung nach Bedarf mehr oder weniger tief eingekerbt, so läßt sich die Kapsel im Sulcus intertubercularis beginnend, leicht spalten und der vordere Pfannenrand freilegen. Wird hier der obenerwähnte Befund erhoben, so wird der Pfannenrand angefrischt, das Periost am Pfannenrand eingeschnitten und vom Collum scapulae abgeschoben (Abb. 339). In die entstehende Tasche wird nun ein Periostknochenspan aus der Tibia von etwa 4—5 cm Länge und 2—2½ cm Breite, der entsprechend zugerichtet ist, hineingeschoben, so daß er etwa ½ cm über den vorderen Pfannenrand hervorragt. Die Kapsel und die Reste des Labrum glen. werden an ihrer früheren Stelle festgenäht oder angenagelt und dadurch dem Span der nötige Halt gegeben. Zum Schluß folgt eine Verengerung der Kapsel und Naht der Subscapularissehne und der übrigen Weichteile. 3 Wochen Verband auf Abduktionsschiene, dann vorsichtige Bewegungsübungen.

HYBBINETTEs Vorgehen ist sehr ähnlich. Er verwendet auch Späne vom Beckenkamm.

β) Die Eingriffe bei der habituellen Luxation der Kniescheibe.

Die habituelle und die dauernde Kniescheibenluxation sind dadurch verursacht, daß der Muskelzug des M. quadriceps die Patella nicht nur nach oben, sondern auch nach

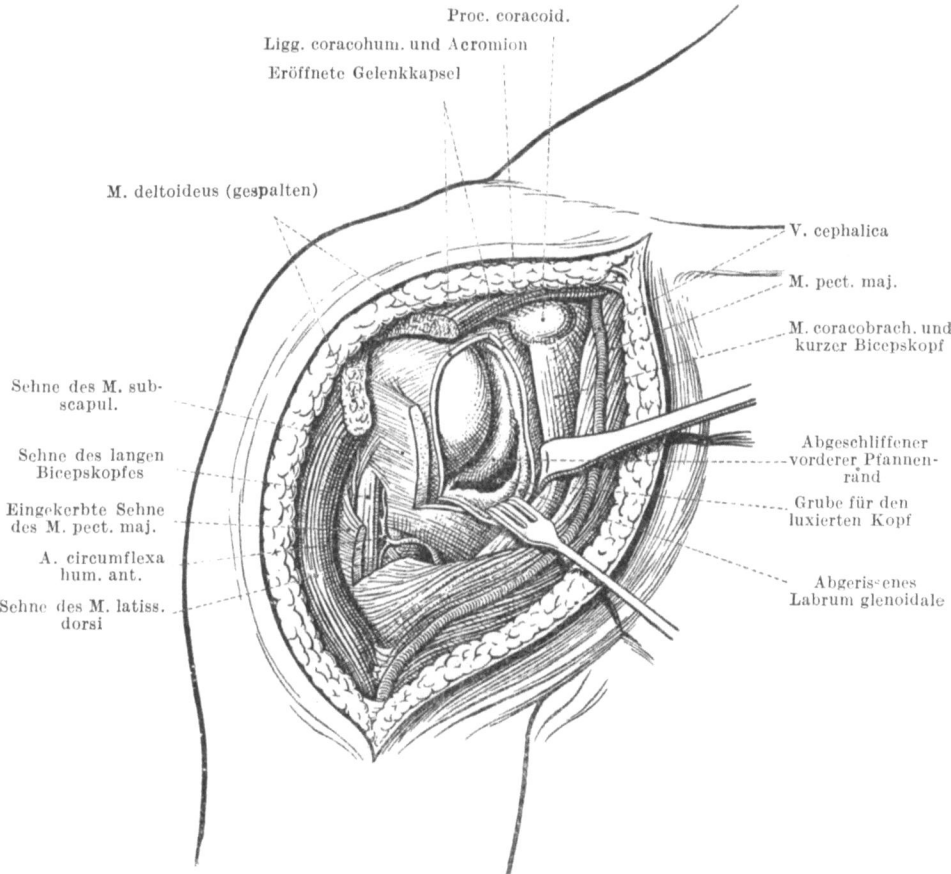

Abb. 339. Freilegung der Schultergelenkpfanne und des abgerissenen Labrum glenoid. Zur Operation nach EDEN-HYBBINETTE.

lateral verschiebt. Unter regelrechten Verhältnissen setzt der äußere Epicondylus der Luxation einen genügenden Widerstand entgegen. Nach HOHLBAUMS Untersuchungen liegt die Ursache für die Neigung zur Patellarluxation in einer der Beugebewegung des Kniegelenks beigemischten abnormen Drehung des Kniegelenks um die Längsachse. Die Ursache für die abnorme Drehbewegung beruht auf einem starken Abweichen der Gelenkachsen der Kniegelenkskörper, die ihrerseits wieder durch entwicklungsgeschichtliche Störung begründet ist.

Die Methoden zur operativen Behandlung der habituellen Kniescheibenluxation sind außerordentlich zahlreich. Konservative Behandlungsverfahren haben vollständig im Stich gelassen. LÜCKERATH hat 1919 bereits 44 Operationsmethoden zusammengestellt. Zu diesen lassen sich noch eine größere Anzahl neuerer Vorschriften, von denen besonders die von PERTHES, VON MARWEDEL, LUDLOFF, DREYER und PAYR zu nennen wären, hinzufügen. Die Operationsmethoden versuchen auf die verschiedenste Weise das Leiden zu beseitigen. Die Angriffspunkte sind die Weichteile und die Knochen. Von den Weichteiloperationen können wir solche unterscheiden, die an der Gelenkkapsel, an den Bändern und solche, die an den Muskeln angreifen. Die Knochenoperationen suchen ihre Angriffspunkte an den Kondylen und an der Tuberositas tibiae. Fast allen Weichteiloperationen liegt der Gedanke zugrunde, die Verschiebung der Patella nach außen dadurch zu verhüten, daß sie entweder an der medialen Seite stärker befestigt oder an der äußeren gelöst wird. Schließlich wird durch einige Operationsmethoden versucht, beide Ziele zugleich zu erreichen. Die Festlegung wird entweder durch einfache Verschiebung und Naht an festem Gewebe erreicht, oder es wird gleichzeitig der Versuch gemacht, durch Heranziehung von *Muskulatur* dauernden, *willkürlich* verstärkten Zug an der Kniescheibe nach der Innenseite zu herbeizuführen. Die Knochenoperationen bezwecken entweder eine Vertiefung der Gleitfläche der Kniescheibe, eine Verkürzung und starke Spannung des ganzen Streckapparates und schließlich eine Verschiebung desselben nach der medialen Seite. Die einfachsten Operationen an den Weichteilen bestehen in Kapselraffung auf der medialen Seite, mit oder ohne Excision eines der Bindegewebskapsel entnommenen halbmondförmigen Gewebsstückes (LE DENTU, BARDENHEUER). Hinzugefügt wurde von einzelnen Chirurgen die Durchtrennung der äußeren Bänder (PILLON) oder die Doppelung der Kapsel (LORENZ, PERTHES), die Verpflanzung eines medial der Patella entnommenen Kapselstückes in eine lateral angelegte Lücke (GOEBELL) oder eine Kapselplastik mit dreifacher Nahtsicherung (MARWEDEL). Muskulatur wurde zum medialen Zug an der Patella von HOFFA, HEUSNER und BOECKER befestigt (Mm. semitendinosus oder semimembranosus. LANZ zog auch die Mm. sartorius und gracilis heran, ebenso DREHMANN. GOCHT und A. MEYER verlagerten den langen Bicepskopf auf die Patella.

PAYR (1934) hat durch einen langen Einschnitt lateral den Tractus iliotib. bis zum Kniescheibenband durchtrennt. Proximal wird auch der M. vastus lat. freigelegt und auf 5—6 cm von seiner Unterlage und dem Retinaculum lat. abgetrennt. Erst wenn der Kniescheibe medial verschoben, ohne zurückzufedern, liegen bleibt, wird mit der lateralen Durchtrennung von Narbensträngen aufgehört. Medial wird ein längsgerichtetes eiförmiges Stück aus der Capsula fibrosa ausgeschnitten, das unter Doppelung seiner Ränder wieder vernäht wird. Schließlich wird der abgelöste Teil des M. vastus lat. über die Sehne des M. rectus fem. gezogen und dort, wenn möglich auf dem M. vastus med., mit Paraffinseidennähten befestigt.

Von allen Verfahren, die auch die *Muskulatur zu Hilfe* nehmen, ist besonders das von ALI KROGIUS zu erwähnen (Abb. 340a und b). Er legt durch einen Hautschnitt, der dem KOCHERschen Resektionsschnitt entspricht, die ganze Vorderseite der Kniegelenksgegend frei, indem er die Hautränder weit ablöst. Dann schneidet er zunächst an der Außenseite, etwa der Richtung des Hautschnittes entsprechend, die fibröse Kapsel ein. Der Schnitt beginnt einige Querfinger breit oberhalb der Patella, durchtrennt den Tractus iliotibialis, den sehnigen Abschnitt des M. vastus lateralis und die fibröse Kapsel, einige Millimeter von der Kniescheibe entfernt vorbeiziehend, bis zum Ansatz des Lig. patellae. Die synoviale Kapsel bleibt unverletzt und wird von den Schnitträndern etwas abgelöst. Dann werden auf der anderen Seite der Patella zwei Schnitte angelegt, die im M. vastus medialis, seiner Faserrichtung entsprechend, beginnen und parallel zueinander und etwa zwei Querfinger breit voneinander entfernt durch die fibröse Kapsel an der Patella vorbei bis zum Ansatz des Ligamentum patellae reichen. Dieser doppelt gestielte Muskelkapsellappen wird von der Unterlage abgelöst. Dann wird die Lücke in der medialen Kapselfläche durch Catgutnaht verschlossen. Der doppelt gestielte Lappen wird nun sehr vorsichtig, damit er nicht abreißt, über die Patella hinübergezogen und in der lateralen Kapselwunde eingenäht. Die Hautnaht beschließt den Eingriff.

Eine gestielte *Sehnenplastik* führte HEILE aus. Er verpflanzte die distal durchtrennten Sehnen der Mm. sartorius und gracilis auf den medialen Patellarrand. KLAPP und DREYER bildeten an der Patella gestielte schmale Lappen aus der F. lata, deren freies Ende sie am

Condylus med. oder M. vastus med. annähten. Grundsätzlich ähnlich sind die Verfahren von SOUTTER, VORSCHÜTZ, STARLINGER, die Fascienbänder frei transplantierten. SOMMER faßte mit einem freitransplantierten Fascienring die Sehnen der Mm. rectus fem. und gracilis zusammen.

An der *Patellarsehne* haben ROUX, GOLDTHWAIT, HEINEKE und HÜBSCHER mit ihren Methoden angegriffen. ROUX hat das Lig. patellae unter einem Periostdeckel am medialen Condylus befestigt und zugleich den M. vastus lateralis durchtrennt.

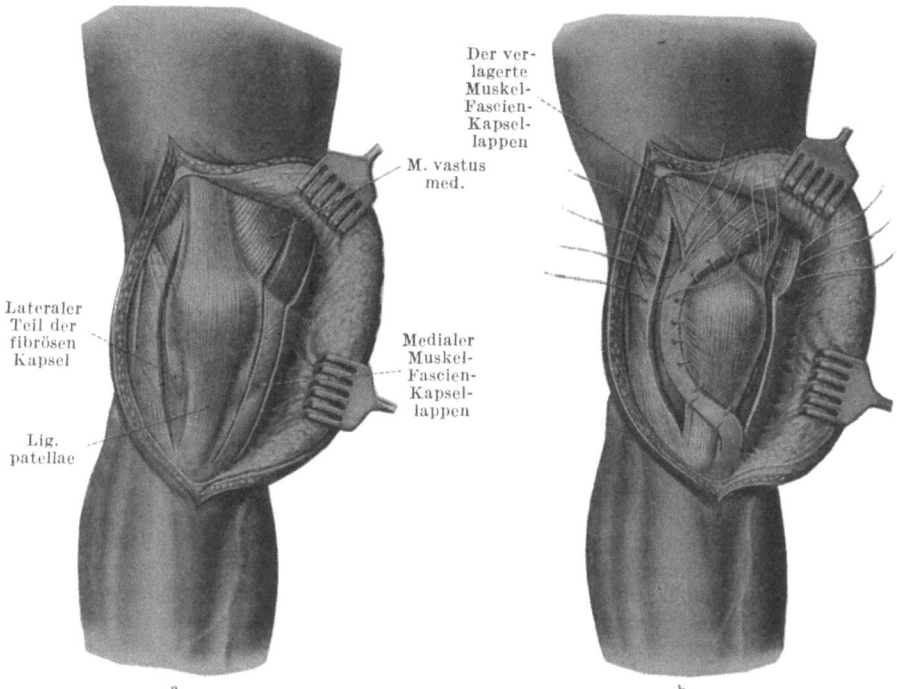

Abb. 340a und b. Eingriff zur Beseitigung der habituellen Kniescheibenluxation nach ALI KROGIUS. a Auf der lateralen Seite ist die fibröse Kapsel und der Tractus iliotibialis gespalten. Die synoviale Kapsel ist nicht verletzt. Auf der medialen Seite ist ein zwei Finger breiter Muskelfascienkapsellappen, der mit dem M. vastus med. beginnt, bis in die Gegend der Tub. tibiae umschnitten. b Der Muskelfascienkapsellappen ist nach lateral über die Patella hinüber in die lateral angelegte Kapselspalte hineingelegt und wird hier durch Nähte befestigt. Auch die mediale Spalte wird durch Naht verschlossen.

GOLDTHWAIT hat das Lig. patellae in der Längsrichtung gespalten, den äußeren Abschnitt von der Tuberos. tib. abgelöst, unter dem stehengebliebenen inneren Abschnitt durchgezogen und am Periost der medialen Tibiafläche festgenäht.

HÜBSCHER begnügt sich mit der Abtrennung des inneren Drittels des Lig. patellae, das er dann unter einem Periostdeckel an der inneren Tibiaseite annäht. HÜBSCHER fügt eine Kapselraffung auf der Innenseite hinzu.

Von den vielen Operationen, die am *Knochen* zur Ausführung kamen, sind nur wenige öfters versucht worden. Weder die gleiche Flächenbildung der Kondylen noch die Erhöhung des lateralen Condylus allein können die Reluxation verhüten (TRENDELENBURG, BARDENHEUER). Es muß also zum wenigsten eine Kapselraffung hinzugefügt werden. Am ehesten verspricht bei gleichzeitigem genu valgum die von GRASER, WITTEK und HÜBSCHER angegebene suprakondyläre Osteotomie nach MACEWEN Aussicht auf Erfolg. Nach Durchtrennung des Knochens wird das distale Fragment um die Längsachse einwärts gedreht und in dieser Stellung befestigt. HÜBSCHER fügt außerdem noch eine Kapselraffung hinzu. Der Eingriff ist aber sehr beträchtlich. Will man am Knochen eingreifen, so ist die Versetzung der abgemeißelten Tuberositas tibiae auf die einige Zentimeter weiter medial angefrischte innere Tibiakante als zweckmäßigste Methode zu empfehlen (CASATI, HEINEKE, ALSBERG, VOELCKER, DENKS u. a.). Von allen Methoden, die selbstverständlich auch vereinigt werden können, empfehlen sich am meisten die von ALI KROGIUS, für schwere Fälle die von HEINEKE und PAYR am besten zugleich mit Durchtrennung des lateralen Muskelansatzes und Kapselraffung oder -doppelung.

γ) Die Eingriffe bei der angeborenen Hüftgelenksverrenkung.
(LORENZ, SCHANZ, LOEFFLER, HASS.)

Seit LORENZ im Jahre 1895 die konservative Behandlung, d. h. die unblutige Reposition, für die angeborene Hüftgelenksluxation empfohlen und zur Methode erhoben hatte, sind die operativen Verfahren wesentlich in den Hintergrund gedrängt worden. Alle Operationsmethoden hatten im allgemeinen nur selten gute Resultate gezeitigt. Empfohlen waren die *Resektion des Schenkelkopfes* (ROSE, REYHER, MARGARY 1884). Dann die *Bildung eines Knochenwalles* an der Beckenschaufel oberhalb des luxierten Kopfes durch einen hier entnommenen und aufgerichteten Periostknochenlappen, nachdem der Kopf durch längere Extension hinuntergezogen worden war (FRANZ KÖNIG 1891). Auch der abgemeißelte Trochanter major wurde frei transplantiert, um die Verschiebung des Gelenkkopfes nach oben zu verhüten (SIRAUD, LEXER, s. unten). HOFFA (1884) schlug dann die *Pseudarthrosenbildung* vor, die eine Zeitlang viele Anhänger fand. Das Gelenk wurde mit einem vorderen Längsschnitt eröffnet, die Muskulatur vom Trochanter major subperiostal abgelöst, die Kapsel durchtrennt und herausgeschnitten, der Kopf aus der Wunde herausluxiert, Kopf und Hals in der Gegend der Linea intertrochanterica abgesägt, die Pfanne von ihrem Inhalt befreit, erweitert und der Schaft unter Abduktion in die Pfanne eingestellt. Nebenher gingen Methoden, die den Schenkelkopf unter die Spina iliaca ant. sup. verpflanzten. Wie gesagt, hatten alle diese Methoden nur selten gute Erfolge aufzuweisen. Dasselbe gilt von der *subtrochanteren Osteotomie*, die zuerst von KIRMISON, dann auch von HOFFA gelegentlich ausgeführt wurde. Erst in neuerer Zeit hat die Osteotomie in den Händen verschiedener Orthopäden zu einer erfolgreichen Operation ausgebaut werden können. Das ist zweifellos in erster Linie das Verdienst von LORENZ, der die Osteotomie in bestimmter Form und an bestimmter Stelle für alle die Fälle empfahl, die einer unblutigen Behandlung nicht zugänglich waren oder nach unblutiger Reposition reluxierten. Etwa zu gleicher Zeit mit LORENZ haben v. BAEYER und SCHANZ ebenfalls die Osteotomie empfohlen. Die Gründe, die diese Autoren zur Ausführung einer tiefen Osteotomie veranlaßten, waren verschieden. v. BAEYER wollte das Becken stützen, die Kontraktur beheben und erstrebte gleichzeitig eine Spannung der verkürzten pelvitrochanteren Muskeln, um sie wieder ihrer Funktion als Beckenhalter zuzuführen.

SCHANZ machte eine tiefe Osteotomie und ließ die beiden Bruchstücke in einer winkeligen Stellung (Winkel nach außen und vorn offen) festwerden, um das Hinuntersinken der gesunden Beckenseite beim Aufheben des gesunden Beines dadurch zu verhüten, daß das Becken auf der kranken Seite an dem winkelig abgeknickten oberen Femurende eine Stütze findet.

Der Gedanke LORENZ' war, durch Gabelung des osteotomierten Femur die verlorengegangene knöcherne Unterstützung des Beckens dadurch zu schaffen, daß er das obere Ende des unteren Fragmentes, das gleichzeitig die kürzere Zinke der Gabel darstellt, in die Hüftgelenkspfanne hineinstellt. Die längere Zinke der Gabel wird durch das obere Fragment dargestellt.

Neben den Verfahren, die durch subtrochantere Osteotomie die angeborene Hüftgelenkluxation zu behandeln versuchen, gehen Methoden, die durch Operation die Reposition des Kopfes in die Pfanne und damit regelrechte Verhältnisse herstellen wollen, einher. Die Hauptvertreter dieser Methoden sind DEUTSCHLÄNDER und LEXER. Wir führen in folgendem eine kurze Übersicht der von den genannten Autoren verwendeten Operationsverfahren an. Wie es scheint, überwiegen in letzter Zeit die Anhänger der technisch leichteren und gefahrloseren Osteotomien über die Repositionsoperationen, die immer einen wesentlich schwereren und auch gefährlicheren Eingriff darstellen.

Nach DEUTSCHLÄNDER ist das Hauptrepositionshindernis bei irreponiblen Fällen der M. psoas, der besonders bei Abduktion und Innenrotation stark angespannt wird. Durch das Überkreuzen des M. psoas mit dem Hüftgelenksschlauch in der Nähe des Pfannenrandes kommt es daher zu einem Knopflochmechanismus, der der unblutigen Reposition unüberwindlichen Widerstand entgegensetzt.

Das Vorgehen DEUTSCHLÄNDERS ist folgendes:

Die Vorbereitung beginnt mit 8—14 Tagen Nagelextension. Der Hautschnitt zur Freilegung des Gelenkes beginnt etwa handbreit unterhalb des Ligamentum inguinale, läuft zunächst parallel zu den Gefäßen bis oberhalb des Lig. ing., biegt dann nach außen ab, dem Lig. ing. parallel bis zur Spina iliaca ant. sup. Der Schnitt verläuft noch dreifingerbreit längs der Darmbeinkante und durchtrennt hier die Ansätze der Glutaei. Dann werden zeitweilig die Mm. tensor fasciae, sartorius und rect. fem. am Knochen abgelöst. Dadurch wird das seitliche Kapselgebiet frei. Der M. psoas wird nach medial zurückgeschoben, so daß auch das mediale vordere Kapselgebiet frei wird. Erst dann wird das Gelenk eröffnet, durch bogenförmige Umschneidung des aus der Wunde luxierten Kopfes und Spaltung des Kapselschlauches. Der Kopf wird mobilisiert, die Pfanne durch Verfolgung des Kapselschlauches festgestellt und erweitert. Dann wird der Kopf reponiert durch Druck und Hebelwirkung mit Hilfe eines breiten, rinnenförmig gestalteten Elevatoriums. Die durchtrennten Muskelansätze werden wieder an Ort und Stelle befestigt, die Haut vollständig vernäht und ein Beckengips in mittlerer Abduktion und Innenrotation angelegt. Nach 4 Wochen Massage, Turnen usw. Hervorgehoben wird von DEUTSCHLÄNDER, was auch von WULLSTEIN bestätigt wurde, daß der Blutverlust bei dieser Operationstechnik außerordentlich gering ist. Die Operationsresultate DEUTSCHLÄNDERs sind zweifellos gute. Am geeignetsten sind solche Kranke, die sich noch im Wachstumsalter befinden, da hier meist eine konzentrische Reposition gelingt (8. bis 15. Lebensjahr). Bei älteren erreicht man meist nur eine exzentrische Reposition, die aber auch gute Resultate liefert.

Die Methode von LEXER (1905) ließ ursprünglich Pfannenboden und Kapsel intakt und verhütete die Verschiebung des Kopfes an der Beckenschaufel nach oben durch ein aus dem verbreiterten Kopf oder aus dem Trochanter entnommenes, an der Beckenschaufel unter einer Periosttasche angenageltes Knochenstück. Seit 1913 *reponiert* er in folgender Weise: Durch einen großen Bogenschnitt (nach KÖNIG), der in der Nähe der Spina ant. sup. beginnt, über den Trochanter verläuft und nach hinten sich etwa bis zur selben Höhe erhebt, wird der Trochanter freigelegt. Die Muskulatur (Mm. tensor fasciae und glutaeus max.) wird in der Faserrichtung durchtrennt. Der Trochanter wird mit dem Schlag eines breiten Meißels schräg nach oben abgemeißelt und zusammen mit der Muskulatur nach oben geschlagen. Der Weichteillappen enthält demnach vorn und hinten Teile des M. tensor fasciae latae und des M. glut. max., in der Mitte am Trochanter die Mm. glut. med. und min. Der Weichteillappen wird so weit zurückgeschlagen, bis der obere Pfannenrand etwa fingerbreit freiliegt. Die Sehnen der Mm. pirif. und obturat. int. bleiben möglichst erhalten. Die Gelenkkapsel wird nun vom Pfannenrand und Kopf abgelöst und entfernt, ebenso das Lig. teres. Die Pfannennische wird aufgesucht durch Verfolgen des Kapselansatzes am Becken. Das macht keine Schwierigkeiten, wenn der Femur unter Flexion, Außenrotation und Abduktion aus der Wunde herausgedrängt wird. Dann wird die Pfanne vertieft, und zwar bis in den Knochen hinein, bis der hintere und obere Rand hoch genug erscheinen, um eine Reluxation zu verhüten. Ist der Kopf unförmig, so wird er entsprechend zugestutzt und dann, mit einem Fettlappen umhüllt, in die Pfanne reponiert. Die Adductoren müssen zur Reposition, wenn nötig, durchschnitten werden. Stehen einer

Reposition unüberwindliche Hindernisse entgegen, so wird die Pfanne entweder nur nach oben erweitert oder auch etwas höher angelegt. Für veraltete Fälle mit sehr hochstehendem Kopf, die eine Reposition in die Pfanne ausschließen, verwendet LEXER noch die früher angegebene Methode. Er reseziert den Kopf, bildet aus dem Kopf eine gebogene, etwa fingerdicke Leiste, die er oberhalb des mit einem Fettlappen überzogenen Femurendes nach Entfernung des Periostes annagelt.

Die LORENZsche Bifurkation. Die für die Bifurkation geeigneten Fälle sind nach LORENZ folgende. Sie darf nur das letzte Mittel sein, wenn alle unblutigen Verfahren erfolglos waren

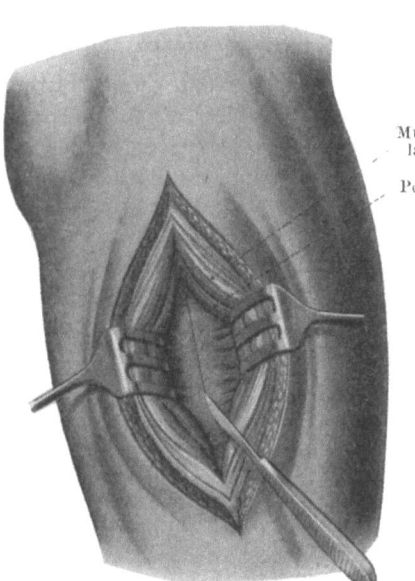 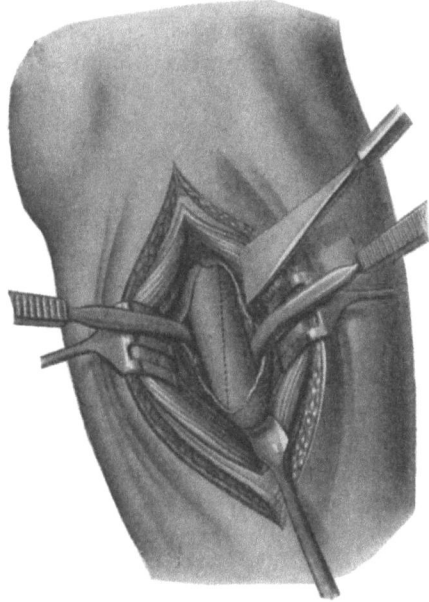

Abb. 341. Die schräge subtrochantere Osteotomie. (Nach LORENZ.) I.
Die Haut und Muskulatur sind über dem obersten Teil des Femur gespalten. Das Periost des Femur ist ebenfalls gespalten.

Abb. 342. Die schräge subtrochantere Osteotomie. (Nach LORENZ.) II.
Subperiostal sind 2 gekrümmte Elevatorien um den Knochen herumgeführt. Die punktierte Linie deutet die schräge Durchtrennungslinie von unten hinten nach vorn oben an.

und die Beschwerden des Kranken und sein Allgemeinzustand einen blutigen, wenn auch harmlosen Eingriff erlauben. Am geeignetsten sind einseitige, irreponible Luxationen. Aussichtsreich ist das Verfahren aber auch bei wiederholten Reluxationen, bei paralytischer iliacaler Luxation, auch nach Verletzungen, bei der pathologisch-osteomyelitischen Luxation, bei schweren Fällen von Coxa vara, bei schlaffen Pseudarthrosen nach Schenkelhalsfraktur, bei schmerzhafter Arthritis deformans mit Luxationsneigung, bei gewissen Fällen von kongenitalen Entwicklungshemmungen des Femur, bei ausgeheilter Coxitis mit Subluxationsstellung.

Der Zweck der Bifurkation ist nach LORENZ „die Unterfahrung des Beckens durch den Oberschenkel oder Verwandlung der mittelbaren elastischen Suspension des Beckens in unmittelbare knöcherne Unterstützung des Oberschenkels". Der Eingriff wird folgendermaßen ausgeführt: Zunächst wird mit Hilfe des Röntgenbildes die Höhe des oberen Pfannenrandes am oberen Femurende angezeichnet. Dann wird durch einen Längsschnitt der adduzierte Femurschaft freigelegt und in *schräg frontaler Richtung* (HASS, LOEFFLER) von hinten unten nach vorn oben durchgemeißelt (Abb. 341—343). Zunächst wird nur die Corticalis mit einem messerscharfen Meißel durchgeschlagen, um eine stärkere Splitterung zu vermeiden. Das obere Ende der Durchmeißelungslinie liegt etwas höher als der obere Pfannenrand. Ist die Durchtrennung vollendet, so werden die Fragmente so aneinander vorbeigeschoben, daß das obere Ende des unteren Fragmentes infolge starker Abduktionsstellung nach der Pfanne zu gerichtet ist. In starker Abduktionsstellung wird nach Weichteilnaht die Extremität eingegipst.

Die SCHANZsche Operation. SCHANZ hebt als Hauptvorzug seiner Methode hervor, daß eine Verkürzung dabei nicht eintritt, während das TRENDELENBURGsche Phänomen dadurch verhindert wird, daß sich die kranke Beckenseite bei Erhebung des anderen Beines vom Fußboden bereits gegen den durch winkelige Knickung nach medial schräg gestellten oberen Femurabschnitt anstemmt.

Die Technik von SCHANZ ist folgende: Er operiert auf dem Extensionstisch, durchmeißelt den Knochen nach Freilegung von einem Längsschnitt aus in der Höhe des unteren Randes des Beckentrichters. Bevor er den Knochen durchmeißelt, bohrt er oberhalb und unterhalb der Durchtrennungsstelle je eine lange, aus rostfreiem Stahl hergestellte Bohrschraube in den Knochen ein (Abb. 344). Mit Hilfe dieser Schrauben, die zu der im übrigen vernähten Wunde herausgeleitet werden und die in den Gipsverband mit

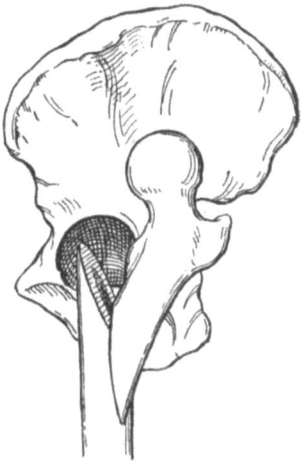

Abb. 343. Schema der Bifurkation nach LORENZ. (Nach LOEFFLER.)

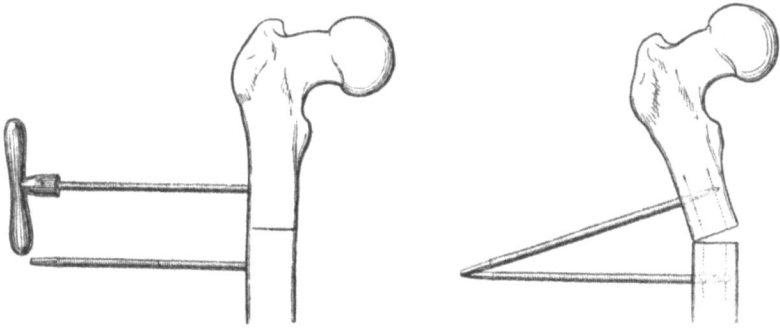

Abb. 344. Die Operation nach SCHANZ. Die Schrauben sind zuerst eingebohrt. Die Osteotomie ist quer von innen nach außen in Höhe des unteren Randes des Beckentrichters ausgeführt.

aufgenommen werden, gelingt es, die beiden Fragmente in die gewünschte Stellung zu bringen, die Erhaltung dieser Stellung zu beurteilen und durch die Feststellung der Schrauben aneinander zu erhalten (Abb. 344). Die Schrauben werden erst entfernt, wenn eine knöcherne Heilung der Osteotomie erwartet werden kann. Mit den beiden letztgenannten Methoden sind, wie gesagt, sehr gute Resultate erzielt worden. Ob die theoretischen Voraussetzungen der Autoren zu Recht bestehen, erscheint in mancher Beziehung zweifelhaft. Weitere Untersuchungen und Beobachtungen müssen darüber Aufschluß geben.

1) Die Arthroplastik.
(Payr, Lexer, Klapp.)

Die Bestrebungen, versteifte Gelenke wieder beweglich zu machen, fallen schon in die erste Hälfte des 19. Jahrhunderts, wenn man den Versuch Rhea Bartons schon dazu rechnen will (1827). Es handelte sich freilich nur um eine Osteotomie außerhalb des ankylosierten Hüftgelenkes. Spätere Versuche, die schon mehr den Charakter einer Gelenkmobilisation trugen, griffen am Gelenk selbst an (Ollier 1878, Julius Wolff 1895, Helferich 1899). Durch Arthrotomie, von Helferich sogar schon mit Interposition von gelenknahen Weichteilen, wurde die Ankylose gelöst (s. S. 454).

Auf diesem Wege gingen auch Nicoladoni, v. Eiselsberg und Hoffa vor. Neben der einfachen Arthrolyse traten dann andere Operationsverfahren auf den Plan, wie die ausgiebige Resektion, eventuell unter zeitweiliger Luxation der Gelenkenden (Kocher 1901), die wenig praktische Bedeutung gewinnen konnten. Erst in neuerer Zeit wurden sie, soweit die Resektion in Frage kommt, wieder aufgenommen (Moskowicz, Schepelmann, Schmerz). Eine große Bedeutung für die Gelenkmobilisation haben nach dem Vorgang von Helferich die Interpositionsverfahren gewonnen. Nachdem Hoffa und Murphy mit der Interposition von Weichteilen schon recht gute Erfolge erzielt hatten, war es besonders Payr, der sich die größten Verdienste um die Mobilisation der Gelenke erwarb. Ganz besonders ist es ihm zu danken, daß er durch seine systematische und unermüdliche Arbeit, auch für die bis dahin stiefmütterlich behandelten Ankylosen der unteren Extremität Operationsmethoden geschaffen hat, die sich als geeignet erwiesen haben, auch die statisch belasteten Gelenke beweglich zu machen und führungssicher zu erhalten. Auf diesem Gebiet hat er nur einen ernstlichen Vorläufer in Murphy. Während sich die Mobilisation an der oberen Extremität, besonders am Ellenbogengelenk, schnell Freunde erwarb (Bier), bedurfte es jahrelanger Arbeit, unter gewissenhaftester Berücksichtigung der operativen und Dauerresultate, um für die Operationsmethoden, besonders am Knie- und Hüftgelenk, Boden zu gewinnen. Auch hier haben die Operationsverfahren mit Interposition von Weichteilen (Murphy, Payr, die zuerst gestielte Fascienlappen verwendeten und Lexer, der freitransplantiertes Fett einlegte), den Sieg davongetragen über die Methoden ohne Interposition (Schepelmann, Schmerz). Die Erfolge der von Payr ausgeführten Mobilisierungen an der unteren Extremität hat Hohlbaum ausführlich zusammengestellt (1921) und Payr selbst hat im Laufe der Jahre öfters eingehend seine Verfahren bis ins einzelne bekannt gegeben. Auch andere Chirurgen haben die guten Erfolge Payrs bestätigen können. Selbstverständlich ist die Berücksichtigung aller von Payr aufgestellten Grundsätze für Anzeige- und Gegenanzeigestellung zur Erzielung guter Erfolge in erster Linie notwendig. Daneben spielt die Vorbereitung der Kranken, die Operationstechnik und Nachbehandlung eine zwar auch wichtige, aber doch weniger bedeutungsvolle Rolle.

Die Ursachen für Gelenkversteifungen sind, abgesehen von den angeborenen Ankylosen, Verletzungen und Entzündungen. Unter den ersteren kommen besonders solche durch scharfe Gewalt mit nachfolgender Infektion des Gelenkhohlraumes und der Gelenkweichteile in Frage. Besondere Bedeutung haben in der Beziehung die Kriegs- und überhaupt die Schußverletzungen gewonnen. Von den Entzündungen sind es hauptsächlich diejenigen, die sich im Anschluß an eine Verletzung entwickeln, dann die metastatischen, die ihre Entstehung der Verschleppung von infektiösem Material aus primären Infektionsherden verdanken (Angina, Furunkulose, Otitis media, Puerperalsepsis) und die Metastasen bei Infektionskrankheiten wie Masern, Scharlach, Typhus usw. Eine häufige Ursache bildet auch die Gonorrhöe in ihren verschiedenen Formen, dann die rheumatischen Erkrankungen. Schließlich ist unter den Ursachen noch die Gelenktuberkulose zu nennen. Wir unterscheiden teilweise und vollständige Versteifung. Die teilweisen Versteifungen sind bedingt durch Muskelkontraktur und durch fibröse oder fibrocartilaginäre Verbindungen im Gelenk. Die vollständigen Versteifungen sind verursacht durch fibröse und ossale Verwachsungen.

Wie schon oben bemerkt, ist eine allgemeine Anzeigestellung für die Beurteilung der Möglichkeit einer Gelenkmobilisation von größter Bedeutung. Zu berücksichtigen ist zuerst der *Allgemeinzustand*. Nur solche Fälle kommen in Frage, die, abgesehen von ihrer Gelenkversteifung, kein schwereres Leiden tragen, wie schwere Organ- und Stoffwechselerkrankungen und Erkrankungen des zentralen Nervensystems. Zu berücksichtigen ist auch das Alter. Das mittlere Alter zwischen 20 und 45 Jahren hat sich als das günstigste erwiesen. Doch können diese Grenzen auch nach oben oder unten überschritten werden. Auszuschließen sind Kinder, besonders deswegen, weil bei ihnen der feste Wille zur Mitarbeit in der Nachbehandlung fehlt, und alte Menschen, bei denen die Regeneration der Gewebe und die Funktionserholung der Muskulatur nicht mehr in dem Maße erwartet werden können, wie das für die Bildung des neuen Gelenkes gefordert werden muß. Von Wichtigkeit ist nach PAYR vor allen Dingen die psychische Einstellung der Kranken. Da in der Nachbehandlung die tätige Mitarbeit gefordert wird, so muß der feste Wille vorausgesetzt werden, das durch die Operation gewonnene Bewegungsausmaß zu erhalten und zu vergrößern. Das gelingt nicht immer ohne Schmerzen und es gehört ein monatelanges geduldiges Arbeiten dazu, um die fast immer nach einigen Wochen sich einstellende Bewegungseinschränkung zu bekämpfen. Daher darf außer dem festen Willen zur tätigen Mitarbeit in der kritischen Zeit auch guter Zuspruch von seiten des Arztes nicht fehlen. Außer dem Allgemeinzustand sind die *lokalen Verhältnisse* bei der Anzeigestellung auf das gewissenhafteste zu berücksichtigen. Zunächst sind die Verhältnisse an den Weichteilen zu betrachten. Da die höchste Asepsis bei der Operation gewahrt werden muß, so soll die *Haut* vollständig frei auch von den kleinsten oberflächlichsten Erkrankungen sein. Bestehen ausgedehnte *Narben* oder solche, die auf der Unterlage haften, so muß die Narbenhaut vor der Operation exstirpiert und durch Lappenplastik, wenn nötig aus der anderen Extremität, ersetzt werden (PAYR). Nächst der Haut sind die übrigen Weichteile einer strengen Prüfung zu unterziehen. Es ist zu prüfen, ob noch ein *Gelenkhohlraum* vorhanden ist, ob die Sehnen, Bänder und die übrigen periartikulären Weichteile, Gefäße, Nerven usw. sich an der Gelenkerkrankung beteiligt haben. Die Feststellung des Kapselhohlraumes gelingt durch Flüssigkeitsfüllung oder Luftfüllung mit folgendem Röntgenbild. Ein erhaltener Gelenkkapselschlauch bietet bessere Aussichten für die Mobilisierung als ein vollständiger Verlust des Hohlraumes. Die Einbeziehung der übrigen Gelenkweichteile in den Entzündungsprozeß erschwert infolge der gestörten Gefäß- und Nervenversorgung unter Umständen den Heilungsvorgang und die spätere Beweglichkeit. Von großer Bedeutung ist die Berücksichtigung der für die Bewegung des neugebildeten Gelenkes notwendigen *Muskulatur*. Durch Betastung in Ruhe und bei aktiver Muskeltätigkeit, durch Umfangmessung und Vergleich mit der entsprechenden gesunden Extremität lassen sich schon gewisse Rückschlüsse ziehen, die in Zweifelsfällen durch elektrische Reizung der Muskeln unterstützt werden können. Ist die Muskulatur sehr schlaff, so ist es zweckmäßig, die Operation zu verschieben und zunächst durch Übungen, Elektrisieren und Massage eine Kräftigung herbeizuführen, die allerdings gelegentlich ausbleibt, besonders wenn es sich um toxische oder infektiöse Muskelschädigungen handelt. Zu berücksichtigen sind dann schließlich die Verhältnisse an den *Gelenkenden*. Scheinbar vollständige Ankylosen erweisen sich bei Erhebung einer genauen Anamnese und bei der Prüfung durch passive Bewegung als unvollständig. Ergibt sich aus der Vorgeschichte, daß beim Gehen und Stehen Schmerzen auftreten, so besteht der berechtigte Verdacht, daß keine vollständige Versteifung vorhanden ist. Dieselbe Schmerzhaftigkeit tritt dann auch bei passiven Bewegungsversuchen ein. Im übrigen gibt das Röntgenbild am besten Auskunft über die Natur der Ankylose, d. h. ob es sich um eine fibröse, fibrocartilaginäre oder knöcherne handelt, ob die knöcherne Verbindung eine vollständige oder eine nur auf gewisse Gelenkabschnitte beschränkte ist. Außerdem erhalten wir Auskunft über das Alter der Ankylose insofern, als bei jahrelang bestehenden Ankylosen ein vollständiger Umbau der Gelenkenden im Sinne durchgehender Knochenbalken besteht, während bei jüngeren noch Teile des Gelenkspaltes sichtbar sein können. Auch die Form der Gelenkenden ist im Röntgenbild zu berücksichtigen. Bei Versteifung der statisch belasteten Gelenke werden die Gelenkenden abgeflacht und verbreitert. Schließlich verursachen die verschiedenen Erkrankungen, wie z. B. die Osteomyelitis, die Tuberkulose unter Umständen typische Röntgenbilder. Zu beachten ist noch die Atrophie der Gelenkenden. Im großen und ganzen bieten die Verhältnisse an den Gelenkenden nur dann Veranlassung zur Gegenanzeige, wenn Herderkrankungen beobachtet werden oder schwere Verluste vorliegen. Ist eine entzündliche Erkrankung vorausgegangen oder nicht auszuschließen, so müssen alle Möglichkeiten, eine ruhende Infektion festzustellen, angewendet werden.

Die Untersuchung auf ruhende Infektion. PAYR hat Untersuchungsvorschriften zur Feststellung der ruhenden Infektion ausgearbeitet (KUNTZEN). Die Untersuchungen haben Bedeutung in erster Linie für die Anzeigestellung zur Gelenkmobilisierung, insbesondere für solche Fälle, bei denen ein entzündlicher Vorgang die Ursache für die Gelenkversteifung war. Selbst dann, wenn der Heilungsprozeß vollständig abgeschlossen ist und die Heilung jahrelang zurückliegt, kann es zum Aufflackern der Entzündung kommen. Nachgewiesen ist die Lebensfähigkeit jahrelang in bindegewebigen Höhlen ruhender Keime nach deren Eröffnung (MARCHAND u. a.). Da bei der Arthroplastik die Eröffnung solcher Höhlen immer möglich ist und da sie nicht nur das operative Resultat einer Gelenkneubildung vernichten, sondern auch lebensbedrohliche Entzündungen daraus entstehen können, so sind alle Untersuchungsmethoden angezeigt, um solche eingeschlossenen Herde festzustellen. Außer den bindegewebig abgeschlossenen Infektionsherden kommen gelegentlich auch Keime, die sich im Knochenmark längere Zeit halten, in Frage. Die Untersuchungsvorschriften PAYRS erstrecken sich auf Reaktionen, die sich einerseits bei mehrfachen Blutuntersuchungen durch besondere biologische Eigenschaften zu erkennen geben, andererseits auf Reaktionen, die am Orte der früheren Verletzung auf örtliche Reize hin in Erscheinung treten. Die Untersuchung hat nur dann Wert, wenn möglichst alle Proben ausgeführt werden. Einzelne negative Proben sind nicht beweisend, positive stets verdächtig. Die Blutuntersuchung hat sich zu erstrecken 1. auf die *Agglutinationsproben* gegenüber den häufigsten Erregern der Osteomyelitis und der Knocheneiterung. Ein positiver Ausfall ist von Bedeutung, ein negativer nicht ausschlaggebend, 2. müssen *wiederholte Leukocytenzählungen* angestellt werden. Eine sich immer wiederholende Hyperleukocytose spricht für aktive Entzündungsprozesse. In Betracht kommt auch der Vergleich der Leukocytenzählung von Blut, das aus der nächsten Nähe des fraglichen Herdes und aus entfernten Körpergegenden entnommen ist. Als dritte Methode kommt die Feststellung der Blutkörperchen-Senkungsgeschwindigkeit in Frage. Sie hat sich als besonders feine Probe erwiesen, da selbst geringfügige entzündliche Prozesse eine deutliche Senkungsbeschleunigung aufweisen. Wichtiger als die Blutuntersuchungsmethoden sind die an *Ort und Stelle* der ehemaligen Verletzung zu erhebenden Befunde. Zunächst werden einfache mechanische Reize angewendet, die durch anamnestische Angaben unterstützt werden. Wird angegeben, daß häufig örtliche Schmerzhaftigkeit besteht, die sich bei stärkerer Inanspruchnahme der Extremität steigert oder auch ohne derartige Anlässe beobachtet werden kann, so sind diese Angaben in positivem Sinne verdächtig. Die mechanischen Reize bestehen in Massage und Beklopfen der alten Verletzungsstelle und starken Bewegungen der Extremität. Treten Schmerzen auf oder gar eine Rötung der Haut, so müssen weitere Untersuchungen angestellt werden. Unter diesen ist an erster Stelle die Röntgenreizbestrahlung zu nennen (FRÜND) mit vorangehender und folgender Messung der Hauttemperatur mit dem Hautthermometer. Bei der Anwesenheit von verborgenen Infektionsherden treten örtliche Temperatursteigerungen auf. Da die Reaktion auf die Reizbestrahlung oft erst nach mehreren Stunden eintritt, so muß die Messung der Hauttemperatur in größeren Zeitabschnitten vorgenommen werden. Um zu brauchbaren Ergebnissen zu kommen, ist es notwendig, alle Untersuchungen an der kranken Extremität mit solchen an der gesunden gleichzeitig auszuführen und zu vergleichen. Nur durch eine solche vergleichende Prüfung der Reaktionsbereitschaft des Gefäßsystems, unter gesunden und kranken Verhältnissen, lassen sich verwertbare Ergebnisse gewinnen. Es wäre auch falsch, sich auf eine einmalige Untersuchung zu verlassen. Sie muß mehrmals wiederholt werden. Selbstverständlich müssen die entsprechenden Körperabschnitte auch unter gleichen äußeren Bedingungen stehen. Kommt für die Gelenkversteifung Tuberkulose in Frage, so ist eine Tuberkulinreaktion anzustellen. Schließlich kann aus verdächtigen Knochenherden, die röntgenologisch dargestellt sind, durch Knochenpunktion Material zur bakteriologischen Untersuchung entnommen werden.

Der Zeitpunkt zum operativen Eingriff. Der günstigste Zeitpunkt ist von drei Dingen sehr wesentlich abhängig, die uns bei sonst schöner Aussicht auf einen guten Erfolg dazu veranlassen können, die Mobilisierung hinauszuschieben. 1. Ist die Ankylose die Folge einer entzündlichen, traumatischen oder septischen Gelenkerkrankung, so muß zum mindesten ein halbes, besser ein ganzes Jahr oder am besten noch längere Zeit seit der völligen Wundheilung verflossen sein. Besonders dann, wenn langwierige Fistelbildungen bestanden, die sich mehrmals wiederholt haben, ist die Gefahr des Wiederaufflackerns einer Infektion außerordentlich groß, wie wir aus der Beobachtung der oft jahrelang geheilten Osteomyelitis wissen. Man kann in der Beziehung gar nicht vorsichtig genug sein. Die Prüfung solcher Fälle auf ruhende Infektion ist unerläßlich. 2. Die *zweite* Ursache, die uns dazu veranlassen kann, den Zeitpunkt hinauszuschieben, sind schlechte Weichteilverhältnisse. Hier kann unter Umständen eine verhältnismäßig einfach auszuführende Hautplastik genügen, um die Aussichten wesentlich zu bessern. 3. Der dritte Grund ist mangelhafte Muskelfunktion. Da es nach der Mobilisation auf die Muskelfunktion sehr wesentlich ankommt, so kann durch Massage, Elektrisieren und besonders aktive Muskeltätigkeit die Funktion der Muskeln im Laufe einiger Monate wesentlich gebessert und für die Nachbehandlung geeigneter gemacht werden.

Die *Aussichten* für einen guten Erfolg hängen nach dem Vorhergesagten im wesentlichen von einer ganzen Reihe durch Voruntersuchung zu beantwortenden Fragen ab. Es empfiehlt sich auch heute noch, den früher gegebenen Rat PAYRS zu befolgen und die Kranken über die Aussichten aufzuklären. Dazu gehört, daß man sie darauf aufmerksam macht, daß die Operation und Nachbehandlung an den großen Gelenken der unteren Gliedmaßen einen 8—10 Wochen langen Krankenhausaufenthalt erfordern, daß ein Erfolg nur zu erwarten ist bei tätiger Mitarbeit, daß manchmal gewisse Stadien auftreten, die sich durch Verminderung der bereits erworbenen Bewegungsgrade auszeichnen und überwunden werden müssen, daß Störungen eintreten können, die den Enderfolg gefährden, daß aber wohl das unangenehmste Ereignis Wiederversteifung des Gelenkes sein kann. Schließlich sind die Kranken darauf aufmerksam zu machen, daß gelegentlich noch jahrelang Schmerzen, besonders bei Witterungswechsel, im mobilisierten Gelenk, besonders bei statisch belasteten, auftreten können. Das ist deshalb von Bedeutung, weil solche Beschwerden bei vollständiger knöcherner Ankylose meist zu fehlen pflegen. Was die Aussichten betrifft, so hat sich bei den Nachuntersuchungen PAYRS und HOHLBAUMS herausgestellt, daß die Ursache der Versteifung nicht gleichgültig ist. Die besten Erfolge sind erzielt worden, wenn die Versteifung durch Gonorrhöe bedingt war, vorausgesetzt, daß man lange genug wartet (1—3 Jahre), die schlechtesten, wenn die Ankylose die Folge einer septischen Erkrankung war. Es ist dies wohl dadurch zu erklären, daß gleichzeitige septische Muskelschädigungen vorhanden sind, die die postoperative Muskelfunktion behindern. Dazwischen liegen die Ankylosen infolge von Schußverletzungen, wobei die Kriegsschußverletzungen schlechtere Erfolge als die Friedensverletzungen ergeben und die Versteifung nach rheumatischen Erkrankungen. LEXER empfiehlt die Vorbereitung solcher Gelenke mit Diathermie. Schlecht sind die Aussichten bei noch fortschreitenden rheumatischen Erkrankungen. Sie sollen von der Mobilisation ausgeschlossen werden. Eine Sonderstellung nimmt die Tuberkulose ein. In einzelnen Fällen ist die tuberkulöse Erkrankung von neuem aufgeflackert und hat ein anfängliches gutes Resultat zunichte gemacht. Ist diese Komplikation ausgeblieben, so sind gute Erfolge erzielt worden. PAYR hat auch Kranke mit Versteifung mehrerer (3—5) Gelenke mit Erfolg operiert. So in einem Falle die drei großen Gelenke einer unteren Extremität. Bei Versteifung von entsprechenden Gelenken der beiden unteren Extremitäten ist zunächst immer nur einseitig zu operieren und nur im Falle eines sehr guten Erfolges die andere Seite in

Angriff zu nehmen. Die Aussichten sind auch bei den einzelnen Gelenken wesentlich verschieden. Je einfacher die Bewegung eines Gelenkes ist und je besser die Angriffspunkte der Muskulatur, d. h. je länger die Hebelarme am Knochen sind, desto leichter ist ein Erfolg zu erzielen. Daher die guten Erfolge bei den Scharniergelenken. Je komplizierter die Bewegungsmöglichkeit, desto geringer sind die Aussichten auf einen vollen Erfolg. Es ist daher zweckmäßiger, sich von vornherein auf die Wiederherstellung der notwendigsten, für den täglichen Gebrauch erforderlichen Bewegungen zu beschränken. Das gilt besonders für die Kugelgelenke. So kann beim Hüftgelenk auf Rotations- und Abduktionsbewegung verzichtet werden, um wenigstens Flexions- und Extensionsbewegung zu erzielen. Auf die Bedeutung der Muskulatur für die Funktion des Gelenkes ist schon hingewiesen worden. Die Erfolge werden beeinträchtigt durch das Auftreten einer Wiederversteifung, durch die Entwicklung eines Schlottergelenkes, durch abnorme Gelenkstellungen und durch Schmerzen. Die Mißerfolge sind häufig auf Fehler in der Anzeigestellung, der operativen Technik und der Nachbehandlung zurückzuführen.

α) Die allgemeine Operationstechnik.

Wie schon in der Einleitung bemerkt, haben sich die Interpositionsmethoden am besten bewährt. Die vielen, teils anorganischen, teils organischen, zur Interposition empfohlenen Stoffe sind wohl heute allgemein verlassen zugunsten von lebend transplantiertem, dem Körper des Kranken entnommenen Gewebe. Zwar läßt sich auch ohne Zwischenlagerung ein bewegliches Gelenk erzielen, wie das aus den Tierversuchen von PAYR und SUMITA, aus den Erfolgen von SCHEPELMANN, SCHMERZ u. a. hervorgeht; es bildet sich auch hier ein Gleitgewebe. Da dieses aber von den Gelenkenden erst geschaffen werden muß, so wird der Regenerationskraft des Körpers eine hohe Aufgabe gestellt. Wenn wir dagegen ein lebendes Gewebe zwischen die Gelenkenden bringen, so braucht dieses nur vom Körper umgewandelt zu werden. Zur Autotransplantation kommen in erster Linie Fascie (PAYR) und Fett (LEXER) in Frage. Diese Transplantation ist bei PAYR auch vollständig an Stelle der Lappenplastiken zur Interposition getreten. Ist nach gewissenhafter Prüfung (s. S. 497ff.) der Anzeigestellung eine Ankylose operationsreif, so ist für jedes einzelne Gelenk ein genauer Operationsplan, der sich auch auf die voraussichtliche Wahl des Interpositionsgewebes zu erstrecken hat, auszuarbeiten und der Kranke entsprechend vorzubereiten. Die Operation erstreckt sich nach PAYR auf drei Hauptphasen: *1. Die Freilegung des versteiften Gelenkes, 2. die Erschließung und Lösung desselben, bei fibröser und knöcherner Vereinigung die Durchtrennung desselben, 3. die Maßnahmen zur Verhütung der Wiederkehr der Versteifung.* Selbstverständliche Voraussetzung für den Erfolg ist höchste operative Asepsis. Die Extremität muß ringsherum desinfiziert und die Abdeckung mit Operationstüchern so durchgeführt werden, daß auch bei den notwendigen Bewegungen der Extremität keine Lücke in der Asepsis auftreten kann. Für genügende Assistenz muß gesorgt werden. Der Eingriff wird meist in Allgemeinnarkose ausgeführt, doch kann, wenn nötig, auch Plexus-, Lumbal- oder Lokalanästhesie (Finger, Kiefer) zur Anwendung kommen. Blutleere ist nicht erwünscht, sofortige endgültige Blutstillung durch Unterbindung und Umstechung ist besser. Was die Freilegung der versteiften Gelenke betrifft, so ist es unbedingt notwendig, eine bestmögliche Übersicht zu erzielen, unter Schonung des für die spätere Bewegung des Gelenkes so wichtigen aktiven Muskel-, Sehnen- und Bandapparates. Die *Eröffnung* des versteiften Gelenkes gelingt bei fibrösen Ankylosen leicht mit dem Messer, jegliche Gewaltanwendung muß aber dabei vermieden werden, um nicht Absprengungen an unrechter Stelle hervorzurufen. Bei der knöchernen Ankylose ist größter Wert darauf zu legen, daß die Eröffnung in der ehemaligen Gelenklinie möglichst sicher gelingt. Zu diesem Zweck muß, abgesehen von der Kenntnis der Form der Gelenkenden, eine eingehende Berücksichtigung des Röntgenbildes vorausgegangen sein. Noch viel mehr als für die fibröse Ankylose gilt es bei der knöchernen, die Anwendung von Gewalt zu vermeiden, da sonst Teile der Gelenkenden abbrechen können oder Periostabschälungen erfolgen, die eine spätere, auch nur annähernde Wiederherstellung der Gelenkform in Frage stellen. Ist die knöcherne Ankylose gelöst, so sind die Verhältnisse des Kapselschlauches zu prüfen. Besonders bei Kontrakturstellungen können die paraartikulären Weichteile ein schweres Bewegungshindernis darstellen und müssen in einem solchen Falle unter Umständen geopfert werden. *Damit beginnen bereits die Maßnahmen zur Verhütung der Wiederversteifung.* Die ganze ehemalige, schwielig veränderte Gelenkkapsel soll nach PAYR bis zur Freilegung normalen Gewebes herausgeschnitten werden. Abgesehen von der mechanischen Behinderung (durch das Schwielengewebe) werden damit auch die sensiblen Nerven entfernt, deren Zurückbleiben sicherlich oft für die in der Nachbehandlung auftretenden Schmerzen verantwortlich zu machen ist. Die Gelenkenden werden, wenn tunlich, nicht *subperiostal*, sondern *extraperiostal* freigelegt. Das Periost wird bei der nun folgenden Entfernung der Gelenkenden in deren Bereich restlos mitentfernt, um Osteophytenbildungen und Randwucherungen zu verhindern. Solche Randwucherungen können ein Hypomochlion oder eine Hemmung für die schleichende Bewegung der neuen Gelenkenden bilden. Die Gelenkenden werden mit Säge oder Meißel so weit entfernt, daß an den großen Gelenken bei geringer Extension ein etwa 1—1$^1/_2$ cm breiter Gelenkspalt resultiert. Die Gelenkenden sind, soweit möglich, den normalen nachzubilden, dabei soll der Radius der Pfanne vergrößert, der des zugehörigen Kopfes verkleinert werden. Um seitliche Beweglichkeit zu verhindern, sind bei Scharniergelenken, den normalen Verhältnissen annähernd entsprechend, ineinanderpassende Vorsprünge und Rinnen als Führungssicherung anzubringen, z. B. am Kniegelenk an der Tibia eine Eminentia intercondyloidea und am Femur eine Gleitrinne für die Patella. Die seitlichen Bänder sollen nach Möglichkeit erhalten oder wieder hergestellt werden. Es ist darauf zu achten, daß die Absägung der Gelenkenden symmetrisch erfolgt, so daß beispielsweise am Knie keine Varus- oder Valgusstellung die Folge ist. Die angefrischten Knochenflächen sollen möglichst glatt sein, sie werden am besten mit der Feile oder Fräse nachgearbeitet, wodurch auch die Blutstillung gefördert wird. Sind die Gelenkenden gut vorbereitet, so erfolgt die Überkleidung mit einem passend gewählten Fascienstück, und zwar wird die Fascie unter möglichster Spannung über die Knochenenden herübergezogen und durch Naht an den umgebenden Weichteilen befestigt. Dieser Fascienüberzug fördert auch die Blutstillung. War eine Durchtrennung des muskulären oder sehnigen Bewegungsapparates notwendig, so wird der Zusammenhang nun durch Naht wieder hergestellt. Die Extremität wird zunächst auf einer Schiene in Semiflexionsstellung befestigt. Der Verband wird nach 24—48 Stunden, wenn er stark durchblutet ist, gewechselt. Bevor das Gelenk geschlossen wird, ist noch einmal die Blutstillung auf das sorgfältigste zu prüfen. Dann erfolgt eine genaue Naht des Subcutangewebes und schließlich eine ebensolche Hautnaht. Ein Extensionsverband wird sofort angelegt, aber erst nach mehreren Tagen belastet. Eine

Dränage des neugebildeten Gelenkhohlraumes findet nicht statt. Nur bei verdächtigem Befund ruhender Infektion ist sie zu empfehlen. Vom 4. oder 5. Tage ab wird der Extensionsverband belastet. Es ist zweckmäßig, die Extremität auf eine Schiene zu lagern (das Knie z. B. auf eine BRAUNsche Schiene), bei der man schon in den ersten Tagen den Winkel des mobilisierten Gelenkes immer nach ein paar Stunden passiv anders einstellen kann. Am 7. Tage werden die Fäden entfernt. Nach 7—10—14 Tagen wird mit vorsichtigen Bewegungen begonnen. Dazu erhält der Patient z. B. nach der Kniemobilisation eine Schlaufe, die über eine Rolle am Galgen führt, so daß er selbst durch Zug mit der Hand leichte Bewegungen ausführen kann. Das Extensionsgewicht wird dazu vermindert oder ganz abgehängt. Nach etwa 3 Wochen beginnt Hyperämiebehandlung in jeder Form, vorsichtige Massagebehandlung der Muskulatur und gleichzeitig fängt der Kranke mit Übungen im BONNETschen Apparat an. Dieser einfache, vom Kranken selbst zu betätigende Pendelapparat hat sich als außerordentlich zweckmäßig für die Kniemobilisation erwiesen, da er neben passiven auch aktive Bewegungen gestattet. Die Pendelbewegungen werden täglich zweimal, zunächst je eine halbe Stunde, dann immer länger ausgeführt. PAYR legt größten Wert auf *aktive* Bewegung. Sie wird auch noch in anderer Weise durchgeführt, z. B. am Knie dadurch, daß sich der Patient an den Bettrand setzt, so daß das unterpolsterte Knie gerade über den Bettrand hinausragt. Zunächst werden einfache Streck- und Beugebewegungen mit unbelasteter Extremität ausgeführt, was besonders der Wiederherstellung der Streckfähigkeit zugute kommt. Später kann durch eine mit Gewicht belastete Sandale oder durch einen auf den Fußrücken gelegten Sandsack der Widerstand für die Muskulatur erhöht werden. Es folgen dann Gehübungen mit dem Gehbänkchen, dann mit zwei Stöcken, schließlich mit einem Stock. Nach 4—6 Wochen stellt sich gewöhnlich eine Herabsetzung der Bewegungsmöglichkeit des mobilisierten Gelenkes ein. Dieses Stadium „fibrosum", in dem eine Hyperplasie des neugebildeten, periartikulären Gewebes mit festerem, narbigem Zusammenschluß beobachtet wird, dauert meist einige Wochen, manchmal aber auch Monate. Es trübt häufig die bis dahin mutvolle und zufriedene Stimmung des Kranken über den Wundverlauf. Die Kranken müssen daher darauf aufmerksam gemacht werden, daß dieses Stadium vorübergeht und daß gerade in dieser Zeit ihre tätige Mitarbeit besonders wünschenswert ist. Je mehr die aktive Bewegung im Laufe der nächsten Wochen geübt wird, desto besser wird schließlich der Dauererfolg. Gelegentlich besteht der Eindruck, als ob eine knöcherne Hemmung die Ursache für die Bewegungseinschränkung wäre, doch zeigt die Röntgenkontrolle in vielen Fällen, daß keine derartige Störung vorliegt. Besteht sie tatsächlich, so kann sie durch eine eventuelle Nachoperation später beseitigt werden. Nach 8—10 Wochen werden die Kranken aus der Krankenhausbehandlung entlassen. Sehr häufig bessert sich der bis dahin erzielte Erfolg im Laufe der nächsten Monate noch sehr wesentlich. Der Endzustand des größten Bewegungsausmaßes wird oft erst nach $1^1/_2$—2 Jahren erreicht. Auch darauf müssen die Kranken aufmerksam gemacht werden, um sie zu weiterer Mitarbeit anzufeuern.

β) Die Störung der Heilung.

Die *Infektion*, die häufig dem Wiederaufflackern eines alten Entzündungsprozesses ihre Entstehung verdankt, ist nach PAYR der größte Feind der Gelenkmobilisation. Sie führt in vielen Fällen zur Abstoßung des Interpositums oder zur Bildung eines Sequesters und infolge der notwendigen Ruhigstellung zur Wiederversteifung des Gelenkes. Aber auch ohne Infektion kommen gelegentlich *Wiederversteifungen* vor. Die Ursache kann in *technischen Fehlern* bei der Operation liegen, z. B. in ungenügender Schwielenentfernung, mangelhafter Blutstillung mit folgender Organisation eines Blutergusses, Bildung eines zu schmalen Gelenkspaltes, oder ungenügender Extension in der ersten Nachbehandlungszeit. Sehr häufig ist sicher *mangelhafte Mitarbeit des Kranken* daran schuld, bei großer Empfindsamkeit desselben. Schließlich kann die Störung der so notwendigen *Muskelfunktion* infolge des Grundleidens, auch bei guter technischer Ausführung und bei gutem Willen des Kranken, an der Wiederversteifung schuld sein. Fast ebenso unbefriedigend wie die Wiederversteifung ist die Entwicklung eines *Schlottergelenkes*, dessen Ursache auf technische Fehler bei der Operation (wie zu ausgedehnte Resektion der Gelenkenden) zurückzuführen ist. Es kann aber auch, allerdings selten, die bei der Operation notwendig gewordene Entfernung der wichtigsten Teile des Bandapparates die Schuld tragen. Meist aber bildet sich ein gutes Regenerat. Gelegentlich entwickelt sich ein Schlottergelenk erst im Laufe der Nachbehandlung, wenn das Gelenk zu früh belastet wird. Um das Schlottergelenk zu verhüten, empfiehlt es sich, bei atrophischen Gelenkenden nicht nur sehr sparsam mit der Resektion vorzugehen, sondern die Belastung möglichst spät zu gestatten. Am allerbesten ist es in solchen Fällen, einen entlastenden Schienenhülsenapparat tragen zu lassen. Das Schlottergelenk kann unter Umständen durch Bildung neuer Gelenkbänder mit Fascie oder Seide (PAYR, LANGE) beseitigt werden. PAYR hat in den letzten Jahren Sehnen, am Muskelbauch hängend, benutzt und sehr gute Erfolge damit erzielt (z. B. den M. semitendinosus). Im äußersten Notfalle muß eine Wiederversteifung des Gelenkes durch Arthrodese absichtlich zustande gebracht werden. *Mangelhafte Stellung der Gelenke* in Gestalt von Subluxation, Varus- oder Valgusstellung sind ebenfalls unangenehme, den Erfolg beeinträchtigende Störungen. Auch sie werden in der Mehrzahl der Fälle durch technische Fehler bei der Operation verursacht (wie ungleichmäßige Entfernung der Gelenkenden, mangelhafte Verbände, fehlerhafte Belastung).

γ) Die Technik der Plastik einzelner Gelenke.

1. Die Mobilisierung des Schultergelenkes.

Die Mobilisierung des Schultergelenkes hat bis heute die wenigst guten Resultate ergeben. Es liegt das an der Kugelform des Kopfes, an der Art des Ansatzes der Muskulatur und an der großen Neigung der adduzierenden Muskeln zur Schrumpfung. Um die Verhältnisse möglichst günstig zu gestalten, ist es nötig: 1. die Muskelansätze zu schonen; 2. der Schrumpfungsneigung der adduzierenden Muskeln entgegenzuarbeiten und 3. in der Nachbehandlung möglichst die Bewegungsübungen gleichmäßig im Sinne der Streckung und Beugung, der Adduktion, Abduktion und der Rotation vorzunehmen. Um das erste Ziel zu erreichen, ist auf die Erhaltung der Muskelansätze bei der Freilegung und bei der Eröffnung der Ankylose größtes Gewicht zu legen. PAYR hat zu diesem Zweck den sog. halben *Langenbeck* empfohlen. Er versteht darunter die vollständige Erhaltung der am Tub. minus ansetzenden Muskulatur. LEXER setzt den Schnitt zwischen den Mm. deltoideus und pectoralis maj. nach hinten über das Akromion fort und meißelt den Ansatz des M. deltoideus mit einer flachen Knochenschicht ab. Die Operation wird auf folgende Weise ausgeführt: Der HUETER-OLLIERsche Schnitt (s. S. 441) legt den Spalt zwischen den Mm. deltoideus und pectoralis

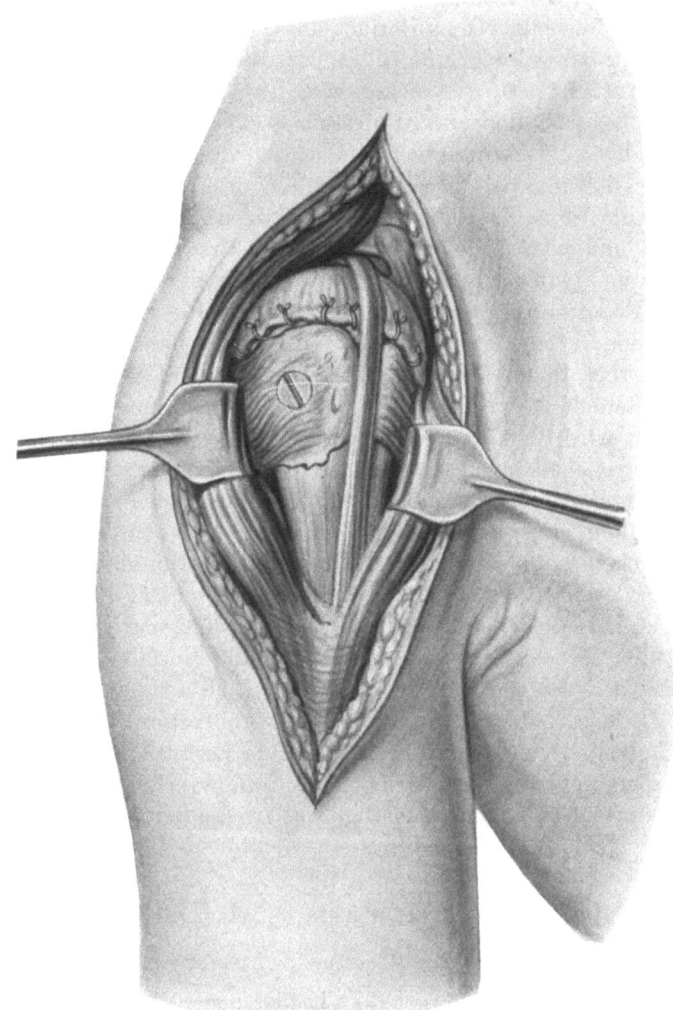

Abb. 345. Die Mobilisierung des Schultergelenkes nach PAYR. Der mit Fascie überzogene Kopf ist nach Verschraubung des vorher abgemeißelten Tub. maj. reponiert und die Bicepssehne in ihr Fach zurückgebracht

maj. frei. Der M. deltoideus wird stark nach außen zurückgezogen. Bei starker Entwicklung des vorderen Abschnittes dieses Muskels erfolgt die Ablösung des obersten Teiles von der Clavicula, die Freilegung der Gelenkkapsel und die Spaltung der Scheide der langen Bicepssehne, die aus dem Sulcus herausgenommen und nach medial verzogen wird. Ansetzen eines geraden Meißels im Sulcus intertubercularis am Tub. maj., das mit einem Hammerschlag vom Humerus abgetrennt wird. Mit Hilfe von Resektionsschnitten kann das Tub. maj. auch von den Muskelansätzen subperiostal befreit werden. Doch ist das wegen der Gefahr der Osteophytenbildung nicht zu empfehlen. Man gewinnt nach Zurückziehung der Kapselreste einen Überblick über das ankylosierte Gelenk. Die scharfe Trennung der Ankylose wird mit Hilfe von schmalen, messerscharfen Meißeln, die von allen Seiten zwischen Kopf und Pfanne eingetrieben werden, durchgeführt. Nun wird der Kopf so weit luxiert, daß die Gelenkkapselreste entfernt werden können und die Pfanne zu übersehen ist. Der Kopf wird in Halbkugelform zugerichtet und die Pfanne seicht ausgehöhlt. Nach Ausstopfung der Gelenkhöhle mit Gaze wird ein großes Stück aus der Fascia lata entnommen, das zur Überkleidung des Kopfes (ausnahmsweise auch der Pfanne) mit Fascie dient. Da am Kopf eine Befestigung der Fascie unter Spannung durch Naht aus Mangel an Weichteilen nicht möglich ist, verwendet PAYR folgenden Kunstgriff. Ein starker Catgutfaden wird in der Gegend des anatomischen Halses um den Kopf herumgelegt und geknüpft. Dann wird das Fascienstück über den Kopf gezogen und mit einzelnen Nähten an dem Catgutfaden festgenäht. Die Fascie wird also ringsum an dem Catgutfaden verankert. Nach Reposition des Kopfes wird das abgeschlagene Tub. majus mit seinen Muskelansätzen mit Hilfe einer Schraube an seinem Platz befestigt (Abb. 345). Der M. deltoideus, dessen vorderer Abschnitt, wenn er eingekerbt werden mußte, durch Naht wieder an der Clavicula befestigt wird, wird zurückgelagert. Der Verband wird in rechtwinkeliger Abduktions- und Außenrotationsstellung angelegt. Dadurch wird der Schrumpfung der Adduktoren entgegengearbeitet und die Außenrotatoren und Abduktoren entspannt. Bei primärer Wundheilung wird schon nach etwa 10 Tagen mit Bewegungsübungen begonnen. PAYR hat aus Rollen und Laufrollen einen Apparat gebaut, der es dem Kranken ermöglicht, schon im Bett alle gewünschten Bewegungen im Schultergelenk aktiv und passiv auszuführen.

Später hat PAYR einen die Muskulatur in noch höherem Maße schonenden Weg zur Eröffnung der Ankylose gefunden. Nach Durchtrennung der Clavicula und des freien Teiles der Spina scapulae, etwa dem vorderen und hinteren Ansatz des M. deltoideus entsprechend, gelingt es, den äußeren Teil des Schultergürtels mit dem Ansatz des M. deltoideus von der Schulter zu lösen und mit dem Muskel nach außen und unten zu klappen. Dadurch wird ein Vorgehen gegen die Schulterankylose in größter Ausdehnung von oben ermöglicht. Die Abtrennung der zu den Tubercula ziehenden Muskeln erübrigt sich. Nach Abschluß der Operation an den Gelenkkörpern wird der Schultergürtel durch Knochennaht wieder hergestellt. PAYR glaubt dasselbe dadurch zu erreichen, daß er von Clavicula und Spina eine dünne Knochenlamelle mit dem Ursprung des Deltoideus abmeißelt. Dadurch wird die Trapeziusinsertion geschont.

2. Die Mobilisierung des Ellenbogengelenkes.

Die Freilegung des Gelenkes erfolgt von dem LANGENBECKschen Schnitt aus (s. S. 452). Da es meist in rechtwinkeliger Stellung versteift ist, wird der Arm von dem Assistenten so gehalten, daß das Olecranon nach oben sieht und die ulnare Seite dem Operateur zugekehrt ist. Nach der Ablösung der Weichteile von dem versteiften Gelenk in der vorgeschriebenen Weise bis etwa 6 cm ober- und unterhalb des Olecranons und unter Schonung des N. ulnaris läßt sich der ehemalige Gelenkspalt in der Mehrzahl der Fälle noch deutlich erkennen, selbst bei jahrelang bestehender, knöcherner Ankylose. Mit einem passenden Hohlmeißel wird die Ankylose nun, dem Verlauf des ehemaligen Gelenkspaltes entsprechend, aufgeschlagen. Darauf lassen sich die Gelenkenden breit auseinanderziehen (Abb. 346). Gelegentlich müssen noch Teile der schwielig veränderten Seitenbänder und vorderen Kapselabschnitte durchtrennt werden. Klafft das Gelenk weit, so wird nun die Ausschneidung der Gelenkkapsel und

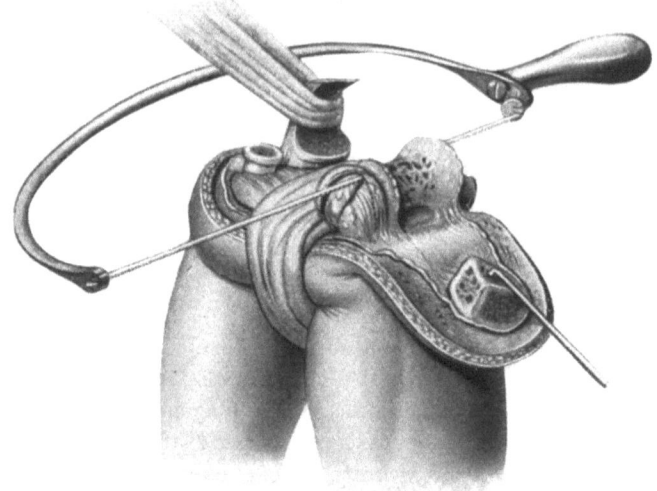

Abb. 346. Die Mobilisierung des Ellenbogens nach PAYR. Da bei diesem Kranken infolge der Verletzung ein Abbruch des Olecranon bestand, der zu einer starken Dislokation geführt hatte, so wurde das Gelenk mit Hilfe eines Lappenschnittes, der das Olecranon enthält, nach dem Verfahren von KÖNIG-TILING (s. S. 458) eröffnet. Meist wird der Eröffnungsschnitt nach dem LANGENBECKschen Verfahren (s. S. 452) durchgeführt. Das Gelenk ist breit eröffnet. Die Gelenkflächen von Elle und Speiche sind bereits abgesägt, ebenso das Olecranon angefrischt. Die Gelenkfläche des Humerus wird bogenförmig abgesägt.

der Bänder vorgenommen, bis gesundes, periartikuläres Gewebe vorliegt. Erst dann werden die Gelenkkörper so zugerichtet, daß sie zwar gut miteinander artikulieren, daß aber die Berührungsflächen nicht zu breit sind. Erstreckt sich die Ankylose auch auf das Radioulnargelenk, so muß auch dieses mit dem Meißel eröffnet werden. Dabei ist das Lig. annulare radii möglichst zu erhalten. Dagegen kann das Köpfchen des Radius, besonders nach der Ulnarseite, verkleinert werden. Die Trochlea wird stark verschmälert und eine seichte Rinne zur Aufnahme der Ulna gebildet. Eine Fossa olecrani und coronoidea werden ausgemeißelt. Sowohl das Olecranon als der Proc. coronoideus der Ulna werden erniedrigt und der Radius des Pfannenabschnittes der Ulna größer gebildet als der

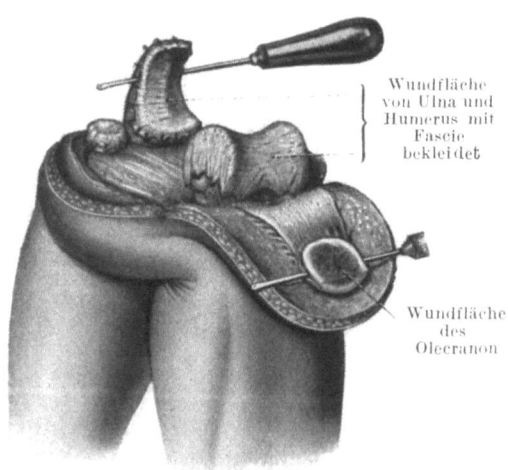

Abb. 347. Die Mobilisierung des Ellenbogens nach PAYR. Die abgesägten Gelenkflächen sind mit frei transplantierter Fascie überzogen. Am Olecranon und an der Ulna sind Bohrlöcher mit einer Ahle angelegt, durch die das Olecranon mit Draht an der Ulna wieder befestigt wird. Die Gelenkkapsel ist entfernt.

der Trochlea. Dann werden die Knochenflächen mit der Feile geglättet, die Ulnarfläche etwas kammförmig gestaltet und nun zwischen die Gelenkenden Gaze gestopft, um durch diese Tamponade während der nun folgenden Fascienentnahme die Blutstillung am Knochen zu fördern. Dann wird mit Hilfe eines großen Längsschnittes an der Außenseite des Oberschenkels, nach Zurückpräparieren der Hautränder, ein so großes Fascienstück freigelegt und umschnitten, als es zur Überkleidung sämtlicher knöcherner Gelenkteile notwendig ist. Man soll lieber etwas zu reichlich als zu wenig Fascie entnehmen. Dann werden die Gelenkenden wieder freigelegt, die Tamponade entfernt und nun mit einzelnen Stücken alle knöchernen Gelenkteile bekleidet (Abb. 347). Die

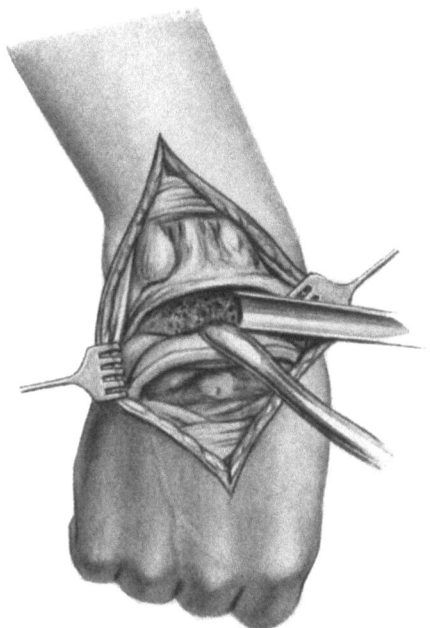 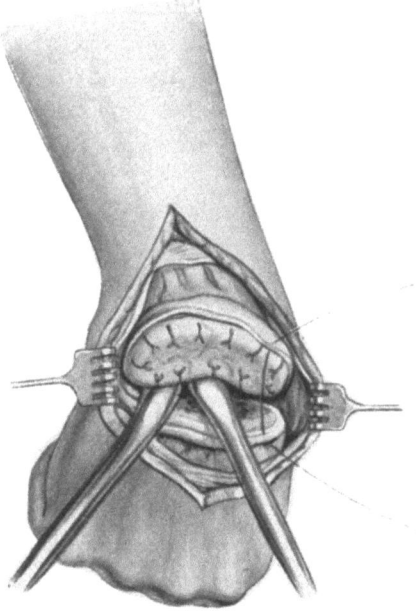

Abb. 348. Die Mobilisierung des Handgelenkes nach PAYR. I.
Das Handgelenk ist wie zur Resektion nach KOCHER dorsoradial freigelegt. Die Handwurzel ist entfernt. Die neuen Gelenkflächen sind mit dem Hohlmeißel hergestellt.

Abb. 349. Die Mobilisierung des Handgelenkes nach PAYR. II.
Die proximale neue Gelenkfläche ist mit frei transplantierter Fascia lata überzogen. Das Periost wird durch Naht vereinigt.

Stücke werden unter Spannung über die Knochenflächen hinweggezogen und mit feinen Catgutnähten am Periost befestigt. Auch zwischen Radius und Ulna wird das den distalen Gelenkabschnitt überziehende Fascienstück hineingezogen (Abb. 347). Schwierigkeiten macht gelegentlich die Befestigung der Fascie am Olecranon, da hier keine Weichteile sind. Man zieht am besten die Enden des Fascienlappens über die Rückseite und näht sie hier zusammen. Sind die knöchernen Gelenkabschnitte überzogen, so werden sie reponiert, die Weichteile und auch die Tricepssehne werden in der Durchtrennungslinie wieder vereinigt. Dann erfolgt Subcutangewebenaht und schließlich Hautnaht. Die Extremität wird in rechtwinkeliger Stellung, die Hand in Mittelstellung ruhiggestellt. Die Schiene wird am besten seitlich oder noch besser auf der Beugeseite angelegt. Eine Drahtextension am Olecranon für 8—12 Tage ist sehr zu empfehlen. Der erste Verbandwechsel soll bei starker Durchblutung des Verbandes nach 24—36 Stunden durchgeführt werden. Am 7. Tage werden die Hautnähte entfernt. Nach 10 Tagen beginnt man mit vorsichtigen, zuerst passiven, dann aktiven Bewegungen. Bei alleiniger Ankylose des Humeroradialgelenkes wird von der Außenseite wie zur Eröffnung dieses Gelenkes (s. S. 456) vorgegangen.

3. Die Mobilisierung des Handgelenkes.

Das Handgelenk wird von einem dorsoulnaren oder dorsoradialen Schnitt, wie bei der LANGENBECKschen oder KOCHERschen Handgelenksresektion, freigelegt (s. S. 459 u. 461). Nach Beiseitenehmen der Strecksehnen nach der einen oder anderen Seite wird die Durchmeißelung in einer dem Radionaviculargelenk

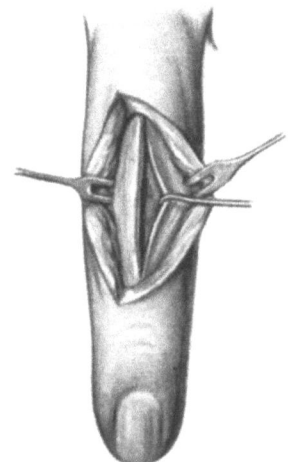
Abb. 350. Mobilisierung eines Fingergelenkes nach PAYR. I.
Die Streckaponeurose ist in der Mitte gespalten und wird nach beiden Seiten auseinandergezogen, dadurch die Ankylose freigelegt.

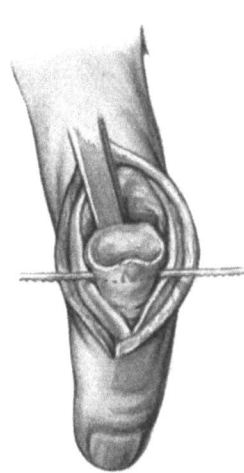
Abb. 351. Mobilisierung eines Fingergelenkes nach PAYR. II.
Mit der Laubsäge wird das distale Köpfchen bogenförmig abgesägt.

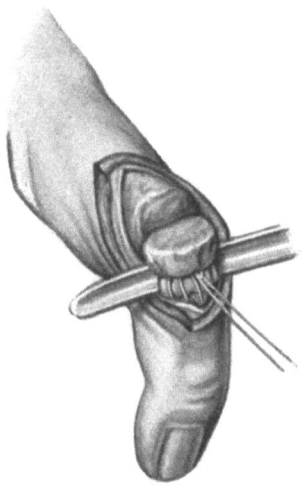
Abb. 352. Mobilisierung eines Fingergelenkes nach PAYR. III.
Das freigelegte und gekürzte distale Köpfchen ist mit Fascia lata überzogen und fertig zur Reposition.

entsprechenden Linie vorgenommen. Lassen sich die Gelenkflächen nun gut übersehen, so ist eine Durchtrennung der Seitenbänder nicht unbedingt erforderlich. Dann wird von Radius und Handwurzel so viel Knochen entfernt, daß ein etwa 1 cm breiter Gelenkspalt bleibt (Abb. 348). Es wird ein typisches Ellipsoidgelenk zurechtgemeißelt. Zur Überkleidung, die oft nur auf der Radiusseite zu erfolgen braucht, wird ein Stück der Fascia lata entnommen, das unter Spannung über die Knochengelenkfläche gezogen und an den Weichteilen befestigt wird (Abb. 349). Dann werden die Gelenkflächen reponiert, die durch Raffnähte etwas verkürzten Strecksehnen an Ort und Stelle gebracht und das Subcutangewebe und die Haut getrennt vernäht. Die Extension wird am besten dadurch erreicht, daß über die mit Mastisol bestrichene Hand ein weiter Zwirnhandschuh gestreift wird, durch dessen Fingerenden Seidenfäden hindurchgezogen werden. Der Verband erfolgt in starker Dorsalstreckstellung. Mit Bewegungsübungen wird nach 10 Tagen begonnen.

4. Die Mobilisierung der Fingergelenke.

Bogenförmiger Schnitt von etwa 4 cm Länge am Dorsum des Fingers. Nach Zurückpräparieren des Hautlappens liegt die Streckaponeurose frei, sie wird genau in der Mittellinie gespalten und nach beiden Seiten zurückgezogen (Abb. 350). Dann wird das versteifte Gelenk mit dem schmalen messerscharfen Meißel eröffnet, ein kleines Stück reseziert und die Gelenkenden so zugerichtet, daß der Radius des Köpfchens etwas kleiner ist als der der distalen Pfanne. Ein kleiner

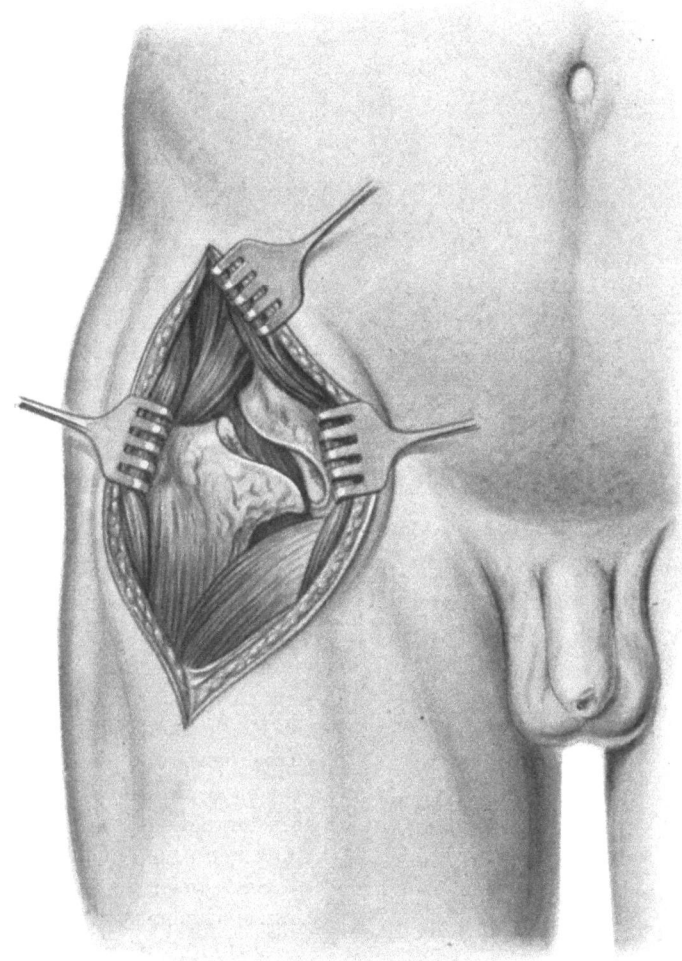

Abb. 353. Die Mobilisierung des Hüftgelenkes nach PAYR. I.
Die Herstellung eines Sattelgelenkes vom vorderen Längsschnitt aus.

First zur Erhöhung der Führungssicherheit soll auch gebildet werden. Bei in Beugestellung versteiftem Gelenk bedient man sich am besten zur Eröffnung einer feinen Laubsäge (Abb. 351). Nun wird aus der Unterarmfascie ein so großes Fascienstück entnommen, daß beide Gelenkkörper überzogen werden können (Abb. 352). Dann wird die Streckaponeurose wieder vereinigt und die Hautwunde durch Naht verschlossen. Extensionsverband mit einem mit Mastisol angeklebten Handschuhfinger. Mit Bewegungsübungen wird so bald wie möglich begonnen (3. Tag).

5. Die Mobilisierung des Hüftgelenkes.

Die Aussichten auf einen guten Erfolg sind zwar bei der Mobilisierung des Hüftgelenkes (66—70%) nicht so gut wie bei den Scharniergelenken (78% am Knie), aber noch besser als am Schultergelenk, da die Hebelarme für die Muskulatur größer sind. Verhältnismäßig leicht treten Störungen der Heilung durch Hämatombildung und Infektion auf. Es ist daher auf gewissenhafte Blutstillung zu achten.

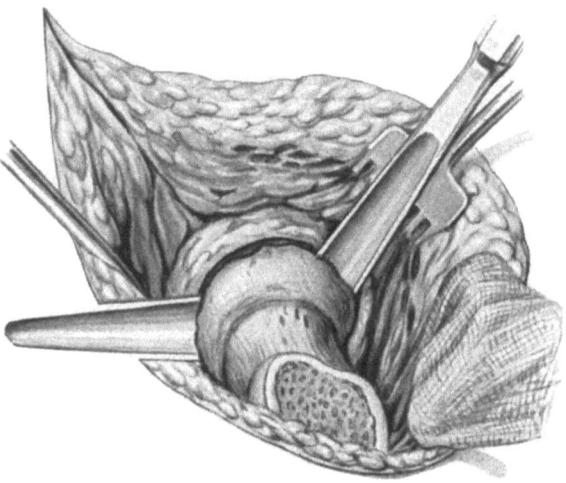

Abb. 354. Die Mobilisierung des Hüftgelenkes nach PAYR. II. Der ankylosierte Femurkopf wird mit Hohlmeißeln aus der Pfanne befreit.

PAYR bevorzugt zwei Operationsmethoden, von denen die eine auf die Wiederbildung des idealen Kugelgelenkes verzichtet und sich mit der Herstellung eines *Sattelgelenkes* am Schenkelhals begnügt, während im anderen Falle *der Bau des Hüftgelenkes möglichst wiederhergestellt* wird. Soll nur ein Sattelgelenk hergestellt werden, so kann man nach PAYR von dem vorderen Resektionsschnitt vorgehen (LÜCKE, HUETER) (s. S. 469) und nach Freilegung des Schenkelhalses diesen in einer S-förmigen Linie durchtrennen (Abb. 353). Es ist dadurch die Möglichkeit einer Beuge- und Streckbewegung und einer gewissen Abduktions- und Adduktionsbewegung gegeben. Im übrigen kann man auch zur Bildung des Sattelgelenkes nach der Resektionsmethode von OLLIER und v. MIKULICZ, unter Abmeißelung des Trochanter major im Zusammenhang mit den sämtlichen Muskelansätzen vorgehen, die PAYR in der Mehrzahl der Fälle für die Wiederherstellung des Hüftgelenkes anwendete (25 Fälle). Der

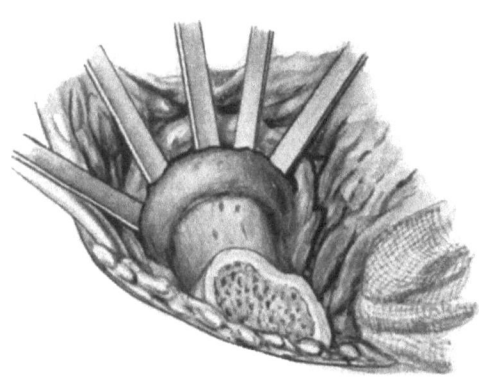

Abb. 355. Die Mobilisierung des Hüftgelenkes nach PAYR. III. Zur Lösung der Ankylose wird nach PAYR die gleichzeitige Anwendung vieler messerscharfer Meißel bevorzugt.

Eingriff wird in folgender Weise ausgeführt: Der Bogen des Hautschnittes überschreitet die Trochanterspitze um etwa drei Querfingerbreite nach unten. Der Weichteillappen wird zurückgeschlagen. Der Tractus iliotibialis wird quer durchtrennt, hinten der M. glutaeus maximus eingekerbt und nun mit einem breiten Flachmeißel der Trochanter mit seinen Muskelansätzen schräg nach oben abgemeißelt. Der Muskelknochenlappen, der die Ansätze der Mm. tensor fasciae latae, glutaeus med. und glutaeus min. am Trochanter enthält, wird auch nach oben zurückgeschlagen und man kann nun ohne weiteres gegen den Schenkelhals und das ehemalige Gelenk vordringen. Die Außenrotatoren brauchen dabei gar nicht vom Trochanter abgelöst zu werden, es genügt, sie mit einem stumpfen Haken

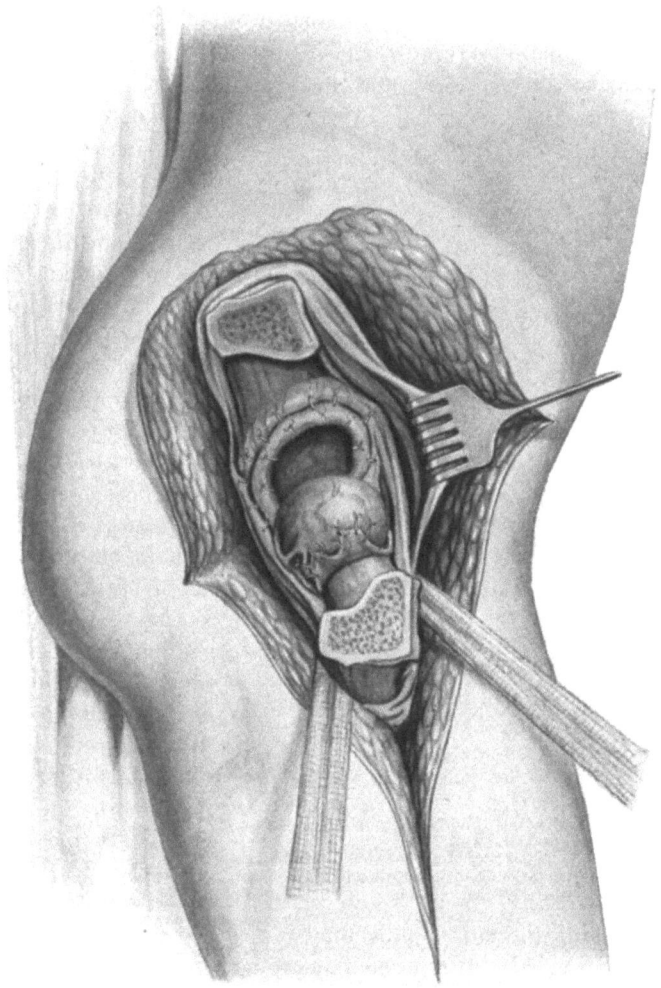

Abb. 356. Die Mobilisierung des Hüftgelenkes nach PAYR. IV.
Nachdem Kopf und Pfanne befreit und entsprechend hergerichtet sind, sind sie mit frei transplantierter Fascie überzogen und fertig zur Reposition. Das zunächst noch nach oben geklappte Trochanterstück wird an seine Stelle zurückgelagert und mit einer Schraube befestigt.

zurückzuhalten. Nun wird mit Hilfe von meist mehreren messerscharfen Meißeln von der Gegend des ehemaligen Labrum glenoidale aus der Kopf ringsherum aus der Pfanne zu lösen versucht (Abb. 354 und 355). Bei vollständiger Ankylose gelingt das meist bei Verwendung von nach der Fläche gebogenen Hohlmeißeln (PAYR, LEXER, PERTHES) sehr gut, so daß ein genügend großes Kopfstück gewonnen werden kann. Äußerste Vorsicht ist bei der Lösung der Ankylose zu üben, damit nicht eine Fraktur im Bereich des atrophischen Kopffragmentes erfolgt.

Es muß daher möglichst allseitig weitgehend in die Tiefe vorgedrungen werden. Läßt sich schließlich der Kopfteil ohne Anstrengung aus der Pfanne lösen, so werden die Schwielen, bis eine vollständige Luxation möglich ist, durchtrennt und ein starker Draht um den Schenkelhals geschlungen. Unter abwechselnder Innen- und Außenrotation des Schaftes kann dann eine Übersicht über die Kapsel- und Pfannenverhältnisse gewonnen werden. Nun wird dem Kopf mit Hammer und Meißel eine (um $1/3$ verkleinerte) Halbkugelform gegeben, die Kapselschwielen werden entfernt und die Pfanne mit größerem Radius als der des Kopfes ausgehöhlt, wobei man sich einer großen Kugelfräse bedienen kann. Es folgt dann von besonderem Einschnitt aus die Entnahme des Fascienstückes aus der Fascia lata, mit dem der Kopf in ähnlicher Weise überkleidet wird, wie das für den Humeruskopf geschildert wurde (Abb. 356). Nach Reposition des überkleideten Kopfes wird der abgeschlagene Trochanter major mit einer Schraube am Schaft befestigt. Mußte der Kopf stark verkürzt werden, so ist es nach PAYR zweckmäßig, den Schaftteil durch einen Meißelschlag noch weiter distal abzuschrägen und den Trochanter weiter distal, als das seinem ehemaligen Sitz entsprach, am Schaft durch eine Schraube zu befestigen. Dadurch wird die für die Standfestigkeit so notwendige Spannung der Mm. glutaeus medius und minimus wieder hergestellt. LEXERs Vorgehen entspricht dem PAYRschen in wesentlichen Punkten. Er verwendet wie auch sonst zur Interposition einen Fettlappen von der Außenseite des Oberschenkels.

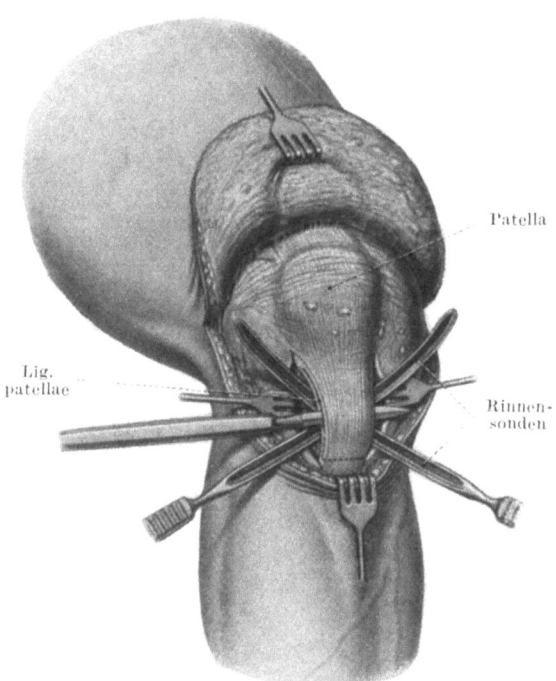

Abb. 357. Die Mobilisierung des knöchern versteiften Kniegelenkes nach PAYR. I.
Das Lig. patellae ist freigelegt und mit 2 Rinnensonden unterfahren. Es wird in frontaler Richtung Z-förmig gespalten.

PAYR hat auch für die Hüftgelenksmobilisierung, besonders für solche Fälle, in denen keine vollständige Ankylose besteht, einen sog. *halben Langenbeck* vorgeschlagen. Der Grundsatz dieser Operation beruht darauf, daß nur die von vorn an den Trochanter herantretenden Muskeln abgelöst werden, während die Außenrotatoren vollständig und die Abduktoren fast vollständig unangetastet bleiben. Der leicht bogenförmige Hautschnitt beginnt etwas hinter der Spina ant. sup., zieht mit der Konvexität über den höchsten Punkt des Trochanter major und biegt dann wieder etwas nach vorn um. Man dringt im oberen Teil des Schnittes in der Längsrichtung durch die vordersten Fasern des M. glutaeus medius, im unteren durch den Übergang des M. tensor fasciae latae in seine Fasersehne. Die vorderen Bündel des M. glutaeus med. und des M. tensor fasciae latae werden nach vorn gezogen mitsamt der vom Trochanter abgelösten Fascia lata. Damit ist der Trochanter freigelegt. Der vordere Teil des Trochanter wird nun mit Resektionsschnitt von den Muskelansätzen befreit, während der Oberschenkel allmählich nach außen rotiert wird. Ein Teil des M. glutaeus minimus und des Ursprunges des M. vastus lateralis wird dabei abgelöst. Während diese Weichteile nach vorne abgezogen werden und der Oberschenkel nach außen rotiert wird, wird der Schenkelhals vorn freigelegt und es gelingt nun nach mehrfachem Einkerben des Labrum glenoidale, den Kopf zu luxieren. Das Lig. teres zerreißt stets bei der Außenrotation. Das Hüftgelenk soll dabei in starke Abduktions- und Außenrotationsstellung gebracht werden. Zum Abschluß der Operation kann die abgelöste Sehne des M. glut. min. durch einige Periostnähte wieder befestigt und der gespaltene Tractus ilio-tibialis wieder vernäht werden. Hautnaht.

6. Die Mobilisierung des Kniegelenkes.

Der Hautschnitt wird bogenförmig vom medialen zum lateralen Epicondylus femoris über den distalsten Teil des Lig. patellae geführt. Der Hautlappen wird bis zur Patella in ganzer Dicke zurückpräpariert und dadurch das Lig. patellae freigelegt. Durch zwei parallel zum Lig. patellae verlaufende Schnitte wird dieses von den Weichteilen getrennt, um die frontale Z-förmige Durchtrennung vornehmen zu können. Um die ganze Dicke des Lig. patellae übersehen zu können, werden zwei Rinnensonden von

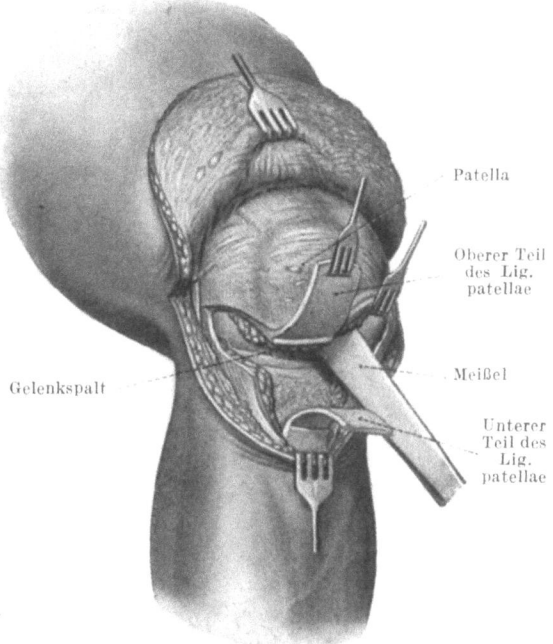

Abb. 358. Die Mobilisierung des knöchern versteiften Kniegelenkes nach PAYR. II.
Das gespaltene Band ist nach oben und unten umgeschlagen. Mit einem breiten Meißel wird die auf dem Femur knöchern verwachsene Patella abgelöst.

beiden Seiten unter dem Lig patellae durchgeführt und überkreuzt. Dann wird am unteren Patellarrand von der Seite her ein Messer quer durch das Lig. patellae hindurchgestoßen und dasselbe mit einigen sägenden Zügen in eine vordere und hintere Hälfte geteilt (Abb. 357). Stößt das Messer an der Tub. tibiae an, so wird die Schneide nach vorn gedreht und der vordere Teil durchschnitten. Dann wird dieser Teil nach oben geklappt bis zum unteren Patellarrand und hier die Durchtrennung des hinteren Teiles vorgenommen. Beide Teile des Lig. patellae werden zum Schutz mit einer Rollgaze umwickelt, die mit einem an der Basis geknoteten Seidenfaden befestigt wird (Abb. 360). Dann werden in der Gegend des ehemaligen Gelenkspaltes auf der Vorderseite die sämtlichen Weichteile und Schwielen durchtrennt. Ist die Patella mit dem Femur knöchern verwachsen, so wird sie mit einem Meißelschlag abgelöst und mit dem Hautlappen nach oben gezogen (Abb. 359). Das Aufsuchen des Gelenkspaltes macht bei alten knöchernen Ankylosen, bei durchgehender Knochenbalkenbildung, manchmal Schwierigkeiten. An einer leichten Einsenkung erkennt man aber doch fast immer das Ende der Femurkondylen.

Mit einem breiten, in seiner schneidenden Krümmung etwa der Kondylenkrümmung entsprechenden Hohlmeißel wird nun die Eröffnung des Gelenkes vorgenommen (Abb. 361 und 362). Dabei muß man sich daran erinnern, daß die Gelenklinie meist zunächst schräg nach distal und hinten verläuft. Das seitliche Röntgenbild gibt oft auch genügend Hinweise über die einzuschlagende Schnittrichtung. Der Meißel wird bald auf der Seite des medialen, bald auf der Seite des lateralen Epicondylus eingesetzt und der Spalt allmählich vertieft. Dies

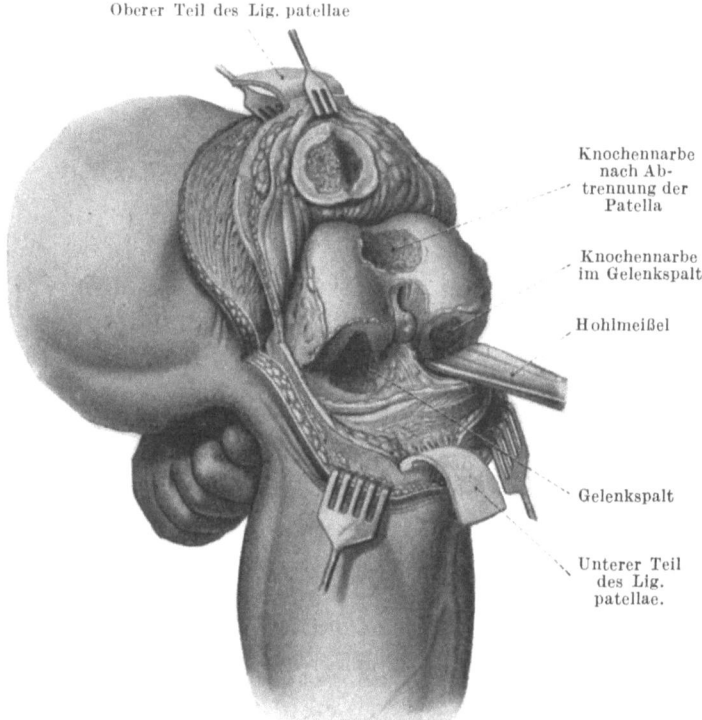

Abb. 359. Die Mobilisierung des knöchern versteiften Kniegelenkes nach PAYR. III.
Mit einem großen Hohlmeißel sind rechts und links die knöchernen Verwachsungen zwischen Femur und Tibia größtenteils durchtrennt. Über der in der Kniekehle eingeführten Hand werden die letzten dorsalen Verwachsungen und Verklebungen durch Beugung gelöst.

seitliche Einsetzen des Kondylenmeißels, außen und innen, erleichtert den Aufbruch sehr. Bei völliger knöcherner Ankylose muß die Durchmeißelung bis zu $3/4$ des Ankylosenmassivs vorgenommen werden, um bei der Eröffnung keine stärkere brechende Gewalt anwenden zu müssen. Darauf ist besonders größer Wert zu legen, weil sonst unter Umständen ein Teil der Femurkondylen abbricht und an der Tibia hängen bleibt. Außerdem reißen bei Gewaltanwendung leicht Periststücke von dem Knochen mit ab, die dann schwer zu entfernen sind und die Veranlassung zu Osteophytenbildung in der Kniekehle geben können. Ist die Durchmeißelung in der Richtung der ehemaligen Gelenklinie annähernd bis an die Rückseite durchgeführt, so nimmt der Operateur die Extremität auf, führt eine Hand unter dem Knie durch und probiert ohne Anwendung von Gewalt eine Beugebewegung. Gelingt es dabei nicht, das Gelenk zu eröffnen, so muß der Meißel noch einmal in Tätigkeit treten. Dann wird derselbe

Versuch noch einmal wiederholt. Ist die Ankylose gelöst, so wird unter starker, spitzwinkeliger Beugung ein Überblick über die knöchernen Gelenkabschnitte und das periartikuläre Gewebe gewonnen (Abb. 362). Besteht starke Schwielenbildung, so wird das Schwielengewebe unter Umständen unter Opferung aller Bänder entfernt. Sonst beschränkt man sich auf die Entfernung der Gelenkkapselanteile. Dabei ist besondere Beachtung dem hinteren Kapselrecessus zu schenken; sowohl die Femurkondylen als die hintere Tibiakante müssen so weit

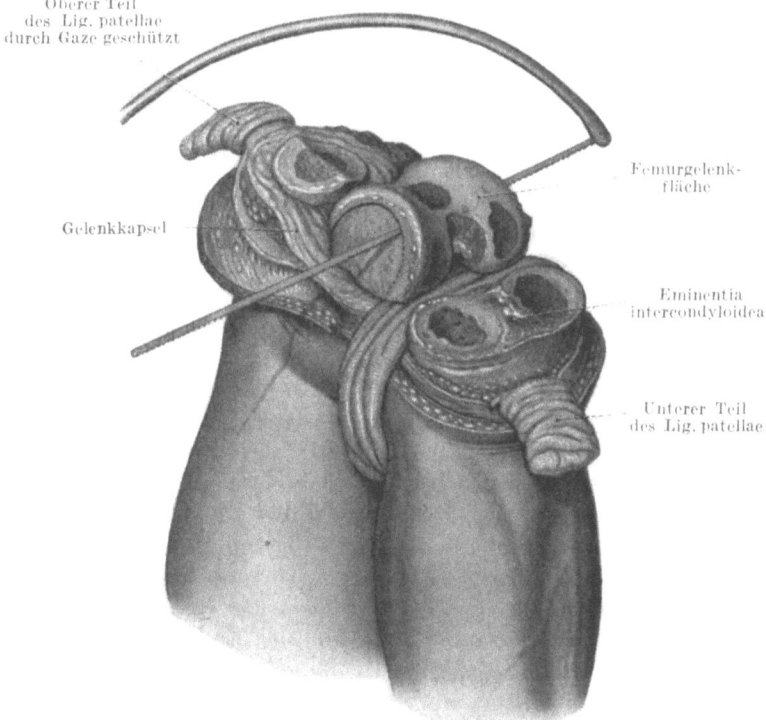

Abb. 360. Die Mobilisierung des knöchern versteiften Kniegelenkes nach PAYR. IV. Mit der HELFERICHschen Bogensäge wird die Gelenkfläche in einem Stück vom Femur abgesägt. Die Patellasehnenstümpfe sind zur Schonung mit Gaze umwickelt. Durch den hinteren Kapselabschnitt ist ebenfalls zum Schutz eine Gaze gelegt.

freigelegt werden, daß man sie übersehen kann. Durch die in die Kniekehle eingeführte Faust eines Assistenten wird die Übersichtlichkeit der hinteren Kapselabschnitte wesentlich erhöht. Dabei wird nicht mit Resektionsschnitten subperiostal, sondern extraperiostal vorgegangen. Es erfolgt nun das Absägen der Femurkondylen und die Zubereitung des Tibiakopfes. Zu diesem Zweck wird zunächst eine Rollgaze zum Schutz der hinteren Weichteile in den Gelenkzwischenraum eingeführt und von Assistentenhand in der Kniekehle zusammengefaßt. Dann wird die HELFERICHsche Bogensäge mit schmalem Blatt am oberen vorderen Ende der Femurkondylen eingesetzt und nun parallel zur ehemaligen Gelenklinie die Absägung in regelmäßiger Bogenlinie vorgenommen (Abb. 360). Auch dann, wenn noch Reste von Gelenkknorpel vorhanden sind, wird diese Absägung durchgeführt. Von den hinteren Abschnitten der Kondylen wird mehr entfernt als von den unteren (Abb. 362). Bei der Absägung wird auch die Facies patellaris mitgenommen. Am besten ist es, wenn das ganze Knochenstück im Zusammenhang entfernt werden kann. Nun wird mit dem Hohlmeißel eine Fossa intercondyloidea und eine Gleitrinne für die Patella neugebildet (Abb. 362), die scharfen Kanten zu beiden Seiten der Kondylen werden mit dem geraden Meißel abgeschrägt und schließlich mit der halbrunden Feile die Oberfläche möglichst geglättet. Zur Zurichtung der Tibiakondylen werden diese aus den Weichteilen herausgestaucht, das Periost etwa $^3/_4$—1 cm von der oberen Kante abgetragen. Dabei ist Wert darauf zu legen, daß das auch auf der *Rückseite* geschieht. Die Gelenkflächen werden durch flaches Abmeißeln mit einem breiten Hohlmeißel, dessen Krümmung der Gelenkkrümmung entspricht, etwa um $^1/_2$ cm erniedrigt (Abb. 362). Eine kammartige Eminentia intercondyloidea bleibt zwischen den beiden Gelenkflächen stehen (Abb. 363). Bei der Abmeißelung der Gelenkflächen ist besonders darauf zu achten, daß der Meißel nicht zu tief in das spongiöse Gewebe eindringt. Die hintere Kante der Tibia wird mit einem geraden Meißel, während die Weichteile gut geschützt werden, stark abgeschrägt. Schließlich werden die Gelenkflächen noch mit einer Handfräse nach MURPHY oder mit einer elektrisch betriebenen, großen Kugelfräse möglichst glatt gestaltet. Nach der Zurichtung von Femur- und Tibiakondylen wird nun auch die Patella vorgenommen. Durch die Ausschneidung der Kapsel ist ihre Gelenkfläche leicht über die umgebenden Weichteile so weit herauszuheben, daß man sie mit der Säge parallel zur Längsrichtung abtragen kann. War die Patella vollständig frei beweglich und der Knorpelüberzug unversehrt, so kann man das Absägen unterlassen. Sind die Gelenkflächen so vorgerichtet, so überzeugt man sich durch Reposition der Enden in Streckstellung, ob der Gelenksspalt überall die genügende Breite hat (1—1$^1/_2$ cm) und ob nicht etwa eine fehlerhafte Achsenstellung die Folge sein wird. In letzterem Falle muß sofort durch Absägen oder durch Abmeißeln ein Ausgleich geschaffen werden. Ist die gewünschte Form erreicht, so wird der Zwischenraum zwischen den Gelenkenden mit Gaze gefüllt, die Wunde vorläufig geschlossen, etwas komprimiert und nun die Fascie entnommen. Man braucht zur Überkleidung der noch immer relativ großen Gelenkkörper ein großes Fascienstück. Es muß daher ein Hautschnitt von etwa 25—30 cm angelegt werden. Nach Zurückpräparieren der Haut nach beiden Seiten muß ein solches Fascienfeld vorliegen, daß man ein Stück von etwa 25 cm Länge und 8—10 cm Breite herausschneiden kann. Ist die Fascie entnommen, so wird die Hautwunde an der Entnahmestelle zunächst vorläufig mit Tuchklemmen geschlossen. Die Gelenkkörper werden möglichst vollkommen überkleidet. Die Fascie wird unter starker Spannung mit den paraartikulären Weichteilen durch eine große Reihe von feinen Seidenfäden befestigt (Abb. 363). Wenn die Patella angefrischt werden mußte, wird auch die Patella überkleidet. Reposition der Gelenkenden. Dann werden die beiden Stümpfe der Patellarsehne von ihrem Rollgazeüberzug befreit, das Gelenk in eine solche Stellung gebracht, daß ein Winkel von etwa 150—160° zwischen Femur

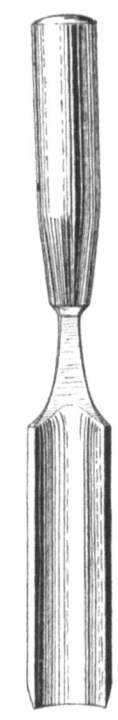

Abb. 361.
Breiter Hohlmeißel zur Anfrischung der Tibiakondylen. ($^1/_3$ nat. Größe.)

Die Mobilisierung des Kniegelenkes.

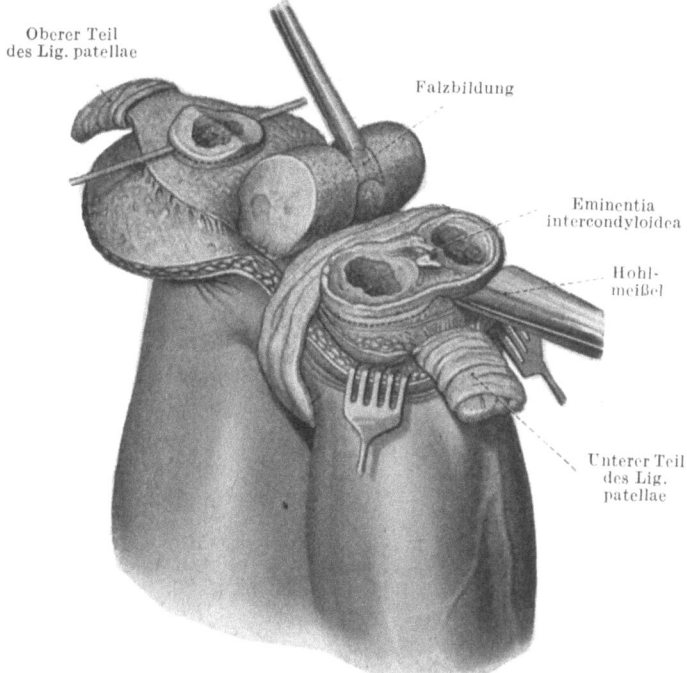

Abb. 362. Die Mobilisierung des knöchern versteiften Kniegelenkes nach PAYR. V.
Die Femurkondylen sind abgesägt. Mit dem Hohlmeißel wird eine Führungsrinne eingemeißelt. Die Knorpelfläche der Patella wird ebenfalls abgesägt. An der Tibia werden rechts und links mit dem Hohlmeißel flache Mulden gebildet. Eine Eminentia intercondyloidea bleibt bestehen. Die Gelenkkapsel ist mit allen Schwielen vollkommen entfernt.

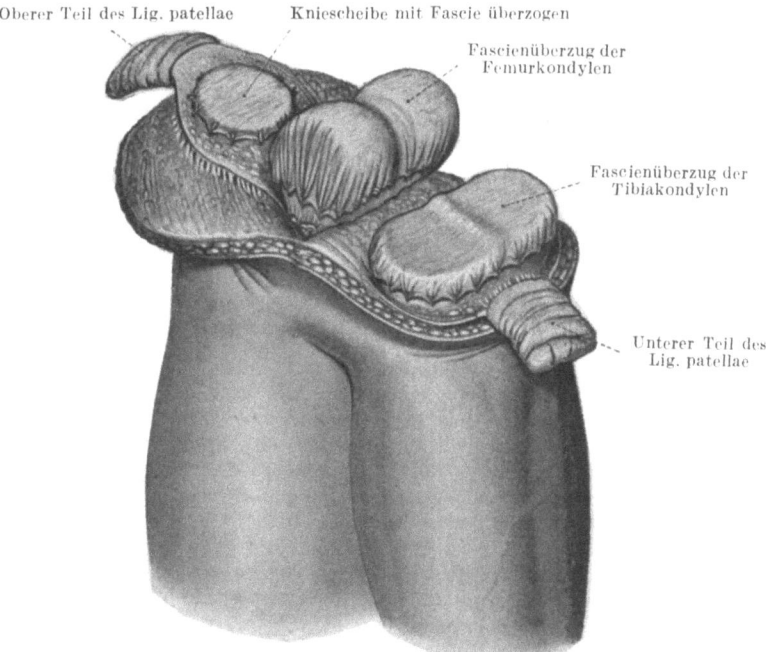

Abb. 363. Die Mobilisierung des knöchern versteiften Kniegelenkes nach PAYR. VI.
Die Knochenflächen von Femur, Tibia und Patella sind mit Fascienstücken aus der Fascia lata überzogen. Die Reposition und Wundnaht kann durchgeführt werden.

und Tibia zustande kommt, und in dieser Stellung werden die Patellarsehnenstümpfe mit Paraffinseide auf allen vier Seiten miteinander vereinigt. Die Naht des Subcutangewebes muß genau mit Catgut ausgeführt werden, ebenso die Naht der Haut mit feiner Seide. Durch den Calcaneus wird zur späteren Extension ein Draht durchgeführt und das Bein auf einer CRAMER-, ZIEGLER- oder BRAUNschen Schiene so befestigt, daß das Kniegelenk in einem Winkel von 160—170° steht. Das Fußgelenk steht rechtwinkelig. Nach 24 oder 48 Stunden Verbandwechsel, wenn der Verband stärker durchblutet ist, sonst erst nach 7 Tagen. Nach 3 bis 4 Tagen wird die Extension in Semiflexionsstellung im Schwebeverband oder besser auf einer BRAUNschen Schiene durchgeführt. Zur Belastung dienen etwa 8—10 Pfund. Nach 2—3 Tagen kann man den Unterschenkel auf der beweglichen BRAUNschen Schiene etwa alle 4—6 Stunden verstellen. Vom 10.—14. Tage ab Beginn mit passiven Bewegungen, gleichzeitig beginnt vorsichtige Massage der Oberschenkelmuskulatur. Die passiven Bewegungen kann der Kranke selbst mit Hilfe einer um das Knie gelegten und über eine Rolle am Galgen geführten Schlaufe ausführen. Nach 3—4 Wochen passive und aktive Bewegungen am Bettrand und im BONNETschen Apparat. Nach 5 bis 6 Wochen Gehversuche mit einem Gehbänkchen, dann mit zwei Stöcken. Gleichzeitig täglich mehrstündige Übungen im BONNETschen Apparat und Massage.

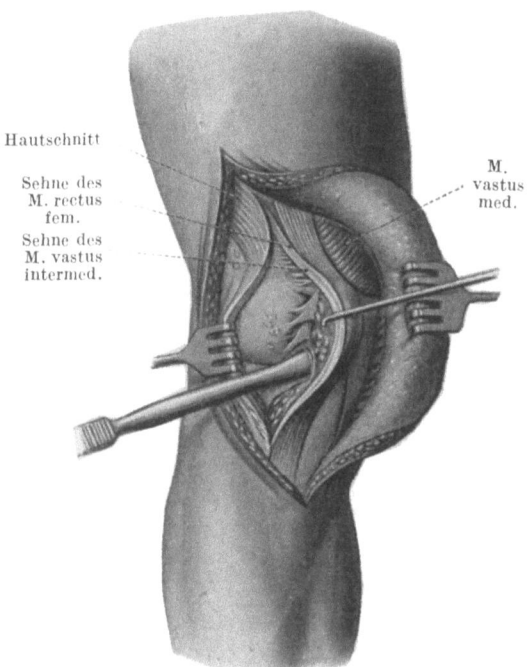

Abb. 364. Der Eingriff bei der Quadricepskontraktur nach PAYR. I.
Die durch teils knöcherne, teils bindegewebige Verwachsungen an den Femurkondylen befestigte Kniescheibe wird von einem seitlichen, leicht bogenförmig verlaufenden Schnitt halb stumpf, halb scharf abgelöst.

Die Eingriffe bei Quadricepskontraktur (PAYR). Außer den knöchernen und bindegewebigen Ankylosen muß man am Kniegelenk auch noch die sog. *Quadricepskontraktur* berücksichtigen (PAYR), da sie nur in geringgradigen Fällen ohne operativen Eingriff beseitigt werden kann. Wir finden die Quadricepskontraktur häufig nach Erkrankungen oder Verletzungen, die eine lange Ruhigstellung der unteren Extremität verursacht haben, und zwar ganz besonders dann, wenn die Ruhigstellung in Streckstellung durchgeführt wurde. Sind Frakturen oder entzündliche Schädigungen der Oberschenkelmuskulatur vorausgegangen, so kann die Kontraktur zu einer fast völligen Versteifung des Kniegelenkes führen. Diese schweren Funktionsstörungen haben ihren Grund in der Atrophie der Muskulatur, in Schwielenbildung, in Verhakung an spitzen Fragmenten, in Verwachsungen der Gelenkkapsel, insbesondere des oberen Recessus und der Patella auf ihrer Gleitfläche. Die übrigen Gelenkflächen des Kniegelenkes sind meist frei und das Röntgenbild ergibt häufig scheinbar ganz normale Verhältnisse. Ist auch die Patella frei, so ist sie meist passiv oft auch aktiv beweglich und die aktive Bewegung nur durch die Kontraktur, die Verhakung und Schwielenbildung und den Verschluß des oberen Recessus eingeschränkt. Trotzdem das eigentliche Gelenk zwischen Femur und Tibia meist frei von Verwachsungen gefunden wird, ist bei der Quadricepskontraktur, insbesondere bei verschlossenem oberen Recessus, und noch mehr bei auf ihrer Gleitfläche festliegender Patella, die Beweglichkeit des Gelenkes häufig auf ein Mindestmaß von 10—20° eingeschränkt. Falls vorsichtige medico-mechanische Behandlung nichts nützt, kann nur ein operativer Eingriff helfen. Dieser bezweckt die Bewegungshemmungen zu beseitigen, ohne den Beuge- und Streckapparat dadurch schwer zu schädigen. Handelt es sich nur um eine Verklebung des oberen Recessus und um Schwielenbildungen in den seitlichen Teilen der Quadricepssehne, so kann man nach PAYR die Rectussehne erhalten.

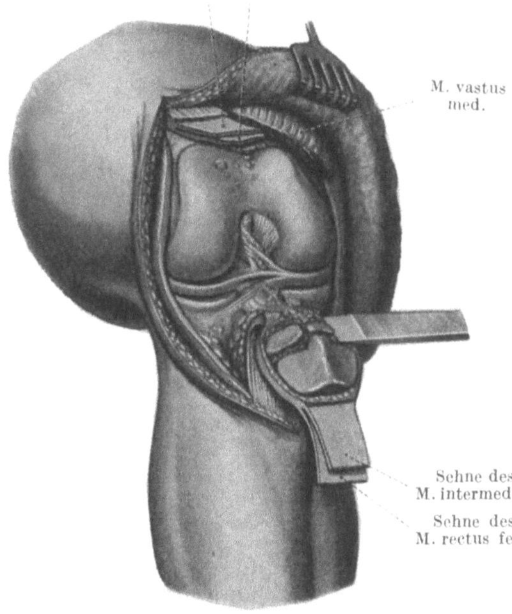

Von einem großen KOCHERschen lateralen Bogenschnitt aus werden zunächst die Quadricepssehne und die Patella freigelegt. Löst man nun die Ansätze der Mm. vastus medialis und lateralis von der gemeinsamen Quadricepssehne ab, so kann man unter der Rectussehne einen Gazezügel durchführen, und während die Sehne hochgezogen wird, werden vorsichtig die darunter hinziehenden, meist stark gespannten schwieligen Anteile des M. vastus intermedius durchtrennt. Ist auch der obere Recessus schwielig verändert, so wird er am besten vollständig herausgeschnitten. Nach diesem Eingriff läßt sich nun das Kniegelenk häufig schon bis zu 70 und 80° beugen, ohne daß eine stärkere Schädigung der Streckmuskulatur eingetreten wäre. Ist die Beugung noch nicht so weit möglich, so müssen unter Umständen die Ansätze der seitlichen Quadricepsanteile weiter abgetrennt und die Retinacula patellae eingekerbt werden. Auch dann kann die Sehne des M. rectus noch erhalten werden. Ist die Patella auf ihrer Gleitfläche verklebt oder verwachsen, so muß sie scharf gelöst und am besten auf ihrer Gleitfläche angefrischt und mit Fascienüberzug versehen werden. Sind starke Schwielen im Tractus iliotibialis vorhanden, so muß er von der Muskulatur abgelöst und am besten mehrfach eingekerbt werden.

Abb. 365. Der Eingriff bei der Quadricepskontraktur nach PAYR. II.
Der M. vastus med. ist von der Quadricepssehne abgetrennt. Die Sehnen des M. rectus und M. vastus intermedius sind Z-förmig durchtrennt. Die Kniescheibe ist heruntergeklappt und wird an ihren Gelenkflächen geglättet.

In *ganz schweren Fällen* muß der Streckapparat vollkommen durchtrennt werden. Da aber nach seiner Wiederherstellung unter Verlängerung meist eine starke Streckhemmung zurückbleibt, so muß diese durch Einfügen eines funktionstüchtigen Muskels beseitigt werden. PAYR bedient sich zu diesem Zwecke des *M. sartorius*.

Bei diesen ganz schweren Fällen mit festsitzender Patella, Verödung des oberen Recessus, Verhakung und Schrumpfung der Muskulatur und der Fascia lata wird der ganze Streckapparat von einem lateralen Bogenschnitt aus, der bis zur Patellarsehne reicht, freigelegt. Dann spaltet man an der Grenze zwischen Vastus lateralis und Rectus den Streckapparat in der Längsrichtung und setzt diesen Schnitt unter Eröffnung der Gelenkkapsel nach distal fort. Während der vordere Kapselschnittrand mit der Rectussehne nach medial gezogen wird (Abb. 364), löst man mit einem Raspatorium, oder wenn nötig mit dem Meißel, die bindegewebigen oder knöchernen Verwachsungen der Patella mit dem Femur.

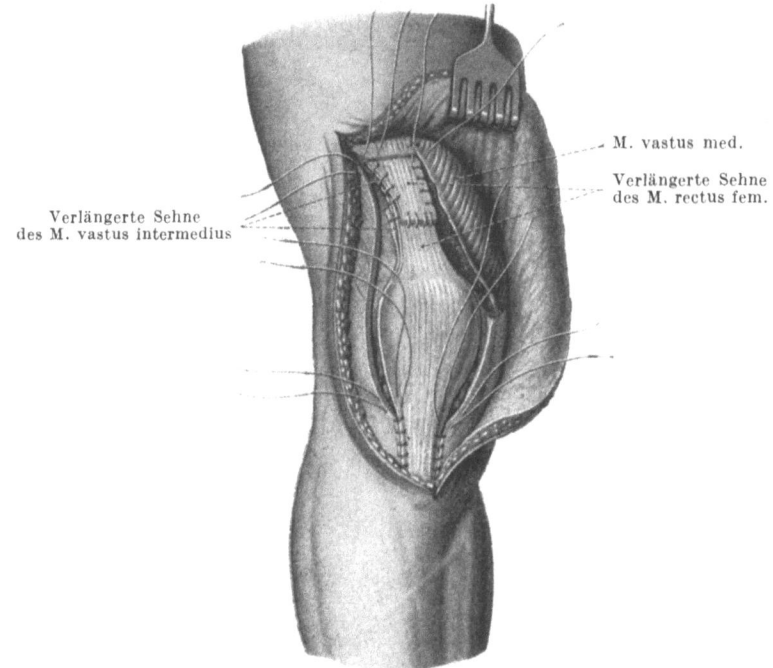

Abb. 366. Der Eingriff bei der Quadricepskontraktur nach PAYR. III.
Die Sehnen des M. quadriceps sind in leichter Beugestellung, verlängert durch Nähte, wieder vereinigt.
Auch die Mm. vastus med. und lat. werden mit der Sehne des M. rectus wieder vereinigt.

Dann trennt man den M. vastus med. ebenfalls von der gemeinsamen Strecksehne, eröffnet den oberen Recessus, führt einen Zügel unter der Patella durch und hebt den ganzen Streckapparat an, um festzustellen, ob jetzt nicht doch eine weitere Beugemöglichkeit vorhanden ist. Ist das nicht der Fall, so werden nun getrennt die Sehnen der Mm. rectus und vastus intermedius frontal Z-förmig durchtrennt (Abb. 365). Nun läßt sich die Beugung ohne Schwierigkeit vollziehen. Sind an der Rückseite der Patella Verwachsungen oder Knorpelschädigungen, so wird der Knorpelüberzug entfernt und durch ein Stück Fascie ersetzt. Dann legt man die Patella zurück und vernäht die beiden Z-förmig durchtrennten Sehnen unter möglichst starker Spannung sorgfältig, während das Gelenk in Beugung bis zu 70° gehalten wird (Abb. 366). Schließlich vernäht man die übrigen Gelenkweichteile und schließt die beiden Vasti seitlich wieder an die Rectus- und Intermediussehne an. Um die nun unausbleibliche Streckhemmung zu beseitigen, kann man jetzt oder später den M. sartorius zur Verstärkung des Streckapparates einsetzen. Er wird von einem Hautschnitt, der seinem Faserverlauf folgt, auf der medialen Kniegelenkseite freigelegt, nach

Unterminierung der Haut nach der lateralen Seite hinübergezogen und oberhalb der Kniescheibe auf dem Streckapparat befestigt.

7. Die Mobilisierung des Fußgelenkes.

Das obere Sprunggelenk läßt sich ausgezeichnet beweglich machen. Es hängt das wohl in erster Linie davon ab, daß kräftige Muskeln im Sinne der Beugung und Streckung an langen Hebelarmen angreifen. Als bester Schnitt zur Freilegung des Fußgelenkes hat sich der HUETER-HEIDENHAINsche erwiesen. Ein vorderer Bogenschnitt von Malleolus zu Malleolus durchtrennt zunächst die Haut und legt die sämtlichen Strecksehnen frei. Der Hautlappen wird einige Zentimeter abgelöst und die Sehnen der Mm. tibialis ant., extensor hallucis longus und des extensor digitorum longus werden einzeln am besten Z-förmig durchtrennt und die Stümpfe mit Seidenfäden angeschlungen, um sie später wieder vernähen zu können. Die A. dorsalis pedis wird doppelt unterbunden und durchtrennt. Dann wird der ganze Weichteillappen mitsamt den Sehnen bis seitlich zu den Malleolenspitzen und in der Mitte bis zur vorderen Tibiakante zurückgeschlagen. Bei fibröser Ankylose wird das Gelenk mit dem Knochenmesser eröffnet, das Lig. deltoideum und die Ligamenta calcaneofibularia und talofibularia vorsichtig durchtrennt.

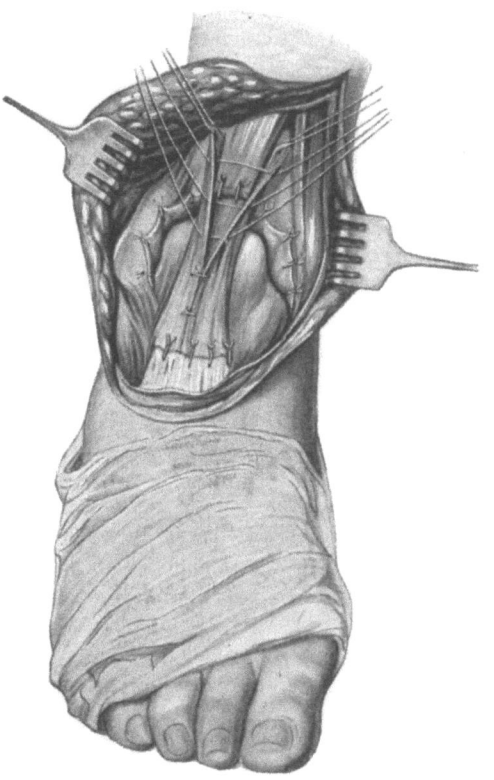

Abb. 367. Die Mobilisierung des oberen Sprunggelenkes nach PAYR.
Die Gelenkkörper sind neu gebildet und mit Fascie überzogen. Das Strecksehnenbündel ist vernäht und durch Einhüllen in eine frei transplantierte Fascie verstärkt.

Besonders bei der Durchtrennung auf der medialen Seite ist darauf zu achten, daß die A. tibialis post. auf keinen Fall verletzt wird, da sonst die Ernährung des ganzen Fußes in Frage gestellt wird. Man muß sich daher unmittelbar an die Malleolengrenze halten. Sind so die seitlichen Bänder und die vorderen Kapselreste von Tibia und Fibula abgelöst, so wird bei knöcherner Ankylose mit dem messerscharfen Meißel eine Bresche durch die knöcherne Brücke in der Richtung des ehemaligen Gelenkspaltes gelegt. Die U-förmige Durchmeißelung muß annähernd durch die ganze Dicke der knöchernen Verbindung vorgenommen werden und muß sich auch auf die Verbindung mit den Malleolen erstrecken. Gewaltsam darf jedenfalls das Gelenk nach teilweiser Durchmeißelung nicht aufgebrochen werden, da sonst Teile der Malleolen oder des Taluskopfes abbrechen können. Ist die Durchmeißelung zu Ende geführt, so wird der Talus aus der Malleolengabel durch starke Plantarflexion nach vorn unten luxiert und es gelingt nun, auch die hintere Kapseltasche zu Gesicht zu bringen und Schwielen zu entfernen. Dann wird der Taluskopf annähernd in der ehemaligen Form wieder hergestellt, ebenso mit Hilfe des Hohlmeißels die obere Gelenkfläche angefrischt, so daß eine Malleolengabel, wenn auch mit etwas größerem Bogen, wieder hergestellt wird. Die Gelenkflächen werden mit Feile und Fräse so bearbeitet, daß sie möglichst glatt sind, dann zeitweilig mit zwischengelagerter Gaze reponiert. Die Entnahme der Fascie aus der Fascia lata geht auf dieselbe Weise vor sich, wie das für das Ellenbogen- und Kniegelenk geschildert ist. Es genügt im allgemeinen, die Talusrolle mit Fascie zu überziehen, doch kann auch die Malleolengabel überkleidet werden (Abb. 367). Die Fascie wird gespannt und an den periartikulären Weichteilen befestigt. Reposition des Fußes. Wiederherstellung der Sehnen durch Naht, so daß sie in rechtwinkeliger Stellung des Fußes eben gespannt sind. Man kann das Strecksehnenbündel durch eine Fascienhülle verstärken (Abb. 367). Für die Subcutangewebenaht und Hautnaht gilt das gleiche wie am Knie. Die Drahtextension erfolgt auch am Calcaneus. Nach 8 Tagen werden die Fäden entfernt und dann wird mit aktiven Bewegungsübungen begonnen. Der Fuß soll nicht vor 4 Wochen belastet und dann am besten mit einem orthopädischen Schuh und einer Plattfußeinlage versehen werden.

8. Die Mobilisierung des Kiefergelenkes.

Bei lange bestehender Ankylose des Kiefergelenkes wird der Proc. condyloideus in sagittaler Richtung meist außerordentlich verbreitert und bildet zusammen mit dem Köpfchen, dem Jochbogen und der Gelenkhöhle eine einheitliche Knochenmasse. Bei völliger Kieferankylose darf zur Schmerzbetäubung Allgemeinnarkose nicht gegeben werden. Man kommt aber auch sehr gut mit Leitungs- und *Lokalanästhesie* aus, indem man die Leitung des dritten Astes am Foramen ovale unterbricht (s. S. 583) und dazu noch Lokalanästhesie durch Umspritzung eines senkrecht gestellten Rhombus im Operationsgebiet hinzufügt. Zur Freilegung verwendet PAYR einen Schnitt etwa 1 cm breit vor dem Tragus, an der Incisura intertragica beginnend, zunächst senkrecht und dann leicht bogenförmig nach vorn oben über den Jochbogen hinausziehend. Der Schnitt wird sofort bis auf den Jochbogen vertieft, an dessen unterem Rand nach Abschieben des Periostes die Ankylosenstelle zum Vorschein kommt. Mit dem Knochenmesser wird dann das Periost des aufsteigenden Kieferastes am vorderen und hinteren Rand des verbreiterten Proc. condyloideus eingeschnitten und nun mit zwei kleinen, stark gekrümmten Elevatorien der aufsteigende Ast bis gut fingerbreit unter dem Jochbogen unterfahren (Abb. 368). Es gelingt nun, mit dem messerscharfen Meißel ohne Mühe ein etwa 1—1$^1/_2$ cm großes Stück aus der Ankylosenmasse unter dem Jochbogen herauszuschlagen. Da unmittelbar hinter dem wegzunehmenden Teil des aufsteigenden Astes die A. maxillaris int. verläuft, so muß bei der Herausnahme des Knochenstückes sehr vorsichtig verfahren werden. Wird die A. maxillaris int. trotzdem einmal verletzt, so empfiehlt PAYR einen sog. verlorenen Tampon, d. h. einen fingergliedgroßen Gazetampon, um den ein dicker Seidenfaden geknotet ist, hinter den Kiefer einzuführen und die Weichteile darüber bis auf eine kleine Lücke zu vernähen und einen Druckverband darüberzulegen. Ist die Bresche breit genug, so ist das Einlagern eines Interpositums nicht nötig. Sonst wird ein Lappen aus dem M. temporalis (HELFERICH) oder ein Stück aus der Fascia temporalis eingelegt (Abb. 369). Die Weichteilwunde wird vernäht und sofort die Kieferklemme dadurch bekämpft, daß mit einem Kiefersperrer die Entfernung zwischen den Zähnen des Ober- und Unterkiefers gewaltsam etwas vergrößert wird. In den so erreichten Spalt wird sofort ein frisch ausgekochter und infolgedessen elastisch gewordener Korkstopfen eingeklemmt. Der Korkstopfen wird täglich durch einen neuen, etwas größeren ersetzt.

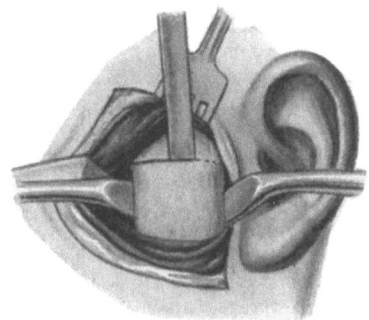
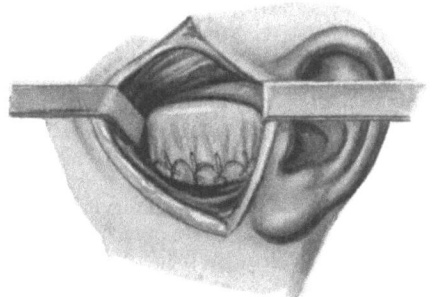

Abb. 368. Die Mobilisierung des Kiefergelenkes nach PAYR. I.
Der stark verbreiterte aufsteigende Kieferast ist unterhalb des Jochbogens freigelegt, mit schlanken Elevatorien unterfahren und wird mit dem Meißel durchtrennt.

Abb. 369. Die Mobilisierung des Kiefergelenkes nach PAYR. II.
Bei schmalem Zwischenraum muß nach Beseitigung der Ankylose ein Stück Fascia lata zwischen die Knochenenden eingelegt werden.

Anhang.
Die Eingriffe bei der Syndaktylie.

Die Syndaktylie in stark ausgeprägter Form, d. h. mit Zusammenhang aller Finger, führt nicht selten im Laufe der Zeit zu Kontrakturstellungen der Finger dadurch, daß die Fingerspitzen zusammenhängen und infolge des stärkeren Längenwachstums des 3. und 4. Fingers eine Streckung der Finger nicht mehr möglich ist, sondern sich allmählich eine Beugekontraktur entwickelt. Daher soll man die Syndaktylie nicht zu spät operieren, aber den Eingriff schon im 1. Lebensjahr auszuführen, halten wir für unzweckmäßig. Dagegen kann die Empfehlung, im 3. oder 4. Lebensjahre die Trennung vorzunehmen, unterstützt werden.

Wenn man bei der Syndaktylie eingreift, so muß man ein Verfahren zur Anwendung bringen, das auch mit Sicherheit zum Erfolg führt, da operative Mißerfolge meist den Zustand verschlimmern, den kosmetischen Erfolg stören und schließlich auch für die Wiederholung des Eingriffes noch schlechtere Verhältnisse schaffen. Zu einem erfolgreichen Eingriff gehört in erster Linie, daß eine ausreichende Schwimmhaut gebildet wird, die das Wiederverwachsen der Finger an dieser Stelle unter allen Umständen verhindert. Zweitens ist eine sorgfältige Nachbehandlung unbedingt erforderlich. Durch Schienenbehandlung oder Extensionsverbände müssen die Finger gespreizt gehalten werden. Auch durch diese Maßnahme muß ein Wiederverwachsen der Finger so lange verhindert werden, bis die Wundflächen überhäutet sind. Von den älteren Verfahren waren die beliebtesten das von ZELLER und das von DIDOT. Das ZELLERsche Verfahren war gewissermaßen eine Vervollkommnung der Läppchenbildung, wie sie schon DIEFFENBACH und BLASIUS zur Anwendung gebracht haben. Er bildete einen ziemlich langen dorsalen, an den Grundgelenken gestielten Hautlappen, den er nach Trennung der Finger als Schwimmhautlappen zwischen die Finger einschlug und an der Vola festnähte. Das Verfahren von DIDOT ist auf einer anderen Grundlage aufgebaut. Es wird sowohl dorsal als volar je ein breiter, die ganze Länge des Fingers als Basis einnehmender Lappen gebildet, und zwar so, daß nach der Trennung der Finger der volare Lappen die Wundfläche des einen, der dorsale Lappen die Wundfläche des anderen Fingers möglichst ausreichend bedeckt. Am besten erschien es, die beiden Verfahren zu vereinigen, da so am sichersten eine möglichst ausgiebige Hautbedeckung der Wundflächen ermöglicht wurde. Dieses an sich sehr gute Verfahren, mit dem unter günstigen Verhältnissen in kürzester Frist, d. h. nach 8—10 Tagen, eine völlige Wundheilung erzielt werden kann, hat aber nur ein verhältnismäßig beschränktes Anwendungsgebiet, d. h. es läßt sich nur ausführen, wenn genügend Haut vorhanden ist. Das trifft am ehesten bei der Verwachsung einzelner Finger zu, besonders wenn die Hautverbindung etwas breiter ist. Solche Verhältnisse findet man gelegentlich bei Erwachsenen. Sind aber mehrere Finger zu einer Flosse vereinigt, so warnen selbst die Anhänger des Verfahrens davor, es an mehreren Fingern zu gleicher Zeit anzuwenden, besonders wenn zwei nebeneinanderliegende Fingerpaare getrennt werden müssen. Man operiert dann am besten in mehreren Sitzungen. Am aussichtsreichsten erscheint uns das Abänderungsverfahren von MEYER-BURGDORFF, dessen Schnittführung zur Bildung der Schwimmfalte einen Hautlappen aus der beweglichen Haut des Handrückens heranzieht. Da, wie gesagt, das ZELLER-DIDOTsche Verfahren nur ein beschränktes Anwendungsgebiet hat, so muß man für die Mehrzahl der Syndaktylien eine andere Methode zur Anwendung bringen. Der Vorschlag von SPITZY, bei dem die Haut zwischen den beiden vereinigten Fingern allmählich durchgequetscht wird, und der an den von den alten Chirurgen [neuerdings ist das Verfahren wieder von POMPER (1930) empfohlen worden] gemachten Vorschlag erinnert, durch eine Schusternaht die allmähliche Trennung der beiden Finger vorzunehmen, hat nicht zu guten Erfolgen geführt. Dagegen ist von verschiedenen Chirurgen festgestellt worden (HASS, KIRSCHNER), daß das ZELLERsche Läppchen, richtig gebildet und durch einen Spreizverband ergänzt, in vielen Fällen genügt, um eine gute Schwimmhaut zu bilden und eine allmähliche Epithelisierung der übrigen Wunden zu erzielen. KIRSCHNER hat vorgeschlagen, die Extension durch den vorstehenden Teil des Fingernagels zu legen. HASS extendiert mit einem Quengelverband. Wenn auch dieses Verfahren zu einem vollen Erfolg führen kann, so muß der Extensionsverband unter Umständen doch recht lange Zeit durchgeführt werden, ehe eine völlige Überhäutung eingetreten ist.

Daher war der Vorschlag von LERDA (1913) sehr zu begrüßen, der sofort nach der Trennung der Finger und guter Blutstillung einen entsprechend umschnittenen THIERSCH-Lappen zwischen die Finger gelegt und durch einen Verband festgehalten hat. Die Blutstillung wurde durch einen Adrenalintupfer ($1^0/_{00}$ für 1 Stunde) gewährleistet. Der Gazestreifen wurde erst nach 10 Tagen gewechselt. Mit diesem Vorgehen hat LERDA ein Verfahren eingeleitet, das in mancher Beziehung vervollkommnet, wohl heute am meisten angewendet wird. So hat KLAPP (1933) vorgeschlagen, zunächst nur die Trennung im Bereich der Grundglieder vorzunehmen, und zwar bis in die Nähe des Metacarpophalangealgelenkes. Der so entstandene Wundzwischenraum wird durch eine passend zugeschnittene Stentsplatte oder Gummilasche ausgefüllt, die an ihrer Außenseite mit einem THIERSCH-Lappen, die Wunfläche nach außen, versehen ist. An der Gummilasche kann der Lappen mit einigen Nähten festgehalten werden, damit er sich nicht verschiebt. Nach 10—14 Tagen wird die Durchtrennung der Verwachsung vom Fingerende bis zur Gummilasche gelöst und nun die Finger in einer Spreizstellung auf einer entsprechend geschnittenen Pappschiene befestigt und die Wundfläche durch Scharlachrotsalbenbehandlung der Epithelisierung überlassen. Nach weiteren 10 Tagen kann dann mit Bewegungsübungen begonnen werden, während für die Nacht noch eine Spreizschiene getragen wird, die die Gefahr der Kontrakturstellung verhütet. Das KLAPPsche Verfahren hat sich entschieden bewährt (LAUBER, STEPHAN). Auch wir haben es mehrfach erfolgreich zur Anwendung gebracht, haben aber in mehreren Fällen zur Bildung der Schwimmhaut ein ZELLERsches Läppchen umschnitten und mit Hilfe eines nach Abdruck gefertigten Stentskloßes nur die seitlichen Wundflächen der Finger mit THIERSCH-Lappen bekleidet. Man kann dieses Verfahren auch bei Syndaktylie sämtlicher Finger, z. B. zwischen dem 2. und 3. und 4. und 5. Finger gleichzeitig an beiden Händen zur Anwendung bringen. Auch wir ziehen es vor, den Eingriff etwa im 3.—5. Lebensjahr auszuführen.

10. Die Eingriffe an den Muskeln.

Die Chirurgie der quergestreiften Muskulatur bietet ein verhältnismäßig geringes Arbeitsfeld. Abgesehen von der Sehnenauswechslung, an der ja auch die Muskulatur durch Verlagerung mehr oder weniger ausgelöster einzelner Muskelbäuche hervorragenden Anteil hat (s. S. 247) und abgesehen von der Ausnutzung von den in Amputationsstümpfen schlummernden Kräften (s. S. 377ff.), beschränkt sich die chirurgische Tätigkeit an der Muskulatur hauptsächlich auf die Behandlung von *Muskelwunden*. Dagegen hat die erhaltende Orthopädie im weitesten Maße die Möglichkeit, durch medikomechanische Behandlung zur Wiederherstellung oder Besserung verlorengegangener Muskelkraft beizutragen. Dazu kommt der Einfluß der Nervenchirurgie auf die Muskelchirurgie. Durch Wiederherstellung der *Nervenversorgung*, durch Nervennaht und Pfropfung kann es gelingen, gelähmte Muskeln wieder in Tätigkeit zu setzen (s. S. 221ff.). Die *Transplantation der Muskulatur*, die in zahlreichen experimentellen und klinischen Arbeiten versucht wurde, hat leider bis heute noch zu keinerlei praktischen Resultaten geführt, da schon die Regeneration der Muskelfasern eine außerordentlich geringfügige ist.

Unser Bestreben, bei *Muskelverletzungen* eine *funktionelle Schädigung zu verhüten*, muß darin bestehen, die Muskelstümpfe durch Naht möglichst nahe aneinander zu bringen. Es entsteht zwar in jedem Falle eine bindegewebige Narbe, die die Verbindung herstellt. Je schmäler die Narbe, desto geringer der Schaden. Gelingt uns infolge des Verlustes eines größeren Muskelstückes die Annäherung der beiden Muskelstümpfe nicht, so soll man wenigstens versuchen, soweit es sich um wichtige Muskeln handelt, ihren funktionellen Ausfall dadurch möglichst einzuschränken, daß man mit Hilfe eines *frei transplantierten Fascienstückes* eine zugkräftige Verbindung herstellt. Große, aus der Fascia lata entnommene Fascienstücke lassen sich mantelartig oder in Form einer Platte so an beiden Muskelstümpfen durch Naht verankern, daß sie die Überleitung der erhaltenen Muskelkraft des zentralen Endes auf das periphere wirksam übernehmen können.

11. Die Eingriffe am Kopfe.

a) Die Trepanation bei Verletzungen und Erkrankungen.

Mit die älteste nachweisbare Operation ist die *Trepanation*. Durch die Befunde an Schädeln aus prähistorischen Zeiten, besonders der jüngeren Steinzeit, aber auch aus späteren Perioden, darf es als bewiesen gelten, daß Trepanationen zu therapeutischen Zwecken ausgeführt wurden. Die Mehrzahl der Schädel stammt aus Frankreich. Aber in fast allen Teilen Europas, in Nordafrika, Nordamerika, Mexiko, besonders Peru (Inkazeit), sind vereinzelte Befunde erhoben worden, so daß wir sogar über die Technik der Trepanation, z. B. bei den Inkas, einigermaßen unterrichtet sind. In der geschichtlichen Zeit spielt die Trepanation in der hippokratischen Zeit eine wesentliche Rolle. Bei Verletzungen des Kopfes wurde die Wunde genau nachgesehen, und wenn sich Sprünge zeigten (sie wurden durch Aufgießen von Farben in zweifelhaften Fällen deutlicher gemacht) wurde trepaniert. Ein Schabeisen und ein Kronentrepan bildeten das Haupthandwerkszeug einer schon genau festgelegten Technik (Schutz der Dura, keine Erhitzung des Trepans). CELSUS beschreibt ebenfalls den Trepan, aber auch schon die Technik des Anlegens von mehreren Bohrlöchern, die durch das Herausmeißeln der Zwischenstücke zu einem größeren Spalt vereinigt wurden. Bei GALEN werden Hohlmeißel und Knochenfaßzange zur Entfernung von Stücken erwähnt. Er warnt aber schon vor dem Meißeln, das zu Erschütterungen führen könnte. Die arabische Schule scheint mit Ausnahme von ABUL KASIM die Trepanation nicht geübt zu haben. Dasselbe gilt für die abendländische frühmittelalterliche Chirurgie. Nur bei offenen Knochenbrüchen scheint man sich mit der Entfernung von Splittern begnügt zu haben, während noch im 16. Jahrhundert von herumziehenden Laien (Zirkulatoren) die Trepanation ausgeführt worden ist. Einzelne Chirurgen, wie GUY DE CHAULIAC, VIGO, FALLOPPIA, DA CROCE, FABRICIUS AB AQUAPENDENTE, haben aber eifrig trepaniert, nicht nur bei Verletzungen, sondern auch bei der Osteomyelitis. AMBROISE PARÉ vereinfachte und verbesserte das Instrumentarium und stellte Indikationen und Gegenindikationen zusammen. Auch FABRICIUS HILDANUS erwarb sich um die Technik, besonders um das Heben von Splittern, Verdienste. GLANDORP hat zuerst die Dura zu spalten gewagt. Fortschritte in Technik und Indikation brachten die Arbeiten von VAUGUYON und DIONYS, HEISTER, POTT, LE DRAN, J. K. PETIT, CHESELDEN, SHARP, der auch schon eine Art Hohlmeißelzange zum Glätten der Trepanlöcher verwandte. Auch die Chirurgen Friedrichs des Großen, SCHMUCKER, THEDEN und BILGUER waren eifrige Anhänger des Trepanierens bei Verletzungen und bei der Osteomyelitis. G. A. RICHTER verwarf die Trepanation bei jedem Schädelbruch und die Freilegung des geringsten Bruchspaltes, trepanierte aber bei größeren Blutergüssen regelmäßig. BICHAT ist der Erfinder des Kronentrepans, dessen Zentralspitze nach Anbohren des Schädels zurückgezogen werden konnte. Um die Mitte des 19. Jahrhunderts wurde seltener trepaniert. DIEFFENBACH scheute sogar das Einschneiden der Galea. Nur tief in das Gehirn eingedrungene Splitter entfernte er durch Aussägen der umgebenden Ränder, ohne einen Trepan zu verwenden. Seltener trepanierte er bei eingedrungenen Fremdkörpern und Eiterungen. Von der großen Zahl der Trepanationsinstrumente ließ er nur acht gelten. Er beschreibt im übrigen die Technik der Trepanation sehr ausführlich.

Ein Feind der Trepanation war besonders auch STROHMEYER. Er rechnete in seinen Maximen der Kriegsheilkunst 1855 sehr energisch mit einzelnen seiner Zeitgenossen ab (FRITZE, BRUNS), die die Trepanation für viele, auch geschlossene Schädelverletzungen empfahlen. STROHMEYER selbst war sehr konservativ: frische Luft, Blutentziehungen, Abführmittel, Opium (selten), Chinadekokte, reizlose Diät und nur wenn eine entzündliche, schmerzhafte, pralle Geschwulst auf dem Schädel gefunden wird, machte er einen Kreuzschnitt. Im übrigen schloß er sich den Ansichten DIEFFENBACHS über das Trepanieren an. Es muß wohl zugegeben werden, daß die Stellungnahme DIEFFENBACHS und STROHMEYERS für die vorantiseptische Zeit die richtige war. STROHMEYER konnte auch durch statistische Aufzeichnungen seine Ansichten belegen. Sie wurden dann auch allmählich anerkannt.

Mit der Einführung der Antisepsis und Asepsis sind dann die Gefahren der Trepanation wesentlich geringer geworden. Die Möglichkeit, fast gefahrlos den Schädel zu eröffnen, hat dazu geführt, die Indikationen zu operativen Eingriffen zu erweitern. Damit ging das Studium der Anatomie, Physiologie und Pathologie der Hirnkrankheiten Hand in Hand, so daß v. BERGMANN schon 1888 seine zusammenfassenden Arbeiten über die chirurgische Behandlung der Hirnkrankheiten schreiben konnte. 1899 erschien sein großes Werk in dritter Auflage und enthielt alles bis dahin Bekannte in ausgezeichneter Weise zusammengestellt

In die Zeit der ersten umfassenden Arbeiten v. BERGMANNs fiel auch einer der wichtigsten technischen Fortschritte der Schädelchirurgie, die osteoplastische Eröffnungsmethode des Schädels von WAGNER (1889). Schlag auf Schlag folgten nun die Verbesserungen der Instrumente und der Trepanationstechnik. Eine große Zahl der Chirurgen des In- und Auslandes nahm an den Erfindungen und Entdeckungen teil. Ich nenne nur SALZER (1889), MÜLLER (1890), KÖNIG (1890), DOYEN (1895), PAYR (1896), DAHLGREN (1896), BRAATZ (1898), SUDECK (1900), GIGLI (1900), HEIDENHAIN (1904), CUSHING (1905), KRAUSE (1906), BORCHARDT (1906), DE QUERVAIN (1909).

Neben den rein technischen Fragen wurde die Kenntnis der Gehirntopographie sehr wesentlich gefördert durch LE FORT, KOCHER und KRÖNLEIN, deren Kraniometer auch heute noch als die besten gelten. Die Anatomie, Physiologie und Pathologie des Gehirns verdanken ihre größten Fortschritte der Forscherarbeit von HORSLEY, WALDEYER, GRASHEY,

Chipault, Oppenheim, v. Bergmann, Körner, Broca, Cushing, Krause, Borchardt, MacEwen, Bruns, Foerster, Bonhoeffer, Dandy, Bing, Bailey und vieler anderer.

Die *Trepanation* wird *als diagnostischer* und *therapeutischer Eingriff* ausgeführt. Die Veranlassung geben *Verletzungen* und *Erkrankungen des Schädels, der Hirnhäute und des Gehirnes.*

Bei den *frischen, offenen Verletzungen des Schädels, auch Schußverletzungen,* wird meist keine Trepanation im strengen Sinne ausgeführt. Wir beschränken uns vielmehr auf eine regelrechte Wundversorgung nach den Prinzipien der hauptsächlich physikalischen Antisepsis, wie wir sie auch bei anderen offenen Wunden seit v. Bergmann und Friedrich üben. Die Wundränder der Weichteile werden ausgeschnitten und geglättet und lose Knochensplitter entfernt.

Findet sich eine *Impression der Schädelknochen,* so gelingt es meist leicht nach Herausnahme eines losen Splitters oder nach Abknabbern von ineinander verzahnten Knochenrändern, die eingedrückten Stücke mit Elevatorien zu heben. Dabei muß natürlich sehr vorsichtig vorgegangen werden, um nicht durch weitere Verschiebung von spitzen Fragmenten die vielleicht noch unverletzte Dura anzureißen. Die Spitze eines schlanken Elevatoriums wird vorsichtig in eine bestehende oder mit der kleinen Luerschen Zange hergestellte Bresche in der Mitte der Impression eingesetzt und nun quer über ein außerhalb der Verletzungsstelle auf den unverletzten Schädel aufgelegtes, als Hebelstütze dienendes Elevatorium geführt. Durch langsames Niederdrücken des ersten Elevatoriums läßt sich die Impression beseitigen. Man darf aber nicht hebeln, sondern heben, wie Payr sagt. Oft muß man das Elevatorium an verschiedenen eingedrückten Stücken einsetzen. Da sich erfahrungsgemäß die Lamina interna bei Splitterfrakturen gerne von der äußeren Tafel löst und das abgelöste Stück meist sehr scharfe Ränder und Ecken hat, so muß damit gerechnet werden (sehen kann man es oft zunächst nicht), daß solche Teile des Schädeldaches unter Umständen tiefer in die Schädelhöhle hineingetrieben sind und die Dura verletzt haben. Daher muß das Heben der oberflächlichen Stücke ganz besonders vorsichtig geschehen. Oft kann man sie mit einer Arterienklemme oder Splitterzange fassen und herausziehen. Geht das nicht leicht, so soll man lieber die äußere Öffnung so erweitern, daß man beim Herausziehen der Splitter die Durawunde mit Sicherheit nicht vergrößert. Die größeren Splitter soll man, wenn die Wunde nicht gerade stark verschmutzt war, in trockener Gaze aufheben, um sie später wieder auf die Dura aufzulegen, damit keine zu große Lücke entsteht. Findet sich die Dura verletzt, so soll die äußere Öffnung durch Abknabbern der Ränder mit der Luerschen Zange so weit vergrößert werden, daß rings um die Verletzungsstelle gesunde Dura in etwa $1/2$ cm Ausdehnung freiliegt.

Ist auch das *Gehirn* verletzt, so ist die Durawunde nur dann zu erweitern, wenn eine größere Blutansammlung unter der Dura und ein größerer Zerstörungsherd angenommen wird. Es liegt in solchen Fällen die Vermutung nahe, daß Fremdkörper oder Schädelsplitter in das Gehirn eingedrungen sind. Nach Vergrößerung kleiner Durawunden sieht man häufig unter hohem Druck geronnenes Blut, mit Gehirnteilen vermischt, aus der Tiefe hervorquellen, besonders wenn man die Verletzten husten oder pressen läßt (Olivecrona). Nicht selten werden auch Splitter oder andere Fremdkörper sichtbar und können herausgezogen werden. Sieht man keine Fremdkörper in der Durawunde, hat man aber die Vermutung, daß Haare, Kleiderfetzen, Knochen- oder Geschoßsplitter tiefer eingedrungen sind, so wird zunächst ein Röntgenbild angefertigt. Sind Splitter vorhanden, so kann man nach PAYR vorsichtig mit dem behandschuhten Finger tastend nachsuchen. Werden tiefer liegende Splitter vermutet, so bedient man sich einer feinen Knopfsonde, oder, wie das PAYR empfohlen hat, der Metallborste einer Rekordspritze. Zur Entfernung der Splitter und der im Schußkanal angesammelten, erweichten, mit Blut und Liquor gemischten Gehirnmassen bedient man sich am besten eines *Sauggerätes* (KRAUSE, OLIVECRONA, GULEKE, PEIPER u. a.), dessen Saugrohr sich leicht auch in enge und tiefe Wunden einführen läßt. Die Saugwirkung wird durch einen Gummiball oder durch die Wasserstrahlpumpe erzielt. PAYR empfiehlt, kleine, tief im Gehirn steckende Fremdkörper liegen zu lassen, da ihre Entfernung oft mehr Schaden als Nutzen anrichten wird. Ein Spätabsceß kann allerdings die Folge sein. Als Wundverschluß dient eine lose Tamponade (Tampon mit LUGOLscher Lösung getränkt, PAYR) der offengehaltenen Weichteilwunde, die nach der Erfahrung vieler Autoren möglichst lange liegenbleiben soll (GULEKE). Um jeden Druck auf das Gehirn zu verhüten, wird um die Schädelöffnung ein etwa besenstieldicker, aus Zellstoff oder Watte hergestellter, mit Gaze überzogener Ring mit Mastisol auf die Haut geklebt und darüber die Binde gelegt. Antiseptische Verbände, vielleicht mit Ausnahme der Jodoformgaze, sind nicht notwendig. Am ehesten kann man noch zur Vermeidung des Anklebens der Verbandstoffe am Gehirn eine reizlose Salbe (Vaseline, Lebertransalbe, Paraffin. liquid.) verwenden.

Der primäre Verschluß der Weichteilwunde (HOTZ, BÁRÁNY) nach Wundrandglättung kann bei ganz frischen Verletzungen ohne größere Zerstörungen dann versucht werden, wenn der Kranke dauernd beobachtet werden kann.

Auch den kleinsten Verletzungen im Bereiche des Schädels muß sorgfältige Wundversorgung zuteil werden. Selbst Riß- und Quetschwunden der Weichteile können zu schweren Infektionen Veranlassung geben und nicht nur zu ausgedehnten Phlegmonen, sondern auch zu Meningitis führen durch Vermittlung der das Schädeldach perforierenden Gefäße. Auch unter scheinbar oberflächlichen Verletzungen können sich Sprünge des knöchernen Schädels verbergen. Daher ist es Pflicht, die Wundränder auch bei *geringfügiger äußerer Verletzung* mit feinen Häkchen auseinanderzuziehen und den Nachweis zu bringen, daß die Wunde nur eine Weichteilwunde ist. Sind die Weichteile durchbohrt, so muß der Knochen genau auf Sprünge untersucht werden. Liegt unter Berücksichtigung der Verletzungsart der Verdacht auf Verletzung der Tabula interna vor, so gibt sich das gelegentlich durch feine Sprünge oder Blutergüsse im Schädeldach kund. Zwei zueinander senkrecht aufgenommene Röntgenbilder klären meist den Sachverhalt auf. Im Zweifelsfalle sind stereoskopische oder Schichtaufnahmen anzuwenden. In den meisten Fällen wird die Behandlung, wenn nicht gerade Symptome von Hirndruck die Möglichkeit einer Compressio cerebri durch Blutung nahelegen, zunächst eine beobachtende sein können. Steigert sich der Verdacht einer Kompression unter Berücksichtigung der subjektiven Beschwerden (Kopfschmerzen, Pulsverlangsamung, Erbrechen, Reizzustände, Lähmungen, Paresen, Bewußtseinstrübung) und der Lumbalpunktion (eventuell blutiger, unter hohem Druck stehender Liquor) und des Augenspiegelbefundes

(Stauungspapille) zur Wahrscheinlichkeit, so wird nun eine Trepanation gefordert werden müssen. Die genannten Untersuchungsmethoden — Augenspiegeluntersuchung und Lumbalpunktion — sind für die frühzeitige Diagnose der Drucksteigerung in der Schädelhöhle von größter Bedeutung. PAYR hat sie als Hygroskop und Barometer der Wetterlage im meningealen Liquorsystem bezeichnet. Freilich kann man sich durch die Anwesenheit und das Fehlen einer Stauungspapille nicht unbedingt in seinem Handeln beeinflussen lassen, da sie auch bei größerer Raumbeengung fehlen und andererseits, z. B. bei der Meningitis serosa acuta, auftreten kann. Die ausgesprochene Steigerung des Liquordruckes (über 200—250 mm Wasser im Liegen) und die Beimengung von Blut, das allerdings nicht aus dem Punktionskanal stammen darf, geben schon einen sichereren Hinweis auf Blutung in dem Subarachnoidealraume. Um nun in solchen Fällen keine Unterlassungssünde zu begehen, hat PAYR die sog. *Meißeldiagnostik* empfohlen. An der verdächtigen Stelle wird mit dem schmalen, schräg aufgesetzten messerscharfen Meißel eine dünne Schicht der Tabula externa abgemeißelt und, wenn sich der Verdacht der Splitterung der Tabula interna aus der Anwesenheit von geronnenem Blut und aus einer Trennung der beiden Schädeltafeln zu erkennen gibt, wird eine Trepanation an Ort und Stelle angeschlossen. Oft findet sich dann auch ein größeres epidurales Hämatom oder eine Impression der Tabula interna, nach deren Beseitigung die subjektiven und objektiven Erscheinungen prompt zurückgehen. Ist ein sofortiges Eingreifen nicht notwendig, so werden natürlich alle uns zur Verfügung stehenden Untersuchungsmethoden zu Hilfe gerufen. Das Röntgenbild kann ein imprimiertes Knochenstück oder eine Lücke in der Konvexität zeigen. Die genaue mikroskopische Untersuchung des bei der Lumbalpunktion gewonnenen Liquors auf Zellen und Keime, die Feststellung des Eiweißgehaltes sind durchzuführen, da sie unter Umständen die Ausdehnung der Verletzung auf das Gehirn beweisen können.

Am *schwierigsten* kann die *Entscheidung* über beobachtende oder operative Behandlung von Schädeltraumen dann werden, wenn eine *äußere Verletzung nicht zu finden ist*. Freilich darf man das erst nach einer sorgfältigen Untersuchung, der gute Röntgenbilder zugrunde liegen müssen, behaupten. Eine solche kann in Zweifelsfällen nur durchgeführt werden, wenn die Haare des Kranken entfernt sind. Das Scheren ($^1/_2$—1 mm) derselben ist daher unbedingt zu fordern. Erst dann läßt sich oft ein Weichteilhämatom, eine Fissur oder eine Impression nachweisen. Dabei ist darauf zu achten, daß der Rand eines Hämatoms gelegentlich eine Fissur oder eine Impression vortäuschen kann. Besonders ältere, schlaffe, subperiostale Hämatome, die am Rande organisiert sein und auch einen ausgebildeten Knochenwall zeigen können, führen leicht zu einer falschen Diagnose. Wird auch nach der Beseitigung der Haare keine äußere Verletzung gefunden, so kann doch eine innere vorliegen. Daher sind wir beim Bestehen von subjektiven Symptomen zu einer möglichst exakten Diagnose, unter Hinzuziehung aller obengenannten Untersuchungsmethoden, zu kommen verpflichtet. Die Differentialdiagnose zwischen *Commotio, Compressio* und *Contusio cerebri* kann leicht, aber auch oft sehr schwierig sein, wenn es sich um Kombination der verschiedenen Krankheitsbilder handelt. Wir können hier auf Einzelheiten nicht eingehen, möchten aber darauf aufmerksam machen, daß wir dann, *wenn die Symptome der Compressio (freies Intervall nach der*

Verletzung, dann zunehmende Bewußtseinstrübung mit Hirndruck- und oft auch lokalen Reiz- und Druckerscheinungen) im Vordergrunde stehen und sie durch objektive Untersuchung noch wahrscheinlicher gemacht werden, auch bei der Unmöglichkeit der Ortsbestimmung rechtzeitig zur diagnostischen Trepanation unsere Zuflucht nehmen müssen, um uns den Vorwurf zu ersparen, eine Möglichkeit zu helfen, übersehen zu haben. Da die Compressio im direkten Anschluß an Verletzungen fast ausschließlich durch Blutergüsse aus größeren Gefäßen zustande kommt und da, abgesehen von den apoplektischen Blutungen, die Hämatome meist aus der A. meningea media stammen und sich infolgedessen epidural ausbreiten, so ist die Probetrepanation mit starker Kugelfräse an den von KRÖNLEIN (s. S. 176) auf Grund zahlreicher Beobachtungen festgelegten Punkten auszuführen. Wird das epidurale Hämatom gefunden, so schließt man eine osteoplastische Trepanation an und räumt das Hämatom aus. Der in Betracht kommende verletzte Ast der A. meningea media ist aufzusuchen und zentral und peripher von der Verletzungsstelle zu unterbinden. Findet man die Verletzungsstelle nicht, so ist die A. meningea media so weit als möglich zentralwärts zu unterbinden. Die Dura wird nur dann gespalten, wenn nach Ausräumen des epiduralen Ergusses noch Blut in größerer Ausdehnung durch die Dura hindurchschimmert.

Unter den Erkrankungen des *knöchernen Schädels* sind es hauptsächlich die *Tuberkulose, die Osteomyelitis und die Tumoren,* die zu einer Trepanation Veranlassung geben können. Die Diagnose der beiden ersteren Erkrankungen macht im allgemeinen keine großen Schwierigkeiten. Unter mehr oder weniger akut entzündlichen Erscheinungen mit Fieber und heftigen Schmerzen, oft im Anschluß an ein Trauma (bei der Osteomyelitis im Anschluß an eine akute Infektion), stellt sich ein entzündliches Ödem der Weichteile ein. Im Röntgenbild finden sich dann auch meist schon fleckige Aufhellungen von unregelmäßiger Form in größerer Ausdehnung. Auch Sequester lassen sich in älteren Fällen röntgenologisch nachweisen. Durchbrüche des Eiters nach außen, Fistelbildungen und tiefe Phlegmonen werden beobachtet. Ist die ganze Dicke des Schädeldaches beteiligt, so kann sich die Erkrankung auch auf die Dura ausbreiten und Druckerscheinungen hervorrufen. Breite Freilegung der oft sehr weit flächenhaft ausgedehnten, mit vielen Fortsätzen versehenen Herde und Entfernung alles Kranken mit der LUERschen Zange kann die Erkrankung zum Stillstand bringen. Aufhellungen umschriebener Natur findet man bei der heute selten beobachteten Gummibildung im Schädeldach und bei der SCHÜLLER-CHRISTIANSschen Krankheit (Landkartenschädel) und Dermoiden, die ebenfalls selten sind. Die *Tumoren des Schädeldaches* machen meist erst Erscheinungen, wenn sie nach außen oder innen durchgebrochen sind. Häufig handelt es sich um Metastasen von primären Tumoren der Prostata, der Mamma und des Magens. Daher ist in jedem Falle einer Knochengeschwulst nach einem primären Tumor zu fahnden, um unnötige Eingriffe am Schädel zu vermeiden. Außer den metastatischen Carcinomen sind am häufigsten die Osteome und die *Sarkome* des Schädels, und zwar sowohl die periostalen als auch die myelogenen. Beide Sarkomarten können den Knochen durchwachsen. Sie können auch gegen Dura und Gehirn vordringen und Hirndruckerscheinungen auslösen. Das gleiche gilt für die Osteome. Seltener sind die *Chlorome* des Schädeldaches. Auch *Tumoren der Dura* können durch das Schädeldach durchwachsen. Zur diagnostischen Feststellung aller Prozesse am Schädeldache ist die *Röntgenuntersuchung* unerläßlich. Sie läßt häufig schon die Natur und Ausdehnung der Geschwulst erkennen. Festgestellte Tumoren werden unter Mitnahme eines Teiles des gesunden umgebenden Knochens entfernt. Es ist bei der Auslösung eines Schädelstückes mit großer Vorsicht vorzugehen, da nicht selten ein Zusammenhang mit Dura und Gehirn besteht. Oft läßt sich die Ausdehnung des Tumors erst nach Eröffnung des Schädels feststellen und oft muß die versuchte radikale Operation wegen zu großer Ausdehnung der Geschwulst abgebrochen werden. Raumbeengende Osteome des Schädeldaches sind röntgenologisch feststellbar und können durch Trepanation exstirpiert werden. Von den *Erkrankungen der Hirnhäute* kommen außer der schon genannten Zerreißung der A. meningea media oder anderer Gefäße (Varicen,

Aneurysmen, Angiome) ebenfalls die Tumoren, die eine Raumbeengung der Schädelhöhle hervorgerufen haben, in Frage. Sie werden meist unter der Diagnose Hirntumor operiert. Die akuten entzündlichen Erkrankungen der Meningen lassen sich durch Trepanation nicht heilen.

Die *Hirntumoren* geben nur in beschränkter Zahl die Veranlassung zu einer radikalen Operation ab, dagegen erfordern sie sehr häufig eine Entlastungstrepanation.

Die *Entlastungstrepanation* (s. S. 564) kommt dann in Frage wenn eine raumbeengende Erkrankung vorliegt, die allgemeine Druckerscheinungen verursacht, aber keine Lokalsymptome. Keine Zeit ist dann zu versäumen, wenn sich eine rasch zunehmende Stauungspapille entwickelt. Daher ist die mehrmals ausgeführte Augenspiegeluntersuchung mit Dioptrienbestimmung von größter Bedeutung. Selbstverständlich müssen, ehe eine Operation, und sei es auch nur eine Entlastungstrepanation, ausgeführt wird, die Erkrankungen ausgeschlossen werden, die eines oder mehrere der Symptome eines raumbeengenden Vorganges in der Schädelhöhle aufweisen können. Nach BRUNS gehören dazu der Pseudotumor (NONNE), die Migräne, die Gehirnatherosklerose (Stauungspapille fehlt bei beiden), die eitrige Erkrankung der Nebenhöhlen der Nase, der Hirnabsceß, die verschiedenen Formen der Meningitis, besonders auch die Meningitis chronica circumscripta, die Encephalitis, der Hydrocephalus, die multiple Sklerose, die Schrumpfniere mit Urämie und die Hysterie. Am schwierigsten kann die Differentialdiagnose zwischen Hirntumor einerseits und multipler Sklerose und chronischem erworbenen Hydrocephalus andererseits sein. Auch gegenüber dem Pseudotumor können alle diagnostischen Hilfsmittel im Stiche lassen Die Differentialdiagnose wird oft erst nach mikroskopischer Untersuchung des Gehirns möglich (NONNE).

b) Die Diagnose der Hirntumoren.
(v. BERGMANN, F. KRAUSE, PETTE, CUSHING, BAILEY.)

Die *Natur des tumorartigen, raumbeengenden Prozesses* kann erkannt oder doch wenigstens mit einem hohen Grade von Wahrscheinlichkeit vermutet werden. In Betracht kommen besonders intrakranielle *Blutungen, Abscesse, tumorbildende Tuberkulose und Syphilis,* die *echten Hirngeschwülste und die Cysten* (auch parasitäre).

Blutungen sind verursacht durch Trauma oder Gefäßruptur (Atherosklerose, Aneurysma, Varicen).

Der *Hirnabsceß* entwickelt sich ebenfalls im Anschluß an ein das Schädeldach eröffnendes Trauma, doch häufiger fortgeleitet nach eitrigen Erkrankungen des inneren Ohres, der Nase und ihrer Nebenhöhlen und schließlich metastatisch nach allen möglichen primären bakteriellen Infektionen.

Die *tumorbildende Tuberkulose oder Syphilis* kann oft mit großer Wahrscheinlichkeit durch Anwendung der für die Diagnose dieser Erkrankungen bedeutungsvollen Untersuchungsmethoden erkannt oder ausgeschlossen werden (Tuberkulinprobe, WASSERMANNsche Reaktion). Unterstützt wird die Differentialdiagnose durch gewissenhafte Aufnahme einer genauen Familien- und Krankheitsgeschichte und mit Hilfe aller übrigen klinischen Untersuchungsmethoden. Auch eine Röntgenuntersuchung soll ausgeführt werden (Lungenaufnahme bei Tuberkuloseverdacht). In zweifelhaften, nicht akut verlaufenden Fällen ist eine antisyphilitische Behandlung erlaubt (Salvarsan, Jodkali).

Ebenso müssen in zweifelhaften Fällen die Untersuchung des Augenhintergrundes, die Liquoruntersuchung, die Ventrikulographie (siehe dort) und die Arteriographie zur Differentialdiagnose herangezogen werden.

Die Diagnose der Cysten und echten Geschwülste des Gehirns kann oft per exclusionem gestellt werden. Nach BRUNS ist der Wechsel zwischen schwersten allgemeinen cerebralen Störungen und relativem Wohlsein für freie Cysten im 4. Ventrikel charakteristisch.

Bei Bewegungen des Kopfes Schmerzen, Erbrechen und Schwindel. Bei brüsken Bewegungen kann der Kranke wie vom Blitz getroffen niederstürzen (BRUNSsches Symptom).

Zur Stellung der Diagnose und Differentialdiagnose sollte immer ein Neurologe zugezogen werden, falls nicht der Chirurg eine vollkommene neurologische Ausbildung genossen hat. In neuester Zeit gehen Bestrebungen in dieser Richtung. Sie werden allmählich zur Abtrennung der Hirnchirurgie als Sonderfach führen müssen. Auch Oto- und Ophthalmologen können durch ihre Spezialuntersuchung wesentlich beitragen, besonders wenn eine örtliche Diagnose möglich erscheint.

Da die Hirntumoren nicht sehr selten sind und da ihre Entfernung unter günstigen Umständen gut gelingt, so ist in jedem Falle nach Ausschluß anderer Erkrankungen des Gehirns, der Hirnhäute und des Schädeldaches der Versuch einer möglichst genauen Lokalisation zu machen. Günstige Bedingungen liegen vor bei kleinen expansiv wachsenden Tumoren an der Oberfläche des Gehirns ohne weitgehende Zerstörung von Hirnsubstanz. Auch in der Nähe der Oberfläche gelegene, abgekapselte Tumoren lassen sich noch mit gutem Erfolge aus der Gehirnsubstanz herausholen.

Die *zur Entfernung am meisten geeigneten Tumoren* sind die Cysten und die gutartigen Bindesubstanzgeschwülste (Fibrome, Neurinome, Hämangiome und Endotheliome). Sie wachsen meist langsam und expansiv, ohne stärkere Zerstörungen der Hirnsubstanz. Nur dann wenn sie eine erheblichere Größe angenommen haben und ausgedehntere Hirnabschnitte durch Kompression zugrunde gerichtet haben, bleiben auch nach der Exstirpation irreparable Störungen zurück.

Schlechter sind die Aussichten für die operative Entfernung der Mehrzahl der *Gliome,* die immer infiltrierend wachsen, und der *Sarkome,* die häufig nicht nur infiltrierend, sondern auch sehr rasch wachsen. Die *Carcinome* bieten ebenfalls meist wenig Aussicht zur Entfernung. Sie sind meist metastatisch und oft multipel. Dasselbe gilt für die nicht sehr seltenen *Hypernephrommetastasen.*

Die Natur eines Tumors ist, wenn es sich nicht gerade um Metastasen handelt, häufig aus dem Verlaufe der Erkrankung mit einiger Wahrscheinlichkeit zu erkennen. Dazu kommt noch, daß Rückschlüsse auf die Natur der verschiedenen Tumoren, wenn die Lokalisation möglich ist, gezogen werden dürfen. So sitzt die *tumorbildende Tuberkulose* bei Kindern häufig im Kleinhirn, die *Gliome* in der Substanz der Hemisphären. BAILEY hat die Möglichkeiten zu einer sehr weitgehenden pathologisch-anatomischen Differentialdiagnose der einzelnen Geschwülste aus dem jeweiligen Symptomenkomplex zu kommen, mit großem Geschick in seinem bewundernswerten Buch dargestellt.

Abgesehen von der Natur der Geschwülste hängt die Möglichkeit einer radikalen operativen Behandlung der Hirntumoren im wesentlichsten von der Möglichkeit einer genauen *Herddiagnose* ab. So leicht es unter Umständen ist, einen Tumor der motorischen Region oder des Kleinhirnbrückenwinkels zu diagnostizieren, so schwer kann selbst bei einigermaßen ausgesprochenen Symptomen die Herddiagnose in anderen Fällen sein. Sie ist dann oft nur mit dem ganzen Rüstzeug neurologischer Erfahrungen und Untersuchungsmethoden (s. oben) zu stellen und häufig auch dann nur mit einer gewissen Wahrscheinlichkeit, da die Symptome auch als sog. Nachbarschaftssymptome (BRUNS) auftreten können, d. h. ohne daß der Reiz- oder Ausfallserscheinungen zeigende Herd selbst der Tumor ist. Dieser übt vielmehr nur durch Druck, Ernährungsstörung, Unterbrechung von Leitungsbahnen usw. einen sekundären Einfluß auf den betreffenden Herd aus und ruft die Symptome hervor. So kommt es trotz scheinbar guter Herdbestimmung oft vor, daß der gesuchte Tumor nicht gefunden wird.

Die *Diagnose* eines Hirntumors gründet sich auf Allgemein- und Herdsymptome. Näheres ist zu finden bei v. BERGMANN, OPPENHEIM, MONAKOW, BRUNS, F. KRAUSE, PETTE und BAILEY, deren Werken ich die folgende kurze Zusammenfassung entnehme.

Die *Allgemeinsymptome* sind zurückzuführen auf den Einfluß, den der wachsende Tumor auf den Schädelinhalt hauptsächlich durch Einschränkung des Raumes, durch Verschiebung der Hirnteile und durch Behinderung der Liquor- und Blutzirkulation nimmt, die nicht rein mechanisch gedacht werden darf. Die Folgen dieses Einflusses äußern sich in Erscheinungen des *Hirndruckes,* des *Hydrocephalus* und der *Hirnschwellung.* Auch kleine Tumoren können bei gewisser Lokalisation diese Erscheinungen schon frühzeitig hervorrufen. Die Allgemeinsymptome bestehen in Kopfschmerzen, Erbrechen und Schwindel, psychischen Störungen, allgemeinen Konvulsionen und Bewußtseinsstörungen. Von großer Wichtigkeit ist es nach BAILEY, daß der Arzt solche zunächst harmlos erscheinenden Symptome nicht leicht nimmt und, wenn sie sich öfters wiederholen, *an die Möglichkeit eines bestehenden Hirntumors denkt.* Objektive Symptome finden sich dann bereits häufig in Gestalt von Veränderung der Atmung und Pulsfrequenz (Verlangsamung mit folgender Beschleunigung oder von Anfang an Beschleunigung), Veränderung des Perkussionsschalles und des Auftretens der Stauungspapille. Sie gehört zu den Frühsymptomen mancher Herderkrankungen (Kleinhirn), tritt bei anderen später auf (Stirnhirn) und kann selbst bei recht beträchtlichen Tumoren fehlen. Nach BAILEY gibt es nur ein *Kardinalsymptom* einer Geschwulst des Zentralnervensystems: Es besteht in der ständig fortschreitenden, herdförmigen Veränderung der Nervenfunktion ohne begleitendes Fieber. Wird eine solche Veränderung beobachtet, so sollte immer an einen Tumor gedacht werden und danach gesucht oder sein Vorhandensein ausgeschlossen werden, ehe der gesteigerte Hirndruck einen schädigenden Einfluß auszuüben vermag. Leider gelingt das noch selten, wird aber bei zunehmender Beachtung dieser Vorschrift zu Erfolgen führen.

Lokalsymptome können leider vollkommen fehlen, wenn sich der Tumor in einer sog. stummen Gegend entwickelt. Entsteht der Tumor in einer Gegend mit bekannter Funktion, so kann er Reiz- und Ausfallserscheinungen hervorrufen. Reizerscheinungen werden beobachtet bei beginnender Kompression eines Hirnabschnittes, bei Zirkulationsstörungen und Hirnödem. Wird die Kompression stärker, so treten Zerstörungen ein und führen zum Ausfall der Funktion. Die Wirkung des wachsenden Tumors auf die Nachbarschaft wird bedingt durch Kompression und Ernährungsstörungen. Sie können für die Diagnose und die Feststellung der Ausdehnung und Ausbreitung eines Tumors als sog. Nachbarschaftssymptome von großer Bedeutung sein (BRUNS), doch nur bei genauer Kenntnis der zeitlichen Entwicklung der Symptome.

Entsprechend der am besten bekannten Funktionsverhältnisse der *motorischen Region* ist auch die Herddiagnose der Tumoren dieser Gegend am einfachsten. Das Gebiet der vorderen Zentralwindung ist so genau erforscht (F. KRAUSE), daß die sich an den Erfolgsorganen einstellenden Reiz- und Ausfallserscheinungen auf ganz bestimmte Abschnitte der Windung hinweisen. Die Allgemeinsymptome treten hier oft zunächst gegenüber den lokalen in den Hintergrund. Ob der Tumor an der Hirnoberfläche sitzt oder subcortical, kann nicht immer festgestellt werden. Neben den motorischen Reiz- und Lähmungserscheinungen werden auch Sensibilitätsstörungen in den gelähmten Organabschnitten eintreten. Sie sind aber beschränkt auf Stereognostik, Tastgefühl und Tastlokalisation. Schmerz- und Temperatursinn sind nie beteiligt.

Die ersten Erscheinungen des Tumors der Zentralregion äußern sich meist in tonischer Starre und klonischen Krämpfen in *einzelnen* Muskelgebieten, Parästhesien oder Schmerzen und schließlich Erschöpfungszuständen und Lähmungen der betreffenden Muskelgruppen. Die Ausbreitung der Krämpfe und Lähmung entspricht den topographischen Verhältnissen der motorischen Zentren. Das Bewußtsein ist meist erhalten und geht nur verloren, wenn sich die Krämpfe auf die andere Körperhälfte fortsetzen oder wenn bei Ausbreitung von Fuß oder Hand fortschreitend das Facialis-, Hals- oder Nackengebiet erreicht wird. Nicht selten handelt es sich um ein Gliom oder ein parasagittal entstandenes *Meningiom*, besonders wenn auch Veränderungen des Schädeldaches im Sinne des An- und Abbaues festgestellt werden können. Die Meningiome haben ihren Lieblingssitz in der parasagittalen Zentralregion, finden sich aber auch nicht selten entlang den mittleren Stirnhirnvenen, an der Lamina cribrosa, in der Keilbeingegend und den Tuberc. sellae turc. Entsprechend dem Sitz machen sie dann auch besondere Symptome, so die letzteren *bitemporalen Gesichtsfeldausfall* und *Opticusatrophie* bei fehlenden röntgenologischen Veränderungen an der Sella turc., der Hypophyse und dem Hypothalamus. Bei den Meningiomen des *Keilbeinflügels* findet sich häufig ein einseitiger *Exophthalmus*, bei denen der Lamina cribrosa ein- oder doppelseitige *Anosmie*, bei größeren *Opticusatrophie* und schließlich *Geistesstörungen* durch Druck auf den Stirnlappen und Hirndrucksteigerung (Papillenödem der anderen Seite). Selten sitzen die Meningiome in der *hinteren Schädelgrube* und am Kleinhirnbrückenwinkel.

Nächst den Tumoren der motorischen Region machen die der *hinteren Schädelgrube* oft frühzeitig Lokalsymptome, die eine Herddiagnose gestatten. Es handelt sich besonders um die Geschwülste des Kleinhirns, des Pons, der Medulla und des Kleinhirnbrückenwinkels. Die Allgemeinsymptome sind oft schon frühzeitig vorhanden (Kopfschmerzen, Erbrechen und Schwindel), ohne auf das Kleinhirn hinzuweisen. Einen gewissen Hinweis bietet die frühzeitig auftretende und zunehmende *Stauungspapille,* die jedoch bei Ponstumoren lange fehlen kann.

Für die Tumoren des *Kleinhirns* [Medulloblastom bei Kindern in der Kleinhirnmitte, Astrocytom in einer Hemisphäre, beides Gliome (BAILEY)] selbst sind nach BRUNS folgende Lokalsymptome charakteristisch: 1. Die sog. *cerebellare Ataxie*, 2. der *echte Drehschwindel*, der meist auch mit Nystagmus verbunden ist. 3. *Nystagmische Zuckungen* und andere Störungen der Augenbewegungen, auch außerhalb der Schwindelanfälle. 4. Eine auch bei einseitigen Tumoren auftretende *Bewegungsataxie*, die vor allem die oberen Extremitäten betrifft. Auffallend ist ein weitgehendes Eintreten der gesunden Hemisphäre für die erkrankte (BAILEY). Auch die cerebellare Ataxie verursacht einen taumelnden Gang, dem eines Betrunkenen ähnlich. Beim Stehen besteht die Neigung, nach einer Seite (meist der erkrankten) zu fallen, was für die Seitendiagnose von Bedeutung ist. Auch Fallen nach vorn und hinten wird beobachtet und spricht mehr für Tumoren des Wurmes. In schweren Fällen ist Stehen und Gehen unmöglich.

ad 1. *Differentialdiagnostisch* gegenüber der cerebellaren Ataxie kommt die *frontale bei Stirnhirntumoren* in Frage, die aber oft eine Reihe von wichtigen Begleitsymptomen zeigt, die bei der cerebellaren Ataxie fehlen. Die wichtigsten der von BRUNS aufgezählten Begleitsymptome der frontalen Ataxie sind: Mono- und Hemiparesen, evtl. motorische Aphasie, JACKSONsche Krämpfe, Ablenkung der Augen vom Tumor weg und bei Durchbruch des Tumors nach der Basis Läsionen des N. opticus oder Tractus oder Chiasma mit einseitiger Erblindung, gekreuzter homonymer oder bitemporaler Hemianopsie, einseitige Stauungspapille mit Netzhautblutungen, einseitiger Exophthalmus, Anosmie, Oculomotoriuslähmung und manchmal alternierende Hemiplegie. Anfangs nur geringer Kopfschmerz, später ausgesprochener Stirnkopfschmerz, aber auch im Hinterkopf mit Nackenstarre.

Dagegen findet man bei der *cerebellaren Ataxie* selten Hemiparesen, häufiger Hemiplegia alternans, Asynergie, Hypermetrie, Bewegungsataxie des Armes, seltener auch des Beines *auf der Seite des Tumors*, Adiadochokinesis auf der Seite des Tumors. Keine JACKSONschen *Krämpfe*, aber häufig Anfälle tonischer Konvulsionen, besonders der Rumpf- und Nackenmuskulatur. Bei Beteiligung des Pons evtl. Blicklähmung nach der Seite des Tumors. Häufig *doppelseitige* Erblindung durch Stauungspapille. Doppelseitige nucleare Augenmuskellähmung und Lähmung des VII., VIII., IX., X. und XI. Hirnnerven, alternierend mit Extremitätenlähmung. Häufig Nystagmus horizontalis. Von Anfang an starker Kopfschmerz (meist im Hinterkopf, doch auch Stirn) mit Erbrechen, vestibularer Schwindel. Fallen nach der Tumorseite. Psychische Symptome treten zurück. Vorübergehende Benommenheit durch wechselnden Hydrocephalus internus. Häufig allgemeine Tympanie.

ad 2. Der *Drehschwindel* besteht dauernd oder anfallsweise bei Lagewechsel oder Kopfbewegungen und ist oft mit Nystagmus verbunden. Der Kranke hat das Gefühl, als ob er sich im Raume drehte oder als ob sich die Umgebung um ihn herum bewegte.

ad 3. Der *Nystagmus* bei Hirntumoren ist meist kein echter, sondern tritt in Form von nystagmischen Zuckungen bei Einstellung des Auges in bestimmter Blickrichtung auf (UTHOFF). Auf die wichtigen Untersuchungen von BÁRÁNY zur Stellung der Seitendiagnose kann hier nicht eingegangen werden.

ad 4. Die *Bewegungsataxie* findet sich bei einseitigen Tumoren immer auf der Tumorseite und besonders an der oberen Extremität, äußert sich gelegentlich außer in Vorbeigreifen in Intentionstremor und Adiadochokinesis. Auf die Wichtigkeit der Nachbarschaftssymptome bei Kleinhirntumoren ist schon oben bei Besprechung der Differentialdiagnose zwischen der frontalen und cerebellaren Ataxie aufmerksam gemacht.

Die *Tumoren des Pons* bleiben oft lange ohne Allgemeinsymptome (auch ohne Stauungspapille). Ausschlaggebend für die Herddiagnose ist 1. die einseitige *Blicklähmung* nach der Seite des Tumors, wenn er die Bahnen des Abducens und des gekreuzten Rectus int. betroffen hat. Der Kranke kann beide Augen nicht über die Mittellinie nach der erkrankten Seite bewegen, 2. die alternierende *Hirnnerven- und Extremitätenlähmung,* da die Kreuzung der motorischen und sensiblen Extremitätennerven erst unterhalb des Pons eintritt. In vorgeschritteneren Fällen werden die Erscheinungen doppelseitig.

Tumoren der Medulla machen selten Allgemeinerscheinungen, da sie kaum jemals die dazu notwendige Größe erreichen können, sondern zuvor zum Exitus führen. Die Lokalerscheinungen sind die einer langsam fortschreitenden Bulbärparalyse, doch sind die Erscheinungen unregelmäßiger und nicht so symmetrisch. Bei tiefem Sitz können die Gehirnnervensymptome nach BRUNS fehlen, aber es kann eine Paralyse aller 4 Extremitäten bestehen.

Die *Tumoren des Kleinhirnbrückenwinkels* weisen oft eher die Lokalsymptome der meistbeteiligten Hirnnerven (besonders VIII) auf als die Allgemeinsymptome der Geschwülste der hinteren Schädelgrube. Es handelt sich fast immer um ein Neurinom der N. acusticus. Seltener machen Gliome der Brücke, Meningiome des Kleinhirnbrückenwinkels, die chronischseröse Arachnoiditis der Cisterna lat. und die Kleinhirntumoren sehr ähnliche Symptome (BAILEY). Die Symptome von seiten des Acusticus sind Gehörstörungen (Ohrensausen, Herabsetzung der zentralen Hörschärfe und *vestibularer Schwindel*). Der Facialis kann längere Zeit verschont bleiben. Ist er beteiligt, so ist er peripher gestört. Außerdem können der V., VI., IX., X. und XI. Hirnnerv ergriffen werden.

Die Herddiagnose der *Tumoren des Stirnhirnes* kann kaum ohne die Zuziehung eines Neurologen und da nur mit einer gewissen Wahrscheinlichkeit gestellt werden. Die Allgemeinsymptome stehen meist im Vordergrunde. *Geistige Störungen* treten nach BAILEY bei diesen Geschwülsten meist früher und stärker auf als bei anderer Lokalisation außer denen am Balken oder Gyrus marginalis der linken Hemisphäre, die aber besondere geistige Fehler aufweisen. Die durch *Hirndruck* verursachte *geistige Stumpfheit* soll man durch Eingeben von 45 ccm einer gesättigten Magnesiumsulfatlösung per os, die den Hirndruck senkt, ausschließen. Weisen nicht zu Beginn der Erkrankung ausgesprochene Sprachstörungen im Sinne einer isolierten motorischen Aphasie auf die Erkrankung des BROCAschen Zentrums hin, so sind die anderen Symptome Schlafsucht, Ataxie (s. oben), Dyspraxie, Witzelsucht, nur mit Vorsicht zur Lokaldiagnose zu verwenden, da diese Symptome auch bei Sitz des Tumors in anderen Hirnabschnitten auftreten.

Dasselbe gilt für die *Tumoren des Scheitellappens und des Schläfenlappens,* wenn nicht gerade das WERNICKEsche Zentrum isoliert erkrankt ist.

Für Sitz des Tumors im *Hinterhauptslappen* spricht eine gekreuzte homonyme Hemianopsie, ohne daß damit aber eine sichere Herddiagnose zu stellen wäre.

Auch zur Lokalisation der Tumoren *im Balken* bedarf es genauester spezialärztlicher Untersuchung. Sie kommen, abgesehen von der Schwierigkeit der Diagnosestellung, für eine chirurgische Behandlung kaum jemals in Frage, wenn nicht gerade eine der druckentlastenden Maßnahmen notwendig wird. Dasselbe gilt für Tumoren der *Vierhügel,* der *Zirbeldrüse* und der *Großhirnschenkel,* die unter Umständen gut lokalisiert werden können (Röntgenbefund: Kalkschatten bei Psammom der Zirbeldrüse).

Die *Tumoren der Hypophyse* spielten lange Zeit eine bedeutende Rolle in der Gehirnchirurgie, da ihre Diagnose in manchen Fällen leicht ist und die Entfernung auf den verschiedensten Wegen mit Erfolg in Angriff genommen werden konnte (s. S. 566). In neuerer Zeit ist die Röntgenbestrahlung der Hypophysentumoren als ernster Konkurrent der Operation aufgetreten, da damit gute, auch Dauererfolge beobachtet worden sind. Die Gefahr eines nach der Bestrahlung auftretenden Ödems muß erwähnt werden. Treten zunehmende Störungen des Sehvermögens auf, so darf mit der Operation nicht gezögert werden. Dies gilt auch für nicht bestrahlte Kranke.

Die Allgemeinsymptome sind oft zunächst gering. Besonders die Stauungspapille fehlt häufig. Später werden Schlafsucht und Benommenheit, Erbrechen, epileptiforme Krämpfe und psychische Störungen beobachtet. Die ausgesprochensten Lokalsymptome sind die bitemporale Hemianopsie, die allmählich zur Erblindung führt und Augenmuskellähmungen Besonders eindrucksvoll sind die Symptome der Überfunktion der eosinophilen Zellen des Hypophysenvorderlappens, die zur Akromegalie, beim noch wachsenden Jugendlichen zum Riesenwuchs führt und die Dystrophia adiposogenitalis mit ihren bekannten Erscheinungen, wahrscheinlich bei Beteiligung des Hypothalamus. Dann findet sich meist auch Diabetes insipidus. Tritt eine Zerstörung des Vorderlappens und Funktionsausfall der Hypophyse ein, so entwickelt sich das Bild der SIMMONDSschen Krankheit, die Cachexia hypophyseopriva. Im kindlichen Alter dagegen entsteht der sog. hypophysäre Zwergwuchs. Für die Diagnose der Hypophysengeschwülste kann die seitliche Röntgenaufnahme des Schädels von großer Bedeutung sein insofern, als sie Ausweitungen und Zerstörungen des Türkensattels durch den wachsenden Tumor zeigt.

Aus der kurzen Zusammenstellung der diagnostischen und differentialdiagnostischen Möglichkeiten kann man entnehmen, wie schwierig in vielen Fällen die Diagnose eines Hirntumors überhaupt und wieviel schwieriger die zu einer Radikaloperation notwendige Herddiagnose zu stellen ist. Es ist daher daran festzuhalten, daß, wenn die Symptome nicht ganz eindeutiger Natur sind (und da gibt es noch genug Fehldiagnosen — durch Meningitis serosa circumscripta, Pseudotumoren —), nur nach Zuziehung geeigneter Spezialisten (Neurologen, Ophthalmologen, Otologen) der Heilplan für eine Radikaloperation aufzustellen ist. Daß genaueste Vorgeschichte und klinischer Befund des Gesamtorganismus erhoben werden, ist selbstverständlich. Ebenso, daß alle diagnostischen Untersuchungsmittel (Röntgenuntersuchung, Lumbalpunktion, Hirnpunktion, Balkenstich, Liquoruntersuchung, Ventrikulographie, siehe weiter unten) ausgenützt werden, muß ebenfalls gefordert werden. Aber auch eine Entlastungstrepanation darf nicht ausgeführt werden, bevor alle Versuche unternommen worden sind, eine Herddiagnose zu stellen, da durch die Änderung der Druckverhältnisse im Schädel wichtige Lokalsymptome verschwinden können, die unter Umstämden eine Radikaloperation ermöglicht hätten.

c) Besondere Untersuchungsmethoden.

α) Die Lumbalpunktion.
(QUINCKE.)

Die ursprünglich zum Zwecke der Druckentlastung bei der tuberkulösen Meningitis von QUINCKE (1891) angegebene Lumbalpunktion ist auch später noch zu therapeutischen Zwecken verwendet worden. Heute wird sie in der Therapie nur noch zur zeitweiligen Herabsetzung des Druckes im cerebrospinalen System und gelegentlich zur Behandlung bzw. Ausspülung des Spinalkanals bei der eitrigen Meningitis verwendet (siehe a. S. 528). Sie wird am zweckmäßigsten zwischen dem dritten und vierten oder zweiten und dritten Lendenwirbeldornfortsatz ausgeführt. *Soll bei einem Hirntumor eine Lumbalpunktion gemacht werden* und ist der Sitz des Tumors nicht bekannt oder befindet er sich wahrscheinlich *in der hinteren Schädelgrube*, so darf die Lumbalpunktion *nur unter gewissen Vorsichtsmaßregeln* ausgeführt werden, da gelegentlich plötzliche Todesfälle im Anschluß an die Lumbalpunktion eingetreten sind. Diese Todesfälle sind darauf zurückgeführt worden, daß bei rascher Entleerung des Spinalliquors die Medulla oblongata gewissermaßen in das Foramen magnum hineingesogen und gequetscht wird (Stöpselverschluß, SCHLOFFER, experimentell wurde die Frage von SAUERBRUCH untersucht). Die Ausführung der Lumbalpunktion wird daher bei fraglichen Hirntumoren nur im Liegen, am besten in Beckenhochlagerung nach PAYR ausgeführt. Außerdem darf nur eine feine Kanüle verwendet werden, die das Austreten von nur kleinen Tropfen gestattet und die Menge des entleerten Liquors darf nur so groß sein, daß sie eben zur Durchführung der notwendigsten Untersuchungen ausreicht. Die Untersuchung des Liquors muß eine mikroskopische, chemische, serologische und bakteriologische sein.

Die Ausführung der Lumbalpunktion.

Bei unklaren Fällen ist aus den oben angeführten Gründen die Lumbalpunktion im Liegen, am besten in linker Seitenlage, auszuführen. Bei der Lumbalanästhesie ist es dagegen besser, den Patienten sitzen zu lassen, um dadurch eine einseitige Anästhesie zu verhindern und gleichzeitig das zu rasche Aufsteigen des Anaestheticums im Spinalsack zu vermeiden (s. S. 57). Selbstverständliche Voraussetzung jeder Lumbalpunktion ist strengste Asepsis, da eine Infektion zu den allerschwersten meningitischen Erscheinungen führen kann. Es ist schon aus diesem Grunde zweckmäßig, die Lumbalpunktion möglichst nicht im Bett auszuführen. Zur Technik s. S. 58. Da gelegentlich nach der Entnahme von Liquor Übelkeit, Erbrechen, Ohnmachtsanfälle, länger dauernde Kopfschmerzen beobachtet werden, so ist unter allen Umständen auch die ambulante Ausführung der Lumbalpunktion zu verwerfen. Die Kranken sollen im Gegenteil 1—2 Tage liegen. Sind große Mengen von Liquor entnommen worden, so ist er am besten durch physiologische Kochsalzlösung zu ersetzen. Erscheint nach dem Durchbohren der Dura nicht sofort ein Tropfen Liquor, so kann das seinen Grund darin haben, daß entweder kein Hohlraum da ist, oder daß, was wahrscheinlicher ist, die Öffnung der Nadel verstopft oder verlegt ist. Es genügt dann meistens, den Stachel noch einmal einzuführen. Fließen nur wenige Tropfen ab, so ist es wahrscheinlich, daß sich Nervenfasern vor die

Öffnung gelegt haben, was durch einfaches Drehen, Vor- oder Zurückschieben der Nadel beseitigt werden kann. Fließt der Liquor sehr spärlich ab, so kann man den Abfluß dadurch steigern daß man den Kranken auffordert, tief zu atmen. Geht die Entleerung sofort in rascher Tropfenfolge vor sich, so wird die Nadel durch den aufgelegten Finger oder, bei Benutzung der KRÖNIGschen Kanüle, durch Umstellen des Hahnes verschlossen. Befindet sich bei den ersten Tropfen des Liquors Blut, so rührt dies meistens daher, daß auf der letzten Strecke des Weges, im Epiduralraum, eine Vene angestochen wurde. Das Blut bleibt zunächst in der Kanüle und wird dann durch den austretenden Liquor aus der Nadel herausgeschwemmt. Man kann das daraus schließen, daß nach dem Austritt der ersten blutig gefärbten Tropfen klarer Liquor entleert wird. Da die Blutbeimengung die Untersuchung des Liquors stört, werden diese ersten Tropfen Liquor verloren gegeben. Ist genügend Liquor entnommen, so wird die Nadel rasch aus dem Lumbalsack herausgezogen und die kleine Einstichwunde durch einen sterilen, mit Heftpflaster befestigten Gazetupfer bedeckt. Gelegentlich kommt es vor, daß bei dem Einführen der Nadel Schwierigkeiten dadurch entstehen, daß die Nadel auf knöchernen Widerstand stößt. Selbstverständlich darf dann die Nadel nicht weiter vorgeschoben werden. In diesem Fall ist die Nadel zurückzuziehen, am besten bis unter die Haut und die Einführung in etwas anderer Richtung zu versuchen. Gelingt es auch dann nicht, bis an die Dura vorzudringen, so kann der Versuch gemacht werden, nach dem Vorschlag von BOENINGHAUS, die Nadel etwa $1^{1}/_{2}$—2 cm seitlich von der Mittellinie einzustechen und die Punktion in schräger Richtung durchzuführen. Ist die Punktion auch auf diese Weise nicht möglich, so wird der Versuch in dem nächst höher gelegenen Interspinalraum wiederholt, meist wird man dann zum Ziel kommen. Doch gibt es, wenn auch selten, Fälle, in denen man schließlich von weiteren Versuchen absehen muß.

β) Der Suboccipitalstich.
(ANTON und SCHMIEDEN.)

Zur Liquorentnahme, Druckbestimmung, Jodipin- oder Luftfüllung in die Liquorräume oder wenn die Lumbalpunktion nicht gelingt oder gefährlich erscheint (siehe oben) kann der *Suboccipitalstich* ausgeführt werden. In Seiten- oder Bauchlage oder im Sitzen wird der Kopf des Kranken zur Brust geneigt und so gehalten. Nach Rasieren unterhalb der Protuberantia occip. ext. und Desinfektion der Haut bis zur Mitte der Halswirbelsäule tastet man den Einstichpunkt in der Mitte zwischen der Protuberantia und dem Dornfortsatz des Epistropheus ab und nach Anlegen einer Hautquaddel spritzt man einige Kubikzentimeter in Richtung auf das Foramen mag. ein. Dann sticht man eine 8—10 cm lange, kurz abgeschliffene Nadel schräg nach oben am oberen Atlasrande vorbeigleitend 4—5 cm langsam in die Tiefe. Die Nadelspitze stößt meist an der Hinterhauptsschuppe oberhalb des Hinterhauptsloches an. Nun wird sie zurückgezogen, während man sich die erreichte Tiefe an der Nadel merkt. Unter Anheben des Spritzenansatzes der Nadel führt man sie durch das Lig. nuchae etwa in Richtung auf den oberen Augenhöhlenrand von neuem ein. Stößt man noch auf den Knochen, so muß der Spritzenansatz noch weiter gehoben werden, d. h. die Nadelspitze gesenkt werden, bis man unter dem hinteren Rand des For. occipit. mag. hindurchgleitet. Nachdem der Widerstand der festen Membrana atlanto-occipitalis durchbohrt ist, was man am Aufhören des Widerstandes feststellt, darf man nur noch millimeterweise vordringen. Im Liegen entleert sich meist sofort nach Eindringen in die Cisterna cerebello-medullaris Liquor. Im Sitzen muß meist mit einer aufgesetzten Spritze vorsichtig angesaugt werden, um Liquor zu erhalten. Die Punktion ist wegen möglicher Gefäßverletzung nicht ganz ungefährlich. Nach der Punktion wird ein kleiner Schutzverband angelegt und am besten 1 Tag Bettruhe angeordnet.

Als druckentlastende Operation haben ANTON und SCHMIEDEN den offenen Suboccipitalstich zur Methode erhoben. Ähnliche Verfahren sind nach ANTON und SCHMIEDEN zur Entlastung der Cisterna cerebello-medullaris von MURPHY, LOSSEN und PAYR angegeben, und zwar unter Trepanation der Hinterhauptsschuppe. HARTMANN hat auf Vorschlag von WESTENHÖFER durch einen Medianschnitt, der das Ligamentum atlanto-occipitale durchtrennt, die Zisterne eröffnet. DRUIF hat die Membran entfernt. Der Suboccipitalstich hat vor dem Balkenstich den Vorzug, daß er schonender ist, daß er die Dura im Bereiche einer Zisterne eröffnet, daß er leichter offengehalten und somit zu einer Dauerdrainage verwendet werden kann. Es kann außerdem eine dem Foramen Magendie entsprechende neue Öffnung hergestellt werden.

Die Technik des Verfahrens ist folgende. Der Kranke befindet sich in sitzender Lage oder Seitenlage, mit stark vorgebeugtem Kopf. Örtliche Betäubung zwischen Protuberantia occipit. ext. und Dornfortsatz des 2. Halswirbels. Genau in der Mittellinie wird dann das Lig. nuchae gespalten. Der Schnitt von 8—12 cm Länge beginnt 2 cm unter der Protuberantia. Die Blutung ist gering und kann durch Tamponade mit heißer Kochsalzlösung leicht gestillt werden. Die Muskelansätze von der Hinterhauptsschuppe werden abgelöst, die obersten, wenn nötig, seitlich etwas eingekerbt, auseinandergezogen und dadurch die hintere Umrandung des Foramen occipit. mag. freigelegt. Ebenso wird der oberste Rand des Atlas freigelegt. Die straff angespannte Membran liegt nun in Fingernagelgröße vor. Ehe man die Membran durchsticht, muß die Wunde bluttrocken sein. Sie wird daher am besten noch einmal mit einem Adrenalintupfer ausgestopft. Dann wird die Membran in der Mittellinie angestochen; der Liquor fließt im Strom ab, zuletzt im pulsierenden Strom. Von der Öffnung aus kann man mit einer Sonde die Zisterne und den 4. Ventrikel, nachdem man die Membrana tectoria durchstoßen hat, erreichen und dadurch bei verschlossenem Foramen Magendie eine neue Öffnung herstellen. Um nun die Öffnung in der Membrana atlanto-occipitalis offenzuhalten, empfiehlt SCHMIEDEN, ein quadratisches Fenster von etwa $1/2$ cm Seitenlänge aus der Membran herauszuschneiden. Die Weichteile werden durch Catgutnähte wasserdicht verschlossen, die Haut mit Seide exakt genäht. Der Kranke soll 10 Tage Bettruhe halten unter Fixation des Kopfes durch einen Pappschienenverband.

Besonders für den Dauerabfluß hat sich nach SCHMIEDEN das Verfahren als sehr zweckmäßig gezeigt. Es bildet sich unter Umständen in den Weichteilen des Nackens ein liquorgefüllter Sack aus, der bei stärkerer Füllung gelegentlich punktiert werden kann. Als besondere Anzeigestellung empfehlen ANTON und SCHMIEDEN 1. Hirntumoren, 2. Hydrocephalus, 3. genuine Epilepsie, 4. Meningitis serosa chron. occipital., 5. chronische, traumatische Gehirnerscheinungen allgemeiner Natur (alte Kopfverletzungen mit Hirnschwellung und ähnliches).

γ) Die Untersuchung des Liquors.
(ESKUCHEN, WEIGELDT, PAPPENHEIM.)

Schon aus der Tropfenfolge des aus der Punktionsnadel bei der Lumbal-, Suboccipital- oder Ventrikelpunktion austretenden Liquors kann man einen Eindruck über die bestehenden Druckverhältnisse durch Liquorvermehrung oder -verminderung gewinnen. Vergleichswerte sind nur dann einigermaßen brauchbar, wenn die verwendete Nadel immer denselben Querschnitt hat. Bei hohem Hirn- oder Spinaldruck kann der Liquor eigentlich im Strome aus der Nadel herausspritzen. Im allgemeinen tropft er und die Tropfenfolge ist durch Zählung in der Zeiteinheit festzustellen. Tropfenzahlen von 80 je Minute und mehr weisen auf erhöhten Druck hin. Der ausströmende Liquor wird in einem sterilen Reagensglas aufgefangen. Sichtbare Druckwerte erhält man mit dem einfachen, auf dem Troikart aufgesetztem Wassermanometer in Gestalt eines Steigrohres, wie es QUINCKE schon verwendet hat (Abb. 372). Um hierbei brauchbare Vergleichswerte zu erhalten, ist es auch notwendig, daß Rohre von gleicher lichter Weite verwendet werden. Wir benützen ein Rohr von 40 cm Länge, das durch einen kurzen T-förmigen Gummiansatz mit der Punktionsnadel in Verbindung gebracht wird. Die zweite Mündung des T-Rohres ist durch eine feine Klemme verschlossen. Das Rohr ist auskochbar und mit Zentimetereinteilung versehen. Es hat eine lichte Weite von 3 mm. Da die Ablesung des Liquorstandes bei wasserklarem Liquor leicht auf Schwierigkeiten stößt, so kann man nach PAYRS Vorschlag einen Tropfen steriler Methylenblaulösung in das Rohr einlaufen lassen, um dadurch den Liquorstand sichtbar zu machen.

Steigt der Druck rasch an und ist er höher als 400 mm, so läßt sich auf das Rohr ein zweites, ebenso langes in den oben eingeschliffenen kleinen Glastrichter einsetzen. Das Rohr ist ähnlich dem von REICHMANN empfohlenen. Die normalen Druckwerte werden verschieden angegeben. Nach ESKUCHEN 120—180—(200) mm, nach PAPPENHEIM um 150. Beim sitzenden Kranken ist der Druck etwa 300. Zu achten ist auf das Vorhandensein der normalen pulsatorischen und respiratorischen Druckschwankungen. Ein Fehlen dieser Schwankung kommt bei tiefem Abschluß des Rückenmarkkanals vor. Auch das QUECKENSTEDTsche Symptom ist zu prüfen. Es besteht darin, daß die unter normalen Verhältnissen bei Druck auf die großen Halsvenen eintretende starke Drucksteigerung ausbleibt. Das QUECKENSTEDTsche Symptom ist positiv bei Prozessen, die eine Sperrung des Spinalkanals verursachen. Sei es, daß es sich um Tumoren, sei es, daß es sich um entzündliche Erkrankungen oder um deren Folgen handelt. Bei der Druckmessung wird zunächst der sog. Anfangsdruck festgestellt. Dann wird die Verbindung zwischen dem Steigrohr und der Nadel unterbrochen und aus dem anderen Ende des T-Rohres der Liquor in einem sterilen Reagensglas aufgefangen. Die Menge des im Steigrohr gewesenen Liquors ist meist eine sehr geringe, nach PAPPENHEIM etwa $1^1/_2$ ccm, bei Druckwerten von etwa 200 mm. Wird noch einmal der Druck gemessen, so erhält man den Enddruck, der durchschnittlich nach Ablassen von 1 ccm Liquor um ungefähr 10 mm vermindert ist (PAPPENHEIM). Sinkt der Druck enorm schnell ab, so muß damit gerechnet werden, daß der Lumbalsack entweder durch einen raumbeengenden Prozeß mehr oder weniger verschlossen ist, oder daß er plötzlich durch die Einklemmung des verlängerten Markes verengt wird. Unter diesen Umständen kann der Liquor aus dem Schädel nicht mehr in genügender Weise nachströmen, was oft als ein gefahrdrohendes Zeichen gelten muß (siehe oben Stöpselverschluß). Da man zu den weiteren Liquoruntersuchungen im allgemeinen nur wenig Liquor braucht, so soll man mit dem Ablassen desselben sich auf einige Kubikzentimeter beschränken und nur dann, wenn abnorm hoher Druck besteht und die Gefahr des Stöpselverschlusses durch Beckenhochlagerung möglichst ausgeschaltet ist, zur Druckentlastung, d. h. also, zu therapeutischen Zwecken, größere Liquormengen entnehmen. Der normale Liquor ist wasserklar und enthält nur Spuren von Eiweiß und ganz vereinzelte Zellen. Zell- und Eiweißvermehrung sind daher festzustellen. Bei stärkerer Zellvermehrung ist immer auch eine Differenzierung der Zellen durchzuführen. Ist der Liquor nicht wasserklar, sondern blutig gefärbt, so kann das auf Blutbeimengungen durch Anstechen eines Gefäßes bei der Punktion zurückzuführen sein oder auch auf Blutungen in den Subarachnoidealraum infolge von Trauma oder Krankheit. Im ersteren Falle sind die Blutkörperchen unverändert, in letzterem haben sie meist eine veränderte Form und einen Teil ihres Blutfarbstoffes an den Liquor abgegeben. Abgesehen von der blutigen Färbung des Liquors, die bei starker Auflösung der roten Blutkörperchen orangegelb-braun bei klarer Lösung sein kann, findet sich noch eine eigentümliche Färbung, die bei raumbeengenden Prozessen im oberen Spinalabschnitt beobachtet wird (RAVEN). Als Ursache dieser Xanthochromie werden Stauungsblutungen in dem Spinalkanal angenommen. Die Farbe des Liquors ist dann hellgelbbräunlich. *Zur Feststellung des Zellgehaltes des Liquors* hat sich die Zählkammermethode nach FUCHS-ROSENTHAL, die dem Prinzip der Blutzellenzählung nach THOMA-ZEISS entspricht, als die beste ergeben. Es finden sich normalerweise im Kubikmillimeter 0—2 Zellen, 3—4 Zellen als Grenzzahl, 5—15 Zellen als mäßige, 15—50 als mittlere und über 50 als starke Gliocytose (HOLZMANN und ESKUCHEN). Normalerweise kommen im Liquor nur Lymphocyten, und zwar in der Regel nur kleine, selten große vor. Zur Differenzierung der Zellen empfiehlt es sich, Ausstrichpräparate herzustellen, am zweckmäßigsten nach der Methode von SZESCI. Auf Einzelheiten kann nicht näher eingegangen werden, es sei aber darauf hingewiesen, daß außer Blut- und Bindegewebszellen gelegentlich auch Tumorzellen gefunden werden können. Die *Eiweißuntersuchung des Liquors* erfolgt zur Ermöglichung rascher Unterrichtung nach der Methode von PÁNDY, wir verwenden die Modifikation von ZALOZIECKI. Das Reagens dazu wird folgendermaßen hergestellt: 80—100 ccm Acid. carb. liquefact. pur. und 1 Liter destillierten Wassers werden geschüttelt und für einige Stunden im Brutschrank gelassen, dann wird dieses Gemisch bis zur völligen Klärung mehrere Tage aufbewahrt. Dadurch setzt sich die ungelöste Carbolsäure zu Boden und der gelöste Teil wird abgegossen und dient als Reagens. Von diesem Reagens wird in ein Schälchen 1 ccm gegeben, dazu läßt man aus einer Pipette einen Tropfen Liquor vom Rand her zufließen. Es muß frischer Liquor verwendet werden. Bei Anwesenheit von Globulin tritt je nach dem Gehalt an der Berührungsfläche der beiden Flüssigkeiten eine Opalescenz oder eine mehr oder minder starke Trübung auf. Außer dieser PÁNDYschen Probe soll noch die Globulinreaktion nach NONNE-APELT und zur Bestimmung des gesamten Eiweißes die etwas ungenau nach dem Grundsatz der ESBACHschen Harneiweißreaktion arbeitende Methode von NISSL ausgeführt werden. Zu genauen Eiweißbestimmungen wird die von PFAUNDLER für den Liquor umgearbeitete BRANDBERGsche Salpetersäure-Unterschichtungsprobe empfohlen. In besonders wichtigen Fällen können noch eine ganze Reihe von anderen Methoden zur Anwendung kommen, auf die hier nicht näher eingegangen werden kann, unter denen besonders die Kolloidreaktionen, die bakteriologische Untersuchung des Liquors und die WASSERMANNsche Reaktion zu nennen sind. Über die eingehenden Untersuchungsmethoden geben am besten die Arbeiten von ESKUCHEN, PAPPENHEIM und WEIGELDT Auskunft.

δ) Die Hirnpunktion.
(NEISSER und POLLACK.)

Die Hirnpunktion wurde zuerst vorgeschlagen, um die Diagnose des Hirnabscesses sicherzustellen. Verschiedene Chirurgen faßten den Gedanken im Anschluß an Beobachtungen, die sie bei der Obduktion von an Hirnabsceß zugrunde gegangenen Kranken gemacht hatten. Die ersten genaueren Vorschriften rühren, nach den Angaben von NEISSER und POLLACK, von MITTELDORPF (1856) und MAAS (1869) her. Die erste Punktion bei Hirnabsceß wurde von SCHMIDT (1893) ausgeführt, allerdings mit negativem Erfolg. Experimentell hat PAYR im Jahre 1896 die Frage eingehend geprüft und eine Reihe von Anzeigestellungen angeführt, bei denen die Punktion zu diagnostischen Zwecken von Nutzen sein könnte; unter anderem wird sie empfohlen zur Feststellung der Hirnpulsation bei endokraniellen Blutungen, zur Probepunktion von Flüssigkeitsansammlungen, zur Diagnose von Neubildungen des Gehirns, zur Entnahme von Flüssigkeit zur bakteriologischen Untersuchung und schließlich zur Punktion der Seitenventrikel bei Hydrocephalus und zur Drainage bei dieser Erkrankung. Aus der KOCHERschen Klinik wurde die Punktion durch A. KOCHER 1899 (auf Grund der Experimente von ROUX und BORREL) empfohlen. In einer sehr ausführlichen klinischen Arbeit haben endlich NEISSER und POLLACK ihre Erfahrungen bei einer großen Anzahl von Hirnpunktionen niedergelegt und damit zur Verbreitung dieser Methode als hauptsächlich diagnostisches Hilfsmittel am meisten beigetragen. Heute wird die Hirnpunktion nicht nur an chirurgischen, sondern auch an internen und psychiatrischen Kliniken zur Diagnosenstellung immer häufiger herangezogen. Nicht nur zur Feststellung der Liquordruckverhältnisse, zur Feststellung von endokraniellen Blutungen, sondern auch zur Lokalisation von Tumoren durch Ausstanzen kleiner Gewebsstücke, die dann zur mikroskopischen Untersuchung verwendet werden können (Harpunierung nach PAYR), oder auch zur sog. Encephalographie (DANDY, siehe S. 544). Die Hirnpunktion wird noch ausgeführt zur Entnahme von Liquor bzw. zur Untersuchung des Liquors der Ventrikel im Vergleich zu dem Liquor des Rückenmarkkanals (WEIGELDT). Zu therapeutischen Zwecken ist die Hirnpunktion zur Einbringung von Tetanusantitoxin durch KOCHER (1899) empfohlen worden.

Von der Mehrzahl der Autoren wurde die Hirnpunktion ohne Weichteilschnitt ausgeführt, so wurde sie auch von NEISSER und POLLACK empfohlen. Die Weichteile wurden mit dem in rascher Umdrehung befindlichen Bohrer durchstoßen und dann der knöcherne Schädel durchbohrt. Die einzige Schwierigkeit der Punktion bestand darin, daß das Eindringen in das kleine Schädelloch durch die kaum sichtbare Weichteilwunde mit der Punktionsnadel oft erst nach einigem Suchen gelang. Zur Umgehung dieser Schwierigkeit hat PAYR eine kleine Halbrinne mit Handgriff empfohlen, die nach Durchbohrung des Schädels bei liegendem Bohrer, an dem Bohrer entlang, in die Schädelöffnung eingeführt wird und nach Herausziehen des Bohrers nun der Punktionsnadel zur Führung dienen kann (Abb. 370). Wird die Punktion zur Diagnose eines Hirntumors ausgeführt, so richtet sich die Punktionsstelle nach dem voraussichtlichen Sitz des Tumors.

1. Die Wahl der Punktionsstellen.

NEISSER und POLLACK haben eine Reihe von Punkten für die verschiedenen Hirnabschnitte angegeben. Das *Stirnhirn* wird an zwei Punkten punktiert, die beide auf einer Linie liegen, die von der Mitte des oberen Augenhöhlenrandes parallel zur Sagittallinie verläuft. Der eine Punkt liegt 4, der andere 8 cm vom oberen Augenhöhlenrand entfernt. Punktionen in der *motorischen Region* werden ausgeführt nach Konstruktion der Verlaufsrichtung der Zentralfurche (Sulcus Rolandi) (Abb. 373). Parallel zu dem Sulcus, aber etwas vor demselben, liegen die Punkte für die motorische Region.

Der *Schläfenlappen* wird punktiert von einem Punkt, der etwa 1—1,5 cm oberhalb des oberen Ansatzes der Ohrmuschel gelegen ist. *Parietal-* und *Occipitallappen* werden sehr selten punktiert. Zur Feststellung *intrakranieller Blutungen*, die in erster Linie als epidurale Hämatome nach Verletzung der Arteria meningea media vorkommen, sind die von KRÖNLEIN festgelegten Punktionsstellen, unter Anwendung des KRÖNLEINschen Kraniometers vorzuziehen. Sie entsprechen etwa den Schnittpunkten der vorderen und hinteren Vertikalen des genannten Schemas mit der oberen Horizontalen (s. Abb. 373). Soll eine *Ventrikelpunktion* vorgenommen werden, so ist der von KOCHER angegebene Punkt für das Vorderhorn des Seitenventrikels zu wählen. Dieser Punkt liegt 2,5—3 cm seitlich vom *Bregma*. Das Hinterhorn des Seitenventrikels wird etwa 3 cm über und hinter dem Meatus acusticus ext. punktiert (KEENscher Punkt). Für das *Kleinhirn* sind die von NEISSER und POLLACK gewählten Punkte am zweckmäßigsten. Beim Aufsuchen von Abscessen kommen, abgesehen von solchen, die bestimmte Lokalsymptome hervorrufen, in erster Linie die Abscesse nach Mittelohreiterungen, der *Schläfenabsceß* und der *Kleinhirnabsceß*, in Frage (KÖRNER). Für den postotitischen Schläfenabsceß liegt die Punktionsstelle etwa 0,5—0,75 cm oberhalb des oberen Ansatzes der Ohrmuschel. Der *Kleinhirnabsceß* wird nach NEISSER und POLLACK am besten von einem Punkt aus aufgesucht, der in der Mitte liegt zwischen zwei leicht feststellbaren Punkten. Der eine dieser Punkte entspricht der Stelle des höchsten, abtastbaren Endes des hinteren Randes des Warzenfortsatzes. Der andere Punkt ist die Mitte der leicht feststellbaren Verbindungslinie zwischen der Protuberantia occipitalis externa und der Warzenfortsatzspitze. Schließlich kann man auch von dem Punkte, der das obere Ende des hinteren Warzenfortsatzrandes bezeichnet, aus punktieren, wenn man nach NEISSER und POLLACK die Bohrerrichtung so wählt, daß sie nach vorn und unten sieht. Man kommt dadurch in das Knie des Sinus transversus und daher dem Felsenbein und, dem daran gelagerten Absceß näher. Die *Gefahren der Hirnpunktion* bestehen in der Möglichkeit einer Blutung, einer Verletzung wichtiger Gehirnabschnitte oder einer Infektion. Die letztere Gefahr wird bei aseptischem Vorgehen nur dann bestehen, wenn sich Keime im Verlauf des Punktionskanals befinden (Verletzungen, Abscesse). Die Gefahr der Blutung und der Verletzung wichtiger Gehirnabschnitte kommt kaum in Frage, wenn man die von NEISSER und POLLACK gewählten Punkte aufsucht und mit feinen, am besten stumpfen Nadeln punktiert.

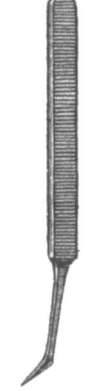

Abb. 370. Führungshohlrinne zur Hirnpunktion nach PAYR. (¹/₂ nat. Gr.)

2. Die Ausführung der Hirnpunktion.

Nach Entfernung der Haare durch Rasieren in mindestens Dreimarkstückgröße und Desinfektion des Operationsfeldes bezeichnet man sich mit einem kleinen, durch Messerritzer hergestellten Kreuz noch einmal genau die Punktionsstelle. Dann werden am besten mit dem elektrisch betriebenen, in rascher Umdrehung befindlichen Bohrer von etwa 2—3 mm Stärke (am meisten eignet sich dazu ein Spiralbohrer) die Weichteile genau an der bezeichneten Stelle durchstoßen und der Schädel langsam durchbohrt. Der Bohrer ist dabei mit beiden Händen zu führen und sofort nach dem Aufhören des Knochenwiderstandes abzustellen, um die Dura nicht zu verletzen. Bei einiger Übung verspürt man sehr deutlich, wie das schon NEISSER und POLLACK hervorgehoben haben, den verschiedenen Widerstand der einzelnen Schichten des Schädeldaches. Ehe man den Bohrer aus dem Bohrloch herauszieht, wird zwischen ihm und dem Bohrloch das kleine Führungsinstrument PAYRs eingeführt. Während nun der Bohrer herausgezogen wird, ist das Führungsinstrument festzuhalten, um es nicht mit dem Bohrer aus dem Bohrloch zu entfernen. Ist das Bohrloch frei, so führt man durch die Rinne des Führungsinstrumentes die Punktionsnadel ein, durchstößt die Dura, deren Widerstand man deutlich verspürt und führt nun die Nadel in der gewünschten Richtung langsam und vorsichtig, um eventuell den Gehirngefäßen das Ausweichen zu ermöglichen, in die Gehirnsubstanz ein. Bei der Ventrikelpunktion wird in 5—6 cm Entfernung von der Hautoberfläche der Ventrikel erreicht, was sich durch das Austreten von Liquor zu erkennen gibt. Das Vorschieben der Nadel im Ventrikel darf nur mit allergrößter Vorsicht geschehen, um die gegenseitige Ventrikelwand nicht zu verletzen. Handelt es sich nur um die Feststellung des Druckes oder um Gewinnung von Liquor, so verzichtet man am besten überhaupt auf weiteres Vorschieben. In Betracht kommt das weitere Vorschieben hauptsächlich bei der möglichst vollständigen Entleerung der Ventrikel zur Luftfüllung. Bei dem Aufsuchen von Abscessen und Tumoren darf die Punktionsnadel auch nicht zu weit in das Innere des Gehirns getrieben werden, um nicht die basalen Teile zu schädigen. Da bei beiden Erkrankungen nur in der Rinde oder in deren Nähe sitzende Herde therapeutisch angreifbar sind, so hat das tiefere Eindringen auch zu diagnostischen Zwecken keinen Sinn (NEISSER und POLLACK). Die Feststellung eines Abscesses oder eines Tumors kann sich aus der Notwendigkeit der Überwindung eines größeren Widerstandes zu erkennen geben. Leider ist das allerdings nicht immer der Fall. Bei der Punktion eines Abscesses oder einer Cyste gibt der Inhalt auch die bakteriologische Untersuchung weitere Aufklärung. Bestärkt die Punktion den Tumorverdacht, so darf nicht versäumt werden, durch die Kanüle ausgestanzte Gewebsteilchen einer mikroskopischen Untersuchung zu unterziehen. Glaubt man, durch die Punktion weiteres für die Diagnose nicht erreichen zu können, so wird die Nadel herausgezogen und ein kleines Schutzverbändchen durch Aufkleben eines Köperstückchens mit Mastisol angelegt.

ε) Der Balkenstich.
(ANTON.)

ANTON hat im Jahre 1908 den Vorschlag gemacht, an Stelle der Dekompensivtrepanation, die zuerst von TISSAUD ausgeführt war, eine Druckentlastung des Gehirns durch den Liquorausgleich zwischen den Ventrikeln und den äußeren Liquorräumen herbeizuführen. Zu dem Zweck empfahl er die Durchbohrung des Balkens. Die Operation wurde zuerst im Jahre 1908 von v. BRAMANN ausgeführt. Der technisch verhältnismäßig einfach auszuführende Eingriff ist dann in kurzer Zeit bei allen möglichen, mit Störungen des Liquordruckes einhergehenden Krankheiten versucht worden, so beim Hydrocephalus, bei Gehirntumoren, bei Epilepsie u. a.

Die Ausführung des Balkenstichs.

Der Kranke befindet sich in Rückenlage, der Kopf am Rand oder etwas über dem Rand des Tisches. Die Vorbereitung der Haut erfolgt wie bei jeder aseptischen Operation. In der Regel wird der Balkenstich auf der rechten Seite daumenbreit seitlich der Mittellinie und ebenso weit hinter dem Bregma ausgeführt (Abb. 371). Diese Stelle wird vor der Abdeckung durch ein kleines Kreuz mit dem Messer angemerkt. Die Desinfektion der

Haut hat in der üblichen Weise dieser Markierung voranzugehen. Zur Abdeckung wird am besten eine mit einer kreisförmigen Öffnung versehene Gazekompresse aufgeklebt. Die weitere Abdeckung erfolgt mit Tüchern. Der kleine Eingriff kann sehr gut in örtlicher Betäubung ausgeführt werden. Bei Kindern wird Narkose bevorzugt. Der Weichteilschnitt wird, etwas seitlich der Mittellinie beginnend, parallel zur Bregmalinie angelegt. Zum Durchbohren des Schädels bedient man sich am besten einer elektrisch betriebenen Kugelfräse. Nicht selten stößt man auf Diploevenen. Blutet es aus einer solchen Vene stärker, so wird sie durch eingedrücktes Wachs verschlossen. Befindet man sich gerade über einer blau durchschimmernden Lacuna lat. des Sinus sagittal., so muß die Schädelöffnung so erweitert

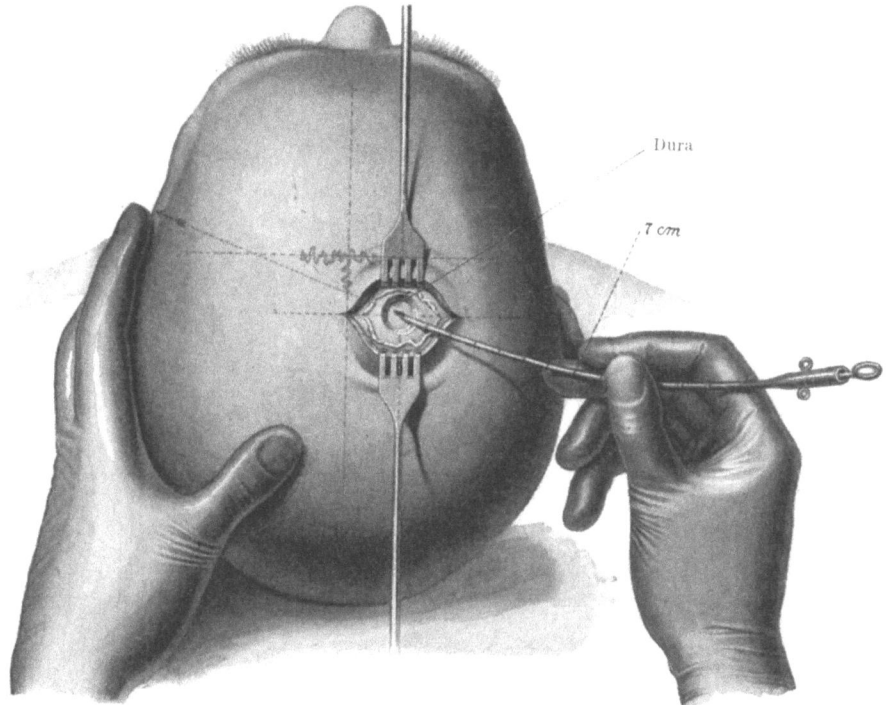

Abb. 371. Der Balkenstich. Die Trepanation erfolgt daumenbreit hinter dem Bregma, daumenbreit seitlich davon. Einführen der Balkenstichnadel in Richtung auf die Mitte des gegenseitigen Jochbogens.

werden, daß man sie nicht verletzen kann. Die Dura wird dann mit einer ganz feinen Quaddelkanüle angestochen und etwas Novocainlösung eingespritzt, da sie meist schmerzempfindlich ist. Dann wird mit einem spitzen Messer eine etwa 2 mm lange Öffnung in die Dura gemacht und nun die stumpfe Balkenstichkanüle, mit Stachel versehen (Abb. 371), zunächst mit der Konvexität nach unten und etwa parallel zur Schädeloberfläche nach der Falx cerebri zu, unmittelbar unter der Dura entlang, eingeführt. Findet man an der Falx cerebri einen Widerstand, so dreht man nun die Kanüle um ihre Längsachse um 180°, so daß nun die Konvexität nach oben sieht und schiebt sie langsam vor, so gleitet sie fast von selbst an der Falx cerebri entlang. Das Vorschieben der Kanüle hat dabei *in einer Ebene zu erfolgen, die man sich durch das Bregma und die Mitte des Jochbogens der anderen Schädelseite zu denken hat* (Abb. 371). Wird die Nadel in der beschriebenen Weise vorgeschoben, so verspürt man nach Einführen von etwa 7—9 cm den Widerstand des Balkens, der sich leicht überwinden läßt. Nach Durchbohrung des Balkens tritt die Kanüle in den Seitenventrikel (seltener in den dritten Ventrikel) ein und beim Zurückziehen des Stachels quillt der klare Liquor aus der Kanüle hervor. Gelegentlich sind die ersten Tropfen auch etwas blutig. Es ist nun, wie bei der Lumbalpunktion, auf Tropfenfolge und Farbe des Liquors zu achten und dann das Wassermanometer in Gestalt des Steigrohres aufzusetzen (Abb. 372). Fließt kein Liquor ab, so ist damit zu rechnen, daß die Kanüle sich nicht im

Ventrikelhohlraum befindet oder daß sie verstopft ist. Es wird zunächst der Stachel noch einmal eingeführt und wenn sich nach dem Wiederherausziehen kein Liquor entleert, so wird die Nadel vorsichtig etwas vor- oder zurückgeschoben, da man annehmen muß, daß das Ende nicht an richtiger Stelle liegt. In der Mehrzahl der Fälle wird es in dieser Weise gelingen, in den Ventrikel vorzudringen. Sollte das nicht der Fall sein, so muß angenommen werden, daß der Ventrikelhohlraum nur spaltförmig oder verschoben ist, was die Folge eines die Ventrikelwand vordrängenden Tumors zu sein pflegt. Ist der Balkenstich als therapeutischer Eingriff gedacht, d. h. soll eine dauernde Verbindung des Ventrikelsystems mit dem Subarachnoidealraum in Gestalt einer Balkenöffnung hergestellt werden, so wird die Balkenstichkanüle in der Längsrichtung des Balkens so hin- und hergeführt, daß statt

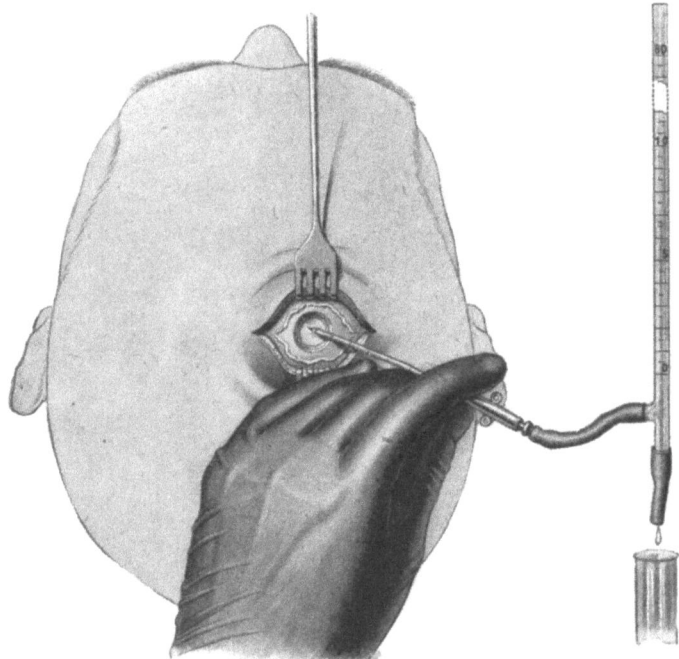

Abb. 372. Der Balkenstich und die Messung des Ventrikeldrucks.

der einfachen Punktionsöffnung ein kleiner Schlitz im Balken entsteht. Die Kanüle wird dann vorsichtig zurückgezogen und der Weichteilschnitt durch einige feine Knopfnähte verschlossen. Aseptischer Schutzverband.

ζ) Die Encephalo- und Ventrikulographie.
(DANDY, BINGEL, JÜNGLING und PEIPER, HEIDRICH.)

Unter den hirndiagnostischen Untersuchungsmethoden hat die Luftfüllung der Hohlräume im Gehirn und um das Gehirn herum mit folgender Röntgenuntersuchung immer mehr an Bedeutung gewonnen. Da sie mit manchen Gefahren verknüpft ist und fast immer recht lästige Nacherscheinungen verursacht, soll sie nur angewendet werden, wenn die anderen diagnostischen Hilfsmittel keine genügende Klarheit gebracht haben. Die Füllung der Ventrikelhohlräume ist zuerst 1918 von DANDY ausgeführt worden, und zwar durch Ventrikelpunktion. Ein Jahr später hat er auch die Luftfüllung von der Lumbalpunktion aus vorgenommen. Zwei Jahre später ist die Füllung der liquorführenden Räume von BINGEL und WIDEROE, unabhängig voneinander, ebenfalls von der Spinalpunktion aus empfohlen worden. Um den weiteren Ausbau der Methode haben sich die verschiedensten Forscher verdient gemacht, u. a. DENK, HERRMANN, JÜNGLING, WEIGELDT und HEIDRICH. Die Luftfüllung wird heute sowohl von dem Spinalkanal als durch Ventrikelpunktion vorgenommen. Die Wahl der Punktionsstelle ist im einzelnen Falle von den gegebenen Verhältnissen abhängig. So wird man bei Tumoren der hinteren Schädelgrube mit der Füllung durch Lumbalpunktion besonders vorsichtig sein müssen. Sie wird versagen bei raumbeengenden Prozessen im Spinalkanal. Die Ventrikelfüllung wird meist auf der rechten Seite ausgeführt, da die Gefahr, wichtige Zentren zu verletzen, geringer ist. Wenn aber auf der rechten Seite ein Tumor erwartet wird, so wählt man natürlich die linke (WEIGELDT, DENK). Im allgemeinen hat die Füllung durch Lumbalpunktion als einfacher und ungefährlicher zu gelten. Die Füllung durch Ventrikelpunktion erfordert einen größeren Apparat. Sie ist, nach WEIGELDTs Erfahrungen, für den Kranken das angenehmere Verfahren, wenn sie auch große Gefahren birgt. Der Wert der Methode beruht hauptsächlich auf der Möglichkeit, die Tumor- und Hydrocephalusdiagnose und Differentialdiagnose zu unterstützen. Die Veränderungen, die sich durch die Füllung der liquorführenden Räume bzw. durch die Röntgenuntersuchung zu erkennen geben, stellen sich als Veränderungen der Größe, der Gestalt und Lage der Hirnventrikel dar. Ebenso werden Erweiterungen der Hohlräume und ihre wahrscheinlichen Ursachen durch Verschluß der Liquorgänge an besonderen Stellen erkennbar. Am meisten Bedeutung hat, wie schon erwähnt, die Methode für die Diagnose raumbeengender Prozesse, und zwar in erster Linie für die Seitendiagnose. Allerdings ist sie dabei aber auch am gefährlichsten. Da ein solcher Prozeß Gehirnsubstanz verdrängt, so kommt es auf der entsprechenden Seite zur Einengung oder gar zum Verschluß nicht nur des betreffenden Seitenventrikels, sondern auch des Subarachnoidealraumes, außerdem können Störungen der Symmetrie bzw. Verschiebungen des Septum pellucidum eintreten. Von Bedeutung kann diese Untersuchungsmethode auch werden für die Differentialdiagnose eines Tumors im Bereiche des Großhirns oder des Kleinhirns. Auch können in der Hirnoberfläche charakteristische Veränderungen, wie Narbenbildungen (z. B. bei Epilepsie und den Folgeerscheinungen der Meningitis oder Verletzungen), Verwachsungen, Hydrocephalus externus usw. deutlich werden. Zur Deutung der Röntgenbilder gehört viel Erfahrung. Wie bei allen röntgenologischen Untersuchungsmethoden soll man auf das Röntgenbild keine Diagnose aufbauen, sondern das Röntgenbild nur ein Glied in der Kette der übrigen Untersuchungsmethoden bilden lassen. Die Wahl des an die Stelle des Liquors tretenden Gases ist, nachdem die verschiedensten Gase ausprobiert wurden (Sauerstoff, Kohlensäure), wohl allgemein zugunsten der atmosphärischen Luft entschieden worden. Die Nebenerscheinungen sind bei allen Gasen etwa dieselben und sind durch den Reiz und die Verschiedenheit der spezifischen Gewichte dieses fremden Inhalts in den Liquorräumen bedingt. Die Nebenerscheinungen bestehen hauptsächlich, und zwar regelmäßig in heftigen Kopfschmerzen, besonders in der Stirn, Schweißausbruch, Temperatursteigerung, Pulsbeschleunigung, Übelsein, selten in Schwindel und Erbrechen. Diese Nebenerscheinungen verschwinden meistens, sobald der Kranke zu Bett liegt, selten halten sie tagelang an. Die Resorption der Luft findet unter normalen Verhältnissen in einigen Tagen statt. Unter pathologischen Verhältnissen kann die Resorption mehrere Wochen dauern. Seltenere Nebenerscheinungen sind schwere Kollapse mit Störung der Atmung. Auch epileptiforme Anfälle und Harnverhaltung sind gelegentlich beobachtet worden. Zur möglichsten Einschränkung der Nebenerscheinungen hat KLEIN vorgeschlagen, den Ersatz des Liquors durch die Luft so vorzunehmen, daß für je 11,5 ccm Liquor nur 10 ccm Luft eingefüllt werden. Die Einfüllung vom Spinalkanal aus erfolgt nach den Grundsätzen der Lumbalpunktion, und zwar im Sitzen, wenn nicht gerade die Gefahr eines Stöpselverschlusses (siehe Lunbalpunktion) bei Verdacht eines Tumors in der hinteren Schädelgrube besteht. Es sollen im Durchschnitt mindestens 100 ccm Liquor durch Luft ersetzt werden. Bei Hydrocephalus internus muß die Menge eine große sein. Die Ventrikelfüllung wird durch Punktion am ersten KOCHERschen Punkt, d. h. 2 cm seitlich der Mittellinie, dicht vor dem Bregma ausgeführt (siehe Ventrikelpunktion), bei Kindern mit noch offenen Fontanellen 3 cm seitlich durch diese. Der Kranke wird auf den Bauch gelagert, so daß der Kopf den Rand des Tisches überragt, damit man ihn senken, etwas nach der anderen Seite drehen, nach der Punktionsseite neigen und das Vorderhorn zum tiefsten Punkt der Liquorräume machen kann. Die Nadel dringt in etwa 5—6 cm Tiefe in das Vorderhorn. WEIGELDT empfiehlt zur Ventrikelpunktion mehr die Punktion des Unterhorns vom hinteren KOCHERschen Punkt aus. Dieser Punkt liegt 3 cm hinter und 3 cm über dem äußeren Gehörgang. Dies bietet nach WEIGELDT den Vorteil, daß man in Seitenlage des Kranken mit Drehung des Kopfes nach der Gegenseite an diesem tiefsten Punkt des Ventrikelsystems, ohne die Nadel zu tief einführen zu müssen, mehr Liquor entnehmen und den Ventrikel vollkommen füllen kann. Außerdem werden von dieser Stelle aus weniger wichtige Hirnteile verletzt. WEIGELDT benutzt eine 10—12 cm lange, vorn geschlossene, abgerundete, engkalibrige Nadel, deren Öffnung schlitzförmig 2—3 mm vom Nadelende entfernt ist. Um möglichst den gesamten Liquor aus dem Ventrikel zu entnehmen, ist es nach WEIGELDT zweckmäßig, den Kranken seitlich zu lagern oder noch besser bei hängendem Kopf die Entleerung vorzunehmen. Bei Blutung aus der Nadel oder plötzlich auftretenden Druckbeschwerden wird die Punktion sofort abgebrochen. Ist der Ventrikel erreicht, muß die Nadel unverrückbar festgehalten werden. Die Füllung erfolgt am besten mit Rekordspritze nach Absaugen von 5—10 ccm, dann Einblasen derselben oder etwas geringeren Menge Luft (s. oben). Die gewöhnliche Menge für die Ventrikelfüllung beträgt 35—40 ccm. Bei Erweiterung ist sie bis auf 200 und 400 ccm zu erhöhen

η) Die Arteriographie.
(MONITZ.)

Außer der Ventrikulographie wird zur Ortsbestimmung von Geschwülsten auch die Arteriographie (MONIZ, LÖHR und JAKOBI) dienen. Letztere haben das Verfahren mit der Encephalographie zusammen ausgearbeitet. Es gilt für weniger gefährlich als die Ventrikulographie. Durch Freilegung der A. carotis int. werden 8—10 ccm Thoratrast in das Gefäß auf dem Röntgentisch eingespritzt und währenddessen die Aufnahmen des Schädels gemacht. Gefäßveränderungen und Ausfälle des Verzweigungsbildes durch Geschwülste sind oft sehr deutlich erkennbar.

d) Die Trepanation über dem Großhirn.

Zur Projektion einzelner wichtiger Abschnitte der Gehirnoberfläche auf die Schädeloberfläche sind eine große Zahl von Methoden angegeben worden. Die einfachsten Verfahren, wie sie besonders von den Engländern angewendet wurden, sind *Maßmethoden*.

WITZEL und HEIDERICH haben in neuerer Zeit ein sehr einfaches und brauchbares Schema, nicht nur zur Feststellung der motorischen Zentren, sondern auch zur Bestimmung der Ventrikelausdehnung hergestellt; auch sie bedienen sich nur des Zentimetermaßes. So wird die Zentralfurche in folgender einfacher Weise gefunden. Verbindung von Glabella und Inion (Protuberantia externa) über den Scheitel. Nach Halbierung dieser Linie findet sich daumenbreit dahinter ($1^1/_4$ cm nach TREVES-KEITH) der *Beginn der Zentralfurche*. Nach WITZEL verläuft die Zentralfurche in einer bogenförmigen Linie (Meridian), deren eben genannter Anfangspunkt auf der Scheitellinie mit einem Punkt verbunden werden muß, der daumenbreit hinter dem Proc. front. des Jochbogens auf dem horizontalen Jochbogenabschnitt liegt. Die oberen $^3/_5$ dieses Meridians entsprechen der Zentralfurche. Verbindet man den oben erwähnten Anfangspunkt der Zentralfurche mit dem vorderen Ende des Tragus, so erhält man den *Ohrmeridian*. Auf diesem liegt an der Grenze zwischen dem unteren und mittleren Drittel das *Rindenfeld für die Gehörwahrnehmung*, d. h. also die Mitte der oberen Schläfenwindung. Auf ähnliche Weise kann man noch viele andere Punkte festlegen.

Zur *genauen Projektion* bestimmter Punkte der Gehirnoberfläche auf den Schädel ist es besser, sich eines der bekannten *Kraniometer* zu bedienen. Wir bevorzugen in solchen Fällen das Instrument von KRÖNLEIN, das sehr einfach anzulegen und zu bedienen ist. Die Bestimmung muß aber in Ruhe, d. h. am besten am Abend vor der Operation durchgeführt werden. Man zeichnet sich die Linien mit Hilfe von Carbolfuchsin auf die rasierte Haut auf.

Das Gestell besteht aus zwei Grundringen, die entsprechend der deutschen und der oberen Horizontalen eingestellt werden (Abb. 373). Der Apparat läßt sich durch geringe Umstellungen sowohl rechts als links anlegen. Der im Inneren des unteren Ringes vorspringende Knopf liegt im Meatus auditorius ext., um diesen Punkt festzulegen. Dann wird der untere Ring so eingestellt, daß er mit dem unteren Augenhöhlenrand abschließt. Der obere Ring wird dann so weit verschoben, daß er mit dem oberen Augenhöhlenrand abschneidet. Beide Ringe laufen parallel. Die *vordere Vertikale* wird so eingestellt, daß sie auf der Mitte des Jochbogens senkrecht steht. Die *hintere Vertikale* geht vom hinteren Rand des Proc. mastoideus nach oben. Schließlich ist noch eine *mittlere Vertikale* vorhanden, die entsprechend dem Unterkieferköpfchen eingestellt wird.

Um nun die Zentralfurche festzulegen, sucht man sich den *Schnittpunkt* der *hinteren Vertikalen* mit der *Scheitellinie* auf. Dieser Punkt entspricht dem oberen Ende der Zentralfurche. Der Schnittpunkt der vorderen Vertikalen mit der oberen Horizontalen entspricht dem unteren Ende der Zentralfurche. An dieser Stelle ist ein kleines Metallband beweglich fixiert, das man als Lineal zum Einzeichnen der Projektionslinie benutzen kann (Abb. 373). Hat man so die Zentralfurche in ihrem Verlauf festgelegt, so findet man die Fossa Sylvii, indem man den Winkel zwischen der Zentralfurche und der oberen Horizontalen halbiert.

Ist die Diagnose auf einen Tumor gestellt und ist die Seiten- und Lokaldiagnose durch die Symptome so ausgesprochen, daß man mit der Auffindung eines Tumors rechnen kann, so wird man die Trepanation an der Stelle durchführen, die eine möglichst vollständige Übersicht über den wahrscheinlich erkrankten Gehirnteil erlaubt (s. unten). Findet sich keine Geschwulst oder fehlt schon vor dem Eingriff jeder Anhaltspunkt für die Herd- und Seitendiagnose, so wird, wie schon oben erwähnt,

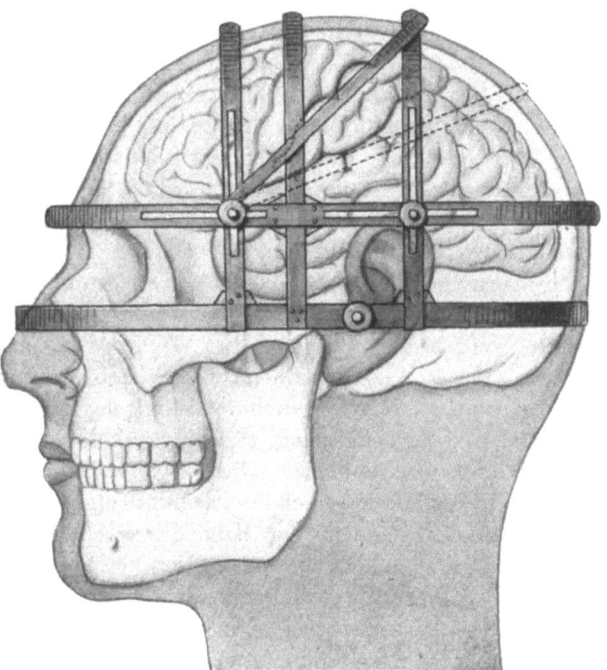

Abb. 373. Das KRÖNLEINsche Kraniometer angelegt.

die ein- oder doppelseitige Entlastungstrepanation nach der subtemporalen Methode von CUSHING als zweckmäßigste zu empfehlen sein (s. S. 564).

e) Die osteoplastische Trepanation.

(Geschichtliches s. S. 525.)

Die osteoplastische Methode kann über allen Hirnabschnitten sehr gut in örtlicher Betäubung ausgeführt werden. Nachdem man sich die Gegend der zu bildenden Schädelöffnung festgelegt hat, werden etwa fingerbreit im Umkreis die Weichteile nach Anlegung einiger Hautquaddeln mit $1/2$%iger Novocain-Suprareninlösung umspritzt. Besonders auf die Infiltration des in der Regel nach der Basis zu gelegten Lappenstiels ist große Sorgfalt zu verwenden. Hat man die Umspritzung auf diese Art durchgeführt, so hat man den doppelten Vorteil der Schmerzlosigkeit von Weichteilen und Knochen und der vorläufigen Blutstillung im Operationsgebiet. Man kann daher auf die früher empfohlenen

Methoden zur Blutsparung nach HEIDENHAIN, MAKKAS, VORSCHÜTZ gut verzichten. Das hat, abgesehen von der Zeitersparnis, den Vorteil, daß man das Operationsgebiet, wenn nötig, beliebig erweitern kann, ohne durch eine Hinterstichnaht oder Blutstillungsklammern behindert zu sein. Nach eingetretener Anästhesie wird der Hautlappen umschnitten, er ist im allgemeinen an der Basis schmäler als im freien Teil. Man durchschneidet die Weichteile bis auf das Periost in einem Zuge, faßt die stärker blutenden Weichteilgefäße, die sich gewöhnlich weit unter die derbe Schwarte zurückziehen, mit Klemmen und versorgt sie dann endgültig oder auch später durch Umstechung. Das Periost wird nun nicht sofort in ganzer Ausdehnung des Weichteilschnittes gespalten, sondern nur an den Stellen (gewöhnlich 4), an denen die Bohrlöcher angelegt werden. Dazu genügen 2—3 cm lange Schnitte (Abb. 374). Diese Maßregel empfiehlt sich deshalb, weil das Periost des Schädeldaches nur sehr lose auf dem Knochen haftet und daher sehr leicht abreißt, wodurch die Erhaltung der Knochenschale in Frage gestellt würde. Sind die Einschnitte in das Periost gemacht, so schiebt man mit dem Raspatorium das Periost etwas vom Schädeldach ab und läßt es mit kleinen scharfen Haken zurückhalten, wobei darauf Rücksicht zu nehmen ist, daß es in der Richtung auf den zu bildenden Knochenlappen nicht zu weit von der Unterlage abgehoben wird. Zwei von den Bohrlöchern werden den Winkeln des Weichteillappens entsprechend, die beiden anderen in etwa gleicher Entfernung voneinander und von den beiden ersten im Verlauf des konvexen Schnittes angelegt. Während nun die Weichteile genügend weit zurückgezogen werden, wird der Schädel an den vier Stellen mit der Kugelfräse durchbohrt. Die Kugelfräse hat vor allen anderen Bohrern den großen Vorteil, daß nach dem Durchdringen der ganzen Dicke des Knochens nur ein kleines Segment der Kugeloberfläche die innere Tafel eröffnet. Am besten bedient man sich einer elektrisch betriebenen Kugelfräse, doch ist darauf zu achten, daß die durch die schnelle Umdrehung des Bohrers entstehende Erhitzung nicht wirksam wird. Um den Bohrer abzukühlen, ist es daher zweckmäßig, mit Hilfe einer Rekordspritze dauernd Kochsalzlösung auf den Bohrer zu tropfen oder den Bohrer immer nach einigen Sekunden aus dem Bohrloch herauszunehmen und in kalter Kochsalzlösung abzukühlen. Wird die Kochsalzlösung mit Hilfe des Tupfers aufgetropft, so muß das wenigstens aus 8—12 cm Entfernung geschehen, um mit der Gaze dem Bohrer nicht zu nahe zu kommen. Hat man sich bei dem Herausnehmen der Fräse aus dem Bohrloch davon überzeugt, daß die Öffnung in der inneren Tafel etwa 3—4 mm groß ist, so wird auf das weitere Bohren verzichtet. Man vergrößert zweckmäßigerweise die Öffnung nur mit einem kleinen, aber stärkeren, scharfen Löffel, mit dem man den durch das Bohren verdünnten inneren Teil des Bohrloches von innen nach außen ausschneidet. Bei solchem Vorgehen kommt eine Verletzung der Dura, besonders der Gefäße kaum vor, dagegen kann in dem Knochenkanal ein großes Diploegefäß oder ein Emissarium eröffnet werden, das die Einsicht in den Knochenkanal durch fortwährende Blutfüllung verhindert. Es hat sich als sehr zweckmäßig erwiesen, nach dem Vorschlag von HORSLEY ein Stückchen sterilen, erwärmten Bienenwachses mit dem Elevatorium in die blutende Öffnung einzupressen. Sind die vier Bohrlöcher angelegt, so kann die Verbindung derselben auf verschiedene Weise hergestellt werden. Wir bedienen uns in der Mehrzahl der Fälle zu diesem Zweck der mit einem Duraschützer versehenen

GAYLORDschen Fräse (Abb. 374). Man hat dabei nicht nötig, die Dura besonders abzuschieben. Man beginnt meistens an einem der beiden an der Basis gelegenen Bohrlöcher, setzt die Fräse richtig ein und spaltet nun erst das Periost zwischen diesem und dem nächsten Bohrloch aus den oben angegebenen Gründen. Bei der Bedienung der Fräse ist dabei darauf zu achten, daß der Duraschuh

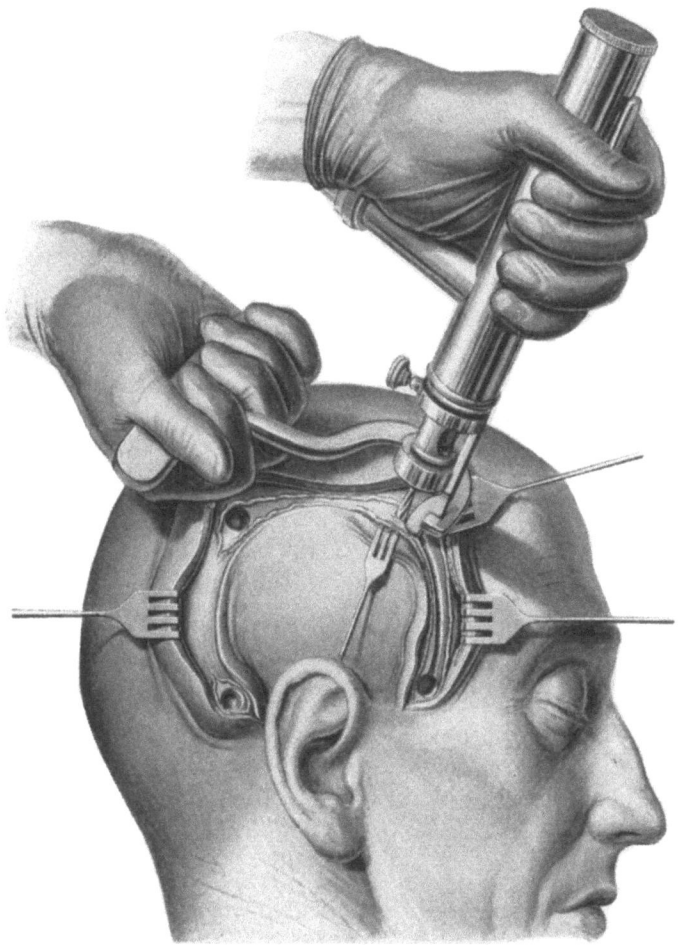

Abb. 374. Die osteoplastische Trepanation. I.
Der Hautlappen ist umschnitten und das Periost teilweise gespalten. Die Bohrlöcher sind angelegt. Die Verbindung der Bohrlöcher wird mit der GAYLORDschen Fräse vorgenommen.

direkt unter der inneren Tafel entlang läuft und daß mit dem Führungshaken kein zu starker Zug in der Schnittrichtung ausgeführt wird, da sonst die Schnelligkeit der Umdrehungen und damit die schneidende Wirkung des Instrumentes stark gebremst wird. Nähert man sich dem nächsten Bohrloch, so wird die Umdrehungsgeschwindigkeit der Fräse allmählich verringert, um nicht plötzlich mit dem Instrument in das Bohrloch hinein- und aus dem Schädel herauszufahren. Da sich die schneidende Fräse auch sehr stark erhitzt, so ist auch hier für dauernde Abkühlung durch Auftropfen von Kochsalzlösung zu sorgen. Auf die dabei anzuwendenden Vorsichtsmaßregeln, die schon oben bei der Benutzung der Kugelfräse erwähnt sind, sei hier noch einmal ausdrücklich hingewiesen, da bei der Feinheit des Instrumentes unangenehme Störungen zu erwarten sind, wenn der Kochsalztupfer mitgerissen wird. Sind die vier Bohrlöcher im Bereich des Weichteilschnittes miteinander verbunden, so muß noch die Brücke zwischen den beiden an der Basis gelegenen Bohrlöchern durchgebrochen werden. Ist während der Herstellung der Verbindung der einzelnen Bohrlöcher keine Verletzung der Dura oder ihrer Gefäße zustande gekommen, was bei einigermaßen

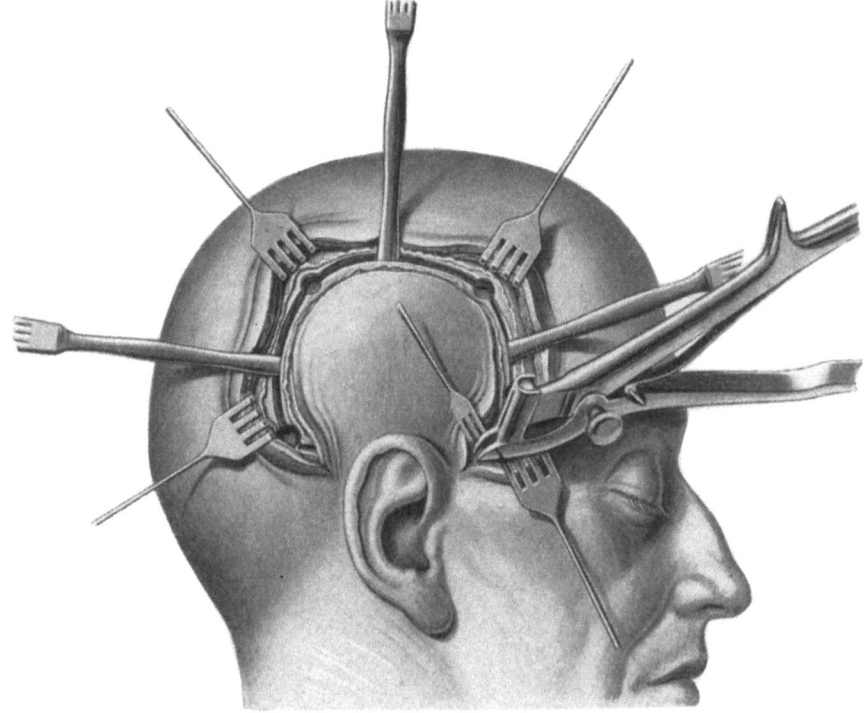

Abb. 375. Die osteoplastische Trepanation. II.
Die Verbindung der Bohrlöcher ist hergestellt. Der Fuß der Knochenlappenbasis wird durch Einschnitte mit der DAHLGRENschen Zange verschmälert. Drei Elevatorien sind zum Umbrechen des Knochenlappens in die Schnittlinie eingesetzt.

vorsichtigem Vorgehen die Regel ist, so kann man sich mit dem Umbrechen Zeit nehmen und die Knochenbrücke durch seitliches Einschneiden mit der DAHLGRENschen Zange unter Zurückhalten der Weichteile etwas verschmälern (Abb. 377). Die Blutung aus der Diploe pflegt meistens gering zu sein. Wird einmal ein größeres Gefäß eröffnet, so kann der Kanal nach KRAUSES Empfehlung zeitweilig tamponiert werden. Ist eine stärkere Blutung oder gar eine Verletzung der Art. meningea media eingetreten, so soll das Umbrechen des Knochenlappens so schnell wie möglich erfolgen, um das verletzte Gefäß durch Umstechung möglichst weit zentral unterbinden zu können. Das Umbrechen des Lappens wird am besten auf folgende Weise ausgeführt: Zwei schlanke Elevatorien werden in die seitlichen Teile des Knochenschlitzes eingesetzt und damit der federnde Knochendeckel vorsichtig etwas angehoben. Dann führt man von der Mitte der Lappenkonvexität unter dem Deckel ein etwas stärkeres Elevatorium ein und hebelt nun mit einem Ruck den Lappen in die Höhe. Bricht er ein, so ist er sofort zu fassen und nach außen umzuschlagen. Da die Bruchlinie oft, besonders in der Temporalgegend, stärkere Splitterung zeigt, überzeugt man sich sofort, ob eine Dura- oder Gefäßverletzung zustande gekommen ist. Ist es der Fall, so wird die Umstechung des Gefäßes vorgenommen. Um die Knochenschale vor der Loslösung von dem Periost zu bewahren, werden nun sofort 2—3 der von KRAUSE empfohlenen Klauenzangen angelegt, und zwar in der Nähe der Lappenbasis und der Konvexität, die Knochen und

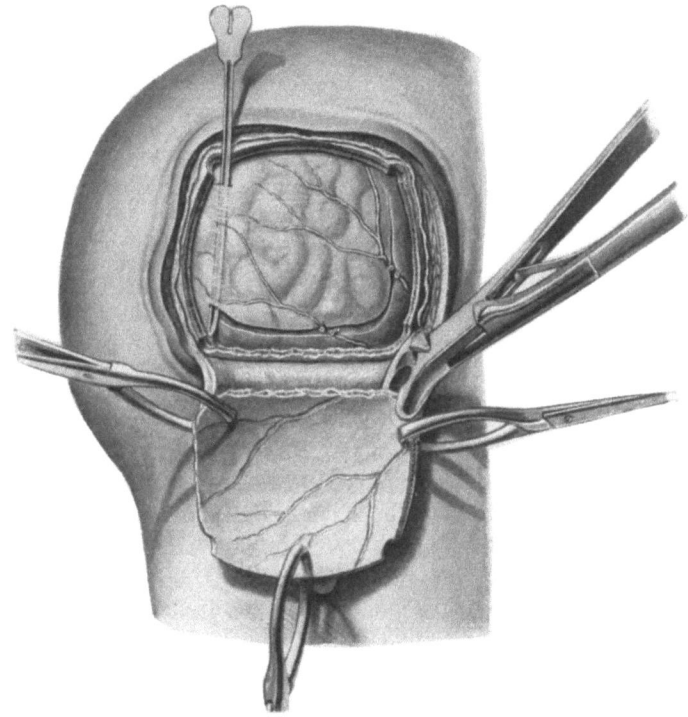

Abb. 376. Die osteoplastische Trepanation. III.
Der Knochenlappen ist umgebrochen und am Weichteillappen mit KRAUSEschen Zangen festgehalten. Die Knochenlappenbasis wird mit der LUERschen Zange geglättet. Umschneidung des Duralappens auf der Hohlsonde.

Weichteile fest miteinander verbinden (Abb. 378). Zum Umbrechen des Lappens kann man sich auch der von KRAUSE empfohlenen, stärkeren Klauenzange bedienen. Erst jetzt wird die Bruchstelle der Knochenschale und der Basis mit Hilfe der LUERschen Zange geglättet. Hat man keine Knochenfräse zur Verfügung, so kann die Verbindung der Bohrlöcher auch mit der DAHLGRENschen (Abb. 377) oder besser der DE QUERVAINschen Zange durchgeführt werden. Die letztere hat den großen Vorteil vor der ersteren, daß sie einen Duraschützer besitzt, der gleichzeitig das jedesmalige Herausfahren des schneidenden Knochenhakens, nach dem Ausstanzen des Knochenstückchens, verhindert. GULEKE verwendet statt der DAHLGRENschen Zange (mit der man nach jedem Zudrücken aus der Rinne herausfährt und sie immer unter einigen Schwierigkeiten wieder einführen muß) eine leicht abgebogene und vorne schmal zulaufende LUERsche Zange. Sie wird von *einem* Bohrloch am oberen Rande des zu bildenden Knochenlappens aus eingeführt und erlaubt die Bildung einer

Rinne, die zwar breiter als die mit der Fräse oder der DAHLGRENschen Zange hergestellte ist, aber trotzdem leicht zuheilt. Meißel und Hammer sollte man nur noch im Notfall verwenden, d. h. wenn andere Instrumente nicht zur Verfügung stehen.

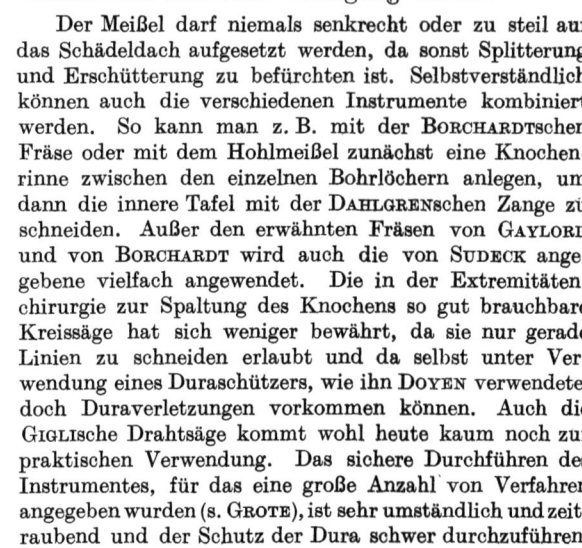

Abb. 377. Die DAHLGRENsche Zange. (¹/₃ nat. Größe.)

Der Meißel darf niemals senkrecht oder zu steil auf das Schädeldach aufgesetzt werden, da sonst Splitterung und Erschütterung zu befürchten ist. Selbstverständlich können auch die verschiedenen Instrumente kombiniert werden. So kann man z. B. mit der BORCHARDTschen Fräse oder mit dem Hohlmeißel zunächst eine Knochenrinne zwischen den einzelnen Bohrlöchern anlegen, um dann die innere Tafel mit der DAHLGRENschen Zange zu schneiden. Außer den erwähnten Fräsen von GAYLORD und von BORCHARDT wird auch die von SUDECK angegebene vielfach angewendet. Die in der Extremitätenchirurgie zur Spaltung des Knochens so gut brauchbare Kreissäge hat sich weniger bewährt, da sie nur gerade Linien zu schneiden erlaubt und da selbst unter Verwendung eines Duraschützers, wie ihn DOYEN verwendete, doch Duraverletzungen vorkommen können. Auch die GIGLIsche Drahtsäge kommt wohl heute kaum noch zur praktischen Verwendung. Das sichere Durchführen des Instrumentes, für das eine große Anzahl von Verfahren angegeben wurden (s. GROTE), ist sehr umständlich und zeitraubend und der Schutz der Dura schwer durchzuführen.

Ist nach einem der geschilderten Verfahren der Knochendeckel umschnitten, an der Basis umgebrochen, durch die KRAUSEsche Klauenzange in seinem Zusammenhang mit den Weichteilen gesichert, seine Wundränder an der Basis geglättet, so kann die Besichtigung der Dura oder das Suchen des Tumors beginnen. Der Weichteilknochenlappen wird umgeklappt und mit Haken zurückgehalten.

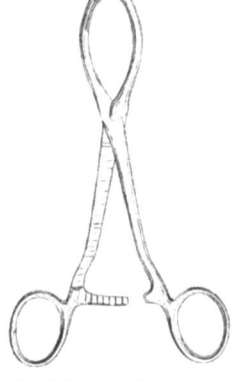

Abb. 378. Die Klauenzange nach KRAUSE. (¹/₂ nat. Größe.)

Blutungen aus dem Knochen müssen vorher gestillt sein. Sie werden, wie schon oben erwähnt, am besten mit sterilem Bienenwachs, das unter starkem Druck mit einem Elevatorium in die blutende Öffnung gepreßt wird, zum Stehen gebracht (HORSLEY, PAYR). Man kann aber auch kleine Holzstifte (BORCHARDT) in die blutenden Emissarien einschlagen. F. KRAUSE hat einen kleinen, rechtwinkelig abgebogenen Metallhaken empfohlen, der an der blutenden Stelle in den Knochen eingetrieben wird (Abb. 379). Dadurch können Gefäßlichtungen dauernd zusammengedrückt werden. Der Haken wird dann entfernt. Bei Blutungen aus der Diploe gelingt die Blutstillung oft gut mit einer Flachzange (am besten mit doppelter Übersetzung). Durch den starken Druck werden die beiden Tafeln und die Diploe zwischen ihnen so zusammengepreßt, daß die Blutung steht.

f) Die Eingriffe bei den Geschwülsten der Dura.

Die Geschwülste der Dura werden so gut wie immer in örtlicher Betäubung operiert. Zu ihrer Entfernung (die Endotheliome sind am häufigsten) werden zunächst die Meningeaäste mit einer drehrunden Nadel umstochen, wenn sie für die Ernährung des zu entfernenden Duraabschnittes in Frage kommen. Dann wird der Duralappen im Gesunden umschnitten. Zu diesem Zweck legt man zunächst mit einem spitzen Messer eine kleine Duraöffnung, etwa fingerbreit vom Tumor entfernt, an, führt durch diese Öffnung eine schmale Hohlsonde ein und sich streng an die Dura haltend dringt man einige Zentimeter vor. Dann wird auf dieser Hohlsonde die Dura mit dem Messer oder mit der abgebogenen, geknöpften Duraschere schrittweise eröffnet. Unter langsamem, weiterem Vorschieben der Sonde mit folgendem Einschneiden wird so die Dura allmählich rings um den Tumor herum eingeschnitten. Bei dem Vorschieben und Einschneiden ist mit größter Achtsamkeit vorzugehen, um nicht die dünnwandigen und leicht blutenden Piavenen zu zerreißen. Da die Tumoren der Dura häufig Eindellungen der Gehirnsubstanz verursachen und Gefäßverbindungen zwischen ihnen und den Piagefäßen bestehen, ist bei dem nun folgenden Auslösungsversuch des Tumors mit größter Vorsicht vorzugehen. Hebt man mit einer feinen Hakenpinzette den Durarand in die Höhe, so kann man die erwähnten Gefäßverbindungen sehen, unterfahren und mit feinster Seide doppelt oder wenigstens nach dem Gehirn zu unterbinden. Auf diese Weise läßt sich, wenn man von allen Seiten allmählich nach dem Zentrum des Tumors halb stumpf, halb scharf vorgeht, ein kleiner Tumor ohne großen Blutverlust auslösen. Große Geschwülste, die weit in das Gehirn hineinreichen, werden nach GULEKE besser zunächst mit dem

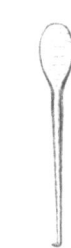

Abb. 379. Haken zur Stillung einer Knochenblutung nach KRAUSE. (¹/₃ nat. Größe.)

Diathermiemesser gespalten und mit der Diathermieschlinge langsam vom Zentrum nach der Kapsel zu ausgehöhlt. Das Geschwulstbett fällt durch die allmähliche Verkleinerung des Tumors zusammen, so daß die Entfernung nicht mehr gefährlich ist. Schwierig kann die Entfernung einer Durageschwulst werden, wenn sie mit dem Sinus sagittalis zusammenhängt, oder in seiner nächsten Nähe sitzt. In beiden Fällen soll man nach GULEKE die Geschwulst bis auf die zunächst bestehenbleibende Verbindung mit dem Sinus auslösen und die Ablösung dort erst zuletzt vornehmen. Die doppelte Unterbindung des Sinus soll möglichst vermieden werden, kann aber bei unmittelbarem Zusammenhang mit der Geschwulst sich als notwendig erweisen. Manchmal gelingt bei zeitweiliger Blutstillung durch Druck die *seitliche Naht* des Sinus. Da nach der Entfernung des Tumors eine größere oder kleinere Duralücke zurückbleibt, so empfiehlt es sich, sie möglichst gleich zu schließen. Als bestes Verfahren ist nächst der Lappenbildung aus der Dura selbst durch Spaltung nach der Fläche nach BRÜNING, die für kleine Lücken geeignet ist, die freie Transplantation eines Lappens aus der Fascia lata nach KIRSCHNER zu wählen. Die guten Eigenschaften der Fascie (s. S. 114) machen sie gerade zur Deckung von Duradefekten besonders geeignet. Man schneidet das Stück einige Zentimeter größer als die Lücke, so daß es ringsherum sicher mit einer feinen, fortlaufenden Seidennaht an den Durarändern eingenäht werden kann. So erreicht man nicht nur eine Defektdeckung, sondern sogar einen wasserdichten Abschluß. Auch zur Blutstillung trägt die Fascie bei. Entstehen Lücken im Gehirn, so gleichen sie sich größtenteils nach Entfernung des Tumors von selbst aus. Tun sie es nicht, so kann ein Fettlappen frei in den Defekt transplantiert werden (s. auch S. 579).

g) Die Eingriffe bei den Geschwülsten des Gehirns.

Zeigt die Dura normale Verhältnisse und wird in der freigelegten Gegend ein Hirntumor oder eine Cyste vermutet, so kann schon vor Eröffnung der Dura der Versuch gemacht werden, durch Besichtigung, Betastung und schließlich durch Punktion den vermuteten Tumor genauer festzustellen. Die örtliche Schmerzbetäubung durch Einspritzung von Novocain-Suprareninlösung in die Schädelweichteile genügt auch zur Durchführung ausgedehnter Tumorentfernungen aus dem Gehirn meist vollständig und ist immer der gefährlicheren Allgemeinnarkose vorzuziehen. Auch die Vorbereitung mit Morphium hat aus den bekannten Gründen zu unterbleiben. Tumoren an der Konvexität des Gehirns können auch äußerlich sichtbare Verbindungen mit der Dura eingehen. Farbenveränderungen, Gefäßanhäufungen können darauf hinweisen. Die Betastung gibt fast immer zu Täuschungen Veranlassung, da die verschieden starke Spannung der Dura auch andere Ursachen haben kann (Befestigung in der Nähe der Falx, des Tentoriums, der Basis und Liquoransammlungen). Auch die Punktion ist leider recht unzuverlässig und nicht ungefährlich, da Verletzung von großen Gefäßen zu Blutungen in die Gehirnsubstanz führen kann (s. Hirnpunktion S. 540). Stößt man beim Punktieren auf einen derben Widerstand in einer Gegend, die aus Hirnsubstanz bestehen sollte, so kann es wohl möglich sein, einen Tumor oder die Wand einer Cyste vor sich zu haben. Handelt es sich um eine Cyste, so wird man nach Durchbohrung der Wand einen mehr oder weniger kennzeichnenden Inhalt mit der Spritze aufziehen können. Die Untersuchung des Inhaltes kann auf die Natur der Cyste hinweisen (Hirncyste, erweichter Tumor, parasitäre Cyste, alte Blutung u. a. m.). Handelt es sich um einen *soliden Tumor*, so wird der Widerstand, den die Punktionsnadel zu überwinden hat, längere Zeit anhalten und das durch die Kanüle ausgestanzte und in ihr verbleibende Gewebsstück kann zur diagnostischen, mikroskopischen Untersuchung verwendet werden. CHRISTIANSEN (1943) hat zur Entnahme von Geschwulstteilen einen Apparat zur *Probeausbohrung* angegeben. In der Mehrzahl der Fälle wird man mit den erwähnten diagnostischen Hilfsmitteln nicht auskommen, man wird daher die Dura spalten. Da man niemals sicher mit der Anwesenheit eines Tumors rechnen kann, so ist es von vornherein *zweckmäßig, die Duraöffnung so anzulegen, als ob eine Entlastungstrepanation ausgeführt werden sollte*, d. h. man stielt den Duralappen umgekehrt wie den Weichteillappen. Bevor die Dura eingeschnitten wird, wird die Unterbindung der deutlich sichtbaren Meningeaäste vorgenommen, und zwar möglichst weit zentral, um einen möglichst großen Duralappen bilden und einen möglichst großen Teil der Gehirnoberfläche dem Auge zugänglich machen zu können. Nun wird an einer Ecke eine kleine Öffnung in die Dura eingeschnitten und unter langsamem Vorschieben der Hohlsonde dicht unter der Dura die Spaltung vorgenommen. Dabei quillt gewöhnlich das Gehirn sehr stark in die Öffnung vor. Bei bestehendem Hirndruck sind die Gyri abgeflacht, die Gehirnvenen oft stark gefüllt. Um so größer muß die Vorsicht bei der Durchschneidung der Dura sein. Sehr zweckmäßig ist es, wie es schon CUSHING empfohlen hat, bei starkem Hirndruck eine Liquorentnahme durch Ventrikelpunktion vorzunehmen. Nicht nur, daß das starke Hervorquellen des Gehirns, das dadurch schwer geschädigt werden kann, wegfällt, sondern ein Tumor kann sofort sicht- und tastbar werden durch das Zusammensinken der *Gehirnoberfläche*. Ist der

Duralappen an drei Seiten umschnitten, so wird er zurückgeklappt, um nun die Gehirnveränderungen an der Oberfläche feststellen zu können, oder um die schon erwähnten diagnostischen Hilfsmittel zu Rate zu ziehen. Auch nach Beseitigung der Dura ist die Palpation als unsicherstes diagnostisches Hilfsmittel zu bezeichnen. Läßt sich ein oberflächlich sitzender Tumor feststellen, so kann er dann entfernt werden, wenn er eine *deutliche Abgrenzung* zeigt. Die fast immer ohne Grenze in das Gehirngewebe übergehenden *Gliome*, abgesehen von den meist cystisch entarteten *Astrocytomen* (BAILEY), die eine schärfere Begrenzung zeigen, kommen daher für eine Entfernung kaum in Frage. Eher gelingt die Beseitigung von Cysten, Sarkomen und kleineren abgeschlossenen Erweichungsherden. Die Metastasen der Carcinome und die Hypernephrome sind meist mehrfach. Kann ein solches Vorkommen festgestellt werden, so wird man auf Exstirpation verzichten. Die *oberflächlich sitzenden scharf begrenzten Tumoren* lassen sich nach Unterbindung sämtlicher, oberflächlich liegender, zuführender Gefäße verhältnismäßig leicht aus der Hirnsubstanz ausschälen. Die Auslösung soll mit einem schlanken *Elevatorium*, nicht mit dem Finger erfolgen. Die von KRAUSE empfohlene Ansaugung mit Hilfe verschieden großer Saugglocken dient dazu, versteckt und tief gelegene und besonders große Tumoren schonend vorzuziehen und sie durch Abschieben der Gehirnsubstanz mit feinen Stieltupfern zu isolieren. Das Abtragen gelingt dann ohne viele Nebenverletzungen. Größere Geschwülste soll man genauestens darauf prüfen, ob sie operabel sind. Ist das der Fall, so werden sie zunächst am besten mit dem Diathermiemesser eingeschnitten und dann mit der Diathermieschlinge von innen nach außen ausgehöhlt (GULEKE). Erst wenn der größte Teil der Geschwulst auf diese Weise entfernt ist und die Geschwulsthöhle sich dadurch erheblich verkleinert hat, faßt man die Geschwulstränder mit Haltefäden und löst sie nun unter guter Blutstillung aus dem Gehirngewebe aus. Tiefer sitzende Tumoren, d. h. einige Zentimeter unter der Konvexität sitzende Tumoren sind ebenfalls von verschiedenen Chirurgen mit Erfolg entfernt worden. Es muß dazu die Gehirnsubstanz nach Unterbindung der oberflächlichen Gefäße eingeschnitten werden. Auch hier wird das Diathermiemesser zur Aushöhlung der Geschwulst dem Messer vorgezogen. Ehe man nach Exstirpation eines Tumors die Dura über den Defekt legt, ist eine Zeitlang zu tamponieren, um eine möglichst ausreichende Blutstillung zu erzielen. Die Lücken in der Hirnsubstanz pflegen sich meist schnell auszugleichen, nachdem der Tumor entfernt wurde. Bleibt eine größere Höhle bestehen, so kann sie mit einem frei transplantierten Fettlappen ausgefüllt werden. Blutet es aus der Höhle weiter, auch nach länger fortgesetzter Tamponade mit warmer Kochsalzlösung (am besten mit Adrenalinzusatz, 25—30 Tropfen der Lösung 1:1000 auf 100 ccm Kochsalzlösung), so ist noch länger zu warten. Eine Tamponade bringt die Gefahr der Infektion und ist zu vermeiden. Unter Umständen muß eine stärker blutende Stelle verkocht werden. Die Dura kann dann vollständig vernäht werden. Ebenso die Galea besonders dicht und schließlich die Haut. So wird am besten das Auftreten von Liquorfisteln und Infektionen verhütet. Auf *Nachblutungserscheinungen* muß geachtet werden. Treten Druckerscheinungen auf, so wird durch Injektion hypertonischer Kochsalzlösungen und Lumbalpunktion entlastet. Genügt auch das nicht, so muß die Wunde eröffnet, das Blut entfernt und die Wunde wieder geschlossen werden.

Noch gefährlicher ist das Auftreten eines postoperativen *Hirnödems* nach der Druckentlastung durch eine Tumorentfernung. Es äußert sich auch in Drucksteigerung, führt aber recht oft zu Funktionsstörungen, die besonders unglücklich verlaufen, wenn lebenswichtige Hirnanteile betroffen werden. Auch hier kann nur allgemeine Druckentlastung (s. oben) im Wundgebiet helfen.

Hat sich kein Tumor gefunden, spricht aber der Befund für bestehenden Hirndruck, so ist die Trepanation als Entlastungstrepanation (s. S. 564) abzuschließen. Es ist dabei zweckmäßig, den Knochenrand an der Basis der Öffnung bis an die Schädelbasis zu entfernen und die Dura nach Unterbindung der Gefäße ebenfalls so weit zu spalten, um die basalen Zisternen zu eröffnen. In vielen Fällen wird man dann auch den bis dahin erhaltenen Knochendeckel entfernen. Die Duraöffnung wird nicht wieder vernäht, höchstens wird der Lappen durch einige Nähte an den Rändern befestigt. Die Naht der äußeren Weichteile hat dafür um so genauer zu geschehen, um die Entstehung einer Liquorfistel zu verhindern.

Der Verband.

Auf die Wunde wird Krüllgaze gelegt und außerhalb des Hautschnittes ein aus Zellstoff oder Watte hergestellter und mit Gaze überzogener Ring mit Mastisol auf den Schädel aufgeklebt; dadurch kann eine Kompression des Operationsgebietes vollständig vermieden werden. Auf den Ring kommt ein gut gepolsterter, den ganzen Schädel einhüllender Bindenverband, der nach Art des Capistrum auch das Kinn einschließt. Der Kopf des Kranken ist hoch zu lagern, wenn nicht gerade unter starkem Blutverlust operiert wurde. Vielfach wird Urotropin zur Nachbehandlung empfohlen, da durch die Ausscheidung von Formalin im Liquor eine gewisse antiseptische Wirkung erzielt werden kann. Der Verband bleibt einige Tage liegen, wird in den ersten Tagen nur dann entfernt, wenn sich, wohl meist infolge von starkem Hämatom, akute Hirndruckerscheinungen entwickeln sollten, dann kann unter Umständen eine Punktion oder die Entfernung einiger Nähte zum Ablassen des Blutergusses notwendig werden.

α) Die Trepanation der hinteren Schädelgrube.
(CUSHING, F. KRAUSE.)

Die Trepanation über dem Kleinhirn kommt hauptsächlich in Frage zur Beseitigung von Tumoren und anderen raumbeengenden Prozessen des Kleinhirns und der hinteren Schädelgrube. Sie wird aber auch als lediglich druckentlastende Operation ausgeführt, wenn die Hirndruckerscheinungen auf einen Prozeß in der hinteren Schädelgrube hinweisen, ohne daß dabei eine genaue Orts- oder Seitendiagnose möglich wäre. Unser Vorgehen richtet sich dabei im wesentlichen nach den von CUSHING, F. KRAUSE und M. BORCHARDT angegebenen Methoden. Die früher empfohlene osteoplastische Trepanation wird nicht mehr ausgeführt, da sie technisch schwieriger ist und keine wesentlichen Vorzüge bietet.

1. Die Vorbereitung und Lagerung des Kranken.

Das Haupthaar des Kranken wird, wenn es sich um Männer handelt, vollständig entfernt. Dabei genügt es, auf dem Vorderhaupt die Haare mit der

$^{1}/_{2}$ mm-Maschine abzuschneiden, während das Hinterhaupt bis vierfingerbreit über die Protuberantia occipitalis ext. hinauf rasiert werden muß. Bei Frauen werden die Haare über dem Hinterhaupt ebenfalls abgeschnitten und bis handbreit über die Protuberantia occipitalis rasiert. Über dem Vorderschädel bleiben die Haare erhalten und werden zu festen Zöpfen geflochten und auf dem Vorderschädel festgesteckt. Die Kranken werden in Bauchlage auf dem Operationstisch befestigt. Sehr zweckmäßig hat sich dabei die für diesen Zweck konstruierte Einrichtung an den neuen Operationstischen erwiesen. Es handelt sich dabei um ein am Kopfende des Tisches zu befestigendes, verstellbares Kopfstück zur Auflagerung der Stirn, das so weit vom Tisch abgerückt werden kann, daß die Brust teilweise und der Hals und das Gesicht des Kranken vollständig freiliegen, was sowohl für die Beobachtung des Kranken von unten, als auch für die Ausführung einer Inhalationsnarkose einen Vorzug bedeutet.

Die beste Lagerung, d. h. die Lagerung, die den leichtesten Zugang zum Operationsfeld gestattet, ist zweifellos die von BORCHARDT angegebene, auf dem von ihm konstruierten Operationstisch. Dabei sitzt der Patient und der vorgebeugte Kopf ruht auf einem Stirnlager. Wir haben die Trepanation in dieser Stellung mehrfach vorgenommen und uns von der bequemen Zugänglichkeit, der guten Übersichtlichkeit und der verhältnismäßig weit geringeren Blutung des Operationsgebietes überzeugt. Nachdem wir aber eine *tödliche Luftembolie* durch Eintritt von Luft in das Emissarium occipitale bei der Entfernung des Knochens über dem Confluens sinuum erlebt haben, was zweifellos auf das Leerlaufen der Sinus in dieser Stellung zurückzuführen war, haben wir diese Lagerung nicht mehr angewendet.

Die Blutung ist bei Bauchlage des Patienten entschieden stärker und die Zugänglichkeit zum Operationsfeld ist schlechter. Auch die Atmung ist stärker beeinträchtigt. Dafür kommt aber wohl die Gefahr der Luftembolie kaum in Betracht. Man muß auf die Lagerung des Kranken große Sorgfalt verwenden und man soll sich nicht eher beruhigen, als bis der Kranke Zufriedenheit mit seiner Lage äußert und bis das Operationsfeld soweit als irgend möglich übersichtlich vorliegt. Am besten wird der ganze Körper des Kranken etwas schräg gestellt und der Kopf leicht gebeugt. Die Arme sollen herunterhängen, so daß auch die Schultern nach abwärts gezogen werden. Eine *Morphiuminjektion unterbleibt* vor der Operation, ob wir nun in Narkose oder Lokalanästhesie operieren, wegen der Gefahr der Einwirkung auf das Atemzentrum. Die Desinfektion des Operationsfeldes geschieht bei uns auf dieselbe Weise wie bei allen anderen Operationen, nur bleibt der Jodanstrich weg. Am Abend vor der Operation wird gleichzeitig mit dem allgemeinen Reinigungsbad das Operationsfeld mit Wasser, Seife und Bürste gereinigt und mit einem sterilen Verband versehen, der erst auf dem Operationstisch abgenommen wird. Auf dem Operationstisch wird dreimal mit Äther und dreimal mit Alkohol gewaschen. Man kann statt der Jodtinktur die Haut dann schließlich noch mit Thymolspiritus abreiben.

In der Mehrzahl der Fälle führen wir die Operation in örtlicher Umspritzung aus. Wir bevorzugen hierbei die Methode von BRAUN. Von zwei unterhalb der Warzenfortsätze gelegenen Einstichpunkten wird in die Nackenmuskulatur bis gegen die Wirbelsäule und die Schädelbasis eingespritzt. Dann wird von einer Reihe von Einstichpunkten die Haut und das subgaleale Gewebe fingerbreit außerhalb der gedachten Schnittlinie infiltriert. Die örtliche Betäubung hat, abgesehen von den allgemeinen Vorzügen, den großen Vorteil vor der Allgemeinnarkose, daß durch den Suprareninzusatz die Blutung aus den Weichteilen wesentlich eingeschränkt wird. Daher können wir auf eine andere Blutstillungsmethode verzichten, wenn wir alle großen Gefäße sofort bei Anlage des Weichteilschnittes mit Klemmen fassen und umstechen. Dieses Vorteils der Blutsparung bedienen wir uns daher auch dann, wenn wir in Allgemeinnarkose operieren. Man schickt daher entweder die Einspritzung der Narkose voraus oder man umspritzt das Operationsfeld mit einer Suprareninlösung 25—30 Tropfen der Lösung 1:1000 auf 100 ccm Kochsalzlösung während der Narkose. Die Inhalationsnarkose führen wir nur bei ängstlichen, nicht zu beruhigenden Kranken und kleinen Kindern durch. Bei der Lage der Kranken können nur vorbereitete Gasgemische, am besten nur *Äther mit Sauerstoff*, gegeben werden Der ROTH-DRÄGERsche *Apparat* ist gut zu verwenden. Ist er nicht vorhanden so genügt auch ein JUNKERscher Apparat.

2. Die Ausführung der Trepanation.
(CUSHING.)

Der Hautschnitt beginnt etwa 1 cm oberhalb der Warzenfortsatzspitze am hinteren Rand des Warzenfortsatzes und zieht leicht bogenförmig nach oben. Zunächst etwa 2—3 cm parallel zum hinteren Ohrmuschelrand, dann nach der Mittellinie zu bis gut fingerbreit über die Protuberantia occipitalis ext. und senkt sich dann nach dem Warzenfortsatz der anderen Seite (Abb. 380). Der von CUSHING angegebene Schnitt beginnt zweifingerbreit höher oben und zieht in flachem Bogen ebenfalls etwa fingerbreit oberhalb der Protuberantia occipitalis ext. vorbei. Der Schnitt durchtrennt zunächst nur die Haut, dann erfolgt die notwendige Blutstillung durch Fassen und Umstechen der Gefäße. Dann wird etwas tiefer parallel zu dem Hautschnitt die Galea durchtrennt. Man löst zunächst die Galea bis an die Muskelansätze der Nackenmuskulatur mit dem Raspatorium ab und schneidet dann mit scharfen, gegen den Knochen gerichteten Messerzügen die Muskelansätze von den beiden Lineae nuchae ab, und zwar in ganzer Ausdehnung des allmählich immer stärker von der Unterlage abgehobenen Lappens (Abb. 381). Dadurch wird das Planum occipitale von Weichteilen vollständig befreit. Geht man nach CUSHING vor, so wird der Lappen in der Mittellinie zwischen den beiderseitigen Nackenmuskeln geteilt, und zwar bis etwa zur Höhe des Dornfortsatzes des ersten Halswirbels. Dafür brauchen die seitlichen Lappenschnitte nicht so weit nach abwärts geführt zu werden. Wir haben auch dieses Verfahren mehrmals zur Anwendung gebracht, da es insofern gewisse Vorteile hat, als die Blutung aus den seitlichen Gefäßen, den Ästen der Aa. occipitalis wesentlich geringer ist. Wenn man sie gleich bei der Anlage der seitlichen Schnitte freilegt und unterbindet, wie das KRAUSE empfohlen hat, so ist diese Blutung allerdings leicht zu beherrschen. Die CUSHINGsche Schnittführung hat nach unseren Erfahrungen einen anderen Nachteil insofern, als bei der Freilegung der untersten äußeren Abschnitte des Kleinhirns gelegentlich der Hautlappen den Zugang erschwert. Wir haben uns dann gezwungen gesehen, die seitlichen Schnitte nachträglich nach unten zu verlängern, wie es auf den Abbildungen dargestellt ist. Sind die Weichteile vollständig bis an den hinteren Rand des Foramen occipitale magnum abgeschoben und ist die Blutung aus der abgelösten Muskulatur gestillt, was durch Fassen und Umstechen einzelner größerer Gefäße und schließlich durch Tamponade

Die Trepanation der hinteren Schädelgrube. 559

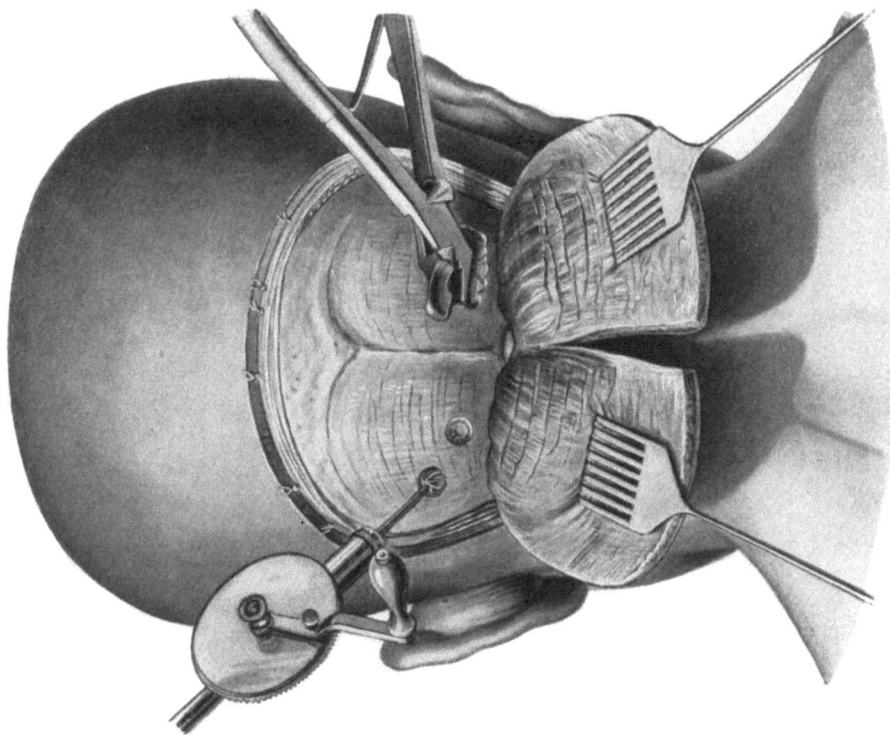

Abb. 381. Die Kleinhirntrepanation. II.
Links: Das Anlegen des Bohrloches mit dem Stillebohrer. Rechts: Die Erweiterung der Öffnung mittels der Knochenzange.

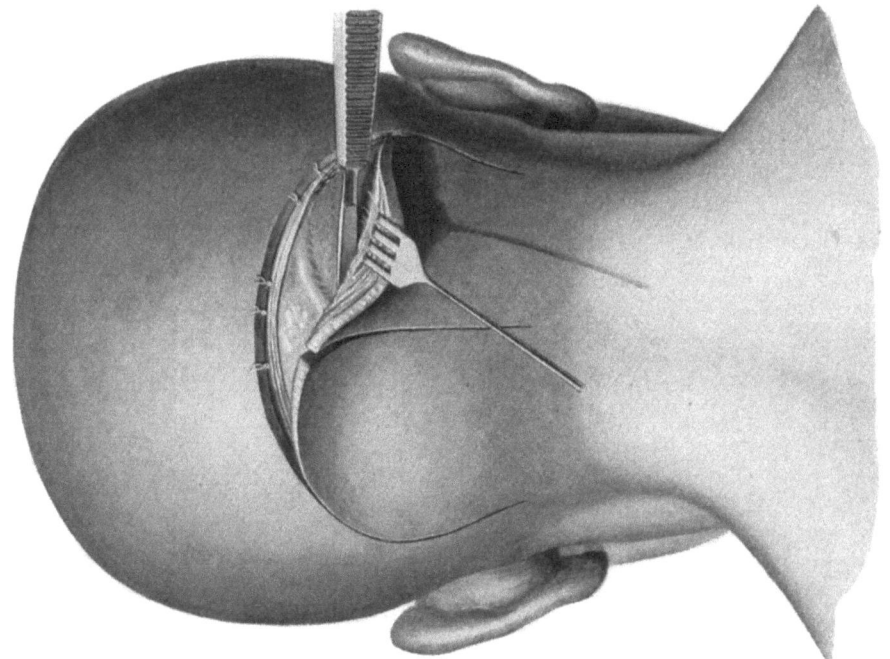

Abb. 380. Die Kleinhirntrepanation. I.
Eröffnungsschnitte und Ablösung der gesamten Weichteile bis zum For. magnum. (Der Schnitt von CUSHING entbehrt die beiden seitlichen Fortsätze nach unten.)

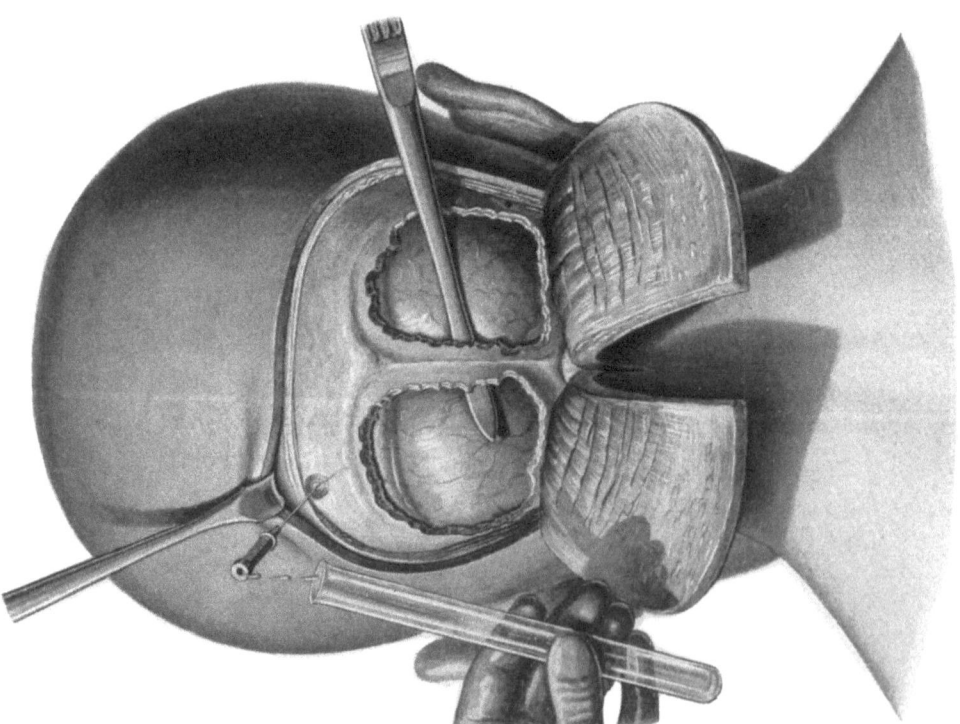

Abb. 382. Die Kleinhirntrepanation. III.
Die Hemisphären sind freigelegt bis zu den Sinus transversi. Unterfahrung der letzten Knochenbrücke mit dem Elevatorium, um beim Durchschneiden derselben den Sinus nicht zu verletzen. Durch ein besonderes Bohrloch wird zur Entlastung des Ventrikelsystems das linke Hinterhorn nach CUSHING punktiert.

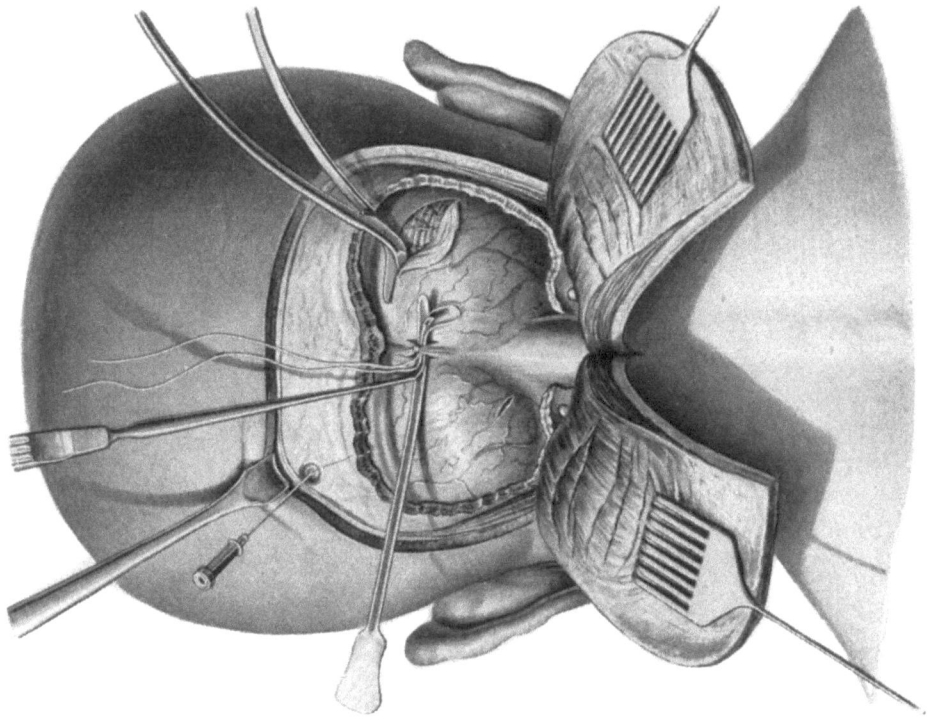

Abb. 383. Die Kleinhirntrepanation. IV.
Der Knochen ist bis in das For. magnum weggenommen. Doppelte Unterbindung des Sinus occipitalis nach Unterführung einer Rinnensonde. Kleiner Einschnitt in die Dura in der unteren mittleren (linken) Ecke des Duraüberzuges, von wo durch Einführung einer stumpfen Balkenstichnadel die Cisterna cerebello-medullaris eröffnet wird (CUSHING). Bildung eines Duralappens mit der Duraschere.

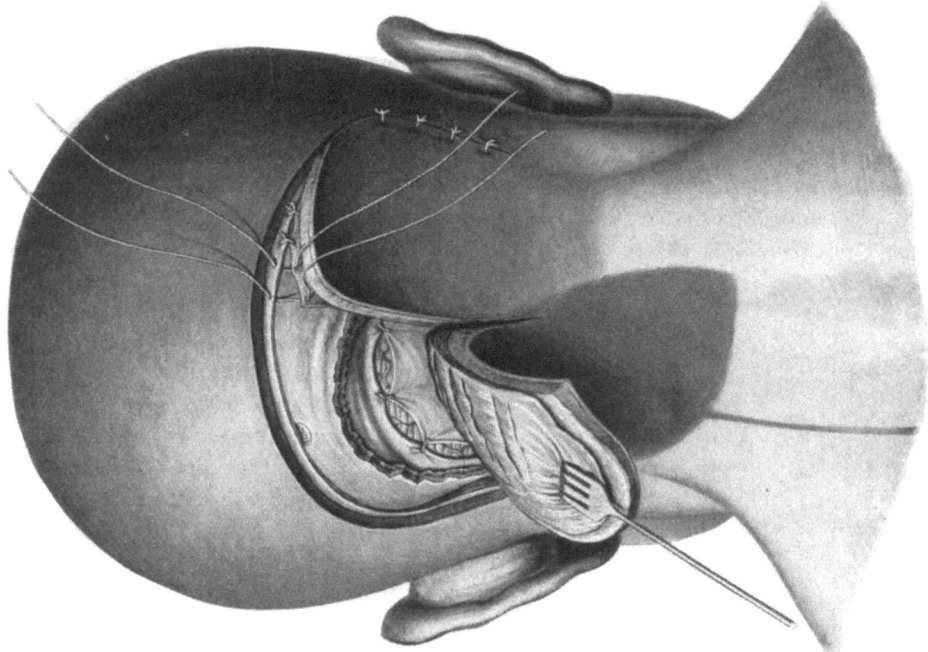

Abb. 385. Die Kleinhirntrepanation. VI. Teilweiser Verschluß der Dura. Enge Schichtnaht der Weichteile.

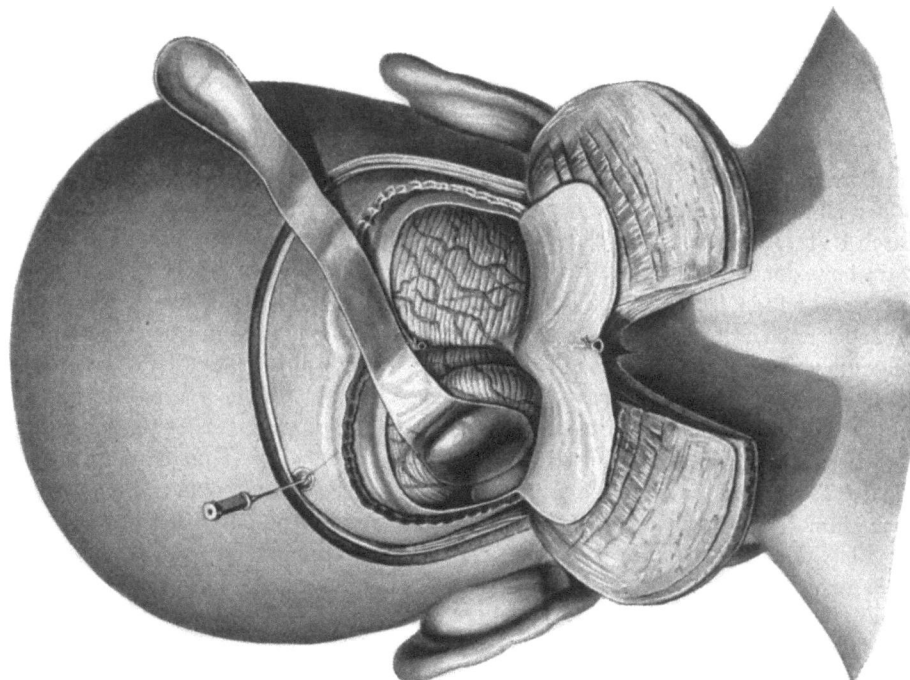

Abb. 384. Die Kleinhirntrepanation. V Anheben der linken Kleinhirnhemisphäre mit dem Löffelspatel, um den Tumor sichtbar zu machen.

mit heißen Kochsalzkompressen geschehen soll, so kann die Eröffnung der knöchernen Schädelhöhle beginnen. Mit einer Kugelfräse, die elektrisch betrieben oder am Stillebohrer (Abb. 386) verwendet wird, wird etwa in der Mitte der einen oder anderen Seite des Planum occipitale ein Bohrloch angelegt. Da der Knochen oft außerordentlich dünn, ja papierdünn ist, so muß dabei mit einiger Vorsicht vorgegangen werden. Von diesem Bohrloch aus erfolgt dann die allmähliche Vergrößerung der Trepanationsöffnung mit der LUERschen oder LAMBOTTEschen (Abb. 387 und 388) Zange, und zwar nach oben bis zur Freilegung der Sinus transversi (Abb. 382), deren Verlauf in bezug auf die Höhe meistens nicht ganz symmetrisch ist; nach den Seiten bis an den Rand der absteigenden Teile der Sinus transversi und den hinteren Rand des Warzenfortsatzes und nach der Mitte bis zur Crista occipitalis ext., die zunächst in ganzer Ausdehnung stehenbleibt (Abb. 382). Bei der notwendigen seitlichen Ablösung der Weichteile kommt es häufig zu einer Eröffnung des Emissarium im Foramen mastoideum. Die darauf erfolgende Blutung kann bei großer Vorsicht durch vorherige Umstechung gestillt werden. Tritt aber eine Blutung ein, so wird sie am besten durch eine kleine, in die Knochenöffnung mit dem Elevatorium eingepreßte Wachskugel gestillt, nachdem die Weichteile scharf von dem Foramen abgelöst sind. Nach unten wird der Knochen bis etwa $1/2$ cm vom Rand

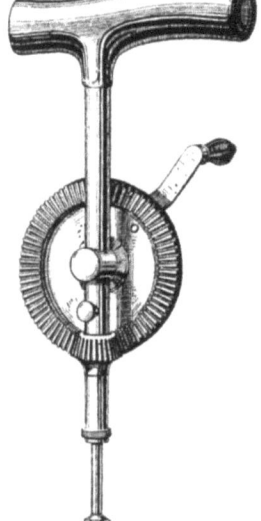

Abb. 386. Stillehandbohrer. ($^1/_3$ nat. Größe.)

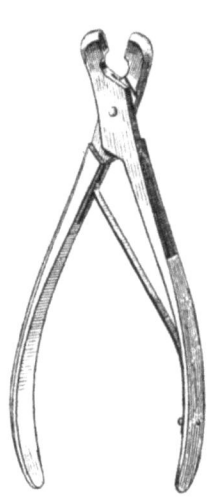

Abb. 387. LUERsche Hohlmeißelzange. ($^1/_3$ nat. Größe.)

des Foramen occipitale magnum beseitigt. Ehe man nun die in der Mitte noch stehengebliebene Spange der Crista occipitalis entfernt, überzeugt man sich durch Unterschieben eines schlanken Elevatoriums oder Duraschützers, daß die Dura bzw. der Sinus occipitalis hier nicht festhaftet (Abb. 382). Erst dann wird mit der kleinen LUERschen Zange eine Bresche in die Crista gelegt und nun zunächst nach unten die Crista und der hintere Rand des Foramen occipitale magnum weggenommen. Darauf beseitigt man auf dieselbe Weise den oberen Teil der Crista samt der Protuberantia occipitalis ext. Hier finden sich häufig große, in den Confluens sinuum einmündende Emissarien, die bei der Entfernung des Knochens durchreißen und bluten, nach der Wegnahme des Knochens aber auf leichte Tamponade zum Stehen kommen. Zum Schluß überzeugt man sich noch einmal, daß auf allen Seiten der Knochen in genügender Ausdehnung entfernt ist. Ehe nun die Dura eröffnet wird, ist es zweckmäßig, nach dem Vorschlag von CUSHING die Cisterna cerebello-medullaris zu eröffnen (Abb. 383). Man macht zu diesem Zweck eine kleine Öffnung in die Dura, und zwar in die Nähe der Mittellinie direkt oberhalb der Furche, die nach Wegnahme des oberen Randes des Foramen occipitale magnum sichtbar geworden ist. Von hier aus geht man mit einer stumpfen Balkenstichkanüle, ohne das Kleinhirn zu verletzen, in die Zisterne ein. Um den Druck im Ventrikelsystem und damit das starke Vorfallen des Kleinhirns nach Eröffnung der Dura herabzusetzen, wird von einer fingerbreit oberhalb des Sinus transv. angelegten kleinen Trepanationsöffnung das Hinterhorn des einen Seitenventrikels punktiert und je nach den Druckverhältnissen eine kleinere oder größere Liquormenge entleert (Abb. 382). Diese ebenfalls von CUSHING angegebene Methode hat sich als außerordentlich zweckmäßig erwiesen. Vor der breiten Eröffnung der Dura ist nun die Unterbindung des Sinus occipitalis vorzunehmen (Abb. 383). Von zwei kleinen Einschnitten zu beiden Seiten des Sinus occipitalis, und zwar in der Nähe des Confluens sinuum wird eine kleine abgebogene Hohlsonde unter dem Sinus hindurchgeführt und mit einer feineren Unterbindungsnadel der Sinus doppelt unterbunden. Zwischen den beiden Unterbindungen erfolgt die Durchtrennung. Nun kann die Dura, ohne daß eine weitere Blutung zu befürchten ist, in Gestalt eines großen Lappens mit unterer Basis, entlang dem Sinus transv. und sigmoideus, aufgeklappt werden. Zur Feststellung von Erkrankungsherden in den Kleinhirnhemisphären dient die Palpation und die Punktion. Ist ein Kleinhirnbrückenwinkeltumor diagnostiziert, so wird die Kleinhirn-

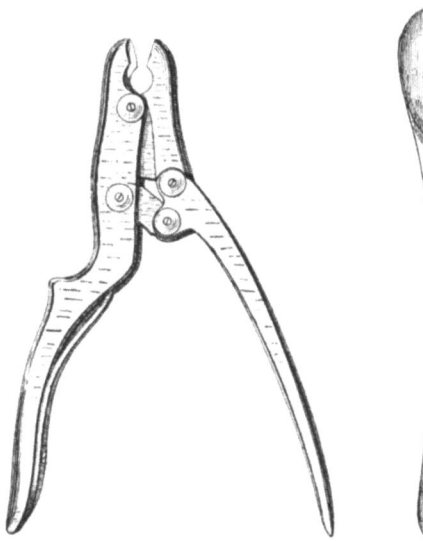

Abb. 388. Hohlmeißelzange nach LAMBOTTE. Ohne stärkere Anstrengung und rasch können damit große Knochenflächen in schonender Weise entfernt werden. (¹/₃ nat. Größe.)

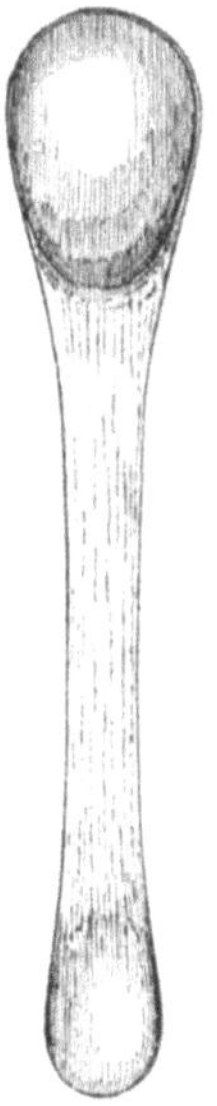

Abb. 389. Löffelartiger, biegsamer Hirnspatel. (¹/₃ nat. Größe.)

hemisphäre der betreffenden Seite mit dem biegsamen, löffelartigen Spatel gelüftet, um einen Einblick in die Gegend des Kleinhirnbrückenwinkels zu erlangen (Abb. 384). Findet sich hier ein Tumor, der operabel scheint, so muß das Kleinhirn mit größter Vorsicht, ohne einen stärkeren Druck auszuüben, nach der Mittellinie gezogen werden. Scheint der Zugang nicht genügend, so ist es zweckmäßiger, die Knochenbresche nach der entsprechenden Seite zu erweitern, oder den absteigenden Teil des Sinus transv. nach doppelter Unterbindung zu durchtrennen, um dadurch auch die Dura noch weiter spalten zu können, als auf das Kleinhirn einen stärkeren Druck auszuüben. *Die doppelseitige Unterbindung des Sinus transversus darf nicht ausgeführt werden.*

Da die Tumoren des Kleinhirnbrückenwinkels häufig eine Kapsel besitzen, so wird nun die Kapsel vorsichtig gespalten und nach dem Vorgang von CUSHING der Inhalt mit einem scharfen Löffel oder besser mit der Diathermieschlinge entfernt, ohne dabei Kleinhirn oder Brücke irgendwie zu verletzen. Findet keine größere Blutung statt, so läßt man das Kleinhirn zurücksinken, schließt die Dura durch einige Nähte, oder, wenn das wegen zu großer Spannung nicht möglich ist, entfernt man sie und näht nun mehrschichtig die Weichteile über der bestehenbleibenden Knochenlücke wieder zusammen (Abb. 385). Ist eine stärkere Blutung eingetreten, so ist es am besten, zunächst eine Jodoformgazetamponade mit ganz feinen Gazestreifen in das Wundbett zu legen und eine Zeitlang liegen zu lassen. Man darf die Gaze erst dann, wenn die Blutung vollständig zum Stehen gekommen ist, entfernen, um dann den Weichteilverschluß in einzelnen Schichten anzuschließen.

β) Die Entlastungstrepanationen.

Die Entlastungstrepanation kommt hauptsächlich bei ungeklärten, meist durch Tumor bedingten Hirndruckerscheinungen in Frage. Ist wenigstens die Seitendiagnose gestellt, so wird die entlastende Öffnung auf der kranken Seite ausgeführt. Ist der Tumor wahrscheinlich im Kleinhirn oder in der hinteren Schädelgrube, so wird die Trepanation über beiden Kleinhirnhemisphären durchgeführt. Ist der Sitz des Tumors wahrscheinlich im Großhirn, die Seitendiagnose aber unbekannt, so wird die Entlastungstrepanation zweckmäßig auf der rechten Seite angelegt, da sich bei Trepanationen auf der linken Seite, wenigstens bei Rechtshändern, entweder im Anschluß an die Operation oder infolge des sich fast immer entwickelnden Hirnprolapses eine Sprachstörung einstellt. Nach dem Vorschlage von CUSHING kann man primär auf beiden Seiten Schädelöffnungen anlegen oder man kann im Falle eines Versagens der entlastenden Wirkung auf der einen Seite in einer zweiten Sitzung die Trepanation auch auf der anderen Seite zur Durchführung bringen. In neuerer Zeit ist von verschiedenen Seiten als bester Ort für die Entlastungstrepanation bei unklarem Tumorsitz die Anlage der entlastenden Öffnung grundsätzlich in der hinteren Schädelgrube empfohlen worden. Die Operation kann als osteoplastische, mit Erhaltung des an den äußeren Weichteilen zurückbleibenden, verkleinerten Knochendeckels ausgeführt werden. Der erhaltene Knochendeckel verhütet bis zu einem gewissen Grade die zu schnelle Entwicklung eines Vorfalles, andererseits wird man aber bei sehr hohem Druck und bei der Trepanation der hinteren Schädelgrube von vornherein auf die Erhaltung des Knochens verzichten, da ohne Knochendeckel die Entlastung meist wirksamer ist und da in der hinteren Schädelgrube durch die zurückgelagerten stärkeren Weichteile ein gewisser Schutz gegen die zu schnelle Prolapsentwicklung gegeben ist. In der hinteren Schädelgrube haben wir außerdem noch die Möglichkeit, die große Cisterna cerebello-medullaris zu eröffnen und dadurch eine Verbindung des Subarachnoidealraumes mit dem Epiduralraum und den Lymphbahnen der Weichteile herzustellen. Sollen die Vorteile, die sich bei der Entlastung der hinteren Schädelgrube, unter Wegnahme des Knochens, ergeben haben, auch auf die mittlere Schädelgrube übertragen werden, so wird zweckmäßig die Entlastung nach dem Vorschlag von CUSHING im Bereich des M. temporalis und unter Wegnahme des Knochens bis zur Schädelbasis vorgenommen. Bei dieser Methode sorgt der erhaltene M. temporalis für die Zurückhaltung des Prolapses und die Eröffnung der unter dem Schläfenhirn gelegenen basalen Zisternen bringt den erwünschten Druckausgleich zustande.

Die Entlastung der hinteren Schädelgrube wird auf dieselbe Weise durchgeführt, wie das für die Trepanation der hinteren Schädelgrube geschildert ist. Es ist zweckmäßig, auch hier sich nicht mit einer kleinen oder einseitigen Schädelöffnung zu begnügen, sondern über beiden Hemisphären den Knochen in großer Ausdehnung wegzunehmen und auch den hinteren Rand des Foramen magnum zu entfernen. Auch die dort geschilderte Punktion des Seitenventrikels und die Eröffnung der Cisterna cerebello-medullaris soll der Eröffnung der Dura vorausgeschickt werden. Die Dura selbst wird nach Unterbindung des Sinus occipitalis, wie das CUSHING für die Entlastung der mittleren Schädelgrube vorgeschlagen hat, so in Lappenform gespalten, daß die Basis des Lappens etwa parallel dem

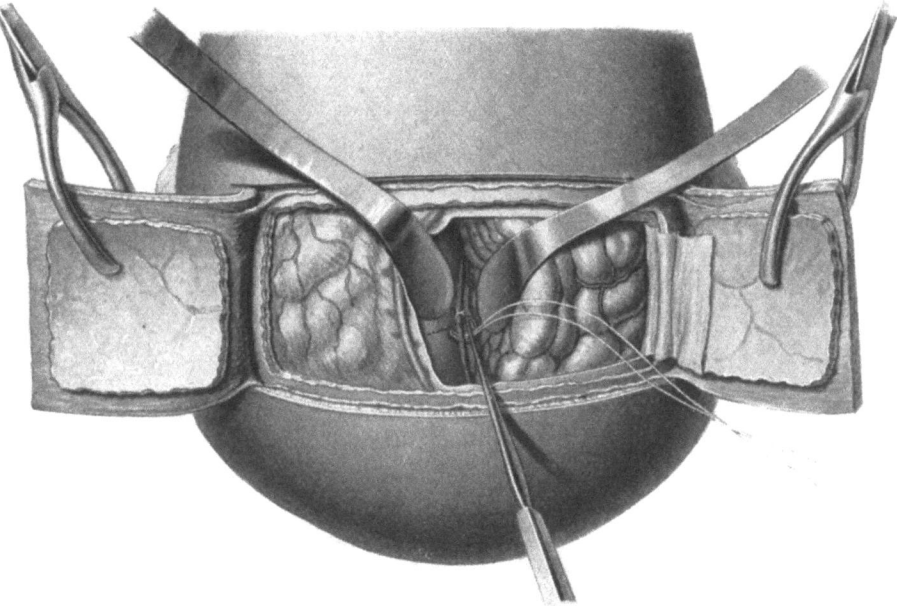

Abb. 390. Die Falcitomie nach PAYR.
Zwei Türflügellappen sind aufgeklappt, die Dura rechts lappenförmig abgelöst. Zwei stumpfe weiche Hirnspatel halten die Hemisphären auseinander. Unterbindung des Sin. long. inf. Die punktierte Linie zeigt die Schnittrichtung durch die Falx an.

Sinus transv. verläuft, so daß sie, umgekehrt gestielt wie die Weichteile, schürzenartig über das Kleinhirn herunterhängt. Eine Vereinigung der Lappenränder wird nicht durchgeführt. Auf genaue Weichteilnaht sowohl der Galea als der Haut ist großer Wert zu legen.

γ) Die Falcitomie nach PAYR.

Außer den schon erwähnten Möglichkeiten (S. 528 und 564), den Hirndruck herabzusetzen, hat PAYR noch eine weitere empfohlen. Die V. magna cerebri (GALENI) mündet spitzwinkelig in den Sinus rectus an der Stelle ein, wo die Falx cerebri mit dem Tentorium cerebelli zusammentrifft. So entsteht ein Stromhindernis, das Druckschwankungen im Venensystem verhindert. Druckerhöhungen in der Schädelhöhle können das Stromhindernis ins Krankhafte steigern und den Druck im Liquorsystem stark vermehren. PAYR hat nun vorgeschlagen, durch Einschneiden des unteren Falxrandes die Einmündungsstelle der V. magna cerebri beweglich zu machen und den Winkel zu strecken. So konnten die Abflußstörungen behoben werden.

Die Operation wird folgendermaßen ausgeführt: Am besten werden zwei osteoplastische Türflügellappen, beiderseits gestielt, angelegt. Die Türflügellappen werden so umschnitten, daß sie etwa fingerbreit rechts von der Mittellinie zusammenstoßen. Nach Umschneiden des rechts gelegenen Türflügellappens mit der Fräse oder der DAHLGRENschen Zange, Umbrechen des Lappens nach der Seite, Anlegen von KRAUSEschen Klemmzangen (Abb. 390).

Dann überzeugt man sich zunächst mit einem schlanken Elevatorium, daß der Sinus longitud. keine Verbindung mit dem Knochen hat und bildet ebenso dann ebenso den zweiten Lappen, der etwas schmäler sein kann. Auch er wird umgebrochen und die Weichteile am Knochen mit KRAUSE-Zangen befestigt. Dann wird auf der rechten Seite die Dura unter Rücksicht auf vorhandene Lacunae lat. parallel zum Sinus aufgeschnitten und dann entsprechend dem Weichteilknochenlappen ein Duralappen gebildet, der ebenfalls seitlich zurückgeklappt wird. Man kann natürlich den Duralappen auch so umschneiden, daß er am Sinus gestielt ist. Nach Zurückklappen des Duralappens gelingt es nun leicht, manchmal nach Lösung einiger Verwachsungen, mit dem Finger zwischen die Hemisphären einzudringen und nach Anlegen zweier am besten biegsamer Hirnspatel so viel Einblick zu gewinnen, daß man den unteren Rand der Falx und den Sinus sagittalis inf. sehen kann. Mit einer feinen Unterbindungsnadel wird der Sinus sagittalis inf. einige Zentimeter vor seiner Einmündung in den Sinus rectus doppelt unterbunden und durchschnitten (Abb. 390). Mit einem Tenotom wird dann durch einen nach vorn konvexen Bogenschnitt die Falx vom unteren Rand her, zwischen den beiden Unterbindungen beginnend, zu etwa zwei Drittel ihrer Gesamtbreite eingeschnitten. Sie klafft sofort um etwa $1^1/_2$—2 cm, die Einmündungsstelle sinkt zurück und der Winkel zwischen V. magna cerebri und Sinus rectus wird vergrößert (KLEINSCHMIDT).

Bei Tumoren der hinteren Schädelgrube empfiehlt PAYR auch noch, das Tentorium etwa $1^1/_2$ cm seitlich vom Sinus rectus in ganzer Länge zu durchtrennen. Schließlich kann von dieser Trepanationsöffnung auch ein Balkenstich und durch Verkleinerung oder Wegnahme eines der beiden Knochendeckel eine Entlastungstrepanation angeschlossen werden.

h) Die Eingriffe bei den Hypophysengeschwülsten.

In neuerer Zeit ist die operative Behandlung der Hypophysengeschwülste durch die *Strahlenbehandlung* etwas zurückgedrängt worden, während Versuche, die Geschwülste durch *Organbehandlung* zu beeinflussen, bis heute noch nicht zu sicheren Erfolgen geführt haben.

Die Strahlenbehandlung scheint besonders die Adenome der Hypophyse günstig zu beeinflussen, während die Cysten, die Teratome, die Gliome und die bösartigen Geschwülste nicht angegriffen oder bald refraktär werden. Die Bestrahlungsbehandlung ist eine langwierige, die Einwirkung oft erst nach Monaten feststellbar. Kopfschmerzen und Augenerscheinungen werden häufig gebessert oder nehmen zum mindesten nicht mehr zu. Dauerheilungen sind beobachtet, aber selten. Die Behandlung darf nur fortgesetzt werden, wenn keine zunehmenden Druckerscheinungen bestehen, besonders wenn die Augensymptome sich nicht verschlechtern. Viele Chirurgen, darunter CUSHING und KRAUSE, empfehlen zunächst eine Entlastungstrepanation und dann die Bestrahlung.

Die *operative Behandlung* hat, obwohl auch nur selten die Geschwulst samt Kapsel entfernt werden kann, bessere Erfolge, insbesondere Dauererfolge zu verzeichnen. Sie sind immer besser geworden mit der Verfeinerung der Technik. Eine *Frühdiagnose* wird wohl kaum jemals gestellt werden können. Wichtig ist es, die Wachstumsrichtung und das Übergreifen auf benachbarte Organe so bald wie möglich mit einer Hypophysengeschwulst in Verbindung zu bringen. Bei der *Diagnose* spielen allgemeine Druckerscheinungen, besonders aber die Sehnervenstörungen (bitemporale Hemianopsie) eine Rolle. Von Bedeutung ist naturgemäß das *Röntgenbild* der Sella turcica.

Bei Jugendlichen findet man häufiger Cysten, bei Erwachsenen mehr Adenome. Auf die übrigen Symptome, die durch die Über- und Unterfunktion des Hypophysenvorderlappens bedingt sind, kann hier nicht eingegangen werden. Sie sind aber für eine Frühdiagnose von größter Bedeutung und für die Anzeigestellung zur operativen Behandlung oft ausschlaggebend.

Der Eingriff soll unverzüglich durchgeführt werden, wenn typische Sehstörungen infolge von Druck auf das Chiasma oder die Sehnerven festgestellt werden. Man findet rasch zunehmenden Druck am häufigsten bei Meningiomen und den suprasellären Adenomen und Cysten.

Die Meningiome liegen am häufigsten an der vorderen Sattellehne, an den kleinen Keilbeinflügeln oder in der Olfactoriusrinne. Alle die außerhalb der Sella wachsenden Geschwülste rufen auch Kopfschmerzen hervor. Dagegen bieten innersekretorische Störungen allein keinen genügenden Grund für einen Eingriff. Allerdings hat CUSHING in neuerer Zeit auch von dieser Regel Ausnahmen zugelassen.

Zwei Wege führen zur Hypophyse. Der erste Weg ist der *transsphenoidale*, der zweite der endokranielle.

Der endokranielle ist zuerst, aber erfolglos beschritten worden. Man versuchte zunächst durch die mittlere Schädelgrube einzudringen. Dann wurde auf transsphenoidalem Wege auf die verschiedenste Weise (s. unten) die Hypophyse zu erreichen versucht. Auch hier waren die Erfolge nur sehr bescheiden. 1905 ist es F. KRAUSE zuerst gelungen, die Hypophyse auf endokraniellem Wege freizulegen. Die erste erfogreiche Operation von F. KRAUSE stammt aus dem Jahre 1909. 1911 ist dann der frühere, wohl am meisten beschrittene Weg zur Hypophyse unter *Aufklappung der Nase* von SCHLOFFER empfohlen worden. HIRSCH, CUSHING und HALSTEAD haben besondere Verfahren ausgearbeitet *ohne Eröffnung der Nasenhöhle* durch submuköse Septumresektion an die Keilbeinhöhle heranzukommen. Es werden mit diesen verschiedenen Verfahren zweifellos gute Erfolge erzielt. Aber alle diese Eingriffe sind unvollständig, da nur ein Teil der Geschwulst oder der Cystenwand entfernt werden kann, und besonders nur die Teile angreifbar sind, die sich in die Keilbeinhöhle hinein entwickelt haben. Es kommen also im wesentlichen die intrasellären Geschwülste in Frage, während die suprasellären, d. h. also solche, die das Diaphragma sellae durchbrochen haben oder außerhalb der Sella entstanden sind, nur auf dem endokraniellen Weg anzugehen sind. Zweifellos hat dieser noch den großen Vorteil, daß der Eingriff unter Leitung des Auges vorgenommen und, falls die Geschwulst nicht zu ausgedehnt oder die Kapsel nicht zu weitgehend mit der Nachbarschaft verwachsen ist, zu einer restlosen Entfernung der Geschwulst verhelfen kann. Das soll freilich auch nicht in allen Fällen erzwungen werden. Man hat außerdem noch den Vorteil, daß, wenn eine Geschwulst nicht gefunden wird, man den Eingriff wenigstens in Sinne einer Entlastungstrepanation zum Abschluß bringen kann.

Die Mehrzahl der Hirnchirurgen hat sich im Laufe der Zeit immer mehr den endokraniellen Verfahren zugewandt und das transsphenoidale auch für die genannten intrasellären Geschwülste abgelehnt. Freilich ist der Eingriff an sich größer, aber, wie gesagt, haben sich mit zunehmender Verfeinerung der Technik auch die Erfolge gebessert.

Im folgenden sind die verschiedenen bekannten Operationsmethoden kurz zusammengestellt.

Die Operationsverfahren.

Der Weg zur Hypophyse ist auf die verschiedenste Art und Weise gesucht worden. Man unterscheidet am besten zwei große Gruppen von Zugängen:

a) Die transsphenoidalen Eingriffe:

1. Unter Aufklappung des Nase (SCHLOFFER).

2. Unter Schonung der äußeren Nase und submuköser Resektion des Septums (HIRSCH).

3. Die sublabiale Methode von der Übergangsfalte der Oberlippe in der Mittellinie in die Nase (HALSTEAD) mit submuköser Septumresektion (CUSHING).

4. Durch die Kieferhöhle, ebenfalls von der Umschlagfalte aus (seitlich) (LÖWE, LAUTENSCHLÄGER, PREYSING).

5. Durch den harten Gaumen (FRITZ KÖNIG).

6. Durch die Rachenhöhle (LÖWE) und
7. durch das Siebbein vom Augennasenwinkel aus (CHIARI-OEHLECKER).

b) Die endokraniellen Eingriffe:

1. Durch die mittlere Schädelgrube (HORSLEY).
2. Durch die vordere Schädelgrube (F. KRAUSE, CUSHING).

Zu a): *Die transsphenoidalen Eingriffe.*

Die erste Methode ist von SCHLOFFER nach Leichenversuchen im Jahre 1907 ausgeführt worden. Nach seitlicher Aufklappung der ganzen Nase, Durchschneidung des Septums und nach Wegnahme des hinteren Teiles des Septums und der Muscheln wird bis an die vordere Wand der Keilbeinhöhlen vorgedrungen und diese eröffnet. Die Schleimhaut der Keilbeinhöhlen wird mit dem trennenden Septum entfernt und nun durch das meist durch den Tumor verdünnte Dach der Keilbeinhöhlen die Tumorschale eröffnet, sodann der Tumor ausgeräumt. Diese Operation ist von den verschiedensten Chirurgen mit Erfolg ausgeführt worden. Besonders v. EISELSBERG hat bereits 1913 über 16 nach der SCHLOFFERschen Methode operierte Fälle berichtet. Vier von diesen Kranken sind im Anschluß an die Operation gestorben, und zwar alle an Meningitis. Für die Meningitis glaubt v. EISELSBERG eine schon bestehende Nasenerkrankung verantwortlich machen zu können. Er stellt daher die Forderung, vor der Vornahme einer Hypophysenoperation eine Nasenerkrankung zu beseitigen. Abgesehen von der hohen Mortalität dieser Operationsmethode bestehen noch andere Gründe, die ihrer allgemeinen Verbreitung im Wege gestanden haben. Es gibt öfters schwere Entstellung durch Einsinken der Nase und außerdem schließt sich an die Beseitigung großer, schleimhauttragender Abschnitte nicht selten eine chronische Rhinitis an.

Als zweite Operation, die den Weg durch die Nase nimmt, ist die von HIRSCH zu nennen, die von der Nase aus, ohne eine äußere Wunde zu setzen, unter submuköser Resektion des Septums vorgenommen wird. HIRSCH hatte bei 26 Operationen eine Mortalität von 11,5%. Die Kenntnis der submukösen Septumresektion nach KILLIAN ist Vorbedingung. Der Zugang muß gelegentlich durch Muschelresektion erweitert werden.

Als dritte Methode sei die von HALSTED und CUSHING genannt, die von der Umschlagsfalte der Oberlippe in der Mittellinie in die Nasenhöhle vordringen und die im übrigen ähnlich vorgehen wie SCHLOFFER, d. h. unter Ausräumung der Muscheln und Resektion des Septums. CUSHING hat die HALSTEADsche Operation insofern modifiziert, als er ähnlich der erwähnten Methode von HIRSCH nach submuköser Resektion des Nasenseptums gegen die Keilbeinhöhlen vordringt. Im übrigen geht er von dem sublabialen Schnitt HALSTEADS aus in die Tiefe. CUSHING hat nach seiner Methode bei 29 Fällen 18,7% Mortalität.

Der vierte Weg wurde von LÖWE vorgeschlagen und geht durch die Oberkieferhöhle. Eine ähnliche Methode ist von FEIN angegeben, praktische Erfahrungen scheinen am Lebenden nicht gemacht zu sein.

Die Empfehlung der Methode von KÖNIG mit Resektion des harten Gaumens scheint ebenfalls nur auf Grund von Leichenversuchen ausgearbeitet zu sein. PREYSING hat die Methode von KÖNIG insofern modifiziert, als er die Gaumenplatte nur temporär nach unten mit hinterem Stiel aufklappte und dann nach Resektion des hinteren, unteren Teils des Septums in die Keilbeinhöhle vordrang. Nach Eröffnung derselben und Beseitigung des Tumors kann der Gaumendefekt durch Zurückklappen des Lappens wieder geschlossen werden. Auch in bezug auf diese Methode scheinen praktische Erfahrungen nicht gesammelt. Sie hat zweifellos den Vorteil vor der SCHLOFFERschen, daß keine Entstellung zurückbleibt. Ähnlich der KÖNIGschen Methode ist der Zugang nach PARTSCH, bei dem eine temporäre Oberkieferresektion von der oberen Umschlagsfalte aus vorgenommen wird. Damit wird gleichzeitig der harte Gaumen nach unten geklappt und die Keilbeinhöhle nach Resektion des hinteren Septumabschnittes erreicht.

Ein weiterer Weg durch die Nase nach LÖWE führt von einer oberhalb des Zungenbeins ausgeführten Pharyngotomie in den hinteren Teil der Nasen-Rachenhöhle.

Als letzte sei die Methode von CHIARI erwähnt, die zweifellos gewisse Vorteile vor den übrigen Verfahren hat. 1. Geringe Entstellung. 2. Der Weg von der Oberfläche ist kürzer als bei den übrigen, durch die Nase gehenden Operationsmethoden. 3. Verhältnismäßig breiter Zugang. 4. Geringe Schädigung der Nasenschleimhaut. Die Methode ist von CHIARI an der Leiche ausgearbeitet und ist durch OEHLECKER an einer großen Reihe von Fällen als zweckmäßig befunden und empfohlen worden. Er hatte bei seinen sechs ersten Fällen, über die er 1922 berichtet, keinen Todesfall. Nach seinem Bericht wird die Operation folgendermaßen ausgeführt: Intubationsnarkose nach KUHN. Hautschnitt am Augen-Nasenwinkel, der die Orbita an der Innenseite umkreist und am äußeren Rand des Nasenbeins vorbeigeht, ähnlich wie zur Stirnhöhlenoperation. Da die von der Orbita abgelöste Periorbita mit Inhalt gut nach außen gehalten werden muß, so näht OEHLECKER die Lidspalte mit feinster Seide zu unter Bildung zweier Falten, die die Wimpern verdecken. Der

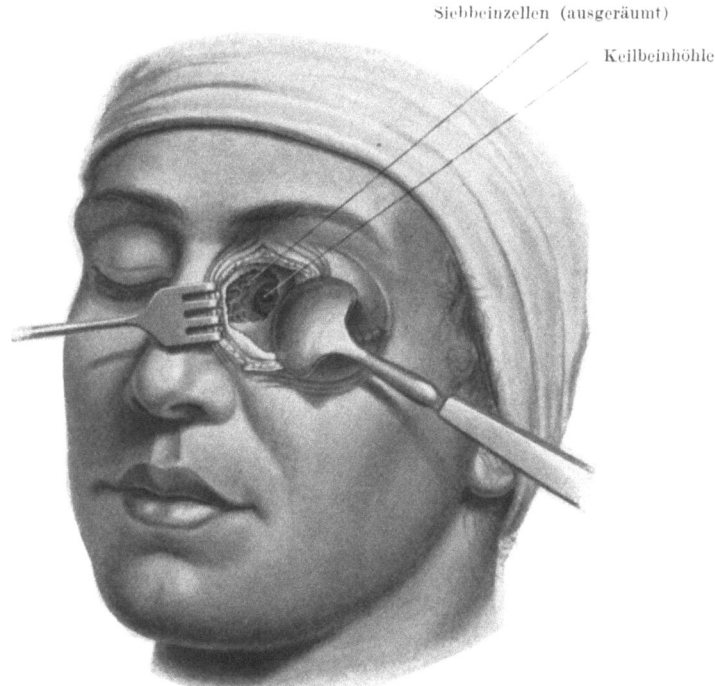

Abb. 391. Freilegung der Hypophyse von der Augenhöhle aus nach CHIARI. Die Siebbeinzellen sind beseitigt und die Keilbeinhöhle ist eröffnet. (Nach GULEKE, in KIRSCHNER III/1.)

Weichteilschnitt wird bis auf den Knochen geführt mit Ausnahme des oberen und äußeren Wundwinkels und nun die Periorbita vorsichtig abgelöst unter Schonung der Trochlea. Zum Zurückhalten des Bulbus bzw. der Orbita nach außen hat OEHLECKER einen besonderen stumpfen Haken angegeben. Dann wird mit dem scharfen Löffel die Lamina papyracea eingebrochen, die Siebbeinzellen werden ausgeräumt und die Lamina papyracea so weit nach hinten entfernt, daß man an dem stehenbleibenden Rest eben noch einen Halt für den eingesetzten, die Periorbita zurückhaltenden Haken findet. Auch der größte Teil des Tränenbeins, von dem der Tränensack vorher stumpf abgelöst wird, wird entfernt, ebenso der Proc. frontalis des Oberkiefers. OEHLECKER empfiehlt dann, die nun in der Nasenhöhle vorliegende mittlere Muschel abzuschneiden. Unbedingt notwendig erscheint das nicht. Die Resektion der mittleren Muschel bedeutet immer eine gewisse Gefahr, da innerhalb ihres Ansatzes die Lamina cribrosa gelegen ist und von hier aus leicht ein Infektionsweg in die vordere Schädelgrube eröffnet wird. Man kann sich daher die Resektion der mittleren Muschel sparen, wenn der Zugang auch so genügend breit ist. Ist der Zugang nicht genügend, so kann die Resektion der Muschel auch dann noch stattfinden. Beim Vordringen in die Tiefe ist darauf zu achten, daß man sich nicht über eine Horizontalebene erhebt, die man sich durch den inneren Lidwinkel gelegt denkt, da dieser Ebene die Lamina cribrosa entspricht. Hat man die Siebbeinzellen mit Hilfe eines scharfen Löffels und der

BRÜNINGschen Stanze entfernt, so stößt man gegen die Mittellinie zu auf die vordere Wand der Keilbeinhöhlen und eröffnet sie mit einem kleinen Meißel (Abb. 391). Um in die beiden Keilbeinhöhlen eindringen zu können, muß die Vorderwand in größerer Ausdehnung eröffnet und das Septum der Keilbeinhöhlen und der hinterste Teil der Nasenscheidewand entfernt werden. Die Schleimhaut der Keilbeinhöhlen wird ausgeräumt und dann das Dach der Keilbeinhöhlen eröffnet. Ist ein Tumor vorhanden, so ist der Meißel meist nötig, da der Knochen sehr verdickt zu sein pflegt. Nach OEHLECKER wird dann die Dura eröffnet und eine eventuelle Blutung durch Suprarenintupfertamponade gestillt. Nach OEHLECKER ist die Operation 16mal ausgeführt worden mit 2 Todesfällen.

Zu b): *Die endokraniellen Eingriffe.*

Im Gegensatz zu dem Weg durch die Nase steht der Weg durch die vordere Schädelgrube. Er ist von FEDOR KRAUSE 1900 zum ersten Male begangen und als frontoparietale Methode bezeichnet worden. Unter Bildung eines großen, osteoplastischen Knochenlappens über dem Stirn- und Schläfenbein mit hinterer Basis und Aufklappen dieses Lappens wird ein Durallappen gebildet. Blutstillung der Meningealgefäße. Vorsichtiges Emporheben des Stirnhirns mit Spatel, bis die Riechnerven und die Gegend des Chiasma frei werden. KRAUSE konnte auf diesem Wege einen großen Tumor entfernen. Die Knochenlücke war vorn 96, hinten 85, oben 95 und unten 92 mm breit. Außer dieser von KRAUSE empfohlenen Methode ist auch durch Aufklappen eines großen osteoplastischen Temporallappens unter Emporheben des Schläfenhirns die Hypophysengegend freigelegt worden (CATON, PAUL, HORSLEY) (s. unten).

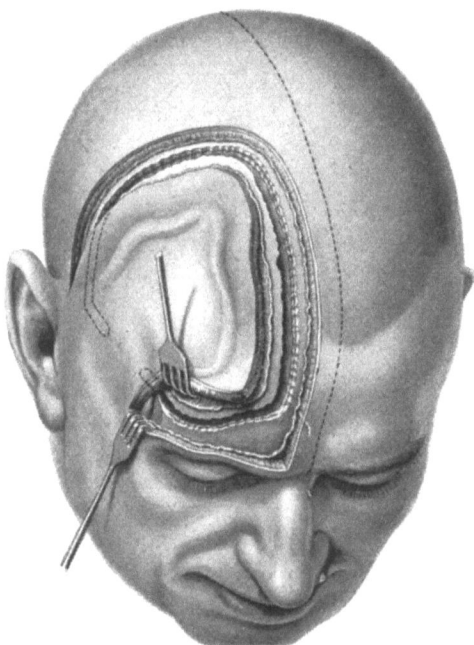

Abb. 392. Die frontale Hypophysenoperation nach F. KRAUSE. I. Aufklappung eines großen Stirnlappens zur Freilegung der Hypophyse.

1. Durch die mittlere Schädelgrube. Diesen Zugang hat HORSLEY empfohlen. Er hat sich als schwierig und unübersichtlich erwiesen und ist daher allgemein aufgegeben worden.

2. Durch die vordere Schädelgrube. Dagegen hat der Weg durch die *vordere Schädelgrube* (F. KRAUSE) große Bedeutung erlangt. Der Zugang wird fast allgemein in Form einer osteoplastischen Trepanation durchgeführt. Besondere Verdienste haben sich CUSHING, DE MARTEL, LEXER (RUPP), FRAZIER, PUSSEP, RÖPKE und GULEKE erworben.

Der Eingriff kann gut nach örtlicher Umspritzung des ausgedehnten Operationsgebietes, das etwa die Hälfte des Stirnbeines und den vorderen Teil des Schläfenbeins beansprucht, vorgenommen werden. Die Knochenöffnung soll, wenn möglich, oberhalb der durch das Röntgenbild feststellbaren Grenzen der entsprechenden Stirnhöhle, aufhören. Da meist ein großer Haut-Muskel-Periost-Knochenlappen gebildet wird, so muß er einen breiten Weichteilstiel haben, der nach CUSHING und GULEKE am besten in der Schläfengegend angelegt wird.

Wir halten uns mit der Beschreibung des Eingriffes im wesentlichen an die Darstellung GULEKEs. Der Schnitt beginnt über dem Ohr, verläuft senkrecht nach oben bis fast an die Mittellinie, der er bis zum medialen Ende der Augenbraue folgt. Dann läuft er oberhalb der Augenbraue bis zum äußeren Augenhöhlenrand. Die Weichteile werden nur wenig abgelöst (Abb. 392). Zunächst werden nun ein oder mehrere Bohrlöcher angelegt, das erste oberhalb der Stirnhöhle nahe der Mittellinie. Wird die Stirnhöhle versehentlich eröffnet, so muß die Schleimhaut mit einem scharfen Löffel restlos entfernt werden. Der Knochenlappen wird in etwas geringerer Ausdehnung als der Weichteillappen mit der elektrischen Fräse, der DAHLGRENschen oder der LUERschen Zange (GULEKE) umschnitten (Abb. 392). Da er nach der Schläfenseite umgebrochen werden muß, wird die Knochenbasis hier von beiden Seiten mit der DAHLGRENschen oder LUERschen Zange etwas verschmälert. Wie oben beschrieben, wird nun der Weichteilknochenlappen nach unten umgebrochen, und, wenn nötig, mit der LUERschen Zange der untere Knochenrand bis an die Schädelbasis entfernt (Abb. 393). Ehe man die Dura eröffnet, empfehlen GULEKE u. a. den bisher in Rückenlage oder sitzend operierten Kranken nun so zu lagern, daß der Kopf über die Tischkante hängt. Dadurch fällt das Gehirn in der Kapsel seiner Häute zurück und man kann die Ablösung von dem Augenhöhlendach unschwer vornehmen. GULEKE empfiehlt zwischen Knochen und Dura Novocain-Suprareninlösung einzuspritzen, da dann die Lösung

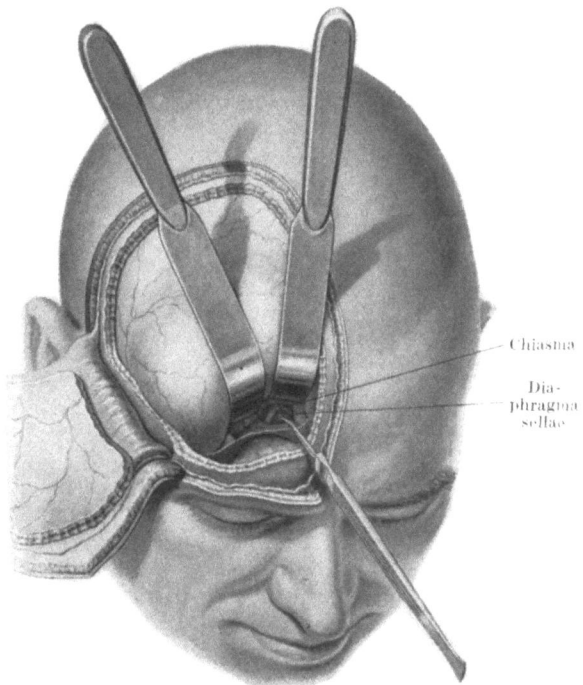

Abb. 393. Die frontale Hypophysenoperation. Das Stirnhirn wird angehoben, der vordere Winkel des Chiasma wird sichtbar gemacht und vor diesem das Diaphragma sellae in der Mittellinie durchtrennt. (Nach GULEKE, in KIRSCHNER III/1.)

leichter gelingt. Sind starke Juga cerebralia am Orbitaldach, so können sie vorsichtig mit dem Meißel erniedrigt werden. Erhält man so keinen genügenden Zugang unter das Stirnhirn, so ist es zweckmäßig, das Augenhöhlendach bis zum Eintritt des Sehnerven vorsichtig wegzunehmen. Mit einem stumpfen, löffelähnlichen Instrument können dann die Weichteile der Augenhöhle zurückgehalten und geschützt werden. Kann man sich mit der Ablösung der Dura vom Orbitaldach begnügen, so führt man sie bis zum Rand des kleinen Keilbeinflügels fort. Verfolgt man diesen Rand bis zur Mittellinie, so erreicht man den Sehnerveneintritt und kann sich den Sehnerven zu Gesicht bringen (Abb. 393). Meist wird erst jetzt die Dura nach der Vorschrift von KRAUSE in einiger Entfernung vom Rand des kleinen Keilbeinflügels (Cave! Randsinus) nur in der Nähe des Sehnerveneintritts eröffnet (Abb. 393). GULEKE empfiehlt das Vorgehen von FRAZIER und DE MARTEL und eröffnet die Hirnhaut sofort nach Aufklappung des Knochenlappens schon etwas oberhalb des Augenhöhlenrandes. Die Eröffnung wird breit und in querer

Richtung vorgenommen und kann neben der Mittellinie nach aufwärts fortgesetzt werden, wenn die Übersicht nicht ausreicht. Zwar ist das Operieren bei nicht eröffneter Dura schonender, da die schützende Hirnhaut den Druck auf das Gehirn gleichmäßiger verteilt und auch die Infektionsgefahr geringer macht. Aber der Zugang wird durch die frühzeitige Eröffnung wesentlich erleichtert und die Dauer der Freilegung der Geschwulst abgekürzt, besonders wenn man, wie das GULEKE empfiehlt, mehr von der Seite, also entlang dem kleinen Keilbeinflügel, als von vorn vordringt. Durch die frühzeitige Eröffnung und das Abfließen des Liquors wird der Druck erniedrigt und das Gehirn läßt sich besser anheben. Operiert man bei geschlossener Dura, so ist es zweckmäßig, durch Punktion des Seitenventrikels eine zeitweilige Entlastung vorzunehmen. Hat man die Mittellinie erreicht, so stößt man zunächst häufig auf den Riechnerven, der als Wegweiser zum gleichseitigen Sehnerven dienen kann.

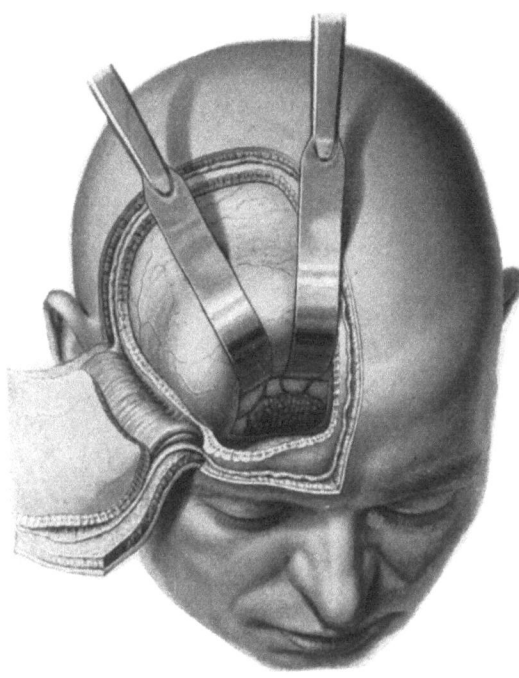

Abb. 394. Freilegung eines großen, basalen, über der Sella gelegenen Endothelioms auf frontalem Wege. Man sieht die knöcherne Oberfläche der Geschwulst unter dem überhängenden Stirnhirn in großer Ausdehnung freiliegen. (Nach GULEKE, in KIRSCHNER III/1.)

Größere Geschwülste, die über die Sella hinausragen, werden nun ohne weiteres erkannt (Abb. 394). Kleinere, im wesentlichen in der Sella liegende Geschwülste machen sich häufig nur durch die Verdrängung des Chiasma und des dazwischenliegenden vorgewölbten Diaphragma sellae bemerkbar. Findet sich eine stark gefüllte Cisterna chiasmatis, so muß sie eröffnet werden.

GULEKE macht darauf aufmerksam, daß es außerordentlich wichtig ist, sich nun streng an die Mittellinie zu halten, da außerhalb des Chiasma die A. carotis verläuft und unter keinen Umständen verletzt werden darf. Bleibt man in der Mittellinie, so wird dies vermieden, allerdings verlaufen die Aa. cerebri ant. und die A. communicans ant. vor dem Operationsgebiet. Sie müssen unter Umständen, wenn sie den Zugang hindern, doppelt unterbunden und durchtrennt werden. Hat man die Geschwulst gefunden, so muß sie auf dieselbe schonende Weise nach Spaltung der Kapsel mit der Diathermieschlinge ausgehöhlt, dadurch verkleinert und schließlich die Kapsel wenn möglich entfernt werden. Die die Kapsel umgebenden Gefäße müssen abgeschoben oder wenn nötig unterbunden werden. Die größte Gefahr besteht meist bei der Ablösung der Hinterwand der Geschwülste, da sie oft unmittelbar auf dem Boden der dritten Hirnkammer liegen. Diese Kammer darf aber unter keinen Umständen eröffnet werden. Man soll daher, wenn Auslösungsschwierigkeiten bestehen, den hinteren Geschwulstteil lieber zurücklassen. Die Geschwülste, die nur das Diaphragma der Sella vorwölben, können meist leicht entfernt werden. Mit einem feinen Tenotom wird das Diaphragma gespalten und die Geschwulst herausgenommen. Auf gute Blutstillung ist zu achten und die Weichteilwunde nach Zurückklappen des Lappens vollkommen zu schließen (s. S. 556).

i) Die Deckung von Schädelknochenlücken.
(HERTLE.)

Nach JULIUS WOLFF rühren die ersten Angaben über Schädellückendeckung aus dem Jahre 1670 her. Wirklich beglaubigte Versuche, durch Trepanation gewonnene Schädelstücke wieder einzupflanzen, sind zuerst von PHILIPP V. WALTER (1820) ausgeführt worden. Experimentelle Untersuchungen hat MERREM in Gießen (1810) ausgeführt, nach ihm PHILIPP V. WALTER. Beide haben an Hunden experimentiert und eine mit dem Trepan entnommene Scheibe unter Erhaltung von Dura und Epicranium mit Erfolg replantiert. Experimentelle Arbeiten sind dann von HEINE (1850), FLOURENS (1847 und 1859), OLLIER (1850—1860), JULIUS WOLFF (1860) ausgeführt worden. OLLIER hat auch schon Transplantationsversuche mit Periost-Knochentransplantaten, ebenso Homoiotransplantationen gemacht und von ihm rührt auch schon der Vorschlag her, Knochenstücke von frischen amputierten Extremitäten zu nehmen. Die ersten Versuche der Knochenplastik mit Periostiel gehen auf HEINE zurück. Auch JULIUS WOLFF hat erfolgreiche Experimente ausgeführt. Gestielte Periost-Knochenlappen hat LANGENBECK zuerst zur osteoplastischen Freilegung des Naseninneren (1859) und am Oberkiefer (1861) mit Erfolg ausgeführt. BILLROTH hat das Verfahren am Unterkiefer versucht. Gestielte Knochenlappen hat früher schon DIEFFENBACH zum Schluß der Gaumenspalten (1826) verwendet. JULIUS WOLFF hat sie zur Behandlung von Pseudarthrosen (1863) vorgeschlagen. Die ersten Haut-Periost-Knochenlappen zur Schädeldeckung benutzte W. MÜLLER 1890. Sein Verfahren gründet sich auf die kurze Zeit vorher bekanntgegebenen Plastiken von FRANZ KÖNIG, der Haut-Periost-Knochenlappen zur Nasenplastik (1886) verwendete und W. WAGNER (1889), der die erste osteoplastische Trepanation ausführte. WAGNER hat den Knochen vollständig durchgemeißelt, während MÜLLER vom Knochen nur die Lamina ext. in den Weichteillappen nahm, die übrigen Anteile des Knochens aber entfernte. MÜLLER empfahl schon die Plastik auch zur Deckung von Lücken. In die Tat umgesetzt hat sie KÖNIG (1890). Das Verfahren der Lückendeckung mit einem aus der Umgebung des Defektes gewonnenen Haut-Periost-Knochenlappen wird nach MÜLLER-KÖNIG benannt. Die wesentlichsten Verbesserungen und Abänderungen dieses Verfahrens rühren von NICOLADONI (1895) und LEOTTA (1910) her. NICOLADONI bildete 2 Lappen mit entgegengesetzt liegender Basis. Der eine enthielt die Weichteile über dem Defekt, der andere schloß einen Knochenlappen ein. Beide Lappen wurden dann ausgetauscht. LEOTTA bildete hufeisenförmige Lappen, die einen je nach der Größe der Lücke ausgemeißelten Knochenlappen enthielten und verschob diese Lappen in der Längsrichtung über dem Defekt; oder er bildete zu beiden Seiten der Lücke einander gegenüberliegend 2 Lappen, die Periost und Knochen enthielten und vereinigte diese Lappen nach der CELSUSschen Methode, indem er sie gegeneinander über die Lücke herüberzog. Im Gegensatz zu dem MÜLLER-KÖNIGschen Verfahren steht das nach v. HACKER-DURANTE genannte. v. HACKER hat seine Methode 1903 bekanntgegeben. Nach dieser Bekanntgabe haben sich verschiedene Autoren gemeldet, die das Verfahren schon jahrelang mit Erfolg zur Anwendung brachten (DURANTE seit 1884 [BIAGI], GARRÉ seit 1895 u. a.) Bei der Methode nach v. HACKER-DURANTE wird ein Periost-Knochenlappen in der Umgebung der Lücke gebildet unter Abmeißelung der oberflächlichsten Knochenschale. v. HACKER hat den Lappen so umgeklappt, daß er mit der Periostseite durawärts zu liegen kommt. PFLUGRADT hat (1916) die Verschiebung von Galeaperiost-Knochenlappen empfohlen. Eine Weichteildeckung ohne Periost und Knochen wurde zur Deckung von Schädeldefekten von CARL BECK (1906) in Gestalt eines Lappens aus dem M. temporalis empfohlen. Außer diesen Methoden zur plastischen Deckung von Schädellücken ist die freie Transplantation, sowohl als Autotransplantation, als Homoiotransplantation und Heterotransplantation, und schließlich als Allotransplantation verwendet worden. Zur Autotransplantation wurden herangezogen das Trepanationsstück oder Splitter bei Schädelverletzungen. MAC EWEN (1886) [zitiert nach KÜSTER,

Chirurg.-Kongr. 1889), Knochenplättchen (HOFFMANN 1902) und Knochenplatten aus der Tabula externa (LEXER, NIEDEN 1917), Tibia (SEYDEL 1886, CZERNY 1895) u. a.], das Schulterblatt von RÖPKE (1912), das Sternum von P. MÜLLER (1919), Rippen von KAPPIS (1915) und G. B. SCHMIDT (1916) und Rippenknorpel von NICOLADONI und LOTHEISEN (1908); von Homoiotransplantaten sind besonders die aus der Tibia von amputierten Extremitäten gewonnenen Stücke zu nennen. Sie werden meist bald resorbiert. Heterotransplantate sind wohl nur in entkalktem oder gekochtem Zustand zur Anwendung gekommen, sie rechnen daher eigentlich zu den Allotransplantaten. Unter diesen wurden Versuche in früherer Zeit angestellt mit Gummi, Gips, Edelmetallen, Elfenbein von DAVID (1898), der auch toten Knochen transplantierte, ebenso wie WESTERMANN (seit 1897), der den Knochen vorher auskochte und KÜMMELL (1891), der nach einem von SENN angegebenen Verfahren entkalkten Knochen überpflanzte. Durch bis in die neueste Zeit reichende Versuche zur Deckung von Schädellücken wurden *Celluloidplatten* von A. FRAENKEL (1895) zuerst empfohlen und von verschiedensten Autoren mit gutem Erfolg angewendet (PAYR). Außer dem Celluloid scheint das *Horn* (BAEYER, REHN und WAKABAYASKY 1911) oder *Schildpatt* (HENSCHEN 1916), gut verwendbar zu sein. Das *Plexiglas*, ein neuer glasklarer, sehr fester, in der Wärme biegsamer Werkstoff, eignet sich ebenfalls gut (KLEINSCHMIDT, ZANDER, KRÜGER). Wenn nicht besondere Gründe vorliegen, wird man aber die plastischen Methoden und nächst diesen die Autotransplantation den übrigen Verfahren vorziehen.

Von den plastischen Verfahren hat jedes sein Anwendungsgebiet. Die Methode von MÜLLER-KÖNIG ist technisch schwieriger und empfiehlt sich nur für kleinere Defekte. Sie läßt sich auch nur dann gut durchführen, wenn die Haut über der Lücke erhalten ist. Dann wird sie am besten in der Abänderung von NICOLADONI zur Anwendung gebracht. Ist ein Hautdefekt vorhanden, so kann man am ehesten die Methode von LEOTTA empfehlen.

Die Technik der plastischen Deckung. Das Verfahren von v. HACKER-DURANTE ist technisch einfacher, und läßt sich auch leichter anwenden, auch wenn die Haut über dem Defekt fehlt oder mangelhaft ist. Es kann selbst bei großen Lücken durchgeführt werden, da man in der Lage ist, zwei oder mehrere Periost-Knochenlappen von verschiedenen Seiten über einen Defekt herüberzulegen.

Nachdem KOCHER seinerzeit vor einer Defektdeckung nach Schädelverletzung gewarnt hatte, um dem Schädelinhalt durch die Knochenlücke eine Art Ventil gegenüber Druckschwankungen zu verleihen, ist auf Grund der Arbeiten von KÖNIG, BUNGE, STIEDA, BREVID, SOHR, SCHAAK u. a. die Deckung von Defekten empfohlen worden. Die Befürchtungen KOCHERS hatten sich als unbegründet erwiesen. Abgesehen von der Gefahr der Gehirnverletzung an der Defektstelle stellte es sich heraus, daß die im Anschluß an eine Schädelverletzung mit Beteiligung von Dura und Gehirn auftretenden Verwachsungen des Gehirns mit den deckenden Weichteilen in vielen Fällen die Ursache einer traumatischen Epilepsie war. Auch psychische Störungen sind beobachtet worden (KÖNIG).

Alle diese Störungen sind gelegentlich im Anschluß an die Lösung der Verwachsungen und Deckung des Defektes verschwunden; die sog. *Encephalolyse*, d. h. die Befreiung der Dura bzw. Dura-Gehirnnarbe von den Knochenrändern hat als Voraussetzung einer Defektdeckung zu gelten. Der geeignete Zeitpunkt ist in den einzelnen Fällen verschieden und soll so gewählt werden, daß man mit Sicherheit die Wundheilung als lange abgeschlossen betrachten kann (nach LEXER etwa $1/2$ Jahr bei Schußverletzungen). Es empfiehlt sich vor dem Eingriff eine Prüfung auf ruhende Infektion (s. S. 498).

Die Technik der Schädellückendeckung ist folgende: Ist die Haut erhalten, so wird sie am besten in Form eines Lappens mit einem Stiel möglichst nach der Schädelbasis zu umschnitten und vorsichtig von der Schädellücke abgelöst. Dabei findet sich sehr häufig im Bereich der Lücke ödematöses, gefäßloses Narbengewebe, das nicht selten auch eine oder mehrere, mit wasserklarem

Inhalt gefüllte Cysten enthält. Ist der Hautlappen genügend abgelöst, so daß der ganze Knochenrand übersehen werden kann, so durchschneidet man mit größter Vorsicht am Knochenrand das Narbengewebe mit einem scharfen, gegen den Knochen gerichteten Messer und löst so ringsherum die Narbe aus. Man geht damit so weit, daß man ringsherum mit einem schlanken Elevatorium zwischen Narbengewebe und Knochen Eingang findet. Nicht selten bleiben zackige und scharfe Knochenränder zurück, die mit der LUERschen Zange

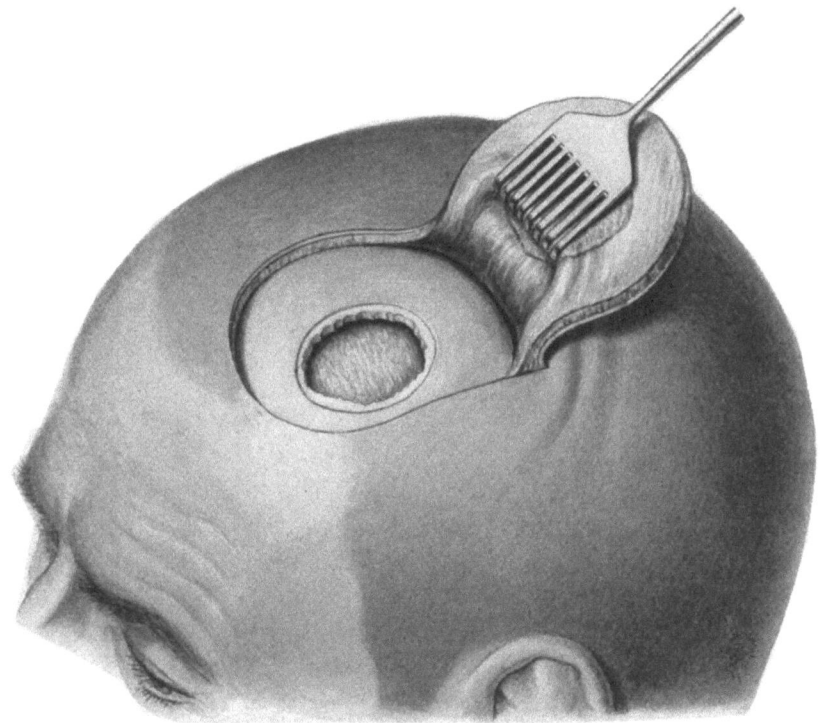

Abb. 395. Schädelplastik nach v. HACKER-DURANTE. I.
Die Knochenlücke ist angefrischt, das Periost umschnitten.

gleichmäßig gestaltet werden (Abb. 395). Das befreite Gehirn sinkt in vielen Fällen nach der Narbenlösung ein. Ist das Schwielengewebe sehr stark entwickelt, so wird es mit größter Vorsicht in einzelnen Lamellen von der Dura abgelöst. Wär die Haut über der Lücke nur mangelhaft erhalten infolge von Verletzung und Narbenbildung, so entfernt man zweckmäßigerweise diese Haut, da sie häufig der Nekrose verfällt und den weiteren Wundverlauf stören kann. Erst nachdem die Lücke in der geschilderten Weise ringsherum freigelegt ist und nachdem die Narbenlösung erfolgreich durchgeführt wurde, wird der weitere Operationsplan zur Deckung erwogen. Wie schon oben erwähnt, kann man die NICOLADONIsche Abänderung des MÜLLER-KÖNIGschen Verfahrens nur dann zur Anwendung bringen, wenn die Haut über der Lücke erhalten werden konnte. Man umschneidet dann zwei entsprechend große, entgegengesetzt gestielte Weichteillappen. Nach Zurückziehung der Hautränder wird das Periost im Bereich des einen Lappens ebenfalls durchtrennt und nun ein dem Defekt entsprechendes Knochenstück in diesen Weichteillappen hineingenommen. NICOLADONI hat vorgeschlagen, den entsprechenden Knochenlappen mit der straff gespannten Bogensäge herauszusägen. Er hat zu diesem Zweck zunächst eine der Größe des Knochendeckels entsprechende Rinne in den Knochen gemeißelt, dann den Knochen oberflächlich abgesägt. v. EISELSBERG hat hierzu die kurze HAYsche Säge verwendet. Ist der Knochen ausgesägt, so werden die beiden Lappen so ausgetauscht, daß der den Knochen enthaltende Lappen die Lücke deckt, während der ursprünglich über der Lücke gelegene

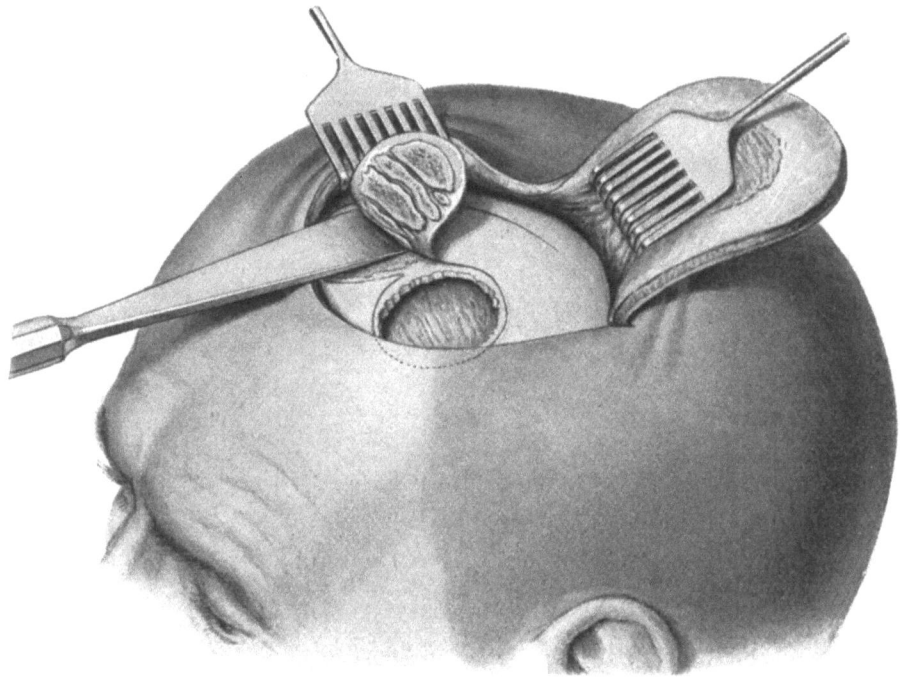

Abb. 396. Schädelplastik nach v. HACKER-DURANTE. II.
Aus der Umgebung der Knochenlücke wird ein Periost-Knochenlappen gebildet, der umgeklappt oder verschoben mit dem Periost der Umgebung vernäht wird.

Lappen an die Stelle des Knochen enthaltenden verschoben wird. Nach dem ursprünglichen Verfahren von MÜLLER-KÖNIG wird ein Weichteillappen in der Umgebung der Lücke umschnitten und nach Spaltung des Periostes eine der Knochenlücke entsprechende Knochenplatte mit einem breiten, messerscharfen Meißel, der bis in die Diploe hineingreift, im Zusammenhang mit dem Weichteillappen gebildet und mit diesem in die Lücke hineingelegt. Der ursprünglich den Defekt deckende Lappen wird, soweit er erhalten werden konnte, an Stelle des ersten Lappens verlagert und der ungedeckte Rest durch THIERSCHsche Läppchen versorgt.

Das Verfahren nach v. HACKER-DURANTE vermeidet die technischen Schwierigkeiten der MÜLLER-KÖNIGschen Methode. Es braucht außerdem kein neuer Hautlappen umschnitten zu werden. Schon dadurch wird das kosmetische Resultat verbessert, das bei der MÜLLER-KÖNIGschen Methode meist deshalb zu wünschen übrigläßt, weil nach Austausch der Lappen Unregelmäßigkeiten der Nähte und Unebenheiten der Oberfläche zurückbleiben. Bei dem Verfahren nach v. HACKER-DURANTE bildet man ebenfalls am besten einen größeren Lappen, der aber nur die Haut und Galea enthält (Abb. 396). Ist die Haut über dem Defekt sehr dünn und narbig, so kann man sie gleich entfernen. Ist der Hautlappen abgelöst, so wird die *Encephalolyse* wie oben angegeben ausgeführt. Dann umschneidet man einen seitlich gestielten Periostlappen und meißelt mit einem breiten, messerscharfen Meißel ein der Defektgröße entsprechendes Knochenstück heraus. In den seltensten Fällen gelingt es, dieses Knochenstück im Zusammenhang zu erhalten, da man nur die Lamina ext. abträgt. Die Knochenplatte bricht daher fast regelmäßig mehrmals ein. Diese Einbrüche sind ohne Bedeutung, sie bieten sogar insofern einen Vorzug, als dadurch die Möglichkeit gegeben ist, die mit dem Periost im Zusammenhang stehende Knochenplatte nach Bedarf zu biegen (Abb. 396). Am besten geht man so vor, daß man auf den im Winkel von etwa 30° aufgesetzten Meißel kurze Schläge ausübt. Dadurch wird jedesmal eine dünne Lamelle aus dem Knochen herausgehoben, die mit dem Periost im Zusammenhang bleibt, während sich der Periost-Knochenlappen nach oben aufbiegt. So entsteht eine ganze Reihe schmaler Knochenlamellen im Zusammenhang mit dem Periost und man kann diesen Periost-Knochenlappen nach Bedarf größer als kleiner bilden. Nur wenn eine Lücke sehr breit ist, läßt sich das Abmeißeln der Knochenlamellen nicht mit einer Meißelbreite durchführen, man muß dann mehrere Meißelbreiten nebeneinander aus dem Schädeldach herausnehmen. Erscheint der Lappen genügend groß, um die Lücke vollständig decken zu können, so wird er nach weiterer Ablösung des Perioststieles an diesem Stiel in den Defekt hinübergeschoben, nachdem er zurechtgebogen ist. Der Periostknochenlappen wird dann mit einigen Nähten, so gut das möglich ist, an dem die Lücke umgebenden Periost angenäht. Man kann auch nach v. HACKER den Lappen nach der Fläche so umklappen, daß das Periost nach dem Schädelinneren zu liegen kommt und ihn so befestigen. Gelang das Ablösen eines Weichteillappens, so wird dieser nun einfach über die gedeckte Lücke zurückgeklappt und durch Naht festgelegt. Mußte Haut geopfert werden, so gelingt es in der weitaus größeren Mehrzahl der Fälle unter Zuhilfenahme eines Bogenschnittes, die Weichteillücke restlos durch Lappenverschiebung zu decken. Ist ein Defekt sehr lang, so kann man ihn durch zwei gestielte Periost-Knochenlappen decken. Ist die Knochenlücke sehr groß, so können auch mehrere derartige Periost-Knochenlappen gebildet und über dem Defekt miteinander vereinigt werden.

Über die Technik der Lückendeckung durch *freie Transplantation* ist nicht viel zu sagen, sowohl Stücke von Rippen, der Tibia, der Beckenschaufel und der Tabula externa werden sich (meist mit Periost) in lange, schmale Defekte leicht einpflanzen lassen. Gute Blutstillung des Lagers ist von großer Bedeutung (LEXER). Eine Transplantation kann natürlich nur vorgenommen werden, wenn eine gute Weichteildeckung über dem Transplantat gelingt. Bei größeren Defekten können mehrere Tibia- oder Rippenstücke nebeneinander verwendet werden.

Sehr geeignet ist das Mittelstück des *Schulterblattes* zur Deckung größerer Defekte.

Die Entnahme einer Knochenplatte aus dem Schulterblatt zur Deckung einer Schädellücke (RÖPKE). Um in keiner Weise die Bewegungen des Armes und der Schulter zu beeinträchtigen, muß die Knochenplatte aus dem mittleren Teil des Schulterblattes, und ohne wesentliche Schädigung der an ihm ansetzenden Muskeln durchgeführt werden. Die Entnahme geschieht auf folgende Weise: Mit einem Schrägschnitt, etwa dem Verlauf des lateralen Randes des M. latissimus folgend, wird die Schulterblattmuskulatur freigelegt. Die derbe Fascie des M. infraspinatus wird nach RÖPKE etwa $^{1}/_{2}$ cm von dem medialen Rande der Scapula und parallel dazu durchtrennt. Die Muskelfasern lassen sich leicht nach dem lateralen Rand der Scapula zu gleichmäßig mit dem Messer dicht am Periost ablösen. Nahe am medialen Rande bohrt man ein Loch durch das Schulterblatt und von diesem aus wird das Knochenstück mit dem Periost mit der Fräse oder mit einem Meißel in der gewünschten Größe umschnitten. Nach vorsichtigem Anheben des umschnittenen Stückes kann man auch die Fasern des M. subscapularis von der Vorderseite von der Knochenhaut ablösen, so daß man ein auf beiden Seiten mit Periost bekleidetes Knochenstück erhält. Wir halten es für zweckmäßiger, nach Freilegung des Schulterblattes mit Schrägschnitt, wie oben beschrieben, nach Durchtrennung der Fascie des M. infraspinatus im unteren Abschnitt fingerbreit vom medialen Schulterblattrand in den deutlich erkennbaren Muskelzwischenraum zwischen den Mm. infraspinatus einerseits und teres major und minor andererseits einzudringen. Einige Bündel der letztgenannten Muskeln müssen meistens in der Nähe des Schulterblattwinkels durchtrennt werden. Dann läßt sich aber der Muskelzwischenraum weit auseinanderziehen, so daß die hintere Schulterblattfläche übersichtlich genug freiliegt, um den Periostknochenlappen zu entnehmen. Ist er mit dem Meißel umschnitten (Abb. 397), so wird er vorsichtig mit dem Elevatorium angehoben und nun das vordere Periost ebenfalls in der Schnittlinie durchtrennt. Hebt man nun die Knochen-

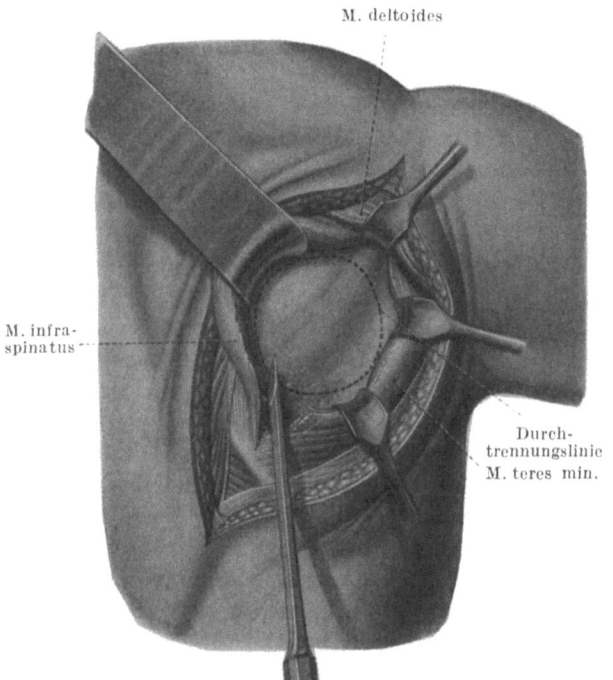

Abb. 397. Die Entnahme einer beiderseits mit Periost überzogenen Knochenplatte aus dem Schulterblatt. I. Ohne wesentliche Schädigung der Schulterblattmuskulatur wird entsprechend der punktierten Linie das Schulterblatt in der gewünschten Größe herausgemeißelt.

platte mit dem beiderseitigen Periostüberzug etwas an, so kann sie mit der Knochenzange gefaßt werden (Abb. 398) und es gelingt ohne Schwierigkeit, die Fasern des M. subscapularis von dem ventralen Periost abzulösen. Nach Entnahme des Knochenstückes legen sich die Muskeln wieder übereinander und es sind meist nur einige Muskel- Fascien- und Hautnähte nötig. Für 2 Tage wird zweckmäßigerweise eine Glasröhre in die Wunde eingelegt.

Fehlt auch das Periost über dem Defekt, so wird das Transplantat mit dem Periost nach außen in den Defekt eingepflanzt. Fehlt die Dura, so kann das Periost durawärts gelagert werden. Um die Schädelwölbung nachzuahmen, wird das Transplantat mehrfach eingesägt, doch so, daß die einzelnen Stücke mit dem Periost im Zusammenhang bleiben (Abb. 237, LEXER). Will man einen Defekt durch Allotransplantation decken, so ist auch hier die selbstverständliche Voraussetzung eine gute Weichteildeckung. Alle Transplantate werden am besten so in die Lücke eingefügt, daß die Knochenränder stufenförmig angefrischt werden, um dem Transplantat von vornherein einen sicheren Halt zu gewähren.

Das Einpflanzen von Fettlappen in den Defekt, um die Höhle, die durch das Zurücksinken des Gehirns oder durch Zerstörung von Gehirnteilen entstanden ist, auszufüllen, wie das LEXER und GULEKE empfohlen haben, kommt besonders nach Trepanationen wegen traumatischer Epilepsie in Frage. Kleine Duradefekte lassen sich durch aus der Umgebung gewonnene, gestielte Duralappen decken. Man kann die Dura nach der Fläche mit scharfem Messer in zwei Lagen spalten (BRÜNING). Größere Duradefekte werden am besten durch freie Transplantation von Peritoneum (PERTHES), Amnion (SCHMERZ), Fettfascienlappen (LEXER) oder Fascienlappen (KIRSCHNER) gedeckt (s. S. 553).

Alle Gewebe, auch die eigene Dura, verwachsen aber mit den Hirnhäuten und dem Gehirn, wenn diese Gewebe an der Verletzung beteiligt waren. Daher kann auch der Reizzustand des Gehirns und die dadurch bedingte Auslösung der traumatischen Epilepsie durch solche Maßnahmen nicht beseitigt werden. Heute wird im übrigen der Standpunkt vertreten, daß nur bei besonderer Veranlagung durch die Hirnnarbe eine Epilepsie ausgelöst wird.

k) Die Eingriffe bei der Trigeminusneuralgie.

Die chirurgische Behandlung der Trigeminusneuralgie wurde zuerst etwa Mitte des 18. Jahrhunderts in Form der Durchschneidung der Nervenäste eingeführt. Es war das zu einer Zeit, in der man über die Trennung von sensiblen und motorischen Nerven nicht oder zum mindesten nicht genügend aufgeklärt war. Erst durch die Arbeiten von

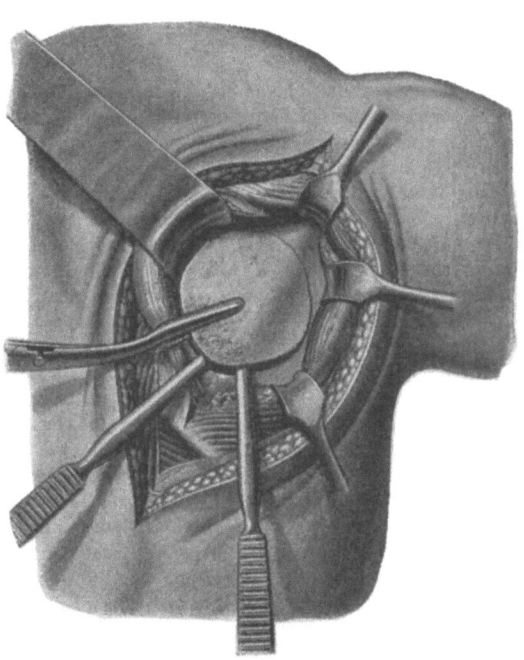

Abb. 398. Die Entnahme einer beiderseits mit Periost überzogenen Knochenplatte aus dem Schulterblatt. II. Unter Anhebung des Randes der Knochenplatte wird die Lösung auch auf der ventralen Seite unter Mitnahme des Periostes vorgenommen.

LANGENBECK (dem Älteren) wurde das Dunkel, das über die Funktion der einzelnen Nervenstämme gebreitet war, einigermaßen aufgehellt. So kam es, daß neben den peripheren Ästen des Trigeminus auch der Facialis durchschnitten oder reseziert wurde. Schon frühzeitig wurden Zweifel gegen den Nutzen der Operation erhoben, so von VIELLARD und DUSSANS bereits 1768. Trotzdem wurde die Operation von einzelnen Chirurgen, z. B. HAIGTHON und besonders von KLEIN, LEIDIG, ABERNETHY, LIZARS, VAN WY, MOTT u. a. mit mehr oder weniger gutem Erfolg geübt. Auch auf die Extremitätennerven wurde die Operation übertragen und da sie häufig erfolglos blieb oder die früheren Beschwerden sich bald wieder einstellten, so glaubte man Anastomosen annehmen oder die Ursache in einer raschen Heilung der durchschnittenen Nerven suchen zu müssen. Um das Wiederverwachsen der Stümpfe zu verhüten, wurden Fremdkörper eingelegt, absichtlich Eiterungen hervorgerufen, Stückchen aus dem Nerven reseziert oder das Glüheisen zur Durchtrennung angewandt. v. KLEIN durchschnitt den Facialis an seiner Austrittsstelle aus dem Foramen mastoideum. Daß häufig ohne Erfolg operiert wurde, war bei der Wahllosigkeit, mit der man bei der Durchschneidung der Nerven vorging, nicht erstaunlich. Wie schon gesagt, wurde man erst durch die Arbeiten LANGENBECKS und VELPEAUS über die Funktion der einzelnen Nervenstämme aufgeklärt und so werden bereits in dem Handbuch für Chirurgie von RUST (1834), dem ich diese Angaben entnommen habe, die Gehirnnerven nach ihrem physiologischen

Verhalten aufgezählt. Besonders mit Rücksicht auf die Neuralgien am Schädel findet sich dort eine recht eingehende Darstellung der Nerven und ihrer Ausbreitungsgebiete. Da man zu der Zeit auch schon über die Tatsache der Nervenregeneration bis zu einem gewissen Grade aufgeklärt war, so wurde auch schon eine Erklärung für das Ausbleiben von Dauererfolgen selbst bei anfänglich gutem Erfolg gefunden.

Die Technik für die Durchtrennung der einzelnen Stämme des Trigeminus richtete sich hauptsächlich nach den Angaben von RICHERAND, HAIGTHON, VELPEAU, LIZARS, WARREN u. a. Bei der Unsicherheit des Erfolges der hauptsächlich in der Peripherie stattfindenden Durchtrennung der erkrankten Nerven nimmt es nicht wunder, daß frühzeitig von seiten einzelner gewissenhafter Chirurgen gegen dieses Vorgehen Einspruch erhoben wurde. Es geschah das besonders von seiten STROHMEYERS und DIEFFENBACHS. STROHMEYER vertrat den Standpunkt, daß die Neuralgien durch Behandlung der Grundleiden mit Hilfe von Mitteln der inneren Medizin in den meisten Fällen mit Erfolg zu bekämpfen seien. DIEFFENBACHS Urteil stand ganz unter dem Einfluß der aufklärenden Arbeiten über die Nervenerkrankungen von ROMBERG und HIRSCH. Er meint, es ließe sich beinahe vertreten, wenn statt der Überschrift dieses Kapitels „Durchschneidung der Nerven" gesetzt wäre: „Nichtdurchschneidung der Nerven". An die Durchschneidung des N. facialis dürfte die Medizin seinerzeit nicht ohne Beschämung denken. Auch die Durchschneidung bei Neuralgien an den Extremitäten wird von ihm verworfen, ebenso beim Tetanus, obwohl auch bei dieser Erkrankung über gute Erfolge berichtet worden war. Er faßt sein Urteil dahin zusammen, daß die Sectio nervorum nur nach sorgfältiger physiologischer Nachforschung in seltenen Fällen vorzunehmen sei. Er führt zum Schluß eine ganze Anzahl von Mitteln an, die bei Neuralgien örtlich und innerlich angewendet werden können. Unter dem Einfluß DIEFFENBACHS scheint die Nervendurchschneidung tatsächlich seltener geübt worden zu sein. Sie wurde nur für Fälle aufgehoben, die einer konservativen Behandlung trotzten (V. v. BRUNS 1859). Die konservative Behandlung wurde dann auch später von GUSSENBAUER empfohlen. Erst um das Jahr 1870 herum trat die operative Behandlung wieder mehr in den Vordergrund, und zwar wurde sie in Form von Durchschneidung der Nerven an der Schädelbasis durchgeführt, für den 3. Ast am Foramen ovale von PANCOAST, KRÖNLEIN, SALZER, v. MIKULICZ, MADELUNG. Daneben wurden Resektionen des N. infraorbitalis (WAGNER) und N. alveolaris inf. (v. LINHARD und VELPEAU) angegeben. Alle diese mehr oder weniger schweren und eingreifenden Operationen führten auch nicht immer zu Dauererfolgen. Vielmehr kam es nicht selten, selbst nach Resektion größerer Stücke, zu Rückfällen. Daher wurden später für solche Fälle Methoden zum Verschluß der Knochenkanäle empfohlen. Auf der Suche nach einer Vereinfachung der Operation, mit der Möglichkeit, einen Dauererfolg zu erzielen, kam THIERSCH 1883 auf den Gedanken, die Nerven von der Peripherie aus freizulegen und sie gewaltsam aus ihren Knochenkanälen herauszulösen (s. S. 585). Er hat 1889 über seine Methode berichtet. BLUM hat die Ausreißung des N. infraorbitalis schon 1882 mitgeteilt. Mit einer besonders gebauten Zange wurden die Nerven nach Freilegung der Austrittsstellen am Knochen gefaßt und durch langsames Drehen der Zange ($1/_2$ Drehung in der Sekunde) auf die Zange aufgewickelt, bis sie abrissen. Dabei stellte sich heraus, daß hauptsächlich die peripheren Verzweigungen herausgedreht wurden, während das zentrale Ende nicht immer von der gewünschten Länge war. Die Methode hatte im allgemeinen gute Erfolge, wenn es gelang, die sämtlichen Nervenstückchen zusammen oder einzeln zu fassen und herauszudrehen. Über das Verfahren wurde auch später nach berichtet, und zwar von ANGERER 1896 und HELFERICH 1896. Abgesehen von den Ausreißungen der Nervenstämme an der Peripherie wurde auch die Ausreißung im Verlauf des Nerven nach Freilegung desselben in seinem Knochenkanal schon von THIERSCH empfohlen und geübt und auch von anderen für zweckmäßig gehalten, da Rückfälle seltener beobachtet wurden. Der Wunsch nach einer radikalen Heilung der Neuralgien durch *Beseitigung des Ganglions* selbst wurde geweckt, da bei allen diesen genannten Verfahren eine Dauerheilung in vielen Fällen ausblieb. Die erste Ganglionresektion wurde von ROSE 1890 ausgeführt. HORSLEY (1891) durchtrennte den Stamm des N. trigeminus zentral vom Ganglion. Zu einer brauchbaren Methode haben aber erst F. KRAUSE und HARTLEY 1892 die Exstirpation des *Ganglions* gestaltet. Besonders KRAUSE hat sich in der Folgezeit die größten Verdienste um diese Operation erworben und über seine Erfolge in mehreren Arbeiten eingehend berichtet. Er konnte 1923 bereits seine Erfahrungen über 100 Ganglionentfernungen bekanntgeben. Neben KRAUSE ist besonders LEXER mit einem bedeutungsvollen Operationsverfahren zur schonenden Exstirpation des Ganglions hervorgetreten. Auch der Versuch

HORSLEYS, die Trigeminusneuralgie durch Durchschneidung des Stammes des Trigeminus zur radikalen Heilung zu bringen, ist in der Folgezeit zu einer brauchbaren Operationsmethode ausgebaut worden. Durch die experimentellen Arbeiten von VAN GEHUCHTEN 1903 und seine daran knüpfenden theoretischen Schlüsse wurde der Grund gelegt für die von FRAZIER und DE BEULE ausgearbeiteten Methoden, durch die es möglich ist, die sensible Portio major des N. trigeminus von der Portio minor zu trennen und zu durchschneiden.

Von den bisher aufgezählten Verfahren werden auch heute noch die THIERSCHsche Ausreißung, die radikalen Methoden der Ganglionentfernung und besonders in neuerer Zeit die Durchschneidung des Trigeminusstammes geübt. Alle teilweisen Resektionen und die Durchtrennung der Stämme an der Schädelbasis sind heute fast vollständig verlassen, und zwar zugunsten der Einspritzung von Alkohol in das Ganglion (HÄRTEL) oder von Zerstörung des Ganglions auf elektrischem Wege (KIRSCHNER). Die Einspritzungsverfahren entwickelten sich, seitdem 1903 SCHLÖSSER die ersten Angaben darüber machte, in ungeahnter Weise neben den operativen Eingriffen. Selbst mit der Ganglionentfernung sind sie vielfach in ernsten Wettstreit getreten, seitdem die Injektionsbehandlung des Ganglions selbst durch die Technik von HÄRTEL und HARRIS ermöglicht wurde. Periphere, intermediäre, basale Einspritzungsverfahren wurden ausgearbeitet. Um die Ausarbeitung der Methoden haben sich besonders SCHLÖSSER, OSTWALD, BRAUN, HÄRTEL, OFFERHAUS, HARRIS verdient gemacht. Zur Erzielung von Dauererfolgen sind besonders die Einspritzungen in die Nervenstämme an der Schädelbasis und in das Ganglion selbst zu erstreben. Als Mittel hat sich am besten 80—96%iger Alkohol ergeben. Er hat die früher viel empfohlene Osmiumsäure vollkommen verdrängt. Da die Einspritzung des Alkohols nur dann eine Dauerheilung verspricht, wenn sie endoneural erfolgt, da sie andererseits sehr schmerzhaft ist, so ist die vorherige Anästhesierung des Nervenstammes durch Einspritzung einer 2—4%igen Novocainlösung durchzuführen. Sie hat den doppelten Wert, die Anästhesie des Nerven herbeizuführen und durch den sofortigen Eintritt derselben, den Beweis zu liefern, daß die Nadelspitze endoneural liegt. Da der Alkohol nur im Nerven selbst seine Wirkung ausüben soll, so dürfen nur Mengen von $1/2$—$1\frac{1}{2}$ ccm eingespritzt werden. Letztere Menge kommt nach HÄRTEL nur dann in Frage, wenn das Ganglion in allen seinen Teilen betroffen werden soll. Während die basalen Einspritzungen an das Foramen rotundum oder ovale bei gut ausgebildeter Technik und Anwendung der nötigen Vorsichtsmaßregeln kaum jemals schwerere Nebenerscheinungen hervorrufen, ist das bei der Einspritzung in das Ganglion trotz der gestellten Forderung nicht immer möglich. Es sind im Gegenteil eine Reihe von Nebenerscheinungen beobachtet worden, die die Methode auch in der erfahrensten Hand gefährlich gestalten. Das liegt einerseits daran, daß sämtliche Äste des Trigeminus betroffen werden und daß in nächster Nähe des Ganglions der Sinus cavernosus, die A. carotis int. und die Augenmuskelnerven verlaufen und schließlich bestehen noch nahe Beziehungen zwischen den sympathischen Geflechten der A. carotis, deren Leitungsunterbrechung bei der Injektion des Ganglion zu den unangenehmsten Nebenerscheinungen führt. Es muß wohl heute als bestimmt angenommen werden, daß die sog. Neurokeratitis auf Lähmung der sympathischen Fasern zurückzuführen ist, ebenso wie der häufig beobachtete HORNERsche Symptomenkomplex.

α) Die Einspritzungsbehandlung der Trigeminusneuralgie.

1. Die Einspritzung am Foramen rotundum.

Zwei Verfahren, die ursprünglich zur Leitungsanästhesie mit Erfolg angewendet worden sind, sind auch für die Alkoholinjektion empfehlenswert. Es sind dies die Methoden von MATAS-BRAUN und PAYR (1920).

Die Erreichung des Foramen rotundum durch die Orbita, wie sie zuerst von PAYR (1907) angegeben wurde, ist für die Alkoholinjektion weniger geeignet. HELD hat allerdings auch den Weg durch die Orbita für die Alkoholinjektion empfohlen. Gleitet jedoch die Nadel über den oberen Rand der Fissura orbitalis inf. hinaus, so gelangt sie in die Fissura orbitalis superior und kann bei der Alkoholinjektion unangenehme Nebenerscheinungen herbeiführen. Der obere Rand des Foramen rotundum ist nur 1—2 mm stark und daher ein Darübergleiten leicht möglich. Man darf daher auf diesem Wege eine Injektion von Alkohol nur vornehmen, wenn man mit absoluter Sicherheit aus den Schmerzempfindungen des Kranken schließen kann, daß die Nadelspitze im Stamm des zweiten Astes liegt. Die Angaben des Kranken sind aber nicht immer mit Sicherheit zu verwerten. Auf dem von MATAS angegebenen Weg, der in einfacher Weise zu gehen ist, besteht allerdings auch die Möglichkeit, abzuirren. Auch hierbei muß man sich bis zu einem gewissen Grade auf die Angaben des Kranken verlassen. Die Nadel wird unterhalb der untersten Ecke des Jochbogens eingestoßen, nachdem die Haut anästhesiert ist. Nach der Durchbohrung der Weichteile gelangt man zunächst an der Hinterwand des Oberkiefers entlang und stößt meist zunächst am großen Keilbeinflügel an. Wird nun die Nadel etwas zurückgezogen und nach geringer Senkung des Griffes, der häufig auch etwas lateralwärts geführt werden muß, so gelingt es meist leicht, am Vorderrand des Keilbeinflügels vorbei in die Fossa pterygo-palatina hineinzugelangen, um dann in einer Tiefe von etwa 5—6 cm den zweiten Ast an seinem Austritt aus dem Foramen rotundum zu erreichen. Auf zweierlei Weise kann man vom richtigen Weg abirren. Wird der Nadelgriff zu stark gesenkt, so gelangt man in die Fissura orbitalis superior, indem man am Foramen rotundum vorbeigleitet. Ist dagegen der Nadelgriff zu stark gehoben und nach lateral geführt, so kann es geschehen, daß man in die Nasenhöhle gelangt. Hat man die Sicherheit, daß die Nadelspitze vor dem Foramen rotundum liegt und den Nervenstamm selbst getroffen hat, was man aus den Angaben des Patienten und den ausstrahlenden Schmerzen schließen muß, so spritzt man in den Stamm etwa 1 ccm einer 2—4%igen Novocain-Suprareninlösung ein. Wenn dann sofort die Anästhesie eingetreten ist, wovon man sich jedesmal überzeugen muß, spritzt man 1 ccm 80—95%igen Alkohol ein. Diese Einspritzung muß ganz langsam erfolgen, um eine Durchtränkung des Nervenstammes mit Sicherheit zu erreichen, ohne dabei Gefahr zu laufen, daß der Alkohol in der Umgebung des Nerven Nebenschädigungen herbeiführt.

PAYR (1920) hat, um die Gefahren des Abirrens zu vermeiden, einen durch Knochenpunkte sehr gut bezeichneten Weg in die Fossa pterygopalatina empfohlen, bei dem die Möglichkeit, in die Orbita zu gelangen, nicht besteht, auf dem man höchstens in die Nasenhöhle eindringen kann. Die Nadel wird genau im oberen Jochbeinwinkel nach Anästhesierung eingestoßen. Sie wird in waagerechter Richtung in die Tiefe geführt und stößt gewöhnlich an der Facies temporalis des Keilbeins an. Wird der Griff nun unter leichtem Zurückziehen der Nadel vorsichtig etwas gehoben, so gelangt man an der unteren Kante der Crista infratemporalis vorbei in die Fossa pterygo-palatina, wo die Nadelspitze etwa in 5—6 cm Tiefe auf Widerstand stößt (Abb. 399). Man befindet sich hier mit der Nadelspitze etwa $^1/_2$ cm unterhalb des Foramen rotundum und hat damit den Stamm des zweiten Astes erreicht, wie sich aus den Schmerzäußerungen des Patienten zu erkennen gibt. Die Anästhesierung und Einspritzung von Alkohol erfolgt in derselben Weise, wie sie bei der Schilderung des anderen Weges angegeben ist. Ist die Nadelspitze etwas zu weit nach hinten gerichtet, so stößt man nach Umgehung der Crista infratemporalis leicht am Proc. pterygoideus an, und zwar in ungefähr 4 cm Tiefe. Wird die Nadel etwas zurückgezogen und die Spitze etwas weiter nach vorn gerichtet wieder eingeführt, so gleitet man meist mühelos in die Fossa hinein. Nebenverletzungen kommen in der Fossa pterygo-palatina am ehesten durch Anstechen der A. maxillaris interna, oder ihrer Nebenäste zustande, man darf daher eine Einspritzung nur vornehmen, wenn kein Blut aus der eingeführten Nadel fließt, zum mindesten muß man die Nadel vor- oder zurückschieben, bis die Blutung aufgehört hat.

Auf Schwierigkeiten kann man bei der Anwendung dieser Methode insofern stoßen, als man gelegentlich die Nadel nicht oder nur durch starkes Heben

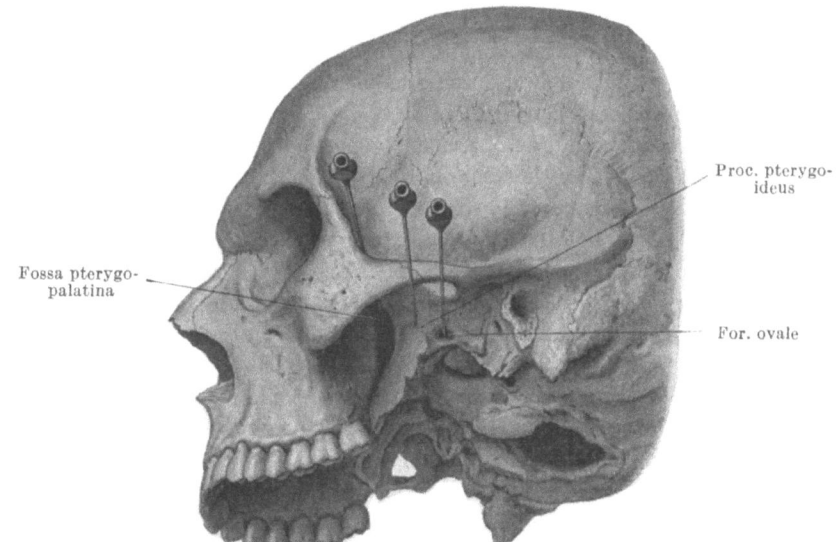

Abb. 399. Schematische Darstellung der Einspritzungstechnik an die Foramina rotundum und ovale. 1. Die Einspritzung an das Foramen rotundum nach PAYR. Die Nadel wird im oberen Winkel des Jochbeines waagerecht eingestochen (s. S. 582). 2. Die Einspritzung an das Foramen ovale nach BRAUN. Die Nadel wird unterhalb der Mitte des Jochbogens senkrecht in die Tiefe gestochen und trifft hier auf den oberen Teil des Proc. pterygoideus. Eine zweite Nadel von genau derselben Länge wird dann entweder an derselben Stelle, aber mit der Spitze etwas schräg nach hinten gerichtet, eingestochen. (Man kann aber die Nadel auch etwa 1 cm weiter dorsalwärts parallel zur anderen senkrecht in die Tiefe führen.) Stößt man in der durch die erste Nadel erreichten Tiefe nicht mehr auf Widerstand, so dringt die Spitze in das Foramen ovale ein. Die Tiefe des Eindringens wird an der ersten Nadel abgemessen. Sie soll nicht mehr als 1—1$^1/_2$ cm eindringen.

des Griffes unter die Crista infratemporalis bringt. Muß man aber den Griff stark anheben, so kommt man zwar ebenfalls in die Fossa pterygo-palatina, aber etwa 1 cm unterhalb des Foramen rotundum, und außerdem gelangt man dann sehr leicht in die Nase. Die Nadel findet dann erst in 7—8 cm Tiefe am Vomer einen Widerstand. Dann wird der Nerv nicht sicher getroffen und es ist besser, keinen Alkohol einzuspritzen. Man wählt dann das, wenn auch etwas gefährlichere, Verfahren nach MATAS-BRAUN (s. oben).

2. Die Einspritzung am Foramen ovale.

Von allen zur örtlichen Betäubung angegebenen Methoden erscheint als beste und einfachste die von BRAUN. Die Bestimmung nach OFFERHAUS mit Hilfe eines Zirkels hat sich in der Praxis als unnötig erwiesen. Nach der Methode von BRAUN wird ein Punkt unter der Mitte des Jochbogens anästhesiert und eine Nadel in genau querer Richtung eingestoßen, bis sie auf den Proc. pterygoideus in einer Tiefe von 4—5 cm aufstößt. Die Nadelspitze liegt dann etwa 1 cm vor dem Foramen ovale und etwa in der durch das Foramen ovale gedachten Horizontalebene. Zieht man die Nadel etwas zurück, nachdem man sich die gefundene Tiefe durch ein von der Nadel durchbohrtes Korkstückchen markiert hat und sticht die durch Vorwärtsführen des Nadelgriffes in einem spitzen Winkel nach hinten gerichtete Nadel nur wenige Millimeter tiefer ein, so dringt sie in das Foramen ovale ein, an dessen Hinterwand sie Widerstand findet. Während des Eindringens klagte der Pat. über ausstrahlende Schmerzen nach dem Unterkiefer und der Zunge. Wir sind seit einigen Jahren so vorgegangen, daß wir zunächst eine Nadel unter der Mitte des Jochbogens genau nach BRAUNs Vorschrift eingestoßen haben. Dann wird 1 cm weiter nach hinten eine genau gleichlange und gleichstarke Nadel parallel zur ersten eingeführt. Man kann auf diese einfache Weise das Foramen ovale mit der zweiten Nadel erreichen und sich gleichzeitig darüber Rechenschaft geben, wieweit die Nadel im Vergleich zu der anderen vorgeschoben werden darf. Wird bei der BRAUNschen Methode die Nadel nicht ganz waagerecht eingeführt, sondern der Griff etwas gehoben, so kann es geschehen, daß man nicht in der gewünschten Tiefe auf Knochenwiderstand stößt. Man ist dann mit der Nadelspitze am unteren Rand des Foramen ovale vorbeigeglitten und gelangt unter Umständen in die Tuba Eustachii, was sich durch nach dem Ohr ausstrahlende Schmerzen zu erkennen gibt, oder man gelangt in die Rachenhöhle. Beides wird vermieden, wenn man die zuerst eingeführte Nadel, die regelmäßig auf knöchernen Widerstand stößt, an Ort und Stelle liegen läßt und sich dadurch sehr bequem über die Richtung und Lage der Spitze in bezug auf die Tiefe unterrichten kann. Wird der Einstichpunkt unter der Mitte des Jochbogens, aber etwa fingerbreit tiefer gewählt, so kann man nach HARRIS sehr leicht durch das Foramen ovale in das Ganglion hineingelangen. Dieser Weg bietet jedoch, wie wir noch sehen werden, mehr Gefahren für Nebenverletzungen als der von HÄRTEL angegebene. Will man nur an die Austrittsstelle des Nerven einspritzen, so muß die Injektion direkt unterhalb des Jochbogens vorgenommen werden, auf diesem Weg kann man nicht tiefer in das Foramen ovale hineingelangen.

3. Die Einspritzung in das Ganglion Gasseri.
(HÄRTEL, KULENKAMPFF.)

Sind alle drei Äste an der Neuralgie beteiligt, so kommt die *Alkoholeinspritzung in das Ganglion* selbst in Frage. Wie schon oben bemerkt, darf sie nur für schwerste Fälle zur Anwendung kommen, da trotz vollendeter Technik störende Nebenerscheinungen beobachtet werden können. Die Nebenerscheinungen bestehen in Kaumuskellähmung, Kieferklemme, Augenmuskellähmung, Verletzungen des Sinus cavernosus, der A. carotis und Neurokeratitis. Es sind aber außer diesen Störungen auch solche des ersten, siebenten, achten und neunten Hirnnerven beobachtet worden. Am meisten wird die Methode von HÄRTEL bevorzugt, da bei ihr am ehesten Nebenverletzungen vermieden werden können, weil die Nadeleinführung der Achse des Kanals entspricht. Diese Achse verläuft außerhalb des Sinus cavernosus und der darin- und darumliegenden Gebilde.

Das Verfahren von HARRIS besitzt diesen Vorzug nicht, man kommt vielmehr auf diesem Wege, falls die Nadel zu tief eingeführt wird, bestimmt in den Sinus hinein. Die Methode von HÄRTEL hat außerdem den Vorzug, daß bei alleiniger Beteiligung des zweiten und dritten Astes diese mit einiger Sicherheit getrennt vom ersten injiziert werden können. Die Methode von SCHLÖSSER hat den Nachteil, daß die Injektion durch die Mundhöhle stattfindet, was bei der HÄRTELschen ebenfalls vermieden wird.

Die Vorschrift HÄRTELS ist folgende: Die Hautquaddel wird etwa 3 cm seitlich des Mundwinkels angelegt. Ein Finger der linken Hand wird in die Mundhöhle eingeführt und nun die Nadel zwischen Haut und Schleimhaut durch die Weichteile, zwischen dem aufsteigenden Unterkieferast und dem Tuber maxillae hindurch in die Tiefe geführt. Dabei muß die Richtung der Nadel eine derartige sein, daß sie bei Seitenansicht des Kranken nach dem gleichseitigen Unterkiefergelenkköpfchen zielt, während bei Ansicht des Kranken von vorn eine durch die Nadel gelegte Ebene durch die Pupille des gleichseitigen Auges gehen muß. BRAUN empfiehlt, die Nadel zunächst so zu führen, daß die durch sie gelegte Ebene in der Ansicht von vorn die Pupille schneidet, in der Ansicht von der Seite die Fortsetzung der Nadel etwa die Mitte des Jochbogens treffen würde. Die seitliche Richtung ist also zunächst etwas steiler. Die Nadelspitze stößt daher am Planum infratemporale an. Er bevorzugt diese steile Stellung deshalb, weil dadurch das Vorbeigleiten der Nadel unterhalb des Foramen ovale unmöglich wird. Ist der Widerstand am Planum infratemporale gefunden, so wird nach Zurückziehen und allmählichem Heben des Nadelgriffes die Nadelspitze wieder vorgeschoben, bis der knöcherne Widerstand aufhört. Die Haltung der Nadel in der durch die Pupille gehenden Ebene wird dabei dauernd eingehalten. Ist das Foramen ovale erreicht, was sich durch Parästhesien im dritten Ast deutlich zu erkennen gibt, so wird an dem außerhalb der Weichteile befindlichen Nadelabschnitt eine Strecke von 1—1$^1/_2$ cm von der Hautgrenze ab angemerkt. Diese Entfernung bestimmt die Strecke, die die Nadelspitze im höchsten Fall beim weiteren Einschieben zurücklegen darf. Ehe Alkohol gespritzt wird, wird etwa $^1/_2$—1 ccm einer 2—4%igen Novocain-Suprareninlösung vorausgespritzt. Erst nach Eintritt der Anästhesie folgt die Einspritzung von 1 ccm Alkohol unter langsamem und durch Pausen unterbrochenem Verschieben der Nadel um 1 cm, wenn die Anästhesie des zweiten und dritten Astes gewünscht wird. Soll auch der erste Ast anästhesiert werden, so spritzt man 1$^1/_2$ ccm Alkohol ein, während man die Nadel langsam 1$^1/_2$ cm vorschiebt.

β) Die Ausreißung der peripheren Trigeminusäste.
(THIERSCH.)

Die periphere Methode kommt hauptsächlich in Frage zur Ausreißung der erkrankten Endabschnitte des ersten, zweiten und dritten Astes. Die *Nn. supraorbitalis* und *frontalis* werden durch einen Querschnitt, den man am besten durch die Augenbraue führt, freigelegt. Die Augenbraue soll dabei nicht rasiert werden, es genügt eine gründliche Desinfektion mit Äther und Alkohol. Nach Durchtrennung der Haut und der Muskulatur (M. orbicularis oculi) wird auch das Periost vorsichtig durchtrennt und die beiden Hauptstämmchen oder einzelne Zweige derselben freigelegt, mit der Zange gefaßt und langsam herausgedreht. Zur Freilegung des *N. infraorbitalis* genügt ein kleiner, parallel zum unteren Rand der Orbita verlaufender Hautschnitt, etwa 1 cm unterhalb derselben angelegt. Nach vorsichtiger Durchtrennung der Weichteile, die mit scharfen Häkchen auseinandergezogen werden, lassen sich die einzelnen, auseinanderstrebenden Nervenbündel im Bereich der Knochenöffnung zusammenfassen und in der beschriebenen Weise langsam herausdrehen. Die schon von HELFERICH vorgeschlagene Aufmeißelung des Kanals, um den Nerven etwas weiter zentral zu fassen, gibt keine besseren Erfolge. Das periphere Ende des dritten Astes, der *Ramus mentalis,* wird am Foramen mentale freigelegt, das der Höhe des zweiten Prämolarzahnes entspricht und etwa in der Mitte des Unterkiefers gelegen ist. Das Foramen läßt sich in vielen Fällen tasten. Bei dieser letzteren Operation folgt dabei allerdings, wie schon THIERSCH gefunden hat, nur ein ganz kurzes Stück des N. mandibularis aus dem Canalis mandibularis. Daher empfiehlt es sich, zur Behandlung von Neuralgien des dritten Astes, die Leitung dieses Nerven weiter zentralwärts zu unterbrechen. Zwar ist die Freilegung des Nerven während seines Verlaufs im Canalis mandibularis leicht. Man erreicht den Kanal am besten in der Gegend des Kieferwinkels durch Trepanation. Man kann an dieser Stelle den Nerven fassen und nun ein bedeutendes peripheres und zentrales Stück herausdrehen. Trotzdem wird man heute diese Methode kaum noch anwenden, da die viel einfachere Injektionsbehandlung ebenso gute und lang dauernde Erfolge bietet. Dasselbe gilt für die von HELFERICH empfohlene Freilegung des Nerven am Foramen mandibulare nach Ablösung des M. pterygoideus intern. von der Innenseite des Kieferwinkels. Noch weniger wird die Freilegung an der Schädelbasis mit folgender Vereisung zu empfehlen sein, da auch für diese Fälle die Einspritzung das viel einfachere und ungefährlichere Verfahren darstellt. In Fällen, bei denen mehrmals Rückfälle eingetreten sind, kann die periphere Behandlung durch Ausreißung nichts mehr helfen; man wird dann, wenn auch die Einspritzung an der Basis versagt hat, in das Ganglion einspritzen oder einen radikalen Eingriff am Ganglion selbst in Erwägung ziehen müssen.

γ) **Die Durchtrennung der Trigeminusäste zwischen Basis und Peripherie.**

Wie schon oben erwähnt, kommt die Durchtrennung einzelner Äste während ihres Verlaufs nur selten in Betracht. Die Injektionsbehandlung hat alle diese Methoden mehr oder weniger überflüssig gemacht und wenn sie versagt, so gilt es im allgemeinen als zweckmäßiger, die Freilegung an der Basis mit folgender Resektion oder Vereisung oder bei Befallensein aller Äste die Ganglionentfernung auszuführen. Nur beim Befallensein einzelner Zweige der Hauptstämme kommt gelegentlich die Freilegung während des Verlaufs in Betracht, wenn man sich nicht wegen der geringen Ausbreitung des Leidens zu einem radikalen Eingriff entschließen will. Es sind hauptsächlich Zweige des dritten Astes, die häufig Neuralgien veranlassen, so der N. buccinatorius, der N. auriculotemporalis und der N. lingualis. Nicht selten betrifft die Neuralgie die ganze periphere Ausbreitung des dritten Astes, sowohl den N. alveolaris inf. als den N. lingualis. Bei alleiniger Erkrankung des N. buccinatorius empfiehlt KOCHER folgendes Verfahren: Der Nerv läßt sich an der Innenseite des Proc. coronoideus, und zwar an dessen vorderem Rand am leichtesten fassen sowohl von außen als von der Mundschleimhaut her (HOLL).

Das letztere Vorgehen wird man wegen der Infektionsgefahr von der Mundhöhle aus nicht gern ausführen. Die Freilegung geschieht bei weit geöffnetem Mund, nachdem man den vorderen Rand des Proc. coronoideus leicht palpiert hat, durch quere Spaltung der Wangenschleimhaut und Durchtrennung des M. buccinatorius, auf dessen Außenfläche der Nerv verläuft. Der Nerv verläuft steil von oben nach unten.

Soll er von außen freigelegt werden, so empfiehlt KOCHER den BOCKENHEIMERschen Schnitt, der 4 cm lang in der Richtung vom Mundwinkel gegen die Incisura intertragica verläuft. Die Mitte des Schnittes bildet der Vorderrand des Masseter. Nach Durchtrennung der Haut bis auf die Fascie dringt man stumpf am vorderen Rand des M. masseter in die Tiefe, drängt die V. facialis nach vorn und findet den Nerven auf dem M. buccinatorius unterhalb des Fettpfropfes oder in den Fettpfropf eingebettet. Er kann bei vorsichtigem Freilegen mit der Nervenzange gefaßt und ein großes Stück herausgedreht werden. Der *N. auriculotemporalis* und sein Endast, der N. temporalis superfacialis, wird von einem Schnitt aus freigelegt, der oberhalb des Jochbogens und fingerbreit vor dem Helix verläuft. Die Fascia temporalis braucht dabei nicht durchtrennt zu werden, da der Nerv nach seinem Austritt aus der Ohrspeicheldrüse außerhalb der Fascie liegt. Dringt man hier in die Tiefe, so stößt man auf die A. und V. temporalis superficialis und hinter ihr findet sich der dünne Nervenstamm, den man leicht fassen und unter Schonung der Gefäße herausdrehen kann. Der *N. lingualis* wird am besten intrabuccal aufgesucht, wenn er allein durchtrennt werden soll. Nach KOCHER findet man ihn am einfachsten an der Stelle, wo er oberflächlich unter der Schleimhaut zwischen dem vorderen Gaumenbogen und dem Zungengrund nach vorn zieht. Es genügt ein kleiner Einschnitt, den man nach KOCHER am besten nicht zu nahe an die Zunge heranführt. Nach KRAUSE sieht man ihn durch die Schleimhaut im Bereich der letzten Molaren gelegentlich durchschimmern. Will man den Nerven außerhalb der Mundhöhle freilegen, so kann man ihn in dem dreieckigen Raum, den wir zur Unterbindung der A. lingualis durch Auslösung der Glandula submaxillaris aufsuchen und findet ihn nach KOCHER da, wo er durch das Ganglion linguale mit der Glandula submaxillaris in Verbindung steht, unmittelbar vor dem M. pterygoideus int. (s. S. 163). Ist außer dem N. lingualis auch der N. alveolaris inf. erkrankt, so ist es zweckmäßiger, beide Stämme gemeinsam vor dem Eintritt des N. alveolaris inf. in das Foramen mandibulare aufzusuchen. KRAUSE hat zu diesem Zweck von einem Hautschnitt, der 1 cm unterhalb und hinter dem Ohrläppchen beginnt und im Bogen um dieses herum bis an den vorderen Unterkieferrand zieht (etwa 6 cm), Haut und Subcutangewebe durchtrennt. Facialisfasern werden dabei nicht verletzt. Der in der Schnittlinie liegende oberste Abschnitt der Gl. parotis erscheint im hintersten Wundwinkel und wird nach unten und hinten verschoben. Der nun freiliegende M. masseter wird ebenso wie das darunterliegende Periost des aufsteigenden Unterkieferastes in der Schnittrichtung durchtrennt, die Knochenhaut zurückgeschoben und nun der Unterkieferkanal mit einem Hohlmeißel eröffnet. Die Meißelöffnung auf der Vorderseite muß der Eintrittsstelle des N. alveolaris inf. auf der Rückseite des Unterkiefers entsprechen. Sie liegt etwa 3 cm oberhalb des Kieferwinkels und gleich weit vom vorderen und hinteren Rande des Unterkiefers entfernt (etwa 1,5 cm). Die Vorderwand des Kanals kann ohne Schwierigkeiten bis an sein oberes Ende eröffnet werden. Nach KRAUSE kann auf diese Eröffnung des Kanals verzichtet werden und man kann den Kiefer quer durchmeißeln, ohne den Nerven zu verletzen. Wird der Kiefer gut 1 cm unterhalb der Incisura mandibulae quer durchtrennt, so läßt sich das obere Knochenstück mit dem Knochenhaken bequem nach oben und außen ziehen, während das untere nach unten verlagert wird. Das tiefe Fettlager, welches nun die Nerven und Gefäße auf der lateralen Seite des M. pterygoideus int. einhüllt, muß entfernt werden. Dann werden die Nerven freigelegt, wenn nötig bis zu ihrem gemeinsamen Stamm, wobei man sich vor einer Verletzung der A. maxillaris int. in acht nehmen muß. KRAUSE ist es gelungen, den Stamm bis beinahe an die Schädelbasis freizulegen. Zur Vereinigung der Unterkieferfragmente genügen nach KRAUSE einige Muskel-Periostnähte. Die Mundschleimhaut wird bei dieser Operation nicht verletzt. KOCHER legt den Kiefer zur Trepanation von einem unterhalb des Kieferwinkels verlaufenden, bogenförmigen Schnitt, bis auf den Knochen vordringend, frei, löst dann den Masseteransatz vom Kiefer halb stumpf, halb scharf ab und dringt dann mit Meißel und Hammer in der Mitte des aufsteigenden Kieferastes in die Tiefe bis zur Eintrittsstelle des Nerven an der medialen Seite.

δ) Die Resektion oder Exairese der Trigeminusäste an der Schädelbasis.

Wenn auch, wie schon erwähnt, die Resektion der Äste an der Schädelbasis fast vollkommen verdrängt worden ist von der Alkoholeinspritzung, so wird sie doch gelegentlich im Bereiche des zweiten und dritten Astes ausgeführt. Sie kommt dann in Betracht, wenn nach mehrfachen, über einen langen Zeitraum sich erstreckenden Einspritzungen diese schließlich nicht mehr wirksam sind, was wohl dadurch erklärt werden muß, daß die Äste, in Schwielengewebe eingebettet, für die Hohlnadel nicht mehr sicher erreichbar sind und die Flüssigkeit sich in dem Narbengewebe nicht mehr ausbreitet. Solche Fälle sind nach unserer Erfahrung allerdings sehr selten. Bei der Exairese an der Schädelbasis sind die Rückfälle im Gegensatz zur Durchschneidung und Resektion selten. VAN GEHUCHTEN hat besonders darauf aufmerksam gemacht, daß nach der Ausreißung an der Basis die dem ausgerissenen Nerven entsprechenden Anteile des Ganglions ebenfalls der Degeneration verfallen. Er hat diese Angabe durch histologische Kontrolle bewiesen.

Zur Freilegung des zweiten Astes am Foramen rotundum stehen uns mehrere Methoden zur Verfügung. Die Freilegung unter Resektion des Jochbeins (BRUNS, LÜCKE, LOSSEN-BRAUN, KRÖNLEIN, GUSSENBAUER) wird heute kaum noch ausgeführt wegen der unvermeidlichen Verletzung von Facialisästen. Aber auch die Methode KOCHERS, bei der die Facialisäste geschont werden, hat wohl nicht sehr viel Anhänger gefunden; auch sie hinterläßt eine entstellende Narbe und der Zugang zu der Fossa pterygo-palatina gelingt auch in genügender Weise ohne die zeitweilige Resektion des Jochbeins. Zwei Verfahren stehen im Wettstreit, das von KRAUSE und von LEXER. Sie unterscheiden sich schon in der Anlage des Hautschnittes. Bei beiden Verfahren wird der N. facialis bis auf seine Frontaläste geschont. Das Operieren findet in einer recht erheblichen Tiefe von 5—6 cm statt und die gesuchten Gebilde liegen am Ende trichterförmiger, schwer übersichtlicher Wunden. Es muß daher gefordert werden, daß durch gute Beleuchtung (Stirnlampe oder Scheinwerfer) auch der Wundgrund genügend beleuchtet wird. Auch Spatel mit kleinen Beleuchtungskörpern können sehr angenehm sein.

1. Das Verfahren von KRAUSE.

Der Hautschnitt beginnt fingerbreit außerhalb und unterhalb des Endes der Augenbraue, steigt am hinteren Rand des Proc. frontalis des Jochbeins herab und zieht dann in einem flachen, nach oben offenen Bogen nach hinten und unten bis zum unteren Rand des Jochbogens und dann diesem entlang zum vorderen Umfang des Tuberculum articulare. Hier steigt der Schnitt wieder aufwärts, um dicht oberhalb des Jochbogens noch vor dem Ohre zu enden. Die Fascia temporalis wird in ganzer Ausdehnung, während der

Lappen nach oben etwas zurückgezogen wird, dicht oberhalb des Jochbogens durchschnitten. Der hintere Teil des Jochbogens wird vor dem Tuberculum articulare subperiostal freigelegt und mit Meißel, schneidender Knochenzange oder GIGLI-Säge durchtrennt. Dann wird am vorderen Teil des Jochbogens die Haut stark nach vorn und unten gezogen und der Jochbogen schräg nach vorn und unten mit Meißel und Hammer durchtrennt. Auch hier kann die GIGLI-Säge Verwendung finden. Der Haut-, Muskel- und Knochenlappen wird nun mit einem scharfen, vierzinkigen Haken nach unten gezogen und damit ein verhältnismäßig breiter Zugang zur Schädelbasis eröffnet. Die vordere Durchtrennungslinie soll vom oberen Jochbogenwinkel schräg nach unten vorn bis nach dem unteren Jochbeinwinkel verlaufen. Zieht man nun die vorderen Fasern des M. temporalis bzw. seine Sehne nach hinten oder kerbt man die Muskelfasern im Notfall etwas ein, so kann man sich am Tuber maxillae entlang den Weg in die Fossa pterygo-palatina hinein zugänglich machen. KRAUSE empfiehlt, das die Spalte ausfüllende Fett mit den darin befindlichen Gefäßen mit Hilfe eines stumpfen Wundhakens nach hinten zu ziehen und festzuhalten. Die A. maxillaris int. kann freigelegt und unterbunden, gelegentlich auch geschont werden. Dringt man so allmählich in die Tiefe, so kann man in der Nähe des Foramen rotundum schließlich den N. maxillaris mit einem Häkchen fassen, von der A. maxillaris int. bzw. von ihren Ästen trennen und mit der Nervenzange fassen und herausdrehen. Nach Einlegen eines dünnen Gummidrains wird die Hautnaht vorgenommen.

2. Das Vorgehen von LEXER.

LEXERS Vorgehen beginnt mit einem Hautschnitt, der parallel zum oberen Jochbogenrand verläuft, und zwar beginnt er am hinteren Rand des Proc. frontalis und endet gut fingerbreit vor dem Ohr. Die A. temporalis braucht nicht freigelegt zu werden. Die Durchtrennung des Jochbogens erfolgt auf dieselbe Weise wie bei KRAUSE. Während nun der den Jochbogen enthaltende Hautmuskellappen mit scharfen Haken nach unten gezogen wird, wird der M. temporalis freigelegt und wie bei KOCHER in seinem hinteren Abschnitt vom Schädel abgelöst oder eingeschnitten und nach vorn gezogen. Dadurch kann man sich die Durchtrennung dieses Muskels in seinem sehnigen Abschnitt oder das Abkneifen des Proc. coronoideus mit dem Sehnenansatz ersparen. Zieht man die Weichteile stark nach unten bzw. nach vorn, so läßt sich die Crista infratemporalis freilegen. Die Knochenhaut wird entlang der Crista gespalten und nun ein breiter, stumpfer Haken unter das Periost geschoben, um damit die ganzen Weichteile von der Schädelbasis bis an die hintere Kante des großen Keilbeinflügels abzulösen. Dieser Periost-Weichteillappen enthält den M. pterygoideus ext. mit der zwischen seinen beiden Bäuchen verlaufenden A. maxillaris int. Die bei der Ablösung erfolgende, meist venöse Blutung läßt sich durch Tamponade zum Stehen bringen. Am vorderen scharfen Rande der freigelegten Basis des Proc. pterygoideus dringt man in die Fossa pterygo-palatina ein, um hier den N. maxillaris aufzusuchen.

Die Freilegung des dritten Astes am Foramen ovale erfolgt wie gesagt durch denselben Schnitt sowohl nach der Methode von KRAUSE als der von LEXER. Bei der Methode von KRAUSE wird nach Anlegung des Hautschnittes, subcutaner Durchtrennung des Jochbogens und Herabziehen desselben der M. temporalis freigelegt und der Proc. coronoideus unterhalb des Ansatzes des M. temporalis von hinten oben nach vorn unten mit der Knochenzange abgeschnitten. Dadurch läßt sich der M. temporalis nach oben zurückschlagen. Er wird in seinem untersten Abschnitt reseziert. Der nun freiliegende M. pterygoideus ext., in dem nicht nur die A. maxillaris int., sondern auch eine starke Vene verläuft, die doppelt unterbunden werden müssen, wird nun mit einem stumpfen Haken nach oben zurückgeschoben und die Außenwand des Proc. pterygoideus mit seiner scharfen hinteren Kante mit Hilfe des Raspatoriums freigelegt. Dabei kann aus dem Plexus pterygoideus eine erhebliche Blutung erfolgen, die durch das Einstopfen von mit Adrenalin getränkten Tupfern gestillt werden muß. In der Fortsetzung des scharfen hinteren Randes des Proc. pterygoideus gelangt man nun mühelos an das Foramen ovale und damit an den dritten Trigeminusast, der mit der Nervenzange gefaßt und herausgedreht wird. In die Tiefe der Wunde wird ein Gummirohr eingelegt, der Jochbogen zurückgelagert und mit einigen periostalen Nähten an Ort und Stelle befestigt. Nach dem *Vorgang von* LEXER erscheint die Freilegung des dritten Astes nach der oben geschilderten Voroperation insofern leichter und unblutiger, als durch die Ablösung der gesamten Weichteile von der Schädelbasis, nachdem das Periost an der Crista infratemporalis gespalten ist, der Zugang zum Foramen ovale unmittelbar an der Schädelbasis gewonnen werden kann. Die A. maxillaris int. braucht nicht unterbunden zu werden und die verhältnismäßig geringe venöse Blutung, die beim Ablösen von der Schädelbasis erfolgt, ist leicht durch Tamponade zu stillen. Der Verbandstoff wird durch den subperiostal eingesetzten Haken fest angedrückt.

ε) Die Eingriffe am Ganglion Gasseri und am Trigeminusstamm.

Da nach allen Methoden der Durchschneidung, der Resektion, der Ausreißung und der Einspritzung im Bereich der peripheren Trigeminusäste Rückfälle beobachtet worden sind, was sich dadurch erklären läßt, daß bei Erhaltung des Ganglion die Äste wieder auswachsen, so ist Mitte der 80er Jahre des vorigen Jahrhunderts der Plan zur Entfernung des Ganglion gefaßt worden (HEARS, Philadelphia 1884). Dem Plan ist bald die Ausführung gefolgt.

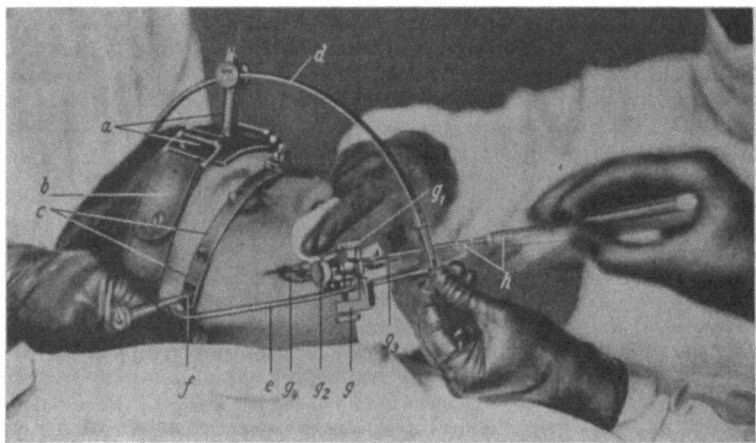

Abb. 400. Die Elektrokoagulation des Ganglion Gasseri mit dem Zielapparat nach KIRSCHNER.

W. ROSE hat im Jahre 1890 die erste erfolgreiche Entfernung nach Resektion des Oberkiefers ausgeführt. NOVARRO ist dann 1891 nach Resektion des aufsteigenden Unterkieferastes zwischen dem 2. und 3. Ast eingedrungen. Er hat einen 2. Weg, den pterygoidealen vorgeschlagen. Im selben Jahre hat dann HORSLEY den temporalen Weg benutzt, allerdings nicht um das Ganglion zu entfernen, sondern um den Trigeminusstamm zu durchschneiden. Auf diesem temporalen Wege ist 1893 auch KRAUSE vorgegangen und hat in der Folgezeit diesen Zugang zu einer gut ausgearbeiteten Operationsmethode ausgebildet. 1 Jahr vorher hat schon HARTLEY denselben Weg beschritten. HORSLEYS Vorgehen war intradural. HARTLEY und KRAUSE sind extradural an das Ganglion herangetreten. Die KRAUSEsche Operationsmethode der extraduralen Exstirpation des Ganglion hat in der Folgezeit die meisten Anhänger gefunden. Nach ihm haben LAUWERS, CUSHING sowie viele andere Chirurgen operiert. LEXER (1902) hat die Methode KRAUSES in wesentlichen Punkten abgeändert, soweit der Zugang in Frage kommt. Auf einem temporo-sphenoidalen Wege sind die bekannten französischen Chirurgen DOYEN und POIRIER (1893 bzw. 1896) vorgegangen. Da es sich, wie aus den Nachuntersuchungen von MARCHANT und HERBERT, die über 75 Fälle berichteten, hervorgeht, in einem großen Prozentsatz nur um teilweise Entfernung des Ganglion handelt, so ist auch diese Methode nicht ohne Rezidive geblieben. Abgesehen davon ist sie von manchen Seiten deshalb abgelehnt worden, weil der operative Eingriff meist schwierig und blutig verläuft und eine hohe Mortalität hat (15—25%). Schließlich werden fast regelmäßig postoperative Nebenerscheinungen beobachtet. Unter diesen fallen besonders ins Gewicht Hornhautschädigungen, Augenmuskelstörungen, Gefühllosigkeit im Bereich der Ausbreitung des Trigeminus und Störungen der Kaumuskulatur, letztere bedingt durch Mitverletzung des motorischen Astes. Es ist daher schon frühzeitig die Frage aufgeworfen worden, ob nicht auf einem anderen Wege der Trigeminus dauernd ausgeschaltet werden könnte. Auf Grund der Untersuchung von VAN GEHUCHTEN (1900) und SPILLER (1901) ist festgestellt worden, daß auf eine Durchtrennung des Trigeminusstammes eine dauernde Unterbrechung der Leitung folgt. FRAZIER hat dann als erster 1901 auf Rat SPILLERS die Durchschneidung des Trigeminusstammes zentral vom Ganglion vorgenommen und hat diese Methode auf das Glänzendste ausgebildet, so daß er bei seinen letzten 177 operierten Fällen nur 1 Todesfall hatte (1921). In der Folgezeit haben sich dann verschiedene amerikanische, belgische und französische Chirurgen dieses operativen Verfahrens zur Behandlung der Trigeminusneuralgie mit bestem Erfolg bedient, u. a. DE BEULE, JABOULAY, LERICHE, KANAVEL, COUGHLIN, ADSON, PERRET, JENTZER, WERTHEIMER. Nur SHERMAN (1904) hat über ein Rezidiv nach Durchschneidung des Stammes berichtet.

1. Die Zerstörung des Ganglion Gasseri durch Elektrokoagulation nach KIRSCHNER.

Die Schwierigkeit, das 5,5 mm lange Ende der im übrigen durch Lacküberzug isolierten Koagulationssonde an bestimmte Stellen des Ganglions zur Zerstörung begrenzter Teile heranzubringen, machte die Verwendung eines Zielapparates notwendig. Auf die Einzelheiten der Konstruktion des Gerätes kann hier nicht eingegangen werden. Es wurde von KIRSCHNER geschaffen. Der Zielapparat, der nach den Röntgenbildern jedes einzelnen Kranken auf das genaueste eingestellt werden muß, wird an festen Knochenpunkten des Schädels befestigt und erlaubt nach der Einstellung die Durchführung der Punktion und Elektrokoagulation des Ganglion Gasseri am besten in örtlicher Betäubung von zwei verschiedenen Punkten aus, von denen der eine etwa dem HÄRTELschen Punkt (s. S. 585) entspricht, also *supramandibulär* liegt, während der zweite *inframandibulär* bestimmt wird. Das Verfahren hat sich zunächst in der KIRSCHNERschen Klinik seit 1930 bewährt. Die Zahl der Behandelten ist von 1930 mit 11 Zugängen auf 380 im Jahre 1937 in die Höhe gegangen. Die Nebenerscheinungen entsprechen im wesentlichen denen, die auch bei anderen Eingriffen am Ganglion Gasseri beobachtet werden. Aus anderen Kliniken sind ebenfalls gute Erfolge mit dem KIRSCHNERschen Verfahren erzielt worden. Es erscheint in der Wirkung zuverlässiger und die Dauererfolge besser als die Alkoholinjektion, so daß es wohl immer weitere Verbreitung finden wird.

2. Die Entfernung des Ganglion nach KRAUSE.

Zwei Verfahren werden hauptsächlich zur Anwendung gebracht. Sie wurden von KRAUSE und von LEXER ausgearbeitet. KRAUSE umschneidet in der Gegend des Schläfenmuskels einen Lappen, der unmittelbar über dem Jochbogen beginnt, nach hinten sich bis vor den Tragus erstreckt, nach rückwärts etwas ausbiegend, mehr oder weniger halbkreisförmig, zurückkehrend bis zum Jochbogen, so daß die Basis des Lappens etwa 4 cm, die Höhe etwa 6 cm und seine größte Breite etwa $5^1/_2$ cm beträgt. Zur Blutstillung aus den Weichteilen genügt in der Regel die Umspritzung des Operationsfeldes mit $^1/_2$%iger Novocain-Suprareninlösung. Im Bereich des Weichteilschnittes werden 4 Bohrlöcher angelegt und der Schädel nach Ablösung der Dura mit Hilfe der BRAATZschen Sonde zwischen den Bohrlöchern rinnenförmig eröffnet. Wir verwenden die GAYLORDsche Fräse oder die DAHLGREN-Zange. An der Basis wird die Knochenbrücke mit der DAHLGRENschen Zange etwas verschmälert und dann der Knochenlappen an der Basis umgebrochen. Um an die Schädelbasis heranzukommen, wird der untere Knochenrand mit der LUERschen Zange noch so weit abgetragen, bis die Crista infratemporalis vorliegt. Der Weichteilknochenlappen läßt sich nun vollständig herunterklappen und man dringt durch vorsichtiges Ablösen der Dura in die mittlere Schädelgrube vor. So gelangt man an das Foramen spinosum und an die aus ihm heraustretende A. meningea media. Das weitere Vorgehen entspricht dem LEXERs (s. S. 594). Nach DOLLINGERs Untersuchungen an 100 Schädeln ist die Entfernung des Ganglions auch ohne Ligatur der A. meningea media möglich, wenn man etwas von vorne her an das Ganglion herantritt. Er fand außerdem, daß die A. meningea media in über der Hälfte der Fälle im unteren Abschnitt in einem Kanal des Os parietale und nicht in einer Rinne verläuft, so daß sie oft beim Aufklappen des Knochenlappens abreißen muß. Da sie trotzdem selten stark blutet, glaubt er an eine gleichzeitige Torsion beim Umlegen des Lappens. Die Blutungen aus den Schädelvenen, die bei der Ablösung der Dura von der Basis erfolgen, können recht erheblich sein.

KRAUSE fand, daß beim raschen Ablösen mit dem Zeigefinger diese venöse Blutung geringer war als beim langsamen Durchreißen der Gefäße mit dem Elevatorium. KRAUSE weist schon darauf hin, daß bei der örtlichen Betäubung diese venösen Blutungen geringer sind. Zur Blutstillung muß öfters Tamponade erfolgen, am besten unter Zuhilfenahme von mit Suprarenin getränkten Tupfern.

3. Die Entfernung des Ganglion nach LEXER.

Das Verfahren von LEXER ist in einigen prinzipiellen Punkten anders. LEXER glaubt durch Anlegen einer kleineren Schädelöffnung, die aber durch die jeweilige Jochbogenresektion einen besseren Zugang zum Ganglion gestattet, den gefahrdrohenden Druck auf den Schläfenlappen vermeiden zu können. Er entfernt außerdem den Knochenlappen bis ins Foramen ovale hinein und verwendet zum Emporheben des Gehirns nicht wie KRAUSE einen rechtwinklig gebogenen Haken, sondern einen gebogenen Hirnspatel, der, um das Abgleiten zu verhüten, quer gerieft ist (Abb. 406). Dieser Spatel paßt sich der Rundung der Gehirnoberfläche besser an und findet außerdem eine Stütze an dem oberen Knochenrand.

Der Schnitt von LEXER ist ebenfalls bogenförmig. Die beiden Enden des Bogens ruhen auf einer Verbindungslinie, die zwischen Augenbraue und Ohrläppchenansatz gezogen ist. Dadurch wird der wichtige Ast des Facialis für den M. orbicularis oculi geschont, was für den Schutz des Auges von Wichtigkeit ist. Der Schnitt beginnt fingerbreit vor dem Ohr, steigt in die Höhe bis zur Verbindungslinie des Margo supraorbitalis mit dem oberen Ohrmuschelrand, senkt sich dann fingerbreit hinter dem Proc. frontalis des Jochbogens abwärts, um auf der obengenannten Verbindungslinie zu enden (Abb. 401). Um den Zugang zu erweitern, wird der Lappen mitsamt dem M. temporalis und dem Periost vom Schädel gelöst, heruntergeklappt, zunächst der Jochbogen dicht vor dem Kiefergelenk mit der Drahtsäge subperiostal durchtrennt und dann vorn von oben her, hinter dem Proc. zygomaticus durchmeißelt oder ebenfalls mit der Drahtsäge durchgeschnitten (Abb. 401). Dieser ganze, den Jochbogen enthaltende Weichteillappen wird nach unten gezogen und um ihn noch beweglicher zu machen, wird er vom Knochen bis zur Crista infratemporalis abgelöst (Abb. 402). Schließlich wird noch der M. pterygoideus ext. vom Knochen mit dem Periost von der Basis abgelöst und so das Foramen ovale an der Basis freigelegt. Die dabei eintretende Blutung ist gering und steht auf Tamponade. Der Lappen wird mit einem stumpfen Haken gefaßt, nach unten und vorn gezogen und läßt dadurch die Schädelbasis frei werden. Die

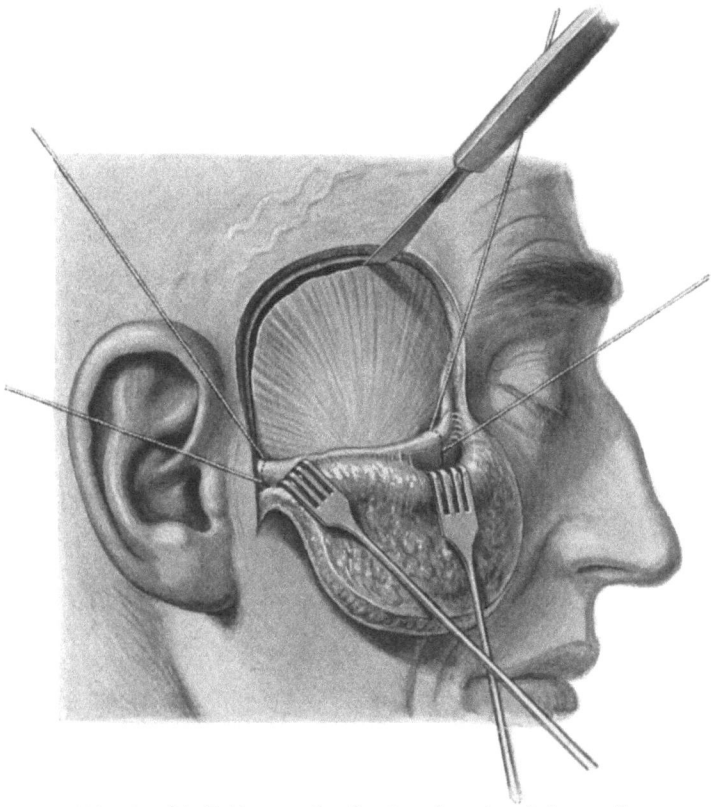

Abb. 401. Die Entfernung des Ganglion Gasseri nach LEXER. I.
Hautschnitt. Muskelschnitt. Durchtrennung des Jochbogens mit der GIGLI-Säge.

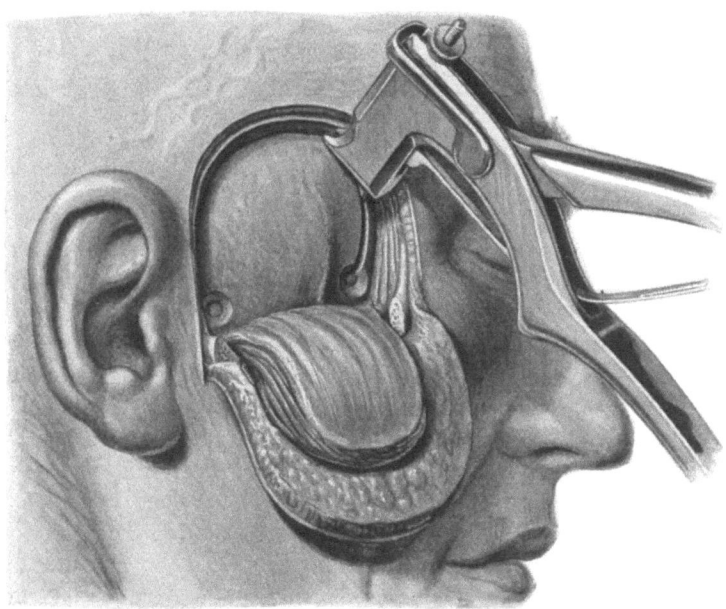

Abb. 402. Die Entfernung des Ganglion Gasseri nach LEXER. II.
Die Eröffnung des Schädels mit der DAHLGRENschen Zange.

Eröffnung des Schädels nimmt LEXER mit Hammer und Meißel vor, im Bereich des bogenförmigen Weichteillappens bis zur Crista infratemporalis. Wir bevorzugen Bildung des Knochenlappens mit der GAYLORDschen Fräse oder der DAHLGRENschen Zange nach Anlegung von 2—3 Bohrlöchern mit der Kugelfräse (Abb. 402). Zieht die A. meningea media durch eine Knochenrinne am Schädel, so wird sie beim Herausmeißeln oder Umbrechen verletzt. Die Blutung kann durch den in die Weichteile eingesetzten stumpfen Haken durch Druck gestillt werden, bis die Arterie endgültig versorgt ist. LEXER opfert bei seiner

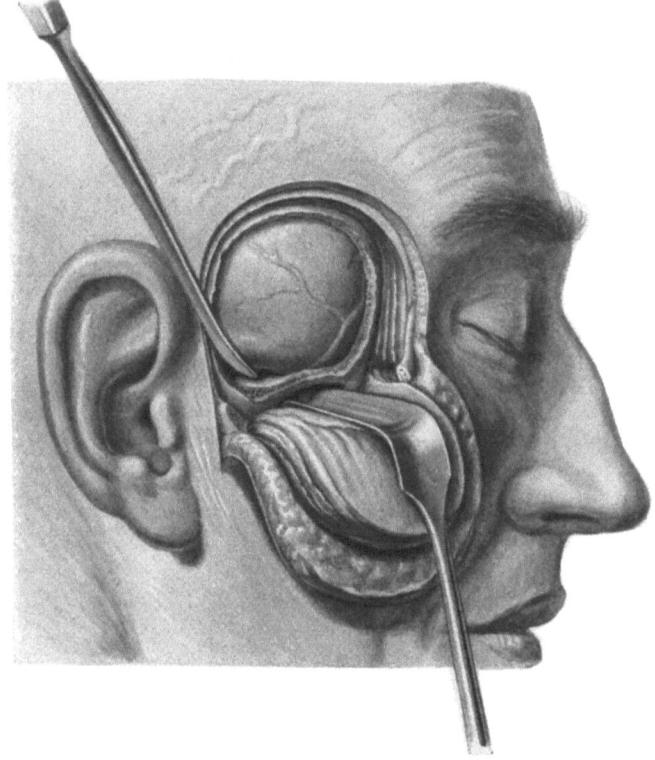

Abb. 403. Die Entfernung des Ganglion Gasseri nach LEXER. III.
Das Vordringen an der Schädelbasis. Die Unterbindung der A. meningea med.

Methode meist den Knochenlappen, da die Öffnung klein und durch den später zurückgelagerten M. temporalis gedeckt wird. Die Knochenöffnung wird etwa 3 cm breit angelegt, die Dura vorsichtig von der Basis bis zum For. spinosum abgedrängt, um die A. meningea media unterbinden zu können. Die Arterie wird nach LEXER doppelt unterbunden und durchtrennt (Abb. 403). Bei dem Vorgehen von LEXER kann die Arterie im Notfall auch vor ihrem Eintritt in den Schädel durch das Foramen spinosum an der Basis unterbunden werden. Ist sie unterbunden, so wird die Dura weiter nach dem Foramen ovale zu abgelöst und während das Gehirn mit dem obenerwähnten Hirnspatel vorsichtig angehoben wird (Abb. 404), entfernt LEXER den Knochen mit der LUERschen Zange bis in das Foramen ovale hinein. Auch dabei kann es stärker bluten (s. S. 592). Dann wird der dritte Ast mit einem Häkchen aus dem Foramen ovale herausgezogen und mit einem starken Faden angeschlungen (Abb. 405).

Bei der Auslösung des Astes tritt öfters eine heftige Blutung auf durch Zerreißung von Begleitvenen. Da infolge dieser Blutung das Operationsfeld unübersichtlich wird, soll der Oberkörper des Patienten nun zur Verminderung der Blutung aufgerichtet werden. Dadurch tritt ein Abfluß von Liquor in den Rückenmarkskanal und infolgedessen eine Entspannung der Dura ein, die den weiteren Zugang in die Tiefe wesentlich erleichtert. Während mit dem Spatel (Abb. 405) Dura und Gehirn etwas stärker angehoben werden, wird quer am Übergang in den Stamm (KRAUSE) das Ganglion freigelegt, mit der Zange

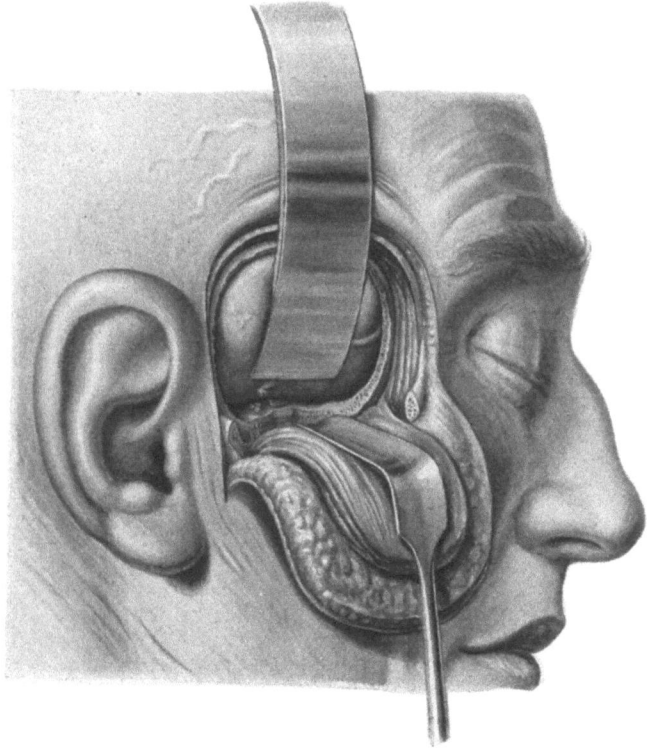

Abb. 404. Die Entfernung des Ganglion Gasseri nach LEXER. IV.
Die A. meningea med. ist unterbunden. Der Schläfenlappen wird mit dem LEXERschen Hirnspatel von der Basis abgehoben.

gefaßt und nach Durchschneidung des zweiten und dritten Astes entweder herausgedreht oder auch nach Durchschneidung des Stammes und des ersten Astes ausgelöst. Auch LEXER macht darauf aufmerksam, daß man die Dura nach oben und innen nur so weit ablösen darf, daß der obere Rand des Ganglions eben sichtbar wird. Geht man am ersten Ast weiter vor, so rückt die Gefahr der Verletzung des N. abducens und Sinus cavernosus sehr nahe. Auch die Nn. trochlearis und occulomotorius sind gefährdet. Auch LEXER tamponiert das Wundbett zeitweilig mit Jodoformgaze und macht noch besonders auf die venöse Blutung aus dem Plexus venosus aufmerksam, der den Sinus cavernosus mit dem Plexus pterygoideus auf dem Wege durch das Foramen ovale und rotundum verbindet. Auch sonst spielt die venöse Blutung in der Umgebung des Ganglions eine wesentlichere Rolle als die arterielle. Der Sinus cavernosus wird bei der Entfernung der Hauptäste immer bis zu einem gewissen Grade verletzt. Diese

Blutungen werden aber alle leicht durch Tamponade gestillt. Häufig hat LEXER neben der Blutung auch Liquorabfluß, der manchmal postoperativ anhielt, beobachtet. In manchen Fällen ist das Ganglion so weich, daß es schon beim Fassen mit der Zange durchgequetscht wird. In solchen Fällen ist es wichtig, daß nicht Teile des Ganglions zurückbleiben.

Da nach der Entfernung des ganzen Ganglions die Hornhaut des entsprechenden Auges, wahrscheinlich infolge ihrer Gefühllosigkeit (KRAUSE) durch trophische Störungen, die wahrscheinlich mit der Durchtrennung von

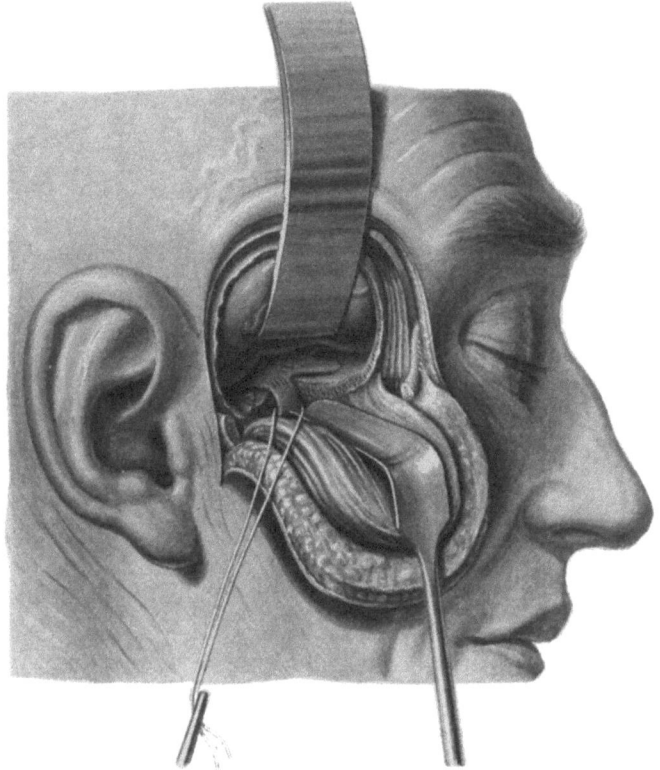

Abb. 405. Die Entfernung des Ganglion Gasseri nach LEXER. V.
Der Knochen an der Basis ist bis in das For. ovale hinein entfernt. Der 3. Trigeminusast ist mit einem starken Faden angeschlungen.

Sympathicusästen zusammenhängen, zu Entzündungsprozessen mit Geschwürsbildung neigt, so muß das Auge durch einen Uhrglasverband für einige Zeit geschützt werden, es wird außerdem durch Einstreichen von Borsalbe und Atropin behandelt. Diese Hornhautstörungen sind besonders in den ersten Tagen nach der Operation zu fürchten. Augenmuskellähmungen, die nach LEXER zum Teil durch Hakendruck erklärt werden müssen, gehen glücklicherweise meist zurück.

4. Die Durchtrennung des Trigeminusstammes (FRAZIER).

Die Durchtrennung des Trigeminusstammes ohne Entfernung des Ganglions wird, wie schon oben erwähnt, besonders von seiten amerikanischer, französischer, belgischer und Schweizer Chirurgen neuerdings in steigender Zahl ausgeführt (FRAZIER, DE BEULE, JABOULAY, LERICHE, ADSON, PERRET, JENTZER, KANAVEL u. a.). Der Zugang zur Schädelhöhle ist prinzipiell derselbe, nur, daß von einzelnen amerikanischen Chirurgen statt eines Lappenschnittes eine einfache, geradlinige Spaltung der Haut und des Temporalismuskels vorgenommen wird. Die Knocheneröffnung wird in der Schläfenbeinschuppe durchgeführt und nach Durchtrennung des Knochens die Basis freigelegt, die A. meningea media unterbunden, der dritte Ast freigelegt und nun dem Ganglion folgend an der vorderen Kante des Felsenbeins vorgegangen. Die obere Kante mit dem darin verlaufenden Sinus petrosus superior muß freigelegt werden, bis der Durchtritt durch die Öffnung des Tentorium cerebelli festgestellt werden kann. Die Dura und Arachnoidea muß im Verlauf des Stammes gespalten werden. Vorsicht ist bei der Durchschneidung des mit einem Häkchen gefaßten Stammes notwendig, um eine Verletzung des Sinus petrosus sup. zu verhüten. Da unmittelbar medial und unterhalb des Ganglions der oft nur durch straffes Bindegewebe gebildete Canalis caroticus liegt, so ist beim Auslösen des Stammes Vorsicht anzuwenden. Die schon von SALOMONI vorgeschlagene alleinige Durchschneidung des sensiblen Stammes, unter Erhaltung des motorischen, ist in neuerer Zeit von ADSON in 9 Fällen erfolgreich durchgeführt worden. Wir lassen hier eine kurze Beschreibung seines Operationsverfahrens folgen.

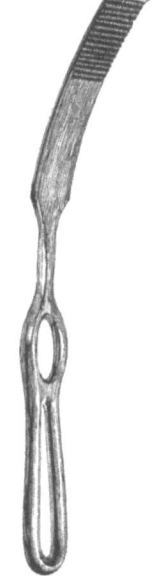

Abb. 406. Hirnspatel nach LEXER. (¹/₃ nat. Größe.)

Das Durchschneiden des Trigeminusstammes nach ADSON wird in folgender Weise ausgeführt:

Der Hautschnitt beginnt 1 cm vor dem Ohr am Jochbogen und zieht schräg nach hinten aufwärts in einer Ausdehnung von 7 cm durch Haut, Temporalisfascie und Muskel. Der Schädel wird in einer Ausdehnung von 3 cm im Durchmesser eröffnet. Die Dura wird vorsichtig hochgehoben und die A. meningea media am Foramen spin. unterbunden. Dann wird der dritte Ast des Trigeminus festgestellt und der Schnitt nach rückwärts abwärts etwas verlängert. Man sieht die Arachnoidea, die das Ganglion bedeckt und die Pulsation oberhalb des Ganglions; sie ist bedingt durch Druckschwankungen der Cerebrospinalflüssigkeit infolge der Pulsation der Hirngefäße. Die die Fasern des Stammes bedeckende Arachnoidea wird mit Hilfe eines scharfen, schmalen, rechtwinklig gebogenen Messers eröffnet. Der Schnitt enthüllt die Fasern des sensiblen Stammes und die Außenseite des Ganglions (Abb. 407). Nach sorgfältiger Blutstillung wird von einem Assistenten mit dem an der Spitze beleuchteten, gebogenen Haken sehr vorsichtig der Temporallappen aufgehoben und so die hintere Grenze des Ganglions entlang dem sensiblen Stamm freigelegt. Dann wird ein schmaler Haken von oben in den sensiblen Stamm unmittelbar vor dem Eintritt in das Ganglion eingesetzt. Der Stamm wird dann mit diesem Haken caudal gezogen und so leicht der sensible Stamm und der hintere Rand des Ganglions aufgehoben (Abb. 407). Ein zweiter Haken faßt die Mitte des sensiblen Stammes von oben, aber nicht die Unterfläche und hebt sie unter Zug nach caudal und lateral in die Höhe, bis man den motorischen Ast unterhalb isoliert verlaufend zu sehen bekommt. Er zieht gegen den dritten Ast, mehr den Fasern des sensiblen Stammes nach abwärts und einwärts folgend, zu der medialen Seite des

Ganglions. Nachdem der motorische Stamm zu Gesicht gebracht ist, wird der sensible vom motorischen durch den zuerst eingesetzten Haken getrennt

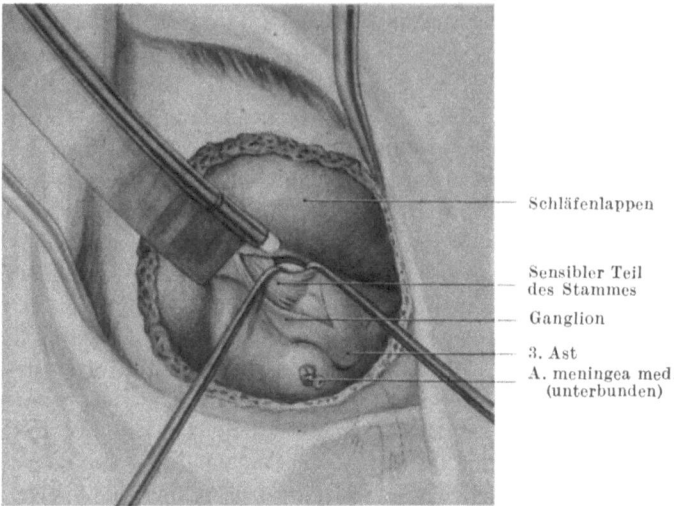

Abb. 407. Die Durchschneidung des Trigeminusstammes nach ADSON. I.
Ein Hirnspatel mit kleiner Glühlampe sorgt für gute Beleuchtung. Die Arachnoidea über dem Stamm ist gespalten und der sensible Teil des Stammes mit einem Nervenhäkchen vorgezogen, um ihn vom dahinterliegenden motorischen Ast zu trennen.

gehalten und der in der Mitte eingesetzte zweite Haken durch ein scharfes, schmales, rechtwinklig gebogenes Messer ersetzt. Mit diesem Messer wird dann der sensible Stamm, ohne den motorischen zu schädigen, durchtrennt. Dann wird

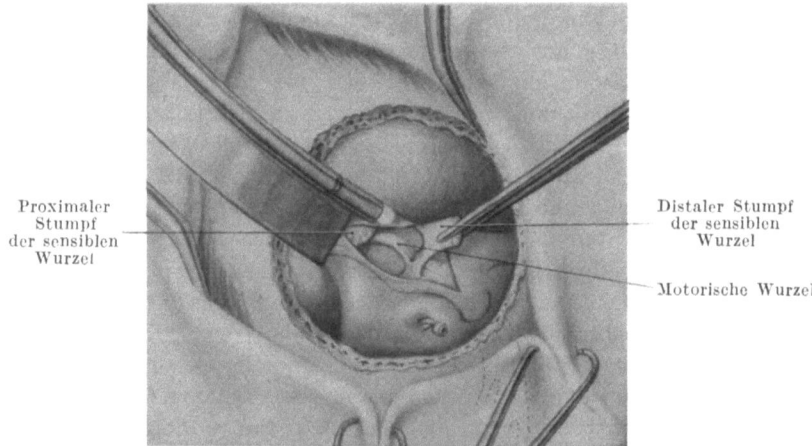

Abb. 408. Durchschneidung des Trigeminusstammes nach ADSON. II.
Der sensible Teil des Stammes ist durchtrennt, der motorische freigelegt. Er wird geschont.

der vordere Rand des Ganglions aufgehoben, um festzustellen, daß nicht Teile des sensiblen Stammes erhalten geblieben sind (Abb. 408). Eine Gefahr, an Stelle des sensiblen Stammes motorische Fasern zu durchschneiden, besteht nicht, da beide bis zu ihrem Eintritt in den dritten Ast getrennt verlaufen.

5. Die Durchtrennung des sensiblen Trigeminusstammes von der hinteren Schädelgrube aus.

1925 hat DANDY ein Verfahren angegeben, um die Trigeminuswurzel in der hinteren Schädelgrube beim Austritt aus der Brücke aufzusuchen. Dieser Weg ist durch die Eingriffe am Kleinhirn und besonders zur Freilegung der Kleinhirnbrückenwinkelgeschwülste bekanntgeworden (s. S. 558). Durch CUSHINGS Vorschriften hat die Freilegung der hinteren Schädelgrube viel von ihren Schrecken verloren, und zwar hauptsächlich dadurch, daß er die Cisterna cerebello-medullaris eröffnet und, wenn nötig, auch noch das Hinterhorn des betreffenden Seiten-

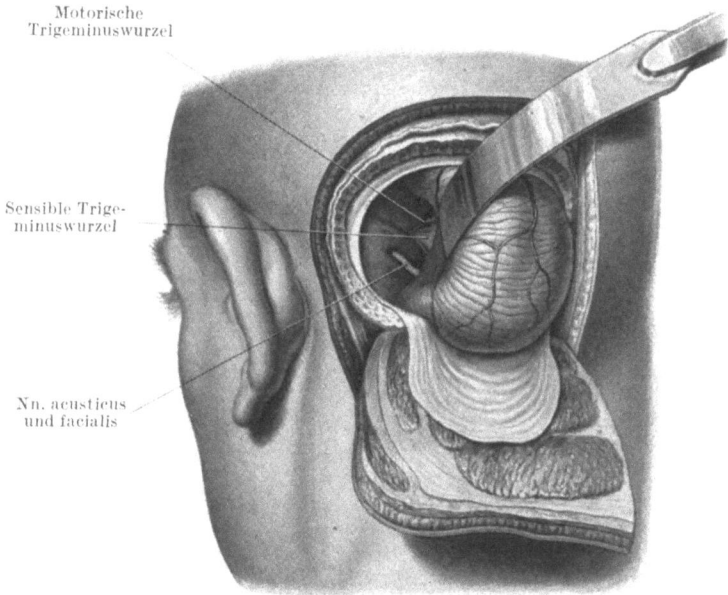

Abb. 409. Die Freilegung des Stammes des N. trigeminus von der Hinterschädelgrube aus nach DANDY. (Nach GULEKE in KIRSCHNER. III/1.)

ventrikels punktiert (s. S. 563). Erst dann gelingt es, die betreffende Kleinhirnhälfte so weit nach der Mittellinie zu und caudal zu verschieben, daß man an die obere Felsenbeinpyramidenkante gelangen kann. Die Freilegung einer Seite genügt in der Mehrzahl der Fälle bei einseitiger Erkrankung. Bei den seltenen doppelseitigen Erkrankungen (DANDY, OLIVECRONA) muß naturgemäß doppelseitig operiert werden, allerdings wohl meist in zwei Sitzungen. DANDY hat aber auch einzeitig beiderseits die sensible Trigeminuswurzel durchtrennt.

Bei einseitiger Erkrankung wird nach den auf S. 562 ff. angegebenen Vorschriften der Knochen entfernt. Um in die Gegend der Felsenbeinpyramide vordringen zu können, muß man den oberen Teil der hinteren Schädelgrube unterhalb des Tentoriums freilegen. Daher muß der Knochen unter Schonung der Sinus transversus und sigmoideus mit der LUERschen Zange möglichst weitgehend nach oben außen weggenommen werden. Man bildet dann unter möglichst nahem Herangehen an den Sinus einen an der Basis gestielten Durallappen. Durch einen kleinen Einschnitt wird dann die Cisterna cerebello-medullaris eröffnet (s. Abb. 562) und mit Hilfe einer Balkenstichnadel der Liquor entleert.

Ist dann die Dura noch nicht genügend entspannt, so kann man nach CUSHING von einem etwa fingerbreit oberhalb des Sinus transversus besonders angelegten Bohrloch das Hinterhorn des Seitenventrikels punktieren. Nun wird vorsichtig über die äußere obere Kante des Kleinhirns ein biegsamer Hirnspaltel eingeführt und das Kleinhirn nach der Mittellinie und etwas caudal gezogen. Das Vorschieben des Spatelendes findet am besten am Tentorium entlang statt, bis man auf die obere Felsenbeinkante stößt. 1—1$^1/_2$ cm unterhalb der Kante und fingerbreit entfernt von der Felsenbeinspitze findet man den Porus acusticus mit dem Eintritt der Nn. facialis und acusticus (Abb. 409). Diese Nerven dürfen nicht

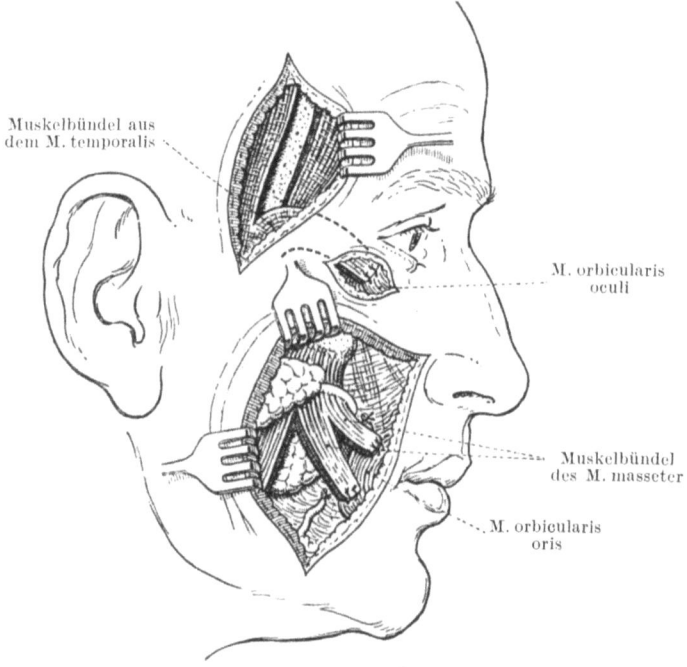

Abb. 410. Muskellappenverpflanzung nach ROSENTHAL-LEXER bei Facialislähmung. Aus den Mm. temporalis und masseter sind 1—2 Bündel, deren Nervenversorgung erhalten ist, auf die gelähmten Augen- und Mundmuskeln aufgenäht, um deren Nervenversorgung zu übernehmen.

verletzt werden. Kleine Venen, die vom Kleinhirn zum Sinus petrosus sup. führen, müssen unterbunden und durchtrennt werden. Behält man den Porus acusticus im Auge, kehrt aber wieder an die obere Felsenbeinkante zurück und dringt etwas mehr nach der Mittellinie vor, so stößt man auf den seitlichen Abschnitt der basalen Zisterne, die unter ihrer Arachnoidealhülle die Brückenkante und die Trigeminuswurzel verbirgt. Diese Hülle wird, wenn sie dünn ist, eingerissen, sonst vorsichtig eingeschnitten. Darunter verlaufen meist mit der Trigeminuswurzel ein oder zwei zum Sinus petrosus ziehende Venen, die nicht verletzt werden dürfen, da es sonst zu einer, die Übersicht störenden Blutung kommt. Da sie nicht gut unterbunden werden können, werden sie am besten mit einem spitzen Koagulationsinstrument durchtrennt. Eine kleine Arterie, die den Nerven begleitet, braucht nicht durchtrennt werden. Sie läßt sich nach DANDY meist gut abschieben. Die Durchtrennung der Nerven muß unmittelbar am Austritt aus der Brücke mit einem langen Tenotom stattfinden. OLIVECRONA quetscht den Nerven mit einer kleinen Silberspange. Die breite sensible Wurzel verläuft hinter der dünnen motorischen. Die Unterscheidung macht keine besonderen Schwierigkeiten, wenn man die sensible Wurzel mit einem Häkchen gefaßt und etwas angezogen hat. DANDY hat empfohlen, nur die hinteren zwei Drittel oder drei Viertel nahe an der Brücke zu durchtrennen, da die Schmerzleitung des Nerven dadurch genügend unterbrochen wird. Nach dem Eingriff werden die Dura und besonders die äußeren Weichteile lückenlos vernäht. GULEKE sieht die besonderen Vorteile des DANDYschen Eingriffes in der Erzielung des Schmerzausfalles in der beabsichtigten Ausdehnung und im Fehlen unerwünschter Nebenverletzungen. Er ist daher ganz zu diesem Verfahren übergegangen.

l) Die Eingriffe bei der Facialislähmung.

Bei der Lähmung des einen Mundastes ist der Vorschlag gemacht worden, den der anderen Seite zur Herstellung der Symmetrie zu durchschneiden. Das Verfahren kommt wohl nur in Frage, wenn keine andere Besserungsmöglichkeit mehr besteht.

Bei der *vollständigen Facialislähmung* kann bei frischer Durchtrennung im freien Anteil, d. h. jenseits des Austrittes aus dem Schädel, an den Versuch einer Nahtvereinigung gedacht werden. Die Erfolge scheinen allerdings sehr unsicher. Bei allen anderen Verletzungen im freien Anteil müssen andere Methoden versucht werden. Drei verschiedene sind empfohlen worden: 1. Der Anschluß des peripheren Abschnittes an andere motorische Nerven, von denen der N. accessorius, der N. hypoglossus oder dessen absteigender Ast in

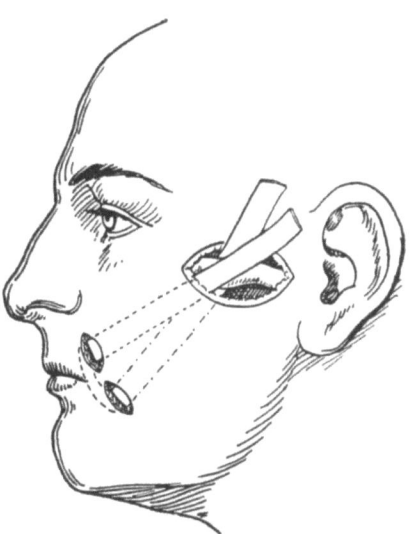

Abb. 411. Die Fascienplastik bei Facialislähmung nach KIRSCHNER. Nach Freilegung des Jochbogens und Anlegung zweier kleiner Öffnungen in der Gegend des Mundwinkels ist ein schmaler Fascienstreifen unter der Haut vom Jochbogen nach dem Mundwinkel geführt, hier ebenfalls unter der Haut zwischen den beiden feinen Öffnungen durchgezogen und wieder nach dem Jochbogen zurückgeführt. Am Jochbogen werden die beiden Fascienstreifen befestigt. Die Spannung des Fascienstreifens darf nicht so groß sein, daß sie den Mundwinkel sofort bis zur richtigen Höhe hebt, da mit einer gewissen postoperativen Schrumpfung der Fascie zu rechnen ist.

Frage kommen, hat sich nicht gut bewährt, da selbst, wenn der Anschluß gelingt, die Mitbewegungen der von den betreffenden Nerven versorgten Muskulatur sehr störend ist. Die Verbindung der beiden Nerven findet nach Freilegung im oberen seitlichen Halsdreieck am besten nach seitlicher Naht des peripheren Teiles des N. facialis in den teilweise durchtrennten Spendernerven statt. 2. Besser ist das zweite Verfahren nach ROSENTHAL-LEXER, bei dem eine Verbindung zwischen sicher innervierten Muskeln und den gelähmten Gesichtsmuskeln hergestellt wird. Für die Augenmuskeln werden vordere Bündel aus dem M. temporalis, für die Mundmuskeln solche aus den vorderen Abschnitten des M. masseter abgespalten und subcutan zu den gelähmten Muskeln geführt und dort mit feinsten Seidennähten in das Muskelgewebe versenkt (Abb. 410). Mit diesem Verfahren sind gute Erfolge erzielt worden, da auch die *Funktion* der Muskulatur wiederkehrt. 3. Die 3. Methode begnügt sich mit der Beseitigung der

Entstellung im Ruhezustand durch Hebung des herunterhängenden Mundwinkels, eignet sich also am meisten bei Lähmung des Mundastes (s. oben). Von den verschiedenen Hilfsapparaten (OMBRÉDANNE) abgesehen, erscheint die Hebung des Mundwinkels durch einen vom Jochbogen subcutan bis zum Mundwinkel geführten und dort im Gewebe befestigten schmalen Streifen der Fascia lata nach KIRSCHNER am besten (Abb. 411).

m) Die Eröffnung des retrobulbären Raumes.

Die Eröffnung des retrobulbären Raumes wird nötig zur Ausrottung von Tumoren und zur Entfernung von Fremdkörpern aus der hinteren Augenhöhle. Von den Tumoren sind es in erster Linie die Sarkome (Nervenscheiden), Endotheliome, die Angiome, Lipome. Schließlich kommen noch Tumoren in Frage, die aus der Nachbarschaft in die hintere Orbita eingedrungen sind, die aber meistens einen großen Eingriff (Oberkieferresektion) notwendig machen. Neben den Tumoren werden auch die Dermoidcysten in der Orbita Veranlassung zur Eröffnung des retrobulbären Raumes geben, wie in dem ersten Fall von KRÖNLEIN. Als Voroperation zur Trepanation bei Druck auf die Sehnervenscheide (L. MÜLLER), zur Druckentlastung wird die KRÖNLEINsche Operation ebenfalls ausgeführt.

Nach DOMALA-NIEUWENHUIS, dem wir die beste zusammenfassende Arbeit über die Eröffnung des retrobulbären Raumes verdanken, ist der Zugang zum retrobulbären Raum bis zum Jahre 1874 fast ausschließlich unter Opferung des Bulbus durchgeführt worden. Nur in vereinzelten Fällen, so von GERDY (SCARPA) und in einem durch PAGENSTECHER veröffentlichten Fall, wurde der Bulbus geschont. Erst durch KNAPP 1874 wurde die Erhaltung des Bulbus in allen Fällen gefordert. Nach der KNAPPschen Methode sind eine beträchtliche Anzahl von Fällen operiert worden. Die Erfolge waren im allgemeinen gut, doch blieben häufig Tumorreste und Fisteln zurück. Außer dem Zugang von vorn, mit Erhaltung des Bulbus und ohne Resektion von Knochen, ist eine Reihe von operativen Zugängen zum retrobulbären Raum vorgeschlagen worden, unter zeitweiliger Resektion von Teilen der Orbita.

Von diesen Operationen hat nur der Zugang durch die äußere Orbitalwand praktische Bedeutung gewonnen, ich zähle die übrigen Zugänge daher nur auf, ohne sie näher zu besprechen.

1. Die Resektion des Orbitaldaches (CAHEN) 1897.

2. Die Resektion der inneren Orbitalwand (GUSSENBAUER) 1895, schließlich die Resektion des Orbitalbodens, die nicht als selbständige Operation, sondern mehr als Teil der Oberkieferresektion ausgeführt wurde.

3. Der seitliche Zugang unter zeitweiliger Resektion der äußeren Orbitalwand.

Vorgeschlagen wurde ein solcher Eingriff bereits von WAGNER, der bekanntlich die erste osteoplastische Schädeltrepanation empfohlen hat (s. S. 573). Unabhängig von ihm hat KRÖNLEIN sein heute in den Grundzügen noch gültiges Operationsverfahren 1886 zum ersten Male ausgeführt.

Die Ausführung der KRÖNLEINschen Operation.

Die Operation wird in Allgemeinnarkose ausgeführt, kann aber auch sehr gut unter örtlicher Betäubung durchgeführt werden. Sie hat den großen Vorteil des blutleeren Operierens. Das Operationsfeld wird am besten örtlich umspritzt. Von den Einstichpunkten befindet sich einer am äußeren Orbitalrand, dicht über dem lateralen Augenwinkel. Von hier aus wird die Nadel nach BRAUN unter Fühlung des Knochens in die Tiefe geführt und einige Kubikzentimeter $^1/_2$%iger Novocain-Suprareninlösung fächerförmig zwischen Knochen und Periorbita eingespritzt. Dann wird die Nadel zurückgezogen und subcutan nach oben und unten, am Orbitalrand entlang, das Gewebe eingespritzt. Der zweite Einstichpunkt befindet sich etwa daumenbreit über der Mitte des Jochbogens und ebensoweit hinter dem Processus fronto-sphenoidalis. Von hier aus werden die Weichteile des Schläfengrundes fächerförmig umspritzt. Eine Leitungsanästhesie kann, da das Operationsgebiet vom ersten und zweiten Trigeminusast versorgt

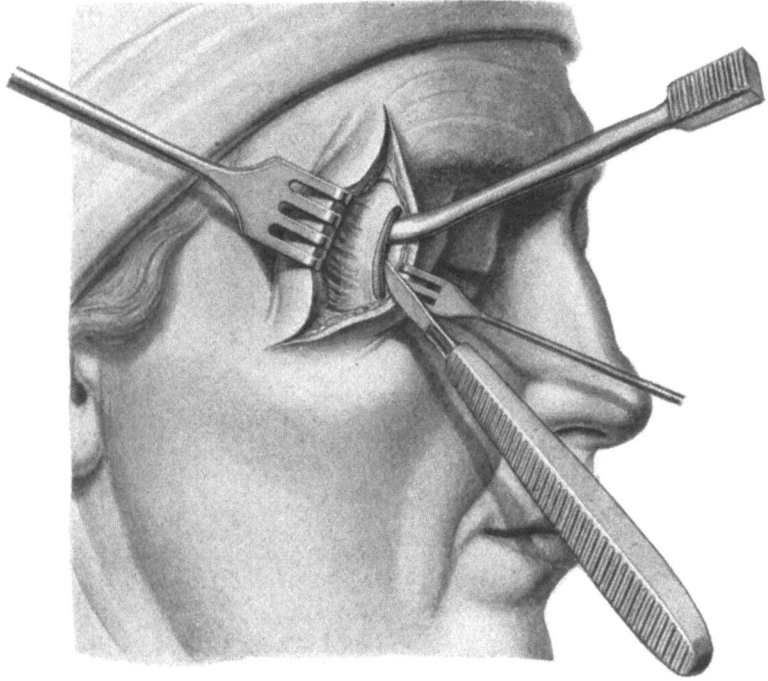

Abb. 412. Die Eröffnung des retrobulbären Raumes. I.
Schnittführung. Periostspaltung. Ablösung des Periostes von der Orbitalwand.

wird, in vollkommener Weise nur vom Ganglion Gasseri aus vorgenommen werden, wie das HÄRTEL zuerst ausgeführt hat (s. S. 584). Da dieses Verfahren nicht ganz ungefährlich ist und da außerdem aus Gründen der Blutsparung eine Umspritzung des Operationsgebietes doch nötig wird, so ist es nicht zweckmäßig.

Der Weichteilschnitt zur KRÖNLEINschen Operation zieht nach den Vorschriften von DOMALA-NIEWENHUIS bogenförmig in der deutlich durchzufühlenden Linea semicircularis des Stirnbeins, etwa 1 cm oberhalb des Margo supraorbitalis beginnend, über den vorderen Teil des äußeren Orbitalrandes und diesem folgend, im Bogen nach außen, bis etwa zur Mitte des Jochbogens.

Da durch diesen Schnitt immer ein Teil der Facialisäste für die Augenlider durchschnitten werden, so ist es zweckmäßiger, den Weichteilschnitt nach KOCHER oder PAYR zu wählen. Der Schnitt wird, nach KOCHERs Vorschrift, auf die laterale Hälfte des Supraorbitalrandes, unter den Augenbrauen am lateralen Rand der Orbita abwärts bis zur Umbiegungsstelle in den Infraorbitalrand und von da über das Jochbein bis zum mittleren Drittel des Jochbogens

geführt. Da dieser Schnitt den Facialisfasern annähernd parallel läuft, so ist
eine Verletzung derselben weniger leicht möglich. Von diesem Weichteilschnitt,
der, soweit der Orbitalrand betroffen wird, sofort bis auf den Knochen geführt
wird, wird zunächst die Periorbita durch Einführen eines schlanken Elevatoriums
so weit vom äußeren Orbitalrand abgelöst, daß nach unten etwa 1 cm der Fissura
infraorbitalis frei wird. Nach oben erfolgt die Ablösung bis etwa 1 cm oberhalb

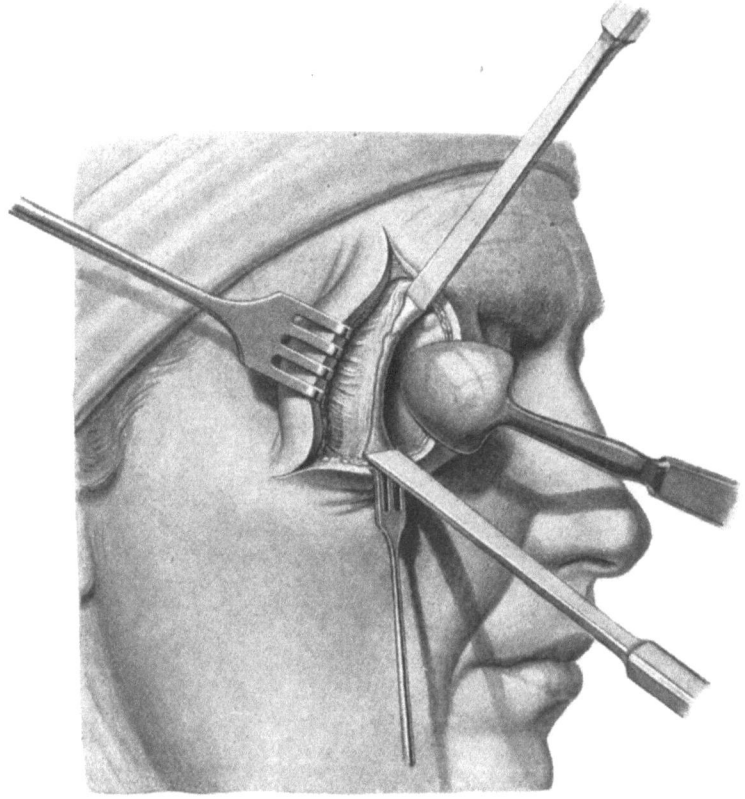

Abb. 413. Die Eröffnung des retrobulbären Raumes. II.
Der Inhalt der Orbita wird mit Löffel geschützt. Meißel sind am oberen und unteren
Durchtrennungspunkt angesetzt.

der deutlich erkennbaren Sutura zygomatico-sphenoidalis, so daß nach innen
die ganze Sutura zygomatico-sphenoidalis und ein etwa 1—1½ cm breiter Streifen der Orbitalfläche des großen Keilbeinflügels frei liegt. Der Bulbus bzw. die
Periorbita wird nun mit einem löffelförmigen Spatel nach der Mittellinie zurückgehalten, ohne ihn zu pressen (Abb. 604). Die Knochenresektion beginnt man
am besten von dem Punkt aus, in dem die in spitzem Winkel in der Orbita verlaufenden Resektionslinien zusammentreffen. Dieser Punkt liegt etwa 1 cm
hinter dem vorderen Ende der Fissura infraorbitalis. Diesen Punkt kann man
sich durch Einführen eines schlanken Elevatoriums in die Fissura infraorbitalis
kennzeichnen. Da der Knochen im Bereich der äußeren Orbitalwand sehr leicht
zersplittert und da in der Beziehung der innere Teil am stärksten gefährdet ist,
so ist es am besten, diesen Teil zuerst zu durchtrennen. Man beginnt daher an

dem genannten Punkte, indem man einen messerscharfen Meißel, etwas schräg nach außen gerichtet, auf die seitliche innere Orbitalwand aufsetzt und sie durchmeißelt, vorsichtig etwa der Sutura zygomatico-sphenoidalis folgend, bis ungefähr an die Basis des Processus zygomaticus ossis frontalis. Weiter nach hinten darf man nicht gehen, da man sonst in Gefahr kommt, die mittlere Schädelgrube zu eröffnen. Erst jetzt, nach Durchmeißelung der seitlichen Orbitalwand, wird der Processus zygomaticus des Stirnbeins quer an seiner Basis bis in den ersten Meißelschnitt hinein durchtrennt, und zwar liegt die

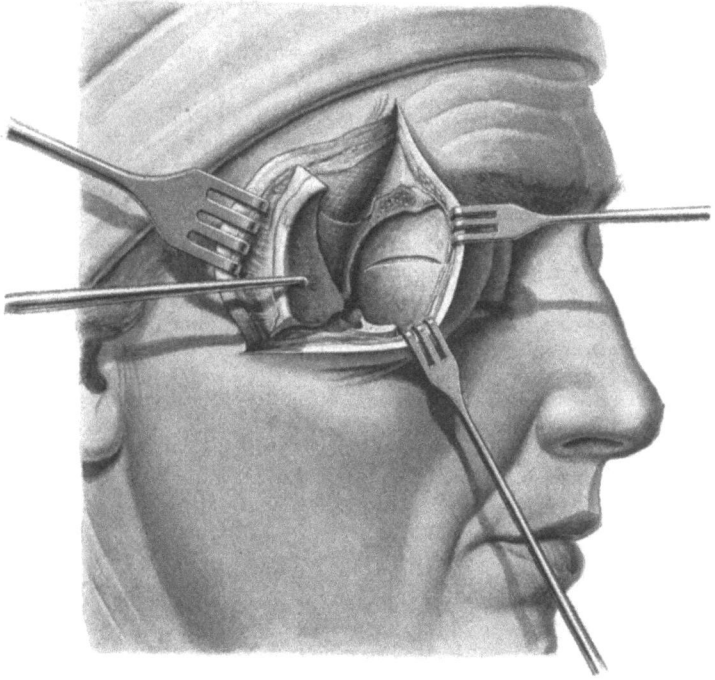

Abb. 414. Die Eröffnung des retrobulbären Raumes. III.
Die äußere Orbitalwand ist zurückgeklappt, die Periorbita eingeschnitten.

Durchtrennungslinie etwa $^3/_4$—1 cm oberhalb der Sutura zygomatico-frontalis (Abb. 413). Man setzt am besten den Meißel von vorn gegen den Orbitalrand quer auf, während die Periorbita und die meist sichtbar verlaufende Tränendrüse nach medial zurückgehalten werden (Abb. 413). Um nun auch die letzte Verbindung zu lösen, durchtrennt man den Processus fronto-sphenoidalis des Jochbeines, etwa in Höhe des unteren Orbitalrandes, ebenfalls quer und nahe an der Basis bis in die Fissura infraorbitalis hinein (Abb. 413). Damit ist das keilförmige Knochenstück so weit gelöst, daß es nun ohne Mühe an den Weichteilen beginnend, nach außen umgeschlagen werden kann, wodurch eine gute Übersicht über den noch geschlossenen Periorbitalsack möglich wird. Man muß sehr weit nach hinten in die Orbitalhöhle eindringen. Dann kann man die noch hinten stehengebliebenen Reste des großen Keilbeinflügels mit der LUERschen Zange wegkneifen. KOCHER hat den Zugang noch dadurch erweitert, daß er den unteren Knochenschnitt von der Fissura infraorbitalis durch das Jochbein bis zum Masseteransatz durchtrennt. Im allgemeinen genügt die KRÖNLEINsche

Technik. Um nach Zurückklappen der äußeren Orbitalwand in den retrobulbären Raum vorzudringen, muß nun die Periorbita in der Längsrichtung vorsichtig gespalten werden, um den oberflächlich liegenden M. rectus externus nicht zu verletzen (Abb. 414). Allerdings muß dieser Muskel gelegentlich bei der nun folgenden Geschwulstentfernung durchtrennt werden, um ihn später, wenn möglich, wieder zusammenzunähen. Man schlingt sich die Muskelteile am besten vor der Durchtrennung mit einem Faden an.

Anhang.
α) Die Eingriffe bei der Stirnhöhleneiterung.
(KILLIAN.)

Bei der Behandlung der Stirnhöhleneiterung darf man sich nicht mit einer einfachen Eröffnung der Stirnhöhle von außen begnügen, da eine Dauerfistel in der großen Mehrzahl der Fälle das Resultat sein würde. Es muß vielmehr eine breite Verbindung der Stirnhöhle mit der Nasenhöhle hergestellt werden. Die Diagnose ist in der Mehrzahl der Fälle aus der charakteristischen Anamnese mit den fast immer nur während der Tageszeit bestehenden Kopfschmerzen mit einiger Sicherheit zu stellen. Die Nasenuntersuchung, die das Austreten des Eiters unterhalb der mittleren Muschel feststellt und die Verschattung einer Stirnhöhle im Röntgenbild lassen die Diagnose mit Bestimmtheit stellen. Die akuten Fälle werden in der Mehrzahl von fachärztlicher Seite behandelt. Nur dann, wenn die Gefahr der Perforation nach dem Schädelinneren oder nach außen besteht, was sich durch Schwellung der Weichteile, immer heftiger werdende und länger dauernde Kopfschmerzen, Temperatursteigerung zu erkennen gibt, muß die Trepanation als Notoperation durchgeführt werden. In Frage kommt die *einfache Trepanation* der Stirnhöhle, die Radikaloperation oder schließlich die endonasale Operation nach HALLE. Letztere ergibt die besten kosmetischen Resultate, kommt aber mehr für chronische Fälle in Frage, und wird hauptsächlich von den Fachärzten ausgeführt. Die einfache Trepanation wird zweckmäßigerweise mit einem breiten Zugang zur Nase abgeschlossen.

Die Radikaloperation von KILLIAN eröffnet die Stirnhöhle oberhalb und unterhalb des knöchernen Orbitalrandes. Sie wird in ihrem oberen Teil nur durchgeführt, wenn die Stirnhöhle sehr weit nach oben reicht. Als Notoperation genügt in der Mehrzahl der Fälle die orbitale Eröffnung der Stirnhöhle (JANSEN-DITTER) durch Fortnahme der unteren Wand mit Ausräumung der vorderen Siebbeinzellen und Herstellung einer breiten Verbindung nach der Nase zu.

Der *Weichteilschnitt* verläuft durch die inneren $^3/_4$ der Augenbraue bis zum Nasenrücken, dann an der Innenseite der Nase herab, bis etwa 1—2 cm unterhalb der Lidspaltenhöhe. Die Augenbraue darf nicht rasiert werden, da die Haare dann nicht oder nur sehr spärlich nachwachsen. Es genügt das Abschneiden der Haare mit der Schere. Der Schnitt dringt direkt bis auf den Knochen vor. Nun wird mit einem schlanken Raspatorium das Periost, ohne es zu verletzen (weil sonst das Orbitalfett hervorquillt), langsam und vorsichtig vom Knochen nach unten abgelöst. Mit besonderer Vorsicht ist in der Gegend der Trochlea vorzugehen. In seltenen Fällen, d. h. wenn die Stirnhöhle nicht zu weit nach rückwärts reicht, kann man sie erhalten. In den meisten Fällen wird man sie mit dem Raspatorium möglichst dicht an ihrer Basis abbrechen. Sie findet sich etwa in 1 cm Tiefe vom vorderen Orbitalrand etwas lateral der Grenze zwischen der oberen und medialen Wand der Augenhöhle in der Fovea trochlearis. Um die Trochlea im Zusammenhang mit den Weichteilen bzw. der Sehne zu lassen und ihr ein späteres Wiederanlagern in ihrer früheren Gegend zu ermöglichen, ist es zweckmäßig, mit dem scharfen Raspatorium von der medialen Seite an ihre Basis heranzugehen und sie mit einem kleinen Ruck in toto von ihrer Unterlage abzulösen (Abb. 415). Die Weichteile werden nun von der Orbita so weit nach seitlich und hinten abgelöst, als die Stirnhöhle wahrscheinlich reicht (Röntgenbild). Nach der Nase zu werden sie ebenfalls ein Stück in die Orbita hinein nach hinten und dann unter Zurückziehen des vorderen Schnittrandes so weit abgeschoben, bis auch der Processus nasalis des Oberkiefers und das Nasenbein der betreffenden Seite teilweise freiliegt. Ist bereits eine Perforation des oberen Orbitaldaches eingetreten, so geht man von dieser Öffnung aus vor, indem man sie allmählich mit der kleinen LUERschen Zange oder besser mit einer HAYEKschen Knochenstanze erweitert (Abb. 416). Auf dieselbe Weise geht man bei der sog. Mucocele der Stirnhöhle, d. h. bei der traumatischen, oder infolge von chronischer Stirnhöhleneiterung eingetretenen Perforation vor. Durch die abgeschlossene Eiteransammlung, die unter hohem Druck zu stehen pflegt, kann der Bulbus erheblich nach unten und seitlich verlagert werden. Liegt keine Öffnung vor, so wird die Eröffnung im Bereich des inneren Stirnhöhlenabschnittes, etwas oberhalb der deutlich durch Naht gekennzeichneten Grenze zwischen der Augenhöhlenfläche des Stirnbeins und der Lamina papyracea des Siebbeins urd des Tränenbeins, d. h. an der Sutura fronto-ethmoidalis vorgenommen. Damit werden gewöhnlich der untere Teil der Stirnhöhle und eine oder zwei vor ihr liegende Siebbeinzellen eröffnet. Die Öffnung wird dann durch vorsichtiges Wegstanzen der unteren Stirnhöhlenwand erweitert. Nach vorn reicht die Eröffnung bis an den starken Orbitalrand. Ist die Höhle breit eröffnet, so wird mit einer Curette oder einem schlanken scharfen Löffel die Schleimhaut der Siebbeinzellen vollständig entfernt. Die Schleimhaut der Stirnhöhle kann in den seitlichen Abschnitten erhalten werden. Um nun die Dauerdränage nach der Nasenhöhle anzuschließen, was in jedem Falle erforderlich ist, muß die seitliche Nasenwand entfernt werden. Zu dem Zweck wird der innere Wundrand mit dem scharfen Haken so weit zurückgezogen, daß die Grenze zwischen Nasenbein und Stirnfortsatz des Oberkieferbeins freiliegt. Von der bereits eröffneten Stirnhöhle aus wird dann unter größter Vorsicht die seitliche Wand der Nase entfernt (Abb. 416). Man muß hier deshalb unter größter Sorgfalt vorgehen, damit die Schleimhaut der Nase nicht verletzt wird, da sie später in Form eines Lappens in die große Wundhöhle eingeschlagen, zur Epithelisierung der Höhle dienen soll. Es wird also zunächst eine breite Bresche in die knöcherne Wand der Orbita und der Nase gelegt, wobei gleichzeitig eine Reihe vorderer Siebbeinzellen eröffnet wird. Die Septen zwischen einzelnen Siebbeinzellen und der Stirnhöhle werden zusammen mit ihrem Schleimhautüberzug entfernt, so daß eine gemeinsame, möglichst glatte Wundhöhle übrigbleibt. Ist die seitliche Nasenwand in Ausdehnung von etwa 1:2 cm beseitigt, so liegt der Schleimhautüberzug der Nase frei. Es wird nun zunächst in der Nähe des oberen Randes diese Schleimhaut waagerecht gespalten, dann dem knöchernen Rand entlang nach unten ein großer, nach oben ein kleinerer Schleimhautlappen gebildet. Damit ist das Naseninnere eröffnet und man sieht durch diese Öffnung gegen den Schleimhautüberzug des Septums oder der mittleren Muschel (Abb. 417). Die Verbindung mit der Nase ist jetzt hergestellt und es wird nun der kleinere Schleimhautlappen nach oben in die Höhle eingeschlagen, der große nach unten auf die abgelösten Orbitalweichteile gelegt und hier mit einer Catgutnaht fixiert. Die Höhle wird durch einen Jodoformgazestreifen, der zunächst zur entsprechenden Nasenöffnung herausgeleitet

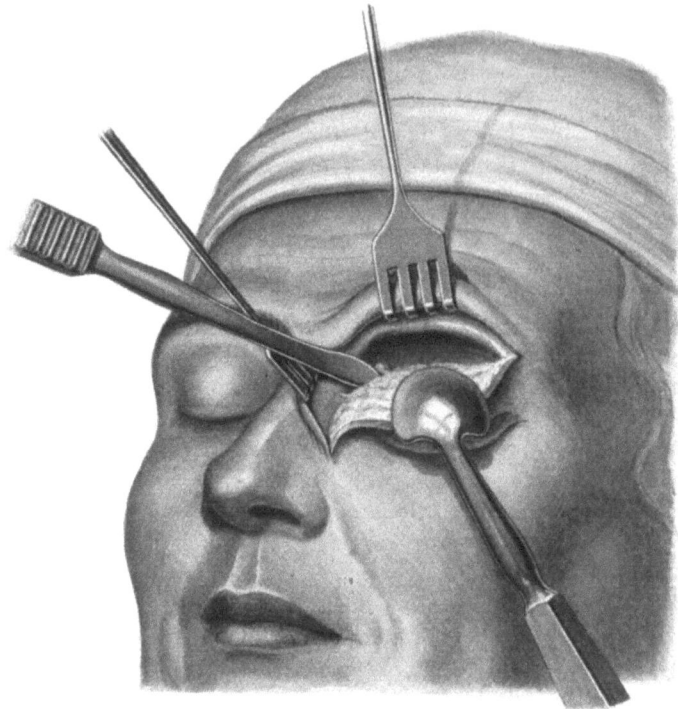

Abb. 415. Die Eröffnung der Stirnhöhle. I.
Schnittführung. Abbrechen der Trochlea mit dem Raspatorium dicht an ihrer Basis.

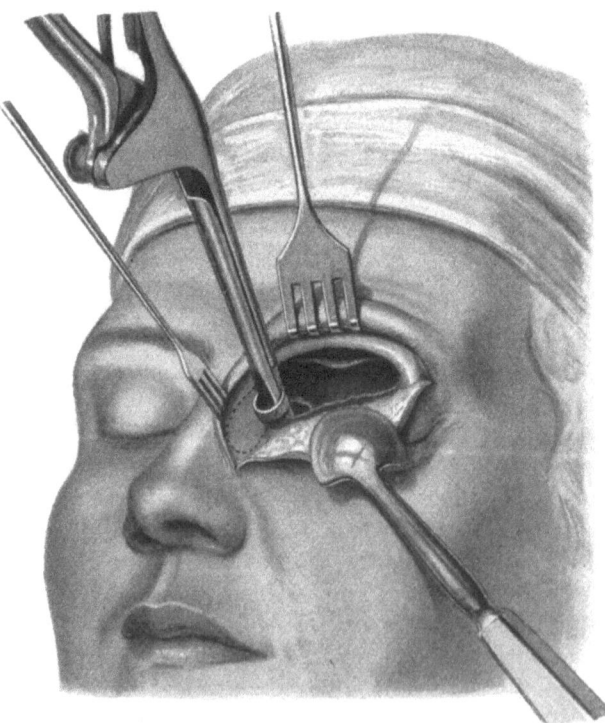

Abb. 416. Die Eröffnung der Stirnhöhle. II.
Wegnahme der seitlichen Nasenwand (punktierte Linie) unter Schonung der Schleimhaut.

wird, locker ausgefüllt, oder besser ein Gummidrän abwärts in die Nase geführt. Zum Schlusse wird eine genaue Hautnaht mit feiner Seide angeschlossen.

Soll die Radikaloperation sich auch auf den oberen Teil der Stirnhöhle erstrecken (KILLIAN), so wird von demselben Hautschnitt aus die Haut möglichst weit nach oben zurückgezogen, ohne das Periost vom Knochen abzulösen, es soll vielmehr in einer Breite von etwa $1^{1}/_{2}$ cm am oberen Orbitalrand stehenbleiben. Erst nachdem es so weit durch Zurückziehen der Haut freigelegt ist,

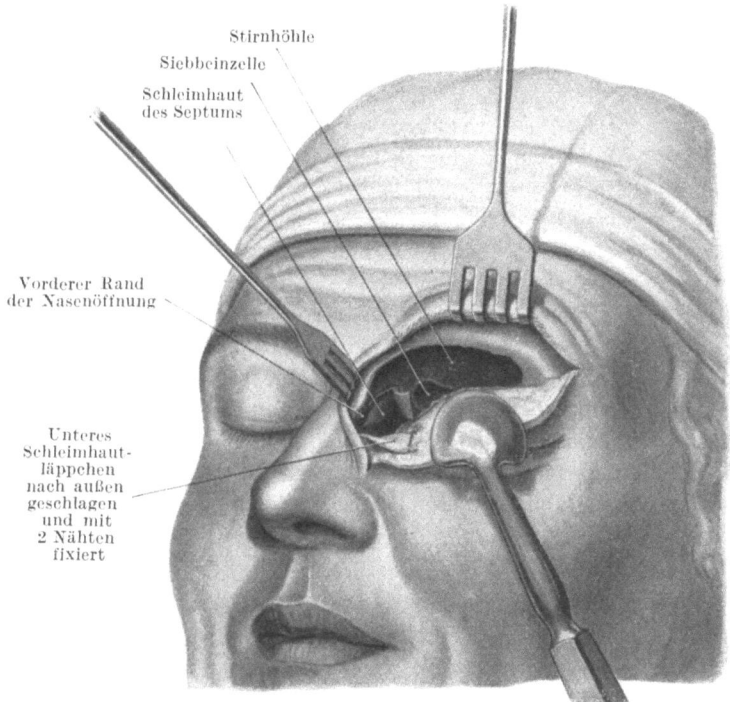

Abb. 417. Eröffnung der Stirnhöhle. III.
Die Stirnhöhle und Siebbeinzellen sind breit eröffnet. Verbindung mit der Nase ist hergestellt.
Die seitliche Nasenschleimhaut ist in Form zweier Läppchen in die Höhle geschlagen.

wird das Periost parallel zum Augenbrauenrand durchschnitten und nun zusammen mit der Haut noch weiter nach oben abgeschoben. An dem so entblößten Knochen wird dann schließlich die Aufmeißelung und die möglichst ausgiebige Beseitigung der Stirnhöhlenvorderwand durchgeführt. Auf diese Weise wird trotz ausgedehntester Radikaloperation ein gutes kosmetisches Ergebnis erzielt. Die Bedingung für einen guten Erfolg ist bei diesem Vorgehen die sorgfältige Ausräumung der Höhlenschleimhaut, auch aus allen versteckten Buchten und Nischen und die Herstellung eines dauernd offenbleibenden Zuganges zur Nase, wie sie oben geschildert wurde.

β) Die Entfernung des Augapfels und die Ausräumung der Orbita.

Die Entfernung des Augapfels kann für den Chirurgen nach schweren Verletzungen, seltener beim Übergreifen von äußeren Geschwülsten (z. B. Lidgeschwülsten) auf den Augapfel und bei Operationen von Tumoren des retrobulbären Raumes, wenn sie den Augapfel selbst oder seine Gefäße und Nerven ergriffen haben, notwendig werden. Die einfache Enucleation des Bulbus wird so vorgenommen, daß zunächst die Bindehaut in nächster Nähe der Cornea eingeschnitten wird, daß man dann mit einer schlanken Schere unter die Bindehaut fährt und sie rings um die Cornea durchschneidet, sie zugleich von der Sklera ablösend. Es muß sehr vorsichtig vorgegangen werden, um die Bindehaut nicht zu zerreißen. Dann zieht man mit Hilfe eines Schielhäkchens die Sehnenansätze der Muskeln einzeln hervor und schneidet sie hart am Bulbus ab. Zugleich wird die Conjunctiva vom Bulbus weiter nach hinten abgelöst. Ist die Ablösung soweit geschehen, so wird vom äußeren Lidwinkel aus, während zwei feine stumpfe Häkchen in die Bindehaut und Lider eingesetzt werden, ein Druck auf den Bulbus ausgeübt. Dadurch wird er so weit luxiert, daß es gelingt, mit einer gebogenen Schere von der medialen Seite hinter den Bulbus zu gelangen und den Sehnerven und die Gefäße abzuschneiden. Die Blutung aus der Arteria ophthalmica ist meist verhältnismäßig gering und wird zunächst durch Eindrücken eines Gazetupfers gestillt. Steht die Blutung, so wird der Bindehautsack mit feinster Seide in querer Richtung durch Naht verschlossen. Bei dieser Nahtversorgung wird das Festhalten einer später eingesetzten Prothese am leichtesten möglich. Eine Tamponade wird nicht durchgeführt, es genügt ein einfacher aseptischer äußerer Verband. Das sich hinter der verschlossenen Bindehaut ansammelnde Blut sorgt für Blutstillung und fließt nach außen ab. Der Rest wird organisiert und bildet ein ganz gutes Lager für die Prothese. Ist die Bindehaut weitgehend zerstört, so wird man im allgemeinen auf einen Nahtverschluß verzichten. Man kann dann einen Tupfer zur Blutstillung einlegen.

Muß der Bulbus wegen eines auf den Augapfel übergegangenen Tumors entfernt werden, so muß man radikal und ohne Rücksicht auf spätere Deckung möglichst weit im Gesunden vorgehen. Es müssen daher unter Umständen große Teile der Lider oder auch der ganze Weichteilinhalt der Orbita entfernt werden. Die Operation geht dann so vor sich, daß zunächst weit im Gesunden die äußeren Weichteile umschnitten werden, daß man dann sofort auf die knöcherne Umrandung der Orbita vordringt und nun unter Mitnahme des Periostes die ganzen Weichteile rings herum vom Knochen ablöst. Erst zum Schluß werden in der Tiefe die Gefäße und Nerven mit der Schere abgeschnitten. Die Blutung wird durch Ausstopfen gestillt. Erst wenn die Wundhöhle sich mit Granulationen ausgefüllt hat, kann an eine Deckung gedacht werden. Die Deckung erfolgt je nach dem Verlust eines oder beider Lider, entweder durch Lappenverschiebung aus der Schläfe, aus der Stirn oder Halshaut (s. plastische Operationen am Auge).

γ) Die Paracentese des Trommelfells.

Im Notfall muß der Chirurg auch eine Paracentese des Trommelfells ausführen können. Ein solcher Notfall tritt ein bei akut eitrigen Mittelohrerkrankungen, im Verlauf aller möglichen Erkrankungen, besonders akuter Infektionskrankheiten, bei Erkrankungen der oberen Luftwege und als Begleiterscheinung akut entzündlicher Erkrankungen, die sich an anderen Stellen des Körpers abspielen. Die Erkrankung tritt am häufigsten bei Kindern auf. Der Infektionsweg geht meistens über die Tube. Die klinischen Erscheinungen sind, abgesehen von allgemeinen Reaktionen, wie Fieber, Schüttelfrost, Kopfschmerz, die unter Umständen schon durch das Grundleiden bedingt sind, plötzlich eintretende, sehr heftige Ohrenschmerzen, Schwerhörigkeit, Ohrensausen und bei Kindern häufig Erbrechen. Oft steigert sich zugleich mit den Ohrenschmerzen etwa vorhandenes Fieber zu einem Schüttelfrost, und Kopfschmerzen und Benommenheitsgefühl stellen sich ein. Eine Untersuchung mit dem Ohrenspiegel ist in solchen Fällen unerläßlich. Zeigt sich dabei nur eine Gefäßinjektion, die meist an der oberen Gehörgangswand beginnt, während das übrige Trommelfell noch unverändert ist, so kann zunächst der Versuch einer beobachtenden Behandlung unternommen werden. Diese besteht in Bettruhe und örtlicher Wärmebehandlung, die am besten durch ein elektrisches Wärmekissen unterhalten wird. Bei Kindern empfehlen sich Schwitzkuren, Abführmittel und Einträufelung von 5% Carbolglycerin. Ist das ganze Trommelfell gerötet und entzündlich verändert, findet sich eine *Vorwölbung* des gesamten Trommelfells oder auch nur des hinteren oberen Abschnittes, so sind die Aussichten, den Verlauf ohne Operation zum Rückgang zu bringen, wesentlich geringer, zumal wenn eine ausgesprochene Druckempfindlichkeit am Warzenfortsatz besteht. Ist die Vorwölbung höheren Grades, blasig, oder schimmert bereits der Eiter am höchsten Punkt der Blase durch, so hat die abwartende Behandlung keinen Zweck mehr, da eine Spontanperforation fast unausbleiblich ist. In solchen Fällen wird man stets sofort eine Paracentese vornehmen. Ist noch keine Vorwölbung vorhanden, sondern nur eine ausgedehnte Rötung, so kann man zunächst noch einige Stunden abwarten. Nur dann, wenn die Schmerzen hochgradig sind, wenn Fieber vorhanden ist und wenn man bei einer Untersuchung am Abend feststellen muß, daß dem Kranken eine schmerzhafte Nacht bevorsteht, wird man auch in solchen Fällen die Paracentese ausführen.

Die *Technik des Eingriffs* ist einfach. Eine Desinfektion des Operationsgebietes ist nicht notwendig. Eine Reinigung des Gehörgangs von Hautschuppen usw. ist schon vorausgegangen. Schmerzbetäubung ist zweckmäßig. Besonders bei ängstlichen Kranken und kleinen Kindern soll ein Chloräthylrausch zur Anwendung kommen. Man führt einen Ohrtrichter ein und sorgt für gute Beleuchtung des Operationsgebietes mit einer Stirnlampe. Als Instrument empfiehlt sich am meisten die kurze LUCAEsche Paracentesenadel. Der Kopf des Patienten soll möglichst von einem Gehilfen gehalten werden. Hat man sich das Trommelfellbild eingestellt und besonders den hinteren Abschnitt zu Gesicht gebracht, so führt man zunächst langsam, während der Ohrtrichter mit der linken Hand festgehalten wird, mit der rechten die Nadel ein. Die Nadel wird schreibfederartig gehalten. Der Schnitt erfolgt am besten in der hinteren Hälfte, und zwar in der Richtung von unten nach oben. Diese Schnittrichtung wird deshalb gewählt, weil die Ebene des Trommelfells so geneigt ist, daß der hintere Abschnitt am weitesten entfernt liegt. Hat man erst den untersten Abschnitt mit dem Messer erreicht und führt es nach oben, so besteht auch beim Ausweichen des Kranken nicht die Gefahr einer unvollständigen Durchtrennung, die dann eintreten kann, wenn man den zunächst liegenden oberen Teil des Trommelfells zuerst durchschneidet. Ein Berühren des Trommelfells mit der Messerspitze darf erst in dem Augenblick stattfinden, in dem der Schnitt erfolgt, da sonst infolge der starken Schmerzhaftigkeit der Kranke zurückweicht. Die Messerspitze muß knöchernen Widerstand fühlen. Gefährliche Verletzungen liegen kaum im Bereich der Möglichkeit, da die Vorwölbung des Bulbus der Vena jugularis außerordentlich selten ist. Ist das Trommelfell durchtrennt, so entleeren sich meist sofort einige Tropfen Eiter. In den äußersten Teil des Gehörgangs wird Jodoformgaze ganz locker eingeführt. Bei starker Sekretion muß diese Vorlage zunächst häufig gewechselt werden. Nach 24 Stunden beginnt man mit vorsichtiger Ausspritzung des Gehörganges mit warmem, abgekochtem Wasser, dem man etwas Wasserstoffsuperoxyd zusetzen kann.

δ) Die Aufmeißelung des Warzenfortsatzes.

Nicht nur bei akuten, sondern auch bei subakuten und chronischen Eiterungen kommt die Eröffnung des Antrums und sämtlicher Höhlen im Warzenfortsatz und der näheren Umgebung des Antrums in Frage. Als Notoperation muß die Antrumaufmeißelung vorgenommen werden bei drohendem oder erfolgtem Durchbruch durch den Knochen bei akuten und subakuten Fällen. Der drohende Durchbruch macht sich zunächst durch Druckempfindlichkeit besonders der hinteren Abschnitte des Warzenfortsatzes bemerkbar. Der erfolgte Durchbruch wird an der Beteiligung des Subcutangewebes und der Haut an dem

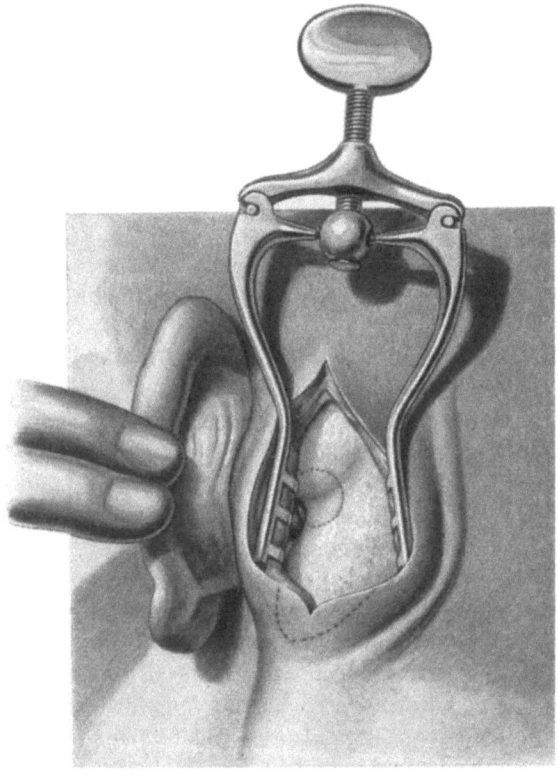

Abb. 418. Die Aufmeißelung des Warzenfortsatzes. I.
Das Operationsfeld ist von Weichteilen entblößt. Vorn ist die Spina suprameat. eben freigelegt, nach hinten oben und unten der hintere Rand oder die Spitze des Warzenfortsatzes. Der JANSENsche Wundhaken ist eingesetzt. Die Projektion des Antrums ist durch punktierte Linie angegeben.

Entzündungs- und Eiterungsprozeß erkannt. Der Durchbruch kann je nach Anordnung der Warzenfortsatzstellen nach vorne, d. h. nach dem Jochbogen zu, nach hinten und nach der Warzenfortsatzspitze erfolgen. Bei chronischen Fällen mit starker Sekretion kann ein rascher Eingriff notwendig werden bei plötzlicher Eiterverhaltung, was sich durch Fieber, Druckschmerz im Warzenfortsatz und gelegentlich durch meningitische Reizerscheinungen zu erkennen gibt (Erbrechen, Kopfschmerzen, KERNIGsches Symptom usw.). Schließlich kann eine Notoperation notwendig werden in chronischen Fällen, wenn Anzeichen dafür auftreten, daß das innere Ohr beteiligt ist. Als Ausdruck des Fortschreitens auf das innere Ohr treten Erscheinungen von zunehmender Schwerhörigkeit, Drehschwindelanfälle und Nystagmus in Erscheinung. Die Notoperation hat sich auf die Eröffnung des Antrums und sämtlicher damit in Verbindung stehender Zellen des Warzenfortsatzes zu erstrecken. Nur dann, wenn eine Sinusthrombose und -phlebitis festgestellt oder auch vermutet werden muß, ist der Antrumaufmeißelung die Freilegung des Sinus, die Eröffnung und Ausräumung desselben und schließlich die Unterbindung der Vena jugularis anzuschließen. Bei der *Aufmeißelung des Antrums* und Eröffnung der Warzenfortsatzzellen sind möglichst einfache

Verhältnisse zu schaffen. Das Antrum liegt hinter dem oberen Teil des knöchernen Gehörganges. Die vordere Grenze des Operationsgebietes stellt die hintere Gehörgangswand dar, die nicht freigelegt werden soll, doch muß man mit der Ablösung der Weichteile so weit nach vorn gehen, daß man die Spina suprameatum wenigstens tasten kann. Die obere Grenze des Operationsfeldes wird durch die Linea temporalis gebildet. Die untere durch die Spitze des Warzenfortsatzes, die hintere durch den Sinus, der bei der einfachen Aufmeißelung nicht freigelegt werden soll.

Der *Eingriff* beginnt mit einem Hautschnitt gut fingerbreit hinter dem Ansatz der Ohrmuschel. Der Schnitt zieht parallel zum Ohrmuschelrand bis zur

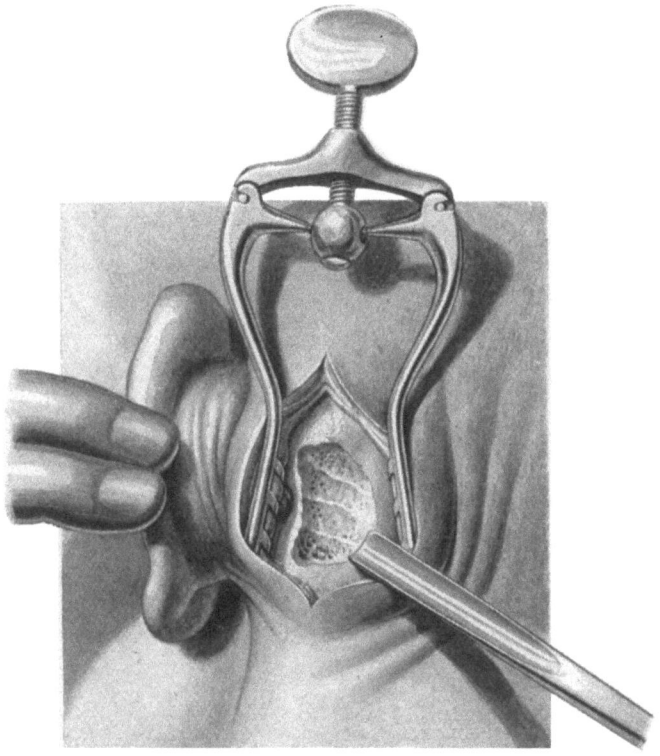

Abb. 419. Die Aufmeißelung des Warzenfortsatzes. II.
Mit Hilfe des Hohlmeißels wird eine flache Mulde ausgemeißelt. Der tiefste Punkt der Mulde entspricht der Gegend des zu eröffnenden Antrums.

Spitze des Warzenfortsatzes (Abb. 418). Er wird sofort bis auf den Knochen geführt und die Weichteile werden zugleich mit dem Periost mit dem Raspatorium unter Zurückziehen der Wundränder vom Knochen abgelöst, nach vorne, bis man die Spina suprameatum durch Betasten feststellen kann, nach hinten, oben und unten bis an den hinteren Rand oder die Spitze des Warzenfortsatzes, der auch in seinen unteren Abschnitten von dem Ansatz des Musculus sternocleidomastoideus befreit wird. Dann wird ein selbsthaltender Wundsperrhaken (JANSEN) eingesetzt, der die gesamten Weichteile breit klaffend erhält (Abb. 418). Man denkt sich die Grenzen des etwa fingernagelgroßen Antrums an dem hinteren oberen Rand des Gehörganges aufgezeichnet (Abb. 418) und meißelt nun vorsichtig zunächst von hinten und von hinten unten gegen das Antrum zu. Der Hohlmeißel wird flach aufgesetzt und nicht etwa sofort gegen das Antrum in die Tiefe vorgegangen, sondern unter allmählicher Vergrößerung der mit dem Meißel bearbeiteten Fläche eine zunehmende Vertiefung der Knochenwunde im ganzen Operationsbereich vorgenommen. Der tiefste Punkt der Knochenwunde muß allerdings in der Gegend des zu eröffnenden Antrums liegen (Abb. 419). Besonders in dem hinter und unterhalb des Antrums gelegenen Teil muß die Knochenwunde mit großer Vorsicht vertieft werden, da in dieser Gegend bald

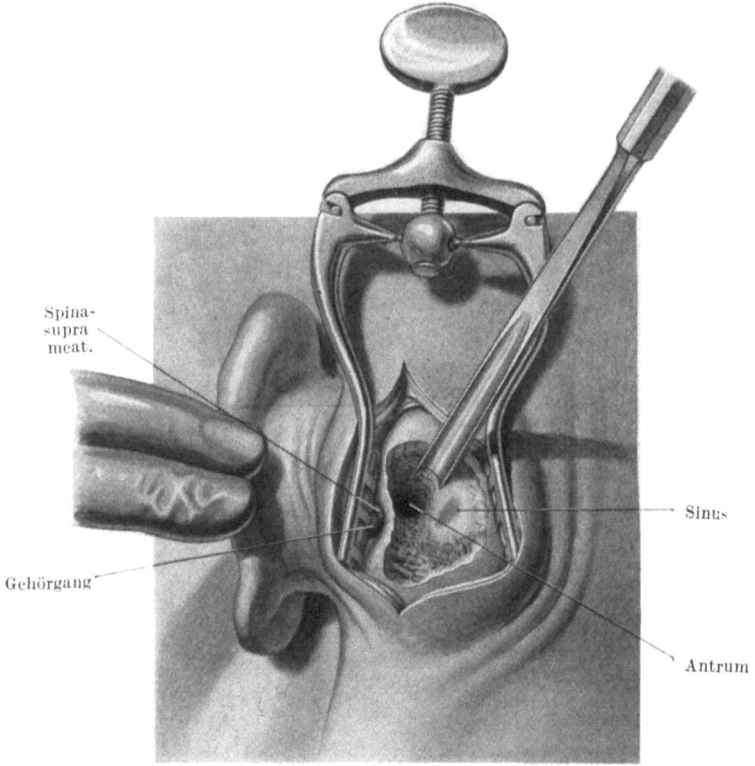

Abb. 420. Die Aufmeißelung des Warzenfortsatzes. III.
Die Lage des Sinus ist an dem verdünnten, bei der Operation blau durchschimmernden Knochenabschnitt erkennbar. An der Innenseite des Sinus wird weiter in die Tiefe vorgedrungen, ohne daß die Gehörgangswand verletzt wird. Das Antrum ist eröffnet.

näher, bald entfernter der Sinus transversus vorbeizieht. Bei einiger Aufmerksamkeit stellt man bei vorsichtigem Meißeln die Lage des Sinus sehr deutlich dadurch fest, daß durch den verdünnten, durchscheinenden Knochen der Sinus blau hindurchschimmert (Abb. 420). Selbstverständlich wird man an dieser Stelle nicht mehr weiter in die Tiefe meißeln, sondern ohne gänzliche Freilegung des Sinus an seiner Innenseite weiter in die Tiefe vordringen. Auf der Vorderseite nach der Gehörgangswand zu muß der Meißel steiler in die Tiefe vordringen, ohne jedoch die Gehörgangswand zu verletzen. Ist das Antrum an einer Stelle eröffnet, so kann man etwas rascher vorgehen und die Höhle übersichtlich freilegen. Da es infolge der akuten Entzündung oft reichlich blutet, so muß durch häufiges Tupfen, bei stärkerer Blutung durch vorübergehende Ausstopfung die Übersicht ermöglicht werden. Die weitere Operation hat sich nun auf die Eröffnung sämtlicher, mit dem Antrum in Verbindung stehender Zellen zu erstrecken. Zu dem Zweck werden hauptsächlich die hinter- und unterhalb des Antrums gelegenen Teile des Warzenfortsatzes bis zu seiner Spitze aufgemeißelt, wobei es von Bedeutung ist, daß durch gutes Tupfen die Übersichtlichkeit erhalten bleibt. Besonders ist darauf zu achten, daß aber auch Zellen, die oberhalb, vor und hinter dem Antrum gelegen sind, nicht übersehen werden. In solchen Fällen muß man vorsichtig auch über die Linea temporalis nach oben vordringen, immer daran denkend, daß dieser Linie in der Tiefe der unterste Abschnitt der mittleren Schädelgrube entspricht. Sind alle Zellen eröffnet und

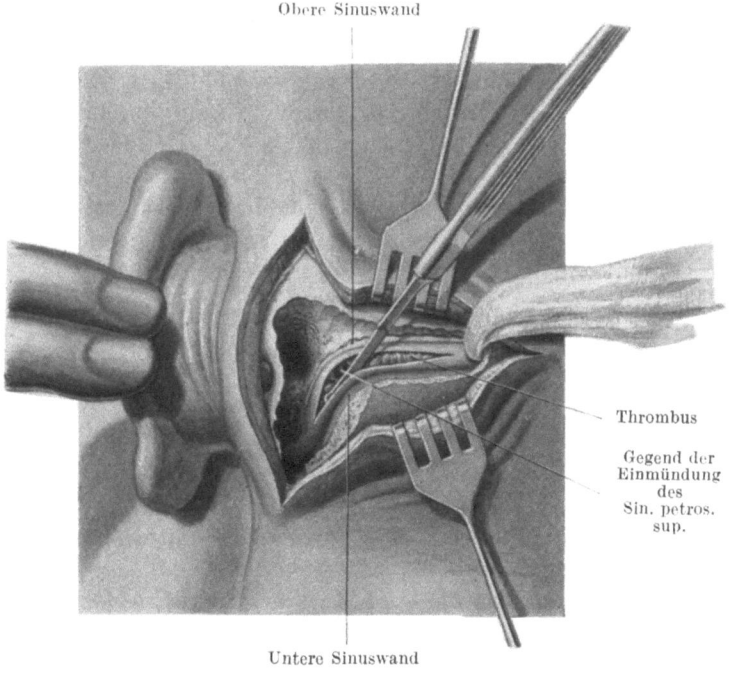

Abb. 421. Die Aufmeißelung des Warzenfortsatzes. IV.
Der Sinus ist bei Thrombose in größerer Ausdehnung freigelegt, besonders nach hinten bis an das Ende des Thrombus. Der Sinus ist eröffnet und wird mit dem geknöpften Messer geschlitzt, während der hintere Teil durch eine Jodoformgaze, die unter den Knochen geschoben wird, abgestopft ist.

ihrer Schleimhautauskleidung beraubt, so kann die Operation als beendet gelten und wird mit einer lockeren Ausstopfung, die aus dem unteren Antrumwinkel herausgeleitet wird, abgeschlossen. Ist eine Sinusthrombose aus den klinischen Erscheinungen sicher erkannt, so wird der Weichteilschnitt etwa unterhalb und parallel zur Linea temporalis in der Richtung auf die Protuberantia occipitalis verlängert und der Sinus durch vorsichtiges Abmeißeln seiner knöchernen Bedeckung, ohne ihn zu eröffnen, freigelegt. Dabei muß eine solche Knochenrinne geschaffen werden, daß die Sinuswand möglichst in halbem Umfang freiliegt. Häufig gelingt es schon durch Betasten den Thrombus festzustellen und seine Ausdehnung nach hinten zu erkennen. Man fühlt durch die Wand hindurch das hintere Ende des Thrombus. Dann wird der flüssiges Blut enthaltende Teil noch etwa 1 cm weit freigelegt und durch einen feinen Jodoformgazestreifen, den man auf dem Sinus unter den Knochen schiebt, tamponiert (Abb. 421). Ist man seiner Sache nicht ganz sicher, so kann man mit Hilfe einer Spritze durch schräge Punktion feststellen, ob der Sinus thrombosiert ist oder flüssiges Blut enthält. Ist ein Thrombus festgestellt, das hintere Ende erreicht und der hintere bluthaltige Teil des Sinus durch Ausstopfen zwischen Knochen und Sinuswand abgesperrt, so wird der freigelegte Sinus vorsichtig mit dem Messer eingeschnitten und der Thrombus mit einem abgerundeten scharfen Löffel ausgeräumt. Um eine Blutung aus dem im oberen Sinusknie einmündenden Sinus petrosus sup. zu vermeiden, läßt man am besten in dieser Gegend einen Thrombusrest zurück. Der Sinus wird möglichst weit nach unten geschlitzt und locker mit Gaze ausgefüllt. Zweckmäßigerweise wird der Sinusausräumung die *Unterbindung der Vena jugularis* am Halse vorausgeschickt. Von einem Schnitt am vorderen Rand des Kopfnickers sucht man sich, wie zur Unterbindung der Arteria carotis ext., den obersten Abschnitt des Gefäßnervenbündels auf, isoliert die Vene oberhalb des Eintritts der Vena facialis communis, unterbindet sie doppelt und durchschneidet sie. Durch diese, zuerst von ZAUFAL ausgeführte Operation verhütet man die weitere, sich häufig an die Sinusthrombose anschließende Pyämie, die sich durch das Auftreten von meist gehäuften Schüttelfrösten kennzeichnet. Reicht der Thrombus in der Vene weiter brustwärts, so muß die Vene weiter nach unten freigelegt und unterbunden werden.

12. Die Eingriffe am Gesichtsteil des Kopfes.
(ZEIS, SZYMANOWSKY, LEXER, JOSEPH.)

a) Die Eingriffe an den Augenlidern.

α) Die Deckung von Liddefekten.
(v. IMRE, KREIBIG.)

Die Deckung kleinerer Defekte der Augenlider (mit Keilbasis bis etwa zu einem Viertel der Augenlidbreite) läßt sich durch einfache Naht vollziehen. Zweckmäßig ist es dabei, bei der Ausschneidung so vorzugehen, daß Haut und Schleimhautdurchschnitt nicht übereinander fallen, daß vielmehr von der Schleimhaut auf der einen Seite etwas mehr erhalten, auf der anderen Seite etwas mehr entfernt wird, so daß nach der Naht der Wundränder die Schleimhautnaht etwas seitlich von der Hautnaht zu liegen kommt.

Zur Deckung größerer Liddefekte wird seit langem eine Reihe von angeblich zweckmäßigen Verfahren empfohlen. Wir nennen hier nur die Lappenverschiebungen nach CELSUS, DIEFFENBACH, V. LANGENBECK, FRICKE und HASSNER v. ARTHA. Zu diesen aus der *nächsten Umgebung* stammenden Lappenbildungen gehören auch die neuen Verfahren nach v. BLASKOVICS und v. IMRE. Außerdem können noch Lappen aus der *weiteren Umgebung* von Hals und Brust und schließlich *freie Transplantationen* zur Lidplastik herangezogen werden.

Die älteren Verfahren sind in der von ihren Schöpfern angegebenen Form für die Lidplastik nicht gut zu gebrauchen. Sie können aber mit gewissen Abänderungen, meist unter gleichzeitiger Entfernung BUROWscher Dreiecke, zur Lidplastik verwendet werden. Das gilt hauptsächlich für das CELSUSsche Verfahren (Abb. 424), wie es IMRE empfohlen hat, und für das DIEFFENBACHsche in der Abänderung nach SZYMANOWSKY (Abb. 38a und b). Die Verschiebung eines oder mehrerer Wangen- oder Stirnlappen ist später besonders von v. IMRE ausgebaut worden. Er gibt in seinem schönen Buch eine große Zahl von Möglichkeiten an, wie man durch Verschiebung abgelöster Hautlappen aus der nächsten Umgebung Liddefekte decken kann. Zur glatten Einlagerung der oft ganz anders als der Defekt gestalteten Lappen macht er reichlich Gebrauch von der Entfernung BUROWscher Dreiecke.

Als *das zweckmäßigste Verfahren* hat sich zum Ersatz großer Augenliddefekte zweifellos das FRICKEsche gezeigt. Allerdings wird man es heute nicht mehr in der vom Verfasser beschriebenen Form anwenden, sondern in einer erweiterten Form, die es gestattet, größere Lappen zu bilden. Sehr zweckmäßige Vorschläge hat in neuester Zeit in dieser Beziehung KREIBIG gemacht. Ist nur die Haut in Verlust gegangen, Tarsus und Bindehaut aber erhalten, so gelingt der Lidersatz meist leicht. Ist aber das ganze Lid zerstört, so bestehen auch dann keine großen Schwierigkeiten, wenn es sich z. B. nur um eine kleine keilförmige Lücke handelt, die nach der Entfernung einer kleinen Geschwulst entstanden ist. Fehlen aber große Teile des ganzen Lides, so muß sich der Ersatz naturgemäß auch dann auf Tarsus und Bindehaut erstrecken.

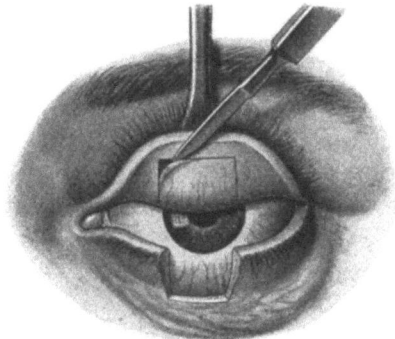
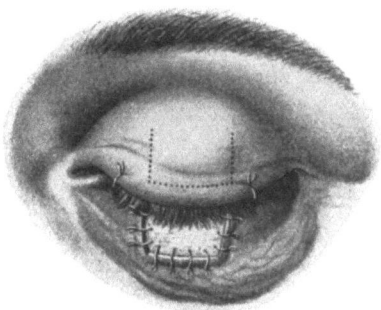

Abb. 422. Ersatz der Bindehaut und des Tarsus des Unterlides aus dem Oberlid nach KÖLLNER. I. Aus der Bindehaut ist ein kleiner, rechteckiger, kranial gestielter Lappen umschnitten. Er enthält eine flache Scheibe des nach der Fläche geteilten Tarsus.

Abb. 423. Ersatz der Bindehaut und des Tarsus des Unterlides aus dem Oberlid nach KÖLLNER. II. Der Lappen ist in die Unterlidlücke eingefügt und der Lidspalt durch zwei Nähte zeitweilig verschlossen. Die äußere Haut muß noch ersetzt werden.

Der *Tarsusersatz* ist bei weitem am schwierigsten. Es gibt zwar eine Reihe von Verfahren, den Tarsus zu ersetzen, aber strenggenommen befriedigen nur die, bei denen Tarsusreste des verlorengegangenen Lides oder ein Tarsusstück aus dem anderen Lid entnommen werden können. Es hat sich erwiesen (KREIBIG), daß der Tarsusersatz nur am Unterlid notwendig ist, und hier kann, wenn nötig, ein Stück aus dem Tarsus des Oberlides verwendet werden. Als zweckmäßig hat sich das Verfahren von KÖLLNER gezeigt (Abb. 422, 423). Auf die Ansichten von KREIBIG kommen wir noch zurück.

Alle Verfahren, die den Tarsus und die Bindehaut durch äußere Haut mit Knorpeleinlage ersetzen, haben sich nicht bewährt, und zwar deshalb nicht, weil die äußere Haut infolge ihrer starken Abschilferung ein schmieriges Sekret in den Bindehautsack liefert. Das gilt auch für die bekannteste Methode des Bindehaut- und Tarsusersatzes nach BÜDINGER. Er verpflanzte frei einen der Ohrmuschel entnommenen, der Größe der Lidlücke nachgebildeten Hautknorpellappen.

Nach KREIBIGs Erfahrungen ist der Tarsusersatz auch am Unterlid nicht nötig, wenn man eine genügend feste Haut zum Lidersatz verwendet. Er schlägt dazu die Stirnhaut in Form eines FRICKEschen Lappens vor und gibt dem Lappen dadurch Festigkeit, daß er das Unterhautfettgewebe mitnimmt.

Zum *Ersatz von Haut und Bindehaut* ist, wie schon eben beim Ersatz des Tarsus erwähnt worden ist, auch die äußere Haut verwendet worden, und zwar meist in Form von doppelhäutigen Lappen.

Am besten ist es einen doppelhäutigen Lappen so zu bilden, daß man zunächst den Hautlappen für den Lidhautersatz in der gewünschten Form und mit dem gewünschten Stiel umschneidet und ihn dann von der Unterlage ablöst, und den Teil der Rückfläche, der den Bulbus decken soll, mit einem entsprechend geschnittenen Epidermislappen nach THIERSCH bedeckt, der an den Hautgrenzen mit einigen feinen Catgutnähten befestigt wird. Der Lappen wird dann zunächst wieder in sein altes Bett zurückgelegt und hier mit einigen Nähten lose befestigt. Nach 8—10 Tagen kann man den Lappen dann, nachdem der THIERSCH-Lappen angewachsen ist, zur Deckung benutzen. Für diesen Lappen gilt aber leider dasselbe, was schon oben für die Verwendung von Hautlappen als Bindehautersatz gesagt wurde.

AXENFELD u. a. haben *Mundschleimhaut* empfohlen, die sich aus der Unterlippe in der nötigen Größe entnehmen und frei auf die Rückseite des Lidhautlappens verpflanzen läßt. Die neueren Anschauungen von v. IMRE, KREIBIG

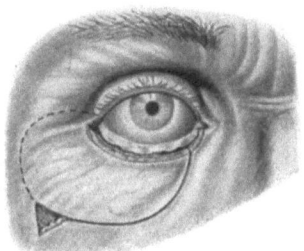 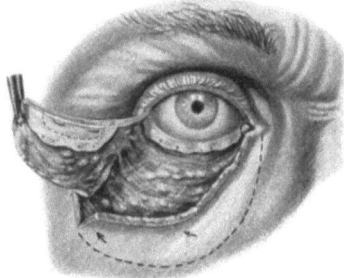

Abb. 424. Ersatz des Unterlides mit Schleimhaut und Knorpel nach V. IMRE. I.
Aus dem Rest der Unterlidhaut ist ein Lappen gebildet, der bis an die gestrichelten Linien von der Unterlage abgelöst wird. Im unteren äußeren Schnittwinkel ist ein BUROWsches Dreieck angedeutet.
(Aus KIRSCHNER-KLEINSCHMIDT Bd. III/1.)

Abb. 425. Ersatz des Unterlides mit Schleimhaut und Knorpel nach V. IMRE. II.
An dem Oberrand des Lappens ist durch U-Nähte ein kleiner Bindehaut-Tarsuslappen, aus dem Oberlid entnommen, befestigt. Der Bindehautlappen wird mit dem Bindehautrest durch einige Nähte vereinigt, der Hautlappen nach dem inneren Augenwinkel verschlossen und wieder festgenäht. Das BUROWsche Dreieck wird dabei verschlossen.
(Aus KIRSCHNER-KLEINSCHMIDT Bd. III/1.)

u. a. gehen aber dahin, daß die nötige Bindehaut aus der desselben Auges entnommen werden muß. Oft läßt sich aus den Resten der erhaltenen Bindehaut genügend Schleimhaut gewinnen.

Aus den seitlichen Taschen oder der Umschlagsfalte ist meist so viel Schleimhaut abzulösen, daß sich eine genügende Deckung des Lidhautlappens darbietet. Unter Umständen muß die Bindehaut aus dem anderen Lid genommen werden, wie es BLASKOVICS und KÖLLNER (Abb. 417 und 418) empfohlen haben. Aus der Bindehaut des anderen Auges einen Ersatzlappen zu entnehmen, soll möglichst vermieden werden. Er kommt also nur für den äußersten Mangel an anderen Ersatzgeweben in Frage (v. IMRE, KREIBIG).

β) Der Ersatz des ganzen Lides.

Nach den langjährigen praktischen Erfahrungen KREIBIGs ist das beste Verfahren des *vollständigen Lidersatzes* sowohl für das Ober- als für das Unterlid das FRICKEsche. Er hat den Lappen allerdings in Form, Größe und Stielbildung abgeändert. Das *zweite* in Betracht kommende Verfahren ist das IMREsche, das zweifellos in der Hand des Verfassers ganz Hervorragendes leistet. Es ist aber ebenso sicher weniger für die allgemeine Praxis geeignet. Die Schnittführung muß jedem einzelnen Fall genau angepaßt werden. Der Lappen wird bald aus der Stirn, bald aus der Wange, bald aus der nächsten Umgebung der Lidlücke entnommen (Abb. 426, 431, 424 und 425).

Er hat meist zunächst eine ganz andere Form, als die Lücke und da er seitlich verschoben werden muß, ähnlich wie bei dem Verfahren von BLASKOVICS (s. S. 88) und an der Wange von GERSUNY, ESSER (Rotation der Wange) (s. S. 633), so muß oft eine ausgedehnte Ablösung der Wundränder vorgenommen werden, und um eine glatte Einlagerung zu ermöglichen, müssen meist ein oder mehrere BUROWsche Dreiecke ausgeschnitten werden. Alle diese Maßnahmen verlangen aber entweder eine genaue Kenntnis aller der IMREschen Vorschläge oder ein ganz besonderes plastisches Geschick, das dem Operateur erlaubt, schon vor der Anlage der ersten Schnitte sich den Erfolg der Plastik genau vorstellen zu können. Das plastische Geschick kann aber wohl kaum erworben werden. Außerdem ist das IMREsche Verfahren doch vielleicht nicht so sehr zum Ersatz großer Lidlücken geeignet, da dann unter Umständen erhebliche Verziehungen am Lidrand zustande kommen, wenn es nicht gelingt, die Lappenachse so zu legen, daß keine Spannung nach der freien Lidkante besteht (s. Abb. 430, 431 und 432).

Daher muß man KREIBIG zustimmen, daß das FRICKEsche Verfahren für die allgemeine Durchführung zweifellos leichter und für alle Fälle geeignet ist.

Es ist zweckmäßig, sich die Anlage der Schnittlinien, wie sie KREIBIG empfiehlt, zu eigen zu machen. Der Lappen für das Oberlid

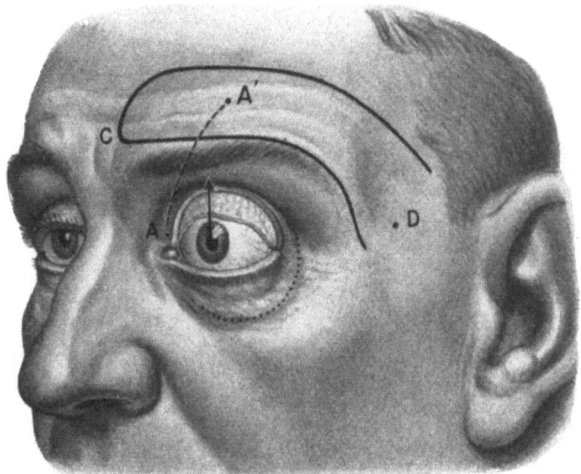

Abb. 426. Der Ersatz des Oberlides nach KREIBIG. Auch hier wird die Entfernung AD auf die Haut oberhalb der Augenbraue, die zum Ersatz dienen soll, übertragen (A A') und die Lappenlänge durch Zusatz von einem Drittel (A' C) vergrößert.

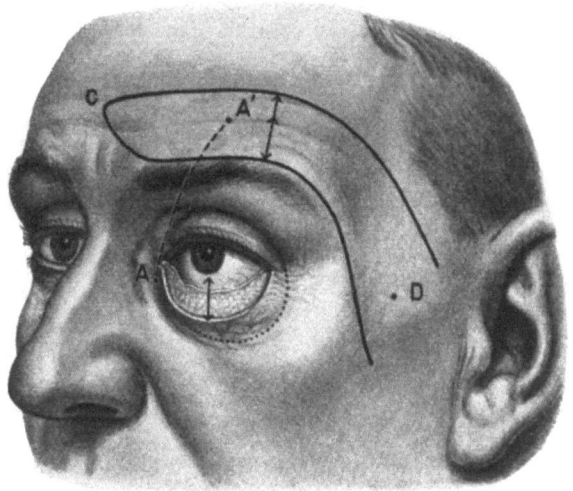

Abb. 427. Der Ersatz des Unterlides nach KREIBIG. Die Entfernung des Punktes A (äußerster Punkt für den Lappenersatz) ist auf die Haut oberhalb der Stirn, aus der der Lappen mit Basis der Schläfe gebildet werden soll, übertragen (A'). Dann muß der Lappen noch etwa ein Drittel größer gebildet werden (A' C). Dasselbe gilt für die Breite. Auch hier wird zum scheinbar erforderlichen Breitenmaß noch ein Drittel hinzugerechnet, wie die Pfeile zeigen.

wird so geschnitten, daß er unten gerade begrenzt dem späteren Lidrand entspricht, oben ist die Grenze bogenförmig. Der Stiel liegt in der hinteren Schläfengegend, etwa in Fortsetzung des Oberlidrandes. Der Stiel ist breiter als das zu ersetzende Stück (Abb. 426). Der Lappen für das Unterlid ist ebenfalls aus der

Stirn gebildet, hat seinen Stiel aber tiefer in der Gegend des Jochbogens, etwa der Fortsetzung des oberen Lidrandes entsprechend. Dieser Lappen ist an seinem oberen Rande gerade geschnitten und am unteren bogenförmig (Abb. 427). Sehr wesentlich ist es, den Lappen groß genug zu bilden. Der das Lid ersetzende Teil soll noch $1/2$mal so lang und so breit sein als die zu deckende Lücke, da man ja immer mit einer ziemlich erheblichen Lappenschrumpfung rechnen muß, wodurch der Erfolg dann unter Umständen stark beeinträchtigt wird. Nach Unfällen mit Verlust des Lides ist der Wundrand meist beim Unterlid geradlinig und in der Höhe des knöchernen Orbitalrandes am Oberlid etwa ein Finger breit unterhalb des Brauenbogens befestigt. Die Narbenlinie ist meist derb und soll zum neuen Lidrand verwendet werden. Deshalb trennt man ihn

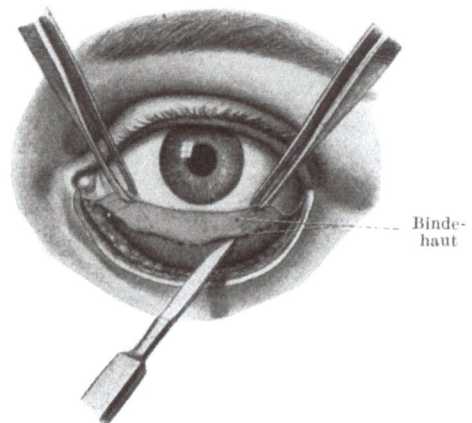

Abb. 428. Ablösung, Beweglichmachung des Bindehautrestes nach KREIBIG. Dieser Rest dient zur Bekleidung eines gestielten Hautlappens, der das Unterlid ersetzen soll.

etwa 2—3 mm parallel zur Narbenlinie von der übrigen Haut ab, läßt ihn aber im Zusammenhang mit der Bindehaut. Die Bindehaut muß dann so weit freigelegt werden, daß sie den Hautersatzlappen auf der Rückseite vollständig deckt. Selbst

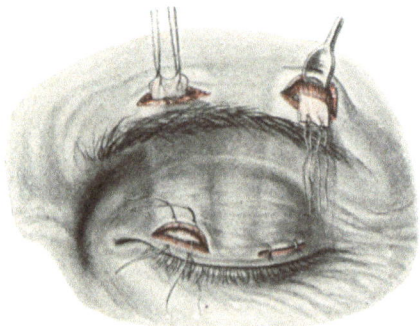
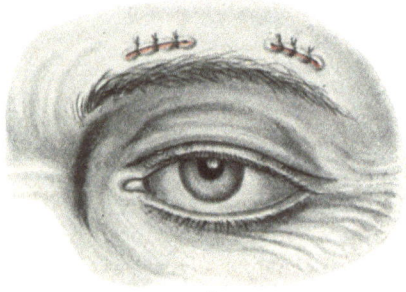

a   b

Abb. 429a und b. Eingriff bei der Ptosis des Augenlides nach LEXER. a Zwei oberhalb der Augenbraue beginnende und am Lidrand endende subcutane Kanäle sind mit schmalen Fascienbändern versehen. Lateral unten ist die Fascie am Lidrand bereits mit der Wundnaht festgenäht, während oben der Lappen noch heraushängt. Medial ist die Lage der Nähte gezeigt. b Nach richtiger Spannung sind alle Wunden vernäht. Die gewünschte Deckfalte ist entstanden. (Aus KIRSCHNER-KLEINSCHMIDT Bd. III/1.)

bei kleinem Rest läßt sie sich meist durch vorsichtiges Ablösen und Dehnen mit der Übergangsfalte ablösen (Abb. 428). Die dünne Haut darf unter keinen Umständen eingeschnitten werden. Diese Ablösung des Bindehautsackes mit Umschlagsfalte ist zur Auskleidung des Lidhautersatzes überhaupt von größter Wichtigkeit. Der freie Bindehautrand muß gerade sein, Lücken sind unbedingt zu schließen. Ist nicht genügend Bindehaut vorhanden, so ist unter Umständen ein gestielter Bindehautlappen aus der anderen Übergangsfalte in die Lücke einzunähen. Der neu gebildete Bindehautsack soll 12—15 mm Tiefe haben.

Der Ersatz des ganzen Lides.

Ist die Frage des Bindehautersatzes in befriedigender Weise gelöst, so wird der Hautlappen in der oben angegebenen Weise und beschriebenen Größe gebildet. Bei der Einnähung wird zuerst die Spitze befestigt, dann der neue

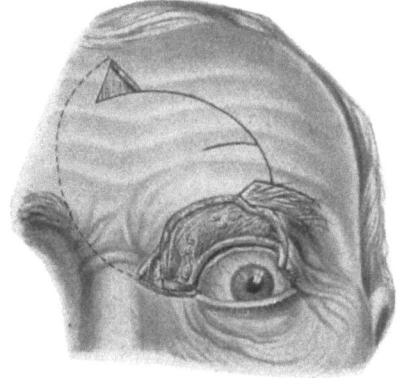
Abb. 430.

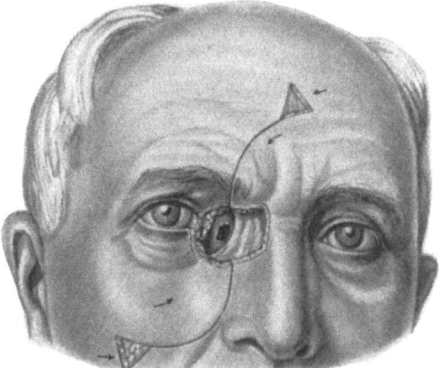
Abb. 431.

Abb. 430. Oberlidplastik nach v. IMRE. Entsprechend den ausgezogenen Linien werden aus der Stirn und der Augenbraue zwei Lappen gebildet. Der Stirnlappen wird bis zur gestrichelten Linie abgelöst. Der Lappen läßt sich ohne Schwierigkeiten in die Lücke einfügen. Der Augenbrauenlappen kommt in den kleinen seitlichen Schlitz im Stirnhautlappen. (Aus KIRSCHNER-KLEINSCHMIDT Bd. III/1.)

Abb. 431. Ersatz des inneren Lidwinkels durch zwei Hautlappen aus der Stirn und aus der Wange nach v. IMRE.

Lidrand durch Nahtverbindung zwischen dem Haut- und Bindehautrand mit feinsten Nähten hergestellt. Die Nähte sollen dicht gelegt, aber nicht fest angezogen werden. Schließlich wird der übrige Lappenrand eingenäht. Bei Verwendung großer Lappen muß entweder die Hautbrücke zwischen der Lidlücke und dem Lappenstiel durchtrennt werden, oder der Stiel überspringt den unversehrten Hautabschnitt. Im ersten Falle wird der Lappen in die so entstandene Wunde eingelegt. Dabei muß oft ein gewisser Hautüberschuß an den Spalträndern entfernt werden. Dann braucht man den Lappenstiel natürlich nicht zu durchtrennen. Im zweiten Falle wird der Stiel nach 10—14 Tagen durchtrennt und zurückverlagert.

Der *Verband* ist insofern von Bedeutung, als er unter keinen Umständen den Lappenstiel drücken

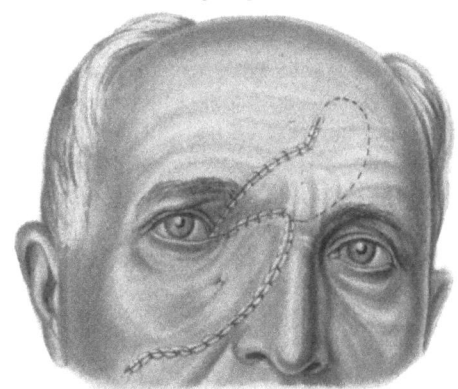
Abb. 432. Die beiden Lappen sind verschoben. Der Stirnhautlappen ist bis zur punktierten Linie abgelöst worden. Sowohl am Stirn- als am Wangenlappen werden zum Ausgleich der Lappenverschiebung BUROWsche Dreiecke entfernt (s. Abb. 426). Der Wangenlappen wird durch eine U-Naht an das Periost in der Gegend des unteren Augenlidrandes angeheftet, um ihn auf der Unterlage festzuhalten.
(Aus KIRSCHNER-KLEINSCHMIDT Bd. III/1.)

darf. KREIBIG gibt nach Jodieren der Nahtstelle Borvaseline in den Bindehautsack und überzieht damit auch die Nähte. Beiderseits des Lappenstiels werden mehrere Lagen Gaze aufgelegt, so daß der Stiel unter allen Umständen ohne Druck bleibt. In der weiteren *Nachbehandlung* wird Prontosil gegeben. Man fängt zweckmäßigerweise schon 2 Tage vor dem Eingriff an, täglich 3×2 Tabletten, dann später eine bis zur Entfernung der Nähte. Der erste *Verbandwechsel* findet schon am 1. Tage statt, um unter Umständen ein Hämatom zu entfernen. Am 3. Tage werden meist schon die Lidnähte entfernt, dann am 5. oder 7. Tage die letzten Nähte.

Als *Störungen* werden gelegentlich kleine Nahteiterungen beobachtet, die die Entfernung einiger Nähte nötig machen können. Seltener treten kleine *Nekrosen* an der Lappenspitze ein. Man wartet am besten die Demarkation ab, ehe man die Nekrose entfernt. Die Verschiebung des Brauenbogens nach oben in die Entnahmestelle des Lappens gleicht sich meist schnell aus.

Zum Teilersatz der Lider, d. h. der Lidhaut, wird häufig das IMREsche Verfahren angewendet. Wir geben davon einige Beispiele in Abbildungen S. 618 und 621.

γ) Die Eingriffe bei der Ptosis der Augenlider.

v. HESS und ELSCHNIG haben Verfahren angegeben, die die Hebung des Lides durch subcutan eingezogene, am Lidrand und an der Muskulatur befestigte Seidenfäden besorgen. Es erscheint aber besser an Stelle der Seidenfäden körpereigenes Gewebe zu benützen. KIRSCHNER hat die Überpflanzung eines Fascienstreifens empfohlen, der auch subcutan eingezogen, unten am Lidrand, oben am freigelegten M. frontalis befestigt wird. PAYR hat diesen Eingriff zuerst erfolgreich ausgeführt. Die Fascie darf nicht unter Spannung befestigt werden, auch nicht einmal bei völlig gehobenem Lid, da sie noch schrumpft und dadurch eine zu weit klaffende, nicht mehr willkürlich zu schließende Lidspalte entstehen kann. Statt eines etwa zentimeterbreiten Fascienstückes verwendet man nach LEXER besser zwei $1/4$—$1/2$ cm breite Streifen, die seitlich der Mitte nach Bildung eines subcutanen Kanals, der von zwei kleinen Einschnitten oberhalb der Augenbrauen (mit Freilegung des M. frontalis) bis zum Lidrand verläuft (Abb. 429), eingezogen werden. Am Lidrand faßt man das Ende des Fascienstreifens in die Hautnaht mit. Dann zieht man mit den Streifen den Lidrand hoch, bis etwa zur Hälfte der gewünschten Spaltweite und näht in dieser Stellung die oberen Fascienenden an den M. frontalis. Die kleinen Wunden werden verschlossen.

b) Die plastischen Eingriffe an der Nase.
(LEXER, JOSEPH.)

α) Der Ersatz von Teilen der Nase.

Am häufigsten machen sich plastische Operationen der Nase nach der Entfernung von Hautcarcinomen, nach Lupus, nach Verlust der Nasenhaut infolge von Verletzungen und bei der traumatischen und syphilitischen Sattelnase notwendig. Man unterscheidet von alters her teilweise und vollständige Nasenplastiken. Auf die Entwicklung der Rhinoplastik ist schon im Abschnitt Plastik, Allgemeiner Teil, hingewiesen (s. S. 82ff.). Bei der teilweisen Nasenplatik handelt es sich am häufigsten um den Ersatz verlorengegangener Flügel oder der verlorengegangenen Nasenspitze. Die Deckung solcher Defekte macht meist keinerlei Schwierigkeiten, solange es sich nicht um durchgehende Verletzungen handelt. Bei letzteren muß sowohl ein Ersatz für die Schleimhaut als für die Haut geschaffen werden. Zu bemerken ist, daß bei frischen Schnittverletzungen (Mensurverletzungen), selbst wenn ein Stück der Nase vollkommen abgetrennt ist, eine Wiederanheilung nicht ausgeschlossen erscheint. Man soll daher solche abgeschnittenen Teile nach Abspülung in Kochsalzlösung mit feinsten Seidennähten wieder an Ort und Stelle befestigen. Ganz abgetrennte Nasenflügel haben bei der Schmalheit der Berührungsflächen wenig Neigung zur Anheilung.

Für *Nasenflügel* muß daher häufig ein Ersatz geschaffen werden. Am zweckmäßigsten wird zunächst ein Lappen aus der Nasolabialfalte mit Stiel am

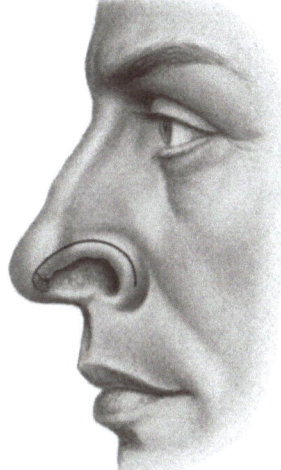 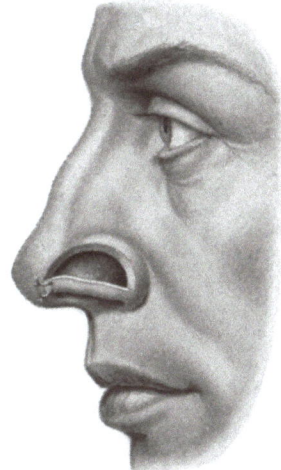

Abb. 433.   Abb. 434.

Abb. 433. Nasenflügelersatz nach GOECKE. I. Aus dem oberen Wundrand der Lücke ist ein schmaler, am hinteren Flügelrand gestielter, die ganze Dicke der Wand enthaltender Lappen gebildet.
Abb. 434. Nasenflügelersatz nach GOECKE. II. Dieser Lappen ist geradegespannt in eine kleine Anfrischungswunde in der Gegend der seitlichen Nasenspitze eingenäht. Die noch offene Nasenflügellücke wird durch einen kleinen Lappen aus der Ohrmuschel der auch Knorpel enthält, durch freie Überpflanzung gedeckt. Die Lücke in der Ohrmuschel läßt sich durch Naht verschließen. (Aus KIRSCHNER-KLEINSCHMIDT Bd. III/1.)

Nasenwinkel umschnitten, zur Deckung des Schleimhautdefektes umgeschlagen und in dem Defekt durch Naht befestigt (Abb. 436). Fehlt der ganze Nasen-

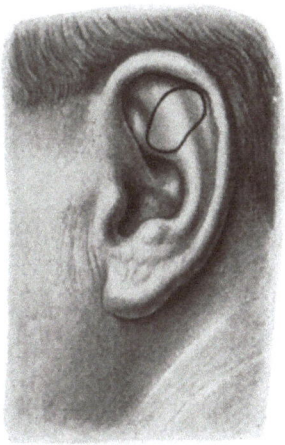 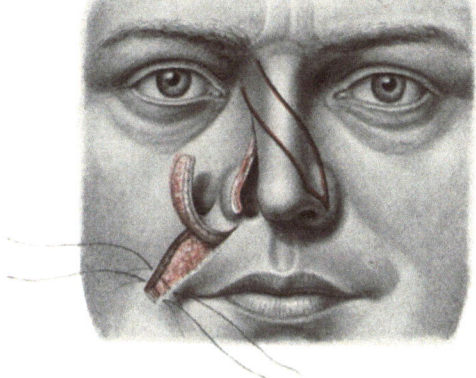

Abb. 435.   Abb. 436.

Abb. 435. Die Entnahme eines Hautknorpelhautläppchens aus der Ohrmuschel nach KÖNIG zum Ersatz des Nasenflügels.
Abb. 436. Nasenflügelersatz durch Doppellappen. Die Schleimhaut wird durch einen Lappen aus der Nasolabialfalte ersetzt. Darüber kommt ein Lappen aus der Nase selbst nach LANGENBECK. Die Lücke wird zu diesem Zwecke bis zum Lappenstiel verlängert, so daß der Stiel nicht zurückgelagert zu werden braucht. (Aus KIRSCHNER-KLEINSCHMIDT Bd. III/1.)

flügel, so wird der Stiel bis an den Defekt herangerückt. Er braucht dann nicht später durchtrennt zu werden und bildet die sonst schwer nachzuahmende

Form des Überganges von der Wange auf den Nasenflügel gut nach (v. HACKER, PAYR). Da solche Lappen gut ernährt sind, kann man den Versuch machen, die Haut mit einem frei transplantierten Cutislappen gleichzeitig zu ersetzen. Sicherer

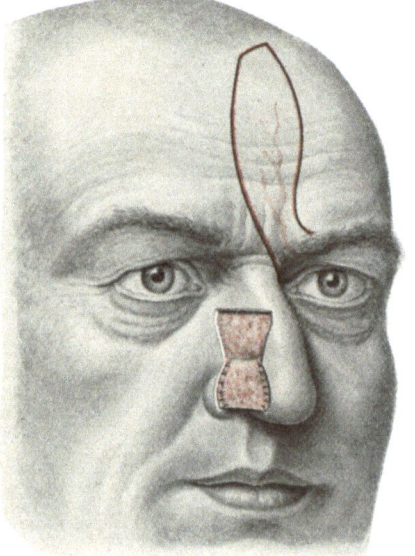

Abb. 437. Nasenflügelersatz nach JOSEPH. Aus der seitlichen Nasenwand ist ein am Rückenrand gestielter Lappen umschnitten und als Schleimhautersatz in die Lücke heruntergeklappt und eingenäht. Die sekundäre Hautlücke wird durch einen Stirnlappen, der die A. frontalis enthält, gedeckt. (Aus KIRSCHNER-KLEINSCHMIDT Bd. III/1.)

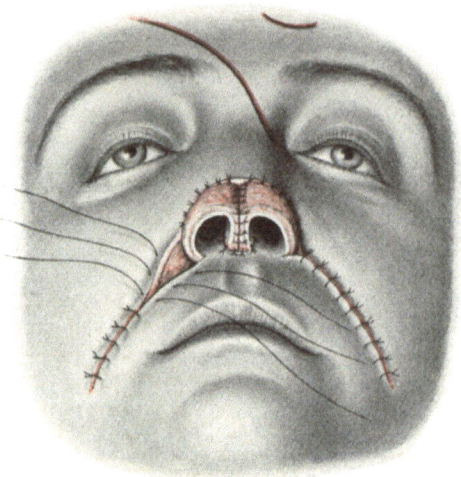

Abb. 438. Ersatz der Nasenflügel und des Septums (nach THIERSCH-PAYR) durch zwei Lappen aus den beiden Nasolabialfalten. Die Wunde wird durch eine auf der Stirn angedeutete indische Plastik gedeckt. (Aus KIRSCHNER-KLEINSCHMIDT Bd. III/1.)

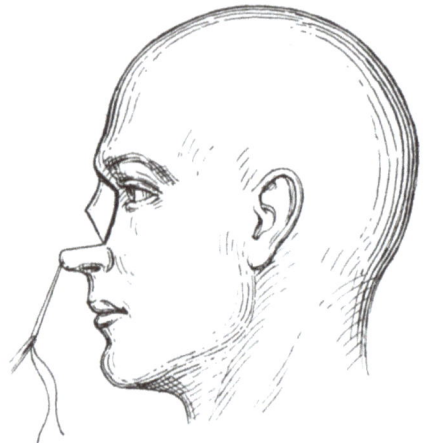

Abb. 439. Nasenplastik nach BARDENHEUER-JOSEPH bei großem durchgehenden Defekt. I. Die Schleimhaut wird durch die noch vorhandene Haut des Nasenrückens ersetzt, die, wie angegeben, umschnitten wird (s. Abb. 440).

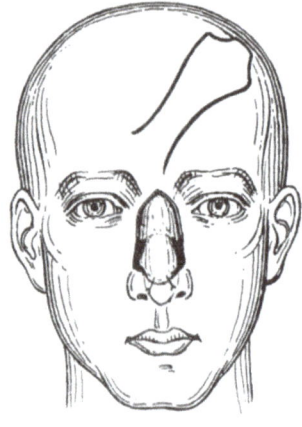

Abb. 440. Nasenplastik nach BARDENHEUER-JOSEPH bei großem durchgehenden Defekt. II. Die Haut des Nasenrückens ist zum Ersatz der Schleimhaut heruntergeklappt. Die Wundfläche kann aus der Stirn oder aus dem Arm gedeckt werden (s. Abb. 437. 438).

ist es aber, einen gestielten Hautlappen zur Deckung zu verwenden. Bei kleinen Defekten genügt das Verfahren von GOECKE (Abb. 433—434) oder die Bildung eines Lappens aus der Nase selbst, wie ihn v. LANGENBECK empfohlen hat (Abb. 436). Der Stiel des Lappens liegt in der Gegend des inneren Augenwinkels der Defektseite. Die Lappenschnitte gehen über den Nasenrücken nach

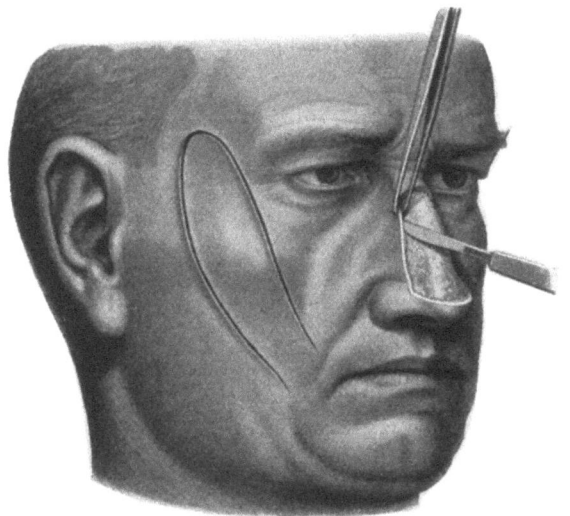

Abb. 441. Nasenrückenersatz durch den Wangenlappen nach JOSEPH. I.
Auf dem Nasenrücken ist eine Lücke entstanden. Sie kann auch wesentlich größer gedeckt werden und die Nasenspitze enthalten. Ein in der Nähe des Mundwinkels gestielter, schräg nach außen oben verlaufender Wangenlappen ist umschnitten. (Aus KIRSCHNER-KLEINSCHMIDT, Bd. III/1.)

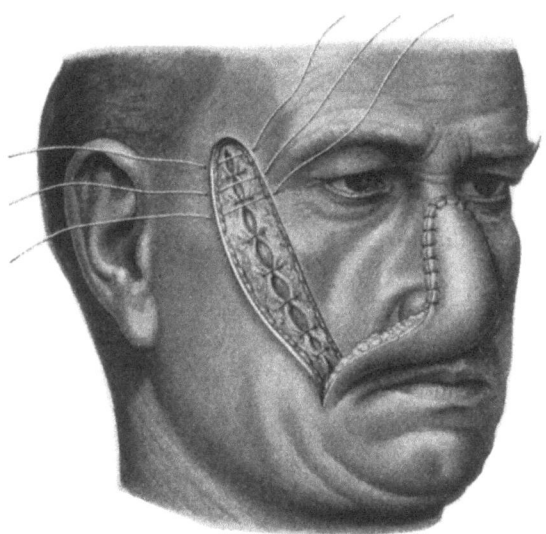

Abb. 442. Nasenrückenersatz durch den Wangenlappen nach JOSEPH. II.
Der Lappen ist von der Unterlage abgelöst und in die Nasenlücke eingenäht. Die sekundäre Lücke wird nach Anlegung einiger Nähte im Unterhautzellgewebe vollständig durch Naht verschlossen.
(Aus KIRSCHNER-KLEINSCHMIDT, Bd. III/1.)

der anderen Nasenseite, ohne jedoch das Innere der Nase zu eröffnen. Der Lappen muß im übrigen genau in den Defekt hineinpassen. Der neue Defekt auf der anderen Seite läßt sich teilweise durch Naht verkleinern, der Rest kann sehr gut mit einem frei transplantierten Cutislappen gedeckt werden. Die Methode ergibt sehr gute kosmetische Erfolge. Auch JOSEPH macht von der Lappenbildung aus der Nase selbst bei kleineren Defekten häufig Gebrauch (Abb. 437). Beim Verlust der ganzen vorderen Nase kann man sehr gut aus beiden Nasolabialfalten die Lappen zum Ersatz der Schleimhaut beider Flügel entnehmen. Man kann die Lappen dadurch so lang bilden, daß man sie bis zum Mundwinkel und darunter umschneidet. Man soll nicht zu sparsam sein, besonders wenn man die beiden Lappen in der Mitte zusammennäht und am Septumrest befestigt (Abb. 438).

Bei größeren teilweisen und einseitigen Nasendefekten, die durchgehend sind, sind auch die Methoden von JOSEPH empfehlenswert. JOSEPH bildet wie BARDENHEUER den Schleimhautersatz aus der Nasenhaut selbst. Er umschneidet einen Lappen, der seinen Stiel in der Nähe des Defektes hat, klappt den Lappen mit seiner Epidermisseite nach der Nasenhöhle

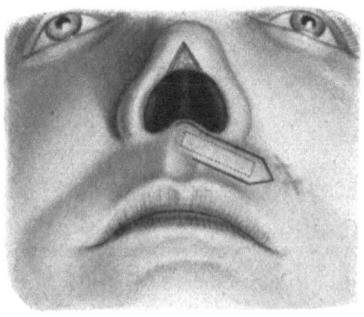
Abb. 443. Ersatz des Nasenseptums nach JOSEPH. I. Unter die Oberlippe ist von einem kleinen Einschnitt, der auf der Abbildung schon wieder verheilt ist, ein kleiner Knochenspan eingelegt worden. Er ist bereits eingeheilt und durch Punkte angedeutet.

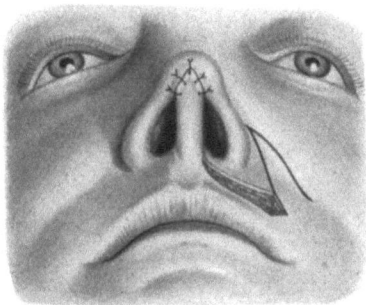
Abb. 444. Ersatz des Nasenseptums nach JOSEPH. II. Der kleine Hautknochenlappen ist aufgerichtet und in die Lücke an der Nasenspitze eingenäht. Die sekundäre Lücke wird durch einen kleinen Hautlappen aus der Nasolabialfalte gedeckt. Die tertiäre Lücke läßt sich durch Naht verschließen. (Aus KIRSCHNER-KLEINSCHMIDT Bd. III/1.)

zu um und befestigt die Ränder mit feinen Nähten. Die äußere Haut wird dann durch einen aus der Stirn entnommenen Lappen gedeckt (Abb. 437). Auch bei Defekten der Flügel und des häutigen Septums hat JOSEPH diese Methode empfohlen. Sehr zweckmäßig erscheint auch das Vorgehen, größere Defekte aus der Wangenhaut zu decken (Abb. 441). JOSEPH stielt solche Lappen in einiger Entfernung von der Nase und führt die Schnitte nach dem Ohr oder nach der Schläfe zu. Schmale Defekte lassen sich immer durch Naht verschließen (Abb. 442). Zur Deckung breiterer verwendet er einen zweiten Wangenlappen. Die Plastik aus der Wange läßt sich auch für breitere Nasendefekte verwenden, wenn die Schleimhaut erst aus der Nasenhaut selbst gedeckt ist. Der distale Teil des Lappenstiels kann nach der Durchtrennung zur Bildung des Septums verwendet werden (Abb. 442). Der Ersatz des Septums ist auf verschiedene Weise möglich. So haben THIERSCH und PAYR die Nasenspitze und das Septum nach Entfernung eines Tumors durch zwei Hautlappen, die in der Nähe der Nasenflügel gestielt und in der Richtung der Nasolabialfalten angelegt waren, ersetzt. Beide Lappen wurden zunächst mit der Wundfläche nach innen an der Abgangsstelle des Septums an der Oberlippe zu einem Stiel vereinigt (Abb. 438). Die Wundflächen werden dann mit einem Stirn- oder Wangenlappen (Abb. 438, 442) gedeckt. v. HACKER hat das Septum, ähnlich wie v. AMMON, LISTON, FRICKE und DIEFFENBACH, aus der ganzen Dicke der Oberlippe entnommen. Die Lippe wird dem Philtrum entsprechend durch zwei parallele Messerschnitte gespalten, die Epidermis abgetragen und um den zentralen Stiel nach oben geklappt mit dem Septumrest vereinigt. Die Schleimhaut wird an der Umbiegungsstelle einfach eingeschnitten. Der vordere Teil des Lappens wird lanzettförmig angefrischt zur Bildung der Nasenspitze (NICOLADONI). Dieser lanzettförmige Teil wird zwischen die Ränder eines einfachen Einschnittes der Nasenspitzenhaut eingefügt. Die Lippenwunde wird durch einige Nähte geschlossen.

LEXER bildet das häutige Septum aus der Oberlippenschleimhaut, die ebenfalls zentral gestielt zu einem Steg zusammengenäht, durch einen kleinen queren Einschnitt am obersten mittleren Abschnitt der Oberlippe hindurchgesteckt und an der Nasenspitze befestigt wird.

JOSEPH bildet ein festes Nasenseptum durch vorheriges Einheilen eines kleinen Knochenspanes aus der Tibia (auch ein Stück Rippenknorpel kann verwendet werden) in eine Tasche unterhalb der Septumbasis in die Oberlippe (Abb. 443). Nach der Einheilung wird ein an der Basis des Septums gestielter Hautlappen, der den Span enthält, umschnitten, aufgestellt und in einen kleinen Einschnitt an der Nasenspitze eingepflanzt. Der sekundäre Defekt wird am besten durch eine Lappenverschiebung geschlossen (Abb. 444).

β) Der vollständige Nasenersatz.

Von einer *vollständigen Rhinoplastik* kann eigentlich nur dann geredet werden, wenn auch das Knochen- und Knorpelgerüst samt Septum vollständig verlorengegangen ist. Sind aber die Nasenbeine und ein Teil des Knorpelgerüstes noch erhalten, so kommt eine Teilplastik in Frage.

Selbst wenn der knöcherne Teil der Nase ganz oder größtenteils erhalten ist, genügt eine einfache Weichteilplastik in der Mehrzahl der Fälle nicht. Das Anfangsresultat ist zwar leidlich, verschlechtert sich aber meist nach kurzer Zeit durch Einsinken der häutigen Teile sehr wesentlich. Es muß daher darauf gesehen werden, daß auch die knorpeligen Teile ersetzt werden. Schließlich muß auch für die fehlende Schleimhaut Ersatz geschaffen werden.

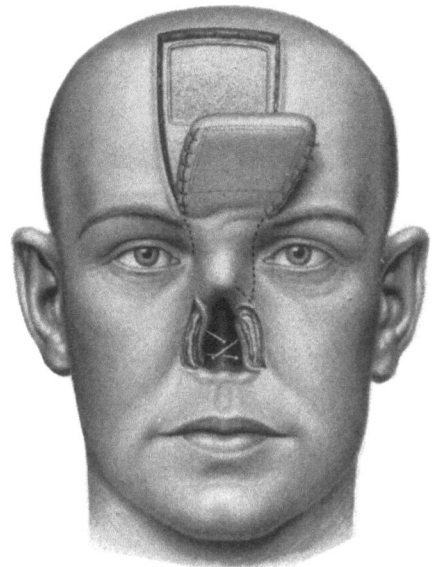

Abb. 445. Nasenplastik nach LEXER. I.
Aus der Stirn ist ein doppelhäutiger Lappen gebildet, der zugleich eine Platte aus dem Stirnbein einschließt. Die Nasenöffnung ist durch Umschneiden von außen angefrischt. Dadurch sind zwei kleine Läppchen entstanden, die zum Schleimhautersatz dienen sollen und zunächst mit Stecknadeln am Knochengerüst festgehalten werden.
(Aus KIRSCHNER-KLEINSCHMIDT Bd. III/1.)

Die Methoden, die uns zur *Rhinoplastik* zur Verfügung stehen, sind die indische und italienische. Eine Abänderung der italienischen hat GRÄFE auch als deutsche bezeichnet. In neuester Zeit ist auch eine russische Methode empfohlen worden (PETROW). Bei der *indischen Methode* wird der Lappen aus Wange oder Stirn entnommen; bei der italienischen und deutschen aus dem Arm, während bei der russischen Methode ein Finger mit Haut und Knochen für die Plastik geopfert wird. Die letztere Methode scheint bisher wenig Anhänger gefunden zu haben, dagegen werden die indische und italienische häufig geübt. Die erstere hat den Vorteil, daß die Lappen aus der Nähe geholt werden und daß gleichzeitig mit der Haut ohne Schwierigkeit Knochen verpflanzt werden können. Als Nachteil muß der sekundäre Defekt bezeichnet werden, der häufig den Erfolg beeinträchtigt. Die italienische Methode entbehrt dieses Nachteils, hat aber andere. Der den Lappen spendende Arm muß durch etwa 14—18 Tage so an den Kopf des Kranken gelagert werden, daß der Lappen ohne Spannung in den Defekt eingenäht werden kann, was für den Kranken eine große Unbequemlichkeit bedeutet (Abb. 449). Außerdem trägt der Lappen häufig Haare, besonders wenn er vom Unterarm genommen wird, und behält zum mindesten lange Zeit eine andere Farbe. Die Geschichte der beiden Methoden (siehe Abschnitt Plastik) soll hier nicht noch einmal wiederholt werden.

Die Technik ist besonders durch KÖNIG, ISRAEL, ROTTER, SCHIMMELBUSCH, LEXER und JOSEPH verbessert worden. KÖNIG hat zuerst bei Sattelnasen Periost-Knochenlappen verpflanzt und mit einem Hautperiost-Knochenlappen zunächst die Schleimhaut und das Knochengerüst ersetzt, während die Wundfläche des ersten Lappens durch einen zweiten Stirnlappen gedeckt wurde.

SCHIMMELBUSCH hat die Methode weiter ausgebaut, besonders was die Bildung des knöchernen Gerüstes und die Deckung des Stirndefektes betrifft, die er durch Verschiebung größerer Stirnhaut-Schädellappen bewerkstelligte.

LEXER hat das Verfahren aber erst so bis in alle Einzelheiten ausgearbeitet, daß auch die innere Auskleidung, das Septum und die Flügel aus demselben Hautperiost-Knochenlappen gebildet werden konnten. LEXER geht in folgender Weise vor:

Zuerst wird die Apertura piriformis mit dem Hohlmeißel erweitert und alles Narbengewebe entfernt. Zur Deckung des Knochendefektes verwendet er die nach innen geschlagenen Reste der Nase (Abb. 445). Dann wird ein breiter Stirnhautlappen in der Mitte der Stirn gebildet, der in seiner oberen Hälfte Periost und Knochen enthält. Der Lappen wird dann so von oben nach unten zusammengeklappt, daß ein doppelhäutiger Lappen entsteht. Die Lappenränder werden miteinander vernäht. Zwischen den beiden Lappenteilen liegt die Periost-Knochenplatte. In derselben Sitzung wird der Stirndefekt durch einen frei transplantierten Hautlappen gedeckt. Nach etwa 3 bis 4 Wochen wird der Stirnhautlappen weiter gestielt, und zwar in mehreren, durch Tage getrennten Sitzungen. Der Stiel wird so gebildet, daß er auf der einen Seite in den Defekt hineinreicht, auf der anderen bis in die Nähe des inneren Augenwinkels zieht (Abb. 445). In einer dritten Sitzung (8 Tage später) wird aus dem nach der Drehung des Lappens gesichtswärts gerichteten Teil des Doppellappens das häutige Septum gebildet (Abb. 446). Der Stiel des Lappens liegt am freien Ende. Die durch die Stielbildung sichtbar gewordene Knochenplatte wird zur Firstbildung der Nase in der Mitte eingesägt und eingeknickt. Dann werden die seitlichen Lappenränder angefrischt und in den ebenfalls angefrischten Defekt eingenäht (Abb. 446). Es entsteht dadurch eine zunächst etwas unförmige Masse, die aber den großen Vorteil hat, daß reichlich Gewebe vorhanden ist. Erst nach mehreren Wochen wird nach Einheilung des Lappens der etwas seitlich gelegene Stiel durchtrennt und der distale Teil nach oben in den Defekt in der Glabellagegend eingenäht. In mehreren sich über Wochen erstreckenden Sitzungen werden nun noch Verbesserungen vorgenommen, die sich hauptsächlich auf die Bildung der natürlichen Einsenkung der Nase an der Wurzel durch Ausschneiden von Unterhautfettgewebe, auf die Bildung der Nasenspitze durch Hebung mit einem von

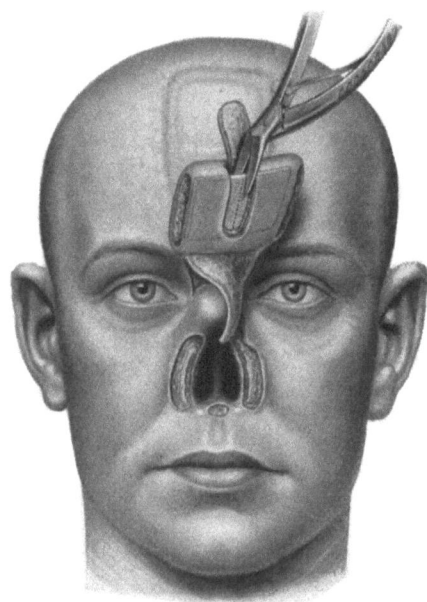

Abb. 446. Nasenplastik nach LEXER. II.
Die sekundäre Lücke ist durch einen KRAUSE-Lappen gedeckt. Der doppelhäutige Stirnlappen ist an der Nasenwurzel gestielt (s. Abb. 445 gepunktete Linie). Die Knochenscheibe im Innern des Lappens ist durch einen kleinen Lappenschnitt freigelegt und wird mit einer schlanken LISTONschen Zange in der Mitte gespalten, so daß sie sich dachförmig aufrichten läßt. Die beiden Seiten des doppelhäutigen Lappens sind ebenfalls angefrischt und werden nach winkeliger Knickung des Lappens beiderseits in der Gegend des angefrischten Sinus piriformis an Schleimhaut und Haut angenäht. Der kleine Lappen dient zum Ersatz des Septums.
(Aus KIRSCHNER-KLEINSCHMIDT, Bd. III/1.)

einem kleinen Einschnitt unterhalb der Nasenspitze eingeschobenen Knorpelspan auf den Knochenfirst (Abb. 447), auf die Bildung der Nasenflügel durch Ausschneiden kleiner Hauthalbmonde am Übergang der Flügel in die Wangenhaut und aus den seitlichen unteren Knochenkanten erstrecken (Abb. 447).

Die *italienische Methode* ist, abgesehen von verhältnismäßig geringen Abänderungen, seit TAGLIACOZZAS Zeiten (1597) dieselbe geblieben.

Die Verpflanzung eines einfachen Hautlappens aus dem Arm in den Defekt macht keinerlei Schwierigkeiten. Fehlt aber das Knorpel- oder gar das knöcherne Gerüst, so schrumpft die Nase nach kurzer Zeit fast immer zu einem unscheinbaren Gebilde zusammen. Es muß daher unter allen Umständen auch ein Ersatz der Schleimhaut und ein Ersatz für das Gerüst geschaffen werden. Abweichend von dem Standpunkt LEXERS erhalten wir vorhandene Nasenflügelreste, da die Flügel besonders schwierig in natürlicher Form wieder herzustellen sind, nach Möglichkeit. Dagegen kann die ganze

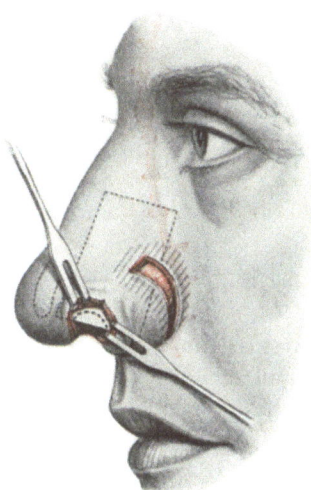

Abb. 447. Nasenplastik aus der Stirn nach LEXER. Nachdem der obere Flügelrand durch Entfernung von subcutanem Fettgewebe gebildet ist, wird aus den seitlichen unteren Rändern des Knochendaches ein bogenförmiges Knochenstückchen herausgeschnitten, um die bogenförmige Begrenzung der unteren Nasenflügelränder zu bilden. (Aus KIRSCHNER-KLEINSCHMIDT, Bd. III/1.)

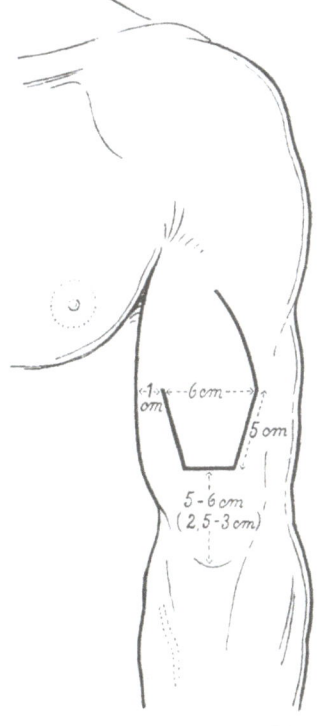

Abb. 448. Die Form und Größe des Hautlappens aus der medialen Seite des Oberarmes zur italienischen Nasenplastik nach JOSEPH.

mittlere Nasenhaut, nach Ausschneiden von Schwielen und Verwachsungen der Apertura piriformis, zur Deckung der entstandenen Defekte benutzt werden. Auch zum Schleimhautersatz, wie er oben nach dem Vorgehen von JOSEPH geschildert ist (Abb. 440), kann der ganze mittlere Nasenhautabschnitt, distal gestielt und nach unten geklappt, verwendet werden.

Zum Ersatz der ganzen Nase aus dem Arm umschneidet man am besten nach JOSEPH einen sechseckigen Hautlappen auf der Innenseite des Oberarmes mit zentralem Stiel (Abb. 448). Bei Verlust der ganzen Nase wird nach Herunterklappen der Reste der Nasenhaut nach dem Vorschlag von BARDENHEUER-JOSEPH (s. Abb. 440), der Armhautlappen mit der unteren Ecke des Sechseckes an der Nasenwurzel und die Seiten an die Seiten des Nasendefektes auf das Genaueste mit feinster Seide angenäht. Dann wird der Unterarm mit Pflasterstreifen oder auch durch einen Stärkebindenverband so auf dem Kopfe des Kranken befestigt, daß der Lappenstiel ohne jede Spannung ist. So bleibt der Kranke 14 Tage bis 3 Wochen in möglichster Ruhe. Dann kann unter den Vorsichtsmaßregeln, die

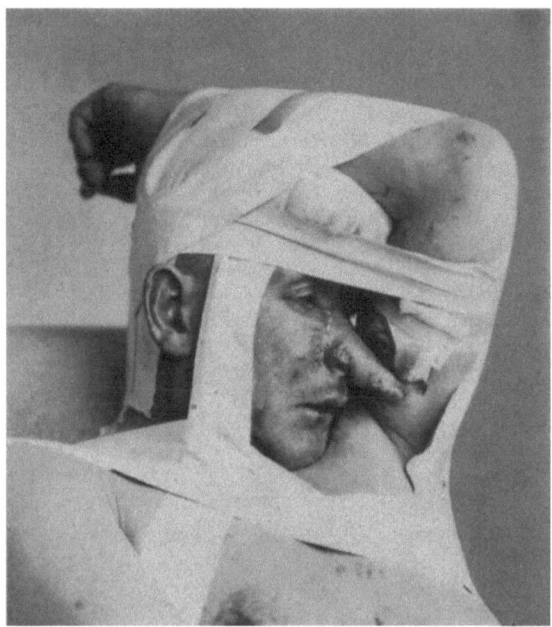

Abb. 449. Die italienische Plastik.
Abbildung zeigt die Anordnung des Verbandes. In diesem Falle handelt es sich um einen doppelhäutigen, aus Brust- und Armhaut zusammengesetzten Lappen.

früher (s. S. 94) beschrieben sind, die Durchtrennung des Lappenstieles vorgenommen werden. Man kann nun den Lappen zunächst einige Tage in leichtem Verband sich selbst überlassen oder ihn sofort an die angefrischte Basis der Nase

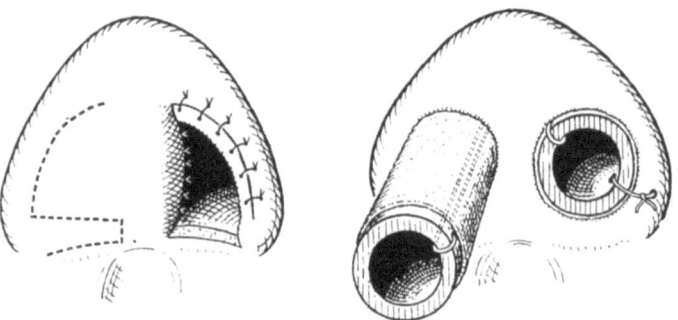

Abb. 450. Die Nasenlochbildung nach JOSEPH. Links: Die gestrichelte Linie zeigt die Schnittführung (am rechten Nasenloch). Die beiden Läppchen sind nach Ausschneiden von Fettgewebe in die Tiefe geschlagen bzw. am Rand befestigt (am linken Nasenloch). Rechts: In das rechte Nasenloch wird der mit einem Epidermisläppchen (Wundfläche nach außen) bedeckte Gummischlauch in die Tiefe geführt. Er wird durch eine Naht an der Haut befestigt (linkes Nasenloch).

anschließen. Zum Ersatz des Septums ist das Verfahren von JOSEPH (s. S. 627) sehr zu empfehlen. Dasselbe gilt für die Bildung der Nasenlöcher und -flügel, wenn sie ersetzt werden müssen. Muß das knorpelige Nasengerüst ersetzt werden, so wird entsprechend dem Vorgehen bei der Sattelnase ein Knorpel- oder Knochenspan unter die Haut des Nasenrückens eingeschoben.

So hat LEXER zunächst einen Tibiaspan oder ein dachförmiges Stück aus der ganzen vorderen Tibiakante unter die Armhaut geschoben und nach dem Einheilen des Transplantats einen größeren Lappen umschnitten, mit dem das Transplantat vollständig eingehüllt wurde. Der ganze Hautperiost-Knochenlappen wurde dann an der Nase nach Anfrischung der Defektränder zur Anheilung gebracht und sekundäre Verbesserungen vorgenommen.

Schließlich kann die Nasenplastik aus dem Arm in Gestalt von doppelhäutigen Lappen, die aus Arm und Brusthaut nach VÖCKLER gebildet sind, ausgeführt werden (Abb. 58). Zu diesem Zweck wird zunächst aus dem Oberarm ein distal gestielter Lappen mit einem aus der Brusthaut entnommenen gleichgroßen Lappen gedeckt. Nach 10 Tagen wird der Brusthautlappen durchtrennt, nach einigen weiteren Tagen wird der Lappen am Arm etwas weiter beweglich gemacht, zurechtgeschnitten und in den Nasendefekt eingefügt. Nach 14—18 Tagen kann der Stiel durchtrennt werden. Ist ein Septumrest vorhanden, so kann der dem Naseninneren zugedrehte Brusthautlappen gespalten und so zur Anheilung auf dem angefrischten Septum gebracht werden. Solche Doppellappen sind wesentlich widerstandsfähiger, die Neigung zum Einsinken ist erheblich geringer. Da sie dickwandig sind, kann nach abgeschlossener Wundheilung, bei fehlender Scheidewand, sekundär ein Knorpel- oder Knochenstück zur Stütze der Nase bis gegen die Nasengerüstreste vorgeschoben werden. Auch ein knöchernes Septum kann durch sekundäres Einlegen eines Knochenpfeilers hergestellt werden (s. a. unten).

Alle Nasenplastiken erfordern Geschick und auch dann noch häufig kleine verbessernde Eingriffe. Das Wichtigste ist, daß von vornherein genügend Material an Ort und Stelle gebracht wird. Es ist oft erstaunlich, wie aus einem groben Nasenklotz im Laufe der Zeit durch verbessernde Eingriffe und Schrumpfungsprozesse schließlich doch noch eine gute Nasenform zustande kommt. Freilich erfordert eine solche Plastik auch viel Geduld von seiten des Kranken und des Arztes.

γ) Die Eingriffe bei der Sattelnase.

Ist das knöcherne Nasengerüst vollständig zerstört und die Nase bis auf einen kleinen Rest der Spitze eingesunken, so kann nur eine vollständige Rhinoplastik eine wirkliche Verbesserung herbeiführen. Allerdings ist es in einem solchen Falle nicht zweckmäßig, die Nase abzuschneiden, sondern es ist besser, den unteren Teil der Nase mit der Spitze und den Flügeln zu erhalten. Durch einen quer über die Nase herübergelegten Schnitt, etwa fingerbreit von der Spitze entfernt, wird die Nase eröffnet. Dann werden die Nase in der Mitte gespalten, die seitlichen Teile aufgeklappt und der mittlere Teil durch einen vorher vorbereiteten, am Arm gestielten, doppelhäutigen Lappen ersetzt. Dadurch erhält die Nasenspitze eine Stütze. Reicht sie nicht aus, so kann in einer späteren Sitzung nach einigen Wochen ein Knochen- oder Knorpelspan von der Nasenwurzel oder Nasenspitze her eingeschoben werden. Bei Sattelnasen geringeren Grades, besonders traumatischen, genügt sehr häufig die Einlegung eines Knochen- oder Knorpelspans. LEXER empfiehlt die Einlegung von einem kleinen Querschnitt an der Nasenwurzel, von welchem aus die Weichteile vorher mit einem schmalen spitzen Messer unterminiert werden.

JOSEPH fügt den Span von einem Schnitt an einem Nasenlochrand ein.

Wir haben immer mit sehr gutem Erfolg einen Knorpelspan (v. MANGOLDT 1900) von einem kleinen queren Einschnitt unter der Nasenspitze im breiten Teil des Septums eingeschoben. Man bereitet zunächst das Spanbett vor. Etwa 1 cm hinter und unterhalb der Nasenspitze wird mit einem $^1/_2$ cm breiten, doppelschneidigen, spitzen Messer, ohne daß die Nasenhöhle eröffnet oder die Haut durchbohrt wird, im Subcutangewebe vorgegangen bis unter das Periost des Nasenbeinrestes. Die Blutung dabei ist meist sehr gering und wird während der nun folgenden Spanentnahme durch Aufdrücken eines Tupfers völlig gestillt. Dann wird von einem Schrägschnitt am vorderen Teil des Rippenbogens der unterste Rippenknorpel freigelegt, und unter Schonung des Perichondriums ein auf dem Querschnitt keilförmiges Stück von etwa 6 cm Länge herausgeschnitten. Die Keilbasis entspricht der Perichondriumseite, die Keilspitze liegt im Knorpel. Erfahrungsgemäß wirft sich der gerade eingesetzte, einseitig mit Perichondrium bekleidete Knorpelspan nach einiger Zeit. Er wird nach der Perichondriumseite konkav. Daher ist es gut, die Perichondriumseite gegen die Unterlage zu nehmen, da im umgekehrten Falle die Enden leicht oben und unten gegen die Hautoberfläche andrängen und eine Decubitusgefahr entsteht. Wir haben daher in den letzten Jahren immer das leicht zugespitzte, ringsherum mit Perichondrium bekleidete Ende des 8. oder 9. Rippenknorpels entnommen. Man kann es leicht geradeschneiden und braucht nur da, wo man den Span zur Auflagerung auf die Nasenbeine stark abschrägen muß, das Perichondrium mit dem Knorpel abzuschneiden. Es ist darauf zu achten, daß der Knorpel bei der Entnahme nicht einbricht. Nach Entfernung des Knorpels wird die Brusthautwunde zunächst vorläufig durch Tuchklammern geschlossen. Der Span wird nun entsprechend der gewünschten Größe zurechtgeschnitten. Er soll an der dicksten Stelle nicht mehr als etwa $1/2$ cm stark sein. An seinem oberen Ende, da, wo er auf dem Nasenbein aufsitzen soll, wird er abgeschrägt, so daß er nicht zu stark aufträgt. Dann wird die kleine Wunde am unteren Rande der Nasenspitze mit zwei feinen scharfen Häkchen auseinandergezogen und mit Hilfe einer feinen chirurgischen Pinzette oder Gefäßklemme der Span gefaßt und

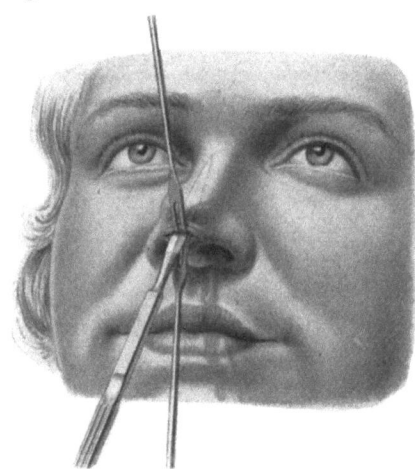

Abb. 451. Die Beseitigung der Sattelnase durch einen Knorpelspan. Von einer kleinen Öffnung unterhalb der Nasenspitze ist mit einem doppelschneidigen Messer der Weg bis unter das Periost der Nasenbeine geöffnet. Er ist durch die Einführung eines schlanken Elevatoriums noch etwas erweitert. In diese Lücke wird nun der aus dem Knorpel des Rippenbogens entnommene und entsprechend hergerichtete Knorpelspan subcutan eingeschoben. Die kleine Hautlücke wird durch zwei feinste Seidennähte verschlossen.
(Aus KIRSCHNER-KLEINSCHMIDT, Bd. III/1.)

soweit als möglich, d. h. so, daß er wenigstens 1 cm über die Nasenbeine subperiostal hinaufgleitet, an Ort und Stelle gebracht (Abb. 451). Von der kleinen Öffnung muß das untere Ende des Spans, das man am besten auch etwas abschrägt, etwa $1/2$—$3/4$ cm entfernt sein. Ist die Konkavität des Nasenrückens noch nicht ganz ausgeglichen, so kann man ein 2. Stückchen Knorpel, das man beim Zurechtschneiden des Spanes gewonnen hat, über den ersten einschieben. Die Wunde wird dann durch zwei feinste Seidennähte geschlossen. Ein Verband braucht nicht angelegt zu werden. Der Knorpelspan ist geeigneter als ein Knochenspan, den v. HACKER und LEXER bevorzugen, da er noch eine größere Elastizität aufweist und sehr leicht einheilt. Er wird auch weniger leicht resorbiert als Knochen. Elfenbein ist zu hart und spröde. Auch der Dauererfolg ist in allen Fällen, die wir nach dieser Methode operiert haben, ein guter geblieben. Nachträgliche Veränderungen an dem Knorpelspan haben wir nie beobachtet.

δ) Die Eingriffe beim Rhinophym.

Nach dem von STROHMEYER angegebenen Verfahren, das auch TRENDELENBURG anwendete, kann man in leichteren Fällen vorgehen. Es besteht in einer Abschälung der hypertrophischen Haut durch Abschälung mit glatten Schnitten. Die Blutung wird durch Druck gestillt und nur größere Gefäße werden unterbunden. Aus den zurückbleibenden tiefen Hautabschnitten tritt die Regeneration ein. In schweren Fällen mit starker Knollenbildung nimmt man besser die ganze Haut bis auf das Knorpelgerüst weg. Oft kann man die wenig erkrankten Nasenflügel erhalten. Auf das Knorpelgerüst wird dann ein aus der Stirn (s. S. 626) entnommener gestielter Lappen gedeckt (JOSEPH). Die sekundäre Lücke wird durch einen Cutislappen, der am Rande eingenäht wird, verschlossen.

c) Die plastischen Eingriffe an Wange und Kinn.

Die Deckung von Lücken. Bei vielen Schwerverletzten und nach Entfernung von Geschwülsten muß oft die ganze Wangendicke der Haut und Schleimhaut ersetzt werden. Fehlt aber nur die Haut, so kann man sich meist mit Hautrandverschiebungen aus der nächsten Umgebung nach Ablösung der Wundränder helfen. Bei größeren Hautverlusten ist das aber nicht möglich, da eine Vereinigung der Wundränder zu Verziehungen führen würde. Das gilt ganz besonders für Lücken, die in der Nähe beweglicher Hautabschnitte liegen, z. B. in der Nähe des Auges, der Nasen- und Mundöffnung. Will man sich hier mit Wundrandverschiebung helfen, so muß man größere Lappen durch oft weitgehende Ablösung der ganzen Wangen-, manchmal auch noch der Halshaut in geschickter Weise umschneiden und beweglich machen (GERSUNY, IMRE, KREIKER, ORSÓS, ESSER). ESSER hat das Verfahren weitgehend ausgebildet und Wert darauf gelegt, daß die Lappen möglichst eine größere Arterie enthalten (A. maxillaris ext.). Da die Lappen in die Lücke hineingedreht werden müssen, hat er die Methode als *Rotation der Wange* bezeichnet (Abb. 452—454). Oft gelingt die glatte Einlagerung eines Lappens in die Lücke nur unter Ausschneidung einiger BUROWscher Dreiecke (IMRE) (s. S. 38).

Zur Deckung durchgehender Wangenlücken nach Entfernung von Geschwülsten, wie sie häufig im Bereiche des Mundwinkels und der Wangenschleimhaut vorkommen, ist ein doppelhäutiger Lappen notwendig. Als eines der besten Verfahren hat sich uns die Lappenplastik nach ISRAEL gezeigt. Man umschneidet zunächst einen Halshautlappen von $2^1/_2$—3 Fingerbreite, dessen Stiel in der Gegend des Processus mastoideus gelegen ist. Der Lappen muß entsprechend größer als die Lücke und so lang geschnitten werden, daß er ohne Spannung in die Lücke eingefügt werden kann. Am besten reicht er bis zum Schlüsselbein oder noch etwas auf die Brusthaut. Die Richtung des Lappens entspricht etwa dem Verlaufe des Kopfnickers. Nachdem er umschnitten ist, wird er in ganzer Dicke von der Unterlage abgelöst, wobei häufig die Vena jugularis ext. unterbunden werden muß. Nach guter Blutstillung und genügender Auslösung wird der Lappen umgeklappt und zunächst mit der Epidermis in den Defekt hineingelegt und ringsherum an der Schleimhaut durch feinste Nähte fixiert. Die sekundäre Lücke in der Halshaut läßt sich größtenteils durch einfach zusammenziehende Naht verschließen. Bei Anlegung des Verbandes ist daran zu denken, daß der Lappenstiel vollständig frei bleiben muß, da bei einem derartig langen Lappen sonst leicht Ernährungsstörungen eintreten können. Zum Schutze des Lappens an der Defektstelle wird ein lockerer Verband mit Heftpflaster befestigt. Nach 18—20 Tagen ist der Lappen so weit eingeheilt, daß nun eine Durchtrennung des Stiels stattfinden kann. Sie wird so weit von der Lücke entfernt vorgenommen, daß der distale Teil zum Ersatz der äußeren Haut über den Defekt herübergeklappt und in seine etwas angefrischten Hautwundränder eingefügt werden kann. Die Befestigung erfolgt mit feinsten Seidennähten. Der proximale Teil des Lappens wird, soweit nötig, zur Deckung des Halshautdefektes zurückverlagert.

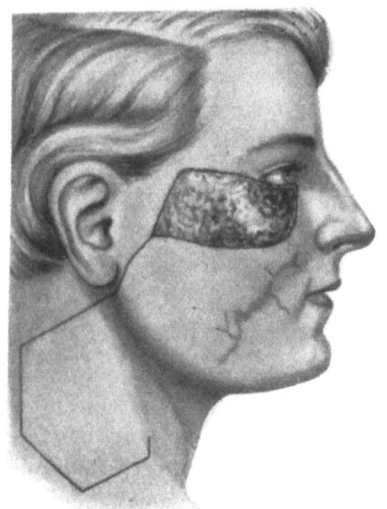

Abb. 452. Ersatz einer großen Wangenhaut- und Unterlidlücke durch einen großen Wangenhalshautlappen. I.
Von der Lücke ausgehend ist in der angegebenen Weise ein großer Hautlappen umschnitten, der von der Unterlage abgelöst wird. Er enthält die Verzweigungen der A. maxillaris ext. und ist daher gut ernährt. (Nach ESSER.)

Auch zur Deckung von Wangenlücken, die nicht durchgehend sind, kann ein solcher Halshautlappen gut verwendet werden (Abb. 455).

Soll ein durchgehender Defekt der Wange mit einem Male bedeckt werden, so kann man einen Hals- oder Brusthautlappen zur Anwendung bringen, dessen Rückseite man in einer Voroperation mit

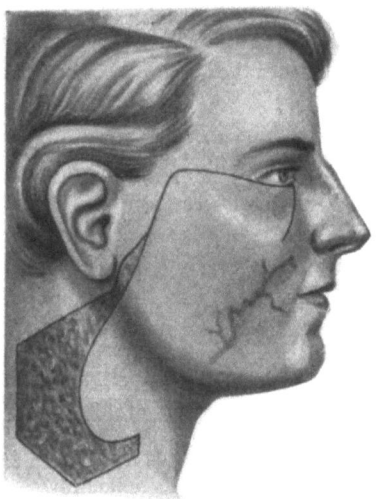

Abb. 453. Ersatz einer großen Wangenhaut- und Unterlidlücke durch einen großen Wangenhalshautlappen. II.
Der Lappen ist kranialwärts in die Lücke hineingeschoben und an den Wundrändern durch Nähte befestigt. (Nach ESSER.)

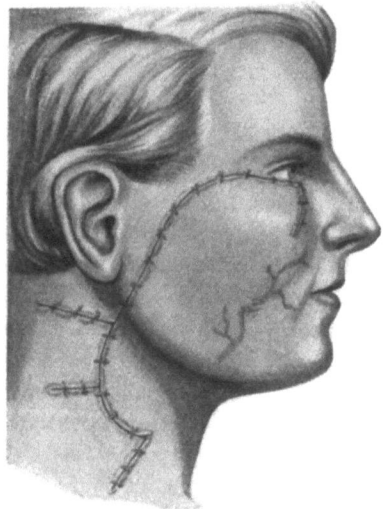

Abb. 454. Ersatz einer großen Wangenhaut- und Unterlidlücke durch einen großen Wangenhalshautlappen. III.
Die sekundäre Lücke ist durch einige, die Winkel des ersten Schnittes zusammenfassende Nähte verschlossen. (Nach ESSER.)

Haut überzogen hat. Zu diesem Zweck wird zunächst nur so viel von dem Lappen abgelöst, als der Größe des Defektes entspricht. Der Stiel muß lange genug berechnet werden, bleibt aber zunächst an Ort und Stelle. Die Unterfläche dieses Lappens wird entweder mit einem Epidermislappen bedeckt (s. S. 93 und Abb. 56) oder nach Ablösung eines zweiten gestielten Lappens aus der Umgebung mit diesem auf der Subcutanfläche zusammengenäht. Ist das Transplantat oder der Stiellappen fest eingeheilt, so wird erst dann der nun gedoppelte Lappen so weit gestielt, daß er sich in die Lücke einfügen läßt.

Sehr gut scheinen sich zur Deckung *von Kinnhaut- und Wangenhautdefekten* die Verfahren von VÖCKLER und KLAPP zu bewähren. VÖCKLER und KLAPP haben auch doppelhäutige Lappen gebildet. Es wird zunächst ein Brusthautlappen auf einem Armhautlappen angeheilt und nach Durchtrennung des

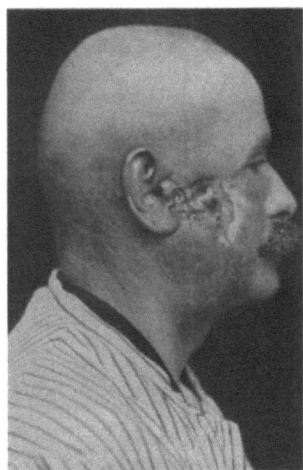 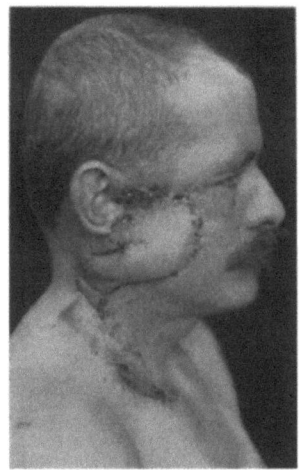 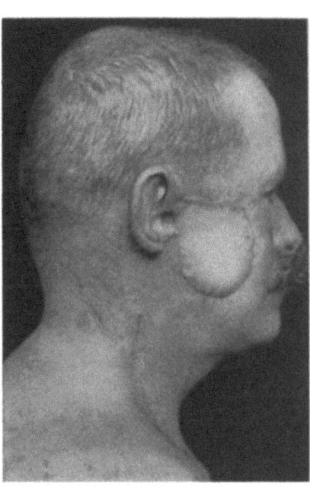

a b c
Abb. 455a—c. Wangenplastik nach ISRAEL-HAHN.
Ausgedehntes Wangencancroid. b Deckung des größeren Defektes durch einen Halshautlappen, der bis über die Clavicula herunterreicht. c Das Resultat der Plastik.

Stieles nach der Brust der Armhautlappen durch weitere Stielung so beweglich gemacht, daß er in den Defekt eingefügt werden kann (Abb. 58, S. 98). VÖCKLER hat dann später den doppelhäutigen Lappen nur aus der Brusthaut gebildet. Zunächst wird die Haut nur so weit abgelöst, daß durch Zusammenklappen der Wundflächen ein etwa der Lücke an Größe entsprechender doppelhäutiger Lappen entsteht. Durch Ausspannen des Lappens mit Hilfe langgelassener Fäden an den Ecken wird die Neigung zu einer kugelartigen Zusammenschrumpfung verhütet. Erst wenn die beiden Wundflächen fest aufeinandergeheilt sind, wird der Lappen nun einfach bis in die Claviculagegend gestielt und in die angefrischte Lücke eingesetzt. Bei schweren Kieferdefekten mit gleichzeitigem Verlust des Kieferbogens muß durch zahnärztliche Prothesen der Kieferbogen zunächst aufrechterhalten werden (s. S. 715f.).

Nächst den *Halshautlappen* sind zur Deckung nicht durchgehender Wangenlücken Stirnhautlappen gut verwendbar. Am besten sind solche Lappen, die den vorderen Ast der Arteria temporalis enthalten. Ist die Lücke nicht zu weit von der Entnahmestelle entfernt, so kann man auch Gefäß-Stiellappen nach ESSER (s. S. 95) verwenden. Diese Lappen haben den Vorteil, daß die Haut nur so weit umschnitten zu werden braucht, als sie zur Deckung der Lücke notwendig ist und daß der ernährende Gefäßstiel in das Subcutangewebe, nach Anlegung einer geraden Schnittverbindung, zwischen Defekt und Stielursprung versenkt werden kann, so daß eine spätere Stieldurchtrennung nicht nötig ist.

Kinnhautdefekte werden bei Männern mit gutem Erfolg auch durch Halshaut- oder durch Kopfhautlappen einseitig nach LEXER (Abb. 51 und 456a—c), oder doppelseitig nach PERTHES gestielt, gedeckt.

Schließlich ist daran zu erinnern, daß alle Hautlücken im Gesicht nach LEXERS Empfehlung gut durch frei transplantierte Hautlappen (s. S. 112) verschlossen werden können. Man entnimmt nach LEXER die Haut mit Vorteil

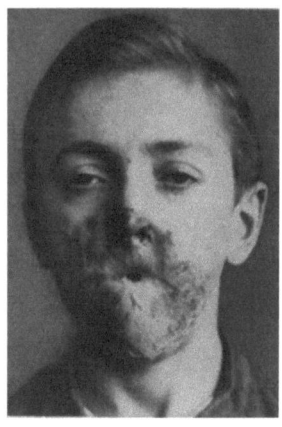 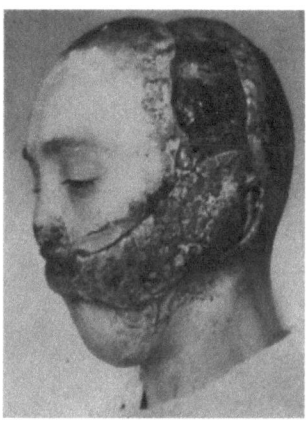 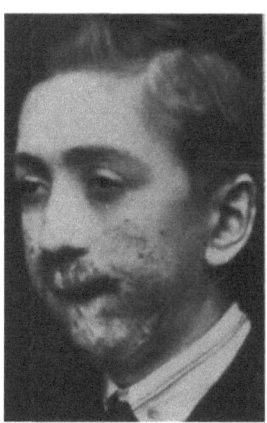

a	b	c
Abb. 456a—c. Oberlippenplastik nach LEXER, nachdem die Oberlippenhaut zur Bildung des Mundes gebraucht war. Eine italienische Nasenplastik wurde später noch ausgeführt.
c zeigt das Endresultat.

der Innenseite des Oberarmes. Zum Ersatz der *Augenbrauen* werden am besten ebenfalls gestielte Kopfhautlappen herangezogen (s. S. 103 und Abb. 63). Auch freie Transplantate sind verwendet worden (v. HACKER, LEXER).

Zur Deckung durchgehender Wangendefekte, d. h. besonders der Schleimhautseite, müssen noch zwei Verfahren erwähnt werden, die dann zur Verwendung kommen können, wenn es nicht möglich ist, einen langen gestielten Lappen zur Doppelung heranzuziehen. Die Schleimhautlücke wird durch einen nur am Subcutangewebe gestielten, in die Lücke hineingeklappten Hautlappen vom Lückenrand geschlossen. Die eine Methode hat KRASKE (RITSCHL 1889) zuerst ausgeführt. Er umschneidet in Fortsetzung des Defektes nach unten einen passenden Hautlappen, löst ihn von unten nach oben von der Unterlage ab, bis nur der oberste Teil an einem breiten Stiel aus Subcutangewebe hängenbleibt. Dann wird dieser Lappen nach innen umgeklappt und die Wangenschleimhautränder ringsherum mit dem in seinem Hautabschnitt vollständig losgelösten Lappen vereinigt (Abb. 53, S. 95). Der Defekt der äußeren Haut wurde dann sekundär durch freie Transplantation von Haut oder einen Stiellappen aus der Nachbarschaft gedeckt.

Das zweite Verfahren zum Ersatz der Wangenschleimhaut bewegt sich in ähnlichen Bahnen und geht auf GERSUNY zurück (1887). Nach Ausschneidung eines Schleimhautcarcinoms blieb ein fast völliger Defekt der Wangenschleimhaut zurück, während die äußere Haut erhalten werden konnte. GERSUNY bildete einen in der Gegend des horizontalen Kieferastes gestielten Hautlappen. Der Stiel des Lappens bestand auch nur aus Subcutangewebe. Der Lappen ließ sich nach oben schlagen und in den Schleimhautdefekt der Wange ringsherum einnähen, während der Defekt der Halshaut nach Mobilisierung der seitlichen Wundränder durch Naht verschlossen werden konnte. LEXER hat für Deckung von Schleimhautdefekten der Wange einen an der seitlichen Zungenwand gestielten Mundbodenlappen umschnitten.

d) Die plastischen Eingriffe bei abstehenden Ohrmuscheln.

Die sog. ,,abstehenden Ohren" sind für viele, besonders jugendliche Menschen eine dauernde Quelle von Mißhelligkeiten. Nicht nur, daß sie oft die Veranlassung zur Verspottung abgeben und viele Mitmenschen dazu reizen, daran zu ziehen, stellen sie auch tatsächlich eine starke Entstellung dar. Kälte ruft Schmerzen, starke Kälte leicht Erfrierungen hervor.

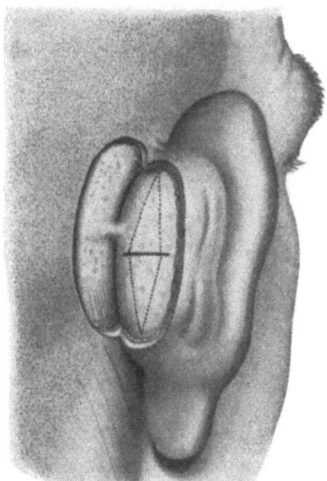

Abb. 457. Die Ohrmuschelplastik nach EITNER. I.
Nach Anlegen der Ohrmuschel an den Kopf sind die Grenzen der wegfallenden Haut bestimmt und entfernt. Die waagerechte Linie zeigt den Schnitt durch das Perichondrium und später den Knorpel an. Die gepunktete Linie deutet die Form und Größe des zu entfernenden Knorpelstückes an.

Da die Entstellung meist leicht zu beseitigen ist, so wird man als Chirurg dem Wunsche dieser Menschen nachkommen müssen, auch wenn man sonst rein kosmetische Eingriffe ablehnt. Es handelt sich nach dem Gesagten eben nicht um einen rein kosmetischen Eingriff.

Auf die verschiedenen Formen der abstehenden Ohren, deren Ursache meist in einer ungenügenden Faltenbildung liegt, wodurch die Ohrmuschel in allen Dimensionen zu groß und abstehend erscheint, einzugehen, ist hier nicht möglich. Nur wirkliche Entstellungen sollen operiert werden. Das *einfachste Verfahren*, das aber nur bei mangelnder Faltenbildung im oberen Ohrmuschelabschnitt anwendbar ist, ist die schon von PAYR und von ECKSTEIN empfohlene Ausschneidung einer Haut- und Knorpelspindel aus der Rückseite der Ohrmuschel. Die Spindel muß in ihrer Längsrichtung der fast senkrechten Falte im Anthelix entsprechen. Nach ihrer Entfernung werden Perichondrium und Haut so zusammengenäht, daß eine nach vorne vorspringende Falte entsteht. Sie mit U-Nähten, die auch die Haut der Vorderfläche durchbohren und die auch auf der Vorderseite geknüpft werden, aufrechtzuerhalten (ECKSTEIN), erscheint nicht notwendig.

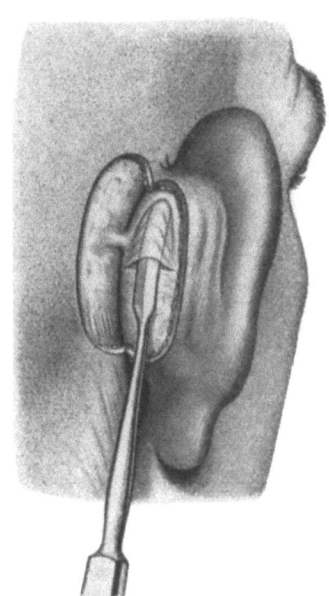

Abb. 458. Die Ohrmuschelplastik nach EITNER. II.
Von dem Schnitt im Perichondrium wird dieses nach oben und unten stumpf abgelöst.

Bei im ganzen abstehenden und zugleich großen Ohrmuscheln genügt das Verfahren nicht. Dann soll man das von EITNER angegebene wählen, das wir auch seit Jahren mit bestem Erfolg durchführen.

Wir führen den Eingriff am aufrecht sitzenden Kranken, der sich an dem steilgestellten Bruststück des Tisches anlegen kann, oder besser von einem vor ihm stehenden Gehilfen gestützt wird. Der Operateur steht hinter dem Kranken. In der Umgebung der Ohrmuschel werden fingerbreit die Haare rasiert. Um das Maß der zu entfernenden Haut bestimmen zu können, drängt man die Ohrmuschel so weit an den Kopf, bis man den gewünschten Grad erreicht hat. Zu sehr anliegende Ohrmuscheln fallen ebenfalls auf. Dann zieht man mit einer sterilen Farblösung die äußeren Grenzen der Berührungsflächen an der Ohrmuschel und über der Haut des Felsenbeines nach. Die so abgegrenzten Hautbezirke werden in etwas geringerem Ausmaß entfernt (Abb. 457). Nach guter Blutstillung schneidet man etwa in der Mitte der hinteren Ohrmuschelfläche das freiliegende Perichondrium, an der Umschlagfalte beginnend, auf etwa 1—1½ cm quer ein und löst nun von der Wunde aus nach oben und unten das Perichondrium vom Knorpel (Abb. 458) mit dem schlanken JOSEPHschen Raspatorium ab. Nur selten, d. h. wenn man nicht bis auf den Knorpel vorgedrungen ist, muß man mit dem Messer nachhelfen. Ist das genügend weit, etwa je zwei cm nach oben und unten geschehen, so durchtrennt man auch in querer Richtung den Knorpel sehr vorsichtig, um die vordere Haut nicht zu verletzen. Von da aus werden 2 Knorpelkeile, deren Breite an der Basis je nach dem Grad des Abstehens bestimmt werden muß (Abb. 459) (meist etwa ½ cm), deren Höhe etwa 2 cm beträgt, aus dem Knorpel nach oben und unten herausgeschnitten, während man den Knorpel immer etwas von der vorderen Haut abhebt, um sie nicht beim Schneiden zu verletzen (Abb. 459). Durch die Knorpelentfernung muß die Elastizität der Ohrmuschel so weit gebrochen sein, daß sie nach Ausgleichung der Knorpellücke durch Zurücklegen nicht mehr nach vorne federt. Ist das erreicht, so wird das Perichondrium so vernäht, daß die Knorpellücke verschlossen ist (Abb. 459). Zum Schluß werden die Hautwundränder der Ohrmuschel mit dem Hautwundrand am Schädel genau mit feinster Seide vereinigt (Abb. 460).

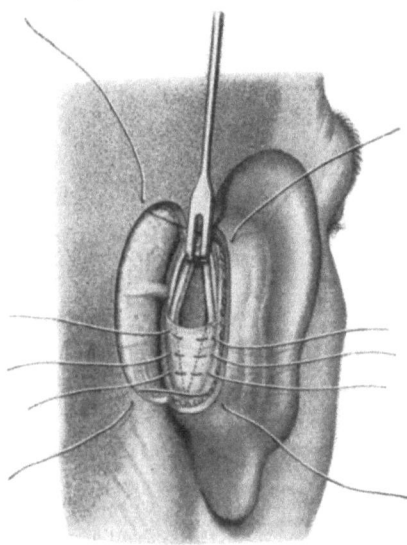

Abb. 459. Die Ohrmuschelplastik nach EITNER. III.
Während das obere Perichondrium stark nach oben gezogen wird, ist der obere Knorpelkeil herausgeschnitten, der untere ist schon entfernt und man sieht die Perichondriumnaht entstehen. Die Ohrmuschel wird durch die höhere Anlage des Hautschnittes am Kopf gleichzeitig oben stärker angelegt und gehoben.

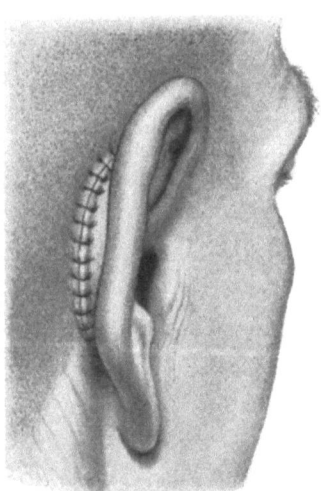

Abb. 460. Die Ohrmuschelplastik nach EITNER. IV.
Die Hautnähte nach Abschluß der Plastik.

e) Die Eingriffe an den Lippen.

α) Die Eingriffe bei den Lippenspalten.
(TOTHFALUSSY.)

Schon im Altertum sind Lippenspalten nach Wundmachung der Ränder durch Naht verschlossen worden (CELSUS). Auch später scheint der Grundsatz der Nahtvereinigung nach Anfrischung im wesentlichen beibehalten worden zu sein. Freilich war das Vorgehen im einzelnen dabei verschieden. LOUIS, DESAULT, RICHTER, MALGAIGNE, NÉLATON, GRÄFE, DIEFFENBACH, MIRAULT, V. LANGENBECK haben in diesem Sinne gearbeitet. Während bei den genannten Eingriffen im wesentlichen nur angefrischt, und wenn von dem vorhandenen Gewebe etwas entfernt wurde, meist nur der äußere Lippenrotsaum in der Spalte geopfert wurde, sind spätere Verfahren von diesem Grundsatz abgegangen in dem Bestreben, breitere Berührungsflächen zur Weichteilnaht zu erhalten und gleichzeitig die Oberlippe zu einer gewissen Höhe aufzubauen (KÖNIG, V. LANGENBECK, HAGEDORN, LEXER). Trotz der vielen, auf die Verbesserung des Spaltverschlusses gerichteten Versuche blieben die kosmetischen und funktionellen Erfolge mäßig, oft schlecht. Oft ist der Anfangserfolg befriedigend, wird aber mit zunehmendem Wachstum der Lippen schlechter. Das bezieht sich in stärkstem Maße auf die Fälle, die mit Eingriffen am Skelet einhergehen. Aber auch die plastischen Anfrischungen mit Hilfsschnitten im Lippenweiß (HAGEDORN, LANGENBECK, LINDEMANN) geben mäßige Spätererfolge. Am schlechtesten waren die Erfolge in all den Fällen, in denen außer der Lippenspalte auch der Alveolarfortsatz, der Kiefer und der Gaumen gespalten war. Da die älteren Verfahren des Lippenspaltenverschlusses kaum mehr als geschichtlichen Wert besitzen, geben wir sie auf S. 641 zusammengestellt in schematischen Abbildungen wieder. Die Operationsaussichten sind erst besser geworden, seit durch VEAU Grundregeln für die Behandlung der angeborenen Spaltbildungen aufgestellt worden sind. Zu diesen gehört, daß 1. die Spaltbildung als Ganzes zu betrachten ist. 2. Daß trotz der ausgedehntesten Spaltbildung alle Gewebsteile, sowohl die knöchernen als die Weichteile vorhanden sind. 3. Daß die Wiederherstellung unter Verwendung und Vereinigung der vorhandenen Gewebsteile möglichst ohne Opferung von Gewebe stattfinden muß. 4. Da die Weichteile, insbesondere die Muskulatur, die Formbildung und Vereinigung der knöchernen Teile besorgen, darf an den knöchernen Teilen keine gewaltsame Stellungsveränderung unter Durchmeißelung vorgenommen oder gar die Wegnahme knöcherner Teile gestattet zu werden. Es muß vielmehr dafür gesorgt werden, daß außer der Hautbedeckung in erster Linie die Muskulatur zur formenden Wirkung kommt.

Diese Grundsätze VEAUs, für die er sein Leben lang mit großer Energie gekämpft, und die er durch gründliche anatomische, vergleichend-anatomische und physiologische Arbeiten unterbaut hat, haben sich wohl nicht nur in Frankreich, sondern auch in Deutschland weitgehende Anerkennung erworben. Sie haben auf die bisher geübte Technik der Hasenscharten- und Gaumenspaltenoperationen in vieler Beziehung umwälzend gewirkt. Wenn auch Einzelheiten anders gemacht werden, so sind doch die Grundlagen auf den Arbeiten VEAUs aufgebaut. Seine Erfolge in anatomischer und physiologischer Hinsicht sind wohl bis heute noch nicht übertroffen.

VEAU hat getreu dem unter 1. aufgeführten Grundsatz den Eingriff bei der durchgehenden Spaltbildung mit dem Verschluß der Gaumen- und Kieferspalte begonnen. Da für einen Säugling der Verschluß des ganzen Spaltgebietes ein zu großer Eingriff wäre und außerdem im Säuglingsalter nicht genügend Gewebe vorhanden ist, das außerdem durch das Ausbleiben des Spaltverschlusses verlagert ist, so hat er sich mit dem Verschluß der Gaumenspalte zunächst nur auf den vorderen knöchernen Teil beschränkt. Dieser Verschluß läßt sich nach richtiger Anlage des Schnittes und nach genügender Ablösung der medialen und seitlichen Schleimhautabschnitte bis zum Naseneingang recht gut durchführen. Nach Vereinigung der beiden Schleimhautlappen zum Nasenboden wird die Naht durch den von hinten abgelösten, darübergeschobenen, am Gefäßstiel bleibenden Schleimhautlappen des Gaumendaches gedeckt. Hält der Verschluß, was bei genügend weiter Ablösung der Lappen und der Anlage einiger sicherer Nähte der Fall ist, so kann der Nasenboden bis zum Naseneingang geschlossen werden. Mit dem vorderen Rande des neugebildeten Nasenbodens wird dann der abgelöste Nasenflügel zur Bildung des Nasenloches verbunden. Dann folgt nach VEAU erst die eigentliche Lippenplastik. Während der erste Eingriff, also der Verschluß der vorderen Gaumenspalte und der Lippen, bei Säuglingen von etwa 3—4 Monaten ausgeführt wird, erfolgt der zweite Eingriff, der Verschluß des hinteren Gaumenspaltenabschnittes, im Verlauf oder auch erst kurz vor der Vollendung des 2. Lebensjahres. In der Zwischenzeit hat sich der Verschluß des vorderen Gaumenspaltenabschnittes, selbst wenn er ohne Fistel geblieben ist, insofern etwas unzweckmäßig ausgewirkt, als durch das Zusammenrücken des vorderen Spaltabschnittes der hintere meist etwas breiter geworden ist. Die Spaltränder verlaufen nicht parallel, sondern weichen nach hinten auseinander. Dieser Zustand kann bei Kindern mit mangelhaft entwickelten Gaumenweichteilen den Verschluß der Restspalte nicht unerheblich erschweren.

Da nach dem zweiten Grundsatz VEAUS alle Teile vorhanden sind, legt er die Weichteilschnitte bei der Lippenspalte so, daß nach der Anfrischung die entsprechenden Teile der beiden Spaltseiten richtig aneinanderkommen. Dabei werden auch gleichzeitig der dritte und vierte Grundsatz berücksichtigt, insbesondere wird die *Muskulatur* der beiden Spaltseiten besonders fest vereinigt. Diese Vereinigung findet nicht durch einfache Naht der angefrischten Spaltkanten, und auch nicht durch eine getrennte Naht der einzelnen Schichten (Schleimhaut, Muskel, Haut) statt, sondern die Muskelnaht wird dadurch besonders betont, daß sie mit Drahtnähten bewerkstelligt wird. Die Drahtnähte haben nicht nur die Aufgabe, die Muskulatur zu vereinigen, sondern sollen auch ein Wiederaufgehen der Spalte infolge des Zuges der kräftigen, im lateralen Spaltabschnitt befindlichen Muskulatur verhindern. Es handelt sich also zugleich um eine später wieder zu entfernende, den Spalt weit überbrückende Haltenaht. Dieses Vorgehen ist bei der *einfachen Lippenspalte*, auch wenn sie bis in das zugehörige Nasenloch hineinreicht, sehr gut durchzuführen und führt meist zu einem vollen Erfolg. Bei den *durchgehenden* einseitigen und doppelseitigen Lippen-Kiefer-Gaumenspalten sind die Schwierigkeiten größer. Hier genügt die Anfrischung und Ausschaltung des Muskelzuges zum Verschluß der Spalte nicht allein. Die im Bereich der Spalte festgelegten Weichteile geben nach einfachem Abtrennen, d. h. nach Anfrischung, nicht genügend nach. Hier müssen die Weichteile weitgehend von den Gesichtsknochen, von der inneren Nasenwand und von den Gaumenfortsätzen abgelöst werden. Auch diese Forderung VEAUS ist für alle nachfolgenden Operationsvorschläge beispielhaft geworden. Das Vorgehen VEAUS im einzelnen scheint nicht ganz einfach. Man muß sich in der ersten Zeit am besten an Hand der Abbildungen über die einzelnen Schnitte und ihren Zweck unterrichten.

Wie schon gesagt, haben sich viele deutsche Chirurgen den Ansichten VEAUS angeschlossen und führen sein Verfahren nach seinen Vorschriften oder mit gewissen Abänderungen durch (ROSENTHAL, LUHMANN, KLEINSCHMIDT 1934). Auch WASSMUND (1939) übt nach seinen Angaben das Verfahren neuerdings neben dem LANGENBECKschen. LUHMANN hat die VEAUsche Technik in vorzüglicher Weise dargestellt und mit ausgezeichneten Abbildungen versehen. Er weicht insofern von der VEAUschen Technik etwas ab, aller, was er besonders für den Anfänger empfiehlt, und was wir auch für zweckmäßig halten, zunächst nur die Schnitte anlegt, die für die Durchführung der Gaumen- und Nasenbodenplastik notwendig sind. Auf diese Weise kann der Eingriff am Gaumen für sich zu Ende geführt werden. Das Vorgehen hat den zweifellosen Vorteil des geringeren Blutverlustes, der bei der sofortigen Anlage aller Schnitte, die VEAU vorschreibt, immer recht erheblich ist.

Die Eingriffe bei den Lippenspalten.

Abb. 461. Schema des Hasenschartenverschlusses nach FRANZ KÖNIG.

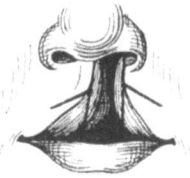 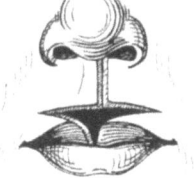 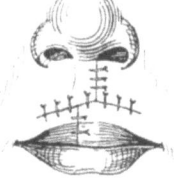

Abb. 462. Schema des Hasenschartenverschlusses nach NÉLATON.

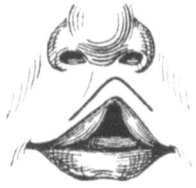 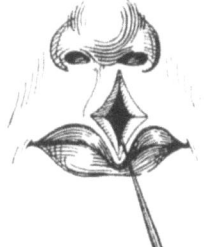 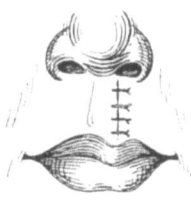

Abb. 463. Schema des Hasenschartenverschlusses nach v. LANGENBECK.

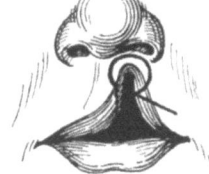 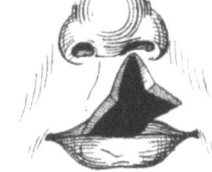 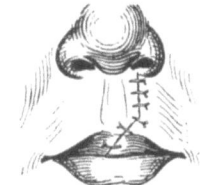

Abb. 464. Schema des Hasenschartenverschlusses nach MIRAULT.

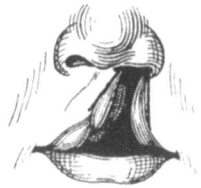 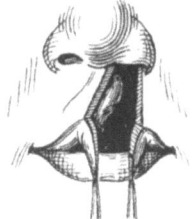 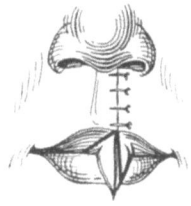

Abb. 465. Schema des Hasenschartenverschlusses nach HAGEDORN.

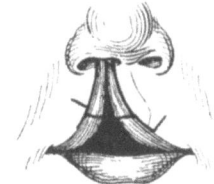 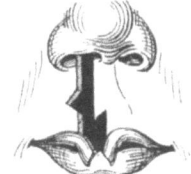 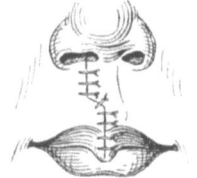

Abb. 466. Schema des doppelseitigen Hasenschartenverschlusses nach HAGEDORN.

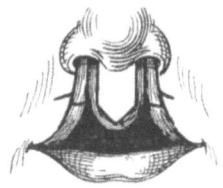  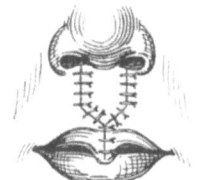

Auch AXHAUSENS Technik des Lippenspaltverschlusses, die er neuerdings in ausführlicher Weise veröffentlicht hat, beruht in ihren Grundlagen auf dem VEAUschen Vorgehen, wenn er dann bei der Ausführung auch in manchen wichtigen Punkten davon abweicht. So zerlegt er die Hasenscharten- und Gaumenspaltenoperationen wieder wie v. LANGENBECK und seine Nachfolger in zwei vollkommen getrennte Eingriffe, d. h. er verzichtet auf den von VEAU geforderten Verschluß des vorderen Gaumenspaltenabschnittes, bildet aber ebenfalls einen Nasenboden, wenn auch nur den vorderen Teil. Die Lippenplastik schließt bei ihm am Alveolarfortsatz ab, während die Gaumenplastik in der zweiten Sitzung im wesentlichen nach dem Grundsatz des v. LANGENBECKschen Vorgehens von vorn bis hinten durchgeführt wird. Von großem Vorteil ist nach seiner Ansicht das sog. *Vornähen* des unmittelbar oberhalb der Umschlagsfalte durchtrennten Schleimhautüberzuges der beiden Alveolarfortsätze. Werden von diesem Schnitt aus die Weichteile, besonders der medialen Spaltseite, bis zu Septum und bis auf die Vorderseite des Oberkiefers abgelöst, so läßt sich durch das Vornähen des medialen Abschnittes eine Richtigstellung des schiefstehenden Nasenseptums erzielen, während durch das Vornähen auf der äußeren Spaltseite einer Verschmälerung des äußeren Lippenrotes vorgebeugt wird. Durch eine Vereinigung der beiden vorgenähten Schleimhautüberzüge der Alveolarfortsätze wird auch die Kieferspalte überbrückt. Eine besondere Naht der knöchernen Kieferspalte oder Anfrischung im Bereich der Spalte durch Beseitigung der Schleimhaut hält er mit Recht nicht für nötig, da ein genügender, wenn auch nicht knöcherner Verschluß entsteht. Von dieser Tatsache konnten wir uns auch öfters überzeugen. AXHAUSEN vermeidet die Anlage der Drahtnaht bei der Vereinigung der Lippenmuskulatur. Er verwendet im Gegensatz zu VEAU und LUHMANN einen starken Catgutfaden zum Fesseln der Muskulatur der äußeren Spaltseite am Septum der Nase und schließt die Lippenmuskeln mit einigen versenkten, feinen Catgutnähten (s. S. 649).

1. Die Vorbereitung zur Lippenspaltenoperation.

Es hat sich als zweckmäßig erwiesen, die Kinder auf die Kinderstation aufzunehmen, um sie einige Tage an den Krankenhausaufenthalt zu gewöhnen. Dabei wird die Ernährung, die ja meist bereits auf künstliche umgestellt ist, von der Flaschennahrung auf Fütterung mit Löffelchen abgeändert. Die Ernährung mit dem Löffelchen läßt sich nach der Naht leichter durchführen und ist für die genähte Lippe weniger gefahrbringend als das Saugen an der Flasche. Es muß natürlich darauf geachtet werden, daß die Kinder keine wesentlichen Entzündungsprozesse in der Mundhöhle und im Rachen aufweisen. Oft findet man an den Lippen allerdings Schorfe und eingetrocknete Schleimhautborken. Sie lassen sich aber abziehen, und wenn die Lippen am Tage vor der Operation mit Kochsalzlösung betupft werden, so verschwinden sie. Solche Schorfe kann man auch in dem gespaltenen Alveolarfortsatz finden. Besteht ein Katarrh im Rachen, so soll er vor dem Eingriff möglichst ausgeheilt werden.

Eine Desinfektion der Weichteile findet nur auf der Oberfläche statt. Zum Eingriff wird das Kind am besten auf ein Brett gebunden. Die Arme werden zunächst mit einer breiten elastischen Binde an den Körper festgewickelt, dann das ganze Kind an dem gepolsterten Brett. Das Brett wird dann zweckmäßigerweise so auf den Operationstisch gestellt, daß der Operateur bequem davor sitzen kann. Eine Schwester steht zu Häupten des Kindes und hält den Kopf durch die beiderseits aufgelegten Hände. Sie darf während des Eingriffes die Hände nicht loslassen, da sie unter den Abdecktüchern verborgen bleiben müssen. Sonst könnten sie die Asepsis gefährden.

2. Die Schmerzbetäubung zur Lippenspaltoperation.

Es ist zweckmäßig, die Kinder mit Äther zu betäuben. Erst wenn die Narkose eingetreten ist, soll man mit dem Eingriff beginnen. Dann wird die Maske weggenommen und so lange operiert, bis das Kind wieder aufwacht. Dann hört der Operateur auf, bis die Narkose wieder vertieft ist. Eine tiefe Narkose kommt bei der geringen Schmerzempfindlichkeit der Kinder nicht in Frage. Dauert der Eingriff voraussichtlich länger, wie bei den durchgehenden Spalten, so ist es besser, einen Katheter durch das gesunde Nasenloch bis in den Rachen einzuführen und mit dem JUNKERschen Gebläseapparat die Narkose einigermaßen gleichmäßig in Gang zu halten.

Wir haben von der Äthernarkose niemals Schaden gesehen. Der Reiz auf die oberen Luftwege führt bei den Kindern zu keinen tiefergehenden Schädigungen. Pneumonien sind von uns bei Säuglingen und Kleinkindern niemals beobachtet worden. Bei älteren Kindern ist die Allgemeinnarkose mit Äther ebenfalls ungefährlich und wünschenswert, besonders, wenn sie noch ängstlich sind. Die örtliche Betäubung, die wir oft ausgeführt haben, bringt Säuglinge nicht zur Ruhe und das fortwährende Kopfschütteln und Schreien stört doch oft sehr bei der Anlage der Weichteilschnitte, die auf Bruchteile von Millimetern genau sitzen müssen. Der Vorteil der örtlichen Betäubung beruht also in der blutstillenden Wirkung, die aber gleichzeitig den Nachteil hat, daß es gelegentlich infolge der reaktiven Hyperämie stärker nachblutet.

VEAU operiert fast alle Kinder in Chloroformnarkose. Das Chloroform wird von Säuglingen gut vertragen. Es wird auch wenig gebraucht. Es hat den zweifellosen Vorteil vor dem Äther, daß die Narkose leichter wieder in Gang zu bringen ist. LEXER gibt den Kindern Avertin und Magnesiumsulfat zusammen als Rectalnarkose. AXHAUSEN und WASSMUND ziehen die örtliche Betäubung vor, ohne daß vorher irgendein Vorbereitungsmittel gegeben wird. Ersterer sticht am Nasenflügelwinkel ein und unterspritzt den Nasenflügel und die Oberlippe bis zum Mundwinkel. Schließlich macht er noch eine Einspritzung am Septumansatz, und bei der durchgehenden Spalte legt er noch kleine Lager an das Vorderende des harten Gaumens und unter die Vomerschleimhaut. Er gebraucht 1%ige Novocain-Adrenalinlösung. Nach dem Adrenalinzusatz, der kurz vor der Operation erfolgt, wird die Flüssigkeit nicht mehr aufgekocht.

3. Der Verschluß der einfachen Lippenspalte.
(VEAU, AXHAUSEN.)

Der Verschluß der einfachen Lippenspalte erscheint dem Unerfahrenen zunächst ohne besondere Schwierigkeiten. Da das Gewebe elastisch ist, so glaubt er, daß nach Anfrischung genügend breiter Berührungsflächen und durch ein- oder mehrreihige Naht ein guter Erfolg erzielt werden könnte. Diese Ansicht erweist sich schon bei Spalten, die nur etwa bis zur Hälfte der Höhe der Lippe reichen, als irrig. Da selbst diese kurzen Spalten die Lippe fast niemals in der Mitte, sondern immer seitlich durchsetzen, so muß schon bei der Schnittführung eine gewisse Symmetrie der angefrischten Wundflächen erzielt werden. Wird der Schnitt nicht genügend über die Grenze des oberen Wundwinkels hinaus verlängert, so bildet sich oberhalb der Naht ein Wulst, der unschön wirkt. Noch viel mehr ist das natürlich der Fall bei den Spalten, die bis in die Nähe des Nasenloches reichen, bei denen zwar keine eigentliche Gewebsspalte mehr besteht, aber doch zum wenigsten eine dünne, durch verspäteten Schluß, wahrscheinlich ohne Beteiligung der Muskulatur, zustande gekommene Hautnarbe. Wird diese nicht vollständig entfernt, so kommt kein guter Erfolg zustande, sondern es bleibt diesmal eine Einsenkung. In noch höherem Maße bestehen Schwierigkeiten, wenn die Spalte bis zum Alveolarfortsatz und in das Nasenloch hineinreicht, da dann auch die Symmetrie der Nasenflügel und die Richtung des Nasenseptums durch die Spaltbildung in Mitleidenschaft gezogen sind. Man kann daher auch für die einfachsten Spaltbildungen der Lippe kein allgemeingültiges Operationsschema geben. Man muß vielmehr jede einzelne Spalte auf das genaueste untersuchen und den am besten geeigneten Weg zur Beseitigung feststellen. Dabei ist im Auge zu behalten, daß die oben erwähnten Grundsätze VEAUs berücksichtigt werden müssen.

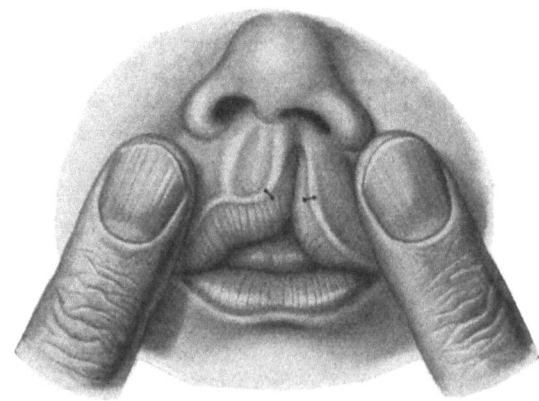

Abb. 467. Der Verschluß der einfachen Hasenscharte nach VEAU I. Auf beiden Spaltseiten sind die Punkte angegeben, die zur späteren Vereinigung kommen sollen. An diesen Stellen kann eine Doppelnadel in den Alveolarfortsatz eingestochen werden, um die Anlegung der Schnitte zu erleichtern.

Da man nun aber doch eine gewisse allgemeine operative Grundlage braucht, mit deren Hilfe man die besagten Grundsätze verwirklichen kann, wenn sie auch für den einzelnen Fall mehr oder weniger abgeändert werden müssen, so möchte ich hier die Darstellungen der mir am zweckmäßigsten erscheinenden Verfahren nach VEAU und nach AXHAUSEN einfügen. Ähnliches gilt für die spätere Zusammenfassung der Eingriffe bei den durchgehenden Spalten.

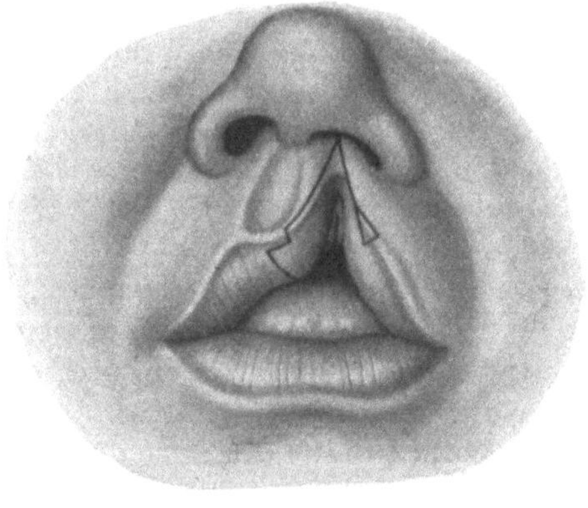

Die bisher in jeder chirurgischen Operationslehre — auch in der 1. Auflage dieses Buches — vollzählig gegebenen Schnittführungen nach v. LANGENBECK, NÉLATON, MIRAULT, KÖNIG, HAGEDORN, LEXER usw. werden jetzt des geschichtlichen Interesses halber nur in schematischen Abbildungen gebracht, da man daraus alles Wesentliche ersehen kann (s. S. 641). Zur praktischen Verwendung werden sie heute seltener kommen. Die Verfahren, bei denen eine gleichzeitige Knochenoperation am Alveolarfortsatz oder im Gaumenbereich ausgeführt wurde, gelten heute mit Recht als verpönt, da sie sich den VEAUschen Grundsätzen nicht einfügen, und werden daher nicht mehr berücksichtigt.

Abb. 468. Der Verschluß der einfachen Hasenscharte nach VEAU. II. Die Anlage der Hautschnitte.

Der Verschluß der einfachen Lippenspalte nach VEAU ist einleuchtend und es empfiehlt sich zunächst, die Schnitte genau nach den Vorschriften VEAUs durchzuführen. Man hat dadurch die Möglichkeit, breite, gleichhohe Berührungsflächen zu schaffen, die Lippenmuskulatur zur Wirkung zu bringen und eine allen Wünschen entsprechende Lippenrotgrenze herzustellen. Es empfiehlt sich für den Unerfahrenen, auch die von VEAU empfohlenen kleinen Kunstgriffe anzuwenden.

Zunächst faßt man sich als Vorbereitung die beiden Lippen mit den Zeigefingern beider Hände und legt sie unter Ausgleich der Spalte nebeneinander (Abb. 467). Der Punkt, an dem auf der *medialen Spaltseite* die Lippenrotgrenze bei der Anfrischung überschritten wird, liegt auf der lateralen Seite des bei allen diesen Spaltbildungen noch erkennbaren Philtrums. Diese Stelle wird genau gekennzeichnet. VEAU spießt sie mit einer Doppelnadel an der knöchernen Unterlage fest. Dieser Stelle entsprechend merkt man sich beim Zusammenlegen der beiden Lippen den Punkt am Rande der *äußeren Spaltseite* an, der in derselben Entfernung vom Nasenloch gelegen ist (Abb. 467). Auch diesen Punkt kann man später mit der Doppelnadel an der Unterlage festlegen.

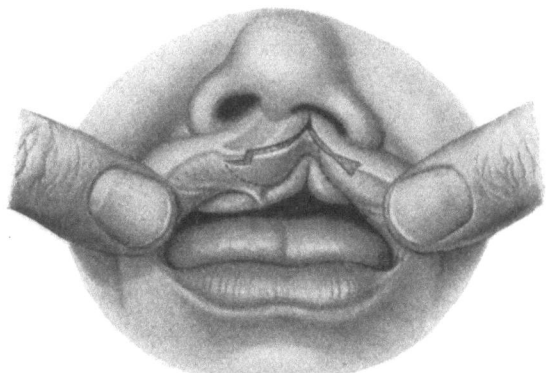

Abb. 469. Der Verschluß der einfachen Hasenscharte nach VEAU. III. Die Lippe ist angehoben, um den Verlauf der Schnitte zu zeigen. Auf der lateralen Seite zeigt die hintere punktierte Linie die Bildung des Lippenrotläppchens an.

Diese beiden Punkte legen die gewünschte Höhe des Lippenweißes fest, und bis zu ihnen muß die Anfrischung im Bereich des Lippenweißes beiderseits gehen. Zunächst erfolgt nun die Anfrischung auf der medialen Seite in einer *Zickzacklinie*, die zunächst streng im Lippenweiß verläuft, dann im Bereich der angemerkten Punkte, scharf rechtwinklig die Lippenrotgrenze überschreitet, um dann zunächst parallel der ersten Linie nur im Lippenrot bis zur Mitte der Lippe und schließlich nach hinten umbiegend auf der Rückseite der Lippe bis zur Umschlagsfalte zu verlaufen (Abb. 468). Nach dieser Anfrischung wendet man sich der äußeren Spaltseite zu. Auch hier verläuft der Schnitt im oberen Spaltwinkel mit dem medialen Schnitt zusammen-

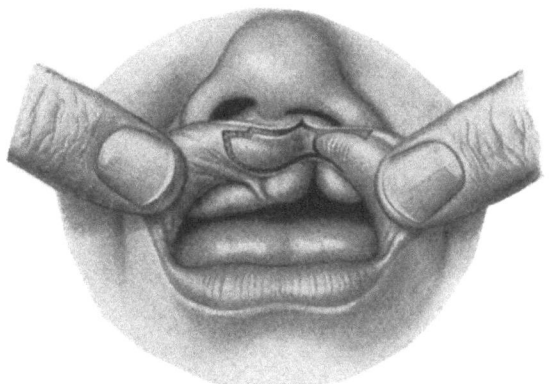

Abb. 470. Der Verschluß der einfachen Hasenscharte nach VEAU. IV. Die Lippen sind noch weiter zurückgeschlagen. Man sieht nun deutlich die Anlage der Schnitte. In der Spalte und auf der medialen Seite wird ein Stück Lippenrot entfernt, während auf der lateralen Seite der kleine Schleimhautlappen von der Unterlage abgelöst wird.

treffend zunächst nur im Lippenweiß, überschreitet auch hier an der vorgemerkten Stelle, scharf rechtwinkelig umbiegend, die Lippenrotgrenze und zieht dann, wieder rechtwinkelig umbiegend, nur im Lippenrot wieder bis zur Umschlagsfalte nach hinten oben. Damit entfällt ein schmaler, zum Teil aus Lippenweiß, zum Teil aus Lippenrot bestehender Gewebsstreifen (Abb. 469 und 470). Die Spaltanfrischung ist nun beiderseits erfolgt und es bleibt nur ein kleines, aus Lippenweiß und Lippenrot bestehendes Läppchen in der

Spalttiefe zurück. Faßt man dieses mit einer feinen Pinzette unter leichtem Zug an, so erscheint auf der lateralen Seite die freigelegte kräftige Lippenmuskulatur, die man durch einen Schnitt parallel zur Haut und parallel zur Schleimhaut freilegt (Abb. 471). Dabei bildet man auf der lateralen Seite durch einen vom Wundrand nach der Umschlagsfalte ziehenden Einschnitt ein lateral gestieltes Schleimhautläppchen (Abb. 470 und 471). Das besagte zurückgelassene kleine Läppchen wird dann abgetragen. Da auf der medialen Seite in der Nähe des Spaltrandes keine Muskulatur sichtbar ist und infolge der geringen Entwicklung tief im Gewebe liegt, und da andererseits VEAU größten Wert darauf legt, die Muskelschichten beiderseits miteinander in Verbindung zu setzen, so wird auch auf der medialen Seite die Muskelschicht zwischen Haut und Schleimhaut durch etwas tiefer reichende Einschnitte freigelegt (Abb. 471).

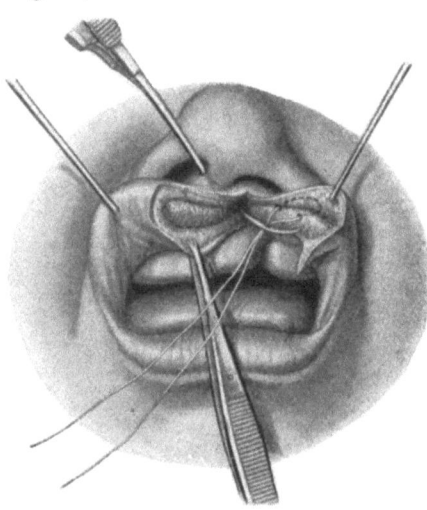

Abb. 471. Der Verschluß der einfachen Hasenscharte nach VEAU. V.
Beiderseits ist die Lippenmuskulatur durch geringgradige Ablösung von Haut und Schleimhaut freigelegt. Auf der lateralen Seite ist die Lippenmuskulatur bis zum weitabstehenden Nasenflügel durch eine Drahtnaht gefaßt. Diese Drahtnaht wird in eine durch die Basis des Nasenseptums durchgeführte REVERDINsche Nadel eingefädelt.

In seiner ausführlichen Veröffentlichung seines Vorgehens im Chirurg 1936 beschreibt VEAU die Anfrischung der Lippe zunächst auf der lateralen Spaltseite. Daher haben wir uns auch an diese neuere Vorschrift gehalten. Auch die Anlegung der Drahtnähte hat VEAU neuerdings abgeändert.

In seinem großen zusammenfassenden Buch über die einseitige durchgehende Hasenscharte aus dem Jahre 1931 hat PLESSIER als Schüler VEAUS dessen Verfahren ausführlich beschrieben. Besonders betont wurde damals die doppelte Muskeldrahtnaht. Beide Nähte umfassen die Muskulatur und die Drahtenden werden im Vestibulum geknüpft. Dabei wird besonderer Wert darauf gelegt, daß der im obersten Spaltabschnitt gelegte Draht auf der inneren Spaltseite sehr weitgreifend in das Gewebe hineinfaßt, um mit Sicherheit die mangelhaft entwickelte Muskelschicht zu erfassen.

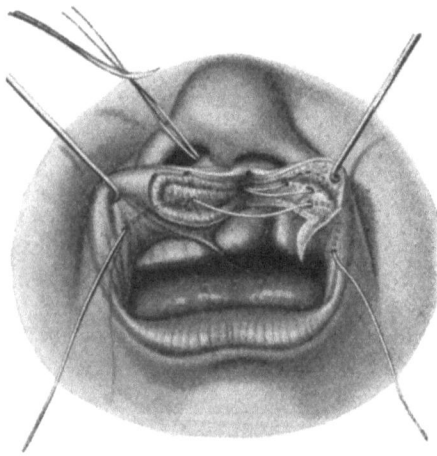

Abb. 472. Der Verschluß der einfachen Hasenscharte nach VEAU. VI.
Die Drahtnaht ist durch Zurückziehung der REVERDINschen Nadel zum rechten Nasenloch herausgeführt. Eine zweite Drahtnaht wird auf der einen Seite durch die Lippenschleimhaut bis durch die Muskelwunde hindurchgeführt, dringt dann auf der anderen Seite in den Muskel ein und auf der Rückseite der Schleimhaut wieder heraus.

In späteren Jahren, wie es scheint, etwa seit 1935, hat VEAU die obere Drahtnaht aufgegeben und statt dessen die Muskulatur und den beweglich gemachten Nasenflügelwinkel in eine Drahtschlinge gefaßt (Abb. 471—476), deren beide Enden subcutan durch das knorpelige Nasenseptum hindurch in das andere

Nasenloch hineingeführt werden (Abb. 471). Die beiden Drahtenden bleiben zunächst ungeknüpft. Erst nach vollendeter Schleimhaut- und Hautnaht wird der Nasenflügelwinkel mit der oberen lateralen Lippenmuskulatur fest herangezogen und die beiden Drahtenden im anderen Nasenloch über einem kleinen Gazeröllchen geknüpft (Abb. 476). Diese Drahtnaht hat sich außerordentlich bewährt, da sie gleichzeitig dazu beiträgt, die Wurzel des schiefgestellten Septums zugleich mit dem Zwischenkiefer der Mittellinie zu nähern. Außer dieser Naht, die den Nasenflügel und die benachbarte Muskulatur umfaßt, wird die eigentliche Muskelnaht ähnlich wie beim früheren Vorgehen angelegt. Der mit 2 Nadeln bewehrte Draht wird von

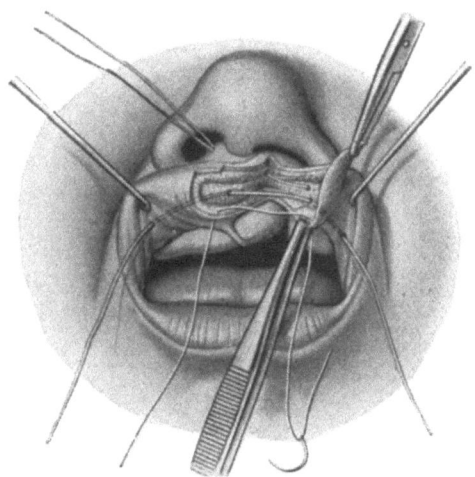

Abb. 473. Der Verschluß der einfachen Hasenscharte nach VEAU. VII.
Durch Catgut werden die hinteren Schleimhautabschnitte miteinander in Verbindung gesetzt.

der Wundfläche aus zwischen der Haut und der freigelegten Muskulatur weitgreifend eingestochen und im Schleimhautbereich des Vestibulums herausgeführt (Abb. 472). Die Drahtenden bleiben zunächst ungeknüpft und dienen fürs erste dazu, die Lippe nach oben umzuschlagen, um die Schleimhautnaht zur Ausführung zu bringen (Abb. 473). Dann wird die Haut genäht, und zwar zunächst im Bereich des herangezogenen Nasenflügels, dann an der Lippenweiß-Lippenrotgrenze und schließlich das Lippenweiß und das Lippenrot (Abb. 474, 475). Erst zum Schluß werden die beiden, aus dem anderen Nasenloch hervorstehenden Drahtenden fest angezogen und, wie schon gesagt, über einem Gazeröllchen geknüpft. Ebenso werden die im Vestibulum aus der

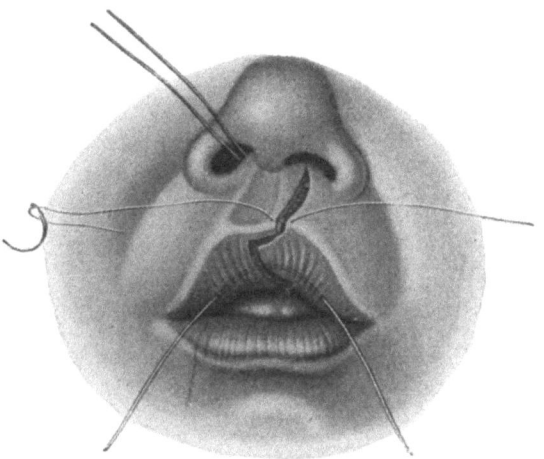

Abb. 474. Der Verschluß der einfachen Hasenscharte nach VEAU. VIII.
Die hintere Schleimhautnaht ist vollendet. Der Verlauf der unteren Drahtnaht ist angedeutet. Eine Hautnaht bringt auf das genaueste die beiden aneinanderpassenden Lippenweißabschnitte aneinander.

Schleimhaut hervorragenden Enden der unteren Muskelnaht nun festgeknüpft.

AXHAUSEN betont mit einem gewissen Recht, daß VEAU entgegen seinem Grundsatz bei der Anfrischung der Spalten doch immerhin einen, wenn auch kleinen Teil der vorhandenen Weichteile im Spaltbereich opfert. Er hat außerdem, und ebenfalls mit Recht, festgestellt, daß die fehlerhafte Richtung des

Nasenseptums nach den VEAUschen Eingriffen in vielen Fällen nicht ausreichend gebessert ist. Durch seine Vorschriften werden diese beiden Mängel der VEAUschen Methode verbessert. Er entfernt zwar zum Schluß auch Teile des Lippenrotes, aber es sind wesentlich geringere Gewebsstückchen, die nur zur besseren Anpassung der Wundränder geopfert werden. Den zweiten Mangel bekämpft er durch das sog. *Vornähen der Vestibulumschleimhaut* und durch eine besondere Muskelhaltenaht, die gleichzeitig dem starken Muskelzug der äußeren Spaltseite entgegenwirkt, und damit dem Aufgehen der Plastik.

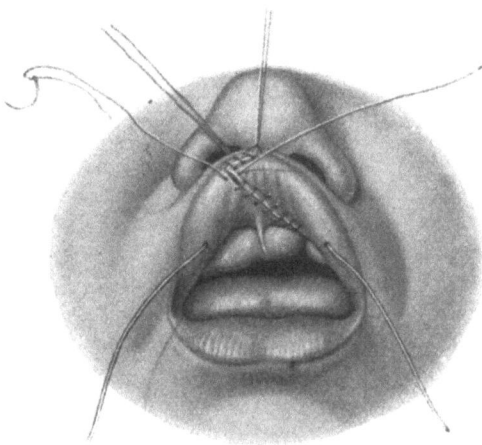

Abb. 475. Der Verschluß der einfachen Hasenscharte nach VEAU. IX.
Die Lippenrotnaht wird durch das Einpassen des lateralen Läppchens in die mediale Lücke auf das genaueste aneinandergepaßt.

Bei der einfachen Spalte, die nur bis zur Lippenmitte oder bis zum Nasenloch reicht, ist AXHAUSENs Vorgehen etwas verschieden. Reicht die Spalte bis nahe an den Nasenboden, so erstreckt sich die Asymmetrie auch auf den Nasenflügel der Spaltseite. Er verwendet bei diesen Spalten die beiderseitige Vornähung der Lippenschleimhaut. Um die richtige Anfrischungslinie festzustellen, werden die Spaltränder mit 2 Fingern aneinandergelegt und gleichzeitig das Septum in die richtige Stellung gedrängt, so daß die Größe und Form der Nasenlöcher ausgeglichen erscheint. Entsprechend den durch den Fingerdruck aneinandergelegten Hautabschnitten werden die ersten Einschnitte oberhalb der Spaltgrenze beginnend und auf die Lippenrotgrenze der Spalte übergehend gemacht. Gleichzeitig wird die zukünftige Höhe der Lippe auf beiden Seiten bestimmt. Der Schnitt erfolgt auf der medialen Seite des Lippenrotes genau bis in die schon von VEAU als Grenze bestimmte laterale Philtrumecke. Dann wird

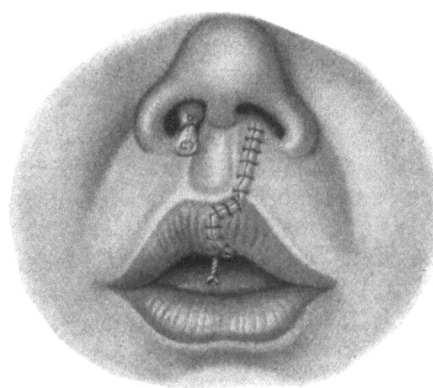

Abb. 476. Der Verschluß der einfachen Hasenscharte nach VEAU. X.
Auch die Haut ist genäht. Die untere Drahtnaht ist nach Anziehen zu einer schmalen Spindel zusammengedreht. Die obere Drahtnaht, die die laterale Lippenmuskulatur und die Nasenflügel herangezogen hat, ist über ein kleines Gazeröllchen im rechten Nasenloch geknüpft.

auf der lateralen Seite ebenfalls angefrischt. Auch hier folgt der Schnitt der Lippenrotgrenze so weit, bis das Lippenweiß dieselbe Höhe erreicht hat wie auf der medialen Seite. Entfernt man die die Lippenspalte zusammendrängenden Finger, so weichen beide Seiten wieder auseinander. Verbindet man aber nun die beiden Lippenrotgrenzschnitte durch einen Schnitt entlang dem Spaltrand, so entsteht ein kleines Hautdreieck oberhalb der Spalte, das man entfernt. Die durch die Anfrischungsschnitte vertiefte Spalte wird nun dadurch erweitert, daß man durch weiteres Einschneiden im Lippenrot am hinteren Rande beiderseits einen Lippenrotzipfel bildet. Die Enden dieser Zipfel werden mit feinen Klemmen versehen. Die hinteren Schnittränder gehen in die Schleimhaut des unteren Spaltrandes über. Die stumpfen Ecken, die durch das Verfolgen der Lippenrotränder am Lippenweiß entstanden sind, werden abgetragen, so daß zwei gerade, später durch Naht zu vereinigende Lippenweißränder entstehen. Um nun dem Septum die richtige Lage zu geben, wird die Vestibulumschleimhaut knapp oderhalb der Umschlagsfalte und parallel zu ihr in größerer Ausdehnung eingeschnitten. Der Einschnitt muß etwas oberhalb der Umschlagsfalte vorgenommen werden, um noch genügend Gewebe zur Wiedervereinigung mit der vorgenähten inneren Lippenschleimhaut zu haben. Von dem Einschnitt ab wird der Schleimhautüberzug von der Unterlage so weit nach kranial abgelöst, bis die Basis des Nasenseptums erreicht ist. Nach außen werden die Weichteile bis ungefähr zum Foramen infraorbitale abgelöst. Ist das genügend geschehen, so wird der Schleimhautrand so weit nach lateral verzogen, daß er die meist angedeutete Alveolarfortsatzspalte überschreitet. In dieser Stellung erfolgt die Wiedervereinigung der beiden Wundränder. Die Vornähung des Schleimhautlappens muß dabei auch so weit nach lateral erfolgen, daß das Nasenseptum in die Mitte gerückt wird. Dann erfolgt die Ablösung der Vestibulumschleimhaut ebenso auf der lateralen Seite. Dadurch gelingt es leicht, die laterale Lippenmuskulatur ausgiebig freizulegen und mit einer starken Catgutnaht zu fassen. Die beiden Enden dieser Catgutnaht werden subcutan durch das Septum zum anderen Nasenloch herausgeführt und zunächst lang gelassen. Dann wird auch die laterale Vestibulumschleimhaut vorgenäht und mit der medialen Seite vereinigt. Nun ist die Spalte rückwärts geschlossen. Mit 3 Catgutnähten, von denen die unterste der Lippenrotgrenze genau entsprechen soll, werden die beiderseitigen Muskelschichten vereinigt. Zum Schluß werden die Hautränder mit feinster Seide genäht und nach Abtragen der teilweise überflüssig gewordenen Lippenrotzipfel das Lippenrot durch einige feine Catgutnähte verschlossen. Zur Nahtsicherung wird eine tiefergreifende Catgutknopfnaht zwischen dem trockenen und feuchten Lippenrot durchgeführt. Erst dann werden die beiden aus dem gegenseitigen Nasenloch herausreichenden Catgutfäden über einem dünnen Gazeröllchen geknüpft, und zwar unter solcher Spannung, daß Zugwirkung auf die laterale Spaltseite eben festgestellt werden kann.

Über die Nachbehandlung der an Lippenspalten operierten Kinder s. S. 658.

4. Der Verschluß der durchgehenden einseitigen Lippenspalte.
(VEAU, PLESSIER, AXHAUSAN, LUHMANN.)

Auch hier schildern wir das Vorgehen VEAUs an erster Stelle, da es grundlegend geworden ist. Wie schon in der Einleitung gesagt, beginnt VEAU den Eingriff mit dem Verschluß des vorderen Gaumenspaltenabschnittes. Diesen Eingriff empfiehlt LUHMANN für sich durchzuführen (s. S. 653). Infolge der einseitigen Spaltbildung deckt die Schleimhaut des Vomer einen Teil der nicht gespaltenen Gaumenseite. Bei der Besichtigung des Gaumens erkennt man die Grenze an dem Farbunterschied. Diesen Teil der Vomerschleimhaut löst VEAU mit seinem ersten Schnitt, der etwa 1 cm vor dem Ansatz des Gaumensegels beginnt, entsprechend der genannten Grenze ab (Abb. 477). Der Schnitt, der gegen die knöcherne Unterlage geführt wird, geht in einem Zuge bis zum Zwischenkiefer. Die Blutung pflegt nicht sehr stark zu sein und steht auf Druck. Hat man den Zwischenkiefer erreicht, so wird das Messer waagerecht gestellt und die Schleimhaut bis zum Vorderrand des Zwischenkiefers umschnitten. Hat man die Vorderseite erreicht, so wird die Klinge wieder senkrecht nach oben gerichtet und der Schnitt ein Stück weit in die Nasenschleimhaut fortgesetzt. Hat sich die Blutung beruhigt, so erfolgt die rasche Ablösung mit dem schlanken Raspatorium von JOSEPH, die am Gaumen keinerlei Schwierigkeiten macht. Dagegen

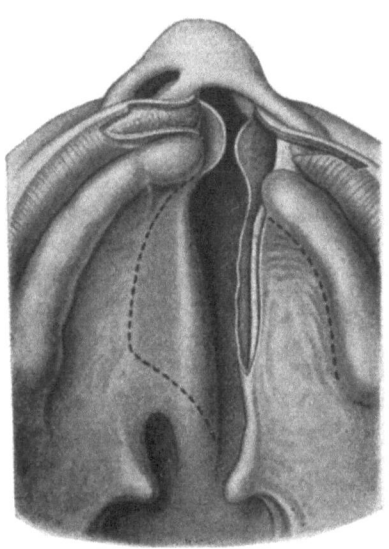

Abb. 477. Der Verschluß der einseitigen durchgehenden Hasenscharte nach VEAU. I.
Die Abbildung zeigt die Verhältnisse von der Gaumenseite. Die gestrichelten Linien deuten die Schnittrichtung an. Auf der medialen Seite wird der große Vomerlappen umschnitten, auf der lateralen ein Gaumendachlappen bis zum Alveolarfortsatz gebildet. Dieses Vorgehen soll den ganzen Eingriff einleiten.

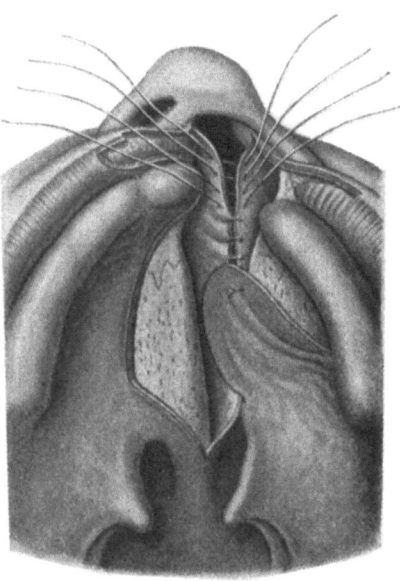

Abb. 478. Der Verschluß der einseitigen durchgehenden Hasenscharte nach VEAU. II.
Der Nasenboden wird dadurch gebildet, daß der Vomerlappen und der von der inneren Nasenfläche abgelöste Schleimhautlappen durch Knopfnähte soweit wie möglich nach vorn vereinigt werden. Der Gaumendachlappen wird durch eine durchgreifende Naht auf die Wundfläche des Nasenbodendaches befestigt.

muß man sehr vorsichtig mit der Ablösung am Zwischenkiefer und an der Nasenscheidewand sein, da sie dünn, fest verwachsen und zerreißlich ist (Abb. 477). Auch den Knorpel darf man nicht verletzen. Der Lappen wird vom Vomer ziemlich weitgehend nach oben abgelöst, damit er möglichst beweglich ist. Dann wird er wieder angelegt und zunächst durch Druck die weitere Blutstillung besorgt. Nach dem VEAUschen Vorgehen folgt nun im zweiten Abschnitt die vollständige Beweglichmachung der gesamten Weichteile der äußeren Spaltseite. Die sämtlichen Teile der *äußeren Spaltseite*, die Lippe, der Alveolarfortsatz, das vordere Ende des Gaumendaches, der aufsteigende Schenkel des Oberkiefers und die äußere Ecke des Nasenloches stoßen an einem Punkt am Ende des vorderen Spaltraumes zusammen (Abb. 479). Solange diese Teile hier vereinigt sind, ist eine Nahtvereinigung der Weichteile unmöglich. Zuerst wird die Lippe abgelöst. Wie bei der einfachen Spalte (s. S. 645) bestimmt man auf der lateralen Spaltseite den Punkt am Lippenrot, bis zu dem die

Anfrischung des Lippenweißes geführt wird. Diesen Punkt kennzeichnet VEAU wieder mit der Doppelnadel am Knochen (s. S. 645). Von der oberen Nadel ab führt man nun entlang der Lippenrotgrenze, aber nur im Lippenweiß, einen Schnitt bis zu dem oben erwähnten Kreuzungspunkt am vorderen Spaltrand. Der zweite Schnitt verläuft in der Umschlagsfalte der Lippe (Abb. 480). Zu diesem Zweck wird die Lippe nach oben umgeschlagen und genau in der Umschlagsfalte weit lateral beginnend ebenfalls der Kreuzungspunkt erreicht. Durchtrennt man nun die Verbindung der Lippe mit dem genannten Kreuzungspunkt, so läßt sich die

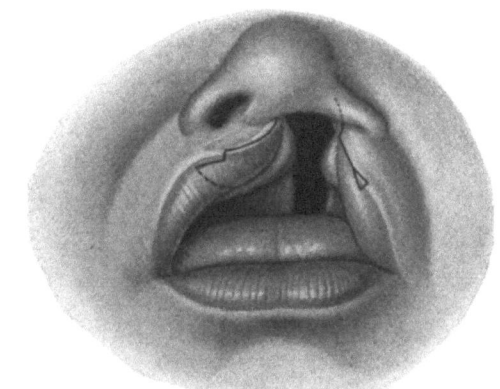

Abb. 479. Der Verschluß der einseitigen durchgehenden Hasenscharte nach VEAU. III.
Die Anfrischung im Bereich der Lippenspalte erfolgt in ähnlicher Weise, wie bei der nicht durchgehenden Spalte (s. S. 645).

Lippe, an der ein kleines, lateral gestieltes Schleimhautläppchen entstanden ist (Abb. 480) nach außen abziehen. Von dem Kreuzungspunkt wird nun ein dritter Schnitt in das Nasenloch geführt, entlang dem aufsteigenden Schenkel des Oberkiefers (Abb. 480). Damit lassen sich nun die sämtlichen Weichteile ohne große Schwierigkeiten mit dem Raspatorium vom Knochen ablösen. Am Oberkiefer erreicht man das Foramen infraorbitale. Aber auch der seitliche aufsteigende Oberkieferast wird freigelegt (Abb. 481). Von der Knochenkante aus gelangt man auch ohne Schwierigkeiten auf die innere Fläche der Nase und auf das Gaumendach. Hier ist die Blutung meist stärker. Sie wird durch länger dauernden Tupferdruck gestillt.

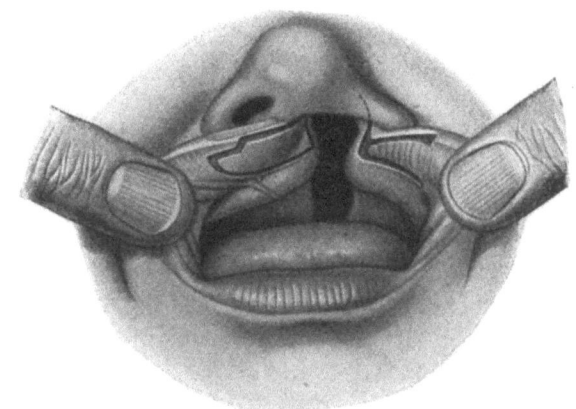

Abb. 480. Der Verschluß der einseitigen durchgehenden Hasenscharte nach VEAU. IV.
Die Lippen sind nach oben umgeschlagen und man sieht die Anlage der Weichteilschnitte. Auf der lateralen Seite wird wieder ein Schleimhautläppchen gebildet. Der hintere Schnitt geht durch die Umschlagsfalte der Schleimhaut. Vor der Vorderkante verläuft ein Schnitt auf dem Knochen des Naseneingangs.

In der Nase wird die untere Muschel freigelegt und die mediale Kante des Gaumendaches bis zum Spaltrand. Der Schleimhautüberzug läßt sich auch von der Gaumenspaltkante, obwohl er etwas fester sitzt, stumpf ablösen (Abb. 481). Nur am vorderen Spaltwinkel, an dem mehrfach erwähnten Kreuzungspunkt der Spaltweichteile muß meistens das Messer angewendet werden. Am besten wird nun wieder eine Pause zur Blutstillung eingelegt.

Da nun der vordere Teil der Gaumenspalte und der Nasenboden geschlossen werden sollen, löst man am besten vorher noch vom Gaumendach einen hinteren gestielten Lappen ab, der dann später die Wundfläche des Nasenbodenverschlusses decken soll (Abb. 477). Der Lappen wird seitlich am Alveolarfortsatz umschnitten. Nach der Mittellinie zu ist er bereits abgetrennt. Man löst ihn mit dem Raspatorium ab bis zum Gefäßnervenstiel. Aus diesem Gaumenlappen blutet es oft stark; er muß ebenfalls eine Zeitlang unter Druck gesetzt werden, bevor man mit der Naht der Weichteile beginnen kann. Da nun alle Weichteillösungen beendet sind, kann die Naht beginnen. Zunächst wird durch eine durchgreifende U-Naht der zuletzt umschnittene Gaumenlappen und die beiden Spaltränder des Vomer-

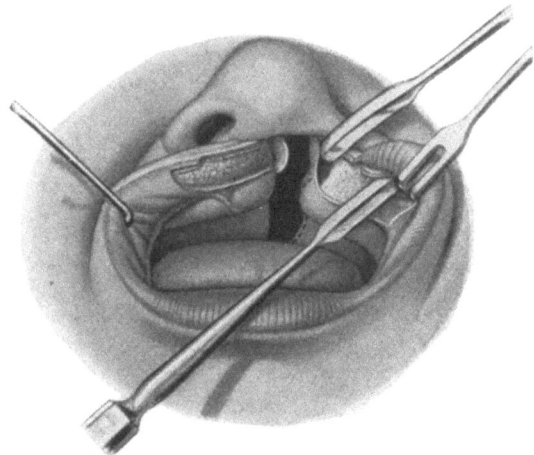

Abb. 481. Der Verschluß der einseitigen durchgehenden Hasenscharte nach VEAU. V.
Auf der medialen Seite ist das wegfallende Lippenrotstück entfernt. Auf der lateralen dringt das schmale Raspatorium einerseits von der Umschlagsfalte aus gegen die Vorderfläche des Oberkiefers vor und löst alle Weichteile davon ab. Andererseits dringt das Raspatorium vom Naseneingang unmittelbar unter die Schleimhaut der inneren Nase vor und löst sie bis an den vorderen Rand der Gaumenspalte ab. An diesem Rand reißt die Schleimhaut dabei ein (s. gestrichelte Linien).

lappens und des oberen Gaumenüberzuglappens vereinigt (Abb. 478). Dann wird durch eine Reihe von Catgutnähten die Vereinigung dieser beiden Lappen bis in das Nasenloch fortgesetzt (Abb. 478). Damit ist der vordere Gaumenspaltabschnitt beseitigt und der Nasenboden hergestellt.

Diesen Teil des Eingriffes macht man am besten vor der Anfrischung der Lippenspalte, d. h. man löst nur die Weichteile von Vomer und Gaumendach ab, während man die Schnitte zur Befreiung der Lippe und des Alveolarfortsatzes erst später anlegt. Zur Beseitigung der Lippenspalte geht VEAU nun entsprechend der S. 645 geschilderten Technik bei der einfachen Lippenspalte vor, d. h. er beginnt zunächst mit der Anfrischung der Lippe am inneren Spaltrand. Dann wird die Anfrischung unter Entfernung des kleinen Lippenweiß-Lippenrotdreiecks auch lateral

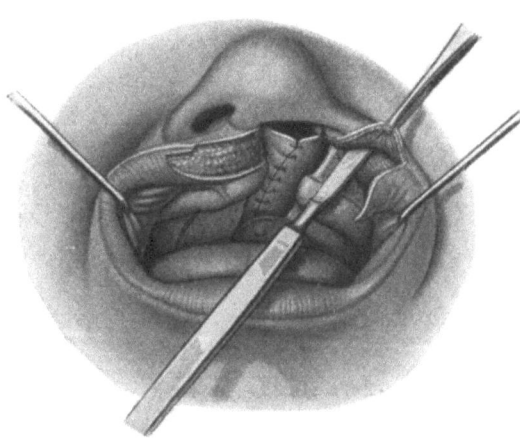

Abb. 482. Der Verschluß der einseitigen durchgehenden Hasenscharte nach VEAU. VI.
Der Nasenboden ist bis vornehin geschlossen. Der laterale Nasenflügelabschnitt wird mit der Muskulatur zusammen von der knöchernen Unterlage abgelöst und dadurch beweglich gemacht. Das weitere Vorgehen entspricht dem bei der einfachen Hasenscharte etwa von Abb. 471.

vorgenommen (Abb. 479). Da die Lippe am äußeren Spaltrand bereits beweglich gemacht ist, so wird nun der beweglich gemachte Nasenflügel (Abb. 471, 472) der lateralen Seite mit dem vorderen Rand des Nasenbodens und dem Septum verbunden. Die entsprechenden Teile des Lippenweißes und des Lippenrotes werden dann vereinigt. Vorher werden die Muskelhaltenähte, wie sie bei der einfachen Spalte angegeben worden sind, gelegt, aber erst am Schluß nach der Haut- und Schleimhautnaht im Vestibulum geknüpft.

Die Darstellung des Eingriffes durch LUHMANN schließt sich eng an die VEAUsche an, nur daß der Verschluß des vorderen Gaumenspaltes und die Herstellung des Nasenbodens der Lippenplastik vorausgeschickt wird. Im Gegensatz zu AXHAUSEN umschneidet

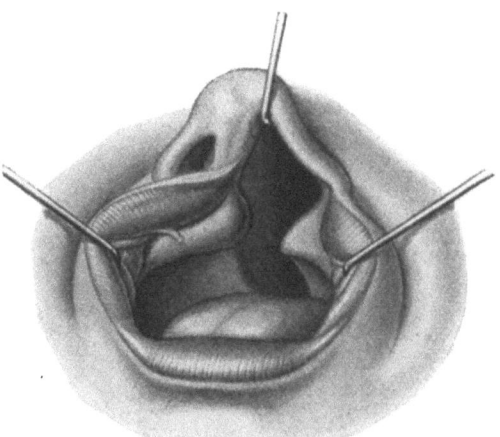

Abb. 483. Der Verschluß der einseitigen durchgehenden Hasenscharte nach AXHAUSEN. I.
Die Anlage des Schleimhautschnittes zur Bildung des Nasenbodens auf der medialen Seite.

LUHMANN den lateral abgeplatteten Nasenflügel nicht besonders, sondern zieht ihn zugleich mit der Muskeldrahtnaht an seine Stelle. Nach den beigegebenen Abbildungen ist der kosmetische Erfolg unmittelbar nach dem Eingriff noch nicht gut. Die Nasenöffnung ist zwar geschlossen, aber das Gesicht noch schief infolge des stark vorspringenden Zwischenkiefers bei Zurücktreten des lateralen Alveolarbogens. Dieser Zustand ändert sich aber nach verhältnismäßig kurzer Zeit durch die Wirkung der Muskulatur und es folgt eine fast durchweg gute Nasenflügelbildung bei geradestehendem Septum.

Das Vorgehen von AXHAUSEN bei der einseitigen durchgehenden Spalte ist ebenfalls verhältnismäßig einfach. Zunächst bildet er auch hier den Nasenboden, aber nur bis zum Alveolarfortsatz durch Ablösung eines inneren und

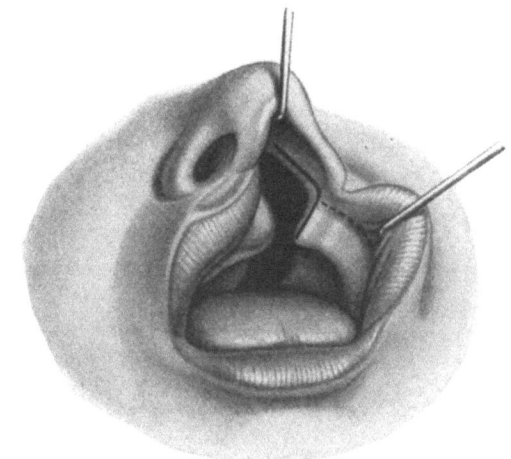

Abb. 484. Der Verschluß der einseitigen durchgehenden Hasenscharte nach AXHAUSEN. II.
Die Anlage des Weichteilschnittes zur Bildung des Nasenbodens auf der lateralen Seite. Die gestrichelte Linie deutet den Schnitt zur Ablösung der lateralen Weichteile an.

eines äußeren Schleimhautlappens. Der erstere ist am schwierigsten zu formen, da es nur ein dünner Schleimhautüberzug ist, der abgelöst werden muß. Während der Nasenflügel mit einem stumpfen Häkchen etwas angehoben wird, beginnt man auf der Innenseite unmittelbar hinter dem Septumrand mit dem Einschnitt, der bis zum Alveolarfortsatz geht und von da in leichtem Bogen bis zum Ansatz des Vomer. Die Ablösung erfolgt am besten mit dem Messer, muß aber wegen der leicht zerreißlichen Haut äußerst vorsichtig geschehen, um den Septumknorpel nicht zu verletzen. Im unteren Bereich kann man gegen den Knochen schneiden, dort ist die Ablösung leichter. Sie erfolgt aber nur bis an die tiefe Rinne, die durch den Ansatz des Vomer am Zwischenkiefer gebildet wird (Abb. 483). Ein solcher Lappen ist breit genug. Versucht man die Ablösung weiter, so zerreißt der Lappen an dieser Stelle, und man muß dann einen Lappen aus dem Vomer bilden, was an sich einfacher ist, aber mehr Schleimhaut kostet und auch die Höhe des neu zu bildenden Nasenbodens verändert. Auf der lateralen Seite verläuft der Schnitt vom Ende des Alveolarfortsatzes zur äußersten Nasenflügelspitze, an der bekannten Kreuzung der verschiedenen Spaltteile (s. S. 650). Von da zieht der Schnitt auf der Innenfläche des Nasenflügels nach oben. Er darf weder zu nahe am Nasenflügelrand, noch

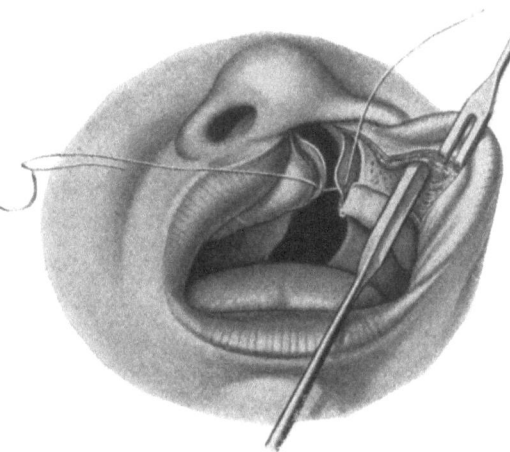

Abb. 485. Der Verschluß der einseitigen durchgehenden Hasenscharte nach AXHAUSEN. III.
Der mediale und seitliche Nasenbodenlappen sind durch Naht vereinigt. Die Weichteile der lateralen Seite werden vom Oberkiefer abgelöst.

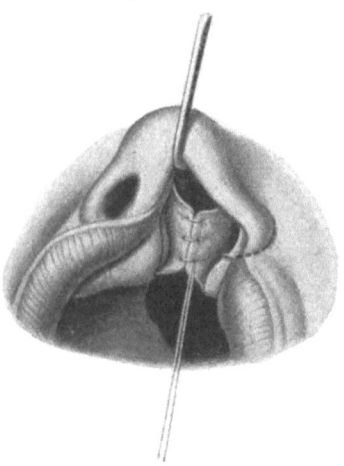

Abb. 486. Der Verschluß der einseitigen durchgehenden Hasenscharte nach AXHAUSEN. IV.
Der Nasenboden ist bis zum Alveolarfortsatz geschlossen. Die hintere Naht bleibt lang. Der Nasenflügel wird in der Nasenfurche entsprechend der punktierten Linie eingeschnitten.

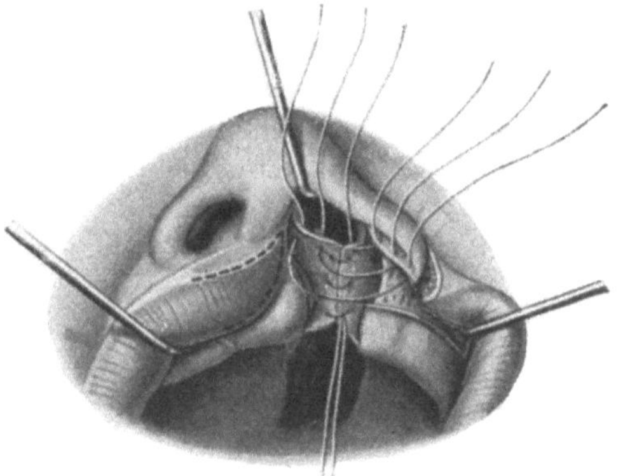

Abb. 487. Der Verschluß der einseitigen durchgehenden Hasenscharte nach AXHAUSEN. V.
Auf der medialen Seite wird ein Schleimhautläppchen gebildet entsprechend der gestrichelten Linie. Auf der lateralen Seite sind die Nähte gelegt, die den Nasenflügel mit dem Nasenboden in Verbindung setzen.

an der Grenze zwischen Haut und Schleimhaut liegen, da der Nasenflügel im ersten Falle zu schwach wird, im zweiten nach der Einfügung eine häßliche Falte im Nasenflügel entsteht (Abb. 484). Ein Viertel der häutigen Nasenflügelfläche soll nach innen zu, drei Viertel nach außen liegen. Nach diesem

Schnitt wird nun sofort der äußere Vestibulumquerschnitt aufgesetzt, und zwar so, daß am unteren Rand noch etwas bewegliche Schleimhaut bleibt, um das Befestigen des vorzunähenden Lappens zu erleichtern (Abb. 484). Jetzt werden die ganzen Weichteile vom Knochen aufwärts abgelöst, bis man das knöcherne Nasenbein und das Foramen infraorbitale sehen kann. Die Freilegung wird auch nach innen vom Knochen in der Nase durchgeführt (Abb. 485). Im Bereiche des Alveolarfortsatzes unten muß das Messer benutzt werden. Nun werden der äußere und der innere Lappen durch drei Knopfnähte vereinigt, so daß der vordere Teil des Nasenbodens bis zum Alveolarfortsatz gebildet ist. Der hinterste Faden bleibt zunächst lang (Abb. 486). Um nun das untere Nasenflügelende, das unter regelrechten Verhältnissen neben der Mittellinie am Tuberculum des Septum ansetzt, bei der durchgehenden Kieferspalte aber dort endet, wo die sämtlichen Spaltteile zu einem Kreuzungspunkt zusammentreffen (Abb. 483), muß zur Wiederherstellung eines regelrecht geformten Nasenloches das Ende des Nasenflügels von der falschen Stelle abgelöst und an seinen Platz gebracht werden. Diese Stelle entspricht der spitzwinkligen Wunde, die durch die Ablösung des Innenlappens für die Nasenbodenplastik am Naseneingang entstanden ist (Abb. 486). Es wird daher in der Nasolabialfalte von der Spitze des Nasenflügels nach außen oben ein kleiner Bogenschnitt von etwa 1 cm geführt. Der innere Rand des Nasenflügelendes muß mit dem medialen Rand des neugebildeten Nasenbodens vereinigt werden, während der äußere Rand mit dem Hautwundrand an dem freigelegten Tuberculum verbunden werden muß (Abb. 487). Um den Tuberculum-

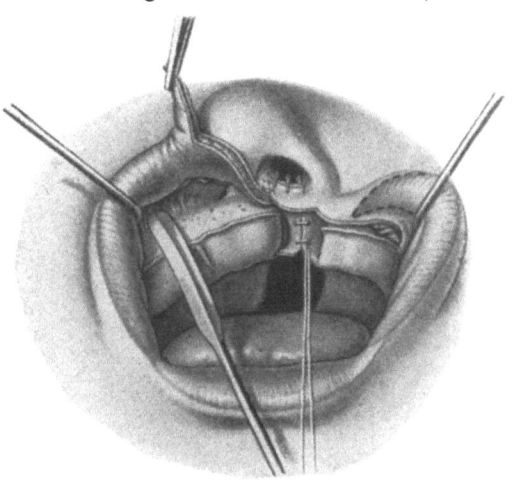

Abb. 488. Der Verschluß der einseitigen durchgehenden Hasenscharte nach AXHAUSEN. VI.
Auf der medialen Seite werden die Weichteile mitsamt der Oberlippe nach dem Einschnitt und in der Umschlagsfalte weitgehend in der Mitte bis zum Septum abgelöst. Auch auf der lateralen Seite ist ein Schleimhautläppchen angedeutet.

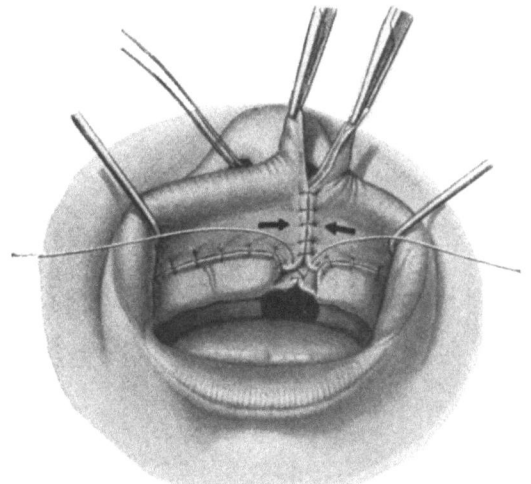

Abb. 489. Der Verschluß der einseitigen durchgehenden Hasenscharte nach AXHAUSEN. VII.
Die Alveolarschleimhaut ist beiderseits durch Nähte nach der Spalte hin zusammengeschoben (vorgenäht). Die früher lang gelassene Naht des Nasenbodens wird durch die beiden Schleimhautränder des Alveolarfortsatzes hindurchgeführt und so die Verbindung mit dem Nasenboden hergestellt.

rand in seiner Länge übersehen zu können, wird an der medialen Lippenrotgrenze ein Einschnitt gemacht. Er reicht nach oben bis in den Wundrand der

Spaltinnenseite da, wo das Lippenrot aufhört (Abb. 487). Der obere Teil gehört zum Tuberculum und bis zu diesem stumpfen Winkel, an dem die beiden Schnitte zusammenstoßen, muß der Außenrand der Nasenflügelspitze befestigt werden. Der Anfrischungsschnitt an der Lippenrotgrenze wird am besten nur im Bereich der Haut geführt. Der kleine Hautsaum wird dann mit einem schmalen Lippenrotteil mit der Schere abgeschnitten. Durch einen zweiten kleinen Schnitt durch die Schleimhaut nach hinten wird ein schmaler Lippenrotzipfel gebildet und von der Unterlage abgelöst (Abb. 487, 488). Ist dieser Schleimhautlappen gebildet, so wird in der Nasolabialfalte der äußeren Spaltseite der erwähnte kleine Schnitt gemacht. Die Falte kann durch Verschieben des Nasenflügels mit dem Finger genau festgestellt werden. Dieser Schnitt muß der Nasenflügelspitze zulaufen. Es darf kein

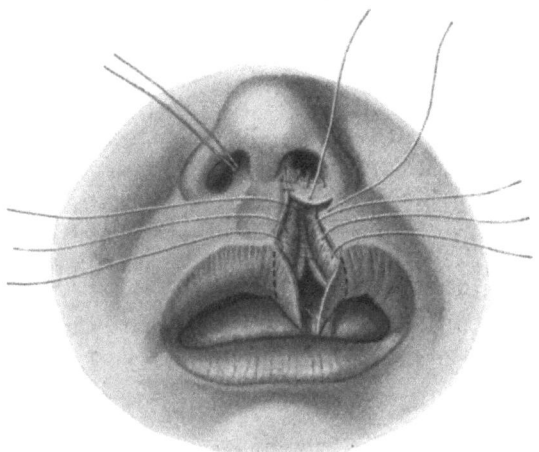

Abb. 490. Der Verschluß der einseitigen durchgehenden Hasenscharte nach AXHAUSEN. VIII.
Die Muskulatur wird durch einige Catgutnähte vereinigt, ebenso wird der Nasenflügel herangezogen. Die laterale Muskulatur und der Nasenwinkel sind mit einer starken Catgutnaht gefaßt und die beiden Enden subcutan durch das Septum zum gegenseitigen Nasenloch herausgeführt. Die beiden Schleimhautläppchen werden entsprechend der gestrichelten Linie gekürzt.

Stück der Nasenflügelspitze entfernt werden (Abb. 486). Nun kann die Nasenflügelspitze bereits einwärts gedreht und eingenäht werden. Mit feinstem Catgut wird zunächst die Nasenflügelspitze mit dem neugebildeten Nasenboden in der Nähe des Tuberculum vereinigt. Mit zwei weiteren Nähten wird dann die Nasenflügelinnenhaut mit der Grenze des neugebildeten Nasenbodens vereinigt (Abb. 487, 488). Die Nähte werden zuerst gelegt und erst zum Schluß geknüpft. Endlich wird die Nasenflügelspitze im Wundwinkel befestigt. Mit 2 3 feinsten Seidennähten vereinigt man dann den unteren Nasenflügelrand mit der Haut des Tuberculum bzw. Septum (Abb. 490). Die nun folgende Geraderichtung des Septums wird von AXHAUSEN durch die sog. *Vornähung der Schleimhaut*

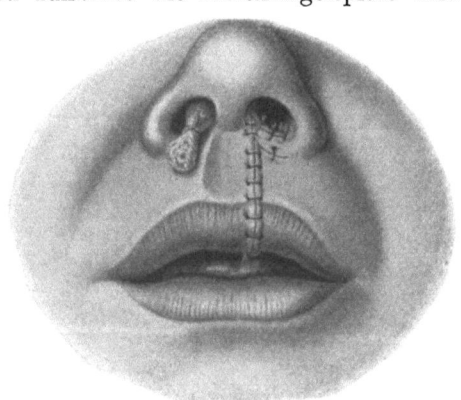

Abb. 491. Der Verschluß der einseitigen durchgehenden Hasenscharte nach AXHAUSEN. IX.
Die durch das Septum ziehende Muskelnaht ist im rechten Nasenloch über ein Gazebäuschchen geknüpft. Haut und Schleimhaut sind vollständig vernäht.

des medialen Alveolarfortsatzes erreicht. Dazu wird der Vestibulumquerschnitt auf der medialen Seite wie bei der einfachen Hasenscharte angelegt. Unmittelbar oberhalb des Alveolarfortsatzes, doch so, daß noch etwas bewegliche Schleimhaut am unteren Wundrand übrigbleibt, wird der Einschnitt weit nach lateral geführt. Die Ablösung des oberen Wundrandes erfolgt nun so weit, daß das knorpelige Septum, und weiter nach außen das Foramen infraorbitale freiliegen (Abb. 488). Die Vernähung und Vereinigung der Lippe erfolgt auf dieselbe Weise, wie sie bei der einseitigen, nicht durchgehenden Spalte beschrieben ist (s. S. 646 und 649). Wir verweisen hier auf die beigegebenen Abbildungen, aus denen alles weitere hervorgeht.

5. Der Verschluß der doppelseitigen Lippenspalten.
(VEAU, AXHAUSEN.)

Über das Vorgehen bei dem Verschluß der *doppelseitigen einfachen Spalte* ist nichts Besonderes zu bemerken. Es ist nicht gut, die beiden Seiten in einer Sitzung verschließen zu wollen, sondern besser mit einer Pause von einigen Wochen nach dem Vorgehen, wie es oben für die einfache Spalte empfohlen ist, erst die eine und dann die andere Seite zu schließen. Nach VEAUS Vorschrift soll man die Schleimhaut der Seitenflächen des Mittelstückes entfernen, weil sie unter Umständen die erwünschte Ausbreitung der Muskulatur der äußeren Spaltseite verhindert, während AXHAUSEN sie erhält.

Die *doppelseitige durchgehende* Spalte wird nach VEAU ebenfalls in zwei Sitzungen behandelt. Da er bekanntlich gleichzeitig den vorderen Gaumenabschnitt schließt, so schiebt er hier eine Pause von etwa 3 Monaten zwischen den ersten und zweiten Eingriff ein, der ebenfalls mit dem Verschluß der vorderen Gaumenspalte beginnt. Zweckmäßigerweise schließt man zunächst die am stärksten klaffende Spaltseite. Das Vorgehen im einzelnen entspricht für jede Seite dem für den Verschluß der einseitigen durchgehenden Spaltbildung beschriebenen.

Auch beim Verschluß der doppelseitigen durchgehenden Lippen-Kieferspalte geht AXHAUSEN auf größte Gewebeschonung aus. Zunächst wird der Nasenboden bis zum Alveolarfortsatz gebildet. Der Schnitt zur Bildung des äußeren Nasenbodenlappens ermöglicht gleichzeitig die Ablösung der gesamten Weichteile (Nasenflügel und Oberlippe) vom knöchernen Gerüst bis zum Foramen infraorbitale. Die Abgrenzung des Nasenflügels durch einen kleinen Schnitt und die Vereinigung dieses Nasenflügels mit dem Nasenboden und dem freigelegten Hautrand des Tuberculum an der Septumbasis wird genau so wie bei der einfachen durchgehenden Spalte durchgeführt. Auch der innere Lippenrotzipfel wird so wie bei der einseitigen Spalte gebildet.

Jetzt umschneidet AXHAUSEN den durch die Bildung des medialen Nasenbodenlappens entstandenen Schleimhautrand des Zwischenkiefers vorsichtig und löst den Rand etwas von der Unterlage ab. Er soll später mit der vorgenähten Schleimhaut des Vestibulum vereinigt werden. Diese Verbindung läßt sich ohne Schwierigkeiten herstellen. Mit der vorgenähten Schleimhaut wird auch gleichzeitig der Nasenbodenlappen auf der Unterfläche bedeckt. Dadurch wird der ganze Spalt mit Schleimhaut überbrückt. Der Verschluß der Muskulatur, Lippen und Schleimhaut wird auf dieselbe Weise durchgeführt wie bei der einfachen Spalte.

Während VEAU, wie schon oben erwähnt, den vorderen Teil der Gaumenspalte durch Lappenbildung aus dem Vomer und der seitlichen Nasenwand verschließt und diesen Verschluß durch das Aufnähen eines allerdings meist zu kurzen Gaumendachlappens auf der Unterfläche stützt, verschließt nach den obigen Schilderungen AXHAUSEN, der keinen Grund für den Verschluß der vorderen Spalte in der ersten Sitzung anerkennt, nur die Weichteile bis zum Alveolarfortsatz. Nach VEAU muß in der 2. Sitzung nur der hintere Teil der Gaumenspalte geschlossen werden, während nach dem Vorgehen von AXHAUSEN in der 2. Sitzung die ganze Spalte geschlossen werden muß. Sowohl nach dem VEAUschen, als nach dem AXHAUSENschen Verfahren findet bei vollem Gelingen der Plastik durch den Zug der Muskulatur der äußeren Spaltseite eine weitgehende Annäherung der getrennten Alveolarfortsatzabschnitte statt, so daß eine oft kaum sichtbare, praktisch bedeutungslose Spalte übrigbleibt. Nach dem VEAUschen Verfahren entsteht allerdings gelegentlich auf der Rückseite der ungedeckten Teile des Nasenbodens hinter der Alveolarfortsatzspalte eine Lücke, die dann später leicht durch eine der bekannten kleinen plastischen Doppellappenverfahren verschlossen werden kann. Auf den Verschluß der Gaumenspalte nach dem AXHAUSENschen Verfahren, das im wesentlichen dem v. LANGENBECKschen angepaßt ist, kommen wir noch zurück (s. S. 695).

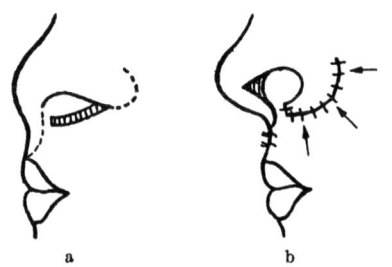

Abb. 492a und b. Plastische Bildung der Nasenspitze und der Nasenflügel nach LEXER. a) Umschneidung des Philtrums von der vorderen Nasenflügelöffnung aus. Umschneidung der verzerrten Nasenflügel und Bildung einer Hautrinne, in die die abgelösten Nasenflügel eingefügt werden sollen. b) Der Lappen an der Nasenspitze ist aufgerichtet, die sekundäre Lücke vernäht. Der Nasenflügel ist gestreckt in die dafür vorgesehene Rinne eingenäht.

WASSMUND hat in dem Bestreben, nicht nur den Nasenboden wiederherzustellen, sondern gleichzeitig den Kieferspalt und das Vestibulum zu verschließen, eine eingreifende Lappenplastik ausgearbeitet, die auf alle Fälle den mittleren Teil der Spalte auch im Bereich des Alveolarfortsatzes zu verschließen imstande ist. Er bildet einen doppelhäutigen Lappen, dessen obere Schleimhautfläche aus der Nasenseitenwand und der unteren Muschel gebildet wird, während der untere Schleimhautüberzug aus dem Septum entnommen wird. So schön das Verfahren ausgearbeitet ist, so wenig wird es wohl in der Praxis Anhänger finden, da es, selbst wenn man es als besonderen Eingriff vorausschickt, sehr eingreifend und nach unserer Ansicht auch überflüssig ist, da der Verschluß des Alveolarbogens bei Gelingen einer guten Lippenmuskelplastik praktisch vollständig genügt. Es ist auch die Frage, ob es zweckmäßig ist, zwischen die Spaltränder einen doppelhäutigen Lappen einzuschieben.

6. Die Nachbehandlung nach Lippenspaltenoperationen.

PLESSIER (VEAU) hat ins einzelne gehende Vorschriften gegeben, die mehr oder weniger auch von anderen Chirurgen angewendet werden. Wir bringen hier kurz die Angaben von PLESSIER. Nach Abschluß des Eingriffes wird die Umgebung der Naht vorsichtig mit abgekochtem Wasser abgewaschen. Dann legt VEAU für 24 Stunden eine kleine, mit Serum getränkte Kompresse auf die Wunde und befestigt sie mit einem schmalen Heftpflasterstreifen. Dieser Verband kann mehrmals gewechselt werden. Die *Arme* werden durch Papprollen gesteckt, die von der Schulter bis zum Handgelenk reichen, und dadurch wird das Berühren der Wunde mit den Fingern verhütet. Sehr zweckmäßig ist es, den Kindern am 1. Tage einen *Tröpfcheneinlauf* zu machen. Man kann dazu Traubenzuckerlösung nehmen. Ebenso wird gelegentlich am 1. Tage ein *Senfumschlag* um die Brust gemacht. Wenn die Temperatur, die oft bis 39 und 40° ansteigt, Unruhe hervorruft, so sind Abwaschungen mit kohlensaurem Wasser wünschenswert. Säuglinge bekommen gleich nach dem Eingriff alle 2 Stunden mit dem

Löffelchen etwas *Zuckerwasser* zu trinken. Ältere Kinder sollen erst am Abend etwas zu trinken bekommen. In den nächsten Tagen sollen Mund und Zunge vorsichtig mit abgekochtem Wasser ausgewaschen werden. Auch die Wunde kann mit Watte und abgekochtem Wasser betupft werden. Erscheinen einzelne Nahtlöcher gerötet, so ist ein Überzug mit einer schwachen Ichthyol- oder Kollargolpaste zweckmäßig.

Am 1. Tage soll jeder Säugling einen *Einlauf* erhalten, da das verschluckte Blut oft toxisch wirkt. Am 1. Operationstag gibt man auch nur Zuckerwasser oder etwas warmen gesüßten Tee. Nach 2 Tagen kann, wenn das Fieber nicht zu hoch ist, mit einer leichten Ernährung begonnen werden ($^1/_3$ Milch, Gemüsesuppe bei den größeren Kindern). Die *Brustkinder* können vom 2. Tage ab die Muttermilch mit dem Löffelchen bekommen. Vom 3. Tage ab muß man die Wunde aufmerksam beobachten und die Nähte, die die Neigung haben, durchzuschneiden, sofort entfernen. Das wird leider sehr häufig übersehen und gibt häßliche Narben. Im allgemeinen werden die Nähte am 6. Tage alle entfernt. Das muß unter großer Vorsicht geschehen und die Kinder gut festgehalten werden, da sich oft der Knoten nur schwer aus der Haut vorziehen läßt. Die *Muskeldrahtnähte* entfernt man am 8. oder 10. Tage. Hierbei muß man noch vorsichtiger sein, um den Faden, der oft tief in den Weichteilen liegt, so weit herausziehen zu können, daß man ihn glatt durchschneiden kann.

7. Nachoperationen nach Lippenspaltoperationen.

Sind früher unzureichende oder falsche Eingriffe zur Beseitigung von Hasenscharten (z. B. Entfernung des Zwischenkiefers) ausgeführt worden, so müssen öfters plastische Operationen die Fehler zu verbessern suchen. Allgemeine Regeln können dafür nicht gegeben werden. Der Chirurg muß nach den gegebenen Verhältnissen einen besonderen Operationsplan aufstellen. Für zwei der häufigsten Entstellungen, die *platte Nase* und die stark vorspringende Unterlippe, sind typische Eingriffe von LEXER (Abb. 492) und ABBE (Abb. 493) angegeben worden. Sie geben gute Erfolge, wie wir uns mehrfach überzeugen konnten. Häufig ist es notwendig, die Mitarbeit eines Zahnarztes, besonders zum Aufbau des Oberkiefermittelstückes (bei fehlendem Zwischenkiefer) heranzuziehen.

β) Die Eingriffe beim Lippenkrebs.

Am häufigsten wird der Lippenkrebs im Bereiche der Unterlippe gefunden. Die uns zur Verfügung stehenden Operationsmethoden machen fast immer plastische Verschiebungen von Haut und Schleimhaut notwendig. Selbstverständlich muß in allen Fällen eine Untersuchung der abführenden Lymphknoten vorgenommen werden. In Betracht kommen hauptsächlich die submentalen, die submaxillaren und die tiefen Lymphknoten im Bereiche der Vena jugularis interna. Finden sich in einem dieser drei Gebiete verdächtige Lymphknotenschwellungen, so ist es am zweckmäßigsten, die Ausräumung der Lymphknoten der Entfernung des primären Tumors vorauszuschicken. Bei Beteiligung der submentalen und bei einseitiger Erkrankung der submaxillaren Lymphknoten kommt man am besten mit einem bogenförmigen Hautschnitt aus, der etwa in der Mitte des Kinns beginnend, zunächst etwas distal konvex bis zur Höhe des Zungenbeins verläuft, um dann in der Richtung auf den Warzenfortsatz wieder nach oben zu ziehen. Die Freilegung des Spaltraumes zwischen den Musculi genioglossi und die Ausräumung der Lymphknoten an dieser Stelle macht keinerlei Schwierigkeiten. Bei der Ausräumung der submaxillaren Lymphknoten wird in derselben Weise vorgegangen, wie wir sie zur Unterbindung der Arteria lingualis beschrieben und abgebildet haben (s. S. 163). Die Glandula submaxillaris wird mitsamt den darin und dahinter liegenden Lymphknoten regelmäßig entfernt. Finden sich am Kieferwinkel und in der Umgebung der Vena jugularis Lymphknoten, so wird zu dem angegebenen Schnitt ein Schnitt am vorderen Rand des Musculus sternocleidomastoideus hinzugefügt, die Vena jugularis freigelegt, die Vena facialis communis kurz vor ihrer Einmündungsstelle doppelt unterbunden, durchtrennt und nun die Lymphknoten sauber ausgeräumt. Sind submentale und beiderseits submaxillare Lymphknoten nachweisbar, so wird am besten das Operationsgebiet durch einen Lappenschnitt freigelegt, der mit hinterer Basis die Gegenden der beiden Glandulae submaxillares freilegt. Bei einigermaßen vorgeschrittenen

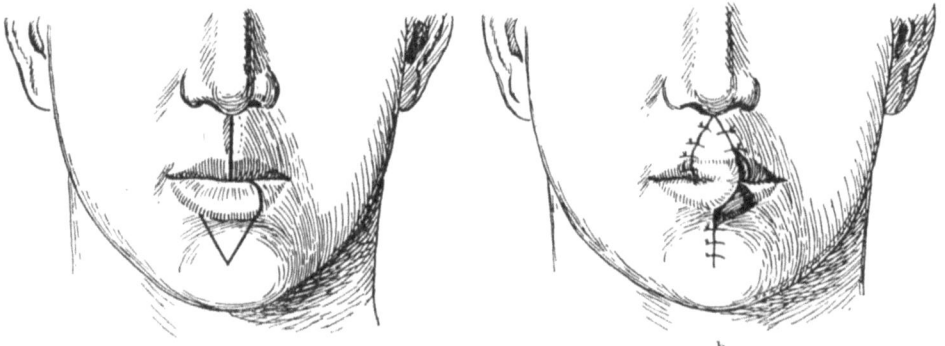

Abb. 493a und b. Ersatz des Mittelstückes der Oberlippe aus der Unterlippe nach ABBE.
a) Die Oberlippe ist gespalten. Aus der Unterlippe wird ein dreieckiger, durch das Lippenrot der einen Seite ernährter Lappen umschnitten. b) Der gestielte Lappen ist in die Lücke der Oberlippe eingefügt.

Lippenkrebsen ist es zweckmäßig, die Ausräumung der submentalen und submaxillaren Lymphknoten, selbst wenn keine Metastasen palpabel sind, der Operation an der Lippe vorauszuschicken. Die Ausräumung setzt man dann am besten bis zu den oberen tiefen Lymphknoten im Bereiche der Vena jugularis fort.

Zur Beseitigung des Lippenkrebses stehen uns folgende Verfahren zur Verfügung.

Die *einfache Keilausschneidung* mit Wiederherstellung der Lippe durch Vereinigung der Wundränder. Diese Methode ist dann anzuwenden, wenn es sich um einen ganz kleinen, beginnenden Lippenkrebs handelt. Auch in solchen Fällen ist es erforderlich, den Schnitt in sicher gesundem Gewebe zu führen. Es entsteht also in jedem Fall eine ziemlich beträchtliche Lücke. Eine einfache Schichtnaht darf nur dann erfolgen, wenn reichlich Gewebe vorhanden ist, so daß eine Spannung nicht eintritt.

Ist die Lücke am Lippenrand breiter als 2—2½ cm, so muß schon eine plastische Lappenverschiebung ausgeführt werden. Die ESTLANDER-ABBEsche Plastik ist für eine Lückendeckung der Unterlippe nicht geeignet (s. S. 659). Es ist vielmehr besser, ein- oder doppelseitig nach DIEFFENBACH-SZYMANOWSKI oder JÄSCHE vorzugehen (s. S. 662). Zum Ersatz des Lippenrotes wird die Wangenschleimhaut etwas höher durchtrennt als die Haut (s. S. 662).

Es gibt noch andere Möglichkeiten, das Lippenrot zu bilden. Eine ist bereits von v. LANGENBECK vorgeschlagen und besteht darin, daß ein Teil des Lippenrotes der Oberlippe beiderseits lappenförmig abgelöst und nach Umschlagen nach der Mitte zu, unter Bildung neuer Mundwinkel, nach Vereinigung der beiden Lappenenden an der neuen Unterlippe befestigt wird (Abb. 494). Zweckmäßig erscheint uns dieses Verfahren nicht, da der Mund

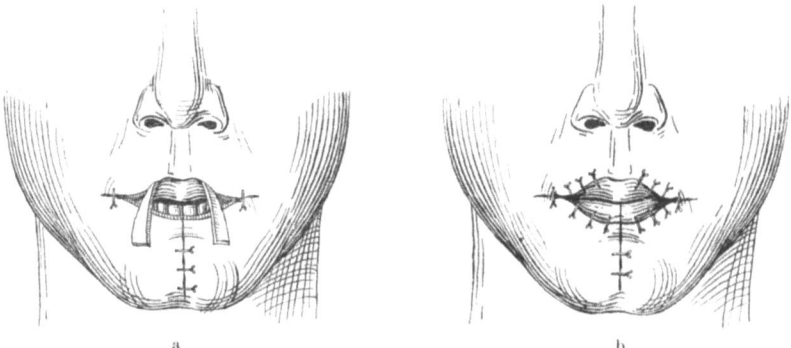

Abb. 494a und b. Lippenplastik nach Ausschneidung eines Unterlippencarcinoms unter Ersatz des Lippenrotes der Unterlippe durch das der Oberlippe. (Nach v. LANGENBECK.)
Nach Ausschneidung eines kleinen Keiles aus der Unterlippe erfolgt die Deckung des Defektes durch Naht und Ersatz des Lippenrotes aus der Oberlippe.

zu einer längsovalen Öffnung verkleinert wird, die nicht gut aussieht. Die vom Lippenrot entblößten Teile der Ober- und Unterlippe müssen durch Naht vereinigt werden, was ebenfalls zur Verkleinerung der Mundöffnung beiträgt. Besser und ausreichender läßt sich das Lippenrot der Unterlippe und der Oberlippe nach AF SCHULTÉN ersetzen. Die Oberlippe wird mit 2 Haltefäden in der Nähe der Mundwinkel nach oben umgeklappt und nun 2 Schnitte geführt,

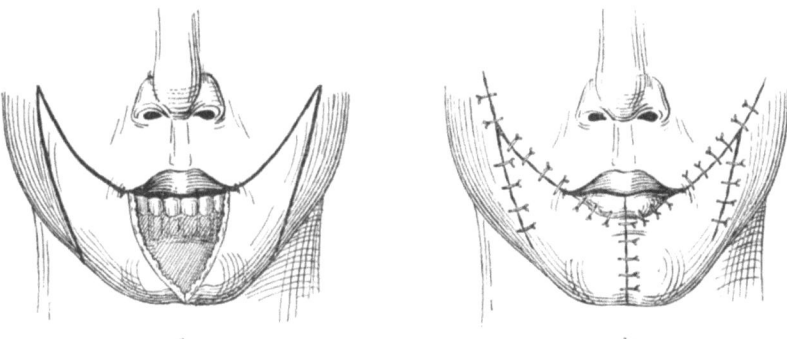

Abb. 495a und b. Lippenplastik und Entfernung eines ausgedehnten Unterlippencarcinoms. (Nach SZYMANOWSKI.)
In Abänderung des Verfahrens von DIEFFENBACH hat SZYMANOWSKI die sehr brauchbaren, spitzwinkligen Lappen umschnitten. Nach Zusammenschieben in der Mitte bleiben keine seitlichen Lücken zurück. Das Lippenrot kann durch Lappen aus der Mundschleimhaut, die eingespart werden, ersetzt werden.

von denen der erste die Lippe etwa 1 cm tief von einem Mundwinkel zum anderen spaltet, während der andere parallel dazu etwa 1—1,5 cm dahinter im vestibulären Teil verläuft. Beide Schnitte treffen sich in der Tiefe. So entsteht ein auch Muskeln enthaltender breiter Brückenlappen. Um ihn auf den Defekt des Unterlappens verschieben zu können, ist es gut, die Enden des unteren Schnittes beiderseits bogenförmig um die Mundwinkel herumzuführen.

Ist der keilförmige Defekt, der gesetzt werden muß, so groß, daß danach fast die ganze Unterlippe mit der Schleimhaut wegfallen mußte, so müssen immer ausgedehnte Plastiken ausgeführt werden.

DIEFFENBACH führte beiderseits zwei waagerechte Schnitte in Verlängerung des Mundwinkels aus, die durch die ganze Dicke der Wange dringen, und fügte von den Endpunkten dieser Schnitte aus zwei zu den Wundrändern parallele Schnitte hinzu. Dadurch entstanden zwei Lappen, die sich nun bequem in der Mitte vereinigen ließen. Die Naht dieser Hilfsschnitte brachte aber keinen guten kosmetischen Erfolg.

Daher wurde die DIEFFENBACHsche Methode von verschiedenen Chirurgen verbessert. Als zweckmäßig hat sich das Verfahren von SZYMANOWSKI erwiesen.

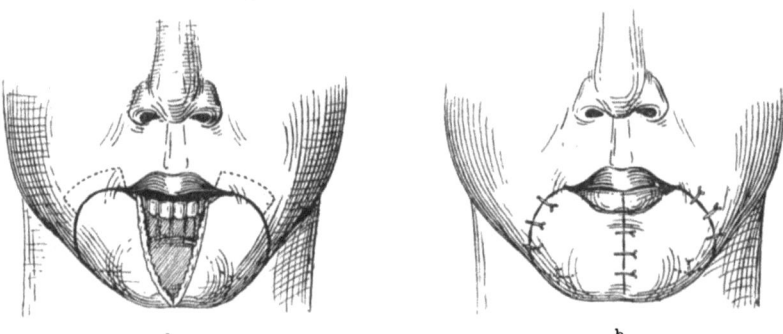

a   b
Abb. 496a und b. Lippenplastik bei Lippencarcinom. Methode nach JÄSCHE.
Nach Entfernung eines größeren keilförmigen Stückes der Unterlippe werden zwei große bogenförmige, von den Mundwinkeln ausgehende Lappen bis in die Kinngegend umschnitten. Die Schleimhaut wird entsprechend der punktierten Linie höher umschnitten, um sie zur Bildung des Lippenrotes verwenden zu können. Die Lappen müssen so mobilisiert werden, daß sie sich ohne Spannung in der Mitte vereinigen lassen.

Er bildete beiderseits spitzwinklige Lappen (Abb. 495), durchtrennte im vorderen Teil des oberen Lappenschnittes die Schleimhaut etwas höher (wie schon DIEFFENBACH) zur Bildung des Lippenrotes und konnte nun durch Verschiebung der bis an das Kinn abgelösten Lappen leicht einen Verschluß in der Mittellinie

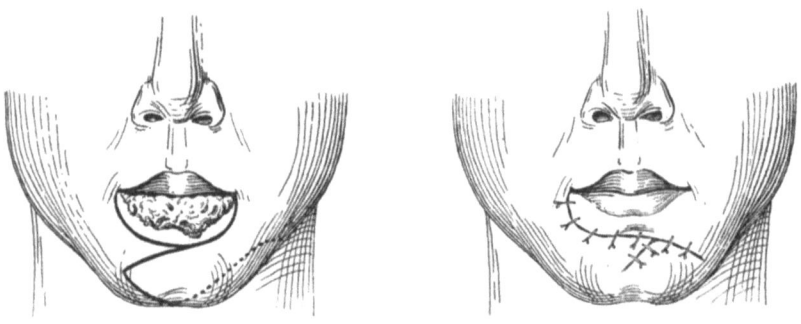

a   b
Abb. 497a und b. Lippenplastik, nach Entfernung eines Unterlippencarcinoms. (Nach v. LANGENBECK.)
Bei breiten Defekten der ganzen Unterlippe wird der Lappen, wie in a angedeutet, umschnitten. Die Lappen werden ausgetauscht.

erzielen und trotzdem die seitlichen Lücken, da die Spitze des Lappens wesentlich tiefer zu liegen kam, durch Naht, wie es in der Abb. 495 angegeben ist, verschließen.

Sehr gut hat sich uns auch die aus dem DIEFFENBACHschen Verfahren hervorgegangene *Plastik nach JÄSCHE* bewährt (Abb. 496). Durch zwei bogenförmige nach außen und unten gerichtete Schnitte, die vom Mundwinkel ausgehen, den vorderen Masseterrand nicht zu erreichen brauchen, dafür aber um den Kieferwinkel herum noch in die untere Kinngegend fortgesetzt werden können, lassen sich zwei breitgestielte Hautlappen von der Vorderfläche des Kinns ablösen und bequem zur Naht in der Mittellinie bringen. Auch hier wird das Lippenrot aus der etwas höher abgeschnittenen Schleimhaut der Wange

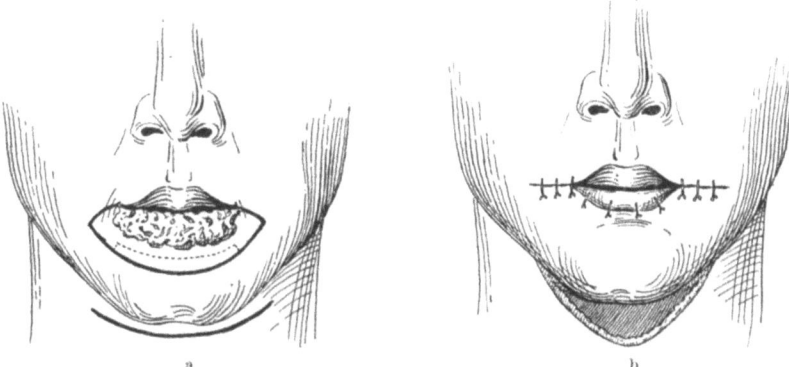

Abb. 498a und b. Lippenplastik bei Lippencarcinom. (Nach MORGAN.)
Bei breiten, aber oberflächlichen Carcinomen der Unterlippe läßt sich das MORGANsche Verfahren erfolgreich anwenden, besonders wenn, wie a zeigt, ein Teil der Schleimhaut zum Lippenrotersatz erhalten werden kann. Der Entspannungsschnitt muß ungefähr in der Gegend des Zungenbeins gelegen sein und die Mobilisierung des Visierlappens muß sehr ausgiebig erfolgen.

gebildet. Die bogenförmigen oder halbmondförmigen seitlichen Defekte lassen sich regelmäßig durch Naht verschließen.

Für größere, die ganze Lippe einnehmende Carcinome, die aber mehr am vorderen Rand der Lippe ihren Sitz haben, während die Schleimhaut der

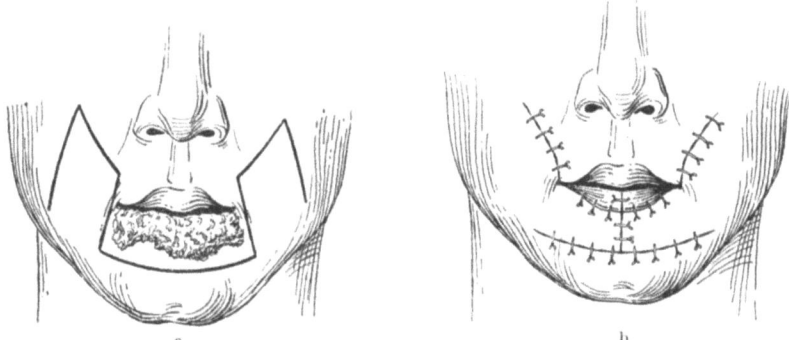

Abb. 499a und b. Lippenplastik nach Entfernung eines Lippencarcinoms. (Nach v. BRUNS.)
a zeigt die Schnittführung dieses bei der Entfernung größerer Defekte sehr empfehlenswerten Verfahrens. Die Lappen werden nach der Mittellinie zusammengeschoben und hier vereinigt. Durch geeignete Erhaltung des Schleimhautüberzuges an den äußeren Rändern kann auch das Lippenrot ersetzt werden. Das Verfahren eignet sich auch zum Ersatz der Oberlippe (s. Abb. 500).

Innenseite vollkommen unberührt ist, empfiehlt sich das Vorgehen von BLASIUS, das auch von VELPEAU und in neuerer Zeit von LEXER empfohlen wurde. Zur Ausführung dieser Methode wird die keilförmige Excision der Lippen so ausgeführt, daß die Keilbasis am einen Mundwinkel, die Keilspitze am anderen gelegen ist. Die Keilbasis darf nicht breiter als 1—2 cm sein. Wird nun die Keilbasis nach unten bogenförmig bis auf das Kinn oder auf die Kinnunterseite (LEXER) verlängert, so läßt sich der bogenförmige, innen Schleimhaut tragende Hautlappen weitgehend beweglich machen. Wie bei den vorher genannten

Verfahren läßt sich aus der etwas höher durchtrennten Schleimhaut das Lippenrot wieder herstellen und der so hergerichtete Lappen in die Lücke verschieben. Der sekundäre Defekt wird durch Naht verschlossen. Wir sehen bei diesen Methoden wieder den Vorzug der bogenförmigen Lappenschnitte. Eine Art Austauschlappen hat v. LANGENBECK zur Beseitigung breiter, aber nicht zu hoher Lippendefekte zur Anwendung gebracht. Die Schnittführung geht aus der Abb. 497 hervor. Zur Bildung des Lippenrotes muß die am inneren Lippenrand erhalten gebliebene Schleimhaut der Lippe oder die von v. LANGENBECK angegebene (s. S. 494) Verschiebung von Lippenrotlappen mit der Oberlippe herangezogen werden.

Nicht so gut erscheint das Verfahren von MAAS bei flachen, nur den Lippenrand betreffenden Erkrankungen. Man umschneidet im Bereich des Lippenweißes, ähnlich wie

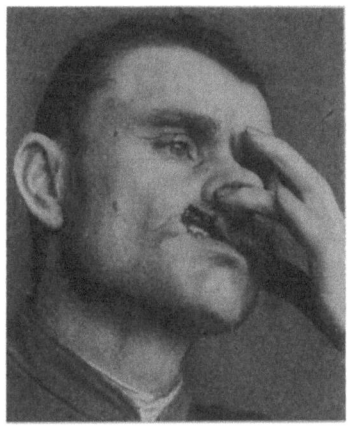 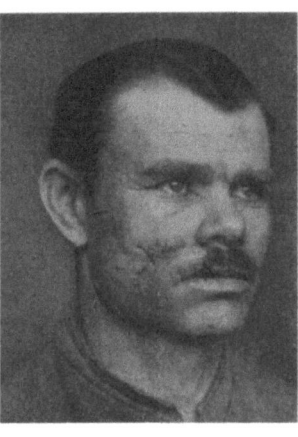

a b

Abb. 500a und b. Ersatz der carcinomatösen Oberlippe durch einen Hautschleimhautlappen. (Nach v. BRUNS.) Nach 4 Jahren stellte sich bei diesem Kranken ein Rückfall ein, der nach derselben Methode noch einmal erfolgreich operiert werden konnte.

v. LANGENBECK im Lippenrot (s. S. 661), einen breiteren Lippensaum nach beiden Seiten, vom Grund der Lippe ausgehend. So erhält man zwei schmale, Lippenweiß und Lippenrot enthaltende Lappen, die nach dem Defekt zusammengeschoben und dort vereinigt werden. Aber auch ringsherum werden sie angenäht. Bei etwas größeren Lücken entsteht eine kleine, eiförmige und oft noch etwas schiefe Mundöffnung.

Für sehr breite, rechteckige Defekte ist die ausgedehnte Plastik nach v. BRUNS anzuwenden (Abb. 499). Freilich muß im Bereich der Wange reichlich Gewebe vorhanden sein. Die Bildung der beiden seitlichen Lappen geht aus der Abbildung hervor. Die Durchtrennung der Schleimhaut muß hier zur Bildung des Lippenrotes im Bereiche der Außenränder etwas weiter rückwärts als die der Haut vorgenommen werden. Durch das Drehen der Lappen um ihren Stiel nach der Mitte zu verkleinern sich die seitlichen sekundären Lücken von selbst fast bis auf Schnittbreite, so daß sie mit einigen durchgreifenden Nähten, oder besser durch getrennte Schleimhaut- und Hautnaht, vollständig zum Schluß zu bringen sind (Abb. 499b). Bei der Durchschneidung der Wange, im Bereiche der oberen und äußeren Lappenränder, muß darauf geachtet werden, daß die vorher feststellbare Mündung des Ductus parotideus nicht in den Schnitt fällt. Schließlich ist für sehr breite, d. h. über den Mundwinkel hinausreichende, aber nicht zu hohe Defekte noch die Plastik nach MORGAN erfolgreich zu verwenden

(Abb. 498). Kann man nach Entfernung im Gesunden noch einen Teil der Innenseite der Schleimhaut der Unterlippe erhalten, so kann man da das Lippenrot durch das mehrfach erwähnte Vorgehen bilden. Im übrigen geht man so vor, daß nur ein Hilfsschnitt bogenförmig in der unteren Kinngegend angelegt wird, der bis auf die Muskulatur reicht und nach hinten etwas konvex ist. Dann werden die Weichteile der ganzen Kinngegend unter dem so gebildeten Brückenlappen vom Knochen abgelöst und der Brückenlappen visierartig über das Kinn nach oben gezogen. Der Defekt in der unteren Kinngegend läßt sich meist dadurch wesentlich verkleinern, daß man die Wundränder zunächst

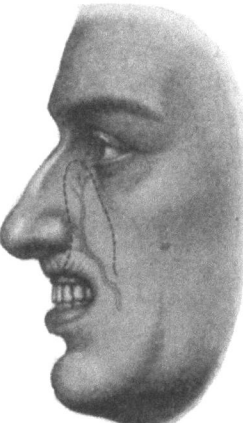

Abb. 501. Bildung eines Arterienlappens zum Ersatz der Oberlippe nach ESSER. I.
Die punktierte Linie zeigt die Bildung des Lappens an, der die angedeutete A. angularis enthält. Der untere Teil des Lappens enthält auf der Rückseite auch Lippenschleimhaut. (Aus KIRSCHNER Bd. I.)

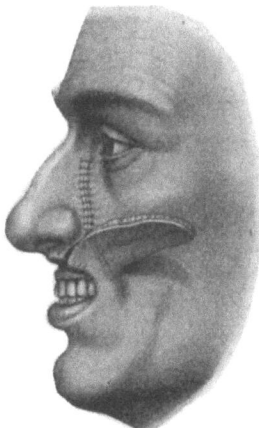

Abb. 502. Bildung eines Arterienlappens zum Ersatz der Oberlippe nach ESSER. II.
Der Arterienlappen ist abgelöst. Die sekundäre Lücke an der seitlichen Nasenwand ist geschlossen. (Aus KIRSCHNER Bd. I.)

hinten beginnend nach der Mitte zu zusammenzieht, um dann schließlich den noch bleibenden quergestellten Defekt durch einige Situationsnähte zu verkleinern. Diese Nähte dürfen aber keinen Zug auf den Visierlappen ausüben. Bleibt ein Defekt, so wird er gethierscht.

Alle die bisher genannten Lappen sind der Umgebung entnommen. In den Fällen, in denen besonders große Lücken entstanden sind, die sich bis auf das Kinn erstreckt haben, müssen die Lappen zur Deckung weiterher geholt werden. Praktisch durchführbar ist die Bildung von Lappen aus der Kopfhaut, in Form des Pistolengrifflappens nach LEXER, die Bildung eines doppelt gestielten Kopfhautlappens nach PERTHES, und die Bildung von Hals- und Brusthautlappen nach ISRAEL und VÖCKLER, wie sie S. 93 angeführt worden sind.

Die *Carcinome der Oberlippe* sind wesentlich seltener. Nach ihrer Entfernung muß ebenfalls fast immer eine plastische Deckung erfolgen. Als zweckmäßigste Plastik hat sich uns eine der von

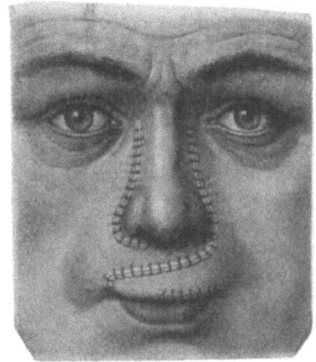

Abb. 503. Bildung eines Arterienlappens zum Ersatz der Oberlippe nach ESSER. III.
Die Abbildung zeigt eine doppelseitige Arterienlappenbildung nach ESSER zum vollständigen Ersatz der Oberlippe nach Abschluß des Eingriffes. (Aus KIRSCHNER Bd. I.)

BRUNSschen Methode entsprechende Lappenverschiebung erwiesen (Abb. 499). Die Lappenstiele müssen aber entsprechend höher, also oberhalb der Mundwinkel sitzen. Die Methode läßt sich übrigens an der Oberlippe und an der Unterlippe auch einseitig erfolgreich anwenden (Abb. 500). Sehr gut ist auch der Ersatz von Oberlippenteilen durch einen *Arterienlappen* aus der seitlichen

Lippen-Nasenwand (A. angularis) (Abb. 501 und 502). Muß die Oberlippe in ganzer Breite geopfert werden, so können beiderseits Angularislappen gebildet und nebeneinander eingesetzt werden (Abb. 503). Erscheint die eine oder die andere Plastik nicht geeignet, so ist es am besten, wenigstens bei *Männern*, einen Kopfhautlappen nach LEXER mit Unterfütterung eines frei transplantierten Epidermis- oder Lippenschleimhautlappens zu verwenden. Zwar fehlt die Beweglichkeit einer solchen Lippe, der kosmetische Erfolg ist aber meist gut (s. Abb. 51). Die auf dem Lappen wachsenden Haare verdecken in Form eines Schnurrbartes die Narben. Es ist sogar möglich, ein Philtrum herzustellen. Man umschneidet zu diesem Zweck, nachdem der Lappen fest eingeheilt ist, ein schmales, oben gestieltes Läppchen von Philtrumform, klappt dieses Läppchen nach oben und trägt mit dem Messer die unterste Haarwurzelschicht ab (RÉTHY) und legt das Läppchen dann in sein Bett zurück. Es kommt dann eine haarlose, dem Philtrum ähnliche Einsenkung in der Mitte der Oberlippe zustande.

Bei *Frauen* bildet man einen Halshautlappen nach HAHN-ISRAEL (Abb. 52) oder einen Stirnlappen, der einen Ast der A. temporalis enthält. Beide Lappen werden durch freie Überpflanzung eines Epidermislappens zunächst an ihrem distalen Ende doppelhäutig gemacht, bis zur Anheilung des Transplantates an ihrem alten Platz gelagert und erst dann nach genügender Stielung in die angefrischte Lücke verschoben.

γ) Die Behandlung der Lippen- und Gesichtsfurunkel.
(BIER, LEXER.)

Unter den Furunkeln nimmt der Gesichtsfurunkel eine besondere Stellung ein, insofern, als er verhältnismäßig häufiger als Furunkel an anderen Körperstellen zu einem sehr schweren Krankheitsbild führen kann. Wenn auch in den meisten Arbeiten über den Gesichtsfurunkel hervorgehoben wird, daß der Gesichtsfurunkel an sich sich zunächst in keiner Weise von den anderen Furunkeln unterscheidet, was die Entstehungsursache und die Art der Keime betrifft, so wird ebenso immer wieder betont, daß die anatomischen Beziehungen zwischen Gesichtshaut, mimischer Muskulatur und Venensystem andere sind als in anderen Körpergegenden. Dazu kommen noch einige Besonderheiten, die mehr äußerlicher Natur sind. Von anatomischen und topographisch-anatomischen Sondereigenschaften der Gesichtshaut werden folgende angeführt: die straffen Verbindungen zwischen Haut und Gesichtsmuskulatur, die in der Haut fest verankert ist, und die Fülle der großen Venen, die unter sich und mit den tiefgelegenen Venenplexus, den Hirnhautvenen und den Sinus in Verbindung stehen. So haben wir eine unmittelbare Verbindung von der V. naso-frontalis oder angularis nach der V. ophthalmica sup. und inf. und von da aus nach dem Sinus cavernosus. Es bestehen auch Verbindungen zwischen der V. angularis (und ihren Seitenvenen), besonders der Vv. nasales, labialis sup. und inf. mit der V. jugularis ext. Von den beiden großen Venenstämmen, den Vv. facialis ant. und jugularis int., gehen Verbindungen durch in die Tiefe gehende Äste nach dem Plexus pterygoideus, der wieder mit den Vv. meningeae med. zusammenhängt. Auch die Abflußvenen des Rete foraminis ovalis münden in diesen Plexus. Weitere Verbindungen sind durch die V. submentalis, durch die V. lingualis, durch die Vv. vertebrales, sphenopalatina usw. nach der Tiefe gegeben. Bricht daher die Jnfektion in eine Vene ein oder ruft sie eine Thrombophlebitis hervor, so kann einerseits das Fortschreiten nach dem Innern der Schädelhöhle möglich sein, andererseits kann durch die großen abführenden Venenstämme, besonders die Vv. facialis communis und jugularis interna, sehr leicht eine Keimverschleppung in die Blutbahn hinein und infolgedessen eine pyämische oder septische Erkrankung die Folge sein. Außer diesen topographisch-anatomischen Besonderheiten wird noch die Lockerheit des Subcutangewebes (WREDE) hervorgehoben. Von einer solchen kann man aber nur in ganz beschränkten Bezirken reden. In den meisten Gegenden besteht vielmehr ein festes, wenn auch durch die mimische Muskulatur sehr bewegliches Subcutangewebe.

Erwähnt wird noch die Starrheit der Wand der V. facialis (ROEDELIUS), die nicht wie andere Venen nach der Durchschneidung sofort kollabiert. Mehr äußerliche Besonderheiten betreffen die häufigen oberflächlichen Hauterkrankungen der Gesichtshaut durch die Neigung vieler Menschen, an jeder kleinen Acnepustel herumzudrücken oder kleine Furunkel mit der Nadel aufzustechen. Schließlich wird allgemein angeführt, daß die oben erwähnten Beziehungen zwischen Haut und mimischer Muskulatur dazu Veranlassung geben (ROSENBACH u. a.), daß eingedrungene Infektionsstoffe gewissermaßen in das Gewebe hineingepreßt und dadurch die Ausbreitung gefördert wird. Bei der klinischen Betrachtung der Gesichtsfurunkel hat man gutartige von bösartigen zu trennen gesucht. Es kann keinem Zweifel unterliegen, daß diese Unterscheidung bis zu einem gewissen Grade möglich ist. Gelegentlich kommt auch die Umwandlung eines gutartigen in einen bösartigen vor; leider gibt es kein sicheres klinisches Zeichen, um die Gutartigkeit bzw. Bösartigkeit sicher festzustellen. Der Gesichtsfurunkel kann an allen Stellen bösartige Formen annehmen, nicht nur an den Lippen, sondern auch hauptsächlich an der Nase, am Kinn, an der Schläfe, an Stirn und Wange. Je mehr sich der Sitz der *Mittellinie* nähert, desto häufiger ist ein bösartiger Verlauf beobachtet worden, bei weitem am häufigsten an der Oberlippe, die überhaupt sehr oft erkrankt, etwa in 50% aller Gesichtsfurunkel (HOFMANN, MORIAN). Hier scheinen die obengenannten Voraussetzungen für eine leichte Ausbreitung am günstigsten zu sein. Glücklicherweise verläuft der Gesichtsfurunkel in der Mehrzahl der Fälle ähnlich wie andere Furunkel. *Ein Umschlag zur Bösartigkeit* erfolgt sehr häufig erst nach den *Versuchen des Ausdrückens, der Entleerung durch Einstechen und durch unzureichenden Einschnitt*, der leider auch immer noch von ärztlicher Seite allzuoft ausgeführt wird. Zwischen den örtlich bleibenden und den unter rascher Ausbreitung letal verlaufenden Fällen gibt es Übergänge, die ROEDELIUS unter dem Sammelnamen *Übergangsfälle* zusammenfaßt. Diese Übergangsfälle können den bösartigen sehr ähnlich sehen. Ausgedehntes Ödem mit rüsselförmiger Vorstülpung der Lippen, mit Verschwellung der Augenlider und des ganzen Gesichtes rufen oft das Bild eines bösartigen Verlaufes hervor. Fehlt aber das Fieber oder hält es sich in mäßigen Grenzen oder sinkt das anfänglich hohe Fieber rasch ab, so ist ein bösartiger Verlauf meist nicht zu erwarten. Steigt dagegen das Fieber über 39,5 und 40° und bleibt es hoch, nimmt die Schmerzhaftigkeit zu, wird die Infiltration in der Umgebung des Furunkels bereits hart, zeigen sich deutlich den großen Venenstämmen entsprechende, druckempfindliche, harte Stränge und schreitet die bereits harte Schwellung rasch fort, so sind das Anzeichen, die einen bösartigen Ausgang erwarten lassen. In allen Fällen, bei denen überhaupt der Verdacht eines bösartigen Verlaufes vorliegt, müssen unbedingt *Blutplatten* gegossen werden. Zwar haben Fälle, bei denen ein einmaliges Wachstum von Eiterkokken im Blut nachweisbar ist, nicht immer unbedingt eine schlechte Prognose, da der Prozeß auch dann noch zum Stillstand kommen kann; aber der Beweis für eine zum mindesten vorübergehende Allgemeininfektion ist doch dadurch gegeben.

Die *Behandlung* der Gesichtsfurunkel hat mancherlei Wandlungen durchgemacht. Bei der verhältnismäßigen Häufigkeit bösartiger Formen hat man eine Zeitlang das Messer so früh wie möglich gebraucht und große Incisionen ausgeführt, oder eine *Ausschneidung* des ganzen Furunkels vorgenommen, wie an anderen Körperstellen, was RIEDEL besonders für die Karbunkel empfohlen hatte. Durch die verschiedensten Statistiken der letzten Jahre, wie sie besonders von ROEDELIUS, DITTRICH und HOFMANN und MORIAN und neuestens von NOVÁK zusammengestellt worden sind, hat sich aber immer wieder herausgestellt, daß auch mit einer extremen chirurgischen Behandlung bessere Erfolge nicht erzielt werden, daß vielmehr im Gegenteil die ausgesprochen schonende Behandlung bessere Erfolge liefert. Bei Berücksichtigung der statistischen und klinischen Vergleichsfälle müssen, wenn man die Behandlungsmethoden einander gegenüberstellen will, alle Fälle ausscheiden, die schon mit schweren septischen Erscheinungen in die Behandlung eingetreten sind, oder bei denen eine Thrombose des Sinus cavernosus, Lungenabscesse oder andere Metastasen nachweisbar waren. Solche Fälle sind keiner Behandlung mehr zugänglich. So sind nach HOFMANN (BIERsche Klinik) von 171 behandlungsfähigen Fällen 4 Fälle bei konservativer Behandlung zugrunde gegangen, das ist 2,3%. Demgegenüber standen 70 behandlungsfähige Fälle aus der VON BERGMANNschen Zeit, die operativ behandelt wurden, mit 6 Todesfällen, das sind 8,6% Sterblichkeit. Ähnliche Feststellungen sind auch von anderen Beobachtern (DITTRICH), so auch aus der Leipziger Klinik (MORIAN) gemacht worden, so daß man sich mehr und mehr der ursprünglich nach REVERDIN bereits von GOSSELIN geübten, in neuerer Zeit besonders von BIER und seinen Schülern empfohlenen konservativen Behandlung zugewendet hat. Auch Lossen, Frienemann, Roedelius und die Payrsche Klinik nehmen den konservativen Standpunkt ein.

Das bezieht sich allerdings nur auf die durchschnittliche Behandlungsweise und es kann nicht geleugnet werden, daß es auch Gesichtsfurunkel gibt, die man operieren muß. Die operative Behandlung hat eben dadurch an Ansehen verloren, daß sie von manchen Chirurgen grundsätzlich, also bei allen Erkrankten durchgeführt wurde. Noch mehr hat die *unzureichende chirurgische Behandlung* geschadet (Novák). Dadurch wurden harmlose örtliche Furunkel in bösartige umgewandelt. Wird also überhaupt eingegriffen, so muß das so geschehen, daß entweder der ganze Herd entfernt wird, was am besten mit der Diathermieschlinge gelingt (Zander-Schmidt), oder es müssen weitgehende, d. h. bis zu den Enden des Entzündungsherdes nach *Fläche und Tiefe* reichende Einschnitte gemacht werden. Ebenso sind die abführenden Lymph- und Venenbahnen zu eröffnen. Die großen abführenden Venen müssen dann auch möglichst bis in gesundes Gebiet verfolgt, Thromben ausgeräumt, oder wenn keine gefunden werden, die Unterbindung vorgenommen werden. Auch diese Einschnitte macht man am besten mit dem Diathermiemesser. Solche Eingriffe führen aber zu starken Entstellungen und machen oft sekundär plastische Deckungen nötig. Es muß besonders betont werden, daß die *Anzeigestellung* zum chirurgischen Eingreifen bei den Gesichtsfurunkeln meist außerordentlich schwer zu stellen ist. Weder hohes Fieber noch starke Schmerzhaftigkeit, oder die örtliche Auftreibung und die sichtbare Beteiligung der Lymph- und Venenbahnen sind ein sicherer Maßstab. Man ist doch überrascht, wie oft, trotz sehr bedrohlicher Allgemeinerscheinungen, nach 24 Stunden ein örtlich begrenzter Herd übrigbleibt, der sich öffnet, den nekrotischen Pfropf ausstößt und abheilt. In anderen Fällen entwickelt sich über Nacht aus einem begrenzt und gutartig erscheinenden Furunkel eine Sinusthrombose, Lungenabscesse oder Sepsis.

Selbst leicht erscheinende Fälle sind aber mit Vorsicht zu behandeln. Jedesmal eine klinische Behandlung durchzuführen, erscheint schon aus wirtschaftlichen Gründen nicht möglich. Die Kranken sollen aber, wenn sie ambulant behandelt werden, auf die Gefahren aufmerksam gemacht werden und genaue Anweisungen erhalten. Der Furunkel wird mit einem Salbenlappen bedeckt, der mit einem Pflasterstreifen befestigt wird und den Kranken wird eingeschärft, nicht zu reden, nur flüssige Nahrung zu sich zu nehmen, besonders das Kauen zu vermeiden und vor allen Dingen jegliche Berührung des Furunkels zu unterlassen, bei den geringsten Erscheinungen eines Fortschreitens, insbesondere aber wenn Temperatursteigerungen über 38,5 auftreten, sich in klinische Behandlung zu begeben. Der Kranke muß mindestens einmal täglich zur Untersuchung kommen. Bei *klinischer Behandlung* werden dieselben Regeln befolgt. Fälle, die von Anfang an mit schweren akuten septischen Erscheinungen und hohem Fieber und großer Schmerzhaftigkeit beginnen, müssen sofort in ein Krankenhaus aufgenommen werden. Salbenverband, Bettruhe, eventuell Biersche Stauung, werden durchgeführt. Die Biersche Stauung hat nach Ansicht vieler Kliniker gerade beim Gesichtsfurunkel große Vorteile. Saugglockenbehandlung wird auch von der Bierschen Schule nach Mißerfolgen abgelehnt. Die Stauung wird nach Keppler und Hofmann mit einer 2—3 cm breiten Gummibinde, die mit Haken und Ösen versehen ist und möglichst tief am Hals angelegt wird, 20—22 Stunden am Tag durchgeführt.

Die *Röntgenbestrahlung* wird von verschiedenen Seiten gelobt (HEIDENHAIN, BAENSCH, NOVÁK u. a.). Bei frühzeitiger Einleitung der Behandlung tritt rasch Abgrenzung des Herdes ein und macht oft die chirurgische Behandlung überflüssig. Auch die *Kurzwellenbehandlung* hat Anhänger, wenn ihre Wirkung auch nicht sicher bewiesen ist. Dasselbe gilt für die *Insulinbehandlung* (DEBREZ u. a.). Im übrigen werden die Kranken ebenso behandelt wie die ambulanten. Sprechverbot und äußerste Vorsicht bei der Nahrungsaufnahme wird ihnen strengstens anempfohlen. Besteht hohes Fieber, so müssen die Kranken besonders genau beobachtet werden, um das Fortschreiten des Herdes nicht zu übersehen. Es werden Blutplatten gegossen, auf Milz- und Leberschwellung geachtet, der Urin auf Eiweiß und Zucker untersucht und das Verhalten der Lungen genauestens beobachtet. Die Erfolge der *operativen Behandlung* könnten nur dann aussichtsreich sein, wenn es gelänge, alle abführenden Gefäßbahnen zu unterbrechen. Das wird mit dem Messer kaum jemals möglich sein bei der Zahl· und Vielgestaltigkeit dieser Abflußwege. Hier könnte höchstens eine restlose Ausschneidung helfen. Macht sich ein Fortschreiten sichtlich in Richtung einer der erreichbaren Venen (angularis, facialis, jugularis) bemerkbar, so kann der Versuch einer Freilegung der Vene mit folgender Unterbindung oder Resektion gemacht werden. Solche Versuche sind schon 1881 von GLUCK, später nach dem Vorgehen von ZAUFAL und BRAUN auch bei Gesichtsfurunkeln gemacht worden. In neuerer Zeit sind die Venenunterbindungen wieder von verschiedenen Seiten empfohlen worden (LEXER, HOSEMANN, MELCHIOR u. a). Will man nur einschneiden, so muß man durch große, die Abflußbahnen und die sichtbaren Stränge bis ins Gesunde verfolgende Einschnitte, die durch die ganze Dicke der Weichteile reichen, vorgehen. Besonders entlang den Venen, die nach Unterbindung eröffnet werden müssen, sind diese Spaltungen in rücksichtsloser Weise notwendig. In seltenen Fällen wird man damit Erfolg erzielen. In der Mehrzahl der Fälle sind die erreichbaren Grenzen bereits nach irgendeiner Richtung hin überschritten und es kommt trotz des Einschneidens zur Sinusthrombose, Meningitis, Pyämie oder Sepsis. Die Meningitis und Sinusthrombose können wir nicht mehr beeinflussen. Klingen aber in einem Falle von Pyämie die örtlichen Erscheinungen mit oder ohne Eingriff ab und bleiben trotzdem Schüttelfröste bestehen, so ist ein Versuch der *Jugularisunterbindung* angebracht und hat schon manchen Erfolg herbeigeführt (LEXER u. a.). Ist der Furunkel unter abwartender Behandlung zu einer rein örtlichen Erkrankung geworden, so soll man auch dann noch mit Einschnitten sehr vorsichtig sein. Man kann die Eiterkuppe abheben und einen Versuch machen, den gelösten Pfropf mit einer Pinzette herauszuziehen. Aber auch das darf nur dann versucht werden, wenn er leicht herausgeht. Das Einführen von reiner Carbolsäure nach KRITZLER oder das Einführen eines kleinen Phenolcamphertampons sorgt für rasche Abstoßung des Pfropfes, wenn er noch nicht vollständig gelöst ist. Immer ist der Furunkel mit Salbe zu umgeben, um auf jeden Fall ein Eindringen von Keimen in die benachbarten Haarbälge zu verhüten.

LAEWEN hat die Umspritzung der Gesichtsfurunkel mit Eigenblut empfohlen. Sein Hauptgedanke dabei war eine rein mechanische Behinderung der weiteren Ausbreitung der Infektion. Ob dabei auch bactericide Kräfte des Blutes und des Gewebssaftes eine Rolle spielen, ist bis heute nicht sicher festgestellt. Die Mehrzahl der von LAEWEN veröffentlichten Fälle sind zweifellos keine bösartigen Furunkel gewesen, so daß die Beurteilung des Wertes des Verfahrens gerade in dieser Beziehung noch nicht einwandfrei möglich ist. In einem scheint es sich allerdings um einen malignen Furunkel gehandelt zu haben. Ebenso hat LINHART einen malignen Furunkel mit dem LAEWENschen Verfahren erfolgreich behandelt. Im anderen Falle LINHARTS ist die Diagnose maligner Furunkel zum mindesten zweifelhaft. Die Methode besteht darin, daß 30—90 ccm des aus der Cubitalvene des Kranken entnommenen Blutes unter Druck rings um und unter den Furunkel in das Gewebe eingespritzt wird. NOVÁK hat festgestellt, daß die intramuskuläre Eigenbluteinspritzung auch bei Behandlung der Gesichtsfurunkel viele Anhänger hat.

Besteht ein *allgemein septischer Zustand*, so sind noch alle die Versuche, die auch sonst nach Beseitigung des örtlichen Herdes gemacht werden, zur Anwendung zu bringen. Es ist in letzter Zeit sehr still geworden, um alle die Methoden, die durch intravenöse Injektion von Metallpräparaten, von Farbstoffpräparaten, von Chininderivaten usw., die allgemein septischen Erkrankungen zu bekämpfen versuchten (s. S. 33). Abgesehen von Einzelerfolgen, von denen man nie sagen kann, ob sie auf Einfluß des Mittels zurückzuführen sind, haben alle diese Mittel im Stich gelassen. Trotzdem wird man sie gegebenenfalls anwenden, ebenso wie die Antisera bei der Aussichtslosigkeit des Falles versucht werden müssen. Das gilt auch für das *Prontosil*, das mehrfach empfohlen worden ist, dem aber allgemein eine stärkere Wirkung gegenüber Streptokokken zugeschrieben wird als gegen Staphylokokken, die die Furunkel meist verursachen. Über die neueren Mittel s. S. 33. Die Obduktion von Menschen, die an Gesichtsfurunkeln zugrunde gegangen sind, klären uns ohne weiteres über den Grund der Mißerfolge aller Behandlungsversuche auf. Fast immer findet sich eine fortschreitende Thrombose der Gehirnvenen und Meningitis. Fast regelmäßig werden zahlreiche Lungen- oder Nierenabscesse oder auch Abscesse im ganzen Körper, deren Quelle in einer Endocarditis staphylo- oder streptomycotica zu suchen ist, festgestellt.

13. Die Eingriffe an der Zunge und am Mundboden.

a) Die Eingriffe beim Zungenabsceß und bei den Geschwülsten der Zunge.

Von den *Erkrankungen der Zunge* machen *entzündliche Prozesse und Geschwülste* am häufigsten chirurgische Eingriffe notwendig. Von entzündlichen Erkrankungen steht an erster Stelle der *Zungenabsceß*. Im Anschluß an oft geringfügige Verletzungen durch Fremdkörper oder Zähne kommt es zu einer eitrigen Einschmelzung im Bereiche der Zunge, die außerordentlich schmerzhaft ist und sehr häufig rasch zu einem druckempfindlichen, kugelartigen Tumor anschwillt. Verwechslungen können eintreten mit den vom Ductus thyreoglossus ausgehenden Cysten und mit Zungenstrumen. Der typische Sitz dieser beiden Erkrankungen ist in der Gegend des For. coecum genau in der Mittellinie, die langsame Entwicklung, die geringe Schmerzhaftigkeit usw. schützen vor Verwechslungen. Nur wenn eine Cyste vereitert, ist die Diagnose schwierig. Bei *Zungenstrumen* ist auf das Vorhanden- oder Nichtvorhandensein einer Schilddrüse zu achten. Ist eine Schilddrüse nicht sicher nachweisbar, so muß eine Probefreilegung ausgeführt werden, um sich von ihrer Anwesenheit zu überzeugen. Fehlt sie, so darf der Zungentumor nur, wenn er Stenosenerscheinungen verursacht, und dann nur teilweise entfernt werden. Der Zungenabsceß verursacht infolge seines raschen Wachstums und der Entzündungserscheinungen Bewegungsstörungen der Zunge beim Sprechen und Schlucken, bei größerer Ausdehnung kann es sogar zu Atmungsbeschwerden kommen.

Die Behandlung besteht in einer *Spaltung des Abscesses*, die von der Zungenoberfläche aus vorgenommen wird. Eine Punktion kann vorausgeschickt werden. Zum Messer soll man erst greifen (Stichincision), wenn der Absceß deutlich nachweisbar ist.

Die *Zungengeschwülste* sind entweder gutartige, cystische oder bösartige. Die gutartigen Geschwülste und Cysten finden sich häufig im Innern der Zungenmuskulatur, während die bösartigen, unter denen die Carcinome bei weitem an erster Stelle stehen, sehr frühzeitig zu Ulcerationen führen. Der Lieblingssitz sind die Zungenspitze und besonders die seitlichen Ränder der Zunge. Differentialdiagnostisch kommt in vielen Fällen die Syphilis der Zunge in Frage, während das tuberkulöse Geschwür fast immer ein wesentlich anderes Krankheitsbild verursacht. Nicht selten scheint das Carcinom auf der Basis einer syphilitischen Erkrankung zu entstehen.

Im Zweifelsfalle ist es notwendig, auch bei negativer Vorgeschichte eine WASSERMANNsche *Reaktion* ausführen zu lassen. Ist auch dadurch die Frage nicht zu entscheiden, so muß eine *Probeexcision* zur mikroskopischen Untersuchung vorgenommen werden. Im positiven Falle muß die Entfernung der Zungengeschwulst sofort angeschlossen werden. Die gutartigen Geschwülste und Cysten der Zunge lassen sich meist fast ohne jede Schwierigkeit entfernen. Nur schlecht begrenzte Hämangiome und Lymphangiome können Schwierigkeiten verursachen. Sitzen sie in ihrem vorderen Abschnitt der Zunge, sind sie nicht zu groß, so können sie ebenfalls restlos entfernt werden. Das gelingt leicht, wenn man nach PAYRS Vorschlag zentral von der Geschwulst eine Darmklemme zur vorläufigen Blutstillung anlegen kann. Ist ein Häm- oder Lymphangiom sehr ausgedehnt und ohne scharfe Grenze, so wird man es durch Einspritzungen zu beseitigen oder so zu verkleinern versuchen, daß die Entfernung leichter gelingt. Bei allen gutartigen Geschwülsten empfiehlt es sich, für guten Zugang und Vorziehen der Zunge zu sorgen. Der Zugang wird durch Venenhaken und Mundsperrer ermöglicht. Das Vorziehen und Festhalten der Zunge geschieht am besten durch einen zentralwärts des Tumors durch die Zungenmuskulatur hindurchgeführten starken Seidenfaden.

Die Entfernung gutartiger und bösartiger Tumoren aus der Zunge läßt sich sehr gut in *örtlicher Betäubung* ausführen. Man hat den außerordentlich großen Vorteil, daß man die Operation nicht nur schmerzlos, sondern auch gleichzeitig fast blutleer infolge des Adrenalinzusatzes ausführen kann. Man kann daher auch auf die vorherige Unterbindung der A. lingualis in den meisten Fällen verzichten. Schließlich ist ein wesentlicher Vorteil der örtlichen Betäubung darin zu erblicken, daß keine Aspirationspneumonien zu befürchten sind. Nach BRAUN geht man so vor, daß man zunächst nach Anlegen einer kleinen Quaddel am Zungenrücken die Zunge bis an die Schleimhaut ihrer Unterseite durchsticht, und hier während des Zurückziehens der Nadel $^1/_2$%ige Novocainlösung einspritzt. An dieser Stelle wird dann der dicke Seidenfaden zum Halten durchgezogen. Bei kleinen Geschwülsten an der Spitze und am Zungenrand wird die Umspritzung der Umgebung mit $^1/_2$%iger Novocainlösung zur Schmerzbetäubung genügen. Bei ausgedehnten Erkrankungen ist es zweckmäßig, die ganze Zunge und den Mundboden nach BRAUN einzuspritzen. Oberhalb des Zungenbeins wird die erste Hautquaddel in der unteren Kinngegend angelegt. Dann führt man von hier aus eine lange Kanüle gegen den auf den Zungengrund aufgelegten Zeigefinger. Die Nadel wird so weit vorgeschoben, bis man ihre Spitze durch die Zungenhaut fühlt. Während des Vorschiebens und Zurückziehens wird $^1/_2$%ige Novocainlösung eingespritzt. Dann wird die Nadel fächerförmig von dem Einstichpunkt aus, bald rechts, bald links unter Einspritzung vor- und zurückgeschoben, bis schließlich eine Ebene der gesamten Zungenmuskulatur und des Mundbodens bis zu den Unterkieferästen infiltriert ist. Bei größeren Geschwülsten werden zunächst beiderseitig die Nn. lingualis und alveolaris inf. an der Lingula in ihrer Leitung unterbrochen. Der Zungengrund wird, wie oben beschrieben, eingespritzt. Muß der Kiefer durchtrennt werden, so wird das entsprechende Weichteilgebiet umspritzt. Sind auch die Gaumenbögen und die Tonsillengegend beteiligt, so wird auch hier eine Umspritzung vorgenommen. Zur Ausräumung der Lymphknoten am Kieferwinkel und im Bereiche der V. jugularis interna muß man auch noch die Nervenversorgung dieser Gebiete ausschalten. Man tut das am besten durch Einspritzung der Halsweichteile am hinteren Kopfnickerrand, die hinter dem dritten Querfortsatz, nach der HÄRTELschen Vorschrift in etwa 1 cm Tiefe, erreicht werden (s. S. 760). Kann man aus irgendwelchen Gründen die örtliche Betäubung nicht anwenden, so ist es zweckmäßig, bei nach dem Zungengrund ausgedehnten Zungengeschwülsten gleichzeitig mit der Ausräumung der Lymphknoten beiderseits in der Submental-, Submaxillar-. und Kieferwinkelgegend auch die Art. carotis externa oder wenigstens die Art. lingualis auf der erkrankten Seite zu unterbinden (s. S. 160, 163). Muß man bei weit auf den Zungengrund reichenden Tumoren *Allgemeinnarkose* anwenden, so ist unter Umständen eine Tracheotomie vorauszuschicken (KOCHER), von der aus die Narkose besorgt wird, während der Hypopharynx tamponiert wird. Auch die KUHNsche Intubation ist für solche Fälle empfehlenswert. Wendet man eine gewöhnliche Inhalationsnarkose an, so muß sie so oberflächlich sein, daß die Reflexe nicht vollständig verschwinden.

Das *Zungencarcinom* wird zwar in der Regel verhältnismäßig früh erkannt, hat aber doch meist eine schlechte Prognose. Durch die fortwährende Bewegung, durch den

Saftreichtum der Zungenmuskulatur und durch den Reichtum an Abflußbahnen ist die Ausbreitung einer primären Geschwulst über die örtlichen Grenzen hinaus leicht ermöglicht. Man findet daher frühzeitig Metastasen in den abführenden Lymphknoten und selbst wenn sie nicht nachweisbar sind, kann angenommen werden, daß sie bereits befallen sind. Ein frühzeitiges restloses Entfernen der Geschwulst ist daher die einzige aussichtsreiche Behandlungsmethode dieses im Endzustand schrecklichen Leidens.

WÖLFLER hat sich mit der Geschichte des Zungencarcinoms und seiner operativen Behandlung eingehend beschäftigt. Wir entnehmen seiner Arbeit folgende kurze Daten. Die ersten Operationen wegen eines Zungentumors wurden von MARCHETTI (1664), der die Zunge samt Tumor mit dem Glüheisen abtrug, dann von RUYCH (1737) mit dem Messer ausgeführt, während er die Blutstillung mit dem Glüheisen besorgte. Die erste klare Darstellung des Zungencarcinoms und seiner Behandlung findet sich bei L. HEISTER (1743). Die erste Entfernung eines sicher als Carcinom diagnostizierten Zungentumors mit dem Messer hat BUXDORF (1754) vorgenommen.

Verdienste um die Behandlung des Zungencarcinoms haben sich weiterhin erworben LOUIS (1759), G. A. RICHTER (1799), der besonders Instrumente für die Entfernung der Zunge vom Mund aus empfohlen hat, C. J. M. LANGENBECK (1819), der zuerst die keilförmige Ausschneidung empfahl und MIRAULD, der die vorläufige Blutstillung durch Unterbindung der Art. lingualis angegeben hat. Bei ausgedehnten Tumoren empfahl ROUX (1836) bereits Trennung des Unterkieferbogens unter Spaltung des Kiefers und der Lippe in der Mittellinie, eine Methode, die dann besonders von KOCHER (1880) weiter ausgebildet wurde, indem er den Schnitt so erweiterte, daß er auch die Lymphknoten exstirpieren konnte.

BILLROTH empfahl 1864 die zeitweilige Resektion des Unterkiefers, VON LANGENBECK (1875) die seitliche Durchtrennung des Kiefers von hinten oben nach vorn unten. Sein Hautschnitt verlief vom Mundwinkel zum Zungenbein.

Was die *Funktion der Zunge* nach ausgedehnter Resektion betrifft, so hat zuerst LOUIS (1774) die Behauptung aufgestellt, daß auch der restlose Zungenverlust den Kranken der Sprache nicht beraube. Seitdem ist der Einfluß ausgedehnter Resektionen auf die Funktion der Zunge immer etwas unterschätzt worden. EHRMANN hat nun (1894) Untersuchungen über die Funktion der Zunge nach ausgedehnter Resektion angestellt und ist zu dem Schluß gekommen, daß die Schädigung viererlei Funktionen der Zunge betrifft, *das Schlucken, das Kauen, den Geschmack und die Sprache*. Das Schlucken gelingt meistens, besonders wenn der muskuläre Mundbogen erhalten ist, ganz gut, da die Wangenmuskulatur mithilft. Das Verschlucken verhütet das Aufsteigen des Kehlkopfes und die den Kehlkopfeingang verschließende Epiglottis. Sonstige Nachhilfe verschafft sich der Kranke durch Neigen des Kopfes nach hinten und Nachschieben mit dem Löffel. Breiige Sachen werden leichter geschluckt als flüssige. Das Kauen wird bei fehlender Zunge schon wesentlicher beeinträchtigt dadurch, daß die Zunge den Bissen nicht mehr zwischen die Zähne schieben kann. Auch da muß Lippen- und Wangenmuskulatur eingreifen. Die Geschmacksfunktion ist leidlich. Da der vordere Teil der Mundhöhle für den Geschmack ohne wesentliche Bedeutung ist, so ist die Geschmacksfunktion bei erhaltenem Zungengrund verhältnismäßig wenig gestört. Am stärksten sind die Störungen der Sprache. Alle Laute, die mit Hilfe der Zunge geformt werden, können entweder nicht gesprochen werden oder werden entstellt. Die Lippenbuchstaben werden ungestört gesprochen.

Bei *gutartigen Tumoren* ist, wie gesagt, besonders wenn sie abgekapselt sind, die Entfernung außerordentlich einfach. Ist ausreichende Schmerzlosigkeit erzielt, die Zunge gut festgehalten und der Zugang ausreichend, so wird die Zunge am besten an ihrer Oberfläche, möglichst nahe der Mittellinie, eingeschnitten. Dann dringt man auf die Geschwulst vor und schält sie aus. Blutende Gefäße können unterbunden werden. Die Nähte werden am besten nicht zu dicht gelegt, um nachfließendem Blut den Abfluß zu ermöglichen.

Die bösartigen Tumoren der Zunge, fast ausschließlich Carcinome, müssen so restlos wie möglich entfernt werden. Werden sie nicht weit im Gesunden operiert, so besteht die Gefahr eines rasch auftretenden örtlichen Rückfalles. Kleine Carcinome haben gute Aussicht auf Dauerheilung, was örtliche Rückfälle betrifft. Aus allen größeren Statistiken geht hervor, daß der Tumor viel eher in Gestalt von Lymphknotenmetastasen wieder auftritt. Daraus haben viele Autoren den berechtigten Schluß gezogen, auch bei kleinen Carcinomen die Ausräumung der benachbarten Lymphknoten vorauszuschicken (BILLROTH, WÖLFLER, POIRIER, KOCHER). Die benachbarten Lymphknoten der Zunge sind die submentalen, die beiderseitigen submaxillaren und beiderseitigen tiefen Halslymphknoten um die V. jugularis interna, besonders an der Teilungsstelle der Carotiden und der Kreuzungsstelle zwischen der V. jugularis int. und dem M. omohyoideus (KÜTTNER). Zu beachten sind auch die kleinen Zungenlymphknoten am Biventer und am großen Zungenbeinhorn. Die Gl. submaxillaris muß mitentfernt werden (s. S. 720 u. 730) und am besten auch der untere Teil der Gl. parotis, da auch in ihrer Drüsensubstanz Lymphknoten gefunden werden (KÜTTNER). Die vorherige Ausräumung soll auch dann erfolgen, wenn die Lymphknoten nicht zu tasten waren. Die gleichzeitige Ausräumung der Lymphknoten und die Entfernung der Zungengeschwulst darf nur dann vorgenommen werden, wenn nicht ausgedehntere Geschwürsprozesse vorhanden sind. Es wird daher, da Zerfallserscheinungen fast immer frühzeitig auftreten, am besten so vorzugehen sein, daß zunächst die doppelseitige Drüsenausräumung erfolgt und erst nach 8—10 Tagen der Zungentumor entfernt wird. Glaubt man den Eingriff in *einer Sitzung* durchführen zu können, was natürlich für den Kranken eine wesentliche Erleichterung bedeutet, so beginnt man auch mit der Drüsenausräumung und schließt erst, nachdem die Wunde vernäht und mit einem Köpermastisolverband vollständig versorgt ist, die Entfernung der Zunge an. Die Ausräumung der Drüsen erfolgt am besten von einem Lappenschnitt aus, der in der Zungenbeingegend gestielt, zungenförmig zwischen den horizontalen Kieferästen verläuft. Es gelingt auf diese Weise leicht, sowohl die submentalen Lymphknoten bis an das Zungenbein als auch die submaxillaren Lymphknoten beiderseits auszuräumen. Das Vorgehen an den submaxillaren Lymphknoten entspricht dem für die Unterbindung der A. lingualis geschilderten (s. S. 163). Die Gl. submaxillaris wird regelmäßig mitentfernt. Zur Ausräumung der Drüsen im Bereiche der V. jugularis interna werden, wenn nötig, beiderseits Hilfsschnitte am vorderen Rande des M. sternocleidomastoideus hinzugefügt. Die V. facialis com. wird dabei regelmäßig kurz vor ihrer Einmündung unterbunden und durchtrennt. Bei ausgedehnten Tumoren empfiehlt es sich, auch die A. lingualis, wenigstens auf der Seite des Tumors, zu unterbinden. Auch die A. maxillaris externa muß bei der Ausräumung der Submaxillargegend fast immer unterbunden werden, und zwar proximal am oberen Rand des hinteren Biventerbauches und distal am waagerechten Unterkieferast. Der N. hypoglossus wird zunächst geschont und erst dann durchtrennt, wenn er bei der Entfernung der Zunge in den Bereich des Schnittes fällt. Dasselbe gilt auch für den N. lingualis.

Die *Entfernung kleiner Zungencarcinome* im Bereiche der Zungenspitze läßt sich leicht vornehmen. Wenigstens 2 cm entfernt von dem meist deutlich abgrenzbaren Tumor wird die Zungenspitze quer abgeschnitten, nachdem man, wie oben erwähnt, durch einen starken, durch den hinteren Teil der Zunge geführten Seidenfaden die Zunge gut vorgezogen hat. Das Messer wird am besten so geführt, daß man von der Oberfläche und von der Unterfläche der Zunge schräg nach hinten einschneidet; dadurch entsteht eine keilförmige Schnittlinie, die sich durch Naht leicht verschließen läßt.

Die *seitlichen* Carcinome, soweit sie im Bereiche des freien Zungenabschnittes sitzen, können ebenfalls leicht entfernt werden. Nachdem die Zunge stark vorgezogen ist, wird der Schnitt so geführt, daß soviel wie möglich von der gesunden vorderen Hälfte zurückbleibt. Auch hier wird das Messer beim Schneiden sowohl von der Oberfläche als von der Unterfläche schräg gehalten, so daß die keilförmige Wundfläche sich mit durchgreifenden Nähten gut verschließen läßt. Selbstverständliche Voraussetzung ist, daß der Schnitt auch hier wenigstens 2 cm von der Zungengeschwulst entfernt geführt wird. Funktionelle Störungen treten nach diesen Eingriffen nicht auf.

Bei ausgedehnteren Carcinomen, die sich auf den *hinteren Teil der Zunge* erstreckt haben, kommt man mit solchen einfachen Maßnahmen nicht aus. Die Möglichkeit, sicher zu operieren, ist schon wegen des unzureichenden Zugangs nicht gegeben. Die vielfach empfohlene seitliche Wangenspaltung zur Entfernung größerer Zungentumoren bietet keine größeren Vorteile für die Zugänglichkeit. Dasselbe erreicht man auch mit starker Zurückziehung des Mundwinkels, zumal eine unschöne Narbe nach dieser Operation zurückbleibt. Es ist daher besser für alle Tumoren, die in den hinteren Zungenabschnitten sitzen, oder die gar auf den Mundboden oder die Tonsillengegend übergegriffen haben, andere Zugänge zu verwenden. Die am meisten zu empfehlende Methode ist die *zeitweise Durchtrennung* des Unterkieferbogens, da sie allein einen ausgiebigen Zugang erlaubt. KOCHER hat die mediale Spaltung, die schon ROUX 1836, SÉDILLOT 1844 und nach ihnen SYME, BILLROTH und v. LANGENBECK verwendeten, so ausgebildet, daß er sie als Normalverfahren bezeichnete. Wir wenden das KOCHERsche Verfahren nicht nach genauer Vorschrift an, sondern ziehen eine Kombination der medialen (KOCHER) und seitlichen (V. LANGENBECK) Kieferdurchtrennung vor (s. S. 720). Bei diesem Eingriff wird die Unterlippe und das Kinn genau in der Mittellinie gespalten, der Schnitt dann bogenförmig in der unteren Kinngegend, mit Richtung auf den Processus mastoideus, weitergeführt. Dann wird der Lappen unter Ablösung vom unteren Unterkieferrand bis etwa zum 1. Prämolaren zurückpräpariert und hier die seitliche Durchtrennung nach Ausziehen des 1. Prämolaren vorgenommen. Vor der Durchtrennung wird zunächst von unten ein Skalpell direkt an der Innenseite des Kieferbogens in die Mundhöhle durchgestoßen, um zum Schutz gegen Nebenverletzungen beim Bohren ein breites Elevatorium in die Wunde einführen zu können. Die Durchtrennung erfolgt nach der Anlage einiger Bohrlöcher (nach PELS LEUSDEN) schräg von hinten oben nach vorn unten (V. LANGENBECK). Die Bohrlöcher werden so angelegt, daß sie von hinten außen nach vorn innen verlaufen, so daß nach der Durchmeißelung, wobei der Meißel auch von hinten außen nach vorn innen aufgesetzt wird, eine schräge Durchtrennungsebene entsteht. Dadurch wird nach der Wiedervereinigung der Stücke der Neigung des kurzen Stückes, nach außen abzuweichen, ein Widerstand entgegengesetzt. Ist die Drüsenausräumung noch nicht erfolgt, so wird sie vor der Durchtrennung des Kiefers vorgenommen. Setzt man nun in den vorderen und hinteren Teil des durchtrennten Unterkiefers je einen einzinkigen LANGENBECKschen Haken ein, so kann man sich den Mundboden durch Auseinanderziehen der Kieferäste sehr gut zugänglich machen. Man spaltet die Schleimhaut zwischen Zunge und Kiefer, legt den N. lingualis frei und dringt gegen den Zungentumor vor. Hat der Zungentumor auf den Mundboden übergegriffen, so wird weit im

Gesunden umschnitten, ebenso wenn der Gaumenbogen und die Tonsillengegend erkrankt sind. Bei Beteiligung des Unterkiefers muß ein Teil desselben entfernt werden (s. S. 725). Unter starkem Vorziehen der Zunge und unter Zug nach der gesunden Seite dringt man nun zunächst unter Schonung von Nerven und Gefäßen in die Zungenmuskulatur ein. Operiert man unter örtlicher Betäubung, so tritt fast keine Blutung auf. Die Entfernung des Tumors selbst geht je nach der Ausdehnung weit im Gesunden vor sich. Hat der Tumor die Mittellinie überschritten, so muß unter Umständen der größte Teil der Zunge entfernt werden. Ist die Erkrankung ganz einseitig, so ist soviel wie möglich von der gesunden Seite zu erhalten. Die Durchtrennung der vorher freigelegten Nerven und Gefäße erfolgt erst dann, wenn man sich über die Ausdehnung des zu opfernden Teiles unterrichtet hat. Die Gefäße werden vor der Durchtrennung doppelt unterbunden. Auch hier empfiehlt sich eine möglichst keilförmige Ausschneidung, um die Reste durch Annähung der Wundränder gut verschließen zu können. Dadurch wird die Gefahr der Infektion und der Nachblutung wesentlich eingeschränkt. Da nach Entfernung größerer Tumoren regelmäßig Wundflächen ohne Schleimhautüberzug zurückbleiben, so muß die Wunde unter allen Umständen dräniert werden. Der vordere Teil, besonders die Durchtrennungslinie der Unterlippe, wird durch Naht genau verschlossen. Durch den hinteren Teil wird ein Gummirohr nach außen geleitet. Es wird mit Jodoformgaze umgeben.

b) Die Eingriffe bei der Parulis und bei der Mundbodenphlegmone.

An die zerstörenden Erkrankungen der Zähne schließt sich häufig die sog. *Parulis*, d. h. eine eitrige Einschmelzung des Zahnfleisches an. Es entwickelt sich zunächst am Alveolarfortsatz, dann fortschreitend auf den Kiefer eine akute, entzündliche, zunächst sehr schmerzhafte Schwellung, die die Neigung hat, zentral einzuschmelzen und nach der Mundhöhle durchzubrechen. Hat sich die Entzündung über einen größeren Bezirk ausgebreitet, so kommt es häufig zu umfangreichen Schwellungen der ganzen Weichteile. Ist, wie meist, der Knochen beteiligt, so kann es zu osteomyelitischen Herden am Oberkiefer, zum Einbruch in die Kieferhöhle, oder (an beiden Kiefern) zu hartnäckigen Fistelbildungen kommen. Ist der Herd noch klein und örtlich begrenzt, so genügt vielfach das Ausziehen des stark zerstörten Zahnes, um dem Eiter Abfluß zu verschaffen. Besteht die Neigung zum Durchbruch in die Mundhöhle, so genügt eine einfache Stichincision. Ist aber der Prozeß weiter ausgedehnt, so kommt es häufig zur Ausbreitung der Entzündung in die lokalen Spalträume der *Mundbodenmuskulatur*. Es entwickelt sich eine *Mundbodenphlegmone* oder ein *Mundbodenabsceß*. Sie gehen fast immer mit starker Weichteilschwellung, mit Kieferklemme und bei ausgedehnten Fällen mit Schluckbeschwerden einher. Es kann auch zu Störungen der Atmung infolge des sich stark entwickelnden kollateralen Ödems des Zungengrundes und der Glottis kommen. Auch in die Zungenmuskulatur selbst kann sich der Prozeß fortsetzen und zu erheblicher Schwellung der Zunge führen. Schließlich droht die Gefahr der weiteren Ausbreitung in die Bindegewebsspalten der Halsmuskulatur und den großen Halsgefäßen folgend in das *Mediastinum*. Auch im Anschluß an andere akute entzündliche Prozesse in der Mundhöhle kann eine Mundbodenphlegmone auftreten. Den Anstoß dazu kann die Vereiterung der submaxillaren und submentalen Lymphknoten geben. Sind die tiefen Halslymphknoten im Bereiche der Kieferwinkel und entlang der V. jugularis befallen, so kann es zu einer *Halsphlegmone* kommen. Nicht selten handelt es sich um schwere, durch sehr virulente Streptokokken verursachte Infektionen, die keine Neigung zu Einschmelzung des Gewebes zeigen, dafür aber sich mit oft unheimlicher Schnelligkeit über weite Bezirke auszubreiten pflegen. Es bestehen dann weniger die Zeichen eines lokalen, zur Abscedierung führenden Herdes als vielmehr ausgedehnte, teigige Schwellung bei schwer beeinträchtigtem Allgemeinbefinden und hohem Fieber. Solche Fälle gehen fast ausschließlich an *allgemeiner Blutvergiftung* zugrunde. Man wird zwar den Versuch machen, die Lymphräume zu eröffnen, wobei keine tiefe Narkose angewendet werden darf, besonders wenn bereits Atmungsstörungen (Glottisödem) bestehen. Der *Operationsbefund* ist meistens ein geringfügiger. Die Lymphspalten der Oberfläche und Tiefe, die man im Notfall bis zu den großen Gefäßen freizulegen hat, sind mit einer trübserösen Flüssigkeit angefüllt, ohne daß irgendwo eine stärkere eitrige Einschmelzung festzustellen ist.

Demgegenüber hat der *Mundbodenabsceß* eine gute Prognose. Es gilt hier hauptsächlich die weitere Ausbreitung des Eiters zu verhüten. *Der Eingriff* wird am besten in einer Rauschnarkose ausgeführt. Oft genügt auch oberflächliche örtliche Umspritzung. Der Patient wird in halbsitzende Lage gebracht und durch Unterlegen einer Rolle unter die Schulter der Kopf stark nach hinten gebeugt. Der Einschnitt erfolgt je nach der stärkeren Ausbreitung bzw. Vorwölbung rechts oder links. Parallel zum horizontalen Unterkieferast, aber daumenbreit davon entfernt, wird ein 4—5 cm langer Einschnitt gemacht, Haut, Subcutangewebe und Platysma durchtrennt. Dann durchschneidet man vorsichtig die Fasern des M. mylohyoideus zunächst nur in geringer Ausdehnung. Ist ein Absceß mit Bestimmtheit zu erwarten, so wird nun eine geschlossene Kornzange durch die Weichteile eingestoßen. Es entleert sich fast immer stinkender Eiter. Selten sitzt der eigentliche Absceß in der Tiefe der Zungenmuskulatur, was sich schon aus der Schwellung der Zunge zu erkennen gegeben hat. Dann wird die Kornzange dahin gerichtet. Ist der Absceß eröffnet, so wird die Kornzange gespreizt und ein dickes Gummi-Dränrohr eingelegt. Bei schweren Streptokokkeninfektionen findet man auch bei Mundbodenphlegmonen häufig keinen Eiter.

c) Die Eingriffe bei der Ranula.

Die Ranula stellt in der weitaus größten Mehrzahl der Fälle eine cystische Geschwulst (häufig durch Trauma entstanden) der Glandula sublingualis dar. Angeborene Cysten kommen selten vor, haben auch meistens mit den Speicheldrüsen nichts zu tun, sondern gehen mit größter Wahrscheinlichkeit von zurückgebliebenen Resten der Verzweigungen des Ductus thyreoglossus aus (NEUMANN). Ihr Sitz in der Zunge und die Auskleidung der Cyste mit Flimmerepithel macht diese Erklärung NEUMANNs sehr wahrscheinlich. Die Ranula dagegen sitzt in den vorderen Abschnitten des Mundbodens seitlich, hat eine dünne durchscheinende Wand und enthält meist eine klare, oft gelblich gefärbte, schleimige Flüssigkeit. Seltener ist sie dickflüssig oder mehr gallertig. Differentialdiagnostisch kommen Dermoide und gutartige Geschwülste, Angiome und Lipome des Mundbodens hauptsächlich in Frage. Die Ranula stellt wahrscheinlich eine Retentionscyste der Gl. sublingualis vor. Gegenüber den Cysten der Gl. sublingualis sind die der beiden anderen großen Speicheldrüsen sehr viel seltener. Nicht allzu selten wird allerdings die Vorwölbung einer cystischen Geschwulst in der Gegend der Gl. submaxillaris, d. h. also am seitlichen Mundboden, beobachtet. Es hat sich aber herausgestellt, daß diese Cysten fast immer von der Gl. sublingualis, und zwar von den Fortsätzen der Drüsen, die durch die Mundbodenmuskulatur hindurchreichen, ihren Ausgang nehmen (MORESTIN). Es handelt sich also tatsächlich um Cysten der Gl. sublingualis.

Die Behandlung der *Ranula* kann nur eine operative sein, und zwar wird am besten die Cyste vollständig entfernt. Injektionsbehandlung mit ätzenden Flüssigkeiten und teilweise Entfernung der Cyste führen fast nie zu einem Dauererfolg. Bei kleinen Cysten ist die Ausschälung vom Mund aus ausreichend. Die Schleimhaut wird vorsichtig gespalten, bis die Cystenwand zum Vorschein kommt, dann vorsichtig von der Cystenwand abgelöst, um eine Verletzung der Cyste zu verhüten, da bei entleertem Sack die Grenzen nur sehr schwer festzustellen sind. Gelingt es, den Schleimhautüberzug soweit zurückzuschieben, wobei man nicht durch die Anlage eines zu kleinen Schnittes die Ausschälung in unverletztem Zustand gefährden soll, so kommt schließlich der meist kleine Stiel, der die Cyste mit der Speicheldrüse verbindet, zum Vorschein. Erscheint diese im übrigen unverändert, so genügt es, den Stiel abzubinden und die Cyste allein zu entfernen. Bei *größeren Cysten* und besonders dann, wenn die Drüse nach Freilegung selbst cystisch verändert erscheint, ist es zweckmäßig, die Drüse selbst auszuschälen und mit der Cyste zusammen zu entfernen. Während man bei kleineren Cysten mit einer örtlichen Novocainumspritzung auskommt, ist es bei größeren Cysten besser, die Mundbodeninfiltration nach BRAUN vorzunehmen (s. S. 671). Die Operationswunde wird bis auf einen kleinen eingelegten Jodoformgazedocht vernäht. Bei *großen Cysten*, die am Mundboden erscheinen und gelegentlich bis zu den großen Gefäßen und unter dem Kieferwinkel nach abwärts bis in die Gegend der Clavicula reichen können, die noch dazu häufig zwerchsackartig gebaut sind, muß selbstverständlich der Eingriff von außen vorgenommen werden. Der Zwerchsack kommt dadurch zustande, daß ein Teil der Cyste im Munde oberhalb, ein Teil unterhalb des Mundbodens gelegen ist. Nur ganz selten handelt es sich um Cysten der Gl. submaxillaris. Diese ist häufig nur sekundär beteiligt, d. h. durch Druck der großen Sublingualiscyste gedrückt und verlagert. Je nach Ausdehnung der Cyste, die man unter Umständen zunächst gar nicht genau feststellen kann, wird der Cystensack zunächst am Hals durch einen bogenförmigen Schnitt, wie er etwa zur Unterbindung der A. lingualis vorgeschrieben ist (s. S. 163), freigelegt. Reicht der Sack sehr weit nach unten, so muß unter Umständen ein Längsschnitt hinzugefügt werden. Unter größter Vorsicht wird der Sack, der oft ziemlich dünnwandig ist, zunächst auf der Vorderseite, dann nach hinten und unten freigelegt und von der Unterlage abgelöst, bis er schließlich so weit gestielt ist, daß man ihn an der Zwerchsackeinschnürung in der Mundbodenmuskulatur verschwinden sieht. Da es gewöhnlich nicht gelingt, ihn von unten vollständig zu entfernen, so ist es besser, von einem zweiten Einschnitt vom Mund aus den oberen Teil des Zwerchsackes samt der Gl. sublingualis stumpf auszulösen, wodurch dann die Entfernung der Cyste restlos gelingt. Will man die Asepsis des äußeren Schnittes nicht gefährden, so kann man den Eingriff, nachdem der Tumor bis zum Mundboden ausgelöst ist, nach Unterbindung des Sackes an dieser Stelle und Abtragen des unteren Teiles abbrechen, die Wunde vernähen und nach abgeschlossener Wundheilung den Sack aus der Mundhöhle nach Einschneiden der Mundschleimhaut samt dem anhängenden Teil der Glandula sublingualis entfernen.

14. Die Eingriffe am Gaumen und an den Kiefern.

a) Die Eingriffe bei der Gaumenspalte.
(v. LANGENBECK, VEAU, ERNST, AXHAUSEN.)

α) Geschichtliches.

Der Verschluß der die Sprache und Nahrungsaufnahme störenden Gaumenspalte wurde zuerst durch Obturatoren besorgt. Schon HIPPOKRATES soll einen Obturator verwendet haben. Im 16. Jahrhundert wurden Obturatoren wahrscheinlich zum Verschluß syphilitischer Gaumenspalten oder Gaumendefekte verwendet. Für die angeborene Gaumenspalte scheint der erste Obturator von FAUCHARD (1728) konstruiert worden zu sein. Ein brauchbares Modell stammt aber erst von SUERSEN (1864) und neuere Modelle sind von WOLFF und SCHILDSKY (1881) empfohlen. Die operative Behandlung der Gaumenspalte beginnt mit dem Jahre 1816. Zuerst hat v. GRÄFE und nach ihm ROUX durch Anfrischung der Wundränder und Zusammennähen derselben die Gaumenspalten zum Verschluß zu bringen versucht. Die Erfolge scheinen nicht ermutigend gewesen zu sein. Erst KRIMER (1824) ist es gelungen, durch plastische Verschiebung der Schleimhaut der einen Gaumenseite den Defekt zu decken. Von größerer Bedeutung sind erst die Arbeiten DIEFFENBACHS (1834—1848), der nicht nur bei kleineren Spalten durch Anfrischung und Naht, sondern auch durch die Anwendung von seitlichen Entspannungsschnitten und Abmeißelung der waagerechten Gaumenplatte die Gaumenspalten erfolgreich verkleinerte. Grundlegend für die ganze Folgezeit bis in unsere Tage wurden jedoch auf dem Gebiete der Gaumenspaltenoperation die Arbeiten von BERNHARD V. LANGENBECK (1861). Durch Ablösung des muko̊speriostalen Gaumenüberzuges und Verschiebung der vollständig beweglich gemachten Lappen gelang ihm der Verschluß der Gaumenspalten wesentlich besser als seinem Vorgänger. gänger. Die Methode v. LANGENBECKS ist bis heute, wenn auch oft mit einigen Abänderungen, eine der erfolgreichsten geblieben und auch die letzte größere Aussprache auf dem deutschen Chirurgenkongreß 1925 brachte die Vorzüge der LANGENBECKschen Methode zum Ausdruck. Die Abänderungen waren folgende: Zuerst wurde die Abtragung des Hamulus pterygoideus vorgeschlagen (ROUX, BILLROTH). Dann wurde bei breiteren Spalten eine künstliche Annäherung der beiden Gaumenspaltenränder der Operation vorausgeschickt (SÉBILLEAU, CODIVILLA, HELBING, BROPHY, SCHOEMAKER). Diese Annäherungen hatte, wie schon oben erwähnt, DIEFFENBACH bereits erstrebt. Die späteren Chirurgen griffen mit ihren Operationen entweder an den Processus alveolares oder noch höher an den Kiefern an. Die Verschiebung wurde entweder durch operative Ablösung oder durch langsam wirkende Apparate vorgenommen oder beides wurde miteinander vereinigt. Die operativen Verfahren sind fast alle wieder aufgegeben worden, und zwar deshalb, weil schwere Veränderungen des Gaumens und Störungen der Zahnentwicklung die Folge waren. Auch die Anwendung von Apparaten zur Verschmälerung der knöchernen Spalte wird aus demselben Grunde kaum noch geübt. Mit dieser Methode konkurriert die Verwendung *zahnärztlicher Apparate*, die, an überkappten Zähnen befestigt, gleichfalls das Ziel verfolgen, die Processus alveolares einander zu nähern und damit die Spalte zu verengern (SCHRÖDER, PFAFF). PFAFFS Methode erscheint am geeignetsten, da sie eine parallele Verschiebung der beiden Alveolarfortsätze und damit der Gaumenplatten nach der Mitte gewährleistet (WEGNER). Alle diese Verfahren dürfen nicht als eigene Behandlungsmethoden der Gaumenspalten gelten, sondern sind als *vorbereitende Maßnahmen* für die gleichzeitig oder später auszuführende LANGENBECKsche Operation zu denken. Sie kommen nur bei besonders breiten Spalten, zumal wenn wenig Material zur Verfügung steht, zur Anwendung. Will oder kann man die Verengerung der Gaumenspalte durch Annäherung der knöchernen Anteile der eigentlichen Operation nicht vorausschicken, so muß eines der Verfahren erwogen werden, wie sie in Form von Plastiken oder Transplantationen von den verschiedensten Autoren angegeben worden sind. Das zur Plastik nötige Material wurde aus der näheren oder weiteren Umgebung, auch von entfernteren Körperabschnitten, herangeholt. So verwendete ROSE die Schleimhaut der Oberlippe, LANNELONGUE und SABATIER die Schleimhaut des Vomer, THIERSCH Wangenschleimhaut, GERSUNY Schleimhaut der Zunge, KRASKE die Nasenmuschel, ROTTER und NUSSBAUM (1849) einen Stirnhaut-Periostlappen, PAYR empfahl Halshaut, v. EISELSBERG verpflanzte Haut vom Oberarm in die Spalte. Wenn auch die Bestrebungen, den Spalt anatomisch zu schließen, in einer größeren Anzahl von Fällen mit diesem oder jenem Verfahren gelang, so blieb hinter diesem anatomischen Erfolg leider häufig der funktionelle wesentlich zurück. Die Ursache dafür liegt einerseits in der ungenügenden Länge des operativ hergestellten weichen Gaumens, der die hintere Rachenwand nicht erreicht, andererseits in der mangelhaften Muskel- und Nervenversorgung und der dadurch bedingten Unbeweglichkeit des Gaumensegels. ERNST hat besonders darauf aufmerksam gemacht, daß der Mesopharynx nicht genügend verengert ist, und infolgedessen die Störungen der Sprache weiter bestehen können. Versuche, auch den funktionellen Erfolg der Gaumenspaltenoperation besser zu gestalten, sind in größerer Zahl gemacht worden hauptsächlich dadurch, daß man den Zeitpunkt der Operation möglichst ins Säuglingsalter verlegte (JUL. WOLFF und seine Schüler), um eine günstige Entwicklung des Gaumens und seiner Muskulatur zu erzielen. Zweifellos ist dieser Gedanke richtig, wird aber von vielen Chirurgen abgelehnt wegen der Gefahr des zu großen operativen Eingriffs beim Säugling. Andere Versuche, den funktionellen Erfolg zu verbessern, sind dadurch gemacht worden, daß man den Abschluß zwischen Gaumensegel und hinterer Rachenwand auf andere Weise erreichen wollte. So schlug PASSAVANT schon 1864 eine Rücklegung des Gaumensegels durch eine Gaumensegelschlundnaht vor. SCHÖNBORN empfahl 1874 die plastische Verbindung des Gaumensegels mit der hinteren Rachenwand, durch einen aus der hinteren Rachenwand gebildeten und in die Spalte eingefügten, gestielten Schleimhautlappen. Diese Methode wurde von ROSENTHAL 50 Jahre später wieder empfohlen. KÜSTER versuchte eine plastische Verlängerung der Uvula, einen Vorschlag, den auch HELBING später machte. ERNST will die Verkleinerung des Mesopharynx dadurch erreichen, daß er die DIEFFENBACHschen Entspannungsschnitte nach hinten bis an die hintere Rachenwand fortsetzt, unter gleichzeitiger Ablösung der Muskulatur, Gefäße und Nerven. Dadurch, daß die Schnitte längere Zeit tamponiert werden, füllen sie sich mit Granulationsgewebe aus und die beiderseitigen Ränder werden durch Narbenschrumpfung einander wieder genähert. Grundsätzlich anders als v. LANGENBECK versuchte LANE (1902) die Gaumenspalte zu verschließen. Seine Methode scheint jedoch, abgesehen von einzelnen Autoren, die sich ihrer bedienten, keine weitere Verwendung gefunden zu haben. Die Methode krankt an mehreren Nachteilen. Erstens ist sie nur im Säuglingsalter anwendbar und stellt einen relativ großen Eingriff dar, dann wird der nur am Spaltrand gestielte Lappen oft gleich ganz oder teilweise nekrotisch und schließlich bleibt eine längere Zeit bestehende Wundfläche zurück, die sich erst allmählich epithelisieren muß. Wie die funktionellen Erfolge sind, läßt sich nicht ohne weiteres feststellen, doch muß man annehmen, daß die Muskulatur des ja in der Mittellinie nicht verengerten Gaumensegels zum mindesten nicht voll wirksam ist. Auf alle Abänderungsverfahren LANEs kann hier nicht eingegangen werden. Auf die ausführliche Darstellung des LANEschen Verfahrens bei HELBING sei hingewiesen.

Wir schildern im folgenden die Uranoplastik nach v. LANGENBECK, wie sie an der PAYRschen Klinik geübt wurde.

β) Der Verschluß der Gaumenspalte nach v. LANGENBECK.

Voraussetzung für das Gelingen einer Uranoplastik ist:
1. eine sorgfältige Vorbehandlung,
2. eine gute Lagerung des Kranken und
3. eine weitgehende Ablösung des weichen Gaumens von seiner Unterlage.

In der Vorbehandlung sind entzündliche Vorgänge im Nasen- und Rachenraum zu beseitigen, müssen erkrankte Rachen- und Gaumenmandeln behandelt werden. Die vergrößerte Rachenmandel wird am besten in der Vorbereitungszeit entfernt. Kranke Zähne müssen plombiert oder beseitigt werden. Sind diese Vorbereitungen getroffen, so sind am Tage vor der Operation ein oder zwei passende Kiefersperrer nach PAYR auszusuchen. Sie müssen so angepaßt werden, daß die für den Druck auf die Zähne bestimmten Teile in ihrer Entfernung der Kieferbreite genau entsprechen.

Die zweite Vorbedingung des Erfolges beruht auf guter Lagerung mit ausreichendem Zugang zum Gaumen.

Der Kranke wird in Rückenlage so auf den Tisch gelegt, daß der Kopf vollständig frei über die Kante herüberragt. Unter den Kopf kommt dann ein Kopfgestell, das in der Höhe verstellbar ist und so eingerichtet wird, daß der davorsitzende Operateur einen bequemen Einblick gegen den Gaumen des Kranken hat. Ist eine solche Kopfstütze nicht vorhanden, so kann ein Gehilfe oder eine Schwester, die unter dem Tisch auf einem niedrigen Schemel sitzt, den Kopf halten und auf Wunsch des Operateurs bewegen. Als Schmerzbetäubung wird im allgemeinen die Inhalationsnarkose bevorzugt, da es sich ja fast ausschließlich um Kinder handelt. Die Narkose wird mit Chloräthyl begonnen, bevor der

Kranke in die richtige Operationslage gebracht ist. Erst wenn er schläft, wird die geschilderte Lage hergestellt und der Kiefersperrer eingesetzt, aufgeschraubt und dann mit Bändchen um den Kopf befestigt. Bevor die Operation beginnt, vertauscht der Narkotiseur seine Instrumente zur Tropfnarkose mit dem JUNKERschen *Apparat,* an dem statt der Maske ein etwa 5 mm freie Lichtung messendes, rechtwinklig gebogenes Metallrohr angebracht ist. Das Ende dieses Rohres wird noch mit einem Gummischlauch um etwa 15 cm verlängert, um

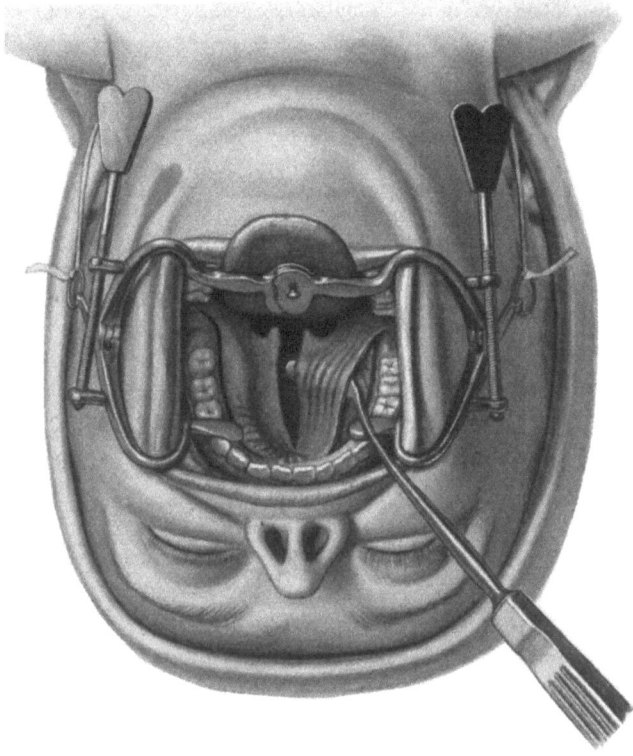

Abb. 504. Der Gaumenspaltenverschluß nach v. LANGENBECK. I.
Die Schnittrichtung durch die Schleimhaut auf dem Alveolarfortsatz ist links angedeutet. Rechts ist bereits die teilweise Ablösung der Weichteile mit dem scharfen, gekrümmten Elevatorium erfolgt.

es, ohne Schleimhautverletzungen zu machen, in die Nase einführen zu können. Als Narkoticum verwendet man am besten Äther. Um die oft unangenehme Blutung aus den nun folgenden Einschnitten am weichen Gaumen möglichst zu vermeiden, spritzt man die Ränder des weichen Gaumens am Alveolarfortsatz entlang mit einer $1/2$%igen Novocain-Suprareninlösung ein, und zwar vorn in der Mittellinie beginnend, hinten bis in die seitlichen Teile des weichen Gaumens hinein.

Nach kurzem Abwarten kann der Eingriff beginnen. Man schneidet parallel zum Zahnfleischrand und etwa 5 mm davon entfernt, vorn etwa 1 cm von der Mittellinie seitlich anfangend, die Schleimhaut durch (Abb. 504). Hat man den letzten Molaren erreicht, so folgt man auch hier dem etwas nach außen reichenden Alveolarfortsatz und führt den Schnitt noch ein Stück weit durch den weichen Gaumen fort. Dann wird eines der abgebildeten Elevatorien PAYRS (Abb. 508) in den Wundrand eingesetzt, und unter größter Vorsicht löst man langsam, sich immer gegen den Knochen haltend, die Schleimhaut vom

Alveolarfortsatz. Da die Schleimhaut und das Periost des harten Gaumens sehr fest auf der Unterlage haften, was man an einem stärkeren Widerstand bei der Ablösung bemerkt, so vertauscht man bei der nun folgenden Ablösung des Gaumenüberzuges das stumpfe Elevatorium mit einem ebenso gebauten Raspatorium. Hierbei ist jedoch große Vorsicht anzuwenden, um die Weichteile dabei nicht einzuschneiden. Auch bei der Benutzung dieses Instrumentes muß man sich dauernd hart an den Knochen halten. Besonders bei der Ablösung des hinteren Abschnittes ist die größte Vorsicht geboten, um nicht die A. palatina major oder eine der kleineren Gaumenarterien, die hinter dem letzten Molaren austreten, zu verletzen. Sind die Weichteile auf der einen Seite abgelöst, so wird auf der anderen Seite ebenso vorgegangen. Ist auch das vollendet, so darf man nicht eher mit der Anfrischung und Naht beginnen, als bis die Ablösung der Weichteillappen so weit gelungen ist, daß man sie vollständig, und zwar in ganzer Ausdehnung, übereinanderschieben kann. Zu dem Zweck lädt man die beiden Lappen auf ein gekrümmtes Elevatorium und hebt sie etwas von der Unterlage ab, *bis sie übereinandergleiten* (Abb. 505). Sehr häufig genügt die Ablösung der gestellten Forderung noch nicht und es ist daher oft notwendig, sie, besonders im hinteren Abschnitt, noch einmal fortzusetzen. Gelingt das auch mit dem schneidenden Elevatorium nicht, so müssen die Weichteile gelegentlich vom Hamulus pterygoideus mit dem spitzen Knochenmesser abgetrennt werden. Nur bei guter Beleuchtung und guter Übersicht darf man das Messer gegen den Hamulus gerichtet einsetzen, da an seiner Basis die A. palatina maj. austritt. Man soll daher möglichst den vorderen Teil der Basis verschonen. Die Durchschneidung der A. palatina maj. ruft 1. eine sehr unangenehme Blutung hervor und 2. kann dadurch die Ernährung des Lappens gefährdet werden. Während des ganzen Verlaufs der bisherigen Operation mußte darauf geachtet werden, daß sich nicht zu viel

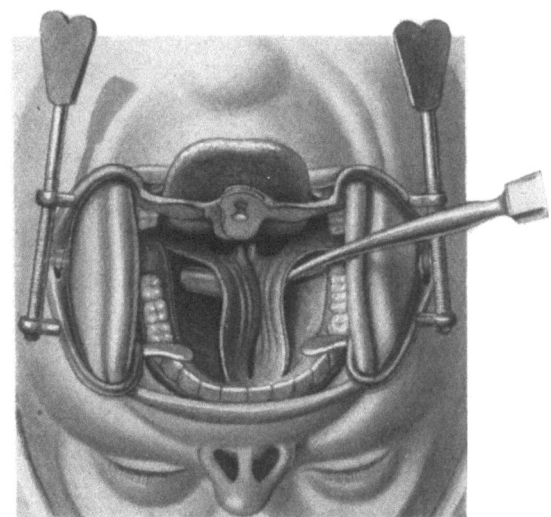

Abb. 505. Der Gaumenspaltenverschluß nach v. LANGENBECK. II.
Die beiderseitigen Weichteillappen sind genügend mobilisiert, d. h. sie lassen sich, auf ein Elevatorium aufgeladen, ohne jeden Zug in der Mittellinie aneinanderlagern.

Blut im Nasen- und Rachenraum ansammelte. Es ist daher jede Operationspause des Operateurs von den Gehilfen dazu zu benutzen, mit einem Stieltupfer oder besser mit einem elektrisch betriebenen Saugapparat das Blut zu entfernen. Ist die Ablösung der Weichteile vom knöchernen Gaumen und die Beweglichmachung auch der hinteren Gaumenabschnitte so weit gelungen, daß sie nun der oben geschilderten Forderung entspricht, so wird die Anfrischung der Spaltränder ausgeführt. Man faßt mit einer langen chirurgischen Pinzette den hinteren Spaltrand an der geteilten Uvula, stößt etwa 1 mm vom Rand ein spitzes, doppelschneidiges Messer parallel zum Spaltrand durch die Weichteile und schneidet nun unter sägenden Zügen, zunächst nach hinten fortschreitend, einen etwa 1 mm breiten Rand der inneren Spaltbegrenzung ab (Abb. 506). Auch die Uvula wird auf diese Weise angefrischt. Dann führt man das Messer zurück und frischt auf dieselbe Weise, das abgetrennte Stück in Zusammenhang lassend, auch den vorderen Rand des Spaltes an. Dieselbe Anfrischung erfolgt dann auf der Gegenseite. Die Anfrischung der Spaltränder wird heute nach dem Vorschlag von VEAU (s. S. 687) u. a. ohne Gewebsverlust durch Aufspreizen des Gewebes am Spaltrand, bis man die Muskulatur erreicht hat, besorgt. Nun kann die Verschlußnaht beginnen. Mit den besonders gebauten, gekrümmten Nadelhaltern nach v. EISELSBERG und halbkreisförmig gekrümmten Nadeln, die mit feinem Silberdraht versehen sind, wird die Naht ausgeführt (Abb. 507). Man beginnt am besten hinten im Bereich der Uvula und hat darauf zu achten, daß der angefrischte Wundrand in ganzer Dicke in den Bereich der Naht fällt. Die Nadel wird etwa 2 mm weit vom Wundrand auf der Schleimhaut des einen Wundrandes ein-, auf der Schleimhautseite des anderen Wundrandes ausgestochen. Der Draht wird zunächst nicht geknüpft, sondern lang gelassen;

die beiden Enden werden mit einer Arterienklemme zusammengefaßt. So folgt Naht auf Naht, jede von der anderen etwa $1/2-3/4$ cm entfernt. Alle Drähte bleiben lang. Um ihrer zum Knüpfen leicht habhaft zu werden, legt man immer eine zum rechten, die andere zum linken Wundwinkel heraus. Ist die vorderste Naht gelegt, so beginnt man mit dem Knüpfen wieder zunächst hinten. Um die Wundränder gut adaptieren zu können, werden von einem Gehilfen zwei kleine, spitze, einzinkige Haken in den Wundrand eingesetzt und diese etwas nach außen gekrempelt. Die Nähte dürfen nicht zu fest angezogen werden, da sie sonst gleich durchschneiden. Die Drahtenden werden mehrmals umeinandergedreht. Besonders im hinteren Drittel und in der Mitte der Naht ist auf gutes Aneinanderpassen der dicken Weichteilwundränder Wert zu legen. Ist die Naht vollendet, so werden die Drahtenden bis auf etwa 1 cm Länge abgeschnitten, noch einmal nachgesehen, und mit einer kleinen Zange etwas fester gedreht und dann nach der Gaumenseite umgebogen, damit sie den Kranken nicht belästigen. Liegen die Wundränder gut aneinander, so wird die Operation dadurch abgeschlossen, daß man den Wundrand mit Jodoformpulver bestreut. Da sich unter dem genähten Gaumen reichlich Blut angesammelt hat, so ist darauf zu achten, daß dieses Blut nicht verschluckt oder aspiriert wird. Daher wird der Kranke, nachdem der Kiefersperrer entfernt ist und nachdem seine Hände befreit sind, am Kopf gefaßt und möglichst rasch aufgerichtet und vorn übergebeugt, dann läuft das angesammelte Blut aus Nase und Mund heraus.

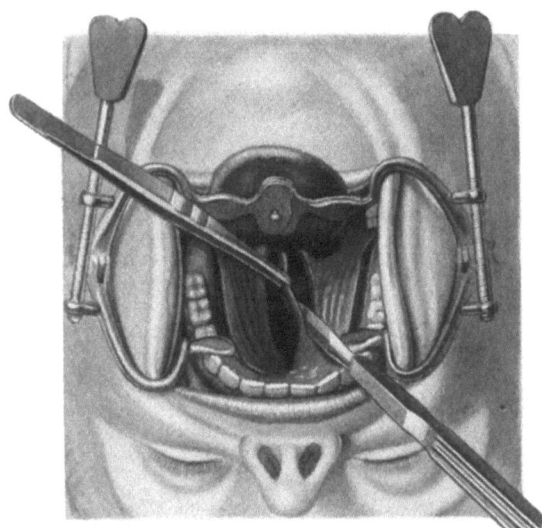

Abb. 506. Der Gaumenspaltenverschluß nach v. LANGENBECK. III.
Anfrischung des Gaumenspaltenrandes mit dem doppelschneidenden Messer.

Die *Nachbehandlung* der Kranken ist von Bedeutung, die Ernährung darf für einige Tage nur flüssig sein und muß mit einem Löffel oder Röhrchen stattfinden. Nach jeder Nahrungsaufnahme ist der Gaumen durch vorsichtiges Abspritzen mit warmer Kochsalzlösung zu reinigen. Man kann auch den Wundrand mit Cantharidentinktur betupfen. Trotz bester technischer Ausführung kommt es gelegentlich doch zu einer Wundinfektion, die am häufigsten im mittleren oder hinteren Abschnitt Veranlassung zum Durchschneiden des Nähte gibt. Eine augenblickliche Behandlung dieser Störung ist leider nicht möglich. Geht die Spalte wieder auf, so kann nur eine spätere Operation helfen. Im allgemeinen schließen sich die seitlichen Lücken rasch per granulationem.

Entsteht eine seitliche *Fistel* im Bereiche der Entspannungsschnitte, was nach Verschluß besonders breiter Spalten nicht selten vorkommt, so muß auch diese später operativ geschlossen werden. Der Verschluß gelingt meistens durch Anfrischung der Fistelumgebung. Man umschneidet vorsichtig den Fistelrand, löst von diesem Schnitt die Schleimhautränder vorsichtig ab und stülpt sie in die Tiefe ein, wo man sie, wenn es geht, durch 1 oder 2 Nähte vereinigt. Die so entstandene Wunde wird durch einen in der Umgebung gebildeten, einfach oder doppelt gestielten Schleimhautlappen geschlossen. Geht die Gaumenspalte, wie sehr häufig, nur im mittleren Abschnitt auf, so schließt sie sich verhältnismäßig selten im weiteren Verlaufe von selbst wieder. Besteht keinerlei Spannung und ist die Lücke klein, so kann der Versuch gemacht werden, nach sparsamster Anfrischung der Wundränder, sie mit einer durchgreifenden feinen Silberdrahtnaht miteinander in Berührung zu bringen. Besteht aber die geringste Spannung, oder ist die Lücke durchgängig bis zur Uvula, so muß nach vollständiger Abheilung, am besten erst nach Verlauf eines Vierteljahres oder noch später, der Eingriff wiederholt werden. Ist bei der ersten Operation viel Gewebe verlorengegangen, so daß die LANGENBECKsche Methode von vornherein aussichtslos erscheint, so muß eine plastische Deckung unter Heranziehung eines Lappens aus der weiteren Umgebung versucht werden.

Liegen die Verhältnisse für die LANGENBECKsche Operation schon von Anfang an sehr ungünstig, so sind die vorbereitenden Maßnahmen durch den Zahnarzt erwünscht. Es hat sich gezeigt, daß im Kindesalter, nach Aufsetzung von Goldkappen über die Zähne und einem daran angebrachten Schraubenapparat, wie ihn zuerst SCHRÖDER, dann PFAFF anwendete, eine Annäherung des Alveolarfortsatzes und damit der knöchernen Gaumenplatte möglich ist, so daß dann die LANGENBECKsche Operation zur Ausführung gebracht werden kann. Nach vollständiger Abheilung der Gaumenspalte können dann die Zahnreihen wieder auseinandergebracht werden, um die Artikulation der Zähne wiederherzustellen.

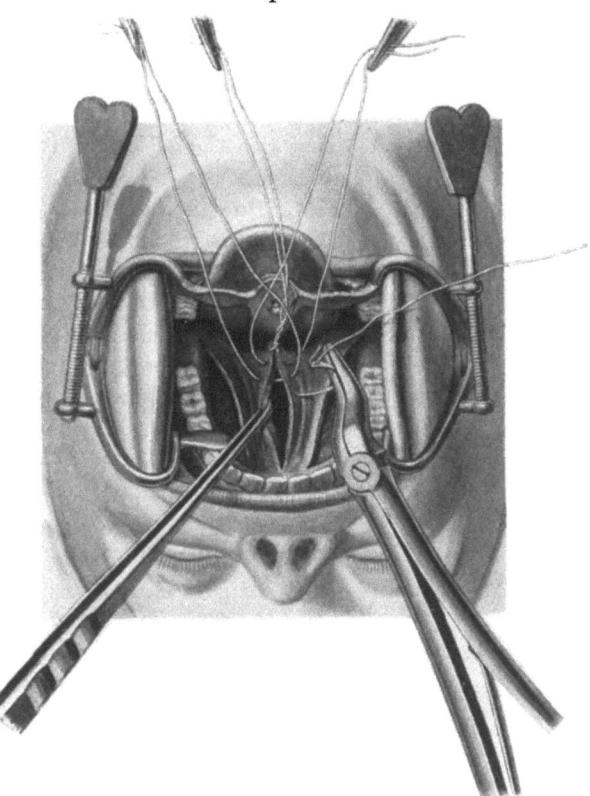

Abb. 507. Der Gaumenspaltenverschluß nach v. LANGENBECK. IV. Art der Nahtführung mit dem Nadelhalter nach v. EISELSBERG. Es wird feiner Silberdraht verwendet.

γ) Die Ursache der Mißerfolge des Verschlusses nach v. LANGENBECK und einige Verbesserungsvorschläge.

Der *Erfolg oder Mißerfolg* des Gaumenspaltverschlusses nach v. LANGENBECK hängt zunächst von den gegebenen Verhältnissen ab. Je breiter und länger die Spalte, desto schwieriger ist naturgemäß der Verschluß. Von Bedeutung ist der Zustand der Gaumenweichteile. Im 1. Lebensjahre sind sie nach VEAU am geeignetsten zum Verschluß, später fangen sie dann an zu schrumpfen infolge der Untätigkeit der Muskulatur. So entstehen häufig dünne, kurze Lappen, die sich auch beim Sprechen kaum bewegen. Manchmal bleiben allerdings auch bei älteren Kindern kräftig entwickelte und gut bewegliche Gaumenweichteile bestehen. Es ist natürlich, daß die Vereinigung der Spaltränder in allen Fällen, in denen die Weichteile kräftig und muskulös sind, wesentlich leichter gelingt als bei atrophischen und starren Spaltanteilen. Von der bleibenden Nahtvereinigung ist aber der *anatomische Erfolg* des Eingriffes weitgehend abhängig. Schmale Berührungsflächen bieten der unvermeidlichen Infektion des genähten Spaltrandes keinen nennenswerten Widerstand. Der Infektion fallen leider aber auch technisch einwandfrei ausgeführte Spaltverschlüsse zum Opfer, d. h. solche, bei denen bei reichlich vorhandenen und gut ernährten Spaltrandabschnitten eine genügende Ablösung der Weichteile und eine spannungslose Naht gelungen war. Die Ursache für diese Mißerfolge müssen in der Anlage des Eingriffes selbst ihren Grund haben. Daher sind schon kurz nach der Veröffentlichung der Technik durch v. LANGENBECK Versuche gemacht worden, unter möglichst günstigen Verhältnissen zu operieren. Man findet sie zweifellos am besten in den ersten Lebensmonaten. Der Ausführung stehen aber, wie schon erwähnt, die für den Säugling zu großen Operationsgefahren entgegen. Daher hat man versucht, durch breites Anfrischen der Spaltränder, durch weitergehendes Ablösen der Brückenlappen im vorderen oder im hinteren Abschnitt oder durch Abschlagen des Hamulus die Möglichkeiten zu einer breiteren Berührung der Wundränder zu schaffen und damit zur Sicherung des Nahtverschlusses beizutragen.

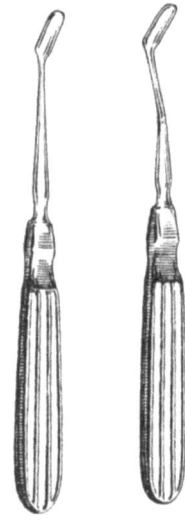

Abb. 508. Elevatorien zur Ablösung der Weichteile am harten Gaumen. (Nach PAYR.)

1. Die Gedanken VEAUs.

Durch die eben genannten Maßnahmen ließ sich wohl bei vielen Spaltverschlüssen die Nahtsicherung erhöhen, aber der wichtigste Grund des Aufgehens der Naht, die Wirkung der Infektion, konnte dadurch auch nicht ausgeschaltet werden. Da an ein keimfreies Operieren nicht zu denken ist, so müssen die günstigen Angriffspunkte für die Keime möglichst verringert werden. Dies war einer der Grundgedanken VEAUs (1922). Nach seiner Ansicht liegt in der Art der Brückenlappenbildung von v. LANGENBECK ein schwerer Fehler. Wenn die Ablösung der Gaumenweichteile nach Ausführung der seitlichen Einschnitte von den Gaumenplatten gelungen ist, die Spaltränder angefrischt und die Lappen auch von den hinteren Rändern der Gaumenplatten abgetrennt sind, verlieren die Brückenlappen restlos ihren Halt und sinken nach der Mundhöhle zu herab. Wird nun nach den Vorschriften v. LANGENBECKs eine Naht der Brückenlappen durchgeführt, so findet zwar ein Verschluß in der Mittellinie statt, aber die vereinigten Lappen sind vom Gaumen abgelöst, hängen in die Mundhöhle herunter und oberhalb der vereinigten Brückenlappen ist eine ausgedehnte, durch keinen Epithelbelag geschützte Wundfläche, in der sich das Nasensekret mit geronnenem Blut zu einer schwer infektiösen Masse sammelt und dadurch die große Höhle infiziert. Da die Naht keine Unterlage hat, so besteht die Gefahr der Fadeneiterung, der Randnekrose und des Aufgehens. Aber selbst, wenn die Naht nicht aufgeht, so ist der Anschluß der in die Mundhöhle herunterhängenden Lappen an den harten Gaumen in Frage gestellt, zum mindesten der doppelseitige Anschluß. Wenn er schließlich unter Umständen nach einigen Nachhilfen gelingt, so bleibt häufig ein stark geschrumpfter Verschluß des Gaumens zurück. Durch die Infektion ist auch die

Muskulatur mehr oder weniger unwirksam geworden. Wenn also der *anatomische Enderfolg* bis zu einem gewissen Grade befriedigen könnte, so bleibt der *funktionelle* doch meist äußerst gering. Der starre, in seiner Bewegung beeinträchtigte weiche Gaumen ist nicht imstande, die hintere Rachenwand zu erreichen und den für die Funktion so notwendigen Abschluß zwischen Nasen- und Rachenhöhle zu erzielen. Die notwendige Folge dieser an zahlreichen Kranken festgestellten Mängel der v. LANGENBECKschen Operation hat VEAU dazu geführt, dieses Verfahren überhaupt aufzugeben. Er hat an dessen Stelle ein von ihm ausgedachtes, die Fehler der früheren vermeidendes Verfahren gesetzt. Der Grundfehler, der durch das Absinken der abgelösten, auf der Rückseite ohne Epithelüberzug bleibenden Brückenlappen bedingt wird, bildet gleichzeitig die Ursache für die Ansammlung infektiöser Stoffe oberhalb der Brückenlappen. Dieser Fehler kann dadurch vermieden werden, daß die Rückseite des Lappens gestützt wird und einen Epithelüberzug erhält. Das gelingt dadurch, daß auch die Weichteile der Nasenseite von den Gaumenplatten abgelöst, durch eine genaue Naht miteinander vereinigt und die so gebildete Decke mit den abgelösten Weichteillappen der Mundseite vereinigt werden. Dadurch wird das Absinken der Gaumenüberzüge in den Mund verhindert, sie bleiben vielmehr durch die Vereinigung mit der Nasenschleimhaut in der Ebene der klaffenden Gaumenplatten. Eine zweite wichtige Neuerung des VEAUschen Eingriffes ist die feste Vereinigung der beiderseits im Spaltrand durch einfachen Einschnitt also ohne Opferung von Gewebe, freigelegten Gaumensegelmuskulatur, auf die von ihm größter Wert gelegt wird. Bei seinen zahlreichen Eingriffen hat VEAU die Feststellung gemacht, daß die Anlage seitlicher Entspannungsschnitte, also die Brückenlappenbildung, oft nicht nötig ist, daß zum mindesten die Vereinigung des gespaltenen weichen Gaumens durch die dreischichtige Naht erreicht werden kann.

Es ist zu betonen, daß auch eine vollendete Wiederherstellung des Gaumens mit ausreichend langem und beweglichem, zum Abschluß des Nasenrachenraumes befähigten Gaumensegels nichts nützen kann, wenn der Kranke bereits vor dem Eingriff sich eine, durch die Spaltbildung bedingte, *falsche Sprachtechnik* angewöhnt hatte. Daher schließt VEAU den Gaumen im Verlauf oder am Ende des 2. Lebensjahres, bevor das Kind sich eine falsche Sprachtechnik erworben hat. Es besteht dann die Aussicht, daß die Sprache in etwa 70% der Fälle regelrecht wird. Bei älteren Kindern, die falsch sprechen gelernt haben, muß ein guter Sprachunterricht unter Umständen unter Zuhilfenahme eines Handobturators von GUTSMANN, den auch ERNST empfiehlt, dem Eingriff am besten vorausgeschickt werden. Bei geistig gut entwickelten Kindern gelingt aber auch *nach* dem Eingriff nach guter anatomischer Wiederherstellung die Erzielung einer regelrechten Sprache durch guten Sprachunterricht. Davon konnten wir uns vielfach überzeugen. Die ERNSTsche Schlundrohrverengerung scheint die Erlernung der richtigen Sprachtechnik in der ersten Zeit nach dem Eingriff zu unterstützen (s. u.).

Die Grundgedanken VEAUs, die ihn zur Ablehnung des LANGENBECKschen Verfahrens geführt haben, waren zweifellos richtig. Sie sind wohl auch von der Mehrzahl der Chirurgen übernommen worden. Das gilt aber nicht für die VEAUsche Technik im einzelnen. Sowohl KIRSCHNER, als AXHAUSEN legen Wert auf die Vereinigung der Schleimhautperiostüberzüge der nasalen und oralen Seite, auf die Vereinigung der Muskulatur und auf die Anfrischung der Spaltränder ohne Gewebsverlust. KIRSCHNER verzichtet, wenn möglich, wie VEAU, auf die Entspannungsschnitte, und wenn er sie macht, macht er sie wesentlich kürzer (s. S. 693). AXHAUSEN hält im wesentlichen an der LANGENBECKschen Plastik fest und bildet ausgedehnte Brückenlappen, deren hinterer Schnitt nach dem Vorgang von ERNST noch ein Stück weit hinter dem Alveolarfortsatz (s. S. 695) geführt wird, und von dem aus eine weitgehende Ablösung der Pharynxschleimhaut und Muskulatur bis zur hinteren Rachenwand erfolgen kann. AXHAUSEN unterbindet außerdem regelmäßig die Aa. palatinae maj.

2. Das Vorgehen ERNSTs.

Auf eine ganz andere Weise hat ERNST (1925), wie eben erwähnt, versucht, durch eine weitgehende Verengerung des Schlundrohres die Naht des weichen Gaumens zu erleichtern und dadurch gleichzeitig den Verschluß des Nasenrachenraumes zu ermöglichen. Sind aber die Gaumensegel zu kurz, so müssen die Gaumenweichteile zurückverlagert werden. Die Schlundverengerung erreicht er durch eine völlige Beweglichmachung der Überzüge des harten Gaumens. Auch der weiche Gaumen und die seitliche Schlundwand mit der Muskulatur bis zur hinteren Rachenwand müssen beweglich gemacht werden. Das Verfahren hat in den Händen seines Schöpfers gute funktionelle Erfolge erzielt, und jetzt auch weitere Verbreitung gefunden. Von seiten der Chirurgen ist der Einwand gemacht worden, daß die Gefahr einer absteigenden Infektion hinter der abgelösten Rachenschleimhaut droht. Wenn auch eine solche Infektion in der Praxis scheinbar nicht eingetreten ist, also nicht gegen das Verfahren sprechen kann, so ist andererseits die Vorstellung ERNSTs, daß ein tamponierter Raum sich mit Granulationsgewebe ausfüllt, und infolgedessen die Verengerung des Schlundrohres dauernd erhalten bleibt, nach den Erfahrungen der pathologischen Anatomen nur bedingt richtig. Selbst wenn der Raum sich durch lange Tamponade mit Granulationsgewebe ausgefüllt hat, kommt schließlich nach Beseitigung der Tamponade bei der Wundheilung eine narbige Schrumpfung zustande. Die Narbenschrumpfung führt aber zweifellos zum Verlust der vorher erreichten Verengerung. Als vorläufige Maßnahme zur Unterstützung der Naht kann allerdings die durch das Ablösen erreichte ringförmige Schlundverengerung durch Aufhebung des seitlichen Muskelzuges wertvolle Dienste leisten. ERNST näht den weichen Gaumen dreischichtig, die vom Knochen völlig abgelösten Weichteile des harten Gaumens einfach. Er verzichtet also auf die Verbindung der Rückseite dieser Lappen (wie v. LANGENBECK) mit der Nasenschleimhaut. Dafür drängt er die herunterhängenden Weichteillappen mit einer Celluloidprothese, die an den Zähnen festliegt und einen Gazestreifen trägt, gegen das Gaumendach. So vermeidet er die Ansammlung infektiöser Massen auf der Lappenwundfläche. Um die Celluloidprothese richtig befestigen zu können, operiert ERNST nach Abschluß der ersten Dentition.

AXHAUSEN (1936) hat, wie schon erwähnt, die Verengerung des Schlundrohres nach ERNST in seine Technik übernommen, macht aber kürzere Weichteilschnitte.

3. Das Vorgehen HALLEs.

HALLE hat ähnliche Vorschriften gegeben, die auch in einer Rückverlagerung und Verengerung des Schlundrohres gipfeln. Dieses Verfahren wird nicht allgemein angewendet.

4. Das Vorgehen LIMBERGs.

Auf wieder andere Weise hat LIMBERG die nach erfolgter Gaumennaht in der Mittellinie zu kurz geratenen Weichteile zurückverlagert. Er hat die von einem, dem Alveolarfortsatz entlanglaufenden, hufeisenförmigen Schnitt umschnittenen Weichteile des vorher genähten Gaumens von vorn nach hinten bis über den hinteren Rand der knöchernen Gaumenplatten abgelöst und zurückgeklappt. Die A. palatina maj. darf dabei nicht verletzt werden. Genügt die genannte Ablösung aber nicht, so muß das Gefäßnervenbündel aus dem Knochenkanal befreit werden. Dazu hat er an den hinteren Rändern der aufsteigenden Gaumenbeine die Rückwand des Canalis pterygo-palatinus so weit reseziert, daß das Gefäßnervenbündel befreit wurde. Zur weiteren Beweglichmachung hat er den Hamulus pterygoideus an seiner Basis abgemeißelt. Die Gaumenweichteile werden dann mit einer an den Zähnen befestigten Celluloidplatte an den Gaumen gedrängt und bis zur Anheilung gestützt.

5. Das Vorgehen van der Hoffs.

Wieder anders ist in neuester Zeit van der Hoff vorgegangen. Da auch nach seiner Ansicht der Verlagerung der Gaumenweichteile das durch Knochen und Weichteile festgehaltene Gefäßnervenbündel entgegensteht, hat er die Weichteile aus der Umgebung des Bündels von ihren Knochenansätzen abgelöst. Er löst also nicht nur die Gaumenplatten von der knöchernen Unterlage, sondern auch die übrigen Weichteile, insbesondere die in Betracht kommenden Muskelansätze. Dazu gehören die Mm. pterygoidei ext. und int., die mit schlanken Elevatorien oder Raspatorien vom hinteren Oberkieferrand, aus der Fossa pterygoidea, von der Außenfläche des Proc. pterygoideus und vom hinteren Rand des Os palatinum abgelöst werden. Sind alle diese Weichteile, auch der Gaumenüberzug in der Mittellinie vom Knochen gelöst, so kann man gegen das Gefäßnervenbündel vordringen. Es wird mit einem stumpfen Häkchen gefaßt und kräftig nach außen gezogen. Nun wird noch der Schleimhaut-Periostüberzug von der Nasenseite des Gaumens abgelöst, und zwar auch von der Hinterseite der Gaumenplatte aus. Ist das alles geschehen, so hängen die gut ernährten Lappen in die Mundhöhle herunter. Die Muskeln der Gaumensegel werden von van der Hoff nicht besonders freigelegt. Eine besonders geartete Naht faßt aber die Muskulatur der beiden Gaumenhälften fest zusammen. Meist genügt eine Muskelnaht. Die Nähte an der Nasen- und Mundschleimhaut lassen sich infolge der großen Beweglichkeit der Lappen leicht durchführen. Die Nasenschleimhaut wird mit Catgut genäht. Der abgelöste, zurückverlagerte Gaumenlappen wird nicht besonders befestigt.

δ) Die Vorschrift Veaus beim Verschluß der einfachen Spalte des weichen Gaumens.

Da dieses Verfahren die Grundlage für viele späteren gegeben hat, so soll es hier etwas ausführlicher geschildert werden. Das wesentliche des Veauschen Vorgehens besteht, wie schon oben erwähnt, in einer guten Nahtvereinigung der in 3 Schichten zerlegten Gaumensegel. Die wichtigste der 3 Nähte ist die der Nasenschleimhaut. Die Anfrischung des Spaltrandes erfolgt durch einfachen Schnitt. Zu diesem Zweck wird zunächst eine Reverdinsche Nadel auf der rechten Gaumenseite in der Nähe des Alveolarfortsatzes eingestochen. Diese Stelle ist durch eine seitliche Vertiefung zwischen dem Alveolarfortsatz und dem vorderen Gaumenbogen gekennzeichnet (Abb. 509). Die Spitze der Nadel dringt bis unter die Nasenschleimhaut, die durch den eingeführten Zeigefinger vor Verletzung geschützt wird. Die Nadel tritt am Spaltrand aus. Während die Nadel den Spaltrand spannt, erfolgt die Anfrischung des Spaltrandes etwas mehr auf der Mundseite (Abb. 509). Sie wird nach hinten bis zum Zäpfchen, nach vorn bis in den Spaltwinkel durchgeführt. Ist die Aufspaltung auf der einen Seite vollendet, so wird in das Öhr der Reverdinschen Nadel ein Draht gefaßt und nach außen durchgezogen. Die beiden Enden des langen Drahtes werden mit einer Klemme gefaßt und beiseite gelegt (Abb. 510). Dann wird derselbe Eingriff auf der anderen Seite vorgenommen, aber kein Draht durch den Stichkanal gezogen, sondern die beiden Enden eines Seidenfadens, dessen Schlinge in der Mittellinie liegen bleibt (Abb. 510). Sie soll zur späteren Durchführung des Drahtes dienen. Der Spaltrand wird nun aufgeblättert. Mit einem kleinen spitzen Haken wird die Mundschleimhaut etwas angezogen und nun die Muskulatur, die ja bis an den knöchernen Gaumen heranreicht, freigelegt (Abb. 510). Es folgt dann die Schichtnaht. Zunächst wird die vom Spaltrand abgelöste Nasenschleimhaut genäht. Veau benutzt auch hier die Reverdinsche Nadel. Man kann aber auch mit kurzen, starken, scharfen Nadeln nähen. Die Knoten der Nasenschleimhautnaht sollen nach der Nase zu zu liegen kommen (Abb. 511). Die Naht wird fortgesetzt

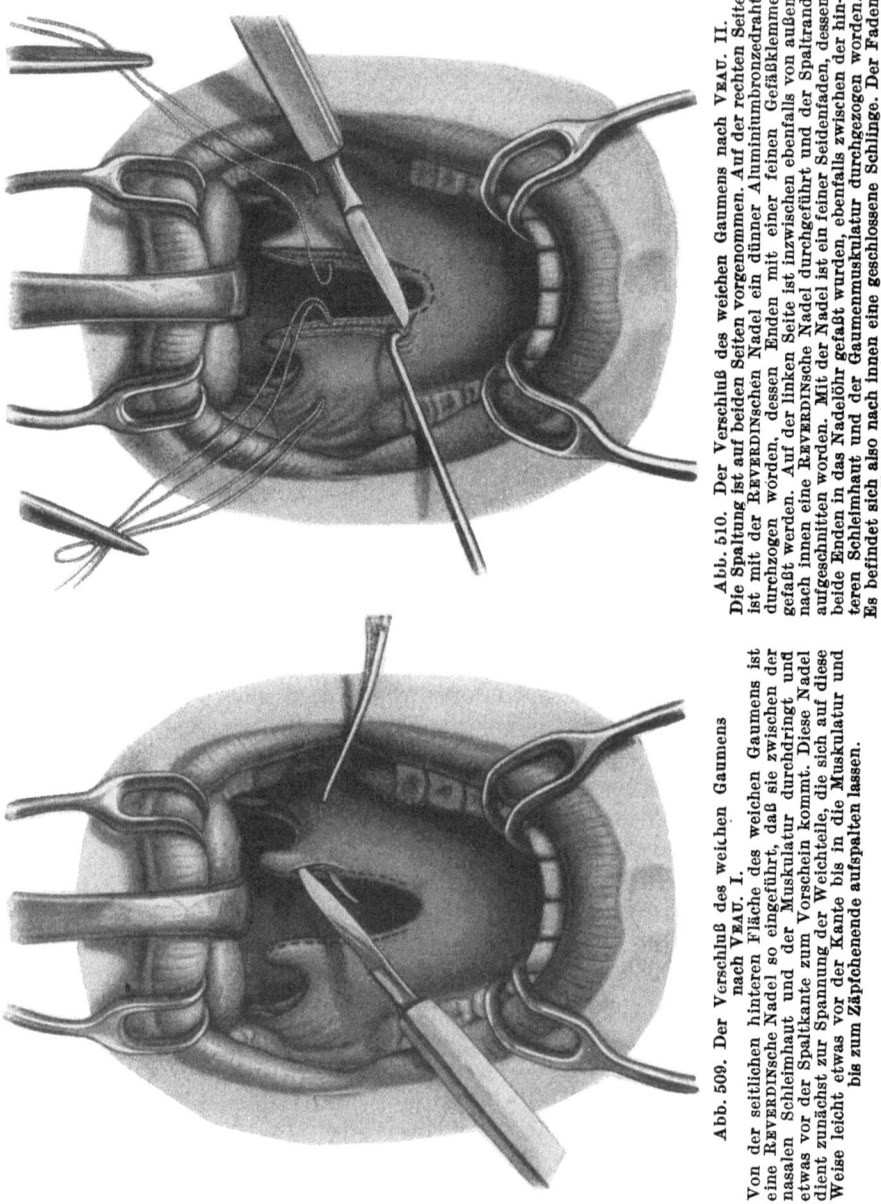

Abb. 509. Der Verschluß des weichen Gaumens nach Veau. I. Von der seitlichen hinteren Fläche des weichen Gaumens ist eine Reverdinsche Nadel so eingeführt, daß sie zwischen der nasalen Schleimhaut und der Muskulatur durchdringt und etwas vor der Spaltkante zum Vorschein kommt. Diese Nadel dient zunächst zur Spannung der Weichteile, die sich auf diese Weise leicht etwas vor der Kante bis in die Muskulatur und bis zum Zäpfchenende aufspalten lassen.

Abb. 510. Der Verschluß des weichen Gaumens nach Veau. II. Die Spaltung ist auf beiden Seiten vorgenommen. Auf der rechten Seite ist mit der Reverdinschen Nadel ein dünner Aluminiumbronzedraht durchzogen worden, dessen Enden mit einer feinen Gefäßklemme gefaßt werden. Auf der linken Seite ist inzwischen ebenfalls von außen nach innen eine Reverdinsche Nadel durchgeführt und der Spaltrand aufgeschnitten worden. Mit der Nadel ist ein feiner Seidenfaden, dessen beide Enden in das Nadelöhr gefaßt wurden, ebenfalls zwischen der hinteren Schleimhaut und der Gaumenmuskulatur durchgezogen worden. Es befindet sich also nach innen eine geschlossene Schlinge. Der Faden wird ebenfalls mit Gefäßklemmen gefaßt und zur Seite gelegt.

bis auf das Zäpfchen. Dessen beide Teile werden mit einem durchgreifenden Faden gefaßt, das Zäpfchen in die Mundhöhle hineingezogen und zunächst die Rückseite durch einige Nähte vereinigt (Abb. 512). Dasselbe macht man auf der Vorderseite. So näht man bis zu der Stelle, an der die Muskelnaht durchgeführt werden soll.

Verschluß der einfachen Spalte des weichen Gaumens.

Von der auf der rechten Seite liegenden Drahtschlinge wird die Gefäßklemme entfernt, das aus der Schnittlinie heraussehende Drahtstück gerade gezogen, am Ende ein kleiner Haken umgebogen und dieser in die aus der linken Spaltmitte

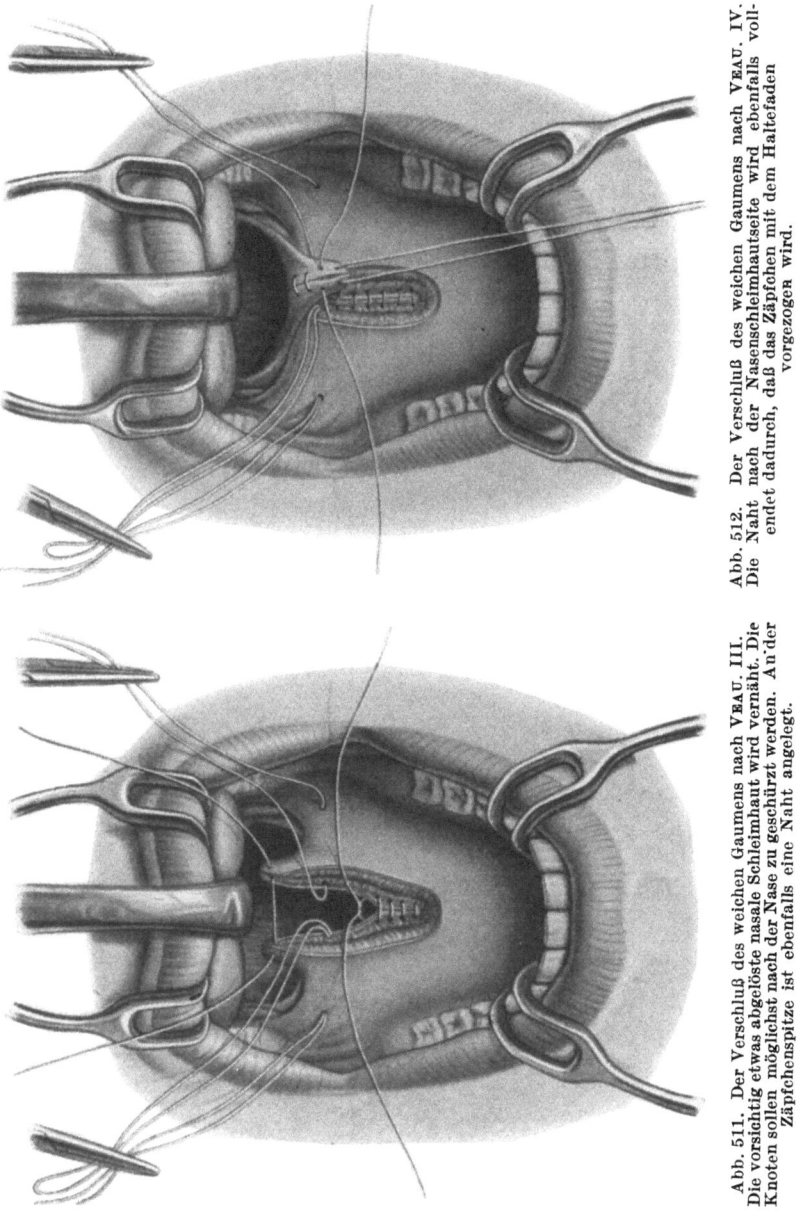

Abb. 511. Der Verschluß des weichen Gaumens nach VEAU. III. Die vorsichtig etwas abgelöste nasale Schleimhaut wird vernäht. Die Knoten sollen möglichst nach der Nase zu geschürzt werden. An der Zäpfchenspitze ist ebenfalls eine Naht angelegt.

Abb. 512. Der Verschluß des weichen Gaumens nach VEAU. IV. Die Naht nach der Nasenschleimhautseite wird ebenfalls vollendet dadurch, daß das Zäpfchen mit dem Haltefaden vorgezogen wird.

heraushängenden Seidenfadenschlinge eingehängt. Mit Hilfe der Schlinge wird der Draht nun nach außen durchgezogen (Abb. 513). Dabei ist darauf zu achten, daß der Draht glatt läuft, d. h. daß keine Schlingen entstehen, die einerseits ein festes Anziehen des Drahtes verhindern, andererseits leicht zum Bruch des

Drahtes Veranlassung geben können. Der durchgezogene Draht liegt infolge der besonderen Führung unter der Nasenschleimhaut oberhalb der Muskulatur des weichen Gaumens. Um nun die Muskulatur in der Mittellinie zusammenzubringen,

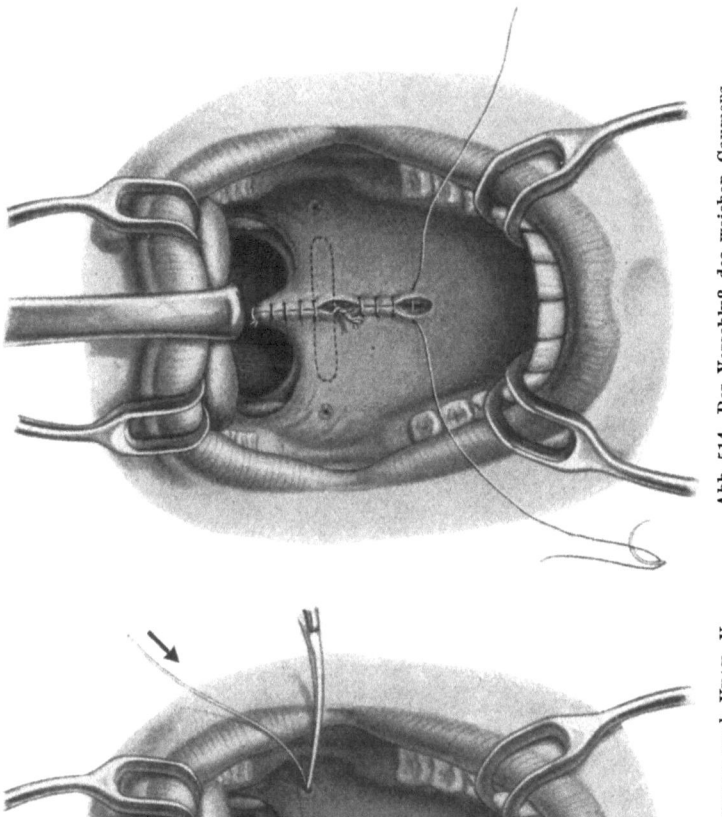

Abb. 514. Der Verschluß des weichen Gaumens nach VEAU. VI. Die beiden Drahtenden sind in eine einfache Schlinge gelegt und werden stark angezogen, so daß die Muskulatur in der Mitte zusammenrückt. Die beiden Drahtenden werden dann mit einer feinen Zange einfach umschlungen. Der Überschuß wird abgeschnitten. Die gestrichelte Linie zeigt die Lage des Drahtes an. Durch einige Nähte wird nun auch die Mundseite der Gaumenschleimhaut endgültig bis auf die Durchtrittsstelle des Drahtes geschlossen.

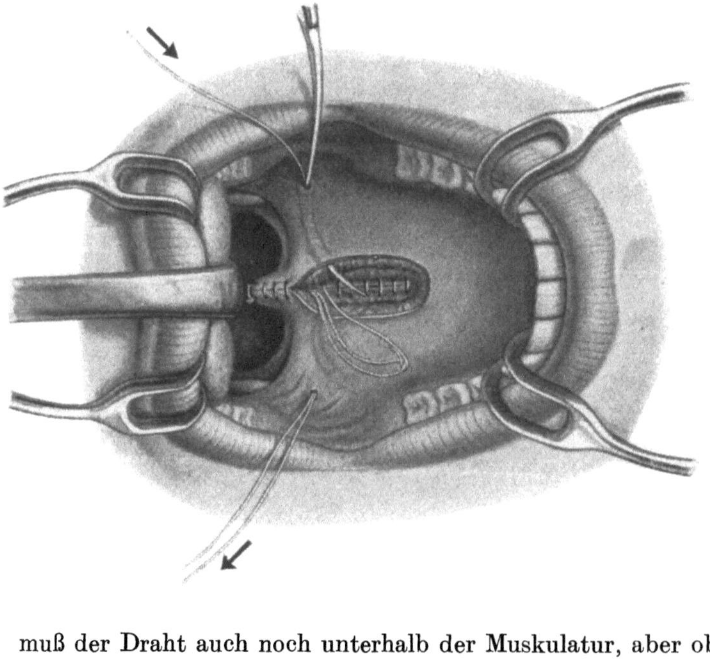

Abb. 513. Der Verschluß des weichen Gaumens nach VEAU. V. Mit Hilfe der auf Abb. 503 erwähnten Schlinge, in die der Draht der rechten Seite eingehängt wird, wird nun der Draht auch durch die linke Gaumenhälfte hindurchgezogen. Auf der rechten Seite ist die REVERDINsche Nadel von neuem eingeführt, diesmal aber zwischen der vorderen Schleimhaut und der Muskulatur. Ein längerer Faden wird in das Öhr der REVERDINschen Nadel gefaßt und nach außen zurückgezogen. In die Fadenschlinge an der äußeren Einstichstelle wird nun das Drahtende eingehängt und nach der Mitte herausgezogen. Der Draht hüllt demnach die Muskulatur oben und unten und seitlich ein. Dasselbe macht man dann auf der linken Seite, so daß die beiden Drahtenden in der Mitte der Spaltwunde zum Vorschein kommen. Die Mundseite der Gaumenschleimhaut ist vom Zäpfchen ab bereits durch einige Nähte verschlossen.

muß der Draht auch noch unterhalb der Muskulatur, aber oberhalb der Mundschleimhaut, durchgeführt werden. Zu diesem Zweck wird zunächst die REVERDINsche Nadel an der rechten Seite wieder an derselben Stelle, an der sie früher eingeführt wurde, diesmal aber zwischen Mundschleimhaut und Muskulatur, bis zum Spaltrand durchgeführt. Zunächst wird mit der Nadel eine Seidenfadenschlinge zurückgezogen und mit Hilfe dieser jetzt das angebogene Häkchen des anderen Drahtendes, wieder unter Vermeidung einer Schlingenbildung, nach der Mittellinie geführt. Auf dieselbe Weise wird dann auch auf der linken Seite der Draht zwischen Muskulatur und Mundschleimhaut nach dem Spaltrand gelegt, so daß die beiden Drahtenden in der Mittellinie zusammenliegen. Der Draht wird dann einmal einfach geschlungen und fest angezogen. Die Gefahr des Durchschneidens der Muskulatur besteht nach VEAU nicht. Er gibt ausdrücklich an, daß der Draht meist nicht stark genug angezogen wird. Ist die Schlinge festgezogen, so werden die Enden zusammengedreht und kurz abgeschnitten (Abb. 514). Zum Schluß wird die Mundschleimhaut genäht. Man kann dazu feines Haar oder Seide benutzen.

ε) **Die Vorschrift VEAUs beim Verschluß der durchgehenden Gaumenspalte.**

Der erste Teil des Eingriffes verläuft, wie er für den Verschluß der einfachen Spalte geschildert wurde. Ist der weiche Gaumen bis zum hinteren Rande des harten Gaumens angefrischt, und ist die Muskelnaht vorbereitet, so beginnt man mit einem besonders gebauten kurzen, scharfkantigen Haken an der Spina nasalis post., hinter die er von der Wunde aus eindringt, die Weichteile vom Knochen abzulösen. Sind sie auf etwa 2—5 mm, der Länge des Hakens entsprechend, abgelöst, so werden sie mit dem Messer gespalten, während sie mit dem Haken gespannt werden (Abb. 515). So geht man immer weiter vor unter großer Vorsicht, während die Hakenspitze immer hart auf der Nasenseite der Gaumenplatte weitergleitet. Hat man die Mittellinie erreicht, so wird dasselbe auf der anderen Seite durchgeführt. Die Scheitelgegend wird erst zum Schluß von den Weichteilen befreit, da das hier am schwierigsten ist. Die beiden Seitenschnitte werden dann durch einen Messerschnitt in der Mitte verbunden (Abb. 515). Die Naht beginnt dann an der gut beweglichen Schleimhaut der Nasenseite im Spaltwinkel. Auch hier benutzt VEAU eine REVERDINsche Nadel. Die ersten 4 Nähte im Spaltwinkel werden zunächst nicht geknüpft, sondern bleiben lang (Abb. 516, 517). Nach rückwärts wird dann die Nasenschleimhaut durch Seidennähte verschlossen, so wie es bei der einfachen Spalte geschildert ist. Dann wird auch die Muskelnaht zu Ende geführt und geschlossen. Um nun auch den Schleimhautüberzug der Mundseite schließen zu können, müssen die Weichteile vom harten Gaumen in bestimmter Weise abgelöst werden. Ähnlich wie bei v. LANGENBECK werden entlang dem Alveolarfortsatz Entspannungsschnitte gelegt. Die Schnitte reichen aber nach vorn nicht bis an den Alveolarfortsatz, sondern biegen in spitzem Winkel um und münden in die Spalte (Abb. 518). Die so entstandenen beiden Lappen werden nun mit dem Periost von den Gaumenplatten mit dem Raspatorium abgelöst. Sie werden so weit abgelöst, bis die Aa. palatinae maj. freigelegt sind. Um die Lappen genügend beweglich zu machen, muß die Arterie gewissermaßen verlängert werden. Ist das Gefäßnervenbündel frei, so wird ein kleiner stumpfer Haken darumgeführt und stark angezogen (Abb. 518). Dann macht man zweckmäßigerweise eine längere Pause, um durch starken Druck der Weichteile gegen die Gaumenplatten die Blutung zum Stehen zu bringen. Um nun die beiden hinten gestielten, vorn herunterhängenden Lappen in der Mittellinie zu vereinigen und mit der Nasenschleimhaut zu verbinden, benutzt man die oben erwähnten, lang gelassenen 4 Fäden, von denen je 2 rechts und 2 links, und zwar mit beiden Enden, durch die beweglich gemachten Gaumenlappen hindurchgezogen und hier geknüpft werden (Abb. 519). Dadurch werden die Mundschleimhautlappen mit

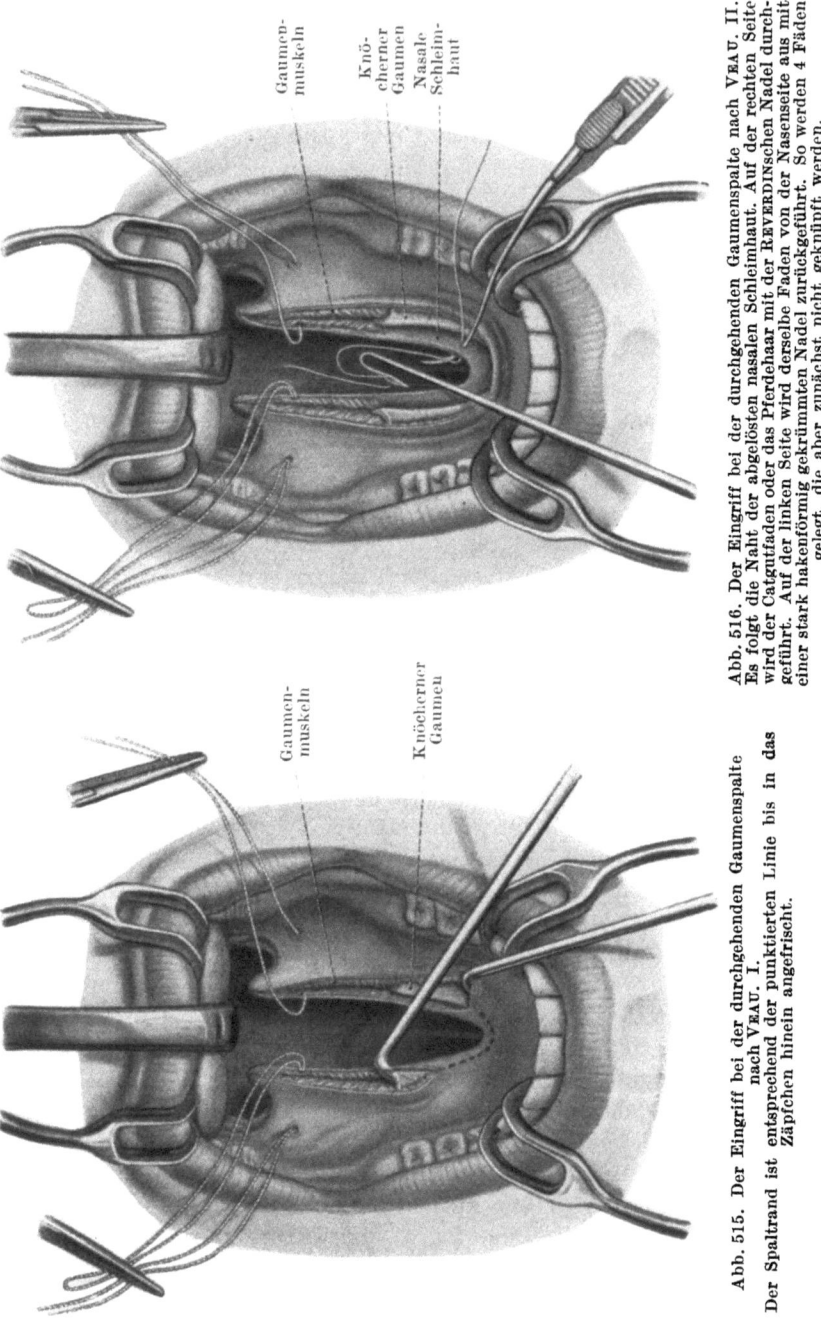

Abb. 516. Der Eingriff bei der durchgehenden Gaumenspalte nach VEAU. II. Es folgt die Naht der abgelösten nasalen Schleimhaut. Auf der rechten Seite wird der Catgutfaden oder das Pferdehaar mit der REVERDINschen Nadel durchgeführt. Auf der linken Seite wird derselbe Faden von der Nasenseite aus mit einer stark hakenförmig gekrümmten Nadel zurückgeführt. So werden 4 Fäden gelegt, die aber zunächst nicht geknüpft werden.

Abb. 515. Der Eingriff bei der durchgehenden Gaumenspalte nach VEAU. I. Der Spaltrand ist entsprechend der punktierten Linie bis in das Zäpfchen hinein angefrischt.

der Unterfläche der Nasenschleimhautlappen fest verbunden. Schließlich wird nun die Mundschleimhaut bis zum vorderen Ende genäht (Abb. 520).

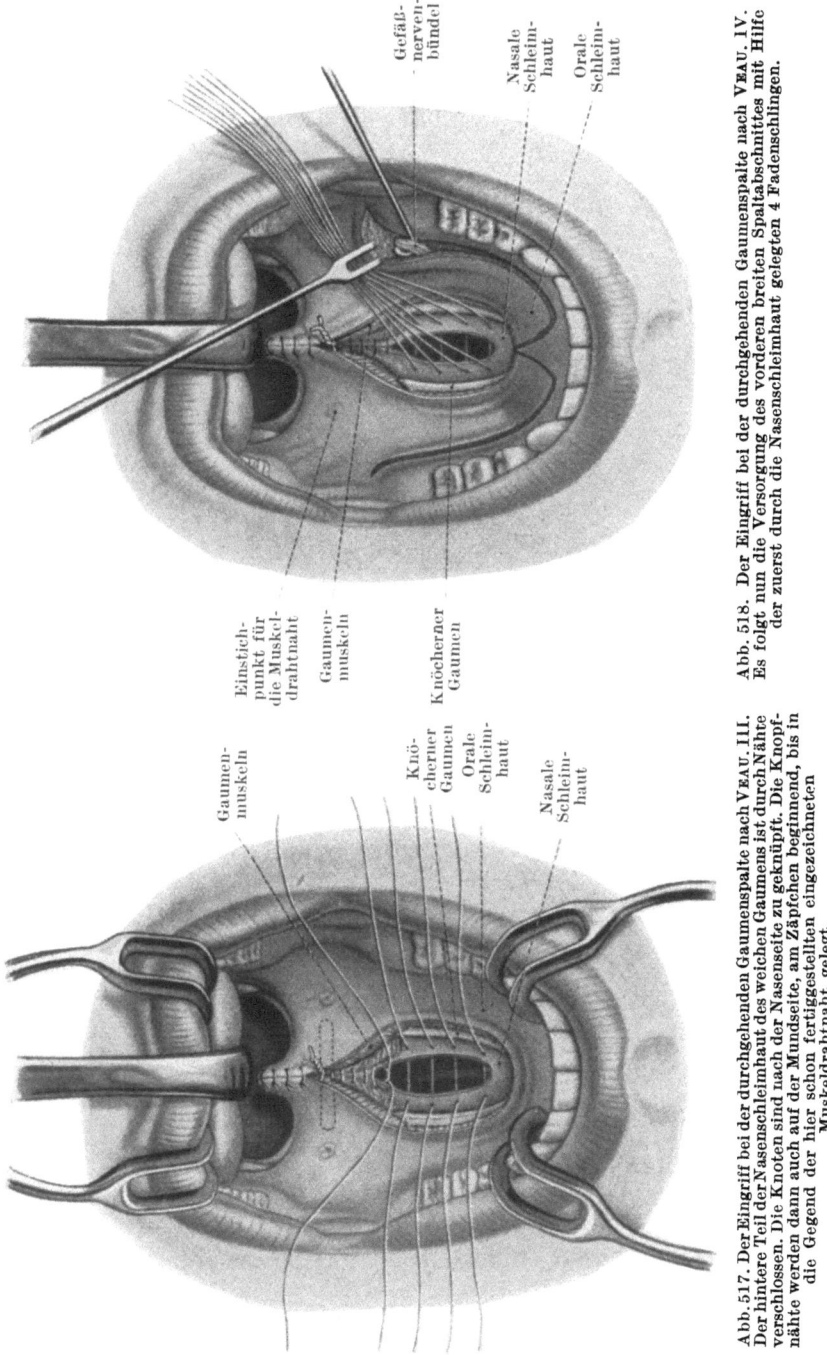

Abb. 518. Der Eingriff bei der durchgehenden Gaumenspalte nach VEAU. IV. Es folgt nun die Versorgung des vorderen breiten Spaltabschnittes mit Hilfe der zuerst durch die Nasenschleimhaut gelegten 4 Fadenschlingen.

Abb. 517. Der Eingriff bei der durchgehenden Gaumenspalte nach VEAU. III. Der hintere Teil der Nasenschleimhaut des weichen Gaumens ist durch Nähte verschlossen. Die Knoten sind nach der Nasenseite zu geknüpft. Die Knopfnähte werden dann auch auf der Mundseite, am Zäpfchen beginnend, bis in die Gegend der hier schon fertiggestellten eingezeichneten Muskeldrahtnaht gelegt.

ζ) Das Vorgehen KIRSCHNERs.

KIRSCHNER vermeidet bei seinem Verfahren nach dem Vorgehen von VEAU verschiedene Mängel der LANGENBECKschen Plastik. So frischt er den Spaltrand durch einfache Spaltung mit einem besonderen Messer an. Im Bereich

694   Die Eingriffe am Gaumen und an den Kiefern.

des harten Gaumens wird dieser Spaltungsschnitt tief gemacht, im Bereich des weichen Gaumens nur 2—3 mm. Ist vom Spaltrand aus der Knochen erreicht, so wird zunächst der nach der Mundseite gelegene Schleimhautperiostüberzug abgehoben. Nur wenn die Ablösung im hinteren Abschnitt Schwierig-

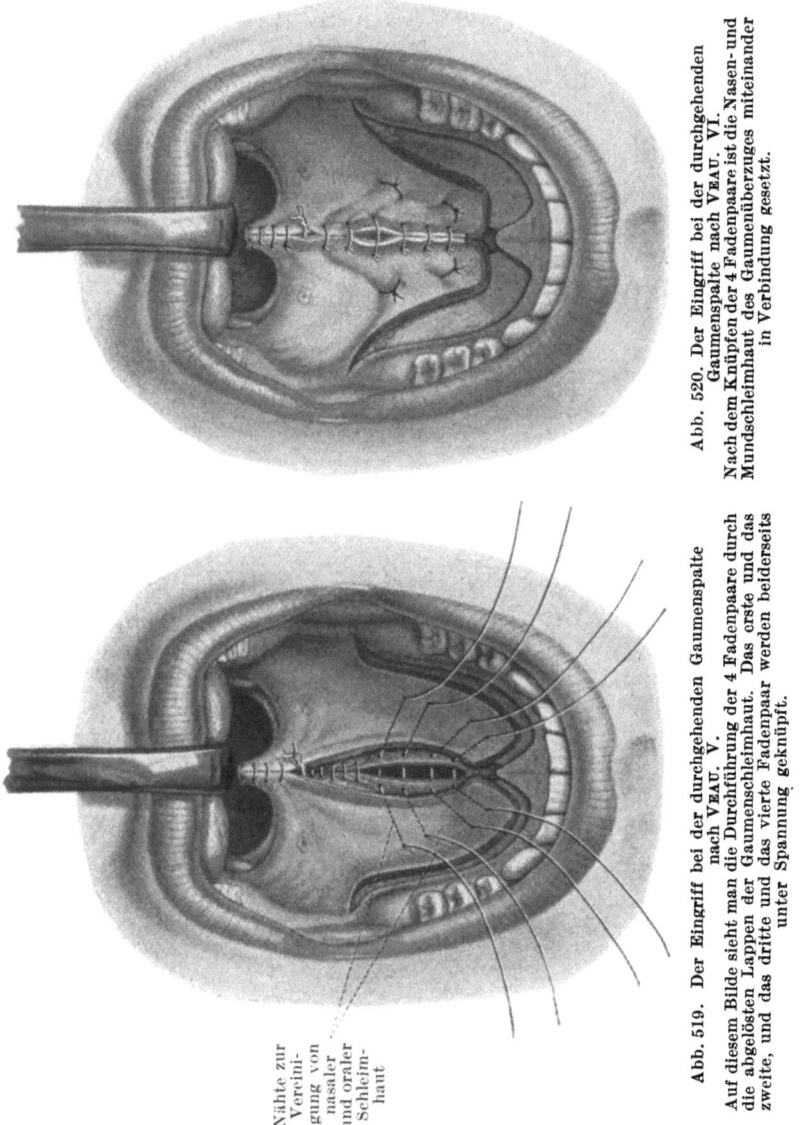

Abb. 520. Der Eingriff bei der durchgehenden Gaumenspalte nach VEAU. VI. Nach dem Knüpfen der 4 Fadenpaare ist die Nasen- und Mundschleimhaut des Gaumenüberzuges miteinander in Verbindung gesetzt.

Abb. 519. Der Eingriff bei der durchgehenden Gaumenspalte nach VEAU. V. Auf diesem Bilde sieht man die Durchführung der 4 Fadenpaare durch die abgelösten Lappen der Gaumenschleimhaut. Das erste und das zweite, und das dritte und das vierte Fadenpaar werden beiderseits unter Spannung geknüpft.

Nähte zur Vereinigung von nasaler und oraler Schleimhaut

keiten macht, wird medial und hinter dem letzten Backzenahn ein kurzer Einschnitt bis auf den Knochen gemacht und von hier aus die Ablösung unterstützt. Das unmittelbar hinter dem Einschnitt verlaufende Gefäßnervenbündel darf nicht verletzt werden. Da der Schleimhautperiostüberzug am hinteren Gaumenplattenrand am festesten sitzt, muß hier sorgfältig vorgegangen werden, um die Schleimhaut nicht zu zerreißen. Man wechselt beim Ablösen mit den

Instrumenten, d. h. man arbeitet mit Raspatorium und Messer abwechselnd. Ist die Ablösung vorn und hinten weit genug erfolgt, so müssen die Lappen in der Mittellinie ohne weiteres in Berührung gebracht werden können. Das geht nur, wenn bei nicht durchgehenden Spalten auch die Verbindungsbrücke zwischen den beiden Lappen genügend unterfahren werden kann, und bei durchgehenden Spalten die Ablösung bis in den Spalt des Alveolarfortsatzes hinein durchgeführt wurde. Gelingt trotz dieser weitgehenden Ablösung im vorderen Abschnitt die Vereinigung der Lappenränder nicht ohne Spannung, so müssen unter Umständen im vorderen Abschnitt, aber nur soweit eine gewisse Spannung besteht, die LANGENBECKschen Entspannungsschnitte angelegt werden. Ehe die Naht ausgeführt wird, wird nun der Schleimhautperiostüberzug auf der Nasenseite der Gaumenplatten abgelöst. Die Schleimhaut im Bereich des harten Gaumens pflegt sehr dünn zu sein. Daher muß die Ablösung hier mit größter Vorsicht geschehen, da jedes kleine Loch, wie das von VEAU und AXHAUSEN beobachtet worden ist, sich beim weiteren Ablösen rasch vergrößert. Im hinteren Abschnitt ist der Schleimhautperiostüberzug kräftiger. KIRSCHNER beginnt am Proc. pterygoideus und löst die hier starken Weichteile energisch von lateral nach medial ab. Die Ablösung erfolgt im wesentlichen von der Spaltrandwunde her. Es entsteht so eine bis in die Nähe der Schädelbasis reichende Wundtasche. Die Ablösung erfolgt dann auch nach hinten nach der Wirbelsäule zu und löst die Pharynxschleimhaut. Ist diese Ablösung weit genug gediehen, so kann die Nahtvereinigung beginnen. Die *Naht* darf in keinem Abschnitt unter Spannung stehen, sonst muß noch weiter abgelöst werden. Im Bereich des harten Gaumens wird die nasale und orale Schleimhautablösung getrennt durchgeführt. Im Bereich des weichen Gaumens legt KIRSCHNER noch eine submuköse Muskelnaht mit dünnem ausgeglühtem Stahldraht ein. Um nun auch die orale und nasale Schleimhaut miteinander in Verbindung zu bringen, werden noch 1—2 durchgreifende Nähte gelegt. Dazu wird in etwa $^3/_4$ cm Abstand vom Spaltrand eine stark gekrümmte Nadel mit einem Seidenfaden zunächst durch die eine Mund- und Nasenseite durchgestochen und dann der Faden umgekehrt von der Nasenseite durch beide Lappen wieder nach der Mundseite durchgeführt. Die Fäden bleiben zunächst lang. Es folgt dann die Naht der Nasenschleimhaut. KIRSCHNER knüpft nur die am Zäpfchen angelegten Nähte nach der Nasenseite zu, während die Zäpfchenspitze mit Haltefäden nach unten gezogen wird. Ist die Nasenschleimhaut genau genäht, so folgt die Anlegung der versenkten Drahtnaht. Die Drahtnaht verläuft ähnlich wie die von VEAU, faßt also die Muskulatur des weichen Gaumens, wird aber in dem seitlichen Wundspalt vereinigt. Der Draht wird so fest angezogen, daß die Spaltränder flächenhaft aneinander liegen. Die Naht des Mundschleimhautüberzuges macht keinerlei Schwierigkeiten. Zum Schluß werden die durchgreifenden Seidenfäden, die die Nasengaumenplatten gegeneinander pressen sollen, geknüpft.

η) **Das Verfahren nach AXHAUSEN.**

AXHAUSEN hat sein Verfahren 1936 ausführlich bekanntgegeben. Er ist im wesentlichen der LANGENBECKschen Methode treu geblieben, hat sie aber, wie auch KIRSCHNER, unter dem Einfluß der VEAUschen Gedankengänge in mancher Beziehung abgeändert und schließlich auch das Verfahren der Schlundverengerung von ERNST und das Anpressen der Mundschleimhautlappen gegen die Nasenschleimhaut durch eine Celluloidprothese in seine Technik aufgenommen. Er geht in folgender Weise vor. Er führt zunächst die LANGENBECKschen Schnitte aus und benutzt dazu das sog. Lappenmesser, das hart am Zahnfleischrand eingestoßen wird, aber vorne eine Gewebsbrücke läßt (Abb. 521). Man kann, wenn man vorsichtig vorgeht, natürlich ebensogut jedes andere Messer benutzen, da das Lappenmesser nach jedem Schnitt neu eingesetzt werden muß, also ein ziemlich umständliches Verfahren verlangt. Der Schnitt überragt den Alveolarfortsatz nach hinten außen um etwa $1^1/_2$—$2^1/_2$ cm (Abb. 522). Die Ablösung des Schleimhautperiostüberzuges wird mit einem leichtgekrümmten Elevatorium durchgeführt. Die Ablösung gelingt leicht, sobald der Knochen erreicht ist. Zum Schutz der Weichteile wird der Daumen der anderen Hand gegen den Gaumen angedrückt (Abb. 521). Sowohl vorn am

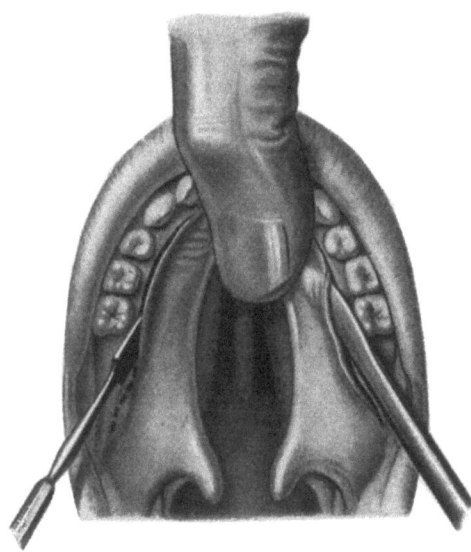

Abb. 521. Eingriff bei der Gaumenspalte nach AXHAUSEN. I.
Beiderseits wird der Schleimhautüberzug des Gaumens entlang dem Alveolarfortsatz eingeschnitten und vorsichtig mit dem Raspatorium bis an den Spaltrand abgelöst.

Übergang zwischen den beiden Lappen, als auch am Spaltrand, der möglichst erreicht werden soll, muß vorsichtig vorgegangen werden, um den oft dünnen Schleimhautüberzug nirgends zu verletzen. Jedes kleine Loch vergrößert sich bei weiterer Ablösung rasch. Die Krümmung der zur Ablösung verwendeten Elevatorien muß der Gaumenwölbung angepaßt sein. Jetzt wird das hintere Schnittende vorsichtig vertieft, bis der sehnige Ansatz des M. pterygoideus int. erkennbar wird, was entweder sofort oder nach Abschieben von lockerem Zellgewebe meist ohne Schwierigkeiten gelingt (Abb. 522). Nur muß man sich davor hüten, nach außen in das Wangenfett zu geraten. Auf der medialen Seite des Muskelbauches kann man nun meist unschwer mit dem Elevatorium

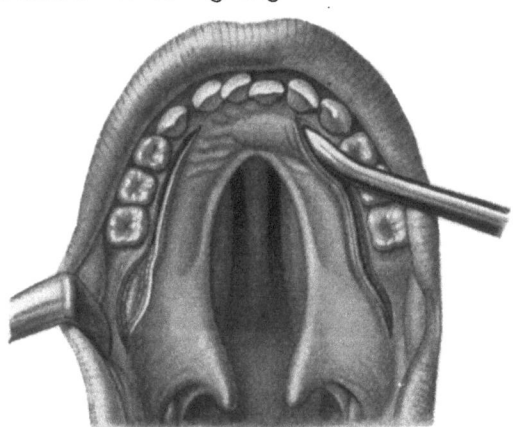

Abb. 522. Eingriff bei der Gaumenspalte nach AXHAUSEN. II.
Auf der linken Seite dringt das Elevatorium von der linken auf die rechte Spaltseite vor, ohne die Verbindungsbrücke zu schädigen. Auf der rechten Seite sieht man in dem nach hinten verlängerten Schnitt den sehnigen Ansatz des M. pterygoideus int.

gegen die Wirbelsäule zu in den gesuchten Spaltraum vordringen. Caudalwärts wird die Ablösung bis über die Tonsillengegend durchgeführt. Die seitliche und hintere Pharynxwand werden mit einem Elevatorium nach weitgehender

Ablösung kräftig nach der Mittellinie zu abgedrängt. AXHAUSEN unterstützt häufig die Ablösung mit dem Finger, mit dem man natürlich am schonendsten vorgehen kann. Im weiteren Vorgehen wird vom Mittelteil des Schnittes aus der innere Wundrand, der oft noch am Alveolarfortsatz festhängt, mit dem Elevatorium abgedrängt. Selten sind hier einige Einschnitte nötig. Medial von der freiliegenden Sehne des M. pterygoideus int. wird dadurch der Hamulus pterygoideus frei (Abb. 593), der allerdings manchmal durch bindegewebige Verbindung mit dem Muskel etwas verdeckt liegt. Daher muß man sich dicht an die Pterygoideussehne halten. Nach Freilegung erkennt

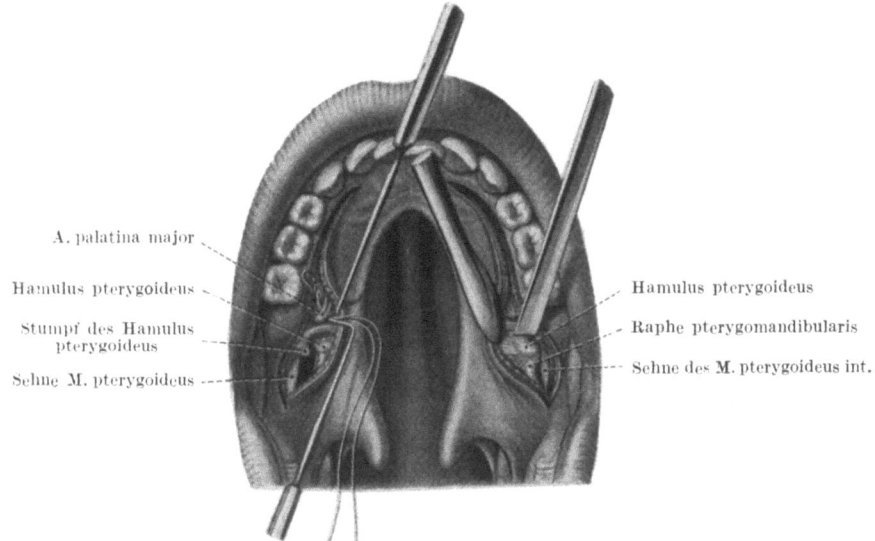

Abb. 523. Eingriff bei der Gaumenspalte nach AXHAUSEN. III.
Auf der linken Seite ist innerhalb der Sehne des M. pterygoideus int. der Hamulus pterygoideus freigelegt. An dessen Basis ist ein Meißel angesetzt, mit dem er abgeschlagen wird. Rechts sind die Weichteile mit der Hamulusspitze nach medial abgeschoben und das Gefäßnervenbündel freigelegt. Es wird unterbunden und durchtrennt.

man auch die Sehne des M. tensor veli palatini. Oberhalb dieser Sehne wird der Hamulus mit einem kurzen Meißelstoß abgetrennt (Abb. 523). Er läßt sich dann mit dem Elevatorium zusammen mit den Gaumenweichteilen und der Sehne nach medial verlagern. Von der Basis des Hamulusstumpfes werden die ansetzenden Muskel- und Bindegewebsfasern abgelöst. Um die Gaumenweichteile noch beweglicher zu machen, durchtrennt AXHAUSEN die A. palatina maj. Dazu muß der mediale hintere Wundabschnitt mit dem Elevatorium, das sämtliche Weichteile von der Gaumenplatte abschiebt, weit nach medial gedrängt werden. Dann erkennt man meist sofort das Gefäßnervenbündel. Erleichtern kann man sich das Sichtbarmachen durch Zug des medialen Wundrandlappens nach unten. Dadurch wird das Gefäßnervenbündel frei ausgespannt (Abb. 523). Die Unterbindung der Arterie wird mit einer kurzen Unterbindungsnadel ausgeführt (Abb. 523). Damit hat der Weichteillappen eine wesentlich größere Beweglichkeit bekommen und es bleiben nur noch letzte Verwachsungen, die am hinteren Gaumenbeinrande ausgespannt sind, zu lösen. Die Ablösung gelingt nach medial bis zum Proc. nasal. post. Da dieser aber auch vom Spaltrand aus freigelegt werden kann, so braucht man die Ablösung vor hier aus nicht zu erzwingen. Zunächst wird ein kleiner Mullstreifen in die seitliche Wunde eingelegt (Abb. 524). Dann soll dasselbe Vorgehen auf der anderen Seite geübt werden. Ist das geschehen, so kann der Spaltrand angefrischt werden. Der Schnitt wird vom vorderen Spaltwinkel aus etwas mehr nach der Mundseite zu unmittelbar auf dem Knochen geführt. Man erkennt deutlich die Grenze zwischen der Spaltrandschleimhaut und dem eigentlichen Schleimhautüberzug des harten Gaumens, der man folgt. Man soll Millimeter für Millimeter vorgehen. Hat man den hinteren Rand des knöchernen Gaumens erreicht, so wird die Zäpfchenspitze gefaßt und der

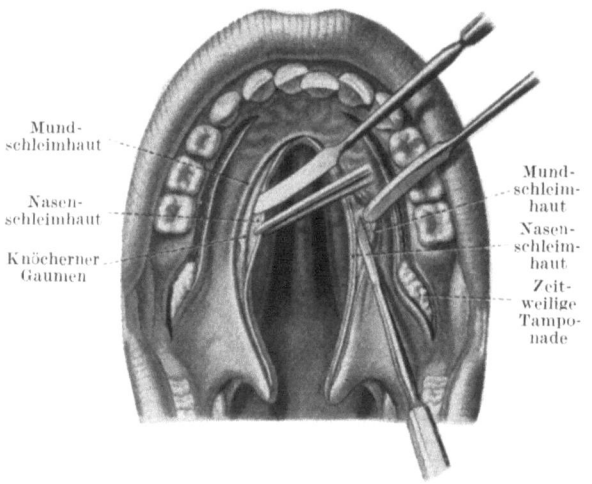

Abb. 524. Eingriff bei der Gaumenspalte nach AXHAUSEN. IV. Auf der linken Seite ist die Mundschleimhaut fast am Spaltrand eingeschnitten. Sie wird mit dem Raspatorium vorsichtig, um sie nicht zu verletzen, vom knöchernen Gaumen abgeschoben. Auf der rechten Seite wird die mit größter Vorsicht vom Spaltrand abgelöste Nasenschleimhaut mit dem Raspatorium zurückgeschoben.

Schnitt mit einem frischen Messer von der Uvula, also von hinten nach vorn, geführt, bis man den vorderen Einschnitt erreicht hat. Den hinteren Teil des Weichteilschnittes führt AXHAUSEN mit der gekrümmten Schere durch. Die Ablösung der Weichteile vom harten Gaumen ist der schwierigste Teil des Eingriffes. Es ist besonders große Sorgfalt auf die schwierige, lückenlose Ablösung des Nasenüberzuges der Gaumenplatten anzuwenden. Die Ablösung des nach der Mundhöhle gerichteten Periostüberzuges gelingt bei einigermaßen vorsichtigem Vorgehen ohne Schwierigkeiten (Abb. 524 links). Die Ablösung von dem scharfen inneren Knochenrand ist sehr viel schwieriger. Mit einem schlanken Raspatorium wird der Knochenrand langsam freigelegt. Erst wenn das geschehen ist und die oft festen Verbindungen an einer Stelle gelöst sind, wozu man auch im

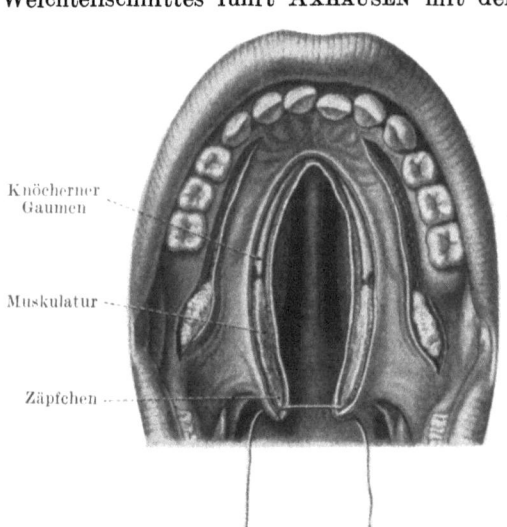

Abb. 525. Eingriff bei der Gaumenspalte nach AXHAUSEN. V. Die Muskulatur des weichen Gaumens ist durch vorsichtige Ablösung von Nasen- und Rachenschleimhaut freigelegt. Am Zäpfchen wird die erste Naht gelegt.

ganzen Verlauf des Spaltrandes oft das Messer benutzen muß, kann man mit dem nun gegen den Knochen gerichteten Raspatorium etwas rascher vorgehen. Man darf aber nicht von der kleinen freigelegten Knochenstelle durch rasches

Auf- und Abstreichen mit dem Raspatorium die Weichteile ablösen, sondern nach Anlegung der ersten Bresche muß der ganze Knochenrand nach oben und unten durch scharfes Abtrennen freigelegt werden (Abb. 524 rechts). Das gilt auch besonders für den hinteren Rand und den Proc. nasal. post., von dem eine feine Aponeurose ausgeht, die sich in die Muskulatur des weichen Gaumens verliert (Abb. 524). Die flächenhafte Ablösung des nach der Nase gerichteten Gaumenplattenüberzuges beginnt man an dem genannten Proc. nasal. post. und führt sie nach vorn oben so weit durch, daß einer Vereinigung der Schleimhautränder kein Hindernis mehr im Wege steht (Abb. 525). Die Freilegung der Muskulatur im weichen Gaumen wird durch

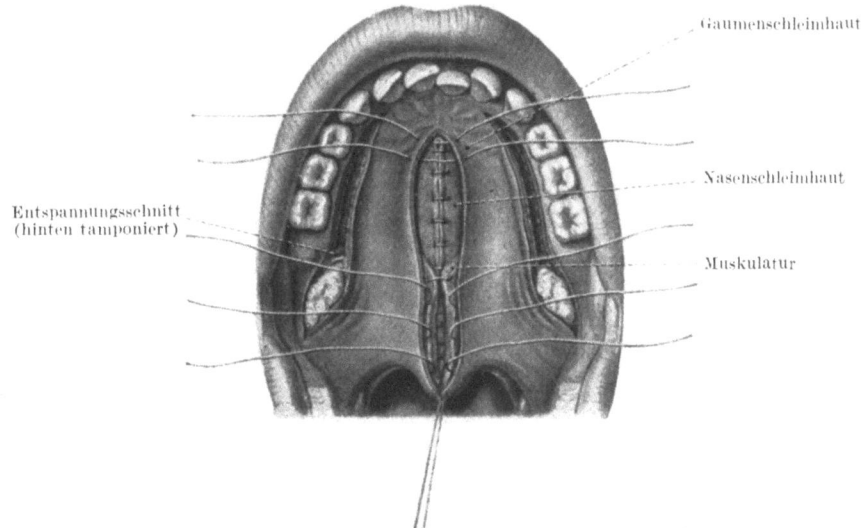

Abb. 526. Eingriff bei der Gaumenspalte nach AXHAUSEN. VI.
Die Nasenschleimhaut ist durch Knopfnähte vereinigt. Durch die Muskulatur beider Seiten sind einige Knopfnähte gelegt. Ebenso durch die beiden Spaltränder der Mundschleimhaut.

vorsichtige Messerschnitte, die die Mundschleimhaut von der Muskulatur trennen, eingeleitet. Mit der gekrümmten Schere werden dann die in die Schleimhaut einstrahlenden Muskeln, die sich beim Anspannen der Schleimhaut mit der Pinzette leicht erkennen lassen, beiderseitig durchtrennt. Diese Befreiung der Muskulatur wird bis zur Zäpfchenspitze fortgeführt (Abb. 525). Die Nasenschleimhaut kann nun ebenso von der Muskulatur getrennt werden. Nachdem diese Maßnahmen auf beiden Seiten getroffen sind, wobei der Operateur je nach Bequemlichkeit den Platz wechselt, wird noch einmal die Lappenbeweglichkeit geprüft. Das Elevatorium, das in die seitliche Wunde am harten Gaumen eingeführt wird, muß vor dem Knochen und vor dem nasalen Schleimhautrand erscheinen und sich nach oben und unten ohne Widerstand bewegen lassen. Ebenso muß man mit dem Elevatorium feststellen können, daß der hintere Rand der Gaumenplatte frei ist, und daß die Gaumenplatten in ganzer Ausdehnung frei in der Wunde liegen. Wird diese Prüfung nicht bestanden, so müssen oft noch kleine Verbindungen gelöst werden. Bei der nun folgenden *Naht* wird zunächst die Nasenschleimhaut mit feinem Catgut genäht, und zwar zunächst in der Mitte (Abb. 526). Dann läßt sich die Wunde auch vorn und hinten leichter verschließen. Zur Anlegung der hinteren Nähte wird die Zäpfchenspitze mit einem Haltefaden gefaßt (Abb. 525). Die Muskelnaht wird ebenfalls mit Catgut durchgeführt. Im Bereich der stärker entwickelten Muskulatur, etwa in der Mitte, wird auch stärkeres Catgut verwendet und die Zäpfchenmuskulatur mit feinstem Catgut genäht. Die Muskulatur muß breit in die Nadel gefaßt werden. Die Nähte werden von vorn nach hinten geknüpft. Man legt am besten 3 Knoten (Abb. 526). Die Fäden dürfen nicht zu kurz abgeschnitten werden. Die Mundhöhlenschleimhaut läßt sich dann mit Seidenknopfnähten ohne Schwierigkeiten vereinigen. Bei der Muskel- und Schleimhautnaht des Zäpfchens wird dieses wieder mit den Haltefäden nach unten gedrängt (Abb. 526). Die Nahtvereinigung gelingt dann leichter. Nach Abschluß der Naht werden die beiden medialen Ränder der Pharynxtaschen nach Entfernung der Mullstreifen mit Hilfe eines großen Elevatoriums nach medial gedrängt und der klaffende Raum mit einem Vioformmullstreifen fest ausgefüllt (Abb. 527). Diese Ausfüllung reicht nur bis zum Alveolarfortsatz, niemals weiter nach vorn. Die schon vorbereitete Celluloidplatte, die an den Zähnen ihren Halt findet, und die einen langen Gaumenteil hat, wird nun eingesetzt. Sie ist so vorbereitet, daß sie die Gaumennaht nicht erreicht, sondern daß noch eine Verbandmullunterlage darüber gelegt werden kann. Sie soll das Zäpfchen nach hinten nicht überragen. Ebensowenig darf die Tamponade die Seitenränder der Lappen bedrängen. Die Celluloidplatte nach ERNST dient gleichzeitig zum Andrängen der genähten Mund- und Nasenweichteile gegeneinander.

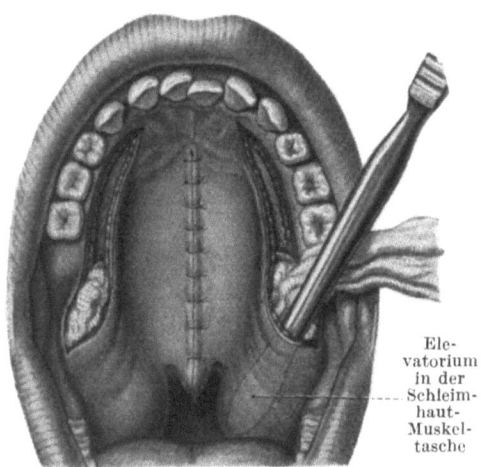

Abb. 527. Eingriff bei der Gaumenspalte nach AXHAUSEN. VII.
Durch Einführung eines Elevatoriums zwischen die äußere und die Pharynxmuskulatur ist die Ablösung der Gaumenschleimhaut bis über die Tonsillen hinaus erfolgt. Die beiden so entstandenen Taschen werden mit Jodoformgaze ausgefüllt.

In der Nachbehandlung wird am 1. Tage die Lage der Platte geprüft, um festzustellen, ob die Weichteile nicht zu stark bedrängt werden. Dann bleibt die Platte bis zum 9. Tage liegen. Auch Temperatursteigerungen bis über 38° geben keine Anzeige zum Verbandwechsel. Am 9. Tage wird die Celluloidplatte entfernt und die Mullstreifen erneuert. Die in den seitlichen Wundtaschen steckenden Vioformmullstreifen werden erst nach 14 Tagen entfernt. Zu derselben Zeit wird auch der 2. Verbandwechsel vorgenommen. Der hintere Abschnitt der Celluloidplatte wird durch Aufbau eines Guttaperchakloßes an Stelle des Mulls erhöht, um dadurch die Gaumenwölbung zu erhalten und zu verstärken.

ϑ) Die Wahl des Operationsverfahrens.

Es ist zweifellos am besten, wenn man verschiedene Verfahren des Gaumenspaltverschlusses theoretisch und praktisch beherrscht. Daher haben wir die neueren etwas ausführlicher dargestellt. Denn das Bild der Gaumenspalte ist außerordentlich mannigfaltig und man muß sich seinen Operationsplan für jeden Fall nach dem Befund genau überlegen. Mehrere Jahre haben wir uns im wesentlichen an die VEAUsche Methode gehalten, insbesondere für die Spalten des weichen Gaumens, und unter der Voraussetzung, daß die Gaumensegellappen genügend kräftig entwickelt waren. Das Verfahren liefert in solchen Fällen zweifellos ganz ausgezeichnete Erfolge. Die einzige Schwierigkeit technischer Art ist das Legen der Muskeldrahtnaht. Hält man sich aber genau an die Vorschriften VEAUS, so kommt man auch dabei meist zum Ziel. Auch für die *durchgehenden Spalten* sind wir fast ausschließlich den Vorschriften von VEAU gefolgt und haben bei genügender Entwicklung der Weichteile auch gute Erfolge erzielt. Es muß aber zugegeben werden, daß, wenn die Weichteile des Gaumens schlecht entwickelt oder geschrumpft sind, der völlige Verschluß besonders des weichen Gaumens häufig nicht von Dauer war. Daher haben wir bei solchen Spalten die Entspannungsschnitte nach v. LANGENBECK hinzugefügt. In allen diesen Fällen wurde auf die Verbindungsnaht zwischen der nasalen und Mundschleimhaut verzichtet und die Vereinigung der beiden, jeder für sich, in der Mittellinie zusammengenähten Lappen dem Druck der *Celluloidplatte* nach ERNST überlassen. Die Einführung der Celluloidplatte brachte zweifellos einen großen Fortschritt für den Gaumenspaltenverschluß. In den letzten Jahren haben wir mehr und mehr die AXHAUSENsche Technik angewandt. Sie ist einfacher und gibt gute anatomische Resultate. Die Schlundrohrverengerung nach ERNST haben wir auch mit Erfolg angewendet. Der *Zeitpunkt* für den Gaumenspaltenverschluß wird bei uns nach VEAU gewählt, also am Ende des 1. Lebensjahres. Kommt ein Kind im späteren Lebensalter zur Behandlung, so ist es sehr zweckmäßig, ihm von einem geübten Sprachlehrer schon vor dem Eingriff Sprachunterricht geben zu lassen. Bleibt der Sprachunterricht auch mit allen Hilfsmitteln des Lehrers ohne Erfolg, so kann damit gerechnet werden, daß auch durch die Operation ein voller Erfolg nicht erzielt werden kann. Läßt sich der Sprachunterricht vor dem Eingriff nicht durchführen, so muß, wenn das Kind sich eine falsche Sprachtechnik angewöhnt hatte, der Versuch, die Sprache zu bessern, nach dem Eingriff gemacht werden.

Der *Verschluß der einseitigen durchgehenden Spalten* unterscheidet sich in den wesentlichen Dingen nicht von dem Vorgehen bei den doppelseitigen durchgehenden Spalten. Auch hier muß man sich die geeigneten Methoden unter den bekannten heraussuchen.

Wesentlich größere Schwierigkeiten entstehen bei der Aufgabe, schon einmal operierte Spalten zum Verschluß zu bringen. Bei allen *Wiederholungseingriffen* muß naturgemäß damit gerechnet werden, daß durch Narbenbildung und sekundäre Schrumpfung gut entwickelte Weichteile in wesentlich geringerem Umfange zur Verfügung stehen als beim ersten Eingriff. Wenn grundsätzlich auch der Wiederholungseingriff dem ersten Eingriff im ganzen Ablauf zu entsprechen hat, so kommt man häufig trotz größter Vorsicht, besonders mit den einfacheren Methoden, nicht aus. Daher müssen ausgedehnte Entspannungsschnitte, Rückverlagerung der Gaumenweichteile, Schlundrohrverengerung usw. in jedem Falle herangezogen werden. Trotzdem gelingt es häufig nicht, einen guten anatomischen Erfolg zu erzielen. Vielmehr bleiben häufig Lücken in der Mitte oder seitlich, die einen sekundären Verschluß meist durch plastische Verschiebung von Lappen aus der Umgebung notwendig machen. Noch schwieriger ist es natürlich, bei solchen Kranken einen guten funktionellen Erfolg herbeizuführen. Zum wenigsten gelingt das nur selten durch einen einmaligen Eingriff. Nur planmäßiges, sorgfältigstes, immer auf das Ziel eines guten funktionellen Erfolges gerichtetes Arbeiten hat Sinn.

b) Die Eingriffe an den Kiefern.
α) Die Eingriffe am Oberkiefer.

Eine teilweise Resektion des Oberkiefers ist nach ALBERT bereits von WILHELM V. SALICETO (1279) vorgenommen worden. Von späteren Chirurgen, die teilweise Resektionen ausführten, seien genannt: AKOLUTHUS in Breslau (1639), DAVID, DECHANT HARRISON, SIEBOLD, DESAULT, DUPUYTREN, GRÄFE, GENSOUL, JÄGER, DIEFFENBACH. Die Operation wurde hauptsächlich wegen Vereiterungen und Geschwülsten der Kieferhöhle vorgenommen. Die Totalresektion des Oberkiefers, wie sie heute ausgeführt wird, ist bereits von DIEFFENBACH in ungefähr derselben Form beschrieben. Auch sein Weichteilschnitt ist bekanntlich dem heute bevorzugten WEBERschen sehr ähnlich, indem er bereits Rücksicht auf den Facialis nimmt. Bei der DIEFFENBACHschen Methode wurde die Nase gespalten, an der Nasenwurzel ein Schnitt bis in die innere Commissur des Augenlides geführt und das untere Augenlid im Zusammenhang mit dem großen Wangenlappen von dem Oberkiefer abpräpariert. Die Durchtrennung des Knochens nahm DIEFFENBACH mit Meißel, Messer, Säge und Knochenschere vor. Nur dann, wenn der Tumor die Augenhöhle nicht erreicht hatte, wurde das Unterlid nicht in den Lappen einbezogen. DIEFFENBACH hatte die Operation bei 32 Kranken in mehr oder weniger vollständiger Form ausgeführt, ohne Narkose und keinen Kranken an der Operation und an ihren nächsten Folgen verloren. Die Oberkieferresektion gehörte *bis in die neueste Zeit zu den schwersten und blutigsten Eingriffen*. Die hauptsächlichste Gefahr, nächst dem meist gewaltigen Blutverlust, war seit Einführung der Narkose die Blutaspiration. Durch die vorausgeschickte Unterbindung der A. carotis externa wurde die Blutungsgefahr eingeschränkt und durch die Anwendung der TRENDELENBURGschen Tamponkanüle, oder in neuerer Zeit der KUHNschen Intubationsnarkose, mit Tamponade des Racheneingangs, wurde die Aspirationsgefahr auf ein Mindestmaß herabgesetzt. Seit Einführung der Lokal- bzw. der Leitungsanästhesie bei der Oberkieferresektion ist auch die Unterbindung der A. carotis externa und die Anwendung der Intubationsnarkose für die Mehrzahl der Fälle überflüssig geworden und kommt nur noch in seltenen Fällen zur Ausführung. Das Anwendungsgebiet der Oberkieferresektion sind heute, wie früher, hauptsächlich die Geschwülste des Oberkiefers und des Gaumens. Seltener wird die Operation wegen schwerer Verletzung, Osteomyelitis und Tuberkulose im Bereich des Oberkiefers ausgeführt. Die Tumoren des Oberkiefers haben leider sehr häufig die örtlichen Grenzen des eigentlichen Oberkiefers schon überschritten und sind auf den knöchernen Gaumen, in die Orbitalhöhle, in die Nasenhöhle oder nach der Schädelbasis zu durchgebrochen. Während die drei ersten Komplikationen schon vor der Operation leicht festgestellt werden können, gelingt das in vielen Fällen für die Ausbreitung an der Schädelbasis häufig erst während oder nach der Operation. Trotz ausgiebiger Resektion des Oberkiefers kommt dann eine restlose Entfernung des Tumors nicht immer zustande.

1. Die Oberkieferresektion.
(DIEFFENBACH.)

Muß aus irgendwelchen Gründen in Narkose operiert werden, so ist die KUHNsche Intubationsnarkose allen anderen Methoden vorzuziehen (s. S. 45). Zweckmäßigerweise wird man dann auch die Unterbindung der A. carotis externa dem Eingriff vorausschicken (s. S. 160). In der Mehrzahl der Fälle wird die Operation in Leitungs- und Lokalanästhesie durchführbar sein. Es läßt sich auf verhältnismäßig einfache Weise eine vollkommene Schmerzlosigkeit des Operationsgebietes erzielen.

Wir verwenden die BRAUNsche Methode. Von vier Einstichpunkten aus wird bei der einseitigen Resektion das Operationsfeld umspritzt. Die beiden ersten Quaddeln werden etwas außerhalb des äußeren und etwas oberhalb des inneren Lidwinkels angelegt. Die dritte und vierte Quaddel entsprechen zwei Punkten, von denen der eine außerhalb des Nasenflügels, der zweite etwa fingerbreit unterhalb des Jochbogens, am vorderen Masseterrand gelegen ist. Von dem letzten Punkt aus wird eine Einspritzung der Weichteile bis an den Mundwinkel vorgenommen, von dem Punkt am Nasenflügel aus wird die Oberlippe bis zur Mittellinie betäubt. Von den beiden letzten Punkten erfolgt die Einspritzung der Weichteile bis zu den ersten Quaddeln im Bereich des Auges. Von diesen beiden Punkten aus geht die Unterbrechung der Augenhöhlernerven vor sich. Sie entsprechen der medialen und lateralen Einspritzungsstelle für die Unterbrechung der Nn. ethmoidales und der Äste des N. ophthalmicus nach Braun. Von dem medial gelegenen Punkt wird die Nadel unter dauernder Knochenfühlung etwa 4—5 cm in die Tiefe geführt und etwa $2^{1}/_{2}$ ccm 2%iger Novocain-Suprareninlösung auf diesem Wege verteilt, damit werden die Nn. ethmoidales unterbrochen. Von dem lateralen Einstichpunkt, dicht oberhalb des äußeren Lidwinkels, wird die Nadel ebenfalls leicht schräg nach oben eingeführt, wiederum unter dauernder Fühlung mit dem Knochen, bis die Nadelspitze oberhalb der Fissura orbitalis superior auf Widerstand stößt, was in 4—5 cm geschieht und hier ebenfalls $2^{1}/_{2}$ ccm 2%iger Novocain-Suprareninlösung eingespritzt. Dadurch werden die Nn. frontalis und lacrimalis ausgeschaltet.

Für die Unterbrechung des N. maxillaris sind verschiedene Verfahren empfohlen, die alle zum Ziel führen. Die erste Methode stammt von Matas, zwei sind von Payr angegeben. Die zuletzt von Payr angegebene Methode ist die einfachste (s. S. 582). Das Verfahren scheitert gelegentlich daran, daß das Vordringen in die stark nach hinten gerichtete Flügelgaumengrube nicht gelingt. Tritt keine Anästhesie ein, so wählt man den Weg von Matas (s. S. 582). Der dritte Weg (Payr) führt durch die Orbita, und zwar findet sich der Einstichpunkt am unteren, äußeren Orbitalwinkel (s. S. 582). Von hier aus wird die Nadel zunächst, um Knochenfühlung zu nehmen, in fast senkrechter Richtung nach unten eingeführt, auf dem Knochen entlang bis zum vorderen Rand der Fissura infraorbitalis, dann wird der Nadelhandgriff so weit gesenkt, daß der Verlauf der Nadel nun schräg nach innen und oben gerichtet ist. Nach Härtel soll die Nadel, von der Seite gesehen, die Richtung nach dem oberen Rand der gleichseitigen Ohrmuschel, und von vorn gesehen, die Richtung nach dem inneren Augenwinkel haben. Nach unseren Erfahrungen muß in der Mehrzahl der Fälle die Nadel mehr waagerecht eingeführt werden, da man sonst leicht über den oberen Knochenrand des Foramen rotundum in das Foramen opticum hineingerät. Die Nadel wird in der Verlaufsrichtung der Fissura infraorbitalis eingeführt, wobei man immer einen leichten Widerstand verspürt. Hört der Widerstand einmal ganz auf, so befindet man sich meistens etwas oberhalb der Fissur und es besteht die Gefahr, die Periorbita zu durchbohren. Ist man auf dem richtigen Wege, so erreicht man in etwa 5 cm Tiefe das Foramen rotundum und injiziert hier etwa 1—2 ccm der Lösung, wenn man aus den vorhandenen Parästhesien schließen kann, daß man den Nerv wirklich getroffen hat. Ist das nicht der Fall, so muß man etwa 4—5 ccm der 2%igen Lösung zur perineuralen Injektion einspritzen.

Ist die Schmerzlosigkeit eingetreten, so beginnt der eigentliche Eingriff mit dem Weberschen Hautschnitt, der die Orbita umgreift, und zwar oberhalb des unteren Orbitalrandes beginnend und bis fingerbreit unter die mediale Commissur reichend (Abb. 528). Von hier aus zieht der Schnitt an der Außenseite der Nase herunter, umkreist den Nasenflügel bis zum Philtrum und spaltet die Oberlippe in der Mittellinie. Reicht der Tumor weit nach hinten, so ist es nicht zweckmäßig, den Schnitt weiter dem Orbitalrand folgend zu verlängern, sondern die Verlängerung des Schnittes nach Kocher schräg nach unten außen, parallel den Facialisfasern, anzulegen. Eine wesentliche Blutung ist dabei nicht zu befürchten. Außer der Arteria angularis wird kein größeres Gefäß verletzt. Es ist darauf zu achten, daß der Winkel, in dem der Orbitalrandschnitt und der Schnitt im Nasenwinkel zusammentreffen, nicht zu spitzwinkelig ist, da diese Spitze sonst leicht nekrotisch wird. Der ganze Weichteillappen wird nun abgelöst, das Periost läßt man auf dem Knochen. Bei dem Ablösen wird die Mundschleimhaut im Bereich der Umschlagsfalte durchtrennt. Der N. infraorbitalis wird an seiner Austrittsstelle abgeschnitten. Das Ablösen der Weichteile erfolgt so weit, daß nach vorn der Eingang zur knöchernen Nase, nach oben der untere Orbitalrand und nach unten der untere Jochbogenrand, etwa bis zum unteren Winkel, frei wird (Abb. 528). Muß die Resektion eine ausgedehnte sein, so wird der M. masseter am Jochbein einige Zentimeter weit eingekerbt. Ebenso kann unter Zurückziehen der Haut auch der obere Jochbogenrand freigemacht werden. Damit kann die Knochenresektion begonnen werden. Ist der Orbitalboden nicht vom Tumor durchwachsen, so kann er geschont werden.

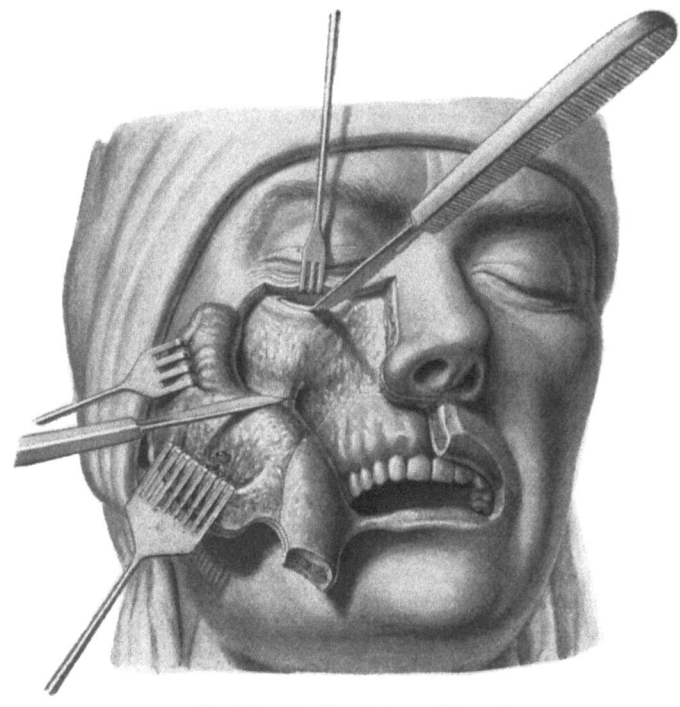

Abb. 528. Die Oberkieferresektion. I.
Der Weichteillappen ist mit dem WEBER-DIEFFENBACHschen Schnitt abgelöst. Nach Spaltung des Periostes am unteren Augenhöhlenrand wird der M. masseter eingekerbt.

Ist das nicht sicher, was oft der Fall zu sein pflegt, so muß er mitentfernt werden. Der Oberkiefer muß an drei Stellen aus seinen knöchernen Verbindungen mit den Nachbarknochen scharf gelöst werden. Die vierte Verbindung mit dem Keil- und Gaumenbein löst sich meistens beim vorsichtigen Luxieren, nach Durchtrennen der drei übrigen Verbindungen. Gelingt das nicht, so kann diese Verbindung durch einen hinter dem Oberkieferfortsatz quer angesetzten Meißel durchgeschlagen werden (Abb. 530). Die übrigen drei Zusammenhänge werden entweder mit Meißel und Hammer oder auch mit der GIGLIschen Drahtsäge unterbrochen. Man beginnt gewöhnlich mit der Durchtrennung am Jochbein. Zu dem Zweck wird zunächst am unteren Orbitalrand das Periost eingeschnitten und vorsichtig die Periorbita abgeschoben, bis man mit dem schlanken Elevatorium in die lateral gelegene Fissura infraorbitalis eindringen kann (Abb. 529). Dann wird die ganze Periorbita mit Inhalt nach oben vorsichtig zurückgehalten und nun eine ziemlich stark gekrümmte schlanke DESCHAMPssche Nadel in die Fissura infraorbitalis eingeführt und je nach Ausdehnung der gewünschten

Resektion, entweder steil nach unten oder schräg nach außen, um das Jochbein herumgeführt, bis das Öhr in der Wunde erscheint. Mit Hilfe dieser DESCHAMPSschen Nadel wird eine GIGLIsche Drahtsäge, die am besten mit einem starken Seidenfaden an der Unterbindungsnadel befestigt wird, zurückgezogen und damit von innen nach außen die erste Knochenverbindung gelöst. Dann wird der Orbitalboden mehr nach der medialen Seite freigemacht und nun unter gutem Schutz des Bulbus mit der Unterbindungsnadel die dünne Nasen-

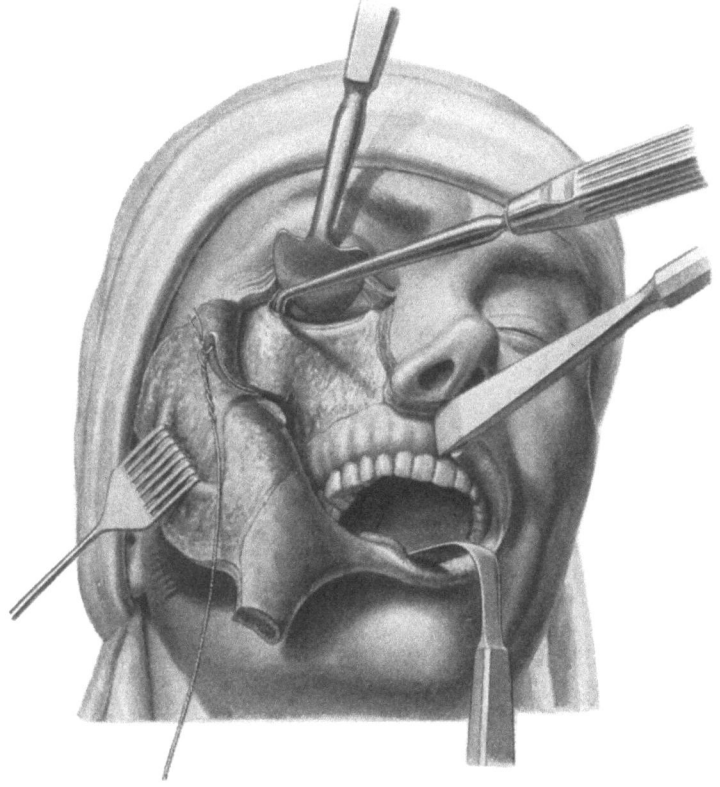

Abb. 529. Die Oberkieferresektion. II.
Der Bulbus ist durch einen Löffelspatel geschützt. Von der Fiss. infraorbital. aus ist eine DESCHAMPsche Nadel um den Jochbogen herumgeführt, an dem die GIGLI-Säge um den Jochbogen herumgeleitet wird. Der weiche Gaumen ist gespalten. Ein Meißel zeigt die Trennungslinie des Alveolarfortsatzes und harten Gaumens.

wand durchbohrt und ihr Ende zum Sinus piriformis der Nase herausgeleitet. Auf gleichem Wege wie bei der Durchtrennung des Jochbeins wird auch hier eine GIGLIsche Drahtsäge durchgeführt und die Verbindung ebenfalls gelöst (Abb. 530). Diese Verbindung nach der Nase kann auch mit einem schlanken, messerscharfen Meißel durchtrennt werden. Zur Lösung der letzten Verbindung im Bereiche des Oberkiefers und des harten Gaumens muß man sich nach der Ausdehnung des Tumors am Gaumen richten. Je mehr Gaumenschleimhaut erhalten werden kann, desto leichter gelingt der spätere Abschluß der Wundhöhle gegen die Mundhöhle. Man wird also den Weichteilschnitt durch den Gaumen soweit als irgend möglich nach der kranken Seite verlegen, den so entstandenen Lappen bis zur Mitte ablösen und erhalten. Durch einen Querschnitt kann man leicht den weichen vom harten Gaumen abtrennen, wenn die Tumorverhältnisse es gestatten. Soll die Durchtrennung mit der GIGLIschen Drahtsäge vorgenommen werden, so wird durch das Foramen piriforme eine BELLOQUEsche Röhre zwischen hartem und weichem Gaumen in die Mundhöhle eingeführt und vermittels dieser die GIGLIsche Säge nachgezogen (Abb. 530). Die Durchtrennung dieser Knochenverbindung gelingt im übrigen auch sehr leicht mit dem messerscharfen Meißel, mit dem man Splitterung des harten

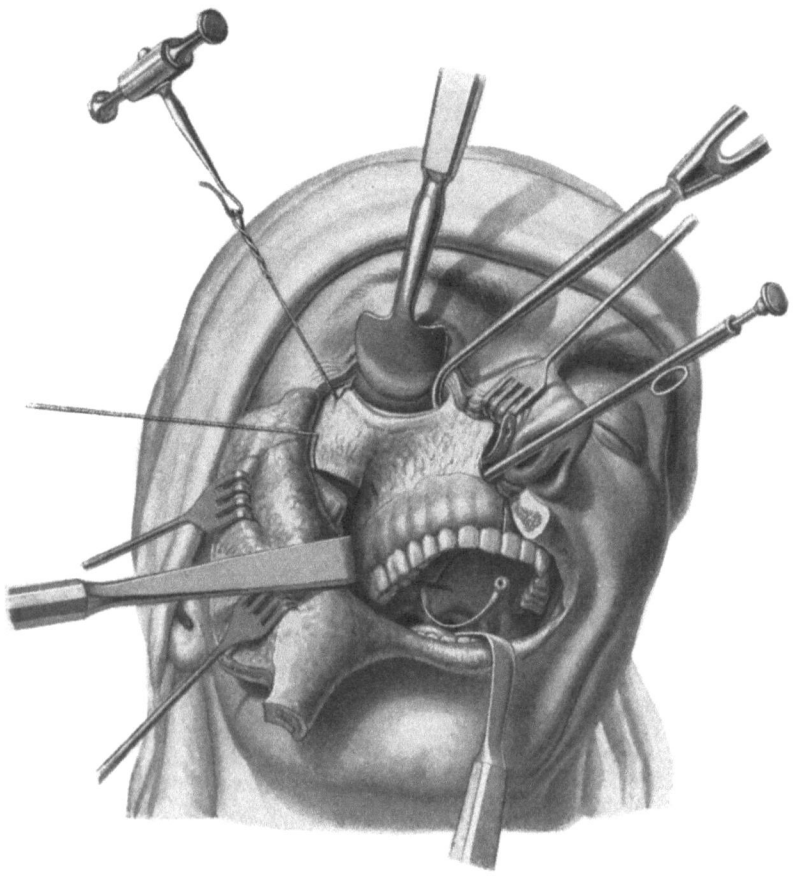

Abb. 530. Die Oberkieferresektion. III.
Der Jochbogen ist mit der GIGLI-Säge fast durchsägt. Von der Fiss. infraorb. ist eine DESCHAMPsche Nadel unter Durchstoßung der Lam. papyr. nach der Ap. pirif. hindurchgeführt, um eine GIGLI-Säge nachzuziehen. Von der Ap. pirif. ist eine BELLOQUEsche Röhre durch die Nase und durch eine Schnittöffnung an der Grenze zwischen dem harten und dem weichen Gaumen in die Mundhöhle durchgeführt, um hier ebenfalls eine GIGLI-Säge nachzuziehen. Ein Meißel kennzeichnet seitlich hinten die Durchtrennungslinie des Knochens.

Gaumens vermeiden kann. Damit sind die wichtigsten Verbindungen gelöst und man faßt nun mit der Knochenfaßzange den Oberkiefer am Orbital- und unteren Jochbogenrand und versucht, mit leicht hebelnden Bewegungen ihn aus dem noch bestehenden Zusammenhang herauszubrechen. Macht das Schwierigkeiten, so soll man besser auch die letzte Verbindung nach dem Keilbein mit einem Hammerschlag, den man hinter dem Oberkieferfortsatz auf den senkrecht aufgesetzten Meißel abgibt, scharf durchtrennen (Abb. 530). Eine gewisse Gewalt muß man bei dem Ausbrechen des Oberkiefers anwenden, da immer noch z. B. am unteren Orbitaldach gewisse Verbindungen stehenbleiben.

Ist der Oberkiefer ausgelöst, so wird er rasch entfernt, und da bei diesem letzten Akt die Arteria maxillaris interna abreißt, ist ein sofortiges Ausfüllen der Wundhöhle mit Jodoformgaze für kurze Zeit durchzuführen. Nach Entfernung der Gaze gelingt es in manchen Fällen, die Arteria maxillaris interna zu fassen und zu unterbinden. Die Weichteilwunde wird genäht und der Tampon durch das Nasenloch nach außen geführt (Abb. 531). Konnte die Gaumenschleimhaut in querer Ausdehnung erhalten bleiben, so kann die Wundhöhle gegen die Mundhöhle durch Naht der Gaumen- und Wangenschleimhaut getrennt werden,

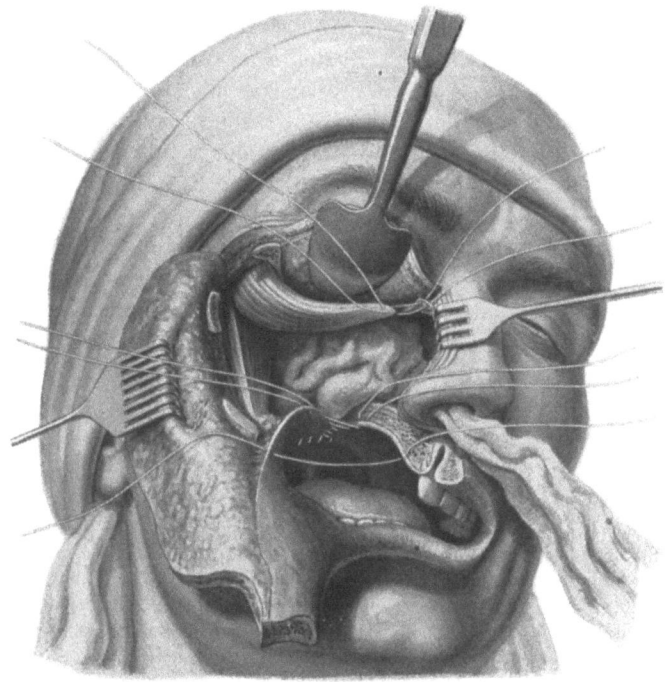

Abb. 531. Die Oberkieferresektion. IV.
Der Oberkiefer ist reseziert. Die Schleimhautwunde wird, wie angedeutet, durch Naht verschlossen. Die große Höhle ist durch einen Gazestreifen, der zur Nase herausgeleitet wird, ausgefüllt. Ein Teil des M. temporalis ist gespalten und mit seinem sehnigen Anteil mit dem Periost des inneren Orbitalrandes, wenn nötig unter Durchbohrung des Knochens, in Verbindung gesetzt. (FRITZ KÖNIG.)

was von erheblichem Vorteil ist. Mußte bei der Oberkieferresektion auch der Orbitalboden, oder gar die Periorbita in ihren unteren Abschnitten entfernt werden, so treten infolgedessen durch das Herabsinken des haltlosen Bulbus unangenehme kosmetische Störungen, meist auch Doppelbilder auf. Um das zu vermeiden, hat FRITZ KÖNIG die sog. Hängemattenplastik angegeben (Abb. 531). Sie besteht darin, daß aus dem leicht erreichbaren M. temporalis ein etwa fingerbreites Stück in der Faserrichtung, am besten im Zusammenhang mit einem kleinen Stück des Processus coronoideus, abgetrennt wird. Dieses Muskelstück und das daranhängende Periost-Knochenfragment werden unter dem Augapfel durchgeleitet und das Knochenstück am Periost des inneren Orbitalrandes mit 1—2 Nähten so befestigt, daß der Bulbus eine Stütze erhält.

Teilresektionen können, wenn sie sich auf den Alveolarfortsatz erstrecken, von der Mundhöhle aus, unter Umständen ohne Spaltung der Lippe, vorgenommen werden. Muß auch der Kieferhöhlenabschnitt mitentfernt werden, so ist das Vorgehen ähnlich dem oben beschriebenen, nur kann unter Umständen von der Entfernung des Orbitalbodens Abstand genommen werden. Bei *Phosphornekrose* des Oberkiefers kann, wie das schon KOCHER betont hat, eine subperiostale Resektion des Kiefers von der Mundhöhle aus vorgenommen werden. Ist ein Tumor breit in die Augenhöhle durchgebrochen und ist das Auge erblindet und eine Radikaloperation nur unter Mitnahme des Bulbus möglich, so kann auf die Empfehlung KOCHERs der ursprüngliche DIEFFENBACHsche Schnitt gewählt werden, am besten allerdings mit der Abänderung, daß man den Schnitt nicht mitten über den Nasenrücken führt, sondern wie beim WEBERschen Schnitt, seitlich der Nase bis in den Augenwinkel. Das Unterlid wird dann mit dem Wangenlappen zurückpräpariert, nachdem man eventuell auch noch vom äußeren Augenwinkel den Schnitt schräg nach unten außen verlängert hat. Ist die Bindehaut gesund, so wird der Schnitt durch sie hindurchgeführt, und zwar am Unter- und Oberlid, unter Erhaltung möglichst großer Teile der Conjunctiva (AXENFELD). Die Conjunctivalreste können nach Entfernung des Tumors zusammengenäht werden und sind für die Anbringung einer Prothese von Wichtigkeit. Ist die Conjunctiva oder gar das Unterlid miterkrankt, so müssen beide mitgeopfert werden. Ist der Tumor in die Nase durchgebrochen, so muß darauf geachtet werden, daß bei der Resektion alles Erkrankte mitgenommen wird. Dasselbe gilt für Tumoren, die sich bis in das Siebbein hinein erstrecken. Solche ausgedehnten Erkrankungen stehen an der Grenze der Operabilität.

2. Die zeitweilige doppelseitige Oberkieferresektion.

Diese von v. LANGENBECK ausgearbeitete Methode zur Beseitigung von Tumoren des Epipharynx, der Schädelbasis und des Siebbeins wird heute wohl kaum noch geübt. Sie bestand darin, daß nach Anlegung des WEBERschen Schnittes auf beiden Seiten, ohne jedoch die Weichteile von dem Oberkiefer abzutrennen, die beiden Oberkiefer aus ihren knöchernen Verbindungen, wie bei der Oberkieferresektion gelöst und zur Seite gezogen wurden. An Stelle dieser eingreifenden Operation ist heute die von KOCHER empfohlene Methode der zeitweiligen osteoplastischen Oberkieferresektion getreten, die auch von PAYR sehr warm empfohlen wurde. Nach KOCHERS Vorschrift wird die Oberlippe neben dem Philtrum bis in das Nasenloch gespalten, dann die Schleimhaut an der Umschlagsfalte so weit eingeschnitten, um mit einem breiten, oberhalb des Alveolarrandes eingesetzten Meißel den Alveolarfortsatz samt dem harten Gaumen von dem übrigen Oberkiefer abzutrennen. Dabei werden auf beiden Seiten die Kieferhöhlen eröffnet. Da die Weichteile in dem hinteren Abschnitt des Alveolarfortsatzes und des Gaumens erhalten bleiben, so wird die Gefäß- und Nervenversorgung nicht beeinträchtigt. Dann wird mit einem schlanken, am besten messerscharfen Meißel genau in der Mittellinie zwischen den beiden mittleren Schneidezähnen, der Alveolarfortsatz und der knöcherne Gaumen auseinandergetrennt und der weiche Gaumen in der Mittellinie gespalten. Werden nun einzinkige Knochenhaken in der Mittellinie in den Knochen eingesetzt, so ergibt sich ein breiter Zugang, nach PAYR etwa 4 cm, zur Nase und Schädelbasis, nachdem die Nasenschleimhaut in der Mittellinie eingeschnitten und die Nasenscheidewand beiseite gedrängt ist. Nach Abschluß der Operation werden die beiden Oberkieferhälften wieder aneinandergelegt und nach genauer Reposition die Weichteile durch Nähte vereinigt. Eine Blutstillung durch Tamponade ist gelegentlich nach der Entfernung blutreicher Tumoren notwendig. Die Tampons werden durch die Nasenlöcher herausgeleitet. Auch diese Operation wird heute in der Mehrzahl der Fälle unter Leitungs- und örtlicher Betäubung ausgeführt, so daß weder die von KOCHER noch die von PAYR empfohlene besondere Lagerung notwendig wird. Diese Lagerungsmethoden waren zu dem Zweck empfohlen, die Aspirationsgefahr bei der immerhin

Die Eingriffe am Oberkiefer. 709

beträchtlichen Blutung in tiefer Narkose zu verhüten. KOCHER lagerte seine Kranken mit dem Körper schräg kopfwärts abwärts, während der Kopf erhöht wurde. PAYR lagerte seine Kranken mit dem Körper schräg kopfwärts aufwärts, mit über die Tischkante hängendem Kopf. Auch die vorausgeschickte Unterbindung der Art. carotis ext. kommt heute kaum noch in Frage.

3. Die Entfernung der Oberkieferzahncyste.

Die Schmerzbetäubung findet ebenso statt, wie sie für die Eröffnung der Kieferhöhle geschildert ist (s. S. 711). Der Zugang wird auf dieselbe Weise, d. h.

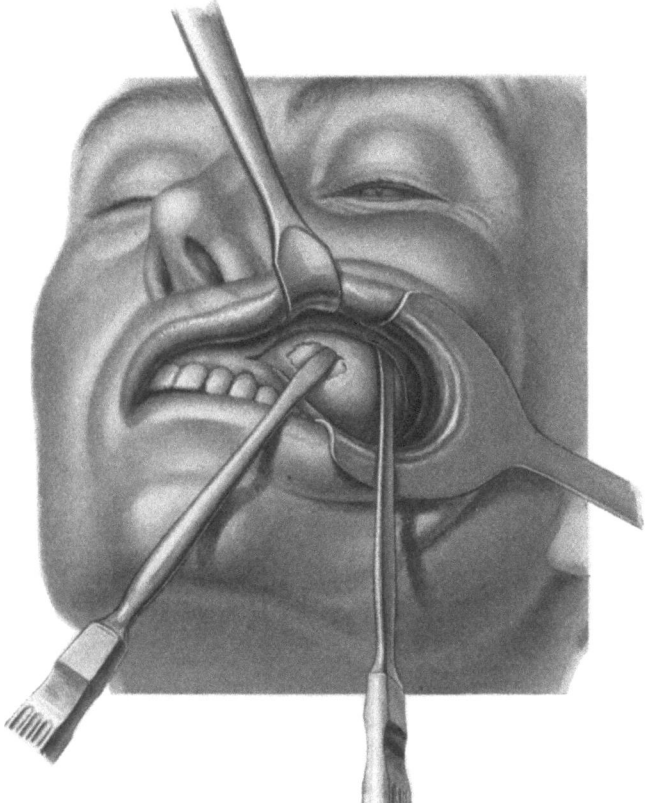

Abb. 532. Die Entfernung der Oberkieferzahncyste. I.
Die Schleimhaut ist etwas unterhalb der oberen Umschlagfalte gespalten und zurückgeschoben. Der stark verdünnte, zum Teil ganz fehlende Knochen wird, soweit die äußere Wand der Cyste in Frage kommt, entfernt.

von der oberen Schleimhaut-Umschlagfalte erreicht. Kleine Cysten können nach Wegnahme des Knochens ohne Mühe ausgeschält werden. Die entsprechende Wurzelspitze muß dabei reseziert werden. Bei größeren Cysten wird am einfachsten die Methode von PARTSCH angewendet. Sie besteht darin, daß man durch Wegnahme der äußeren Kiefer- und Cystenwand, Hineinschlagen und Annähen der Mundschleimhaut den Cystenhohlraum gewissermaßen zu einem Nebenraum der Mundhöhle macht. Der Hohlraum verkleinert sich häufig verhältnismäßig rasch, wenn er ausgestopft wird. Bei großen Cysten, die sich oft über den Gaumen nach der anderen Seite erstrecken und die den Knochen häufig aufs äußerste verdünnen, kann nur eine *radikale Ausschälung des ganzen Cysten-*

710 Die Eingriffe am Gaumen und an den Kiefern.

balges helfen. Wegen der starken Verdünnung des Knochens muß man schon beim Ablösen und Zurückschieben von Schleimhaut und Periost sehr schonend vorgehen, um die Höhle nicht zu frühzeitig zu eröffnen. Manchmal fehlt der Knochen stellenweise vollständig. Ist er noch vorhanden, so wird zunächst eine kleine Öffnung mit Hammer und Hohlmeißel gesetzt und dann am besten mit Hilfe einer kleinen, winkelig gebogenen LUERschen Zange die ganze äußere Wand der Kiefercyste entfernt (Abb. 532). Dabei soll man den Cystensack möglichst nicht verletzen. Liegt die vordere Cystenwand ziemlich frei, so

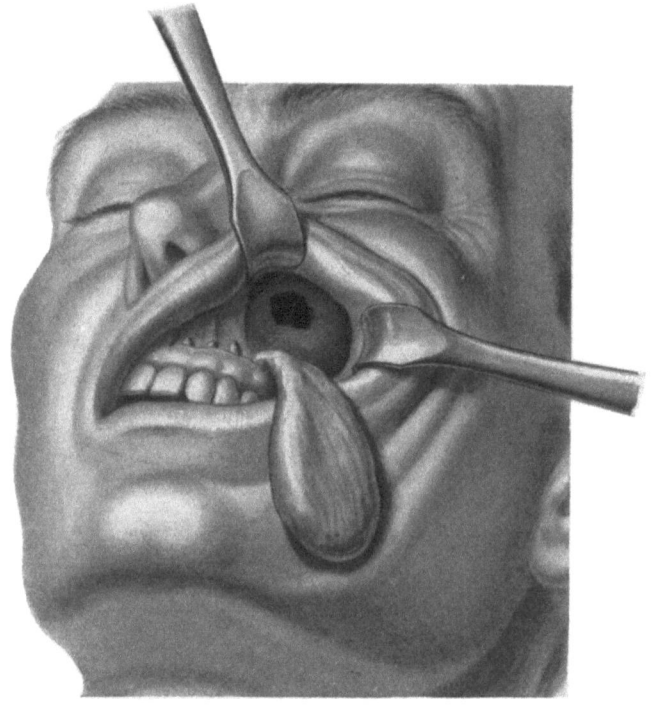

Abb. 533. Die Entfernung der Oberkieferzahncyste. II.
Die vordere Knochenwand ist vollständig entfernt. Der Cystensack ist aus seiner Umgebung herausgelöst und hängt noch an der entsprechenden Zahnwurzel. Die stark verdünnte Knochenlamelle, die die Kieferhöhle abgrenzt, ist teilweise entfernt.

beginnt man mit der Auslösung des noch geschlossenen Cystensackes am besten vorn. Mit Hilfe von Raspatorien und Elevatorien dringt man zwischen Cystenwand und Knochen ein (Abb. 532) und löst die inneren, oberen und schließlich auch die unteren Verbindungen, wobei man gelegentlich mit dem Messer oder mit der Schere etwas nachhelfen muß. Durch das Röntgenbild ist man in der Mehrzahl der Fälle darüber unterrichtet, von welcher Zahnwurzel die Cyste ausgegangen ist. Je nachdem muß man bald mehr vorn, bald mehr hinten auf den Zusammenhang des Cystensackes mit einer Zahnwurzel achten. Die Auslösung des Balges in geschlossenem Zustand gelingt fast immer nur im Beginn der Operation. Sehr häufig reißt die verdünnte Wand beim Ablösen ein und der Inhalt entleert sich. Das bedeutet keinen Nachteil, sondern es ist sogar zweckmäßig, den Sack zu eröffnen, um ihn zu entleeren und sich dadurch eine bessere Übersicht über die Ausdehnung desselben zu verschaffen. Der entleerte Sack wird nach Feststellung der Ausdehnung mit einer Faßzange vorgezogen und es wird nun darauf geachtet, daß kein Rest des Sackes zurückbleibt. An der Unterseite ist die Ablösung aus dem oft unregelmäßig atrophierten Alveolarfortsatz schwierig. Besonders dann, wenn mehrere Zahnwurzeln aus dem atrophierten Alveolarfortsatz hervorragen, kann es große Mühe machen, die Wurzelspitze festzustellen, deren Granulom für die Entstehung der Cyste verantwortlich gemacht werden muß (Abb. 533). Nur bei ganz langsamem und vorsichtigem Auslösen gelangt man ohne stärkere Zerreißung der Cystenwand so weit, daß sie aus der Tiefe herausgewälzt, schließlich nur noch mit der entsprechenden Wurzelspitze im Zusammenhang steht und mit dieser zugleich abgetragen wird. Je nachdem die Spitze mehr von den vorderen oder mehr von den hinteren Zahnwurzeln ausgegangen ist, findet sich die Kieferhöhle entweder mehr nach der medialen Seite oder nach hinten verdrängt. Sie stellt meist nur noch einen spaltförmigen Hohlraum dar, der von der Cyste durch eine stark verdünnte Knochenschale getrennt ist. Diese Knochenschale wird in größerer Ausdehnung entfernt und die Schleimhaut der Kieferhöhle eröffnet, um dadurch eine Schleimhautauskleidung des durch die Cystenbildung entstandenen Hohlraumes herbeizuführen.

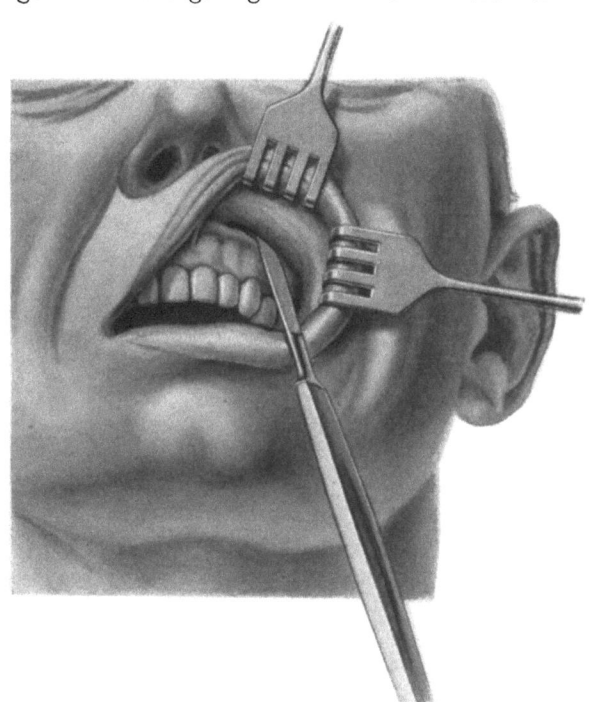

Abb. 534. Die Eröffnung der Kieferhöhle. I.
Incision der Schleimhaut in der oberen Umschlagfalte.

Genau wie bei der Eröffnung der Kieferhöhle wird der Cystenhohlraum mit der Nase in Verbindung gesetzt, um dadurch das Entstehen einer äußeren Fistel zu verhindern (s. S. 713).

4. Die Eröffnung der Kieferhöhle bei chronischer Kieferhöhleneiterung nach CALDVELL-LUC.

Es soll hier nur die *Radikaloperation* geschildert werden, da im allgemeinen die Behandlung der akuten und chronischen Kieferhöhleneiterungen von seiten der Laryngologen durch Spülungen oder Eröffnung der Kieferhöhle vom unteren Nasengang aus durchgeführt wird. Auch die chronische Kieferhöhleneiterung kann mit Spülungen und endonasalen Eingriffen behandelt werden und macht erst dann eine radikale Eröffnung der Kieferhöhle notwendig, wenn die geschilderte Behandlung versagt bzw. wenn Störungen von seiten der Nase und des Rachens, des Kehlkopfes und der oberen Verdauungswege einsetzen. Solche Störungen sind hervorgerufen durch die dauernde Eiterabsonderung und äußern sich in fortwährenden oder sich wiederholenden Entzündungsprozessen der Schleimhaut. Schmerzen werden häufig durch die chronische Kieferhöhleneiterung nur in ganz geringem Grade verursacht. Die *Eröffnung der Oberkieferhöhle* geschieht vom Munde aus und wird mit einer Daueröffnung nach der Nasenhöhle abgeschlossen. Man kann den Eingriff sehr gut in Leitungsanästhesie und in Lokalanästhesie ausführen, indem man den zweiten Trigeminusast am Foramen rotundum in seiner Leitung unterbricht. Es ist gleichgültig, ob man den Weg von BRAUN oder einen der Wege, die PAYR angegeben hat, wählt (s. S. 582). Außer der Leitungsanästhesie des zweiten Trigeminusastes betäubt man zweckmäßigerweise auch noch mit Hilfe der BRAUNschen medialen Orbitaleinspritzung (s.S. 702). Örtlich umspritzt man die Weichteile der Oberlippe in der Mittellinie und um den Nasenflügel herum und schließlich die Wangenschleimhaut, etwa vom Jochbogenwinkel bis zum Mundwinkel. Schließlich kann man noch die Schleimhaut in der oberen Umschlagfalte der zu operierenden Seite zur besseren Blutstillung unterspritzen, wenn nicht gerade der entzündliche Prozeß auf die Schleimhaut übergegriffen hat.

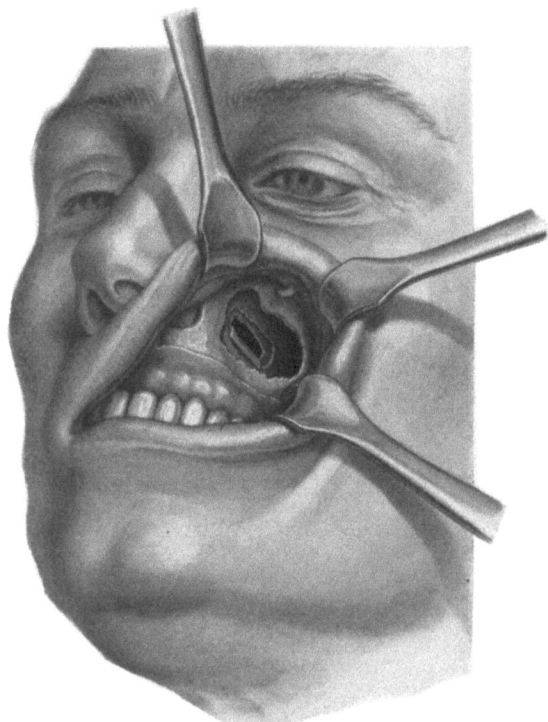

Abb. 535. Die Eröffnung der Kieferhöhle. II.
Die Schleimhaut und das Periost sind nach vorn bis zur Ap. pirif., nach oben bis zur Freilegung des N. infraorb. und nach hinten bis zum zweiten Molaren abgeschoben. Die Vorderwand der Kieferhöhle ist in großer Ausdehnung entfernt. An der Innenwand der Kieferhöhle ist eine Bresche nach der Nase zu gelegt. Der Knochen ist in Fingernagelgröße entfernt und die Nasenschleimhaut so ausgeschnitten, daß ein nach unten gestielter Lappen derselben in die Kieferhöhle hineingeschlagen werden kann.

Der Eingriff beginnt, während die Oberlippe und der Mundwinkel mit Venenhaken möglichst gut nach oben und seitlich abgezogen werden, mit einem Schleimhautschnitt, der etwas seitlich der Mittellinie der erkrankten Seite anfängt und bis etwa zum zweiten Molaren reicht. Der Schnitt verläuft in der oberen Umschlagfalte und dringt sofort bis auf den Knochen vor (Abb. 534). Dann wird die Schleimhaut samt Periost mit einem Raspatorium von der vorderen Kieferhöhlenwand abgeschoben, und zwar nach oben, bis man das Foramen infraorbitale erkennt, nach der Mitte, bis man das Foramen piriforme zu Gesicht bekommt (Abb. 535). Nach unten müssen Schleimhaut und Periost vorsichtig und nicht zu weit abgelöst werden, um sie nicht zu zerfetzen. Liegt die vordere Wand der Kieferhöhle frei, so wird mit Hammer und Hohlmeißel zunächst eine kleine Öffnung in der Kieferhöhle angelegt und der ausströmende Eiter abgetupft. Dann wird die Höhle mit dem Meißel oder der Stanze so erweitert, daß man den Inhalt vollständig entleeren und sich einen Überblick über ihre Ausdehnung und die Schleimhautverhältnisse verschaffen kann. Darauf wird die Höhle durch weiteres Wegnehmen der Vorderwand bis zu etwa Daumennagelgröße freigelegt und mit Hilfe eines scharfen Löffels und feiner Curetten die gewucherte, entzündete Schleimhaut möglichst restlos vom Knochen abgelöst, wobei besonders auf alle Buchten Rücksicht zu nehmen ist. Um nun das Entstehen einer Dauerfistel nach außen zu vermeiden, wird mit dem Meißel im untersten vorderen Abschnitt der medialen Kieferhöhlenwand, entsprechend dem unteren Nasengang, eine mit dem Längsdurchmesser waagerecht gestellte Bresche geschlagen. Man muß sehr vorsichtig meißeln, um dabei die laterale Nasenschleimhaut nicht zu verletzen. Hat die Knochenöffnung die vorgeschriebene Größe, so wird die Nasenschleimhaut so umschnitten, daß ein nach unten breitgestielter Lappen entsteht, der in die Kieferhöhle hineingeschlagen wird. Man kann ihn mit einem Mullstreifen, der von der Nase unter die untere Muschel eingeführt wird, in dem umgeschlagenen Zustand festhalten. Die Schleimhautwunde in der Mundhöhle wird durch einige Seidennähte verschlossen. Der Mullstreifen wird aus der Nase nach 24 Stunden entfernt.

β) Die Eingriffe am Unterkiefer.
(RÖMER und LICKTEIG.)

1. Allgemeine Grundsätze für die Exartikulation und Resektion des Unterkiefers und Methoden zum zeitweiligen und dauernden Ersatz.

Wir unterscheiden die Exartikulation und die Resektion des Unterkiefers. Die vollständige Exartikulation kommt, außer bei Phosphornekrosen, selten bei Nekrose infolge ausgedehnter Osteomyelitis und noch seltener nach Stomatitis ulcerosa in Betracht. Diese Exartikulation, und zwar meist einseitig, wird ausgeführt bei malignen Tumoren, die den aufsteigenden Teil des Kiefers in großer Ausdehnung mitgriffen haben. Seltenere Ursachen sind die Osteomyelitis und die Tuberkulose. Die Resektionen beschränken sich einerseits auf Teile des Unterkiefers, ohne den Zusammenhang des Kieferbogens zu zerstören, andererseits wird aber ein Stück aus dem Zusammenhang entfernt. Die Resektion ist die häufigste Kieferoperation. Sie wird sowohl bei bösartigen und gutartigen Tumoren und Cysten des Unterkiefers ausgeführt als auch bei der Tuberkulose und der Osteomyelitis. Seltener kommt sie als Voroperation zur Behandlung von Pseudarthrosen, die im Anschluß an Frakturen, Osteomyelitis und Geschwulsterkrankungen entstanden sind, in Frage.

Die älteren Schriften über die Kieferresektion und -exartikulation finden sich zusammengestellt bei WEBER (PITHA-BILLROTH). Nach seinen Angaben sind bereits im 18. Jahrhundert von LA PEYRONIE und FAUCHARD und dem österreichischen Militärarzt FISCHER (1793) Resektionen bzw. Exartikulationen vorgenommen worden. Ebenso haben DEADERIK 1810 und DUPUYTREN 1812 Unterkieferresektionen ausgeführt. Zur brauchbaren Methode wurde die Resektion von MURSINNA, GRÄFE (1821) und von WALTHER im Anfang des 19. Jahrhunderts ausgebildet. Eine Exartikulation des Unterkiefers wurde von MOTT (New York 1822) ausgeführt (s. WAGNER). Die erste vollständige Entfernung wurde 1843 von SIGNORONI ausgeführt und wegen Phosphornekrose haben HEYFELDER und STADELMANN an einem Menschen je eine Hälfte des Unterkiefers exartikuliert. v. LANGENBECK hat seine subperiostale Resektionsmethode auch für den Unterkiefer empfohlen

DIEFFENBACHS Vorschriften zur Unterkieferresektion entsprechen bereits ungefähr den heutigen Anforderungen.

Die größten Schwierigkeiten bei den Unterkieferoperationen bestanden früher in der Schmerzbetäubung, der Blutstillung und der Ersatzbildung für ein verlorenes Resektions- oder Exartikulationsstück. Die Schmerzbetäubungsfrage ist heute insofern gelöst, als die Allgemeinnarkose möglichst vermieden wird. Es hat sich gezeigt, daß die örtliche Umspritzung unter Zuhilfenahme der Leitungsanästhesie vollständig ausreicht, um schmerzlos die größten Kieferoperationen ausführen zu können. Muß aus irgendeinem Grunde in Allgemeinnarkose operiert werden, so ist eine Halbnarkose vorzuziehen, oder noch besser die Intubationsnarkose nach KUHN (s. S. 45). Die örtliche Betäubung wird nach BRAUN so ausgeführt, daß man bei Teileingriffen am waagerechten Ast die Leitung des N. alveolaris inferior an der Lingula nach BRAUN unterbricht. Dazu wird eine lange Injektionsnadel bei weitgeöffnetem Mund von der gesunden Seite aus schräg nach hinten, etwa 1 cm oberhalb und ebensoviel seitlich von der Kaufläche des hintersten unteren Molaren gegen den Knochenrand des leicht abtastbaren Processus coronoideus eingestochen. Der Knochen liegt dicht unter der Schleimhaut. An der medialen Seite dieses Knochens entlang wird die Nadelspitze weitergeführt, unter dauernder Fühlung mit dem Knochen. Während des Vorführens der Nadel spritzt man etwa 5 ccm 1—2%iger Novocain-Suprareninlösung ein. Außer dieser Leitungsunterbrechung werden die Weichteile im Bereich des zur Resektion in Aussicht genommenen Kieferabschnittes örtlich umspritzt. Soll eine Exartikulation des Unterkiefers vorgenommen werden, so muß der ganze N. mandibularis ausgeschaltet werden. Auch das erfolgt am besten nach BRAUN (s. S. 582). Auch hier injiziert man an die Austrittsstelle des Nerven etwa 5 ccm einer 1—2%igen Lösung. Die Anästhesie tritt meist sofort ein. Eine Umspritzung der Weichteile im Bereich der auszuführenden Resektion empfiehlt sich auch hier, schon um den Vorteil der örtlichen Blutstillung zu genießen. Reicht der Tumor über die Mittellinie hinaus, so muß bei der Umspritzung darauf Rücksicht genommen werden, und es wird unter Umständen doppelseitige Leitungsunterbrechung des N. alveolaris inf. oder mandibularis notwendig werden. Seit Einführung der Leitungsanästhesie haben sich die Gefahren der Blutung und Aspiration außerordentlich vermindert, so daß nur in Ausnahmefällen Allgemeinnarkose angewendet werden soll. Es ist daher auch die der Operation früher vorausgeschickte Unterbindung der A. carotis ext. fast vollkommen überflüssig geworden.

Die dritte Frage, nämlich die des *Ersatzes des resezierten Kieferstückes,* ist bis heute nicht einheitlich gelöst, doch stehen uns eine ganze Reihe von Methoden zur Verfügung, die einerseits die augenblicklichen Störungen, andererseits die Dauerschäden der Unterbrechung des Kieferbogens beseitigen, oder doch auf ein Mindestmaß einschränken. Die augenblicklichen Störungen nach Unterbrechung des Kieferbogens durch Resektion *des Mittelstückes* bestehen hauptsächlich in der Gefahr des Zurücksinkens der Zunge. Nach Ablösung der Unterkiefer-Zungenbeinmuskeln von ihrer Ansatzstelle verliert die Zunge ihren Halt, der Kehldeckel sinkt mit der Zunge zurück, und es können Erstickungserscheinungen auftreten. Die Ablösung dieser Muskelansätze darf daher erst dann geschehen, wenn durch eine kräftige Seidennaht durch die Unterfläche der Zunge die Möglichkeit gegeben ist, die Zunge am Zurücksinken zu verhindern.

Bei Resektionen aus den *seitlichen Abschnitten des Kieferbogens* und bei der halbseitigen Exartikulation rückt sofort durch den Muskelzug der Mm. pterygoidei auf der gesunden Seite der erhaltene Kiefer nach der kranken Seite, und die Artikulation der Zähne geht verloren. Es ist daher notwendig, die Lücke durch geeignete Maßnahmen sofort nach der Operation auszufüllen und zu überbrücken. Diese Ausgleichung muß deshalb sofort geschehen, um den im selben Sinne wirkenden Narbenzug und eine sich rasch einstellende Muskelkontraktur der noch wirksamen Muskeln von vornherein auszuschalten. Ist erst einmal ein solcher Narbenzug wirksam geworden, so ist seine Bekämpfung nur unter großen Schwierigkeiten möglich. Schon frühzeitig wurde die Notwendigkeit, die Lücke bei dieser Operation auszugleichen, erkannt.

Drei verschiedene Verfahren sind zur Verhütung der Verschiebung des Kiefers nach Resektionen und Exartikulationen schon seit längerer Zeit im Gebrauch. Erstens die Anwendung der Immediatprothese, zweitens die der schiefen Ebene und drittens die der Implantationsprothese.

Die *Immediatprothese* ist ursprünglich eine Schöpfung des Lyoner Zahnarztes CLAUDE MARTIN, der bereits 1878 Hartgummiprothesen, mit einem durchspülbaren Röhrensystem versehen, an den Kieferstümpfen befestigte. Die Prothesen waren schon vor der Operation nach einem Abdruck von dem Unterkiefer des Kranken angefertigt. Damit war die Grundlage für eine ganze Reihe von Prothesen gegeben, die dann aus anderem Material bzw. in anderer Form und Befestigungsweise empfohlen wurden. BOENNECKEN (1893) stellte die Prothesen aus Gold oder Aluminiumbronze her und befestigte sie, wenn Zähne vorhanden waren, an diesen. FRITZSCHE (1901) verwandte eine Zinnschiene. STOPPANY formte die Schiene trogartig aus Aluminium, auch Porzellan wurde benutzt. RIEGNER (zit. nach PARTSCH) befestigte die Prothese an überkappten Zahnstümpfen. Die Immediatprothese wurde nach Heilung der inneren und äußeren Wunden gewöhnlich nach 4—6 Wochen entfernt und durch eine endgültige, ähnlich geformte, die unter Umständen entsprechenden Zahnersatz trug, ersetzt. Die Ersatzstücke wurden meist an den erhaltenen Zähnen mit Klammern befestigt. Später wurde fast überall die von SCHRÖDER angegebene Immediatprothese aus Hartgummi verwendet. Diese wurde vorrätig gehalten und konnte sowohl bei Resektion aus dem Kieferbogen als auch nach Exartikulation Verwendung finden. Aus dem auf Grund langjähriger Erfahrung hergestellten Modell ließen sich ohne Mühe nach erfolgter Resektion oder Exartikulation entsprechend geformte Stücke herausschneiden und in die Lücke einsetzen, wo sie dann mit Drahtnähten an den Kieferstümpfen befestigt wurden.

Den Immediatprothesen ähnlich wirken die sog. Retentionsverbände.

SUERSSEN hat schon 1871 eine Kieferlücke dadurch aufrechterhalten, daß er die erhaltenen Zähne des Unterkiefers mit den entsprechenden des Oberkiefers durch Silberschienen verband. SAUER gab 1883 seinen Drahtschienenverband bekannt. Dieser ist bis heute, wenn auch in mancher Beziehung abgeändert, der am meisten gebrauchte Verband zur Behandlung von Kieferbrüchen geblieben. Zur längeren Aufrechterhaltung einer Lücke läßt sich der einfache SAUERsche Verband nur schwer verwenden. Dann muß er durch die intermaxilläre Verschnürung (SCHRÖDER) ergänzt werden. Statt der einfachen Drahtbefestigung können auch die verschiedenen Ringmutterschienen (SCHRÖDER) Verwendung finden. PARTSCH (1897) benutzte zur Aufrechterhaltung einer Kieferlücke die HANSMANNsche Blechschiene, die an den Kieferstümpfen befestigt wird. HAHL (1897) empfahl ein doppelgabeliges Stück aus Metall, das in der Länge verstellbar war und dessen spitze Gabelenden in die Spongiosa der Kieferstücke eingebohrt wurden.

Beim Vorhandensein von Zähnen empfiehlt sich am meisten eine starke Drahtbrücke, die an den Zähnen zu beiden Seiten der Lücke befestigt wird. Am besten wird die Schiene mit nach Abguß vorbereiteten Kronen auf die benachbarten Zähne aufzementiert. An der Drahtschiene kann, wenn nötig, ein die Lücke ausfüllendes Kautschukstück so befestigt werden, daß man es zum Reinigen herausnehmen kann. Nur im äußersten Notfalle wird man die Immediatprothese durch Drahtnaht an den Kieferstümpfen befestigen, wie man das früher getan hat. Man vermeidet dieses Vorgehen wegen der häufig eintretenden Infektion im Bereiche der Kieferenden, die nicht selten mehr oder weniger ausgedehnte Verluste der Kieferstümpfe bedingt und die Heilung stark verzögern kann. Sind keine Zähne vorhanden und muß eine Lücke aufrechterhalten werden, so ist es auch dann besser, statt der durch Drahtnähte befestigten Hartgummiprothese eine sog. *Aufbißprothese* zu verwenden, d. h. eine mit Randwülsten versehene Gaumen- und Kieferprothese, die nach Abguß gearbeitet, die Alveolarfortsätze umgreift und festhält. Durch eine Kinnschleuder oder Kinnkappe werden die beiden am zahnlosen Kiefer befestigten Aufbißprothesen zusammengehalten. Auch mit intra- und extraoralen Gelenken können sie verbunden werden.

Auf einem anderen Grundsatz beruht die Anwendung der *schiefen Ebene*, die ebenfalls von SAUER (1885) angegeben wurde. Die Erhaltung der Artikulation der Zähne erfolgt bei diesem Verfahren dadurch, daß am Unterkiefer auf der nicht resezierten Seite eine schräg nach außen stehende Metallplatte angebracht wird (sie kann auch an einem Schienenverband angebracht werden), die sich beim Schluß des Kiefers an den Zähnen des Oberkiefers fängt und an diesen entlanggleitet. Sie wird von manchen Zahnärzten als alleiniges Hilfsmittel zur Erzielung einer guten Kieferstellung für genügend erachtet. Sie kann auch mit einer Immediatprothese vereinigt gebraucht werden. An ihre Stelle ist später die sicherer wirkende SCHRÖDERsche *Gleitschiene* getreten.

Im Gegensatz zu den genannten Verfahren stehen die Methoden, die die Einheilung eines Fremdkörpers in den Defekt erstreben *(Implantationsprothesen)*. Schon GLUCK hat einen solchen Fall operiert, bei dem eine goldene Schiene an den Fragmenten befestigt wurde, die nach Fistelbildungen tatsächlich einheilte und noch nach Jahren an Ort und Stelle war. GARRÈ verwendete starken Klavierdraht, wie KÖNIG (1907) berichtet, der sogar nach Exartikulation am Kieferstumpf befestigt, entsprechend zurechtgebogen, mit seinem umgebogenen Ende in die ehemalige Gelenkhöhle eingesetzt wurde. Auch solche Drähte heilten nach Fistelbildungen ein und erhielten die Artikulation der Zähne aufrecht. BERNDT (1898) operierte nach einem Verfahren von HELFERICH und benutzte Celluloidringe nach der Exartikulation, die in die Lücke und das Kiefergelenk eingelegt wurden. Sie wurden nach der Exartikulation in heißes Wasser gelegt, kieferähnlich zurechtgebogen und konnten dann sofort verwendet werden. Ein solcher von BERNDT benutzter Celluloidring tat noch nach $4^{1}/_{2}$ Jahren seine Schuldigkeit. KÖNIG-ROLOFF (1908) haben eine Elfenbeinprothese herstellen lassen, die besonders bei zahnlosem Kiefer nach Exartikulation mit Erfolg verwendet wurde. Auch STANLEY (zit. nach WEBER) hat bereits eine Elfenbeinprothese zwischen die Kieferstümpfe eingelegt.

In neuerer Zeit ist vielfach die *Knochenplastik oder Transplantation* zur dauernden Beseitigung von Kieferdefekten herangezogen worden. Das Naheliegendste war die Verschiebung eines mit Haut und den übrigen Weichteilen in Verbindung stehenden Knochenstückes aus dem erhaltenen *Kieferrest* selbst. Diesen Weg ging zuerst KRAUSE (1904, 1907) und später mit gutem Erfolg PICHLER (1917), der die Methode insofern wesentlich verbesserte, als er nicht einen Haut-Periostknochenlappen, sondern einen Muskel-Knochenlappen aus dem Unterkiefer bildete und dadurch einen wesentlich besseren kosmetischen Erfolg erzielte. Er glaubt, daß eine 1—2 cm breite, mit dem Knochen in Verbindung stehende Muskelbrücke zur Ernährung eines mehrere Zentimeter langen, mit der Kreissäge ausgeschnittenen Kieferstückes ausreicht und die

Resultate seiner Plastiken scheinen ihm recht zu geben. Außer Plastiken aus dem Kieferrand wurden gestielte Knochenlappen aus der *Stirnhaut* von BARDENHEUER (1892, 1896) benutzt. Aus der *Clavicula* haben RYDIGIER (1908) und WÖLFLER (1892) einen gestielten Lappen verpflanzt. NYSTRÖM (1912) hat dann ebenfalls dieses Verfahren zur Anwendung gebracht unter Benutzung einer Reihe von Kunstgriffen, die sich als sehr zweckmäßig erwiesen haben. NYSTRÖM empfiehlt gleichzeitig die Anwendung von Silberprothesen nach BILLING, die sehr geeignet sind, als Immediatprothesen zu dienen.

Die freie Transplantation zur dauernden Beseitigung von Kieferlücken wurden in der neueren und neuesten Zeit mehrfach mit Erfolg ausgeführt. Schon 1900 hat SYKOFF eine Lücke durch ein frei transplantiertes, dem Unterkieferrand entnommenes Stück gedeckt. Das Stück wurde in der Knochenrinne verschoben und in einer Vertiefung des anderen Fragmentes eingestemmt. SYKOFF macht bereits den Vorschlag, ein *Rippenstück* zu demselben Zweck zu verwenden. Auch LEXER und GARRÈ wiesen darauf hin, daß Rippe als geeignetes Material zu verwenden sei. Ausgeführt wurde die freie Transplantation der Rippe zuerst von PAYR (1908). Die Rippe läßt sich ohne Schaden in der gewünschten Länge samt Periost entnehmen. Man kann sie, wie das PAYR getan hat, nach einem Vorschlag von HELLER in der Regio infraclavicularis zur Einheilung bringen und dann zusammen mit einem Hautstiel in die Lücke einpflanzen, und zwar in diesem Fall sofort nach der Resektion, oder man kann die Lücke, die inzwischen durch eine andere Maßnahme offengehalten wird, durch ein frei transplantiertes Rippenstück als endgültige Prothese verschließen. Dabei muß allerdings die Voraussetzung bestehen, daß das Wundbett für das Transplantat aseptisch ist, daß also eine Heilung der Schleimhautwunde und der äußeren Wunde bereits längere Zeit besteht. Außer Rippe wurde von LEXER besonders der frei transplantierte *Tibiaspan* und Stücke des *Beckenkammes* zur Beseitigung von Kieferdefekten empfohlen. Nicht nur zur Deckung von Lücken des waagerechten Kieferastes, sondern auch zum knöchernen Kinnaufbau läßt sich die freie Transplantation nach LEXER sehr gut verwenden. Nach Freilegung der Lücke, bei der natürlich die Eröffnung der Mundhöhle vermieden werden muß, werden die Knochenenden freigelegt und angefrischt. Zum Ersatz des Mittelstückes und bei der Mikrognathie verwendete LEXER ebenfalls periostgedeckte Tibiaspäne, die mehrfach angesägt, sich leicht bogenförmig gestalten lassen und so in subperiostale Taschen der Kieferstümpfe mit ihren Enden eingeschoben werden können (s. S. 346). Wesentlich ist nach LEXER eine längere Ruhigstellung nach der Transplantation, die dadurch erreicht wird, daß bei etwas geöffnetem Mund die Zähne der Unterkieferstümpfe durch geeignete Drahtverbände mit denen des Oberkiefers in feste Verbindung gebracht werden. Bei aseptischem Vorgehen heilen Transplantate am Kiefer leicht ein und Pseudarthrosen hat LEXER in solchen Fällen sehr selten beobachtet. LEXER hat außer autoplastischen und homoioplastischen auch Leichenknochen verwendet. Von KLAPP (1917) wurde mit Erfolg der vierte Metatarsus mit Köpfchen an Stelle des aufsteigenden Kieferastes nach Exartikulation eingepflanzt.

Die Knochenplastik und die freie Transplantation haben in neuerer Zeit in der Kieferchirurgie wieder größere Bedeutung gewonnen.

Die oben erwähnten Verfahren von Knochenplastiken nach KRAUSE und PICHLER sind zwar unmittelbar nach einer Resektion zur Anwendung zu bringen, da das Knochenstück durch seine periostale Bekleidung und Verbindung mit den Weichteilen auch in nichtaseptischem Gebiet einheilen kann. Die Eingriffe sind aber technisch schwierig durchzuführen und die Größe der zur Verfügung stehenden Knochenstücke entspricht bestimmt nicht allen Anforderungen. Die ebenfalls erwärnten Verfahren nach BARDENHEUER, WÖLFLER und NYSTRÖM sind technisch schwer durchführbar.

Schon mehr Aussicht auf Erfolg verspricht das auch obenerwähnte Verfahren von HELLER-PAYR. Damit kann man einen, ein beliebig großes Knochenstück enthaltenden Weichteillappen vorbereiten, der sich dann, nachdem das Knochenstück eingeheilt ist, ohne Schwierigkeiten in die bei der Resektion gesetzte Weichteilknochenlücke einfügen läßt. Das Verfahren schien nur zu umständlich. Es ist wesentlich verbessert worden durch den Vorschlag von LIMBERG. AXHAUSEN hat dasselbe Verfahren empfohlen und als *Knochenvorpflanzung* bezeichnet. LIMBERG (1927) hat sein Verfahren bei der Mikrognathie angewendet. Da der Lückenverschluß nach Durchtrennung des Kiefers bei diesem Leiden nicht unter aseptischen Verhältnissen durchgeführt werden kann, so ist eine sofortige freie Transplantation nicht möglich. LIMBERG hat daher in der Nähe des Unterkieferrandes beiderseits ein 4—5 cm

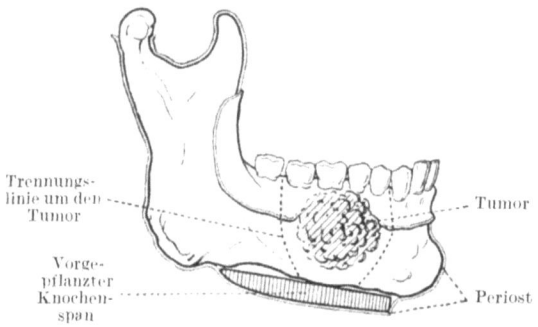

Abb. 536. Vorpflanzung eines Tibiaspans im seitlichen Kieferabschnitt vor der Entnahme eines tumortragenden Kieferrandstückes nach LIMBERG-AXHAUSEN. Der Knochenspan ist beiderseitig unter das Periost eingeschoben. Nach 6 Wochen kann das entsprechende Stück aus dem Kiefer entfernt werden. (Eigene Beobachtung.)

langes, mit Periost entnommenes Rippenstück von einem kleinen Hautschnitt aus in das benachbarte Gewebe eingeschoben und hier zur Einheilung gebracht. Nach 2—3 Monaten wird der Kieferrand freigelegt und das Transplantat, das mit dem Kieferrand in Verbindung getreten ist, von diesem abgemeißelt. Es bleibt in ungestörter Blutversorgung an den Weichteilen hängen. Nun kann man den Kiefer senkrecht oder stufenförmig durchtrennen. Die Mundhöhle wird dabei bewußt eröffnet. Die Kieferteile werden so weit, wie es wünschenswert ist, auseinandergezogen und das Rippenstück entsprechend gekürzt, zwischen die Kieferstücke beiderseits eingeklemmt. Die Hautwunde wird nach außen verschlossen. Die Wunde in der Mundhöhle füllt man mit Jodoformmull aus.

Auf dieselbe Weise kann man auch andere Kieferlücken durch die Vereinigung von Transplantation und Plastik sofort nach der Lückenbildung verschließen. Man muß nur wenigstens 4—6 Wochen vorher das periostbekleidete Tibiaoder Rippenstück in die Umgebung vorpflanzen. Man kann das Verfahren auch bei der Entfernung von Geschwülsten zur Anwendung bringen. Voraussetzung ist, daß man 6—8 Wochen vorher die Vorpflanzung vornehmen kann. Das gilt für Adamantinome und Riesenzellensarkome. Das Verfahren kann noch dadurch vereinfacht werden, daß man die Vorpflanzung eines Tibiaspans, wie wir es zuerst ausgeführt haben, etwa 5—6 Wochen vor der Entfernung der Geschwulst, *subperiostal* am Kieferrand vornimmt. In dieser Zeit hat sich, wie wir das mehrfach beobachtet haben, zwischen dem Span und dem

Kiefer eine so feste Knochenverbindung gebildet, daß man den geschwulsttragenden Teil des Kiefers ohne Schwierigkeiten im Gesunden abtragen kann, ohne daß eine Verschiebung des vorgepflanzten Knochenspans eintritt (Abb. 536). Die Entfernung der Geschwulst läßt sich dann ohne äußeren Weichteilschnitt von der Mundhöhle aus vornehmen. Es ist dabei einerlei, ob man aus den seitlichen Kieferabschnitten oder aus dem Kiefermittelstück eine Geschwulst zu entfernen hat. Im letzteren Falle haben wir einen mehrfach geknickten Periosttibiaspan 5 Wochen vor der Geschwulstentfernung in der Kinngegend subperiostal eingeschoben (Abb. 537).

Man kann die Vorpflanzung natürlich auch zur Lückendeckung an den Extremitäten verwenden, besonders wenn es sich um den gleichzeitigen Ersatz von Haut und Knochen handelt. So haben wir bei 6 Verwundeten einen Tibiaspan unter der Bauchhaut zur Einheilung gebracht, der dann einige Wochen später mit dem Bauchhautlappen in eine Knochen-Weichteillücke nach Schußbruch am Unterarm überpflanzt wurde (s. S. 346).

Die allgemeine Anzeigestellung zur *Resektion oder Exartikulation* des Unterkiefers ist schon oben kurz erwähnt (s. S. 713). Exartikulieren muß man unter allen Umständen, wenn durch eine Geschwulst der aufsteigende Kieferast bis zum Gelenk erkrankt ist. Während man früher auch bei ausgedehnten Erkrankungen des seitlichen Kieferabschnittes, wenn sie bis zum Kieferwinkel reichten, die Exartikulation ausführte, ist man heute davon abgekommen, da man imstande ist, das kurze Stück in seiner richtigen Lage zu halten und später durch Transplantation wieder mit dem Kieferrest in funktionelle Verbindung zu bringen.

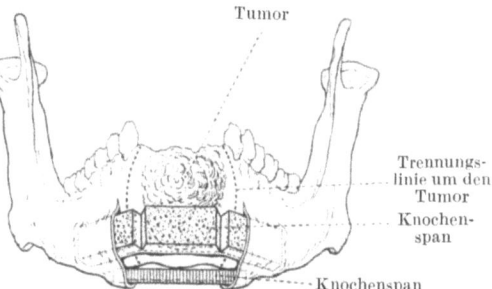

Abb. 537. Der Ersatz des Zwischenstückes des Unterkiefers durch zwei vorgepflanzte Knochenspäne nach LIMBERG-AXHAUSEN. Der eine Knochenspan wird doppelt geknickt unter das Periost geschoben, der zweite unterhalb der Kiefermitte ebenfalls subperiostal eingelegt. Nach etwa 6 Wochen konnte die Geschwulst entfernt werden. (Eigene Beobachtung.)

Muß eine Exartikulation des Unterkiefers vorgenommen werden, so läßt sich eine sofortige endgültige Ausfüllung der entstandenen Lücke, wie das durch Vorpflanzung bei der Resektion möglich ist, nicht ausführen. Man muß sich auf andere Weise helfen. Sind Zähne im Restkiefer erhalten, so hat der Zahnarzt schon *vor dem Eingriff* die Befestigungsmöglichkeiten einer Immediatprothese ohne oder mit schiefer Ebene oder Gleitschiene zu prüfen und durch das Anbringen von Kronen, Ringmuttern u. ä. vorzubereiten. Dann kann nach der Exartikulation die Prothese sofort eingesetzt werden. Wird nur der aufsteigende Ast exartikuliert, so kann durch eine oder zwei Gleitschienen die Artikulation der Zähne aufrechterhalten werden. Das Einsetzen einer vorläufigen Prothese ist dann nicht nötig. Auch die intermaxilläre Verschnürung mit Draht und später mit Gummizügen kann angewendet werden. Der *endgültige Ersatz* wird einige Wochen nach der abgeschlossenen Wundheilung durch freie Knochenüberpflanzung bewirkt. Sind *keine Zähne* mehr im Unterkiefer oder sind sie sehr mangelhaft, so wird am besten vom Zahnarzt eine *Aufbißresektionsprothese* (PFAFF) angefertigt. Sie ist ähnlich der Platte eines künstlichen Gebisses, bekommt aber seitliche Wülste aufgetragen, die den Alveolarfortsatz fest umgreifen. Die Prothese kann durch ein intraorales Gelenk, das mit einer Drahtschiene, die an den Oberkieferzähnen befestigt ist, bewegt werden. Wenn auch die Oberkieferzähne fehlen, kann ein solches Gelenk mit einer Oberkiefergaumenprothese in Verbindung gesetzt werden. Auch extraorale Gelenke können zur Anwendung kommen. Nur im Notfalle, d. h. wenn zahnärztliche Hilfe nicht zur Verfügung steht, wird man ein passend zugeschnittenes Stück einer SCHRÖDERschen Hartgummiprothese mit einer Drahtnaht am Kieferstumpf befestigen.

2. Die Exartikulation oder die ausgedehnte Resektion.
(v. LANGENBECK, KOCHER.)

Die Exartikulation des Unterkiefers oder die heute meist an ihre Stelle tretende ausgedehnte Resektion, bei der auch Teilstücke des aufsteigenden Astes erhalten werden, wenn das möglich ist, werden am zweckmäßigsten von einem Schnitt ausgeführt, der die Unterlippe in der Mitte spaltet, dann unter dem Kinn, daumenbreit neben dem horizontalen Unterkieferast nach hinten verläuft, bis in die Höhe des Zungenbeins, dann bogenförmig nach oben in der Richtung auf den Proc. mastoideus, umbiegt (Abb. 538). Dieser Schnitt, der ein kosmetisch sehr gutes Resultat ergibt, keine Facialisäste verletzt und dabei die Ausräumung sowohl der in der Regio submaxillaris gelegenen Lymphknoten als auch der Lymphknoten im Bereiche des Kieferwinkels und der oberen V. jugularis interna gestattet, bietet auch die beste Übersicht über die Ausdehnung der Erkrankung im Kiefer und Mundboden. Er ist aus diesem Grund auch den Schnitten vorzuziehen, die etwa denselben Verlauf haben, aber ohne Spaltung der Unterlippe erst unterhalb des Kinns beginnen. Der Schnitt wird zunächst durch die Unterlippe bis auf den Knochen geführt; dann werden die oberflächlichen Weichteile, einschließlich des Platysmas, sofort gespalten. Die oberflächlichen Gefäße werden unterbunden. Nun wird die oberflächliche Halsfascie am unteren Rand der durchscheinenden Gl. submaxillaris bogenförmig eingeschnitten, die Drüse mit einem scharfen Haken gefaßt und über den Kieferrand mit dem Hautlappen nach oben gezogen (Abb. 539). Dabei erscheint am hinteren Abschnitt der Drüse die V. facialis ant., die hier doppelt unterbunden und durchtrennt wird. Jetzt läßt sich die Drüse, während ihre Verbindungen mit der Fascienkapsel durchtrennt werden, unter starkem Zug des Hakens verhältnismäßig leicht aus der dreieckigen Nische zwischen dem hinteren Rand des M. mylohyoideus und dem oberen Rand des M. stylohyoideus herausziehen. Kleinere, in die Drüse eintretende Gefäße werden unterbunden. Die Drüse soll im Zusammenhang bleiben, ihr Ausführungsgang wird schließlich abgeschnitten. Ist sie genügend gelöst, so läßt sie sich mit dem Hautlappen so weit nach oben ziehen, daß der Kieferrand in ganzer Ausdehnung zum Vorschein kommt. Meist muß am hinteren Rand der Drüse, zwischen ihr und dem Kieferrand, die A. maxillaris ext. unterbunden werden (Abb. 539). In manchen Fällen kommt die A. maxillaris ext. erst bei der Freilegung des Kieferrandes, mehr am vorderen Rand der Drüse zu Gesicht und wird dann hier doppelt unterbunden und durchschnitten. Mit der Gl. submaxillaris sind in der Regel auch die Lymphknoten dieser Gegend beseitigt. Nun wird das Operationsfeld auch weiter nach hinten vertieft, der vordere Rand des M. sternocleidomastoideus freigelegt und die Nische zwischen ihm und dem M. stylohyoideus, in der die

Die Eingriffe am Unterkiefer.

großen Halsgefäße verlaufen, auf die Anwesenheit von erkrankten Lymphknoten durchsucht. Finden sich solche, so läßt sich die Haut gewöhnlich ohne weiteren Einschnitt so weit abwärts ziehen, daß die Gefäße bis an den Abgang der V. facialis comm. freigelegt und die Drüsen ausgeräumt werden können. Handelt es sich nicht um einen Tumor malignus, so unterbleibt dieser Teil der Operation. Nun wird der ganze Weichteillappen über dem Unterkiefer nach oben abgelöst, beim malignen Tumor das Periost sorgfältig zurückgelassen, soweit die Resektion des Knochens in Frage kommt. Ist die Grenze

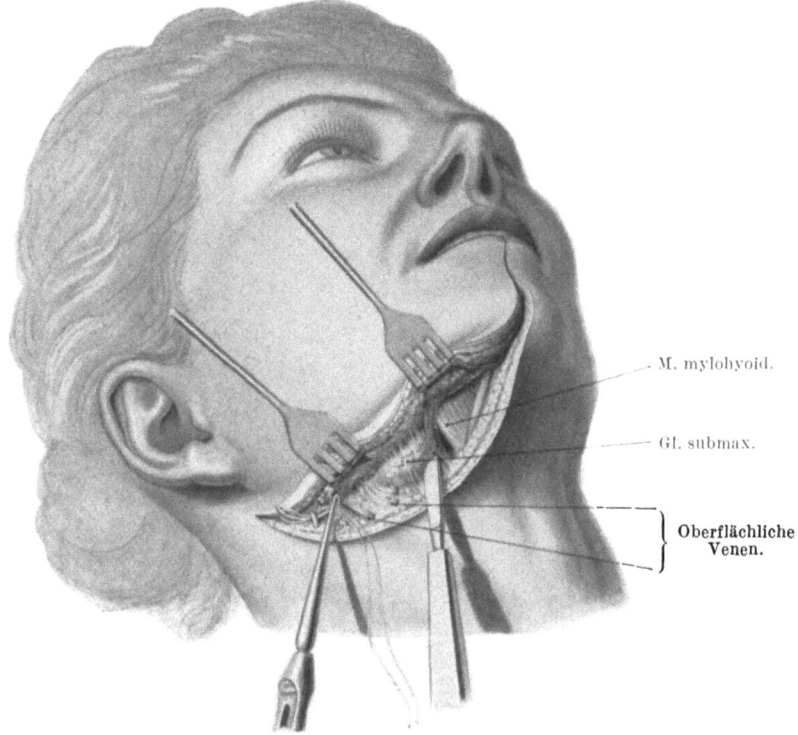

Abb. 538. Die Unterkieferresektion nach v. LANGENBECK, KOCHER. I.
Nach Spaltung der Unterlippe verläuft der Weichteilschnitt bogenförmig unter dem Kinn nach dem Proc. mast. zu. Nach Unterbindung der oberflächlichen Venen erfolgt die Freilegung der Gl. submax.

bestimmt, etwa in der Höhe des ersten Prämolaren, so wird dieser ausgezogen und nun vom Unterkieferrand aus, das Messer parallel zum Kieferknochen, durch den Mundboden bis in die Schleimhaut durchgestochen, mit der Unterbindungsnadel eine GIGLI-Säge durchgeführt und der Kiefer senkrecht durchsägt (Abb. 540). Manche Autoren empfehlen, die Durchtrennung des Kiefers und die dabei notwendige Eröffnung der Mundhöhle erst dann vorzunehmen, wenn die Verbindung mit dem M. temporalis gelöst ist. Zu dem Zweck wird der Weichteillappen unter Schonung des Periostes und unter Abtrennung des M. masseter so weit nach oben abgelöst, bis der Kieferwinkel freiliegt und der Proc. coronoideus und die Incisura mandibulae zugänglich werden. Gelingt es, den Proc. coronoideus zu unterfahren, so wird er jetzt mit einer LISTONschen Schere oder mit einer GIGLI-Säge abgeschnitten (Abb. 540). Einen Vorteil späterer Durchtrennung des Kiefers kann man darin erblicken, daß die Wundhöhle

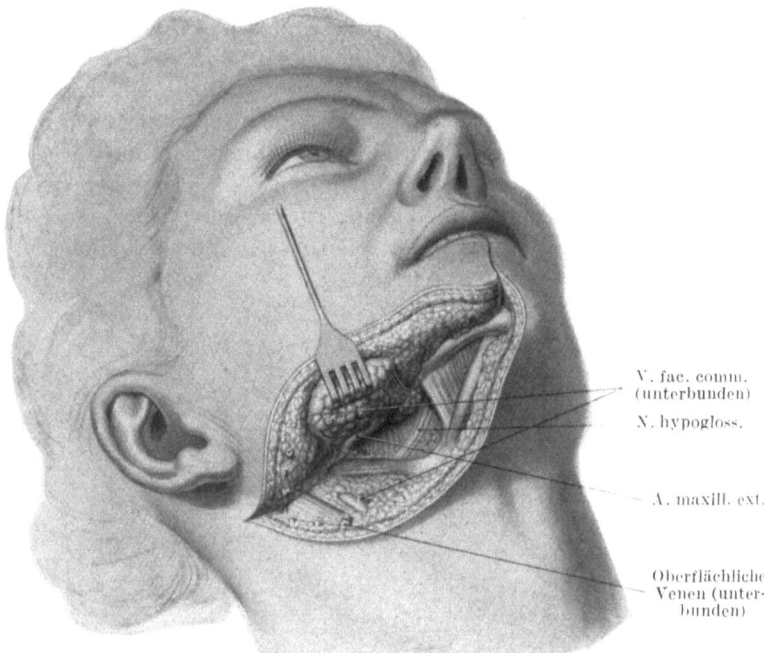

Abb. 539. Die Unterkieferresektion nach v. LANGENBECK, KOCHER. II.
Die V. fac. comm. ist unterbunden. Das Hypoglossusdreieck ist freigelegt.

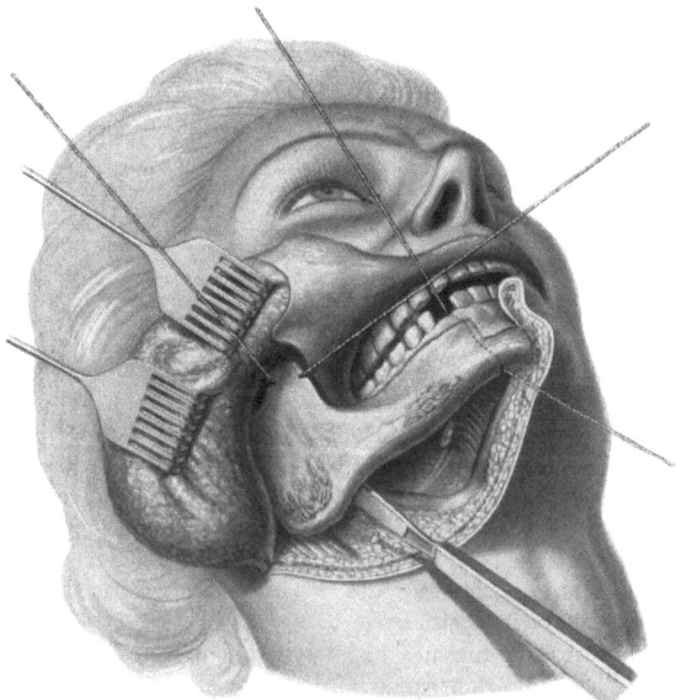

Abb. 540. Die Unterkieferresektion nach v. LANGENBECK, KOCHER. III.
Der Unterkiefer ist vorn und hinten von Weichteilen entblößt. Es folgt die Durchsägung des Proc. coron.
und des horizontalen Astes mit der GIGLI-Säge.

etwas längere Zeit vor Infektion durch die Verbindung mit der Mundhöhle geschützt bleibt. Auch bricht bei ausgedehnten malignen Tumoren unter Umständen das bereits durchtrennte, tumortragende Kieferstück im Bereiche des Tumors leichter ein, wovor man sich jedoch dadurch schützen kann, daß man bei der Exartikulation den Zug nicht am waagerechten Ast, sondern, wie das König vorgeschlagen hat, am Kieferwinkel durch eine eingesetzte Knochenzange ausübt (Abb. 541). Hat man den Kiefer vor Ablösung des M. temporalis durchtrennt, so läßt er sich leicht mit der Knochenzange am Kieferwinkel anfassen

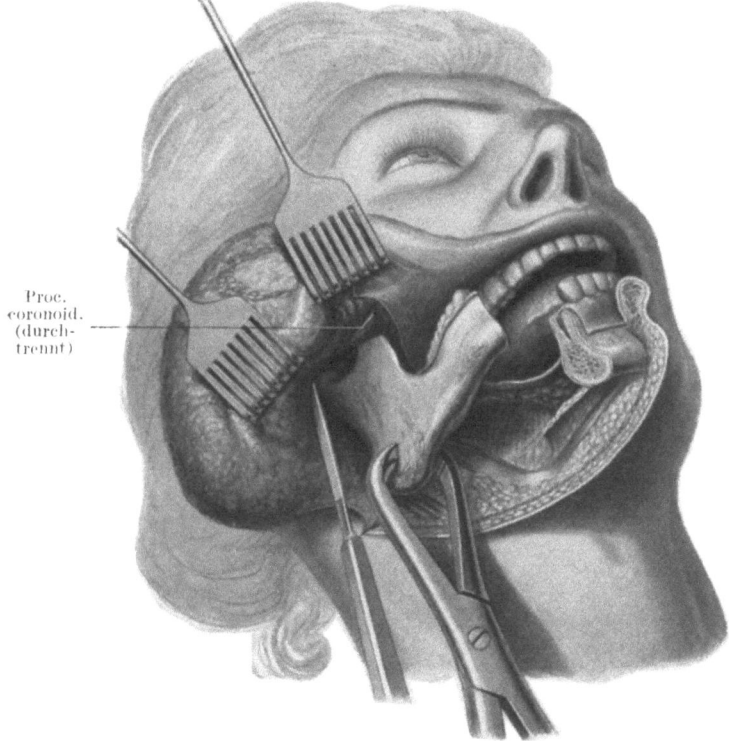

Abb. 541. Die Unterkieferresektion nach v. LANGENBECK, KOCHER. IV.
Der entblößte Unterkieferast ist mit einer Knochenfaßzange gepackt und wird halb stumpf, halb scharf aus seiner Umgebung ausgelöst.

und herabziehen. Nach Ablösung der Weichteile bis in die Gegend der Spitze des Proc. coronoideus wird diese mit der LISTONschen Schere abgeschnitten und dadurch der Ansatz des M. temporalis vom Unterkiefer gelöst. Es bleiben nun nur noch die Verbindungen auf der Innenseite und die Band- und Muskelverbindungen am Proc. condyloideus. Während der Kiefer mit der Knochenzange gefaßt, nach unten und hinten gezogen, bald nach innen, bald nach außen gedreht wird, schneidet man unter Erhaltung des Periostes den M. pterygoideus int. und die Bandverbindungen nach dem Proc. styloideus und schließlich, während die Weichteile gut zurückgehalten werden, den M. pterygoideus ext. an der Innenseite und die Bänder nach dem Jochbogen ab und gleichzeitig die Gelenkkapsel an der Vorderwand ein. Damit ist auch die letzte feste Verbindung des Kiefers in der Gelenkgegend gelöst und er läßt sich daher ohne Gewaltanwendung unter Drehung herausnehmen, wobei noch stehengebliebene

724　Die Eingriffe am Gaumen und an den Kiefern.

Teile der Kapsel zerreißen. Das Messer soll man zur Durchtrennung der inneren und hinteren Kapselteile nicht verwenden, um nicht die A. maxillaris int., die hier dicht vorbeiläuft, zu verletzen. Die Weichteilversorgung erfolgt so, daß eine möglichst lückenlose Schleimhautnaht zustande kommt. Nach Abschluß der Exartikulation wird sofort die zahnärztlicherseits vorbereitete Prothese eingesetzt und mit dem an den Zähnen des zurückbleibenden Kiefers angebrachten Teil der Prothese in Verbindung gesetzt (s. S. 542). Ist keine Vorbereitung von zahnärztlicher Seite erfolgt, so wird aus einer SCHRÖDERschen Prothese ein dem

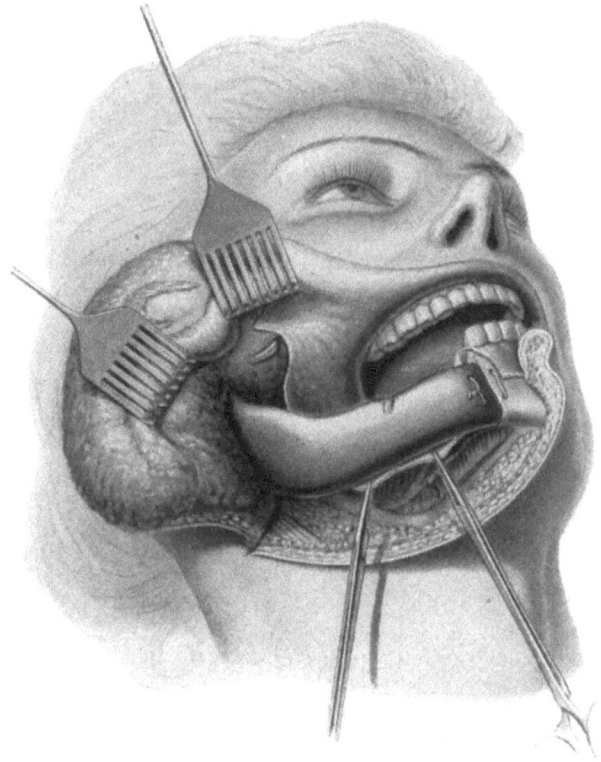

Abb. 542. Die Unterkieferresektion nach v. LANGENBECK, KOCHER. V.
Der Ersatz des Unterkiefers wird hier durch eine der Größe des Defektes entsprechend zurechtgemachte SCHRÖDERsche Hartgummiprothese bewirkt.

resezierten Stück entsprechender Teil herausgesägt und, wie oben beschrieben, durch Drahtverbindungen mit dem Kieferstumpf in Verbindung gebracht und mit dem anderen Ende in die ehemalige Gelenkhöhle eingesetzt (Abb. 542). Die Schleimhautnaht hat möglichst genau zu erfolgen, desgleichen die Weichteilnaht. In den hinteren Teil der Hautnaht wird ein Glas- oder Gummirohr eingelegt. Wie schon oben bemerkt, wird heute fast immer eine ausgedehnte Resektion an Stelle der Exartikulation ausgeführt, wenn der aufsteigende Ast nicht erkrankt ist. Die Freilegung (s. unten) erfolgt auf dieselbe Weise, die Durchtrennung am Kieferwinkel oder höher am besten nach Durchtrennung der Spitze des Proc. coronoideus, um den Muskelzug und die eintretende Kontraktur des proximalen Stückes zu verhindern. Zum Ersatz kann bei gutartigen Geschwülsten eine *Vorpflanzung* (s. S. 718) in Betracht gezogen werden. Ist *das nicht geschehen*, so muß eine geeignete vom Zahnarzt vor der Operation getroffene Einrichtung (s. S. 715f.) nach der Operation in Kraft treten.

3. Die Resektion von Teilen der seitlichen Abschnitte.

Zweckmäßigerweise wird auch zur Resektion der seitlichen Abschnitte die Unterlippe gespalten und der Schnitt unterhalb des Kinns fingerbreit vom Kieferrand durch die Haut geführt, mit der Richtung auf den Proc mastoideus. Bei gutartigen Tumoren, die eine Resektion nötig machen, bei Cysten und bei Behandlung von Pseudarthrosen genügt es, den Schnitt unterhalb des Kinns zu beginnen und ihn ebenfalls fingerbreit vom Kieferrand entfernt nach hinten zu führen. Der Schnitt mit Spaltung der Lippe gibt aber zweifellos eine bessere Übersicht über die Ausdehnung eines Tumors und erlaubt besser die radikale Entfernung von Drüsenmetastasen in der Regio submaxillaris und in der Gegend der V. jugularis int., deshalb ist er bei malignen Tumoren vorzuziehen. Im übrigen ist das Vorgehen, soweit das Ablösen der Weichteile in Frage kommt, dasselbe, wie es für die Exartikulation beschrieben ist. (Selbstverständlich ist, daß beim Vorhandensein von Zähnen im Unterkiefer diese zur Befestigung von Schienen benutzt werden.) Daher soll der Resektion eine zahnärztliche Behandlung vorausgehen, die dann das Einsetzen einer Immediatprothese oder einer Retentionsschiene ermöglicht. Bei zahnlosem Kiefer ist ebenfalls die Vorbereitung einer Prothese durch den Zahnarzt wünschenswert, die Möglichkeit ist gegeben, einen intra- oder extraoral gelagerten Apparat mit Gelenkersatz vorzubereiten. Solche Apparate sind besonders durch die ausgezeichneten Arbeiten SCHRÖDERs bekannt geworden. Sie können ganz unabhängig von der Ausdehnung der Operation vorbereitet und direkt nach dem Eingriff eingesetzt werden, so daß die Lücke auch dann, wenn sie größer werden muß, als das ursprünglich geplant war, erhalten bleibt. Auch die schiefe Ebene und die Gleitschiene sind anwendbar. Ist eine solche Vorbereitung durch einen Zahnarzt nicht in der vollkommenen Weise möglich, so muß zum mindesten eine Auswahl SCHRÖDERscher Hartgummiprothesen vorrätig sein, aus denen dann ein Stück, dem Resektionsstück entsprechend, entnommen wird. Muß vom horizontalen Ast so viel entfernt werden, daß der zahnlose Teil erreicht wird oder war der Kiefer zahnlos, so vertrat man früher den Standpunkt, besser eine Exartikulation auszuführen, weil dieses Reststück durch Muskelwirkung und Narbenschrumpfung verlagert wird und den Kauakt in unangenehmer Weise beeinträchtigen kann. Wenn der Ansatz des M. masseter und M. pterygoideus int. mit dem Kieferwinkel weggefallen sind, wird wohl allgemein die Exartikulation vorgezogen. Bleibt der Kieferwinkel mit den Muskeln erhalten, so ist es wünschenswert, auch den aufsteigenden Kieferabschnitt zu erhalten, um an ihm später ein Transplantat subperiostal verankern zu können. Um durch Narbenschrumpfung die Dislokation nicht zu einer bleibenden Störung werden zu lassen, darf die Transplantation zum Ersatz der Lücke zeitlich nicht zu weit hinausgeschoben werden. Deshalb ist eine möglichst rasche Wundheilung der Schleimhaut und der äußeren Weichteile zu erstreben. Schwierigkeiten können dadurch entstehen, daß zuviel Schleimhaut bei der Tumorentfernung geopfert werden mußte und daß die Heilung per granulationem, sobald sie in das Narbenstadium tritt, zu starken Verziehungen und Verlagerungen der Fragmente führt. Dem muß die im Mund gelegene Prothese entgegenwirken, am besten nach SCHRÖDER, durch Anbringung von Platten und Pelotten, die die Weichteile in der richtigen Lage erhalten und gleichzeitig als Verbandstoffträger dienen können. Ist noch ein Teil des waagerechten Kieferabschnittes erhalten geblieben, so kann er mit einer an den Zähnen befestigten Prothese oder Pelotte aus Kautschuk in seiner Stellung erhalten werden. Die Pelotte kann aber auch an der Oberkieferschiene oder bei zahnlosem Oberkiefer an einer Oberkiefer-Gaumenprothese verankert werden. Wird wegen einer gutartigen Erkrankung reseziert, so ist die Vorpflanzung nach LIMBERG-AXHAUSEN (s. S. 718) sehr zu empfehlen.

Die Resektion des Kiefers aus dem Zusammenhang erfolgt nach völliger Freilegung, am besten mit der GIGLIschen Drahtsäge, die nach Ablösung der Weichteile innen und außen bequem geführt werden kann. Knochenzange und Meißel empfehlen sich weniger, wegen leicht eintretender Splitterung. Will man den Meißel trotzdem benutzen, so ist es am besten, die Meißellinie vorher durch eine Reihe von (mit dem elektrischen Bohrer) vorgebohrten Löchern zu kennzeichnen. Sofort nach Entfernung des zu resezierenden Stückes wird die zahnärztlicherseits vorbereitete Prothese oder Retentionsschiene eingesetzt oder das Stück aus der SCHRÖDERschen Prothese zurechtgesägt und mit Drahtnaht an den Fragmentenden befestigt. Die Schleimhaut ist unterhalb der Prothese möglichst zu vereinen. Die Weichteile sind über der Prothese zu schließen.

4. Die Resektion des Mittelstückes des Unterkiefers.

Soll das *Mittelstück des Kiefers* reseziert werden, so empfiehlt es sich, die Unterlippe in der Mitte bis unter das Kinn zu spalten. Nach Blutstillung werden die Wundränder nach beiden Seiten auseinandergezogen und je nachdem es sich um einen malignen Tumor handelt oder nicht, werden die Weichteile unter Zurücklassung des Periostes oder subperiostal seitlich, je nach Ausdehnung der Erkrankung abgetragen. Von der Schleimhaut ist dabei so viel als möglich zu erhalten. Lassen sich die Grenzen der Erkrankung genau feststellen, so wird entsprechend diesen Grenzen, fingerbreit im Gesunden, falls noch Zähne vorhanden sind, der entsprechende Zahn gezogen, dann die noch auf dem Knochen haftenden Weichteile senkrecht zur Verlaufsrichtung auf der Vorderseite vom Alveolarfortsatz bis an den unteren Kieferrand eingeschnitten. Ehe man nun die Muskulatur von der Innenseite des Kiefers ablöst, ist es notwendig, die Zunge mit einem starken Haltefaden, der weitfassend durch ihre Unterfläche gezogen wird, anzuschlingen. Da sie im Moment der Ablösung der Mm. genioglossi und geniohyoidei von der Spina mentalis ihren Halt verliert und zurücksinkt, so können ernste Erstickungserscheinungen auftreten. Ist die Zunge durch einen dicken Seidenfaden angeschlungen und vorgezogen, so wird nun das Messer vom unteren Kieferrand parallel zu seinem Verlauf eingestoßen und, entsprechend der Größe des zu resezierenden Stückes, der Mundboden von der Innenseite des Kiefers abgelöst. Auch hier werden bei malignen Tumoren das Periost und, soweit notwendig, die Weichteile mit dem Kiefer im Zusammenhang gelassen. Ist das Kiefermittelstück so weit wie notwendig frei, so werden auch auf der Innenseite die Weichteile mit dem Resektionsmesser senkrecht bis auf den Knochen durchgeschnitten und nun mit Hilfe einer eingeführten GIGLI-Säge der Knochen erst auf der einen, dann auf der anderen Seite durchtrennt.

Schon DIEFFENBACH hat empfohlen, den Knochen zunächst auf der einen Seite zu Dreivierteln, ihn dann auf der anderen Seite vollständig zu durchsägen und schließlich das letzte Viertel der ersten Seite vollständig zu durchtrennen, dadurch wird der Zusammenhalt des Kiefers möglichst lange erhalten und das Sägen erleichtert.

Das Einsetzen der Prothese hat nach den oben geschilderten Grundsätzen zu erfolgen. Die Naht der Weichteile, besonders der Schleimhaut, gelingt leider nicht immer oder, wenn sie erzwungen wird, stellen sich Verziehungen der Lippe ein. Es muß daher öfters darauf verzichtet werden. Schleimhautlücken bleiben gewöhnlich auch im Mundboden zurück und müssen der Granulationsheilung überlassen werden. Der sich dabei leicht einstellenden Narbenbildung, die ebenfalls zu häßlichen Verziehungen der Unterlippe führen kann, muß möglichst entgegengearbeitet werden. Die Unterlippe wird so genau wie möglich genäht und hinterläßt meist eine kaum sichtbare Narbe. Auch der Resektion des Mittelstückes kann die Vorpflanzung nach LIMBERG-AXHAUSEN erfolgreich vorausgeschickt werden, wenn die Resektion 5—6 Wochen hinausgeschoben werden kann, wie bei den gutartigen Tumoren, der Prognathie, Mikrognathie und den Pseudarthrosen. Man pflanzt am besten ein Knochenstück quer unter das Kinn und einen mehrfach eingesägten Span subperiostal vor das Kinn (KLEINSCHMIDT, Abb. 537).

5. Die Resektion des Alveolarfortsatzes.

Die Resektion des Alveolarfortsatzes erfolgt hauptsächlich wegen Epulis, wenn der Verdacht besteht, daß es sich um ein Riesenzellensarkom handelt. Da diese relativ gutartig sind, aber gelegentlich wiederkehren, so muß die Schleimhaut weit im Gesunden umschnitten und der entsprechende Teil des Alveolarfortsatzes am besten mit einem schlanken Meißel entfernt werden. Sicherer ist es auch einen Teil des Kiefers selbst zu entfernen.

6. Die Eingriffe bei der Progenie und Opisthogenie.
(LINDEMANN und BRUHN, G. SCHMIDT.)

Der Plan, die *Progenie* durch *Resektion* aus dem waagerechten Kieferast zu heilen, ist 1898 durch BLAIR in St. Louis zuerst zur Ausführung gekommen. Auch FLORIS und KÜMMELL haben bereits 1905 nach diesem Verfahren erfolgreich gearbeitet. Neuere Verfahren bevorzugen *einfaches Durchtrennen am waagerechten Kieferast*, am Kieferhals oder am Kieferwinkel. Schließlich ist noch die *Resektion der Gelenkfortsätze* empfohlen worden. Von allen diesen Verfahren ist eigentlich nur die einfache Durchtrennung des aufsteigenden Kieferastes übriggeblieben.

Die Hauptvertreter dieses Verfahrens sind LINDEMANN und BRUHN, PICHLER und G. SCHMIDT. Außer diesem Verfahren kommt eigentlich nur noch die rechteckige, die keilförmige oder trapezförmige Resektion aus dem waagerechten Kieferast in Frage. Neben den schon oben Genannten haben v. EISELSBERG, SCHULTZ und PICHLER, KRÜGER und HENSCHEN nach diesem Verfahren operiert. Es wird aber augenscheinlich immer seltener angewendet, da die Durchtrennung des aufsteigenden Kieferastes vor allen übrigen Verfahren viele Vorteile besitzt. Die Durchtrennung muß zwischen der Incisura mandibularis und dem Foramen mandibulare stattfinden. Die Vorteile der einfachen queren oder schrägen Durchtrennung des aufsteigenden Kieferastes vor den Resektionsverfahren am waagerechten Unterkieferast bestehen darin, daß kein Knochenteil verloren geht, daß die

Mundhöhle nicht eröffnet zu werden braucht, daß Nebenverletzungen der Ohrspeicheldrüse des N. facialis und der Gefäße und Nerven des Unterkiefers vermieden werden. Die Reposition gelingt leicht. Sie braucht nicht sofort endgültig stattzufinden, sondern kann durch intermaxilläre Verschnürung allmählich vorgenommen werden. Eine vorherige Bestimmung der Durchtrennungsstelle nach Kieferabdruck, um eine möglichst gute Artikulation zu erhalten, wie sie bei der Resektion des waagerechten Kieferastes nötig ist, erübrigt sich. Die meisten dieser Vorzüge fehlen bei den Resektionsmethoden. Der einzige Nachteil bei der Durchtrennung am aufsteigenden Ast ist die Notwendigkeit, die intermaxilläre Verschnürung der Kiefer und die dadurch bedingten Unbequemlichkeiten längere Zeit zu ertragen. Vor der Ausführung der einfachen Durchtrennung am aufsteigenden Kieferast soll der Zahnarzt die Schienen und Haken zur intermaxillären Verschnürung an den Ober- und Unterkieferzähnen anbringen. Dann kann sofort nach dem Eingriff nach erfolgter Verschiebung der Kieferstücke die allmähliche Reposition beginnen.

Die Ausführung des Eingriffes nach LINDEMANN und BRUHN und GG. SCHMIDT ist folgende. In Leitungs- und örtlicher Betäubung, wobei am besten der zweite Trigeminusast am For. rotund. eingespritzt, und die Gegend des aufsteigenden Unterkieferastes örtlich umspritzt wird, wird der Hautschnitt nach LINDEMANN und BRUHN vom Ohrläppchenansatz schräg nach oben in Richtung auf den unteren Augenbrauenrand 4—5 cm lang angelegt. GG. SCHMIDT hat den Weichteilschnitt nach Umschneidung des Ohrläppchenansatzes in diese Wunde verlegt. Auf eine oder andere Weise erreicht man den oberen hinteren Rand des retromaxillären Lappens der Ohrspeicheldrüse. Der Rand wird freigelegt und die Drüse in ihrer Kapsel und dem umgebenden Gewebe zur Seite gehalten. Dadurch wird der hintere Unterkieferrand in größerer Ausdehnung frei. Nach Spaltung des Periostes werden die sämtlichen Weichteile außen und innen mit dem Raspatorium vom Unterkiefer abgelöst, und zwar nach vorn bis auf den vorderen Kieferrand, und nach oben, bis man die Incisura mandibularis deutlich sehen kann, da man nur danach mit Sicherheit die Höhenbestimmung der Durchtrennung treffen kann. Beim Ablösen des Periostes nach vorn darf die Mundschleimhaut nicht eröffnet werden. Auch auf den Seiten ist unbedingt darauf zu achten, daß man hart am Knochen bleibt. Die Durchtrennung, die meist mit einer schlanken, spitzen oder besser vorne abgerundeten Säge (AXHAUSEN) vorgenommen wird, wird von den meisten etwa waagerecht ausgeführt. Bei LINDEMANN und BRUHN steigt die Durchtrennungslinie etwas nach vorn oben an, während sie bei GG. SCHMIDT sich eher etwas nach vorn senkt. Man kann auch, wenn die Weichteile nach beiden Seiten gut zurückgehalten werden, messerscharfe Meißel zur Durchtrennung benutzen. Um eine Splitterung zu vermeiden, wird zunächst eine oberflächliche Rinne in den Knochen geschlagen. Die Durchmeißelung gefährdet eher als die Durchsägung die A. maxillaris int., die unmittelbar hinter dem aufsteigenden Kieferast verläuft. Die *Höhe der Durchtrennungslinie* liegt $3/4$ cm unterhalb der Incisura mandibularis. Auf diese Weise ist man sicher vor einer Verletzung der Lingulagegend, d. h. der Eintrittsstelle der Kiefernerven. Die Durchtrennung muß so vollständig vorgenommen werden, daß, nachdem sie beiderseits erfolgt ist, der Kiefer sich ohne Schwierigkeiten zurückschieben läßt. Jetzt kann man nach der einfachen Wundversorgung sofort die intermaxilläre Verschnürung vornehmen und damit die notwendige Ruhigstellung und die Bedingungen für eine gute Knochenheilung schaffen.

Die *Beseitigung der Opisthogenie* macht größere Schwierigkeiten.

Sie ist meist die Folge einer in frühester Kindheit erworbenen Verletzung oder Entzündung des Kiefergelenkes. Infolgedessen ist das Kiefergelenk häufig ein- oder doppelseitig versteift und der Unterkiefer in seinem Wachstum zurückgeblieben. Liegt keine Kieferankylose vor, so kann der Versuch, den Kiefer in seiner Entwicklung zu fördern und vorzuziehen, durch zahnärztliche Maßnahmen versucht werden. Besteht aber eine *Kieferankylose*, so muß sie zunächst nach dem Verfahren von PAYR (s. S. 522) beseitigt werden. Leider ist mit der Resektion nicht immer die gleichzeitige Kontraktur des M. temporalis (AXHAUSEN) aufgehoben und damit die Beweglichkeit des Kiefers ermöglicht. Sie muß dann mit zahnärztlichen Mitteln erreicht werden.

Die *Eingriffe bei der Opisthogenie* beschränken sich auf die Durchtrennung des aufsteigenden Kiefrastes nach LINDEMANN und BRUHN, die aber nur für leichtere Fälle in Frage kommt, und auf die Durchtrennung der waagerechten Unterkieferäste, wie sie zuletzt von v. EISELSBERG empfohlen und ausgeführt wurde. Die Durchtrennung wird treppenförmig vorgenommen und dadurch die nötige Verschiebung nach vorn ermöglicht. Das Befestigen der verschobenen Bruchstücke durch Drahtnaht kann nur dann zum Erfolge führen, wenn aseptische Verhältnisse vorliegen, d. h. wenn nach Ausziehen des Zahnes, an dessen Stelle die Durchtrennung des Kiefers vorgenommen werden soll, die Wunde wieder völlig geheilt ist, so daß bei der Durchtrennung des Kiefers die Mundhöhle nicht eröffnet zu werden braucht. Sonst muß das Vorziehen durch eine Nagelextension (LINDEMANN und BRUHN) oder durch ein besonderes zangenartiges Instrument, das den Unterkieferbogen vorne intraoral faßt, vorgenommen werden. Am zweckmäßigsten erscheint uns noch das Vorgehen von LIMBERG, der vor der Kieferdurchtrennung beiderseits unter den Unterkiefer Rippenstücke vorpflanzte, die nach Verlauf von 2—3 Monaten fest eingeheilt in die nach der Durchtrennung gesetzte Kieferlücke eingepflanzt werden konnten. Der so verpflanzte Knochen heilt auch unter nicht aseptischen Verhältnissen ein (s. S. 718).

15. Die Eingriffe an den Speicheldrüsen.
(HEINEKE.)

a) Die Eingriffe wegen Speichelsteinen.

Man unterscheidet Drüsensteine und Gangsteine. Die Speichelsteine finden sich am häufigsten, ebenso wie die Fremdkörper der Speicheldrüsen, im Ausführungsgang der Gl. submaxillaris. In den Ausführungsgängen der Parotis und Sublingualis sind sie wesentlich seltener. Ebenso finden sich die Steine in den Drüsen selbst seltener. Die Diagnose der Gangsteine macht im allgemeinen keine Schwierigkeiten, da sie fast immer zu tasten sind. Da sie sehr häufig einen Ausguß des Ganges darstellen und von länglicher Gestalt sind, so bilden sie meist einen harten, querverlaufenden Tumor am Mundboden, entsprechend dem Verlauf der Plica sublingualis. Gelingt es nicht, mit einer feinen Sonde durch die Caruncula sublingualis den Ductus submaxillaris zu sondieren und mit der Sonde den Stein zu tasten, so kann man mit einer feinen Nadel die harte Oberfläche des Steins durch die Mundschleimhaut feststellen. Nicht selten entleert sich bei Druck auf die Gegend der Gl. submaxillaris ein Tröpfchen Eiter aus der Mündung des Ausführungsganges. Eine Röntgenaufnahme durch den geöffneten Mund oder mit Hilfe eines in die Mundhöhle eingelegten Films stellt mit Sicherheit ein Konkrement fest. Fast immer ist die Speicheldrüse etwas vergrößert, derb und schmerzhaft. Sehr wichtig ist die Röntgenuntersuchung für Fälle, bei denen der Stein weder zu tasten, noch mit einer eingestochenen Nadel festzustellen ist. Die Steine in der Drüse selbst und solche, die in der Tiefe der Ausführungsgänge sitzen, lassen sich oft mit den genannten Hilfsmitteln nicht immer sicher feststellen. Auf der Röntgenplatte geben aber selbst kleinere Steine, um die es sich bei den Drüsensteinen häufig handelt, einen deutlichen Schatten.

Die *großen Gangsteine* werden ohne Schwierigkeit *von der Mundhöhle aus* entfernt, weil sie im vorderen Teil des Ganges ihren Sitz haben. Selbst wenn man sie sicher erkannt hat, empfiehlt es sich immer, eine Röntgenaufnahme zu machen, da nicht selten hinter einem größeren Stein kleinere verborgen sind, die der Beobachtung entgehen und nach der Entfernung eines größeren Steins zurückbleiben könnten. Gelingt es nicht, unter Erweiterung der Gangöffnung einen Stein herauszunehmen, so wird der Gang nach Einlegung einer Sonde von der Mündung aus gespalten. Läßt sich auch dadurch der Stein nicht herausziehen, was besonders bei größeren Steinen mit rauher Oberfläche vorkommt, so muß der Einschnitt über den Stein fortgesetzt werden. Manche Chirurgen empfehlen auch bei Gangsteinen die ganze Gl. submaxillaris, auch wenn sie nicht entzündlich verändert ist, zu entfernen. Empfehlenswert ist es jedenfalls dann, wenn das Leiden jahrelange Erscheinungen verursacht hat, ohne daß eine Diagnose gestellt wurde. In solchen Fällen ist die ganze Speicheldrüse oft chronisch entzündlich und narbig verändert, so daß sie erstens keine erhebliche funktionelle Bedeutung mehr hat und zweitens der entzündliche Prozeß auch nach Entfernung des Steins nicht rasch zur Ausheilung kommt. Die Stein-Rezidivgefahr liegt in einem solchen Fall außerordentlich nahe. Auch krebsige Umwandlungen der Drüse finden sich nicht selten. Die Entfernung der ganzen Drüse kommt aber hauptsächlich dann in Frage, wenn es sich um Drüsensteine oder Steine in den proximalen Abschnitten des Ausführungsganges handelt, da sie von der Mundhöhle aus nur sehr schwer erreichbar sind.

Die *Entfernung der Gl. submaxillaris* erfolgt nach Umspritzung des Operationsgebietes mit $^{1}/_{2}$%iger Novocain-Suprareninlösung von demselben bogenförmigen Schnitt aus, mit dem wir die A. lingualis unterbinden (s. S. 163). Ist die Drüse ringsherum freigelegt, so empfiehlt es sich, den Ductus erst dann zu durchschneiden, wenn man ihn ein Stück weit dargestellt hat. Ehe man ihn durchtrennt, kann man auch von einer seitlichen Öffnung den Versuch einer Sondierung machen, um eventuell Konkremente festzustellen. Bei gleichzeitiger Anwesenheit von Steinen im distalen Gangabschnitt und in der Drüse werden die Steine aus dem Gang von der Mundhöhle aus, die Drüse von außen entfernt.

b) Eingriffe bei der akuten postoperativen Parotitis.

Im Anschluß an alle möglichen Operationen, mit und ohne Allgemeinnarkose, kommt es nicht selten zu einer akuten Entzündung der Ohrspeicheldrüse. Die Erkrankung folgt am häufigsten auf Bauchoperationen. Über die Entstehung und Ursache der akuten postoperativen Parotitis sind die Akten noch nicht geschlossen. Der wichtigste Infektionsweg ist wahrscheinlich der über den Ductus parotideus und die Quelle der Infektion die Mundhöhle. Dafür spricht, daß durch die Untersuchungen besonders von HANAU u. a. die Infektion immer von den größeren Speichelgängen ihren Ausgang nimmt und erst sekundär auf das Drüsenparenchym übergreift. Es ist aber nicht ausgeschlossen, daß auch auf dem Lymphwege und embolisch auf dem Blutwege die Erkrankung gelegentlich zustande kommt. Es muß angenommen werden, dafür sprechen klinische Beobachtungen im Anschluß an jede Laparotomie, daß eine Verminderung der Speichelsekretion stattfindet. Daher kommt der fast regelmäßig geäußerte starke Durst. Bei älteren Menschen scheint dieser Einfluß größer zu sein, und in stärkstem Maße macht er sich bei kachektischen und anämischen Kranken geltend. Ob eine mechanische Behinderung der Sekretion oder eine Schädigung der Drüsensubstanz, oder eine Änderung der Sekretzusammensetzung dabei eine Rolle spielen, ist bis heute nicht sicher bekannt. Die Untersuchungen PAWLOWS sprechen für die letztere Annahme. So viel darf jedoch als sicher gelten, daß die Mundbakterien eine wesentliche Rolle bei der Infektion spielen, da sich die Parotitis sehr häufig bei solchen Menschen findet, die cariöse Zähne oder eine andere Ursache für eine besondere Reichhaltigkeit der Bakterienflora in ihrem Mund und Rachen beherbergen.

Die *Diagnose der postoperativen Parotitis* stößt auf keinerlei Schwierigkeiten. Meist am 2. oder 3. Tage nach der Operation beginnt die kennzeichnende unter Schmerzen und hohem Fieberanstieg auftretende Schwellung, die sich rasch über die ganze Gegend der Parotis ausbreitet. Sehr häufig erkrankt gerade der hintere Abschnitt zuerst und infolgedessen findet sich fast immer die bedeutsame Abhebung des Ohrläppchens. Ehe wir auf die Behandlung eingehen, sollen ein paar Worte über die Verhütung der Parotitis vorausgeschickt werden.

Als wichtigste *Vorbeugungsmaßnahme* muß besonders bei älteren Leuten und kachektischen Kranken eine geregelte Mundpflege gelten. Wenn es irgend möglich ist, sollen cariöse Zähne beseitigt oder zahnärztlich behandelt werden. Im übrigen kommen Mundspülungen mit Wasserstoffsuperoxyd und ähnlichem in Frage. Die Mundpflege muß auch nach der Operation fortgesetzt werden. Hand in Hand mit der Mundpflege müssen Versuche zur Anregung der Speichelsekretion gemacht werden. Leider stehen dazu noch keine absolut sicheren Mittel zur Verfügung. Schon vor vielen Jahren wurde von amerikanischen Chirurgen das Kauen von Kaugummi empfohlen, wenn es nicht möglich ist, den Kranken schon vom ersten Tage ab Nahrung aufnehmen zu lassen. Der Durst ist durch Spülen des Mundes und durch große Gaben von Flüssigkeit in Form von reichlichen Tröpfcheneinläufen zu löschen. Auch das von MERCK empfohlene Neucesol hat uns manchmal gute Dienste geleistet. MOSLER hat vorgeschlagen, den Kranken in den ersten Tagen nach der Operation täglich den Ductus parotideus zu sondieren. PAYR hat in neuester Zeit eine vorsichtige *Röntgenreizbestrahlung* angeraten. Es muß damit sehr vorsichtig vorgegangen werden, da bekanntlich hohe Röntgenstrahlendosen die Speichelsekretion für einige Tage vollständig aufheben (s. S. 736). Ist eine Parotitis in der Entwicklung, so soll mit allen diesen genannten Mitteln fortgefahren werden, da es dann gelingen kann, die Abscedierung zu verhüten.

Das von französischen Autoren (MORESTIN) empfohlene Ausstreichen nach dem Speicheldrüsengang zu scheint eine etwas gefährliche Maßnahme, wenn es nicht sofort gelingt, die Entleerung des Sekretes auf natürlichem Wege nachzuweisen. Trotz dieser theoretischen Einwände soll sich das Mittel nach Angaben verschiedener französischer Chirurgen gut bewährt haben. Ist die Erkrankung allerdings über das Gangsystem hinaus auf die Parotis übergegangen, so dürfte sich das Verfahren nicht mehr empfehlen.

In solchen Fällen kommt es sowieso fast unvermeidlich zu einer eitrigen Einschmelzung. Freilich ist das nie mit Sicherheit zu sagen. Man soll daher zunächst wenigstens für 12—24 Stunden unter Anwendung von feuchter Wärme (am besten feuchter Verband, auf den ein elektrisches Wärmekissen zu liegen kommt, oder heiße Leinsamensäckchen) abwarten. Der häufige Sitz der Erkrankung in den hinteren Abschnitten der Drüse ist wahrscheinlich der Grund dafür, daß hier zuerst eine eitrige Einschmelzung eintritt und die Neigung besteht, in die vordere Gehörgangswand durchzubrechen. In das Ohr ausstrahlende Schmerzen und eine Schwellung des Gehörgangs deuten auf dieses Ereignis hin, das sich selbst durch eine beim Auftreten der Erscheinungen über den seitlichen Abschnitten der Drüse angelegten Einschnitt meist nicht verhüten läßt. Seltener erfolgt der Durchbruch nach der Unterfläche der Parotis zu. Im übrigen muß es als Regel gelten, daß bei der Entwicklung einer umschriebenen Einschmelzungszone, die sich durch eine mehr oder weniger sichtbare Vorwölbung zu erkennen gibt, in der Mehrzahl der Fälle eine rechtzeitig ausgeführte Stichincision genügt, um eine weitere Ausbreitung der Erkrankung zu verhüten. Im Chloräthylrausch wird ein kurzer Schnitt in der Richtung der Facialisäste auf der Höhe der Vorwölbung angelegt. Nur wenn eine besonders starke, nicht lokalisierte Vorwölbung und keine Neigung zu einem Durchbruch in den äußeren Gehörgang besteht, muß damit gerechnet werden, daß es sich um eine meist sehr ausgebreitete Entzündung handelt, die jedoch nicht zu einem größeren Einschmelzungsherd geführt hat. Da in solchen Fällen die Drüse sehr stark leidet, ist ein frühzeitiger Einschnitt anzuraten. Man macht ihn am besten bogenförmig etwa 1 cm unterhalb des Kieferwinkels und parallel dazu. Nach Durchtrennung der Haut wird diese etwas nach oben gezogen, die Fascia parotidea mit einem kleinen Schnitt eröffnet und nun mit Hilfe einer zunächst geschlossenen Kornzange in die Speicheldrüse vorgedrungen. Da es sich oft nicht um einen größeren, sondern um viele kleinere Abscesse handelt, so entleeren sich meist nur geringfügige oder eingedickte, bröckelige Eitermassen. Die Zange wird dann in der Drüse gespreizt und bei bestehender ausgedehnter Schwellung auch noch in verschiedenen anderen Richtungen vorgeschoben und gespreizt. Durch Einlegen eines dicken Gummirohres wird die Wunde für einige Tage offengehalten. War auch die Eiterentleerung zunächst bei der Operation gering, so kommt es doch in den nächsten Tagen immer zu einem starken Eiterabfluß. Auch nach der Operation ist die Behandlung durch Anwendung von feuchtwarmen Umschlägen fortzusetzen. Häufig tritt die Erkrankung doppelseitig auf oder beide Drüsen erkranken in kurzen Zeitabständen nacheinander. Die Behandlungsart wird dadurch nicht geändert.

c) Die Eingriffe bei den Parotisfisteln.

Die chirurgische Behandlung der Parotisfistel macht sich am häufigsten notwendig im Anschluß an Verletzungen des Ductus parotideus. Die Fisteln, die im Drüsengewebe ihren Ursprung nehmen, schließen sich meist von selbst, die Fisteln des Ganges selten. Die Differentialdiagnose, Drüsenfistel oder Gangfistel, ist nicht immer leicht. Liegt die Fistelöffnung vor dem Masseter, so handelt es sich mit größter Wahrscheinlichkeit um eine Gangfistel im buccalen Abschnitt des Ausführungsganges. Die Umkehrung dieses Satzes ist nicht gültig, da auch die sog. masseteralen und weiter nach hinten gelegenen Fisteln Gangfisteln sein können. Der Gang verläuft etwa fingerbreit unter dem Jochbogen horizontal in die Drüsensubstanz, häufig von einem akzessorischen Drüsenlappen begleitet. Da er aus dem oberen, vorderen Teil der Drüse austritt und ziemlich waagerecht durch den oberen Teil der Drüse, in der Richtung auf den Ansatz des Ohrläppchens hinzieht, so sind die längsten und stärksten Seitenäste im unteren, ausgedehnteren Teil. Die früher geltende Ansicht MERKELs, daß der Gang sich aus zwei Hauptteilen, dem unteren und oberen Abschnitt zusammensetze, gilt nach den neueren Untersuchungen KERMAUNERs heute nicht mehr. Bei völliger Durchtrennung des Ganges, sowohl im freien, als in dem in der Drüse gelegenen Abschnitt, kommt es selten zur Heilung, es tritt vielmehr sehr häufig eine sog. permanente Fistel in Erscheinung. Nur bei durchgehenden Verletzungen der Wange stellt sich verhältnismäßig häufig durch das Auftreten einer inneren Fistel ein Abfluß des Sekretes in die Mundhöhle ein. Auch dieser Ausgang kommt wohl nur bei buccalen Fisteln vor. Besteht längere Zeit eine Fistel, so kann noch aus der Art und Menge des Speichelflusses auf Gang- bzw. Drüsenfistel geschlossen werden. Die Drüsenfistel sezerniert meist nur während des Sprechens und Essens, die Gangfistel dauernd und während des Essens und Sprechens lebhafter. Es können ganz erhebliche Mengen, 30—80 ccm, während einer Mahlzeit entleert werden. Am unangenehmsten sind die Verletzungen der Parotis, bei denen es im Anschluß an die äußere Wundversorgung zu einem Verschluß des Ganges gekommen ist. Wenn nicht gerade in der ersten Zeit die Narbe nachgibt und eine Speichelfistel entsteht, so bildet sich eine Speichelgeschwulst aus, die selbst bei vollkommen fehlendem Zusammenhang mit der Mundhöhle Schwankungen in der Füllung zeigt. Es muß die Möglichkeit einer Resorption des während einer Mahlzeit ausgeschiedenen Speichels aus dem Speichelsack auf dem Lymphwege angenommen werden. Zur Behandlung der Speichelfisteln sind eine große Anzahl von Methoden angegeben worden, die sich nach dem Vorgang von HEINEKE folgenderweise einteilen lassen:

a) Durch Wiederherstellung des normalen Weges, b) durch Bildung eines neuen Weges und c) durch Verödung der Drüse. Da sich jedoch in der Behandlung der allein in Betracht kommenden Gangfisteln ein wesentlicher Unterschied zwischen den buccalen im Gegensatz zu den masseteralen Flächen ergibt, so ist es zweckmäßiger, die Methoden in dieser Hinsicht zu trennen. Für alle Fälle gleichmäßig muß als beste, sicherste und eleganteste Methode die Wiederherstellung des Ganges durch Naht gelten, auf die wir noch ausführlicher zu sprechen kommen. Bei der Durchtrennung im buccalen Teil wird meistens die Bildung eines neuen Weges als vereinfachte Methode bevorzugt. 1. Die älteste Methode der einfachen Durchbohrung, die schon 1690 von DEROY mit Erfolg angewendet wurde, hat mit allen ihren Abänderungen nur noch historisches Interesse. 2. Dagegen erfreut sich die Methode der doppelten Durchbohrung, die von DEGVISO 1811 empfohlen wurde, auch heute noch vielfacher Anwendung. Sie besteht darin, daß von der Fistelöffnung aus nach vorn und hinten die Wange bis in die Mundhöhle durchbohrt wird. Durch diese Bohrlöcher wird ein Silberdraht oder ein stärkerer Seidenfaden gelegt und im Munde geknüpft. Durch die Nekrose des im Bereich der Fadenschlinge gelegenen Gewebes bildet sich im Laufe der Zeit eine Fistel nach innen aus, während sich die äußere allmählich schließt. Die dritte, auch heute noch empfehlenswerte Methode zur Behandlung der buccalen Fistel ist die Einleitung des freigelegten zentralen Gangendes in eine Öffnung der Wangenschleimhaut nach LANGENBECK dem Älteren. Die äußere Fistel wird umschnitten und im Zusammenhang damit ein Teil des zentralen Gangendes freigelegt und in eine Öffnung der Wangenschleimhaut hineingenäht. Diese Methode ist insofern die beste der genannten, als sie am ehesten vor Mißerfolgen schützt. Um das periphere Gangende braucht man sich bei allen diesen Methoden nicht zu kümmern.

1. Die Eingriffe bei den masseteralen Gangfisteln im Bereich der Drüse.
(HEINEKE.)

Für die masseteralen Fisteln kommen die bisher beschriebenen Methoden kaum in Frage. Dagegen kommt für die Fälle, bei denen eine zirkuläre Naht der

Gangenden, die, wie schon oben erwähnt, für alle Gangfisteln als ideale Methode zu gelten hat, nicht möglich ist, eine plastische Verlängerung des Ganges in Betracht. Die bekanntesten Methoden sind nach HEINEKE 1. die BRAUNsche, bei der zunächst das zentrale Ductusende freigelegt, dann am vorderen Masseterrand die Wange durchbohrt wird, und die waagerecht geschlitzte, gut bewegliche Schleimhaut über den Masseterrand zurückgezogen und ihre Öffnung mit dem Ductusende in Verbindung gesetzt wird. Nach HEINEKE wurde in einem entsprechenden Falle das freigelegte periphere Duktusende über den Masseterrand zurückgezogen, auf dem Masseter mit einigen Nähten fixiert und dann in den dadurch entstandenen tiefen Schleimhauttrichter das zentrale Ductusende eingenäht; 2. die Methode von KÜTTNER, die ebenfalls eine plastische Verlängerung des Duktus bezweckt, besteht darin, daß aus der Mundschleimhaut ein zungenförmiger Lappen mit hinterer Basis in der Gegend des vorderen Masseterrandes umschnitten wird, und daß dieser Lappen durch einige Nähte in eine Röhre verwandelt wird, die, über den Masseterrand nach hinten geschlagen, mit dem zentralen Ductusende in Verbindung gebracht werden kann. Diese Methode ist sehr einfach und erfolgversprechend, da man den Lappen beliebig lang bilden und weit nach hinten, auch mit kurzen, zentralen Ductusstümpfen in Verbindung bringen kann. Die Wangenschleimhautwunde läßt sich leicht durch Naht schließen. Die *zirkuläre Naht* des Ductus kommt hauptsächlich dann in Frage, wenn nicht größere Teile des Ganges zerstört sind. Lücken bis zu 1 cm lassen sich ohne weiteres durch Naht überbrücken. Besteht ein größerer Defekt, oder ist die Spannung infolge von Narbenbildung beträchtlicher, so kann die von NICOLADONI empfohlene *Zurückverlagerung der Ausmündung* des Ductus parotideus zur Anwendung kommen. Man bildet zunächst im Munde einen Schleimhautlappen mit hinterer Basis, der die Ductusöffnung einschließt und legt den Gang auf ein kurzes Stück in der Wange frei, ohne das Bindegewebe um den Gang abzulösen und damit die Ernährung zu schädigen. Dadurch gelingt es, die Einmündung des Ductus weiter nach hinten zu verlagern und das periphere Ductusende so weit zu mobilisieren, daß es mit dem zentralen vereinigt werden kann. Soll eine *einfache Naht* des Ductus ausgeführt werden, so müssen selbstverständlich beide Gangenden auf eine kürzere Strecke freigelegt werden, das macht im allgemeinen, besonders für das zentrale Ende, in das ja die äußere Fistel hineinführt, keine größeren Schwierigkeiten. Das periphere Ende ist jedoch fast immer durch Narbengewebe blind verschlossen. Um es freizulegen, empfiehlt PAYR, einen senkrecht zum mutmaßlichen Verlaufe des Ductus ziehenden kurzen Schnitt in das Narbengewebe zu führen. Führt dieser Schnitt nicht zum Ziel, so muß er einige Millimeter weit peripher wiederholt werden, bis man das Lumen eröffnet hat. Dann wird der Gang aus dem Narbengewebe ausgelöst und das zwischen den beiden Gangenden liegende Narbengewebe möglichst restlos entfernt, um die Aneinanderführung der beiden Enden zu erleichtern.

Größere Schwierigkeiten ergeben sich jedoch, wenn keine äußere Fistel besteht. Es muß dann auch die zentrale Gangöffnung oft unter recht erheblichen Schwierigkeiten aufgesucht werden. Zu diesem Zweck wird zunächst die Haut über der Speichelcyste gespalten, und zwar am besten etwa in der Richtung des Ductusverlaufs. Wenn Narben vorhanden sind, wird man sich mit dem Schnitt an deren Verlauf halten. Ist die Haut abgelöst, so kann versucht werden, den Cystensack, ohne ihn zu eröffnen, so weit zu stielen, als es möglich ist und dadurch den Eingang in den Ductus festzustellen. Es ist dabei unbedingt notwendig, sich hart an den Cystenbalg zu halten, um unter keinen Umständen Facialisfasern zu verletzen. Häufiger wird das Stielen des Balges nicht gelingen; es ist dann notwendig, die Cyste zu eröffnen, um im Innern derselben nach dem Eingang in die Drüse zu suchen. Da diese Öffnungen oft haarfein sind, so kann auch dieser Versuch möglicherweise scheitern. Dann trägt man am besten den Balg vorsichtig ab und sucht nun die Gangöffnung. Ist das Operationsfeld vollständig bluttrocken, am besten durch kurze Tamponade mit einem mit Adrenalin getränkten Tupfer, so gelingt es bei genauester Beobachtung meistens, den tropfenweisen Austritt von Speichel, auch aus feinsten Öffnungen zu erkennen. Um nun den Gang festzustellen, kann man die oben angegebene Maßnahme von PAYR gut zur Anwendung bringen und durch einen oder mehrere vorsichtige, quer zum mutmaßlichen Ductusverlauf ziehende Schnitte die Ganglichtung finden. Wenn starke Narben vorhanden sind, kann allerdings auch hier das Aufsuchen auf große Schwierigkeiten stoßen. Ist das Aufsuchen gelungen, und lassen sich die Gangenden so weit auslösen, daß ein Aneinanderbringen derselben ohne große Spannung gelingt, so kann die Naht mit einigen feinsten Catgutfäden erfolgen. Um die Naht des Ganges sicher ausführen zu können und eine feste Verbindung der beiden Enden unter Erhaltung der Lichtung herbeizuführen, hat PAYR das Einlegen eines starken Jodcatgutfadens, der zunächst durch das periphere Gangende in die Mundhöhle, dann in das zentrale Ende eingeführt wird, empfohlen. Das Einlegen von Fremdkörpern in den Gang ist nach HEINEKE schon von MORRIS 1880 empfohlen worden. HEINEKE selbst glaubt, daß das Einführen von Fremdkörpern besser vermieden wird, da es unter Umständen zu Sekretretentionen führen kann. Im Falle, daß eine größere Lücke zwischen den beiden Gangenden zurückbleibt, ist in dem vorderen (masseteralen) Abschnitt die oben erwähnte Verlagerung des Ganges nach hinten (NICOLADONI) zu empfehlen. Auch die KÜTTNERsche Methode ist gut anwendbar. Bei den weit zurückliegenden Fisteln kommt sie nicht in Frage. PERTHES hat sich in einem solchen Falle dadurch geholfen, daß er in beide Gangenden einen Seidenfaden eingeführt hat und unter der Defektstelle einen, zu einer Röhre geformten Epidermislappen um den Seidenfaden herumgelegt hat. Wir haben in einem solchen Falle, in dem der Defekt ungefähr 2 cm betrug, einen feinen, gedoppelten Silberdraht von der Mundhöhle durch das periphere Ductusende in das zentrale eingeführt und die Lücke dadurch überdeckt, daß wir aus dem oberhalb und unterhalb der Lücke gelegenen Narbengewebe je einen kleinen Lappen umschnitten und über dem Draht an der Defektstelle vereinigt haben. Beide Methoden haben zum Ziele geführt. In solchen Fällen wird man auf die Einlegung eines Fremdkörpers nicht verzichten können. Wir haben den feinen doppelten Silberdraht deshalb gewählt, weil er uns infolge seiner Elastizität am ehesten geeignet erschien, das Lumen des Ganges aufrechtzuerhalten.

2. Die Verödung der Drüse oder der Fistel.

Die Verödung kommt nur dann in Frage, wenn alle Versuche, die Fistel zur Heilung zu bringen, versagt haben. Als letztes Mittel könnte noch die von FERRARINI vorgeschlagene Anastomose zwischen Parotis und Submaxillaris angelegt werden, um dadurch das Sekret der Parotis durch den Ausführungsgang der Submaxillaris zu leiten. Die beiden Drüsen werden in der Gegend des Kieferrandes aus ihren Fascienlogen befreit, angefrischt und die angefrischten Teile aneinandergenäht. Von den heute noch empfohlenen Methoden sind zu nennen die Unterbrechung der die Sekretion veranlassenden Nerven nach LERICHE und die Unterbindung des Speichelganges, die nach experimentellen Untersuchungen zweifellos einer Atrophie des Drüsenparenchyms und zum Ersatz desselben durch Bindegewebe führt. Die Methode von LERICHE wird so ausgeführt, daß zwischen Tragus und Parotis der N. auriculo-temporalis freigelegt und das zentrale Ende durch Exairese entfernt wird. In neuester Zeit wurde die Ausschaltung der Nervenversorgung von STROPENI auf andere Weise empfohlen. Er schaltet den ganzen dritten Ast des Trigeminus durch Alkoholinjektion in den Stamm am Foramen ovale aus. Die Verödung der Drüse durch Kompression und durch Einspritzung ätzender Flüssigkeiten in den Ausführungsgang kommen ernstlich wohl kaum noch in Frage. Dagegen hat die Einspritzung von *Varieocid* in den Fistelgang zu Heilungen geführt (FREY).

3. Die zeitweilige Aufhebung der Sekretion.

Im Gegensatz zu der dauernden Verödung ist die temporäre Aufhebung der Sekretion durch Röntgenbestrahlung zur raschen Ausheilung von Drüsenfisteln und zur Unterstützung der Heilung nach Gangnaht durchaus empfehlenswert. KAESS hat bei der Bestrahlung von Lymphomen die Beobachtung gemacht, daß die Kranken über Trockenheit im Munde klagten, was nur auf mangelhafte Sekretion der Parotis zurückgeführt werden konnte. Er hat darauf die Methode der Bestrahlungsbehandlung der Fistel aufgebaut. Die Bestrahlung ist allerdings schon früher von M. FRÄNKEL und STROPENI empfohlen worden. Auch KLEINSCHMIDT hat gute Erfahrungen damit gemacht. Besonders die Bestrahlung nach der operativen Behandlung der Fisteln des Ganges dürfte gute Dienste leisten, da die Aufhebung der Sekretion sicher die Ausbildung eines Fistelrezidivs verhüten kann.

d) Die Eingriffe bei den Mischgeschwülsten der Speicheldrüsen.

Mischgeschwülste kommen in den Speicheldrüsen, in ihrer Umgebung und am häufigsten an der Gl. parotis vor. Sie verursachen fast immer ein so charakteristisches Krankheitsbild, daß ihre Diagnose kaum je auf Schwierigkeiten stößt. Meist im Verlaufe einiger Jahre entwickelt sich eine harte, grobhöckerige Geschwulst, die fast immer in mäßigen Graden abgrenzbar und verschieblich ist, obwohl sie breitbasig aufsitzt. Größere Tumoren haben im Gegensatz zu der knorpelartigen Konsistenz der kleineren häufig weichere Abschnitte. Die Geschwülste können zu ganz erheblichen Tumoren bis zu Kopfgröße anwachsen, trotzdem ist die Haut darüber immer verschieblich. Nicht ganz selten tritt plötzlich eine maligne Umwandlung des Geschwulstcharakters ein. Die Geschwülste sitzen meist nahe unter der Drüsenkapsel im Drüsengewebe, selten tiefer oder auf der Rückseite der Drüse. Sie bevorzugen den hinteren unteren Teil der Drüse und es kommt infolgedessen häufig zu frühzeitiger charakteristischer Abhebung des Ohrläppchens. Von dem Proc. retromandibularis aus kann die Ausbreitung des Tumors, die zwar langsam erfolgt, gegen die seitliche Rachenwand zu stattfinden. Solche Tumoren können erhebliche Beschwerden hervorrufen, und zwar Schluckbeschwerden und Beschwerden von seiten des Gehörganges. Der N. facialis wird nur sehr selten in Mitleidenschaft gezogen. Die Behandlung muß eine chirurgische sein. Je nach dem Sitz des Tumors wird seine Oberfläche durch einen den Facialisfasern parallel laufenden Schnitt freigelegt. Beim Sitz am hinteren unteren Abschnitt legt man den Schnitt am besten unter dem Kieferwinkel an.

Der *Eingriff* läßt sich gut in örtlicher Umspritzung des Operationsfeldes ausführen. Nachdem der bogenförmige Hautschnitt angelegt ist, wird die Haut so weit abgelöst, bis der Tumor zum Vorschein kommt. In der Mehrzahl der Fälle sitzt der Tumor oberflächlich, so daß man zu seiner Freilegung keine oder nur eine dünne Schicht von Drüsengewebe zu spalten braucht. In dem abgebildeten Falle (Abb. 543) saß der Tumor tiefer als gewöhnlich. Beim

Spalten ist auf den Verlauf von Fasern des N. facialis, die man häufig sehen kann, Rücksicht zu nehmen. Falls eine große Drüsenspaltung vorgenommen werden muß, ist es zweckmäßig, eine Reizelektrode bereitzuhalten, um den Verlauf der Nervenäste feststellen zu können. Ist der Tumor freigelegt, so gelingt es fast immer ohne Schwierigkeit, ihn in seiner kapselartigen Umhüllung stumpf herauszuschälen (Abb. 544). Die Drüsenwunde wird durch einige Catgutnähte verschlossen, die Hautwunde durch feinste Seidennähte versorgt. Nach der Entfernung von Geschwülsten empfiehlt es sich, für 24 Stunden ein kleines Gummirohr in die Weichteilwunde einzuleiten, da es infolge der reaktiven Hyperämie sonst zu einem lästigen Hämatom kommen kann. Bei großen, von dem Proc. retromandibularis ausgehenden Geschwülsten geht man ebenfalls, selbst wenn sie die Schleimhaut der Rachenhöhle breit vorbuchten, von außen vor. Die Freilegung geschieht ebenfalls mit einem Bogenschnitt. Der Stamm des N. facialis kann durch den Tumor verdrängt sein und muß dann freigelegt werden. Meist kommt er aber, selbst bei großen Tumoren, nicht zu Gesicht. Ist man auf der Tumorkapsel angekommen, so gelingt auch hier leicht die stumpfe Ausschälung, bei der man sich zweckmäßigerweise mit Hilfe eines Stieltupfers, der durch die Mundhöhle eingeführt ist, den Tumor entgegendrücken läßt. Da nach der Ausschälung des Tumors eine ziemliche Höhle zurückbleibt, so wird am besten auch hier für 24 Stunden ein Gummirohr eingelegt.

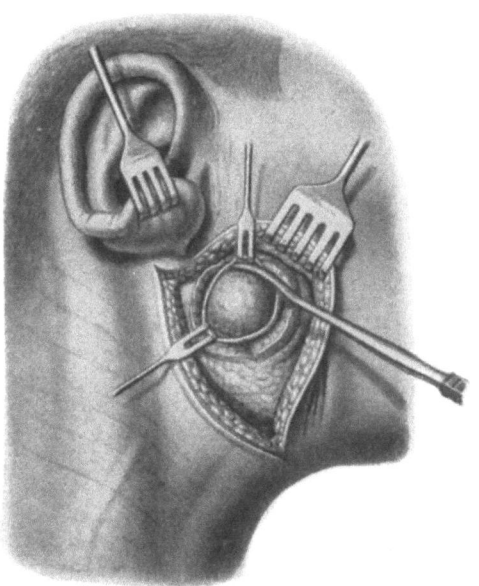

Abb. 543. Die Entfernung einer Mischgeschwulst der Ohrspeicheldrüse. I.
Der in diesem Falle etwas tiefer in der Masse der Speicheldrüse sitzende Tumor ist nach Spaltung der Haut, der Drüsenkapsel (in der Richtung der unteren Facialisäste) und der über der Geschwulst liegenden Drüsenteile freigelegt. Er wird in seiner Kapsel halb stumpf, halb scharf ausgeschält.

Von den *übrigen Tumoren* der Parotis kommt außer den sehr seltenen Angiomen (V. HABERER, BURCKHARDT) hauptsächlich noch das *Carcinom* in Frage. Das Tumorbild ist ein absolut anderes. Rasches Wachstum, Schmerzen, frühzeitige Beteiligung der Haut und Unterlage mit folgendem Zerfall, Beteiligung der Kiefermuskulatur, Facialislähmung sind die hauptsächlichsten Kennzeichen.

Die operative Behandlung des *Parotis-Carcinoms* hat nur einige Aussicht auf Heilung, wenn der Tumor noch nicht zu weit um sich gegriffen hat. Sie kann auch nur von Erfolg begleitet sein, wenn die ganze Drüse entfernt wird. Auch dann ist es bei der bekannten Bösartigkeit der Geschwülste selten, daß eine Dauerheilung beobachtet wird. Da der N. facialis fast immer bereits gelähmt ist, so braucht man auf ihn auch keinerlei Rücksicht zu nehmen. Man wird es auch nicht tun, wenn seine Funktion noch erhalten ist. Um radikal vorgehen zu können, wird es allgemein als empfehlenswert erachtet, die A. carotis externa vor der Operation zu unterbinden. Da man regelmäßig die Lymphknoten der Submaxillargegend und entlang der V. jugularis int. vor der Operation ausräumt, so wird bei dieser Gelegenheit gleichzeitig die A. carotis ext. unterbunden. Ist die Haut, wie fast regelmäßig, an der Erkrankung beteiligt, so muß sie in großer Ausdehnung mit entfernt werden. Auf eine Deckung ist dabei zunächst keine Rücksicht zu nehmen. Am besten ist es, wie bei jedem anderen Carcinom, den Tumor möglichst allseitig im Gesunden und, wenn es geht, im Zusammenhang mit den Lymphknoten unter dem Kieferwinkel auszulösen.

HEINEKE hat eine Vorschrift zur Entfernung der carcinomatös erkrankten Gl. parotis gegeben. Sie kann gut in örtlicher Umspritzung ausgeführt werden. Der Hautschnitt verläuft vor der Ohrmuschel bis in die Kehlkopfgegend. Ein senkrecht darauf gesetzter Schnitt beginnt in der Höhe des Ohrläppchenansatzes und ist gegen den Mundwinkel gerichtet. Die beiden Hautlappen werden von der Kapsel abgelöst und diese am vorderen Rande der Drüse gespalten. Sie wird dann, wenn nicht ein Durchbruch nach hinten erfolgt ist, unter Zurücklassung des inneren Kapselblattes nach hinten und unten vom M. masseter abgelöst. Am oberen Rande werden der Ductus parotideus und die A. transversa faciei durchtrennt. Am unteren Rande werden die Lymphknoten und die Gl. submaxillaris entfernt. Die V. facialis ant. und die A. maxillaris ext. werden unterbunden. An der nun freiliegenden A. carotis ext., die durchtrennt wird und in der Umgebung der V. jugularis int., werden die Lymphknoten weggenommen. Ein sich caudal fortsetzender Tumorzapfen wird ebenfalls ab-

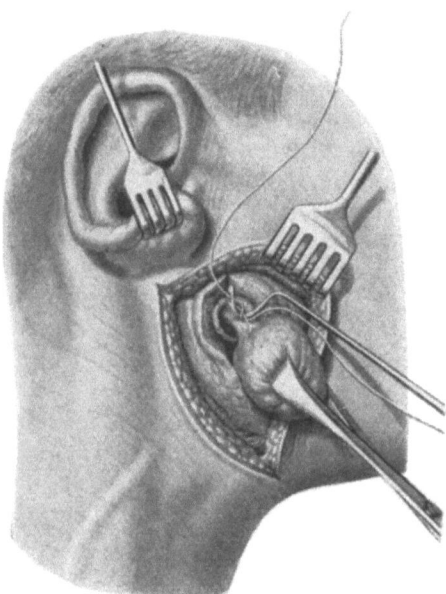

Abb. 544. Die Entfernung einer Mischgeschwulst der Ohrspeicheldrüse. II.
Der Tumor ist in seiner Kapsel ringsherum freigelegt, gefaßt und wird nach Unterbindung seines kleinen Gefäßstieles abgetragen.

gelöst, wenn er vorhanden ist. Die Ablösung der erkrankten Drüse vom Vorderrand des Kopfnickers, ist oft schwierig. Teile dieses Muskels müssen dann mitgenommen werden. Vom äußeren Gehörgang muß die Drüse scharf abgelöst werden. Dann wird auch der retromandibulare Teil der Drüse frei und kann vorgezogen werden. Dadurch wird der Stamm des N. facialis gespannt und kann durchtrennt werden. Werden nach Umklappen der Geschwulst nach oben die letzten Verstrickungen nach dem Jochbogen gelöst, so müssen noch einige Äste der A. temporalis superf. und der A. maxillaris ext. und einige Venen unterbunden werden. Auch der N. auriculotemporalis wird durchgeschnitten. War die Haut befallen, so wird sie ohne Rücksicht auf sofortige Deckung weit im Gesunden mitentfernt.

16. Die Eingriffe an der Tonsille.
a) Die Tonsillektomie.
(Knick.)

Die *Tonsillektomie* wird dann ausgeführt, wenn die Tonsillen infolge chronischer Entzündung erkrankt sind und mit Wahrscheinlichkeit als Infektionsquelle chronischer oder oft wiederkehrender, entzündlicher Erkrankungen zu gelten haben. Die Diagnose der chronischen Tonsillitis gründet sich auf häufig sich wiederholende, meist schnell vorübergehende Beschwerden beim Schlucken und das Heraustreten von eitrigen Pfröpfen beim

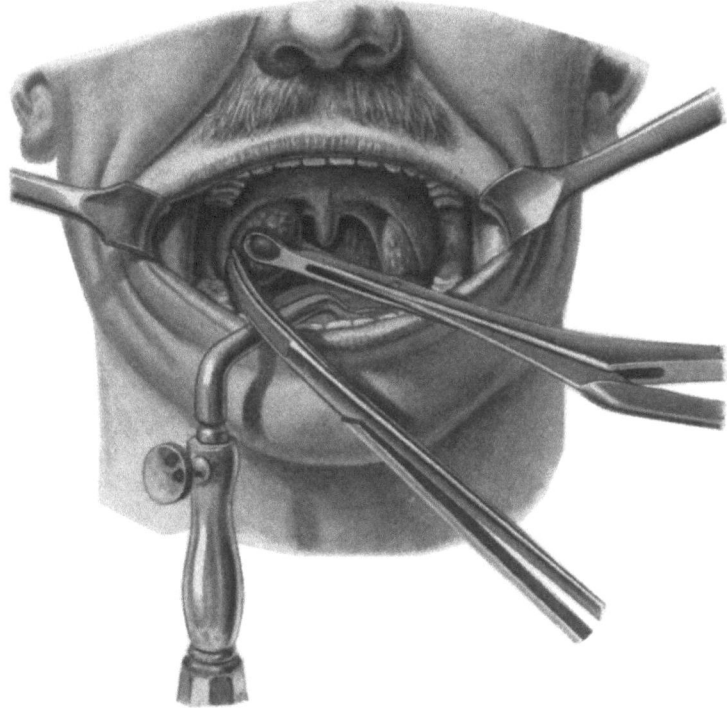

Abb. 545. Die Tonsillektomie. I.
Die Tonsille ist mit der Brüningsschen Zange gefaßt und vorgezogen. Die Schleimhautumschlagfalte wird eingeschnitten.

Ausstreichen der Tonsille. Dabei brauchen die Gaumenmandeln nicht vergrößert zu sien sie sind sogar oft geschrumpft, buchtig und sitzen tief in ihren Nischen. Die Tonsillektomie kommt erst dann in Betracht, wenn sich schwere Allgemeinstörungen mit größter Wahrscheinlichkeit auf die Tonsillitis zurückführen lassen, wenn sich Anginen häufig wiederholen oder wenn sich an eine Angina jedesmal eine Peritonsillitis und ein Mandelabszeß anschließt.

Die *Tonsillektomie* wird in örtlicher Betäubung ausgeführt, und zwar am besten am sitzenden Patienten. Zunächst werden durch einen mit 20%iger Cocain- oder Alypinlösung, unter Zusatz von einigen Tropfen Suprarenin 1:1000 getränkten Tupfer die hintere Rachenwand, der Zungengrund und die Gaumenbögen oberflächlich betäubt. Dann werden der vordere Gaumenbogen oberflächlich und der hintere von einem Einstichpunkt hinter und oberhalb der Tonsille infiltriert. Man verwendet dazu $1/2$%ige Novocainlösung, am besten mit einem Zusatz von 10 Tropfen Suprareninlösung (1:1000) auf 25 ccm Lösung. Nun wird das peri- und retrotonsilläre Gewebe oberhalb, hinter und seitlich unterhalb der Tonsille eingespritzt. Dabei wird die Nadelspitze zunächst etwas nach lateral gerichtet, dann beim Tiefereindringen nach der Mittellinie zu geführt. An diesen drei Stellen werden je 2 ccm der Lösung eingespritzt. Ist nach einigem Abwarten vollkommene Anästhesie eingetreten, so wird mit Hilfe eines Zungenspatels, der jedoch nicht zu weit nach hinten eingesetzt werden darf, um keinen Würgreflex hervorzurufen, die Zunge an den Mundboden gedrückt, mit der BRÜNINGSschen Septumzange die Tonsille festgefaßt und aus ihrer Nische herausgezogen (Abb. 545). Damit wird auch gleichzeitig der Schleimhautrand der Tonsille deutlich sichtbar. Genau an diesem Schleimhautrand wird nun mit einer gebogenen stumpfen Schere die Schleimhaut im ganzen Verlauf des vorderen Randes eingeschnitten, ohne dabei die Tonsillenkapsel zu verletzen (Abb. 546). Es wird vielmehr immer die Schleimhaut stumpf über die Kapsel zurückgeschoben. Unter stärkerem Herausziehen läßt sich auch die Durchtrennung der Schleimhaut am oberen Rand und am hinteren Gaumenbogen vornehmen. Die Ablösung gelingt so, besonders vorn, oben und hinten leicht stumpf, nur am unteren Pol sind festere Verbindungen, in denen auch Gefäße verlaufen. Da es beim Durchtrennen dieser Gefäße leicht blutet und dadurch unter Umständen das Freilegen der anderen Tonsille Schwierigkeiten machen kann, so

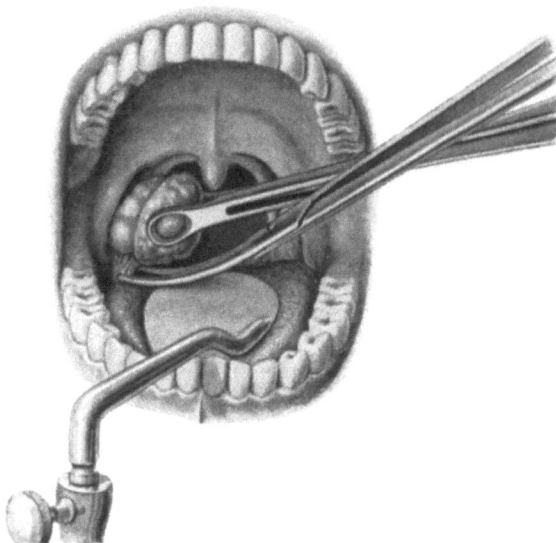

Abb. 546. Die Tonsillektomie. II.
Die Tonsille ist fast vollkommen aus ihrer Umgebung ausgelöst. Zum Schluß erfolgt die Durchtrennung der oft derben und gefäßreichen Verbindungen am unteren Pol.

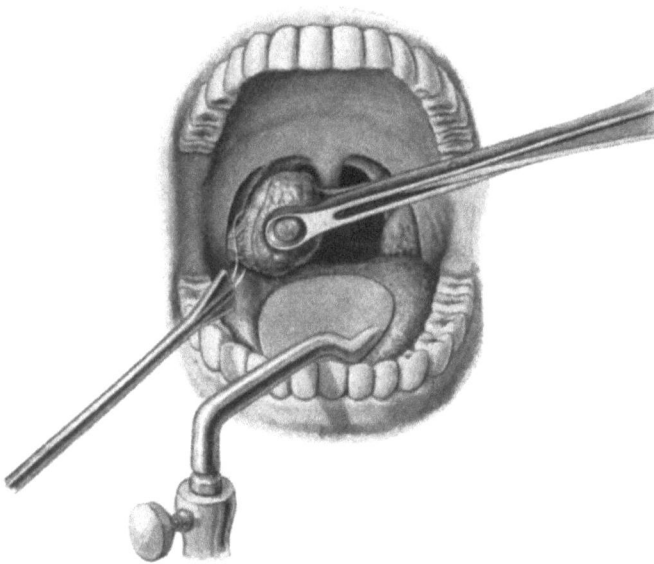

Abb. 547. Die Tonsillektomie. III.
Die Tonsille ist ringsherum gestielt, die Schlinge des Schlingenführers um den Stiel gelegt.

verschiebt man die Durchtrennung dieser Verbindungen am unteren Pol bis nach der Isolierung des größten Teiles auch der anderen Tonsille. Erst dann, wenn sich die Tonsille unter stumpfem Zurückschieben der Schleimhaut weit vor ihre Nische ziehen läßt, trennt man zum Schluß beiderseits am unteren Pol die Schleimhautverbindungen mit einigen Scherenschlägen ab (Abb. 546). Dann wird der BRÜNINGSsche Schlingenführer (Abb. 541) um die Tonsille herumgelegt, die Tonsille mit der Septumzange stark vorgezogen und nun darauf geachtet, daß der Schlingenkopf an den untersten Teil des Hilus zu liegen kommt und daß nicht etwa die Uvula oder andere Schleimhautteile in die Schlinge gefaßt sind (Abb. 547). Unter langsamem Zuziehen der Schlinge werden dann die Hilusgefäße abgeschnürt und damit die Tonsille aus ihren letzten Verbindungen gelöst und entfernt. Wird eine stärkere Blutung nicht sofort beobachtet, so wird das Vorgehen auf der anderen Seite wiederholt und nach Entfernung der zweiten Tonsille werden die beiden Wundbetten für kürzere Zeit tamponiert und noch einmal nach Lüftung des vorderen Gaumenbogens genau nachgesehen. Findet sich ein stark blutendes Gefäß, wie das öfters im unteren Wundabschnitt vorkommt, so wird dieses mit einer Gefäßklemme gefaßt und unterbunden. In der Nachbehandlungszeit entstehen meist erhebliche Schluckbeschwerden in den ersten 24—48 Stunden. Ein um den Hals gelegter Eisschlauch vermindert die Beschwerden. Häufiges Spülen mit Wasserstoffsuperoxydlösung ist zu empfehlen. Tritt eine späte Nachblutung auf, so kann der Versuch der Umstechung oder Übernähung gemacht werden, während man die Blutung durch Aufrichten des Patienten zu vermindern sucht. Schließlich kommt Tamponade und Vernähung der Gaumenbögen und Kompression durch besondere Instrumente in Frage.

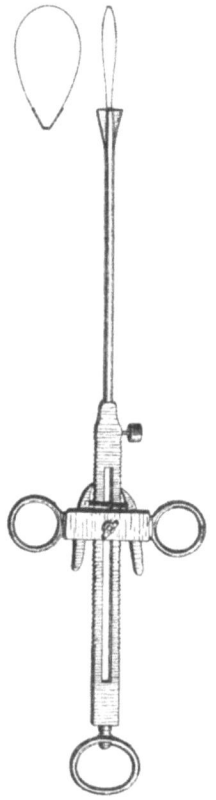

Abb. 548. Schlinge und Schlingenführer nach BRÜNINGS.

LAUTENSCHLÄGER, dem ja ein besonders großes Material zur Verfügung steht, rät zum Nahtverschluß der beiden Gaumenbögen zum Zweck einer sicheren Blutstillung. Zur Schonung der Schleimhaut führt er vor der Enucleation der Tonsille oberhalb und unterhalb der Pole einen Verlängerungsschnitt. Nach der Entfernung der Tonsille legt er drei Nähte, von denen die mittlere den vorderen Gaumenbogen, der etwas nach vorne gezogen wird, etwa in der Mitte zwischen dem freien Rand und Ansatz durchbohrt, dann durch den Grund des Mandelbettes und schließlich durch den hinteren Gaumenbogen bis zu seinem freien Rande geführt wird, ohne diesen hinten zu durchbohren und den Musculus constrictor pharyngis mitzufassen. Die zweite Naht legt die beiden Gaumenbögen am oberen Pol aneinander. Die dritte Naht faßt den vorderen Gaumenbogen unterhalb der ersten. Durch die Verlaufsrichtung des Nadelstiches von unten nach oben und Durchbohrung des hinteren Gaumenbogens wird der vordere etwas gehoben und durch losen Knoten auf die Wundfläche des hinteren befestigt. Ein toter Raum darf unter den Nähten nicht bleiben. Das nach der Naht sich entwickelnde Stauungsödem fördert die weitere Blutstillung. Die Nähte werden nach 3—6 Tagen entfernt. Auch bei Nachblutungen und Tonsillenblutungen anderer Ursache verwendet LAUTENSCHLÄGER die Blutstillungsnaht mit bestem Erfolg.

b) Die Spaltung des peritonsillären Abscesses.

Im Anschluß an *akute Tonsillitiden* tritt nicht selten, nachdem die Allgemeinerscheinungen und das Fieber bereits abgeklungen sind, erneute Schwellung und starke Schmerzhaftigkeit beim Schlucken ein. Die Ursache für diese Erscheinungen liegt in einer Ausbreitung des entzündlichen Prozesses über die Tonsille hinaus in das peritonsilläre Gewebe. Häufig sind kleine Lücken in der bindegewebigen Kapsel der Tonsille und durch die Einschmelzung des durch eine solche Lücke ausgetretenen adenoiden Gewebes verbreitet sich der Prozeß in die Umgebung der Tonsille. Es kann sich nun entweder eine fortschreitende Phlegmone oder ein Abszeß entwickeln. Selten kommt es zur eitrigen Allgemeininfektion. Der peritonsilläre Abszeß verursacht, abgesehen von der Rötung und Schwellung, die den ganzen vorderen Gaumenbogen einschließt, und die die Uvula nach der anderen Seite verlagert, Schluckschmerzen, nach dem Ohr ausstrahlende Schmerzen und fast immer eine sehr erhebliche Kieferklemme. Die Abscesse entleeren sich später spontan. Da der peritonsilläre Abszeß sich langsam entwickelt und infolgedessen die Nahrungsaufnahme und das Allgemeinbefinden des Kranken stark beeinträchtigt, so ist rechtzeitig, bevor eine starke Kieferklemme eingetreten ist, die Entleerung des Abscesses vorzunehmen, d. h. sobald eine deutliche örtliche Abszeßbildung nachweisbar ist. Die Entwicklung der Kieferklemme kann durch zwischen die Zähne geschobene Gummikeile (Abb. 549a) verhindert werden. Nach Ausbildung einer Kieferklemme kann sie durch das Eindrehen einer konischen Holzschraube (Abb. 549b) in schonender Weise behoben werden. In schweren Fällen muß die Kieferklemme mit einem der Kiefersperrer (Abb. 10, 11, 12) gewaltsam beseitigt werden. Dazu ist aber unbedingt Narkose notwendig.

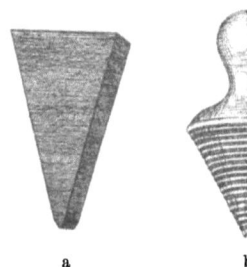

Abb. 549 a und b. Instrumente zur Verhütung und zur Beseitigung der Kieferklemme. a Gummikeil. b Konische Holzschraube.

Zur *Operation* setzt man sich dem Kranken gegenüber, läßt den Mund durch einen Kiefersperrer offenhalten und tastet sich den höchsten Punkt der Schwellung am vorderen Gaumenbogen, an dem die Incision gemacht werden soll. Zur Schmerzbetäubung empfiehlt sich am meisten ein Chloräthylrausch. Man kann aber auch durch oberflächliche Einspritzung der Schnittstelle mit $1/2\%$igem Novocain örtlich betäuben. Der Schnitt wird ungefähr 2 cm seitlich vom Gaumenbogenrand geführt. Man verwendet am besten ein spitzes Skalpell, dessen Schneide aber nur $1^1/_2$ cm lang ist, um eine Verletzung der Halsgefäße auszuschließen. Der Schnitt soll etwa 2 cm lang sein. Bei kleinen frischen Abscessen quillt oft nur ein Tröpfchen Eiter aus der Schnittwunde hervor. Es muß dann eine schlanke Kornzange in die Schnittöffnung eingeführt und diese etwas gespreizt werden. Bei größeren Abscessen entleeren sich oft beträchtliche Mengen Eiter. Die Schnittwunden nach kleinen Abscessen haben die Neigung zu verkleben. Es ist daher notwendig, sie in den ersten Tagen durch Einführen einer schlanken Kornzange oder einer Sonde am frühzeitigen Verschluß zu verhindern, da sich sonst Eiterverhaltungen bilden. Nach der Entleerung empfiehlt sich ein häufiges Ausspülen des Mundes mit Wasserstoffsuperoxydlösung. Bei größeren Abscessen besteht die Neigung zur Verklebung in geringerem Grade, dagegen macht die Entleerung manchmal deshalb Schwierigkeiten, weil der Schnitt seitlich nicht weit genug hinunterreicht. Es ist daher darauf zu achten, daß der Schnitt die Abszeßhöhle seitlich unten vollständig eröffnet.

MIX
Papier aus verantwortungsvollen Quellen
Paper from responsible sources
FSC® C105338

If you have any concerns about our products,
you can contact us on
ProductSafety@springernature.com

In case Publisher is established outside the EU,
the EU authorized representative is:
**Springer Nature Customer Service Center GmbH
Europaplatz 3, 69115 Heidelberg, Germany**

Printed by Libri Plureos GmbH
in Hamburg, Germany